MEDICINA

M489   Medicina : diagnóstico e tratamento : referência rápida / tradução: André Garcia Islabão,
       Fabiana Buassaly Leistner, Jacques Vissoky ; revisão técnica: André Luis Ferreira da Silva. –
       Porto Alegre : AMGH, 2011.
       736 p. ; 28 cm. – (LANGE)

       ISBN 978-85-8055-024-5

       1. Medicina. 2. Diagnóstico. 3. Tratamento. I. Lange.

CDU 616-07:616-08

Catalogação na publicação: Ana Paula M. Magnus – CRB 10/2052

MEDICINA
Diagnóstico e Tratamento
referência rápida

Tradução:
André Garcia Islabão
Fabiana Buassaly Leistner
Jacques Vissoky

Consultoria, supervisão e revisão técnica desta edição:
André Luis Ferreira da Silva
Residência médica em Medicina Interna pelo Hospital de Clínicas de Porto Alegre.
Mestre em Medicina: Ciências Médicas pela Universidade Federal do Rio Grande do Sul.
Doutorado em Epidemiologia em andamento pela Universidade Federal do Rio Grande do Sul.

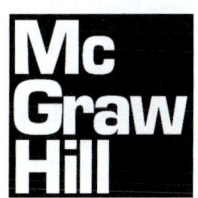
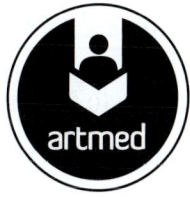

AMGH Editora Ltda.

2011

Obra originalmente publicada sob o título
Quick Answers to Medical Diagnosis & Treatment, 1st Edition
ISBN 0071599991 / 9780071599993

Copyright © 2009, The McGraw-Hill Companies, Inc.
All rights reserved.
Portuguese-language translation copyright © 2011 AMGH Editora Ltda. All rights reserved.

Capa
Mário Röhnelt

Preparação de originais
Heloísa Stefan

Editora Sênior – Biociências
Letícia Bispo de Lima

Projeto e editoração
Armazém Digital® Editoração Eletrônica – Roberto Carlos Moreira Vieira

Reservados todos os direitos de publicação, em língua portuguesa, à
AMGH Editora Ltda. (AMGH EDITORA é uma parceria entre
ARTMED Editora S.A. e MCGRAW-HILL EDUCATION.)
Av. Jerônimo de Ornelas, 670 – Santana
90040-340 – Porto Alegre – RS
Fone: (51) 3027-7000 Fax: (51) 3027-7070

É proibida a duplicação ou reprodução deste volume, no todo ou em parte,
sob quaisquer formas ou por quaisquer meios (eletrônico, mecânico, gravação,
fotocópia, distribuição na Web e outros), sem permissão expressa da Editora.

Unidade São Paulo
Av. Embaixador Macedo de Soares, 10.735 – Pavilhão 5 – Cond. Espace Center – Vila Anastácio
05095-035 – São Paulo – SP
Fone: (11) 3665-1100 Fax: (11) 3667-1333

SAC 0800 703-3444

IMPRESSO NO BRASIL
PRINTED IN BRAZIL

SUMÁRIO

Introdução 7

Tópicos de A-Z 9
Informações fundamentais
para o diagnóstico e tratamento
de 519 doenças e sintomas

Tabelas e figuras de referência 589

Tabelas 594
Mais de 150 tabelas, incluindo recomendações
de terapia com fármacos específicos e
informação diagnóstica essencial

Figuras 724

Apêndice de recursos on-line 733

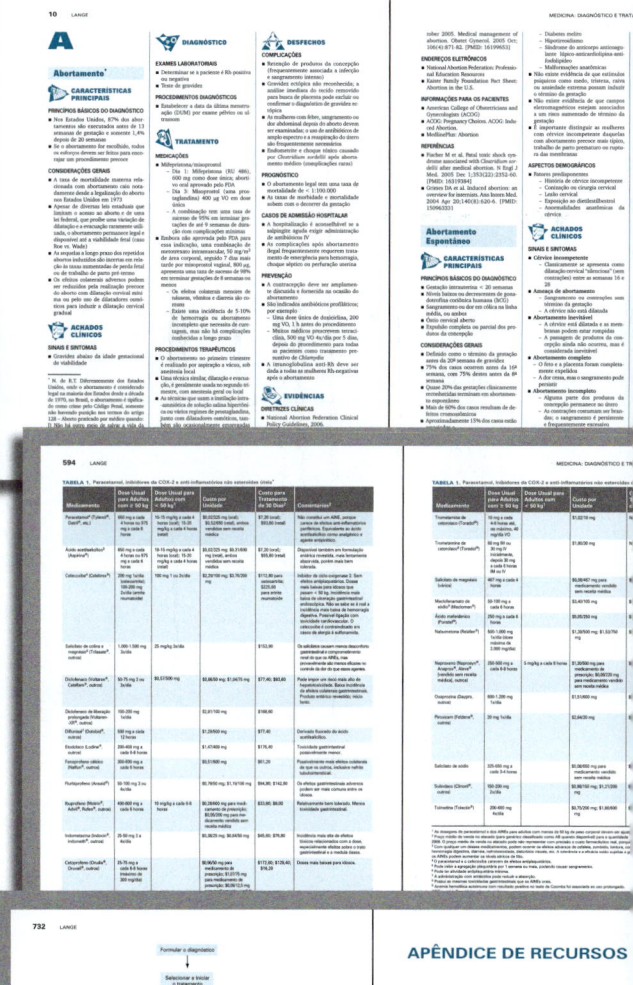
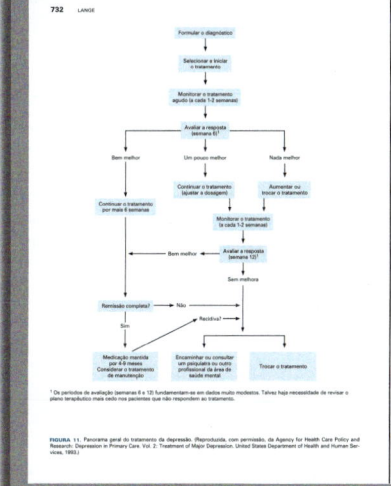

INTRODUÇÃO*

Derivado do Current/*Medicina: diagnóstico e tratamento* (CMDT), o principal livro-texto para o ensino de medicina hospitalar e ambulatorial, *Medicina: diagnóstico e tratamento – referência rápida* destaca-se pelo formato em tópicos, que facilita a pesquisa e possibilita a aplicação imediata do conteúdo. Alfabeticamente organizada, esta referência rápida oferece informação diagnóstica e de tratamento baseada em evidências para mais de 500 doenças e sintomas normalmente encontrados nos contextos hospitalar e ambulatorial.

Cada doença abordada apresenta os seguintes tópicos:

- **Características principais**: princípios básicos do diagnóstico e considerações gerais
- **Achados clínicos**: sinais e sintomas e diagnóstico diferencial
- **Diagnóstico**: exames laboratoriais, diagnóstico por imagens e procedimentos diagnósticos

Além disso, a maioria dos verbetes também inclui:

- **Tratamento**: medicação, cirurgia e procedimentos terapêuticos
- **Desfechos**: complicações, prognóstico, casos de encaminhamento e casos de admissão hospitalar
- **Evidências**: diretrizes clínicas atualizadas, referências direcionadas e *sites* de interesse para profissionais e pacientes

Em complemento à estrutura de tópicos, foi elaborada uma seção com tabelas e figuras, que exibem as opções específicas de diagnóstico e tratamento, incluindo fármacos e dosagens.

A McGraw-Hill deseja agradecer as contribuições feitas pelos autores do *Current Consult Medicine* 2007 (que não fizeram parte da autoria dos tópicos atuais) e também a Maxine A. Papadakis e Stephen J. McPhee, consultores desta edição.

---

* N. de R.T. Para agilizar a localização do conteúdo, nos casos de assuntos referentes a infecções, superdosagem e intoxicação, o leitor é aconselhado a buscar os tópicos a partir dos agentes causadores e das substâncias (p. ex., "Gonococos, infecções por"); no caso de doenças e síndromes com epônimos, o leitor pode buscar o tópico a partir do nome próprio (p. ex., "Gaucher, doença de").

Autores do conteúdo adaptado dos capítulos do *CMDT* 2008:

Daniel C. Adelman, MD
Michael J. Aminoff, MD, DSc, FRCP
Robert B. Baron, MD, MS
Thomas M. Bashore, MD
Timothy G. Berger, MD
Henry F. Chambers, MD
Catherine K. Chang, MD
Mark S. Chesnutt, MD
Peter V. Chin-Hong, MD
William R. Crombleholme, MD
Stuart J. Eisendrath, MD
Paul A. Fitzgerald, MD
Lawrence S. Friedman, MD
Masafumi Fukagawa, MD, PhD
Armando E. Giuliano, MD
Ralph Gonzales, MD, MSPH
Christopher B. Granger, MD
B. Joseph Guglielmo, PharmD
Richard J. Hamill, MD
G. Michael Harper, MD
David B. Hellmann, MD, MACP
Patrick Hranitzky, MD
John B. Imboden, Jr., MD
Robert K. Jackler, MD
Richard A. Jacobs, MD, PhD
C. Bree Johnston, MD, MPH
Christopher J. Kane, MD
Michael J. Kaplan, MD
Mitchell H. Katz, MD
Jeffrey L. Kishiyama, MD

Hoonmo Koo, MD
Kiyoshi Kurokawa, MD, MACP
C. Seth Landefeld, MD
Jonathan E. Lichtmacher, MD
Charles A. Linker, MD
Lawrence Lustig, MD
H. Trent MacKay, MD, MPH
Umesh Masharani, MB, BS, MRCP (RU)
Kenneth R. McQuaid, MD
Maxwell V. Meng, MD
Brent R. W. Moelleken, MD, FACS
Gail Morrison, MD
James A. Murray, DO
Kent R. Olson, MD
Maxine A. Papadakis, MD
Susan S. Philip, MD, MPH
Thomas J. Prendergast, MD
Reed E. Pyeritz, MD, PhD
Joseph H. Rapp, MD
Paul Riordan-Eva, FRCS, FRCOphth
Philip J. Rosenthal, MD
Hope Rugo, MD
Rajabrata Sarkar, MD, PhD
Joshua Schindler, MD
Wayne X. Shandera, MD
Samuel A. Shelburne, MD
Marshall L. Stoller, MD
Michael Sutters, MD
Suzanne Watnick, MD
Andrew R. Zolopa, MD

Tópicos de A-Z

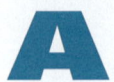

Abortamento*

CARACTERÍSTICAS PRINCIPAIS

PRINCÍPIOS BÁSICOS DO DIAGNÓSTICO
- Nos Estados Unidos, 87% dos abortamentos são executados antes de 13 semanas de gestação e somente 1,4% depois de 20 semanas
- Se o abortamento for escolhido, todos os esforços devem ser feitos para encorajar um procedimento precoce

CONSIDERAÇÕES GERAIS
- A taxa de mortalidade materna relacionada com abortamento caiu notadamente desde a legalização do aborto nos Estados Unidos em 1973
- Apesar de diversas leis estaduais que limitam o acesso ao aborto e de uma lei federal, que proíbe uma variação de dilatação e a evacuação raramente utilizada, o abortamento permanece legal e disponível até a viabilidade fetal (caso Roe vs. Wade)
- As sequelas a longo prazo dos repetidos abortos induzidos são incertas em relação às taxas aumentadas de perda fetal ou de trabalho de parto pré-termo
- Os efeitos colaterais adversos podem ser reduzidos pela realização precoce do aborto com dilatação cervical mínima ou pelo uso de dilatadores osmóticos para induzir a dilatação cervical gradual

ACHADOS CLÍNICOS

SINAIS E SINTOMAS
- Gravidez abaixo da idade gestacional de viabilidade

---

* N. de R.T. Diferentemente dos Estados Unidos, onde o abortamento é considerado legal na maioria dos Estados desde a década de 1970, no Brasil, o abortamento é tipificado como crime pelo Código Penal, somente não havendo punição nos termos do artigo 128 – Aborto praticado por médico quando: I) Não há outro meio de salvar a vida da gestante; II) Gravidez resultante de estupro, precedido do consentimento da gestante ou de seu representante legal.

DIAGNÓSTICO

EXAMES LABORATORIAIS
- Determinar se a paciente é Rh-positiva ou negativa
- Teste de gravidez

PROCEDIMENTOS DIAGNÓSTICOS
- Estabelecer a data da última menstruação (DUM) por exame pélvico ou ultrassom

TRATAMENTO

MEDICAÇÕES
- Mifepristona/misoprostol
  - Dia 1: Mifepristona (RU 486), 600 mg como dose única; abortivo oral aprovado pelo FDA
  - Dia 3: Misoprostol (uma prostaglandina) 400 μg VO em dose única
  - A combinação tem uma taxa de sucesso de 95% em terminar gestações de até 9 semanas de duração com complicações mínimas
- Embora não aprovada pelo FDA para essa indicação, uma combinação de metotrexato intramuscular, 50 mg/m² de área corporal, seguido 7 dias mais tarde por misoprostol vaginal, 800 μg, apresenta uma taxa de sucesso de 98% em terminar gestações de 8 semanas ou menos
  - Os efeitos colaterais menores de náuseas, vômitos e diarreia são comuns
  - Existe uma incidência de 5-10% de hemorragia ou abortamento incompleto que necessita de curetagem, mas não há complicações conhecidas a longo prazo

PROCEDIMENTOS TERAPÊUTICOS
- O abortamento no primeiro trimestre é realizado por aspiração a vácuo, sob anestesia local
- Uma técnica similar, dilatação e evacuação, é geralmente usada no segundo trimestre, com anestesia geral ou local
- As técnicas que usam a instilação intra-amniótica de solução salina hipertônica ou vários regimes de prostaglandina, junto com dilatadores osmóticos, também são ocasionalmente empregadas depois de 18 semanas da DUM, porém são mais difíceis para a paciente

DESFECHOS

COMPLICAÇÕES
- Retenção de produtos da concepção (frequentemente associada a infecção e sangramento intenso)
- Gravidez ectópica não reconhecida; a análise imediata do tecido removido para busca de placenta pode excluir ou confirmar o diagnóstico de gravidez ectópica
- As mulheres com febre, sangramento ou dor abdominal depois do aborto devem ser examinadas; o uso de antibióticos de amplo espectro e a reaspiração do útero são frequentemente necessários
- Endometrite e choque tóxico causado por *Clostridium sordellii* após abortamento médico (complicações raras)

PROGNÓSTICO
- O abortamento legal tem uma taxa de mortalidade de < 1:100.000
- As taxas de morbidade e mortalidade sobem com o decorrer da gestação

CASOS DE ADMISSÃO HOSPITALAR
- A hospitalização é aconselhável se a salpingite aguda exigir administração de antibióticos IV
- As complicações após abortamento ilegal frequentemente requerem tratamento de emergência para hemorragia, choque séptico ou perfuração uterina

PREVENÇÃO
- A contracepção deve ser amplamente discutida e fornecida na ocasião do abortamento
- São indicados antibióticos profiláticos; por exemplo
  - Uma dose única de doxiciclina, 200 mg VO, 1 h antes do procedimento
  - Muitos médicos prescrevem tetraciclina, 500 mg VO 4x/dia por 5 dias, depois do procedimento para todas as pacientes como tratamento presuntivo de *Chlamydia*
- A imunoglobulina anti-Rh deve ser dada a todas as mulheres Rh-negativas após o abortamento

EVIDÊNCIAS

DIRETRIZES CLÍNICAS
- National Abortion Federation Clinical Policy Guidelines, 2006.
- ACOG. ACOG practice bulletin: Clinical management guidelines of Obstetrician-Gynecologists. Number 67, Oc-

tober 2005. Medical management of abortion. Obstet Gynecol. 2005 Oct; 106(4):871-82. [PMID: 16199653]

ENDEREÇOS ELETRÔNICOS

- National Abortion Federation: Professional Education Resources
- Kaiser Family Foundation Fact Sheet: Abortion in the U.S.

INFORMAÇÕES PARA OS PACIENTES

- American College of Obstetricians and Gynecologists (ACOG)
- ACOG: Pregnancy Choices. ACOG: Induced Abortion.
- MedlinePlus: Abortion

REFERÊNCIAS

- Fischer M et al. Fatal toxic shock syndrome associated with *Clostridium sordellii* after medical abortion. N Engl J Med. 2005 Dec 1;353(22):2352-60. [PMID: 16319384]
- Grimes DA et al. Induced abortion: an overview for internists. Ann Intern Med. 2004 Apr 20;140(8):620-6. [PMID: 150963331]

Abortamento Espontâneo

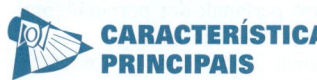
CARACTERÍSTICAS PRINCIPAIS

PRINCÍPIOS BÁSICOS DO DIAGNÓSTICO

- Gestação intrauterina < 20 semanas
- Níveis baixos ou decrescentes de gonadotrofina coriônica humana (hCG)
- Sangramento ou dor em cólica na linha média, ou ambos
- Óstio cervical aberto
- Expulsão completa ou parcial dos produtos da concepção

CONSIDERAÇÕES GERAIS

- Definido como o término da gestação antes da 20ª semana de gravidez
- 75% dos casos ocorrem antes da 16ª semana, com 75% destes antes da 8ª semana
- Quase 20% das gestações clinicamente reconhecidas terminam em abortamento espontâneo
- Mais de 60% dos casos resultam de defeitos cromossômicos
- Aproximadamente 15% dos casos estão associados a
  - Trauma materno
  - Infecção
  - Deficiência dietética
  - Diabetes melito
  - Hipotireoidismo
  - Síndrome do anticorpo anticoagulante lúpico-anticardiolipina-antifosfolipídeo
  - Malformações anatômicas
- Não existe evidência de que estímulos psíquicos como medo, tristeza, raiva ou ansiedade extrema possam induzir o término da gestação
- Não existe evidência de que campos eletromagnéticos estejam associados a um risco aumentado de término da gestação
- É importante distinguir as mulheres com cérvice incompetente daquelas com abortamento precoce mais típico, trabalho de parto prematuro ou ruptura das membranas

ASPECTOS DEMOGRÁFICOS

- Fatores predisponentes
  - História de cérvice incompetente
  - Conização ou cirurgia cervical
  - Lesão cervical
  - Exposição ao dietilestilbestrol
  - Anormalidades anatômicas da cérvice

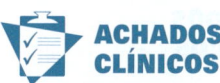
ACHADOS CLÍNICOS

SINAIS E SINTOMAS

- **Cérvice incompetente**
  - Classicamente se apresenta como dilatação cervical "silenciosa" (sem contrações) entre as semanas 16 e 28
- **Ameaça de abortamento**
  - Sangramento ou contrações sem término da gestação
  - A cérvice não está dilatada
- **Abortamento inevitável**
  - A cérvice está dilatada e as membranas podem estar rompidas
  - A passagem de produtos da concepção ainda não ocorreu, mas é considerada inevitável
- **Abortamento completo**
  - O feto e a placenta foram completamente expelidos
  - A dor cessa, mas o sangramento pode persistir
- **Abortamento incompleto**
  - Alguma parte dos produtos da concepção permanece no útero
  - As contrações costumam ser brandas; o sangramento é persistente e frequentemente excessivo
- **Abortamento retido**
  - A gravidez cessou de se desenvolver, mas a concepção não foi expelida
  - Existe um corrimento vaginal marrom, mas nenhum sangramento livre
  - Os sintomas da gravidez desaparecem

DIAGNÓSTICO DIFERENCIAL

- Gravidez ectópica
- Mola hidatiforme
- Cérvice incompetente
- Sangramento anovulatório em uma mulher que não está grávida
- Menstruação ou menorragia
- Neoplasia ou lesão cervical

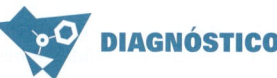
DIAGNÓSTICO

EXAMES LABORATORIAIS

- Níveis de hCG em queda
- Um hemograma completo deve ser obtido se o sangramento for intenso
- O fator Rh deve ser determinado e Ig Rho (D) administrado se o tipo for Rh-negativo
- Todo tecido recuperado deve ser preservado e avaliado por um patologista

DIAGNÓSTICO POR IMAGEM

- O ultrassom pode identificar o saco gestacional 5-6 semanas a partir do último período menstrual, um polo fetal em 6 semanas e atividade cardíaca fetal em 6-7 semanas
- Com a datação precisa, um saco pequeno e irregular sem um polo fetal é diagnóstico de uma gravidez anormal

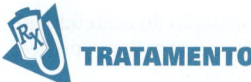
TRATAMENTO

MEDICAÇÕES

- Os antibióticos devem ser usados somente se houver evidência de infecção
- O tratamento hormonal é contraindicado na **ameaça de abortamento**
- Os comprimidos de prostaglandina vaginal (misoprostol) podem ser usados para terminar um **abortamento retido**

CIRURGIA

- O **abortamento incompleto ou inevitável** é tratado com a pronta remoção de quaisquer produtos restantes da concepção para cessar o sangramento e prevenir a infecção

PROCEDIMENTOS TERAPÊUTICOS

- **Ameaça de abortamento**
  - Pode ser tratada com repouso no leito por 24-48 h, com retomada gradual das atividades

- Abstinência de coito e da ducha vaginal
- **Abortamento inevitável** ou **retido**
  - Exige evacuação
  - A dilatação com inserção laminar e a aspiração é preferida para o abortamento retido, embora os comprimidos de prostaglandina sejam uma alternativa
- **Cérvice incompetente**
  - Tratada com cerclagem e restrição de atividades
  - As culturas cervicais para *Neisseria gonorrhoeae*, *Chlamydia* e *Streptococcus* do grupo B devem ser obtidas antes do procedimento

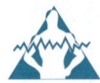 **DESFECHOS**

SEGUIMENTO

- Com perdas recorrentes no primeiro trimestre (três ou mais), a análise cromossômica do tecido pode ser informativa

COMPLICAÇÕES

- Tecido retido e sangramento prolongado podem ocorrer com o uso de prostaglandina

CASOS DE ENCAMINHAMENTO

- Abortamento retido
- Abortamento inevitável ou incompleto

CASOS DE ADMISSÃO HOSPITALAR

- Sinais vitais instáveis pelo sangramento excessivo
- Quando a evacuação do conteúdo uterino não puder ser feita como procedimento ambulatorial

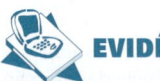 **EVIDÊNCIAS**

DIRETRIZES CLÍNICAS

- ACOG practice bulletin. American College of Obstetricians and Gynecologists. Management of recurrent pregnancy loss. Number 24, February 2001. (Replaces Technical Bulletin Number 212, September 1995.) American College of Obstetricians and Gynecologists. Int J Gynaecol Obstet. 2002;78: 179. [PMID: 12360906]

INFORMAÇÕES PARA OS PACIENTES

- American College of Obstetricians and Gynecologists: Early Pregnancy Loss: Miscarriage and Molar Pregnancy
- March of Dimes: Miscarriage
- MedlinePlus: Miscarriage
- Torpy JM. JAMA patient page. Miscarriage. JAMA. 2002;288:1936. [PMID: 12377095]

REFERÊNCIAS

- Aleman A et al. Bed rest during pregnancy for preventing miscarriage. Cochrane Database Syst Rev. 2005 Apr 18;(2):CDO03576. [PMID: 15846669]
- Trinder J et al. Management of miscarriage: expectant, medical, or surgical? Results of randomised controlled trial (miscarriage treatment (MIST) trial). BMJ. 2006 May 27;332(7552):123540. [PMID: 16707509]

Abortamento Recorrente

 CARACTERÍSTICAS PRINCIPAIS

- Definido como a perda de três ou mais gestações pré-viáveis (< 500 g) em sucessão
- As mulheres com três perdas inexplicáveis prévias apresentam uma chance de 70-80% de ter uma gravidez subsequente até a viabilidade

 ACHADOS CLÍNICOS

- Ocorre em 0,4-0,8% de todas as gestações
- Os achados clínicos são semelhantes aos do abortamento espontâneo

 DIAGNÓSTICO

- A terapia de preconcepção visa detectar defeitos maternos ou paternos que contribuam para o abortamento; estes são encontrados em aproximadamente 50% dos casais
- Deve-se descartar ovários policísticos, anormalidades da tireoide e diabetes
- Estados hipercoaguláveis devem ser descartados
- O tecido extraendometrial deve ser examinado para determinar a suficiência de sua resposta aos hormônios na fase pós-ovulatória
- A histeroscopia ou a histerografia podem excluir anormalidades uterinas
- A análise cromossômica dos parceiros identifica translocações balanceadas em 5% dos casais

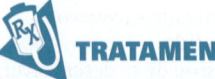 **TRATAMENTO**

- O cuidado pré-natal precoce e as consultas frequentes são a rotina

- O repouso total no leito é apenas justificado para sangramento ou dor
- A terapia esteroide sexual empírica está contraindicada

Abscesso & Fístula Perianais

 CARACTERÍSTICAS PRINCIPAIS

- Infecção das glândulas anais, localizada na base das criptas anais na linha denteada, induzindo à formação de abscesso
- As causas incluem
  - Fissura anal
  - Doença de Crohn
- O surgimento de fístula no ânus ocorre em alguma cripta anal e costuma ser precedido por abscesso anal
- As causas de fístulas com comunicação ao reto englobam
  - Doença de Crohn
  - Linfogranuloma venéreo
  - Tuberculose retal
  - Câncer

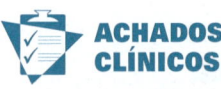 **ACHADOS CLÍNICOS**

- Abscesso perianal: dor perianal contínua, palpitante e latejante
  - Eritema, flatulência e tumefação ("inchaço") na região perianal ao exame externo
  - Tumefação na fossa isquiorretal ao exame de toque retal
- Fístula anal: secreção purulenta, prurido, sensibilidade e dor

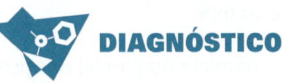 **DIAGNÓSTICO**

- Exame anorretal, anuscopia
- Fistulograma
- RM pélvica

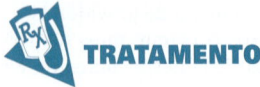 **TRATAMENTO**

- O abscesso perianal é tratado por incisão cirúrgica sob anestesia local
- O abscesso isquiorretal é tratado por drenagem cirúrgica na sala de cirurgia
- A fístula anal é tratada por excisão cirúrgica sob anestesia
- As fístulas causadas pela doença de Crohn são frequentemente assintomáticas
- O tratamento de fístulas sintomáticas envolve o uso de

- Antibióticos (metronidazol, 250 mg VO 3x/dia, ou ciprofloxacino, 500 mg VO 2x/dia)
- Imunomoduladores (6-mercaptopurina, 1,0-1,5 mg/kg/dia VO)
- Infliximabe anti-TNF (5 mg/kg IV nas semanas 0, 2 e 6; depois a cada 8 semanas)
- Seton de drenagem não cortante

Abscesso Cerebral

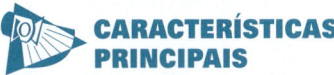

CARACTERÍSTICAS PRINCIPAIS

PRINCÍPIOS BÁSICOS DO DIAGNÓSTICO
- Sinais e sintomas de massa intracraniana em expansão
- Pode haver sinais de infecção primária ou doença cardíaca congênita
- Pode não haver febre

CONSIDERAÇÕES GERAIS
- Apresenta-se como uma lesão intracraniana expansiva
- Pode ocorrer como uma sequela de infecção do ouvido ou dos seios da face, uma complicação de infecção em outro lugar no corpo ou uma infecção introduzida intracranialmente por trauma ou procedimentos cirúrgicos
- Os organismos infecciosos mais comuns são
  - Estreptococos
  - Estafilococos
  - Anaeróbios
- As infecções mistas não são incomuns

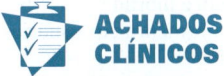

ACHADOS CLÍNICOS

SINAIS E SINTOMAS
- Sintomas iniciais
  - Cefaleia
  - Sonolência
  - Desatenção
  - Confusão
  - Convulsões
- Sinais tardios
  - Pressão intracraniana aumentada
  - Déficits neurológicos focais
- Pode haver pouca ou nenhuma evidência sistêmica de infecção

DIAGNÓSTICO DIFERENCIAL
- Outras lesões intracranianas que ocupam espaço e de rápida expansão

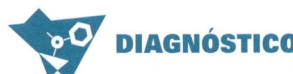

DIAGNÓSTICO

EXAMES LABORATORIAIS
- O exame do líquido cerebrospinal não ajuda no diagnóstico, e a punção lombar pode precipitar uma herniação

DIAGNÓSTICO POR IMAGEM
- A TC do encéfalo mostra caracteristicamente uma área de realce de contraste que circunda um núcleo de baixa densidade (semelhante a neoplasias metastáticas)
- A RM permite um reconhecimento mais precoce da cerebrite focal ou do abscesso
- A arteriografia indica a presença de uma lesão expansiva (massa avascular com deslocamento dos vasos cerebrais normais), mas não oferece nenhuma pista sobre a natureza da lesão

TRATAMENTO

MEDICAÇÕES
- Antibióticos IV, combinados com drenagem cirúrgica (aspiração ou excisão), se necessário para reduzir o efeito de massa ou para estabelecer o diagnóstico
- Os antibióticos de amplo espectro são usados se o organismo infectante for desconhecido (Tabela 35)
  - Um regime comum é o uso de penicilina G (2 milhões de unidades IV 2/2 horas) mais cloranfenicol (1-2 g IV 6/6 horas), metronidazol (750 mg IV 6/6 horas), ou ambos
  - A nafcilina é adicionada em caso de suspeita de *Staphylococcus aureus*
- O tratamento antimicrobiano é geralmente continuado de forma parenteral por 6-8 semanas, passando então para VO por outras 2-3 semanas
- A dexametasona (4-25 mg 4x/dia, dependendo da gravidade, seguida pela redução da dose, dependendo da resposta) pode reduzir qualquer edema associado; o manitol IV é às vezes necessário

PROCEDIMENTOS TERAPÊUTICOS
- Aspiração ou excisão se necessário, para reduzir o efeito de massa ou para estabelecer o diagnóstico

DESFECHOS

SEGUIMENTO
- Monitorar o paciente com exames seriados de TC ou RM a cada 2 semanas e se houver piora

COMPLICAÇÕES
- Convulsões
- Déficits neurológicos focais

PROGNÓSTICO
- Os abscessos com menos de 2 cm muitas vezes podem ser curados clinicamente

CASOS DE ADMISSÃO HOSPITALAR
- Quando houver suspeita do diagnóstico

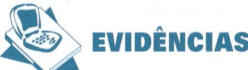

EVIDÊNCIAS

DIRETRIZES CLÍNICAS
- Evaluation and management of intracranial mass lesions in AIDS. Report of the Quality Standards Subcommittee of the American Academy of Neurology. Neurology. 1998;50:21. [PMID: 9443452]

ENDEREÇOS ELETRÔNICOS
- The Whole Brain Atlas
- CNS Pathology Index

INFORMAÇÕES PARA OS PACIENTES
- National Institutes of Health

REFERÊNCIA
- Kastrup O et al. Neuroimaging of infections. NeuroRx. 2005 Apr;2(2):324-32. [PMID: 15897953]

Acalasia

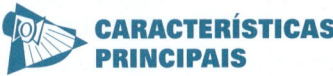

CARACTERÍSTICAS PRINCIPAIS

PRINCÍPIOS BÁSICOS DO DIAGNÓSTICO
- Disfagia gradual e progressiva para sólidos e líquidos
- Regurgitação de alimento não digerido
- O esofagograma com bário mostra um esôfago distal em "bico de pássaro"
- A manometria esofágica confirma o diagnóstico

CONSIDERAÇÕES GERAIS
- Distúrbio idiopático da motilidade, caracterizado por perda da peristalse nos

dois terços distais (músculo liso) do esôfago e relaxamento prejudicado do esfíncter esofágico inferior
- Causa desconhecida

ASPECTOS DEMOGRÁFICOS
- Incidência aumentada com o avanço da idade

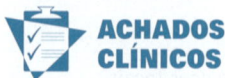

ACHADOS CLÍNICOS

SINAIS E SINTOMAS
- Início gradual de disfagia para alimentos sólidos e, na maioria das vezes, também para líquidos
- Os sintomas persistem por meses a anos
- Dor torácica, desconforto ou plenitude subesternal
- Regurgitação de alimento não digerido
- Regurgitação noturna
- Tosse ou aspiração
- A perda de peso é comum
- O exame físico é pouco útil

DIAGNÓSTICO DIFERENCIAL
- Doença de Chagas
- Tumores primários ou metastáticos na junção gastresofágica
- Espasmo esofágico difuso
- Esclerodermia do esôfago
- Estenose péptica

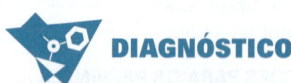

DIAGNÓSTICO

DIAGNÓSTICO POR IMAGEM
- Radiografia de tórax: nível hidroaéreo em um esôfago aumentado e cheio de líquidos
- Esofagografia com bário
  - Dilatação esofágica
  - Perda da peristalse esofágica
  - Esvaziamento esofágico deficiente
  - Um afilamento regular e simétrico, em "bico de pássaro", do esôfago distal

PROCEDIMENTOS DIAGNÓSTICOS
- Endoscopia para excluir estenose distal ou carcinoma
- A manometria esofágica confirma o diagnóstico; as características incluem
  - Ausência completa de peristalse
  - Pressão elevada do esfíncter esofágico inferior com relaxamento incompleto durante a deglutição

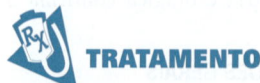

TRATAMENTO

MEDICAÇÕES
- Os bloqueadores dos canais de cálcio (nifedipina) podem proporcionar melhora sintomática temporária

CIRURGIA
- Miotomia cirúrgica
  - A cardiomiotomia de Heller modificada do esfíncter esofágico inferior e cárdia, mais um procedimento antirrefluxo (fundoplicatura), resultam em melhoria em > 85%; agora costumam ser realizados por laparoscopia

PROCEDIMENTOS TERAPÊUTICOS
- Injeção de toxina botulínica
  - A injeção de toxina botulínica guiada por endoscopia diretamente no esfíncter esofágico inferior resulta em melhoria em 85%
  - A recidiva dos sintomas ocorre em > 50% dentro de 6-9 meses
  - Pode causar fibrose submucosa que possivelmente torna a miotomia cirúrgica subsequente mais difícil
- 75% dos respondentes iniciais à injeção de toxina botulínica que recidivam têm melhora com injeções repetidas
- Dilatação pneumática; a meta é romper o esfíncter esofágico inferior
  - Mais de 75-85% dos pacientes experimentam um alívio bom a excelente da disfagia depois de 1-3 sessões
  - > 50-70% alcançam alívio a longo prazo

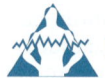

DESFECHOS

SEGUIMENTO
- Nenhum seguimento é necessário, a menos que os sintomas retornem

COMPLICAÇÕES
- As perfurações ocorrem em < 3% das dilatações pneumáticas, podendo exigir reparo cirúrgico
- Risco aumentado de câncer esofágico de células escamosas

PROGNÓSTICO
- Depois da dilatação ou miotomia bem-sucedida, os pacientes têm a deglutição quase normal, embora a peristalse esofágica esteja ausente

CASOS DE ENCAMINHAMENTO
- Os pacientes com acalasia devem ser avaliados por um gastrenterologista

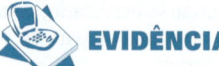

EVIDÊNCIAS

DIRETRIZES CLÍNICAS
- National Guideline Clearinghouse
- Patient Care Committee; Society for Surgery of the Alimentary Tract: Esophageal achalasia. SSAT patient care guidelines. J Gastrointest Surg. 2004; 8:367. [PMID: 15115006]
- Society for Surgery of the Alimentary Tract

INFORMAÇÕES PARA OS PACIENTES
- MedlinePlus
- Society of Thoracic Surgeons

REFERÊNCIAS
- Karamanolis G et al. Long-term outcome of pneumatic dilation in the treatment of achalasia. Am J Gastroenterol. 2005 Feb;100(2):270-4. [PMID: 15667481]
- Lake JM et al. Review article: the management of achalasia – a comparison of different treatment modalities. Aliment Pharmacol Ther. 2006 Sep 15; 24(6):909-18. [PMID: 16948803]
- Park W et al. Etiology and pathogenesis of achalasia: the current understanding. Am J Gastroenterol. 2005 Jun; 100(6):1404-14. [PMID: 15929777]
- Vela MF et al. The long-term efficacy of pnematic dilation and Heller myotomy for the treatment of achalasia. Clin Gastroenterol Hepatol. 2006 May; 4(5):580-7. [PMID: 16630776]

Acanthamoeba, Infecções por

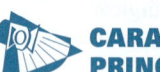

CARACTERÍSTICAS PRINCIPAIS

PRINCÍPIOS BÁSICOS DO DIAGNÓSTICO
- Meningoencefalite aguda ou encefalite granulomatosa crônica depois do contato com água doce morna
- Ceratite, particularmente em usuários de lentes de contato

CONSIDERAÇÕES GERAIS
- Amebas livres vivas do gênero *Acanthamoeba*
- Encontradas no solo e na água salobra

Encefalite amebiana granulomatosa
- Causada por espécies de *Acanthamoeba* e *Balamuthia mandrillaris*
- Mais crônica que a meningoencefalite amebiana primária (ver Meningoencefalite Amebiana Primária)
- Doença neurológica
  - Pode ser precedida por lesões cutâneas, incluindo úlceras e nódulos
  - Desenvolve-se lentamente depois de um período incerto de incubação

Ceratite
- Infecção dolorosa da córnea, potencialmente perigosa para a visão

- Associada ao trauma da córnea, mais comumente depois do uso de lentes de contato e solução de soro fisiológico contaminada

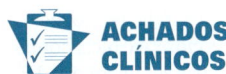
ACHADOS CLÍNICOS

SINAIS E SINTOMAS
Encefalite amebiana granulomatosa
- Cefaleia
- Meningismo
- Náuseas, vômitos
- Letargia
- Febres baixas
- Achados neurológicos focais, anormalidades do estado mental

Ceratite
- Progride lentamente, com achados clínicos que vêm e vão durante meses
- Dor ocular intensa
- Fotofobia
- Lacrimejamento
- Visão borrada

DIAGNÓSTICO DIFERENCIAL
- Muitos casos de ceratite por *Acanthamoeba* são erroneamente diagnosticados como ceratite viral

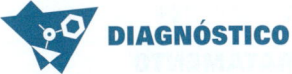
DIAGNÓSTICO

EXAMES LABORATORIAIS
Encefalite amebiana granulomatosa
- Líquido cerebrospinal
  - Mostra pleocitose linfocítica, com níveis elevados de proteína
  - As amebas não são tipicamente vistas
- O diagnóstico pode ser feito por biópsia das lesões cutâneas ou encefálicas
- A punção lombar é perigosa devido ao aumento da pressão intracraniana

Ceratite
- A falta de resposta a tratamentos tópicos antibacterianos, antifúngicos e antivirais e a possibilidade do uso de solução de lentes de contato contaminada são sugestivos do diagnóstico
- O exame ocular mostra infiltrados anelares na córnea, mas estes também podem ser causados por outros patógenos
- O diagnóstico pode ser feito por exame ou cultura do raspado da córnea
- As técnicas diagnósticas disponíveis incluem
  - Exame de uma preparação úmida para cistos e trofozoítos móveis
  - Exame dos espécimes corados
  - Avaliação com reagentes imunofluorescentes, cultura dos organismos e reação em cadeia da polimerase

DIAGNÓSTICO POR IMAGEM
- A TC e a RM mostram lesões não específicas únicas ou múltiplas nos pacientes com encefalite

TRATAMENTO

MEDICAÇÕES
Encefalite amebiana granulomatosa
- Alguns pacientes têm sido tratados com sucesso com várias combinações de
  - Flucitosina
  - Pentamidina
  - Fluconazol ou itraconazol
  - Sulfadiazina
  - Sulfametoxazol-trimetoprim
  - Azitromicina
- Entretanto, nenhum tratamento é comprovadamente efetivo

Ceratite
- Pode ser curada com terapia local
- Os agentes tópicos isotionato de propamidina (0,1%), digluconato de clorexidina (0,02%), poli-hexametileno biguanida, neomicina-polimixina B-gramicidina, miconazol e combinações deles têm sido usados com sucesso
- O itraconazol ou o cetoconazol por via oral podem ser adicionados na ceratite profunda
- Já foi relatada resistência aos fármacos
- O uso de terapia corticosteroide é controverso

PROCEDIMENTOS TERAPÊUTICOS
- O debridamento e a ceratoplastia penetrante têm sido feitos em adição à terapia médica
- O enxerto de córnea pode ser realizado depois que a infecção amebiana tiver sido erradicada

DESFECHOS

PROGNÓSTICO
- Com o tratamento precoce, muitos pacientes podem esperar a cura e um bom resultado visual
- A encefalite não tratada pode levar à morte em semanas a meses
- A ceratite não tratada pode progredir lentamente, por meses, podendo levar à cegueira

CASOS DE ENCAMINHAMENTO
- Todos os pacientes com ceratite devem ser encaminhados a um oftalmologista

CASOS DE ADMISSÃO HOSPITALAR
- Todos os casos de encefalite

PREVENÇÃO
- A prevenção da ceratite exige a imersão das lentes de contato em soluções desinfetantes ou a esterilização por calor
  - As lentes não devem ser limpas em soluções salinas caseiras
  - As lentes não devem ser usadas durante a natação

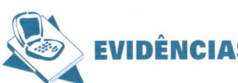
EVIDÊNCIAS

DIRETRIZES CLÍNICAS
- National Guideline Clearinghouse

ENDEREÇO ELETRÔNICO
- Centers for Disease Control and Prevention – Division of Parasitic Diseases

INFORMAÇÕES PARA OS PACIENTES
- Centers for Disease Control and Prevention

REFERÊNCIAS
- Driebe WT Jr. Present status of contact lens-induced corneal infections. Ophthalmol Clin North Am. 2003 Sep;16(3):485-94. [PMID: 14564769]
- Marciano-Cabral F et al. *Acanthamoeba* spp. as agents of disease in humans. Clin Microbiol Rev. 2003 Apr;16(2):273307. [PMID: 12692099]
- Vargas-Zepeda J et al. Successful treatment of *Naegleria fowleri* meningoencephalitis by using intravenous amphotericin B, fluconazole and rifampicin. Arch Med Res. 2005 JanFeb;36(1):83-6. [PMID: 15900627]

Acetaminofen*, Superdosagem de

CARACTERÍSTICAS PRINCIPAIS

- Dose tóxica: > 140 mg/kg; não exceder > 7 g (agudamente) ou > 4-6 g/dia (cronicamente)
- Náuseas e vômitos precoces depois da ingestão aguda
- Necrose hepática evidente depois de 24-36 horas
- Pode ocorrer insuficiência hepática fulminante

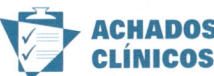
ACHADOS CLÍNICOS

- Precoces: náuseas e sensação de "cabeça explodindo"

---
* N. de R.T. Paracetamol.

- Depois de 24-36 horas: transaminases elevadas, evidência de disfunção hepática e insuficiência hepática fulminante
- A superdosagem maciça (p. ex., níveis > 600 mg/L) pode causar coma, hipotensão e acidose metabólica logo após a ingestão

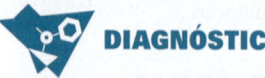
DIAGNÓSTICO

- Nível sérico elevado de acetaminofen (> 150-200 mg/L em 4 h ou 75-100 mg/L em 8 h)
- A administração excessiva crônica pode produzir apenas níveis moderadamente elevados
- Elevação das transaminases hepáticas, tempo de protrombina/RNI, bilirrubinas
- Prognóstico ruim
  - Insuficiência hepática com acidose metabólica
  - Encefalopatia

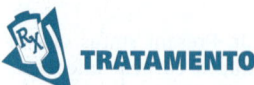
TRATAMENTO

- Carvão ativado VO 60-100 g, em mistura aquosa (se dada dentro de 1-2 h da ingestão aguda)
- *N*-acetilcisteína (NAC) VO, 140 mg/kg em dose de ataque, seguida por 70 mg/kg a cada 4 h
- Regime VO americano tradicional de 72 h (17 doses), embora muitos parem em 36 h (9 doses) se as transaminases estiverem normais
- A recentemente aprovada NAC IV (Acetadote), 150 mg/kg IV durante 60 min, depois 50 mg/kg IV durante 4 h, então 100 mg/kg IV durante 16 h (21 h de infusão)
- A insuficiência hepática fulminante pode exigir um transplante de fígado de emergência

Acidose Láctica

CARACTERÍSTICAS PRINCIPAIS

PRINCÍPIOS BÁSICOS DO DIAGNÓSTICO

- Acidose grave com hiperventilação
- pH sanguíneo abaixo de 7,30
- Bicarbonato sérico < 15 mEq/L
- *Anion gap* > 15 mEq/L
- Cetonas séricas ausentes
- Lactato sérico > 5 mmol/L

CONSIDERAÇÕES GERAIS

- Caracterizada por superprodução de ácido láctico (hipoxia tecidual), remoção deficiente (insuficiência hepática), ou ambas (colapso circulatório)
- Ocorre com frequência em pacientes gravemente enfermos que sofrem de
  - Descompensação cardíaca
  - Insuficiência respiratória ou hepática
  - Septicemia
  - Infarto intestinal ou de extremidades
- Com a descontinuação da terapia com fenformina nos Estados Unidos, a acidose láctica em diabéticos é incomum, mas ocasionalmente ocorre com o uso de metformina. Deve ser considerada no diabético acidótico, sobretudo se o paciente estiver muito enfermo

Etiologia

- Hipoxia tecidual, por exemplo, choque cardiogênico, séptico ou hemorrágico; convulsão; intoxicação por monóxido de carbono ou cianeto
- Insuficiência hepática
- Intestino isquêmico
- Infarto de extremidades
- Diabetes, especialmente com uso de metformina
- Cetoacidose
- Insuficiência renal
- Infecção
- Leucemia ou linfoma
- Drogas: etanol, metanol, salicilatos, isoniazida
- AIDS
- Idiopática

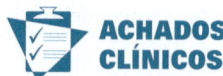
ACHADOS CLÍNICOS

SINAIS E SINTOMAS

- A característica clínica principal é a marcada hiperventilação
- Quando a acidose láctica for secundária a hipoxia tecidual ou colapso vascular, a apresentação clínica é variável, sendo prevalente aquela da enfermidade causadora
- Na acidose láctica idiopática ou espontânea
  - O início é rápido (habitualmente ao longo de algumas horas)
  - A pressão arterial é normal
  - A circulação periférica é boa
  - Não há cianose

DIAGNÓSTICO DIFERENCIAL

Outras causas de acidose metabólica

- Cetoacidose diabética
- Cetoacidose do jejum
- Cetoacidose alcoólica
- Insuficiência renal (aguda ou crônica)
- Toxicidade por etilenoglicol
- Toxicidade por metanol
- Toxicidade por salicilatos
- Outras: paraldeído, metformina, isoniazida, ferro, rabdomiólise

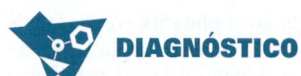
DIAGNÓSTICO

EXAMES LABORATORIAIS

- Um *anion gap* alto (o sódio sérico menos a soma dos ânions cloreto e bicarbonato [em mEq/L] não deve ser maior que 15). Um valor mais alto indica a existência de um compartimento anormal de ânions
- O bicarbonato plasmático e o pH sanguíneo estão bastante baixos, indicando a presença de acidose metabólica grave
- As cetonas estão geralmente ausentes do plasma e da urina, ou pelo menos não são proeminentes
- Na ausência da azotemia, a hiperfosfatemia ocorre na acidose láctica por motivos obscuros
- O diagnóstico é confirmado pela demonstração, em uma amostra de sangue prontamente resfriada e separada, de uma concentração plasmática de ácido láctico de 5 mmol/L ou maior (valores de até 30 mmol/L já foram relatados)
- Os valores plasmáticos normais ficam na média de 1 mmol/L, com uma proporção normal lactato-piruvato de 10:1. Essa relação é grandemente excedida na acidose láctica

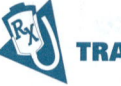
TRATAMENTO

- Uma cobertura antibiótica empírica para sepse deve ser dada após a obtenção de amostras de cultura se a causa da acidose láctica for desconhecida
- A alcalinização com bicarbonato de sódio IV para manter o pH acima de 7,2 no tratamento de emergência da acidose láctica é controversa; até 2.000 mEq em 24 h têm sido usados. Entretanto, não há evidência de que a taxa de mortalidade seja favoravelmente afetada pela administração de bicarbonato

PROCEDIMENTOS TERAPÊUTICOS

- O tratamento agressivo da causa precipitante é o componente principal da terapia, como assegurar a adequada oxigenação e a perfusão vascular tecidual
- A hemodiálise pode ser útil quando grandes cargas de sódio forem maltoleradas

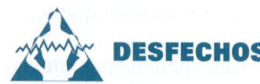
DESFECHOS

PROGNÓSTICO

- A taxa de mortalidade da acidose láctica espontânea é alta

- O tratamento precoce e agressivo da acidose láctica induzida pela metformina com hemofiltração melhora os resultados
- O prognóstico na maioria dos casos é o do distúrbio primário que produziu a acidose láctica

CASOS DE ADMISSÃO HOSPITALAR

- Todos os pacientes, devido à elevada taxa de mortalidade

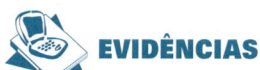

EVIDÊNCIAS

DIRETRIZES CLÍNICAS

- National Guideline Clearinghouse: Surviving Sepsis Campaign Guidelines for Management of Severe Sepsis and Septic Shock

REFERÊNCIAS

- Forsythe SM et al. Sodium bicarbonate for the treatment of lactic acidosis. Chest. 2000 Jan;117(1):260-7. [PMID: 10631227]
- Salpeter S et al. Risk of fatal and nonfatal lactic acidosis with metformin use in type 2 diabetes mellitus. Cochrane Database Syst Rev. 2006 Jan 25; (1):CDOO2967. [PMID: 16437448]

Acidose Metabólica com *Anion Gap* (Intervalo Aniônico) Aumentado

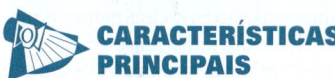

CARACTERÍSTICAS PRINCIPAIS

PRINCÍPIOS BÁSICOS DO DIAGNÓSTICO

- A marca registrada desse distúrbio é que a acidose metabólica (ou seja, um HCO_3^- baixo) está associada a um Cl^- sérico normal, de forma que o *anion gap* aumenta
- O HCO_3^- diminuído também é visto na alcalose respiratória, mas o pH faz a distinção entre os dois distúrbios

CONSIDERAÇÕES GERAIS

- O cálculo do *anion gap* é útil na determinação da causa da acidose metabólica
- Acidose metabólica normoclorêmica (*anion gap* aumentado)
  - Geralmente resulta da adição ao sangue de ácidos não clorídricos como lactato, acetoacetato, β-hidroxibutirato e toxinas exógenas (exceção: uremia, com a subexcreção de ácidos e ânions orgânicos)

Etiologia

- Acidose láctica
  - Tipo A (hipoxia tecidual): choque cardiogênico, séptico ou hemorrágico; convulsão; intoxicação por monóxido de carbono ou cianeto
  - Tipo B (não hipóxica): insuficiência hepática ou renal, intestino isquêmico, diabetes melito (sobretudo com uso de metformina), cetoacidose, infecção, leucemia ou linfoma, drogas (etanol, metanol, salicilatos, isoniazida), AIDS, idiopática (habitualmente em pacientes debilitados)
- Cetoacidose diabética
- Cetoacidose do jejum prolongado
- Cetoacidose alcoólica
  - Os distúrbios acidobásicos no alcoolismo são frequentemente mistos (10% têm triplo distúrbio acidobásico)
  - Três tipos de acidoses metabólicas: cetoacidose, acidose láctica e acidose hiperclorêmica por perda de bicarbonato na urina por cetonúria
  - Alcalose metabólica por depleção de volume e vômitos
  - Alcalose respiratória por abstinência de álcool, dor, sepse ou doença hepática
- Acidose urêmica (habitualmente na taxa de filtração glomerular < 20 mL/min)
- Toxicidade por etilenoglicol
- Toxicidade por metanol
- Toxicidade por salicilato (acidose metabólica mista com alcalose respiratória)
- Outras: paraldeído, isoniazida, ferro, rabdomiólise

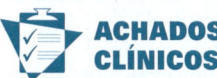

ACHADOS CLÍNICOS

SINAIS E SINTOMAS

- Os sintomas são principalmente aqueles do distúrbio subjacente
- A hiperventilação compensatória pode ser mal-interpretada como um distúrbio respiratório primário
- Quando intensa, ocorre a respiração de Kussmaul (respirações profundas, regulares, suspirosas, indicativas de estimulação intensa do centro respiratório)

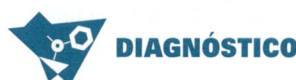

DIAGNÓSTICO

EXAMES LABORATORIAIS

- Ver Tabela 22
- pH sanguíneo, HCO_3^- sérico e PCO_2 estão diminuídos
- O *anion gap* está aumentado (normoclorêmico)
- Pode ser vista hipercalemia
- Na acidose láctica, os níveis de lactato estão em pelo menos 4-5 mEq/L, mas comumente em 10-30 mEq/L
- O diagnóstico de cetoacidose alcoólica é sustentado pela ausência de uma história de diabetes e pela falta de evidência de intolerância à glicose depois da terapia inicial

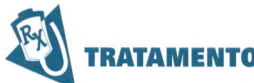

TRATAMENTO

MEDICAÇÕES

- O HCO_3^- suplementar está indicado no tratamento de hipercalemia, mas é controverso no tratamento da acidose metabólica com *anion gap* aumentado
- A administração de grandes quantidades de HCO_3^- pode ter efeitos danosos, incluindo
  - Hipernatremia
  - Hiperosmolalidade
  - Piora da acidose intracelular
- Na intoxicação por salicilatos, a terapia com álcali deve ser começada a menos que o pH sanguíneo já esteja alcalinizado pela alcalose respiratória, porque o incremento no pH converte o salicilato em ácido salicílico, mais impermeável, e assim previne o dano ao SNC
- A quantidade de déficit de HCO_3^- pode ser calculada assim:

  Quantidade de déficit de HCO_3^- = 0,5 x peso corporal x (24 − HCO_3^-)

- Metade do déficit calculado deve ser administrada dentro das primeiras 3-4 h para evitar supercorreção e sobrecarga de volume
- Na intoxicação por metanol, o etanol é administrado como substrato competitivo para a desidrogenase alcoólica, a enzima que metaboliza o metanol em formaldeído

PROCEDIMENTOS TERAPÊUTICOS

- O tratamento é direcionado ao distúrbio subjacente, como insulina e ressuscitação de volume para restaurar a perfusão tecidual
- O lactato será mais tarde metabolizado para produzir HCO_3^- e aumentar o pH

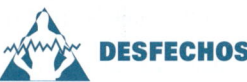

DESFECHOS

PROGNÓSTICO

- A taxa de mortalidade da acidose láctica é superior a 50%

CASOS DE ADMISSÃO HOSPITALAR

- Por causa da alta taxa de mortalidade, todos os pacientes com acidose láctica devem ser hospitalizados
- A maioria dos outros pacientes com acidose metabólica significativa também é hospitalizada

PREVENÇÃO

- Evitar o uso de metformina se houver hipoxia tecidual ou insuficiência renal
- A insuficiência renal aguda pode ocorrer raramente com o uso de agentes de radiocontraste nos pacientes em terapia com metformina
- A metformina deve ser temporariamente suspensa no dia do exame e por 2 dias após a injeção de agentes de radiocontraste para evitar a acidose láctica potencial se ocorrer insuficiência renal

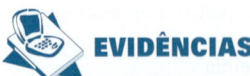

EVIDÊNCIAS

DIRETRIZES CLÍNICAS

- American Diabetes Association: Hyperglycemic Crises in Diabetes, 2004

INFORMAÇÕES PARA OS PACIENTES

- MedlinePlus: Metabolic Acidosis
- American Diabetes Association: Ketoacidosis
- MedlinePlus: Alcoholic Ketoacidosis

REFERÊNCIAS

- Casaletto JJ. Differential diagnosis of metabolic acidosis. Emerg Med Clin North Am. 2005;23:771. [PMID: 15982545]
- Eledrisi MS et al. Overview of the diagnosis and management of diabetic ketoacidosis. Am J Med Sci. 2006 May;331(5):243-51. [PMID: 16702793]
- Fomi LG et al. Circulating anions usually associated with the Krebs cycle in patients with metabolic acidosis. Crit Care. 2005 Oct 5;9(5):R591-5. [PMID: 16277723]
- Matin MJ et al. Use of serum bicarbonate measurement in place of arterial base deficit in the surgical intensive care unit. Arch Surg. 2005 Aug;140(8):745-51. [PMID: 16103283]
- Moe OW et al. Clinical acid-base pathophysiology: disorders of plasma anion gap. Best Pract Res Clin Endocrinol Metab. 2003 Dec;17(4):559-74. [PMID: 14687589]
- Rosival V. Metabolic acidosis. Crit Care Med. 2004 Dec;32(12):2563-4. [PMID: 15599180]

Acidose Metabólica com Anion Gap (Intervalo Aniônico) Diminuído ou Normal

 CARACTERÍSTICAS PRINCIPAIS

PRINCÍPIOS BÁSICOS DO DIAGNÓSTICO

- A marca registrada desse distúrbio é que o HCO_3^- baixo da acidose metabólica está associado a hipercloremia, de forma que o *anion gap* permanece normal
- O HCO_3^- diminuído é visto também na alcalose respiratória, mas o pH faz a distinção entre os dois distúrbios

CONSIDERAÇÕES GERAIS

- Causas mais comuns
  - Perda gastrintestinal (GI) de HCO_3^-
  - Defeitos na acidificação renal (acidose tubular renal)
- O *anion gap* urinário pode diferenciar entre essas duas causas

Acidose tubular renal (ATR)

- Acidose hiperclorêmica com um *anion gap* normal e taxa de filtração glomerular normal ou próxima do normal, na ausência de diarreia
- Três tipos importantes de ATR podem ser diferenciados pelo contexto clínico: pH urinário, *anion gaps* urinário (ver adiante), nível sérico de K^+

Perda de HCO_3^-

- **Anion gap normal (6-12 mEq)**
  - Perda GI de HCO_3^-, por exemplo, diarreia, ileostomia pancreática ou bexiga com alça ileal
  - ATR
  - Recuperação de cetoacidose diabética
  - Acidose dilucional por administração rápida de NaCl a 0,9%
  - Inibidores da anidrase carbônica
  - Retenção de cloreto ou administração de equivalente do HCl ou NH_4Cl
- **Anion gap diminuído (< 6 mEq)**
  - Discrasias de plasmócitos, como mieloma múltiplo (paraproteínas catiônicas acompanhadas de cloreto e bicarbonato)
  - Intoxicação por brometo ou lítio
- **Anion gap diminuído sem acidose**
  - Hipoalbuminemia (ânion não mensurado diminuído)
  - Hiperlipidemia grave

Acidoses tubulares renais

- **Tipo I (defeito de secreção distal de H^+)**
  - Devido à deficiência seletiva na secreção de H^+ no néfron distal
  - K^+ sérico baixo
  - Apesar da acidose, o pH urinário pode não estar acidificado (pH da urina > 5,5)
  - Associado a doença autoimune, hipercalcemia
- **Tipo II (defeito de reabsorção proximal do HCO_3^-)**
  - Devido a um defeito seletivo na capacidade do túbulo proximal de reabsorver adequadamente o HCO_3^- filtrado
  - K^+ sérico baixo
  - pH da urina < 5,5
  - Associado a mieloma múltiplo e fármacos, como sulfa, inibidores da anidrase carbônica (acetazolamida)
- **Tipo IV (hipoaldosteronismo hiporreninêmico)**
  - É a única ATR caracterizada por acidose hiperclorêmica hipercalêmica
  - O defeito é a deficiência ou o antagonismo da aldosterona, que prejudica a reabsorção de Na^+ e a excreção de K^+ e H^+ no néfron distal
  - pH da urina < 5,5
  - A perda renal de sal está frequentemente presente
  - Mais comum na nefropatia diabética, nas doenças renais tubulointersticiais, na AIDS e na nefrosclerose hipertensiva

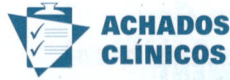 **ACHADOS CLÍNICOS**

SINAIS E SINTOMAS

- Os sintomas são principalmente aqueles do distúrbio subjacente
- A hiperventilação compensatória pode ser mal-interpretada como um distúrbio respiratório primário
- Quando a acidose for intensa, ocorre a respiração de Kussmaul (respirações profundas, regulares, suspirosas), sendo indicativas de estimulação intensa do centro respiratório

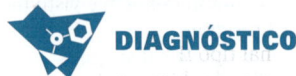 **DIAGNÓSTICO**

EXAMES LABORATORIAIS

- Ver Tabela 23
- pH sanguíneo, HCO_3^- sérico e PCO_2 estão diminuídos
- O *anion gap* está normal (hiperclorêmico) ou diminuído
- Pode ser vista hipercalemia
- O *anion gap* urinário de uma amostra aleatória de urina ($[Na^+ + K^+] - Cl^-$) reflete a capacidade do rim de excretar NH_4Cl como na seguinte equação:

$Na^+ + K^+ + NH_4^+ = Cl^- + 80$

onde 80 é o valor médio para a diferença nos ânions e cátions urinários além do Na^+, K^+, NH_4^+ e Cl^-

- O *anion gap* urinário é igual a $80 - NH_4^+$; esse intervalo ajuda na distinção entre as causas GI e renais de acidose hiperclorêmica:
  - Se a causa da acidose metabólica for GI
    - Há perda de HCO_3^- (diarreia) e a capacidade de acidificação renal permanece normal
    - A excreção de NH_4Cl aumenta em resposta à acidose
    - O *anion gap* urinário é negativo (p. ex., 30 mEq/L)
  - Se a causa for ATR distal
    - O rim é incapaz de excretar H^+ e, desse modo, incapaz de aumentar a excreção de NH_4Cl
    - Por conseguinte, o *anion gap* urinário é positivo (p. ex., +25 mEq/L)
  - Na ATR tipo II (proximal)
    - O rim tem reabsorção defeituosa de HCO_3^-, levando a um aumento na excreção de HCO_3^- em vez de diminuição na excreção de NH_4Cl
    - Assim, o *anion gap* urinário é frequentemente negativo
- O pH urinário pode não diferenciar tão prontamente entre as etiologias renais e GI

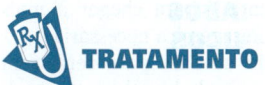

TRATAMENTO

MEDICAÇÕES

- Ver Tabela 23
- O tratamento da ATR é realizado principalmente pela administração de álcali (como bicarbonato ou citrato) para corrigir as anormalidades metabólicas e prevenir nefrocalcinose e insuficiência renal
- ATR distal tipo I
  - A suplementação de bicarbonato é necessária, já que o ácido se acumula sistemicamente
- ATR proximal tipo II
  - A correção do bicarbonato sérico baixo não é indicada, exceto em casos graves
  - Grandes quantidades de álcali (10-15 mEq/kg/dia) podem ser necessárias, porque muito do álcali é secretado na urina, o que exacerba a hipocalemia
  - Uma mistura de sais de sódio e potássio, como a solução de Shohl, é preferida

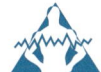

DESFECHOS

COMPLICAÇÕES

- A hipercalemia pode ser exacerbada por fármacos, incluindo
  - Inibidores da enzima conversora da angiotensina
  - Bloqueadores do receptor da aldosterona, como a espironolactona
  - Anti-inflamatórios não esteroides

CASOS DE ENCAMINHAMENTO

- Se for necessário um especialista para determinar a etiologia da acidose metabólica
- Se houver necessidade de consultoria para saber se o bicarbonato deve ser administrado

CASOS DE ADMISSÃO HOSPITALAR

- Fraqueza muscular respiratória por hipocalemia grave

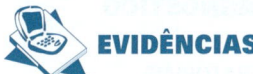

EVIDÊNCIAS

ENDEREÇO ELETRÔNICO

- National Kidney Foundation

INFORMAÇÕES PARA OS PACIENTES

- MedlinePlus: Metabolic Acidosis
- MedlinePlus: Distal Renal Tubular Acidosis
- MedlinePlus: Proximal Renal Tubular Acidosis
- National Kidney and Urologic Diseases Information Clearinghouse: Renal Tubular Acidosis

REFERÊNCIAS

- Casaletto JJ. Differential diagnosis of metabolic acidosis. Emerg Med Clin North Am. 2005;23:771. [PMID: 15982545]
- Eledrisi MS et al. Overview of the diagnosis and management of diabetic ketoacidosis. Am J Med Sci. 2006 May; 331(5):243-51. [PMID: 16702793]
- Forni LG et al. Circulating anions usually associated with the Krebs cycle in patients with metabolic acidosis. Crit Care. 2005 Oct 5;9(5):R591-5. [PMID: 16277723]
- Matin MJ et al. Use of serum bicarbonate measurement in place of arterial base deficit in the surgical intensive care unit. Arch Surg. 2005 Aug;140(8):745-51. [PMID: 16103283]
- Moe OW et al. Clinical acid-base pathophysiology: disorders of plasma anion gap. Best Pract Res Clin Endocrinol Metab. 2003 Dec;17(4):559-74. [PMID: 14687589]
- Rosival V. Metabolic acidosis. Crit Care Med. 2004 Dec;32(12):2563-4. [PMID: 15599180]

Acidose Respiratória

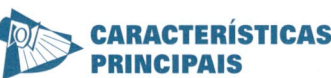

CARACTERÍSTICAS PRINCIPAIS

- A acidose respiratória resulta da ventilação alveolar diminuída e subsequente hipercapnia
- É importante estar atento às causas prontamente reversíveis, como depressão respiratória por opioides
- Compensação acidobásica
  - Acidose respiratória aguda: um aumento no HCO_3^- sérico de 1 mEq/L por 10 mmHg de aumento na PCO_2
  - Acidose respiratória crônica (depois de 6-12 h): um aumento no HCO_3^- sérico de 3,5 mEq/L por 10 mmHg de aumento na PCO_2
- Quando a acidose respiratória crônica for repentinamente corrigida, existe um intervalo de 2-3 dias na excreção renal de bicarbonato, resultando em alcalose metabólica pós-hipercápnica

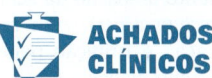

ACHADOS CLÍNICOS

- Acidose respiratória aguda: sonolência, confusão, mioclono, *asterixis*
- Pressão intracraniana aumentada (papiledema, pseudotumor cerebral)
- Coma por narcose do CO_2

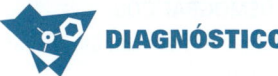

DIAGNÓSTICO

- pH arterial baixo, PCO_2 aumentada
- Acidose respiratória crônica: o HCO_3^- pode estar elevado junto com a hipocloremia por perda renal de NH_4^+ e Cl^- (Tabela 22)

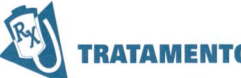

TRATAMENTO

- Administrar naloxona, 0,04-2,0 mg IV ou SC (ou IM) a cada 2-3 min por 3 doses, se necessário, para possível superdosagem de opioide
- Para todas as formas de acidose respiratória, o tratamento deve visar à melhora da ventilação

Acne Vulgar

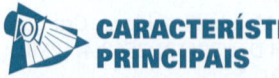
CARACTERÍSTICAS PRINCIPAIS

PRINCÍPIOS BÁSICOS DO DIAGNÓSTICO
- Ocorre na puberdade, embora o início possa ser retardado até a terceira ou quarta década
- Os comedões abertos e fechados são a marca registrada da acne vulgar
- É a mais comum de todas as afecções cutâneas
- A gravidade é variável: apenas comedões, acne inflamatória papular ou pustular e até cistos ou nódulos
- A face e o tronco superior podem ser afetados
- A formação de cicatrizes pode ser uma sequela da doença ou da expressão e manipulação pelo paciente

CONSIDERAÇÕES GERAIS
- A doença é ativada por andrógenos naqueles geneticamente predispostos
- As lesões de pele ocorrem em paralelo à atividade sebácea
- Os eventos patogênicos incluem
  - Obstrução do infundíbulo dos folículos
  - Retenção de sebo
  - Supercrescimento do bacilo da acne (*Propionibacterium acnes*), com resultante liberação e irritação pelos ácidos graxos acumulados
  - Reação de corpo estranho ao sebo extrafolicular
- Um caso resistente de acne em uma mulher deve levantar suspeita de hiperandrogenismo

ASPECTOS DEMOGRÁFICOS
- A acne vulgar é mais comum e mais grave em homens
- 12% das mulheres e 3% dos homens acima dos 25 anos de idade têm acne vulgar

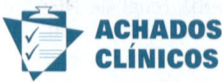
ACHADOS CLÍNICOS

SINAIS E SINTOMAS
- Leve irritação, dor ou prurido
- As lesões ocorrem principalmente na face, no pescoço, no tórax superior, nas costas e nos ombros
- Os comedões são a marca registrada
- Os comedões fechados são pequenas nodulações, avermelhadas e não inflamadas que dão à pele uma textura ou aspecto áspero
- Os comedões abertos são tipicamente um pouco maiores e contêm um material escuro
- Pápulas inflamatórias, pústulas, poros ectáticos, cistos acneicos e formação de cicatrizes também são vistos
- A acne pode ter apresentações distintas em idades diferentes

DIAGNÓSTICO DIFERENCIAL
- Acne rosácea (face)
- Foliculite bacteriana (face ou tronco)
- Tínea (face ou tronco)
- Uso de corticosteroide tópico (face)
- Dermatite perioral (face)
- Pseudofoliculite da barba (pelos de barba encravados)
- Miliária (erupção do calor) (tronco)
- Foliculite eosinofílica (tronco)
- Estados hiperandrogênicos em mulheres
- As pústulas na face também podem ser causadas pelas infecções por tínea

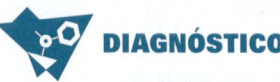
DIAGNÓSTICO

EXAMES LABORATORIAIS
- Cultura em casos refratários

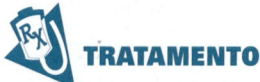
TRATAMENTO

MEDICAÇÕES
- Ver Tabela 103

Acne comedoniana
- Os sabonetes têm um papel mínimo e, se forem usados, devem ser neutros
- Retinoides tópicos
  - Tretinoína
    - Muito efetiva
    - Iniciar com creme (não gel) a 0,025% 2x/semana, à noite
    - Então, aumentar para até todas as noites
    - Uma quantidade equivalente ao tamanho de um grão de ervilha é suficiente para cobrir metade da face
    - Esperar 20 min depois de lavar para aplicar
  - Se as preparações comuns de tretinoína causarem irritação, as outras opções incluem
    - Adapaleno gel a 0,1%
    - Tretinoína reformulada (Renova, Retin A Micro, Avita)
    - Tazaroteno gel a 0,05% ou 0,1%
  - As lesões podem piorar nas primeiras 4 semanas de tratamento
  - Não deve ser usado durante a gravidez
- O peróxido de benzoíla está disponível em muitas concentrações, mas a de 2,5% é tão efetiva quanto a de 10% e menos irritante

Acne inflamatória papular
- Os antibióticos são o suporte principal, usados topicamente ou via oral
- Acne leve
  - A primeira escolha de antibióticos tópicos é a combinação de eritromicina ou clindamicina com gel tópico de peróxido de benzoíla
    - A loção (menos irritante), o gel ou a solução de clindamicina (Cleocin T), ou o gel ou a solução de eritromicina tópica podem ser usados 2x/dia, e o peróxido de benzoíla, pela manhã
    - Uma combinação de eritromicina ou clindamicina com peróxido de benzoíla está disponível
  - A adição de creme de tretinoína a 0,025% ou gel a 0,01% à noite realça a eficácia
- Acne moderada
  - A tetraciclina, 500 mg 2x/dia, a doxiciclina, 100 mg 2x/dia, e a minociclina, 50-100 mg 2x/dia, são efetivas
  - A tetraciclina, a minociclina e a doxiciclina são contraindicadas na gravidez
  - Se a pele estiver livre de lesões, diminui-se a dose para 250 mg de tetraciclina ou 100 mg de doxiciclina a cada 6-8 semanas – ainda tratando topicamente – para chegar à mais baixa dose sistêmica necessária
  - A redução da dose para zero, sem outra terapia, habitualmente resulta em recidiva da acne
  - Os anticoncepcionais orais ou a espironolactona (50-100 mg diariamente) podem ser adicionados como um antiandrogênico em mulheres com acne resistente ao antibiótico ou em mulheres nas quais ocorre recaída depois da terapia com isotretinoína
- Acne cística grave
  - A isotretinoína (Accutane) deve ser usada antes que ocorra significativa formação de cicatrizes ou se os sintomas não forem prontamente controlados com antibióticos
  - O consentimento informado deve ser obtido antes do seu uso em todos os pacientes
  - A administração de 0,5-1,0 mg/kg/dia por 20 semanas, até uma dose cumulativa de pelo menos 120 mg/kg, é habitualmente adequada
  - O fármaco é teratogênico e não deve ser usado na gravidez
    - Obter dois testes séricos de gravidez antes de começar o fármaco e em todos os meses a partir de então

- Só deve ser fornecido medicamento suficiente para 1 mês
- Duas formas efetivas de contracepção devem ser usadas
– A paciente deve ser registrada no sistema iPledge*
– Efeitos colaterais
  - Ocorre secura da pele e das membranas mucosas na maioria dos pacientes
  - Em caso de cefaleia, considerar pseudotumor cerebral
  - Em dosagens mais altas, pode haver elevação do colesterol e dos triglicerídeos e redução das lipoproteínas de alta densidade
  - Pode haver elevações menores nos testes de função hepática e na glicemia de jejum
  - Mialgias moderadas ou graves exigem a redução da dosagem ou a cessação do fármaco
- Monitorar níveis basais de colesterol, triglicerídeos e função hepática e a cada mês ao usar a isotretinoína

PROCEDIMENTOS TERAPÊUTICOS

- Os comedões podem ser removidos com um extrator, mas terão recidiva se não forem evitados pelo tratamento
- Na acne de outro modo moderada, a injeção de acetonido de triancinolona (2,5 mg/mL, 0,05 mL por lesão) pode apressar a resolução das pápulas e dos cistos mais profundos
- A melhoria estética das cicatrizes pode ser alcançada com procedimentos cirúrgicos

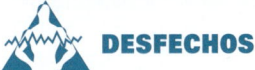

DESFECHOS

COMPLICAÇÕES

- Formação de cistos
- Alterações na pigmentação em pacientes com pele escura
- Intensa formação de cicatrizes
- Possíveis problemas psicológicos

PROGNÓSTICO

- A doença piora intermitentemente, apesar do tratamento

---

* N. de R.T. O sistema iPledge é um sistema computadorizado de registro e acompanhamento de pacientes em uso de isotretinoína e de profissionais da saúde envolvidos na prescrição e dispensação desse medicamento nos Estados Unidos. Trata-se de uma exigência da FDA que visa evitar a exposição de gestantes à isotretinoína. Para mais informações, www.iPledgeprogram.com (exige senha)

- A condição pode persistir durante a vida adulta e levar à intensa formação de cicatrizes se não tratada
- Os antibióticos continuam a melhorar a pele nos primeiros 3-6 meses de uso
- A recidiva durante o tratamento pode sugerir o aparecimento de *P. acnes* resistente
- As remissões após o tratamento sistêmico com isotretinoína podem ser duradouras em até 60% dos casos
- As recaídas depois da isotretinoína habitualmente ocorrem dentro de 3 anos e exigem um segundo curso em até 20% dos pacientes

CASOS DE ENCAMINHAMENTO

- Falha em responder aos regimes padronizados
- Dúvidas sobre o diagnóstico
- Doença fibrótica fulminante (acne fulminante)

PREVENÇÃO

- Alimentos não causam nem exacerbam a acne
- Orientar os pacientes a não manipular as lesões
- Evitar a exposição tópica a óleos, manteiga de cacau e substâncias gordurosas

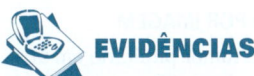

EVIDÊNCIAS

DIRETRIZES CLÍNICAS

- Institute for Clinical Systems Improvement. Acne management. 2003
- Madden WS et al. Treatment of acne vulgaris and prevention of acne scarring: Canadian consensus guidelines. J Cutan Med Surg. 2000;4 (Suppl 1):S2. [PMID: 11749902]

ENDEREÇO ELETRÔNICO

- American Academy of Dermatology

INFORMAÇÕES PARA OS PACIENTES

- American Academy of Dermatology: What is Acne?
- MedlinePlus: Acne Interactive Tutorial
- National Institute of Arthritis, and Musculoskeletal and Skin Diseases: Acne
- Torpy JM et al. JAMA patient page: Acne; JAMA. 2004;292:764. [PMID: 15304474]

REFERÊNCIAS

- Haider A et al. Treatment of acne vulgaris. JAMA. 2004 Aug 11;292(6):72635. [PMID: 15304471]
- James WD. Clinical practice. Acne. N Engl J Med. 2005 Apr 7;352(14):146372. [PMID: 15814882]
- Zane LT. Acne maintenance therapy: expanding the role of topical retinoids?

Arch Dermatol. 2006 May;142(5):638-40. [PMID: 16702503]

Acromegalia & Gigantismo

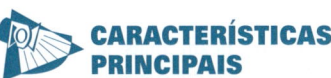

CARACTERÍSTICAS PRINCIPAIS

PRINCÍPIOS BÁSICOS DO DIAGNÓSTICO

- Crescimento excessivo de mãos, pés, mandíbula e órgãos internos
- Gigantismo se houver hormônio do crescimento (GH) em excesso antes do fechamento das epífises; acromegalia se depois do fechamento
- Amenorreia, cefaleias, perda do campo visual, fraqueza
- Aperto de mão mole, pastoso, suado
- Elevação do fator de crescimento semelhante à insulina 1 (IGF-1)
- O GH sérico não é suprimido após a glicose oral

CONSIDERAÇÕES GERAIS

- O GH exerce muitos de seus efeitos por estimular a liberação de IGF-1
- Quase sempre causado por adenoma pituitário, em geral macroadenomas (> 1 cm); podem ser localmente invasivos, mas < 1% são malignos
- Os tumores pituitários secretores de GH geralmente causam hipogonadismo por cossecreção de prolactina ou pressão direta sobre a pituitária
- Em geral esporádico, raramente familiar
- Pode haver associação com os tumores endócrinos de paratireoide ou pâncreas (neoplasia endócrina múltipla tipo 1 [NEM 1])
- A acromegalia pode ser vista na síndrome de McCune-Albright e como parte da síndrome de Carney (mixoma atrial, neuroma acústico, lentigos, hipercortisolismo adrenal)
- Raramente causado pela secreção ectópica de hormônio de liberação do hormônio de crescimento ou GH secretado por linfoma, tumor hipotalâmico, carcinoide brônquico ou tumor pancreático

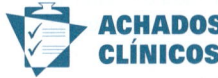

ACHADOS CLÍNICOS

SINAIS E SINTOMAS

- Estatura alta
- Cabeça e pescoço
  – As características faciais tornam-se mais grosseiras
  – Aumentam o tamanho do chapéu e o espaçamento entre os dentes

- A mandíbula fica mais proeminente
- Macroglossia e hipertrofia de tecido faríngeo e laríngeo
  - Voz profunda, grossa
  - Pode causar apneia obstrutiva do sono
- Bócio pode ser notado
■ Mãos
  - Aumentadas
  - Os dedos ficam mais largos e os anéis não servem mais
  - A síndrome do túnel do carpo é comum
■ Os pés crescem, particularmente na largura
■ Hipertensão (50%) e cardiomegalia
■ Ganho de peso
■ Podem ocorrer artralgias, artrite degenerativa e estenose vertebral
■ Os pólipos colônicos são comuns
■ Pele
  - Hiperidrose
  - Espessamento
  - Acne cística
  - Acrocórdons
  - *Acantose nigricans*
■ Sintomas de hipopituitarismo
  - Hipogonadismo: diminuição da libido, impotência, menstruação irregular ou amenorreia comuns
  - O hipotireoidismo secundário ocorre às vezes, e o hipoadrenalismo é incomum
  - Cefaleias e hemianopsia temporal

DIAGNÓSTICO DIFERENCIAL
■ Estatura familiar alta, características grosseiras ou mãos e pés grandes
■ Estirão do crescimento fisiológico
■ Pseudoacromegalia (características da acromegalia, resistência à insulina)
■ Acromegalia inativa ("esgotada") (remissão espontânea por infarto de adenoma pituitário)
■ Mixedema
■ Prognatismo isolado (protrusão da mandíbula)
■ Deficiência de aromatase ou deficiência de receptor de estrogênio, causando estatura alta
■ Outras causas de nível aumentado de hormônio do crescimento
  - Exercícios ou alimentação antes do exame
  - Enfermidade aguda ou agitação
  - Insuficiência hepática ou renal
  - Má nutrição
  - Diabetes melito
  - Fármacos (estrogênios, betabloqueadores, clonidina)

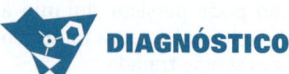

DIAGNÓSTICO

EXAMES LABORATORIAIS
■ Níveis de IGF-1 > 5 vezes o normal na maioria dos acromegálicos
■ Teste de tolerância à glicose: xarope de glicose 75 g VO
  - GH medido 60 min mais tarde
  - A acromegalia pode ser excluída se GH < 1 ng/mL (ensaios imunorradiométricos ou quimioluminescentes) ou < 2 ng/mL (radioimunoensaios mais antigos) e se IGF-1 estiver normal
■ A prolactina pode estar elevada (cossecretada por muitos tumores secretores de GH)
■ A resistência à insulina costuma estar presente, frequentemente causando hiperglicemia (comum) e diabetes melito (30%)
■ O hormônio estimulante da tireoide e a tiroxina livre podem mostrar hipotireoidismo secundário
■ O fósforo sérico está frequentemente elevado
■ Há cálcio sérico elevado em caso de hiperparatireoidismo como em NEM 1

DIAGNÓSTICO POR IMAGEM
■ A RM mostra tumor pituitário em 90%
■ A RM é superior à TC, especialmente no pós-operatório
■ As radiografias do crânio podem mostrar uma sela alargada e um crânio espessado
■ As radiografias podem mostrar entufamento das falanges terminais de dedos da mão e do pé
■ A vista lateral do pé mostra aumento na espessura do calcanhar

TRATAMENTO

MEDICAÇÕES
■ Agonista da dopamina
  - Usar se a cirurgia não produzir remissão ou normalização clínica do GH
  - Cabergolina 0,25-1,0 mg VO 2x/semana; mais bem-sucedida se o tumor secretar tanto prolactina quanto GH
■ Análogos da somatostatina
  - Usar se a acromegalia persistir, apesar da cirurgia da pituitária
  - Octreotida
    • Iniciar com octreotida de curta duração, 50 μg SC 3x/dia
    • Trocar para octreotida de longa duração, 20 mg IM todo mês, se o medicamento de curta duração for tolerado
    • Ajustar a dose até 40 mg IM todo mês, para manter o GH sérico entre 1 ng/mL e 2,5 ng/mL, mantendo normais os níveis de IGF-1
  - Lanreotida SR 30 mg SC a cada 7-14 dias (não disponível nos Estados Unidos)
  - Lanreotida Autogel 60-120 mg SC a cada 28 dias, mais bem tolerada que a lanreotida SR (não disponível nos Estados Unidos)
■ Antagonista do receptor de GH
  - Pegvisomanto 10-30 mg/dia SC, seguindo os níveis de IGF-1

CIRURGIA
■ A ressecção endoscópica transnasal e transesfenoidal é o tratamento de escolha para o adenoma pituitário; a pituitária normal é frequentemente preservada
■ Os níveis de GH caem imediatamente
■ Infecção, vazamento de líquido cerebrospinal ou hipopituitarismo se desenvolvem em cerca de 10% dos pacientes
■ A hiponatremia pode ocorrer de 4-13 dias no pós-operatório; o sódio sérico deve ser monitorado atentamente

PROCEDIMENTOS TERAPÊUTICOS
■ Sugere-se a irradiação pituitária se não houver cura por terapia cirúrgica e clínica. É preferível a radiocirurgia estereotática (sistemas *cyberknife* ou *gammaknife*)
■ A irradiação com partículas pesadas está disponível em alguns centros

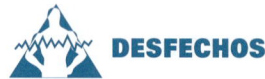

SEGUIMENTO
■ A função pituitária normal é habitualmente preservada no pós-operatório
■ Níveis pós-operatórios de GH > 5 ng/mL e a subida dos níveis de IGF-1 costumam indicar recidiva do tumor
■ O edema de tecidos moles regride, mas o aumento ósseo é permanente
■ A hipertensão frequentemente persiste
■ A síndrome do túnel do carpo e a diaforese com frequência melhoram dentro de um dia após a cirurgia

COMPLICAÇÕES
■ Hipopituitarismo
■ Hipertensão
■ Diabetes melito
■ Cardiomegalia e insuficiência cardíaca
■ Síndrome do túnel do carpo
■ Artrite dos quadris, dos joelhos e da coluna vertebral

- Compressão da medula espinal pode ser observada
- Os defeitos do campo visual podem ser graves e progressivos
- O tumor pode ser localmente invasivo, em particular no seio cavernoso
- Perda aguda de visão ou paralisia de nervo craniano se o tumor sofrer hemorragia e necrose espontânea (apoplexia pituitária)
- A entubação pode ser difícil devido à macroglossia e hipertrofia do tecido faríngeo e laríngeo

PROGNÓSTICO

- A acromegalia persistente costuma causar doença cardiovascular prematura e sintomas acromegálicos progressivos
- A cirurgia pituitária transesfenoidal é bem-sucedida em 80-90% se tumor < 2 cm e GH < 50 ng/mL
- A terapia com irradiação convencional (isolada) produz remissão em 40% por 2 anos e em 75% por 5 anos
- A radiação tipo *gammaknife* reduz os níveis de GH em uma média de 77%, com 20% de remissão em 12 meses
- A irradiação pituitária com partículas pesadas produz remissão em 70% por 2 anos e em 80% por 5 anos
- A terapia com irradiação geralmente produz algum grau de hipopituitarismo
- A terapia com irradiação convencional pode causar algum grau de síndrome cerebral orgânica e predispor a pequenos acidentes vasculares cerebrais

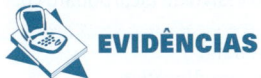

EVIDÊNCIAS

DIRETRIZES CLÍNICAS

- AACE Practice Guidelines
- Melmed S et al. Guidelines for acromegaly management. J Clin Endocrinol Metab. 2002;87:4054. [PMID: 12213843]
- Scandinavian Workshop on the Treatment of Acromegaly. Treatment guidelines for acromegaly. Report from a Scandinavian workshop: first Scandinavian Workshop on the Treatment of Acromegaly. Growth Horm IGF Res. 2001;11:72. [PMID: 11472072]

ENDEREÇO ELETRÔNICO

- National Institute of Diabetes and Digestive and Kidney Diseases (NIDDK) – Endocrine and metabolic diseases

INFORMAÇÕES PARA OS PACIENTES

- Acromegaly.org
- Mayo Clinic – Acromegaly

REFERÊNCIAS

- Castinetti F et al. Outcome of gamma knife radiosurgery in 82 patients with acromegaly: correlation with initial hypersecretion. J Clin Endocrinol Metab. 2005 Aug;90(8):4483-8. [PMID: 15899958]
- Feenstra J et al. Combined therapy with somatostatin analogues and weekly pegvisomant in active acromegaly. Lancet. 2005 May 7-13;365(9471): 1644-6. [PMID: 15885297]
- Galland F et al. McCune-Albright syndrome and acromegaly: Effects of hypothalamopituitary radiotherapy and/or pegvisomant in somatostatin analogresistant patients. J Clin Endocrinol Metab. 2006 Dec;91(12):4957-61. [PMID: 16984995]
- Melmed S. Acromegaly. N Engl J Med. 2006 Dec 14;355(24):2558-73. [PMID: 17167139]

Actinomicose

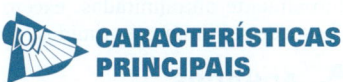

CARACTERÍSTICAS PRINCIPAIS

PRINCÍPIOS BÁSICOS DO DIAGNÓSTICO

- História recente de infecção odontogênica ou trauma abdominal
- Pneumonia crônica ou abscesso indolente intra-abdominal ou cervicofacial
- Formação de trato fistuloso

CONSIDERAÇÕES GERAIS

- Os organismos são bactérias anaeróbias, gram-positivas, ramificadas e filamentares (1 µm de diâmetro) que podem se fragmentar em formas bacilares
- Ocorrem na flora normal da boca e das criptas tonsilares
- Quando introduzidos no tecido traumatizado e associados a outras bactérias anaeróbias, os actinomicetos se tornam patógenos
- O local mais comum de infecção é a área cervicofacial (aproximadamente 60% dos casos)
- A infecção tipicamente se segue à extração de um dente ou outro trauma
- As lesões podem se desenvolver no trato gastrintestinal ou nos pulmões após a ingestão ou aspiração do organismo a partir de sua fonte endógena na boca

ACHADOS CLÍNICOS

SINAIS E SINTOMAS

Actinomicose cervicofacial

- Desenvolve-se de forma lenta, torna-se notadamente indurada, e a pele sobrejacente fica avermelhada ou cianótica
- Os abscessos eventualmente drenam para a superfície
- Persistem por longos períodos
- Grânulos de enxofre – massas de organismos filamentares – podem ser encontrados no pus
- Existe habitualmente pouca dor, a menos que haja infecção secundária

Actinomicose torácica

- Febre, tosse, produção de escarro
- Suores noturnos, perda de peso
- Dor pleurítica
- Coleções múltiplas podem se estender através da parede torácica até o coração ou abdome

Actinomicose abdominal

- Dor na região ileocecal
- Picos de febre e calafrios
- Vômitos
- Perda de peso
- Massas abdominais irregulares podem ser palpadas
- A doença inflamatória pélvica causada por actinomicetos tem sido associada a uso prolongado de dispositivo anticoncepcional intrauterino
- Pode haver desenvolvimento de coleções que drenam para o exterior

DIAGNÓSTICO DIFERENCIAL

- Câncer de pulmão
- Linfadenite tuberculosa (escrófula)
- Outra causa de linfadenopatia cervical
- Nocardiose
- Doença do Crohn
- Doença inflamatória pélvica de outra causa

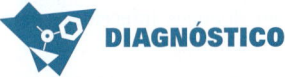

DIAGNÓSTICO

EXAMES LABORATORIAIS

- Os organismos podem ser demonstrados como um grânulo ou como filamentos ramificados, dispersos e gram-positivos no pus
- A cultura de anaeróbios é necessária para diferenciar de *Nocardia*

DIAGNÓSTICO POR IMAGEM

- A radiografia de tórax mostra áreas de consolidação e, em muitos casos, derrame pleural
- A TC pélvica abdominal revela uma massa inflamatória que pode se estender até o osso

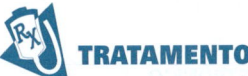

TRATAMENTO

MEDICAÇÕES

- Penicilina G

- Fármaco de escolha
- 10 a 20 milhões de unidades IV por 4-6 semanas, seguidas por penicilina V, 500 mg 4x/dia VO
- As alternativas incluem ampicilina, 12 g/dia IV por 4-6 semanas, seguida por amoxicilina, 500 mg VO 3x/dia; ou doxiciclina, 100 mg 2x/dia IV ou VO
- As sulfonamidas como o sulfametoxazol podem ser um regime alternativo em uma dosagem total diária de 2-4 g
- A terapia deve ser continuada por semanas a meses depois que as manifestações clínicas tenham desaparecido, a fim de assegurar a cura

CIRURGIA

- A drenagem e a ressecção podem ser benéficas

PROCEDIMENTOS TERAPÊUTICOS

- A terapia deve ser continuada por semanas a meses depois que as manifestações clínicas tenham desaparecido, a fim de assegurar a cura
- A resposta à terapia é lenta

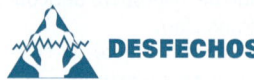 DESFECHOS

PROGNÓSTICO

- Com penicilina e cirurgia, o prognóstico é bom
- As dificuldades de diagnóstico podem resultar em destruição tecidual extensa antes do início da terapia

CASOS DE ENCAMINHAMENTO

- Encaminhar precocemente a um especialista em doenças infecciosas para diagnóstico e manejo

CASOS DE ADMISSÃO HOSPITALAR

- Todos os pacientes com actinomicose torácica ou abdominal
- Pacientes com actinomicose cervicofacial se houver dúvida no diagnóstico, para controlar os sintomas ou para iniciar antibióticos IV

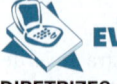 EVIDÊNCIAS

DIRETRIZES CLÍNICAS

- Cayley J et al. Recommendations for clinical practice: actinomyces like organisms and intrauterine contraceptives. The Clinical and Scientific Committee. Br J Fam Plann. 1998;23:137. [PMID: 9882769]

ENDEREÇO ELETRÔNICO

- Karolinska Institute: Diseases and Disorders – Links Pertaining to Bacterial Infections and Mycoses

INFORMAÇÕES PARA OS PACIENTES

- National Institutes of Health: Actinomycosis
- National Institutes of Health: Pulmonary Actinomycosis

REFERÊNCIA

- Yildiz O et al. Actinomycoses and Nocardia pulmonary infections. Curr Opin Pulm Med. 2006 May;12(3):228-34. [PMID: 16582679]

Adenovírus, Infecções por

 CARACTERÍSTICAS PRINCIPAIS

- Mais de 40 tipos, que produzem uma variedade de síndromes clínicas
- Habitualmente autolimitadas, exceto em hospedeiros imunossuprimidos

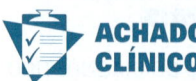 ACHADOS CLÍNICOS

- Resfriado comum
- Faringite exsudativa não estreptocócica
- Infecções do trato respiratório inferior
- Ceratoconjuntivite epidêmica
- Cistite hemorrágica
- Gastrenterite aguda
- Doença disseminada em receptores de transplantes

 DIAGNÓSTICO

- Pode ser cultivado a partir de espécimes apropriados, quando o diagnóstico definitivo for desejado

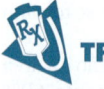 TRATAMENTO

- A doença costuma ser autolimitada
- Os pacientes imunocomprometidos são frequentemente tratados com ribavirina, embora a eficácia não seja clara
- A vacina contra certas cepas é usada no pessoal militar para prevenir epidemias

Alcalose Metabólica

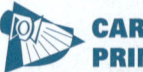 CARACTERÍSTICAS PRINCIPAIS

PRINCÍPIOS BÁSICOS DO DIAGNÓSTICO

- Caracterizada por HCO_3^- elevado, o que também é visto na acidose respiratória crônica, mas o pH diferencia os dois distúrbios
- Aumento compensatório na PCO_2, raramente até 55 mmHg. Um valor mais alto implica uma acidose respiratória sobreposta
- Distingue-se a alcalose metabólica salino-responsiva da salino-resistente usando a condição do volume circulante efetivo e a concentração urinária de cloreto

CONSIDERAÇÕES GERAIS

- Etiologicamente, pode ser subdividida em salino-responsiva ou salino-resistente (Tabela 24)
- **Salino-responsiva**
  - De longe o distúrbio mais comum
  - Caracterizada pela contração normotensa do volume extracelular
  - Menos frequentemente, são vistas hipotensão ou hipotensão ortostática
  - Em geral associada a hipocalemia, parcialmente devido ao efeito direto da alcalose sobre a excreção renal de potássio e em parte ao hiperaldosteronismo secundário pela depleção de volume
- **Salino-resistente**
  - Implica um estado de volume expandido pelo hiperaldosteronismo, com hipocalemia acompanhante pelo efeito mineralocorticoide renal

Etiologia

- **Salino-responsiva**
  (UCL < 10 mEq/dia)
- Conteúdo excessivo de bicarbonato corporal
  - Alcalose renal
    - Terapia com diurético
    - Terapia com ânion pobremente reabsorvível (carbenicilina, penicilina, sulfato, fosfato)
    - Pós-hipercapnia
  - Alcalose gastrintestinal
    - Perda de HCl por vômitos ou sucção nasogástrica
    - Alcalose intestinal: diarreia de cloretos
  - Álcali exógeno
    - $NaHCO_3$ (bicarbonato de sódio)
    - Citrato, lactato, gluconato, acetato de sódio
    - Transfusões
    - Antiácidos
- Conteúdo normal do bicarbonato corporal: alcalose por contração
- **Salino-resistentes**
  (UCL > 10 mEq/dia)
- Conteúdo excessivo de bicarbonato corporal
  - Alcalose renal, normotensa
    - Síndrome de Bartter (perda de sal renal e hiperaldosteronismo secundário)

- Grave depleção de potássio
- Alcalose de realimentação
- Hipercalcemia e hipoparatireoidismo
- Alcalose renal, hipertensiva
  - Mineralocorticoides endógenos (hiperaldosteronismo primário, hiper-reninismo, deficiência enzimática suprarrenal: 11 e 17-hidroxilase, síndrome de Liddle)
  - Mineralocorticoides exógenos (alcaçuz)

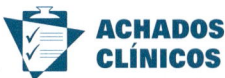
ACHADOS CLÍNICOS

SINAIS E SINTOMAS
- Nenhum sintoma ou sinal característico
- Pode ocorrer hipotensão ortostática
- Fraqueza e hiporreflexia ocorrem se o K^+ sérico estiver notadamente baixo
- A tetania e a irritabilidade neuromuscular ocorrem raramente

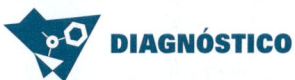
DIAGNÓSTICO

EXAMES LABORATORIAIS
- pH do sangue arterial e bicarbonato elevados
- A PCO_2 arterial está aumentada
- O potássio e o cloreto séricos estão diminuídos
- Pode haver um *anion gap* aumentado
- O cloreto urinário está baixo (< 10 mEq/dia) nos distúrbios salino-responsivos
- O cloreto urinário está alto (> 10 mEq/dia) nos distúrbios salino-resistentes

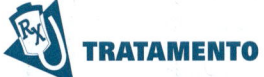
TRATAMENTO

MEDICAÇÕES
Salino-responsiva
- Corrigir o déficit de volume extracelular com quantidades adequadas de NaCl a 0,9% e KCl
- Para a alcalose por sucção nasogástrica, a descontinuação dos diuréticos e a administração de bloqueadores H_2 podem ser úteis
- A acetazolamida pode ser usada se a condição cardiovascular proibir a repleção adequada de volume
  - Administrar 250-500 mg IV a cada 4-6 h
  - Monitorar o desenvolvimento de hipocalemia
- A administração de ácido pode ser usada como terapia de emergência
  - HCl, 0,1 mol/L, é infundido por uma veia central (a solução é esclerosante)
  - A dosagem é calculada para diminuir o nível de HCO_3^- em metade durante 2-4 h, assumindo um volume de distribuição de HCO_3^- (L) de 0,5 x peso corporal (kg)

Salino-resistente
- Bloquear o efeito da aldosterona com um inibidor da enzima conversora da angiotensina ou com um antagonista do receptor da aldosterona (p. ex., espironolactona)
- A alcalose metabólica no hiperaldosteronismo primário só pode ser tratada com repleção de potássio

PROCEDIMENTOS TERAPÊUTICOS
- A alcalose leve é geralmente bem tolerada
- A alcalose grave ou sintomática (pH > 7,60) exige tratamento urgente
- Os pacientes com marcada insuficiência renal podem necessitar de diálise

CIRURGIA
- A terapia para a alcalose metabólica salino-resistente inclui a remoção cirúrgica de um tumor produtor de mineralocorticoide

DESFECHOS

CASOS DE ENCAMINHAMENTO
- Se um especialista for necessário para a investigação
- Para o tratamento da alcalose metabólica salino-resistente

CASOS DE ADMISSÃO HOSPITALAR
- Para a alcalose metabólica persistente, na ausência de hipovolemia, ou associada a hipocalemia grave
- Se a administração de ácido for necessária para a terapia de emergência

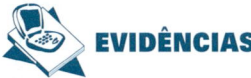
EVIDÊNCIAS

ENDEREÇO ELETRÔNICO
- National Kidney Foundation

INFORMAÇÕES PARA OS PACIENTES
- MedlinePlus: Alkalosis
- MedlinePlus: Barrter's Syndrome
- MedlinePlus: Milk-Alkali Syndrome

REFERÊNCIA
- Khanna A et al. Metabolic alkalosis. Nephrol. 2006 Mar-Apr;19 Suppl 9:S86-96. [PMID: 16736446]

Alcalose Respiratória

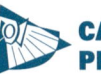
CARACTERÍSTICAS PRINCIPAIS

- Os sintomas da alcalose respiratória aguda estão relacionados com fluxo sanguíneo cerebral diminuído
- Causas
  - Síndrome de hiperventilação
  - Hipoxia, anemia grave
  - Distúrbios mediados pelo SNC (hiperventilação relacionada com ansiedade, acidente vascular cerebral, infecção, trauma, tumor, estimulação farmacológica e hormonal [salicilatos, nicotina, xantinas], gravidez [progesterona], insuficiência hepática, septicemia, recuperação de acidose metabólica, exposição ao calor)
  - Doença pulmonar
  - Superventilação mecânica

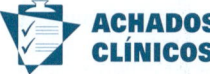
ACHADOS CLÍNICOS

- Alcalose respiratória aguda
  - Sensação de desmaio iminente
  - Ansiedade
  - Parestesias
  - Dormência na boca
  - Sensação de formigamento nas mãos e nos pés
  - Tetania na alcalose grave pela queda no cálcio ionizado
- Alcalose respiratória crônica: os achados são aqueles da condição responsável

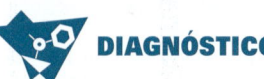
DIAGNÓSTICO

- pH sanguíneo arterial elevado, PCO_2^- baixa
- O HCO_3^- sérico está diminuído na alcalose respiratória crônica
- Embora o HCO_3^- sérico esteja frequentemente abaixo de 15 mEq/L na acidose metabólica, é incomum ver um nível tão baixo na alcalose respiratória, e a sua presença implica uma acidose metabólica sobreposta (não compensatória)

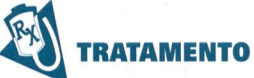
TRATAMENTO

- A correção rápida da alcalose respiratória crônica pode resultar em acidose metabólica, pois a PCO_2 é aumentada no contexto da diminuição compensatória prévia do HCO_3^-
- O tratamento é dirigido à causa subjacente

- Na síndrome de hiperventilação aguda por ansiedade, a respiração em um saco de papel aumenta a PCO_2. A sedação pode ser necessária se o processo persistir

Alcaptonúria

CARACTERÍSTICAS PRINCIPAIS

- A alcaptonúria é causada por uma deficiência de herança recessiva da enzima oxidase do ácido homogentísico
- O ácido homogentísico acumula-se lentamente na cartilagem em todo o corpo, levando à doença articular degenerativa da coluna e das articulações periféricas

ACHADOS CLÍNICOS

- Dor lombar; difícil de distinguir da espondilite anquilosante
- Na radiografia, as articulações sacroilíacas não estão fundidas
- Ocronose (descoloração preto-acinzentada do tecido conjuntivo, incluindo as escleras, as orelhas e a cartilagem)
- O acúmulo de metabólitos nas válvulas cardíacas pode levar à estenose aórtica ou mitral
- Predisposição à doença arterial coronariana e nefrolitíase

DIAGNÓSTICO

- O ácido homogentísico está presente em grandes quantidades na urina, que se torna preta espontaneamente com a exposição ao ar

TRATAMENTO

- Anti-inflamatórios não esteroides para a artrite
- Substituição das válvulas cardíacas e articulações defeituosas
- Embora a síndrome cause morbidade considerável, a expectativa de vida é reduzida apenas modestamente

Alcoolismo

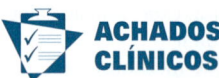
CARACTERÍSTICAS PRINCIPAIS

PRINCÍPIOS BÁSICOS DO DIAGNÓSTICO
- Critérios maiores
  - Dependência fisiológica, evidenciada por abstinência quando a ingestão é interrompida
  - Tolerância aos efeitos do álcool
  - Evidência de enfermidades associadas ao álcool, como doença hepática alcoólica
  - Consumo continuado de bebida, apesar de fortes contraindicações médicas e sociais
  - Prejuízo do funcionamento social e profissional
  - Depressão
  - Blecautes
- Outros sinais
  - Odor alcoólico na respiração
  - Fácies de alcoolista
  - Face avermelhada
  - Injeção da esclera
  - Tremores
  - Equimoses
  - Neuropatia periférica
  - Consumo escondido da bebida
  - Ausências inexplicáveis no trabalho
  - Acidentes, quedas ou lesões frequentes
  - Em fumantes, queimaduras de cigarro nas mãos ou no tórax

CONSIDERAÇÕES GERAIS
- A síndrome de duas fases inclui o uso problemático e a dependência do álcool
- O uso problemático é o consumo repetitivo de álcool, frequentemente para aliviar a ansiedade ou resolver outros problemas emocionais
- A dependência do álcool é uma dependência verdadeira
- O alcoolismo está associado a uma prevalência alta de transtornos psiquiátricos durante a vida, especialmente depressão

ASPECTOS DEMOGRÁFICOS
- A maioria dos suicídios e homicídios intrafamiliares envolve o álcool
- É um fator importante em estupros e outros ataques
- As proporções de 4:1 entre homens e mulheres estão convergindo
- Pesquisas envolvendo adoção e gêmeos indicam alguma influência genética
- Quarenta por cento dos japoneses têm deficiência de aldeído desidrogenase, que aumenta a suscetibilidade aos efeitos do álcool

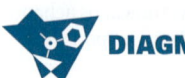
ACHADOS CLÍNICOS

SINAIS E SINTOMAS
Intoxicação aguda
- Sonolência, erros de comissão, desinibição, disartria, ataxia e nistagmo
- Ataxia, disartria e vômitos indicam um nível sanguíneo > 150 mg/dL
- Níveis sanguíneos letais: 350-900 mg/dL
- Intensa: depressão respiratória, estupor, convulsões, síndrome de choque, coma e morte
- As superdosagens graves frequentemente incluem outros sedativos combinados com o álcool

Abstinência
- Início dos sintomas de abstinência
  - Habitualmente 8-12 horas
  - Pico da intensidade 48-72 horas depois do consumo ter cessado
- Ansiedade, cognição diminuída, tremores, irritabilidade aumentada e hiper-reatividade até um *delirium tremens* completo
- Sintomas de abstinência leve
  - Tremores, sinais vitais elevados, ansiedade
  - Começam cerca de 8 horas depois da última dose e terminam pelo 3º dia
- Convulsões generalizadas
  - Ocorrem dentro das primeiras 24-38 horas
  - São mais prevalentes em pacientes com síndromes de abstinência prévias
- *Delirium tremens*
  - Uma psicose orgânica aguda
  - Habitualmente se manifesta dentro de 24-72 horas depois da última dose, mas pode ocorrer até 10 dias mais tarde
  - Confusão mental, tremores
  - Hiperacuidade sensorial
  - Alucinações visuais
  - Hiperatividade autonômica
  - Anormalidades cardíacas
  - Diaforese, desidratação
  - Distúrbios de eletrólitos (hipocalemia, hipomagnesemia)
  - Convulsões
- A síndrome de abstinência aguda com frequência ocorre inesperadamente em pacientes hospitalizados por uma razão não relacionada e constitui um problema diagnóstico
- Possível persistência de distúrbios do sono, ansiedade, depressão, excitabilidade, fadiga e volatilidade emocional por 3-12 meses, tornando-se crônica em alguns casos

Alucinose alcoólica
- Psicose paranoica sem os tremores, a confusão e o sensório obnubilado vistos nas síndromes de abstinência
- Ocorre durante o consumo pesado ou durante a abstinência
- O paciente parece normal, com exceção das alucinações auditivas, que muitas

vezes são persecutórias e podem fazer com que ele se comporte agressivamente e de forma paranoica

Características da síndrome cerebral alcoólica crônica

- Encefalopatias
  - Comportamento errático crescente
  - Problemas de memória e recordação
  - Labilidade emocional
- Encefalopatia de Wernicke
  - Confusão
  - Ataxia
  - Oftalmoplegia (tipicamente do sexto nervo)
- A psicose de Korsakoff é uma sequela
  - Amnésia anterógrada e retrógrada
  - Confabulação precocemente no curso

DIAGNÓSTICO DIFERENCIAL
Dependência do álcool

- Alcoolismo secundário à doença psiquiátrica, como depressão, transtorno bipolar, esquizofrenia, transtorno de personalidade
- Outra dependência de sedativos, como benzodiazepínicos
- Outras drogas de abuso, como os opioides

Abstinência do álcool

- Abstinência de outros sedativos, como benzodiazepínicos ou opioides
- Intoxicação por drogas, como a cocaína
- Delírio devido a uma enfermidade clínica, como hipoxia, encefalopatia hepática, deficiência de tiamina, bacteriemia
- Transtorno de ansiedade
- Alucinose por outra causa, como esquizofrenia, psicose da anfetamina
- Convulsão por outra causa, como hipoglicemia, epilepsia

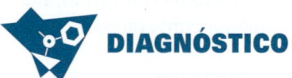

DIAGNÓSTICO

EXAMES LABORATORIAIS

- Os níveis sanguíneos de álcool < 50 mg/dL raramente causam muita disfunção motora
- A transferrina carboidrato-deficiente (TCD) pode detectar o uso pesado em um período de 2 semanas com alta especificidade
- Provavelmente um sério problema de consumo se
  - Elevação da γ-glutamil transpeptidase (GGT) (níveis > 30 unidades/L sugerem consumo pesado)
  - Volume corpuscular médio (> 95 fL em homens e > 100 fL em mulheres)

PROCEDIMENTOS DIAGNÓSTICOS

- Suspeitar do problema precocemente
- Questionário CAGE (Tabela 106)
- Antes de tratar a abstinência ou alucinose, é necessário um exame meticuloso para outros problemas clínicos

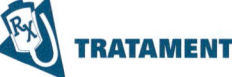

TRATAMENTO

MEDICAÇÕES
Dependência e abstinência do álcool

- Dissulfiram (250-500 mg/dia VO); a adesão depende da motivação
- A naltrexona (50 mg/dia VO) baixa as taxas de recaída em 3-6 meses
- Acamprosato (333-666 mg VO 3x/dia)
  - Reduz a "fissura"
  - Mantém a abstinência
  - Pode ser continuado durante a recaída
- Fármacos antipsicóticos não devem ser usados
- Um curso breve de benzodiazepínicos orais, como 20 mg/dia de diazepam inicialmente, diminuindo em 5 mg diários, pode ser um suplemento útil
- Na abstinência moderada a grave, usar diazepam (5-10 mg VO de hora em hora, dependendo da gravidade dos sintomas da retirada)
  - Na abstinência muito grave, diazepam IV
  - Depois da estabilização, o diazepam (suficiente para manter um estado sedado) pode ser dado por via oral a cada 8-12 h
  - Se os sinais de abstinência persistirem (p. ex., tremores), a dosagem é aumentada até que ocorra sedação moderada
  - A dosagem é então gradualmente reduzida em 20% a cada 24 h, até que a retirada seja completa, o que habitualmente requer ≥ 1 semana de tratamento
- A clonidina, 5 µg/kg VO a cada 2 h, ou a formulação transdérmica, suprime os sinais cardiovasculares de abstinência
- A carbamazepina, 400-800 mg/dia VO, compara-se favoravelmente com os benzodiazepínicos na abstinência do álcool
- O atenolol, como um suplemento aos benzodiazepínicos, pode reduzir os sintomas de retirada do álcool, mas não deve ser usado em caso de bradicardia
  - 100 mg/dia VO quando a frequência cardíaca estiver acima de 80 batimentos por minuto
  - 50 mg/dia para uma frequência cardíaca entre 50 e 80 batimentos por minuto
- A fenitoína não é útil para as convulsões da abstinência do álcool, a menos que exista um distúrbio convulsivo preexistente
- Uma dieta geral deve ser acompanhada por vitaminas em doses altas
  - Tiamina, 50 mg IV inicialmente (a glicose IV dada antes da tiamina pode precipitar uma síndrome de Wernicke; a administração concomitante é satisfatória)
  - Piridoxina, 100 mg/dia
  - Ácido fólico, 1 mg/dia
  - Ácido ascórbico, 100 mg 2x/dia

PROCEDIMENTOS TERAPÊUTICOS

- Manter uma atitude não crítica
- A negação é mais bem enfrentada no primeiro encontro, de preferência com os membros da família
- A terapia comportamental aversiva tem sido bem-sucedida em alguns pacientes

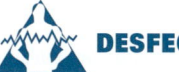

DESFECHOS

SEGUIMENTO

- A monitoração dos sinais vitais e dos níveis de fluidos e eletrólitos é essencial para o paciente gravemente enfermo em abstinência
- Os pacientes com síndrome cerebral alcoólica crônica exigem atenção cuidadosa nos seus cuidados social e ambiental

COMPLICAÇÕES

- Complicações do sistema nervoso
  - Síndromes cerebrais crônicas
  - Degeneração cerebelar
  - Cardiomiopatia
  - Neuropatias periféricas
- Efeitos diretos no fígado
  - Cirrose
  - Insuficiência hepática como consequência final
- Efeitos indiretos
  - Anormalidades de proteínas
  - Defeitos da coagulação
  - Deficiências hormonais
  - Incidência aumentada de neoplasias do fígado
- A hipoglicemia alcoólica pode ocorrer até com baixos níveis de álcool sanguíneo
- Hematoma subdural traumático com hipocoagulabilidade induzida pelo fígado
- Síndrome alcoólica fetal

PROGNÓSTICO

- A taxa de mortalidade por *delirium tremens* tem diminuído continuamente com o diagnóstico precoce e melhoras no tratamento

CASOS DE ENCAMINHAMENTO

- Alcoólicos Anônimos (AA)
- Al-Anon para o cônjuge*

---

* N. de R.T. Al-Anon é uma organização para apoio a familiares e amigos de pacientes alcoolistas, também atuante no Brasil.

CASOS DE ADMISSÃO HOSPITALAR

- Alucinose ou sintomas graves de abstinência
- Condições comórbidas (p. ex., doença hepática avançada) que podem descompensar durante a retirada do álcool
- A hospitalização não costuma ser necessária

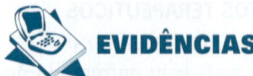
EVIDÊNCIAS

DIRETRIZES CLÍNICAS

- National Guideline Clearinghouse: Screening and counseling. U.S. Preventive Services Task Force. 2004

ENDEREÇO ELETRÔNICO

- National Institutes of Health: National Institute on Alcohol Abuse and Alcoholism

INFORMAÇÕES PARA OS PACIENTES

- JAMA patient page. Alcohol abuse and alcoholism. JAMA. 2005;293:1694. [PMID: 15811988]
- JAMA patient page. Alcohol and driving. JAMA. 2000;283:2340. [PMID: 10807396]
- JAMA patient page. Alcohol use and heart disease. JAMA. 2001;285:2040. [PMID: 11336048]
- National Institute on Alcohol Abuse and Alcoholism

REFERÊNCIAS

- Anton RF et al; COMBINE Study Research Group. Combined pharmacotherapies and behavioral interventions for alcohol dependence: the COMBINE study: a randomized controlled trial. JAMA. 2006 May 3; 295(17):2003-17. [PMID: 16670409]
- Dongier M. What are the treatment options for comorbid alcohol abuse and depressive disorders? J Psychiatry Neurosci. 2005 May;30(3):224. [PMID: 15944746]
- Mayo-Smith MF et al. Management of alcohol withdrawal delirium. An evidence-based practice guideline. Arch Intern Med. 2004 Jul 12; 164(13):1405-12. Errata em: Arch Intern Med. 2004 Oct 11 ; 164(18):2068. Erro de dosagem no texto. [PMID: 15249349]
- Williams SH. Medications for treating alcohol dependence. Am Fam Physician. 2005 Nov 1;72(9):1775-80. [PMID: 16300039]

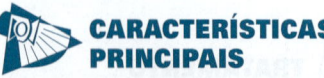
Alergia a Fármacos & Alimentos

CARACTERÍSTICAS PRINCIPAIS

PRINCÍPIOS BÁSICOS DO DIAGNÓSTICO

- Uma reação imunologicamente mediada a um alimento ou fármaco
- Muitos fármacos causam toxicidade ou reações idiossincráticas que não são imunomediadas e, por conseguinte, não são alergias medicamentosas
- Das alergias alimentares, 90% são causadas por amendoins, nozes, peixes e moluscos

CONSIDERAÇÕES GERAIS

- Hipersensibilidade imediata
  - Mediada por IgE
  - Indivíduos previamente sensibilizados
  - Desenvolvimento rápido de urticária, angioedema ou anafilaxia
- Distúrbio imune mediado por complexos
  - Doença do soro, mediada por IgG
  - Início retardado de urticária acompanhada por febre, artralgias e nefrite
- Mecanismos de hipersensibilidade imune
  - Febre do fármaco
  - Síndrome de Stevens-Johnson
- Alguns fármacos são claramente mais imunogênicos que outros, e isso se reflete na incidência de hipersensibilidade ao fármaco
- Lista parcial de fármacos frequentemente implicados nas reações
  - Antibióticos betalactâmicos, sulfonamidas
  - Fenitoína, carbamazepina
  - Alopurinol
  - Relaxantes musculares usados para anestesia geral
  - Anti-inflamatórios não esteroides
  - Antissoros
  - Agentes antiarrítmicos
- A toxicidade do fármaco, as interações medicamentosas e as reações idiossincráticas devem ser distinguidas das reações de hipersensibilidade verdadeira, porque o prognóstico e o manejo diferem
- A hipersensibilidade alimentar deve ser distinguida da intolerância alimentar, que é mais comum (p. ex., intolerância à lactose)

ASPECTOS DEMOGRÁFICOS

- Alguns estimam que 10% ou menos das reações adversas aos fármacos são reações de hipersensibilidade verdadeira

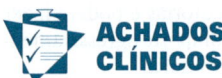
ACHADOS CLÍNICOS

SINAIS E SINTOMAS

- Urticária
- Angioedema
- Anafilaxia
- Febre, artralgias, nefrite
- Síndrome de Stevens-Johnson
- Erupções morbiliformes, síndromes cutâneas tipo lúpus, vasculites cutâneas
- Os sintomas de anafilaxia/hipersensibilidade imediata mediada por IgE podem ser acompanhados por dor abdominal, náuseas, vômitos e diarreia
- Dermatite atópica (mais rara que a hipersensibilidade)
- Síndrome da alergia oral
  - Prurido de lábios, língua, palato
  - Tipicamente sem outros sinais de anafilaxia sistêmica

DIAGNÓSTICO DIFERENCIAL

- Vasculite
- Eritema multiforme
- Dermatite de contato (p. ex., as plantas *toxicodendron diversilobum* e *toxicodendron radicans* [*poison-ivy*])*
- Eritema migratório (doença de Lyme)
- Mordidas de artrópodes (picadas de insetos)
- Fatores físicos: calor, frio, sol, pressão, água, vibração
- Urticária colinérgica: exercícios, excitação, banhos quentes
- Outras causas alérgicas: penas, ácaros, moluscos, tomates, morangos, vacinas, substâncias químicas, cosméticos
- Infecção (p. ex., otite média, sinusite, hepatite)
- Doença do soro
- Angioedema: mediado pelo complemento hereditário ou adquirido, inibidores da enzima conversora da angiotensina
- Intolerância alimentar

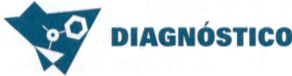
DIAGNÓSTICO

EXAMES LABORATORIAIS

- *Teste de alergias*
  - Reação alérgica observada no contexto de um fármaco novo ou antigo
  - Teste cutâneo (disponível para muito poucos fármacos como, por exemplo, penicilina)

---

* N. de R.T. Plantas existentes na América do Norte, comumente envolvidas em reações alérgicas.

- Um teste cutâneo de penicilina negativo torna improvável a alergia à penicilina
- Considerar um teste judicioso com desafio de dosagem em um ambiente monitorado (realizado somente por um médico qualificado e experiente nesse tipo de procedimento)
  - Se a probabilidade de reação imunológica for baixa – com base na história e no provável agente causador
  - Se nenhum teste de alergia estiver disponível
  - Se a probabilidade de uma reação mediada por IgE for significativa, esses desafios são arriscados e, no lugar deles, indica-se a dessensibilização rápida do fármaco
- O padrão-ouro para o teste de alergia alimentar é o teste punctório com itens de alimentos reais
- Entretanto, devido ao risco potencial para reações sistêmicas, o teste é habitualmente precedido pelo teste IgE RAST ou teste punctório com os extratos comercialmente disponíveis
- Pode ser útil em alguns casos de asma ocupacional
- **Testes de provocação oral**
  - O desafio oral placebo-controlado é o teste definitivo na maioria dos casos de suspeita de alergia alimentar ou medicamentosa
  - Os alimentos congelados e secos em cápsulas opacas grandes fornecem uma dose suficiente de alérgenos para a prova
  - Devem ser conduzidos em um ambiente monitorado
  - Não devem ser administrados a pacientes com suspeita de anafilaxia induzida por alimento

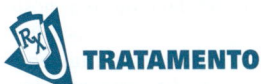

TRATAMENTO

MEDICAÇÕES

- As mesmas que para outras reações alérgicas (anti-histamínicos, corticosteroides ou adrenalina subcutânea)
- A dessensibilização rápida aguda pode ser feita se o fármaco (p. ex., penicilina ou insulina) tiver de ser administrado
  - O escalonamento rápido de minidoses do fármaco é seguido pela administração da dose completa
  - Administrar um curso de doses orais ou parenterais, começando com doses extremamente baixas (diluições de 1×10^{-6} ou 1×10^{-5} unidades), aumentando até a dose completa durante um período de horas
- Os protocolos de dessensibilização lenta estão disponíveis para pacientes com erupções morbiliformes de aparecimento tardio (dermatite induzida por sulfametoxazol em pacientes com AIDS, aspirina, AINEs, alopurinol)
- Qualquer história de necrólise epidérmica tóxica ou síndrome de Stevens-Johnson é uma contraindicação absoluta para a readministração do fármaco
- Epi-Pen (autoinjeção de adrenalina), conforme indicado

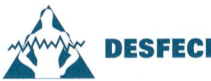

DESFECHOS

CASOS DE ENCAMINHAMENTO

- Encaminhar a um alergista para intervenções diagnósticas ou terapêuticas especializadas, como a provocação oral ou a dessensibilização rápida

CASOS DE ADMISSÃO HOSPITALAR

- Para os procedimentos de dessensibilização rápida, especialmente quando houver uma história de anafilaxia possível ou provável
- A dessensibilização rápida tem um risco significativo e deve ser feita em um ambiente de monitorização intensiva

PREVENÇÃO

- Evitar o fármaco e todos os compostos quimicamente relacionados no futuro
- Muitos antígenos envolvidos nas alergias alimentares se desnaturam durante o cozimento

EVIDÊNCIAS

DIRETRIZES CLÍNICAS

- Joint Task Force on Practice Parameters, the American Academy of Allergy, Asthma and Immunology, and the Joint Council of Allergy, Asthma and Immunology. Executive summary of disease management of drug hypersensitivity: a practice parameter. Ann Allergy Asthma Immunol. 1999;83(6 Pt 3):665. [PMID: 10616910]

ENDEREÇOS ELETRÔNICOS

- American Academy of Allergy, Asthma, and Immunology
- MedlinePlus: Allergy

INFORMAÇÕES PARA OS PACIENTES

- JAMA patient page. Understanding allergies. JAMA. 2000;283:424. [PMID: 10647806]
- American College of Allergy, Asthma and Immunology: Drug Reactions
- MedlinePlus: Drug Allergies

REFERÊNCIAS

- Grammer LC et al. Drug allergy and protocols for management of drug allergies, 3rd edition. Part II. General principles of prevention of allergic drug reactions. Allergy Asthma Proc. 2004 July-August; 25(4):267-272.
- NowakWegrzyn A et al. Adverse reactions to foods. Med Clin North Am. 2006 Jan;90(1):97-127. [PMID: 16310526]
- Sicherer SH et al. An expanding evidence base provides food for thought to avoid indigestion in managing difficult dilemmas in food allergy. J Clin Allergy Immunol. 2006 Jun;117(6):1419-22. [PMID: 16751007]

Amebíase

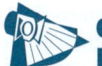

CARACTERÍSTICAS PRINCIPAIS

PRINCÍPIOS BÁSICOS DO DIAGNÓSTICO

- Colite leve a grave
- Amebas ou antígeno nas fezes ou em aspirado de abscesso
- Testes sorológicos positivos na colite, mas podem representar infecções prévias

CONSIDERAÇÕES GERAIS

- O complexo *Entamoeba* contém duas espécies morfologicamente idênticas
  - *E. dispar*, que não é virulenta
  - *E. histolytica*, que pode ser um comensal intestinal não virulento ou levar a uma doença grave
- Os humanos são os únicos hospedeiros estabelecidos para *E. histolytica*
- A transmissão ocorre pela ingestão de cistos em alimentos ou água contaminados por fezes
- A infecção pode ser transmitida de pessoa para pessoa
- As moscas e outros artrópodes também servem como vetores mecânicos
- A doença se segue à penetração da parede intestinal, resultando em diarreia, disenteria e doença extraintestinal (ver Amebíase Hepática)

ASPECTOS DEMOGRÁFICOS

- As infecções com *E. histolytica* estão presentes no mundo todo, mas são mais prevalentes em áreas subtropicais e tropicais com condições de superpopulação, serviços ruins de saúde pública e nutrição deficiente
- Os surtos urbanos têm ocorrido por causa da contaminação de uma fonte comum de água

- Dos 500 milhões de pessoas infectadas no mundo com *Entamoeba*, a maioria está infectada com *E. dispar*, estimando-se que 10% (50 milhões) estejam infectadas com *E. histolytica*
- A mortalidade por *E. histolytica* invasiva é de aproximadamente 100.000 por ano
- A doença grave é mais comum em
  - Crianças pequenas
  - Mulheres grávidas
  - Pessoas malnutridas
  - Pessoas em uso de corticosteroides

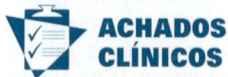

ACHADOS CLÍNICOS

SINAIS E SINTOMAS

- Na maioria das pessoas infectadas, o organismo vive como um comensal, e o portador não tem sintomas

Doença leve

- A diarreia pode começar dentro de 1 semana após a infecção, embora um período de incubação de 2-4 semanas seja mais comum
- O aparecimento de dor abdominal e diarreia é gradual
- A febre é incomum
- Os períodos de remissão e recidiva podem durar de dias a semanas ou até mais
- O exame abdominal pode mostrar
  - Distensão
  - Dolorimento
  - Hiperperistalse
  - Hepatomegalia

Doença grave

- Inclui colite e disenteria, com diarreia mais intensa (10-20 vezes por dia) e aparecimento de fezes sanguinolentas
- Achados físicos de disenteria
  - Febres altas
  - Prostração
  - Vômitos
  - Dor e sensibilidade abdominal
  - Aumento de volume hepático
  - Hipotensão
- A colite amebiana fulminante pode progredir para
  - Colite necrosante
  - Perfuração intestinal
  - Escarificação mucosa
  - Hemorragia grave
- Lesões granulomatosas localizadas (amebomas)
  - Podem surgir depois de disenteria ou infecção intestinal crônica
  - Os achados clínicos incluem dor, sintomas obstrutivos e hemorragia, podendo sugerir carcinoma intestinal

DIAGNÓSTICO DIFERENCIAL

- Doença intestinal inflamatória
- Giardíase, *Shigella*, *Salmonella*, *Campylobacter*
- Síndrome do intestino irritável
- Deficiência de lactase
- Criptosporidiose, ciclosporíase
- Carcinoma colônico anular, tuberculose ou linfogranuloma venéreo

DIAGNÓSTICO

EXAMES LABORATORIAIS

- O diagnóstico é mais comumente feito pela identificação dos organismos nas fezes
- A *E. histolytica* e a *E. dispar* não podem ser distinguidas, mas a identificação de trofozoítos ou cistos amebianos em um paciente sintomático é altamente sugestiva de amebíase
- Avaliação das fezes para organismos
  - Não é altamente sensível (~30-50% para colite amebiana)
  - Pelo menos três espécimes de fezes devem ser avaliados depois da concentração e coloração
- Um teste de antígenos fecais comercialmente disponível (TechLab)
  - Oferece melhor sensibilidade (> 90% para colite)
  - Requer espécimes fecais frescos ou congelados (não preservados)
- Múltiplos ensaios sorológicos estão disponíveis
  - Esses testes são bastante sensíveis, embora a sensibilidade seja mais baixa (~70% na colite) no início da enfermidade
  - Não conseguem distinguir a doença recente da antiga
- O exame do exsudato fresco da úlcera para trofozoítos móveis e para o antígeno da *E. histolytica* pode levar ao diagnóstico
- Na doença leve, a hematoquezia microscópica é comum
- Na doença grave, a leucocitose e a hematoquezia, com leucócitos fecais, não estão presentes em todos os casos

PROCEDIMENTOS DIAGNÓSTICOS

- Colonoscopia de um intestino não preparado
  - Na doença intestinal leve, não mostra nenhum achado específico
  - Na doença grave, as úlceras podem ser encontradas intercaladas com áreas de mucosa intacta friável, assemelhando-se à doença intestinal inflamatória

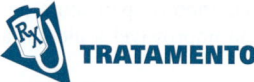

TRATAMENTO

MEDICAÇÕES

- Ver Tabela 51
- A infecção assintomática com *E. dispar* não exige terapia
- A colonização com *E. histolytica* geralmente é tratada com agente luminal
- Agentes luminais
  - Furoato de diloxanida (500 mg 3x/dia nas refeições por 10 dias)
  - Iodoquinol (diiodoidroxiquina; 650 mg 3x/dia por 21 dias)
  - Paromomicina (base de 30 mg/kg, máximo 3 g, em três doses divididas após as refeições, diariamente por 7 dias)
  - Efeitos colaterais
    - Flatulência com furoato de diloxanida
    - Diarreia leve com iodoquinol
    - Sintomas gastrintestinais com paromomicina
  - Contraindicações relativas
    - Doença da tireoide para iodoquinol
    - Doença renal para iodoquinol ou paromomicina
- Metronidazol (750 mg 3x/dia por 10 dias) ou tinidazol (2 g 1x/dia por 3 dias para doença leve e 5 dias para doença grave) mais um agente luminal é o tratamento de escolha
- Metronidazol
  - Mais comumente usado nos Estados Unidos
  - Entretanto, o tinidazol é mais simples de administrar e apresenta menos efeitos colaterais
  - Frequentemente provoca náusea transitória, vômitos, desconforto epigástrico, cefaleia ou um gosto metálico
  - Uma reação tipo dissulfiram pode ocorrer com ingesta concomitante de álcool
  - Foram relatadas interações farmacológicas com cimetidina, alguns anticoagulantes, fenitoína, fenobarbital, lítio e outros fármacos
  - Deve ser evitado em grávidas ou lactantes se possível
- Tetraciclina (250-500 mg 4x/dia por 10 dias) mais cloroquina (500 mg/dia por 7 dias)
  - Terapia alternativa
  - A tetraciclina deve ser evitada em crianças e mulheres grávidas
- A emetina ou a desidroemetina podem ser administradas SC (preferível) ou IV, em uma dose de 1-1,5 mg/kg/dia

- Doses diárias máximas
  - Para emetina, 65 mg
  - Para desidroemetina, 90 mg
- Esses agentes são usados apenas até que a doença grave seja controlada, porque são cardiotóxicos e têm uma margem terapêutica estreita
- Os efeitos colaterais incluem náuseas, vômitos, dor no local da injeção
- A emetina não está disponível nos Estados Unidos; a desidroemetina está disponível apenas no Serviço de Farmacologia do CDC

CIRURGIA
- Sempre que possível, é melhor evitar o manejo cirúrgico das complicações agudas da amebíase

PROCEDIMENTOS TERAPÊUTICOS
- A reposição de fluidos e eletrólitos é importante para os pacientes com diarreia significativa

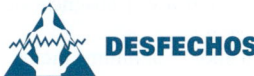 **DESFECHOS**

SEGUIMENTO
- Examinar pelo menos três evacuações em intervalos de 2 a 3 dias, começando 2-4 semanas depois do final do tratamento
- A colonoscopia e o reexame das fezes dentro de 3 meses podem estar indicados

COMPLICAÇÕES
- Ver Amebíase Hepática
- A terapia bem-sucedida da colite amebiana grave pode ser seguida pela colite pós-disentérica, com diarreia continuada sem infecção persistente
- As complicações mais crônicas da amebíase intestinal incluem
  - Diarreia crônica com perda de peso, que pode durar meses a anos
  - Ulcerações intestinais
  - Apendicite amebiana

PROGNÓSTICO
- A colite pós-disentérica geralmente melhora dentro de semanas a meses
- A taxa de mortalidade da colite amebiana fulminante é > 40%

CASOS DE ENCAMINHAMENTO
- Colite progressiva apesar da terapia

CASOS DE ADMISSÃO HOSPITALAR
- Colite grave ou abscesso hepático

PREVENÇÃO
- Suprimentos confiáveis de água; a água pode ser
  - Fervida
  - Tratada com iodo (0,5 mL de tintura de iodo por litro por 20 min; os cistos são resistentes às concentrações normais de cloro)
  - Filtrada
- Descarte adequado das fezes humanas
- Cozimento adequado dos alimentos
- Proteção dos alimentos da contaminação por moscas
- Lavagem das mãos
- Em áreas endêmicas, evitar alimentos que não possam ser cozidos ou descascados

 EVIDÊNCIAS

DIRETRIZES CLÍNICAS
- National Guideline Clearinghouse

ENDEREÇO ELETRÔNICO
- Centers for Disease Control and Prevention – Division of Parasitic Diseases

INFORMAÇÕES PARA OS PACIENTES
- Centers for Disease Control and Prevention
- Nemours Foundation
- National Institutes of Health

REFERÊNCIAS
- Blessman J et al. Ultrasound patterns and frequency of focal liver lesions after successful treatment of amoebic liver abscess. Trop Med Int Health. 2006 Apr;11(4):504-8. [PMID: 16553933]
- Haque R et al. Amebiasis. N Engl J Med. 2003 Apr 17;348(16):1565-73. [PMID: 12700377]
- Stanley SL Jr. Amebiasis. Lancet. 2003 Mar 22;361(9362):1025-34. [PMID: 12660071]
- Tinidazole (Tindamax) – a new antiprotozoal drug. Med Lett Drugs Ther. 2004 Aug 30;46(1190):70-2. [PMID: 15375353]

Amebíase Hepática

 CARACTERÍSTICAS PRINCIPAIS

PRINCÍPIOS BÁSICOS DO DIAGNÓSTICO
- Febre, dor abdominal
- Amebas ou antígeno nas fezes ou em aspirado de abscesso
- Testes sorológicos positivos, mas podem representar infecções prévias
- Hepatomegalia, abscesso hepático nos exames de imagem

CONSIDERAÇÕES GERAIS
- O complexo *Entamoeba* contém duas espécies morfologicamente idênticas
  - *E. dispar*, que não é virulenta
  - *E. histolytica*, que pode ser um comensal intestinal não virulento ou levar a uma doença grave
- Os humanos são os únicos hospedeiros estabelecidos para *E. histolytica*
- A transmissão ocorre pela ingestão de cistos em alimentos ou água contaminados por fezes
- A infecção pode ser transmitida de pessoa para pessoa
- As moscas e outros artrópodes também servem como vetores mecânicos
- A doença se segue à penetração da parede intestinal, resultando em
  - Diarreia
  - Disenteria
  - Doença extraintestinal, mais comumente um abscesso no fígado

ASPECTOS DEMOGRÁFICOS
- As infecções com *E. histolytica* estão presentes no mundo todo, mas são mais prevalentes em áreas subtropicais e tropicais sob condições de superpopulação, condições sanitárias ruins e nutrição deficiente
- Dos 500 milhões de pessoas infectadas no mundo com *Entamoeba*, a maioria está infectada com *E. dispar*, estimando-se que 10% (50 milhões) estejam infectadas com *E. histolytica*
- A mortalidade por *E. histolytica* invasiva é de aproximadamente 100.000 por ano
- A doença grave é mais comum em
  - Crianças pequenas
  - Mulheres grávidas
  - Pessoas malnutridas
  - Pessoas em uso de corticosteroides
- Os abscessos hepáticos são mais comuns em homens

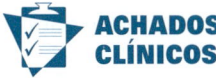 **ACHADOS CLÍNICOS**

SINAIS E SINTOMAS
- Muitos pacientes não têm história atual ou prévia de sintomas intestinais
- Início agudo ou gradual de dor abdominal
- Febre
- Fígado aumentado e sensível
- Anorexia
- Perda de peso
- Dolorimento intercostal
- A diarreia está presente em um número pequeno de pacientes
- Os abscessos são mais comumente únicos e localizados no lobo direito do fígado
- As infecções amebianas podem raramente ocorrer ao longo do corpo, in-

cluindo pulmões, cérebro e sistema geniturinário

DIAGNÓSTICO DIFERENCIAL
- Abscesso hepático piogênico
- Equinococose (doença hidatiforme)
- Colecistite ou colangite
- Pneumonia de lobo inferior direito
- Pancreatite
- Carcinoma hepatocelular

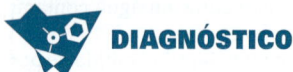
DIAGNÓSTICO

EXAMES LABORATORIAIS
- Leucocitose e elevação nas provas de função hepática
- Os testes sorológicos para anticorpos antiamebianos são quase sempre positivos, exceto na infecção muito inicial
- Desse modo, um teste negativo em um caso suspeito deve ser repetido em aproximadamente 1 semana
- O teste de antígeno da *E. histolytica* nas fezes é positivo em ~40% dos casos; um teste do antígeno sérico está em desenvolvimento
- O exame de fezes para os organismos ou antígeno é frequentemente negativo

DIAGNÓSTICO POR IMAGEM
- A ultrassonografia, a TC ou a RM mostram abscessos como lesões não homogêneas de baixa densidade, redondas ou ovais, com transição abrupta do fígado normal para a lesão e centros hipoecoicos

PROCEDIMENTOS DIAGNÓSTICOS
- Aspiração percutânea
  - Pode ser necessário distinguir entre abscessos amebianos e piogênicos
  - Mais bem feita com uma agulha guiada por imagem
  - Tipicamente produz líquido marrom ou amarelo
  - A detecção dos organismos no aspirado é incomum, mas a detecção de antígeno da *E. histolytica* é muito sensível e diagnóstica
  - O principal risco é o derramamento peritoneal, levando à peritonite por amebas ou outros organismos (piogênicos ou equinococos)

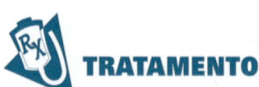
TRATAMENTO

MEDICAÇÕES
- Ver Tabela 51
- O tratamento é feito com metronidazol ou tinidazol, mais um agente luminal
- O metronidazol IV pode ser usado quando necessário
- Se o tratamento inicial com metronidazol ou tinidazol falhar, adicionar cloroquina, emetina ou desidroemetina

PROCEDIMENTOS TERAPÊUTICOS
- A aspiração com agulha pode ser útil para abscessos grandes (mais de 5-10 cm), em particular se
  - O diagnóstico permanecer incerto
  - Houver uma falta inicial de resposta
  - O paciente estiver muito doente, sugerindo uma ruptura iminente do abscesso

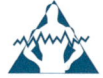
DESFECHOS

COMPLICAÇÕES
- Sem o pronto tratamento, os abscessos amebianos podem romper no espaço pleural, peritoneal ou pericárdico, o que é frequentemente fatal

PROGNÓSTICO
- Com a terapia bem-sucedida, os abscessos desaparecem lentamente (ao longo de meses)

CASOS DE ADMISSÃO HOSPITALAR
- Todos os pacientes devem ser hospitalizados

PREVENÇÃO
- Suprimentos confiáveis de água; a água pode ser
  - Fervida
  - Tratada com iodo (0,5 mL de tintura de iodo por litro por 20 min; os cistos são resistentes às concentrações comuns de cloro)
  - Filtrada
- Descarte adequado das fezes humanas
- Cozimento adequado dos alimentos
- Proteção dos alimentos da contaminação por moscas
- Lavagem das mãos
- Em áreas endêmicas, evitar alimentos que não possam ser cozidos ou descascados

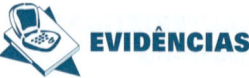
EVIDÊNCIAS

INFORMAÇÕES PARA OS PACIENTES
- Centers for Disease Control and Prevention
- National Institutes of Health

REFERÊNCIAS
- Blessman J et al. Ultrasound patterns and frequency of focal liver lesions after successful treatment of amoebic liver abscess. Trop Med Int Health. 2006 Apr;11(4):504-8. [PMID: 16553933]
- Haque R et al. Amebiasis. N Engl J Med. 2003 Apr 17;348(16):1565-73. [PMID: 12700377]
- Stanley SL Jr. Amoebiasis. Lancet. 2003 Mar 22;361(9362):1025-34. [PMID: 12660071]
- Tinidazole (Tindamax) – a new antiprotozoal drug. Med Lett Drugs Ther. 2004 Aug 30;46(1190):70-2. [PMID: 15375353]

Amenorreia Primária

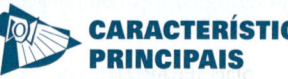
CARACTERÍSTICAS PRINCIPAIS

- A menarca ordinariamente ocorre entre os 11 e 15 anos (média nos EUA, 12,7 anos)
- Amenorreia primária é a ausência de menarca
- Avaliar aos 14 anos se nenhuma menarca ou desenvolvimento mamário ou se altura nos 3% mais baixos, ou aos 16 anos se nenhuma menarca
- Causas
  - Hipotalâmica-pituitária (FSH baixo-normal)
    - Puberdade retardada idiopática
    - Tumor pituitário
    - Amenorreia hipotalâmica (p. ex., estresse, mudança de peso, exercícios)
    - Anorexia nervosa
    - Hipotireoidismo
    - Síndrome de Cushing
    - Deficiência de GnRH ou gonadotrofina
  - Hiperandrogenismo (FSH baixo-normal)
    - Tumor suprarrenal ou hiperplasia suprarrenal
    - Síndrome dos ovários policísticos
    - Tumor ovariano
    - Esteroides androgênicos exógenos
  - Causas ovarianas (FSH alto)
    - Síndrome de Turner
    - Insuficiência ovariana autoimune
  - Pseudo-hermafroditismo (LH alto)
    - Defeito na síntese de testosterona
    - Resistência androgênica completa
  - Defeito anatômico (FSH normal)
    - Útero ausente
    - Hímen imperfurado
  - Gravidez (hCG alta)

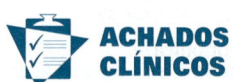
ACHADOS CLÍNICOS

- Náuseas e ingurgitamento mamário sugerem gravidez

- Cefaleias ou anormalidades do campo visual sugerem tumor pituitário
- Obesidade sugere síndrome de Cushing
- Hirsutismo, virilização e acne sugerem excesso de testosterona
- Baixa estatura sugere deficiência de hormônio do crescimento ou da tireoide
- Baixa estatura e disgenesia gonadal indicam síndrome de Turner
- Alta estatura sugere eunucoidismo ou gigantismo
- Anosmia sugere síndrome de Kallmann
- Realizar exame pélvico para avaliar a perviedade himenal e a presença de útero

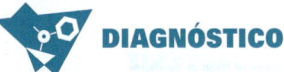
DIAGNÓSTICO

- FSH, LH, prolactina, testosterona, TSH, T_4 livre e teste de gravidez séricos
- Eletrólitos séricos
- Avaliação hormonal adicional se a paciente estiver virilizada ou hipertensa
- Obter RM do hipotálamo e da pituitária se FSH e LH baixos ou normais, especialmente se a prolactina estiver alta
- Cariotipagem

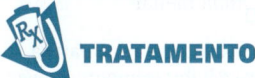
TRATAMENTO

- O tratamento é dirigido à causa subjacente
- Terapia de reposição hormonal para mulheres com hipogonadismo permanente
- Ver Amenorreia Secundária & Menopausa

Amenorreia Secundária & Menopausa

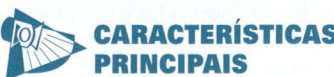
CARACTERÍSTICAS PRINCIPAIS

PRINCÍPIOS BÁSICOS DO DIAGNÓSTICO
- Amenorreia secundária: ausência de menstruação por 3 meses consecutivos em mulheres que passaram da menarca
- Menopausa: o término da menstruação de ocorrência natural; habitualmente diagnosticada depois de 6 meses de amenorreia

CONSIDERAÇÕES GERAIS
Causas de amenorreia secundária
- Gonadotrofina coriônica humana (hCG) alta
  - A gravidez é a causa mais comum
  - Raramente causada pela secreção ectópica de hCG por coriocarcinoma ou carcinoma broncogênico
- Causas hipotalâmicas e pituitárias (hormônio folículo-estimulante [FSH] normal)
- "Amenorreia hipotalâmica"
  - Idiopática
  - Estresse
  - Dieta restrita
  - Exercício vigoroso
  - Doença orgânica
  - Anorexia nervosa
- Hiperprolactinemia, tumores pituitários e excesso de corticosteroides podem suprimir as gonadotrofinas
- Hiperandrogenismo (FSH baixo-normal)
  - Síndrome dos ovários policísticos
  - Uso de esteroides anabolizantes
  - Raramente causado por
    - Deficiência suprarrenal de P-450c21
    - Malignidade ovariana ou suprarrenal
    - ACTH ectópico por malignidade
    - Doença de Cushing
- Endometrite (FSH normal)
  - Aderências (síndrome de Asherman) de ocorrência espontânea
  - Após o parto ou dilatação e curetagem
  - Tuberculose ou esquistossomose em áreas endêmicas
- Insuficiência ovariana prematura (FSH alto) (hipogonadismo primário antes dos 40 anos)
  - Autoimune
  - Mosaicismo cromossômico XO/XX
  - Ooforectomia bilateral
  - Terapia de irradiação pélvica
  - Quimioterapia
  - Raramente causada por
    - Distrofia miotônica
    - Galactosemia
    - Ooforite por caxumba
    - Familiar ou idiopática
- Menopausa (FSH alto)

ASPECTOS DEMOGRÁFICOS
- A idade normal da menopausa nos Estados Unidos é entre 48-55 anos (média 51,5 anos)

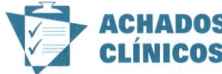
ACHADOS CLÍNICOS

SINAIS E SINTOMAS
- Náuseas e ingurgitamento mamário sugerem gravidez
- Cefaleia ou anormalidades do campo visual sugerem tumor pituitário
- Sede e poliúria com diabetes insípido indicam lesão hipotalâmica ou pituitária
- Acromegalia ou gigantismo indicam tumor pituitário
- Bócio sugere hipertireoidismo
- Perda de peso, diarreia ou escurecimento cutâneo sugerem insuficiência suprarrenal
- Perda de peso com imagem corporal distorcida sugere anorexia nervosa
- Galactorreia sugere hiperprolactinemia devido a tumor pituitário ou a vários fármacos
- Hirsutismo ou virilização ocorrem com o hiperandrogenismo
- Fraqueza, alterações psiquiátricas, hipertensão, obesidade central, hirsutismo, pele fina e equimoses sugerem síndrome de Cushing ou alcoolismo
- Fazer um exame pélvico para verificar aumento uterino ou anexial
- Instabilidade vasomotora (calorões), depressão, irritabilidade, fadiga, insônia, cefaleia, libido diminuída ou sintomas reumatológicos sugerem menopausa
- Instabilidade vasomotora em 80%, com duração de segundos a muitos minutos; pode ser mais intensa à noite ou desencadeada por estresse emocional, podendo persistir por > 5 anos em 35%
- Atrofia urogenital, secura vaginal e dispareunia; disúria, frequência e incontinência; as fraturas osteoporóticas são manifestações tardias da deficiência de estrogênios

DIAGNÓSTICO DIFERENCIAL
- Gravidez
- Menopausa ou perimenopausa
- Síndrome dos ovários policísticos
- Amenorreia hipotalâmica; por exemplo, estresse, mudanças de peso, exercícios
- Hiperprolactinemia
- Hipotireoidismo ou hipertireoidismo
- Diabetes melito
- Insuficiência ovariana prematura
- Anorexia nervosa

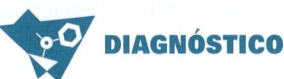
DIAGNÓSTICO

EXAMES LABORATORIAIS
- Teste sérico de gravidez
  - Para todas as mulheres em idade reprodutiva
  - Os testes falso-positivos podem ocorrer raramente com secreção ectópica de hCG (p. ex., coriocarcinoma ou carcinoma broncogênico)
- Se não houver gravidez, verificar os níveis séricos de
  - Prolactina
  - FSH
  - Hormônio luteinizante

- Hormônio estimulante da tireoide
- Potássio
- Creatinina
- Enzimas hepáticas
■ Verificar a testosterona sérica em mulheres hirsutas ou virilizadas
■ Realizar o teste de supressão com 1 mg de dexametasona à noite (ver Cushing, Síndrome de) se houver sinais de hipercortisolismo
■ Realizar esfregaço de Papanicolaou e esfregaço vaginal para avaliar o efeito do estrogênio
■ Teste de retirada da progesterona
 - As mulheres não grávidas com exame pélvico e testes laboratoriais normais recebem um curso de 10 dias de progesterona (p. ex., acetato de medroxiprogesterona 10 mg VO 1x/dia)
   • A ausência de menstruação na retirada indica possível gravidez, anormalidade uterina ou deficiência de estrogênio
   • A ocorrência de sangramento de retirada indica anovulação, provavelmente devido à secreção não cíclica de gonadotrofina (p. ex., ovários policísticos, anovulação idiopática)

DIAGNÓSTICO POR IMAGEM

■ Hiperprolactinemia ou hipopituitarismo sem causa óbvia devem motivar uma RM da pituitária (ver Hipopituitarismo)

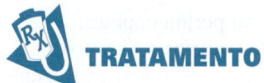

TRATAMENTO

MEDICAÇÕES

Diretrizes

■ Terapia de reposição hormonal (TRH) recomendada para
 - Mulheres com insuficiência ovariana prematura (< 40 anos de idade)
 - Mulheres mais velhas devem ser avaliadas caso a caso
■ Estrogênios
 - O estrogênio de dose mais baixa é preferível
 - O estradiol transdérmico e o estrogênio vaginal são preferíveis ao estrogênio oral
 - Estradiol transdérmico: não aplicar nas mamas
 - Cremes, supositórios e anéis vaginais de estrogênio
   • Aliviam a secura e o desconforto vaginal, a dispareunia, a urgência urinária e a disúria
   • Podem causar proliferação endometrial com o uso prolongado
■ Progesteronas

- Adicionadas à dose convencional de estrogênio nas mulheres com um útero para evitar hiperplasia endometrial
- A exposição pode ser minimizada usando estrogênio de dose mais baixa ou dispositivos intrauterinos (DIUs) farmacológicos
- DIUs liberadores de progesterona
  • Disponíveis como levonorgestrel (p. ex., Norplant); substituídos a cada 5 anos
  • Mais bem tolerados por mulheres que já deram à luz
■ Moduladores seletivos dos receptores de estrogênio (MSREs; p. ex., raloxifeno)
 - Alternativa à reposição de estrogênio para prevenção da osteoporose; não aumenta o risco de câncer mamário ou uterino

Benefícios e riscos

■ TRH: Benefícios
 - Melhoria nos calorões, na lubrificação vaginal, no sono, nas queixas reumáticas
 - Densidade óssea melhorada; menos fraturas
 - Hidratação e espessura da pele melhoradas
■ TRH: Riscos
 - Dose-dependente
 - Estrogênios orais
   • Aumentam o risco de trombose venosa profunda e AVC
   • Podem causar hipertrigliceridemia, sobretudo em mulheres com hiperlipidemia preexistente, raramente resultando em pancreatite
   • Podem ser reduzidos usando reposição não oral de estrogênio
■ Reposição de estrogênio sem progesterona: Benefícios
 - Melhora na depressão relacionada com a menopausa
 - Controle melhor do diabetes melito tipo 2
 - Risco ligeiramente reduzido de câncer mamário
■ Reposição de estrogênio sem progesterona: Riscos
 - Risco aumentado de AVC entre mulheres que usam estrogênios conjugados equinos
 - Hiperplasia endometrial e sangramento uterino disfuncional (SUD)
 - Carcinoma endometrial, risco absoluto baixo
 - Mortalidade por câncer ovariano, risco absoluto baixo
■ Reposição de estrogênio com progesterona: Benefícios
 - Risco mais baixo de 0,7% para desenvolver diabetes

- Risco reduzido para SUD e carcinoma endometrial
■ Reposição de estrogênio com progesterona: Riscos
 - A TRH com dose oral convencional combinada resulta em um risco aumentado para infarto do miocárdio (6 ataques cardíacos adicionais por 10.000 mulheres), principalmente na doença coronariana preexistente no primeiro ano de terapia

PROCEDIMENTOS TERAPÊUTICOS

■ As mulheres na pós-menopausa devem ser avaliadas para osteoporose e tratadas se apropriado (ver Osteoporose)

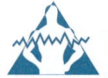

DESFECHOS

SEGUIMENTO

■ Amenorreia hipotalâmica
 - As pacientes tipicamente se recuperam de forma espontânea
 - Entretanto, devem ter avaliações regulares e um teste de retirada de progesterona a cada 3 meses para detectar a perda do efeito do estrogênio

PROGNÓSTICO

■ A insuficiência ovariana (prematura ou menopáusica) é habitualmente irreversível

COMPLICAÇÕES

■ Menopausa
 - Osteoporose e fraturas
 - O aumento da relação colesterol LDL/HDL eleva o risco de aterosclerose

PREVENÇÃO

■ Dieta adequada em proteínas, calorias, cálcio e vitaminas; suplementos de cálcio e vitamina D e exercícios para aquelas em risco de osteoporose
■ Considerar bifosfonados para osteoporose
■ A mamografia anual é recomendada para as mulheres na menopausa que recebem TRH
■ O tamoxifeno e o raloxifeno oferecem proteção contra a osteoporose, mas agravam os calorões

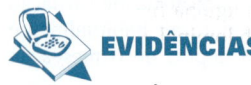

DIRETRIZES CLÍNICAS

■ Practice Committee of the American Society for Reproductive Medicine. Current evaluation of amenorrhea. Fertil Steril. 2004;82:266. [PMID: 15237040]

INFORMAÇÕES PARA OS PACIENTES

■ Mayo Clinic: Amenorrhea

- MedlinePlus: Secondary Amenorrhea
- National Women's Health Information Center: Menopause

REFERÊNCIAS

- Anderson GL et al. Effects of conjugated equine estrogen in postmenopausal women with hysterectomy: the Women's Health Initiative randomized controlled trial. JAMA. 2004 Apr 14; 291(14):1701-12. [PMID: 15082697]
- Barnabei VM et al; Women's Health Initiative Investigators. Menopausal symptoms and treatment – related effects of estrogen and progestin in the Women's Health Initiative. Obstet Gynecol. 2005 May;105(5 Pt 1):1063-73. [PMID: 15863546]
- Basaria S et al. Clinical review: Controversies regarding transdermal androgen therapy in postmenopausal women. J Clin Endocrinol Metab. 2006 Dec; 91(12):4743-52. [PMID: 16984993]
- Evans ML et al. Management of postmenopausal hot flushes with venlafaxine hydrochloride: a randomized, controlled trial. Obstet Gynecol. 2005 Jan; 105(1):161-6. [PMID: 15625158]
- Nair KS et al. DHEA in elderly women and DHEA or testosterone in elderly men. N Engl J Med. 2006 Oct 19; 355(16): 1647-59. [PMID: 17050889]
- Reddy SY et al. Gabapentin, estrogen, and placebo for treating hot flushes: A randomized controlled trial. Obstet Gynecol. 2006 Jul;108(1):41-8. [PMID: 16816054]

Amiloidose

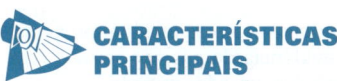

CARACTERÍSTICAS PRINCIPAIS

PRINCÍPIOS BÁSICOS DO DIAGNÓSTICO

- O diagnóstico é baseado na suspeita clínica, na história familiar e na existência de uma infecção ou enfermidade debilitante e preexistente de longa duração
- O exame microscópico da biópsia (p. ex., gengival, renal, retal) ou de espécimes cirúrgicos é diagnóstico
- A biópsia com agulha fina da gordura subcutânea abdominal é um método simples e confiável para diagnosticar a amiloidose sistêmica secundária

CONSIDERAÇÕES GERAIS

- Um grupo de distúrbios caracterizados por função orgânica prejudicada, devido à infiltração com fibrilas proteicas insolúveis
- As diferentes fibrilas estão correlacionadas com as síndromes clínicas
- Na **amiloidose primária** (AL), as fibrilas de proteína são cadeias leves de imunoglobulina monoclonal
- Na **amiloidose secundária** (AA), as proteínas são derivadas dos precursores da apolipoproteína reativa de fase aguda
- As síndromes familiais comumente causam neuropatias infiltrativas
- Outros tipos de amiloidose também podem ser hereditários
- Mais de 20 tipos de fibrilas já foram identificados nos depósitos de amiloide
- A amiloidose por deposição de β_2-microglobulina nos ligamentos carpais ocorre nos pacientes em hemodiálise crônica

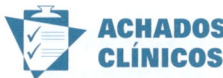

ACHADOS CLÍNICOS

SINAIS E SINTOMAS

- Relacionados com o mau funcionamento do órgão infiltrado
- As amiloidoses hereditárias costumam causar neuropatias

Amiloidose primária

- Causa doença disseminada
- Síndrome nefrótica e insuficiência renal
- Cardiomiopatia e defeitos da condução cardíaca
- Má absorção intestinal e pseudo-obstrução
- Doença de Alzheimer
- Síndrome do túnel do carpo
- Macroglossia
- Neuropatia periférica
- Insuficiência em órgão terminal das glândulas endócrinas
- Insuficiência respiratória
- Dano capilar com equimose

Amiloidose secundária

- Habitualmente limitada ao fígado, ao baço e às suprarrenais

DIAGNÓSTICO DIFERENCIAL

- Mieloma múltiplo
- Hemocromatose
- Sarcoidose
- Macroglobulinemia de Waldenström
- Câncer metastático
- Outras causas de síndrome nefrótica, como nefrite lúpica

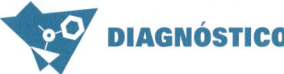

DIAGNÓSTICO

EXAMES LABORATORIAIS

- Gamopatia monoclonal na eletroforese de proteínas séricas (na amiloidose primária)

PROCEDIMENTOS DIAGNÓSTICOS

- Biópsia do coxim de gordura abdominal, retal ou gengival, com exame microscópico revelando proteína amiloide (birrefringência verde sob microscópio polarizado depois de coloração com vermelho-congo)
- Na doença sistêmica, as biópsias retais ou gengivais mostram uma sensibilidade de cerca de 80%, a biópsia da medula óssea em torno de 50%, e a aspiração da gordura abdominal entre 70 e 80%

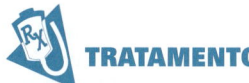

TRATAMENTO

MEDICAÇÕES

- O amiloide associado ao mieloma pode ser tratado com melfalano e prednisona

CIRURGIA

- O tratamento dos tumores amiloides localizados é feito com excisão cirúrgica
- Algumas formas hereditárias de amiloide estão sendo tratadas com transplante de fígado

PROCEDIMENTOS TERAPÊUTICOS

Amiloidose sistêmica

- Não existe tratamento efetivo
- Cuidados de suporte/cuidados específicos pertinentes aos órgãos envolvidos
- A hemodiálise e a terapia imunossupressora podem ser úteis

Doença secundária

- Habitualmente abordada pelo tratamento agressivo da doença predisponente, mas não ocorre remissão dos depósitos de fibrilas
- O transplante de medula óssea depois da quimioterapia tem sido usado em alguns pacientes

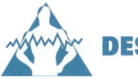

DESFECHOS

PROGNÓSTICO

- A morte geralmente ocorre dentro de 1-3 anos do diagnóstico de amiloidose sistêmica

CASOS DE ENCAMINHAMENTO

- Encaminhar a um hematologista para confirmação do diagnóstico e manejo
- Encaminhar a um especialista do(s) órgão(s) envolvido(s) (p. ex., cardiologista, nefrologista)

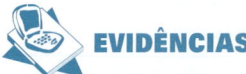

EVIDÊNCIAS

DIRETRIZES CLÍNICAS

- Guidelines Working Group of UK Myeloma Forum; British Committee for

Standards in Haematology, British Society for Haematology. Guidelines on the diagnosis and management of AL amyloidosis. Br J Haematol. 2004; 125:681. [PMID: 15180858]

ENDEREÇO ELETRÔNICO

- Amyloidosis Support Network

INFORMAÇÕES PARA OS PACIENTES

- Mayo Clinic: Amyloidosis

REFERÊNCIAS

- Gertz MA et al. Amyloidosis: diagnosis and management. Clin Lymphoma Myeloma. 2005 Nov;6(3):208-19. [PMID: 16354326]
- Gertz MA et al. Amyloidosis. Best Pract Res Clin Haematol. 2005;18(4):70927. [PMID: 16026746]
- Merlini G et al. Molecular mechanisms of amyloidosis. N Engl J Med. 2003 Aug 7;349(6):583-96. [PMID: 12904524]
- Vesole DH et al; Plasma Cell Disorders Working Committee of the Center for International Blood and Marrow Transplant Research. High-dose therapy and autologous hematopoietic stem cell transplantation for patients with primary systemic amyloidosis: a Center for International Blood and Marrow Transplant Research Study. Mayo Clin Proc. 2006 Jul;81(7):880-8. [PMID: 16835967]

Anaeróbios, Bacteriemia & Endocardite

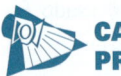

CARACTERÍSTICAS PRINCIPAIS

- A origem da bacteriemia anaeróbia geralmente é
  - Trato gastrintestinal
  - Orofaringe
  - Úlceras de decúbito
  - Trato genital feminino
- A endocardite resultante de anaeróbios e estreptococos microaerofílicos e de bacteroides (raro) se origina dos mesmos locais

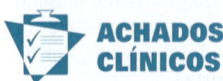

ACHADOS CLÍNICOS

- Relacionados com o local da infecção original e metastática

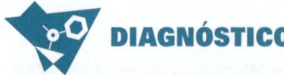

DIAGNÓSTICO

- Cultura do sangue e dos tecidos afetados

TRATAMENTO

- Muitos dos casos de endocardite anaeróbia ou estreptocócica microaerofílica podem ser eficazmente tratados com 12-20 milhões de unidades de penicilina G ao dia, por 4-6 semanas
- No entanto, a terapia ideal para os outros tipos de endocardite bacteriana anaeróbia deve ser baseada na orientação do laboratório
- Metronidazol, 500 mg IV a cada 8 h, deve ser usado se forem identificadas espécies de *Bacteroides*

Anaeróbios, Infecções de Cabeça & Pescoço

CARACTERÍSTICAS PRINCIPAIS

- *Prevotella melaninogenica* e espiroquetas anaeróbias estão comumente envolvidas nas infecções periodontais
- Esses organismos, as fusobactérias e os peptoestreptococos podem causar
  - Sinusite crônica
  - Abscesso peritonsilar
  - Otite média crônica
  - Mastoidite
  - Trombose venosa

ACHADOS CLÍNICOS

- Relacionados com o órgão infectado

DIAGNÓSTICO

- Cultura
- TC

TRATAMENTO

- Tabelas 34 e 35
- Os organismos anaeróbios orais têm sido uniformemente suscetíveis à penicilina
- Entretanto, existe uma tendência crescente de resistência à penicilina, habitualmente resultante da produção de betalactamase
- Penicilina
  - 1-2 milhões de unidades IV a cada 4 h (se a terapia parenteral for necessária) **ou**
  - 500 mg VO 4x/dia para infecções menos graves
- A clindamicina é uma alternativa
  - 600 mg IV a cada 8 h **ou**
  - 300 mg VO a cada 6 h
- As infecções indolentes e estabelecidas (p. ex., mastoidite ou osteomielite) podem exigir cursos prolongados de terapia (p. ex., 4-6 semanas ou ainda mais tempo)

Anaeróbios, Infecções de Pele & Tecidos Moles

CARACTERÍSTICAS PRINCIPAIS

- Vários termos têm sido usados para classificar tais infecções
  - Gangrena sinérgica bacteriana
  - Celulite necrosante sinérgica
  - Fascite necrosante
  - Celulite crepitante não clostridiana
- Habitualmente ocorrem
  - Depois de trauma ou cirurgia
  - Com suprimento sanguíneo inadequado
  - Em associação com diabetes melito
- Mais comuns em áreas contaminadas pela flora oral ou fecal
- Todas são infecções mistas causadas por organismos aeróbios e anaeróbios
- Embora existam algumas diferenças na microbiologia entre essas infecções, sua diferenciação apenas em bases clínicas é difícil

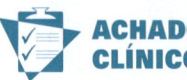

ACHADOS CLÍNICOS

- Pode haver necrose tecidual progressiva, evidência de gás nos tecidos (crepitação) e um odor pútrido
- Dor desproporcional aos achados clínicos
- Instabilidade hemodinâmica e toxicidade sistêmica podem estar presentes

DIAGNÓSTICO

- Exploração cirúrgica

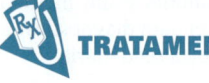

TRATAMENTO

- Os antibióticos de amplo espectro, ativos contra anaeróbios e aeróbios gram-positivos e gram-negativos, devem ser empiricamente instituídos e modificados conforme os resultados da cultura (Tabelas 34, 35 e 48)
  - Piperacilina-tazobactam

- Um carbapenêmico (p. ex., imipenem, meropenem)
- Vancomicina mais metronidazol, mais uma fluoroquinolona ou gentamicina ou tobramicina

■ Exige debridamento cirúrgico agressivo do tecido necrótico para a cura

Anaeróbios, Infecções do Sistema Nervoso Central

CARACTERÍSTICAS PRINCIPAIS

■ Causa comum de abscesso cerebral, empiema subdural ou tromboflebite séptica do SNC
■ Os organismos alcançam o SNC por extensão direta de sinusite, otite ou mastoidite, ou por expansão hematogênica de infecções pulmonares crônicas

ACHADOS CLÍNICOS

■ Vários déficits neurológicos

DIAGNÓSTICO

■ RM (mais sensível) ou TC
■ Cultura do tecido infectado

TRATAMENTO

■ A terapia antimicrobiana é um adjunto importante à drenagem cirúrgica
 - Ceftriaxona, 2 g IV a cada 12 h, mais metronidazol, 750 mg IV a cada 8 h
■ A duração da terapia antibiótica é de 6-8 semanas
■ Alguns pequenos abscessos cerebrais múltiplos podem ser tratados com antibióticos isolados, sem drenagem cirúrgica

Anaeróbios, Infecções Intra-Abdominais

CARACTERÍSTICAS PRINCIPAIS

■ Cada grama de fezes contém até 10^{11} anaeróbios, predominantemente
 - *Bacteroides fragilis*
 - Clostrídios
 - Peptoestreptococos

■ Esses organismos têm um papel central na maioria dos abscessos intra-abdominais
 - Diverticulite
 - Apendicite
 - Abscesso perirretal
■ Eles também podem participar nos abscessos hepáticos e na colecistite
■ A bacteriologia dessas infecções inclui os anaeróbios, bem como os bacilos entéricos gram-negativos e, às vezes, enterococos

ACHADOS CLÍNICOS

■ Relacionados com o órgão infectado

DIAGNÓSTICO

■ Exame, testes laboratoriais, culturas e TC

TRATAMENTO

■ A terapia deve ser dirigida tanto contra os anaeróbios quanto contra os aeróbios gram-negativos
■ Os antibióticos que são seguramente ativos contra *B. fragilis* incluem
 - Metronidazol
 - Cloranfenicol
 - Carbapenêmicos
 - Ampicilina-sulbactam
 - Ticarcilina-ácido clavulânico
 - Piperacilina-tazobactam
■ A Tabela 48 resume os regimes antibióticos para o manejo de
 - Infecções moderadas a moderadamente graves (p. ex., paciente hemodinamicamente estável, boa drenagem cirúrgica possível ou estabelecida, baixo escore APACHE, nenhuma falência múltipla de órgãos)
 - Infecções graves (p. ex., grande contaminação peritoneal, abscessos grandes ou múltiplos, paciente hemodinamicamente instável), em particular se houver suspeita de organismos resistentes

Anaeróbios, Infecções Torácicas

CARACTERÍSTICAS PRINCIPAIS

■ Frequentemente ocorrem em casos de higiene oral deficiente, doença periodontal e aspiração de saliva (que contém 10^8 organismos anaeróbios por mililitro, além dos aeróbios)
■ Podem levar à pneumonia necrosante, abscesso pulmonar e empiema
■ A infecção polimicrobiana é a regra
■ Os anaeróbios são agentes etiológicos frequentemente isolados, em particular
 - *Prevotella melaninogenica*
 - Fusobactérias
 - Peptoestreptococos
■ Tromboflebite jugular interna séptica (síndrome de Lemierre)
 - Pode se originar dos anaeróbios orais, classicamente *Fusobacterium necrophorum*
 - Pode causar embolização pulmonar séptica
 - Dor de garganta intensa concomitante

ACHADOS CLÍNICOS

■ Febre
■ Tosse produtiva
■ Suores noturnos
■ Perda de peso
■ Curso crônico da doença
■ Dentição ruim (frequentemente)

DIAGNÓSTICO

■ Cultura do líquido pleural
■ Radiografia de tórax
■ TC

TRATAMENTO

■ A clindamicina, 600 mg IV uma vez, seguida por 300 mg VO a cada 6-8 h, é o tratamento de escolha
■ O metronidazol é uma alternativa
 - Mas não cobre estreptococos facultativos, que estão frequentemente presentes
 - Assim, se for usado, deve ser adicionado um segundo agente ativo contra estreptococos, como a ceftriaxona, 1 g/dia IV ou IM
■ A penicilina, 2 milhões de unidades IV a cada 4 h, seguida por amoxicilina, 750-1.000 mg VO a cada 12 h, é uma alternativa, embora seja comum a prevalência crescente de organismos produtores de betalactamase
■ Moxifloxacino, 400 mg VO ou IV, 1x/dia, pode ser usado
■ Como essas infecções respondem lentamente, um curso prolongado de terapia (p. ex., 4-6 semanas) costuma ser recomendado

Anafilaxia

CARACTERÍSTICAS PRINCIPAIS

PRINCÍPIOS BÁSICOS DO DIAGNÓSTICO

- *Anafilaxia*
  - Reação sistêmica com sintomas cutâneos
  - Dispneia, edema visceral e hipotensão
- *Urticária*
  - Grandes pápulas pruriginosas, eritematosas e com formato irregular
- *Angioedema*
  - Edema subcutâneo indolor, frequentemente envolvendo as regiões periorbital, perioral e facial
- Esses distúrbios podem ser clinicamente diagnosticados, sobretudo no contexto de exposição ao alérgeno; a detecção de IgE específica ou triptase sérica elevada pode confirmar o diagnóstico

CONSIDERAÇÕES GERAIS

- Os alérgenos mais comuns que induzem essa resposta de IgE mediada por anticorpos são os fármacos, os venenos de insetos e os alimentos
- Uma liberação generalizada de mediadores dos mastócitos pode resultar em anafilaxia sistêmica
- Pode afetar tanto pessoas não atópicas quanto atópicas
- A urticária e o angioedema isolados são formas cutâneas mais comuns de anafilaxia, com um melhor prognóstico
- A urticária crônica, o angioedema e a anafilaxia recidivantes nem sempre são causados por hipersensibilidade mediada por IgE; considerar distúrbios sistêmicos subjacentes como mastocitose sistêmica ou infecção subclínica ou distúrbios inflamatórios
- Os processos autoimunes idiopáticos incluem a produção de autoanticorpos liberadores de histamina dirigidos contra os receptores $F_{C\varepsilon}$ da membrana dos mastócitos

ASPECTOS DEMOGRÁFICOS

Nos Estados Unidos

- Aproximadamente 34.000 pacientes têm anafilaxia idiopática
- Estima-se que as alergias alimentares causem 150 fatalidades por ano
- A maior parte das fatalidades por alergia alimentar se deve a amendoins, nozes, moluscos e peixes
- Os antibióticos betalactâmicos podem estar envolvidos em 400-800 fatalidades por ano
- Os venenos de insetos causam mais ou menos 50 fatalidades por ano
- 20% da população experimentará urticária ou angioedema durante a vida

ACHADOS CLÍNICOS

SINAIS E SINTOMAS

- Hipotensão e choque por vasodilatação difusa
- Angústia respiratória por broncospasmo ou edema laríngeo
- Contração do músculo liso gastrintestinal
- Vermelhidão, prurido, urticária e angioedema

DIAGNÓSTICO DIFERENCIAL

- Outras causas de choque
  - Séptico
  - Cardiogênico
  - Hipovolêmico
  - Neurogênico
- Asma
- Insuficiência suprarrenal
- Reação vasovagal

DIAGNÓSTICO

EXAMES LABORATORIAIS

- Baseados na apresentação clínica e na história de exposição ao alérgeno
- Uma triptase sérica elevada (uma protease dos mastócitos), medida durante o episódio, pode confirmar o diagnóstico
- A detecção de uma IgE específica, o teste cutâneo, ou o teste de radioalergoabsorção (RAST) contra o antígeno suspeitado podem confirmar a diátese alérgica
- Um nível sérico de C4
  - Teste de rastreamento adequado na deficiência de inibidor da esterase CI/angioedema hereditário em pacientes com angioedema recorrente
  - Habitualmente baixo no caso de deficiência do inibidor da esterase CI

TRATAMENTO

MEDICAÇÕES

Anafilaxia

- Adrenalina 1:1.000 em uma dose de 0,2-0,5 mL (0,2-0,5 mg) injetada IM na coxa anterolateral (mais previsível e mais rapidamente absorvida que a administração SC); as injeções repetidas podem ser dadas a cada 5-15 min se necessário
- Infusões rápidas de solução fisiológica
- Agonistas β_2-adrenérgicos inalados, ou aminofilina IV (0,5 mg/kg/h com 6 mg/kg de dose inicial durante 30 min) para o broncospasmo
- Anti-histamínicos (antagonistas de receptores H_1 e H_2) como difenidramina (25-50 mg VO, IM ou IV a cada 4-6 h) e ranitidina (150 mg VO a cada 12 h ou 50 mg IM ou IV a cada 6-8 h)
- A anafilaxia por fármacos bloqueadores β-adrenérgicos pode ser particularmente problemática, por causa da refratariedade à adrenalina e aos agonistas β-adrenérgicos seletivos
- Fármacos adrenérgicos em doses mais altas são necessários: o glucagon (0,5-1,0 mg IV, IM ou SC; pode ser repetido depois de 30 min) pode ser benéfico
- Corticosteroides IV (que podem mitigar a resposta da fase tardia que ocorre 24 h depois do início)
- 12-24 h de observação
- Ver Urticária & Angioedema

PROCEDIMENTOS TERAPÊUTICOS

- Entubação endotraqueal para edema laríngeo ou broncospasmo grave

DESFECHOS

SEGUIMENTO

- Acompanhamento com um alergista e uso de um *kit* de autoinjeção de adrenalina subcutânea; o manejo adicional pode envolver anti-histamínicos ou imunoterapia

CASOS DE ENCAMINHAMENTO

- O encaminhamento precoce a um alergista pode ajudar com o manejo
- Encaminhar para dessensibilização e imunoterapia

CASOS DE ADMISSÃO HOSPITALAR

- Os pacientes com anafilaxia devem ser hospitalizados para 12-24 h de observação caso haja recidiva dos sintomas

PREVENÇÃO

- A terapia combinada a longo prazo com anti-histamínicos e prednisona orais reduz o número e a gravidade dos ataques potencialmente fatais da anafilaxia idiopática
- A terapia médica não previne com segurança as verdadeiras reações de hipersensibilidade mediadas por IgE

Imunoterapia com veneno

- Os pacientes com reações de hipersensibilidade imediata a picadas de insetos e IgE específica documentada ao veneno por teste alérgico devem receber um

curso de 5 anos de imunoterapia com veneno para a prevenção da anafilaxia. Reações locais grandes e isoladas a picadas de insetos não são um fator predisponente à anafilaxia sistêmica
- Os indivíduos não tratados têm um risco de 50-60% de resposta anafilática às picadas subsequentes
- A imunoterapia com veneno fornece 98% de proteção para as reações potencialmente fatais em nova exposição

EVIDÊNCIAS

DIRETRIZES CLÍNICAS

- The diagnosis and management of anaphylaxis: Updated. Joint Task Force on Practice Parameters, Work Group on Diagnosis and Management of Anaphylaxis.
- Joint Task Force on Practice Parameters; American Academy of Allergy, Asthma and Immunology; American College of Allergy, Asthma and Immunology; Joint Council of Allergy, Asthma and Immunology. The diagnosis and management of anaphylaxis: an updated practice parameter. J Allergy Clin Immunol. 2005 Mar;115(3 Suppl 2):S483-523. rPMID: 15753926]

ENDEREÇOS ELETRÔNICOS

- American Academy of Allergy, Asthma, and Immunology
- Food Allergy & Anaphylaxis Network

INFORMAÇÕES PARA OS PACIENTES

- American Academy of Allergy, Asthma & Immunology: Anaphylaxis
- American Academy of Allergy, Asthma & Immunology: What Is Anaphylaxis?
- FamilyDoctor.org: Anaphylaxis
- MedlinePlus: Anaphylaxis

REFERÊNCIAS

- Dibbern DA Jr. Urticaria: selected highlights and recent advances. Med Clin North Am. 2006 Jan;90(1): 187-209. [PMID: 16310530]
- Kemp SF. Office approach to anaphylaxis: sooner better than later. Am J Med. 2007 Aug;120(8):664-8. [PMID: 17679121]
- Moffitt JE et al. Stinging insect hypersensitivity: A practice parameter update. J Allergy Clin Immunol. 2004 Oct; 114(4):869-86. [PMID: 15480329]
- Oswalt ML et al. Anaphylaxis: office management and prevention. Immunol Allergy Clin North Am. 2007 May; 27(2):177-91, vi. [PMID: 17493497]
- Simons FE. Anaphylaxis, killer allergy: long-term management in the community. J Allergy Clin Immunol. 2006 Feb; 117(2):367-77. [PMID: 16461138]
- Weiler CR et al. Genetic test indications and interpretations in patients with hereditary angioedema. Mayo Clin Proc. 2006 Jul;81 (7):958-72. [PMID: 16835976]

Anemia Aplástica

CARACTERÍSTICAS PRINCIPAIS

PRINCÍPIOS BÁSICOS DO DIAGNÓSTICO

- Pancitopenia
- Nenhuma célula anormal é vista
- Medula óssea hipocelular

CONSIDERAÇÕES GERAIS

- Na anemia aplástica, a insuficiência de medula óssea e a pancitopenia surgem por lesão ou expressão anormal da célula-tronco hematopoiética

Causas de anemia aplástica

- "Idiopática" (provavelmente autoimune)
- Fármacos
  - Cloranfenicol
  - Fenilbutazona
  - Sais de ouro
  - Sulfonamidas
  - Fenitoína
  - Carbamazepina
  - Quinacrina
  - Tolbutamida
- Lúpus eritematoso sistêmico
- Toxinas: benzeno, tolueno, inseticidas
- Pós-hepatite
- Gravidez
- Hemoglobinúria paroxística noturna
- Congênita (rara)

ACHADOS CLÍNICOS

SINAIS E SINTOMAS

- Fraqueza e fadiga da anemia
- Vulnerabilidade às infecções bacterianas por neutropenia
- Sangramento mucoso e cutâneo pela trombocitopenia
- Palidez, púrpura e petéquias
- Hepatoesplenomegalia, linfadenopatia ou dolorimento ósseo *não* devem estar presentes

DIAGNÓSTICO DIFERENCIAL

- Leucemia aguda
- Leucemia de células pilosas
- Síndrome mielodisplásica
- Processo infiltrativo de medula óssea (p. ex., tumor, infecção, doença granulomatosa)
- Hiperesplenismo
- Lúpus eritematoso sistêmico

DIAGNÓSTICO

EXAMES LABORATORIAIS

- Pancitopenia, embora na doença inicial somente uma ou duas linhagens celulares possam estar reduzidas
- A anemia pode ser grave
- Os reticulócitos estão sempre diminuídos
- A morfologia dos eritrócitos não tem alterações
- Neutrófilos e plaquetas reduzidos em número, sem formas imaturas ou anormais
- A anemia aplástica grave é definida por neutrófilos < 500/µL, plaquetas < 20.000/µL, reticulócitos < 1% e celularidade da medula óssea < 20%

PROCEDIMENTOS DIAGNÓSTICOS

- O aspirado e a biópsia da medula óssea parecem hipocelulares, com quantidades escassas de progenitores hematopoiéticos normais; nenhuma célula anormal é vista

TRATAMENTO

MEDICAÇÕES

- Antibióticos para tratar infecções
- Imunossupressão com globulina antitimócito (ATG) mais ciclosporina (ou tacrolimus) para anemia aplástica grave em adultos > 60 anos ou naqueles sem irmãos HLA-pareados
- Um regime útil é a ATG de origem equina, 40 mg/kg/dia IV por 4 dias, em combinação com ciclosporina, 6 mg/kg VO 2x/dia, administradas no hospital junto com corticosteroides, além de transfusão e suporte antibiótico
- Os corticosteroides são dados com a ATG (prednisona 1-2 mg/kg/dia inicialmente, com redução em 2-3 semanas) para evitar as complicações da doença do soro
- A ATG de coelho é mais imunossupressora que a ATG equina e também pode ser usada
- Os antibióticos e a transfusão são frequentemente necessários para pancitopenia prolongada
- Os androgênios (p. ex., oximetolona, 2-3 mg/kg VO 1x/dia) eram comumente usados no passado

- Apesar da baixa taxa de resposta, alguns pacientes podem ser mantidos de maneira bem-sucedida com andrógenos

PROCEDIMENTOS TERAPÊUTICOS
- Medidas de suporte somente para casos leves
- O transplante de medula óssea alogênica é o tratamento de escolha para a anemia aplástica grave em adultos < 50 anos com irmãos HLA-pareados
- Transplante alogênico usando doador não relacionado se a imunossupressão não for efetiva
- Transfusões de eritrócitos e plaquetas conforme necessário

DESFECHOS

COMPLICAÇÕES
- Infecções
- Sangramento

PROGNÓSTICO
- A sobrevida mediana na anemia aplástica grave sem tratamento é de ~3 meses, e a sobrevida em 1 ano é de apenas 20%
- O transplante de medula óssea alogênica é altamente exitoso em crianças e adultos jovens com irmãos HLA-pareados, com taxa de resposta completa durável > 80%
- O tratamento com ATG produz resposta parcial em ~60% dos adultos, habitualmente em 4-12 semanas; o prognóstico a longo prazo dos que respondem é bom
- A hemoglobinúria paroxística noturna ou a mielodisplasia ou outros distúrbios hematológicos clonais se desenvolvem em < 25% dos pacientes não transplantados depois de muitos anos de acompanhamento

EVIDÊNCIAS

DIRETRIZES CLÍNICAS
- Marsh JC et al. Guidelines for the diagnosis and management of acquired aplastic anaemia. Br J Haematol. 2003; 123:782. Erratum in: Br J Haematol. 2004;126:625. [PMID: 14632769]

INFORMAÇÕES PARA OS PACIENTES
- American Cancer Society: Detailed Guide: Aplastic Anemia
- Aplastic Anemia & MOS International Foundation
- MedlinePlus: Idiopathic Aplastic Anemia
- MedlinePlus: Secondary Aplastic Anemia

REFERÊNCIAS
- Ades L et al. Long-term outcome after bone marrow transplantation for severe aplastic anemia. Blood. 2004 Apr 1; 103(7):2490-7 .[PMID: 14656884]
- Marsh J. Making therapeutic decisions in adults with aplastic anemia. Hematology Am Soc Hematol Educ Program. 2006:78-85. [PMID: 17124044]
- Yamaguchi H et al. Mutations in TERT, the gene for telomerase reverse transcriptase, in aplastic anemia. N Engl J Med. 2005 Apr 7;352(14):1413-24. [PMID: 15814878]

Anemia de Doença Crônica

CARACTERÍSTICAS PRINCIPAIS

- Muitas doenças sistêmicas crônicas estão associadas a anemia leve ou moderada (p. ex., infecção ou inflamação crônica, câncer, doença hepática)
- A anemia da insuficiência renal crônica tem fisiopatologia diferente (eritropoietina reduzida); costuma ser mais grave
- Principalmente causada por sequestração do ferro dentro do sistema reticuloendotelial
- Ingestão dietética diminuída de folato ou ferro comum em pacientes doentes, causando deficiência coexistente de folato ou ferro
- Muitos também têm sangramento GI contínuo
- Os pacientes de hemodiálise regularmente perdem ferro e folato durante a diálise

ACHADOS CLÍNICOS

- Sintomas de anemia, geralmente modestos
- Suspeitar do diagnóstico em pacientes com doenças crônicas conhecidas

DIAGNÓSTICO

- Hematócrito habitualmente > 25% (exceto na insuficiência renal); se < 25%, avaliar uma deficiência coexistente de ferro ou ácido fólico
- Volume corpuscular médio em geral normal ou ligeiramente baixo
- A morfologia dos eritrócitos não é diagnóstica; a contagem de reticulócitos não está nem notavelmente reduzida nem aumentada
- Ferro sérico baixo, baixa saturação de transferrina
- Ferritina sérica normal ou aumentada; a ferritina sérica < 30 μg/L sugere deficiência coexistente de ferro
- Depósitos de ferro normais ou aumentados na medula óssea

TRATAMENTO

- Na maioria dos casos, nenhum tratamento é necessário
- A eritropoietina recombinante purificada (p. ex., 30.000 unidades SC por semana) é efetiva para a anemia da insuficiência renal, da AIDS, do câncer e da artrite reumatoide
- Na insuficiência renal, a resposta ideal à eritropoietina exige diálise adequada
- A eritropoietina é muito cara; usada somente quando o paciente for dependente de transfusão ou quando a qualidade de vida melhorar claramente com a resposta hematológica

Anemia Falciforme

CARACTERÍSTICAS PRINCIPAIS

PRINCÍPIOS BÁSICOS DO DIAGNÓSTICO
- Hemácias com falcização irreversível na lâmina de sangue periférico
- História familiar positiva e história pessoal anemia hemolítica durante toda a vida
- Episódios dolorosos recorrentes
- A hemoglobina S é a principal hemoglobina vista na eletroforese

CONSIDERAÇÕES GERAIS
- Distúrbio autossômico recessivo no qual a hemoglobina anormal causa anemia hemolítica crônica com várias consequências clínicas
- Uma alteração isolada na base de DNA leva à substituição do aminoácido glutamina por valina na sexta posição da cadeia de β-hemoglobina
- A falcização é aumentada conforme aumenta a concentração de hemoglobina S nas hemácias, a desidratação das hemácias, a acidose e a hipoxemia
- A falcização é retardada de maneira marcada pela hemoglobina F; altos níveis de hemoglobina F estão associados a um curso clínico mais benigno

- Os pacientes com genótipo heterozigótico (hemoglobina AS) têm traço falciforme
- Os episódios dolorosos agudos, como resultado de vaso-oclusão por hemácias falcizadas, ocorrem espontaneamente ou são provocados por infecção, desidratação ou hipoxia

ASPECTOS DEMOGRÁFICOS

- O gene da hemoglobina S ocorre em 8% dos afro-americanos
- A anemia falciforme ocorre em 1 nascimento a cada 400 entre afro-americanos
- O início da doença ocorre durante o primeiro ano de vida, quando diminuem os níveis de hemoglobina F

ACHADOS CLÍNICOS

SINAIS E SINTOMAS

- A anemia hemolítica crônica produz
  - Icterícia
  - Cálculos biliares de pigmento (bilirrubinato de cálcio)
  - Esplenomegalia
  - Úlceras de difícil cicatrização sobre a porção inferior da tíbia
- A anemia pode ser ameaçadora à vida durante crises hemolíticas ou aplásticas
- As crises hemolíticas resultam de sequestração esplênica de células falcizadas (principalmente na infância, antes que o baço se torne infartado) ou de distúrbios coexistentes como a deficiência de glicose-6-fosfato desidrogenase
- As crises aplásticas ocorrem quando a compensação da medula óssea é reduzida por infecção ou por deficiência de folato
- Os episódios dolorosos agudos, que ocorrem comumente em ossos e no tórax, duram entre horas e dias e produzem febre de baixo grau
- A vaso-oclusão aguda pode causar priapismo e AVCs
- A vaso-oclusão repetida afeta
  - Coração (cardiomegalia, precórdio hiperdinâmico, sopros sistólicos)
  - Pulmões
  - Fígado
  - Ossos (necrose isquêmica, osteomielite por estafilococos ou salmonela)
  - Baço (infarto, asplenia)
  - Rim (infarto das papilas medulares renais, defeitos de concentração tubular renal e hematúria grosseira)
- A hipertensão pulmonar está associada a uma sobrevida diminuída
- Existe suscetibilidade aumentada a infecções como resultado de hipoesplenismo e defeitos do complemento
- **Traço falciforme**
  - Costuma ser assintomático
  - A vaso-oclusão aguda ocorre apenas sob condições extremas
  - Podem ocorrer hematúria grosseira ou defeitos tubulares renais que causam incapacidade de concentrar a urina

DIAGNÓSTICO DIFERENCIAL

- Outras síndromes falciformes
  - Traço falciforme
  - Talassemia falciforme
  - Doença da hemoglobina SC
- Osteomielite
- Hematúria por outra causa
- Febre reumática aguda

DIAGNÓSTICO

EXAMES LABORATORIAIS

- Elevação de níveis de desidrogenase láctica e bilirrubina indireta; haptoglobina sérica baixa
- Hematócrito geralmente de 20-30%
- Contagem elevada de reticulócitos
- Lâmina de sangue periférico: as células irreversivelmente falcizadas são 5-50% das hemácias; reticulocitose (10-25%); hemácias nucleadas; corpúsculos de Howell-Jolly e células em alvo
- A contagem de leucócitos é caracteristicamente elevada (12.000-15.000/μL); pode haver trombocitose
- Testes de triagem positivos para hemoglobina falciforme
- A eletroforese de hemoglobina confirma o diagnóstico
- Anemia falciforme (homozigoto S)
  - A hemoglobina S geralmente compreende 85-98% da hemoglobina e não há hemoglobina A
  - Os níveis de hemoglobina F aumentam de maneira variada
- Traço falciforme
  - Hemograma completo e lâmina de sangue periférico normais
  - A eletroforese de hemoglobina mostra que a hemoglobina S compreende cerca de 40% da hemoglobina

DIAGNÓSTICO POR IMAGEM

- Radiografia de tórax na síndrome torácica aguda
- As radiografias ósseas mostram anormalidades características
- A TC mostra hepatomegalia e ausência do baço

TRATAMENTO

MEDICAÇÕES

- Ácido fólico, 1 mg VO 1x/dia
- Hidroxiureia, 500-750 mg VO 1x/dia
  - Aumenta os níveis de hemoglobina F
  - Reduz a frequência das crises dolorosas em pacientes cuja qualidade de vida é prejudicada por crises dolorosas frequentes
  - A segurança a longo prazo é incerta
  - Existe preocupação sobre o potencial para doenças malignas secundárias

PROCEDIMENTOS TERAPÊUTICOS

- O diagnóstico pré-natal e o aconselhamento genético devem estar disponíveis para aqueles com história pessoal ou familiar
- Nenhum tratamento específico está disponível para a anemia falciforme
- A vacinação pneumocócica reduz a incidência de infecções
- Episódios dolorosos agudos
  - Identificar os fatores precipitantes
  - Tratar a infecção quando houver
  - Manter uma boa hidratação
  - Administrar oxigênio se houver hipoxemia
- Traço falciforme
  - Não há necessidade de tratamento
  - O aconselhamento genético é apropriado
- A exsanguinotransfusão está principalmente indicada para o tratamento de crises dolorosas intratáveis, priapismo e AVC
- A terapia a longo prazo com transfusões reduz o risco de recorrência de AVC em crianças
- O transplante alogênico de medula óssea está sob investigação como possível opção curativa para pacientes jovens gravemente afetados

DESFECHOS

COMPLICAÇÕES

- A anemia falciforme se torna uma doença multissistêmica crônica, com morte por falência de órgãos
- Síndrome torácica aguda

PROGNÓSTICO

- Com a melhora no tratamento de suporte, a expectativa de vida média está entre 40 e 50 anos

EVIDÊNCIAS

DIRETRIZES CLÍNICAS

- Rees DC et al. Guidelines for the management of the acute painful crisis in sickle cell disease. Br J Haematol. 2003;120:744. [PMID: 12614204]

ENDEREÇOS ELETRÔNICOS

- Georgia Comprehensive Sickle Cell Center at Grady Health System
- National Library of Medicine Genetics Home Reference: Sickle Cell Anemia

INFORMAÇÕES PARA OS PACIENTES

- JAMA patient page. Sickle cell anemia. JAMA. 1999;281:1768. [PMID: 10328078]
- National Heart, Lung and Blood Institute: What is Sickle Cell Anemia?
- Dolan DNA Learning Center: Sickle Cell Disease
- Sickle Cell Disease Association of America

REFERÊNCIAS

- Adams RJ et al; The Optimizing Primary Stroke Prevention in Sickle Cell Anemia (STOP 2) Trial Investigators. Discontinuing prophylactic transfusions used to prevent stroke in sickle cell disease. N Engl J Med. 2005 Dec 29;353(26):2769-78. [PMID: 16382063]
- Alexander N et al. Are there clinical phenotypes of homozygous sickle cell disease? Br J Haematol. 2004 Aug;126(4):606-11. [PMID: 15287956]
- Hankins JS et al. Long-term hydroxyurea therapy for infants with sickle cell anemia: the HUSOFT extension study. Blood. 2005 Oct 1;106(7):2269-75. [PMID: 16172253]
- Stuart MJ et al. Sickle-cell disease. Lancet. 2004 Oct 9-15;364(9442):1343-60. [PMID: 15474138]

Anemia Hemolítica

CARACTERÍSTICAS PRINCIPAIS

- A **anemia hemolítica Coombs-positiva** pode ser autoimune ou relacionada com fármacos, infecção, doença linfoproliferativa, incompatibilidade Rh ou ABO
- A **anemia hemolítica Coombs-negativa** pode ser uma doença intrínseca das hemácias
  - Hemoglobina anormal: doença falciforme, talassemia, metemoglobinemia
  - Defeito de membrana: esferocitose hereditária, eliptocitose hereditária, hemoglobinúria paroxística noturna
  - Defeito enzimático: deficiência de G6PD, deficiência de piruvato quinase
- A **anemia hemolítica Coombs-negativa** pode ser extrínseca
  - Anemia hemolítica microangiopática
    - PTT
    - Síndrome hemolítico-urêmica
    - CIVD
    - Hemólise de válvula protética
    - Adenocarcinoma metastático
    - Vasculite
    - Hipertensão maligna
    - Síndrome HELLP
  - Sequestração esplênica
  - Infecção por *Plasmodium, Clostridium, Borrelia*
  - Queimaduras

ACHADOS CLÍNICOS

- Sintomas de anemia
- Icterícia, cálculos biliares de pigmentos, colecistite em casos crônicos
- Baço palpável

DIAGNÓSTICO

- A haptoglobina sérica pode estar baixa, mas não é específica ou sensível
- Reticulocitose presente, a menos que haja um segundo distúrbio (infecção, deficiência de folato) sobreposto à hemólise
- Hemoglobinemia transitória com hemólise intravascular
- Hemoglobinúria quando a capacidade para reabsorção da hemoglobina pelas células tubulares renais for excedida
- Teste positivo de hemossiderina urinária; indica hemólise intravascular prévia
- Hemoglobinemia e metemalbuminemia se hemólise intravascular grave
- Bilirrubina indireta elevada, bilirrubina total elevada em ≥ 4 mg/dL
- LDH sérica elevada na hemólise microangiopática; pode estar elevada em outras anemias hemolíticas

TRATAMENTO

- Tratar a causa subjacente
- Ácido fólico, 1 mg VO 1x/dia
- Transfusões possíveis

Anemia Hemolítica Autoimune

CARACTERÍSTICAS PRINCIPAIS

PRINCÍPIOS BÁSICOS DO DIAGNÓSTICO

- Anemia adquirida causada por autoanticorpo da imunoglobulina G (IgG)
- Esferócitos e reticulocitose no esfregaço sanguíneo periférico
- Teste de Coombs direto positivo

CONSIDERAÇÕES GERAIS

- Distúrbio adquirido no qual o autoanticorpo da IgG se liga à membrana do eritrócito (RBC)
  - Os macrófagos no baço e nas outras porções do sistema reticuloendotelial então removem a porção da membrana da hemácia, formando um esferócito por causa da relação diminuída entre a superfície e o volume da hemácia
  - Os esferócitos são menos deformáveis e ficam presos no baço
- As causas incluem
  - Idiopáticas (~50% dos casos)
  - Lúpus eritematoso sistêmico
  - Leucemia linfocítica crônica
  - Linfomas
- Deve ser distinguida da anemia hemolítica induzida por fármacos (p. ex., penicilina e outros fármacos), que recobre a membrana da hemácia; o anticorpo é dirigido contra o complexo fármaco-membrana
- Em geral produz anemia de início rápido que pode ser potencialmente fatal

ACHADOS CLÍNICOS

SINAIS E SINTOMAS

- Fadiga, *angina pectoris*, sintomas de insuficiência cardíaca congestiva
- Icterícia e esplenomegalia podem estar presentes

DIAGNÓSTICO DIFERENCIAL

- Esferocitose hereditária
- Reação transfusional aloimune
- Deficiência de glicose-6-fosfato desidrogenase (G6PD)
- Anemia hemolítica microangiopática
  - Púrpura trombocitopênica trombótica
  - Síndrome hemolítico-urêmica
  - Coagulação intravascular disseminada
- Sequestração esplênica

DIAGNÓSTICO

EXAMES LABORATORIAIS

- Anemia de gravidade variável, embora o hematócrito possa estar < 10%
- Reticulocitose geralmente presente
- Esferócitos no esfregaço sanguíneo periférico
- Bilirrubina indireta aumentada
- Trombocitopenia imune coincidente (síndrome de Evans) em ~10%
- O teste de Coombs antiglobulina é a base para o diagnóstico; o reagente é o anticorpo IgM de coelho contra a IgG humana ou o complemento humano
- Teste de Coombs direto positivo: as hemácias do paciente são misturadas com reagente de Coombs; a aglutinação indica anticorpos na superfície da hemácia
- Teste de Coombs indireto pode ou não ser positivo: o soro do paciente é misturado com o painel das hemácias tipo O, e então o reagente de Coombs é adicionado; a aglutinação indica a presença de grande quantidade de autoanticorpos que saturaram os locais de ligação nas hemácias e consequentemente aparecem no soro
- O teste de micro-Coombs é mais sensível e necessário para fazer o diagnóstico em 10% dos casos; o teste é indicado no paciente com anemia hemolítica esferocítica adquirida que pode ser autoimune com um teste de Coombs direto negativo

TRATAMENTO

MEDICAÇÕES

- A prednisona, 1-2 mg/kg/dia em doses divididas, é a terapia inicial
- Esplenectomia se a prednisona for ineficaz ou se a doença recorrer na retirada da medicação
- O danazol, 600-800 mg/dia, é menos efetivo que na trombocitopenia imune
- O rituximabe, 375 mg/m^2 IV toda semana a cada 4 semanas, é efetivo e tem baixa toxicidade
- Os agentes imunossupressores (p. ex., ciclosporina, micofenolato mofetil) podem ser efetivos
- Os agentes imunossupressores citotóxicos (p. ex., ciclofosfamida, azatioprina) podem ser efetivos, mas apresentam toxicidade
- IGIV em alta dose, 1 g diariamente por 1 ou 2 dias

- Pode ser altamente efetiva para controlar a hemólise
- O benefício é de curta duração (1-3 semanas)
- É cara

CIRURGIA

- A esplenectomia é frequentemente bem-sucedida

PROCEDIMENTOS TERAPÊUTICOS

- A transfusão pode ser problemática por causa da dificuldade na realização de prova cruzada; assim, um sangue incompatível pode ser dado
- Se compatível, a maior parte do sangue transfundido sobrevive da mesma forma que as próprias hemácias do paciente

DESFECHOS

COMPLICAÇÕES

- Possíveis reações transfusionais
- As quedas no hematócrito pode ser súbitas e graves

PROGNÓSTICO

- O prognóstico a longo prazo é bom, especialmente se não houver nenhum distúrbio autoimune ou linfoma subjacente

CASOS DE ENCAMINHAMENTO

- As decisões relativas às transfusões devem ser feitas com a consultoria de um hematologista

EVIDÊNCIAS

ENDEREÇO ELETRÔNICO

- American Academy of Family Physicians: Hemolytic Anemia

INFORMAÇÕES PARA OS PACIENTES

- MedlinePlus: Idiopathic Autoimmune Hemolytic Anemia
- National Institutes of Health: Questions and Answers About Autoimmunity
- The Regional Cancer Center: Autoimmune Hemolytic Anemia

REFERÊNCIAS

- Petz LD. A physician's guide to transfusion in autoimmune haemolytic anaemia. Br J Haematol. 2004 Mar;124(6):712-6. [PMID: 15009058]
- Robak T. Monoclonal antibodies in the treatment of autoimmune cytopenias. Eur J Haematol. 2004 Feb;72(2):79-88. [PMID: 14962245]

Anemia por Deficiência de Ferro

CARACTERÍSTICAS PRINCIPAIS

PRINCÍPIOS BÁSICOS DO DIAGNÓSTICO

- Depósitos de ferro ausentes na medula óssea ou ferritina sérica < 12 µg/L são ambos patognomônicos
- Em adultos, causada por algum sangramento até prova em contrário
- Resposta à terapia com ferro

CONSIDERAÇÕES GERAIS

- É a causa mais comum de anemia no mundo
- Causas
  - Perda sanguínea (gastrintestinal [GI], menstrual, doação repetida de sangue)
  - Dieta deficiente
  - Necessidades aumentadas (gravidez, lactação)
  - Hemoglobinúria (p. ex., hemoglobinúria paroxística noturna)
  - Má absorção (p. ex., cirurgia gástrica, doença celíaca)
  - Hemólise intravascular
  - Hemossiderose pulmonar (sequestração de ferro)
- As mulheres com perdas menstruais grandes podem precisar de mais ferro do que o organismo é capaz de absorver; desse modo, elas frequentemente ficam deficientes em ferro
- A gravidez e a lactação também aumentam os requerimentos de ferro, tornando necessária a suplementação com ferro medicinal
- O uso de aspirina a longo prazo pode causar perda sanguínea, mesmo sem lesão estrutural documentada
- Buscar fonte de sangramento GI se outros locais de perda sanguínea (menorragia, outros sangramentos uterinos e doações repetidas de sangue) forem descartados

ASPECTOS DEMOGRÁFICOS

- Mais comum em mulheres como resultado das perdas menstruais

ACHADOS CLÍNICOS

SINAIS E SINTOMAS

- Sintomas de anemia (p. ex., fadiga fácil, taquicardia, palpitações e taquipneia aos esforços)

- Alterações de pele e mucosas (p. ex., língua lisa, unhas frágeis e queilose) na deficiência grave de ferro
- Disfagia resultante das membranas esofágicas (síndrome de Plummer-Vinson)
- A pica (ou seja, o desejo por alimentos específicos [p. ex., lascas de gelo, alface] frequentemente não ricos em ferro) é comum

DIAGNÓSTICO DIFERENCIAL

- Anemia microcítica resultante de outras causas
  - Talassemia
  - Anemia de doença crônica
  - Anemia sideroblástica
  - Intoxicação por chumbo

DIAGNÓSTICO

EXAMES LABORATORIAIS

- O diagnóstico pode ser feito pela
  - Confirmação laboratorial de um estado deficiente em ferro
  - Avaliação da resposta a um teste terapêutico de reposição de ferro
- Hematócrito baixo, mas hemoglobina corpuscular média (HCM) inicialmente normal; HCM baixa mais tarde
- A contagem de plaquetas pode estar aumentada
- Ferritina sérica baixa; um valor < 30 µg/L é um indicador altamente confiável de deficiência de ferro
- A capacidade ferropéxica total sérica (CFTS) sobe, o ferro sérico < 30 µg/dL e a saturação de transferrina < 15% depois que os estoques de ferro são depletados
- O esfregaço do sangue fica anormal nos casos moderados a graves, mostrando células microcíticas hipocrômicas, anisocitose (variação no tamanho do eritrócito) e poiquilocitose (variação no formato da hemácia)
- Células intensamente hipocrômicas, células-alvo, células hipocrômicas em forma de lápis e, ocasionalmente, números pequenos de hemácias nucleadas na deficiência grave de ferro
- O teste de sangue oculto nas fezes é frequentemente positivo com o sangramento GI

PROCEDIMENTOS DIAGNÓSTICOS

- A colonoscopia ou a sigmoidoscopia flexível podem ser necessárias na avaliação de suspeita de sangramento GI

TRATAMENTO

MEDICAÇÕES

- Sulfato ferroso, 325 mg VO 3x/dia
  - Tratamento de escolha
  - Pode causar efeitos colaterais GI
- A adesão melhora iniciando-se com 325 mg VO 1x/dia, com alimentos, e então gradualmente escalonando a dose
- É preferível prescrever uma dose mais baixa de ferro ou permitir a ingestão concomitante com alimentos em vez de insistir com um regime que não será seguido
- Continuar a terapia com ferro por 3-6 meses depois da restauração de valores hematológicos normais para reposição dos depósitos de ferro
- Falha em responder à terapia com ferro
  - Habitualmente por falta de adesão
  - Alguns pacientes absorvem mal o ferro
  - Outras razões incluem diagnóstico incorreto (anemia de doença crônica, talassemia) e perda sanguínea GI contínua
- Indicações para ferro parenteral
  - Intolerância ao ferro oral
  - Refratariedade ao ferro oral
  - Doença GI (em geral doença intestinal inflamatória) impedindo o uso oral do ferro
  - Perda continuada de sangue que não possa ser corrigida
- Por causa do risco de anafilaxia, o ferro parenteral é usado somente para a anemia persistente, depois de uma tentativa razoável com terapia oral
- A dose de ferro IV (total de 1,5-2,0 g) é calculada pela estimativa da diminuição no volume da massa de hemácias e pelo fornecimento de 1 mg de ferro para cada mililitro de volume abaixo do normal
  - Então, adicionar aproximadamente 1 g para o armazenamento de ferro
  - A dose toda pode ser dada como infusão IV durante 4-6 h
  - A dose de teste da solução diluída é dada em primeiro lugar; observar o paciente durante toda a infusão para anafilaxia

PROCEDIMENTOS TERAPÊUTICOS

- Tratar a causa subjacente como a fonte de sangramento GI

DESFECHOS

SEGUIMENTO

- Obter novo hemograma completo para observar a resposta à reposição de ferro pelo retorno do hematócrito a meio caminho em direção ao normal dentro de 3 semanas e completamente à linha de base depois de 2 meses
- Suplementação de ferro durante a gravidez e lactação: incluída nas vitaminas pré-natais

EVIDÊNCIAS

DIRETRIZES CLÍNICAS

- Goddard AF et al. Guidelines for the management of iron deficiency anaemia. British Society of Gastroenterology. Gut. 2000;46(Suppl 3-4):IV1. [PMID: 10862605]
- CDC Recommendations to Prevent and Control Iron Deficiency in the United States. MMWR Recomm Rep 1998;47:1

ENDEREÇOS ELETRÔNICOS

- National Heart, Lung, and Blood Institute
- NIH Office of Dietary Supplements: Iron Fact Sheet

INFORMAÇÕES PARA OS PACIENTES

- American Academy of Family Physicians: Anemia: When Low Iron Is the Cause
- National Women's Health Information Center: Anemia
- Mayo Clinic: Iron Deficiency Anemia

REFERÊNCIAS

- Capurso G et al. Can patient characteristics predict the outcome of endoscopic, evaluation of iron deficiency anemia: a multiple logistic regression analysis. Gastrointest Endosc. 2004 Jun; 59(7):766-71. [PMID: 15173787]
- Cook JD et al. The quantitative assessment of body iron. Blood. 2003 May 1; 101(9):3359-64. [PMID: 12521995]
- Eichbaum Q et al. Is iron gluconate really safer than iron dextran? Blood. 2003 May 1;101(9):3756-7. [PMID: 12707229]
- Makrides M et al. Efficacy and tolerability of low-dose iron supplements during pregnancy: a randomized controlled trial. Am J Clin Nutr. 2003 Jul; 78(1):145-53. [PMID: 12816784]

- Yates JM et al. Iron deficiency anaemia in general practice: clinical outcomes over three years and factors influencing diagnostic investigations. Postgrad Med J. 2004 Jul;80(945):405-10. [PMID: 15254305]

Anemia Sideroblástica

CARACTERÍSTICAS PRINCIPAIS

- Grupo heterogêneo de distúrbios em que há síntese reduzida de hemoglobina por causa da falha em incorporar a heme na protoporfirina para formar a hemoglobina
- O ferro se acumula, particularmente em mitocôndrias
- Às vezes, representa uma etapa na evolução de um distúrbio generalizado de medula óssea (mielodisplasia)
- Outras causas incluem alcoolismo crônico e intoxicação por chumbo

ACHADOS CLÍNICOS

- Sintomas de anemia; nenhuma outra característica clínica específica

DIAGNÓSTICO

- Anemia habitualmente moderada, hematócrito 20-30%
- Volume corpuscular médio em geral normal ou ligeiramente aumentado, mas às vezes baixo, levando à confusão com deficiência de ferro
- O esfregaço de sangue periférico mostra caracteristicamente a população dimórfica de hemácias: 1 normal e 1 hipocrômica
- Pontilhado basófilo grosseiro das hemácias e nível sérico elevado de chumbo na intoxicação
- A coloração para ferro da medula óssea mostra aumento generalizado nos depósitos de ferro e sideroblastos anelares (hemácias com depósitos de ferro cercando o núcleo) e marcada hiperplasia eritroide (resultante da eritropoiese ineficaz)
- Ferro sérico e saturação de transferrina altos

TRATAMENTO

- Ocasionalmente, transfusão para anemia grave

- A terapia com eritropoietina não costuma ser efetiva

Aneurisma de Aorta Abdominal

CARACTERÍSTICAS PRINCIPAIS

PRINCÍPIOS BÁSICOS DO DIAGNÓSTICO

- A maioria dos aneurismas de aorta são assintomáticos até a ruptura, que é catastrófica
- Os aneurismas que medem 5 cm são palpáveis em 80% dos pacientes
- A dor nas costas ou abdominal com dolorimento aneurismático pode preceder a ruptura
- Hipotensão
- Dor abdominal excruciante que se irradia para as costas

CONSIDERAÇÕES GERAIS

- A aorta de um homem jovem e saudável mede aproximadamente 2 cm
- Um aneurisma é considerado presente quando o diâmetro aórtico ultrapassar 3 cm
- Os aneurismas raramente causam problemas até o diâmetro exceder 5 cm
- Dos aneurismas ateroscleróticos abdominais, 90% se originam abaixo das artérias renais
- A bifurcação aórtica costuma estar envolvida
- As artérias ilíacas comuns são frequentemente envolvidas

ASPECTOS DEMOGRÁFICOS

- Encontrado em 2% dos homens acima dos 55 anos de idade
- A proporção masculina para feminina é de 8:1

ACHADOS CLÍNICOS

SINAIS E SINTOMAS

- A maioria dos aneurismas assintomáticos são descobertos como achado incidental no ultrassom ou na TC
- Aneurismas sintomáticos
  - Na região umbilical do abdome, a dor de leve a intensa, devido à expansão aneurismática, frequentemente se irradia para a área lombar
  - A dor pode ser constante ou intermitente, exacerbada mesmo por leve pressão sobre o saco do aneurisma, e também pode acompanhar aneurismas inflamatórios

- Os aneurismas inflamatórios ocorrem quando uma camada inflamatória circunda o aneurisma e engloba as estruturas retroperitoneais, incluindo o duodeno e, ocasionalmente, os ureteres
- Aneurismas rotos
  - Dor intensa
  - Massa abdominal palpável
  - Hipotensão
  - A ruptura livre na cavidade peritoneal é fatal
  - A maioria dos aneurismas tem um espesso revestimento de coágulos sanguíneos, que podem escapar e ocluir o fluxo sanguíneo em uma artéria periférica pequena (embolia)
  - Embora este fenômeno seja raro, múltiplas áreas localizadas de fluxo sanguíneo periférico ruim (síndrome do dedo azul) devem motivar a busca por um aneurisma

DIAGNÓSTICO

EXAMES LABORATORIAIS

- Mesmo com uma ruptura contida, pode haver pouca alteração nos achados laboratoriais de rotina
- O hematócrito estará normal, desde não haja oportunidade para hemodiluição
- Os aneurismas estão associados a doenças cardiopulmonares de fumantes idosos do sexo masculino, que incluem
  - Doença de artérias coronárias
  - Doença das carótidas
  - Insuficiência renal
  - Enfisema
- Os exames pré-operatórios podem indicar a presença dessas condições comórbidas

DIAGNÓSTICO POR IMAGEM

- Ultrassonografia abdominal
  - Exame de escolha para o diagnóstico inicial
  - Útil para o rastreamento em homens com 65 a 74 anos – mas não para mulheres – que tenham história de tabagismo
  - O rastreamento repetido não parece ser necessário
- Radiografias abdominais ou lombares: calcificações curvilíneas demarcando porções da parede do aneurisma podem ser vistas em aproximadamente 75% dos pacientes
- TC
  - Fornece uma avaliação mais confiável do diâmetro do aneurisma
  - Deve ser feita quando o aneurisma aproximar-se do limiar do diâmetro para tratamento

- TC contrastada
  - Mostra as artérias acima e abaixo do aneurisma
  - A visualização dessa vascularização é essencial para o planejamento do reparo

TRATAMENTO

REPARO DE EMERGÊNCIA

- Se a ruptura e o sangramento estiverem confinados ao retroperitônio, tanto a pressão baixa quanto a contenção retroperitoneal podem interromper a perda sanguínea por tempo suficiente para o paciente ser submetido a uma operação de urgência
- O reparo endovascular representa a melhor oportunidade de sobrevivência, porque o coágulo sanguíneo retroperitoneal é deixado intacto
- Os pacientes que têm ruptura livre do aneurisma para dentro do peritônio não sobrevivem o tempo suficiente para chegar ao reparo cirúrgico

REPARO ELETIVO

- Geralmente indicado para os aneurismas aórticos > 5,5 cm de diâmetro ou os aneurismas que tenham apresentado expansão rápida (> 5 mm em 6 meses)

CIRURGIA

- Não está indicada no caso de aneurisma inflamatório, a menos que as estruturas retroperitoneais, como o ureter, estejam comprimidas
- Curiosamente, a inflamação que englobava um aneurisma inflamatório cede após um reparo aneurismático endovascular ou cirúrgico
- Reparo cirúrgico aberto do aneurisma
  - O enxerto é suturado à aorta não dilatada acima e abaixo do aneurisma
  - Isso envolve incisão abdominal, extensa dissecção e interrupção do fluxo sanguíneo aórtico
  - A taxa de mortalidade é baixa quando o procedimento é realizado em pacientes com perfil de risco favorável e em centros experientes
  - Os pacientes mais velhos e mais enfermos podem não tolerar os estresses cardiopulmonares da cirurgia

REPARO ENDOVASCULAR

- O enxerto com stent é usado para alinhar a aorta e excluir o aneurisma
- Os requisitos anatômicos para obter com segurança a exclusão do aneurisma variam de acordo com as características de desempenho específico do dispositivo de stent a ser usado
- Em geral, a inserção bem-sucedida exige um segmento de aorta não dilatada (colo) entre as artérias renais e o aneurisma com pelo menos 15 mm de comprimento
- A inserção do dispositivo exige artérias ilíacas com pelo menos 7 mm de diâmetro
- As técnicas endovasculares têm melhorado os desfechos, de forma que alguns especialistas recomendam o tratamento de aneurismas menores
- Há estudos em andamento para determinar se isso pode ser apropriado

DESFECHOS

COMPLICAÇÕES

- Infarto do miocárdio
- Insuficiência renal pró-procedimento (incomum no reparo de aneurismas infrarrenais de rotina)
- As complicações respiratórias são semelhantes àquelas vistas na maioria das grandes cirurgias abdominais
- Hemorragia gastrintestinal

PROGNÓSTICO

- Ressecção cirúrgica eletiva aberta
  - A taxa de mortalidade é de 1-5%
  - Daqueles que sobrevivem à cirurgia, cerca de 60% estarão vivos em 5 anos
  - O infarto do miocárdio é a principal causa da morte
- Reparo endovascular do aneurisma
  - Pode ser menos definitivo que o reparo cirúrgico aberto
  - Em pacientes de alto risco, a abordagem endovascular reduz a morbidade e a mortalidade transoperatória
  - O prognóstico depende de quão exitosamente o aneurisma foi excluído da circulação
- Taxas de mortalidade entre os pacientes com aneurismas grandes não submetidos à cirurgia
  - 12% de risco anual de ruptura em aneurismas ≥ 6 cm de diâmetro
  - 25% de risco anual de ruptura em aneurismas ≥ 7 cm de diâmetro

EVIDÊNCIAS

DIRETRIZES CLÍNICAS

- Brewster DC et al. Guidelines for the treatment of abdominal aortic aneurysms. Report of a subcommirttee of the Joint Council of the American Association for Vascular Surgery and Society for Vascular Surgery. J Vasc Surg. 2003 May;37(5):1106-17. [PMID: 12756363]

INFORMAÇÕES PARA OS PACIENTES

- Cleveland Clinic: Abdominal Aortic Aneurysm
- MedlinePlus: Abdominal Aortic Aneurysm
- MedlinePlus: Abdominal Aorric Aneurysm interactive tutorial

REFERÊNCIAS

- Blankensteijn JD et al; Dutch Randomized Endovascular Aneurysm Management (DREAM) Trial Group. Two-year outcomes after conventional or endovascular repair of abdominal aortic aneurysms. N Engl J Med. 2005 Jun 9; 352(23):2398-405. [PMID: 15944424]
- Fleming C et al. Screening for abdominal aortic aneurysm: a best-evidence systematic review for the U.S. Preventive Services Task Force. Ann Intern Med. 2005 Feb 1;142(3):203-11. [PMID: 15684209]
- Hellmann DB et al. Inflammatory abdominal aortic aneurysm. JAMA. 2007 Jan 24;297(4):395-400. [PMID: 17244836]
- McFalls EO et al. Coronary-artery revascularization before elective major vascular surgery. N Engl J Med. 2004 Dec 30;351(27):2795-804. [PMID: 15625331]
- Prinssen M et al; Dutch Randomized Endovascular Aneurysm Management (DREAM) Trial Group. A randomized trial comparing conventional and endovascular repair of abdominal aortic aneurysms. N Engl J Med. 2004 Oct 14;351(16):1607-18. [PMID: 15483279]

Aneurisma de Aorta Torácica

CARACTERÍSTICAS PRINCIPAIS

PRINCÍPIOS BÁSICOS DO DIAGNÓSTICO

- Alargamento do mediastino na radiografia de tórax
- Com ruptura, início súbito de dor torácica irradiada para o dorso

CONSIDERAÇÕES GERAIS

- Os aneurismas da aorta torácica respondem por < 10% dos aneurismas aórticos
- Causas

- Aterosclerose
- Trauma
- Sífilis (rara)
- Síndromes de Ehlers-Danlos e de Marfan (também raras)

ACHADOS CLÍNICOS

SINAIS E SINTOMAS

- A maioria é assintomática
- Dor subesternal, dorsal ou cervical
- A pressão sobre a traqueia, o esôfago ou a veia cava superior pode resultar em
  - Dispneia, estridor ou tosse metálica
  - Disfagia
  - Edema no pescoço e nos braços
  - Veias cervicais dilatadas
- Rouquidão devido ao estiramento do nervo laríngeo recorrente esquerdo
- Regurgitação aórtica com aneurismas da aorta ascendente

DIAGNÓSTICO

DIAGNÓSTICO POR IMAGEM

- A radiografia de tórax mostra o contorno calcificado da aorta dilatada
- A TC é a modalidade de escolha
  - Demonstra a anatomia e a dimensão do aneurisma
  - Exclui lesões que podem mimetizar os aneurismas, como neoplasias ou bócio subesternal
- A RM também pode ser útil

PROCEDIMENTOS DIAGNÓSTICOS

- O cateterismo cardíaco e a ecocardiografia podem ser necessários para descrever a relação dos vasos coronarianos com o aneurisma da aorta ascendente

TRATAMENTO

CIRURGIA

- As indicações para o reparo dependem de fatores como
  - Localização da dilatação
  - Velocidade de crescimento
  - Sintomas associados
  - Condição geral do paciente
- Os aneurismas medindo ≥ 6 cm podem ser considerados para reparo

PROCEDIMENTOS TERAPÊUTICOS

- Enxertos endovasculares para aneurisma da aorta torácica descendente
- Reconstruções endovasculares ramificadas experimentais (enxertos feitos sob medida com ramos para os vasos que seriam ocluídos pelo enxerto) para aneurismas do arco aórtico

DESFECHOS

SEGUIMENTO

- TC para aneurismas estáveis

COMPLICAÇÕES

- Com exceção do reparo endovascular para pequenos aneurismas saculares da aorta torácica dependente, a morbidade e a mortalidade do reparo torácico são consideravelmente maiores do que para o reparo de aneurismas da aorta abdominal infrarrenal
- Paraplegia (rara)
- Risco aumentado de AVC quando o arco aórtico está envolvido, mesmo quando o aneurisma não afeta diretamente a artéria carótida

PROGNÓSTICO

- Em geral, os aneurismas degenerativos da aorta torácica irão aumentar de tamanho e exigir reparo
- É bom com o reparo endovascular de aneurismas saculares, particularmente aqueles distais à artéria subclávia esquerda e à aorta torácica descendente
- A ressecção de grandes aneurismas complexos do arco aórtico só deve ser tentada em pacientes de baixo risco
- A tecnologia ramificada experimental para enxertos endovasculares é promissora para a redução da morbidade e da mortalidade

EVIDÊNCIAS

INFORMAÇÕES PARA OS PACIENTES

- Cleveland Clinic: Aneurysm
- Mayo Clinic: Aortic Aneurysm
- MedlinePlus: Thoracic Aortic Aneurysm

REFERÊNCIAS

- Chuter TA et al. Endovascular repair of the aortic arch. Perspect Vasc Surg Endovasc Ther. 2007 Jun;19(2):188-92. [PMID: 17704490]
- Hansen CJ et al. Complications of endovascular repair of high-risk and emergent descending thoracic aortic aneurysms and dissections. J Vasc Surg 2004;40:22. [PMID: 15297815]
- Leurs LJ et al; EUROSTAR Collaborators. Secondary interventions after elective endovascular repair of degenerative thoracic aortic aneurysms: results of the European collaborators registry (EUROSTAR). J Vasc Interv Radiol. 2007 Apr;18(4):491-5. [PMID: 17446539]
- Leurs LJ et al: EUROSTAR; UK Thoracic Endograft Registry collaborators. Endovascular treatment of thoracic aortic diseases: combined experience from the EUROSTAR and United Kingdom Thoracic Endograft registries. J Vasc Surg 2004;40:670. [PMID: 15472593]
- Khalil A et al. Aortic pathology: aortic trauma, debris, dissection, and aneurysm. Crit Care Med. 2007 Aug;35(8 Suppl):S392-400. Erratum in: Crit Care Med. 2007 Oct;35(10):2476. [PMID: 17667464]

Aneurisma Intracraniano

CARACTERÍSTICAS PRINCIPAIS

PRINCÍPIOS BÁSICOS DO DIAGNÓSTICO

- Hemorragia subaracnóidea ou déficit focal
- Um "vazamento de advertência"* pode preceder a hemorragia maior
- Estudos de imagem anormais

CONSIDERAÇÕES GERAIS

- A maioria dos aneurismas está localizada
  - Na parte anterior do polígono de Willis, particularmente nas artérias comunicantes anterior ou posterior
  - Na bifurcação da artéria cerebral média
  - Na bifurcação da artéria carótida interna
- Aneurismas saculares (aneurismas "em baga")
  - Ocorrem nas bifurcações arteriais
  - São mais comuns em adultos do que em crianças
  - São frequentemente múltiplos (20% dos casos)
  - Costumam ser assintomáticos
  - Podem estar associados a doença renal policística e coarctação da aorta

ASPECTOS DEMOGRÁFICOS

- Os fatores de risco para a formação de aneurismas incluem tabagismo, hipertensão e hipercolesterolemia

---

* N. de R.T. Em português, consagrou-se o termo "cefaleia sentinela" para referir-se a essa situação.

ACHADOS CLÍNICOS

SINAIS E SINTOMAS

- Pode causar um déficit neurológico focal ao comprimir estruturas adjacentes
- A maioria é assintomática ou produz apenas sintomas não específicos até que rompam, causando uma hemorragia subaracnóidea
- Os "vazamentos de advertência" de uma quantidade pequena de sangue do aneurisma às vezes precedem a hemorragia maior por algumas horas ou dias, levando a cefaleias, náuseas e rigidez de nuca
- Os sinais neurológicos focais podem estar ausentes na hemorragia subaracnóidea ou podem ser secundários a um hematoma ou isquemia focal no território do vaso com o aneurisma rompido
- O espasmo arterial focal na área do aneurisma rompido pode ocorrer depois de 1-14 dias, causando hemiplegia ou outros déficits focais
- A causa do vasoespasmo é desconhecida e provavelmente multifatorial
- O vasoespasmo pode provocar isquemia ou infarto cerebral significativos e aumento na pressão intracraniana
- A hidrocefalia subaguda devido à interferência com o fluxo do líquido cerebrospinal pode ocorrer depois de 2 semanas ou mais; leva a uma deterioração clínica tardia e é aliviada pela derivação

DIAGNÓSTICO DIFERENCIAL

- Meningite ou meningoencefalite
- AVC isquêmico
- Lesão de massa; por exemplo, tumor cerebral
- Hemorragia subdural
- Hemorragia epidural
- Enxaqueca

DIAGNÓSTICO

EXAMES LABORATORIAIS

- O líquido cerebrospinal está tingido de sangue se tiver ocorrido hemorragia subaracnóidea
- Pode ocorrer evidência no ECG de arritmias ou isquemia miocárdica, as quais provavelmente se relacionam com atividade simpática excessiva
- Leucocitose periférica e glicosúria transitória também são comuns

DIAGNÓSTICO POR IMAGEM

- A TC geralmente confirma que ocorreu uma hemorragia subaracnóidea, mas pode estar normal
- A angiografia (exames bilaterais das artérias carótidas e vertebrais) indica o tamanho e o local da lesão, às vezes revela aneurismas múltiplos e pode mostrar o espasmo arterial
- Se a hemorragia subaracnóidea for confirmada por punção lombar ou TC, mas a arteriografia for normal, então o exame deve ser repetido depois de 2 semanas porque o vasoespasmo pode impedir a detecção de um aneurisma durante o exame inicial

TRATAMENTO

MEDICAÇÕES

- Fenitoína para prevenir convulsões
- Os bloqueadores dos canais de cálcio reduzem ou revertem o vasoespasmo experimental, e a nimodipina reduz os déficits isquêmicos do espasmo arterial sem quaisquer efeitos colaterais (60 mg a cada 4 h por 21 dias)

CIRURGIA

- O tratamento definitivo requer cirurgia e clampeamento da base do aneurisma, ou o tratamento endovascular com radiologia intervencionista

PROCEDIMENTOS TERAPÊUTICOS

- O principal objetivo é prevenir hemorragias adicionais
- Os pacientes conscientes são
  - Restritos ao leito
  - Aconselhados a não fazer esforços
  - Tratados sintomaticamente para cefaleia e ansiedade
  - Recebem laxantes ou amaciantes de fezes
- Se a hipertensão for grave, a pressão arterial é reduzida gradualmente, mas não abaixo de um nível diastólico de 90 mmHg
- O manejo clínico descrito para a hemorragia subaracnóidea é continuado por mais ou menos 6 semanas e seguido por mobilização gradual

DESFECHOS

SEGUIMENTO

- Depois da obliteração cirúrgica dos aneurismas, o vasoespasmo sintomático pode ser tratado
  - Expansão de volume intravascular
  - Hipertensão induzida
  - Angioplastia com balão transluminal dos vasos intracranianos envolvidos

PROGNÓSTICO

- Aneurismas não rompidos e sintomáticos demandam tratamento imediato
- Contudo, aneurismas assintomáticos pequenos descobertos por acaso são muitas vezes monitorados com arteriografia e corrigidos cirurgicamente somente se >10 mm
- Há maior risco de hemorragia adicional dentro de alguns dias após o sangramento inicial; assim, a obliteração precoce (dentro de 2 dias) é preferida
- Aproximadamente 20% dos pacientes terão sangramento adicional em 2 semanas e 40% em 6 meses

CASOS DE ADMISSÃO HOSPITALAR

- Todos os pacientes precisam de hospitalização e encaminhamento para cuidados especializados

EVIDÊNCIAS

DIRETRIZES CLÍNICAS

- American Society of Interventional and Therapeutic Neuroradiology. Aneurysm endovascular therapy. AJNR Am J Neuroradiol. 2001;22(8 Suppl):S4. [PMID: 11686074]
- National Guideline Clearinghouse

ENDEREÇOS ELETRÔNICOS

- 3-D Visualization of brain aneurysms
- CNS Pathology Index

INFORMAÇÕES PARA OS PACIENTES

- National Institute of Neurological Disorders and Stroke
- UCSF Neurocritical Care and Stroke Patient Information

REFERÊNCIAS

- Doerfler A et al. Endovascular treatment of cerebrovascular disease. Curr Opin Neurol. 2004 Aug;17(4):481-7. [PMID: 15247546]
- Molyneux AJ et al. International Subarachnoid Aneurysm Trial (ISAT) of neurosurgical clipping versus endovascular coiling in 2143 patients with ruptured intracranial aneurysms: a randomised comparison of effects on survival, dependency, seizures, rebleeding, subgroups, and aneurysm occlusion. Lancet. 2005 Sep 3-9;366(9488):809-17. [PMID: 16139655]
- Nieuwkamp DJ et al. Subarachnoid haemorrhage in patients ≥ 75 years: clinical course, treatment and outcome.

J Neurol Neurosurg Psychiatry. 2006 Aug;77(8):933-7. [PMID: 16638789]
- Pouratian N et al. Endovascular management of unruptured intracranial aneurysms. J Neurol Neurosurg Psychiatry. 2006 May;77(5):572-8. [PMID: 16614015]

Anfetamina & Cocaína, Superdosagem de

CARACTERÍSTICAS PRINCIPAIS

PRINCÍPIOS BÁSICOS DO DIAGNÓSTICO
- Agitação, paranoia, psicose
- Convulsões, hipertermia
- Hipertensão, taquicardia
- A hiponatremia pode ocorrer com a metilenodioximetanfetamina (MDMA, "ecstasy")

CONSIDERAÇÕES GERAIS
- Há grande abuso de anfetaminas e cocaína por suas propriedades "euforigênicas" e estimulantes
- Ambas as drogas podem ser fumadas, aspiradas, ingeridas ou injetadas
- A dose tóxica de cada droga é altamente variável e depende da via de administração e da tolerância individual
- Os derivados da anfetamina e as drogas relacionadas incluem
  - Metanfetamina ("cristal")
  - MDMA
  - Efedrina
  - Metcatinona (propiofenona)
- Medicações de venda livre e suplementos nutricionais podem conter drogas estimulantes ou simpaticomiméticos, como
  - Efedrina
  - Ioimbina
  - Cafeína

ACHADOS CLÍNICOS

SINAIS E SINTOMAS
- Estimulação do SNC e um aumento generalizado na atividade simpática central e periférica
- O início dos efeitos é mais rápido quando a droga é injetada IV ou fumada
- Ansiedade
- Tremores
- Taquicardia
- Hipertensão
- Diaforese
- Pupilas dilatadas
- Agitação
- Hiperatividade muscular
- Psicose
- Na intoxicação grave, podem ocorrer convulsões e hipertermia

DIAGNÓSTICO DIFERENCIAL
- Pseudoefedrina, cafeína
- Intoxicação anticolinérgica
- Psicose
- Intermação
- Abstinência de álcool ou sedativo-hipnóticos
- Síndrome serotoninérgica

DIAGNÓSTICO

EXAMES LABORATORIAIS
- O rastreamento urinário habitualmente testa anfetaminas e benzoilecgonina, um metabólito da cocaína
- O rastreamento sanguíneo em geral não é sensível o suficiente para detectar essas drogas
- A creatinoquinase (CK) sérica elevada sugere rabdomiólise
- A hiponatremia foi relatada depois do uso de MDMA
- A intoxicação maciça com cocaína pode causar prolongamento do intervalo QRS, semelhante à superdosagem de antidepressivos tricíclicos

TRATAMENTO

MEDICAÇÕES

Medidas de emergência e de suporte
- Baixar rapidamente a temperatura corporal (ver Hipertermia) em pacientes hipertérmicos (40°C)
- Tratar agitação ou psicose com um benzodiazepínico
  - Lorazepam, 2-3 mg IV, repetido se necessário, até 8-10 mg
  - Midazolam, 0,1-0,2 mg/kg IM

Tratamento específico
- Tratar a agitação com um sedativo como lorazepam, 2-3 mg IV
- Tratar as convulsões com lorazepam (2-3 mg IV) ou fenobarbital (15 mg/kg IV)
- Tratar a hipertensão com
  - Fármaco vasodilatador, como fentolamina, 1-5 mg IV, ou nitroprussiato, 0,5-10 µg/kg/min
  - Bloqueador α e β-adrenérgico combinado, como labetalol, 10-20 mg IV
  - *Não* administrar um betabloqueador puro, como propranolol, porque pode ocasionar piora paradoxal da hipertensão, como resultado da falta de oposição aos efeitos α-adrenérgicos
- Tratar a taquicardia ou as taquiarritmias com um betabloqueador de curta duração, como esmolol, 25-100 µg/kg/min por infusão IV
- Tratar a hiponatremia (ver Hiponatremia)
- Tratar a hipertermia (ver Hipertermia)

DESFECHOS

COMPLICAÇÕES
- A hipertensão prolongada ou grave pode resultar em
  - Hemorragia intracraniana
  - Dissecção aórtica
  - Infarto do miocárdio
- A hipertermia pode causar
  - Falência de múltiplos órgãos
  - Lesão cerebral permanente
- A hiperatividade muscular pode levar à acidose metabólica e rabdomiólise

PROGNÓSTICO
- Bom, se houver somente uma breve convulsão única ou agitação ou efeitos cardiovasculares leves a moderados
- Ruim depois de hipertermia grave (p. ex., temperatura > 40°C) ou hemorragia intracraniana

CASOS DE ADMISSÃO HOSPITALAR
- Hipertensão persistente, taquicardia
- Hipertermia
- Hiponatremia
- Convulsões múltiplas ou prolongadas

EVIDÊNCIAS

DIRETRIZES CLÍNICAS
- National Guideline Clearinghouse: VHA/DoD Clinical Practice Guideline for the Management of Substance Abuse Disorders

ENDEREÇOS ELETRÔNICOS
- eMedicine: Toxicology Articles
- National Institute on Drug Abuse: InfoFacts: Crack and Cocaine

INFORMAÇÕES PARA OS PACIENTES
- JAMA patient page. Cocaine addiction. JAMA. 2002 Jan 2;287(1):146. [PMID: 11797622]
- JAMA patient page. Drug abuse. JAMA. 2000 Mar 8;283(10):1378. [PMID: 10714739]

REFERÊNCIAS
- El-Mallakh RS et al. MDMA (Ecstasy). Ann Clin Psychiatry. 2007 Jan-Mar;19(1):45-52. [PMID: 17453661]
- Kleber HD et al; Work Group on Substance Use Disorders; American Psy-

chiatric Association Steering Committee on Practice Guidelines. Treatment of patients with substance use disorders, second edition. American Psychiatric Association. Am J Psychiatry. 2007 Apr;164(4 Suppl):5-123. [PMID: 17569411]
- McGuinness T. Methamphetamine abuse. Am J Nurs. 2006 Dec; 106(12):54-9. [PMID: 17133009]
- Preti A. New developments in the pharmacotherapy of cocaine abuse. Addict Biol. 2007 Jun;12(2):133-51. [PMID: 17508985]
- Romanelli F et al. Clinical effects and management of methamphetamine abuse. Pharmacotherapy. 2006 Aug; 26(8): 1148-56. [PMID: 16863490]
- Treadwell SD et al. Cocaine use and stroke. Postgrad Med J. 2007 Jun; 83 (980): 389-94. [PMID: 17551070]

Angiite Primária do SNC

CARACTERÍSTICAS PRINCIPAIS

- Vasculite de tamanho pequeno e médio, limitada ao encéfalo e à medula espinal

ACHADOS CLÍNICOS

- Os casos comprovados por biópsia são predominantes em homens que se apresentam com história de semanas a meses de cefaleias, encefalopatia e AVCs multifocais
- Sinais e sintomas sistêmicos estão ausentes

DIAGNÓSTICO

- A RM do encéfalo é quase sempre anormal
- O líquido espinal frequentemente revela uma linfocitose leve e um aumento modesto no nível de proteínas
- As angiografias classicamente revelam um padrão em "colar de contas", produzido por segmentos alternados de estreitamento e dilatação arterial
- Entretanto, nem a RM nem o aspecto na angiografia são específicos para vasculite
- O diagnóstico definitivo requer
  - Um quadro clínico compatível
  - Exclusão de infecção, neoplasia ou distúrbio metabólico ou exposição a drogas (p. ex., cocaína) que podem imitar a angiite primária do SNC
  - Uma biópsia positiva do encéfalo
- Muitos pacientes que se ajustam ao perfil clínico de AVC, cefaleia, mas sem encefalopatia, podem ter vasoconstrição cerebral reversível em vez de vasculite verdadeira
- Os exames laboratoriais de rotina costumam ser normais

TRATAMENTO

- Geralmente melhora com prednisona
- Pode exigir ciclofosfamida
- A vasoconstrição cerebral reversível pode ser mais bem tratada com bloqueadores dos canais de cálcio (p. ex., nimodipina ou verapamil) e possivelmente um curso breve de corticosteroides

Angina Instável

CARACTERÍSTICAS PRINCIPAIS

- Padrão de aceleração ou em "crescendo" da *angina pectoris* (ver *Angina Pectoris*)
- Pior prognóstico que a angina estável pela maior probabilidade de progredir para um infarto do miocárdio (IM)
- A angina instável de início recente, se devida ao esforço e responsiva ao repouso e medicações, não está associada a um prognóstico ruim

ACHADOS CLÍNICOS

- A angina ocorre em repouso ou com menos esforço do que previamente
- Dura mais tempo
- É menos responsiva à medicação

DIAGNÓSTICO

- A maioria dos pacientes com angina instável manifesta alterações no ECG durante a dor: depressão do segmento ST, achatamento ou inversão de onda T
- A elevação do segmento ST é mais grave, devendo ser considerada e tratada como um IM até prova em contrário
- Possível disfunção ventricular esquerda durante a dor e posteriormente por um período de tempo
- Ver *Angina Pectoris* para outros sinais e sintomas

TRATAMENTO

- Hospitalização, repouso no leito, telemetria e oxigênio suplementar
- Descartar um IM com série de três dosagens de enzimas cardíacas (troponina I ou troponina T e CK-MB) a cada 6-8 h e ECGs de acompanhamento
- Consultoria com cardiologia
- Sedação com benzodiazepínicos no caso de ansiedade
- **Aspirina** (terapia de primeira linha): 325 mg VO imediatamente e então 1x/dia
- **Heparina** (terapia de primeira linha): no caso de início dos sintomas dentro das últimas 24 horas, oscilantes ou constantes
- **Heparina de baixo peso molecular**: por exemplo, enoxaparina 1 mg/kg SC a cada 12 h, ligeiramente superior à heparina IV
- **Clopidogrel**: 300 mg VO em dose de ataque, então 75 mg/dia, é às vezes adicionado
- **Nitroglicerina** (terapia de primeira linha): inicialmente sublingual, oral ou tópica, mas gotejamento contínuo se a dor persistir ou recorrer
  - Começar com 10 µg/min, titular para até 1 µg/kg/min durante 30-60 min, aumentando para doses mais altas se necessário
  - O monitoramento contínuo da PA é necessário
- **Opioides**, para dor persistente ou congestão pulmonar
- **Betabloqueadores** (terapia de primeira linha): VO ou IV para efeito mais rápido
  - Por exemplo, 3 doses IV de metoprolol 5 mg em intervalos de 5 min, a menos que haja insuficiência cardíaca evidente
  - Titular para uma meta de frequência cardíaca de 60/min conforme tolerado pela PA
- Reduzir a PA sistólica para 100-120 mmHg com nitroglicerina e betabloqueadores, exceto em pacientes com história de hipertensão grave
- Prova de esforço ou estresse farmacológico precoce ou arteriografia coronária
- Se a dor continuar, apesar das medicações citadas, com depressão flutuante de segmento ST, ou enzimas cardíacas positivas, considerar bloqueadores dos receptores da glicoproteína IIb/IIIa (p. ex., tirofibano, 0,4 µg/kg/min por 30 min, então 0,1 µg/kg/min) aguardando arteriografia de emergência

- Os trombolíticos não têm qualquer papel na angina instável sem elevação do segmento ST

Angina Pectoris

CARACTERÍSTICAS PRINCIPAIS

PRINCÍPIOS BÁSICOS DO DIAGNÓSTICO

- Dor torácica precordial, em geral precipitada por estresse ou esforço e rapidamente aliviada por repouso ou nitratos
- Dor
  - Habitualmente como pressão, e não como facada
  - A irradiação é comum, sobretudo para mandíbulas, pescoço ou braço
  - Pode estar associada a sintomas sistêmicos, como náuseas, sudorese, dispneia, palpitações
- Evidência de isquemia durante a dor ou no teste de estresse, no ECG, na ecocardiografia ou na cintilografia
- Evidência angiográfica de obstrução significativa de artérias coronárias maiores

CONSIDERAÇÕES GERAIS

- Geralmente causada por doença aterosclerótica da artéria coronária
- Causas menos comuns
  - Vasoespasmo coronário
  - Anomalias congênitas
  - Êmbolos
  - Arterite
  - Dissecção
  - Hipertrofia ventricular grave
  - Estenose ou regurgitação aórtica grave
- Comumente exacerbada por demandas metabólicas aumentadas (p. ex., hipertireoidismo, anemia, taquicardias)
- O vasoespasmo coronário pode ocorrer espontaneamente, ou pela exposição ao frio, estresse emocional, medicamentos vasoconstritores ou cocaína

ASPECTOS DEMOGRÁFICOS

- Subdiagnosticada em mulheres na pós-menopausa

ACHADOS CLÍNICOS

SINAIS E SINTOMAS

- O diagnóstico depende primariamente da história
- A angina surge mais comumente durante a atividade e é aliviada com repouso
- O paciente muitas vezes prefere permanecer em pé a deitar
- Em vez de "dor", o paciente pode descrever tensão, aperto, queimação, pressão, sufocação, ardência
- Desconforto atrás ou ligeiramente à esquerda do esterno (em 80-90%)
- Pode irradiar-se para
  - Ombro e braço esquerdos
  - Aspecto medial do braço, cotovelo, antebraço, punho e quarto e quinto dedos
  - Mandíbula
  - Nuca
  - Área interescapular
- O diagnóstico é fortemente sustentado se a nitroglicerina sublingual abortar ou atenuar a duração do ataque
- O exame físico durante um ataque frequentemente revela uma elevação significativa na pressão arterial sistólica e diastólica
- A hipotensão é um sinal de maior gravidade
- Pode ocorrer uma B_3 ou arritmia (bradicardia mais comum com o envolvimento da artéria coronária direita)

DIAGNÓSTICO DIFERENCIAL

- **Cardiovascular**
  - Infarto do miocárdio (IM)
  - Pericardite
  - Estenose aórtica
  - Dissecção aórtica
  - Cardiomiopatia
  - Miocardite
  - Prolapso de válvula mitral
  - Hipertensão pulmonar
  - Cardiomiopatia hipertrófica
  - Cardite na febre reumática aguda
  - Insuficiência aórtica
  - Hipertrofia ventricular direita
- **Pulmonar**
  - Pneumonia
  - Pleurite
  - Bronquite
  - Pneumotórax
  - Tumor
  - Mediastinite
- **Gastrintestinal**
  - Ruptura esofágica
  - Doença do refluxo gastresofágico
  - Espasmo esofágico
  - Ruptura de Mallory-Weiss
  - Doença ulcerosa péptica
  - Doença biliar
  - Pancreatite
  - Dor gastrintestinal funcional
- **Musculoesquelético**
  - Doença discal cervical ou torácica ou artrite
  - Artrite do ombro
  - Costocondrite ou síndrome de Tietze
  - Bursite subacromial
- **Outros**
  - Ansiedade
  - Herpes-zóster
  - Distúrbios mamários
  - Tumores da parede torácica
  - Síndrome do desfiladeiro torácico

DIAGNÓSTICO

EXAMES LABORATORIAIS

- Obter perfil lipídico em jejum
- Descartar diabetes melito e anemia
- A prova de esforço (esteira ou bicicleta) é o procedimento não invasivo menos caro e mais útil para
  - Confirmar o diagnóstico de angina
  - Determinar a gravidade da limitação da atividade
  - Avaliar o prognóstico
  - Avaliar as respostas à terapia

DIAGNÓSTICO POR IMAGEM

- Indicações para imagens com estresse miocárdico (cintilografia, ecocardiografia, RM)
  - Pacientes fisicamente incapazes de exercitar-se
  - ECG difícil de interpretar (p. ex., bloqueio de ramo esquerdo)
  - Resultados do teste de esforço contradizendo a impressão clínica
  - Necessidade de localizar mais precisamente a isquemia
  - Avaliar a amplitude da revascularização
  - Indicador prognóstico
- A cintilografia pode fornecer mais informações sobre presença, localização e extensão da doença arterial coronariana do que o teste de esforço
- A cintilografia é feita tanto em repouso quanto durante o estresse (exercícios ou estimulação farmacológica)

PROCEDIMENTOS DIAGNÓSTICOS

- Obter um ECG em todos os pacientes e, se possível, comparar os ECGs com e sem dor
- Durante os episódios anginosos, assim como na isquemia assintomática, o ECG pode revelar depressão horizontal descendente do segmento ST, ou achatamento ou inversão da onda T que reverte depois de a isquemia desaparecer ou, menos comumente, elevação do segmento ST
- O ECG é normal em ~25% dos pacientes com angina
- A arteriografia das coronárias é o procedimento diagnóstico definitivo
- A arteriografia tem uma taxa de mortalidade de ~0,1% e uma morbidade de ~1-5%, e é cara

- A angiografia ventricular esquerda realizada ao mesmo tempo avalia a função ventricular esquerda e a regurgitação mitral

TRATAMENTO

MEDICAÇÕES

- Nitroglicerina, 0,3-0,6 mg sublingual ou 0,4-0,8 mg por *spray*, com o início dos sintomas ou profilaticamente 5 min antes de atividades
- Nitratos de longa duração (dinitrato ou mononitrato de isossorbida) para o manejo dos sintomas: evitar o uso por 8-10 h a cada dia para evitar tolerância
- Os nitratos aliviam os sintomas, mas não têm benefício sobre a mortalidade
- Os betabloqueadores reduzem a demanda de oxigênio miocárdico e têm benefício sobre a mortalidade
- Os bloqueadores dos canais de cálcio em geral não são indicados, exceto para tratar o vasoespasmo coronariano
- Os inibidores das plaquetas reduzem o risco de tromboembolismo coronariano: aspirina (81-325 mg/dia) ou clopidogrel (75 mg/dia) nos pacientes intolerantes à aspirina trazem benefício na mortalidade
- Ranolazina, 500 mg VO, para angina crônica
  - Contraindicada em doença hepática e renal significativas
  - Pode causar prolongamento de QT

CIRURGIA

- A revascularização (cirurgia de revascularização do miocárdio) está indicada quando
  - Os sintomas forem inaceitáveis, apesar da terapia clínica máxima
  - Houver uma estenose > 50% da artéria coronária principal esquerda, com ou sem sintomas
  - Doença de três vasos coexistir com uma uma fração de ejeção < 50% ou um IM prévio
  - Uma angina instável estiver presente
  - A angina ou isquemia grave persistir no teste não invasivo depois de um IM
- A derivação coronariana é geralmente reservada para a doença da artéria principal esquerda e de três vasos

PROCEDIMENTOS TERAPÊUTICOS

- Angioplastia ou colocação de *stent* realizados durante a angiografia
  - Procedimento de escolha para a doença de vaso único no contexto de sintomas refratários
  - Superior à terapia clínica para o alívio de sintomas, mas não para prevenir infarto ou morte
  - Uma alta taxa (~40%) de reestenose pode ser reduzida com os *stents* mais novos

DESFECHOS

CASOS DE ADMISSÃO HOSPITALAR

- Hospitalizar os pacientes com angina constante ou instável (ver Angina Instável) para realizar avaliação cardíaca, descartar IM e maximizar a terapia, incluindo possível revascularização de emergência

PREVENÇÃO

- Cessação do tabagismo
- Betabloqueadores, nitratos e aspirina
- Tratamento vigoroso da hiperlipidemia (meta para LDL < 100 mg/dL, HDL > 45 mg/dL)
- Controle estrito do diabetes melito
- Meta para pressão arterial (< 140/90 mmHg)
- Evitar fatores agravantes: atividade vigorosa, temperaturas frias, emoções fortes

EVIDÊNCIAS

DIRETRIZES CLÍNICAS

- ACC/AHA 2002 guideline update for the management of patients with unstable angina and non-ST-segment elevation myocardial infarction. A report of the American College of Cardiology/American Heart Association Task Force on Practice Guidelines
- Snow V et al; American College of Physicians; American College of Cardiology Chronic Stable Angina Panel. Primary care management of chronic stable angina and asymptomatic suspected or known coronary artery disease: a clinical practice guideline from the American College of Physicians. Ann Intern Med. 2004;141:562. [PMID: 15466774]

ENDEREÇOS ELETRÔNICOS

- American College of Cardiology
- National Heart, Lung, and Blood Institute

INFORMAÇÕES PARA OS PACIENTES

- American Academy of Family Physicians: Angina and Heart Disease
- American Heart Association: Angina Pectoris
- MedlinePlus: Angina Interactive Tutorial
- National Heart, Lung, and Blood Institute: Angina

REFERÊNCIAS

- Chaitman BR et al; Combination Assessment of Ranolazine In Stable Angina (CARISA) Investigators. Effects of ranolazine with atenolol, amlodipine, or diltiazem on exercise tolerance and angina frequency in patients with severe chronic angina: a randomized controlled trial. JAMA. 2004 Jan 21; 291(3):309-16. [PMID: 14734593]
- Paetsch I et al. Comparison of dobutamine stress magnetic resonance, adenosine stress magnetic resonance, and adenosine stress magnetic resonance perfusion. Circulation. 2004 Aug 17; 110(7):835-42. [PMID: 15289384]

Angiostrongilíase Cantonense

CARACTERÍSTICAS PRINCIPAIS

PRINCÍPIOS BÁSICOS DO DIAGNÓSTICO

- Meningoencefalite
- Neuropatias cranianas transitórias

CONSIDERAÇÕES GERAIS

- Os nematódios dos ratos do gênero *Angiostrongylus* causam duas síndromes distintas em humanos
  - *Angiostrongylus cantonensis*, a tênia pulmonar do rato, causa a meningoencefalite eosinofílica
  - *Angiostrongylus costaricensis* causa a inflamação gastrintestinal
- Em ambas as doenças, a infecção humana se segue à ingestão de larvas dentro de lesmas ou caracóis (e também caranguejos ou camarões para *A. cantonensis*) ou de material contaminado por esses organismos
- Uma vez que os parasitas não estão em seus hospedeiros naturais, eles não podem completar os seus ciclos de vida, mas podem causar doença depois de migrar para o cérebro ou para o trato gastrintestinal
- Na infecção por *A. cantonensis*, a doença é causada primariamente por larvas que migram pelo SNC e devido a uma resposta inflamatória aos parasitas que estão morrendo

ASPECTOS DEMOGRÁFICOS

- *A. cantonensis* é visto primariamente no sudeste da Ásia e em algumas ilhas do Pacífico

ACHADOS CLÍNICOS

SINAIS E SINTOMAS

- Depois de um período de incubação de 1 a 2 semanas, os sinais e sintomas de apresentação incluem
  - Cefaleia
  - Rigidez de nuca
  - Náuseas, vômitos
  - Anormalidades dos nervos cranianos
  - Parestesias

DIAGNÓSTICO DIFERENCIAL

- Meningite tuberculosa, coccidioide, ou asséptica
- Neurocisticercose
- Neurossífilis
- Linfoma
- Paragonimíase
- Equinococose
- Gnatostomíase

DIAGNÓSTICO

EXAMES LABORATORIAIS

- O diagnóstico é fortemente sugerido pelo achado de pleocitose eosinofílica do LC (leucocitose com mais de 10% de eosinófilos) em pacientes com história de viagem para uma área endêmica
- A eosinofilia periférica pode não estar presente
- As larvas de *A. cantonensis* raramente são recuperadas do LC e dos olhos

TRATAMENTO

MEDICAÇÕES

- Nenhum tratamento específico está disponível
- A terapia anti-helmíntica provavelmente não está indicada, já que as respostas aos parasitas que estão morrendo podem piorar com a terapia
- Os corticosteroides têm sido usados em casos graves

DESFECHOS

COMPLICAÇÕES

- As mortes dos parasitas podem exacerbar as lesões inflamatórias do SNC

PROGNÓSTICO

- A maioria dos casos melhora espontaneamente depois de 2-8 semanas

- Entretanto, foram relatadas sequelas sérias e morte

CASOS DE ADMISSÃO HOSPITALAR

- Todos os pacientes

PREVENÇÃO

- Controle da população de ratos
- Cozimento de caracóis, camarões, peixes e caranguejos por 3-5 min ou congelamento deles (-15°C por 24 h)
- Inspeção visual dos legumes para presença de moluscos antes de comer
- A lavagem dos legumes contaminados para eliminar as larvas contidas no muco do molusco nem sempre é bem-sucedida

EVIDÊNCIAS

ENDEREÇO ELETRÔNICO

- Centers for Disease Control and Prevention – Division of Parasitic Diseases

INFORMAÇÕES PARA OS PACIENTES

- Centers for Disease Control and Prevention
- Centers for Disease Control and Prevention – Division of Parasitic Diseases

REFERÊNCIAS

- Lai CH et al. Eosinophilic meningitis caused by Angiostrongylus cantonensis, after ingestion of raw frogs. Am J Trop Med Hyg. 2007 Feb;76(2):399-402. [PMID: 17297055]
- Mentz MB et al. Drug trials for treatment of human angiostrongyliasis. Rev Inst Med Trop Sao Paulo. 2003 Jul – Aug;45(4):179-84. [PMID: 14502343]
- Tsai HC et al. Outbreak of eosinophilic meningitis associated with drinking raw vegetable juice in southern Taiwan. Am J Trop Med Hyg. 2004 Aug;71 (2):2226. [PMID: 15306715]

Angiostrongilíase Costa-Ricense

CARACTERÍSTICAS PRINCIPAIS

- O *Angiostrongylus costaricensis* causa inflamação gastrintestinal
- A infecção humana se segue à ingestão de larvas dentro de lesmas ou caracóis ou em material contaminado por esses organismos
- Uma vez que os parasitas não estão em seus hospedeiros naturais, eles não podem completar os seus ciclos de vida

- Contudo, podem causar doença depois de migrar para o cérebro ou trato gastrintestinal

ACHADOS CLÍNICOS

- Os parasitas penetram na vascularização ileocecal e se tornam adultos, que põem ovos, mas não completam o seu ciclo vital
- A doença é devida a uma resposta inflamatória aos parasitas que estão morrendo no trato intestinal, com uma resposta granulomatosa eosinofílica, às vezes incluindo vasculite e necrose isquêmica
- Os achados comuns imitam a apendicite e incluem
  - Dor abdominal (comumente localizada no quadrante inferior direito)
  - Vômitos
  - Febre
  - Uma massa pode ser notada
- Os sintomas podem recorrer durante meses
- Achados incomuns
  - Perfuração ou obstrução intestinal
  - Doença causada pela migração dos parasitas para outros locais

DIAGNÓSTICO

- A biópsia do tecido intestinal inflamado pode mostrar os parasitas localizados nas artérias mesentéricas e os granulomas eosinofílicos

TRATAMENTO

- Muitos casos são tratados cirurgicamente, em geral por suspeita de apendicite
- Dietilcarbazina, tiabendazol e mebendazol têm sido usados, mas a efetividade é desconhecida

Anisaquíase

CARACTERÍSTICAS PRINCIPAIS

PRINCÍPIOS BÁSICOS DO DIAGNÓSTICO

- Náuseas, vômitos e dor epigástrica progressiva
- Ocasionalmente, a infecção aguda é seguida por um curso crônico
- A infecção se dá por invasão larval do estômago ou da parede intestinal por nematódios anisaquídios

CONSIDERAÇÕES GERAIS

- Causada por infecção com larvas em peixes de água salgada e lulas
- Múltiplas espécies da família *Anisakidae* podem ocasionalmente infectar humanos
- Os hospedeiros definitivos para esses parasitas são os mamíferos marinhos
- Os ovos são passados nas fezes e ingeridos por crustáceos, que são então comidos por peixes e lulas
- Quando ingeridas por humanos em frutos do mar crus, as larvas penetram o estômago ou a parede intestinal, mas não conseguem completar o seu ciclo vital

ASPECTOS DEMOGRÁFICOS

- Mais comum no Japão

ACHADOS CLÍNICOS

SINAIS E SINTOMAS

- As manifestações clínicas seguem-se à passagem dos parasitas para o estômago ou para a parede intestinal, levando a
  - Ulceração localizada
  - Edema
  - Formação de granuloma eosinofílico
- Infecção aguda
  - Causa intensa dor epigástrica ou abdominal, náuseas e vômitos (habitualmente dentro de 2 dias da ingestão do parasita)
  - Pode causar sintomas alérgicos (p. ex., urticária, angioedema e anafilaxia)
  - Geralmente melhora dentro de 2 semanas
- Os sintomas crônicos sugerem doenças intestinais crônicas, como
  - Doença intestinal inflamatória
  - Diverticulite
  - Carcinoma
- Raramente, os parasitas podem migrar para outros locais ou ser expelidos por tosse

DIAGNÓSTICO DIFERENCIAL

- Vírus de Norwalk ou rotavírus
- "Intoxicação alimentar" por toxinas de *Bacillus cereus*, *Staphylococcus aureus*, *Clostridium perfringens*
- Apendicite
- Doença ulcerosa péptica ou gastrite
- Doença intestinal inflamatória

DIAGNÓSTICO

EXAMES LABORATORIAIS

- A eosinofilia não costuma ser vista

DIAGNÓSTICO POR IMAGEM

- As radiografias podem identificar lesões gástricas ou intestinais

PROCEDIMENTOS DIAGNÓSTICOS

- O diagnóstico é sugerido em pessoas com sintomas abdominais agudos depois de comer peixe cru
- A endoscopia pode permitir a visualização e a remoção do parasita

TRATAMENTO

MEDICAÇÕES

- A terapia específica não está indicada

CIRURGIA

- Quando a cirurgia é realizada por causa de outros diagnósticos, lesões inflamatórias eosinofílicas e parasitas invasores são encontrados

PROCEDIMENTOS TERAPÊUTICOS

- A remoção endoscópica do parasita acelera a recuperação
- Os parasitas são mortos pelo cozimento ou congelamento do peixe

DESFECHOS

COMPLICAÇÕES

- Anisaquíase intestinal crônica

CASOS DE ENCAMINHAMENTO

- Encaminhar para possível remoção mecânica do parasita

PREVENÇÃO

- Evitar a ingestão de carne crua ou não completamente cozida de lulas ou peixes marinhos, especialmente salmão, cantarilho, arenque e cavala; a evisceração precoce do peixe é recomendada
- As larvas dentro do peixe podem, com dificuldade, ser vistas como parasitas incolores, firmemente encaracolados ou espiralados em verticilos de 3 mm ou como larvas avermelhadas ou pigmentadas abertas em músculos ou vísceras
- As larvas são mortas por temperaturas acima de 60°C ou congelamento em -23°C por 7 dias ou em -35°C por 15 horas
- Os procedimentos de defumação que não chegam até 60°C, o preparo com vinagre e o salgamento não são confiáveis

EVIDÊNCIAS

DIRETRIZES CLÍNICAS

- National Guideline Clearinghouse

INFORMAÇÕES PARA OS PACIENTES

- Centers for Disease Control and Prevention

REFERÊNCIAS

- Daschner A et al. Anisakis simplex: sensitization and clinical allergy. Curr Opin Allergy Clin Immunol. 2005 Jun;5(3):281-5. [PMID: 15864089]
- Montalto M et al. Anisakis infestation: a case of acute abdomen mimicking Crohn's disease and eosinophilic gastroenteritis. Dig Liver Dis. 2005 Jan;37(1):62-4. [PMID: 15702862]
- Pellegrini M et al. Acute abdomen due to small bowel anisakiasis. Dig Liver Dis. 2005 Jan;37(1):65-7. [PMID: 15702863]
- Weir E. Sushi, nemotodes and allergies. CMAJ. 2005 Feb 1;172(3):329. [PMID: 15684113]

Anorexia Nervosa

CARACTERÍSTICAS PRINCIPAIS

PRINCÍPIOS BÁSICOS DO DIAGNÓSTICO

- Distúrbio da imagem corporal e medo intenso de ficar gordo
- Perda de peso, levando a um peso corporal 15% abaixo do esperado
- Em mulheres, ausência de três ciclos menstruais consecutivos

CONSIDERAÇÕES GERAIS

- Começa entre a adolescência e o início da idade adulta
- Causa não conhecida, provavelmente de origem psiquiátrica primária
- As enfermidades clínicas ou psiquiátricas que podem responder pela anorexia e perda de peso devem ser excluídas

ASPECTOS DEMOGRÁFICOS

- É mais comum em mulheres (90%), predominantemente com renda média e superior
- Prevalência estimada
  - 270 casos por 100.000 mulheres
  - 22 casos por 100.000 homens

ACHADOS CLÍNICOS

SINAIS E SINTOMAS
- Perda de gordura corporal com grave emaciação
- Pele seca e descamativa
- Lanugem corporal aumentada
- Aumento e edema da parótida
- Em casos graves, bradicardia, hipotensão e hipotermia
- Intolerância ao frio
- Constipação
- Amenorreia

DIAGNÓSTICO DIFERENCIAL
- Distúrbios endócrinos e metabólicos
  - Pan-hipopituitarismo
  - Doença de Addison
  - Hipertireoidismo
  - Diabetes melito
- Distúrbios gastrintestinais
  - Má absorção
  - Insuficiência pancreática
  - Doença de Crohn
  - Doença celíaca
- Infecções crônicas; por exemplo, tuberculose
- Câncer; por exemplo, linfoma
- Distúrbios raros do SNC, como tumores hipotalâmicos
- Desnutrição grave
- Depressão
- Transtorno obsessivo-compulsivo
- Transtorno dismórfico corporal
- Malignidade
- AIDS
- Abuso de drogas

DIAGNÓSTICO

EXAMES LABORATORIAIS
- Verificar anemia, leucopenia, anormalidades de eletrólitos e elevações da ureia e creatinina séricas
- Nível sérico de colesterol frequentemente aumentado
- Nível do hormônio luteinizante deprimido e resposta prejudicada à liberação do hormônio de liberação do hormônio luteinizante

TRATAMENTO

MEDICAÇÕES
- Antidepressivos tricíclicos, inibidores seletivos da recaptação da serotonina e carbonato de lítio são efetivos em alguns casos

PROCEDIMENTOS TERAPÊUTICOS
- Meta do tratamento: restauração do peso corporal normal e resolução das dificuldades psicológicas
- Cuidados de suporte
- Terapia comportamental estruturada
- Psicoterapia intensiva
- Terapia familiar
- A hospitalização pode ser necessária
- O tratamento por equipes experientes é bem-sucedido em aproximadamente dois terços dos casos

DESFECHOS

COMPLICAÇÕES
- Dentição ruim
- Faringite
- Esofagite
- Aspiração
- Dilatação gástrica
- Pancreatite
- Constipação
- Hemorroidas
- Desidratação
- Anormalidades dos eletrólitos

PROGNÓSTICO
- 50% dos pacientes continuam a experimentar dificuldades com o comportamento alimentar e problemas psiquiátricos
- 2-6% dos pacientes morrem em decorrência das complicações do distúrbio ou por suicídio

EVIDÊNCIAS

DIRETRIZES CLÍNICAS
- American Dietetic Association
- Ebeling H et al. A practice guideline for treatment of eating disorders in children and adolescents. Ann Med. 2003; 35:488. [PMID: 14649331]
- Wilson GT et al. Eating disorders guidelines from NICE. Lancet. 2005 Jan 1-7;365(9453):79-81. [PMID: 15639682]

ENDEREÇO ELETRÔNICO
- American Dietetic Association. Position of the American Dietetic Association: Nutrition intervention in the treatment of anorexia nervosa, bulimia nervosa, and eating disorder not otherwise specified (EDNOS).

INFORMAÇÕES PARA OS PACIENTES
- American Academy of Family Physicians
- MedlinePlus – Anorexia nervosa
- National Association of Anorexia Nervosa and Associated Disorders
- National Eating Disorders Association

REFERÊNCIAS
- Claudino A et al. Antidepressants for anorexia nervosa. Cochrane Database Syst Rev. 2006 Jan 25;(1):CD004365. [PMID: 16437485]
- McIntosh W et al. Three psychotherapies for anorexia nervosa: a randomized, controlled trial. Am J Psychiatry. 2005 Apr;162(4):741-7. [PMID: 15800147]
- Pompili M et al. Suicide in anorexia nervosa: a meta-analysis. Int J Eat Disord. 2004 Jul;36(1):99-103. [PMID: 15185278]
- Taylor CB et al. Prevention of eating disorders in at-risk college-age women. Arch Gen Psychiatry. 2006 Aug; 63(8):881-8. [PMID: 16894064]
- Wadden TA et al. Dieting and the development of eating disorders in obese women: results of a randomized tontrolled trial. Am J Clin Nutr. 2004 Sep; 80(3):560-8. [PMID: 15321793]
- Walsh BT et al. Fluoxetine after weight restoration in anorexia nervosa: a randomized controlled trial. JAMA. 2006 Jun 14;295(22):2605-12. [PMID: 16772623]
- Yager J et al. Clinical practice. Anorexia nervosa. N Engl J Med. 2005 Oct 6; 353(14):1481-8. [PMID: 16207850]

Anormalidades Lipídicas

CARACTERÍSTICAS PRINCIPAIS

PRINCÍPIOS BÁSICOS DO DIAGNÓSTICO
- Nível sérico elevado de colesterol total ou lipoproteína de baixa densidade (LDL), nível sérico baixo de lipoproteína de alta densidade (HDL) ou aumento de triglicerídeos séricos
- Essas anormalidades costumam ser assintomáticas
- Em casos graves associados a anormalidades metabólicas, ocorre depósito superficial de lipídeos

CONSIDERAÇÕES GERAIS
- O colesterol e os triglicerídeos constituem os dois principais lipídeos circulantes
- Níveis elevados do colesterol LDL estão associados a aumento no risco de doença cardíaca aterosclerótica

- Altos níveis do colesterol HDL estão relacionados com risco mais baixo de doença cardíaca aterosclerótica
- O mecanismo exato pelo qual o LDL e o HDL afetam a aterosclerose não está completamente esclarecido
- Distúrbios genéticos familiares consistem em uma causa rara, mas frequentemente letal, de colesterol elevado
- Os distúrbios genéticos familiares devem ser considerados em pacientes com início de aterosclerose por volta de 20 ou 30 anos

ASPECTOS DEMOGRÁFICOS
- Mais comuns em homens do que em mulheres antes dos 50 anos de idade
- Mais comuns em mulheres do que em homens depois dos 50 anos de idade
- Mais comuns em brancos e hispânicos do que entre negros
- Até 25% dos norte-americanos apresentam síndrome metabólica, que consiste em
  - Grande circunferência abdominal
  - Pressão arterial elevada
  - Triglicerídeos aumentados
  - Colesterol HDL baixo
  - Glicose sérica elevada

ACHADOS CLÍNICOS

SINAIS E SINTOMAS
- Quadro em geral assintomático
- Níveis extremamente altos de partículas de quilomícrons ou lipoproteína de densidade muito baixa (VLDL) estão associados a xantomas eruptivos
- Níveis muito altos de LDL estão vinculados a xantomas tendinosos
- Triglicerídeos muito elevados (> 2.000 mg/dL) são relacionados com lipemia retiniana (vasos de cor creme no fundo de olho)

DIAGNÓSTICO DIFERENCIAL
Hipercolesterolemia (colesterol elevado)
- Idiopática
- Hipotireoidismo
- Síndrome nefrótica
- Insuficiência renal crônica
- Doença hepática obstrutiva
- Diabetes melito
- Anorexia nervosa
- Síndrome de Cushing
- Familiar, por exemplo, hipercolesterolemia familiar
- Medicamentos
  - Contraceptivos orais
  - Tiazídicos (efeito a curto prazo)
  - Betabloqueadores (efeito a curto prazo)
  - Corticosteroides
  - Ciclosporina

Hipertrigliceridemia (triglicerídeos elevados)
- Álcool
- Obesidade
- Síndrome metabólica (resistência à insulina, nível baixo de HDL)
- Diabetes melito
- Insuficiência renal crônica
- Lipodistrofia, por exemplo, inibidores da protease
- Gravidez
- Familiar
- Medicamentos
  - Contraceptivos orais
  - Isotretinoína
  - Tiazídicos (efeito a curto prazo)
  - Betabloqueadores (efeito a curto prazo)
  - Corticosteroides
  - Resinas ligadoras de ácidos biliares

DIAGNÓSTICO

- Fazer a triagem para distúrbios lipídicos em
  - Pacientes com doença arterial coronariana (DAC), diabetes, doença vascular periférica, aneurisma de aorta, doença cerebrovascular, insuficiência renal crônica, insuficiência cardíaca congestiva ou histórico familiar de doença arterial coronariana prematura
  - Homens acima de 35 anos e mulheres com mais de 45 anos de idade se assintomáticos ou na ausência de histórico familiar de cardiopatia prematura
  - Obter níveis séricos de colesterol total, HDL e triglicerídeos em jejum
  - O colesterol LDL é estimado pela seguinte fórmula: colesterol LDL = (Colesterol total) − (HDL) − (Triglicerídeos/5)*
- Nível sérico do hormônio tireoestimulante para triagem de hipotireoidismo
- Outros testes serão feitos conforme indicado por sinais e sintomas sugestivos de alguma causa secundária
- O colesterol LDL (mg/dL) é classificado em 5 categorias
  - Ideal, < 100
  - Quase ideal, 100-129
  - Limítrofe alto, 130-159
  - Alto, 160-189
  - Muito alto, ≥ 190

TRATAMENTO

MEDICAÇÕES
- Ver Tabela 4
- A escolha de iniciar ou não a terapia medicamentosa deve ser feita com base no perfil de risco global e no nível de colesterol HDL
- O limiar do colesterol LDL para o tratamento depende do risco absoluto de DAC
- Há necessidade de terapia mais rigorosa em casos de
  - DAC
  - Diabetes
  - Doença cerebrovascular
  - Doença vascular periférica
  - Risco > 20% em um período de 10 anos
- Um nível de LDL ≥ 130 mg/dL associado à presença de dois ou mais dos fatores de risco expostos a seguir exige tratamento
  - Tabagismo
  - Hipertensão
  - Idade mais avançada
  - Histórico familiar de DAC
  - Risco de 10-20% em 10 anos
- Um nível de LDL ≥ 160 mg/dL somado à presença de dois ou mais fatores de risco e risco < 10% em 10 anos requer tratamento
- Um nível de LDL ≥ 190 mg/dL aliado à presença de um ou nenhum fator de risco exige tratamento
- Ver Tabela 3
- **Inibidores da HMG-CoA redutase** (estatinas, p. ex., atorvastatina, fluvastatina, lovastatina, pravastatina, rosuvastatina, sinvastatina)
  - Potente impacto sobre o colesterol LDL
  - Mínimo impacto sobre o colesterol HDL
  - Dados mais satisfatórios para diminuir eventos coronarianos e mortalidade
- **Niacina**
  - Tem impacto moderado sobre LDL e HDL
  - Reduz os triglicerídeos e demonstra benefício em termos de mortalidade
  - Possui altas taxas de intolerância, que podem ser melhoradas com o emprego de niacina de liberação prolongada e o uso concomitante de ácido acetilsalicílico
- **Resinas ligadoras de ácido biliares** (p. ex., colestiramina, colestipol, colesevelam)

---

* N. de R.T. Aplicável para valores de triglicerídeos de até 400 mg/dL.

- Impacto moderado sobre o colesterol LDL
- Impacto mínimo sobre o colesterol HDL
- Reduzem os eventos coronarianos, mas não a mortalidade
- Produzem principalmente efeitos colaterais gastrintestinais e podem bloquear a absorção de vitaminas lipossolúveis
- Agentes terapêuticos seguros na gravidez
■ **Derivados do ácido fíbrico** (p. ex., genfibrozila, fenofibrato)
- Impacto moderado sobre LDL e HDL
- Diminuem os triglicerídeos
- Reduzem os eventos coronarianos, mas não a mortalidade
- Efeitos colaterais elevados quando tomados com as estatinas

PROCEDIMENTOS TERAPÊUTICOS

■ Para **hipercolesterolemia**, dietas com baixo teor de gordura podem produzir um declínio moderado (5-10%) no colesterol LDL
■ Dietas mais restritas à base de plantas podem gerar uma redução substancialmente maior do colesterol LDL
■ Uma dieta pobre em gordura também pode baixar o colesterol HDL
■ A substituição de gorduras monoinsaturadas pelas saturadas pode diminuir o LDL, sem afetar o HDL
■ Em diabéticos, o controle da hiperglicemia pode melhorar o perfil lipídico, particularmente dos triglicerídeos
■ A prática de exercícios e o consumo moderado de álcool podem aumentar os níveis do HDL
■ Para **hipertrigliceridemia**, a terapia primária envolve a modificação da dieta, incluindo redução no consumo de álcool, diminuição dos alimentos gordurosos e do excesso de carboidratos, bem como controle da hiperglicemia em diabéticos

DESFECHOS

■ Perfil lipídico em jejum, obtido 3-6 meses após início da terapia
■ Triagem anual ou semestral, dependendo dos fatores de risco
■ Monitoramento dos efeitos colaterais da terapia, como elevação das enzimas hepáticas ou miopatia naqueles indivíduos em uso de estatinas
■ Efeitos ateroscleróticos: infarto do miocárdio, acidente vascular cerebral e outras doenças vasculares
■ Efeitos não ateroscleróticos: xantomas e pancreatite

■ Pacientes com síndrome metabólica estão sob alto risco de eventos cardiovasculares
■ Níveis muito altos de triglicerídeos (> 500 mg/dL em jejum) aumentam o risco de pancreatite
■ Encaminhar os pacientes com evidência de distúrbios genéticos, como níveis muito elevados de LDL ou triglicerídeos, a especialistas em lipídeos
■ Pancreatite aguda

EVIDÊNCIAS

DIRETRIZES CLÍNICAS

■ Update (2004) of the Third Report of the National Cholesterol Education Program Expert Panel on Detection, Evaluation, and Treatment of High Blood Cholesterol in Adults (2001)
■ Mosca L et al. Evidence-based guidelines for cardiovascular disease in women. Circulation. 2004 Feb 10; 109(5):672-93. [PMID: 14761900]

ENDEREÇO ELETRÔNICO

■ National Heart, Lung, and Blood Institute

INFORMAÇÕES PARA OS PACIENTES

■ American Academy of Family Physicians: Cholesterol: What You Can Do to Lower Your Level
■ American Heart Association: Cholesterol
■ National Cholesterol Education Program: High Blood Cholesterol

REFERÊNCIAS

■ Baigent C et al. Efficacy and safety of cholesterol-lowering treatment: prospective meta-analysis of data from 90,056 participants in 14 randomised trials. Lancet. 2005 Oct 8;366 (9493):126778. [PMID: 16214597]
■ Brunner E et al. Dietary advice for reducing cardiovascular risk. Cochrane Database Syst Rev. 2005 Oct 19; (4):CDO02128. [PMID: 16235299]
■ Dale KM et al. Statins and cancer risk: a meta-analysis. JAMA. 2006 Jan 4; 295(1):74-80. [PMID: 16391219]
■ Szapary PO et al: The triglyceride-high-density lipoprotein axis: an important target of therapy? Am Heart J. 2004 Aug; 148(2):211-21. [PMID: 15308990]
■ Whirney EJ et al. A randomized trial of a strategy for increasing high-density lipoprotein cholesterol levels: effects of progression of coronary heart disease and clinical events. Ann Intern Med. 2005 Jan 18;142(2):95-104. [PMID: 15657157]

Ansiedade & Transtornos Dissociativos

CARACTERÍSTICAS PRINCIPAIS

PRINCÍPIOS BÁSICOS DO DIAGNÓSTICO

■ Ansiedade ou manifestação evidentes de um mecanismo de defesa (p. ex., uma fobia), ou ambos
■ Não limitados a um transtorno de ajustamento
■ Sintomas somáticos atribuíveis ao sistema nervoso autonômico ou a um sistema orgânico específico (p. ex., dispneia, palpitações, parestesias)
■ Não são resultado de distúrbios físicos, condições psiquiátricas (p. ex., esquizofrenia) ou abuso de drogas

CONSIDERAÇÕES GERAIS

■ Grupo de transtornos
- Transtorno de ansiedade generalizada (TAG)
- Transtorno de pânico
- Transtorno obsessivo-compulsivo (TOC)
- Transtorno fóbico
- Transtorno dissociativo
■ TAG
- As atividades diárias desencadeiam os sintomas
- Os sintomas estão presentes na maioria dos dias por pelo menos 6 meses
■ Transtorno de pânico
- Os sintomas ocorrem em episódios recorrentes e de curta duração, com desencadeantes impossíveis de prever
- Os sintomas somáticos são frequentemente intensos
■ TOC
- Os pacientes experimentam pensamentos ou obsessões intrusivas recorrentes
- Eles se engajam em ações ou rituais compulsivos para manter o controle
■ Transtorno fóbico
- Os sintomas ocorrem previsivelmente
- Segue-se à exposição a certos objetos ou situações
■ Transtorno dissociativo
- A reação é precipitada por uma crise emocional
- O sintoma produz redução da ansiedade e uma solução temporária para a crise
- Os mecanismos incluem repressão e isolamento, bem como escopo de atenção particularmente limitado, conforme visto nos estados hipnóticos

ASPECTOS DEMOGRÁFICOS

- Incidência de TOC: 2-5%
- Prevalência do transtorno de pânico: 3-5%, 25% com TOC coincidente
- Idade
  - Transtorno de pânico: início < 25 anos
  - TOC: início 20-35 anos
- Fatores de risco para TOC: divórcio ou separação, desemprego

ACHADOS CLÍNICOS

SINAIS E SINTOMAS

- Ansiedade ou medo
- Apreensão ou preocupação
- Dificuldade de concentração
- Insônia e fadiga
- Irritabilidade
- Sensação de tragédia iminente
- Pensamentos ou medos recorrentes
- Ações e rituais repetitivos
- Comportamentos de evitação
- Sintomas simpaticomiméticos
  - Taquicardia
  - Hiperventilação
  - Tremores
  - Sudorese
- Sintomas somáticos
  - Cefaleia
  - Parestesias
  - Tonturas
  - Náuseas
  - Distensão abdominal
  - Dor torácica
  - Palpitações
- Exemplos de estados dissociativos
  - Fuga (viagem súbita e inesperada para longe de casa, com incapacidade de recordar o seu passado)
  - Amnésia
  - Sonambulismo
  - Transtorno dissociativo de identidade (transtorno de personalidade múltipla)
  - Despersonalização

DIAGNÓSTICO DIFERENCIAL

- Hipertireoidismo
- Feocromocitoma
- Uso de fármacos simpaticomiméticos
- Infarto do miocárdio
- Hipoglicemia
- Transtornos de ajustamento
- Os sintomas dissociativos são semelhantes aos sintomas de disfunção do lobo temporal

DIAGNÓSTICO

EXAMES LABORATORIAIS

- Hormônio estimulante da tireoide
- Hemograma completo
- Rastreamento toxicológico (em caso de suspeita)
- Glicose (conforme apropriado para descartar distúrbios clínicos)

DIAGNÓSTICO POR IMAGEM

- A radiografia de tórax pode estar indicada
- A TC do encéfalo pode ser útil nos sintomas dissociativos para descartar uma disfunção do lobo temporal

PROCEDIMENTOS DIAGNÓSTICOS

- ECG
- O eletroencefalograma pode ser útil nos sintomas dissociativos para descartar uma disfunção do lobo temporal

TRATAMENTO

MEDICAÇÕES

- Ver Tabela 107
- TAG
  - Benzodiazepínicos inicialmente (diazepam 5-10 mg VO [ou equivalente])
  - Buspirona (dosagem total de 15-60 mg VO 3x/dia em doses divididas)
  - Venlafaxina (iniciar com 37,5-75,0 mg VO 1x/dia)
  - Possivelmente inibidores seletivos da recaptação da serotonina (ISRSs), paroxetina
- Transtorno de pânico
  - Lorazepam (0,5-2,0 mg VO) ou alprazolam SL (0,5-1,0 mg) como tratamento agudo
  - ISRSs (p. ex., sertralina 25 mg VO 1x/dia, subindo a dose depois de 1 semana) para o tratamento continuado
- TOC
  - ISRSs, geralmente em doses mais altas que para a depressão (p. ex., fluoxetina, até 60-80 mg VO 1x/dia)
  - Clomipramina
  - Nos casos refratários, os antipsicóticos podem ser úteis como suplementos para os antidepressivos
- Transtorno fóbico
  - ISRSs (paroxetina, sertralina, fluvoxamina)
  - Inibidores da monoaminoxidase
  - Gabapentina (900-3.600 mg VO divididos em 3x/dia) para a fobia social global
  - Propranolol 20-40 mg VO 1 hora antes da exposição a fobias específicas (p. ex., desempenho)

CIRURGIA

- A cingulotomia estereotática modificada é de uso limitado no TOC grave e constante

PROCEDIMENTOS TERAPÊUTICOS

- Cognitivo-comportamental
  - Frequentemente usado junto com terapias clínicas
  - Técnicas de relaxamento (particularmente efetivas para os sintomas fisiológicos no transtorno de pânico)
  - Dessensibilização, via exposição gradual a um objeto fóbico
  - Imagens emotivas (imaginação provocando situação de ansiedade com o uso de técnicas de relaxamento)
  - Terapia cognitiva
- Social
  - Grupos de apoio
  - Aconselhamento familiar
  - Escola, aconselhamento vocacional

DESFECHOS

SEGUIMENTO

- A cada 1-2 semanas até a estabilização, então conforme combinado com o paciente

COMPLICAÇÕES

- Abuso de álcool e drogas

CASOS DE ENCAMINHAMENTO

- Encaminhar a um psiquiatra
  - Se houver dúvidas quanto ao diagnóstico
  - Para receber recomendações sobre a terapia
  - Se a terapia de primeira linha tiver falhado
  - Se o paciente apresentar problemas de manejo

PROGNÓSTICO

- Geralmente de longa duração e difíceis de tratar
- Todos os transtornos são aliviados em graus variados pelos medicamentos e pelas técnicas comportamentais (p. ex., 60% de taxa de resposta aos ISRSs para TOC)

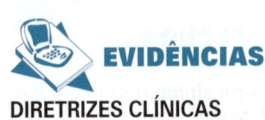

EVIDÊNCIAS

DIRETRIZES CLÍNICAS

- Bandelow B et al. World Federation of Societies of Biological Psychiatry (WFSBP) guidelines for the pharmacological treatment of anxiety, obsessive-compulsive ans posttraumatic stress disorders. World J Biol Psychiatry. 2002; 3:171. [PMID: 12516310]
- National Guideline Clearinghouse: Anxiety Disorders. Singapore Ministry of Health, 2003

ENDEREÇOS ELETRÔNICOS

- American Psychiatric Association
- Anxiety Disorders Association of America
- Internet Mental Health

INFORMAÇÕES PARA OS PACIENTES

- American Psychiatric Association
- JAMA patient page. Obsessive-compulsive disorder. JAMA. 1998;280:1806. [PMID: 9842960]
- National Institute of Mental Health

REFERÊNCIAS

- Leopola U et al. Sertraline versus imipramine treatment of comorbid panic disorder and major depressive disorder. J Clin Psychiatry. 2003 Jun;64(6):65462. [PMID: 12823079]
- Rickels K et al. Paroxetine treatment of generalized anxiety disorder: a double blind, placebo controlled study. Am J Psychiatry. 2003 Apr;160(4):749-56. [PMID: 12668365]

Antiarrítmicos, Superdosagem de

CARACTERÍSTICAS PRINCIPAIS

- Agentes antiarrítmicos da classe Ia
  - Quinidina
  - Disopiramida
  - Procainamida
- Agente antiarrítmico da classe Ic: flecainida

ACHADOS CLÍNICOS

- Arritmias
- Síncope
- Hipotensão

DIAGNÓSTICO

- As dosagens dos níveis sanguíneos de quinidina e procainamida (e do metabólito ativo NAPA) estão geralmente disponíveis em laboratórios hospitalares
- Monitoração do ECG para prolongamento do intervalo QRS e QT
  - Alargamento do complexo QRS (> 100-120 ms)
  - Com os fármacos do tipo Ia, pode ocorrer um intervalo QT alargado ou taquicardia ventricular atípica ou polimórfica (*torsade de pointes*)

TRATAMENTO

- Carvão ativado
  - Administrar 60-100 g VO ou via sonda gástrica, misturado em solução aquosa para ingestões dentro de 1 h
  - Não usar em pacientes comatosos ou com convulsões, a menos que eles estejam com entubação endotraqueal
- Considerar lavagem gástrica para grandes ingestões recentes (1 h)
- Considerar a irrigação intestinal total para a ingestão de formulações de liberação prolongada
- Realizar monitoração cardíaca contínua
- Tratar a cardiotoxicidade (hipotensão, intervalo QRS alargado) com soluções IV de bicarbonato de sódio, 50-100 mEq
- A taquicardia ventricular com *torsade de pointes* pode ser tratada com magnésio IV ou estimulação atrial rápida

Anticoagulante Lúpico

CARACTERÍSTICAS PRINCIPAIS

- Anticorpo IgM ou IgG que produz prolongamento do tempo de tromboplastina parcial (TTP) por meio de ligação ao fosfolipídeo utilizado no ensaio do TTP
- Artefato laboratorial que não causa sangramento clínico
- Ocorre em 5-10% dos pacientes com lúpus eritematoso sistêmico
- Mais comum em pacientes sem distúrbio subjacente e naqueles submetidos a fenotiazinas

ACHADOS CLÍNICOS

- Ausência de sangramento, a menos que um segundo distúrbio esteja presente (p. ex., trombocitopenia, hipoprotrombinemia, tempo de sangramento prolongado)
- Aumento no risco de trombose e abortamentos espontâneos recorrentes

DIAGNÓSTICO

- Prolongamento do TTP, que não se corrige quando o plasma do paciente é misturado com o plasma normal na diluição de 1:1, pois o anticoagulante lúpico atua como inibidor
- Tempo de protrombina (TP) normal ou levemente prolongado
- Normalidade no nível sérico de fibrinogênio e no tempo de trombina
- O teste do veneno de víbora de Russell constitui uma análise sensível destinada à demonstração da presença do anticoagulante lúpico
- Ensaios separados podem detectar um autoanticorpo relacionado, a anticardiolipina

TRATAMENTO

- Não há necessidade de tratamento específico
- Anticoagulação em doses-padrão para pacientes com tromboses, visando a uma razão normalizada internacional (RNI) de 2,0-3,0
- Em função do TTP artificialmente prolongado, fica difícil monitorar a terapia com heparina; dessa forma, é preferível o uso da heparina de baixo peso molecular
- Profilaxia durante a gravidez com heparina de baixo peso molecular

Anticoagulantes, Superdosagem de

CARACTERÍSTICAS PRINCIPAIS

PRINCÍPIOS BÁSICOS DO DIAGNÓSTICO

- Tempo de protrombina (TP) prolongado

CONSIDERAÇÕES GERAIS

- A varfarina e os compostos relacionados (incluindo ingredientes de muitos rodenticidas comerciais) inibem o mecanismo de coagulação pelo bloqueio da síntese hepática dos fatores de coagulação dependentes da vitamina K
- A meia-vida das "supervarfarinas" usadas como rodenticidas pode ser de semanas ou ainda maior

ACHADOS CLÍNICOS

SINAIS E SINTOMAS

- Inicialmente assintomática, já que a evidência do efeito anticoagulante costuma ser retardada por 12-24 h
- Hemoptise
- Hematúria grosseira
- Fezes sanguinolentas
- Hemorragias dentro de órgãos
- Equimoses difusas

- Sangramento para dentro dos espaços articulares

DIAGNÓSTICO DIFERENCIAL
- Doença hepática
- Hemofilia
- Superdosagem de aspirina

DIAGNÓSTICO

EXAMES LABORATORIAIS
- O TP está aumentado dentro de 12-24 h (pico em 36-48 h) depois de uma única superdosagem
- Depois da ingestão de rodenticidas como brodifacum e indandiona (denominados supervarfarinas), a inibição da síntese de fatores de coagulação pode persistir por várias semanas ou até meses depois de uma dose única

PROCEDIMENTOS DIAGNÓSTICOS
- Obter diariamente TP/RNI por pelo menos 2 dias depois da ingestão para descartar anticoagulação excessiva

TRATAMENTO

MEDICAÇÕES

Medidas de emergência e de suporte
- Descontinuar o fármaco ao primeiro sinal de sangramento grosseiro
- Determinar o TP

Carvão ativado
- Administrar carvão ativado, 60-100 g VO ou via sonda gástrica, misturado em solução aquosa se o paciente tiver ingerido uma superdosagem aguda

Tratamento específico
- Se o TP estiver elevado, administrar fitonadiona (vitamina K_1), 10-25 mg VO, e doses adicionais conforme necessário para restaurar o TP até o normal
- Não tratar profilaticamente – esperar pela evidência de anticoagulação (TP elevado)
- Administrar plasma fresco congelado ou fator VII ativado, ou ambos, conforme a necessidade, para corrigir rapidamente o déficit de fator de coagulação se houver sangramento grave
- Se o paciente tiver recebido terapia de anticoagulação por longo tempo em função de indicação médica (p. ex., prótese de válvula cardíaca), administrar doses muito menores de vitamina K (1 mg) e plasma fresco congelado (ou ambos) até chegar ao TP desejado
- Se o paciente tiver ingerido brodifacum ou uma supervarfarina relacionada, a observação prolongada (durante semanas) e a administração repetida de doses grandes de vitamina K podem ser necessárias

DESFECHOS

SEGUIMENTO
- Avaliação seriada do TP

COMPLICAÇÕES
- Sangramento

CASOS DE ADMISSÃO HOSPITALAR
- Todos os pacientes com história de ingestão de supervarfarina, para observação do TP por 2 dias
- Todos os pacientes com sangramento ativo

PROGNÓSTICO
- Muito bom se não houver sangramento ativo e se um acompanhamento ambulatorial atento (e tratamento com vitamina K, se necessário) for mantido (por várias semanas ou mais depois da superdosagem com brodifacum)

EVIDÊNCIAS

ENDEREÇOS ELETRÔNICOS
- eMedicine: Toxicology Articles
- National Pesticide Information Center: Pesticide Poisonings

INFORMAÇÕES PARA OS PACIENTES
- National Institutes of Health: Anticoagulants (Systemic)

REFERÊNCIAS
- Dolin EK et al. A 44-year-old woman with hematemesis and cutaneous hemorrhages as a result of superwarfarin poisoning. J Am Osteopath Assoc. 2006 May;106(5):280-4. [PMID: 16717370]
- Watt BE et al. Anticoagulant rodenticides. Toxicol Rev. 2005;24(4):259-69. [PMID: 16499407]

Anticonvulsivantes, Superdosagem de

CARACTERÍSTICAS PRINCIPAIS

PRINCÍPIOS BÁSICOS DO DIAGNÓSTICO
- Sedação, sonolência com todos
- Fenitoína: ataxia, fala desarticulada
- Carbamazepina: coma, convulsões, pupilas dilatadas, taquicardia
- Ácido valproico: encefalopatia, hipernatremia, acidose metabólica, hiperamonemia

CONSIDERAÇÕES GERAIS
- A injeção IV rápida de fenitoína pode causar depressão miocárdica aguda e parada cardíaca devido ao solvente propilenoglicol (não ocorre com a injeção de fosfenitoína)
- A intoxicação por fenitoína pode ocorrer com doses apenas ligeiramente aumentadas por causa da pequena janela terapêutico-tóxica e cinética de ordem zero

ACHADOS CLÍNICOS

SINAIS E SINTOMAS

Fenitoína
- Na superdosagem, os sintomas costumam ser apenas leves mesmo com níveis séricos altos
- Manifestações mais comuns
  - Ataxia
  - Nistagmo
  - Sonolência
- Ocasionalmente, movimentos coreoatetoides

Carbamazepina
- Manifestações mais comuns
  - Sonolência, estupor
  - Coma e convulsões (com níveis altos)
  - Pupilas dilatadas
  - Taquicardia

Ácido valproico
- Manifestações mais comuns
  - Encefalopatia
  - Hiperamonemia
  - Acidose metabólica
  - Hipernatremia (pelo componente sódico do sal)
  - Hipocalcemia
  - Elevações leves da aminotransferase hepática
  - Edema cerebral
- Hipoglicemia, como resultado da disfunção metabólica hepática
- Coma com pupilas pequenas; pode imitar a intoxicação por opioides

Tiagabina, lamotrigina, topiramato
- Sonolência, letargia com todos
- Convulsões com lamotrigina e tiagabina
- Intervalo QRS alargado com lamotrigina

DIAGNÓSTICO DIFERENCIAL

- Intoxicação por opioides
- Superdosagem de hipnótico-sedativos

DIAGNÓSTICO

EXAMES LABORATORIAIS

- Toxicidade da **fenitoína**
  – Níveis > 20 mg/L associados a ataxia, nistagmo, sonolência
- Toxicidade da **carbamazepina**
  – Pode ser vista com níveis séricos > 20 mg/L, embora a intoxicação grave esteja habitualmente associada a concentrações > 30-40 mg/L
  – Por causa da absorção irregular e lenta, a intoxicação pode progredir durante várias horas a dias
- Toxicidade do **ácido valproico**
  – Repetir frequentemente níveis séricos para descartar absorção retardada de formulações de liberação lenta (p. ex., Depakote, Depakote ER)

TRATAMENTO

MEDICAÇÕES

Carvão ativado

- Doses repetidas de carvão ativado, 20-30 g a cada 3-4 h, são indicadas para ingestões volumosas de ácido valproico ou carbamazepina
- O sorbitol ou outros catárticos *não* devem ser usados com cada dose, ou os grandes volumes fecais resultantes podem levar à desidratação ou hipernatremia

Irrigação intestinal total

- Indicada para grandes ingestões de carbamazepina ou ácido valproico, especialmente com formulações de liberação lenta
- Administrar a solução eletrolítica balanceada de polietilenoglicol (CoLyte, GoLYTELY) no estômago via sonda gástrica a uma velocidade de 1-2 L/h até o que o efluente retal esteja claro

Tratamento específico

- Não há antídotos específicos
- Em alguns relatos de casos esporádicos a naloxona reverteu a superdosagem de ácido valproico

PROCEDIMENTOS TERAPÊUTICOS

- Considerar hemodiálise para intoxicação maciça (p. ex., níveis de carbamazepina > 60 mg/L ou níveis de ácido valproico > 800 mg/L)

DESFECHOS

CASOS DE ADMISSÃO HOSPITALAR

- Para a ataxia induzida pela fenitoína se cuidados domiciliares adequados não estiverem disponíveis
- Depois da superdosagem sintomática de qualquer anticonvulsivante

EVIDÊNCIAS

DIRETRIZES CLÍNICAS

- Guidelines from the Royal Children's Hospital, Melbourne, Australia: Anticonvulsant Poisoning

ENDEREÇO ELETRÔNICO

- eMedicine: Toxicology Articles

INFORMAÇÕES PARA OS PACIENTES

- Epilepsy Foundation: Special Concerns About Seizure Medications
- National Institutes of Health: Anticonvulsants: Hydantoin (Systemic)
- National Institutes of Health: Anticonvulsants: Succinimide (Systemic)
- National Institutes of Health: Anticonvulsants: Dione (Systemic)

REFERÊNCIAS

- Brahmi N et al. Influence of activated charcoal on the pharmacokinetics and the clinical features of carbamazepine poisoning. Am J Emerg Med. 2006 Jul;24(4):440-3. [PMID: 16787802]
- Craig S. Phenytoin poisoning. Neurocrit Care. 2005;3(2):161-70. [PMID: 16174888]
- Spiller HA et al. Retrospective evaluation of tiagabine overdose. Clin Toxicol (Phila). 2005;43(7):855-9. [PMID: 16440513]

Antipsicóticos, Superdosagem de

CARACTERÍSTICAS PRINCIPAIS

- Fármacos antipsicóticos
  – Fenotiazinas (clorpromazina, proclorperazina, prometazina)
  – Butirofenonas (haloperidol, droperidol)
  – Novos fármacos "atípicos" (aripiprazol, olanzapina, quetiapina, ziprasidona)

ACHADOS CLÍNICOS

- Sonolência, hipotensão ortostática, especialmente com agentes α-bloqueadores
- Superdosagem grande
  – Miose
  – Hipotensão grave
  – Taquicardia
  – Convulsões
  – Obnubilação ou coma
- Prolongamento do intervalo QRS (tioridazina) ou do intervalo QT (com possibilidade de *torsades de pointes*)
- Uma reação distônica extrapiramidal aguda pode ocorrer com doses terapêuticas ou tóxicas
  – Contrações espasmódicas dos músculos da face e do pescoço, rigidez extensora dos músculos do dorso, espasmo carpopedal e inquietação motora
  – Mais comum com as butirofenonas, menos comum com fármacos atípicos
- Ocasionalmente podem ocorrer rigidez intensa, hipertermia e acidose metabólica (síndrome neuroléptica maligna), situação potencialmente fatal

DIAGNÓSTICO

- Grandemente baseado na história de exposição
- A maioria dos agentes não é detectada nos rastreamentos toxicológicos rápidos de rotina
- Os níveis séricos não são úteis
- Monitoração eletrocardiográfica do QRS e de prolongamento do QT

TRATAMENTO

- Carvão ativado
  – Administrar 60-100 g (em solução aquosa) VO ou via sonda gástrica
  – Não usar em pacientes comatosos ou com convulsões, a menos que estejam com tubo endotraqueal
- Considerar lavagem gástrica para grandes ingestões recentes
- Tratar a hipotensão com fluidos e agentes pressóricos
- Intervalo QRS alargado
  – Visto na intoxicação por tioridazina
  – Pode responder ao $NaHCO_3$ IV, como usado para os antidepressivos tricíclicos
- Intervalo QT prolongado ou *torsades de pointes*, ou ambos
  – Magnésio 1-2 g IV

- Considerar estimulação atrial rápida
- Tratar hipertermia, manter monitoração cardíaca
- Para sinais extrapiramidais
  - Difenidramina, 0,5-1,0 mg/kg IV, ou mesilato de benzatropina, 0,01-0,02 mg/kg IM
  - Continuar com doses VO por 1-2 dias

Antraz

CARACTERÍSTICAS PRINCIPAIS

PRINCÍPIOS BÁSICOS DO DIAGNÓSTICO

- Contexto epidemiológico apropriado
  - Exposição a animais ou tocas de animais
  - Exposição resultante de um ato de bioterrorismo
- Antraz cutâneo
  - Escara negra em áreas expostas da pele
  - Marcada presença de edema e vesículas circundantes
  - Tipicamente indolor
- Antraz inalatório
  - Sintomas não específicos de influenza
  - Progride rapidamente para dispneia extrema e choque
  - A radiografia de tórax mostra alargamento mediastinal e derrames pleurais

CONSIDERAÇÕES GERAIS

- O antraz de ocorrência natural é uma doença de ovelhas, gado, cavalos, cabras e suínos
- *Bacillus anthracis*
  - Um bacilo aeróbio gram-positivo formador de esporos
  - Os esporos – não as bactérias vegetativas – são a forma infecciosa do organismo
- Transmitido para humanos a partir de animais, produtos animais ou terra contaminados pela inoculação na pele ou membranas mucosas não íntegras, pela inalação de esporos aerossolizados ou, raramente, pela ingestão, resultando em formas cutâneas, inalatórias ou gastrintestinais de antraz, respectivamente
- Os esporos que penetram nos pulmões são ingeridos por macrófagos e transportados via linfáticos para os linfonodos regionais, onde germinam
- As bactérias se multiplicam rapidamente dentro dos linfáticos, causando uma linfadenite hemorrágica
- A invasão da circulação sanguínea leva à sepse fulminante, matando o hospedeiro

ACHADOS CLÍNICOS

SINAIS E SINTOMAS

Antraz cutâneo

- O início ocorre dentro de 2 semanas da exposição
- A lesão inicial é uma pápula eritematosa, frequentemente em área exposta da pele, que forma vesículas, ulcera e sofre necrose, progredindo para uma escara purpúrea ou preta
- A área circundante é edematosa e vesicular, mas não purulenta
- A infecção é geralmente autolimitada

Antraz inalatório

- Sintomas inespecíficos como virose
- A dor anterior no tórax é um sintoma precoce de mediastinite
- Dentro de horas a dias, o paciente progride para o estágio fulminante da infecção, quando predominam sinais e sintomas dramáticos de sepse
- A disseminação pode ocorrer, resultando em meningite

Antraz gastrintestinal

- Os sintomas começam 2-5 dias depois da ingestão de carne contaminada com esporos de antraz
- Ocorrem febre, dor abdominal difusa, dor à descompressão do abdome, vômitos, constipação e diarreia
- Pelo fato de a lesão primária ser ulcerativa, a êmese é tingida de sangue ou tem aspecto de borra de café; as fezes podem ser tingidas de sangue ou pode haver melena
- Pode ocorrer perfuração intestinal

DIAGNÓSTICO DIFERENCIAL

Antraz cutâneo

- Ectima gangrenoso (neutropênico, *Pseudomonas*)
- Tularemia
- Peste
- Picada de aranha marrom (Loxosceles)
- Aspergilose ou mucormicose
- Síndrome do anticorpo antifosfolipídeo
- Necrose da varfarina
- Febre da mordida do rato
- Febre maculosa
- Infecção com vírus da paravacínia
- Infecção micobacteriana cutânea
- Leishmaniose cutânea

Antraz inalatório

- Influenza
- Mediastinite bacteriana
- Mediastinite fibrosa por
  - Histoplasmose
  - Coccidioidomicose
  - Pneumonia atípica ou viral
  - Silicose
  - Sarcoidose
- Outras causas de alargamento mediastinal
  - Aneurisma aórtico rompido
  - Linfoma
  - Síndrome da veia cava superior
- Tuberculose

Antraz gastrintestinal

- Obstrução intestinal
- Víscera perfurada
- Peritonite
- Gastrenterite
- Doença ulcerosa péptica

DIAGNÓSTICO

EXAMES LABORATORIAIS

- O líquido pleural no antraz inalatório é hemorrágico e com poucos leucócitos
- O líquido cerebrospinal nos casos de meningite é hemorrágico
- A coloração de Gram do líquido de uma lesão cutânea, do líquido pleural, do líquido cerebrospinal, de sangue não centrifugado ou da hemocultura pode mostrar os característicos bacilos encapsulados em cadeias em forma de vagão
- O diagnóstico é estabelecido pelo isolamento do organismo em cultura de lesão cutânea (ou do líquido expresso dela), do sangue ou do líquido pleural ou cerebrospinal (nos casos de meningite)
- Na ausência de terapia antimicrobiana prévia, as culturas são invariavelmente positivas

DIAGNÓSTICO POR IMAGEM

- A radiografia de tórax é o teste mais sensível para a doença inalatória, por ser inicialmente anormal em qualquer caso de antraz inalatório associado ao bioterrorismo
- Alargamento mediastinal por linfadenite hemorrágica em 70% dos casos relacionados com bioterrorismo
- Os derrames pleurais estavam presentes inicialmente, ou ocorreram durante o curso da enfermidade em todos os casos, e cerca de três quartos tiveram

infiltrados pulmonares ou sinais de consolidação

TRATAMENTO

MEDICAÇÕES

- O ciprofloxacino é o fármaco de escolha
- As outras fluoroquinolonas são provavelmente tão efetivas quanto o ciprofloxacino
- A doxiciclina é um agente alternativo de primeira linha
- O ciprofloxacino é usado em combinação com outros agentes (Tabela 43) para antraz inalatório, doença disseminada, infecções cutâneas da cabeça, face ou pescoço, ou quando associado a edema local extenso ou sinais de infecção sistêmica
- *B. anthracis*
  - Pode expressar betalactamases que conferem resistência às cefalosporinas e penicilinas
  - Por essa razão, a penicilina e a amoxicilina não são mais recomendadas como agentes únicos no tratamento da doença disseminada

DESFECHOS

PROGNÓSTICO

- O prognóstico para infecção cutânea é excelente; a morte é improvável se a infecção permanecer localizada e as lesões curarem sem complicações na maioria dos casos
- A taxa de mortalidade relatada para as infecções gastrintestinais e inalatórias é de até 85%

CASOS DE ENCAMINHAMENTO

- Qualquer caso suspeito de antraz deve ser imediatamente notificado para o Centers for Disease Control and Prevention, de forma que uma investigação completa possa ser conduzida

PREVENÇÃO

- O ciprofloxacino é considerado o fármaco de escolha (Tabela 43) para a profilaxia após exposição aos esporos do antraz
- Existe uma vacina aprovada pelo FDA para as pessoas em alto risco de exposição aos esporos do antraz

EVIDÊNCIAS

DIRETRIZES CLÍNICAS

- National Guideline Clearinghouse

ENDEREÇOS ELETRÔNICOS

- Centers for Disease Control and Prevention: Anthrax and Other Bioterrorism-Related Issues
- MedlinePlus: Anthrax

INFORMAÇÕES PARA OS PACIENTES

- Centers for Disease Control: Anthrax
- JAMA patient page. Anthrax. JAMA. 2001;286:2626. [PMID: 11763849]

REFERÊNCIA

- Holty JE et al. Systematic review: A century of inhalational anthrax cases from 1900 to 2005. Ann Intern Med. 2006 Feb 21;144(4):270-80. [PMID: 16490913]

Apendicite

CARACTERÍSTICAS PRINCIPAIS

PRINCÍPIOS BÁSICOS DO DIAGNÓSTICO

- Precoce: dor periumbilical
- Mais tarde: dor e sensibilidade no quadrante inferior direito
- Anorexia, náuseas e vômitos, obstipação
- Dor ou rigidez localizada no ponto de McBurney
- Pontos adicionais para comparar
- Febre baixa e leucocitose

CONSIDERAÇÕES GERAIS

- É a emergência abdominal cirúrgica mais comum, afetando ~10% da população
- Ocorre mais frequentemente entre os 10 e 30 anos de idade
- Causada pela obstrução do apêndice por um fecalito, inflamação, corpo estranho ou neoplasia
- Se não tratada, gangrena e perfuração se desenvolvem dentro de 36 horas

ACHADOS CLÍNICOS

SINAIS E SINTOMAS

- Dor periumbilical ou epigástrica vaga, frequentemente em cólica
- Dentro de 12 horas, a dor se desloca para o quadrante inferior direito, com dor contínua, piorada com o caminhar ou tossir
- Náuseas e um ou dois episódios de vômitos em quase todos os pacientes
- Constipação
- Febre baixa (< 38ºC)
- Dor localizada com defesa no quadrante inferior direito
- Dor à descompressão
- Sinal do psoas (dor à extensão passiva do quadril direito)
- Sinal do obturador (dor com a flexão passiva e rotação interna do quadril direito)
- As apresentações atípicas incluem
  - Dor menos intensa e mal localizada; dor mínima no flanco direito
  - Dor no abdome inferior, frequentemente à esquerda; urgência para urinar ou defecar
  - Dolorimento abdominal ausente, mas sensibilidade no exame pélvico ou retal

DIAGNÓSTICO DIFERENCIAL

- Gastrenterite ou colite
- Ginecológico
  - Doença inflamatória pélvica
  - Abscesso tubo-ovariano
  - Torção ovariana
  - Gravidez ectópica rota ou cisto ovariano
  - *Mittelschmerz* (dor da ovulação)
  - Endometriose
- Urológico
  - Torção testicular
  - Epididimite aguda
- Cálculo urinário
- Pielonefrite
- Diverticulite
- Diverticulite de Meckel
- Carcinoide do apêndice
- Câncer de cólon perfurado
- Ileíte de Crohn
- Úlcera péptica perfurada
- Colecistite
- Adenite mesentérica
- Tiflite (colite neutropênica)
- Isquemia mesentérica

DIAGNÓSTICO

EXAMES LABORATORIAIS

- Leucocitose moderada (10.000-20.000/μL) com neutrofilia
- Hematúria microscópica e piúria em 25%

DIAGNÓSTICO POR IMAGEM

- Nenhum exame de imagem é necessário na apendicite típica
  - As imagens podem ser úteis nos pacientes com diagnóstico incerto
  - Os exames de imagem (US ou TC) sugerem um diagnóstico alternativo em até 15%
- Ultrassom abdominal ou transvaginal
  - Acurácia diagnóstica de > 85%
  - Útil na exclusão de doença anexial em mulheres mais jovens
- TC abdominal

- É o teste mais preciso para o diagnóstico (sensibilidade e especificidade de 95%)
- Útil na suspeita de perfuração do apêndice para diagnosticar um abscesso periapendicular

TRATAMENTO

MEDICAÇÕES
- Os antibióticos sistêmicos reduzem a incidência de infecções pós-operatórias

CIRURGIA
- Apendicectomia cirúrgica por laparotomia ou laparoscopia em pacientes com apendicite não complicada
- Apendicectomia de emergência nos pacientes com apendicite perfurada, com peritonite generalizada

PROCEDIMENTOS TERAPÊUTICOS
- Drenagem percutânea guiada por TC de abscesso periapendicular, fluidos e antibióticos intravenosos e apendicectomia depois de 6 semanas em pacientes estáveis com apendicite perfurada

DESFECHOS

COMPLICAÇÕES
- Perfuração em 20%
- Abscesso periapendicular
- Peritonite supurativa
- Tromboflebite séptica (pileflebite) do sistema venoso portal

PROGNÓSTICO
- A taxa de mortalidade da apendicite não complicada é extremamente baixa
- A taxa de mortalidade da apendicite perfurada é de 0,2%, mas de 15% em idosos

EVIDÊNCIAS

DIRETRIZES CLÍNICAS
- National Guideline Clearinghouse

ENDEREÇO ELETRÔNICO
- Gastrointestinal Pathology Index

INFORMAÇÕES PARA OS PACIENTES
- Mayo Clinic
- NDDIC – NIH

REFERÊNCIA
- Dominguez EP et al. Diagnosis and management of diverticulitis and appendicitis. Gastroenterol Clin North Am. 2006 Jun;35(2):367-91. [PMID: 1688007]

Apneia Obstrutiva do Sono

CARACTERÍSTICAS PRINCIPAIS

PRINCÍPIOS BÁSICOS DO DIAGNÓSTICO
- Fadiga ou sonolência diurna
- Uma história de ronco alto com episódios testemunhados de apneia
- A polissonografia noturna demonstra episódios apneicos com hipoxemia

CONSIDERAÇÕES GERAIS
- A obstrução da via aérea superior resulta da perda do tônus da musculatura faríngea durante o sono
- Os pacientes com via aérea estreitada estão predispostos à condição
- A ingestão de álcool ou sedativos antes de dormir e a obstrução nasal por qualquer causa podem precipitar ou piorar a condição
- O tabagismo e o hipotireoidismo são fatores de risco

ASPECTOS DEMOGRÁFICOS
- A maior parte dos pacientes são homens de meia-idade e obesos

ACHADOS CLÍNICOS

SINAIS E SINTOMAS
- Os pacientes se queixam de sonolência diurna ou fadiga, preguiça matinal ou prejuízo cognitivo
- Ganho de peso recente, cefaleias e impotência podem estar presentes
- Os parceiros de leito costumam relatar o ronco alto e cíclico e testemunhar apneias com inquietação e movimentos de batidas durante o sono
- A hipertensão sistêmica costuma estar presente
- O exame físico pode mostrar evidência de hipertensão pulmonar com *cor pulmonale*
- Pode ser visto estreitamento orofaríngeo por excesso de tecidos moles
- É comum um pescoço curto e grosso
- Podem ocorrer bradiarritmias durante o sono
- Podem ser vistas taquiarritmias quando o fluxo de ar é restabelecido após um episódio de apneia

DIAGNÓSTICO DIFERENCIAL
- Apneia do sono central
- Apneia do sono mista
- Síndrome de obesidade-hipoventilação (síndrome de Pickwick)
- Narcolepsia
- Abuso de álcool ou sedativos
- Depressão
- Hipotireoidismo
- Distúrbios convulsivos

DIAGNÓSTICO

EXAMES LABORATORIAIS
- É comum a eritrocitose
- O hormônio estimulante da tireoide (TSH) deve ser verificado

PROCEDIMENTOS DIAGNÓSTICOS
- A polissonografia noturna é essencial para se fazer o diagnóstico
- Os episódios apneicos são definidos como a cessação da respiração por 10 segundos ou mais
- A hipopneia é definida como uma diminuição no fluxo de ar com uma queda na saturação de oxi-hemoglobina de 4% ou mais
- Deve ser realizada uma avaliação otorrinolaringológica
- A triagem com oximetria de pulso noturna domiciliar tem um alto valor preditivo negativo se não forem vistas dessaturações

TRATAMENTO

MEDICAÇÕES
- A terapia farmacológica não costuma ter sucesso

CIRURGIA
- A uvulopalatofaringoplastia – a ressecção de tecido faríngeo e a remoção de porção do palato mole e da úvula – é útil em aproximadamente metade dos casos selecionados
- A septoplastia nasal é realizada se houver deformidade grosseira do septo nasal
- A traqueostomia é a terapia definitiva, mas é reservada para casos refratários que ameaçam a vida

PROCEDIMENTOS TERAPÊUTICOS
- A perda de peso e a evitação de álcool e de medicações hipnóticas são etapas iniciais
- Uma perda de peso de 10-20% pode ser curativa
- A pressão positiva contínua nas vias aéreas (CPAP) nasal é curativa em muitos pacientes
- A polissonografia costuma ser necessária para determinar o nível de CPAP (geralmente 5-15 mmHg) necessário
- Os dispositivos protéticos inseridos na boca para evitar a oclusão faríngea po-

dem ser modestamente efetivos, mas a adesão ao tratamento é limitada

DESFECHOS

COMPLICAÇÕES

- *Cor pulmonale*
- Arritmias cardíacas com risco de morte
- Hipertensão sistêmica

PROGNÓSTICO

- Apenas 75% dos pacientes continuam a usar o CPAP após 1 ano

CASOS DE ENCAMINHAMENTO

- Para estudo do sono

EVIDÊNCIAS

DIRETRIZES CLÍNICAS

- Littner M et al. Practice parameters for the use of laser-assisted uvulopalatoplasty: an update for 2000. Sleep. 2001;24:603. [PMID: 11480657]

INFORMAÇÕES PARA OS PACIENTES

- National Institute of Neurological Disorders and Stroke

REFERÊNCIAS

- Bao G et al. Upper airway resistance syndrome – one decade later. Curr Opin Pulm Med. 2004 Nov;10(6):461-7. [PMID: 15510051]
- Caples SM et al. Obstructive sleep apnea. Ann Intern Med. 2005 Feb 1; 142(3):187-97. [PMID: 15684207]
- Pack AI. Advances in sleep-disordered breathing. Am J Respir Crit Care Med. 2006 Jan 1;173(1):7-15. [PMID: 16284108]
- White DP. Pathogenesis of obstructive and central sleep apnea. Am J Respir Crit Care Med. 2005 Dec 1;172(11): 1363-70. [PMID: 16100008]

Arbovírus, Encefalites por

CARACTERÍSTICAS PRINCIPAIS

- Causadas por vírus transmitidos por artrópodes
- Encefalites de St. Louis e da Califórnia comuns nos Estados Unidos
- Encefalite do Oeste do Nilo identificada em 1999; agora presente em grande parte dos Estados Unidos
- A doença nos Estados Unidos tende a ocorrer em epidemias durante os períodos de proliferação do mosquito

ACHADOS CLÍNICOS

- Idade-dependente; déficits neurológicos residuais mais prováveis em idosos
- Febres, dor de garganta, rigidez de nuca, náuseas, vômitos, letargia, coma
- São comuns sinais de irritação meníngea, tremores, paralisias de nervos cranianos
- Líquido cerebrospinal (LC)
  - Proteína elevada
  - Pressão de abertura elevada
  - Linfocitose
- As infecções do vírus do Oeste do Nilo mostram manifestações neurológicas relacionadas com a idade
  - Cefaleias nos jovens
  - Síndromes tipo poliomielite na meia-idade
  - Encefalite nos idosos

DIAGNÓSTICO

- Sintomas clínicos, com história de exposição ao mosquito ou outro vetor
- Linfocitopenia
- Os ensaios de reação em cadeia da polimerase podem ser diagnósticos
- Oeste do Nilo: ELISA IgM do LC e do soro confirmam o diagnóstico

TRATAMENTO

- Medidas vigorosas de suporte
- Prevenção: medidas de controle do mosquito
- A ribavirina pode ter algum uso na encefalite do Oeste do Nilo

Arsênico, Envenenamento por

CARACTERÍSTICAS PRINCIPAIS

- Encontrado em alguns pesticidas e substâncias químicas industriais

ACHADOS CLÍNICOS

- Os sintomas habitualmente aparecem dentro de 1 hora depois da ingestão, mas podem ser retardados por até 12 horas
- Dor abdominal, vômitos, diarreia aquosa e cãibras musculares
- Pode ocorrer desidratação profunda e choque
- No envenenamento crônico, os sintomas podem ser vagos, mas frequentemente incluem uma neuropatia sensitiva periférica

DIAGNÓSTICO

- Os níveis urinários de arsênico podem estar falsamente elevados depois da ingestão de certos alimentos (p. ex., frutos do mar) que contenham grandes quantidades de arsênico orgânico, que é relativamente não tóxico

TRATAMENTO

Medidas de emergência

- Realizar lavagem gástrica e administrar 60-100 g de carvão ativado misturado em solução aquosa

Antídoto

- Para pacientes sintomáticos ou com superdosagem maciça
  - Aplicar injeção de dimercaprol (Anti-Lewisite britânico, BAL), solução a 10% em óleo, 3-5 mg/kg IM a cada 4-6 h por 2 dias
  - Os efeitos colaterais incluem náuseas, vômitos, cefaleia e hipertensão
- Após o dimercaprol, administrar penicilamina oral, 100 mg/kg/dia em 4 doses divididas (máximo, 2 g/dia), ou succimer (DMSA), 10 mg/kg a cada 8 h por 1 semana
- Encaminhar para um toxicologista clínico ou centro de orientação para aconselhamento relativo à quelação

Artrite & Doenças Intestinais Inflamatórias

CARACTERÍSTICAS PRINCIPAIS

- Dos pacientes com doença intestinal inflamatória, 20% têm artrite
- Segunda manifestação extraintestinal mais comum (depois da anemia)

ACHADOS CLÍNICOS

- Ocorrem duas formas distintas de artrite

- Artrite periférica – em geral uma oligoartrite assimétrica não deformante de grandes articulações – na qual a atividade da doença articular é paralela à da doença intestinal
- Espondilite que é indistinguível – pelos sintomas ou pela radiografia – da espondilite anquilosante e segue um curso independente da doença intestinal. Aproximadamente 50% desses pacientes são positivos para HLA-B27
■ Cerca de dois terços dos pacientes com doença de Whipple experimentam artralgia ou artrite, mais frequentemente uma poliartrite episódica de grandes articulações. A artrite costuma preceder as manifestações gastrintestinais por anos e melhora com o surgimento da diarreia

DIAGNÓSTICO

■ Clínico
■ Diagnóstico diferencial
- Artrite reativa (síndrome de Reiter)
- Espondilite anquilosante
- Artrite psoriática
- Doença de Whipple

TRATAMENTO

■ O controle da inflamação intestinal costuma eliminar a artrite periférica
■ A espondilite frequentemente requer AINEs, que precisam ser usados com cautela, pois podem ativar a doença intestinal em alguns pacientes

Artrite Bacteriana (Séptica) Não Gonocócica Aguda

CARACTERÍSTICAS PRINCIPAIS

PRINCÍPIOS BÁSICOS DO DIAGNÓSTICO

■ Início súbito de artrite monoarticular aguda, mais frequentemente nas grandes articulações de carga e nos punhos
■ O dano articular prévio ou o uso de drogas injetáveis são fatores de risco comuns
■ Uma infecção com organismos causadores é comumente encontrada em outro lugar do corpo
■ Os derrames articulares costumam ser grandes, com leucocitose geralmente > 50.000/µL

CONSIDERAÇÕES GERAIS

■ Uma doença de um hospedeiro anormal
■ Os fatores de risco principais são
- Bacteriemia persistente (p. ex., uso de drogas injetáveis, endocardite)
- Articulações lesadas (p. ex., artrite reumatoide)
- Imunidade comprometida (p. ex., diabetes, insuficiência renal, alcoolismo, cirrose e terapia imunossupressora)
- Perda da integridade cutânea (p. ex., psoríase)
■ O *Staphylococcus aureus* é a causa mais comum de artrite séptica não gonocócica, representando mais ou menos 50% de todos os casos
■ O *S. aureus* resistente à meticilina (MRSA) e os estreptococos do grupo B têm se tornado causas frequentes e importantes de artrite séptica
■ A artrite séptica gram-negativa é vista em usuários de drogas injetáveis e em outros pacientes imunocomprometidos
■ O *Staphylococcus epidermidis* é o organismo habitual na artrite da articulação com prótese

ACHADOS CLÍNICOS

SINAIS E SINTOMAS

■ Início súbito, com dor, inchaço e calor de uma articulação – mais frequentemente o joelho
■ Locais incomuns, como a articulação esternoclavicular ou a sacroilíaca, podem estar envolvidos nos usuários de drogas injetáveis
■ Tremores e febre são comuns, mas estão ausentes em até 20% dos pacientes
■ A infecção do quadril em geral não produz edema aparente, mas resulta em dor na virilha, bastante agravada pela deambulação
■ A artrite séptica poliarticular é incomum, exceto em pacientes com artrite reumatoide ou com infecções estreptocócicas do grupo B

DIAGNÓSTICO DIFERENCIAL

■ Gota e pseudogota são excluídas pela ausência de cristais na análise do líquido sinovial
■ A febre reumática aguda e a artrite reumatoide comumente envolvem muitas articulações
■ A doença de Still pode imitar a artrite séptica, mas não há evidência laboratorial de infecção

DIAGNÓSTICO

EXAMES LABORATORIAIS

■ As hemoculturas são positivas em aproximadamente 50% dos pacientes
■ A contagem leucocitária do líquido sinovial excede a 50.000/µL e frequentemente a 100.000/µL, com 90% ou mais de células polimorfonucleares
■ A coloração da Gram do líquido sinovial é positiva em 75% das infecções estafilocócicas e em 50% das infecções com gram-negativos

DIAGNÓSTICO POR IMAGEM

■ As radiografias costumam estar normais no começo da doença, mas a evidência de desmineralização pode estar presente dentro de dias a partir do início
■ A RM e a TC são mais sensíveis para detectar líquido nas articulações que não são acessíveis ao exame físico (p. ex., o quadril)
■ As erosões ósseas e o estreitamento do espaço articular, seguidos por osteomielite e periostite, podem ser vistos dentro de 2 semanas

PROCEDIMENTOS DIAGNÓSTICOS

■ A aspiração articular é necessária para estabelecer o diagnóstico

TRATAMENTO

MEDICAÇÕES

■ A terapia antibiótica sistêmica imediata de qualquer artrite séptica deve ser baseada no melhor julgamento clínico do organismo causador
■ Se o organismo não puder ser clinicamente determinado, o tratamento deve ser começado com antibióticos bactericidas efetivos contra estafilococos, estreptococos e organismos gram-negativos
■ A vancomicina deve ser usada sempre que houver probabilidade razoável de MRSA

CIRURGIA

■ A drenagem cirúrgica imediata é reservada para artrite séptica do quadril, porque esse local é inacessível à aspiração repetida
■ Para a maioria das outras articulações, a drenagem cirúrgica somente é usada se a terapia clínica não melhorar dentro de 2-4 dias a febre, o volume de líquido sinovial, o leucograma e os resultados da cultura

PROCEDIMENTOS TERAPÊUTICOS

- O repouso, a imobilização e a elevação são usados no início do tratamento. Os exercícios precoces de movimento ativo, dentro dos limites da tolerância, apressarão a recuperação
- A aspiração local frequente (até diária) é indicada para complementar a terapia antibiótica quando o líquido sinovial se reacumular rapidamente e causar sintomas

DESFECHOS

COMPLICAÇÕES

- A anquilose óssea e a destruição articular ocorrem se o tratamento for retardado ou inadequado

PROGNÓSTICO

- Com terapia antibiótica imediata e sem nenhuma doença grave subjacente, a recuperação funcional costuma ser boa
- Cinco a 10% dos pacientes com uma articulação infectada morrem, principalmente em decorrência de complicações respiratórias da sepse
- A taxa de mortalidade é de 30% para os pacientes com sepse poliarticular

CASOS DE ENCAMINHAMENTO

- Encaminhar a um ortopedista se a articulação infectada não for fácil de aspirar repetidamente (p. ex., quadril)

CASOS DE ADMISSÃO HOSPITALAR

- Hospitalizar casos de artrite séptica presumida ou confirmada

EVIDÊNCIAS

INFORMAÇÕES PARA OS PACIENTES

- American Association for Clinical Chemistry

REFERÊNCIAS

- Ross JJ et al. Septic arthritis. Infect Dis Clin North Am. 2005 Dec;19(4):799817. [PMID: 16297733].
- Zimmerli W et al. Prosthetic-joint infections. N Engl J Med. 2004 Oct 14; 351(16):1645-54. [PMID: 15483283].

Artrite Gonocócica

CARACTERÍSTICAS PRINCIPAIS

PRINCÍPIOS BÁSICOS DO DIAGNÓSTICO

- Poliartralgias migratórias prodrômicas
- A tenossinovite é o sinal mais comum
- Monoartrite purulenta em 50%
- Erupção cutânea característica
- Mais comum em mulheres jovens durante a menstruação ou gravidez
- Sintomas de uretrite frequentemente ausentes
- Resposta considerável aos antibióticos

CONSIDERAÇÕES GERAIS

- Em geral ocorre em indivíduos aparentemente saudáveis
- É a causa mais comum de artrite infecciosa em grandes áreas urbanas
- A infecção gonocócica disseminada recorrente ocorre quando houver uma deficiência congênita de componentes do complemento terminal, especialmente C7 e C8

ASPECTOS DEMOGRÁFICOS

- Duas a três vezes mais comum em mulheres do que em homens e especialmente frequente durante a menstruação e gravidez
- A artrite gonocócica também é comum em homossexuais masculinos
- Rara depois dos 40 anos de idade

ACHADOS CLÍNICOS

SINAIS E SINTOMAS

- De 1-4 dias de poliartralgias migratórias envolvendo o punho, o joelho, o tornozelo ou o cotovelo
- Depois disso, dois padrões emergem
  - 60% dos pacientes caracterizados por tenossinovite (mais frequentemente afetando os punhos, os dedos, os tornozelos ou os dedos do pé)
  - 40% dos pacientes caracterizados por monoartrite purulenta (mais frequentemente envolvendo o joelho, o punho, o tornozelo ou o cotovelo)
- Menos da metade dos pacientes tem febre
- Menos de um quarto tem sintomas geniturinários
- A maioria dos pacientes terá lesões cutâneas assintomáticas, mas altamente características: duas a dez pequenas pústulas necróticas distribuídas sobre as extremidades, sobretudo nas palmas e solas

DIAGNÓSTICO DIFERENCIAL

- Artrite reativa (síndrome de Reiter)
  - Pode produzir monoartrite aguda em uma pessoa jovem
  - Entretanto, é distinguida por culturas negativas, sacroileíte e falha em responder aos antibióticos
- Doença de Lyme envolvendo o joelho
  - Menos aguda
  - Não mostra culturas positivas
  - Pode ser precedida por exposição conhecida a carrapato e erupção característica
- Endocardite infecciosa com artrite séptica
- Artrite séptica não gonocócica
- Gota ou pseudogota
- Febre reumática
- Sarcoidose
- Meningococcemia

DIAGNÓSTICO

EXAMES LABORATORIAIS

- Líquido sinovial
  - A contagem de leucócitos é tipicamente maior que 50.000 células/µL
  - A coloração de Gram é positiva em um quarto dos casos e a cultura em menos da metade
- As hemoculturas positivas são vistas em 40% dos pacientes com tenossinovite e virtualmente nunca nos pacientes com artrite supurativa
- Culturas da uretra, da garganta e do reto devem ser feitas em todos os pacientes, já que são frequentemente positivas na ausência de sintomas locais
- A contagem leucocitária periférica tem uma média de 10.000 células/µL e está elevada em menos de um terço dos pacientes

DIAGNÓSTICO POR IMAGEM

- As radiografias estão geralmente normais ou mostram apenas um edema de tecidos moles

TRATAMENTO

MEDICAÇÕES

- Cerca de 25% dos pacientes têm resistência absoluta ou relativa à penicilina
- O tratamento inicial recomendado é ceftriaxona, 1 g IV ao dia ou
  - Cefotaxima, 1 g IV a cada 8 h ou
  - Ceftizoxima, 1 g IV a cada 8 h ou
  - Ciprofloxacino, 400 mg IV a cada 12 h ou
  - Ofloxacino, 400 mg IV a cada 12 h ou
  - Levofloxacino, 250 mg/dia IV
- A espectinomicina, 2 g IM a cada 12 h, pode ser dada aos pacientes com alergia aos betalactâmicos
- Uma vez que a melhora com antibióticos parenterais tenha sido alcançada em 24-48 horas, pode-se passar para um regime oral até completar um curso de 7 a 10 dias

- Cefixima oral, 400 mg 2x/dia
- Levofloxacino, 500 mg ao dia, ou ciprofloxacino, 500 mg 2x/dia (em regiões com taxas baixas de resistência às quinolonas)

PROCEDIMENTOS TERAPÊUTICOS
- Em geral responde consideravelmente em 24-48 horas depois do início com antibióticos, de forma que as aspirações articulares diárias raramente são necessárias

DESFECHOS

PROGNÓSTICO
- A recuperação completa é a regra

CASOS DE ENCAMINHAMENTO
- Quando houver dúvidas sobre o diagnóstico
- Notificar ao departamento de saúde pública para localizar contatos

CASOS DE ADMISSÃO HOSPITALAR
- Embora o tratamento ambulatorial tenha sido recomendado no passado, o aumento rápido na resistência gonocócica à penicilina torna aconselhável o tratamento hospitalar inicial
- Os pacientes com suspeita de artrite gonocócica devem ser hospitalizados para
  - Confirmar o diagnóstico
  - Excluir uma endocardite
  - Iniciar o tratamento

EVIDÊNCIAS

REFERÊNCIA
- Rice PA. Gonococcal arthritis (disseminated gonococcal infection). Infect Dis Clin North Am. 2005 Dec;19(4):85361. [PMID: 16297736]

Artrite Gotosa

CARACTERÍSTICAS PRINCIPAIS

PRINCÍPIOS BÁSICOS DO DIAGNÓSTICO
- Início agudo, tipicamente noturno
- Em geral monoarticular, frequentemente envolvendo a primeira articulação metatarsofalângica (MTF)
- O envolvimento poliarticular é mais comum com a doença de longa evolução
- Hiperuricemia na maioria; a identificação de cristais de urato no líquido ou em tofos articulares é diagnóstica
- Resposta terapêutica considerável aos anti-inflamatórios não esteroides

CONSIDERAÇÕES GERAIS
- Uma doença metabólica de natureza heterogênea, muitas vezes familiar, associada a quantidades anormais de uratos no corpo e caracterizada precocemente por uma artrite aguda recorrente, em geral monoarticular, e mais tarde por artrite deformante crônica
- A **gota secundária** é decorrente de causas adquiridas de hiperuricemia
  - Uso de medicamentos (diuréticos, aspirina em doses baixas, ciclosporina e niacina)
  - Distúrbios mieloproliferativos, mieloma múltiplo, hemoglobinopatias
  - Doença renal crônica
  - Hipotireoidismo, psoríase, sarcoidose e intoxicação por chumbo
- A ingestão de álcool promove a hiperuricemia pelo aumento da produção de uratos e pela diminuição da excreção renal de ácido úrico
- Os pacientes hospitalizados frequentemente sofrem ataques de gota por causa de alterações na dieta (p. ex., impossibilidade de receber alimentação oral após cirurgia abdominal) ou medicamentos que levam a reduções ou aumentos rápidos no nível sérico de urato

ASPECTOS DEMOGRÁFICOS
- Especialmente comum nos habitantes das Ilhas do Pacífico, como Filipinas e Samoa
- Raras vezes causada por uma aberração genética especificamente determinada (p. ex., síndrome de Lesch-Nyhan)
- 90% dos pacientes com gota primária são homens, em geral com mais de 30 anos de idade
- Em mulheres, o início ocorre tipicamente após a menopausa

ACHADOS CLÍNICOS

SINAIS E SINTOMAS
- Início súbito de artrite
  - Frequentemente noturno
  - Sem causa precipitante aparente ou após flutuações rápidas nos níveis séricos de urato
  - A articulação MTF do hálux é a articulação mais suscetível ("podagra")
  - Outras articulações, sobretudo as dos pés, dos tornozelos e dos joelhos, também são comumente afetadas
  - Pode se desenvolver nos tecidos moles periarticulares, como o arco do pé
- **À medida que a crise progride**
  - A dor fica intensa
  - As articulações envolvidas ficam inchadas e extremamente sensíveis
  - A pele sobrejacente fica tensa, quente, fosco-avermelhada
  - A febre é comum
- Tofos
  - Podem ser encontrados na cartilagem, nas orelhas, nas mãos, nos pés, no olécrano, nas bolsas pré-patelares, nos tendões e nos ossos
  - Eles costumam ser vistos apenas depois de várias crises de artrite aguda
- Períodos assintomáticos de meses ou anos comumente se seguem à crise inicial
- Depois de anos de crises de monoartrite grave recorrente, a gota pode evoluir para uma poliartrite crônica e deformante das extremidades superiores e inferiores, que imita a artrite reumatoide

DIAGNÓSTICO DIFERENCIAL

Artrite
- Celulite
- Artrite séptica
- Pseudogota
- Artrite reumatoide
- Artrite reativa
- Osteoartrite
- Intoxicação crônica por chumbo (gota saturnina)
- Reumatismo palindrômico

Podagra
- Trauma
- Celulite
- Sarcoidose
- Pseudogota
- Artrite psoriática
- Bursite da primeira articulação MTF (joanete inflamado)

Tofos
- Nódulos reumatoides
- Eritema nodoso
- Gota
- Coccidioidomicose
- Endocardite (nodos de Osler)
- Sarcoidose
- Poliarterite nodosa

DIAGNÓSTICO

EXAMES LABORATORIAIS
- O ácido úrico sérico está elevado (> 7,5 mg/dL) em 95% dos pacientes com medidas seriadas durante o curso de uma crise
- Entretanto, uma determinação única normal do ácido úrico está presente em até 25% dos casos, não excluindo gota

DIAGNÓSTICO POR IMAGEM
- No início da doença, as radiografias não mostram nenhuma alteração

- Mais tarde, desenvolvem-se erosões tipo saca-bocado com uma borda pendente de osso cortical ("mordida de rato"). Quando tais achados forem adjacentes a um tofo de tecidos moles, são diagnósticos de gota

PROCEDIMENTOS DIAGNÓSTICOS

- A identificação de cristais de urato de sódio no líquido articular ou material aspirado de um tofo estabelece o diagnóstico
- Os cristais, que podem ser extracelulares ou encontrados dentro de neutrófilos, são acúleos e negativamente birrefringentes quando examinados à microscopia óptica polarizada

TRATAMENTO

MEDICAÇÕES

Hiperuricemia assintomática

- Não deve ser tratada
- Os fármacos para redução do ácido úrico não são necessários até que a artrite, os cálculos renais ou os tofos fiquem aparentes

Crise aguda

- Os **anti-inflamatórios não esteroides** são o tratamento de escolha
- A dor de uma crise aguda pode exigir **opioides**. A aspirina deve ser evitada, já que agrava a hiperuricemia
- Para a gota monoarticular, a **administração de corticosteroides intra-articulares** (p. ex., triancinolona, 10-40 mg, dependendo do tamanho da articulação) é mais efetiva
- Para a gota poliarticular, os **corticosteroides** podem ser administrados por via intravenosa (p. ex., metilprednisolona, 40 mg/dia, descontinuada ao longo de 7 dias) ou oralmente (p. ex., prednisona, 40-60 mg/dia, descontinuada ao longo de 7 dias)

CIRURGIA

- A excisão cirúrgica de tofos grandes raramente proporciona melhoria mecânica nas deformidades selecionadas

PROCEDIMENTOS TERAPÊUTICOS

- Injeções de corticosteroide para doença monoarticular aguda
- O repouso no leito é importante e deve ser continuado por cerca de 24 horas depois que a crise aguda tenha cedido. A deambulação precoce pode precipitar uma recidiva
- Tratar primeiro a artrite aguda e a hiperuricemia mais tarde, se necessário. A redução súbita do ácido úrico sérico frequentemente precipita uma artrite gotosa adicional

DESFECHOS

SEGUIMENTO

- Manter o nível de ácido úrico dentro da variação normal na gota não tofácea
- Manter o ácido úrico sérico abaixo de 5,0 mg/dL na gota tofácea

COMPLICAÇÕES

- A artrite tofácea crônica pode ocorrer depois de crises repetidas de gota aguda inadequadamente tratadas
- Cálculos urinários de ácido úrico (5-10% dos pacientes)
  - A hiperuricemia se correlaciona altamente com a probabilidade de desenvolvimento de cálculos
  - O risco da formação de cálculo alcança 50% com um nível de urato sérico acima de 13 mg/dL
- Nefropatia crônica do urato. Embora a insuficiência renal progressiva ocorra em uma porcentagem significativa de pacientes com gota crônica, o papel etiológico da hiperuricemia é controverso, porque existem vários fatores de risco de confusão para insuficiência renal

PROGNÓSTICO

- Não tratada, a crise aguda pode durar de alguns dias até várias semanas, mas o tratamento adequado a interrompe rapidamente
- Os intervalos entre as crises agudas variam até anos, mas os períodos assintomáticos frequentemente ficam mais curtos se a doença progredir

CASOS DE ENCAMINHAMENTO

- Encaminhar a um reumatologista se o paciente tiver crises recorrentes apesar do tratamento

CASOS DE ADMISSÃO HOSPITALAR

- Para a artrite séptica sobreposta suspeitada ou comprovada

PREVENÇÃO

- Causas potencialmente reversíveis de hiperuricemia
  - Dieta rica em purinas
  - Obesidade
  - Consumo frequente de álcool
  - Uso de certos medicamentos (diuréticos, niacina, aspirina em doses baixas)
- Colchicina, 0,6 mg VO 1 ou 2x/dia
  - Pode ser usada para evitar futuras crises
  - Frequentemente prescrita para evitar crises quando a probenecida ou o alopurinol estiverem sendo iniciados
- Duas classes de fármacos podem baixar os níveis de ácido úrico em pacientes com artrite frequente, depósitos tofáceos ou dano renal
  - Probenecida, 1-2 g VO diariamente, é o principal fármaco uricosúrico, que não pode ser usado se a creatinina estiver > 2 mg/dL
  - Alopurinol, 100-300 mg/dia VO, com base na função renal
    - Baixa prontamente as concentrações plasmáticas de urato e urinárias de ácido úrico e facilita a mobilização dos tofos
    - O sinal mais comum de hipersensibilidade ao alopurinol (ocorrendo em 2% dos casos) é uma erupção cutânea pruriginosa que pode progredir para necrólise epidérmica tóxica
    - Vasculite e hepatite são outras complicações raras

EVIDÊNCIAS

DIRETRIZES CLÍNICAS

- Zhang W et al; EULAR Standing Committee for International Clinical Studies Including Therapeutics. EULAR evidence based recommendations for gout. Part I: Diagnosis. Report of a task force of the Standing Committee for International Clinical Studies Including Therapeutics (ESCISIT). Ann Rheum Dis. 2006 Oct;65(10):1301-11. [PMID: 16707533]
- Zhang W et al; EULAR Standing Committee for International Clinical Studies Including Therapeutics. EULAR evidence based recommendations for gout. Part II: Management. Report of a task force of the EULAR Standing Committee for International Clinical Studies Including Therapeutics (ESCISIT). Ann Rheum Dis. 2006 Oct; 65(10):1312-24. [PMID: 16707532]

ENDEREÇO ELETRÔNICO

- American College of Rheumatology

INFORMAÇÕES PARA OS PACIENTES

- National Institute of Arthritis and Musculoskeletal and Skin Disease

Artrite na Sarcoidose

CARACTERÍSTICAS PRINCIPAIS

- Pode ocorrer precocemente (dentro de 6 meses do início dos sintomas) ou tardiamente

- Associada com frequência a eritema nodoso
- Raras vezes deformante

ACHADOS CLÍNICOS

- **Artrite precoce**
  - Costuma começar em um ou ambos os tornozelos e pode envolver adicionalmente os joelhos, os punhos e as mãos
  - Fortemente associada a eritema nodoso e muitas vezes produz mais edema periarticular do que um edema articular franco
  - O esqueleto axial é poupado
  - Em geral autolimitada, melhorando após várias semanas ou meses e raramente resultando em artrite crônica, destruição articular ou deformidade significativa
- A **artrite tardia** é menos grave e menos difundida
- A dactilite (dedo em salsicha) pode ocorrer em associação com sarcoidose cutânea sobrejacente
- Frequentemente associada a eritema nodoso

DIAGNÓSTICO

- Dependente da demonstração de outras manifestações extra-articulares da sarcoidose e da evidência por biópsia de granulomas não caseosos
- Na artrite crônica, as radiografias mostram alterações típicas nos ossos das extremidades com cortical intacta e alterações císticas

TRATAMENTO

- Geralmente sintomático e de suporte
- Um curso breve de corticosteroides pode ser efetivo na doença articular grave e progressiva
- A colchicina pode ter algum valor

Artrite Psoriática

CARACTERÍSTICAS PRINCIPAIS

PRINCÍPIOS BÁSICOS DO DIAGNÓSTICO

- A psoríase antecede o início de artrite em 80% dos casos
- A artrite psoriática costuma ser assimétrica, com aparência de "salsicha" nos dedos das mãos e dos pés
- Semelhante à artrite reumatoide; na artrite psoriática, no entanto, o fator reumatoide é negativo
- É comum o envolvimento da articulação sacroilíaca; também pode ocorrer anquilose dessa articulação

CONSIDERAÇÕES GERAIS

Padrões ou subgrupos de artrite concomitante à psoríase

- Artropatia que se assemelha à artrite reumatoide com poliartrite simétrica
- Forma oligoarticular que pode levar à destruição considerável das articulações afetadas
- Envolvimento predominante das articulações interfalângicas distais; com frequência, há depressão das unhas e onicólise associadas
- Artrite deformante grave (artrite mutilante) com osteólise acentuada
- Forma espondilítica com predomínio de sacroiliíte e envolvimento espinal; 50% desses pacientes são positivos para o antígeno leucocitário humano B27 (HLA-B27)

ASPECTOS DEMOGRÁFICOS

- A artrite é, no mínimo, cinco vezes mais comum em pacientes com dermatopatia grave do que naqueles com achados cutâneos leves

ACHADOS CLÍNICOS

SINAIS E SINTOMAS

- Embora a psoríase geralmente anteceda o início de artrite, essa inflamação articular precede ou ocorre ao mesmo tempo que a dermatopatia em cerca de 20% dos casos
- Pode haver uma placa isolada de psoríase (tipicamente oculta no couro cabeludo, na fenda glútea ou no umbigo)
- A depressão ungueal, um resíduo de psoríase prévia, constitui algumas vezes o único indício
- O inchaço com aparência semelhante à "salsicha" em um ou mais dedos é uma manifestação comum de entesopatia* na artrite psoriática

DIAGNÓSTICO DIFERENCIAL

- Artrite reumatoide
- Gota
- Osteoartrite
- Outras causas de sacroileíte
  - Artrite reativa (síndrome de Reiter)

---

* N. de T. Entende-se por entesopatia qualquer alteração artrítica de uma inserção de tendão (Fonte: Google).

- Espondilite anquilosante
- Enteropatia inflamatória

DIAGNÓSTICO

EXAMES LABORATORIAIS

- Aumento na velocidade de sedimentação globular
- Ausência do fator reumatoide

DIAGNÓSTICO POR IMAGEM

- Os achados radiográficos são mais proveitosos para distinguir a doença de outras formas de artrite
- Há erosões marginais de osso, bem como destruição irregular de articulação e osso, o que, na falange, pode dar o aspecto de lápis apontado ("deformidade em copo")
- A neoformação óssea periosteal penuginosa pode ser acentuada, sobretudo na inserção de músculos e ligamentos no osso. Tais alterações também serão observadas ao longo das diáfises de metacarpos, metatarsos e falanges
- Sacroileíte assimétrica

TRATAMENTO

MEDICAÇÕES

- Anti-inflamatórios não esteroides (AINEs) costumam ser suficientes para os casos brandos
- Os corticosteroides são menos eficazes na artrite psoriática do que em outras formas de artrite inflamatória
- O metotrexato (7,5-15 mg por semana VO) é considerado o medicamento de escolha para os pacientes que não respondem aos AINEs
- Para os casos de doença refratária ao metotrexato, o uso de etanercepte ou infliximabe é geralmente eficaz tanto para artrite como para dermatopatia psoriática
- O tratamento bem-sucedido das lesões cutâneas (p. ex., pela aplicação de PUVA) comumente – embora não invariavelmente – é acompanhado por melhora nos sintomas articulares periféricos

PROCEDIMENTOS TERAPÊUTICOS

- Os regimes terapêuticos são sintomáticos

DESFECHOS

COMPLICAÇÕES

- Fusão de articulações periféricas ou espinais

PROGNÓSTICO

- Geralmente o prognóstico é melhor do que o da artrite reumatoide, embora ocorram casos graves

CASOS DE ENCAMINHAMENTO

- Encaminhar o paciente em caso de artropatia irresponsiva aos AINEs ou na presença de dermatopatia grave

EVIDÊNCIAS

ENDEREÇOS ELETRÔNICOS

- American College of Rheumatology
- Arthritis Foundation

INFORMAÇÕES PARA OS PACIENTES

- Arthritis Foundation
- National Psoriasis Foundation

REFERÊNCIAS

- Antoni CE et al. Sustained benefits of infliximab therapy for dermatologic and articular manifestations of psoriatic arthritis: results from the infliximab multinational psoriatic arthritis controlled trial (IMPACT). Arthritis Rheum. 2005 Apr;52(4):1227-36. [PMID: 15818699]
- Gottlieb AB. Alefacept for psoriasis a psoriatic arthritis. Ann Rheum Dis. 2005 Nov;64 Suppl 4:iv58-60. [PMID: 16239390]

Artrite Reativa (Síndrome de Reiter)

CARACTERÍSTICAS PRINCIPAIS

PRINCÍPIOS BÁSICOS DO DIAGNÓSTICO

- Oligoartrite, conjuntivite, uretrite e úlceras orais são as características mais comuns
- Em geral se segue à disenteria ou a uma infecção sexualmente transmitida
- Cinquenta a 80% dos pacientes são positivos para HLA-B27

CONSIDERAÇÕES GERAIS

- A síndrome de Reiter (também chamada de artrite reativa) é uma tétrade clínica
  - Uretrite
  - Conjuntivite (ou, menos comumente, uveíte)
  - Lesões mucocutâneas
  - Artrite asséptica
- A maioria dos casos se desenvolve dentro de dias ou semanas depois de desencadeantes definidos ou implicados
  - Disenteria: *Shigella*, *Salmonella*, *Yersinia*, *Campylobacter*
  - Doença sexualmente transmitida: *Chlamydia trachomatis*, *Ureaplasma urealyticum*, gonorreia
  - Outros: *Chlamydophila pneumoniae*, *Clostridium difficile*
- A artrite gonocócica pode inicialmente imitar a síndrome de Reiter, mas a melhoria marcada depois de 24-48 horas de administração de antibióticos e os resultados da cultura distinguem os dois distúrbios

ASPECTOS DEMOGRÁFICOS

- Mais comum entre em homens jovens
- Proporção entre sexos: 1:1 depois de infecções entéricas, mas 9:1 com predominância masculina depois de infecções sexualmente transmitidas
- Associada a HLA-B27 em 80% dos pacientes brancos e em 50-60% dos pacientes negros

ACHADOS CLÍNICOS

SINAIS E SINTOMAS

- A artrite é mais comumente assimétrica e com frequência envolve as grandes articulações de carga (sobretudo o joelho e o tornozelo)
- A sacroileíte ou a espondilite anquilosante são observadas em pelo menos 20% dos pacientes
- Os sintomas sistêmicos, incluindo febre e perda de peso, são comuns no início da doença
- As lesões mucocutâneas podem incluir balanite circinada, estomatite e queratoderma blenorrágica, indistinguível da psoríase pustulosa
- Podem ocorrer cardite e regurgitação aórtica

DIAGNÓSTICO DIFERENCIAL

- Artrite gonocócica
- Artrite psoriática
- Espondilite anquilosante
- Artrite reumatoide
- Artrite associada à doença intestinal inflamatória

DIAGNÓSTICO

EXAMES LABORATORIAIS

- O teste HLA-B 27 é útil no diagnóstico

DIAGNÓSTICO POR IMAGEM

- Os sinais radiográficos de doença articular permanente ou progressiva podem ser vistos nas articulações sacroilíacas, bem como nas periféricas

TRATAMENTO

MEDICAÇÕES

- Os anti-inflamatórios não esteroides (AINEs) têm sido o suporte da terapia
- Os corticosteroides não costumam ser úteis
- A tetraciclina (250 mg VO 4x/dia), administrada por 3 meses aos pacientes com síndrome de Reiter associada a *C. trachomatis*, reduz a duração dos sintomas
- Os pacientes que não respondem aos AINEs e à tetraciclina podem responder à sulfassalazina, 1.000 mg VO 2x/dia
- Os agentes antifator de necrose tumoral (etanercept, infliximabe, adalimumabe) podem ser úteis nos pacientes com doença refratária

DESFECHOS

PROGNÓSTICO

- Enquanto a maioria dos sinais da doença desaparece dentro de dias ou semanas, a artrite pode persistir por vários meses ou até anos
- As recidivas que envolvem qualquer combinação das manifestações clínicas são comuns e às vezes seguidas por sequelas permanentes, especialmente nas articulações

CASOS DE ENCAMINHAMENTO

- Encaminhar a um reumatologista no caso de sintomas progressivos apesar da terapia

PREVENÇÃO

- Os antibióticos administrados no momento de uma infecção não gonocócica sexualmente transmitida reduzem a chance de desenvolvimento de síndrome de Reiter

EVIDÊNCIAS

INFORMAÇÕES PARA OS PACIENTES

- American Academy of Family Physicians
- National Institute of Arthritis and Musculoskeletal and Skin Diseases

REFERÊNCIA

- Putschy N et al. Comparing 10-day and 4-month doxycycline courses for treatment of Chlamydia trachomatis-reactive arthritis: a prospective, double-blind trial. Ann Rheum Dis. 2006 Nov; 65(11): 1521-4. [PMID: 17038453]

Artrite Reumatoide

CARACTERÍSTICAS PRINCIPAIS

PRINCÍPIOS BÁSICOS DO DIAGNÓSTICO

- Início geralmente insidioso com dor e rigidez matinal nas articulações afetadas
- Poliartrite simétrica com predileção pelas articulações pequenas das mãos e dos pés; as deformidades são comuns com a doença progressiva
- Achados radiográficos
  - Osteoporose justa-articular
  - Erosões articulares
  - Estreitamento do espaço articular
- Presença do fator reumatoide e de anticorpos contra peptídeos citrulinados cíclicos (Anti-CCP) em 70-80% dos casos
- Manifestações extra-articulares
  - Nódulos subcutâneos
  - Derrame pleural
  - Pericardite
  - Linfadenopatia
  - Esplenomegalia com leucopenia
  - Vasculite

CONSIDERAÇÕES GERAIS

- Doença inflamatória sistêmica crônica de causa desconhecida; a sinovite de múltiplas articulações constitui a principal manifestação
- Os achados patológicos na articulação incluem sinovite crônica com formação de pannus*
- O pannus promove erosão de cartilagens, ossos, ligamentos e tendões

ASPECTOS DEMOGRÁFICOS

- Os pacientes do sexo feminino excedem em número os do sexo masculino (3:1)
- Pode começar em qualquer idade, mas o início do pico ocorre na quarta ou quinta década de vida para mulheres e sexta a oitava décadas para homens

ACHADOS CLÍNICOS

SINAIS E SINTOMAS

- Sintomas articulares
  - O início dos sinais articulares de inflamação costuma ser insidioso, com sintomas prodrômicos de dor ou rigidez periarticular vaga

---

* N. de T. Tecido inflamatório neoformado proveniente da sinovial de uma articulação, que forma uma pequena faixa que se localiza sobre a cartilagem articular (Fonte: Pdamed).

  - É característica a presença de inchaço simétrico de múltiplas articulações, com sensibilidade e dor
  - Ocasionalmente, observa-se doença monoarticular no início
  - A rigidez que persiste por mais de 30 minutos (e, em geral, por muitas horas) é proeminente pela manhã; a duração da rigidez matinal é um indicador útil da atividade patológica
  - A rigidez pode recorrer após inatividade no período do dia e ser muito mais intensa depois de atividade árdua
  - Articulações interfalângicas proximais dos dedos das mãos, articulações metacarpofalângicas, punhos, joelhos, tornozelos e articulações metatarsofalângicas são mais frequentemente envolvidos
  - Podem ocorrer cistos sinoviais e rupturas tendinosas
  - Síndromes de encarceramento não são incomuns – em particular do nervo mediano no túnel cárpico do punho
  - O pescoço pode ser afetado, mas os outros componentes da coluna vertebral geralmente são poupados e as articulações sacroilíacas não são envolvidas
- Nódulos reumatoides
  - Presentes em cerca de 20% dos pacientes
  - Localizados mais comumente sobre as proeminências ósseas, mas também observados nas bolsas sinoviais e nas bainhas tendinosas
  - Ocasionalmente, visualizados nos pulmões, nas escleras e em outros tecidos
  - Correlacionam-se com a presença do fator reumatoide no soro ("soropositividade"), bem como com muitas outras manifestações extra-articulares
- Sintomas oculares
  - Particularmente em doença avançada, verifica-se ressecamento de olhos, boca e outras mucosas (ver Sjögren, Síndrome de)
  - Seguem outras manifestações: episclerite, esclerite e escleromalacia por nódulos na esclera
- Outros sintomas
  - É comum a presença de eritema palmar
  - Ocasionalmente, ocorre o desenvolvimento de vasculite de pequenos vasos, que se manifesta como infartos hemorrágicos minúsculos nas pregas ungueais ou nas polpas digitais
  - A arterite necrosante é bem relatada, mas rara

  - Pericardite e doença pleural, quando presentes, costumam ser silenciosas do ponto de vista clínico
  - Outras manifestações extra-articulares de artrite reumatoide: fibrose pulmonar, infiltração de células mononucleares da musculatura esquelética e do perineuro, além de hiperplasia de linfonodos

DIAGNÓSTICO DIFERENCIAL

- Gota tofácea, ou seja, com tofos (confundidos com nódulos)
- Lúpus eritematoso sistêmico
- Infecção pelo parvovírus B19
- Osteoartrite ou osteoartrite inflamatória
- Polimialgia reumática
- Hemocromatose (articulações metacarpofalângicas e cárpicas [punho])
- Doença de Lyme
- Febre reumática
- Artrite por rubéola
- Hepatite B ou C
- Reumatismo palindrômico
- Osteoartropatia pulmonar hipertrófica (paraneoplásica)
- Vasculite sistêmica, especialmente
  - Poliarterite nodosa
  - Crioglobulinemia mista
  - Vasculites associadas a anticorpo citoplasmático antineutrofílico

DIAGNÓSTICO

EXAMES LABORATORIAIS

- Anticorpos antipeptídeos citrulinados cíclicos (Anti-CCP) e fator reumatoide estão presentes em 70-80% dos indivíduos com artrite reumatoide estabelecida, mas esses marcadores têm sensibilidade de apenas 50% no início da doença
- A detecção dos Anti-CCP corresponde ao exame de sangue mais específico (especificidade ~95%)
- Cerca de 20% dos pacientes possuem anticorpos antinucleares
- Típico aumento na velocidade de sedimentação globular e nos níveis da proteína C reativa proporcionalmente à atividade patológica
- É comum uma anemia normocítica hipocrômica moderada
- O leucograma permanece normal ou está levemente elevado, embora possa ocorrer leucopenia, muitas vezes na presença de esplenomegalia (p. ex., síndrome de Felty)
- A contagem plaquetária frequentemente se encontra elevada, em um nível mais ou menos proporcional à gravidade da inflamação articular geral
- O exame do líquido articular é valioso, refletindo as anormalidades associadas

a graus variáveis de inflamação (ver Tabela 28)

DIAGNÓSTICO POR IMAGEM

- As alterações radiográficas são as mais específicas para artrite reumatoide
- Contudo, as radiografias não são sensíveis, pois muitas daquelas obtidas durante os 6 primeiros meses são interpretadas como normais
- As alterações mais precoces ocorrem nos punhos ou pés e consistem em tumefação dos tecidos moles e desmineralização da região justa-articular
- Mais tarde, há o desenvolvimento de alterações diagnósticas, como estreitamento uniforme do espaço articular e ocorrência de erosões

PROCEDIMENTOS DIAGNÓSTICOS

- Há necessidade de artrocentese para o diagnóstico de artrite séptica sobreposta – que constitui uma complicação comum de artrite reumatoide e deve ser considerada sempre que uma articulação estiver inflamada de forma desproporcional às restantes

TRATAMENTO

MEDICAÇÕES

- **Anti-inflamatórios não esteroides (AINEs)**
  - Proporcionam certo alívio sintomático, mas não previnem as erosões nem alteram a evolução da doença
  - Não são apropriados para monoterapia e devem ser utilizados apenas em conjunto com medicamentos modificadores da doença
- **Inibidores da ciclo-oxigenase (COX)-2**
  - Tão eficazes quanto os AINEs
  - No entanto, é menos provável que esses inibidores causem hemorragia ou ulceração digestiva alta significativa
  - O uso a longo prazo, particularmente sem o emprego concomitante de ácido acetilsalicílico, aumenta o risco de eventos cardiovasculares
- **Agentes antirreumáticos modificadores da doença** devem ser iniciados assim que houver certeza em relação ao diagnóstico
- **Metotrexato**
  - Primeiro agente antirreumático sintético modificador da doença de escolha
  - Em geral, bem tolerado e frequentemente produz efeito benéfico em 2-6 semanas
- Os **inibidores do fator de necrose tumoral** atuam mais rápido do que o metotrexato e podem substituir este medicamento como o agente de remissão de primeira escolha
- A **hidroxicloroquina** é útil em pacientes com doença leve
- **Corticosteroides**
  - Baixas doses (p. ex., prednisona oral 5-10 mg/dia) produzem efeito anti-inflamatório imediato e retardam a velocidade de destruição óssea
  - Contudo, os vários efeitos colaterais limitam o uso a longo prazo
- **Sulfassalazina**
  - Agente de segunda linha
  - Dosagem: iniciar com 0,5 g VO 2x/dia e depois aumentar semanalmente em 0,5 g até que o paciente melhore ou a dose diária atinja 3 g
- A **leflunomida**, inibidor da síntese de pirimidina, também é aprovada pelo FDA para tratamento de artrite reumatoide
- O **abatacepte**, proteína recombinante formulada pela fusão de fragmento do domínio Fc da IgG humana com o domínio extracelular de molécula inibidora das células T (antígeno 4 associado ao linfócito T citotóxico [CTLA4]), é aprovado pelo FDA para uso em artrite reumatoide
- O **rituximabe** pode ser eficaz para doença refratária à combinação de metotrexato e algum inibidor do fator de necrose tumoral

CIRURGIA

- Doença erosiva, grave e prolongada pode se beneficiar com as cirurgias de substituição articular
- Quadris, joelhos, ombros e articulações metacarpofalângicas podem ser beneficiados pela substituição em casos de destruição avançada

PROCEDIMENTOS TERAPÊUTICOS

- Não farmacológicos
  - Fisioterapia
  - Terapia ocupacional
  - Repouso articular
  - Exercício
  - Imobilização
  - Calor e frio
  - Dispositivos mecânicos de assistência
  - Talas
- Corticosteroides intra-articulares (triancinolona, 10-40 mg) podem ser de grande proveito se uma ou duas articulações forem a origem primária de dificuldade

DESFECHOS

SEGUIMENTO

- Acompanhamento frequente logo após o diagnóstico para garantir a orientação adequada ao paciente e a resposta apropriada ao tratamento
- Os pacientes submetidos aos agentes antirreumáticos modificadores da doença necessitam de monitoramento do hemograma, bem como das funções hepática e renal, a cada 6-8 semanas

COMPLICAÇÕES

- Destruição articular
- Artrite séptica
- Vasculite reumatoide (p. ex., úlceras cutâneas, neuropatia vasculítica, pericardite)
- Osteoporose
- Síndrome de Cushing pelo uso de corticosteroides

PROGNÓSTICO

- Deformidades mais comuns
  - Desvio ulnar dos dedos da mão
  - Deformidade de Boutonnière (hiperextensão da articulação interfalângica distal com flexão da articulação interfalângica proximal)
  - Deformidade em "pescoço de cisne" (flexão da articulação interfalângica distal com extensão da articulação interfalângica proximal)
  - Deformidade em valgo do joelho
  - Subluxação volar das articulações metatarsofalângicas
- A mortalidade excessiva deve-se basicamente à doença cardiovascular

CASOS DE ENCAMINHAMENTO

- O encaminhamento precoce a um reumatologista é essencial para a formulação apropriada do diagnóstico e a introdução oportuna de terapia eficaz

CASOS DE ADMISSÃO HOSPITALAR

- A internação é, algumas vezes, necessária no momento do diagnóstico para descartar outras entidades patológicas
- Artrite séptica sobreposta
- Vasculite reumatoide
- Doença inflamatória ocular grave (p. ex., afilamento da córnea com ulceração iminente [corneal melt])

EVIDÊNCIAS

DIRETRIZES CLÍNICAS

- American College of Rheumatology

ENDEREÇOS ELETRÔNICOS

- American College of Rheumatology
- Arthritis Foundation

INFORMAÇÕES PARA OS PACIENTES

- Arthritis Foundation
- National Institute of Arthritis and Musculoskeletal and Skin Diseases

REFERÊNCIAS

- Cohen SB et al; REFLEX Trial Group. Rituximab for rheumatoid arthritis refractory to anti-tumor necrosis factor therapy: Results of a multicenter, randomized, double-blind, placebo-controlled, phase III trial evaluating primary efficacy and safety at twentyfour weeks. Arthritis Rheum. 2006 Sep; 54(9):2793-806. [PMID: 16947627]
- Genovese MC et al. Abatacept for rheumatoid arthritis refractory to tumor necrosis factor alpha inhibition. N Engl J Med. 2005 Sep 15;353(11):1114:-23. [PMID: 16162882]
- Goekoop-Ruiterman YP et al. Clinical and radiographic outcomes of four different treatment strategies in patients with early rheumatoid arthritis (the BeSt study): a randomized, controlled trial. Arthritis Rheum. 2005 Nov; 52(11):3381-90. [PMID: 16258899]
- O'Dell JR. Therapeutic strategies for rheumatoid arthritis. N Engl J Med. 2004 Jun 17;350(25):2591-602. [PMID: 15201416]
- Raza K et al. Predictive value of antibodies to cyclic citrullinated peptide in patients with very early inflammatory arthritis. J Rheumatol. 2005 Feb; 32(2): 231-8. [PMID: 15693082]
- Wassenberg S et al. Very low-dose prednisolone in early rheumatoid arthritis retards radiographic progression over two years: a multicenter, double-blind, placebo-controlled trial. Arthritis Rheum. 2005 Nov;52(11):3371-80. [PMID: 16255011]

Artrite Viral

CARACTERÍSTICAS PRINCIPAIS

- A artrite pode ser uma manifestação de muitas infecções virais
- Geralmente leve e de curta duração, termina sem efeitos patológicos duradouros

ACHADOS CLÍNICOS

- A **artrite da caxumba** pode ocorrer na ausência de parotidite
- **Artrite da rubéola**
  - Ocorre mais comumente em adultos do que em crianças
  - Pode aparecer imediatamente antes, durante ou logo depois do desaparecimento da erupção cutânea
  - Sua distribuição habitual poliarticular e simétrica imita a da artrite reumatoide
- **Parvovírus humano B19**: Em adultos, a poliartrite pode suceder a infecção com o vírus
- **Hepatite B**
  - Uma poliartrite transitória pode ser associada à hepatite tipo B
  - Tipicamente ocorre antes do início da icterícia; também pode ocorrer na hepatite anictérica
- **Hepatite C**: A infecção pode ser associada a poliartralgia crônica ou poliartrite que imita a artrite reumatoide

DIAGNÓSTICO

- Sorologias virais

TRATAMENTO

- Os AINEs são o suporte do tratamento para a maioria das formas de artrite viral
- Os sintomas secundários ao vírus da hepatite C podem responder ao interferon-α se a resposta virológica for boa

Asbestose

CARACTERÍSTICAS PRINCIPAIS

- Uma fibrose intersticial nodular que ocorre em trabalhadores expostos por longo tempo às fibras de amianto
- O tabagismo aumenta a prevalência das alterações pleurais e parenquimatosas e notadamente aumenta a incidência de carcinoma de pulmão

ACHADOS CLÍNICOS

- Dispneia inexoravelmente progressiva, estertores inspiratórios
- Baqueteamento e cianose presentes em alguns pacientes
- As zonas pulmonares inferiores são mais envolvidas do que as zonas pulmonares superiores
- Os testes de função pulmonar tipicamente mostram um defeito restritivo e capacidade de difusão reduzida

DIAGNÓSTICO

- Características radiográficas
  - Fibrose intersticial
  - Pleura espessada
  - Placas pleurais calcificadas nas paredes torácicas laterais e no diafragma
- TC de alta resolução – o melhor método de imagem

TRATAMENTO

- Nenhum tratamento específico

Ascaríase

CARACTERÍSTICAS PRINCIPAIS

PRINCÍPIOS BÁSICOS DO DIAGNÓSTICO

- Tosse transitória, urticária, infiltrados pulmonares
- Eosinofilia
- Sintomas abdominais não específicos
- Ovos nas fezes; parasitas adultos ocasionalmente eliminados

CONSIDERAÇÕES GERAIS

- O *Ascaris lumbricoides* é o helminto intestinal mais comum
- A infecção se segue à ingestão de ovos em alimento contaminado
- As larvas eclodem no intestino delgado, penetram na circulação sanguínea, migram para os pulmões e então voltam para o trato gastrintestinal, onde se transformam em parasitas adultos
- Os parasitas adultos podem ter até 40 cm de comprimento e viver por 1-2 anos

ASPECTOS DEMOGRÁFICOS

- Cerca de um quarto da população mundial está infectada, com 12 milhões de casos agudos e 10.000 mortes ou mais anualmente
- A prevalência é alta em lugares com higiene e serviço de saúde pública deficientes ou onde as fezes humanas são usadas como fertilizante
- As infecções maciças são mais comuns em crianças

ACHADOS CLÍNICOS

SINAIS E SINTOMAS

- A maioria das pessoas infectadas são assintomáticas
- Os seguintes sintomas se desenvolvem em um pequeno número de pacientes durante a migração dos parasitas pelos pulmões
  - Febre

- Tosse não produtiva
- Dor torácica
- Dispneia
- Eosinofilia
- Pneumonia eosinofílica (ocasionalmente)

■ Raras vezes, as larvas se alojam ectopicamente no cérebro, no rim, no olho, na medula espinal e em outros locais, podendo causar sintomas locais
■ Com a infecção maciça, pode haver desconforto abdominal
■ Os parasitas adultos podem migrar e ser tossidos, vomitados, ou emergir através do nariz ou do ânus
■ Eles também podem migrar para o ducto biliar comum, o ducto pancreático, o apêndice e outros locais, o que pode causar
- Colangite
- Colecistite
- Abscesso hepático piogênico
- Pancreatite
- Icterícia obstrutiva
- Apendicite

■ Com as infestações muito grandes, as massas de parasitas podem causar
- Obstrução intestinal
- Volvo
- Intussuscepção
- Morte

■ As cargas moderadas a altas de parasitas em crianças também estão associadas a anormalidades nutricionais

DIAGNÓSTICO DIFERENCIAL

■ Asma
■ Aspergilose broncopulmonar alérgica (ABPA)
■ Pneumonia eosinofílica aguda (síndrome de Löffler)
■ Paragonimíase
■ Eosinofilia pulmonar tropical (*Wuchereria bancrofti*, *Brugia malayi*)
■ Ancilostomíase
■ Estrongiloidíase
■ Toxocaríase (*larva migrans* visceral)
■ Doença ulcerosa péptica
■ Outras causas de colangite, colecistite, pancreatite, apendicite, diverticulite

DIAGNÓSTICO

EXAMES LABORATORIAIS

■ O diagnóstico é feito depois que os parasitas adultos emergem da boca, do nariz ou do ânus ou pela identificação dos ovos característicos nas fezes
■ Devido à grande quantidade de ovos, as técnicas de concentração geralmente não são necessárias
■ A eosinofilia é marcada durante a migração do parasita, mas pode estar ausente durante a infecção intestinal

DIAGNÓSTICO POR IMAGEM

■ As radiografias de tórax mostram infiltrados pulmonares
■ As radiografias simples de abdome e a ultrassonografia podem demonstrar os parasitas, com defeitos de enchimento nos exames com contraste e às vezes evidência de obstrução intestinal ou biliar

TRATAMENTO

MEDICAÇÕES

■ Todas as infecções devem ser tratadas
■ Tratamentos de escolha
- Albendazol (400 mg dose única)
- Mebendazol (500 mg dose única ou 100 mg 2x/dia por 3 dias)
- Pamoato de pirantel (11 mg/kg dose única, máximo 1 g)

■ Todos esses três fármacos são
- Bem tolerados, mas podem causar toxicidade gastrintestinal leve
- Considerados seguros em crianças com mais de 1 ano e durante a gravidez, embora seja melhor evitar seu uso no primeiro trimestre

■ A obstrução intestinal habitualmente responde ao manejo conservador e à terapia anti-helmíntica

CIRURGIA

■ Pode ser necessária para a apendicite e outras complicações gastrintestinais

DESFECHOS

SEGUIMENTO

■ As fezes devem ser reexaminadas em 2 semanas depois do tratamento e os pacientes tratados novamente até que todos os ascarídeos sejam eliminados
■ Os parasitas devem ser eliminados com antecedência em pacientes infectados submetidos à cirurgia eletiva, porque a anestesia estimula sua hipermotilidade
■ As complicações causadas por parasitas adultos errantes exigem que todas as infecções por *Ascaris* sejam tratadas e erradicadas

CASOS DE ENCAMINHAMENTO

■ Se houver dificuldade em fazer o diagnóstico ou no caso de sintomas progressivos apesar da terapia

CASOS DE ADMISSÃO HOSPITALAR

■ Obstrução intestinal ou ascaríase biliar

EVIDÊNCIAS

ENDEREÇO ELETRÔNICO

■ Centers for Disease Control and Prevention – Division of Parasitic Diseases

INFORMAÇÕES PARA OS PACIENTES

■ Centers for Disease Control and Prevention – Division of Parasitic Diseases
■ National Institute of Allergy and Infectious Disease
■ Nemours Foundation

REFERÊNCIAS

■ Asdamongkol N et al. Risk factors for strongyloidiasis hyperinfection and clinical outcomes. Southeast Asian J Trop Med Public Health. 2006 Sep; 37(5):875-84. [PMID: 17333728]
■ Bethony J et al. Soil-transmitted helminth infections: ascariasis, trichuriasis, and hookworm. Lancet. 2006 May 6; 367(9521):1521-32. [PMID: 16679166]
■ Burkhart CN et al. Assessment of frequency, transmission, and genitourinary complications of enterobiasis (pinworms). Int J Dermatol. 2005 Oct; 44(10):837-40. [PMID: 16207185]
■ Hotez PJ et al. Hookworm infection. N Engl J Med. 2004 Aug 19;351(8):799807. [PMID: 15317893]
■ Lim S et al. Complicated and fatal Strongyloides infection in Canadians: risk factors, diagnosis and management. CMAJ. 2004 Aug 31;171(5):479-84. [PMID: 15337730]
■ Petro M et al. Unusual endoscopic and microscopic view of Enterobius vermicularis: a case report with a review of the literature. South Med J. 2005 Sep; 98(9):927-9. [PMID: 16217987]

Ascite

CARACTERÍSTICAS PRINCIPAIS

PRINCÍPIOS BÁSICOS DO DIAGNÓSTICO

■ Acúmulo patológico de líquido na cavidade peritoneal

CONSIDERAÇÕES GERAIS

■ Duas categorias amplas de ascite
- Associada a um peritônio normal
- Devida a um peritônio doente (Tabela 12)

■ A causa mais comum é a hipertensão porta secundária à doença hepática crônica (> 80% dos casos)

- Outras causas
  - Infecções (peritonite tuberculosa)
  - Malignidade intra-abdominal
  - Distúrbios inflamatórios do peritônio
  - Rupturas ductais (quilosa, pancreática, biliar)
- Os fatores de risco para ascite incluem as causas de doença hepática
  - Consumo de etanol
  - Transfusões
  - Tatuagens
  - Uso de drogas injetáveis
  - História de hepatite viral ou icterícia
  - Nascimento em uma área endêmica para hepatite
- História de câncer ou perda de peso considerável sugere malignidade
- As febres sugerem líquido peritoneal infectado, incluindo peritonite bacteriana (espontânea ou secundária)

ASPECTOS DEMOGRÁFICOS

- A peritonite tuberculosa ocorre em
  - Imigrantes
  - Infectados por HIV
  - Pobres urbanos, alcoolistas
- A cirrose com ascite por hipertensão porta é mais comumente causada por alcoolismo crônico ou infecções virais crônicas (hepatite B ou C)

ACHADOS CLÍNICOS

SINAIS E SINTOMAS

- Aumento da circunferência abdominal
- Dor abdominal
- Na hipertensão porta: veias grandes da parede abdominal com fluxo cranial; o fluxo inferiormente dirigido implica obstrução da veia hepática
- Na hipertensão porta e na doença hepática crônica
  - Eritema palmar
  - Angiomas cutâneos (aranhas vasculares)
  - Ginecomastia
  - *Asterixis*
- Na insuficiência cardíaca congestiva do lado direito ou na pericardite constritiva: pressão venosa jugular elevada
- Na hepatite alcoólica aguda ou na síndrome de Budd-Chiari: fígado sensível e grande
- Na insuficiência cardíaca congestiva ou na síndrome nefrótica: anasarca
- Na malignidade: linfonodos firmes na região supraclavicular esquerda ou no umbigo

DIAGNÓSTICO DIFERENCIAL

- Ver Tabela 12

- Cirrose (80-85%)
- Malignidade (10%)
- Insuficiência cardíaca congestiva (3%)
- Peritonite tuberculosa
- Relacionada com diálise
- Ascite biliar ou pancreática
- Ruptura linfática (ascite quilosa)
- Síndrome nefrótica

DIAGNÓSTICO

EXAMES LABORATORIAIS

- Contagem celular do líquido ascítico: a contagem celular normal é < 500 leucócitos/μL e < 250 neutrófilos polimorfonucleares (PMNs)/μL
- A contagem de PMN de > 250/μL (ascite neutrocítica), com > 75% de todos os leucócitos sendo PMNs, habitualmente indica peritonite bacteriana
- Coloração de Gram e cultura do líquido ascítico na suspeita de peritonite
- Na tuberculose ou na carcinomatose peritoneal ocorre elevação dos leucócitos com predominância de linfócitos
- Líquido ascítico turvo sugere infecção
- Líquido leitoso ocorre na ascite quilosa
- Líquido sanguinolento sugere paracentese traumática ou ascite maligna
- O gradiente de albumina soro-ascite (GASA) classifica a ascite em causada por hipertensão porta e hipertensão não porta (Tabela 12)
- O GASA é calculado subtraindo-se a albumina do líquido ascítico da albumina sérica
  - GASA > 1,1 g/dL sugere hipertensão porta subjacente
  - GASA < 1,1 g/dL implica causas de hipertensão não portais
  - ~4% dos pacientes têm "ascite mista: hipertensão porta" (GASA > 1,1 g/dL) complicada por uma segunda causa para ascite (como malignidade ou tuberculose)
- GASA > 1,1 g/dL com um alto nível de proteína total no líquido ascítico (> 2,5 g/dL) ocorre em
  - Hipertensão porta secundária à doença cardíaca ou à síndrome de Budd-Chiari
  - Até 20% dos casos de hipertensão porta são causados por cirrose não complicada
- A amilase do líquido ascítico está elevada na ascite pancreática ou na perfuração do trato gastrintestinal
- A concentração de bilirrubina no líquido ascítico é maior do que a de bilirrubina sérica na perfuração da árvore biliar
- A creatinina do líquido ascítico está elevada no vazamento de urina a partir da bexiga ou dos ureteres

DIAGNÓSTICO POR IMAGEM

- O ultrassom e a TC são úteis para
  - Distinguir entre as causas de ascite por hipertensão porta e não porta
  - Detectar trombose das veias hepáticas (síndrome de Budd-Chiari) ou da veia porta
  - Detectar linfadenopatia e massas
  - Direcionar as biópsias percutâneas com agulha de linfonodos anormais ou massas orgânicas sólidas

PROCEDIMENTOS DIAGNÓSTICOS

- O exame físico é insensível para detectar < 1.500 mL de líquido de ascite
- A paracentese abdominal está indicada em
  - Pacientes com ascite de início recente, para determinar a etiologia (hipertensão porta ou não porta)
  - Pacientes hospitalizados com cirrose e ascite, para diagnosticar peritonite bacteriana
  - Pacientes com ascite conhecida cujo estado clínico se deteriora (febre, dor abdominal, piora rápida da função renal ou piora na encefalopatia hepática)
- Quando o volume de líquido for pequeno ou o líquido for loculado, o ultrassom abdominal confirma a presença de ascite e facilita a paracentese
- O exame citológico está indicado se houver suspeita de carcinomatose peritoneal
- A laparoscopia permite a visualização direta e a biópsia do peritônio, do fígado e de alguns linfonodos intra-abdominais na suspeita de tuberculose ou malignidade peritoneal

TRATAMENTO

MEDICAÇÕES

- Ascite com hipertensão porta: diuréticos como espironolactona, 100 mg/dia, e furosemida, 40 mg/dia
- A dose é aumentada a cada 5-7 dias até que a diurese seja alcançada, até um máximo de 400 mg/dia de espironolactona e 160 mg/dia de furosemida
- A meta é perder 0,5 kg/dia
- É necessária a monitoração cuidadosa de sódio, potássio e creatinina séricos

PROCEDIMENTOS TERAPÊUTICOS

- Na ascite causada por hipertensão porta, restringir o sódio da dieta para 1-2 g/dia; restringir a ingestão de líquidos se o Na sérico < 125 mEq/L
- A paracentese de grandes volumes (4-6 L) está indicada nos pacientes com ascite volumosa ou ascite refratária aos diuréticos

– A albumina intravenosa deve ser administrada em paracentese de grande volume para reduzir as complicações agudas e a longo prazo: 10 g de albumina/L de ascite removida
- O *shunt* portossistêmico intra-hepático transjugular (TIPS) controla eficazmente até 75% dos pacientes cuidadosamente selecionados com hipertensão porta e ascite refratária

DESFECHOS

COMPLICAÇÕES

- Ascite com hipertensão porta: a peritonite bacteriana espontânea ocorre em 20-30%; os pacientes com proteína total na ascite < 1 g/dL estão em risco mais alto (40%)
- Ascite volumosa
  – Hérnia umbilical rompida
  – Hidrotórax hepático
  – Comprometimento respiratório
  – Ingestão nutricional deficiente
- TIPS: encefalopatia em 30% e estenose ou oclusão do *shunt* em 30-60% dentro de 1 ano, exigindo revisões periódicas

PROGNÓSTICO

- Em pacientes com cirrose, a ascite é um indicador de prognóstico ruim, com 50% de sobrevida em 2 anos

CASOS DE ADMISSÃO HOSPITALAR

- Suspeita de peritonite

EVIDÊNCIAS

DIRETRIZES CLÍNICAS

- Nacional Guideline Clearinghouse
- Runyon BA. AASLD Practice Guideline. Management of adult patients with ascites due to cirrhosis. Hepatology. 2004 Mar;39(3):841-56. [PMID: 14999706]

ENDEREÇO ELETRÔNICO

- American Association for the Study of Liver Diseases

INFORMAÇÕES PARA OS PACIENTES

- Cancerbacup
- MedlinePlus
- Merck Manual

REFERÊNCIAS

- Heidelbaugh JJ et al. Cirrhosis and chronic liver failure: part 1. Diagnosis and evaluation. Am Fam Physician. 2006 Sep 1;74(5):756-62. [PMID: 16970020]
- Heidelbaugh JJ et al. Cirrhosis and chronic liver failure: part 2: Complications and treatment. Am Fam Physician. 2006 Sep 1;74(5):767-76. [PMID: 16970019]

Ascite Maligna

CARACTERÍSTICAS PRINCIPAIS

- Dois terços dos casos são devidos à carcinomatose peritoneal por adenocarcinomas de
  – Ovário
  – Útero
  – Pâncreas
  – Estômago
  – Cólon
  – Pulmão
  – Mama
- Um terço dos casos se deve à obstrução linfática ou à hipertensão porta por
  – Carcinoma hepatocelular
  – Metástases hepáticas difusas

ACHADOS CLÍNICOS

- Desconforto abdominal inespecífico e perda de peso
- Aumento da circunferência abdominal
- Náuseas ou vômitos causados por obstrução intestinal parcial ou completa

DIAGNÓSTICO

- TC abdominal
  – Útil para demonstrar malignidade primária ou metástases hepáticas
  – Raramente confirma o diagnóstico de carcinomatose peritoneal
- A paracentese demonstra
  – Baixo gradiente de albumina soro-ascite (< 1,1 mg/dL)
  – Proteína total aumentada (> 2,5 g/dL)
  – Leucócitos elevados (frequentemente tanto neutrófilos quanto células mononucleares, mas com predominância de linfócitos)
- A citologia no líquido ascítico é positiva em 95%
- A laparoscopia é diagnóstica em pacientes com citologia negativa

TRATAMENTO

- Os diuréticos não são úteis para controlar a ascite
- A paracentese periódica de grande volume traz alívio sintomático
- A quimioterapia intraperitoneal às vezes é usada
- O prognóstico é extremamente ruim: somente 10% de sobrevida em 6 meses
- O câncer de ovário é uma exceção; com redução cirúrgica de volume e quimioterapia intraperitoneal, a sobrevida a longo prazo é possível

Aspergilose Broncopulmonar Alérgica (ABPA)

CARACTERÍSTICAS PRINCIPAIS

- Também conhecida como micose broncopulmonar alérgica
- É um distúrbio de hipersensibilidade broncopulmonar causado por alergia aos antígenos fúngicos
- Vista em pessoas asmáticas atópicas de 20-40 anos, habitualmente em resposta à espécie *Aspergillus*

ACHADOS CLÍNICOS

- Sintomas
  – Dispneia
  – Sibilos
  – Tosse
  – Escarro tingido de marrom
- As recidivas depois da terapia são comuns
- Complicações
  – Bronquiectasia
  – Hemoptise
  – Fibrose pulmonar

DIAGNÓSTICO

- Critérios primários
  – História de asma
  – Eosinofilia periférica
  – Reatividade cutânea imediata ao antígeno do *Aspergillus*
  – Anticorpos precipitantes ao antígeno do *Aspergillus*
  – IgE sérica elevada
  – Infiltrados pulmonares
  – Bronquiectasia central
- Critérios secundários
  – *Aspergillus* no escarro
  – História de escarro tingido de marrom
  – Reatividade cutânea retardada ao antígeno do *Aspergillus*
- A presença dos critérios primários 1-6 torna o diagnóstico quase certo

TRATAMENTO

- Prednisona, 0,5-1,0 mg/kg/dia por pelo menos 2 meses, e então retirada cuidadosa
- O itraconazol, 200 mg 1 ou 2x/dia, pode ser adicionado para os pacientes dependentes de esteroides
- Os broncodilatadores são úteis

Ataque Isquêmico Transitório

CARACTERÍSTICAS PRINCIPAIS

PRINCÍPIOS BÁSICOS DO DIAGNÓSTICO
- Déficit neurológico focal agudo
- O déficit clínico melhora completamente dentro de 24 horas

CONSIDERAÇÕES GERAIS
- Déficits neurológicos focais isquêmicos com duração < 24 horas (geralmente < 1-2 horas)
- A embolização é uma etiologia importante e pode explicar por que ataques diferentes podem acometer diferentes partes do território irrigado pelo mesmo vaso
- Fontes embólicas cardíacas
  - Doença cardíaca reumática
  - Doença valvar mitral
  - Arritmia cardíaca
  - Endocardite infecciosa
  - Mixoma atrial
  - Trombos murais após infarto do miocárdio (IM)
  - Os defeitos do septo atrial e o forame oval patente podem permitir que êmbolos das veias atinjam o cérebro ("embolia paradoxal")
- Fontes cerebrovasculares
  - Uma placa ulcerada em uma grande artéria do cérebro pode ser fonte de êmbolos
  - Na circulação anterior, as alterações ateroscleróticas ocorrem com mais frequência próximas à bifurcação carotídea extracranialmente e podem causar sopros
  - Outras anormalidades (menos comuns) de vasos sanguíneos que podem causar ataques isquêmicos transitórios (AITs): displasia fibromuscular (acomete particularmente a artéria carótida interna cervical); aterosclerose do arco aórtico; distúrbios arteriais inflamatórios como arterite de células gigantes, lúpus eritematoso sistêmico, poliarterite e angiite granulomatosa; e sífilis meningovascular
- A hipotensão pode reduzir o fluxo sanguíneo cerebral e raramente causar um AIT se alguma artéria extracraniana principal do cérebro estiver marcadamente estenosada
- A síndrome do roubo da subclávia pode causar isquemia vertebrobasilar transitória por estenose ou oclusão de uma artéria subclávia proximalmente à origem da artéria vertebral
- Causas hematológicas
  - Policitemia
  - Doença falciforme
  - Hiperviscosidade

ASPECTOS DEMOGRÁFICOS
- O tratamento adequado dos AITs pode ajudar a evitar AVCs
- Cerca de 30% dos pacientes com AVC têm história de AIT
- O risco de AVC é maior dentro de 1 mês após um AIT e, então, diminui gradualmente
- A incidência de AVC não se relaciona com o número ou a duração dos AITs, mas está aumentada em pacientes com hipertensão ou diabetes melito

ACHADOS CLÍNICOS

SINAIS E SINTOMAS
- Os sintomas variam marcadamente entre os pacientes, mas tendem a ser consistentes no mesmo indivíduo
- Início abrupto com recuperação que costuma ocorrer em alguns minutos
- O AIT no território carotídeo pode se manifestar com
  - Fraqueza e sensação de peso contralateralmente no braço, na perna ou na face, isoladamente ou em combinação
  - Formigamentos ou parestesias podem ocorrer como manifestações isoladas ou junto com déficits motores
  - Disfagia
  - Pode haver perda visual no olho contralateral aos membros acometidos
  - Durante um ataque, o exame pode revelar fraqueza flácida com distribuição piramidal, alterações sensitivas, hiper-reflexia ou resposta plantar extensora no lado acometido, disfasia, ou qualquer combinação destes
  - Pode haver sopro cardíaco ou anormalidades cardíacas
- O AIT vertebrobasilar pode se manifestar com
  - Vertigem
  - Ataxia
  - Diplopia
  - Disartria
  - Escurecimento ou borramento da visão
  - Formigamentos e parestesias periorais
  - Fraqueza ou queixas sensitivas em um lado do corpo, em ambos os lados ou em lados alternantes
  - Ataques de queda ao solo por fraqueza bilateral das pernas, sem cefaleia ou perda de consciência, podem ocorrer, relacionados com movimentos da cabeça
  - As ataques podem ocorrer de maneira intermitente e terminar espontaneamente
- Os achados na síndrome do roubo da subclávia podem incluir
  - Sopro na fossa supraclavicular
  - Pulsos radiais desiguais
  - Diferença de 20 mmHg ou mais entre as pressões sistólicas nos braços

DIAGNÓSTICO DIFERENCIAL
- AVC
- Hipoglicemia
- Convulsão focal (paralisia de Todd)
- Síncope
- Enxaqueca
- Causas periféricas de vertigem (p. ex., doença de Ménière)

DIAGNÓSTICO

EXAMES LABORATORIAIS
- Hemograma completo
- Glicemia, colesterol e homocisteína em jejum
- Teste sorológico para sífilis
- Hemoculturas se houver suspeita de endocardite

DIAGNÓSTICO POR IMAGEM
- Radiografia de tórax
- TC ou RM de crânio para excluir hemorragia cerebral ou um raro tumor mascarado como AIT
- A ecografia com Doppler de carótidas pode detectar estenose significativa da artéria carótida interna
- Angiografia por TC ou RM
  - Pode revelar lesões estenóticas de grandes vasos
  - É menos sensível do que a arteriografia convencional
- Os pacientes com AIT vertebrobasilar são tratados clinicamente e não são submetidos à arteriografia, a menos que exista evidência clínica de estenose em artérias carótidas ou subclávias
- A ecocardiografia com contraste de bolhas é realizada se houver probabilidade de fonte cardíaca

PROCEDIMENTOS DIAGNÓSTICOS

- ECG
- Monitoramento de Holter se houver suspeita de arritmia cardíaca paroxística
- Avaliação para
  - Hipertensão
  - Doença cardíaca
  - Distúrbios hematológicos
  - Diabetes melito
  - Hiperlipidemia
  - Doença vascular periférica

TRATAMENTO

MEDICAÇÕES

Embolização cardíaca

- A anticoagulação deve ser iniciada imediatamente, a menos que exista contraindicação
- O temor de causar hemorragia dentro de uma área infartada não se justifica, já que existe um risco muito maior de novas embolias para a circulação cerebral se o tratamento não for administrado
- Utilizar heparina IV enquanto se introduz a varfarina
  - Dose de ataque de 5.000-10.000 unidades de heparina padrão
  - Infusão de manutenção de 1.000-2.000 unidades/hora, dependendo do tempo de tromboplastina parcial
- A varfarina é mais efetiva do que a aspirina para reduzir a incidência de eventos cardioembólicos, mas, em caso de contraindicação, a aspirina (325 mg VO 1x/dia) pode ser usada na fibrilação atrial não reumática

Ataques não cardioembólicos

- Se houver suspeita de alterações ateroscleróticas ou em casos verificados por angiografia na circulação cerebrovascular intracraniana ou extracraniana, é prescrito o tratamento antitrombótico
- O tratamento com aspirina, 325 mg VO 1x/dia, reduz significativamente a frequência de AIT e AVC
- O dipiridamol de liberação prolongada (200 mg 2x/dia) pode ser adicionado à aspirina para melhor prevenção de AVC
- Em pacientes que não toleram a aspirina pode ser usado o clopidogrel, 75 mg VO 1x/dia
- Os fármacos anticoagulantes não são recomendados; não há benefício em comparação com a terapia antiplaquetária e o risco de eventos hemorrágicos graves é maior

CIRURGIA

- Endarterectomia carotídea
  - Reduz o risco de AVC carotídeo ipsilateral, especialmente quando os AITs têm início recente (< 2 meses)
  - Indicada quando há estenose de alto grau (70-99% de diâmetro luminal) acessível pela cirurgia no lado dos ataques isquêmicos carotídeos, e há relativamente pouca aterosclerose em outros locais do sistema cerebrovascular
- A cirurgia não está indicada para estenose leve (< 30%); seu benefício não está claro com estenose grave mais doença aterosclerótica intracraniana difusa
- A anastomose cirúrgica arterial extracraniana-intracraniana não costuma ser útil em AITs associados a lesões estenóticas da artéria carótida interna distal ou da artéria cerebral média proximal

PROCEDIMENTOS TERAPÊUTICOS

- O tabagismo deve ser interrompido
- Tratar adequadamente fontes cardíacas de embolia, hipertensão, diabetes melito, hiperlipidemia, arterite ou doença hematológica
- Redução de peso e atividade física regular devem ser encorajadas de maneira apropriada

DESFECHOS

PROGNÓSTICO

- Em geral, os AITs de carótida têm mais chance de ser seguidos por AVC do que os vertebrobasilares
- O risco de AVC é maior
  - Em pacientes com > 60 anos
  - Em pessoas diabéticas
  - Após AITs que duram mais de 10 minutos
  - Com sinais e sintomas de fraqueza, prejuízo da fala ou distúrbio da marcha

CASOS DE ENCAMINHAMENTO

- Se a TC for normal, não houver fonte cardíaca de embolização e o paciente tiver um bom risco operatório, encaminhar para possível endarterectomia

CASOS DE ADMISSÃO HOSPITALAR

- Considerar a hospitalização para pacientes vistos dentro de 48 horas do primeiro ataque; ou com ataques em crescendo, sintomas com duração de mais de 1 hora; estenose carotídea sintomática; ou fonte conhecida de embolia ou com estado hipercoagulável

PREVENÇÃO

- Anticoagulação para fibrilação atrial (exceto para fibrilação atrial isolada)
- Controle da hipertensão
- Controle de lipídeos

EVIDÊNCIAS

DIRETRIZES CLÍNICAS

- Adams RJ et al. Coronary risk evaluation in patients with transient ischemic attack and ischemic stroke: a scientific statement for healthcare professionals from the Stroke Council and the Council on Clinical Cardiology of the American Heart Association/American Stroke Association. Stroke. 2003;34:2310. [PMID: 12958318]
- Albers GW et al. Antithrombotic and thrombolytic therapy for ischemic stroke: the Seventh ACCP Conference on Antithrombotic and Thrombolytic Therapy. Chest. 2004;126(3 Suppl):483S. [PMID: 15383482]
- Johnston SC et al. National Stroke Association guidelines for the management of transient ischemic attacks. Ann Neurol. 2006 Sep;60(3):301-13. [PMID: 16912978]

INFORMAÇÕES PARA OS PACIENTES

- American Heart Association
- National Institute of Neurological Disorders and Stroke

REFERÊNCIAS

- Chimowitz MI et al; Warfarin-Aspirin Symptomatic Intracranial Disease Trial Investigators. Comparison of warfarin and aspirin for symptomatic intracranial arterial stenosis. N Engl J Med. 2005 Mar 31;352(13):1305-16. [PMID: 15800226]
- Nguyen-Huynh MN et al. Transient ischemic attack: a neurologic emergency. Curr Neurol Neurosci Rep. 2005 Feb;5(1):13-20. [PMID: 15676103]
- Rothwell PM et al. Recent advances in management of transient ischaemic attacks and minor ischaemic strokes. Lancet Neurol. 2006 Apr;5(4):323-31. [PMID: 16545749]

Atropina e Anticolinérgicos, Intoxicação por

CARACTERÍSTICAS PRINCIPAIS

- Agentes antimuscarínicos com efeitos variáveis no SNC
  - Atropina

- Escopolamina
- Beladona
- Difenoxilato com atropina
- *Datura stramonium*
- *Hyoscyamus niger*
- Alguns cogumelos
- Antidepressivos tricíclicos
- Anti-histamínicos

ACHADOS CLÍNICOS

- Síndrome anticolinérgica
  - Secura da boca, dificuldade na deglutição, borramento da visão
  - Pupilas dilatadas, pele avermelhada, taquicardia, febre, *delirium*, mioclono, íleo, aspecto ruborizado
- Os antidepressivos e os anti-histamínicos podem induzir convulsões
- A difenidramina comumente causa *delirium*, taquicardia e convulsões; uma superdosagem maciça pode mimetizar a intoxicação por antidepressivos tricíclicos
- A terfenadina e o astemizol causam prolongamento do intervalo QT e *torsades de pointes*, tendo sido retirados do mercado norte-americano

DIAGNÓSTICO

- Baseado na história da ingestão, "síndrome anticolinérgica" típica
- Os níveis séricos não são úteis
- Monitoração com ECG para QRS alargado e prolongamento de QT

TRATAMENTO

Medidas de emergência e de suporte
- Carvão ativado
  - Administrar 60-100 g misturados em solução aquosa VO ou via sonda gástrica
  - Não usar em pacientes comatosos ou com convulsões, a menos que estejam com tubo endotraqueal

Tratamento específico
- Para atropina pura ou síndrome relacionada com anticolinérgicos, se os sintomas forem intensos (p. ex., *delirium* com agitação ou taquicardia excessivamente rápida), administrar salicilato de fisostigmina, 0,5-1,0 mg IV lentamente durante 5 min, com monitoração por ECG, até que os sintomas estejam controlados
- *Precaução*: as bradiarritmias e as convulsões são um risco com a administração de fisostigmina, que **não** deve ser usada em pacientes com superdosagem de antidepressivos tricíclicos
- Tratamento alternativo para agitação: lorazepam 1-2 mg IV

AVC Hemorrágico

CARACTERÍSTICAS PRINCIPAIS

PRINCÍPIOS BÁSICOS DO DIAGNÓSTICO
- A hipertensão é a causa habitual
- Em geral ocorre subitamente e sem aviso, muitas vezes durante as atividades

CONSIDERAÇÕES GERAIS

Hemorragia intracerebral hipertensiva
- A hemorragia intracerebral espontânea em pacientes sem evidência angiográfica de uma anomalia vascular associada (p. ex., aneurisma ou angioma) geralmente é causada por hipertensão
- A base patológica provável é de microaneurismas que se desenvolvem em vasos perfurantes de 100-300 μm (micrômetros) de diâmetro em pacientes hipertensos
- Ocorre com mais frequência nos gânglios da base e menos comumente na ponte, no tálamo, no cerebelo e na substância branca cerebral
- A extensão para o sistema ventricular ou para o espaço subaracnóideo pode causar sinais de irritação meníngea

Outras causas
- Pode ocorrer com
  - Distúrbios hematológicos e hemorrágicos (p. ex., leucemia, trombocitopenia, hemofilia ou coagulação intravascular disseminada)
  - Terapia anticoagulante
  - Doença hepática
  - Angiopatia amiloide cerebral
  - Tumores cerebrais primários ou secundários
- Também há uma associação com idade avançada, sexo masculino e grande ingesta de álcool
- O sangramento por um aneurisma intracraniano ou por malformação arteriovenosa acontece primariamente para dentro do espaço subaracnóideo, mas também pode ser parcialmente intraparenquimatoso
- Em alguns casos, nenhuma causa específica para a hemorragia cerebral pode ser identificada

ACHADOS CLÍNICOS

SINAIS E SINTOMAS

Hemorragia dentro do hemisfério cerebral
- A consciência é inicialmente perdida ou prejudicada em cerca de 50% dos pacientes
- Vômitos são frequentes no início do quadro, e a cefaleia está algumas vezes presente
- Depois disso surgem sinais e sintomas focais, dependendo do local do sangramento
- Com a hemorragia hipertensiva, costuma haver um déficit neurológico rapidamente evolutivo com hemiplegia ou hemiparesia
- Um distúrbio hemissensorial ocorre com lesões localizadas mais profundamente
- Com lesões do putâmen, pode haver perda do olhar lateral conjugado
- Com hemorragia talâmica, pode haver perda do olhar para cima, para baixo ou estrabismo vertical dos olhos, paralisias do olhar lateral e desigualdades pupilares

Hemorragia cerebelar
- Início súbito de náuseas e vômitos, desequilíbrio, cefaleia e perda de consciência que pode ser fatal dentro de 48 horas
- Com menos frequência, o início é gradual e episódico ou lentamente progressivo, sugerindo uma lesão expansiva cerebelar
- O início e o curso podem ser intermediários
  - Paralisia do olhar conjugado lateral no lado da lesão
  - Pupilas pequenas e reativas
  - Hemiplegia contralateral; fraqueza facial periférica
  - Ataxia da marcha, dos membros ou do tronco
  - Respiração periódica
  - Alguma combinação desses achados

DIAGNÓSTICO DIFERENCIAL
- AVC isquêmico
- Hemorragia subaracnóidea
- Lesões expansivas, como tumor cerebral
- Hemorragia subdural ou epidural

DIAGNÓSTICO

EXAMES LABORATORIAIS
- Uma causa predisponente pode ser revelada por

- Hemograma completo
- Contagem de plaquetas
- Tempo de sangramento
- Tempos de protrombina e de tromboplastina parcial
- Exames de função hepática e renal
■ A punção lombar está contraindicada porque pode causar herniação em pacientes com hematomas grandes

DIAGNÓSTICO POR IMAGEM

■ A TC (sem contraste) é importante na confirmação da hemorragia e para determinação do tamanho e da localização do hematoma
■ A TC é superior à RM para detectar hemorragia intracraniana de menos de 48 horas de duração
■ Se a condição clínica do paciente permitir novas intervenções, a angiografia cerebral pode revelar aneurisma ou malformação arteriovenosa

TRATAMENTO

CIRURGIA

■ Na hemorragia cerebelar, a evacuação cirúrgica imediata do hematoma é apropriada
■ A descompressão é útil quando um hematoma superficial na substância branca cerebral estiver causando efeito de massa e herniação
■ A drenagem ventricular pode ser necessária em pacientes com hemorragia intraventricular e hidrocefalia aguda

PROCEDIMENTOS TERAPÊUTICOS

■ Na hemorragia não cerebelar, o manejo neurológico costuma ser conservador e de suporte, tanto em casos de déficit profundo com compressão associada do tronco cerebral como em casos de déficits mais localizados
■ O tratamento de lesões estruturais subjacentes ou de distúrbios hemorrágicos depende da natureza do problema
■ Estão sendo realizados ensaios randomizados de fator VII ativado recombinante administrado dentro de algumas horas do início do quadro

DESFECHOS

PROGNÓSTICO

■ A cirurgia para hemorragia cerebelar pode levar à completa resolução do déficit clínico
■ A hemorragia cerebelar não tratada pode ter uma piora espontânea com um desfecho fatal por herniação do tronco cerebral

CASOS DE ADMISSÃO HOSPITALAR

■ Todos os pacientes

EVIDÊNCIAS

DIRETRIZES CLÍNICAS

■ American Academy of Neurology

INFORMAÇÕES PARA OS PACIENTES

■ Parmet S et al. JAMA patient page: Hemorrhagic stroke. JAMA. 2004;292:1916. [PMID: 15494591]
■ National Institute of Neurological Disorders and Stroke

REFERÊNCIA

■ Mayer SA et al. Treatment of intracerebral haemorrhage. Lancet Neurol. 2005 Oct;4(10):662-72. [PMID: 16168935]

AVC Isquêmico

CARACTERÍSTICAS PRINCIPAIS

PRINCÍPIOS BÁSICOS DO DIAGNÓSTICO

■ A oclusão trombótica ou embólica de um grande vaso causa infarto cerebral
■ O déficit resultante depende do vaso envolvido e da extensão da circulação colateral

CONSIDERAÇÕES GERAIS

■ Os AVCs são tradicionalmente subdivididos em infartos (trombóticos ou embólicos) e hemorragias, mas a distinção clínica pode não ser possível
■ Um AVC prévio é um fator de risco para um AVC subsequente

ASPECTOS DEMOGRÁFICOS

■ É a terceira principal causa de morte nos Estados Unidos, apesar de um declínio geral na incidência de AVC nos últimos 30 anos

ACHADOS CLÍNICOS

SINAIS E SINTOMAS

■ Ver Tabela 89
■ O início costuma ser abrupto e, então, pode haver muito pouca progressão, com exceção daquela em função do edema cerebral
■ Examinar o coração para a presença de sopros ou arritmias e as artérias carótidas e subclávias para a presença de sopro
■ Na hemiplegia de origem pontina, os olhos costumam desviar na direção do lado paralisado
■ Em uma lesão hemisférica, os olhos costumam desviar para longe do lado hemiplégico

Circulação carotídea

■ Oclusão da artéria oftálmica
  - Poucos sintomas na maioria dos casos
  - Pode produzir amaurose fugaz – perda de visão súbita e breve em um olho
■ Oclusão da artéria cerebral anterior distal à junção com a artéria comunicante anterior
  - Fraqueza e perda sensorial cortical na perna contralateral e algumas vezes leve fraqueza proximal no braço
  - Pode haver reflexo de preensão contralateral, rigidez paratônica e abulia (perda de iniciativa) ou franca confusão
  - É comum a incontinência urinária
■ Oclusão da artéria cerebral média
  - Hemiplegia contralateral, perda hemissensorial e hemianopsia homônima (i. e., perda de visão bilateral simétrica em metade dos campos visuais), com os olhos desviados para o lado da lesão
  - Se o hemisfério dominante estiver envolvido, existe afasia global
  - Pode ser impossível diferenciar da oclusão da artéria carótida interna
  - Pode haver edema considerável do hemisfério, causando sonolência, estupor e coma
■ Oclusão da divisão principal anterior da artéria cerebral média
  - Disfasia de expressão
  - Paralisia contralateral e perda da sensibilidade no braço, na face e, em menor grau, na perna
■ Oclusão de ramo posterior da artéria cerebral média
  - Afasia receptiva (de Wernicke)
  - Defeito de campo visual homônimo

Circulação vertebrobasilar

■ A oclusão da artéria cerebral posterior pode causar
  - Síndrome talâmica de perda sensorial
  - Lesões ipsilaterais de nervo craniano facial, nono e décimo
  - Ataxia e parestesias em membro
  - Síndrome de Horner combinada com perda sensitiva contralateral do membro
■ Oclusão de ambas as artérias vertebrais ou da artéria basilar
  - Coma com pupilas puntiformes

- Quadriplegia flácida
- Perda sensitiva
- Anormalidades variáveis em nervos cranianos

■ Oclusão parcial de artéria basilar
- Diplopia
- Perda visual
- Vertigem
- Disartria
- Ataxia
- Fraqueza ou distúrbios sensitivos em um ou todos os membros
- Paralisias discretas em nervos cranianos

■ Oclusão de uma das artérias cerebelares principais
- Vertigem
- Náuseas
- Vômitos
- Nistagmo
- Ataxia de membro ipsilateral
- Perda sensitiva espinotalâmica contralateral nos membros
- O infarto cerebelar maciço pode causar coma, herniação tonsilar e morte

DIAGNÓSTICO DIFERENCIAL

■ Hipoglicemia
■ Ataque isquêmico transitório
■ Hemorragia intracerebral ou outra lesão expansiva (p. ex., tumor)
■ Convulsão focal (paralisia de Todd)
■ Enxaqueca
■ Causas periféricas de vertigem (doença de Ménière)

DIAGNÓSTICO

EXAMES LABORATORIAIS

■ Hemograma completo, VSG, glicemia e exame sorológico para sífilis
■ Anticorpos antifosfolipídeos, lipídeos séricos e homocisteína
■ ECG para ajudar a excluir arritmia cardíaca ou infarto do miocárdio recente que podem ser fonte de embolização
■ Hemoculturas se houver suspeita de endocardite

DIAGNÓSTICO POR IMAGEM

■ Uma TC de crânio (sem contraste) exclui a hemorragia cerebral, mas pode não diferenciar entre um infarto cerebral e um tumor
■ A TC é preferível em relação à RM no estágio agudo por ser mais rápida e porque a hemorragia não é facilmente detectada pela RM nas primeiras 48 horas
■ Em pacientes selecionados, também podem ser necessários exames com dúplex das carótidas, RM e angio-RM, bem como angiografia convencional

■ A RM ponderada por difusão é mais sensível do que a RM padrão na detecção de isquemia cerebral
■ Ecocardiografia se houver suspeita de doença cardíaca

PROCEDIMENTOS DIAGNÓSTICOS

■ Monitorização com Holter se houver suspeita de arritmias paroxísticas

TRATAMENTO

MEDICAÇÕES

■ Se a TC não mostrar hemorragia e houver fonte de embolização cardíaca, iniciar heparina intravenosa enquanto se introduz a varfarina, com uma RNI alvo de 2-3 para o tempo de protrombina
■ Alguns médicos preferem esperar 2 a 3 dias antes de iniciar o tratamento anticoagulante, depois de uma nova TC não mostrar evidência de transformação hemorrágica
■ Terapia trombolítica intravenosa com ativador de plasminogênio tecidual recombinante
- 0,9 mg/kg até o máximo de 90 mg, com 10% da dose administrada em bolo em 1 minuto e o restante em 1 hora
- Efetivo na redução do déficit neurológico em pacientes selecionados que não têm evidência de hemorragia intracraniana na TC quando administrado dentro de 3 horas do início dos sintomas*
- Não foi provado que a administração tardia seja efetiva ou segura
■ Contraindicações para a terapia trombolítica
- Hemorragia recente
- Risco aumentado de hemorragia (p. ex., tratamento com anticoagulantes), punção arterial em local não compressível
- Pressão sistólica acima de 185 mmHg ou pressão diastólica acima de 110 mmHg

PROCEDIMENTOS TERAPÊUTICOS

■ O manejo inicial consiste em medidas gerais de suporte
■ Evitar a redução da pressão arterial de pacientes hipertensos dentro de 2 semanas do AVC porque as áreas isquê-

---

* N. de R.T. Recentemente foi demonstrado benefício para pacientes selecionados (p. ex., não diabéticos) para terapia fibrinolítica administrada dentro de 4, 5 horas do início dos sintomas.

micas podem sofrer comprometimento adicional – a menos que a pressão sistólica seja maior do que 200 mmHg, quando então ela pode ser baixada gradativamente para 170-200 mmHg e então, após 2 semanas, reduzida mais um pouco
■ A fisioterapia com mobilização precoce e a reabilitação ativa são importantes
■ A terapia ocupacional pode melhorar a disposição e as habilidades motoras
■ A fonoterapia pode ser benéfica em pacientes com disfasia de expressão ou disartria

DESFECHOS

PROGNÓSTICO

■ O prognóstico para a sobrevida após o infarto cerebral é melhor do que após a hemorragia cerebral ou subaracnóidea
■ A perda de consciência após um infarto cerebral implica um pior prognóstico
■ A extensão do infarto define o potencial para a reabilitação

PREVENÇÃO

■ Os pacientes que sofreram um infarto cerebral estão em risco para novos AVCs e infarto do miocárdio
■ A terapia com estatinas para diminuir os níveis de lipídeos séricos pode reduzir esse risco
■ A terapia antiplaquetária com aspirina (325 mg VO 1x/dia)
- Reduz a taxa de recorrência em 30% entre pacientes que não têm causa cardíaca para o AVC e que não são candidatos para a endarterectomia carotídea
- Mesmo assim, o risco cumulativo de recorrência de AVC não cardioembólico ainda é de 3-7% ao ano
■ Uma comparação de 2 anos não mostrou benefício da varfarina (RNI de 1,4-2,8) em relação à aspirina (325 mg VO 1x/dia)
■ Doses mais altas de varfarina devem ser evitadas porque levam a uma incidência aumentada de sangramentos maiores

EVIDÊNCIAS

DIRETRIZES CLÍNICAS

■ Adams et al. Guidelines for the early management of patients with ischemic stroke: 2005 guidelines update. A scientific statement from the Stroke Council of the American Heart Association/American Stroke Association. Stroke. 2005;36:916. [PMID: 15800252]

- Albers GW et al. Antithrombotic and thrombolytic therapy for ischemic stroke: the Seventh ACCP Conference on Antithrombotic and Thrombolytic Therapy. Chest. 2004;126(3 Suppl):483S. [PMID: 15383482]
- American Stroke Association/American Academy of Neurology Joint Report: Anticoagulants and antiplatelet agents in acute ischemic stroke. Stroke. 2002;33:1934. [PMID: 12105379]

INFORMAÇÕES PARA OS PACIENTES
- UCSF Neurocritical Care and Stroke

REFERÊNCIAS
- Amarenco P et al; Stroke Prevention by Aggressive Reduction in Cholesterol Levels (SPARCL) Investigators. Highdose atorvastatin after stroke or transient ischemic attack. N Engl J Med. 2006 Aug 10;355(6):549-59. [PMID: 16899775]
- Di Carlo A et al; European BIOMED Study of Stroke Care Group. Risk factors and outcome of subtypes of ischemic stroke. Data from a multicenter multinational hospital-based registry. The European Community Stroke Project. J Neurol Sci. 2006 May 15; 244(1-2): 143-50. [PMID: 16530226]
- Edgell R et al. Acute endovascular stroke therapy. Curr Neurol Neurosci Rep. 2006 Nov;6(6):531-8. [PMID: 17074290]
- Hart RG et al. Lessons from the Stroke Prevention in Atrial Fibrillation trials. Ann Intern Med. 2003 May 20; 138(10): 831-8. [PMID: 12755555]
- Subramaniam S et al. Massive cerebral infarction. Neurologist. 2005 May; 11(3):150-60. [PMID: 15860137]

AVC Lacunar

CARACTERÍSTICAS PRINCIPAIS

- Lesões pequenas (geralmente < 5 mm em diâmetro) que ocorrem na distribuição de
  - Pequenas artérias penetrantes nos gânglios da base
  - Ponte
  - Cerebelo
  - Extremidade anterior da cápsula interna
  - Substância branca cerebral profunda (menos comum)
- Os fatores de risco incluem hipertensão e diabetes melito com controle inadequado
- Costuma ter bom prognóstico, com a resolução parcial ou completa geralmente ocorrendo em 4-6 semanas

ACHADOS CLÍNICOS

- Existem diversas síndromes clínicas
  - Déficit contralateral puramente motor ou puramente sensitivo
  - Ataxia ipsilateral com paresia crural
  - Disartria com falta de coordenação da mão
- Os déficits podem progredir em 24-36 horas antes de se estabilizarem

DIAGNÓSTICO

- Às vezes visíveis na TC como pequenas áreas hipodensas em saca-bocado, mas em outros pacientes não são observadas anormalidades
- Em alguns casos, descobre-se que os pacientes com uma síndrome clínica sugestiva de infarto lacunar têm um grande infarto hemisférico na TC

TRATAMENTO

- Controle da hipertensão e do diabetes melito
- Evitar o tabagismo
- A anticoagulação não está indicada
- A aspirina, 325 mg VO 1x/dia, tem benefício incerto

B

Babesiose

CARACTERÍSTICAS PRINCIPAIS

PRINCÍPIOS BÁSICOS DO DIAGNÓSTICO

- História de mordida de carrapato ou exposição a carrapatos
- Febre, sintomas tipo influenza, anemia
- Parasitas intraeritrocíticos nos esfregaços de sangue corados com Giemsa
- Testes sorológicos positivos

CONSIDERAÇÕES GERAIS

- A babesiose é uma infecção intraeritrocítica incomum, causada principalmente por duas espécies de *Babesia* e transmitida por carrapatos *Ixodes*
- Os sintomas das infecções por *Babesia microti* aparecem no período de 1 semana a várias semanas depois da mordida do carrapato; há parasitemia evidente após 2-4 semanas
- Os pacientes em geral não se recordam da mordida do carrapato

ASPECTOS DEMOGRÁFICOS

- Na Europa, a infecção é causada por *Babesia divergens*, que também infecta o gado
- Nos Estados Unidos, a infecção é causada por *B. microti*, que também infecta os mamíferos silvestres
- A maior parte das infecções nos Estados Unidos ocorre na costa nordeste, com alguns casos também no Meio-Oeste superior
- Raros episódios de doenças causadas por *B. microti*, *B. divergens* e outros organismos tipo *Babesia* têm sido relatados em outras áreas

ACHADOS CLÍNICOS

SINAIS E SINTOMAS

- Febre, fadiga, cefaleia, artralgias e mialgias se desenvolvem gradualmente e são características
- Outros achados
  - Náuseas, vômitos
  - Dor abdominal
  - Dor de garganta
  - Depressão, labilidade emocional
  - Anemia
  - Trombocitopenia, esplenomegalia
- As infecções por *B. divergens* em pacientes esplenectomizados se manifestam por
  - Febre alta de progressão rápida
  - Anemia hemolítica grave
  - Icterícia
  - Hemoglobinúria
  - Insuficiência renal

DIAGNÓSTICO DIFERENCIAL

- Malária
- Mononucleose infecciosa
- Hepatite viral
- Ehrlichiose
- Doença de Lyme

DIAGNÓSTICO

EXAMES LABORATORIAIS

- O diagnóstico é feito pela identificação do parasita nos esfregaços sanguíneos corados com Giemsa
- Esfregaços repetidos são frequentemente necessários, porque < 1% dos eritrócitos podem estar infectados, sobretudo na infecção inicial, embora as parasitemias possam ultrapassar 10%
- Um exame de anticorpo imunofluorescente indireto para *B. microti* está disponível no CDC; o anticorpo é detectável dentro de 2-4 semanas depois do início dos sintomas e persiste por meses
- O diagnóstico também pode ser feito pela reação em cadeia da polimerase ou pela inoculação em *hamsters* ou gerbilos

TRATAMENTO

MEDICAÇÕES

- A maioria dos pacientes tem doença leve e se recupera sem tratamento
- A terapia-padrão é um curso de 7 dias de quinina (650 mg VO 3x/dia) mais clindamicina (600 mg VO 3x/dia)
- Uma alternativa é um curso de 7 dias de atovaquona (750 mg VO a cada 12 h) mais azitromicina (600 mg VO 1x/dia)

PROCEDIMENTO TERAPÊUTICO

- A exsanguinotransfusão tem sido usada com sucesso nos pacientes asplênicos gravemente enfermos e naqueles com parasitemia > 10%

DESFECHOS

COMPLICAÇÕES

- Insuficiência respiratória
- Anemia hemolítica
- Coagulação intravascular disseminada
- Insuficiência cardíaca congestiva
- Insuficiência renal

PROGNÓSTICO

- Embora a parasitemia possa continuar por meses, com ou sem sintomas, a doença é autolimitada
- Idosos e esplenectomizados são mais propensos a complicações graves
- Taxa de mortalidade
  - Entre os pacientes hospitalizados com infecções por *B. microti*: 6,5%
  - Entre os pacientes esplenectomizados com infecção por *B. divergens*: > 40%

CASOS DE ENCAMINHAMENTO

- Pacientes que não respondem à terapia

CASOS DE ADMISSÃO HOSPITALAR

- Todos os pacientes esplenectomizados ou mais velhos

EVIDÊNCIAS

ENDEREÇO ELETRÔNICO

- Centers for Disease Control and Prevention – Division of Parasitic Diseases

INFORMAÇÕES PARA OS PACIENTES

- American Academy of Family Physicians
- American College of Emergency Physicians

REFERÊNCIAS

- Herwaldt BL et al. Babesia divergens-like infection, Washington State. Emerg Infect Dis. 2004 Apr;10(4):622-9. [PMID: 15200851]
- Kogut SJ et al. Babesia microti, upstate New York. Emerg Infect Dis. 2005 Mar; 11 (3):476-8. [PMID: 15757571]

Behçet, Síndrome de

CARACTERÍSTICAS PRINCIPAIS

- Causa ataques recorrentes de úlceras aftosas orais, úlceras genitais, uveíte e lesões na pele
- Inicia geralmente em adultos jovens, 25-35 anos
- Cegueira, anormalidades do SNC e trombose ou ruptura de grandes vasos são as complicações mais graves

ACHADOS CLÍNICOS

- Úlceras orais e genitais recorrentes
- As anormalidades oculares incluem
  - Ceratite
  - Vasculite retiniana
  - Uveíte anterior (frequentemente com hipópio, ou pus na câmara anterior)
- A artrite soronegativa ocorre em cerca de dois terços dos pacientes, mais comumente afetando os joelhos e tornozelos
- As anormalidades do SNC incluem
  - Paralisias de nervos cranianos
  - Convulsões
  - Encefalite
  - Distúrbios mentais
  - Lesões da medula espinal
- O curso clínico pode ser crônico, mas é frequentemente caracterizado por remissões e exacerbações

DIAGNÓSTICO

- Diagnóstico clínico
- As lesões do SNC podem imitar radiologicamente a esclerose múltipla
- Diagnóstico diferencial
  - Doença intestinal inflamatória
  - Lúpus eritematoso sistêmico
  - Úlceras aftosas recorrentes
  - Infecção com herpes simples
  - Espondilite anquilosante
  - Artrite reativa (síndrome de Reiter)
  - Sífilis
  - Sarcoidose
  - Infecção por HIV

TRATAMENTO

- Corticosteroides, azatioprina, clorambucil, pentoxifilina e ciclosporina têm sido usados, com resultados benéficos

Bócio Endêmico

CARACTERÍSTICAS PRINCIPAIS

PRINCÍPIOS BÁSICOS DO DIAGNÓSTICO

- Comum em regiões do mundo com dietas pobres em iodo
- Os bócios podem se tornar multinodulares e crescer bastante
- A maioria dos adultos com bócio endêmico são eutireóideos; entretanto, alguns são hipotireóideos ou hipertireóideos
- A cognição e a audição prejudicadas podem ser sutis ou graves no hipotireoidismo congênito

CONSIDERAÇÕES GERAIS

- Até 0,5% das populações com deficiência de iodo apresentam cretinismo plenamente manifesto; as manifestações menos graves de hipotireoidismo congênito são mais comuns
- Causas
  - Deficiência de iodo (mais comum)
  - Certos alimentos (p. ex., sorgo, painço, milho, aipim)
  - Deficiências minerais (selênio, ferro)
  - Poluentes da água
  - Defeitos parciais congênitos na atividade enzimática da tireoide
- Aumento no tamanho dos nódulos da tireoide e emergência de novos nódulos na gravidez

ASPECTOS DEMOGRÁFICOS

- ~5% da população mundial tem bócio
- Destes, 75% ocorrem nas áreas com deficiência de iodo
  - Tais áreas são encontradas em 115 países, principalmente nas nações em desenvolvimento
  - Entretanto, também é encontrada na Europa como, por exemplo, em Pescopagano, na Itália, onde 60% dos adultos têm bócio, com hipertireoidismo em 2,9%; hipotireoidismo evidente em 0,2% e hipotireoidismo subclínico em 3,8%; câncer da tireoide em < 0,1%

ACHADOS CLÍNICOS

SINAIS E SINTOMAS

- A tireoide pode ficar multinodular e muito grande
- O crescimento frequentemente ocorre durante a gravidez e pode causar sintomas compressivos
- Os bócios subesternais costumam ser assintomáticos, mas podem causar
  - Compressão traqueal
  - Dificuldade respiratória
  - Disfagia
  - Síndrome da veia cava superior
  - Paralisia de nervo frênico ou laríngeo recorrente, ou síndrome de Horner
  - Hemorragia digestiva por varizes esofágicas
  - Derrames pleurais ou pericárdicos (raros)
- A isquemia cerebral e os AVCs podem resultar de compressão arterial ou síndrome do roubo tireocervical
- Malignidade em < 1%
- Alguns pacientes com bócio se tornam hipotireóideos
- Outros pacientes se tornam tireotóxicos à medida que o bócio cresce e fica mais autônomo, especialmente se for adicionado iodo à dieta
- Hipotireoidismo congênito
  - Surdez isolada
  - Baixa estatura
  - Raciocínio prejudicado

DIAGNÓSTICO DIFERENCIAL

- Bócio multinodular benigno
- Gravidez (em áreas de deficiência de iodo)
- Doença de Graves
- Tireoidite de Hashimoto
- Tireoidite subaguda (de Quervain)
- Fármacos que causam hipotireoidismo
  - Lítio
  - Amiodarona
  - Propiltiouracil
  - Metimazol
  - Fenilbutazona
  - Sulfonamidas
  - Interferon-α
  - Iodeto
- Doença infiltrativa como, por exemplo, malignidade, sarcoidose
- Tireoidite supurativa
- Tireoidite de Riedel

DIAGNÓSTICO

EXAMES LABORATORIAIS

- A tiroxina sérica e o hormônio estimulante da tireoide (TSH) costumam estar normais
  - TSH baixo se o bócio multinodular ficar autônomo na presença de iodo suficiente para a síntese de hormônio da tireoide, causando hipertireoidismo
  - TSH alto no hipotireoidismo
- Os níveis séricos de anticorpos antitireóideos são geralmente indetectáveis ou baixos
- A tireoglobulina sérica com frequência está elevada

DIAGNÓSTICO POR IMAGEM

- A captação de iodo radioativo pela tireoide está habitualmente elevada, mas pode estar normal se a ingestão de iodo tiver melhorado

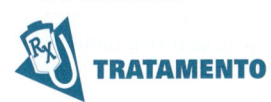

TRATAMENTO

MEDICAÇÕES

- Suplementação dietética de iodo (p. ex., adição de iodeto de potássio ao sal de mesa)
  - Diminui muito a prevalência de bócio e cretinismo endêmicos, mas é

- menos efetiva para reduzir o bócio estabelecido
- Aumenta o risco de disfunção autoimune da tireoide, que pode resultar em hipotireoidismo ou hipertireoidismo
- A ingestão excessiva de iodo pode aumentar o risco de bócio
■ As deficiências concomitantes de vitamina A e iodo aumentam o risco de bócio endêmico, e a repleção simultânea de iodo e vitamina A reduz o risco de bócio nas regiões endêmicas
■ Suplementação de tiroxina
- Pode reduzir os bócios e diminuir o risco de crescimento adicional do bócio
- Entretanto, pode causar hipertireoidismo em indivíduos com bócios multinodulares autônomos
- A suplementação de tiroxina não deve ser iniciada em pacientes com níveis suprimidos de TSH

CIRURGIA
■ A tireoidectomia está indicada por motivos estéticos, sintomas compressivos ou tireotoxicose em adultos com bócios multinodulares muito grandes

PROCEDIMENTOS
■ Os pacientes podem ser tratados com I^{131} para bócios compressivos grandes

DESFECHOS

SEGUIMENTO
■ A tireoidectomia parcial é seguida por uma alta taxa de recidiva do bócio em áreas geográficas com deficiência de iodo, de forma que a tireoidectomia total é preferida quando a cirurgia estiver indicada

COMPLICAÇÕES
■ Iniciar a suplementação de iodo em uma área geográfica causa uma frequência aumentada de hipertireoidismo no primeiro ano, seguida por taxas muito reduzidas de bócio nodular tóxico e doença de Graves depois disso
■ Raramente, a doença de Graves pode se desenvolver em pacientes tratados com I^{131} de 3-10 meses após o tratamento
■ Os bócios podem se tornar multinodulares e crescer bastante

CASOS DE ENCAMINHAMENTO
■ Encaminhar a um endocrinologista dos casos de hipertireoidismo, bócio aumentado ou nódulos suspeitos
■ Encaminhar a um cirurgião da tireoide por motivos estéticos, sintomas compressivos ou tireotoxicose em adultos com bócios multinodulares muito grandes

CASOS DE ADMISSÃO HOSPITALAR
■ Tireoidectomia
■ Tratamento com I^{131}

PREVENÇÃO
■ A suplementação dietética de iodo começou na Suíça em 1922, com a adição de iodeto de potássio ao sal de mesa
■ O nível atual de suplementação nos Estados Unidos é 20 mg de iodeto de potássio por kg de sal
■ O sal iodado reduziu muito a incidência de bócio endêmico. Infelizmente, muitos países com deficiência de iodo têm programas de suplementação inadequados
■ A necessidade dietética mínima de iodo é de mais ou menos 50 μg ao dia
- A ingestão ideal de iodo é de 150-300 μg diariamente
- A suficiência de iodo é demonstrada pela excreção urinária de iodeto > 10 μg/dL

EVIDÊNCIAS

DIRETRIZES CLÍNICAS
■ American Association of Clinical Endocrinologists medical guidelines for clinical practice for the evaluation and treatment of hyperthyroidism and hypothyroidism. American Association of Clinical Endocrinologists, American College of Endocrinology – Medical Specialty Society, 2002

ENDEREÇOS ELETRÔNICOS
■ American Association of Clinical Endocrinologists
■ Thyroid Disease Manager site

INFORMAÇÕES PARA OS PACIENTES
■ Merck Manual
■ Program Against Micronutrient Malnutrition – Emory University

REFERÊNCIAS
■ Bellantone R et al. Predictive factors for recurrence after thyroid lobectomy for unilateral non-toxic goiter in an endemic area: results of a multivariate analysis. Surgery. 2004 Dec; 136(6): 1247-51. [PMID: 15657583]
■ Valentino R et al. Screening a coastal population in Southern Italy: iodine deficiency and prevalence of goitre, nutritional aspects and cardiovascular risk factors. Nutr Metab Cardiovasc Dis. 2004 Feb;14(1):15-9. [PMID: 15053159]

Bradicardias

CARACTERÍSTICAS PRINCIPAIS

■ A bradicardia resulta mais comumente resulta da função alterada do nó sinusal ou de anormalidades na condução, que podem ocorrer entre o nó sinusal e o átrio, dentro do nó atrioventricular (AV) ou nas vias de condução intraventricular
■ A doença do nó sinusal (DNS) é mais comum no idoso
■ Subtipos de bloqueio AV
- O bloqueio de primeiro grau e o bloqueio de segundo grau Mobitz tipo I ocorrem com
  • Tônus vagal aumentado em indivíduos normais
  • Fármacos que bloqueiam o nó AV, frequentemente em pessoas com doença cardíaca orgânica
  • Isquemia, infarto, processos inflamatórios, fibrose, calcificação ou infiltração
- O bloqueio de segundo grau Mobitz tipo II ocorre com doença cardíaca orgânica envolvendo o sistema de condução infranodal
- O bloqueio de terceiro grau (completo) ocorre com lesões no nível ou abaixo do feixe de His

ACHADOS CLÍNICOS

■ DNS, bloqueio de primeiro e de segundo graus
- A maioria dos pacientes é assintomática
- Raramente, os pacientes apresentam síncope, tonturas, confusão, palpitações, insuficiência cardíaca ou *angina pectoris*
- Os sintomas são inespecíficos e, assim, devem coincidir temporalmente com as arritmias
■ Bloqueio de terceiro grau
- Os pacientes podem estar assintomáticos ou podem se queixar de fraqueza, dispneia ou síncope abrupta se a frequência cardíaca < 35/min
- Frequência ventricular lenta, geralmente < 50/min, que não aumenta com o exercício
- Pulsações venosas "em canhão" no pescoço

DIAGNÓSTICO

- DNS: o ECG mostra
  - Parada sinusal
  - Bloqueio de saída sinoatrial (uma pausa igual a um múltiplo do intervalo PP subjacente ou encurtamento progressivo do intervalo PP antes de uma pausa)
  - Bradicardia sinusal persistente
- A monitorização ambulatorial prolongada com Holter ou gravador de eventos pode ser necessária para documentar a correspondência da bradicardia com os sintomas
- Bloqueio AV
  - De primeiro grau: intervalo PR > 0,21 s com todos os impulsos atriais conduzidos
  - De segundo grau Mobitz tipo I: prolongamento progressivo do intervalo PR e encurtamento do intervalo RR antes do batimento bloqueado
  - De segundo grau Mobitz tipo II: as batidas atriais intermitentes não conduzidas não são precedidas por um prolongamento do intervalo PR
  - Terceiro grau (completo): frequência ventricular geralmente < 50/min, QRS alargado e nenhum impulso supraventricular conduzido para os ventrículos
  - Os complexos QRS estreitos sugerem bloqueio nodal
  - Os complexos QRS alargados sugerem bloqueio infranodal
- Estudos eletrofisiológicos podem ser necessários para a localização precisa

TRATAMENTO

- Descontinuar os fármacos causadores
- A maioria dos pacientes sintomáticos precisa de implantação de marca-passo permanente (preferentemente de dupla-câmara)
- Bloqueio de primeiro grau e Mobitz tipo I
  - Descontinuar os fármacos causadores
  - Outra terapia não costuma ser necessária
- Bloqueio Mobitz tipo II: a implantação de marca-passo profilático é geralmente necessária por causa do risco de progressão para bloqueio de terceiro grau
- Bloqueio de terceiro grau
  - Implantação de marca-passo permanente
  - Marca-passo temporário, se o uso do permanente for retardado

Bronquiectasia

CARACTERÍSTICAS PRINCIPAIS

PRINCÍPIOS BÁSICOS DO DIAGNÓSTICO

- Tosse produtiva crônica com dispneia e sibilos
- Infecções pulmonares recorrentes exigindo antibióticos
- Uma história de infecção ou inflamação pulmonar recorrente, ou uma condição predisponente
- Achados radiográficos de vias aéreas dilatadas e espessadas e opacidades dispersas e irregulares

CONSIDERAÇÕES GERAIS

- Um distúrbio congênito ou adquirido dos brônquios principais, caracterizado por dilatação anormal e destruição das paredes brônquicas
- Podem ser localizadas ou difusas
- Podem ser causadas por inflamação ou infecção recorrente
- A fibrose cística causa 50% de todos os casos
- Podem resultar de defesas pulmonares anormais (estados de imunodeficiência, deficiência de α_1-antiprotease, distúrbios da eliminação mucociliar, doença reumática)
- As vias aéreas são frequentemente colonizadas com bacilos gram-negativos (especialmente *Pseudomonas*), *Staphylococcus aureus* e espécies de *Aspergillus*
- Causas
  - Fibrose cística
  - Infecção
    - Tuberculose
    - Fúngica
    - Abscesso
    - Pneumonia
  - Mecanismos de defesa pulmonar anormal
    - Hipogamaglobulinemia
    - Imunodeficiência comum variável
    - Deficiência seletiva de subclasses IgA, IgM e IgG
    - Imunodeficiência adquirida por fármacos citotóxicos, AIDS, linfoma, leucemia, mieloma múltiplo, doença renal crônica, doença hepática crônica
    - Deficiência de α_1-antiprotease com tabagismo
    - Distúrbios da depuração mucociliar (p. ex., síndrome dos cílios imóveis)
    - Doença reumática (p. ex., artrite reumatoide)
  - Obstrução localizada de via aérea

ACHADOS CLÍNICOS

SINAIS E SINTOMAS

- Tosse crônica com produção de escarro copioso e purulento
- Pneumonia recorrente
- Hemoptise
- Perda de peso e anemia frequentes
- Crepitações basais persistentes comumente encontradas ao exame
- Baqueteamento digital
  - Infrequente nos casos leves
  - Presente na doença grave
- Disfunção pulmonar obstrutiva com hipoxemia vista na doença moderada ou grave

DIAGNÓSTICO DIFERENCIAL

- Doença pulmonar obstrutiva crônica
- Asma
- Bronquiolite
- Aspergilose broncopulmonar alérgica

DIAGNÓSTICO

EXAMES LABORATORIAIS

- Esfregaço de escarro e cultura para organismos bacterianos, micobacterianos e fúngicos
- Teste do cloreto no suor
- Imunoglobulinas quantitativas
- Nível de α_1-antiprotease
- Excluindo os pacientes com imunodeficiências humorais, a maioria dos pacientes têm pan-hipergamaglobulinemia, refletindo uma resposta imune à infecção crônica das vias aéreas

DIAGNÓSTICO POR IMAGEM

- As radiografias do tórax mostram vias aéreas dilatadas e opacidades centrais espessadas, dispersas e irregulares
- A TC de alta resolução é o exame diagnóstico de escolha

TRATAMENTO

MEDICAÇÕES

- Os antibióticos devem ser usados nas exacerbações agudas
- Terapia empírica por 10-14 dias com amoxicilina ou amoxicilina e clavulanato, ampicilina ou tetraciclina, ou sulfametoxazol-trimetoprim
- Os esfregaços e as culturas do escarro devem guiar a terapia quando possível
- Antibióticos preventivos ou supressivos são frequentemente administrados para

pacientes com aumento do escarro purulento, embora essa prática não seja guiada por dados de ensaios clínicos
- Os aminoglicosídeos aerossolizados inaláveis reduzem a colonização de *Pseudomonas*, mas melhoram o VEF_1 e reduzem as hospitalizações apenas nos pacientes com fibrose cística
- Os broncodilatadores inalados são comumente usados como terapia de manutenção e nas exacerbações agudas

CIRURGIA
- A ressecção é reservada para os poucos pacientes com bronquiectasia localizada e função pulmonar adequada que não respondem ao tratamento conservador
- O tratamento cirúrgico pode ser necessário para conter o sangramento em alguns casos de hemoptise maciça

PROCEDIMENTOS TERAPÊUTICOS
- Fisioterapia respiratória diária com drenagem postural e percussão do tórax
- A broncoscopia pode ser necessária para avaliar hemoptise, remover secreções retidas e descartar lesões obstrutivas
- A angiografia pulmonar com embolização pode ser necessária para controlar a hemoptise maciça

DESFECHOS

SEGUIMENTO
- Monitorar os testes de função pulmonar e as culturas de escarro seriadas

COMPLICAÇÕES
- Hemoptise
- Hipoxemia
- *Cor pulmonale*
- Amiloidose
- Abscessos viscerais secundários em locais distantes

PROGNÓSTICO
- Depende da causa e da intensidade

CASOS DE ENCAMINHAMENTO
- A maioria dos casos deve ser encaminhada a um especialista em pneumologia, alergia, imunologia clínica ou infectologia para ajudar na avaliação e no tratamento

CASOS DE ADMISSÃO HOSPITALAR
- Hipoxemia
- Obstrução moderada a grave do fluxo de ar
- Infecção grave

PREVENÇÃO
- Vacina contra gripe
- Vacina pneumocócica
- Fisioterapia respiratória regular

EVIDÊNCIAS

INFORMAÇÕES PARA OS PACIENTES
- American Lung Association
- National Institutes of Health

REFERÊNCIAS
- Barker AF. Bronchiectasis. N Engl J Med. 2002 May 2;346(18):1383-93. [PMID: 11986413]
- Evans DJ et al. Prolonged antibiotics for purulent bronchiectasis. Cochrane Database Syst Rev. 2003; (4):CDO01392. [PMID: 14583934]
- Noone PG et al. Primary ciliary dyskinesia: diagnostic and phenotypic features. Am J Respir Crit Care Med. 2004 Feb 15;169(4):459-67. [PMID: 146S6747]

Bronquiolite Obliterante com Pneumonia Organizante

CARACTERÍSTICAS PRINCIPAIS

PRINCÍPIOS BÁSICOS DO DIAGNÓSTICO
- Tosse seca, dispneia e sintomas constitucionais presentes por semanas a meses antes da apresentação
- A radiografia de tórax mostra placas de infiltrados alveolares, bilaterais, "em vidro fosco"
- Os testes de função pulmonar demonstram um padrão restritivo

CONSIDERAÇÕES GERAIS
- A classificação patológica tem duas variantes
  - Bronquiolite constritiva (também chamada de bronquiolite obliterativa ou bronquiolite obliterante)
  - Bronquiolite proliferativa
- **Bronquiolite constritiva**
  - Caracterizada por inflamação crônica, fibrose concêntrica e hipertrofia de músculo liso que causa obstrução luminal
  - Os pacientes têm obstrução do fluxo de ar na espirometria, anormalidades radiográficas mínimas e um curso clínico progressivo e em deterioração
- **Bronquiolite proliferativa**
  - Ocorre quando há um exsudato intraluminal organizante, consistindo em fibroblastos, macrófagos espumantes e outras células que obstruem a luz
  - Quando esse exsudato se estende para o espaço alveolar, o padrão é chamado de bronquiolite obliterante com pneumonia organizante (BOPO; agora mais comumente chamada de pneumonite organizante criptogênica [POC])
- Os distúrbios associados à bronquiolite incluem
  - Transplante de órgãos
  - Doenças do tecido conjuntivo
  - Pneumonite por hipersensibilidade
- Os casos idiopáticos são caracterizados pelo início insidioso de dispneia ou tosse e incluem POC

ASPECTOS DEMOGRÁFICOS
- Afeta igualmente homens e mulheres
- A maioria dos pacientes tem entre 50 e 70 anos

ACHADOS CLÍNICOS

SINAIS E SINTOMAS
- Início abrupto, frequentemente de semanas a alguns meses depois de uma enfermidade tipo a influenza
- A dispneia e a tosse seca são comuns
- Os sintomas constitucionais como fadiga, febre e perda de peso são comuns
- As crepitações são auscultadas na maioria dos pacientes
- Sibilos em aproximadamente um terço dos pacientes
- O baqueteamento é incomum

DIAGNÓSTICO DIFERENCIAL
- Pneumonias intersticiais idiopáticas
- Doença pulmonar causada por infecção (p. ex., fúngica, tuberculose, pneumonia por *Pneumocystis jiroveci*, viral)
- Doença pulmonar induzida por fármacos (p. ex., amiodarona, bleomicina)
- Sarcoidose
- Pneumoconiose
- Pneumonite por hipersensibilidade
- Asbestose

DIAGNÓSTICO

EXAMES LABORATORIAIS
- Os testes de função pulmonar tipicamente mostram um defeito ventilatório restritivo

DIAGNÓSTICO POR IMAGEM
- A radiografia de tórax tipicamente mostra infiltrados bilaterais "em vidro fosco" ou alveolares

TRATAMENTO

MEDICAÇÕES

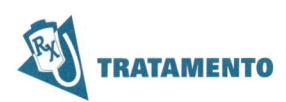

- Prednisona, 1 mg/kg/dia por 1-3 meses, reduzida lentamente para 20-40 mg/dia, dependendo da resposta, e retirada durante os 3-6 meses subsequentes, conforme tolerado

DESFECHOS

SEGUIMENTO

- Monitorar as radiografias de tórax e os testes de função pulmonar seriados

COMPLICAÇÕES

- Cicatriz ou fibrose irreversível do pulmão
- Insuficiência respiratória
- Complicações do uso de corticosteroides a longo prazo

PROGNÓSTICO

- Dois terços dos pacientes respondem rapidamente aos corticosteroides
- O prognóstico a longo prazo costuma ser bom para os pacientes que respondem aos esteroides
- As recaídas são comuns se os corticosteroides forem prematuramente cessados ou reduzidos de forma muito rápida

CASOS DE ENCAMINHAMENTO

- A maioria dos pacientes com doença suspeitada ou confirmada deve ser vista por um pneumologista

CASOS DE ADMISSÃO HOSPITALAR

- Insuficiência respiratória
- Sinais de infecção aguda

PREVENÇÃO

- Medidas para prevenir a perda mineral óssea induzida pelos esteroides

EVIDÊNCIAS

REFERÊNCIAS

- Oymak FS et al. Bronchiolitis obliterans organizing pneumonia. Clinical and roentgenological features in 26 cases. Respiration. 2005 May-Jun;72(3):25462. [PMID: 15942294]
- Ryu JH et al. Bronchiolar disorders. Am J Respir Crit Care Med. 2003 Dec 1; 168(11):1277-92. [PMID: 14644923]
- Schlesinger C et al. The organizing pneumonias: an update and review. Curr Opin Pulm Med. 2005 Sep; 11(5):422-30. [PMID: 16093817]
- Smyth RL et al. Bronchiolitis. Lancet. 2006 Jul 22;368(9532):312-22. [PMID: 16860701]

Brucelose

CARACTERÍSTICAS PRINCIPAIS

PRINCÍPIOS BÁSICOS DO DIAGNÓSTICO

- História de exposição animal, ingestão de leite ou queijo não pasteurizado
- Início insidioso
  - Fadiga fácil
  - Cefaleia
  - Artralgias
  - Anorexia
  - Sudorese
  - Irritabilidade
- Febre intermitente, especialmente noturna, que pode ficar crônica e ondulante
- Linfadenopatia cervical e axilar; hepatoesplenomegalia
- Linfocitose, hemocultura positiva, títulos de aglutinação elevados

CONSIDERAÇÕES GERAIS

- A infecção é transmitida dos animais para os humanos. *Brucella abortus* (gado), *Brucella suis* (porcos) e *Brucella melitensis* (cabras) são os principais agentes
- A transmissão para humanos ocorre por
  - Contato com carne infectada (trabalhadores de matadouros)
  - Placentas de animais infectados (fazendeiros, veterinários)
  - Ingestão de leite ou queijo não pasteurizado e infectado
- O período de incubação varia de alguns dias até diversas semanas
- O distúrbio pode se tornar crônico

ASPECTOS DEMOGRÁFICOS

- Nos Estados Unidos, a brucelose é muito rara, exceto nos estados do Meio-Oeste (*B. suis*) e em visitantes ou imigrantes de países onde a brucelose é endêmica (p. ex., México, Espanha, países sul-americanos)

ACHADOS CLÍNICOS

SINAIS E SINTOMAS

- Início insidioso de
  - Fraqueza
  - Perda de peso
  - Febres de baixo grau
  - Suores
  - Exaustão com mínima atividade
- Cefaleia
- Dor abdominal ou nas costas, com anorexia e constipação
- Artralgias
- A epididimite ocorre em 10% dos casos em homens
- 50% dos casos têm linfonodos periféricos aumentados e esplenomegalia; a hepatomegalia é menos comum
- Forma crônica
  - Pode assumir uma natureza ondulante, com períodos de temperatura normal entre os ataques agudos
  - Os sintomas podem persistir por anos, continuamente ou de forma intermitente

DIAGNÓSTICO DIFERENCIAL

- Linfoma
- Tuberculose
- Endocardite infecciosa
- Febre Q
- Febre tifoide
- Tularemia
- Malária
- Mononucleose infecciosa
- Influenza
- Infecção por HIV
- Infecção fúngica disseminada como, por exemplo, histoplasmose, coccidioidomicose

DIAGNÓSTICO

EXAMES LABORATORIAIS

- Precocemente, no curso da infecção, o organismo pode ser isolado no sangue, no líquido cerebrospinal, na urina e na medula óssea
- A maioria dos sistemas modernos de cultura pode detectar o crescimento do organismo no sangue em 7 dias; as culturas têm mais chance de ser negativas nos casos crônicos
- O diagnóstico é frequentemente feito por teste sorológico
  - Os títulos sorológicos em elevação ou um título de aglutinação absoluto > 1:100 sustenta o diagnóstico

TRATAMENTO

MEDICAÇÕES

- Os regimes combinados de dois ou três fármacos são mais efetivos
- Doxiciclina mais rifampicina ou estreptomicina (ou ambas) *ou* doxiciclina mais gentamicina ou sulfametoxazol-trimetoprim mais rifampicina ou estreptomicina (ou ambas) são efetivos nas seguintes doses
  - Doxiciclina, 100 mg VO 2x/dia por 6 semanas

- Sulfametoxazol, 1.600 mg, mais trimetoprim, 320 mg/dia, VO 3x/dia por 6 semanas
- Rifampicina, 600-1.200 mg VO 1x/dia por 6 semanas
- Estreptomicina, 500 mg IM 2x/dia por 2 semanas
- Gentamicina 5 mg/kg/dia IV em três doses divididas, por 5-7 dias
■ Cursos mais longos de terapia (p. ex., vários meses) podem ser necessários para curar as recaídas, a osteomielite ou a meningite

DESFECHOS

COMPLICAÇÕES

Mais frequentes

■ Lesões ósseas e articulares como espondilite e artrite supurativa (geralmente de uma única articulação)
■ Endocardite
■ Meningoencefalite

Menos comuns

■ Pneumonite com derrame pleural
■ Hepatite
■ Colecistite

CASOS DE ENCAMINHAMENTO

■ Encaminhar a um especialista em doenças infecciosas para confirmação do diagnóstico ou para manejo dos casos comprovados

CASOS DE ADMISSÃO HOSPITALAR

■ Complicações suspeitadas ou conhecidas, como endocardite ou meningoencefalite

EVIDÊNCIAS

ENDEREÇOS ELETRÔNICOS

■ CDC – Division of Bacterial and Mycotic Diseases
■ CDC – Emerging Infectious Diseases
■ Karolinska Institute – Directory of bacterial infections and mycoses

REFERÊNCIAS

■ Hasanjani Roushan MR et al. Efficacy of gentamicin plus doxycycline versus streptomycin plus doxycycline in the treatment of brucellosis in humans. Clin Infect Dis. 2006 Apr 15;42(8):107580. [PMID: 16575723]
■ Pappas G et al. New approaches to the antibiotic treatment of brucellosis. Int J Antimicrob Agents. 2005 Aug;26(2):101-5. [PMID: 16039098]

Bursite

CARACTERÍSTICAS PRINCIPAIS

■ Inflamação por trauma, infecção ou artrite (p. ex., gota, artrite reumatoide, ou osteoartrite)
■ As bolsas subdeltóidea, do olécrano, isquiática, trocantérica, dos músculos semimembranáceo-gastrocnêmio (cisto de Baker) e pré-patelar são as localizações mais comuns

ACHADOS CLÍNICOS

■ Tem mais probabilidade do que a artrite de começar abruptamente e ficar dolorosa e inchada
■ A amplitude de movimento ativo e passivo costuma ser muito mais limitada na artrite do que na bursite

DIAGNÓSTICO

■ O edema e a vermelhidão agudos exigem aspiração para descartar uma infecção
■ Uma contagem leucocitária > 1.000/μL no líquido bursal indica inflamação por infecção, artrite reumatoide ou gota
■ Na bursite séptica, a contagem leucocitária tem uma média > 50.000/μL; a maioria dos casos é causada por *Staphylococcus aureus*
■ Um edema crônico e estável da bolsa do olécrano, sem eritema ou outros sinais de inflamação, tem pouca probabilidade de estar infectado e não exige aspiração
■ Uma bolsa pode se tornar sintomática quando rompe (p. ex., cisto de Baker que, na ruptura, pode causar dor na panturrilha e edema que imitam a tromboflebite)
■ O tratamento de um cisto rompido inclui repouso, elevação da perna e injeção de triancinolona, 20-40 mg, no joelho (que se comunica com o cisto)

TRATAMENTO

■ A bursite traumática responde a calor local, repouso, imobilização, AINEs e injeções locais de corticosteroide
■ A bursectomia está indicada somente quando houver infecções repetidas
■ Limitar trauma menor repetitivo na bolsa do olécrano, evitando descansar o cotovelo em uma superfície dura ou usando uma cotoveleira

Cãibras Musculares

CARACTERÍSTICAS PRINCIPAIS

- Causadas geralmente por atividade esportiva ou lesão muscular ocupacional
- Cãibras noturnas das pernas
  - Idiopáticas (mais comuns)
  - Doenças sistêmicas
    - Diabetes melito
    - Doença de Parkinson
    - Lesões do SNC ou da medula espinal
    - Neuropatia periférica
    - Hemodiálise
- Medicamentos
  - Cisplatina
  - Vincristina
  - Inibidores da colinesterase
  - Bifosfonados
  - Quimioterapia (p. ex., imatinibe)
- Distúrbios eletrolíticos
  - Hipocalcemia
  - Hipocalemia
  - Hiponatremia
  - Hipoglicemia
  - Hipercalemia
  - Hipermagnesemia
  - Alcalose (diminui o cálcio ionizado)
- Cãibras nas pernas durante caminhada
  - Doença vascular periférica
  - Hipertireoidismo
  - Hipotireoidismo
- Gravidez
- Intoxicação por arsênico
- Causas de dor muscular, embora geralmente sem cãibra
  - Inibidor da HMGCoA redutase (estatinas)
  - Dermatomiosite e polimiosite
  - Fibromialgia, sobretudo com pontos-gatilho (*trigger points*)

ACHADOS CLÍNICOS

- O exame físico geralmente é normal ou revela sinais dos problemas associados recém-mencionados
- A claudicação por esforço e a redução dos pulsos pediais sugerem doença oclusiva das artérias dos membros inferiores

DIAGNÓSTICO

- Obter os níveis séricos de eletrólitos, glicose, cálcio e magnésio
- Se as cãibras nas pernas ocorrerem durante atividades de caminhada, mensurar o TSH sérico ou realizar a avaliação do índice tornozelo-braquial por Doppler em caso de doença vascular periférica
- O nível sérico de creatinoquinase encontra-se elevado em deficiências enzimáticas, como doença de McArdle

TRATAMENTO

- Corrigir distúrbios eletrolíticos
- Gabapentina, 600-1.200 mg/dia divididos VO 2 ou 3x/dia
  - Para cãibra muscular recorrente, grave ou prolongada
  - Pode causar leucopenia ou efeitos no SNC
- Suplementação de citrato de cálcio ou de magnésio para cãibras nas pernas associadas à gravidez
- Ver Doenças Oclusivas
- Injeções de toxina botulínica para distonias cervicofaciais recorrentes, distonias laríngeas e cãibras nas mãos
- O FDA proibiu a comercialização de quinina para cãibras nas pernas em função dos efeitos colaterais

Calvície

CARACTERÍSTICAS PRINCIPAIS

PRINCÍPIOS BÁSICOS DO DIAGNÓSTICO

Formas de queda de cabelo

- Calvície causada por fibrose (calvície cicatricial, irreversível)
- Calvície não causada por fibrose

CONSIDERAÇÕES GERAIS

Calvície causada por fibrose

- Irreversível e permanente, sendo importante tratar o processo de fibrose logo que possível
- Pode ocorrer após
  - Trauma químico ou físico
  - Líquen planopilar
  - Infecções bacterianas ou fúngicas graves
  - Herpes-zóster grave
  - Lúpus eritematoso discoide crônico
  - Esclerodermia
  - Radiação ionizante excessiva
- A causa específica é frequentemente sugerida por
  - História
  - Distribuição da queda de cabelos
  - Aspecto da pele, como no lúpus eritematoso

Calvície não causada por fibrose

- A alopecia não fibrótica pode ocorrer em associação com várias doenças sistêmicas como
  - Lúpus eritematoso sistêmico
  - Sífilis secundária
  - Hipertireoidismo ou hipotireoidismo
  - Anemia ferropriva
  - Insuficiência pituitária

Calvície androgênica

- Tanto os homens quanto as mulheres são afetados, com início frequentemente na terceira década

Eflúvio telogênico

- Um aumento transitório no número de pelos na fase telógena (repouso) do ciclo de crescimento capilar
- Causas
  - Ocorrência espontânea
  - Deficiência de ferro
  - Pode aparecer no final da gravidez
  - Precipitado por "dietas radicais", febre alta, estresse por cirurgia ou choque, ou desnutrição
  - Provocado por contraceptivos hormonais
- Período latente de 2-4 meses
- O prognóstico é geralmente bom

Alopecia areata

- Causa desconhecida, mas acredita-se que seja um processo imunológico (autoimune)
- Ocasionalmente associada a tireoidite de Hashimoto, anemia perniciosa, doença de Addison e vitiligo

Alopecia induzida por fármacos

- Está se tornando cada vez mais importante
- Os fármacos implicados incluem
  - Tálio
  - Uso excessivo e prolongado de vitamina A
  - Retinoides
  - Agentes antimitóticos
  - Anticoagulantes
  - Fármacos antitireóideos
  - Contraceptivos orais
  - Trimetadiona
  - Alopurinol
  - Propranolol
  - Indometacina, salicilatos

- Anfetaminas
- Gentamicina
- Levodopa
- Embora a alopecia induzida pela quimioterapia seja muito incômoda, o paciente deve ser informado antes do tratamento de que ela é invariavelmente reversível

ACHADOS CLÍNICOS

SINAIS E SINTOMAS

Calvície androgênica
- As mudanças mais precoces ocorrem nas porções anteriores do crânio em ambos os lados da testa (em homens) e na tonsura (vértice) do crânio (em homens e mulheres)
- A extensão da queda de cabelos é variável e imprevisível
- Ocorre tanto em mulheres quanto em homens

Alopecia areata
- Em geral, há áreas perfeitamente lisas e sem fibrose
- Podem ser vistos cabelos minúsculos, de 2-3 mm de comprimento, chamados de "cabelos de exclamação"
- Os pelos telógenos são facilmente arrancados da periferia das lesões ativas
- A barba, as sobrancelhas e os cílios podem estar envolvidos
- O envolvimento pode se estender para todo o couro cabeludo (alopecia total) ou para todo o couro cabeludo e pelos do corpo (alopecia universal)

DIAGNÓSTICO DIFERENCIAL
- Fibrótica (cicatricial)
  - Trauma químico ou físico
  - Líquen planopilar
  - Infecções bacterianas ou fúngicas (graves)
  - Herpes-zóster (cobreiro) (grave)
  - Lúpus eritematoso discoide
  - Esclerodermia
  - Radiação ionizante excessiva
- Não fibrótica
  - Calvície androgênica (padrão masculino)
  - Eflúvio telogênico
  - Alopecia areata
  - Tricotilomania
  - Alopecia induzida por fármacos
  - Lúpus eritematoso sistêmico
  - Sífilis secundária
  - Hipertireoidismo
  - Hipotireoidismo
  - Anemia ferropriva
  - Insuficiência pituitária

DIAGNÓSTICO

EXAMES LABORATORIAIS
- Os exames de testosterona sérica, DHEA-S, ferro, capacidade ferropéxica total e função da tireoide e um hemograma completo identificarão a maioria das outras causas de afilamento de pelos em mulheres na pré-menopausa

Eflúvio telogênico
- Diagnosticado pela presença de números grandes de pelos com bulbos brancos, fáceis de arrancar
- As contagens de cabelos perdidos ao se pentear ou aplicar xampu frequentemente ultrapassam 150 por dia, em comparação com uma média de 70-100

PROCEDIMENTOS DIAGNÓSTICOS
- A biópsia é útil no diagnóstico da alopecia fibrótica, mas os espécimes devem ser retirados da borda ativa e não da zona central fibrótica

TRATAMENTO

MEDICAÇÕES

Calvície androgênica
- Rogaine extraforte
  - Solução contendo 50 mg/mL de minoxidil; está disponível para compra sem prescrição; os melhores resultados são alcançados em pessoas com início recente (< 5 anos) e pequenas áreas de alopecia
  - Aproximadamente 40% dos pacientes tratados 2x/dia por 1 ano terão crescimento moderado a denso
- Finasterida (Propecia): 1 mg VO ao dia, tem eficácia semelhante à do Rogaine e pode ser adicionada ao minoxidil; usada somente em homens

Queda ou afilamento de cabelos em mulheres
- Pode ser tratada com minoxidil

Alopecia areata
- Os corticosteroides intralesionais são frequentemente efetivos
- O acetonido de triancinolona, em uma concentração de 2,5-10 mg/mL, é injetado em alíquotas de 0,1 mL em intervalos de aproximadamente 1-2 cm, não excedendo uma dose total de 30 mg por mês em adultos
- Como alternativa, a pomada de antralina a 0,5% usada diariamente pode ajudar alguns pacientes

PROCEDIMENTOS TERAPÊUTICOS

Calvície não causada por fibrose
- O único tratamento necessário é o controle rápido e adequado do distúrbio subjacente, quando a queda de cabelo pode ser reversível

Alopecia areata
- A alopecia areata é habitualmente autolimitada, com recrescimento completo dos pelos em 80% dos pacientes, mas alguns casos leves são resistentes
- Os grupos de apoio para os pacientes com alopecia areata extensa são muito benéficos

DESFECHOS

SEGUIMENTO
- As mulheres que se queixam de pelos finos, mas mostram pouca evidência de alopecia, necessitam de acompanhamento, porque mais de 50% dos cabelos do couro cabeludo podem ser perdidos antes que o profissional perceba

COMPLICAÇÕES
- A alopecia fibrótica pode ser muito desfigurante

CASOS DE ENCAMINHAMENTO
- Todas as alopecias fibróticas, exceto aquelas com lúpus discoide eritematoso claramente diagnosticado e as pós-traumáticas
- Dúvidas no diagnóstico e no manejo

EVIDÊNCIAS

DIRETRIZES CLÍNICAS
- MacDonald Hull SP et al; British Association of Dermatologists. Guidelines for the management of alopecia areata. Br J Dermatol. 2003;149:692. [PMID: 14616359]
- Recommendations to diagnose and treat adult hair loss disorders or alopecia in primary care settings (nonpregnant female and male adults). University of Texas at Austin, 2004

ENDEREÇOS ELETRÔNICOS
- American Academy of Dermatology
- National Alopecia Areata Foundation

INFORMAÇÕES PARA OS PACIENTES
- American Academy of Family Physicians: Hair Loss and Its Causes
- American Medical Association: Male Pattern Baldness
- Mayo Clinic: Baldness

- MedlinePlus: Alopecia Interactive Tutorial
- National Institute of Arthritis and Musculoskeletal and Skin Diseases: Alopecia Areata

REFERÊNCIAS
- Dombrowski NC et al. Alopecia areata: what to expect from current treatments. Cleve Clin J Med. 2005 Sep;72(9):758, 760-1,765-6. [PMID: 16193824]
- Han A et al. Clinical approach to the patient with alopecia. Semin Cutan Med Surg. 2006 Mar;25(1):11-23. [PMID: 16616299]

Câncer Anal

CARACTERÍSTICAS PRINCIPAIS

- O carcinoma anal é relativamente raro: apenas 1-2% de todos os cânceres do intestino grosso e ânus
- Cânceres escamosos (queratinizantes, células transicionais e cloacogênicas), 80%; adenocarcinomas, 20%
- Incidência aumentada entre
  - Praticantes de intercurso anal receptivo
  - Aqueles com história de outra doença sexualmente transmitida
  - Aqueles com infecção por HIV
- Infecção pelo papilomavírus humano (HPV) em > 80%
- Risco aumentado de infecção combinada de HIV e HPV

ACHADOS CLÍNICOS

- Sangramento anal
- Dor
- Tumor local

DIAGNÓSTICO

- Anuscopia e biópsia para diagnóstico
- RM e ultrassonografia endoluminal para estadiamento

TRATAMENTO

- Excisão local para pequenas lesões superficiais da pele perianal
- Terapia de modalidade combinada para tumores que invadem o esfincter ou o reto: irradiação externa com quimioterapia simultânea (fluoruracil e mitomicina ou cisplatina)
- O controle local é alcançado em 80% dos pacientes
- Cirurgia radical (ressecção abdominoperineal) para pacientes em quem a quimioterapia e a radioterapia tenham falhado
- Taxa de sobrevida em 5 anos
  - 60-70% para doença localizada (estádio I-III)
  - > 25% para doença metastática (estádio IV)

Câncer Cervical

CARACTERÍSTICAS PRINCIPAIS

PRINCÍPIOS BÁSICOS DO DIAGNÓSTICO
- Sangramento uterino anormal e corrimento vaginal
- A lesão cervical pode ser visível à inspeção como um tumor ou ulceração
- A citologia vaginal costuma ser positiva; deve ser confirmada por biópsia

CONSIDERAÇÕES GERAIS
- Pode ser considerado uma doença sexualmente transmitida
- Tanto o carcinoma epidermoide quanto o adenocarcinoma da cérvice estão etiologicamente relacionados com infecção com o papilomavírus humano (HPV), sobretudo os tipos 16 e 18
- O tabagismo e possíveis fatores dietéticos, como diminuição da vitamina A circulante, parecem ser cofatores
- O carcinoma epidermoide (CE) aparece primeiro nas camadas intraepiteliais (o estágio pré-invasivo, ou carcinoma *in situ*)

ASPECTOS DEMOGRÁFICOS
- O câncer pré-invasivo (NIC III) é um diagnóstico comum em mulheres de 25-40 anos de idade
- A incidência de CE está diminuindo, ao passo que a incidência de adenocarcinoma da cérvice está aumentando

ACHADOS CLÍNICOS

SINAIS E SINTOMAS
- Sinais mais comuns
  - Metrorragia
  - Sangramento pós-coito
  - Ulceração cervical
- Um corrimento sanguinolento ou purulento, fétido e não prurítico pode aparecer depois da invasão
- A disfunção vesical e retal ou as fístulas e dor são sintomas tardios

DIAGNÓSTICO DIFERENCIAL
- Neoplasia intraepitelial cervical
- Ectrópio cervical
- Ectopia cervical (epitélio colunar no orifício, comum na adolescência)
- Verrugas genitais (condiloma acuminado)
- Pólipo cervical
- Cervicite
- Cisto de Naboth
- Granuloma inguinal

DIAGNÓSTICO

EXAMES LABORATORIAIS
- Esfregaço de Papanicolaou positivo

DIAGNÓSTICO POR IMAGEM
- A avaliação adicional do estadiamento, além da biópsia, pode ser feita com TC ou RM abdominal e pélvica

PROCEDIMENTOS DIAGNÓSTICOS
- **Biópsia cervical e curetagem endocervical, ou conização**
  - Esses procedimentos são passos necessários depois de um esfregaço de Papanicolaou positivo, para determinar a extensão e a profundidade da invasão do câncer
  - Mesmo que o esfregaço seja positivo, o tratamento nunca está justificado até que o diagnóstico definitivo tenha sido estabelecido por biópsia
- **"Estadiamento", ou estimativa da disseminação grosseira do câncer da cérvice**
  - A profundidade de penetração das células malignas além da membrana basal é um guia clínico confiável para a extensão do câncer primário dentro da cérvice e para a probabilidade de metástases
  - É habitual estadiar os cânceres da cérvice sob anestesia, como mostrado na Tabela 70

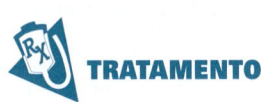

TRATAMENTO

- **Carcinoma *in situ* (estádio 0)**
  - Em mulheres que tenham gestado, a histerectomia total é o tratamento de escolha
  - Em mulheres que desejam manter o útero, as alternativas aceitáveis incluem a conização cervical ou a ablação da lesão com crioterapia ou *laser*
- **Carcinoma invasivo**
  - O carcinoma microinvasivo (estádio IA) é tratado com histerectomia simples e extrafascial

- Os cânceres de estádio IB e IIA podem ser tratados por histerectomia radical com irradiação e quimioterapia concomitante ou apenas com irradiação mais quimioterapia
- Os cânceres em estádio IIB, III e IV devem ser tratados com radioterapia mais quimioterapia à base de cisplatina
■ Medidas de emergência
  - A hemorragia vaginal se origina de ulceração grosseira e cavitação no carcinoma cervical em estádio II-IV
  - A ligadura e a sutura da cérvice em geral não são possíveis, mas a ligadura das artérias uterina ou hipogástrica pode salvar a vida quando outras medidas falharem
  - Os agentes hemostáticos, como a solução de Monsel ou acetona, são efetivos, embora a escarificação retardada possa resultar em sangramento adicional
  - Compressas vaginais úmidas são úteis
  - A irradiação de emergência costuma controlar o sangramento

DESFECHOS

SEGUIMENTO

■ Carcinoma *in situ*
■ O seguimento atento com esfregaços de Papanicolaou a cada 3 meses, por 1 ano, e a cada 6 meses, por outro ano, é necessário depois da crioterapia ou *laser*

COMPLICAÇÕES

■ As metástases para linfonodos regionais ocorrem com frequência crescente do estádio I ao estádio IV
■ Os ureteres muitas vezes estão obstruídos, lateralmente à cérvice, causando hidroureter, hidronefrose e insuficiência renal
■ Quase dois terços das pacientes não tratadas morrem de uremia quando a obstrução ureteral é bilateral
■ A dor nas costas, na distribuição do plexo lombossacral, é frequentemente indicativa de envolvimento neurológico
■ Um edema grosseiro das pernas pode ser indicativo de estase vascular e linfática causada pelo tumor
■ Fístulas vaginais para o reto e trato urinário
■ 10-20% das pacientes com carcinoma invasivo extenso morrem de hemorragia

PROGNÓSTICO

■ São necessários de 2-10 anos para o carcinoma penetrar a membrana basal e invadir os tecidos; a morte habitualmente ocorre em 3-5 anos nas pacientes sem tratamento ou irresponsivas
■ A taxa global de sobrevida relativa em 5 anos é de 68% em mulheres brancas e de 55% em mulheres negras nos Estados Unidos
■ As taxas de sobrevida são inversamente proporcionais ao estágio do câncer
  - Estádio 0, 99-100%
  - Estádio IA, > 95%
  - Estádio IB-IIA, 80-90%
  - Estádio IIB, 65%
  - Estádio III, 40%
  - Estádio IV, < 20%

CASOS DE ENCAMINHAMENTO

■ Todas as pacientes com câncer cervical invasivo devem ser encaminhadas a um oncologista ginecológico

PREVENÇÃO

■ Esfregaços de Papanicolaou regulares (Tabela 5)
■ Cessação do tabagismo

EVIDÊNCIAS

DIRETRIZES CLÍNICAS

■ Teng N et al; NCCN Cervical Cancer Practice Guidelines Panel. National Comprehensive Cancer Network: Cervical Cancer v. 1. 2004.
■ American College of Obstetricians and Gynecologists. Diagnosis and treatment of cervical carcinomas. ACOG Practice Bulletin 35, 2002.

ENDEREÇOS ELETRÔNICOS

■ Cervical Cancer Screening: Collection of articles
■ National Cancer Institute: Cervical Cancer Information for Patients and Health Professionals

INFORMAÇÕES PARA OS PACIENTES

■ American Cancer Society: Cervical Cancer
■ CDC: Basic Facts on Cervical Cancer Screening and the Pap Test
■ MedlinePlus: Cervical Cancer
■ National Cancer Institute

REFERÊNCIAS

■ Green J et al. Concomitant chemotherapy and radiation therapy for cancer of the uterine cervix. Cochrane Database Syst Rev. 2005;20;(3):CD002225. [PMID: 16034873]
■ Tjalma WA et al. Role of human papillomavirus in the carcinogenesis of squamous cell carcinoma and adenocarcinorna of the cervix. Best Pract Res Clin Obstet Gynaecol. 2005 Aug;19(4):469-83. [PMID: 16150388]

Câncer Colorretal

CARACTERÍSTICAS PRINCIPAIS

PRINCÍPIOS BÁSICOS DO DIAGNÓSTICO

■ Os sinais ou sintomas dependem da localização do tumor
■ Cólon proximal: sangue oculto nas fezes, anemia
■ Cólon distal: mudança nos hábitos intestinais, hematoquezia
■ Achados característicos no enema baritado ou na colonografia por TC
■ Diagnóstico estabelecido com colonoscopia e biópsia

CONSIDERAÇÕES GERAIS

■ Quase todos os cânceres de cólon são adenocarcinomas
■ ~50% ocorrem distalmente à flexura esplênica (retossigmoide descendente), passíveis de detecção por sigmoidoscopia flexível
■ A maioria dos cânceres colorretais surge da transformação maligna de um pólipo adenomatoso
■ Até 4% dos cânceres colorretais são causados por mutações autossômicas dominantes da linhagem germinativa que resultam em síndromes de polipose ou de câncer colorretal hereditário sem polipose
■ Fatores de risco
  - Idade
  - História de câncer colorretal ou pólipos adenomatosos, câncer de mama, útero ou ovário
  - História familiar de câncer colorretal
  - Doença intestinal inflamatória (colite ulcerativa e colite de Crohn)
  - Dietas ricas em gorduras e carne vermelha
  - Raça (risco mais alto em negros do que em brancos)

ASPECTOS DEMOGRÁFICOS

■ Segunda principal causa de morte por malignidade nos Estados Unidos
■ O câncer colorretal se desenvolverá em ~6% dos americanos, e 40% destes morrerão da doença
■ ~134.000 novos casos e 55.000 mortes ocorrem anualmente nos Estados Unidos

ACHADOS CLÍNICOS

SINAIS E SINTOMAS

■ Os adenocarcinomas crescem lentamente e podem ser assintomáticos
■ Os cânceres de cólon no lado direito causam

- Anemia ferropriva
- Fadiga
- Fraqueza por perda crônica de sangue
■ Os cânceres de cólon no lado esquerdo causam
  - Sintomas obstrutivos
  - Dor abdominal em cólica
  - Mudança nos hábitos intestinais
  - Constipação alternada com evacuações amolecidas
  - Fezes com raias de sangue
■ Os cânceres retais causam
  - Tenesmo retal
  - Urgência
  - Hematoquezia recorrente
■ O exame físico está habitualmente normal, exceto na doença avançada: a massa pode ser palpável no abdome
■ A hepatomegalia sugere disseminação metastática

DIAGNÓSTICO DIFERENCIAL
■ Diverticulose ou diverticulite
■ Hemorroidas
■ Pólipos adenomatosos
■ Colite isquêmica
■ Doença intestinal inflamatória
■ Síndrome do intestino irritável
■ Colite infecciosa
■ Deficiência de ferro por outra causa

DIAGNÓSTICO

EXAMES LABORATORIAIS
■ O hemograma pode revelar anemia ferropriva
■ Testes de função hepática elevados na doença metastática
■ Testes positivos de sangue oculto nas fezes
■ O nível do antígeno carcinoembriônico (CEA) está elevado em 70%; deve se normalizar depois da ressecção cirúrgica completa

DIAGNÓSTICO POR IMAGEM
■ Enema baritado ou colonografia por TC ("colonoscopia virtual") para o diagnóstico inicial, se a colonoscopia não estiver disponível
■ TC abdominal e tóracica para estadiamento pré-operatório
■ A RM pélvica e a ultrassonografia intrarretal podem guiar o manejo operatório do câncer retal

PROCEDIMENTOS DIAGNÓSTICOS
■ A colonoscopia é o procedimento diagnóstico de escolha, porque visualiza o cólon por inteiro e permite a biópsia das lesões
■ O estadiamento pelo sistema TNM se correlaciona com a sobrevida a longo prazo do paciente; é usado para determinar quais pacientes devem receber terapia adjuvante (Tabela 14)

TRATAMENTO

MEDICAÇÕES
Doença em estádio II
■ A quimioterapia adjuvante é benéfica para pessoas em alto risco de recidiva

Doença em estádio III
■ As alternativas de quimioterapia adjuvante pós-operatória incluem
  - Fluoruracil e leucovorina IV por 6 meses melhoram a taxa de sobrevida livre de doença em 5 anos para 65%
  - Capecitabina
    • Um análogo alternativo do 5-FU, administrado oralmente, dispensando a necessidade de infusões IV
    • A monoterapia com esse fármaco produz uma taxa semelhante de sobrevida livre de doença, com menos efeitos colaterais sérios em comparação com o fluoruracil e a leucovorina IV
  - Oxaliplatina
    • FOLFOX (oxaliplatina, fluoruracil e leucovorina) é agora o regime preferido de quimioterapia adjuvante pós-operatória
    • Os pacientes tratados com FOLFOX tiveram uma taxa mais alta de sobrevida livre de doença em 3-4 anos (76%) do que aqueles tratados com fluoruracil e leucovorina isoladamente (69%)
    • A adição de oxaliplatina foi associada a uma incidência aumentada de neutropenia e neuropatia sensitiva, que geralmente é reversível

Doença em estádio IV (metastática)
■ Os regimes de quimioterapia contendo fluoruracil e leucovorina ou capecitabina IV prolongam a sobrevida mediana para aproximadamente 11 meses
■ FOLFOX ou FOLFIRI (adição de irinotecano ao fluoruracil e leucovorina) melhora mais a taxa de resposta do tumor (40%) e a sobrevida mediana (15-20 meses)
■ FOLFOX e FOLFIRI são os regimes de tratamento de primeira linha preferidos
■ Os pacientes que progridem com um regime podem responder a um regime alternativo, prolongando a sobrevida média para > 20 meses
■ Os agentes biológicos (bevacizumabe, cetuximabe e panitumumabe) demonstram uma melhoria adicional nas taxas de resposta do tumor

CIRURGIA
■ Ressecção do câncer colônico ou retal primário
■ Remoção de linfonodo regional para determinar o estadiamento
■ Para carcinoma retal, em pacientes selecionados, excisão transanal
■ Para todos os outros pacientes com câncer retal, ressecção anterior baixa com uma anastomose colorretal ou uma ressecção abdominoperineal com uma colostomia
■ Para câncer retal irressecável, colostomia de desvio, radioterapia, fulguração com *laser*, ou colocação de um *stent* de fio expansível
■ Para doença metastática, ressecção de metástases isoladas (uma a três) do fígado ou do pulmão

PROCEDIMENTOS TERAPÊUTICOS
■ Irradiação e quimioterapia combinada pré-operatória (ou, em alguns casos, pós-operatória) pélvica adjuvante com fluoruracil para cânceres retais dos estádios II e III
■ Técnicas ablativas locais (criocirurgia, embolização) para metástases hepáticas irressecáveis

DESFECHOS

SEGUIMENTO
■ Depois da cirurgia de ressecção, os pacientes devem ser avaliados a cada 3-6 meses por 3-5 anos com
  - História
  - Exame físico
  - Teste de sangue oculto nas fezes
  - Provas de função hepática
  - Níveis séricos de CEA
■ Uma elevação no nível de CEA que se normalizou inicialmente depois da cirurgia é sugestiva de recidiva do câncer
■ Obter colonoscopia
  - 12 meses depois da ressecção cirúrgica para pessoas que foram submetidas a colonoscopia pré-operatória completa
  - 3-6 meses pós-operatoriamente para pessoas que não foram submetidas a colonoscopia pré-operatória completa
  - A cada 3-5 anos depois disso
■ Mudança no quadro clínico do paciente, provas de função hepática anormais ou um nível de CEA em elevação demandam radiografia do tórax e TC do abdome

PROGNÓSTICO
■ Taxas de sobrevida em 5 anos

- Estádio I: 80-100%, mesmo sem terapia adjuvante
- Estádio II (doença sem linfonodos): 50-75%, sem terapia adjuvante, embora os pacientes com doença local avançada em estágio II (T3-T4) devam ser considerados para protocolos de estudo com quimioterapia ou radioterapia adjuvante
- Estádio III (doença com linfonodos positivos): 30-50% sem quimioterapia adjuvante; melhorada por quimioterapia adjuvante pós-operatória para 65%
- Taxas de sobrevida a longo prazo
  - Estádio I: > 90%
  - Estádio II: > 70%
  - Estádio III com menos de quatro linfonodos positivos: 67%
  - Estádio III com mais de quatro linfonodos positivos: 33%
  - Estádio IV: 5-7%
- Para cada estádio, os cânceres retais têm um prognóstico pior

PREVENÇÃO

- O rastreamento para neoplasias colorretais deve ser oferecido a todos os pacientes > 50 anos (Tabela 15)
- Quimioprevenção
  - O uso regular prolongado de aspirina e outros fármacos anti-inflamatórios não esteroides pode diminuir o risco de neoplasia colorretal
  - Entretanto, o uso rotineiro dos agentes de quimioprevenção não é atualmente recomendado

EVIDÊNCIAS

DIRETRIZES CLÍNICAS

- National Guideline Clearinghouse
- Practice parameters for colon cancer. Dis Colon Rectum. 2004;47:1269. [PMID: 15484340]
- Screening for colorectal cancer: recommendations and rationale. United States Preventive Services Task Force, 2002
- Winawer S et al. American Gastroenterological Association. Colorectal cancer screening and surveillance: clinical guideline and rationale – update based on new evidence. Gastroenterology. 2003;124:544. [PMID: 12557158]

ENDEREÇO ELETRÔNICO

- WebPath Gastrointestinal Pathology Index

INFORMAÇÕES PARA OS PACIENTES

- Torpy JM et al. JAMA patient page. Colon cancer screening. JAMA. 2003; 289:1334. [PMID: 12633198]

REFERÊNCIAS

- Bernold DM et al. Advances in chemotherapy for colorectal cancer. Clin Gastroenterol Hepatol. 2006 Jul;4(7):808-21. [PMID: 16797250]
- Davila RE et al. ASGE guidelines: colorectal cancer screening and surveillance. Gastrointest Endosc. 2006 Apr; 63(4):546-57. [PMID: 16564851]
- Meyerhardt JA et al. Systematic therapy for colorectal cancer. N Engl J Med. 2005 Feb 3;352(5):476-87. [PMID: 15689586]
- Morikawa T et al. A comparison of the immunochemical fecal occult blood test and total colonoscopy in the asymptomatic population. Gastroenterology. 2005 Aug;129(2):422-8. [PMID: 16083699]
- Rex D et al. Guidelines for colonoscopy surveillance after cancer resection: a consensus update by the American Cancer Society and the US multi-society task force on colorectal cancer. Gastroenterology. 2006 May;130(6):1865-71. [PMID: 16697749]
- Twelves C et al. Capecitabine as adjuvant treatment for stage III colon cancer. N Engl J Med. 2005 Jun 30;352(26):2696-704. [PMID: 15987918]
- Weitz J et al. Colorectal cancer. Lancet. 2005 Jan 8-14;365(9454):153-65. [PMID: 15639298]

Câncer de Bexiga

CARACTERÍSTICAS PRINCIPAIS

PRINCÍPIOS BÁSICOS DO DIAGNÓSTICO

- Sintomas irritativos à micção
- Hematúria franca ou microscópica
- Citologia urinária positiva na maioria dos pacientes
- Defeito de enchimento dentro da bexiga notado em imagens

CONSIDERAÇÕES GERAIS

- Segundo câncer urológico mais comum
- Mais comum em homens do que em mulheres (2,7:1)
- Idade média no diagnóstico de 65 anos
- Fatores de risco: tabagismo, exposição a corantes e solventes industriais

Patologia

- Carcinomas de células uroteliais: ~90%
- Cânceres de células escamosas: ~7%
- Adenocarcinomas: ~2%
- O estadiamento do câncer de bexiga baseia-se na extensão da penetração na parede da bexiga e na presença de metástases regionais ou distantes
- A história natural baseia-se na recidiva do tumor e na progressão para uma doença em estádio mais avançado. Ambas estão relacionadas com o grau e o estádio do tumor

ACHADOS CLÍNICOS

SINAIS E SINTOMAS

- A hematúria é o sintoma de apresentação em 85-90%
- Sintomas irritativos à micção em uma pequena porcentagem
- As massas são detectadas ao exame bimanual no caso de cânceres de grande volume ou profundamente infiltrados
- Linfedema das extremidades inferiores no caso de cânceres localmente avançados ou metástases nos linfonodos pélvicos
- Hepatomegalia ou linfadenopatia palpáveis com doença metastática

DIAGNÓSTICO

EXAMES LABORATORIAIS

- EQU – hematúria; às vezes, piúria
- Azotemia
- Anemia

DIAGNÓSTICO POR IMAGEM

- Ultrassom, TC, RM mostram defeitos de enchimento dentro da bexiga

PROCEDIMENTOS DIAGNÓSTICOS

- A citologia é útil para detectar a doença em apresentação inicial ou recidiva
- A citologia é muito sensível (80-90%) para detectar cânceres de grau e estádio mais alto
- As imagens são feitas primariamente para avaliar e estadiar o trato urinário superior
- Cistouretroscopia e biópsia
- O diagnóstico e o estadiamento são feitos por cistoscopia e ressecção transuretral de tumor da bexiga (RTUTB)
- A RTUTB pode ser feita sob anestesia geral ou regional
- A ressecção vai até os elementos musculares da bexiga
- Biópsias aleatórias da bexiga e, às vezes, da uretra prostática

TRATAMENTO

MEDICAÇÕES

- Os pacientes com cânceres superficiais (Ta, T1) são tratados com RTUTB com-

pleta e uso seletivo de quimioterapia intravesical
- Os pacientes com grandes lesões Ta recorrentes de alto grau, cânceres T1 e carcinoma in situ são tratados com RTUTB e quimioterapia intravesical
- Pacientes com cânceres mais invasivos (T2, T3), mas ainda localizados, precisam de cirurgia mais agressiva (cistectomia radical), ou combinação de quimioterapia e cirurgia seletiva
- Os pacientes com evidência de metástases em linfonodos ou à distância devem receber quimioterapia sistêmica
- Quimioterapia intravesical
  - Agentes imunoterapêuticos ou quimioterápicos administrados semanalmente por 6-12 semanas
  - A terapia de manutenção depois do regime de indução inicial inclui bacilo de Calmette-Guérin,* tiotepa, mitomicina ou doxorrubicina

CIRURGIA

- A ressecção transuretral é diagnóstica, permite o estadiamento adequado e controla os cânceres superficiais
- A cistectomia parcial está indicada nos pacientes com cânceres em um divertículo vesical
- Cistectomia radical com desvio urinário – um conduto de intestino delgado ou grosso
- Formas continentes de desvio estão disponíveis, melhoram a qualidade de vida

PROCEDIMENTOS TERAPÊUTICOS

- Radioterapia: terapia com feixe externo durante um período de 6-8 semanas
- Quimioterapia (sistêmica)
  - Quimioterapia combinada à base de cisplatina
  - Combinação de radioterapia e quimioterapia sistêmica ou cirurgia, radioterapia e quimioterapia sistêmica

DESFECHOS

COMPLICAÇÕES

- Quimioterapia intravesical: os efeitos colaterais incluem sintomas irritativos ao esvaziamento e cistite hemorrágica
- Radioterapia
  - As complicações na bexiga, no intestino ou no reto se desenvolvem em aproximadamente 10-15% dos pacientes
  - A recidiva local é comum (30-70%)

---

* N. de R.T. Imunoterapia por BCG.

PROGNÓSTICO

- Por volta de 50-80% dos cânceres de bexiga são superficiais (Ta, Tis ou T1) na apresentação inicial
  - As metástases em linfonodos e a progressão são incomuns em tais pacientes quando corretamente tratados
  - A sobrevida é excelente em 81%
- A sobrevida em 5 anos dos pacientes com doença T2 e T3 varia de 50-75% depois da cistectomia radical
- A sobrevida a longo prazo dos pacientes com doença metastática na apresentação é rara

EVIDÊNCIAS

DIRETRIZES CLÍNICAS

- Oosterlinck W et al. Guidelines on bladder cancer. Eur Urol. 2002;41:105. [PMID: 12074395]
- Segal R et al; Cancer Care Ontario Practice Guidelines Initiative Genitourinary Cancer Disease Site Group. Adjuvant chemotherapy for deep muscle-invasive transitional cell bladder carcinoma – a practice guideline. Can J Urol. 2002; 9:1625. [PMID: 12431323]

INFORMAÇÕES PARA OS PACIENTES

- American Urological Association
- Cleveland Clinic – Bladder cancer
- Mayo Clinic

REFERÊNCIAS

- Carroll PR. Urothelial carcinoma: cancers of the bladder, ureter and renal pelvis. In: Smiths General Urology, 16th ed. Tanagho EA, McAninch JW (editors). McGraw-Hill, 2003.
- Droller MJ. Primary care update on kidney and bladder cancer: a urologic perspective. Med Clin North Am. 2004 Mar;88(2):309-28. [PMID: 15049580]
- Habuchi T et al. Prognostic markers for bladder cancer: International consensus panel on bladder tumor markers. Urology. 2005 Dec;66(6 Suppl 1):64-74. [PMID: 16399416]
- Kim HL et al. The current status of bladder preservation in the treatment of muscle invasive bladder cancer. J Urol. 2000 Sep;164(3 Pt 1):627-32. [PMID: 10953112]
- Krejci KG et al. Immunotherapy for urological malignancies. J Urol. 2004 Feb;171(2 Pt 1):870-6. [PMID: 14713844]
- Shelley MD et al. Intravesical bacillus Calmette-Guerin versus mitomycin C for Ta and TI bladder cancer. Cochrane Database Syst Rev. 2003; (3):CDO03231. [PMID: 12917955]
- Sternberg CN et al. Chemotherapy for bladder cancer: treatment guidelines for neoadjuvant chemotherapy, bladder preservation, adjuvant chemotherapy, and metastatic cancer. Urology. 2007 Jan;69(1 Suppl):62-79. [PMID: 17280909]

Câncer de Cabeça & Pescoço

CARACTERÍSTICAS PRINCIPAIS

PRINCÍPIOS BÁSICOS DO DIAGNÓSTICO

- Rouquidão recente e persistente (duração > 2 semanas) em fumantes
- Dor orofaríngea ou auricular persistente, sobretudo com a deglutição
- Massa cervical
- Hemoptise
- Estridor ou outros sintomas de comprometimento das vias aéreas

CONSIDERAÇÕES GERAIS

- Exame da cabeça e do pescoço em pacientes com sinais ou sintomas preocupantes ou perda de peso inexplicável, especialmente naqueles com mais de 45 anos de idade que fumam ou bebem sem moderação
- Os componentes do exame incluem
  - Um exame intraoral, faríngeo e laríngeo sistemático (incluindo a face lateral da língua, o assoalho da boca, a gengiva, a região bucal, o palato, as fossas tonsilares, bem como o exame indireto da faringe e da laringe com auxílio de fibra óptica)
  - Palpação do pescoço para pesquisa de linfonodos aumentados

ASPECTOS DEMOGRÁFICOS

- Ocorre predominantemente em fumantes inveterados e/ou naqueles que consomem quantidade significativa de bebidas alcoólicas
- Mais comum em homens entre 50 e 70 anos de idade
- Cerca de 13.000 novos casos são constatados todo ano nos Estados Unidos
- O câncer nasofaríngeo é mais comum em indivíduos oriundos do sul da China

ACHADOS CLÍNICOS

SINAIS E SINTOMAS

- Dor orofaríngea ou auricular persistente (> 2 semanas) (otalgia referida)
- Perda de peso

- Presença de sangue na garganta ou na boca
- Alteração na qualidade da fala/voz (incluindo rouquidão ou disartria)
- Disfagia
- Comprometimento das vias aéreas
- Massa visível (conforme observada no exame oral ou na faringoscopia indireta por fibra óptica)
- Massa palpável na base da língua ou na amígdala
- Adenopatia cervical (geralmente firme)

DIAGNÓSTICO DIFERENCIAL

Massa orofaríngea
- Ocasionalmente, um tumor pode ser maldiagnosticado como abscesso peritonsilar

Massa laríngea
- Nódulos nas pregas vocais
- Papilomas ou granulomas
- Leucoplasia, como na cavidade oral, exige esclarecimento por meios clínicos ou por biópsia, conforme for julgado por um clínico experiente

Massa oral
- Úlcera aftosa (afta ou estomatite aftosa, estomatite ulcerativa)
- Ver Leucoplasia & Eritroplasia, bem como Líquen Plano, para informações adicionais sobre diagnóstico diferencial

Massa nasofaríngea
- Cistos benignos ocasionais podem mimetizar um tumor

DIAGNÓSTICO

EXAMES LABORATORIAIS
- Hemograma completo e provas de função hepática

DIAGNÓSTICO POR IMAGEM
- O exame de RM é preferido ao de TC para estadiamento, exceto em casos de lesões laríngeas
- Radiografias torácicas
- A TC torácica pode ser indicada se houver preocupação quanto à presença de uma segunda massa primária no pulmão ou para pesquisa de metástases pulmonares
- A PET ou a PET-TC podem ter utilidade

PROCEDIMENTOS DIAGNÓSTICOS
- Laringoscopia
- A biópsia aspirativa por agulha fina pode confirmar a presença do carcinoma e o tipo histológico do tumor, mas é preciso ter cuidado e bom senso clínico na interpretação de um resultado aparentemente negativo

TRATAMENTO

MEDICAÇÕES
- Cisplatina como radiossensibilizante durante a radioterapia
- Outros agentes quimioterápicos, como 5-fluoruracil, taxanos, carboplatina, bem como metotrexato
- O manejo da **dor** associada é criticamente importante, envolvendo com frequência o uso de opioides com duração de efeito curta (3 horas) e longa (8-72 horas), anti-inflamatórios não esteroides, inibidor da COX-2 e gabapentina
- Ver Tabelas 6 e 7

CIRURGIA
- Frequentemente, **tumores pequenos** são mais bem tratados ou com uma única modalidade de cirurgia, ou com radiação poupadora de função, dependendo do local do tumor primário
- Muitas vezes, **tumores volumosos não orofaríngeos** são tratados de forma mais eficiente com cirurgia e radiação pós-operatória

PROCEDIMENTOS TERAPÊUTICOS
- O tratamento depende do local do tumor, do tratamento prévio e das comorbidades do paciente (como doença cardiovascular e pulmonar), bem como do estadiamento TNM (tumor, linfonodos e metástase)
- Deve-se ter cuidado ao ponderar os efeitos colaterais das opções terapêuticas
- **Tumores orofaríngeos** (p. ex., na base da língua e fossa tonsilar) costumam ser mais bem tratados com radiação e muitas vezes com quimioterapia concomitante, independentemente da extensão da doença primária ou linfonodal
- **Tumores laríngeos T1-2** são tratados de forma mais eficiente com radiação, ressecção endoscópica ou ressecção parcial aberta
- O tratamento de **tumores laríngeos mais avançados** consiste em quimiorradioterapia ou cirurgia laríngea parcial estendida, ambas planejadas para evitar a criação de estoma laríngeo permanente
- Para **doença recorrente não passível de ressecção** e metástases distantes, ponderar os benefícios da quimioterapia e possivelmente da radioterapia paliativa

DESFECHOS

SEGUIMENTO
- É essencial monitorar o paciente quanto à presença de carcinoma recorrente de células escamosas ou ao aparecimento de novo tumor primário; incidência de tumores secundários: ~3-4%/ano
- Proceder ao exame clínico a cada 4-6 semanas no ano 1, a cada 8-10 semanas no ano 2 e depois a cada 3-4 meses por vários anos
- Imagens por PET em 3 meses pós-radioterapia e imagens basais por RM pós-tratamento para subsequente vigilância
- Estratégias para detecção de marcadores moleculares de DNA ou de proteínas estão sob investigação

COMPLICAÇÕES
- Comprometimento das vias aéreas, exigindo traqueostomia
- Sangramento associado a ulceração de superfície
- A erosão em artéria importante pode induzir à ocorrência de hemorragia potencialmente letal da cavidade oral ou do pescoço
- Os quadros de disfagia e odinofagia podem levar à perda de peso, demandando a colocação de sonda via gastrostomia
- A falha na identificação precoce de tumores resulta em intervenções mais caras, com maiores riscos cirúrgicos

PROGNÓSTICO
- Correlacionado com o estadiamento TNM, incluindo o local específico da doença, a extensão do tumor primário, o estádio linfonodal e a presença de metástases à distância
- Em geral, 65% dos cânceres de cabeça e pescoço são curados; o prognóstico varia desde uma taxa > 90% para lesões precoces da língua e da laringe até um prognóstico muito ruim para doença cervical não passível de ressecção ou metástases à distância

CASOS DE ENCAMINHAMENTO
- É recomendável o encaminhamento precoce a especialistas para obtenção do diagnóstico e realização do tratamento
- O exame indireto da nasofaringe, orofaringe, hipofaringe e laringe, feito com o auxílio de fibra óptica por um otorrinolaringologista ou cirurgião de cabeça e pescoço, deve ser considerado em casos de eritroplasia oral, dor orofaríngea ou auricular inexplicável, massa cervi-

cal firme ou massa visível na cavidade oral ou na região orofaríngea

CASOS DE ADMISSÃO HOSPITALAR
- Comprometimento das vias aéreas, hemorragia, desidratação
- Instituir tratamento analgésico eficaz para dor intensa

PREVENÇÃO
- São úteis os programas de interrupção do tabagismo e suspensão das bebidas alcoólicas

EVIDÊNCIAS

DIRETRIZES CLÍNICAS
- Forastiere AA et al; NCCN Head and Neck Cancers Practice Guidelines Panel. National Comprehensive Cancer Network: Head and Neck Cancers v.1.2004.
- Pfister DG et al. American Society of Clinical Oncology clinical practice guideline for the use of larynx-preservation strategies in the treatment of laryngeal cancer. J Clin Oncol. 2006 Aug 1; 24(22):3693-704. [PMID: 16832122]

ENDEREÇO ELETRÔNICO
- National Cancer Institute: Head and Neck Cancers

INFORMAÇÕES PARA OS PACIENTES
- American Academy of Otolaryngology: Head and Neck Surgery: Head and Neck Cancer
- American Cancer Society
- National Cancer Institute: Head and Neck Cancer: Q & A

REFERÊNCIAS
- Bernier J et al. Postoperative irradiation with or without concomitant chemotherapy for locally advanced head and neck cancer. N Engl J Med. 2004 May 6; 350(19):1945-52. [PMID: 15128894]
- Forastiere AA et al. Concurrent chemotherapy and radiotherapy for organ preservation in advanced laryngeal cancer. N Engl J Med. 2003 Nov 27; 349(22):2091-8. [PMID: 14645636]
- Ganly I et al. Results of surgical salvage after failure of definitive radiation therapy for early-stage squamous cell carcinoma of the glottic larynx. Arch Otolaryngol Head Neck Surg. 2006 Jan; 132(1):59-66. [PMID: 16415431]
- Hoffman HT et al. Laryngeal cancer in the United States: changes in demographics, patterns of care, and survival.
Laryngoscope. 2006 Sep; 116(9 Pt 2 Suppl 111):1-13. [PMID: 16946667]
- Loughran S et al. Quality of life and voice following endoscopic resection or radiotherapy for early glottic cancer. Clin Otolaryngol. 2005 Feb;30(1):427. [PMID: 15748189]
- Sessions DG et al. Supraglottic laryngeal cancer: analysis of treatment results. Laryngoscope. 2005 Aug; 115(8): 1402-10. [PMID: 16094113]
- Yamazaki H et al. Radiotherapy for early glottic carcinoma (T1N0M0): results of prospective randomized study of radiation fraction size and overall treatment time. Int J Radiat Oncol Biol Phys. 2006 Jan 1;64(1):77-82. [PMID 16169681]

Câncer de Mama Feminino

CARACTERÍSTICAS PRINCIPAIS

PRINCÍPIOS BÁSICOS DO DIAGNÓSTICO
- Achados iniciais
  - Massa única, não dolorosa, firme a endurecida, com margens maldefinidas
  - Anormalidades mamográficas
  - Nenhuma massa palpável
- Achados mais tardios
  - Retração da pele ou do mamilo
  - Linfadenopatia axilar
  - Aumento, vermelhidão, edema, dor na mama
  - Fixação da massa à pele ou parede torácica

CONSIDERAÇÕES GERAIS
- Segundo câncer mais comum em mulheres
- Segunda causa mais comum de morte por câncer em mulheres
- Desenvolve-se em 1 a cada 8 mulheres norte-americanas durante a vida
- ~178.000 novos casos e ~41.000 mortes por câncer de mama em mulheres norte-americanas estimados para 2007

ASPECTOS DEMOGRÁFICOS
- Idade média e mediana: 60-61 anos
- Mais comum em brancas
- Risco aumentado 3-4 vezes naquelas cuja mãe ou irmã tiveram câncer de mama, e risco adicionalmente aumentado se o membro da família teve doença pré-menopáusica ou bilateral
- Incidência aumentada 1,5 vezes se nulípara ou primeira gravidez a termo > 35 anos
- Risco levemente aumentado se menarca < 12 anos ou menopausa natural > 50 anos
- Incidência aumentada na doença fibrocística com
  - Alterações proliferativas
  - Papilomatose
  - Densidade mamária aumentada na mamografia
  - Hiperplasia epitelial ductal atípica
- O câncer contralateral se desenvolve em mulheres com câncer de mama prévio em uma taxa de 12% por ano
- Risco aumentado com o uso a longo prazo de terapia de reposição hormonal
- Risco aumentado se história de câncer uterino
- 85% de risco durante a vida nas mulheres com mutações do gene *BRCA1*
- Risco aumentado com *BRCA2*, telangiectasia-ataxia e mutações do gene *p53*

ACHADOS CLÍNICOS

SINAIS E SINTOMAS
- A queixa de apresentação é um nódulo (geralmente indolor) em 70%
- Menos frequentemente
  - Dor na mama
  - Secreção mamilar
  - Erosão, retração, aumento ou coceira no mamilo
  - Vermelhidão, dureza generalizada, aumento ou encolhimento da mama
  - Massa axilar ou edema do braço (raro)
- Com doença metastática, dor lombar ou óssea, icterícia ou perda de peso
- O exame físico é feito com a paciente sentada, com os braços ao lado do corpo e então por sobre a cabeça, e em posição supina com o braço abduzido
- Os achados incluem
  - Massa não dolorosa, firme ou dura, com margens maldelineadas
  - Retração da pele ou do mamilo
  - Assimetria mamária
  - Erosões do epitélio do mamilo
  - Secreção aquosa, serosa ou sanguinolenta
- A doença metastática é sugerida por
  - Linfonodos axilares firmes ou duros > 1 cm
  - Os linfonodos axilares emaranhados ou fixos na pele ou às estruturas profundas indicam doença avançada (pelo menos estádio III)
- O câncer em estádio avançado (estádio IV) é sugerido por linfonodos ipsilaterais supraclaviculares ou infraclaviculares

DIAGNÓSTICO DIFERENCIAL

- Doença fibrocística ou cisto
- Fibroadenoma
- Papiloma intraductal
- Lipoma
- Necrose gordurosa

DIAGNÓSTICO

EXAMES LABORATORIAIS

- Fosfatase alcalina aumentada com metástases hepáticas ou ósseas
- Cálcio sérico elevado na doença avançada
- Antígeno carcinoembriônico (CEA) e CA 15-3 ou CA 27-29 são marcadores tumorais para o câncer de mama recorrente

DIAGNÓSTICO POR IMAGEM

- Mamografia
- O ultrassom da mama pode diferenciar as massas císticas das sólidas
- A RM e a tomografia por emissão de pósitrons (PET) podem ter algum papel em mostrar as lesões atípicas, mas somente depois de uma mamografia diagnóstica
- A TC do tórax, do abdome, da pelve e do cérebro pode demonstrar metástases
- A cintilografia óssea pode mostrar metástases ósseas em pacientes sintomáticas
- A PET está sob investigação como teste único para avaliação da mama, dos linfáticos e das metástases

PROCEDIMENTOS DIAGNÓSTICOS

- Aspiração com agulha fina (AAF) ou *core biopsy*
- Biópsia aberta sob anestesia local se a biópsia com agulha for inconclusiva
- Biópsias de fragmento com agulha, guiadas por via computadorizada estereotática ou com ultrassom, para lesões não palpáveis encontradas na mamografia
- Estadiamento TNM (I-IV) (Tabela 72)
- O exame citológico da secreção mamilar é ocasionalmente útil

TRATAMENTO

MEDICAÇÕES

Doença potencialmente curável

- A quimioterapia adjuvante melhora a sobrevida
- Tamoxifeno ou inibidores da aromatase em pacientes com receptor hormonal positivo
- CMF (ciclofosfamida, metotrexato, fluoruracil)
- AC (adriamicina [doxorrubicina], ciclofosfamida) com taxanos (docetaxel ou paclitaxel)

Doença metastática

- Tabela 74
- Para pacientes na pós-menopausa com receptor hormonal positivo, usar tamoxifeno paliativo (20 mg VO 1x/dia) ou inibidores da aromatase (p. ex., anastrozole 1 mg VO 1x/dia)
- Para as pacientes que inicialmente respondem ao tamoxifeno, mas sofrem recidiva, considerar os inibidores da aromatase
- Para doença metastática, a quimioterapia deve ser considerada
  - No caso de metástases viscerais (especialmente no cérebro ou linfangíticas no pulmão)
  - Se o tratamento hormonal fracassar ou a doença progredir depois da resposta inicial à manipulação hormonal
  - Se o tumor for negativo para receptor de estrogênio
- A AC alcança uma taxa de resposta de ~85%
- As combinações de ciclofosfamida, vincristina, metotrexato, fluoruracil e taxanos alcançam taxas de resposta de até 60-70%
- O paclitaxel alcança uma taxa de resposta de 30-40%
- O trastuzumabe, um anticorpo monoclonal que se liga aos receptores HER-2/*neu* na célula cancerosa, é altamente efetivo nos cânceres com expressão de HER-2/*neu*
- A quimioterapia em alta dose e o transplante autólogo de medula óssea ou de células-tronco não produzem nenhuma melhoria na sobrevida em relação à quimioterapia convencional

CIRURGIA

- Cirurgia indicada para cânceres em estádio I e II
- As taxas de sobrevida livre da doença são semelhantes com a mastectomia parcial mais dissecção axilar seguida de radioterapia e com a mastectomia radical modificada (mastectomia total mais dissecção axilar)
- Contraindicações relativas à terapia conservadora da mama
  - Tamanho grande e tumores multifocais
  - Fixação à parede torácica
  - Envolvimento do mamilo ou da pele sobrejacente
- Dissecção axilar geralmente indicada em mulheres com câncer invasivo
- A biópsia de linfonodo-sentinela é uma alternativa à dissecção axilar em algumas pacientes

PROCEDIMENTOS TERAPÊUTICOS

- Radioterapia depois de mastectomia parcial
  - Melhora o controle local
  - 5-6 semanas de 5 frações diárias até uma dose total de 5.000-6.000 cGy
  - Pode melhorar também a sobrevida depois da mastectomia total

DESFECHOS

SEGUIMENTO

- Examinar a paciente a cada 6 meses nos primeiros 2 anos depois do diagnóstico; depois disso, anualmente

COMPLICAÇÕES

- O derrame pleural ocorre em quase metade das pacientes com câncer de mama metastático
- A recidiva local ocorre em 8%
- Edema significativo do braço ocorre em cerca de 10-30%; mais comumente em caso de radioterapia na axila depois da cirurgia

PROGNÓSTICO

- O estádio do câncer de mama é o indicador mais confiável do prognóstico (Tabela 75)
- A taxa de cura clínica do câncer de mama invasivo localizado, tratado com os métodos mais aceitos de terapia, é de 75-90%
- Quando os linfonodos axilares estão envolvidos, a taxa de sobrevida cai para 50-70% em 5 anos e para 25-40% em 10 anos
- Os tumores primários com receptores positivos para estrogênio e progesterona têm um curso mais favorável
- Os tumores com marcada aneuploidia ou alto grau têm um prognóstico ruim
- A Tabela 73 lista os fatores prognósticos no câncer de mama com linfonodos negativos

CASOS DE ENCAMINHAMENTO

- As mulheres com histórias familiares particularmente importantes devem ser encaminhadas para aconselhamento e testagem genética

CASOS DE ADMISSÃO HOSPITALAR

- Para terapia definitiva por nodulectomia, dissecção de linfonodo axilar ou biópsia de linfonodo-sentinela, ou mastectomia depois do diagnóstico por AAF ou *core biopsy*

- Para complicações da doença metastática

PREVENÇÃO

- Rastreamento mediante combinação de exame clínico e mamografia: 80-85% detectáveis somente por mamografia; 50% detectáveis somente pelo exame
- O autoexame mensal das mamas é controverso
- Exame clínico a cada 2-3 anos em mulheres com 20-40 de idade, anualmente em mulheres > 40 anos
- Mamografia a cada 1-2 anos em mulheres com 50-79 anos
- Para mulheres em alto risco de câncer de mama,
  - O tamoxifeno produz uma redução de 50% no câncer de mama se tomado por 5 anos
  - O raloxifeno também previne o câncer invasivo de mama na população de alto risco

EVIDÊNCIAS

DIRETRIZES CLÍNICAS

- Carlson RW et al. NCCN Breast Cancer Practice Guidelines Panel. National Comprehensive Cancer Network: Breast Cancer v. 1. 2004.

ENDEREÇO ELETRÔNICO

- National Cancer Institute: Breast Cancer Information for Patients and Health Professionals

INFORMAÇÕES PARA OS PACIENTES

- MedlinePlus: Breast Cancer Interactive Tutorial

REFERÊNCIAS

- Albain KS. Adjuvant chemotherapy for lymph node-negative, estrogen receptor-negative breast cancer: a tale of three trials. J Natl Cancer Inst. 2004;96:1801. [PMID: 15601631]
- Giordano SH et al. Breast cancer treatment guidelines in older women. J Clin Oncol. 2005;23:783. [PMID: 15681522]
- Ingle JN et al; North Central Cancer Treatment Group Trial No032. Fulvestrant in women with advanced breast cancer after progression on prior aromatase inhibitor therapy: North Central Cancer Treatment Group Trial N0032. J Clin Oncol. 2006 Mar 1;24(7):1052-6. [PMID: 16505423]
- Narod SA et al. Prevention and management of hereditary breast cancer. J Clin Oncol. 2005 Mar 10;23(8):1656-63. [PMID: 15755973]
- Smith I. Goals of treatment for patients with metastatic breast cancer. Semin Oncol. 2006;33(1 Suppl 2):2. [PMID: 16472711]

Câncer de Próstata

CARACTERÍSTICAS PRINCIPAIS

PRINCÍPIOS BÁSICOS DO DIAGNÓSTICO

- Endurecimento da próstata ao exame de toque retal ou nível sérico elevado do antígeno prostático específico (PSA)
- A maioria dos casos frequentemente permanece assintomática
- Raras vezes, há sintomas sistêmicos (perda de peso, ostealgia)

CONSIDERAÇÕES GERAIS

- Câncer mais comum detectado em homens norte-americanos
- Segunda causa de morte relacionada com câncer em homens
- Em 2006, houve cerca de 234.500 novos casos de câncer de próstata, com aproximadamente 27.350 mortes
- Ao exame de autópsia, > 40% dos homens com mais de 50 anos de idade apresentam carcinoma prostático, muitas vezes oculto
- A incidência aumenta com a idade: incidência à autópsia de ~30% para homens entre 60-69 anos de idade *versus* 67% para aqueles entre 80-89 anos de idade
- Fatores de risco
  - Raça negra
  - Histórico familiar de câncer de próstata
  - Histórico de ingestão elevada de gordura na dieta
- Um homem norte-americano de 50 anos de idade tem risco vitalício de 40% de câncer latente, 16% de câncer clinicamente aparente e 2,9% de morte por câncer de próstata
- A maioria dos cânceres de próstata é constituída por adenocarcinomas

ACHADOS CLÍNICOS

SINAIS E SINTOMAS

- Presença de nódulos focais ou áreas de endurecimento dentro da próstata ao exame de toque retal
- Sintomas de obstrução urinária
- Metástases em linfonodos
- Linfedema em extremidades inferiores
- Dorsalgia ou fraturas patológicas
- Raramente, sinais de retenção urinária (bexiga palpável) ou sintomas neurológicos, como resultado de metástases epidurais e compressão medular

DIAGNÓSTICO

EXAMES LABORATORIAIS

- Elevações no PSA sérico (normal < 4 ng/mL)
- O PSA correlaciona-se com o volume do tecido prostático tanto benigno como maligno
- 18-30% dos homens com PSA entre 4,1-10,0 ng/mL têm câncer de próstata
- Existem limites de referência para o PSA, específicos para a idade
- A maioria dos cânceres restritos a órgãos apresenta níveis de PSA < 10 ng/mL
- A doença avançada (invasão de vesículas seminais, envolvimento de linfonodos ou metástases ocultas a distância) exibe níveis de PSA > 40 ng/mL
- Elevações na ureia ou na creatinina em pacientes com retenção urinária ou naqueles com obstrução ureteral causada por cânceres prostáticos avançados locais ou regionais
- Aumentos na fosfatase alcalina ou hipercalcemia em pacientes com metástases ósseas
- Coagulação intravascular disseminada (CID) em pacientes com cânceres de próstata avançados

DIAGNÓSTICO POR IMAGEM

- Ultrassom transretal: a maioria dos cânceres de próstata são hipoecoicos
- RM da próstata
- O valor preditivo positivo para detecção de penetração da cápsula e invasão da vesícula seminal é semelhante nos exames de ultrassom transretal e RM
- A obtenção de imagem por TC pode ser útil na detecção de metástases linfáticas regionais e intra-abdominais
- A cintilografia óssea por radionuclídeos é indicada para níveis de PSA > 20 ng/mL

PROCEDIMENTOS DIAGNÓSTICOS

- Biópsia guiada por ultrassom transretal do ápice, da porção média e da base da próstata
  - Realizada em homens com exame de toque retal anormal ou elevação do PSA
  - São recomendadas biópsias sistemáticas e não direcionadas apenas à lesão
  - Biópsias de padrão estendido, incluindo no mínimo 10 biópsias no total, estão associadas a melhor detec-

- ção do câncer e estratificação do risco de pacientes recém-diagnosticados
- Biópsias aspirativas com agulha fina devem ser consideradas em pacientes sob risco elevado de sangramento

TRATAMENTO

MEDICAÇÕES

- Origem adrenal
  - Cetoconazol, 400 mg VO 3x/dia (insuficiência adrenal, náuseas, erupção cutânea, ataxia)
  - Aminoglutetimida, 250 mg VO 4x/dia (insuficiência adrenal, náuseas, erupção cutânea, ataxia)
  - Corticosteroides: prednisona, 20-40 mg VO 1x/dia (hemorragia digestiva, retenção de líquido)
- Origem hipofisária, hipotalâmica
  - Estrogênios, 1-3 mg VO 1x/dia (ginecomastia, fogachos ou "calorões", doença tromboembólica, disfunção erétil)
  - Agonistas do hormônio liberador do hormônio luteinizante (LRHR), sob a forma de depósito injetável 1 vez por mês ou a cada 3 meses (disfunção erétil, fogachos ou "calorões", ginecomastia, raramente anemia)
- Célula prostática
  - Antiandrogênios: flutamida, 250 mg VO 3x/dia, ou bicalutamida, 50 mg VO 1x/dia (nenhuma disfunção erétil quando utilizada sozinha; náuseas, diarreia)
- Testículo
  - Orquiectomia (ginecomastia, fogachos ou "calorões", impotência)
  - Cetoconazol em pacientes que sofrem de câncer de próstata avançado com compressão da medula espinal, obstrução bilateral do ureter ou CIVD
  - Bloqueio androgênico completo pela combinação de um antiandrogênio com o uso de um agonista de LHRH ou orquiectomia
- Quimioterapia: o agente docetaxel aumenta a sobrevida em homens com câncer de próstata refratário à terapia hormonal

PROCEDIMENTOS TERAPÊUTICOS

- É necessária a orientação dos pacientes a respeito de todas as opções terapêuticas, incluindo supervisão (espera vigilante), benefícios, riscos e limitações
- Considerar vigilância para cânceres de estágio e grau mais baixos, bem como para aqueles com níveis séricos mais baixos de PSA ao diagnóstico
- Em casos de penetração capsular mínima, proceder à radioterapia ou cirurgia-padrão
- Para cânceres localmente extensos com invasão da vesícula seminal e do colo vesical, realizar a terapia de combinação (privação androgênica combinada com cirurgia ou radioterapia)
- Para doença metastática, realizar privação androgênica
- Para doença localizada
  - A modalidade terapêutica ideal é controversa
  - Pacientes selecionados podem ser candidatos à vigilância
  - Pacientes com sobrevida prevista > 10 anos devem ser considerados para prostatectomia radical e radioterapia
- Prostatectomia radical
  - Para cânceres prostáticos em estágios T1 e T2, é incomum a recorrência local após prostatectomia radical
    - Raramente, os cânceres restritos a órgãos recorrem
    - Cânceres localmente extensos (penetração da cápsula, invasão da vesícula seminal) apresentam taxas mais altas de recidiva local (10-25%) e distante (20-50%)
  - Terapia adjuvante (radiação aplicada nos pacientes com margens cirúrgicas positivas ou privação androgênica para metástases em linfonodos)
- Radioterapia
  - Radioterapia por feixe externo
  - Implante transperineal de radioisótopos
- A morbidade é limitada; a sobrevida com cânceres localizados é de 65% em 10 anos
- Técnicas mais recentes de radiação (implantação, radioterapia conformacional com uso de reconstrução tridimensional de volumes tumorais à base de TC, partícula pesada, partícula carregada e partícula carregada pesada) melhoram as taxas de controle local
- A braquiterapia consiste na implantação de fontes radioativas permanentes ou temporárias (paládio, iodo ou irídio)

DESFECHOS

SEGUIMENTO

- A vigilância isoladamente pode ser apropriada para pacientes mais idosos com cânceres muito pequenos e bem diferenciados

PROGNÓSTICO

- As ferramentas de avaliação do risco podem ajudar a predizer a probabilidade de êxito da vigilância ou do tratamento, combinando-se o grau/estágio do tumor, o nível do PSA e a quantidade/extensão das biópsias prostáticas positivas
  - Nomograma de Kattan
    - Prediz a probabilidade de um paciente estar livre da doença pelo nível sérico do PSA em 5 anos após prostatectomia radical ou radioterapia, dependendo do estágio/grau do tumor e do nível do antígeno mencionado

PREVENÇÃO

Triagem para câncer de próstata

- Os testes de triagem disponíveis atualmente incluem exame de toque retal, PSA sérico e ultrassom transretal
- As taxas de detecção com o exame de toque retal são baixas, variando de 1,5 a 7,0%
- O ultrassom transretal tem baixa especificidade (e, portanto, alta taxa de biópsia)
- O ultrassom transretal aumenta muito pouco a taxa de detecção, quando comparado com o uso combinado de exame de toque retal e teste de PSA
- Com o teste de PSA, 2,0-2,5% dos homens com mais de 50 anos de idade apresentam câncer de próstata; com o exame de toque retal isolado, essa taxa cai para 1,5%
- Contudo, a elevação do PSA não é específica para o câncer, pois ocorre em casos de hiperplasia prostática benigna
- Foram estabelecidos limites de referência específicos à idade para o PSA, o que aumenta a especificidade
  - Para homens entre 40-49 anos de idade, o limite está abaixo de 2,5 ng/mL
  - Para homens entre 50-59 anos de idade, limite < 3,5 ng/mL
  - Para homens entre 60-69 anos de idade, limite < 4,5 ng/mL
  - Para homens entre 70-79 anos de idade, limite < 6,5 ng/mL
- Velocidade do PSA (mensuração seriada desse antígeno), densidade do PSA (PSA sérico/volume prostático mensurado por ultrassom) e densidade da zona de transição com relação à dosagem do PSA (a zona da próstata que sofre aumento de volume na hiperplasia prostática benigna)
- Avaliação dos níveis do PSA livre e ligado à proteína: pacientes com câncer possuem porcentagem mais baixa de PSA sérico livre
- O teste de PSA deve ser realizado anualmente em homens com exame de toque retal normal e PSA > 2,5 ng/mL, mas a cada 2 anos naqueles com exame de toque retal normal e PSA sérico < 2,5 ng/mL

EVIDÊNCIAS

DIRETRIZES CLÍNICAS
- Loblaw DA et al; American Society of Clinical Oncology. American Society of Clinical Oncology recommendations for the initial hormonal management of androgen-sensitive metastatic, recurrent, or progressive prostate cancer. J Clin Oncol. 2004;22:2927. [PMID: 15184404]

INFORMAÇÕES PARA OS PACIENTES
- Cleveland Clinic – Prostate cancer

REFERÊNCIAS
- Bill-Axelson A et al; Scandinavian Prostate Cancer Study Group No.4. Radical prostatectomy versus watchful waiting in early prostate cancer. N Engl J Med. 2005 May 12;352(19):1977-84. [PMID: 15888698]
- Cooperberg MR et al. The University of California, San Francisco Cancer of the Prostate Risk Assessment Score: a straightforward and reliable preoperative predictor of disease recurrence after radical prostatectomy. J Urol. 2005 Jun; 173(6):1938-42. [PMID: 15879786]
- Han M et al. Prostate-specific antigen and screening for prostate cancer. Med Clin North Am. 2004 Mar;88(2):24565. [PMID: 15049577]
- Meng MV et al. Treatment of patients with high risk localized prostate cancer: results from cancer of the prostate strategic urological research endeavor (CaP-SURE). J Urol. 2005 May; 173(5):1557-61. [PMID: 15821485]
- Parnes HL et al. Prostate cancer chemoprevention agent development: the National Cancer Institute, Division of Cancer Prevention portfolio. J Urol. 2004 Feb;171(2 Pt 2):568-74. [PMID: 14713758]
- Petrylak DP et al. Docetaxel and estramustine compared with mitoxantrone and prednisone for advanced refractory prostate cancer. N Engl J Med. 2004 Oct 7;351(15):1513-20. [PMID: 15470214]

Câncer de Testículo

CARACTERÍSTICAS PRINCIPAIS

PRINCÍPIOS BÁSICOS DO DIAGNÓSTICO
- É a neoplasia mais comum em homens de 20-35 anos
- A apresentação típica é de um nódulo indolor identificado pelo paciente
- A orquiectomia é necessária para o diagnóstico

CONSIDERAÇÕES GERAIS
- É raro, com 2-3 novos casos por 100.000 homens nos Estados Unidos a cada ano
- 90-95% de todos os tumores testiculares primários são tumores de células germinativas (seminoma e não seminoma); 5-10% são de neoplasias não germinativas (células de Leydig, células de Sertoli, gonadoblastoma)
- A probabilidade de desenvolver câncer de testículo durante a vida é de 0,2% para um homem branco americano
- É um pouco mais comum no lado direito em relação ao esquerdo, sendo bilateral em 1-2%
- A causa é desconhecida, embora possa haver uma história de criptorquidia unilateral ou bilateral
- O risco de desenvolvimento de malignidade é mais alto para um testículo intra-abdominal (1:20) e mais baixo para um testículo inguinal (1:80)
- A orquiopexia não altera o potencial de malignidade do testículo criptorquídico; ela facilita o exame e a detecção do tumor
- 5-10% dos tumores de testículo ocorrem no testículo contralateral com descida normal

ACHADOS CLÍNICOS

SINAIS E SINTOMAS
- Sintoma mais comum: aumento de volume indolor no testículo
- Sensação de peso
- Dor testicular aguda por hemorragia intratesticular em cerca de 10% dos casos
- Sintomas relacionados com doença metastática, como dor lombar (metástases retroperitoneais), tosse (metástases pulmonares) ou edema de extremidades inferiores (obstrução de veia cava) em 10% dos casos
- Assintomático na apresentação em 10% dos casos
- Exame físico: massa testicular ou aumento de volume difuso do testículo na maioria dos casos
- Hidrocele secundária em 5-10%
- Adenopatia supraclavicular
- Massa retroperitoneal
- Ginecomastia em 5% dos tumores germinativos

DIAGNÓSTICO DIFERENCIAL
- Cisto epidermoide

DIAGNÓSTICO

EXAMES LABORATORIAIS
- Níveis séricos de gonadotrofina coriônica humana, alfafetoproteína e desidrogenase láctica
- Testes de função hepática

DIAGNÓSTICO POR IMAGEM
- Ecografia escrotal
- TC de abdome e pelve

TRATAMENTO

CIRURGIA
- Orquiectomia radical por exploração inguinal com controle vascular precoce das estruturas do cordão espermático
- Devem ser evitadas as abordagens escrotais e as biópsias abertas do testículo

Seminomas
- Os seminomas em estádio I e IIa (doença retroperitoneal < 10 cm de diâmetro) tratados com orquiectomia radical e irradiação retroperitoneal têm taxas de sobrevida livre de doença em 5 anos de 98% e 92-94%, respectivamente
- Os seminomas em estádio IIb (envolvimento retroperitoneal > 10 cm) e estádio III são tratados com quimioterapia primária (etoposide e cisplatina, ou cisplatina, etoposide e bleomicina)
- Entre os pacientes com estádio III, 95% deles terão resposta completa após orquiectomia e quimioterapia

Não seminomas
- Até 75% dos não seminomas em estádio A são curados pela orquiectomia isoladamente
- Foram desenvolvidas técnicas de dissecção modificada dos linfonodos retroperitoneais para preservar a inervação simpática necessária para a ejaculação
- Pode ser oferecida a observação vigilante (*watchful waiting*) para pacientes selecionados que são confiáveis se
  – O tumor estiver confinado dentro da túnica albugínea
  – O tumor não demonstrar invasão vascular
  – Os marcadores tumorais normalizarem após a orquiectomia
  – Os exames de imagem (TC e radiografia de tórax) não mostrarem evidência de doença
- A vigilância clínica é realizada mensalmente nos primeiros 2 anos e a cada 2 meses no terceiro ano

- Marcadores tumorais em cada visita
- TC e radiografia de tórax a cada 3-4 meses
- A maioria das recidivas ocorre nos primeiros 8-10 meses
- Com raras exceções, os pacientes com recidiva podem ser curados pela quimioterapia ou cirurgia
- A taxa de sobrevida livre de doença em 5 anos para o estádio A é de 96-100%; para a doença em estádio B de pequeno volume, ela é de 90%
- Os pacientes com doença retroperitoneal volumosa (linfonodos > 3 cm) ou com metástases são tratados com quimioterapia primária combinada baseada em cisplatina após a orquiectomia (cisplatina e etoposide, ou cisplatina, etoposide e bleomicina)
- Para uma massa residual > 3 cm, é mandatória a ressecção de linfonodos retroperitoneais
- Se os marcadores tumorais não normalizarem após a quimioterapia primária, é necessária a quimioterapia de resgate (cisplatina, etoposide, bleomicina, ifosfamida)

DESFECHOS

PROGNÓSTICO

- Os pacientes com doença retroperitoneal volumosa ou com doença disseminada tratados com quimioterapia primária seguida de cirurgia têm uma taxa de sobrevida livre de doença em 5 anos de 55-80%

EVIDÊNCIAS

DIRETRIZES CLÍNICAS

- Laguna MP et al. EAU guidelines on testicular cancer. Eur Urol. 2001;40:102. [PMID: 11528185]
- Segal R et al. Surveillance programs for early stage non-seminomatous testicular cancer: a practice guideline. Can J Urol. 2001;8:1184. [PMID: 11268306]

ENDEREÇOS ELETRÔNICOS

- American Cancer Society – What is testicular cancer?
- National Cancer Institute – questions and answers about testicular cancer
- Testicular Cancer Resource Center

INFORMAÇÕES PARA OS PACIENTES

- Mayo Clinic – Testicular cancer
- MedlinePlus – Testicular cancer
- National Cancer Institute

REFERÊNCIAS

- Heidenreich A et al. Organ-sparing surgery for malignant germ cell tumor of the testis. J Urol. 2001 Dec;166(6):2161-5. [PMID: 11696727]
- Huyghe E et al. Increasing incidence of testicular cancer worldwide: a review. J Urol. 2003 Jul;170(1):5-11. [PMID: 12796635]
- Jewett MA et al. Management of recurrence and follow-up strategies for patients with nonseminoma testis cancer. Urol Clin North Am. 2003 Nov;30(4):819-30. [PMID: 14680317]
- Patel MI et al. Management of recurrence and follow-up strategies for patients with seminoma and selected high-risk groups. Urol Clin North Am. 2003 Nov;30(4):803-17. [PMID: 14680316]

Câncer de Tireoide

CARACTERÍSTICAS PRINCIPAIS

PRINCÍPIOS BÁSICOS DO DIAGNÓSTICO

- Aumento de volume indolor na região da tireoide
- Níveis séricos de hormônio estimulante da tireoide (TSH) e tetraiodotironina livre (T_4) geralmente normais
- A biópsia de tireoide com agulha fina é positiva

CONSIDERAÇÕES GERAIS

- A maioria dos cânceres de tireoide são microscópicos e indolentes. Os maiores exigem tratamento

Carcinoma papilar

- O tipo papilar puro ou misto papilar-folicular é o câncer mais comum de tireoide (80%)
- A irradiação de cabeça e pescoço na infância ou a exposição a partículas nucleares aumentam o risco da doença < durante a vida
- Pode ser familiar ou estar associado à polipose colônica adenomatosa
- É o menos agressivo dos cânceres de tireoide, mas se dissemina via linfáticos tireoidianos; podem ocorrer metástases à distância

Carcinoma folicular

- É o segundo câncer de tireoide mais comum
- Costuma ser mais agressivo do que o carcinoma papilar
- As metástases são geralmente encontradas nos linfonodos cervicais, ossos e pulmões

Carcinoma medular da tireoide

- 3% dos cânceres de tireoide
- Um terço deles são esporádicos, um terço são familiares e um terço estão associados a NEM 2
- Metástases locais precoces costumam estar presentes, e metástases tardias podem ocorrer em ossos, pulmões, adrenais ou fígado
- Peptídeos (p. ex., serotonina) podem causar sintomas e servir como marcadores tumorais

Carcinoma anaplásico da tireoide

- 2% dos cânceres de tireoide
- Pacientes mais velhos com massas de crescimento rápido em bócios multinodulares
- É o carcinoma mais agressivo da tireoide
- Metástases precoces para linfonodos adjacentes e locais distantes

Outros cânceres de tireoide

- 3% dos cânceres de tireoide
- Linfoma; metástase de carcinoma broncogênico, de mama e renal, e melanoma

ACHADOS CLÍNICOS

SINAIS E SINTOMAS

- Geralmente se apresenta como um nódulo palpável, firme e não doloroso
- Cânceres maiores podem causar desconforto cervical, disfagia ou rouquidão
- Cerca de 3% se apresentam com metástases para linfonodos locais e algumas vezes para locais distantes como ossos ou pulmões
- O carcinoma metastático diferenciado pode secretar tiroxina suficiente para produzir tireotoxicose
- O carcinoma medular causa episódios de rubor, diarreia, fadiga; cerca de 5% deles desenvolvem a síndrome de Cushing
- Os tumores anaplásicos ou de longa evolução podem produzir rouquidão

DIAGNÓSTICO DIFERENCIAL

- Nódulo benigno de tireoide
- Tireoidite subaguda
- Bócio multinodular benigno
- Linfadenopatia por outras causas
- Metástases de cânceres de cabeça e pescoço
- Linfoma

DIAGNÓSTICO

EXAMES LABORATORIAIS

- TSH e T_4 normais, a menos que exista tireoidite concomitante; o carcinoma folicular metastático pode secretar tiroxina suficiente para suprimir o TSH
- Marcadores para doença recorrente ou metastática
  - Obter níveis séricos no pré-operatório e acompanhar no pós-operatório
  - Tireoglobulina sérica elevada na maioria dos tumores papilares e foliculares metastáticos
    - É um marcador útil, exceto se houver anticorpos antitireoglobulina
  - Calcitonina sérica frequentemente elevada no carcinoma medular da tireoide, mas é um exame inespecífico
  - Antígeno carcinoembrionário sérico (CEA) em geral elevado no carcinoma medular
- Testagem genética de irmãos e filhos de pacientes com carcinoma medular para a presença de mutações do proto-oncogene *RET*, que ocorrem no carcinoma medular da tireoide NEM 2 e familiar

DIAGNÓSTICO POR IMAGEM

- Ecografia cervical pré-operatória
  - É especialmente útil se houver metástases conhecidas, elevação persistente na tireoglobulina sérica ou níveis detectáveis de anticorpos antitireoglobulina
  - Útil para a vigilância pós-operatória
- A cintilografia com radioiodina só é útil no pós-operatório
- Radiografia ou TC de tórax
  - Podem demonstrar metástases, mas o contraste iodado reduz a efetividade da cintilografia com radioiodina e da terapia
  - As metástases do carcinoma medular em tireoide, linfonodos e fígado podem calcificar, mas isso raramente acontece nos pulmões
- A tomografia com emissão de pósitrons (PET) é sensível para a detecção de metástases
  - É útil se a tireoglobulina sérica estiver subindo após a tireoidectomia, especialmente se for > 10 µg/mL, a cintilografia de corpo inteiro com radioiodina for normal e a ecografia cervical não revelar anormalidades
  - Pode ser combinada com uma TC
  - A fusão resultante PET/TC tem sensibilidade de 60% para detectar metástases que não são visíveis por outros métodos
  - O pré-tratamento com tireotropina humana recombinante (rhTSH) pode aumentar ainda mais a sensibilidade da PET

PROCEDIMENTOS DIAGNÓSTICOS

- Biópsia por aspiração com agulha fina para nódulos clinicamente suspeitos

TRATAMENTO

MEDICAÇÕES

- Levotiroxina, 0,075-0,1 mg VO 1x/dia iniciada imediatamente após a tireoidectomia
  - Ajustar a dose usando o exame de TSH ultrassensível: suprimir o TSH abaixo de 0,1 mU/L para a doença em estádio II e abaixo de 0,05 mU/L para a doença em estádio III-IV

CIRURGIA

- A tireoidectomia total ou quase total é o tratamento de escolha para a maioria dos pacientes
- A tireoidectomia subtotal é aceitável para adultos < 45 anos com tumor único < 1 cm
- Ressecção cirúrgica de metástases cerebrais (a irradiação e a terapia com iodo radioativo são inefetivas) e de recorrências cervicais volumosas
- Tireoidectomia total para carcinoma medular da tireoide; dissecções cervicais repetidas costumam ser necessárias com o tempo
- Tireoidectomia total profilática, idealmente com 6 anos de idade, em pessoas com mutações no proto-oncogene *RET*
- Ressecção local combinada com irradiação para o carcinoma anaplásico

PROCEDIMENTOS TERAPÊUTICOS

- Após a tireoidectomia, os pacientes com carcinomas diferenciados da tireoide realizam cintilografia cervical e de corpo inteiro com radioiodina (RAI) após a administração de rhTSH ou enquanto estão em hipotireoidismo
- Decisão de tratar com I^{131} em pacientes com captação de RAI suspeita
  - Câncer de tireoide diferenciado em estádio I
  - A terapia com I^{131} não melhora a sobrevida, mas reduz a recorrência local
  - Alguns recomendam o I^{131} para aqueles com um tumor primário > 1 cm de diâmetro, com tumor na margem cirúrgica ou com envolvimento de linfonodos
  - Câncer em estádio II-IV
- Cuidados com a terapia com I^{131}
  - Mulheres gestantes não podem receber terapia com RAI
  - As mulheres são aconselhadas a evitar a gestação por pelo menos 4 meses após a terapia
  - Os homens têm espermatozoides anormais por até 6 meses após a terapia e devem usar métodos contraceptivos durante esse período
- Radioterapia com feixe externo para metástases ósseas
- Ácido zoledrônico (4 mg IV durante 20 minutos) a cada 4-6 meses para pacientes com metástases ósseas

DESFECHOS

SEGUIMENTO

- Monitorar o TSH sérico e ajustar a dose de tiroxina (conforme descrito anteriormente)
- Cintilografias de corpo inteiro com I^{131} ou I^{123} com 2-4 meses de pós-operatório (detectam cerca de 65% das metástases) e, então, a cada 6-12 meses
- São necessárias duas cintilografias sucessivas de corpo inteiro sem metástases para o diagnóstico de remissão
- Monitorar níveis séricos de calcitonina e CEA periodicamente após a cirurgia para carcinoma medular
- Monitorar a densitometria óssea periodicamente se o paciente receber terapia supressiva com tiroxina
- Vigilância de familiares de pacientes com carcinoma medular da tireoide

COMPLICAÇÕES

- Os carcinomas medulares podem secretar serotonina e prostaglandinas (rubor e diarreia); ou ACTH ou hormônio liberador de corticotropina (síndrome de Cushing). Em casos relacionados com NEM 2, pode haver coincidência de feocromocitoma e hiperparatireoidismo
- Hipotireoidismo permanente e paralisia de prega vocal após cirurgia cervical radical
- O autotransplante imediato de paratireoides ressecadas incidentalmente reduz o hipoparatireoidismo pós-operatório

PROGNÓSTICO

- Para o carcinoma papilar (e folicular) é geralmente excelente
- Metástases linfonodais palpáveis em câncer papilar de tireoide não aumentam a mortalidade, mas aumentam o risco de recorrência local
- O prognóstico piora com carcinoma folicular em vez de papilar, idade avançada, homens, metástases ósseas ou

- cerebrais, grandes metástases pulmonares e falta de captação de I^{131} pelas metástases
- Tomografia com emissão de pósitrons com [^{18}F]fluorodesoxiglicose (^{18}FDG-PET): as metástases com baixo valor de captação padronizada (SUV – *standardized uptake value*) são geralmente indolentes
- As metástases cerebrais (em 1%) reduzem a sobrevida mediana para 12 meses; o prognóstico melhora com a ressecção cirúrgica
- A mortalidade aumenta em 2 vezes com 10 anos e em 3 vezes com 25 anos em pacientes que não são submetidos a ablação com I^{131}
- Para o carcinoma medular de tireoide, é variável:
  – Sobrevida global em 10 anos de 90% quando confinado à tireoide, 70% com metástases para linfonodos cervicais e 20% com metástases distantes
  – Em NEM 2A, os tumores são menos agressivos, e em NEM 2B eles são mais agressivos
  – Aqueles com coloração importante para calcitonina são geralmente menos agressivos; sobrevida prolongada apesar de metástases extensas
- Para o carcinoma anaplásico de tireoide, o prognóstico é ruim

CASOS DE ADMISSÃO HOSPITALAR

- Hospitalizar para tireoidectomia e manter por pelo menos 1 dia no pós-operatório para monitorar sangramentos tardios, problemas de via aérea e tetania
- Hospitalizar para terapia com I^{131} em alta dose

EVIDÊNCIAS

DIRETRIZES CLÍNICAS

- AACE/AAES Medical/Surgical Guidelines for Clinical Practice: Management of Thyroid Carcinoma

ENDEREÇO ELETRÔNICO

- American Thyroid Association

INFORMAÇÕES PARA OS PACIENTES

- American Thyroid Association – Thyroid cancer
- NIH Medline Plus Encyclopedia

REFERÊNCIAS

- Fernandes JK et al. Overview of the management of differentiated thyroid cancer. Curr Treat Options Oncol. 2005 Jan;6(1):47-57. [PMID: 15610714]
- Hamady ZZ et al. Surgical pathological second opinion in thyroid malignancy: impact on patients' management and prognosis. Eur J Surg Oncol. 2005 Feb;31(1):74-7. [PMID: 15642429]
- Kim TY et al. Metastasis to the thyroid diagnosed by fine-needle aspiration biopsy. Clin Endocrinol (Oxf). 2005 Feb;62(2):236-41. [PMID: 15670202]
- Robbins RJ et al. Real-time prognosis for metastatic thyroid carcinoma based on 2-[18F]fluoro-2-deoxy-D-glucosepositron emission tomography scanning. J Clin Endocrinol Metab. 2006 Feb;91(2):498-505. [PMID: 16303836]

Câncer Endometrial

CARACTERÍSTICAS PRINCIPAIS

PRINCÍPIOS BÁSICOS DO DIAGNÓSTICO

- O sangramento anormal é o sinal de apresentação em 80% dos casos
- Esfregaço de Papanicolaou frequentemente negativo
- Depois de um teste de gravidez negativo, é necessário tecido endometrial para confirmar o diagnóstico

CONSIDERAÇÕES GERAIS

- O adenocarcinoma do endométrio é o segundo câncer mais comum do trato genital feminino

ASPECTOS DEMOGRÁFICOS

- Ocorre mais frequentemente em mulheres de 50-70 anos de idade
- História de reposição de estrogênio no passado; esse risco aumentado persiste por 10 anos ou mais depois da cessação do fármaco
- Obesidade, nuliparidade, diabetes e ovários policísticos com anovulação prolongada e uso estendido de tamoxifeno para o tratamento do câncer de mama também são fatores de risco

ACHADOS CLÍNICOS

SINAIS E SINTOMAS

- Sangramento vaginal
- Pode ocorrer obstrução da cérvice com coleção de pus (piométrio) ou sangue (hematométrio) causando dor abdominal baixa
- Entretanto, a dor em geral ocorre tardiamente na doença, com metástases ou infecção

DIAGNÓSTICO DIFERENCIAL

- Hiperplasia ou proliferação endometrial
- Leiomiomas uterinos (fibroides)
- Pólipo endometrial
- Câncer cervical
- Endométrio atrófico
- Adenomiose (endometriose uterina)
- Vaginite atrófica
- Tumor ovariano
- Leiomiossarcoma

DIAGNÓSTICO

EXAMES LABORATORIAIS

- Os esfregaços de Papanicolaou da cérvice ocasionalmente mostram células endometriais atípicas, mas são uma ferramenta diagnóstica insensível

DIAGNÓSTICO POR IMAGEM

- A ultrassonografia vaginal pode mostrar a espessura do endométrio indicando hipertrofia e possível alteração neoplásica

PROCEDIMENTOS DIAGNÓSTICOS

- A amostragem endocervical e endometrial é o único meio confiável de diagnóstico. Espécimes adequados de cada um em geral podem ser obtidos durante um procedimento ambulatorial com anestesia local (bloqueio paracervical)
- A histeroscopia simultânea pode localizar pólipos ou outras lesões dentro da cavidade uterina
- Avaliar a extensão da doença com
  – Exame sob anestesia
  – Amostragem endometrial e endocervical
  – Radiografia de tórax
  – Urografia intravenosa
  – Cistoscopia
  – Sigmoidoscopia
  – Ultrassonografia transvaginal
  – RM
- O estadiamento é baseado na avaliação cirúrgica e patológica

TRATAMENTO

MEDICAÇÕES

- O adenocarcinoma endometrial avançado ou metastático pode ser paliado com doses grandes de progestinas como, por exemplo, medroxiprogesterona, 400 mg IM semanalmente, ou acetato de megestrol, 80-160 mg VO diariamente
- O papel da quimioterapia isolada ou com radioterapia está sob investigação

CIRURGIA

- O tratamento consiste em histerectomia total e salpingo-ooforectomia bilateral. O material peritoneal para exame citológico é habitualmente obtido

PROCEDIMENTOS TERAPÊUTICOS

- A irradiação externa preliminar ou a radioterapia intracavitária estão indicadas se o câncer for pouco diferenciado ou se o útero estiver definitivamente aumentado na ausência de miomas

DESFECHOS

SEGUIMENTO

- Exame a cada 3-4 meses por 2 anos, então a cada 6 meses

COMPLICAÇÕES

- Relacionadas com a terapia, irradiação *versus* cirurgia

PROGNÓSTICO

- Com diagnóstico e tratamento precoces, a sobrevida em 5 anos é de 80-85%

CASOS DE ENCAMINHAMENTO

- Todas as pacientes com carcinoma do endométrio devem ser encaminhadas a um ginecologista
- Se a invasão profunda do miométrio tiver ocorrido, ou se os linfonodos pré-aórticos forem positivos para tumor, a irradiação pós-operatória está indicada

PREVENÇÃO

- A amostragem endometrial imediata para as pacientes que relatam sangramento menstrual anormal ou sangramento uterino pós-menopáusico revelará muitos casos incipientes, bem como clínicos, de câncer endometrial
- As mulheres mais jovens com anovulação crônica estão em risco para hiperplasia endometrial e câncer endometrial subsequente. Elas podem reduzir o risco de hiperplasia quase que completamente com o uso de anticoncepcionais orais ou com a terapia de progestina cíclica

EVIDÊNCIAS

DIRETRIZES CLÍNICAS

- American Cancer Society guidelines on testing for early endometrial cancer detection – update 2001
- American College of Obstetricians and Gynecologists. ACOG Practice Bulletin, Clinical Management Guidelines for Obstetrician-Gynecologists, Nº.65, August 2005: Management of endometrial cancer. Obstet Gynecol. 2005 Aug; 106(2):413-25. [PMID: 16055605]
- Teng N et al; NCCN Endometrial Cancer and Uterine Sarcoma Practice Guidelines Panel. National Comprehensive Cancer Network: Uterine Cancers v.1.2004

ENDEREÇO ELETRÔNICO

- National Cancer Institute: Endometrial Cancer Information for Patients and Health Professionals

INFORMAÇÕES PARA OS PACIENTES

- American Academy of Family Physicians: Endometrial Cancer
- American Cancer Society: Endometrial Cancer
- JAMA patient page. Endometrial cancer. JAMA. 2002;288:1678. [PMID: 12362917]
- MedlinePlus: Endometrial Cancer

REFERÊNCIA

- Amant F et al. Endometrial cancer. Lancet 2005 Aug 6-12;366(9484):491-505. [PMID: 16084259]

Câncer Esofágico

CARACTERÍSTICAS PRINCIPAIS

PRINCÍPIOS BÁSICOS DO DIAGNÓSTICO

- Disfagia progressiva para alimentos sólidos
- Perda de peso
- A endoscopia com biópsia estabelece o diagnóstico

CONSIDERAÇÕES GERAIS

- Dois tipos histológicos
  - Carcinoma de células escamosas: ocorre ao longo de todo o esôfago; metade ocorre no terço distal
  - Adenocarcinoma: quase todos ocorrem no terço distal do esôfago
- Fatores de risco para câncer de células escamosas
  - Uso crônico de álcool e tabaco
  - Tilose
  - Acalasia
  - Estenose esofágica induzida por substância cáustica
  - Outros cânceres de cabeça e pescoço
  - Alta incidência em certas regiões da China e no sudeste da Ásia
- Fatores de risco para adenocarcinoma
  - Metaplasia de Barrett devido a refluxo gastresofágico crônico
  - Obesidade

ASPECTOS DEMOGRÁFICOS

- Ocorre habitualmente em pessoas de 50-70 anos de idade
- A proporção de homens para mulheres é de 3:1

ACHADOS CLÍNICOS

SINAIS E SINTOMAS

- Disfagia para alimentos sólidos (> 90%)
- Odinofagia
- Perda de peso significativa
- Tosse à deglutição ou pneumonias recorrentes sugerem fístula traqueoesofágica por extensão local do tumor
- Extensão mediastinal com dor torácica ou lombar
- A rouquidão sugere envolvimento de nervo laríngeo recorrente
- O exame físico é frequentemente pouco esclarecedor
- Linfadenopatia supraclavicular ou cervical e hepatomegalia sugerem doença metastática

DIAGNÓSTICO DIFERENCIAL

- Estenose péptica
- Acalasia
- Adenocarcinoma do cárdia gástrico com envolvimento esofágico
- Anel esofágico (p. ex., de Schatzki) ou divertículo

DIAGNÓSTICO

EXAMES LABORATORIAIS

- Anemia relacionada com doença crônica ou perda oculta de sangue
- Aminotransferase ou fosfatase alcalina elevadas em caso de metástases hepáticas
- Hipoalbuminemia

DIAGNÓSTICO POR IMAGEM

- As radiografias de tórax podem mostrar adenopatia
- Esofagograma com bário
- TC do tórax e do fígado para avaliação de metástases e linfadenopatia

PROCEDIMENTOS DIAGNÓSTICOS

- Endoscopia alta com biópsia
- A ultrassonografia endoscópica com aspiração por agulha fina (AAF) guiada de linfonodos é superior à TC para avaliar a extensão e o envolvimento de linfonodos locais
- Classificação TNM

TRATAMENTO

MEDICAÇÕES
- Quimioterapia (cisplatina e fluoruracil) mais radioterapia em pacientes com doença "curável" que sejam candidatos ruins a cirurgia

CIRURGIA
- Cirurgia isolada para câncer de estádio I e estádio IIA; duas opções:
  - Esofagectomia trans-hiatal com anastomose do estômago ao esôfago cervical
  - Excisão transtorácica do esôfago com ressecção nodal; tem morbidade e mortalidade transoperatória mais altas, mas possível melhora da sobrevida em 5 anos
- A cirurgia com quimioterapia neoadjuvante (cisplatina e fluoruracil) e radioterapia para pacientes com câncer de estádio IIB e câncer de estádio IIA é usada em alguns centros, embora os benefícios da terapia neoadjuvante não estejam comprovados

PROCEDIMENTOS TERAPÊUTICOS
- Terapia paliativa para pacientes com disseminação local extensa do tumor (T4) ou metástases à distância (M1), ou seja, a maioria dos pacientes com tumores de estádio IIIB e estádio IV
  - Radioterapia
  - Colocação peroral de *stents* metálicos expansíveis permanentes
  - Aplicação endoscópica de terapia por *laser*
  - Terapia fotodinâmica
- As complicações dos *stents*, como perfuração, migração e crescimento do tumor, ocorrem em 20-40%
- Terapia fotodinâmica
  - Usa um agente fotossensibilizante (porfimer sódico) em combinação com irradiação por *laser* de baixa potência de 630 nm feita endoscopicamente
  - Os efeitos colaterais incluem fotossensibilidade da pele por 4-6 semanas e estreitamento esofágico

DESFECHOS

COMPLICAÇÕES
- Invasão de estruturas mediastinais
- Fístula traqueoesofágica

PROGNÓSTICO
- A taxa de sobrevida global em 5 anos é < 15%

- A maioria dos pacientes já tem doença avançada na apresentação

CASOS DE ENCAMINHAMENTO
- Desidratação por disfagia
- Cuidados paliativos

PREVENÇÃO
- Adenocarcinoma: rastreamento endoscópico a cada 3-5 anos em pacientes com esôfago de Barrett para detectar displasia ou carcinoma
- Carcinoma de células escamosas
  - Eliminar os cigarros
  - Em regiões endêmicas, o rastreamento endoscópico pode ser necessário

EVIDÊNCIAS

DIRETRIZES CLÍNICAS
- Allum WH et al. Guidelines for the management of oesophageal and gastric cancer. Gut. 2002;50(9 Suppl 5):v1. [PMID: 12049068]
- American Gastroenterological Association Medical Position Statement: role of the gastroenterologist in the management of esophageal carcinoma. Gastroenterology. 2005;128:1468. [PMID: 15887128]
- Wong RK et al. Combined modality radiotherapy and chemotherapy in nonsurgical management of localized carcinoma of the esophagus: a practice guideline. Int J Radiat Oncol Biol Phys. 2003;55:930. [PMID: 12605971]

INFORMAÇÕES PARA OS PACIENTES
- Cleveland Clinic – Esophageal cancer
- National Cancer Institute

REFERÊNCIAS
- Cunningham D et al; MAGIC Trial Participants. Perioperative chemotherapy versus surgery for resectable gastroesophageal cancer. N Engl J Med. 2006 Jul 6;355(1): 11-20. [PMID: 16822992]
- Malthaner RA et al. Preoperative chemotherapy for resectable thoracic esophageal cancer. Cochrane Database Rev. 2006 Jul 19;3:CDO01556. [PMID: 16855972]
- Wang KK et al; American Gastroenterological Association. American Gastroenterological Association medical position statement: Role of the gastroenterologist in the management of esophageal carcinoma. Gastroenterology. 2005 May; 128(5):1468-70. [PMID: 15887128]
- Wang KK et al. American Gastroenterological Association Technical Review on the role of the gastroenterologist in the management of esophageal carcinoma. Gastroenterology. 2005 May; 128(5):1471-505. [PMID: 15887129]

Câncer Gástrico

CARACTERÍSTICAS PRINCIPAIS

PRINCÍPIOS BÁSICOS DO DIAGNÓSTICO
- Sintomas dispépticos com perda de peso em pacientes > 40 anos de idade
- Anemia ferropriva; sangue oculto nas fezes
- Anormalidade na série gastrintestinal superior ou na endoscopia

CONSIDERAÇÕES GERAIS
- O adenocarcinoma gástrico é o câncer mais comum mundialmente
- A maioria dos cânceres gástricos surge no antro
- A gastrite crônica por *Helicobacter pylori* é o principal fator de risco
- Contudo, dentre os indivíduos cronicamente infectados com *H. pylori*, o carcinoma gástrico se desenvolverá em < 1%
- Outros fatores de risco
  - Adenomas gástricos
  - Gastrite atrófica crônica com metaplasia intestinal
  - Anemia perniciosa
  - Ressecção gástrica parcial > 15 anos antes

ASPECTOS DEMOGRÁFICOS
- A incidência nos Estados Unidos declinou em dois terços durante os últimos 30 anos
- Atualmente, 20.000 casos por ano nos Estados Unidos
- Incomum abaixo dos 40 anos; a idade média no diagnóstico é de 63 anos
- Os homens são afetados duas vezes mais do que as mulheres
- A incidência é mais alta em hispânicos, afro-americanos e americanos asiáticos

ACHADOS CLÍNICOS

SINAIS E SINTOMAS
- Geralmente assintomático ou com sintomas não específicos até a doença avançada
- Dispepsia, dor epigástrica vaga, anorexia, saciedade precoce e perda de peso
- Hemorragia digestiva alta aguda com hematêmese ou melena
- Vômitos pós-prandiais sugerem obstrução da saída gástrica

- Disfagia progressiva sugere obstrução esofágica inferior
- O exame físico é raramente útil
- A massa gástrica é palpada em < 20%
- Linfadenopatia: linfonodo supraclavicular esquerdo (nódulo de Virchow), nódulo umbilical (nódulo da Irmã Maria José)
- Prateleira retal rígida (prateleira de Blumer)
- Metástases ovarianas (tumor de Krukenberg)

DIAGNÓSTICO DIFERENCIAL
- Úlceras gástricas benignas
- Linfoma
- Doença de Menetrier

DIAGNÓSTICO

EXAMES LABORATORIAIS
- Fezes guáiaco-positivas
- Anemia ferropriva ou anemia de doença crônica
- Anormalidades nos testes de função hepática em caso de disseminação metastática
- Os marcadores sorológicos (p. ex., antígeno carcinoembriônico) não são úteis

DIAGNÓSTICO POR IMAGEM
- Série gastrintestinal superior com bário quando a endoscopia não estiver prontamente disponível
- A série gastrintestinal superior pode não detectar lesões pequenas ou superficiais e não pode distinguir confiavelmente as ulcerações benignas das malignas
- Avaliação pré-operatória com TC abdominal e ultrassonografia endoscópica

PROCEDIMENTOS DIAGNÓSTICOS
- Endoscopia alta com biópsia e escovados citológicos
- Estadiamento pelo sistema TNM
  - Estádio I: T1N0, T1N1, T2N0, todos M0
  - Estádio II: T1N2, T2N1, T3N0, todos M0
  - Estádio III: T2N2, T3N1, T4N0, todos M0
  - Estádio IV: T4N2M0, qualquer M1
- Depois do estadiamento pré-operatório, mais ou menos dois terços demonstram ter doença localizada (i.e., estádios I-III)

TRATAMENTO

MEDICAÇÕES
- A quimioterapia com agente único ou combinada com fluoruracil, doxorrubicina e cisplatina ou mitomicina pode fornecer paliação em até 30%
- Os pacientes com tumores em estádio III submetidos à ressecção curativa podem ser considerados para quimiorradioterapia adjuvante pós-operatória

CIRURGIA
- Para os pacientes com doença clinicamente localizada (estádios I-III), exploração cirúrgica
  - Os pacientes com doença localizada confirmada devem ser submetidos à ressecção cirúrgica radical com intenção curativa
  - Cerca de 25% demonstrarão ter tumores localmente irressecáveis ou metástases peritoneais, hepáticas ou em linfonodos à distância, e a ressecção cirúrgica "curativa" não se justifica
- Ressecção paliativa do tumor
  - Pode reduzir o risco de sangramento e obstrução
  - Leva a uma melhora na qualidade de vida
  - Melhora a sobrevida
- Para os pacientes com doença irressecável, a gastrojejunostomia pode evitar a obstrução

PROCEDIMENTOS TERAPÊUTICOS
- Após estadiamento cuidadoso (incluindo ultrassonografia endoscópica), os cânceres gástricos pequenos (< 3 cm), precoces e intramucosos são passíveis de ressecção mucosa endoscópica
- A terapia endoscópica com *laser* ou *stent*, a radioterapia ou a embolização angiográfica podem paliar o sangramento ou a obstrução de tumores irressecáveis

DESFECHOS

SEGUIMENTO
- Depois da terapia cirúrgica, o seguimento adicional é determinado pelo curso clínico
- O seguimento de rotina não é recomendado

COMPLICAÇÕES
- Perda gastrintestinal aguda ou crônica de sangue
- Obstrução da saída gástrica
- Carcinomatose com ascite, obstrução do intestino delgado

PROGNÓSTICO
- Sobrevida relacionada com o estádio, a localização e as características histológicas do tumor
- A sobrevida global a longo prazo é < 15%
- Os tumores em estádio I e estádio II ressecados com intenção curativa têm uma sobrevida > 50% a longo prazo
- Os pacientes com tumores em estádio III têm uma sobrevida < 20% a longo prazo
- Os tumores do tipo difuso e em anel de sinete têm um prognóstico pior do que aqueles do tipo intestinal
- Os tumores do estômago proximal (fundo e cárdia) têm uma sobrevida em 5 anos < 15%, um prognóstico muito pior do que o das lesões distais

CASOS DE ENCAMINHAMENTO
- Os pacientes com um diagnóstico confirmado de adenocarcinoma gástrico devem ser avaliados por um cirurgião geral ou oncologista

CASOS DE ADMISSÃO HOSPITALAR
- Hemorragia digestiva alta aguda
- Vômitos e desidratação

PREVENÇÃO
- No Japão é feito rastreamento endoscópico populacional
- No momento, não se recomenda a testagem e o tratamento do *H. pylori* baseados na população como uma medida quimiopreventiva para reduzir a incidência de adenocarcinoma gástrico

EVIDÊNCIAS

DIRETRIZES CLÍNICAS
- Dicken BJ et al. Gastric adenocarcinoma: review and consideration for future directions. Ann Surg. 2005; 241:27. [PMID: 15478858]
- Earle CC et al. Neoadjuvant or adjuvant therapy for resectable gastric cancer? A practice guideline. Can J Surg. 2002; 45:438. [PMID: 12500920]

ENDEREÇO ELETRÔNICO
- WebPath GI Pathology Index

INFORMAÇÕES PARA OS PACIENTES
- Cleveland Clinic – Stomach cancer
- Mayo Clinic – Stomach cancer
- MedlinePlus – Gastric cancer

REFERÊNCIAS
- Dicken BJ et al. Gastric adenocarcinoma: review and considerations for future directions. Ann Surg. 2005 Jan; 241(1):27-39. [PMID: 15621988]
- Hazard L et al. Role of radiation therapy in gastric adenocarcinoma. World J Gastroenterol. 2006 Mar 14; 12(10): 1511-20. [PMID: 16570342]
- McCulloch P et al. Extended versus limited lymph node dissection technique

for adenocarcinoma of the stomach. Cochrane Database Syst Rev. 2004 Oct 18; (4):CDO01964. [PMID: 15495024]
- Melfertheiner P et al. *Helicobacter pylori* eradication has the potential to prevent gastric cancer: a state-of-the-art critique. Am J Gastroenterol. 2005 Sep; 100(9):2100-15. [PMID: 16128957]

Câncer Pancreático

CARACTERÍSTICAS PRINCIPAIS

PRINCÍPIOS BÁSICOS DO DIAGNÓSTICO

- Icterícia obstrutiva (pode ser indolor)
- Aumento de volume da vesícula biliar (pode ser doloroso)
- Dor abdominal superior com irradiação para as costas, perda de peso e tromboflebite são geralmente manifestações tardias

CONSIDERAÇÕES GERAIS

- Carcinomas
  - Neoplasia pancreática mais comum
  - Cerca de 75% encontram-se na cabeça do pâncreas, enquanto o restante (25%) no corpo e na cauda desse órgão
  - Aqueles que envolvem a cabeça do pâncreas, a ampola de Vater, o ducto biliar comum distal e o duodeno costumam ser indistinguíveis em termos clínicos
  - Destes, os carcinomas do pâncreas constituem mais de 90% dos casos; esses carcinomas compreendem 2% de todos os cânceres e 5% das mortes por câncer
- Os tumores neuroendócrinos respondem por 2-5% das neoplasias pancreáticas
- Neoplasias císticas
  - Apenas 1% dos cânceres pancreáticos
  - Frequentemente confundidas com pseudocistos
  - Devem ser suspeitadas quando alguma lesão cística no pâncreas é achada na ausência de histórico de pancreatite
  - Enquanto os cistadenomas serosos são benignos, os cistadenomas mucinosos, os tumores mucinosos papilares intraductais, as neoplasias císticas papilares e os tumores císticos das ilhotas pancreáticas são pré-malignos
- Estadiamento pela classificação TNM
  - Tis: carcinoma *in situ*
  - T1: tumor limitado ao pâncreas, ≤ 2 cm na dimensão máxima
  - T2: tumor limitado ao pâncreas, > 2 cm na dimensão máxima
  - T3: tumor que se estende além do pâncreas, mas sem envolvimento do eixo celíaco ou da artéria mesentérica superior
  - T4: tumor que envolve o eixo celíaco ou a artéria mesentérica superior

ASPECTOS DEMOGRÁFICOS

- Fatores de risco
  - Idade
  - Obesidade
  - Tabagismo
  - Pancreatite crônica
  - Radiação abdominal prévia
  - Histórico familiar
- Em torno de 7-8% dos pacientes com câncer pancreático possuem algum parente de primeiro grau com esse tipo de câncer, em comparação com 0,6% dos indivíduos-controle

ACHADOS CLÍNICOS

SINAIS E SINTOMAS

- Dor
  - Presente em mais de 70% dos casos
  - Frequentemente vaga e difusa
  - Localizada no epigástrio ou quadrante superior esquerdo quando a lesão se encontra na cauda do pâncreas
  - A irradiação da dor para as costas é comum e, algumas vezes, predominante
  - Sentar-se ereto e inclinar-se para frente pode proporcionar certo alívio, o que costuma indicar disseminação extrapancreática e inoperabilidade
- A diarreia, talvez por má digestão, é um sintoma precoce ocasional
- A perda de peso comumente ocorre na fase tardia da doença, podendo estar associada a depressão
- Ocasionalmente, pancreatite aguda ou diabetes melito de início recente constitui a apresentação clínica
- A icterícia costuma ser atribuída à obstrução biliar na cabeça pancreática
- Uma vesícula biliar palpável é indicativa de obstrução por neoplasia (lei de Courvoisier), mas há frequentes exceções
- Pode haver massa firme, fixa e, ocasionalmente, sensível
- Em casos avançados, pode ser palpável um nódulo periumbilical firme (nódulo da "Irmã Maria José")
- A tromboflebite migratória é um sinal raro

DIAGNÓSTICO DIFERENCIAL

- Coledocolitíase
- Pseudocisto pancreático ou neoplasia cística
- Carcinoma do trato biliar
- Estenose biliar
- Carcinoma hepatocelular
- Colangite esclerosante primária
- Cirrose biliar primária

DIAGNÓSTICO

EXAMES LABORATORIAIS

- Pode haver anemia leve
- Glicosúria, hiperglicemia e tolerância à glicose diminuída ou diabetes melito verdadeiro (10-20% dos casos)
- O nível sérico de amilase ou lipase ocasionalmente se apresenta elevado
- As provas bioquímicas da função hepática podem sugerir icterícia obstrutiva
- É incomum esteatorreia na ausência de icterícia
- A presença de sangue oculto nas fezes é sugestiva de carcinoma da ampola de Vater (a combinação de obstrução biliar e sangramento pode conferir às fezes uma aparência prateada peculiar)
- O CA 19-9, com sensibilidade de 70% e especificidade de 87%, não é sensível o suficiente para detecção precoce; um aumento nos valores também é encontrado em casos de pancreatite e colangite agudas e crônicas

DIAGNÓSTICO POR IMAGEM

- No caso de carcinoma da cabeça do pâncreas, uma série do trato gastrintestinal superior pode revelar
  - Alargamento de alça duodenal
  - Anormalidades da mucosa do duodeno, variando desde edema até invasão
  - Espasmo ou compressão
- A ultrassonografia não é um exame confiável por causa da interferência provocada pelos gases intestinais
- TC helicoidal de cortes finos em múltiplas fases
  - Detecta a existência de massa em mais de 80% dos casos
  - É capaz de delinear a extensão do tumor e permitir a obtenção de aspirado percutâneo com agulha fina para estudos citológicos
- A RM é uma alternativa à TC
- A tomografia por emissão de pósitrons parece ser uma técnica sensível para detectar câncer pancreático e metástases

PROCEDIMENTOS DIAGNÓSTICOS

- Ultrassonografia endoscópica
  - Mais sensível do que a TC no diagnóstico de câncer pancreático, sendo equivalente para determinar envolvimento lifonodal e ressecabilidade
  - Pode guiar a aspiração com agulha fina para diagnóstico tecidual e marcadores tumorais
- Colangiopancreatografia endoscópica retrógrada (CPER)
  - Pode elucidar imagens ambíguas obtidas por TC ou RM, por meio de delimitação do sistema do ducto pancreático ou confirmação de neoplasia ampular ou biliar
  - Facilita a descompressão de árvore biliar obstruída
- A colangiopancreatografia por ressonância magnética (CPRM) é tão sensível quanto a CPER no diagnóstico de câncer pancreático
- Pancreatoscopia ou ultrassonografia intraductal
  - Pode avaliar os defeitos de preenchimento no ducto pancreático
  - É capaz de estimar a possibilidade de ressecção de tumores mucinosos papilares intraductais
- Em caso de obstrução da veia esplênica, há esplenomegalia ou varizes gástricas; a última alteração é delineada por endoscopia, ultrassonografia endoscópica ou angiografia
- Arteriografia mesentérica seletiva
  - Pode demonstrar a invasão de vasos por algum tumor, o que o torna inoperável
  - De modo geral, essa técnica foi substituída por TC helicoidal de múltiplas fases
- As neoplasias císticas podem ser distinguidas por seu aspecto nos exames de TC, ultrassonografia endoscópica e CPER, bem como pelas características do líquido cístico na análise macroscópica e citológica

TRATAMENTO

MEDICAÇÕES

- A combinação de quimiorradioterapia pode ser utilizada como tratamento paliativo de câncer não ressecável confinado ao pâncreas
- A quimioterapia com fluoruracil e gencitabina foi frustrante em casos de câncer pancreático metastático, embora haja relatos de aumento nas taxas de resposta com a gencitabina
- A quimioterapia adjuvante ou neoadjuvante à base de gencitabina possui certo benefício, possivelmente em combinação com radioterapia

CIRURGIA

- Em cerca de 30% dos casos, haverá necessidade de exploração abdominal na impossibilidade de obtenção do diagnóstico citológico ou na tentativa de ressecção
- Na presença de massa localizada na cabeça do pâncreas e na ausência de icterícia, o procedimento de laparoscopia pode detectar metástases peritoneais ou hepáticas minúsculas e, com isso, evitar a ressecção em cerca de 10% dos pacientes
- A ressecção pancreaticoduodenal radical (técnica de Whipple) fica indicada para lesões estritamente limitadas à cabeça do pâncreas, à zona periampular e ao duodeno
- A ressecção cirúrgica é indicada para todas as neoplasias císticas mucinosas, cistadenomas serosos sintomáticos e tumores císticos que permanecem indefinidos após TC helicoidal, ultrassom endoscópico e aspirado diagnóstico

PROCEDIMENTOS TERAPÊUTICOS

- Quando a ressecção não for possível, realiza-se a aplicação endoscópica de *stent* no ducto biliar, ou o desvio (*bypass*) biliar cirúrgico, para aliviar a icterícia
- A gastrojejunostomia também será efetuada caso se preveja o desenvolvimento mais tardio de obstrução duodenal
- Alternativamente, a colocação endoscópica de *stent* duodenal autoexpansível pode ser praticável
- O bloqueio do plexo nervoso celíaco ou a esplancnicectomia toracoscópica podem melhorar o controle da dor
- A terapia fotodinâmica está sendo estudada

DESFECHOS

PROGNÓSTICO

- O carcinoma do pâncreas, especialmente no corpo ou na cauda desse órgão, tem prognóstico ruim. As taxas de sobrevida relatadas em 5 anos variam de 2 a 5%
- O aparecimento de icterícia e o envolvimento de linfonodos são fatores prognósticos adversos
- As lesões da ampola de Vater apresentam prognóstico melhor, com taxas de sobrevida relatadas de 20-40% após ressecção em um período de 5 anos
- As neoplasias císticas pancreáticas exibem prognóstico mais favorável do que o adenocarcinoma pancreático
- Em pacientes cuidadosamente selecionados, a ressecção de câncer da cabeça pancreática é possível, resultando em sobrevida razoável
- Em pessoas com evolução da doença após o tratamento, é essencial a reunião de todos os esforços no cuidado paliativo

PREVENÇÃO

- Em pessoas com histórico familiar de câncer pancreático, a triagem com TC helicoidal e ultrassonografia endoscópica deve ser considerada, começando 10 anos antes da idade em que esse tipo de câncer foi diagnosticado em algum membro da família

EVIDÊNCIAS

DIRETRIZES CLÍNICAS

- Earle CC et al. Cancer Care Ontario Practice Guidelines Initiative's Gastrointestinal Cancer Disease Site Group. The treatment of locally advanced pancreatic cancer: a practice guideline. Can J Gastroenterol. 2003;17:161. [PMID: 12677264]
- Guidelines for the management of patients with pancreatic cancer periampullary and ampullary carcinomas. Gut. 2005;54 (Suppl V):v1. [PMID: 15888770]
- National Guideline Clearinghouse

ENDEREÇO ELETRÔNICO

- Cystic and Papillary Epithelial Neoplasm of the Pancreas Demonstration Case

INFORMAÇÕES PARA OS PACIENTES

- National Cancer Institute

REFERÊNCIAS

- Canto MI et al. Screening for early pancreatic neoplasia in high-risk individuals: a prospective controlled study. Clin Gastroenterol Hepatol. 2006 Jun; 4(6):766-81. [PMID: 16682259]
- Gupta S et al. New-onset diabetes and pancreatic cancer. Clin Gastroenterol Hepatol. 2006 Nov;4(11):1366-72. [PMID: 16945591]
- Maire F et al. Long-term outcome of biliary and duodenal stents in palliative treatment of patients with unresectable adenocarcinoma of the head of pancreas. Am J Gastroenterol. 2006 Apr; 101(4):735-42. [PMID: 16635221]
- Newman EA et al. Adjuvant treatment strategies for pancreatic cancer. J Gastrointest Surg. 2006 Jun; 10(6):916-26. [PMID: 16769552]

- Oettle H et al. Adjuvant chemotherapy with gemcitabine vs observation in patients undergoing curative-intent resection of pancreatic cancer: a randomized controlled trial. JAMA. 2007 Jan 17; 297(3):267-77. [PMID: 17227978]
- Shaib YH et al. The epidemiology of pancreatic cancer in the United States: changes below the surface. Aliment Pharmacol Ther. 2006 Jul 1;24(1): 8794. [PMID: 16803606]

Câncer, Visão Geral

CARACTERÍSTICAS PRINCIPAIS

PRINCÍPIOS BÁSICOS DO DIAGNÓSTICO
- Nos Estados Unidos, é a segunda causa mais comum de morte, depois da doença cardiovascular
- Em 2006, ~1,4 milhões de novos casos de câncer invasivo e > 570.000 mortes por câncer
- O câncer invasivo se desenvolverá em um de cada dois homens e em uma de cada três mulheres durante a vida

CONSIDERAÇÕES GERAIS
- A causa da maioria dos cânceres é desconhecida
- As mutações do DNA em proto-oncogenes ou a deleção de genes supressores do tumor (p. ex., *p53*), ou ambas, causam uma proliferação celular anormal
- A superexpressão do *Bcl-2* no câncer de mama, cólon, próstata, cabeça e pescoço, e ovário é um mecanismo de resistência à quimioterapia e à radioterapia
- Certas anormalidades cromossômicas estão associadas a malignidades específicas e podem ser usadas para avaliar o prognóstico e determinar o tratamento
- A supressão autoimune pode contribuir para o desenvolvimento de câncer
- A predisposição hereditária a alguns cânceres, ligada a mutações de genes, é uma causa relativamente rara de câncer
- As mutações genéticas somáticas podem ser causadas por
  - Exposição ambiental
  - Suscetibilidade genética às toxinas ambientais
  - Agentes infecciosos
  - Agentes físicos
  - Fármacos, incluindo agentes quimioterápicos como agentes alquilantes e inibidores da topoisomerase II

ASPECTOS DEMOGRÁFICOS
- Fatores de risco para o câncer
  - Idade
  - Uso de tabaco
  - Dieta
  - Consumo de álcool
  - Obesidade
  - Paridade
  - Duração da lactação
  - Certas profissões

ACHADOS CLÍNICOS

SINAIS E SINTOMAS
- Anorexia
- Mal-estar
- Perda de peso
- Febre
- Efeitos locais do crescimento do tumor
- Síndromes paraneoplásicas (Tabela 9)

DIAGNÓSTICO DIFERENCIAL
- Depressão
- Doença da tireoide
- Distúrbios metabólicos (doença renal ou hepática)
- Infecção crônica
- Doença reumatológica

DIAGNÓSTICO

EXAMES LABORATORIAIS
- Os marcadores tumorais são primariamente usados para avaliar a resposta à terapia na doença avançada
- Os marcadores tumorais só devem ser utilizados para o rastreamento em circunstâncias especiais

DIAGNÓSTICO POR IMAGEM
- As radiografias são ocasionalmente úteis
- TC, RM
- PET ou PET/TC pode ser mais sensível para certos cânceres
- Cintilografia óssea para avaliar metástases esqueléticas

PROCEDIMENTOS DIAGNÓSTICOS
- Estadiamento cirúrgico na doença inicial
- A biópsia de linfonodo-sentinela reduz as complicações da dissecção de linfonodos axilares no câncer de mama
- Estadiamento
  - Sistema TNM: usado para indicar a extensão do câncer antes de começar a terapia definitiva
    - Extensão do tumor primário não tratado (T)
    - Envolvimento de linfonodos regionais (N)
    - Metástases à distância (M)
  - O estadiamento de certos tumores (linfomas, doença de Hodgkin) difere para refletir a sua história natural e para melhor direcionar as decisões de tratamento
  - As características patológicas de certos tumores adicionam informação prognóstica (p. ex., receptores de estrogênio, grau do tumor)
  - Os seguintes podem ter significância prognóstica e direcionar a terapia
    - Superexpressão ou subprodução de produtos oncogenéticos (*HER-2/neu* no câncer de mama)
    - Infecção de células cancerosas com genomas virais específicos (subtipos do HPV no câncer da cérvice)
    - Certas translocações ou deleções cromossômicas (alteração do gene do receptor de ácido retinoico na leucemia promielocítica aguda)

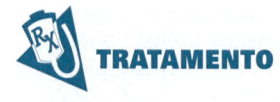

TRATAMENTO

MEDICAÇÕES
- Quimioterapia sistêmica
  - Como terapia curativa para certas malignidades
  - Como terapia "neoadjuvante" pré-operatoriamente para reduzir o tamanho e a extensão do tumor primário, permitindo sua excisão completa na cirurgia
  - Como terapia adjuvante para diminuir a taxa de recaídas, para melhorar o intervalo livre de doença e para melhorar a taxa de cura
  - Como terapia paliativa para os sintomas e para prolongar a sobrevida em alguns pacientes com malignidades incuráveis
  - Como terapia intensiva em combinação com o transplante de medula óssea para melhorar a taxa de cura em certos cânceres, com terapia biológica direcionada para realçar a resposta
- A administração regional de agentes quimioterápicos ativos no local do tumor pode resultar em alívio paliativo e sobrevida prolongada
- Tipos de cânceres responsivos à quimioterapia e os atuais tratamentos de escolha: Tabela 6
- Esquemas de dosagem e toxicidades dos agentes quimioterápicos comuns: Tabela 7
- Terapia hormonal (ou ablação) usada no tratamento e alívio paliativo dos cânceres de mama, próstata e endométrio
- Os bifosfonados são usados para reduzir a dor e as fraturas nas metástases ósseas
- Outros medicamentos para os cuidados de apoio incluem os fatores de crescimento de leucócitos e hemácias, bem como os medicamentos para dor

CIRURGIA

- A ressecção é o tratamento de escolha para os cânceres GI, geniturinários, do SNC, de mama, da tireoide e da pele e para os sarcomas
- A ablação criocirúrgica vem sendo avaliada para o câncer de mama e de próstata localizados
- A ressecção de metástases isoladas e de recidivas limitadas pode resultar em sobrevida sem doença por longo prazo

PROCEDIMENTOS TERAPÊUTICOS

- A terapia com radiação é usada primariamente ou em combinação com cirurgia e/ou quimioterapia para os cânceres de
  - Laringe, cavidade oral, faringe, esôfago
  - Mama
  - Pulmão
  - Cólon e reto
  - Cérvice uterina, vagina
  - Próstata
  - Pele
  - Cérebro, medula espinal
  - Linfomas de Hodgkin e não Hodgkin

DESFECHOS

SEGUIMENTO

- Monitorar as toxicidades e a necessidade de cuidados de suporte (Tabela 8)
- Avaliar a resposta do tumor por exame, imagens radiográficas e marcadores tumorais
  - Parcial: ≥ 50% de redução na soma dos diâmetros das massas tumorais originais
  - Completa: desaparecimento do tumor
  - Progressão: aumento no tamanho do tumor em ≥ 25% ou quaisquer lesões novas

COMPLICAÇÕES

Câncer

- Compressão de medula espinal
- Hipercalcemia
- Hiperuricemia e nefropatia aguda por urato
- Síndrome carcinoide maligna
- Derrames malignos
- Infecção
- Mucosite/esofagite
- Sintomas GI
- Dor
- Anorexia/perda de peso
- Síndromes paraneoplásicas (Tabela 9)

Terapia

- Toxicidades dos agentes quimioterápicos comuns: Tabela 7
- **Toxicidade aguda da radiação**: Mal-estar, anorexia, náuseas, vômitos, gastrenterite, diarreia, alterações locais na pele, ulceração na mucosa da área irradiada, supressão de medula óssea, pneumonite, insuficiência cardíaca congestiva
- **Toxicidade da radiação a longo prazo**: Mortalidade cardíaca aumentada com irradiação do tórax, leucemias secundárias e tumores sólidos, função diminuída do órgão irradiado, mielopatia, osteonecrose, hiperpigmentação e carcinoma basocelular da pele envolvida

PROGNÓSTICO

- O estado funcional no diagnóstico (ou no começo do tratamento) é um fator prognóstico importante e determinante do desfecho, com ou sem terapia dirigida ao tumor
- Depende do estádio e da biologia do tumor

CASOS DE ENCAMINHAMENTO

- Os pacientes com histórias familiares relevantes precisam ser encaminhados para rastreamento e aconselhamento genético

CASOS DE ADMISSÃO HOSPITALAR

- Emergências oncológicas
- Febre e neutropenia depois da quimioterapia
- Dor intratável

PREVENÇÃO

Primária

- Cessação do tabagismo
- Dietas ricas em legumes e frutas e pobres em gorduras saturadas
- Exposição reduzida à luz UV; uso regular de protetor solar
- Aspirina e AINEs para câncer de cólon, pólipos
- Vitamina E para câncer de próstata
- Cálcio para pólipos de cólon e selênio para câncer de próstata
- Tamoxifeno e raloxifeno para câncer de mama
- Anticoncepcionais orais para câncer de ovário
- Ooforectomia ou mastectomia profilática bilateral
- Os inibidores da aromatase estão sendo clinicamente testados para determinar a sua efetividade

Secundária

- Mamografia
- Esfregaço de Papanicolaou e teste de HPV
- Teste de sangue oculto nas fezes, sigmoidoscopia e colonoscopia
- O antígeno prostático específico em combinação com o exame de toque retal é controverso para o rastreamento do câncer de próstata
- Quimioterapia adjuvante, terapia hormonal e/ou terapia com irradiação para prevenir a recidiva

EVIDÊNCIAS

DIRETRIZES CLÍNICAS

- National Comprehensive Cancer Network: Clinical Practice Guidelines in Oncology

ENDEREÇOS ELETRÔNICOS

- American Cancer Society: Cancer Reference Information
- National Cancer Institute: Statistics, Clinical Trials, Information for Professionals and Patients

INFORMAÇÕES PARA OS PACIENTES

- National Cancer Institute: Cancer Questions and Answers
- National Cancer Institute: Cancer Information Sources

REFERÊNCIAS

- Brenner DE et al. Cancer chemoprevention: lessons learned and future directions. Br J Cancer. 2005;93:735. [PMID: 16160697]
- Domcheck SM et al. Mortality after bilateral salpingo-oophorectomy in *BRCA1* and *BRCA2* mutation carriers. Lancet Oncol. 2006;7:223. [PMID: 16510331]
- Jacobs EJ et al. A large cohort study of aspirin and other nonsteroidal anti-inflammatory drugs and prostate cancer incidence. J Natl Cancer Inst. 2005; 97:975. [PMID: 15998950]
- Kalidas M et al. Aromatase inhibitors for the treatment and prevention of breast cancer. Clin Breast Cancer. 2005; 6:27. [PMID: 15899070]
- Lostumbo L et al. Prophylactic mastectomy for the prevention of breast cancer. Cochrane Database Syst Rev. 2004; (4):CD002748. [PMID: 15495033]

Candidíase

CARACTERÍSTICAS PRINCIPAIS

PRINCÍPIOS BÁSICOS DO DIAGNÓSTICO

- Comum como flora normal e patógeno oportunista

- As doenças nas mucosas são as infecções sintomáticas mais comuns e incluem vaginite, aftas orais e esofagite
- Fungemia associada a cateter em pacientes hospitalizados

CONSIDERAÇÕES GERAIS

- Lesões cutâneas e orais
- A candidíase oral ou vaginal persistente deve despertar suspeita de infecção por HIV
- A fungemia em pacientes imunocomprometidos usando profilaxia com fluconazol está crescendo devido a espécies de *Candida albicans* ou não *albicans* resistentes ao imidazol

ASPECTOS DEMOGRÁFICOS

- A doença mucocutânea ocorre com imunodeficiência celular
- A candidíase vulvovaginal ocorre com
  - Gravidez
  - Diabetes melito não controlado
  - Antibióticos de amplo espectro
  - Corticosteroides
  - HIV
- A candidíase invasiva ocorre com
  - Neutropenia prolongada
  - Cirurgia recente
  - Antibióticos de amplo espectro
  - Cateteres IV (especialmente para nutrição parenteral total)
  - Uso de drogas IV
  - Insuficiência renal
- A endocardite por *Candida* ocorre pela inoculação repetida com o uso de drogas injetáveis e pela inoculação direta durante cirurgia cardíaca valvular, causando infecção das válvulas protéticas nos primeiros meses após a cirurgia

ACHADOS CLÍNICOS

SINAIS E SINTOMAS

- Candidíase esofágica
  - Odinofagia subesternal, refluxo gastresofágico ou náuseas sem dor subesternal
  - A candidíase oral pode não estar presente
- Candidíase vulvovaginal
  - Prurido vulvar agudo
  - Corrimento vaginal em queimação
  - Dispareunia
- Candidíase disseminada
  - Envolvimento cutâneo, retiniano, encefálico, meníngeo e miocárdico
- Candidíase hepatoesplênica: febre e dor abdominal variável após semanas de quimioterapia para cânceres hematológicos, quando as contagens neutrofílicas tenham se recuperado
- Endocardite por *Candida*
  - Esplenomegalia
  - Petéquias
  - Embolização de grandes vasos

DIAGNÓSTICO DIFERENCIAL

- Esofágica
  - Esofagite pelo vírus herpes simples (HSV)
  - Esofagite por citomegalovírus (CMV)
  - Esofagite pelo vírus da varicela-zóster
  - Esofagite por comprimidos como, por exemplo, anti-inflamatórios não esteroides, bifosfonados, KCl
  - Doença do refluxo gastroesofágico
- Vulvovaginal
  - Vaginose bacteriana
  - Vaginite por *Trichomonas*
  - Corrimento vaginal normal
- Disseminada
  - Histoplasmose
  - Coccidioidomicose
  - Tuberculose
  - Endocardite bacteriana
  - Aspergilose

DIAGNÓSTICO

EXAMES LABORATORIAIS

- Candidíase disseminada
  - As hemoculturas são positivas em apenas cerca de 50% dos casos
  - Embora a candidemia possa ser benigna, as hemoculturas positivas são suficientes para se iniciar o tratamento da doença disseminada
  - As culturas positivas de mucosas (escarro, urina) podem ser um indício de candidíase disseminada subjacente
  - Entretanto, as culturas isoladas de escarro ou urina geralmente representam colonização em vez de uma infecção verdadeira
  - Nenhum antígeno atual tem sensibilidade ou especificidade aceitáveis para distinguir a colonização da infecção verdadeira
- Candidíase hepatoesplênica: as hemoculturas costumam ser negativas, a fosfatase alcalina está elevada e o diagnóstico definitivo é estabelecido por biópsia de tecido e cultura
- Endocardite por *Candida*: o diagnóstico requer uma cultura positiva do sangue, dos êmbolos ou das vegetações encontradas no momento da troca de válvula

DIAGNÓSTICO POR IMAGEM

- Geralmente normal na doença disseminada
- Candidíase esofágica: o bário não permite a distinção clara entre esofagite por HSV ou por CMV

PROCEDIMENTOS DIAGNÓSTICOS

- A candidíase esofágica é mais adequadamente confirmada por endoscopia com biópsia e cultura
- Para a doença mucosa, a preparação com KOH demonstrará leveduras e pseudo-hifas
- Para a doença invasiva, a prova definitiva exige testes histológicos ou cultura, ou ambos, em locais estéreis
- Para suspeita de fungemia, a avaliação fundoscópica pode ser útil

TRATAMENTO

MEDICAÇÕES

- Candidíase esofágica
  - Fluconazol, 100-200 mg VO 1x/dia, ou solução de itraconazol, 100 mg VO 1x/dia por 10-14 dias
  - Voriconazol 200 mg VO 2x/dia para casos refratários ou nos casos que se desenvolvem durante o uso de outros azóis
  - Acetato de caspofungina, 50 mg/dia IV, micafungina, 150 mg/dia IV, ou anidulafungina 50 mg/dia IV; todos têm baixa toxicidade
  - A anfotericina B, 0,3 mg/kg/IV, por 10-14 dias é reservada para os pacientes que não responderam às outras terapias
- Candidíase vulvovaginal
  - Clotrimazol 100 mg intravaginal 1x/dia por 7 dias, ou miconazol 200 mg intravaginal 1x/dia por 3 dias
  - O fluconazol 150 mg VO em dose única tem eficácia equivalente, com melhor aceitação por parte das pacientes
  - O fluconazol 150 mg VO 1x/semana ajuda a prevenir as recidivas em pacientes propensas a recorrências múltiplas
- Fungúria por *Candida*
  - O benefício do tratamento da candidúria assintomática não tem sido demonstrado
  - Frequentemente melhora sem qualquer terapia após a descontinuação dos antibióticos ou a remoção do cateter vesical
  - Fluconazol, 200 mg VO 1x/dia por 7-14 dias, se os sintomas persistirem
- Fungemia por *Candida*
  - Fluconazol 400-800 mg IV 1x/dia com troca para terapia VO quando estável; tem eficácia equivalente à da anfotericina B
  - A anfotericina B, 0,3-0,5 mg/kg/dia IV, tem eficácia excelente

- O acetato de caspofungina, 70 mg IV no primeiro dia e então 50 mg/dia IV, tem eficácia equivalente à da anfotericina B e provavelmente melhores resultados em comparação com o fluconazol para as cepas resistentes aos azóis
- A anidulafungina, 200 mg IV no primeiro dia e então 100 mg/dia IV, também é provavelmente melhor do que o fluconazol para as cepas resistentes aos azóis
- O voriconazol, 6 mg/kg IV 2x/dia em duas doses, então 4 mg/kg IV 2x/dia, tem atividade aumentada *in vitro* contra muitas cepas em comparação com o fluconazol
- As formulações lipídicas de anfotericina B reduzem a toxicidade, permitindo doses mais altas, porém são mais caras

DESFECHOS

COMPLICAÇÕES
- Fungúria por *Candida*: obstrução ureteral e disseminação são raras
- Fungemia por *Candida*: endoftalmite; frequentemente nenhuma complicação se a fungemia melhorar com a remoção dos cateteres IV
- Endocardite por *Candida*: a destruição da válvula (em geral aórtica ou mitral) é comum

PROGNÓSTICO
- Candidíase esofágica: a recidiva é comum na infecção por HIV

PREVENÇÃO
- Realizar profilaxia com fluconazol para os pacientes de alto risco submetidos à quimioterapia de indução
- Minimizar os antibióticos de amplo espectro desnecessários e cateteres IV

EVIDÊNCIAS

DIRETRIZES CLÍNICAS
- Pappas PG et al. Guidelines for treatment of candidiasis. Clin Infect Dis. 2004;38:161. [PMID: 14699449]

ENDEREÇO ELETRÔNICO
- Project Inform

INFORMAÇÕES PARA OS PACIENTES
- CDC Disease Information
- JAMA patient page. HIV infection: the basics. JAMA. 2002;288:268. [PMID: 12123237]
- Mayo Clinic
- MedlinePlus

REFERÊNCIAS
- Kulberg BJ et al. Voriconazole versus a regimen of amphotericin B followed by fluconazole for candidaemia in non-neutropenic patients: a randomised non-inferiority trial. Lancet. 2005 Oct 22-28;366(9495):1435-42. [PMID: 16243088]
- Pappas PG. Invasive candidasis. Infect Dis Clin North Am. 2006 Sep; 20(3):485-506. [PMID: 16984866]
- Spellberg BJ et al. Current treatment strategies for disseminated candidiasis. Clin Infect Dis. 2006 Jan 15; 42(2):244-51. [PMID: 16355336]

Candidíase Oral

CARACTERÍSTICAS PRINCIPAIS

- Fatores de risco
  - Dentaduras
  - Estados debilitantes
  - Diabetes melito
  - Anemia
  - Quimioterapia ou irradiação local
  - Uso de corticosteroides ou antibióticos de amplo espectro
- Frequentemente a primeira manifestação da infecção por HIV
- A queilite angular é um sintoma, embora possa ser vista nas deficiências nutricionais

ACHADOS CLÍNICOS

- Placas dolorosas esbranquiçadas como coalho
- As placas brancas podem ser facilmente removidas com um abaixador de língua, diferentemente da leucoplasia ou do líquen plano, revelando um eritema irregular subjacente

DIAGNÓSTICO

- Clínico
- Uma preparação úmida usando hidróxido de potássio revelará os esporos e poderá mostrar micélios não septados
- A biópsia mostrará pseudomicélios intraepiteliais de *Candida albicans*

TRATAMENTO

- Medicações
  - Fluconazol (100 mg VO diariamente por 7-14 dias); a terapia de menor duração também é efetiva
  - Cetoconazol (200-400 mg VO com o café da manhã [requer ambiente gástrico ácido para absorção] por 7-14 dias)
  - Pastilhas de clotrimazol (10 mg dissolvidos VO 5x/dia)
  - Pastilhas vaginais de nistatina (100.000 unidades VO dissolvidas 5x/dia) ou enxágues bucais (500.000 unidades [5 mL de 100.000 unidades/mL] bochechados antes de engolir, 3x/dia)
- Na infecção por HIV, cursos mais longos podem ser necessários, e o itraconazol (200 mg VO 1x/dia) pode ser indicado nos casos refratários ao fluconazol
- Agentes mais novos como, por exemplo, o voriconazol, podem ser necessários, já que muitas espécies de *Candida* são resistentes aos azóis de primeira linha
- Clorexidina a 0,12% ou enxágues bucais com água oxigenada podem proporcionar alívio local
- O pó de nistatina (100.000 unidades/g) aplicado a dentaduras 3 ou 4x/dia, por várias semanas, pode ajudar os usuários de dentaduras

Carcinoma Basocelular

CARACTERÍSTICAS PRINCIPAIS

PRINCÍPIOS BÁSICOS DO DIAGNÓSTICO
- Lesões de crescimento lento
- Aspecto perolado ou translúcido
- Vasos telangiectásicos facilmente visíveis

CONSIDERAÇÕES GERAIS
- É a forma mais comum de câncer
- Os carcinomas basocelulares ocorrem na pele exposta ao sol em indivíduos de pele clara
- Os profissionais devem examinar a pele rotineiramente, procurando por saliências, placas e lesões crostosas

ACHADOS CLÍNICOS

SINAIS E SINTOMAS
- A apresentação mais comum é uma pápula ou um nódulo que pode ter uma crosta ou erosão
- Ocasionalmente, os nódulos têm uma cor marrom-acinzentada ou pigmento pontilhado (carcinoma basocelular pigmentado)
- As lesões crescem lentamente, atingindo um tamanho de 1-2 cm ou mais de

- diâmetro, muitas vezes depois de anos de crescimento
- Há um aspecto ceráceo, "perolado", com os vasos telangiectásicos facilmente visíveis
- A qualidade perolada ou translúcida das lesões é a mais diagnóstica, uma característica mais fácil de ver se a pele for estirada
- Nas costas, no tórax e nas pernas, os carcinomas basocelulares aparecem como placas escamosas avermelhadas, um pouco brilhantes
- Ao examinar a face, avaliar as margens da pálpebra e os cantos mediais, o nariz e as pregas alares, os lábios e então ao redor e atrás das orelhas

DIAGNÓSTICO DIFERENCIAL
- Carcinoma de células escamosas
- Ceratose actínica
- Nevo intradérmico
- Pápula fibrosa do nariz
- Ceratose seborreica (tipo não pigmentado)
- Cisto sebáceo (inclusão epidérmica)
- Hiperplasia sebácea
- Ceratoacantoma
- Molusco contagioso
- Melanoma
- Doença de Paget

DIAGNÓSTICO

PROCEDIMENTOS DIAGNÓSTICOS
- As lesões suspeitas de serem carcinomas basocelulares devem ser biopsiadas por raspagem ou saca-bocado
- A biópsia confirma o diagnóstico

TRATAMENTO

MEDICAÇÕES
- O creme de imiquimod a 5%, 3-5x/semana, por 6-10 semanas pode ser efetivo para cânceres basocelulares não faciais e superficiais (por biópsia)

CIRURGIA
- A terapia é direcionada à erradicação com mínima deformidade estética, frequentemente por excisão e sutura, com taxas de recidiva de 5% ou menos
- A técnica com três ciclos de curetagem e eletrorressecamento depende da habilidade do operador e não é recomendada para as lesões na cabeça e no pescoço
- Depois de 4-6 semanas de cicatrização, ela deixa uma cicatriz larga, hipopigmentada, às vezes hipertrófica
- Cirurgia de Mohs
  - Envolve a remoção do tumor, seguida pelo exame histopatológico imediato de secção com congelamento das margens, com subsequente reexcisão das áreas positivas para tumor e fechamento final do defeito
  - Proporciona as taxas de cura mais altas (98%) e resulta em menos perda de tecido

PROCEDIMENTOS TERAPÊUTICOS
- Radioterapia
  - Efetiva e às vezes apropriada para indivíduos mais idosos (idade > 75)
  - Entretanto, os tumores recorrentes depois da terapia com radiação são mais difíceis de tratar e podem ser mais agressivos
  - Muito cara, de forma que o uso deve ser restringido aos casos em que outras opções não estiverem disponíveis

DESFECHOS

SEGUIMENTO
- Os pacientes devem ser monitorados nos primeiros 5 anos para detectar lesões novas ou recorrentes

PROGNÓSTICO
- Quase nunca ocorrem metástases
- A maioria das recidivas aparece nos primeiros 1-2 anos

CASOS DE ENCAMINHAMENTO
- Se for necessário confirmar o diagnóstico ou realizar biópsia

PREVENÇÃO
- Evitar o sol – particularmente em crianças – é essencial para reduzir a incidência de novos cânceres basocelulares

EVIDÊNCIAS

DIRETRIZES CLÍNICAS
- Miller SJ et al; NCCN Basal Cell and Squamous Cell Skin Cancer Practice Guidelines Panel. National Comprehensive Cancer Network: Basal Cell and Squamous Cell Skin Cancers v.1.2004
- US Preventive Services Task Force: Counseling to prevent skin cancer, 2003

ENDEREÇOS ELETRÔNICOS
- American Academy of Dermatology
- National Cancer Institute: Skin Cancer Information for Patients and Health Professionals

INFORMAÇÕES PARA OS PACIENTES
- American Academy of Family Physicians: Skin Cancer: Saving Your Skin from Sun Damage
- American Cancer Society: Nonmelanoma Skin Cancer
- MedlinePlus: Skin Cancer Interactive Tutorial
- Skin Cancer Foundation: Basal Cell Carcinoma

REFERÊNCIA
- Rubin AI et al. Basal-cell carcinoma. N Engl J Med. 2005 Nov 24; 353(21):2262-9. [PMID: 16306523]

Carcinoma Broncogênico

CARACTERÍSTICAS PRINCIPAIS

PRINCÍPIOS BÁSICOS DO DIAGNÓSTICO
- Tosse recente ou alteração na tosse crônica
- Dispneia, hemoptise, anorexia
- Massa recente ou aumentada, infiltrado persistente, atelectasia ou derrame pleural na radiografia de tórax ou na TC
- Achados citológicos ou histológicos de câncer de pulmão no escarro, no líquido pleural ou no espécime de biópsia

CONSIDERAÇÕES GERAIS
- Principal causa das mortes por câncer
- 90% dos cânceres de pulmão em homens e 79% nas mulheres são atribuíveis ao tabagismo
- **Câncer de pulmão de pequenas células (CPPC)**
  - Propenso à expansão hematogênica precoce
  - Raramente passível de ressecção
  - Tem um curso muito agressivo
- **Câncer de pulmão não pequenas células (CPNPC)**
  - Espalha-se mais lentamente
  - A doença inicial pode ser curada com ressecção
  - Tipos histológicos
    - O **carcinoma de células escamosas** (25-35%) origina-se do epitélio brônquico; é em geral centralmente localizado e intraluminal
    - O **adenocarcinoma** (35-40%) origina-se das glândulas mucosas como um nódulo ou massa periférica
    - O **carcinoma de pequenas células** (15-20%) tem origem brônquica, começa centralmente e se infiltra na submucosa

- O **carcinoma de grandes células** (5-10%) é um grupo heterogêneo e se apresenta como uma massa central ou periférica
- O **carcinoma de células bronquioloalveolares** (2%) origina-se das células epiteliais distais ao bronquíolo terminal e tem disseminação intra-alveolar

ASPECTOS DEMOGRÁFICOS

- Idade média ao diagnóstico: 60 anos
- Os fatores de risco ambiental incluem
  - Tabagismo
  - Gás radônio
  - Asbestos
  - Metais
  - Carcinógenos industriais
- Uma predisposição familiar é reconhecida
- A doença pulmonar obstrutiva crônica, a fibrose pulmonar e a sarcoidose estão associadas a um risco aumentado de câncer de pulmão

ACHADOS CLÍNICOS

SINAIS E SINTOMAS

- 75-90% são sintomáticos no diagnóstico
- A apresentação depende de
  - Tipo e localização do tumor
  - Extensão da disseminação
  - Presença de síndromes paraneoplásicas
- Anorexia, perda de peso e astenia em 55-90%
- Tosse recente ou alteração na tosse em até 60%
- Hemoptise em 5-30%
- Dor, frequentemente por metástases ósseas, em 25-40%
- A disseminação local pode resultar em obstrução endobrônquica e pneumonia pós-obstrutiva, derrames ou uma alteração na voz devido ao envolvimento do nervo laríngeo recorrente
- Síndrome da veia cava superior (VCS)
- Síndrome de Horner
- As metástases hepáticas estão associadas a astenia e perda de peso
- Possível apresentação de metástases no cérebro
  - Cefaleia
  - Náuseas e vômitos
  - Convulsões
  - Estado mental alterado
- As **síndromes paraneoplásicas** (Tabela 9) não são necessariamente indicativas de metástase
  - A síndrome da secreção inadequada de hormônio antidiurético ocorre em 15% dos pacientes com CPPC
  - A hipercalcemia ocorre em 10% dos pacientes com CPPC

DIAGNÓSTICO DIFERENCIAL

- Pneumonia
- Tuberculose
- Câncer metastático no pulmão
- Nódulo ou nódulos pulmonares benignos
- Tumor carcinoide brônquico
- Linfoma
- Infecção com o complexo *Mycobacterium avium*
- Pneumonia fúngica
- Sarcoidose
- Aspiração de corpo estranho (retido)

DIAGNÓSTICO

EXAMES LABORATORIAIS

- Ver Tabelas 125 e 126
- O espécime de tecido ou de citologia é necessário para o diagnóstico
- A citologia do escarro é altamente específica, mas insensível; o rendimento é melhor com as lesões nas vias aéreas centrais
- Os marcadores tumorais séricos não são nem sensíveis nem específicos
- Um hemograma completo, testes de função renal, cálcio, testes de função hepática e lactato desidrogenase fazem parte da rotina de estadiamento
- Os testes de função pulmonar são necessários em todos os pacientes com CPNPC antes da cirurgia
  - VEF_1 pré-operatório > 2 L é adequado para a cirurgia
  - A estimativa de VEF_1 pós-ressecção é necessária se o nível pré-ressecção é < 2 L
  - VEF_1 pós-ressecção > 800 mL ou > 40% do previsto está associado a uma baixa incidência de complicações transoperatórias

DIAGNÓSTICO POR IMAGEM

- Quase todos os pacientes têm achados anormais na radiografia de tórax ou na TC
  - Adenopatia hilar e espessamento mediastinal (células escamosas)
  - Infiltrados, nódulos únicos ou múltiplos (célula bronquioloalveolar)
  - Massas centrais ou periféricas (células grandes)
  - Anormalidades hilares e mediastinais (células pequenas)
- A TC de tórax é a modalidade mais importante no estadiamento para determinar a ressecabilidade
- Para o estadiamento, a RM do cérebro, a TC de abdome ou a cintilografia com radionuclídeos devem ser guiadas pelos sinais ou sintomas
- A imagem por PET pode ajudar a confirmar a ausência de metástases em pacientes com CPNPC que sejam candidatos à ressecção cirúrgica

PROCEDIMENTOS DIAGNÓSTICOS

- A toracocentese pode ser diagnóstica no contexto de derrames malignos (50-65%)
- Se a citologia do líquido pleural for não diagnóstica depois de duas toracocenteses, a toracoscopia é preferível à biópsia pleural às cegas
- A aspiração com agulha fina de linfonodos supraclaviculares ou cervicais palpáveis é frequentemente diagnóstica
- O rendimento tecidual diagnóstico da broncoscopia é de 10-90%
- A biópsia com agulha transtorácica tem uma sensibilidade de 50-90%
- A mediastinoscopia, a cirurgia videoassistida ou a toracotomia são necessárias quando as técnicas menos invasivas não forem diagnósticas

Estadiamento

- Ver Tabela 125
- O CPNPC é estadiado conforme o sistema de estadiamento internacional TNM
  - Os estádios I e II da doença podem ser curados cirurgicamente
  - O estádio IIIA da doença pode se beneficiar da cirurgia
  - A doença em estádio IIIB e IV não se beneficia da cirurgia

TRATAMENTO

MEDICAÇÕES

- Ver Tabela 7

Quimioterapia neoadjuvante no CPNPC

- Administração antes da cirurgia ou da radioterapia
- Não existe consenso sobre o impacto na sobrevida nos estádios I e II da doença, mas é amplamente usada na doença de estádio IIIA e IIIB

Quimioterapia adjuvante no CPNPC

- Administração dos fármacos depois da cirurgia ou da radioterapia
- A terapia com múltiplos fármacos à base de platina mostra uma tendência em direção à sobrevida melhorada na doença em estádio I e em estádio II e N0 (na ordem de 3 meses a 5 anos)
- Os dados são conflitantes para a doença em estádio IIIA ou estádio II com linfonodos positivos

- A doença em estádio IIIA e IIIB, que não pode ser tratada cirurgicamente, tem melhorado a sobrevida quando tratada com a combinação de quimioterapia e radioterapia
- A condição de desempenho (*performance status*) e o controle dos sintomas na doença de estádio IIIB e estádio IV podem ser melhorados pela quimioterapia

Quimioterapia no CPPC
- 80-100% de resposta à cisplatina/etoposida na doença em estádio limitado (50-70% de resposta completa)
- 60-80% de resposta à cisplatina/etoposida na doença extensa (15-40% de resposta completa)
- As remissões duram uma média de 6-8 meses
- A sobrevida média é de 3-4 meses depois da recidiva

CIRURGIA
- Ressecção de metástases cerebrais solitárias
  - Não melhora a sobrevida
  - Pode melhorar a qualidade de vida em combinação com a radioterapia

CPNPC
- Os estádios I e II são tratados com ressecção cirúrgica quando possível
- A doença em estádio IIIA deve ser tratada com protocolos multimodais
- Pacientes selecionados com estádio IIIB submetidos à ressecção depois da terapia multimodal têm apresentado sobrevida a longo prazo
- Os pacientes com doença em estádio IV são tratados paliativamente

PROCEDIMENTOS TERAPÊUTICOS
- A radioterapia é usada como parte dos regimes multimodais no CPNPC
- A radiação intraluminal, a crioterapia e os *stents* são abordagens paliativas alternativas para a doença intraluminal
- Cuidados paliativos
  - O controle da dor no final da vida é essencial
  - A radioterapia com feixe externo é usada para controlar
    - Dispneia
    - Hemoptise
    - Dor das metástases ósseas
    - Obstrução por síndrome da VCS
    - Metástases cerebrais solitárias

DESFECHOS

SEGUIMENTO
- Depende do tipo e do estádio do câncer, bem como da condição funcional e das condições comórbidas do paciente

COMPLICAÇÕES
- Síndrome da VCS
- Síndromes paraneoplásicas
- Trombose venosa
- Pneumonia pós-obstrutiva

PROGNÓSTICO
- Ver Tabela 127
- A taxa global de sobrevida em 5 anos é de 15%
- O carcinoma de células escamosas pode ter um prognóstico melhor do que o adenocarcinoma ou o carcinoma de grandes células

CASOS DE ENCAMINHAMENTO
- Todos os pacientes merecem uma avaliação em um programa multidisciplinar de avaliação e tratamento de câncer de pulmão
- Um especialista em cuidados paliativos deve ser chamado na doença avançada

CASOS DE ADMISSÃO HOSPITALAR
- Sofrimento respiratório, estado mental alterado, controle da dor

PREVENÇÃO
- Cessação do tabagismo
- O rastreamento em pacientes de alto risco e assintomáticos não tem nenhum benefício comprovado

EVIDÊNCIAS

DIRETRIZES CLÍNICAS
- American College of Chest Physicians; Health and Science Policy Committee. Diagnosis and management of lung cancer. ACCP evidence-based guidelines. Chest. 2003 Jan;123(1 Suppl):D-G, 1S-337S. [PMID: 12527560]
- Rivera MP et al. Diagnosis of lung cancer: the guidelines. Chest 2003;123(1 Suppl):129S. [PMID: 12527572]

INFORMAÇÕES PARA OS PACIENTES
- American Lung Association
- Mayo Clinic
- Parmet S et al. JAMA patient page: Lung cancer. JAMA. 2003;289:380. [PMID: 12532974]

REFERÊNCIAS
- Bach PB et al. Computed tomography screening and lung cancer outcomes. JAMA. 2007 Mar 7;297(9):953-61. [PMID: 17341709]
- Black WC et al. CT screening for lung cancer: spiraling into confusion? JAMA. 2007 Mar 7;297(9):995-7. [PMID: 17341714]
- Hamilton W et al. Diagnosis of lung cancer in primary care: a structured review. Fam Pract. 2004 Dec; 21(6):605-11. [PMID: 15520035]
- Henschke CI et al; International Early Lung Cancer Action Prograrn Investigators. Survival of patients with stage I lung cancer detected on CT screening. N Engl J Med. 2006 Oct 26; 355(17):1763-71. [PMID: 17065637]
- Jackman DM et al. Small-cell lung cancer. Lancet. 2005 Oct 15-21; 366(9494): 1385-96. [PMID: 16226617]
- Mazzone PJ et al. Lung cancer: Preoperative pulmonary evaluation of the lung resection candidate. Am J Med. 2005 Jun;118(6):578-83. [PMID: 15922686]
- Spira A et al. Multidisciplinary management of lung cancer. N Engl J Med. 2004 Jan 22;350(4):379-92. [PMID: 14736930]
- Spiro SG et al. One hundred years of lung cancer. Am J Respir Crit Care Med. 2005 Sep 1;172(5):523-9. [PMID: 15961694]
- Yang P et al. Clinical features of 5,628 primary lung cancer patients: experience at Mayo Clinic from 1997 to 2003. Chest. 2005 Jul;128(1):452-62. [PMID: 16002972]

Carcinoma de Células Renais

CARACTERÍSTICAS PRINCIPAIS

PRINCÍPIOS BÁSICOS DO DIAGNÓSTICO
- Hematúria macro ou microscópica
- Presença de dor no flanco ou massa no abdome em alguns pacientes
- Sintomas sistêmicos, como febre e perda de peso, podem ser proeminentes
- Massa sólida renal à obtenção de imagens

CONSIDERAÇÕES GERAIS
- ~2,6% de todos os cânceres no adulto
- Em 2005, ~36.160 casos de carcinoma de células renais e ~12.660 mortes nos Estados Unidos

ASPECTOS DEMOGRÁFICOS
- Incidência de pico na sexta década de vida
- A relação de acometimento entre homens e mulheres é de 2:1
- Causa desconhecida
- Fator de risco: tabagismo
- Quadro familiar: síndrome de von Hippel-Lindau
- Associação com doença cística adquirida relacionada com diálise

ACHADOS CLÍNICOS

SINAIS E SINTOMAS
- Hematúria (macro ou microscópica) em 60% dos casos
- Dor no flanco ou massa no abdome em ~30%
- Tríade de dor no flanco, hematúria e massa em ~10-15%, muitas vezes um sinal de doença avançada
- Sintomas de doença metastática (tosse, ostealgia) em ~20-30% à apresentação
- Com frequência, a detecção é incidental

DIAGNÓSTICO DIFERENCIAL
- Angiomiolipomas (densidade de gordura, visível geralmente pela TC)
- Cânceres de células uroteliais da pelve renal (localização mais central, envolvimento do sistema coletor, relatos de citologia urinária positiva)
- Tumores adrenais (superoanteriores ao rim)
- Oncocitomas
- Abscessos renais

DIAGNÓSTICO

EXAMES LABORATORIAIS
- Hematúria em 60% dos casos
- Síndromes paraneoplásicas
- Eritrocitose por aumento na produção de eritropoietina em ~5% (a anemia é bem mais comum)
- Hipercalcemia em 10% dos casos
- Síndrome de Stauffer, uma síndrome reversível de disfunção hepática

DIAGNÓSTICO POR IMAGEM
- Massa renal visualizada aos exames de ultrassonografia, TC ou RM abdominal

PROCEDIMENTOS DIAGNÓSTICOS
- A TC é a técnica mais valiosa de diagnóstico por imagem, pois confirma a característica da massa e os estágios da lesão
- Radiografias torácicas são indicadas para pesquisa de metástases pulmonares
- Cintilografias ósseas são recomendadas em casos de tumores volumosos, ostealgia, níveis elevados de fosfatase alcalina
- RM e ultrassonografia dúplex Doppler são capazes de avaliar a presença e a extensão de trombo tumoral no interior da veia renal ou das veias cavas em pacientes selecionados

TRATAMENTO

MEDICAÇÕES
- Para carcinoma metastático de células renais, não há nenhuma quimioterapia eficaz disponível
- A vimblastina produz taxas de resposta parcial de 15% a curto prazo
- Modificadores da resposta biológica: as taxas de resposta parcial são de 15-20% e 15-35%, respectivamente, para alfainterferon e interleucina-2
- Fator de crescimento endotelial vascular (VEGF) e inibidores da raf-quinase: agentes orais, bem tolerados, com eficácia demonstrada em pacientes com câncer renal avançado, sobretudo carcinoma de células claras (taxa de resposta de ~40%)

CIRURGIA
- Nefrectomia radical laparoscópica ou aberta para carcinoma localizado de células renais
- Nefrectomia parcial em pacientes com câncer pequeno, rim único, lesões bilaterais ou doença renal clínica significativa
- Nefrectomia citorredutora em pacientes com câncer renal metastático, bom estado de desempenho (*performance status*) e tumores primários passíveis de ressecção

PROCEDIMENTOS TERAPÊUTICOS
- O tipo celular e o padrão histológico não influenciam no tratamento
- Os pacientes com doença metastática geralmente devem ser considerados para cirurgia paliativa, acompanhada por terapia sistêmica com modificadores da resposta biológica

DESFECHOS

PROGNÓSTICO
- Em pacientes com metástases solitárias passíveis de ressecção, o procedimento de nefrectomia radical com ressecção da metástase tem resultado em taxas de sobrevida de 15-30% livre da doença em um período de 5 anos

EVIDÊNCIAS

DIRETRIZES CLÍNICAS
- Motzer RJ et al. NCCN Kidney Cancer Practice Guidelines Panel. National Comprehensive Cancer Network: Kidney Cancer v. 1.2005.

ENDEREÇO ELETRÔNICO
- National Cancer Institute: Kidney Cancer Information for Patients and Health Professionals

INFORMAÇÕES PARA OS PACIENTES
- American Cancer Society: Kidney Cancer
- Mayo Clinic: Kidney Cancer
- National Cancer Institute: Kidney cancer
- Torpy JM et al. JAMA patient page. Kidney cancer. JAMA. 2004;292:134. [PMID: 15238600]

REFERÊNCIAS
- Dhote R et al. Risk factors for adult renal cell carcinoma. Urol Clin North Am. 2004 May;31(2):237-47. [PMID: 15123404]
- Flanigan RC et al. Nephrectomy followed by interferon alfa-2b compared with interferon alfa-2b alone for metastatic renal-cell cancer. N Engl J Med. 2001 Dec 6;345(23):1655-9. [PMID: 11759643]
- Mickisch GH et al; European Organisation for Research and Treatment of Cancer (EORTC) Genitourinary Group. Radical nephrectomy plus interferon-alfa-based immunotherapy compared with interferon alfa alone in metastatic renal-cell carcinoma: a randomised trial. Lancet. 2001 Sep 22; 358(9286):966-70. [PMID: 11583750]
- Motzer RJ et al. Activity of SU11248, a multitargeted inhibitor of vascular endothelial growth factor receptor and platelet-derived growth factor receptor, in patients with metastatic Tenal cell carcinoma. J Clin Oncol. 2006 Jan 1; 24(1):16-24. [PMID: 16330672]
- Motzer RJ et al. Prognostic factors for survival in previously treated patients with metastatic renal cell carcinoma. J Clin Oncol. 2004 Feb 1;22(3):454-63. [PMID: 14752067]
- Rini BI. New approaches in advanced renal cell carcinoma. Urol Oncol. 2005 Jan-Feb;23(1):65-6. [PMID: 15885585]
- Saika T et al. Long-term outcome of laparoscopic radical nephrectomy for pathologic T1 renal cell carcinoma. Urology. 2003 Dec;62(6):1018-23. [PMID: 14665347]

Carcinoma Hepatocelular

CARACTERÍSTICAS PRINCIPAIS

PRINCÍPIOS BÁSICOS DO DIAGNÓSTICO
- Carcinoma hepatocelular: neoplasia maligna do fígado que surge das células parenquimatosas

- Colangiocarcinoma: neoplasia maligna que se origina nas células ductais

CONSIDERAÇÕES GERAIS

- Fatores de risco
  - Cirrose em geral, inclusive doença hepática gordurosa não alcoólica, e hepatite B ou C em particular
  - Na África e Ásia, a hepatite B é de maior significado etiológico
  - No Ocidente e Japão, os quadros de hepatite C e cirrose alcoólica são mais comuns
  - Hemocromatose, exposição à aflatoxina (associada a mutação do gene *TP53*), deficiência de α_1-antiprotease (α_1-antitripsina) e tirosinemia
- Em pacientes com cirrose, há outros fatores de risco
  - Sexo masculino
  - Idade > 55
  - Etnia não branca
  - Diabetes melito, hipotireoidismo, peso acima do ideal (sobrepeso)
  - Tempo de protrombina < 75% do controle
  - Plaquetas < 75.000/µL
  - Derivação portossistêmica intra-hepática transjugular
- Variante fibrolamelar do carcinoma hepatocelular
  - Ocorre em mulheres jovens
  - Caracterizada por quadro histológico distinto, ausência de fatores de risco e curso indolente
- Ao exame histológico, o carcinoma hepatocelular é constituído de cordões ou lâminas de células que, em termos gerais, se assemelham ao parênquima hepático; os vasos sanguíneos, como as veias portais ou hepáticas, costumam ser envolvidos pelo tumor
- Estadiamento na classificação TNM
  - T0: não há evidência de tumor primário
  - T1: tumor solitário sem invasão vascular
  - T2: tumor solitário com invasão vascular ou tumores múltiplos (nenhum > 5 cm)
  - T3: tumores múltiplos > 5 cm ou tumor envolvendo um ramo principal da(s) veia(s) portal(is) ou hepática(s)
  - T4: tumor(es) com invasão direta de órgãos adjacentes, exceto vesícula biliar, ou com perfuração do peritônio visceral

ASPECTOS DEMOGRÁFICOS

- A incidência é crescente nos Estados Unidos e países ocidentais por causa da alta prevalência de infecção crônica por hepatite C

ACHADOS CLÍNICOS

SINAIS E SINTOMAS

- Podem passar sem suspeita até que haja deterioração no paciente cirrótico que antes se encontrava estável
- Caquexia, fraqueza e perda de peso são sintomas associados
- O aparecimento súbito de ascite, que pode ser sanguinolenta, sugere trombose venosa portal ou hepática por tumor ou sangramento decorrente do tumor necrótico
- Pode haver aumento sensível de volume do fígado, ocasionalmente com massa palpável
- Na África, os pacientes jovens tipicamente se apresentam com massa abdominal de rápida expansão. A ausculta pode revelar a presença de sopro sobre o tumor ou atrito por fricção quando o processo se estende para a superfície do fígado

DIAGNÓSTICO DIFERENCIAL

- Câncer metastático
- Tumores hepáticos benignos
  - Hemangioma
  - Adenoma
  - Hiperplasia nodular focal
- Abscesso hepático piogênico ou amebiano

DIAGNÓSTICO

EXAMES LABORATORIAIS

- Pode haver leucocitose, diferentemente da leucopenia, encontrada com frequência em pacientes cirróticos
- É comum a ocorrência de anemia
- Contudo, o hematócrito permanece normal ou elevado em um terço dos pacientes em razão da elaboração de eritropoietina pelo tumor
- É comum a elevação súbita e prolongada da fosfatase alcalina sérica em pacientes previamente estáveis
- Antígeno de superfície da hepatite B em grande parte dos casos em áreas endêmicas
- Nos Estados Unidos, o anticorpo anti-vírus da hepatite C (HCV) encontra-se aumentado em até 40% dos casos
- Níveis de alfafetoproteína
  - Elevados em até 70% dos pacientes em países ocidentais (embora a sensibilidade seja mais baixa em afro-americanos)
  - No entanto, as elevações brandas também são frequentemente observadas em pacientes com hepatite crônica
- Níveis séricos de des-γ-carboxiprotrombina
  - Aumentados em até 90% dos pacientes
  - Também podem estar elevados em pacientes com deficiência de vitamina K, hepatite crônica e câncer metastático
  - Esse teste não é amplamente utilizado nos Estados Unidos
- O estudo citológico de líquido ascítico raramente revela células malignas

DIAGNÓSTICO POR IMAGEM

- TC helicoidal multifásica com e sem contraste intravenoso ou RM constituem o exame de escolha para localização e vascularidade do tumor
- Embora seja menos sensível, o ultrassom é utilizado para fazer triagem de nódulos hepáticos em pacientes de alto risco
- O ultrassom contrastado apresenta sensibilidade e especificidade que se aproximam daquelas da TC helicoidal multifásica

PROCEDIMENTOS DIAGNÓSTICOS

- Biópsia do fígado
  - Procedimento diagnóstico, embora a disseminação do tumor pelo trajeto da agulha de biópsia seja um risco em potencial (< 3%)
  - Pode ser adiada se os estudos de imagem e os níveis de alfafetoproteína forem diagnósticos ou caso se planeje a ressecção cirúrgica

TRATAMENTO

MEDICAÇÕES

- Foi demonstrado que a quimioterapia, a terapia hormonal com tamoxifeno e a octreotida de longa ação prolongam a vida do paciente
- A imunoterapia adaptativa e o tratamento de hepatite viral crônica subjacente podem diminuir as taxas de recorrência pós-cirúrgica

CIRURGIA

- Transplante de fígado
  - Pode atingir uma sobrevida livre de recorrência mais satisfatória do que a ressecção com cirrose bem compensada e tumores pequenos (critérios de Milão: 1 tumor com < 5 cm ou 3 tumores ou menos com < 3 cm de diâmetro cada um)
  - Contudo, esse tipo de transplante é muitas vezes impraticável por causa da escassez de órgão de doador; nesses casos, pode ser considerado

o transplante de fígado de doador vivo
- Pode ser apropriado para pequenos tumores não passíveis de ressecção em paciente com cirrose avançada, com taxas de sobrevida relatadas de até 75% em um período de 5 anos
- A ressecção laparoscópica do fígado é realizada em casos selecionados

PROCEDIMENTOS TERAPÊUTICOS
- Se a doença evoluir apesar do tratamento, esforços meticulosos para cuidados paliativos são essenciais
- Pode ocorrer o desenvolvimento de dor intensa em decorrência da expansão da cápsula hepática pelo tumor; nesse caso, há necessidade de esforços concentrados para o manejo da dor, incluindo o uso de opioides
- Quimioembolização via artéria hepática
  - Pode ser paliativa
  - Pode prolongar a sobrevida em pacientes com tumor volumoso ou multifocal na ausência de invasão vascular ou disseminação extra-hepática
- A injeção de etanol absoluto, a ablação por radiofrequência ou a crioterapia de tumores pequenos (< 3 cm) podem prolongar a sobrevida; esses procedimentos são alternativas razoáveis à ressecção cirúrgica em alguns pacientes e podem conferir uma "ponte" para o transplante de fígado
- A ablação por radiofrequência é superior à injeção de etanol para tumores > 2 cm

DESFECHOS

PROGNÓSTICO
- Nos Estados Unidos, as taxas de sobrevida global em 1 e 5 anos para carcinoma hepatocelular são, respectivamente, 23% e 5%
- As tentativas de ressecção cirúrgica costumam ser infrutíferas na presença de cirrose concomitante ou tumor multifocal
- A ressecção cirúrgica de carcinomas hepatocelulares solitários pode resultar em cura se a função do fígado estiver preservada (classe A ou, possivelmente, B de Child)
- As taxas de sobrevida em 5 anos sobem para 56% em pacientes com doença localizada passível de ressecção (T1, T2, T3, T4 selecionado; N0; M0), mas chegam a quase zero para aqueles com doença localizada não passível de ressecção ou avançada
- A variante fibrolamelar apresenta um prognóstico melhor do que o carcinoma hepatocelular convencional

PREVENÇÃO
- Embora a abordagem-padrão em pacientes com hepatite B crônica ou cirrose causada por HCV ou bebidas alcoólicas seja o teste da alfafetoproteína e a ultrassonografia a cada 6 meses, o valor do rastreamento pela alfafetoproteína é questionável
- O risco de carcinoma hepatocelular com cirrose é de 3-5% ao ano

EVIDÊNCIAS

DIRETRIZES CLÍNICAS
- British Society of Gastroenterology

ENDEREÇOS ELETRÔNICOS
- Hepatic Ultrasound Images
- Liver Tutorials Visualization and Volume Measurement

INFORMAÇÕES PARA OS PACIENTES
- American Cancer Society
- National Cancer Institute

REFERÊNCIAS
- Cillo U et al. Prospective validation of the Barcelona Clinic Liver Cancer staging system. J Hepatol. 2006 Apr; 44(4):723-31. [PMID: 16488051]
- El-Serag HB et al. The association between diabetes and hepatocellular carcinoma: a systematic review of epidemiologic evidence. Clin Gastroenterol Hepatol. 2006 Mar;4(3):369-80. [PMID: 16527702]
- Llovet JM. Hepatocellular carcinoma: patients with increasing alpha-fetoprotein but no mass on ultrasound. Clin Gastroenterol Hepatol. 2006 Jan; 4(1):29-35. [PMID: 16431301]
- Lopez PM et al. Systematic review: evidence-based management of hepatocellular carcinoma – an updated analysis of randomized controlled trials. Aliment Pharmacol Ther. 2006 Jun 1; 23(11):1535-47. [PMID: 16696801]

Cardiomiopatia Dilatada

CARACTERÍSTICAS PRINCIPAIS
- Dilatação do ventrículo esquerdo (VE) e disfunção sistólica (fração de ejeção [FE] < 50%)
- Sinais e sintomas de insuficiência cardíaca congestiva (mais comumente dispneia)
- Causas
  - Abuso crônico de álcool
  - Miocardite não reconhecida
  - Taquicardia crônica
  - Amiloidose
  - Sarcoidose
  - Hemocromatose
  - Displasia arritmogênica do ventrículo direito (VD)
  - Doença de Uhl (VD em pergaminho)
- Frequentemente sem causa identificável
- Não associada a doença cardíaca isquêmica, hipertensão, doença valvular ou defeitos congênitos

ACHADOS CLÍNICOS
- A insuficiência cardíaca em geral se desenvolve gradualmente, mas a apresentação inicial pode ser uma grave insuficiência esquerda ou biventricular
- Exame físico
  - Pressão arterial baixa
  - Estertores
  - Edema
  - Cardiomegalia
  - Pressão venosa jugular elevada
  - Galopes de B_3 e B_4
  - Sopros de regurgitação mitral e tricúspide
- Êmbolos arteriais e pulmonares
- Taxa de mortalidade anual de 11-13%

DIAGNÓSTICO
- ECG
  - Baixa voltagem de QRS
  - Taquicardia sinusal
  - Bloqueio de ramo esquerdo
  - Arritmias ventriculares ou atriais
- Radiografia de tórax
  - Cardiomegalia
  - Congestão venosa pulmonar
  - Derrames pleurais
- Ecocardiografia com Doppler
  - Dilatação, afilamento e disfunção global do VE
  - Pode excluir lesões valvulares ou outras
- As imagens de perfusão miocárdica com exercícios ou estresse farmacológico podem sugerir doença coronariana subjacente
- RM cardíaca útil nas doenças infiltrativas

TRATAMENTO
- Poucos casos são passíveis de terapia específica
- Descontinuar uso de álcool

- Tratar disfunção de tireoide, acromegalia, feocromocitoma
- A terapia imunossupressora não está indicada
- Tratar insuficiência cardíaca congestiva (ver Insuficiência Cardíaca Congestiva)
- Anticoagulação a longo prazo para êmbolos
- Considerar marca-passo biventricular (ressincronização) e desfibrilador-cardioversor implantável se FE < 35%
- Os sintomas persistentes podem exigir uma consideração quanto a um transplante cardíaco

Cardiomiopatia Hipertrófica

CARACTERÍSTICAS PRINCIPAIS

- Hipertrofia miocárdica para dentro da cavidade do ventrículo esquerdo (VE), estreitando o trajeto do fluxo no VE durante a sístole, podendo causar obstrução dinâmica
- A obstrução é piorada pela estimulação simpática, pela digoxina, pelas batidas pós-extrassistólicas, pela manobra de Valsalva e por fármacos vasodilatadores periféricos
- A forma herdada tem herança autossômica dominante e geralmente se apresenta no início da vida adulta
- A forma adquirida se apresenta como disfunção diastólica em pacientes idosos, com uma longa história de hipertensão
- A fibrilação atrial é uma consequência a longo prazo e um sinal prognóstico ruim
- As arritmias ventriculares são comuns
- Pode ocorrer morte súbita, frequentemente em atletas depois de esforço extraordinário

ACHADOS CLÍNICOS

- Com frequência se apresenta com dispneia, dor torácica ou síncope (tipicamente pós-exercícios)
- Exame físico
  - Onda "a" proeminente no pulso jugular
  - Pulso carotídeo duplo
  - Impulso apical duradouro ou triplo
  - B$_4$ alta
- Sopro sistólico alto junto à borda esternal esquerda que aumenta com postura vertical ou manobra de Valsalva e diminui com agachamento
- A regurgitação mitral está frequentemente presente

DIAGNÓSTICO

- Radiografia de tórax: em geral sem anormalidades
- ECG: hipertrofia de VE e, ocasionalmente, ondas Q septais na ausência de infarto do miocárdio
- Ecocardiografia com Doppler
  - Hipertrofia ventricular, que pode ser assimétrica
  - Contratilidade geralmente normal ou aumentada e sinais de obstrução dinâmica
  - Movimento anterior sistólico da válvula mitral se obstrução da via de saída
  - Pode confirmar o gradiente da via de saída e as anormalidades de enchimento diastólico

TRATAMENTO

- Betabloqueadores (Tabela 148) indicados para indivíduos sintomáticos, especialmente quando a obstrução ao fluxo dinâmico for notada no ecocardiograma
- Bloqueadores dos canais de cálcio, sobretudo o verapamil (Tabela 150), ou a disopiramida, também são efetivos
- Diuréticos (Tabela 147) para as elevações da pressão diastólica e capilar pulmonar
- Ablação septal não cirúrgica por injeção de álcool nos ramos septais da artéria coronária esquerda
- Desfibrilador implantável para arritmias ventriculares malignas ou síncope inexplicável
- Tentativa de cardioversão da fibrilação atrial
- Profilaxia da endocardite

Cataratas

CARACTERÍSTICAS PRINCIPAIS

- A catarata significa opacidade do cristalino
- A catarata em geral ocorre bilateralmente
- A catarata senil (relacionada com a idade) é o tipo mais comum
- A maioria das pessoas com mais de 60 anos têm algum grau de opacidade do cristalino
- Outras causas
  - Infecções congênitas ou erros inatos do metabolismo
  - Diabetes melito
  - Uso de corticosteroides por longo prazo
  - Uveíte
  - Trauma ocular

ACHADOS CLÍNICOS

- Prejuízo visual progressivo, geralmente gradual

DIAGNÓSTICO

- A oftalmoscopia, particularmente com a pupila dilatada, mostra as opacidades no reflexo vermelho
- Conforme a catarata progride, a visualização retiniana fica cada vez mais difícil

TRATAMENTO

- Quando o prejuízo visual passa a afetar significativamente as atividades diárias, a terapia cirúrgica costuma ser indicada
- O tratamento envolve a remoção cirúrgica e a inserção de um cristalino intraocular de potência refrativa apropriada

Cefaleia

CARACTERÍSTICAS PRINCIPAIS

PRINCÍPIOS BÁSICOS DO DIAGNÓSTICO

- Em um paciente previamente hígido, é mais provável que uma cefaleia intensa se relacione com uma doença intracraniana, como hemorragia, meningite, ou lesão com efeito de massa, do que uma cefaleia crônica
- As cefaleias que são piores ao despertar podem indicar sinusite ou massa intracraniana

CONSIDERAÇÕES GERAIS

- As cefaleias crônicas mais comumente são atribuídas a enxaqueca, tensão ou depressão, mas podem estar relacionadas com doença intracraniana
- A possibilidade de lesões estruturais subjacentes é importante porque cerca de um terço dos pacientes com tumores cerebrais apresentam uma queixa principal de cefaleia

ACHADOS CLÍNICOS

SINAIS E SINTOMAS

Cefaleia tensional

- Frequentemente pulsante ou latejante
- É comum uma dor em faixa
- É comum uma sensação de aperto ou pressão
- Agrava-se com o estresse e no final do dia

Enxaqueca

- Frequentemente pulsante ou latejante
- Pode ser uma oftalmalgia ou dor periorbitária, tipo "furador de gelo"
- É comum a presença de dor lateralizada

Cefaleia em salvas

- Oftalmalgia ou dor tipo "furador de gelo"
- Comumente, a dor é lateralizada
- Tende a ocorrer no mesmo horário todo dia ou noite

Nevralgias cranianas

- Dor lancinante/penetrante aguda pode ser sugestiva
- Dor localizada em uma das divisões do nervo trigêmeo ou no meato acústico externo ou na faringe, respectivamente, na nevralgia do trigêmeo ou do glossofaríngeo

Cefaleia relacionada com sinusite

- Pode causar sensibilidade da pele e do osso sobrejacentes

Cefaleia relacionada com lesão de massa intracraniana

- Dor tipicamente irritante ou constante
- A dor pode ser pior pela manhã
- Além disso, a dor pode ser localizada ou generalizada

DIAGNÓSTICO DIFERENCIAL

Intracraniano

- Enxaqueca
- Cefaleia em salvas
- Tumor cerebral
- Hemorragia subaracnóidea
- Meningite
- Abscesso cerebral
- Arterite (temporal) de células gigantes
- Hipertensão
- Abstinência de cafeína, bebidas alcoólicas ou drogas
- Pseudotumor cerebral
- Hemorragia subdural
- Isquemia cerebral
- Dissecção arterial (carótida ou vertebral)
- Malformação arteriovenosa
- Traumatismo craniano
- Punção lombar
- Trombose do seio venoso (trombose venosa intracraniana)
- Pós-punção lombar
- Intoxicação por monóxido de carbono

Extracraniano

- Infecções sistêmicas
- Cefaleia tensional
- Artrite cervical
- Glaucoma
- Abscesso dentário
- Sinusite
- Otite média
- Síndrome da articulação temporomandibular (ATM)
- Depressão
- Transtorno somatoforme (somatização)
- Nevralgia do trigêmeo
- Nevralgia do glossofaríngeo

DIAGNÓSTICO

EXAMES LABORATORIAIS

- Exame do líquido cerebrospinal caso se considere infecção meníngea ou hemorragia subaracnóidea

DIAGNÓSTICO POR IMAGEM

- Varredura craniana por RM ou TC para descartar lesão de massa intracraniana em pacientes com
  - Distúrbio progressivo de cefaleia
  - Início recente de cefaleia na metade da vida ou mais tarde
  - Cefaleias que perturbam o sono ou estão relacionadas com esforço
  - Cefaleias associadas a sintomas neurológicos ou déficit neurológico focal

PROCEDIMENTOS DIAGNÓSTICOS

- Indagar sobre fatores precipitantes e exacerbantes
- São fatores precipitantes: sinusite ou febre do feno recente, cirurgia odontológica, traumatismo craniano e sintomas sugestivos de infecção viral sistêmica
- O consumo de bebidas alcoólicas constitui um fator precipitante de cefaleia em salvas
- A mastigação como fator precipitante está associada à disfunção da ATM, nevralgia trigeminal ou glossofaríngea e arterite de células gigantes
- Em casos de lesões estruturais da fossa posterior, ocorre cefaleia induzida por tosse. No entanto, frequentemente não se identifica nenhuma causa específica
- São fatores exacerbantes de enxaqueca: estresse emocional, fadiga, alimentos com nitrito ou tiramina em sua composição, além de menstruação

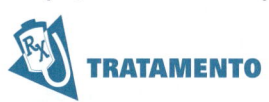

TRATAMENTO

- Ver distúrbios específicos de cefaleia: Cefaleia Tensional; Cefaleia, Enxaqueca; Polimialgia Reumática & Arterite de Células Gigantes; Tosse

DESFECHOS

CASOS DE ENCAMINHAMENTO

- Encaminhar se houver necessidade de especialistas na avaliação ou no tratamento

CASOS DE ADMISSÃO HOSPITALAR

- A admissão hospitalar depende da causa subjacente (p. ex., lesão expansiva tipo massa, sangramento intracerebral)

EVIDÊNCIAS

DIRETRIZES CLÍNICAS

- American Academy of Neurology
- Lewis DW et al. Practice parameter: evaluation of children and adolescents with recurrent headaches: report of the Quality Standards Subcommittee of the American Academy of Neurology and the Practice Committee of the Child Neurology Society. Neurology. 2002; 59:490. [PMID: 12196640]
- National Guideline Clearinghouse

INFORMAÇÕES PARA OS PACIENTES

- JAMA patient page. Tension headache. JAMA. 2001;285:2282. [PMID: 11368044]
- National Institute of Neurological Disorders and Stroke
- Parmet S et al. JAMA patient page. Headaches. JAMA. 2003 Mar 19; 289(11):1462. [PMID: 12636471]

REFERÊNCIAS

- Capobianco DJ et al. Diagnosis and treatment of cluster headache. Semin Neurol. 2006 Apr;26(2):242-59. [PMID: 16628535]
- Friedman BW et al. A trial of metoclopramide vs. sumatriptan for the emergency department treatment of migraines. Neurology. 2005 Feb 8; 64(3):463-8. [PMID: 15699376]
- Goadsby PJ. Recent advances in understanding migraine mechanisms, molecules and therapeutics. Trends Mol

Med. 2007 Jan;13(1):39-44. [PMID: 17141570]
- Linde K et al. Acupuncture for patients with migraine: a randomized controlled trial. JAMA. 2005 May 4; 293(17):2118-25. [PMID: 15870415]
- May A. Cluster headache: pathogenesis, diagnosis, and management. Lancet. 2005 Sep 3-9;366(9488):843-55. [PMID: 16139660]
- Schoenen J et al. Headache with focal neurological signs or symptoms: a complicated differential diagnosis. Lancet Neurol. 2004 Apr;3(4):237-45. [PMID: 15039036]

Cefaleia Aguda

CARACTERÍSTICAS PRINCIPAIS

PRINCÍPIOS BÁSICOS DO DIAGNÓSTICO

- Idade > 50 anos
- Início rápido com intensidade severa
- Histórico de hipertensão ou HIV
- Febre, hipertensão
- Traumatismo
- Alterações da visão
- Achados neurológicos (alterações do estado mental, déficits motores ou sensoriais)

CONSIDERAÇÕES GERAIS

- No setor de emergência, 1% dos pacientes com cefaleia aguda apresenta um problema potencialmente letal
- No consultório médico, a prevalência desses distúrbios com risco de vida é muito mais baixa

ACHADOS CLÍNICOS

SINAIS E SINTOMAS

- A cefaleia de início súbito que atinge a intensidade máxima dentro de segundos ou em alguns minutos ("cefaleia em trovoada") sugere hemorragia subaracnóidea
- A cefaleia com hipertensão não controlada deve incitar a busca imediata por outras manifestações de "urgência ou emergência hipertensiva" (ver Urgências & Emergências Hipertensivas)
- Cefaleia e hipertensão na gravidez podem ser decorrentes de pré-eclâmpsia
- Uma cefaleia episódica com hipertensão, palpitações e sudorese pode ser decorrente de um feocromocitoma
- O exame físico deve incluir
  - Sinais vitais
  - Exame neurológico
  - Exame da visão e do fundo de olho (fundoscopia)
  - Sinais de Kernig e Brudzinski
- Pacientes com ≥ 60 anos de idade devem ser examinados em busca de sensibilidade do couro cabeludo ou da artéria temporal
- A diminuição na acuidade visual é sugestiva de
  - Glaucoma
  - Arterite temporal
  - Neurite óptica
- Oftalmoplegia ou defeitos do campo visual sugerem
  - Trombose do seio venoso
  - Tumor
  - Aneurisma
- Em casos de massas intracranianas ou neurite óptica, ocorrem defeitos pupilares aferentes
- Na presença de dissecção da artéria carótida, observam-se ptose e miose ipsilaterais (síndrome de Horner)
- Com o aumento na pressão intracraniana, há papiledema ou ausência da pulsação venosa retiniana

DIAGNÓSTICO DIFERENCIAL

- Causas de cefaleia que exigem tratamento imediato
  - Eventos vasculares iminentes ou concluídos (hemorragia intracraniana, trombose, vasculite, hipertensão maligna, dissecção arterial ou aneurisma)
  - Infecções (abscesso, encefalite, meningite)
  - Massas intracranianas indutoras de hipertensão intracraniana
  - Pré-eclâmpsia
  - Intoxicação por monóxido de carbono

DIAGNÓSTICO

EXAMES LABORATORIAIS

- Coloração de Gram no líquido cerebrospinal
- Contagem de glóbulos brancos com diferencial no líquido cerebrospinal
- Contagem de hemácias no líquido cerebrospinal
- Glicose no líquido cerebrospinal
- Proteína total no líquido cerebrospinal
- Cultura bacteriana no líquido cerebrospinal
- VDRL* no líquido cerebrospinal

---
* N. de T. Teste utilizado para identificação de pacientes com sífilis, do inglês *Venereal Disease Research Laboratory*.

- Velocidade de sedimentação globular
- Urinálise
- Em casos sob suspeita, realizar teste da reação em cadeia da polimerase no líquido cerebrospinal para pesquisa de herpes simples tipo 2
- Em pacientes infectados por HIV, realizar pesquisa do antígeno criptocócico no líquido cerebrospinal, coloração e cultura de bacilos acidorresistentes, bem como fixação do complemento e cultura para coccidioidomicose

DIAGNÓSTICO POR IMAGEM

- TC ou radiografia dos seios nasais e paranasais
- Obtenção imediata de TC do crânio sem contraste, acompanhada pelo mesmo exame contrastado
- Em pacientes infectados por HIV, o aparecimento de cefaleia de início recente justifica a realização de TC com e sem contraste ou RM
- Indicado para características clínicas associadas a cefaleia aguda que justifiquem a obtenção da neuroimagem de urgência ou emergência (Tabela 87)
- Realizar a neuroimagem antes da punção lombar em casos de cefaleia aguda com anormalidade no exame neurológico, no estado mental e no exame fundoscópico (papiledema; perda de pulsações venosas)
- Obter a neuroimagem de forma emergencial em casos de cefaleia aguda com exame neurológico anormal, estado mental anormal, "cefaleia em trovoada"
- Realizar a neuroimagem com urgência em casos de cefaleia aguda com infecção por HIV, idade > 50 anos (mesmo com exame neurológico normal)

PROCEDIMENTOS DIAGNÓSTICOS

- Punção lombar
- Se houver alto grau de suspeita de aneurisma ou hemorragia subaracnóidea, proceder à punção lombar seguida por angiografia cerebral

TRATAMENTO

- O tratamento deve ser orientado pela etiologia subjacente

MEDICAÇÕES

- Anti-inflamatórios não esteroides (Tabela 1)
- Terapia para enxaqueca (Tabela 88)
- Analgésicos agonistas opioides (Tabela 2)
- A resposta clínica a analgésicos não exclui as causas potencialmente letais de cefaleia aguda

DESFECHOS

CASOS DE ENCAMINHAMENTO

- Encaminhar os pacientes ao setor de emergência nos seguintes casos:
  - Idade > 50 anos
  - Início rápido com forte intensidade
  - Histórico de hipertensão ou HIV
  - Febre, hipertensão
  - Traumatismo
  - Alterações da visão
  - Achados neurológicos (alterações do estado mental, déficits motores ou sensoriais)

PREVENÇÃO

- Tratamento profilático de enxaqueca (Tabela 88)

EVIDÊNCIAS

DIRETRIZES CLÍNICAS

- American College of Emergency Physicians (ACEP). Clinical policy: critical issues in the evaluation and management of patients presenting to the emergency department with acute headache, 2002.
- National Guideline Clearinghouse

ENDEREÇOS ELETRÔNICOS

- American Academy of Neurology
- Cleveland Clinic

INFORMAÇÕES PARA OS PACIENTES

- Parmet S et al. JAMA patient page. Headaches. JAMA. 2003;289:1462. [PMID: 12636471]

REFERÊNCIAS

- Beck E et al: Management of cluster headache. Am Fam Physician. 2005 Feb 15;71(4):717-24. [PMID: 15742909]
- Detsky ME et al. Does this patient have migraine? JAMA. 2006 Sep 13; 296(10):1274-83. [PMID: 16968852]
- Dodik DW. Chronic daily headache. N Engl J Med. 2006 Jan 12;354(2):15865. [PMID: 16407511]
- Gladstein J. Headache. Med Clin North Am. 2006 Mar;90(2):275-90. [PMID: 16448875]
- van de Beek D et al. Clinical features and prognostic factors in adults with bacterial meningitis. N Engl J Med. 2004 Oct 28;351(18):1849-59. [PMID: 15509818]
- van Gijn J et al. Subarachnoid hemorrhage. Lancet. 2007 Jan 27 ; 369(9558):306-18. [PMID: 17258671]

Cefaleia em Salvas

CARACTERÍSTICAS PRINCIPAIS

- Afeta principalmente homens de meia-idade
- Pode estar relacionada com cefaleia vascular ou algum distúrbio de mecanismo serotoninérgico
- Muitas vezes, não há histórico familiar de cefaleia ou enxaqueca

ACHADOS CLÍNICOS

- Dor periorbitária unilateral grave que ocorre diariamente por várias semanas
  - Acompanhada com frequência por congestão nasal ipsilateral, rinorreia, olho vermelho, lacrimejamento ou síndrome de Horner
- Os episódios geralmente ocorrem à noite e duram menos de 2 horas
- São precipitantes de um ataque
  - Bebidas alcoólicas
  - Estresse
  - Claridade
  - Alimentos específicos
- Ocorrem remissões espontâneas, e o paciente permanece bem por semanas ou meses antes que ocorra outro ataque
- Podem ocorrer ataques típicos sem remissão; essa variante consiste na cefaleia em salvas crônica

TRATAMENTO

- Sumatriptano, na dose de 6 mg SC ou *spray* nasal de 20 mg, ou inalação de oxigênio a 100% (7 L/min por 15 minutos), podem ser eficazes
- Ocasionalmente, utiliza-se a diidroergotamina (1-2 mg IM ou IV)
- O *spray* nasal de tartarato de butorfanol, 1 mg (1 pulverização em cada narina), com repetição após 60-90 min, se necessário, pode ajudar
- Para profilaxia, administrar o tartarato de ergotamina sob a forma de supositórios retais (0,5-1,0 mg na hora de dormir ou 2x/dia), por via oral [VO] (2 mg 1x/dia) ou por injeção SC (0,25 mg 3x/dia durante 5 dias por semana)
- Outros agentes profiláticos potencialmente úteis incluem
  - Valproato (750-1.500 mg VO diariamente)
  - Ciproeptadina
  - Carbonato de lítio (monitorizado pela determinação plasmática de lítio)
  - Prednisona (20-40 mg VO diariamente ou em dias alternados por 2 semanas, seguida de redução gradual)
  - Verapamil (240-480 mg VO diariamente)
  - Topiramato (25-200 mg VO diariamente)

Cefaleia Tensional

CARACTERÍSTICAS PRINCIPAIS

- Cefaleias constantes diárias, em geral descritas como "aperto" ou como se estivesse sendo "comprimido em um torno"
- Pode ser exacerbada por estresse emocional, fadiga, ruído ou claridade
- Com frequência, os pacientes se queixam de problemas de concentração e outros sintomas inespecíficos vagos

ACHADOS CLÍNICOS

- Normalmente generalizada
- Pode ser mais intensa sobre o pescoço ou a face posterior da cabeça
- Não associada a sintomas neurológicos focais

DIAGNÓSTICO

- O diagnóstico é formulado após exclusão de outras causas de cefaleia (ver diagnósticos individuais, p. ex., Sinusite Aguda)

TRATAMENTO

- Quando o tratamento com analgésicos simples não for eficaz, será válida uma tentativa com agentes antienxaquecosos (ver Cefaleia, Enxaqueca)
- As técnicas para induzir ao relaxamento também são úteis, envolvendo o uso de massagens, banhos quentes e *biofeedback*
- A pesquisa de causas subjacentes de ansiedade crônica frequentemente é recompensadora
- Foram publicados breves relatos de respostas benéficas à injeção local de toxina botulínica tipo A

Cefaleia, Enxaqueca

CARACTERÍSTICAS PRINCIPAIS

PRINCÍPIOS BÁSICOS DO DIAGNÓSTICO

- Cefaleia, geralmente pulsátil
- Pode ser acompanhada por
  - Náuseas
  - Vômitos
  - Fotofobia
  - Fonofobia
- Sintomas neurológicos transitórios (tipicamente visuais) podem preceder a cefaleia de enxaqueca clássica
- Comumente, não é acompanhada por aura prévia

CONSIDERAÇÕES GERAIS

- A fisiopatologia provavelmente se relaciona com a serotonina, bem como com a dilatação e pulsação excessiva dos ramos da artéria carótida externa
- Distúrbios focais da função neurológica
  - Podem anteceder ou acompanhar as cefaleias (enxaquecas clássicas)
  - Tais distúrbios foram atribuídos à constrição dos ramos da artéria carótida interna
- Os ataques podem ser deflagrados por
  - Estresse físico ou emocional
  - Falta ou excesso de sono
  - Não realização de uma refeição
  - Alimentos específicos (p. ex., chocolate)
  - Bebidas alcoólicas
  - Menstruação
  - Uso de anticoncepcionais orais

ASPECTOS DEMOGRÁFICOS

- Com frequência, os pacientes possuem histórico familiar de enxaqueca

ACHADOS CLÍNICOS

SINAIS E SINTOMAS

Enxaqueca clássica

- Cefaleia pulsátil lateralizada que ocorre de forma episódica após seu início na adolescência ou na vida adulta precoce
- Os distúrbios visuais ocorrem com muita frequência, podendo consistir em
  - Defeitos do campo visual
  - Alucinações visuais luminosas, como estrelas, faíscas, *flashes* luminosos sem forma (fotopsia), padrões geométricos ou zigue-zagues de luz
  - Certa combinação de defeitos do campo visual e alucinações luminosas (escotomas cintilantes)
- Outros distúrbios focais
  - Afasia ou entorpecimento
  - Formigamento
  - Falta de coordenação
  - Fraqueza em distribuição circunscrita

Enxaqueca comum

- Comumente bilateral e periorbitária
- Não se observa a ocorrência de distúrbios visuais nem de outros déficits neurológicos focais

Enxaqueca da artéria basilar

- Cegueira ou distúrbios por toda parte de ambos os campos visuais acompanhados ou seguidos por
  - Disartria
  - Desequilíbrio
  - Zumbido
  - Parestesias periorais e distais
- Cegueira ou distúrbios visuais ocasionalmente acompanhados por
  - Perda transitória ou déficit de consciência ou estado confusional
  - Isso, por sua vez, é sucedido por cefaleia pulsátil (geralmente occipital), muitas vezes com náuseas e vômitos

Enxaqueca oftalmoplégica

- Dor lateralizada, frequentemente periocular, acompanhada por
  - Náuseas
  - Vômitos
  - Diplopia em função de oftalmoplegia externa transitória
- Acometimento da divisão oftálmica do V nervo craniano em alguns pacientes

Equivalente de enxaqueca

- Em raros casos, o distúrbio neurológico ou somático que acompanha as cefaleias enxaquecosas típicas constitui a única manifestação de um ataque sem a ocorrência de cefaleias ("equivalente enxaquecoso")

DIAGNÓSTICO DIFERENCIAL

- Outras causas de cefaleia
- Cefaleia em salvas
- Tumor cerebral
- Arterite (temporal) de células gigantes
- Sinusite
- Hemorragia subaracnóidea
- Pseudotumor cerebral
- Ataque isquêmico transitório

DIAGNÓSTICO

DIAGNÓSTICO POR IMAGEM

- Podem ser observadas alterações nas regiões do tronco encefálico envolvidas na modulação sensorial, sugerindo que a enxaqueca esteja relacionada com uma falha no processamento sensorial normal

PROCEDIMENTOS DIAGNÓSTICOS

- Pesquisar fatores precipitantes e exacerbantes
- Indagar sobre histórico familiar

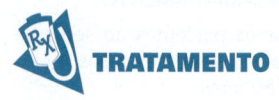

TRATAMENTO

MEDICAÇÕES

- Com frequência, um simples analgésico (p. ex., ácido acetilsalicílico [aspirina]) tomado imediatamente proporciona alívio
- Contudo, o tratamento com vasoconstritores extracranianos ou outros agentes terapêuticos é algumas vezes necessário
- Muitas vezes, o Cafergot®, uma combinação de tartarato de ergotamina (1 mg) e cafeína (100 mg), é particularmente útil
  - Um ou dois comprimidos são tomados no início da cefaleia ou dos sintomas de alerta, seguidos por 1 comprimido a cada 30 min
  - Em caso de necessidade, podem ser tomados até 6 comprimidos por ataque e 10 comprimidos por semana
  - O Cafergot® pode ser administrado por via retal sob a forma de supositórios, contendo 2 mg de ergotamina (1/2 a 1 supositório por dose)
- O sumatriptano é um agente rapidamente eficaz para abortar os ataques quando administrado por via SC em um dispositivo de autoinjeção (dose de 4-6 mg SC uma única vez, podendo ser repetido a cada 2 horas × 1, se necessário; dose máxima: 12 mg/24 horas)
- O zolmitriptano é eficaz para o tratamento agudo
  - A dose oral inicial ideal é de 5 mg
  - O alívio costuma ocorrer em até 1 hora
  - A dose pode ser repetida a cada 2 horas × 1, se necessário
  - A dose máxima é de 10 mg/24 horas
  - Também pode ser administrada por *spray* nasal
    - 5 mg em cada narina × 1, podendo ser repetido a cada 2 horas × 1
    - Dose máxima: 10 mg/24 horas
- Outros triptanos disponíveis
  - Rizatriptano (dose de 5-10 mg VO uma única vez, podendo ser repetido a cada 2 horas × 2, se necessário; dose máxima: 30 mg/24 horas, 15 mg/24 horas se o paciente estiver tomando propranolol)
  - Naratriptano (dose de 1-2,5 mg VO uma única vez, podendo ser repetido × 1 depois de 4 horas, se necessário; dose máxima: 5 mg/24 horas)

- Almotriptano (dose de 6,25-12,5 mg VO uma única vez, podendo ser repetido a cada 2 horas × 1, se necessário; dose máxima: 25 mg/24 horas)
- O eletriptano (dose de 20-40 mg VO uma única vez, podendo ser repetido a cada 2 horas × 1, se necessário; dose máxima: 80 mg/24 horas) é um medicamento útil para terapia imediata
- O frovatriptano tem meia-vida mais longa do que o eletriptano; ajuda pacientes com ataques prolongados (dose de 2,5 mg VO uma única vez, podendo ser repetido a cada 2 horas × 1; dose máxima: 7,5 mg/24 horas)
■ Triptanos
- Devem ser evitados na gravidez e nos pacientes com fatores de risco para AVC
- São contraindicados em pacientes com doença coronariana ou vascular periférica
- Podem causar náuseas ou vômitos
■ Em raras ocasiões, há necessidade de analgésicos narcóticos, como meperidina a 100 mg IM ou tartarato de butorfanol administrado por *spray* nasal (1 mg/*spray* em cada narina, com repetição após 3 ou 4 horas se necessário)

PROCEDIMENTOS TERAPÊUTICOS
■ O manejo da enxaqueca consiste na abstinência de quaisquer fatores precipitantes, em combinação com tratamento farmacológico profilático ou sintomático, conforme a necessidade
■ Durante os ataques agudos, muitos pacientes consideram uma medida útil o repouso em um quarto tranquilo e escuro, até que os sintomas desapareçam

DESFECHOS

COMPLICAÇÕES
■ Pode ocorrer o desenvolvimento de síndrome serotoninérgica (agitação potencialmente fatal, confusão mental, febre, incoordenação, vômitos, taquicardia, alterações na pressão arterial) quando os triptanos são utilizados com inibidores seletivos da recaptação da serotonina ou serotonina/norepinefrina
■ Muito raramente, o paciente pode ficar com um déficit neurológico permanente após ataque enxaquecoso

PREVENÇÃO
■ Pode ser necessário tratamento profilático se a frequência das cefaleias enxaquecosas for maior do que 2 ou 3 vezes ao mês (ver Tabela 88)

■ Pode ser necessária a experimentação de vários medicamentos, um por vez, antes que as cefaleias estejam sob controle
■ Assim que um medicamento for considerado útil, ele deverá ser mantido por vários meses
■ Se o paciente permanecer livre da cefaleia, a dose poderá ser reduzida gradativamente e o medicamento retirado ao final

EVIDÊNCIAS

DIRETRIZES CLÍNICAS
■ American Academy of Neurology
■ National Guideline Clearinghouse

INFORMAÇÕES PARA OS PACIENTES
■ The Mayo Clinic
■ Parmet S et al. JAMA patient page. Headaches. JAMA. 2003 Mar 19; 289(11): 1462. [PMID: 12636471]

REFERÊNCIAS
■ Friedman BW et al. A trial of metoclopramide vs. sumatriptan for the emergency department treatment of migraines. Neurology. 2005 Feb 8; 64(3):463-8. [PMID: 15699376]
■ Goadsby PJ. Recent advances in understanding migraine mechanisms, molecules and therapeutics. Trends Mol Med. 2007 Jan;13(1):39-44. [PMID: 17141570]

Celulite & Erisipela

CARACTERÍSTICAS PRINCIPAIS

PRINCÍPIOS BÁSICOS DO DIAGNÓSTICO
■ Infecção difusa e espalhada na pele

CONSIDERAÇÕES GERAIS
Celulite
■ Habitualmente causada por cocos gram-positivos, embora bacilos gram-negativos como *Escherichia coli* possam ser responsáveis
■ A principal porta de entrada para a celulite da perna é a micose entre os dedos do pé, com fissura da pele nesse local

Erisipela
■ Uma forma superficial de celulite que ocorre classicamente na face, causada por estreptococos β-hemolíticos
■ Área edematosa, espalhada, circunscrita, quente e eritematosa, com ou sem vesículas ou bolhas
■ A dor, os calafrios, a febre e a toxicidade sistêmica podem ser intensos

■ A erisipeloide, diferentemente da erisipela, é uma infecção bacilar benigna causadora de vermelhidão da pele dos dedos ou do dorso das mãos de pescadores e manipuladores de carne

ACHADOS CLÍNICOS

SINAIS E SINTOMAS
Celulite
■ A lesão é quente e avermelhada
■ Dor na lesão, mal-estar, calafrios e febre moderada
■ Geralmente na perna
■ No caso de estase venosa, a única pista para a celulite pode ser uma nova área localizada de dolorimento
■ Os ataques recorrentes podem às vezes afetar os vasos linfáticos, produzindo um edema permanente chamado de "edema sólido"

Erisipela
■ Face central muitas vezes envolvida
- Um ponto vermelho brilhante aparece primeiro, muito frequentemente próximo a uma fissura no ângulo do nariz
- Ele se espalha, formando uma área tensa, nitidamente demarcada, brilhante e lisa
- A margem faz, caracteristicamente, avanços notáveis em dias ou mesmo horas
■ A lesão é algo edematosa e pode ser afundada ligeiramente com o dedo
■ Vesículas ou bolhas às vezes se desenvolvem na superfície
■ A lesão não costuma ficar pustulosa ou gangrenosa e cura sem a formação de cicatriz

DIAGNÓSTICO DIFERENCIAL
■ Trombose venosa profunda
■ Estase venosa
■ Candidíase
■ Antraz
■ Erisipeloide
■ Dermatite de contato
■ Herpes-zóster (cobreiro)
■ Escarlatina
■ Angioedema
■ Fascite necrosante
■ Paniculite esclerosante
■ Osteomielite subjacente
■ Lúpus eritematoso sistêmico

DIAGNÓSTICO

EXAMES LABORATORIAIS
■ As tentativas de isolar o organismo responsável, injetando e então aspirando

soro fisiológico, são bem-sucedidas em 20% dos casos
- A leucocitose e uma velocidade de sedimentação aumentada estão quase invariavelmente presentes, mas não são específicas
- As hemoculturas podem ser positivas

TRATAMENTO

MEDICAÇÕES

- Antibióticos parenterais ou intravenosos, efetivos contra os estreptococos β-hemolíticos do grupo A e os estafilococos, podem ser necessários nas primeiras 24-48 horas
- Em casos leves ou após a terapia parenteral inicial, costuma ser adequado usar dicloxacilina ou cefalexina, 250-500 mg VO 4x/dia por 7-10 dias
- Nos pacientes em quem o tratamento intravenoso não é instituído, a primeira dose de antibiótico oral pode ser aumentada para 750-1.000 mg para alcançar rapidamente altos níveis sanguíneos

Erisipela

- Colocar o paciente em repouso no leito, com a cabeceira elevada
- Antibióticos intravenosos, como recém-citado, estão indicados nas primeiras 48 horas em todos os casos, exceto nos mais leves
- Um curso de 7 dias é completado com penicilina VK, 250 mg, dicloxacilina, 250 mg, ou uma cefalosporina de primeira geração, 250 mg, VO 4x/dia
- Tanto a eritromicina, 250 mg VO 4x/dia por 7-14 dias, quanto a claritromicina, 250 mg VO 2x/dia por 7-14 dias, são boas alternativas nos pacientes alérgicos à penicilina

DESFECHOS

COMPLICAÇÕES

- A menos que a erisipela seja prontamente tratada, pode resultar em morte pela extensão do processo e pela toxicidade sistêmica, em particular no idoso

PROGNÓSTICO

- A erisipela já foi uma infecção potencialmente fatal. Hoje em dia, pode em geral ser controlada de forma rápida com terapia sistêmica com penicilina ou eritromicina

CASOS DE ENCAMINHAMENTO

- Se houver dúvida quanto ao diagnóstico, se a terapia recomendada for ineficaz ou se um tratamento especializado for necessário

CASOS DE ADMISSÃO HOSPITALAR

- Todos os casos de erisipela, exceto os mais leves
- Celulite com toxicidade sistêmica ou em caso de necessidade de antibióticos IV

EVIDÊNCIAS

ENDEREÇOS ELETRÔNICOS

- American Academy of Dermatology
- National Institute of Allergy and Infectious Disease

INFORMAÇÕES PARA OS PACIENTES

- MedlinePlus: Erysipelas
- National Institute of Allergy and Infectious Disease: Group A Streptococcal Infections

REFERÊNCIAS

- Corwin P et al. Randomized controlled trial of intravenous antibiotic treatment for cellulitis at home compared with hospital. BMJ. 2005 Jan 15; 330(7483):129. [PMID: 15604157]
- Dufel S et al. Simple cellulitis or a more serious infection? J Fam Pract. 2006 May;55(5):396-400. [PMID: 16670034]
- Edwards J et al. A blistering disease: bullous erysipelas. CMAJ. 2006 Aug 1; 175(3):244. [PMID: 16880441]
- Mills AM et al. Are blood cultures necessary in adults with cellulitis? Ann Emerg Med. 2005 May;45(5):548-9. [PMID: 15855955]

Ceratose Actínica

CARACTERÍSTICAS PRINCIPAIS

- As ceratoses actínicas são consideradas pré-malignas, mas apenas 1:1.000 lesões/ano progridem para carcinoma de células escamosas

ACHADOS CLÍNICOS

- As ceratoses actínicas são pápulas pequenas (0,2-1,0 cm) – avermelhadas, róseas, ou ligeiramente hiperpigmentadas – com textura áspera, sendo sensíveis quando o dedo é passado por sobre elas
- Ocorrem em partes do corpo expostas ao sol, em pessoas de pele clara

DIAGNÓSTICO

- Clínico
- Diagnóstico diferencial
  - Carcinoma de células escamosas
  - Doença de Bowen (carcinoma de células escamosas *in situ*)
  - Ceratose seborreica não pigmentada
  - Psoríase
  - Dermatite seborreica
  - Ceratose seborreica
  - Doença de Paget

TRATAMENTO

- O nitrogênio líquido é um método rápido e efetivo de erradicação. As lesões criam crostas e desaparecem em 10-14 dias
- Um tratamento alternativo é o uso de creme de fluoruracil a 15%
  - Esse agente pode ser aplicado nas lesões pela manhã e à noite até que fiquem vermelhas e doloridas, com crostas e erodidas (em geral 2-3 semanas)
  - Alternativamente, creme de 5-fluoruracil a 0,5% 1x/dia, por 4-6 semanas
  - O imiquimod creme a 5%, aplicado 1x/dia por 3-5x/semana, pode ser usado em vez do 5-fluoruracil

Cervicalgia

CARACTERÍSTICAS PRINCIPAIS

PRINCÍPIOS BÁSICOS DO DIAGNÓSTICO

- Grande parte da cervicalgia crônica é causada por artropatia degenerativa e responde a abordagens conservadoras

CONSIDERAÇÕES GERAIS

- Um amplo grupo de distúrbios articulares e extra-articulares é caracterizado por dor, que pode envolver simultaneamente o pescoço, a cintura escapular e a extremidade superior
- Pode ser difícil a diferenciação diagnóstica entre esses distúrbios

Etiologia

- A tensão cervical é causada geralmente por distúrbios posturais mecânicos, atividade física excessiva ou lesão (p. ex., traumatismo ou hiperextensão cervical)

- Espondilose cervical (artrite degenerativa) é um termo coletivo que descreve a ocorrência de alterações degenerativas nas apófises articulares e articulações de disco intervertebral, com ou sem sinais neurológicos

ASPECTOS DEMOGRÁFICOS

- Pode ocorrer degeneração de discos e articulações cervicais em adolescentes, porém isso é mais comum depois dos 40 anos de idade

ACHADOS CLÍNICOS

SINAIS E SINTOMAS

- A dor pode ficar restrita à região posterior do pescoço ou, dependendo do nível da articulação sintomática, propagar-se para outros segmentos, como occipício*, porção anterior do tórax, cintura escapular, braço/antebraço e mãos
- A dor irradiada na extremidade superior é frequentemente intensificada por hiperextensão do pescoço e desvio da cabeça para o lado envolvido
- A limitação de movimentos cervicais constitui o achado objetivo mais comum
- Os sinais neurológicos dependem do grau de compressão das raízes nervosas ou da medula espinal
- A compressão da medula espinal pode causar envolvimento do trato espinal longo, resultando em paraparesia ou paraplegia

Tensão musculotendinosa cervical aguda ou crônica

- Episódios agudos estão associados a dor, diminuição dos movimentos cervicais e espasmo da musculatura paraspinal, resultando em rigidez do pescoço e perda do movimento
- Muitas vezes, há sensibilidade local em casos de tensão aguda, mas não na tensão crônica

Hérnia de núcleo pulposo

- A ruptura ou prolapso do núcleo pulposo dos discos cervicais em direção ao canal vertebral gera dor que se propaga para os braços ao nível de C6-C7
- Quando a pressão intra-abdominal aumenta por tosse, espirro ou outros movimentos, os sintomas são agravados, podendo ocorrer com frequência espasmo dos músculos cervicais

---

* N. de T. Parte inferoposterior da cabeça.

- As anormalidades neurológicas podem envolver diminuição dos reflexos tendinosos profundos do bíceps e tríceps, além de sensibilidade reduzida e atrofia ou fraqueza muscular no antebraço ou nas mãos

Distúrbios artríticos

- A osteoartrite da coluna cervical é frequentemente um quadro assintomático, mas pode causar cervicalgia difusa, dor radicular ou mielopatia
- A mielopatia desenvolve-se de forma insidiosa, manifestando-se por mãos dormentes e desajeitadas
- Alguns pacientes também se queixam de deambulação instável, aumento na frequência e urgência urinárias ou sensações de choque elétrico com flexão ou extensão do pescoço (sinal de Lhermitte)
- Fraqueza, perda sensorial e espasticidade com reflexos exagerados desenvolvem-se abaixo do nível de compressão da medula espinal

DIAGNÓSTICO DIFERENCIAL

- Tensão musculotendinosa cervical aguda ou crônica
- Hérnia de núcleo pulposo
- Artrites degenerativas (p. ex., osteoartrite)
- Artrites inflamatórias (p. ex., artrite reumatoide, espondilite anquilosante)
- Infecções (p. ex., meningite, osteomielite)
- Câncer (p. ex., metástases da coluna cervical)
- Fibromialgia

DIAGNÓSTICO

DIAGNÓSTICO POR IMAGEM

- As radiografias mostram-se frequentemente normais no quadro de tensão cervical aguda
- Em caso de osteoartrite, a redução comparativa na altura do espaço do disco envolvido é um achado frequente. O achado radiográfico tardio mais comum é a formação de osteófitos
- O uso de RM ou TC fica indicado no paciente com dor intensa de causa desconhecida que não responde à terapia conservadora ou naquele com evidência de mielopatia
- O exame de RM é mais sensível do que o de TC na detecção de discopatia, compressão extradural e doença intramedular
- A TC é mais sensível para demonstração de fraturas

TRATAMENTO

MEDICAÇÕES

Tensão musculotendinosa cervical aguda ou crônica

- Analgésicos e mobilização precoce (inclusive para hiperextensão cervical)

Hérnia de núcleo pulposo

- Tração cervical, repouso e analgésicos costumam ser bem-sucedidos para dor e sintomas radiculares
- Injeções epidurais de corticosteroide para cervicalgia podem ajudar aqueles que não exibem melhora

CIRURGIA

- A cirurgia é indicada para dor contínua e fraqueza progressiva decorrentes de hérnia de núcleo pulposo, apesar da tentativa de terapia conservadora, e se alguma anormalidade passível de correção cirúrgica for identificada na mielografia por RM ou TC. A descompressão cirúrgica alcança excelentes resultados em 70-80% desses pacientes
- O tratamento cirúrgico pode envolver estabilização da coluna cervical mediante ocorrência de subluxação atlantoaxial em pacientes com artrite reumatoide

PROCEDIMENTOS TERAPÊUTICOS

- A dor crônica nas articulações zigoapofisárias resultante de lesões causadas por hiperextensão cervical pode obter benefícios com a neurotomia percutânea por radiofrequência

DESFECHOS

COMPLICAÇÕES

- A doença degenerativa progressiva da coluna cervical pode causar mielopatia cervical com fraqueza e espasticidade das pernas
- A artropatia erosiva grave pode levar ao surgimento de complicações neurológicas, como algumas vezes ocorre em artrite reumatoide e ocasionalmente em espondilite anquilosante; a articulação atlantoaxial (C1-C2) está habitualmente envolvida nesses distúrbios

CASOS DE ENCAMINHAMENTO

- Encaminhar a um neurocirurgião conforme as indicações descritas no item Cirurgia

EVIDÊNCIAS

DIRETRIZES CLÍNICAS
- Gross AR et al. Clinical practice guideline on the use of manipulation or mobilization in the treatment of adults with mechanical neck disorders. Man Ther. 2002;7:193. [PMID: 12419654]

INFORMAÇÕES PARA OS PACIENTES
- American Academy of Orthopedic Surgeons
- American Physical Therapy Association

REFERÊNCIAS
- Hendriks EJ et al. Prognostic factors for poor recovery in acute whiplash patients. Pain. 2005 Apr;114(3):408-16. [PMID: 15777866]
- Kaiser MG. Multilevel cervical spondylosis. Neurosurg Clin N Am. 2006 Jul;17(3):263-75. [PMID: 16876027]
- Peloso PM et al. Medicinal and injection therapies for mechanical neck disorders: a Cochrane systematic review. J Rheumatol. 2006 May;33(5):957-67. [PMID: 16652427]

Cervicalgia Discogênica

CARACTERÍSTICAS PRINCIPAIS

PRINCÍPIOS BÁSICOS DO DIAGNÓSTICO
- Dor cervical, que às vezes se propaga para um ou ambos os braços
- Movimentos limitados do pescoço
- Alterações motoras, sensoriais ou reflexas em um ou ambos os braços com envolvimento radicular
- Déficit neurológico nas pernas, distúrbio da marcha ou alteração esfincteriana com envolvimento medular

CONSIDERAÇÕES GERAIS

Protrusão aguda de disco cervical
- A protrusão aguda de disco cervical gera dor no pescoço e dor radicular no braço, exacerbada por movimento da cabeça

Espondilose cervical
- Resultante de
  - Degeneração crônica de disco cervical, com herniação de material do disco
  - Calcificação secundária
  - Protuberâncias osteofíticas associadas
- Uma ou mais raízes nervosas cervicais podem sofrer compressão, estiramento ou angulação
- Também pode ocorrer o desenvolvimento de mielopatia como resultado de
  - Compressão
  - Insuficiência vascular
  - Trauma menor recorrente à medula espinal

ACHADOS CLÍNICOS

SINAIS E SINTOMAS

Protrusão aguda de disco cervical
- Com herniação lateral de disco, as alterações motoras, sensoriais ou reflexas apresentam distribuição radicular (geralmente C6 ou C7) no lado afetado (Figura 9)
- Com herniações direcionadas mais centralmente, a medula espinal também pode ser envolvida, levando à ocorrência de paraparesia espástica e distúrbios sensoriais nas pernas, acompanhados algumas vezes por déficit na função esfincteriana

Espondilose cervical
- Cervicalgia e movimento limitado da cabeça, cefaleias occipitais, dor radicular e outros distúrbios sensoriais nos braços, fraqueza dos braços ou das pernas, ou alguma combinação desses sintomas
- O exame geralmente revela que os movimentos de flexão e rotação laterais do pescoço se encontram limitados
- Um padrão segmentar de fraqueza ou perda sensorial de dermátomo (ou ambos) pode ser constatado uni ou bilateralmente nos membros superiores; além disso, os reflexos tendinosos mediados pela(s) raiz(es) nervosa(s) afetada(s) estão deprimidos
- As raízes nervosas C5 e C6 costumam ser as mais envolvidas; nesse caso, o exame frequentemente revela
  - Fraqueza dos músculos inervados por essas raízes (p. ex., deltoides, supra e infraespinal, bíceps, braquiorradial)
  - Dor ou perda sensorial sobre o ombro e também na borda externa do braço e antebraço
  - Reflexos bicipital e braquiorradial diminuídos
- Também pode estar presente paraparesia espástica se houver mielopatia associada, algumas vezes acompanhada por déficits sensoriais da coluna posterior ou do trato espinotalâmico nas pernas

DIAGNÓSTICO DIFERENCIAL
- Anormalidades congênitas podem envolver a coluna cervical e levar à cervicalgia (p. ex., hemivértebras, vértebras fundidas, invaginação basilar, instabilidade da articulação atlantoaxial)
- Distúrbios traumáticos, degenerativos, infecciosos e neoplásicos também podem induzir à dor no pescoço
- A artrite reumatoide espinal tende a afetar particularmente a região cervical, levando à dor, rigidez e mobilidade reduzida; o deslocamento de vértebras ou a subluxação da articulação atlantoaxial podem gerar compressão medular potencialmente letal se não ocorrer tratamento por meio de fixação

DIAGNÓSTICO

DIAGNÓSTICO POR IMAGEM

Protrusão aguda de disco cervical
- O diagnóstico é confirmado com mielografia por RM ou TC

Espondilose cervical
- Radiografias simples da coluna cervical revelam
  - Formação de osteófitos
  - Estreitamento dos espaços de disco
  - Intrusão nos forames intervertebrais
- Contudo, tais alterações são comuns em pessoas de meia-idade e podem não se relacionar com a queixa apresentada
- A TC ou a RM ajudam a confirmar o diagnóstico e descartar outras causas estruturais da mielopatia

TRATAMENTO

CIRURGIA

Protrusão aguda de disco cervical
- Se outras medidas forem malsucedidas ou se o paciente tiver algum déficit neurológico significativo, talvez haja necessidade de remoção cirúrgica do disco protruído

Espondilose cervical
- Pode ser necessário o tratamento cirúrgico para evitar maior evolução do quadro na presença de déficit neurológico significativo ou em caso de dor radicular intensa, persistente e irresponsiva às medidas conservadoras

PROCEDIMENTOS TERAPÊUTICOS

Protrusão aguda de disco cervical
- Em casos leves, medidas como repouso ou tração intermitente do pescoço

podem ser úteis, sendo acompanhadas por imobilização cervical com colar por algumas semanas

Espondilose cervical
- A restrição dos movimentos cervicais por meio de colar pode aliviar a dor

DESFECHOS

PROGNÓSTICO
- Quadro autolimitado

CASOS DE ENCAMINHAMENTO
- Uma consulta com especialista em ergonomia pode melhorar os sintomas

EVIDÊNCIAS

DIRETRIZES CLÍNICAS
- Philadelphia Panel evidence-based clinical practice guidelines on selected rehabilitation interventions for neck pain. Phys Ther. 2001;81:1701. [PMID: 589644]

INFORMAÇÕES PARA OS PACIENTES
- JAMA patient page. Neck injuries. JAMA. 2001;286:1928. [PMID: 11680473]
- American Academy of Orthopaedic Surgeons

REFERÊNCIAS
- Ahmed M et al. Neck and low back pain: neuroimaging. Neurol Clin. 2007 May; 25(2):439-71. [PMID: 17445738]
- Harris G. Managing musculoskeletal complaints with rehabilitation therapy: summary of the Philadelphia Panel evidence-based clinical practice guidelines on musculoskeletal rehabilitation interventions. J Fam Pract. 2002;51:1042. [PMID: 12540330]
- Jensen I et al. Strategies for prevention and management of musculoskeletal conditions. Neck pain. Best Pract Res Clin Rheumatol. 2007 Feb;21(1):93-108. [PMID: 17350546]
- Meleger AL et al. Neck and back pain: musculoskeletal disorders. Neurol Clin. 2007 May;25(2):419-38. [PMID: 7445737]
- Niemisto L. Radiofrequency denervation for neck and back pain. A systematic review of randomized controlled trials. Cochrane Database Syst Rev. 2003;CD004058. [PMID: 12535508]
- Peloso P et al; Cervical Overview Group. Medicinal and injection therapies for mechanical neck disorders. Cochrane Database Syst Rev. 2007 Jul 18;(3): CD000319. [PMID: 17636629]
- Polston DW: Cervical radiculopathy. Neurol Clin. 2007 May;25(2):373-85. [PMID: 17445734]
- Schonstein E. Work conditioning, work hardening and functional restoration for workers with back and neck pain. Cochrane Database Syst Rev. 2003; CD001822. [PMID: 12535416]
- Wieser ES et al. Surgery for neck pain. Neurosurgery. 2007 Jan;60(1 Suppl l): S51-6. [PMID: 17204886]

Cetoacidose Diabética

CARACTERÍSTICAS PRINCIPAIS

PRINCÍPIOS BÁSICOS DO DIAGNÓSTICO
- Hiperglicemia > 250 mg/dL
- Acidose com pH sanguíneo < 7,3
- Bicarbonato sérico < 15 mEq/L
- Positividade para cetonas séricas

CONSIDERAÇÕES GERAIS
- Pode ser a manifestação inicial do diabetes tipo 1
- Comumente ocorre com a baixa adesão nos diabéticos tipo 1, em particular quando os episódios forem recorrentes
- Desenvolve-se em diabéticos tipo 1 com necessidades aumentadas de insulina durante infecção, trauma, infarto do miocárdio ou cirurgia
- Pode-se desenvolver em diabéticos tipo 2 sob estresse intenso, como sepse ou trauma
- Complicação séria comum da terapia com bomba de insulina

ASPECTOS DEMOGRÁFICOS
- A incidência é de 5 a 8 episódios por 1.000 pessoas diabéticas anualmente
- A incidência na terapia com bomba de insulina é de 1 em 80 pacientes-meses de tratamento

ACHADOS CLÍNICOS

SINAIS E SINTOMAS
- Pode começar com um dia ou mais de poliúria, polidipsia, fadiga acentuada, náuseas e vômitos e, finalmente, estupor mental que pode progredir para coma
- Desidratação, possível estupor
- Respiração rápida profunda e um odor respiratório "frutado" de acetona
- A hipotensão com taquicardia indica depleção profunda de fluidos e eletrólitos
- Hipotermia leve geralmente presente; uma temperatura elevada ou até mesmo normal pode sugerir infecção
- Dor e sensibilidade no abdome na ausência de doença abdominal; de modo inverso, a colecistite ou a pancreatite podem ocorrer com sinais e sintomas mínimos

DIAGNÓSTICO DIFERENCIAL
- Acidose láctica em diabéticos tipo 1, incluindo o uso de metformina
- Cetoacidose alcoólica
- Hipoglicemia
- Estado hiperosmolar hiperglicêmico
- Uremia
- Cetoacidose do jejum
- Intoxicação por salicilatos

DIAGNÓSTICO

EXAMES LABORATORIAIS
- Glicosúria 4+, hiperglicemia
- Forte cetonúria e cetonemia (o ácido acetoacético é medido por reagentes do nitroprussiato [Acetest e Ketostix]; o ácido β-hidroxibutírico, mais prevalente, não tem nenhum grupo cetônico e, por conseguinte, não é detectado pelos testes convencionais de nitroprussiato)
- Cetoacidose com *anion gap* aumentado
- Potássio sérico frequentemente elevado, apesar da depleção de potássio corporal total
- Amilase sérica elevada pela amilase salivar e também pela pancreática. Uma amilase sérica elevada não é específica para pancreatite aguda
- A lipase sérica pode ser útil se o diagnóstico de pancreatite estiver sendo seriamente considerado
- Uma leucocitose de até 25.000/μL com um desvio à esquerda pode ocorrer com ou sem infecção associada
- A acidose metabólica hiperclorêmica pode se desenvolver durante a terapia inicial, já que cetoácidos são perdidos na urina e uma porção do déficit de bicarbonato é substituída por íons de cloreto da terapia com solução salina. Essa condição relativamente benigna é revertida ao longo de um dia assim que a solução salina IV é suspensa

TRATAMENTO

MEDICAÇÕES
Insulina regular
- Inicialmente na cetoacidose grave, usar somente insulina regular
- Começar com dose de ataque de 0,1 unidade/kg em bolo IV, seguida por 0,1 unidade/kg/h, em infusão contínua ou de hora em hora como injeção IM

- Ajustar o equipamento de infusão de insulina de forma que a velocidade de reposição de fluidos possa ser mudada sem que haja alteração na taxa de aporte de insulina
- Se o nível de glicose plasmática não cair pelo menos 10% na primeira hora, repetir a dose de ataque

Fluidos

- O déficit de fluidos é de habitualmente 4-5 L. Na primeira hora, administrar pelo menos 1 L de solução salina a 0,9% para reexpandir o volume vascular contraído
- Então, pode-se mudar para solução a 0,45% a uma velocidade de 300-500 mL/h, dependendo da gravidade da desidratação e da condição cardíaca e renal. Quando a glicose sanguínea cair para < 250 mg/dL, usar soluções de **glicose** a 5% para manter a glicose sanguínea 200-300 mg/dL enquanto a insulina é continuada para eliminar a cetonemia
- A falha em oferecer suficiente reposição de volume (pelo menos 3-4 L em 8 h) para restaurar a perfusão normal afeta a recuperação satisfatória
- A reposição excessiva de fluidos (mais de 5 L em 8 h) pode contribuir para síndrome da angústia respiratória aguda ou edema cerebral

Eletrólitos

- Usar **NaHCO₃** somente para pH < 7,1. Para pH arterial 6,9-7,0, adicionar 1 ampola de NaHCO₃ a 7,5% (44 mEq/L) a 200 mL de água estéril e administrar por via intravenosa a uma velocidade de 200 mL/h
  - Se o pH estiver abaixo de 6,9, usar 2 ampolas de NaHCO₃ (88 mEq) em 400 mL de água estéril e administrar na mesma velocidade de 200 mL/h
  - Para cada ampola de NaHCO₃, adicionar 15 mEq/L de KCl desde que o potássio sérico não passe de 5,5 mEq/L
  - Parar o bicarbonato quando o pH alcançar 7,1
- A perda de **potássio** corporal total por poliúria e vômitos pode ser de centenas de miliequivalentes
  - Entretanto, o potássio sérico inicial é geralmente normal ou alto por causa dos desvios extracelulares pela acidose
  - A infusão de potássio a 20-30 mEq/h deve começar 2-3 h após o início da terapia, ou mais cedo se o potássio sérico inicial for baixo
  - Adiar a reposição se o potássio sérico permanecer acima de 5 mEq/L, como na insuficiência renal
- A reposição de **fosfato** é raramente necessária. Entretanto, se uma hipofosfatemia grave de < 0,35 mmol/L (< 1 mg/dL) se desenvolver durante a terapia com insulina, uma pequena quantidade de fosfato pode ser reposta como sal de potássio
  - Para minimizar o risco de tetania por uma sobrecarga de reposição de fosfato, um déficit médio de 40-50 mmol de fosfato deve ser reposto pela infusão intravenosa a uma velocidade que não passe de 3 mmol/h
  - Uma solução de depósito (Abbott Laboratories) fornece uma mistura de 1,12 g de KH_2PO_4 e 1,18 g de K_2HPO_4 em um frasco de 5 mL de dose única, representando 22 mEq de potássio e 15 mmol de fosfato (27 mEq); 5 mL dessa solução de depósito em 2 L de solução salina a 0,45% ou dextrose a 5% em água, infundidos a 400 mL/h, farão a reposição do fosfato na velocidade ideal de 3 mmol/h e fornecerão 4,4 mEq de potássio por hora
  - Se o fosfato sérico permanecer abaixo de 0,35 mmol/L (1 mg/dL), repetir uma infusão de 5 horas de fosfato de potássio a uma velocidade de 3 mmol/h

PROCEDIMENTOS TERAPÊUTICOS

- Usar um fluxograma listando os sinais vitais e a sequência temporal dos valores de laboratório (pH arterial, glicose plasmática, acetona, bicarbonato, ureia, eletrólitos, osmolalidade sérica) em relação à terapia
- Monitorar cuidadosamente o potássio sérico durante a reposição de fluidos

DESFECHOS

COMPLICAÇÕES

- Infarto agudo do miocárdio e infarto do intestino após hipotensão prolongada
- Insuficiência renal, sobretudo com disfunção renal prévia
- O edema cerebral raramente ocorre
  - É mais adequadamente prevenido evitando-se a reversão súbita de hiperglicemia marcada
  - A manutenção dos níveis glicêmicos em 200-300 mg/dL nas primeiras 24 horas depois da correção da hiperglicemia grave reduz esse risco

PROGNÓSTICO

- É uma emergência médica potencialmente fatal, com uma taxa de mortalidade um pouco abaixo de 5% em indivíduos com menos de 40 anos, mas com um prognóstico mais grave em pacientes idosos, que têm taxas de mortalidade acima de 20%

CASOS DE ENCAMINHAMENTO

- Cetoacidose diabética recorrente
- Má adesão

CASOS DE ADMISSÃO HOSPITALAR

- Cetose grave, hiperosmolalidade
- Uma unidade de terapia intensiva ou unidade intermediária é preferível nos casos mais graves

PREVENÇÃO

- O paciente deve entrar em contato com profissional se houver cetonúria persistente
- A adesão é particularmente importante no diabetes de início juvenil, sobretudo na adolescência. O aconselhamento familiar intensivo pode ser necessário
- As cetonas na urina devem ser medidas com sinais de infecção ou nos pacientes tratados com bomba de insulina quando a glicose sanguínea capilar for persistentemente alta

EVIDÊNCIAS

DIRETRIZES CLÍNICAS

- National Guideline Clearinghouse: American Diabetes Association, 2004

ENDEREÇOS ELETRÔNICOS

- American Diabetes Association
- Centers for Disease Control and Prevention: Diabetes
- Joslin Diabetes Center

INFORMAÇÕES PARA OS PACIENTES

- American Diabetes Association
- JAMA patient page. The ABCs of diabetes. JAMA. 2002;287:2608. [PMID: 12025825]
- National Institutes of Health
- NIH: National Diabetes Education Program (multiple languages available)

REFERÊNCIA

- Kitabchi AE et al. Management of hyperglycemic crises in patients with diabetes. Diabetes Care. 2001 Jan; 24(1): 131-53. [PMID: 11194218]

Choque

CARACTERÍSTICAS PRINCIPAIS

PRINCÍPIOS BÁSICOS DO DIAGNÓSTICO

- Hipotensão

- Hipoperfusão e oferta de oxigênio prejudicada

CONSIDERAÇÕES GERAIS

- Pode ser classificado como
  - Hipovolêmico
  - Cardiogênico
  - Obstrutivo
  - Distributivo, incluindo séptico e neurogênico
- **Hipovolêmico**
  - Resulta de volume intravascular diminuído por perda de sangue ou fluidos
  - Uma perda de volume intravascular > 15% pode resultar em hipotensão e hipoxia tecidual progressiva
- **Cardiogênico**
  - Resulta de falha de bomba (p. ex., complicação de infarto do miocárdio, insuficiência cardíaca congestiva)
- **Obstrutivo**
  - Resulta de diminuição aguda do débito cardíaco devido a tamponamento cardíaco, pneumotórax hipertensivo ou embolia pulmonar maciça
- **Distributivo**
  - As causas incluem sepse (mais comum), anafilaxia, síndrome da resposta inflamatória sistêmica produzida por pancreatite grave ou queimaduras, ou por insuficiência adrenal aguda
  - A redução na resistência vascular sistêmica (RVS) resulta em débito cardíaco inadequado e hipoperfusão tecidual, apesar do volume circulatório normal
- **Séptico**
  - Tipicamente secundário a bacteriemia por gram-negativos
  - Pode ocorrer também por cocos gram-positivos e anaeróbios gram-negativos
- **Neurogênico**
  - Causado por lesão da medula espinal ou por agentes anestésicos epidurais ou espinais
  - Dor, dilatação gástrica ou medo podem induzir estimulação parassimpática vagal reflexa que resulta em hipotensão, bradicardia e síncope

ACHADOS CLÍNICOS

SINAIS E SINTOMAS

- Hipotensão
- Pulsos periféricos fracos ou filiformes
- Extremidades "fechadas" (frias, moteadas)
- A vasoconstrição esplâncnica pode causar oligúria, isquemia intestinal e disfunção hepática
- O estado mental pode estar normal ou alterado (p. ex., inquietação, agitação, confusão, letargia ou coma)
- **Hipovolêmico**
  - A pressão venosa jugular é baixa
  - A pressão de pulso estreita é indicativa de volume sistólico diminuído
- **Cardiogênico**
  - A pressão venosa jugular está elevada
  - Pode haver evidência de edema pulmonar em casos de insuficiência cardíaca esquerda e evidência de alterações no ECG
- **Obstrutivo**
  - A pressão venosa central pode estar elevada
- **Distributivo**
  - Sons cardíacos hiperdinâmicos
  - Extremidades aquecidas
  - A pressão de pulso ampla é indicativa de um volume sistólico grande
- **Séptico**
  - Evidência de infecção em situações de hipotensão persistente
  - Evidência de hipoperfusão de órgãos, como acidose láctica, débito urinário diminuído ou alteração do estado mental apesar da ressuscitação volêmica
- **Neurogênico**
  - Perda do tônus simpático com redução na RVS
  - Hipotensão sem taquicardia compensatória

DIAGNÓSTICO

EXAMES LABORATORIAIS

- Hemograma completo
- Eletrólitos séricos
- Glicose sérica
- Gasometrias arteriais
- Parâmetros de coagulação
- Tipagem e provas cruzadas
- Hemoculturas

DIAGNÓSTICO POR IMAGEM

- A ecocardiografia transesofágica mostra
  - Enchimento ventricular esquerdo reduzido no choque hipovolêmico e obstrutivo
  - Ventrículo esquerdo aumentado no choque cardiogênico

PROCEDIMENTOS DIAGNÓSTICOS

- Um acesso arterial deve ser instalado para monitorização da pressão sanguínea e da oxigenação arterial
- Um cateter de Foley deve ser instalado para monitorização do débito urinário
- Cateter de artéria pulmonar[*]
  - Pode diferenciar entre choque cardiogênico e séptico
  - Pode monitorar os efeitos da ressuscitação volêmica ou das medicações vasopressoras
- Pressão venosa central (PVC) ou pressão de oclusão da artéria pulmonar (POAP)
  - < 5 mmHg sugere hipovolemia
  - > 18 mmHg sugere sobrecarga de volume, insuficiência cardíaca, tamponamento ou hipertensão pulmonar
- Índice cardíaco
  - < 2 $L/min/m^2$ indica necessidade de suporte inotrópico
  - > 4 $L/min/m^2$ em um paciente hipotenso é consistente com choque séptico inicial
- RVS
  - Baixa (< 800 dinas X s/cm^{-5}) em choque séptico e neurogênico
  - Alta (> 1.500 dinas X s/cm^{-5}) em choque hipovolêmico e cardiogênico

TRATAMENTO

MEDICAÇÕES

- **Dobutamina**
  - Fármaco de primeira linha para choque cardiogênico
  - Dose inicial: 0,5-1 µg/kg/min como infusão IV contínua, ajustada em intervalos de poucos minutos
  - Dose habitual: 2-20 µg/kg/min IV
- A amrinona ou a milrinona podem ser usadas no lugar da dobutamina[**]
- **Norepinefrina**
  - Geralmente usada para choque por vasodilatação
  - Dose inicial: 0,5-1 µg/min como infusão IV, ajustada para manter a pressão arterial sistólica em pelo menos 80 mmHg
  - Dose de manutenção habitual: 2-4 µg/min (a dose máxima é de 30 µg/min)
  - Os pacientes com choque refratário podem exigir doses de 8-30 µg/min

---

[*] N. de R.T. Não há estudos clínicos que demonstrem melhora nos desfechos de pacientes criticamente enfermos manejados com cateter de artéria pulmonar.

[**] N. de R.T. Em estudos clínicos, esses agentes inotrópicos não foram associados à redução da mortalidade; a milrinona aumentou a mortalidade comparativamente ao placebo.

- Epinefrina
  - Pode ser usada no choque grave e durante ressuscitação aguda
  - Dose inicial: 1 μg/min como infusão IV contínua
  - Dose habitual: 2-10 μg/min IV
- Dopamina
  - Doses baixas (2-3 μg/kg/min) estimulam os receptores dopaminérgicos e β-agonistas, produzindo aumento de filtração glomerular, frequência cardíaca e contratilidade
  - Com doses mais altas (> 5 μg/kg/min), predominam os efeitos α-adrenérgicos, resultando em vasoconstrição periférica
- Vasopressina para choque distributivo ou por vasodilatação
- O óxido nítrico desempenha um papel importante na vasodilatação associada ao choque séptico
- Corticosteroides em dose baixa no choque séptico com insuficiência adrenal aguda
  - Hidrocortisona 50 mg a cada 6 horas e 50 μg de 9-alfa-fludrocortisona 1x/dia, ambos por 7 dias
  - Hidrocortisona 50 mg em bolo IV, seguida por uma infusão contínua de 0,18 mg/kg/hora até a cessação do suporte vasopressor
- A proteína C ativada (drotrecogina alfa) tem propriedades antitrombóticas, pró-fibrinolíticas e anti-inflamatórias
- Antibióticos de amplo espectro para choque séptico
- Bicarbonato de sódio para pacientes com sepse de qualquer etiologia e acidose láctica*

REPOSIÇÃO DE VOLUME

- Fundamental no manejo inicial do choque
- Choque hemorrágico
  - Infusão rápida de concentrado de hemácias tipo-específico ou do tipo O negativo ou de sangue total, o qual também fornece volume extra e fatores da coagulação
  - Cada unidade de concentrado de hemácias ou de sangue total deve aumentar o hematócrito em 3%
- Choque hipovolêmico secundário a desidratação: bolos rápidos de cristaloide isotônico, geralmente em incrementos de 1 L
- Choque cardiogênico na ausência de sobrecarga de volume: exige desafios hídricos menores, em geral em incrementos de 250 mL
- Choque séptico: normalmente exige grandes volumes de líquido para ressuscitação

CIRURGIA

- Marca-passo transcutâneo ou transvenoso, ou colocação de um balão intra-arterial para bombeamento, para insuficiência cardíaca
- A revascularização de emergência por angioplastia percutânea ou cirurgia de *bypass* coronariano parece melhorar o desfecho a longo prazo

PROCEDIMENTOS TERAPÊUTICOS

- Um acesso IV e a ressuscitação volêmica devem ser instituídos junto com monitorização cardíaca e avaliação de parâmetros hemodinâmicos como pressão arterial e frequência cardíaca
- O tratamento é direcionado para manter
  - PVC de 8-12 mmHg
  - Pressão arterial média de 65-90 mmHg
  - Índice cardíaco de 2-4 L/min/m^2
  - Saturação venosa central de oxigênio > 70%
- Os cateteres de artéria pulmonar são mais úteis no manejo do choque cardiogênico
- Um acesso venoso central pode ser adequado para outros tipos de choque
- No choque obstrutivo, a pericardiocentese ou janela pericárdica, a colocação de dreno de tórax ou a terapia trombolítica direcionada por cateter podem salvar a vida do paciente
- A hemodiálise urgente ou a hemofiltração venovenosa contínua podem estar indicadas para a manutenção de fluidos e equilíbrio eletrolítico durante a insuficiência renal aguda que resulta em choque

DESFECHOS

PROGNÓSTICO

- A mortalidade do choque séptico é de 30-87%

EVIDÊNCIAS

DIRETRIZES CLÍNICAS

- Dellinger RP et al. Surviving Sepsis Campaign guidelines for management of severe sepsis and septic shock. Crit Care Med. 2004 Mar;32(3):858-73. [PMID: 15090974]
- Guidelines for the management of severe sepsis and septic shock. The International Sepsis Forum. Intensive Care Med. 2001;27(Suppl 1):S1-134. [PMID: 11519475]
- Martel MJ et al. Hemorrhagic shock. J Obstet Gynaecol Can. 2002 Jun;24(6):504-20. [PMID: 12196857]

INFORMAÇÕES PARA OS PACIENTES

- Mayo Clinic: Shock

REFERÊNCIAS

- Alam HB et al. New developments in fluid resuscitation. Surg Clin North Am. 2007 Feb;87(1):55-72. [PMID: 17127123]
- Annane D et al; Ger-Inf-05 Study Group. Effect of low doses of corticosteroids in septic shock patients with or without early acute respiratory distress syndrome. Crit Care Med. 2006 Jan;34(1):22-30. [PMID: 16374152]
- Fourrier F. Recombinant human activated protein C in the treatment of severe sepsis: an evidence-based review. Crit Care Med. 2004 Nov;32(11 Suppl):S534-41. [PMID: 15542961]
- Nguyen HB et al; Emergency Department Sepsis Education Program and Strategies to Improve Survival (ED-SEPSIS) Working Group. Severe sepsis and septic shock: review of the literature and emergency department management guidelines. Ann Emerg Med. 2006 Jul;48(1):28-54. [PMID: 16781920]
- Oppert M et al. Low-dose hydrocortisone improves shock reversal and reduces cytokine levels in early hyperdynamic septic shock. Crit Care Med. 2005 Nov;33(11):2457-64. [PMID: 16276166]
- Siraux V et al. Relative adrenal insufficiency in patients with septic shock: comparison of low-dose and conventional corticotropin tests. Crit Care Med. 2005 Nov;33(11):2479-86. [PMID: 16276169]

Chumbo, Intoxicação por

CARACTERÍSTICAS PRINCIPAIS

- A toxicidade costuma ser decorrente de exposição subaguda ou crônica a lascas de tinta, poeira ou fumaça contaminadas
- A ingestão aguda de pesos de chumbo usados em pesca ou de pesos de cortinas pode causar intoxicação se permanecerem no suco gástrico ácido

---

* N. de R.T. Não há evidências convincentes de que o tratamento com bicarbonato de sódio beneficie os pacientes com choque séptico. É geralmente aceito o uso de bicarbonato para acidemias com pH < 7,1-7,15.

ACHADOS CLÍNICOS

- Dor abdominal, constipação, cefaleia, irritabilidade
- Coma e convulsões na intoxicação grave
- A intoxicação crônica pode causar distúrbios de aprendizado (em crianças) e neuropatia motora (p. ex., punho caído)

DIAGNÓSTICO

- Nível sanguíneo de chumbo
- Pode ser observada anemia microcítica com pontilhado basófilo e protoporfirina eritrocitária livre elevada
- Pode ser erroneamente diagnosticada como porfiria

TRATAMENTO

- Para ingestão recente, administrar carvão ativado, 60-100 g VO ou via sonda gástrica, misturado em meio aquoso (embora a eficácia não seja conhecida)
- Se algum objeto de chumbo for visualizado em radiografias abdominais, podem ser necessárias irrigação intestinal total, endoscopia ou remoção cirúrgica
- Consultar um médico toxicologista ou o centro regional de controle de intoxicações em busca de aconselhamento sobre terapia de quelação
- Em casos de intoxicação grave (encefalopatia ou níveis > 70-100 µg/dL), administrar edetato dissódico de cálcio (EDTA), 1.500 mg/m^2/kg/dia (~50 mg/kg/dia) em 4-6 doses divididas ou sob a forma de infusão IV contínua
- Dimercaprol, 4-5 mg/kg IM a cada 4 horas por 5 dias, costuma ser adicionado se o paciente estiver encefalopático
- Os sintomas menos graves com níveis sanguíneos de chumbo entre 55 e 69 µg/dL podem ser tratados com EDTA isolado nas dosagens descritas anteriormente
- Succímer (ácido dimercaptossuccínico), 10 mg/kg VO a cada 8 horas por 5 dias, depois a cada 12 horas por 2 semanas

Churg-Strauss, Síndrome de

CARACTERÍSTICAS PRINCIPAIS

- Vasculite idiopática de artérias de pequeno e médio calibre, vista em pacientes com sintomas de asma
- Afeta múltiplos sistemas orgânicos, mais comumente a pele e os pulmões, mas também pode afetar o coração, o trato gastrintestinal e os nervos periféricos

ACHADOS CLÍNICOS

- Eosinofilia periférica marcada
- Os achados na radiografia de tórax variam desde infiltrados transitórios até nódulos pulmonares

DIAGNÓSTICO

- A biópsia de tecido demonstrando a vasculite eosinofílica é necessária para confirmar o diagnóstico e excluir outras causas

TRATAMENTO

- Em geral exige corticosteroides (prednisona, 1 mg/kg/dia, cessada após 3-6 meses) e ciclofosfamida (1-2 mg/kg/dia, até que a remissão completa seja obtida e então diminuída lentamente)
- Substituir a ciclofosfamida por metotrexato ou azatioprina para a terapia de manutenção

Cirrose

CARACTERÍSTICAS PRINCIPAIS

PRINCÍPIOS BÁSICOS DO DIAGNÓSTICO

- O resultado final da lesão que leva tanto à fibrose quanto à regeneração nodular
- As características clínicas são consequências da disfunção da célula hepática, do *shunt* portossistêmico e da hipertensão porta

CONSIDERAÇÕES GERAIS

- A classificação histológica mais comum é a cirrose nas formas micronodular, macronodular e mista
- Cada forma pode ser vista em estágios diferentes da doença

Cirrose micronodular

- Os nódulos em regeneração têm < 1 mm
- Típica de doença hepática alcoólica (cirrose de Laennec)

Cirrose macronodular

- Caracterizada por nódulos maiores, de até vários centímetros de diâmetro, e pode conter veias centrais
- Corresponde à cirrose pós-necrótica (pós-hepática); mas pode não se seguir a episódios de necrose maciça

Etiologia da cirrose

- Hepatite viral crônica
- Alcoolismo
- Doença hepática gordurosa não alcoólica
- Criptogênica
- Metabólica; por exemplo, hemocromatose, deficiência de α_1-antiprotease, doença de Wilson
- Cirrose biliar primária
- Cirrose biliar secundária (obstrução crônica devido a cálculo, estreitamento, neoplasia)
- Insuficiência cardíaca congestiva ou pericardite constritiva
- Outras
  - Síndrome de Budd-Chiari
  - Fibrose cística
  - Hepatite autoimune
  - Doença do armazenamento do glicogênio

ASPECTOS DEMOGRÁFICOS

- Décima segunda causa principal de morte nos Estados Unidos

ACHADOS CLÍNICOS

SINAIS E SINTOMAS

- Pode ser assintomática por longos períodos
- Os sintomas podem ser insidiosos ou, menos frequentemente, abruptos
- Fraqueza, fadiga, distúrbios do sono, cãibras musculares, anorexia e perda de peso são comuns
- Náuseas e vômitos ocasionais
- A icterícia – em geral não um sinal inicial – é leve no princípio, aumentando em gravidade
- Dor abdominal por aumento hepático e estiramento da cápsula da Glisson ou por ascite
- A hematêmese é o sintoma de apresentação em 15-25%
- Em mulheres
  - Amenorreia
- Em homens
  - Impotência, perda de libido, infertilidade e ginecomastia
- Em 70% dos casos, o fígado está aumentado e firme, com uma borda aguda ou nodular; pode haver predomínio do lobo esquerdo
- A esplenomegalia ocorre em 35-50%
- Ascite, derrames pleurais, edema periférico e equimose são achados tardios
- Febre
  - Pode ser um sintoma de apresentação em até 35%

- Geralmente reflete hepatite alcoólica associada, peritonite bacteriana espontânea ou infecção intercorrente
- O baqueteamento e a hipoxemia podem resultar da síndrome hepatopulmonar (*shunt* arteriovenoso pulmonar)

Encefalopatia
- Grau 1: inversão dia-noite, confusão leve
- Grau 2: sonolência
- Grau 3: estupor
- Grau 4: coma
- O *asterixis* é característico (a menos que o paciente esteja em coma)
- O coma pode ser precipitado por uma agressão hepatocelular aguda ou sangramento GI

Pele
- Nevos em aranha na metade superior do corpo
- Eritema palmar, contraturas de Dupuytren
- A glossite e a queilose por deficiências de vitaminas são comuns
- Veias superficiais dilatadas no abdome e tórax que se enchem por baixo quando comprimidas

DIAGNÓSTICO

EXAMES LABORATORIAIS
- As anormalidades laboratoriais estão ausentes ou são mínimas na cirrose inicial ou compensada
- Anemia
  - Geralmente macrocítica, por supressão da eritropoiese pelo álcool, por deficiência de folato, pelo hiperesplenismo, pela hemólise e pela perda sanguínea a partir do trato GI
- Contagem leucocitária
  - Pode estar baixa, refletindo hiperesplenismo
  - Pode estar alta, sugerindo infecção
- A trombocitopenia é secundária a
  - Supressão da medula pelo álcool
  - Sepse
  - Deficiência de folato
  - Sequestração esplênica
- Prolongamento do tempo de protrombina por níveis reduzidos dos fatores de coagulação
- Elevações modestas da aspartato aminotransferase (AST) e da fosfatase alcalina e elevação progressiva da bilirrubina
- A albumina sérica é baixa
- A γ-globulina está aumentada e pode estar tão alta quanto na hepatite autoimune

- Os pacientes com cirrose alcoólica podem ter níveis séricos elevados de troponina I cardíaca de significância incerta
- As combinações de exames (p. ex., AST e contagem de plaquetas) estão sendo estudadas para predizer a cirrose em pacientes com doenças hepáticas crônicas como a hepatite C crônica
- Ver Ascite ou Peritonite Bacteriana Espontânea

DIAGNÓSTICO POR IMAGEM
- Ultrassom
  - Pode avaliar o tamanho do fígado e detectar ascite ou nódulos hepáticos, incluindo pequenos carcinomas hepatocelulares
  - Pode estabelecer a perviedade das veias esplênicas, porta e hepáticas, junto com exames por Doppler
- Os nódulos hepáticos podem ser caracterizados por TC contrastada ou RM
- Os nódulos suspeitos de malignidade podem ser biopsiados com orientação por ultrassom ou TC

PROCEDIMENTOS DIAGNÓSTICOS
- Realizar paracentese diagnóstica para ascites recentes
- A esofagogastroduodenoscopia confirma a presença de varizes e detecta causas específicas de sangramento
- Biópsia hepática

TRATAMENTO

MEDICAÇÕES

Ascite e edema
- Restringir a ingestão de sódio para 400-800 mg/dia
- Restringir a ingestão de líquidos (800-1.000 mL/dia) para hiponatremia (sódio < 125 mEq/L)
- A ascite pode diminuir rapidamente apenas com repouso no leito e restrição dietética de sódio
- Usar espironolactona (em geral com furosemida) se não houver nenhuma resposta para a restrição do sal
  - A dose inicial de espironolactona é de 100 mg VO ao dia
  - Pode ser aumentada em 100 mg a cada 35 dias (até uma dose diária máxima convencional de 400 mg/dia, embora doses mais altas tenham sido usadas) até que a diurese seja alcançada, tipicamente precedida por um aumento na concentração de sódio urinário
  - Monitorar hipercalemia
- Substituir por amilorida, 5-10 mg VO ao dia, caso uma ginecomastia dolorosa se desenvolva pela espironolactona

- A diurese pode ser aumentada com a adição de furosemida, 40-160 mg VO ao dia. Monitorar a azotemia pré-renal, a pressão arterial, o débito urinário, o estado mental e os eletrólitos séricos, especialmente o potássio

Anemia
- Anemia ferropriva: sulfato ferroso, comprimidos de revestimento entérico com 0,3 g VO 3x/dia depois das refeições
- Anemia macrocítica associada ao alcoolismo: ácido fólico, 1 mg VO 1x/dia
- As transfusões de concentrado de hemácias podem ser necessárias para repor a perda sanguínea

Tendência hemorrágica
- Tratar a hipoprotrombinemia grave com vitamina K (p. ex., fitonadiona, 5 mg VO ou SC 1x/dia)
- Se esse tratamento for ineficaz, usar volumes grandes de plasma fresco congelado. Por seu efeito transitório, as infusões de plasma são indicadas apenas para o sangramento ativo, ou antes de um procedimento invasivo
- O uso de fator recombinante VII pode ser uma alternativa

CIRURGIA
- O transplante de fígado está indicado em casos selecionados de doença hepática progressiva
- As contraindicações absolutas incluem
  - Malignidade (exceto carcinomas hepatocelulares pequenos em um fígado cirrótico)
  - Sepse
  - Doença cardiopulmonar avançada (exceto síndrome hepatopulmonar)

PROCEDIMENTOS TERAPÊUTICOS
- O princípio mais importante é a abstinência do álcool
- Dieta
  - Deve ter calorias adequadas (25-35 kcal/kg/dia) na cirrose compensada e 35-40 kcal/kg/dia naqueles com desnutrição
  - As proteínas devem incluir 1,0-1,2 g/kg/dia na cirrose compensada e 1,5 g/kg/dia naqueles com desnutrição
  - Na encefalopatia hepática, a ingestão de proteínas deve ser reduzida para 60-80 g/dia
- A suplementação com vitaminas é desejável
- Os pacientes devem receber as seguintes vacinas
  - HAV, HBV
  - Pneumocócica
  - Influenza (anual)

- A meta da perda de peso com ascite, sem edema periférico associado, não deve passar de 0,5-0,7 kg/dia
- *Shunt* portossistêmico intra-hepático transjugular (TIPS)
  - Na ascite refratária, reduz a recidiva de ascite e o risco de síndrome hepatorrenal. Preferível aos *shunts* peritoniovenosos por causa da sua alta taxa de complicações
  - Aumenta a taxa de encefalopatia hepática em comparação com a paracentese repetida de grande volume
  - Nenhum benefício de sobrevida foi demonstrado

DESFECHOS

COMPLICAÇÕES
- Sangramento do trato GI superior por varizes, gastropatia hipertensiva porta ou úlcera gastroduodenal
- Carcinoma hepatocelular
- Peritonite bacteriana espontânea
- Síndrome hepatorrenal
- Síndrome hepatopulmonar e raramente hipertensão pulmonar
- Risco aumentado de infecção sistêmica
- Risco aumentado de diabetes melito

PROGNÓSTICO
- Os fatores que determinam a sobrevida incluem a possibilidade de cessar a ingestão de álcool e a classe de Child-Turcotte-Pugh (Tabela 63)
- O modelo para doença hepática terminal (Model for End-Stage Liver Disease – MELD) é usado para determinar as prioridades no transplante de fígado. Hematêmese, icterícia e ascite são sinais desfavoráveis
- Há previsão de alta mortalidade em pacientes com escore MELD baixo (< 21), concentração sérica baixa de sódio (< 130 mEq/L), elevado gradiente de pressão venosa hepática e ascite persistente
- Somente 50% dos pacientes com disfunção hepática grave (albumina sérica < 3 g/dL, bilirrubina > 3 mg/dL, ascite, encefalopatia, caquexia e sangramento GI superior) sobrevivem em 6 meses
- O risco de morte está associado a
  - Insuficiência renal
  - Disfunção cognitiva
  - Insuficiência ventilatória
  - Idade ≥ 65 anos
  - Tempo de protrombina ≥ 16 s
- O transplante de fígado tem melhorado sensivelmente a sobrevida, em especial nos pacientes encaminhados precocemente para avaliação

EVIDÊNCIAS

DIRETRIZES CLÍNICAS
- Runyon BA. Practice Guidelines Committee, American Association for the Study of Liver Diseases (AASLD). Management of adult patients with ascites due to cirrhosis. Hepatology. 2004; 39:841. [PMID: 14999706]

ENDEREÇOS ELETRÔNICOS
- Diseases of the Liver
- Hepatic Pathology Index

INFORMAÇÕES PARA OS PACIENTES
- Mayo Clinic
- Torpy JM et aI. JAMA patient page. Hepatitis C. JAMA. 2003;289:2450. [PMID: 12746370]

REFERÊNCIAS
- Biggins SW et al. Evidence-based incorporation of serum sodium concentration into MELD. Gastroenterology. 2006 May;130(6):1652-60. [PMID: 16697729]
- Caldwell SH et al. Coagulation disorders and hemostasis in liver disease: pathophysiology and critical assessment of current management. Hepatology. 2006 Oct;44(4):1039-46. [PMID: 17006940]
- Fernández J et al. Adrenal insufficiency in patients with cirrhosis and septic shock: effect of treatment with hydrocortisone on survival. Hepatology. 2006 Nov;44(5):1288-95. [PMID: 17058239]
- Moore KP et al. Guidelines on the management of ascites in cirrhosis. Gut. 2006 Oct;55 Suppl 6:vi1-vi12. [PMID: 16966752]
- Moreau R et al. The use of vasoconstrictors in patients with cirrhosis: type 1 HRS and beyond. Hepatology. 2006 Mar;43(3):385-94. [PMID: 16496352]
- Palma DT et al. The hepatopulmonary syndrome. J Hepatol. 2006 Oct; 45(4): 617-25. [PMID: 16899322]

Cirrose Biliar Primária

CARACTERÍSTICAS PRINCIPAIS

PRINCÍPIOS BÁSICOS DO DIAGNÓSTICO
- Mulheres de meia-idade
- Frequentemente assintomática
- Fosfatase alcalina, IgM, colesterol, anticorpos antimitocondriais (+AAM) elevados
- Biópsia hepática característica
- Em estágios mais tardios, pode se apresentar com fadiga, icterícia, características de cirrose, xantelasma, xantomas, esteatorreia

CONSIDERAÇÕES GERAIS
- Doença crônica do fígado caracterizada por destruição autoimune dos ductos biliares intra-hepáticos e colestase
- Início insidioso
- Ocorre geralmente em mulheres de 40-60 anos
- Com frequência detectada pelo achado ocasional de níveis elevados de fosfatase alcalina
- Pode estar associada a
  - Síndrome de Sjögren
  - Doença autoimune da tireoide
  - Síndrome de Raynaud
  - Esclerodermia
  - Hipotireoidismo
  - Doença celíaca
- A infecção com *Novospingobium aromaticivorans* e *Chlamydophila pneumoniae* pode ser um agente desencadeante ou causador; também há suspeita quanto a desencadeantes virais e xenobióticos
- Os fatores de risco incluem
  - História de infecções do trato urinário
  - Tabagismo
  - Terapia de reposição hormonal
- Os pacientes com um quadro clínico e histológico de cirrose biliar primária, mas sem AAM, parecem ter "colangite autoimune", que tem sido associada a
  - Baixos níveis séricos de IgM
  - Maior frequência de anticorpos antinucleares de músculo liso

ASPECTOS DEMOGRÁFICOS
- Taxas estimadas de incidência e prevalência nos Estados Unidos
  - Em mulheres: 4,5 e 65,4 por 100.000, respectivamente
  - Em homens: 0,7 e 12,1 por 100.000, respectivamente

ACHADOS CLÍNICOS

SINAIS E SINTOMAS
- Muitos são assintomáticos por anos
- O aparecimento da enfermidade clínica é insidioso e anunciado por fadiga e prurido
- Com a progressão, o exame físico revela hepatoesplenomegalia
- Lesões xantomatosas podem ocorrer na pele e nos tendões, bem como em torno das pálpebras
- A icterícia e os sinais de hipertensão porta são achados tardios

- O risco de densidade óssea baixa, osteoporose e fraturas está aumentado, tal como em pacientes com outras formas de doença hepática crônica

DIAGNÓSTICO DIFERENCIAL

- Obstrução crônica do trato biliar (cálculo ou estreitamento)
- Carcinoma dos ductos biliares
- Colangite esclerosante primária
- Sarcoidose
- Toxicidade por fármaco colestático (p. ex., clorpromazina)
- Hepatite crônica
- Alguns pacientes têm características sobrepostas de cirrose biliar primária e hepatite autoimune

DIAGNÓSTICO

EXAMES LABORATORIAIS

- O hemograma está normal no início da doença
- Os exames bioquímicos do fígado refletem colestase, com elevação da fosfatase alcalina, do colesterol (especialmente as lipoproteínas de alta densidade) e, em estágios mais tardios, da bilirrubina
- Os AAM (dirigidos contra a piruvato desidrogenase ou outras enzimas 2-oxo-ácidas nas mitocôndrias) estão presentes em 95% dos pacientes, e os níveis séricos de IgM estão elevados
- Os anticorpos antinucleares dirigidos contra o complexo do poro nuclear podem ser detectados em laboratórios especializados

PROCEDIMENTOS DIAGNÓSTICOS

- A biópsia do fígado permite o estadiamento histológico
  - Estádio I: inflamação porta com granulomas
  - Estádio II: proliferação do ducto biliar, inflamação periporta
  - Estádio III: septos fibrosos interlobulares
  - Estádio IV: cirrose

TRATAMENTO

MEDICAÇÕES

- Ácido ursodesoxicólico (12-15 mg/kg/dia em uma ou duas doses)
  - Tratamento clínico preferido, porque não tem toxicidade
  - A normalização completa dos testes bioquímicos do fígado ocorre em 25%
- A colchicina (0,6 mg 2x/dia) e o metotrexato (15 mg/semana) podem melhorar os sintomas e os níveis séricos de fosfatase alcalina e bilirrubina
- O metotrexato também pode melhorar a histologia hepática, mas as taxas globais de resposta têm sido decepcionantes
- A penicilamina, os corticosteroides e a azatioprina não são benéficos
- A budesonida pode melhorar a histologia do fígado, mas piora a osteopenia
- O micofenolato mofetil está sendo estudado
- Para o prurido
  - A colestiramina (4 g) ou o colestipol (5 g) com água ou suco, 3x/dia, podem ser benéficos
  - A rifampicina, 150-300 mg VO 2x/dia, é inconsistentemente benéfica
  - Os antagonistas de opioides (p. ex., naloxona, 0,2 μg/kg/min por infusão IV, ou naltrexona, 50 mg/dia VO) podem ajudar
  - A ondansetrona, um antagonista do receptor 5-HT₃ da serotonina, também pode proporcionar algum benefício
  - A plasmaférese ou a diálise extracorpórea da albumina podem ser necessárias para um prurido refratário
- Deficiências de vitaminas A, K e D podem ocorrer na presença de esteatorreia e ser agravadas quando da administração de colestiramina ou colestipol
- A suplementação com cálcio (500 mg 3x/dia) pode ajudar a prevenir a osteomalacia, mas seu benefício é incerto na osteoporose

CIRURGIA

- Para pacientes com doença avançada, o transplante de fígado é o tratamento de escolha

DESFECHOS

PROGNÓSTICO

- Dentre os pacientes assintomáticos, pelo menos um terço ficará sintomático dentro de 15 anos
- Tratamento com ácido ursodesoxicólico
  - Diminui a velocidade de progressão da doença (particularmente na doença de estágio inicial)
  - Reduz o risco de desenvolvimento de varizes esofágicas
  - Retarda a necessidade de transplante hepático
  - Melhora a sobrevida a longo prazo
- Sem transplante hepático, a sobrevida média é de 7-10 anos a partir do momento em que os sintomas se desenvolvem
- Na doença avançada, os marcadores de prognóstico adverso incluem
  - Idade mais adiantada
  - Bilirrubina sérica alta
  - Edema
  - Albumina baixa
  - Tempo de protrombina prolongado
  - Hemorragia de varizes
- O risco de malignidades hepatobiliares parece estar aumentado
- O transplante de fígado está associado a uma taxa de sobrevida em 1 ano de 85-90%
- A doença recidiva no enxerto em 20% dos pacientes em 3 anos, mas isso não parece afetar a sobrevida

EVIDÊNCIAS

ENDEREÇOS ELETRÔNICOS

- Diseases of the Liver
- Pathology Index

INFORMAÇÕES PARA OS PACIENTES

- National Digestive Diseases Information Clearinghouse
- National Institutes of Health

REFERÊNCIAS

- Kaplan MM et al. Primary biliary cirrhosis. N Engl J Med. 2005 Sep 22; 353(12): 1261-73. [PMID: 16177252]
- Shi J et al. Long-term effects of mid-dose ursodeoxycholic acid in primary biliary cirrhosis: a meta-analysis of randomized controlled trials. Am J Gastroenterol. 2006 Jul;101(7):1529-38. [PMID: 16863557]
- Wesierska-Gadek J et al. Correlation of initial autoantibody profile and clinical outcome in primary biliary cirrhosis. Hepatology. 2006 May;43(5):1135-44. [PMID: 16628641]
- Zein CO et al. Smoking and increased severity of hepatic fibrosis in primary biliary cirrhosis: a cross validated retrospective assessment. Hepatology. 2006 Dec; 44(6):1564-71 [PMID: 17133468]

Cisticercose

CARACTERÍSTICAS PRINCIPAIS

PRINCÍPIOS BÁSICOS DO DIAGNÓSTICO

- Exposição a *Taenia solium* pela contaminação fecal de alimentos
- Convulsões, cefaleia e outros achados de uma lesão focal do SNC
- As imagens do cérebro mostram cistos; testes sorológicos positivos

CONSIDERAÇÕES GERAIS

- Causada pela infecção do tecido com cistos de *T. solium* que se desenvolvem depois de os humanos ingerirem alimento contaminado com ovos em fezes humanas
- Os humanos são um hospedeiro intermediário para o parasita
- A infecção é uma das causas mais importantes de convulsão no mundo em desenvolvimento e em imigrantes que vêm de países endêmicos para os Estados Unidos

ASPECTOS DEMOGRÁFICOS

- A prevalência é alta onde o parasita é endêmico, em particular
  - México
  - América Central e do Sul
  - Filipinas
  - Sudeste da Ásia
- Mundialmente, estima-se que 20 milhões de pessoas estejam infectadas
- A cada ano, cerca de 400.000 pessoas têm sintomas neurológicos e 50.000 morrem da doença
- Taxas de prevalência de anticorpos de até 10% são reconhecidas em algumas áreas endêmicas

ACHADOS CLÍNICOS

SINAIS E SINTOMAS

Neurocisticercose

- Pode causar lesões intracerebrais, subaracnóideas e de medula espinal, bem como cistos intraventriculares
- Lesões únicas ou múltiplas podem estar presentes
- As lesões podem persistir por anos antes de os sintomas se desenvolverem, geralmente por inflamação local ou obstrução ventricular
- Sintomas de apresentação
  - Convulsões
  - Déficits neurológicos focais
  - Cognição alterada
  - Doença psiquiátrica
- Os sintomas se desenvolvem mais depressa com cistos intraventriculares, com achados de hidrocefalia e irritação meníngea, incluindo
  - Cefaleia intensa
  - Vômitos
  - Papiledema
  - Perda visual
- Cisticercose racemosa
  - É uma forma particularmente agressiva da doença
  - Envolve a proliferação de cistos na base do encéfalo
  - Leva a alterações da consciência e morte
- As lesões da medula espinal podem se apresentar com achados focais progressivos

Cisticercose de outros sistemas orgânicos

- Em geral clinicamente benigna
- Envolvimento dos músculos
  - Causa desconforto (incomum)
  - Identificada em radiografias dos músculos exibindo lesões calcificadas múltiplas
- O envolvimento subcutâneo se manifesta com múltiplas lesões cutâneas palpáveis e indolores
- O envolvimento dos olhos pode se manifestar com ptose devido ao acometimento muscular extraocular ou a anormalidades intraoculares

DIAGNÓSTICO DIFERENCIAL

- Epilepsia
- Câncer primário ou metastático
- Tuberculoma
- Equinococose (doença hidatiforme)
- Abscesso cerebral bacteriano ou fúngico
- Toxoplasmose
- Neurossífilis

DIAGNÓSTICO

EXAMES LABORATORIAIS

- O exame do LC pode mostrar
  - Pleocitose linfocítica ou eosinofílica
  - Glicose diminuída
  - Proteína elevada
- Os testes sorológicos podem indicar exposição prévia à *T. solium*, mas a sensibilidade e a especificidade são limitadas

DIAGNÓSTICO POR IMAGEM

- Neuroimagem por TC ou RM
  - Cistos parenquimatosos múltiplos são mais tipicamente vistos
  - A calcificação parenquimatosa também é comum
- A RM é mais sensível do que a TC para visualizar os cistos ventriculares

TRATAMENTO

MEDICAÇÕES

- Os benefícios da eliminação dos cistos devem ser pesados contra o dano potencial de uma resposta inflamatória aos parasitas que estão morrendo
- Terapia anti-helmíntica
  - Acelera a melhoria radiológica na cisticercose parenquimatosa
  - Entretanto, alguns relatos têm mostrado a exacerbação da doença depois da terapia
- É difícil determinar quando a terapia está indicada
  - Os cistos intraventriculares podem melhorar com a terapia
  - As lesões calcificadas inativas provavelmente não se beneficiam da terapia
- A terapia anticonvulsivante é fornecida, se necessário

Albendazol

- Tratamento de escolha
- 10-15 mg/kg/dia VO por 8 dias
- A dosagem aumentada para 30 mg/kg/dia pode melhorar o desfecho
- A coadministração de corticosteroides aumenta os níveis circulantes

Praziquantel

- 50 mg/kg/dia VO por 15-30 dias
- A coadministração de corticosteroides diminui os níveis circulantes

CIRURGIA

- A remoção cirúrgica dos cistos pode ser útil para
  - Alguns casos difíceis de neurocisticercose
  - Doença sintomática não neurológica

PROCEDIMENTOS TERAPÊUTICOS

- A derivação é feita se for preciso para pressão intracraniana elevada

DESFECHOS

SEGUIMENTO

- Observar os pacientes para evidência de respostas inflamatórias localizadas

PROGNÓSTICO

- A taxa de fatalidade para a neurocisticercose sem tratamento é de aproximadamente 50%. O tratamento medicamentoso reduziu a taxa de mortalidade para cerca de 5-15%
- Os procedimentos cirúrgicos para aliviar a hipertensão intracraniana, junto com o uso de corticosteroides para reduzir o edema, melhoram o prognóstico para aqueles que não são eficazmente tratados com os medicamentos

CASOS DE ENCAMINHAMENTO

- Todos os pacientes

CASOS DE ADMISSÃO HOSPITALAR

- O tratamento deve ser realizado em hospital

PREVENÇÃO

- Todos os membros da família devem ter suas fezes examinadas por vários dias para a passagem de proglótides, e as amostras de fezes devem ser enviadas ao laboratório para exame de proglótides e ovos
- A defecação indiscriminada, a criação aberta de porcos e a ingestão de carne de porco não cozida permitem a manutenção do ciclo de vida e a doença humana

EVIDÊNCIAS

DIRETRIZES CLÍNICAS

- Garcia HH et al. Current consensus guidelines for treatment of neurocysticercosis. Clin Microbiol Rev. 2002; 15:747. [PMID: 12364377]

ENDEREÇO ELETRÔNICO

- CDC – Division of Parasitic Diseases

INFORMAÇÕES PARA OS PACIENTES

- Centers for Disease Control
- National Institutes of Health

REFERÊNCIAS

- Del Brutto OH et al. Meta-analysis: Cysticidal drugs for neurocysticercosis: albendazole and praziquantel. Ann Intern Med. 2006 Jul 4;145(1):43-51. [PMID: 16818928]
- Garcia HH et al; Cysticercosis Working Group in Peru. Neurocysticercosis: updated concepts about an old disease. Lancet Neurol. 2005 Oct;4(10):65361. [PMID: 16168934]
- Hawk MW et al. Neurocysticercosis: a review. Surg Neurol. 2005 Feb; 63(2): 123-32. [PMID: 15680651]
- Nash TE et al. Treatment of neurocysticercosis: current status and future research needs. Neurology. 2006 Oct 10;67(7):1120-7. [PMID: 17030744]

Cisto e Abscesso no Ducto de Bartholin

CARACTERÍSTICAS PRINCIPAIS

- Trauma ou infecção podem causar obstrução da glândula; a drenagem das secreções é prejudicada, provocando dor, inchaço e formação de abscesso
- A infecção em geral melhora e a dor desaparece, mas a estenose da saída do ducto, com distensão, frequentemente persiste
- A reinfecção causa dolorimento recorrente e dilatação adicional no ducto

ACHADOS CLÍNICOS

- Edema doloroso periódico em ambos os lados do introito e consequente dispareunia
- Um edema flutuante de 1-4 cm de diâmetro na porção inferior de ambos os lábios menores é sinal de oclusão do ducto de Bartholin
- A dor é evidência de infecção ativa

DIAGNÓSTICO

- Deve-se realizar exame de cultura do pus ou das secreções da glândula para *Chlamydia* e outros patógenos

TRATAMENTO

- Tratar de acordo com os resultados da cultura
- Compressas mornas frequentes podem ser úteis
- Se houver desenvolvimento de abscesso, a aspiração ou incisão e drenagem são as formas mais simples de terapia, mas o problema pode recorrer
- A marsupialização (na ausência de abscesso), a incisão e drenagem com a inserção de um cateter de demora de Word ou o tratamento com *laser* estabelecerão uma nova abertura para o ducto. Os antibióticos são desnecessários, a menos que haja celulite
- Um cisto assintomático não precisa de terapia

Citomegalovírus (CMV), Infecção por

CARACTERÍSTICAS PRINCIPAIS

- A maioria das infecções por CMV são assintomáticas
- Há um aumento relacionado com a idade na soroprevalência
- A infecção adquirida aguda por CMV é semelhante à mononucleose infecciosa, exceto pelo fato de que os sintomas faríngeos são incomuns
- A maioria das doenças relacionadas com o CMV ocorrem em pessoas imunocomprometidas, especialmente os infectados por HIV
  - Retinite por CMV
  - Doença gastrintestinal (GI) e hepatobiliar
  - Doença pulmonar
  - Doença neurológica
- O CMV é um patógeno importante em pacientes transplantados, tanto pela infecção direta quanto pela reativação de infecção oculta, aumentando as taxas de rejeição do transplante

ACHADOS CLÍNICOS

- A doença de inclusão do CMV, com problemas na função do SNC e do fígado, ocorre em bebês nascidos de mães agudamente infectadas
- A retinite por CMV, com lesões retinianas neovasculares e proliferativas, ocorre primariamente na AIDS avançada
- A infecção por CMV GI e hepatobiliar com esofagite, inflamação do intestino delgado, colite ou colangiopatia ocorre na AIDS ou com quimioterapia em alta dose
- A pneumonite ocorre nos pacientes transplantados e na AIDS
- As manifestações neurológicas incluem polineuropatia, mielite transversa, encefalite

DIAGNÓSTICO

- Sintomas clínicos característicos em pacientes imunossuprimidos
- Esfregaço de Tzanck, anticorpos contra CMV e reação em cadeia da polimerase (PCR) úteis no contexto clínico adequado
- A biópsia do tecido, mostrando a histologia característica, é usada para documentar doença invasiva

TRATAMENTO

- Infecções agudas e graves
  - Ganciclovir IV
  - Valganciclovir
  - Foscarnet
  - Cidofovir
- A melhoria da imunossupressão é especialmente importante em pacientes com AIDS e transplantados
- Terapia profilática
  - Ganciclovir IV
  - Valganciclovir VO
  - Valaciclovir (dose alta) VO
- Os exames de antígeno ou PCR são frequentemente usados em pacientes transplantados para guiar a terapia preventiva

- A globulina hiperimune CMV-específica pode ser usada para prevenir e tratar a infecção congênita
- Prevenção: não há vacina atualmente disponível
- Usar produtos sanguíneos CMV-negativos em pacientes imunossuprimidos

Coagulação Intravascular Disseminada (CIVD)

CARACTERÍSTICAS PRINCIPAIS

PRINCÍPIOS BÁSICOS DO DIAGNÓSTICO

- Enfermidade grave subjacente
- Anemia hemolítica microangiopática pode estar presente
- Fibrinogênio baixo, trombocitopenia, produtos de degradação da fibrina e tempo de protrombina (TP) prolongado

CONSIDERAÇÕES GERAIS

- Se o estímulo para coagulação for muito grande, os mecanismos de controle são ultrapassados, levando à CIVD
- Resulta da presença de trombina circulante (normalmente limitada a uma área localizada)
  - A trombina faz a clivagem do fibrinogênio em fibrina, estimula a agregação de plaquetas, ativa os fatores V e VIII e libera o ativador do plasminogênio, que gera plasmina
  - A plasmina faz a clivagem da fibrina, gerando produtos de degradação da fibrina, e inativa adicionalmente os fatores V e VIII
- Desse modo, o excesso de atividade da trombina produz hipofibrinogenemia, trombocitopenia, depleção dos fatores da coagulação e fibrinólise
- Causada por várias enfermidades graves
  - Sepse (especialmente com bactérias gram-negativas)
  - Lesão tecidual grave (sobretudo queimaduras e trauma craniano)
  - Complicações obstétricas (embolia do líquido amniótico, aborto séptico, feto retido)
  - Câncer (leucemia promielocítica aguda, adenocarcinomas mucinosos)
  - Reações transfusionais hemolíticas maiores

ACHADOS CLÍNICOS

SINAIS E SINTOMAS

- A CIVD leva tanto ao sangramento quanto à trombose; o sangramento é muito mais comum, mas a trombose pode prevalecer
- O sangramento pode ocorrer em qualquer local; o sangramento espontâneo e a falta de hemostasia nos locais de venopunção ou em feridas são indícios importantes para o diagnóstico
- A trombose é mais comumente manifestada por isquemia e gangrena digital, mas podem ocorrer eventos catastróficos como necrose cortical renal e infarto suprarrenal hemorrágico
- A CIVD pode produzir secundariamente anemia hemolítica microangiopática
- A CIVD subaguda ocorre principalmente no câncer; manifesta-se primeiro como tromboses venosas recorrentes superficiais e profundas (síndrome de Trousseau)

DIAGNÓSTICO DIFERENCIAL

- Doença hepática grave
- Púrpura trombocitopênica trombótica
- Trombocitopenia ou anemia induzida por sepse
- Trombocitopenia induzida por heparina
- Outra anemia hemolítica microangiopática (p. ex., hemólise da válvula protética)

DIAGNÓSTICO

EXAMES LABORATORIAIS

- Fibrinogênio sérico baixo (pode ocorrer também na hipofibrinogenemia congênita ou na doença hepática grave)
- Produtos de degradação da fibrina (p. ex., dímeros D) elevados (pode ocorrer também na disfunção hepática)
- Trombocitopenia
- TP prolongado
- Quando o nível basal de fibrinogênio estiver notadamente elevado, o nível inicial pode estar normal; por ter uma meia-vida de ~4 dias, o nível de fibrinogênio em declínio sugere CIVD
- O tempo de tromboplastina parcial (KTTP) pode ou não estar prolongado
- A anemia hemolítica microangiopática está presente em ~25% dos casos, e o esfregaço sanguíneo periférico mostra eritrócitos fragmentados
- Os níveis de antitrombina III podem estar notadamente depletados
- Quando a fibrinólise é ativada, os níveis de plasminogênio e α_2-antiplasmina podem estar baixos
- A trombocitopenia e a elevação do dímero D são geralmente as únicas anormalidades na CIVD subaguda
- O nível de fibrinogênio é normal, e o KTTP pode estar normal

TRATAMENTO

MEDICAÇÕES

- Terapia de reposição isolada se a causa subjacente for rapidamente reversível
- Transfusão de plaquetas para manter a contagem de plaquetas > 30.000/μL
- Crioprecipitado para substituir o fibrinogênio, visando um nível de fibrinogênio plasmático de 150 mg/dL
- Plasma fresco congelado pode ser necessário para deficiência de fator de coagulação
- Heparina
  - A dose é 500-750 U/h
  - Contraindicada quando qualquer aumento na ocorrência de sangramentos for inaceitável (procedimentos neurocirúrgicos)
  - Quando a CIVD estiver produzindo consequências clínicas sérias e a causa subjacente não for rapidamente reversível, a heparina pode ser necessária
  - A terapia bem-sucedida é indicada pela elevação do nível de fibrinogênio; não é necessário prolongar o KTTP
  - Deve ser usada em combinação com terapia de reposição para evitar um aumento inaceitável na ocorrência de sangramentos
  - Pode não ser efetiva se a antitrombina III estiver muito depletada; medir o nível de antitrombina III e, se baixo, administrar plasma fresco congelado a fim de elevar os níveis para > 50%
- A melhora na contagem de plaquetas pode ocorrer em até 1 semana após o controle da coagulopatia
- Se a heparina e a terapia de reposição não controlarem o sangramento, o ácido ε-aminocaproico, 1 g IV a cada hora, é adicionado para diminuir a taxa de fibrinólise, elevar o nível de fibrinogênio e controlar o sangramento
- O ácido aminocaproico não deve ser usado sem heparina na CIVD por causa do risco de trombose

PROCEDIMENTOS TERAPÊUTICOS

- Tratamento do distúrbio subjacente
- A CIVD leve não exige nenhuma terapia específica

DESFECHOS

PROGNÓSTICO

- O prognóstico é o da doença subjacente

EVIDÊNCIAS

DIRETRIZES CLÍNICAS

- Taylor FB et al. Towards definition, clinical and laboratory criteria, and a scoring system for disseminated intravascular coagulation. Thromb Haemost. 2001; 86:1327. [PMID: 11816725]

ENDEREÇO ELETRÔNICO

- Postgraduate Medicine Online: Disseminated Intravascular Coagulation

INFORMAÇÕES PARA OS PACIENTES

- MedlinePlus: Disseminated Intravascular Coagulation

REFERÊNCIAS

- Franchini M et al. Update on the treatment of disseminated intravascular coagulation. Hematology. 2004 Apr; 9(2):81-5. [PMID: 15203862]
- Hoffmann JN et al. Effect of long-term and high-dose antithrombin supplementation on coagulation and fibrinolysis in patients with severe sepsis. Crit Care Med. 2004 Sep;32(9):1851-9. [PMID: 15343012]

Coarctação da Aorta

CARACTERÍSTICAS PRINCIPAIS

- Estreitamento do arco aórtico distal à origem da artéria subclávia esquerda
- Na maioria dos pacientes, deve-se a tecido ductal deslocado na aorta
- Circulação colateral através de artérias intercostais e ramos das artérias subclávias
- Causa de hipertensão secundária
- Válvula aórtica bicúspide em 50%

ACHADOS CLÍNICOS

- Habitualmente sem sintomas até que a hipertensão produza falência ventricular esquerda (VE) ou hemorragia cerebral
- Pulsações arteriais fortes no pescoço e na incisura supraesternal
- Hipertensão nos braços, mas pressão arterial normal ou baixa nas pernas
- Pulsações femorais retardadas ou fracas
- Sopro sistólico rude ouvido nas costas
- Sopros contínuos são ouvidos se colaterais estiverem presentes em torno da coarctação
- A pressão arterial pode não cair depois do reparo da coarctação
- A coarctação pode ser um risco importante em mulheres grávidas

DIAGNÓSTICO

- ECG: hipertrofia ventricular esquerda (HVE)
- Radiografia de tórax: encurvamento das costelas como resultado do aumento das artérias intercostais colaterais
- A ecocardiografia com Doppler é diagnóstica e pode estimar a gravidade da obstrução
- A RM ou a TC fornecem excelente visualização da área de coarctação
- A angiorressonância magnética é o exame diagnóstico de escolha
- Cateterização cardíaca: medida do gradiente através da estenose

TRATAMENTO

- A coarctação com pico de gradiente > 20 mmHg deve ser reparada
- O fluxo colateral aumentado pode reduzir o gradiente visto, mesmo na coarctação grave
- Abaixo dos 40 anos
  - A cirurgia é aconselhável se o paciente tiver hipertensão refratária ou HVE significativa
  - A taxa de mortalidade cirúrgica é de 1-4%, com risco de isquemia da medula espinal
- Acima dos 50 anos
  - A taxa de mortalidade cirúrgica é considerável
  - O uso de *stent* percutâneo é agora o procedimento de escolha, se houver anatomia apropriada
- A maioria dos pacientes não tratados sofre complicações, insuficiência do VE ou hemorragia cerebral
- Mais ou menos 25% dos pacientes com coarctação corrigida permanecem hipertensos devido ao reajuste do sistema renina-angiotensina

Coccidioidomicose

CARACTERÍSTICAS PRINCIPAIS

PRINCÍPIOS BÁSICOS DO DIAGNÓSTICO

- A infecção primária é uma doença tipo influenza, com mal-estar, febre, dor lombar, cefaleia e tosse
- Artralgias e edema periarticular de joelhos e tornozelos
- Eritema nodoso comum
- A disseminação pode resultar em meningite, lesões ósseas ou abscessos na pele e nos tecidos moles
- A radiografia de tórax varia amplamente, desde pneumonite até cavitação
- Os testes sorológicos são úteis para o diagnóstico
- As esférulas contendo endósporos são demonstráveis no escarro ou nos tecidos

CONSIDERAÇÕES GERAIS

- Deve-se considerar este diagnóstico em qualquer doença obscura em um paciente que tenha estado em uma área endêmica
- A infecção resulta da inalação de *Coccidioides immitis*, um fungo que cresce no solo no sudoeste dos Estados Unidos, no México e nas Américas Central e do Sul
- A disseminação ocorre em < 1% dos hospedeiros imunocompetentes, mas a mortalidade da doença disseminada é alta

ASPECTOS DEMOGRÁFICOS

- A coccidioidomicose disseminada ocorre em cerca de 0,1% dos pacientes brancos e em 1% dos não brancos. Filipinos, negros e mulheres grávidas de todas as raças são especialmente suscetíveis
- Nas pessoas infectadas pelo HIV em áreas endêmicas, a coccidioidomicose é uma infecção oportunista comum

ACHADOS CLÍNICOS

SINAIS E SINTOMAS

Coccidioidomicose primária

- O período de incubação é de 10-30 dias
- Sintomas, habitualmente respiratórios, em 40%
- Nasofaringite com febre e calafrios; bronquite com tosse seca ou ligeiramente produtiva; dor torácica pleurítica
- Artralgias com edema periarticular de joelhos e tornozelos
- Eritema nodoso 2-20 dias depois do início dos sintomas
- Lesões pulmonares persistentes em 5%

Coccidioidomicose disseminada

- Pode envolver qualquer órgão
- Tosse produtiva
- Linfonodos mediastinais aumentados
- Abscessos pulmonares, empiema
- Fungemia com infiltrados miliares difusos na radiografia de tórax e morte precoce em pacientes imunocomprometidos
- Meningite em 30-50%

- Lesões em proeminências ósseas
- Abscessos subcutâneos e lesões cutâneas verrucosas
- A linfadenite pode progredir para supuração
- Abscessos mediastinais e retroperitoneais
- A doença disseminada em pacientes infectados pelo HIV mostra mais frequentemente infiltrados miliares, linfadenopatia, envolvimento de múltiplos órgãos e meningite, mas as lesões cutâneas são incomuns

DIAGNÓSTICO DIFERENCIAL

- Histoplasmose, criptococose, nocardiose, blastomicose
- Sarcoidose
- Pneumoconiose; por exemplo, silicose
- Tuberculose
- Infecção do trato respiratório superior
- Pneumonia atípica
- Linfoma (incluindo pneumonite intersticial linfocítica)

DIAGNÓSTICO

EXAMES LABORATORIAIS

- Na coccidioidomicose primária, leucocitose e eosinofilia moderadas
- Os anticorpos IgM tornam-se positivos na doença inicial
- Na coccidioidomicose disseminada, há títulos séricos da fixação do complemento (≥ 1:16) persistentes ou em elevação; os títulos podem ser usados para avaliar a adequação do tratamento
  - O título de fixação do complemento pode estar baixo na meningite sem outra doença disseminada
  - Em pacientes infectados pelo HIV, a taxa de falso-negativos da fixação do complemento pode ser de até 30%
- Na meningite coccidioide, há anticorpos de fixação do complemento no líquido cerebrospinal (LC) em > 90%. O LC mostra celularidade aumentada, linfocitose e glicose reduzida; a cultura é positiva em 30%
- As esférulas cheias com endósporos nos espécimes de biópsia podem ser cultivadas
- As hemoculturas são raramente positivas

DIAGNÓSTICO POR IMAGEM

- Os achados na radiografia de tórax variam
  - Infiltrados nodulares e cavidades de paredes finas são mais comuns
  - A linfadenopatia hilar sugere doença localizada
  - A adenopatia mediastinal sugere disseminação
  - Derrames pleurais
  - Abscessos
  - Bronquiectasia
  - Lesões ósseas líticas

TRATAMENTO

MEDICAÇÕES

- Para doença limitada ao tórax, sem evidência de progressão, terapia sintomática
- Para doença progressiva pulmonar ou extrapulmonar, anfotericina B IV até resposta clínica favorável e declínio do título de fixação do complemento
- Em função das dificuldades com a administração de anfotericina B intratecal, a maioria dos casos de meningite é inicialmente tratada com fluconazol em dose alta, 1.000 mg VO 1x/dia, por toda a vida
- Para meningite grave
  - Anfotericina B lombar intratecal todos os dias em doses crescentes, até 1-5 mg/dia, em geral administrada com anfotericina B IV 0,6 mg/kg/dia, até estabilidade clínica
  - Então, diminuir a anfotericina intratecal para uma vez a cada 6 semanas, ou prescrever terapia oral com um azol indefinidamente
- Para doença no tórax, no osso e em partes moles, fluconazol, 200-400 mg VO 1x/dia, ou itraconazol, 400 mg VO 1x/dia, continuados por ≥ 6 meses depois da inativação da doença, para evitar recidiva

CIRURGIA

- A cirurgia torácica é ocasionalmente indicada para cavidades gigantes, infectadas ou rompidas
- A drenagem cirúrgica é útil para abscessos de partes moles e doença óssea
- Após manipulação cirúrgica extensa de tecido infectado, administrar anfotericina B, 1 mg/kg/dia IV, até a inativação da doença, e então mudar para terapia com azol oral
- Uma derivação ventriculoperitoneal pode ser necessária para controlar a pressão intracraniana nos casos de meningite

DESFECHOS

SEGUIMENTO

- Acompanhar os títulos séricos de fixação do complemento, observando uma diminuição durante a terapia
- Medir títulos seriados de fixação do complemento depois do tratamento; os títulos em elevação indicam recidiva e demandam a reinstituição da terapia

COMPLICAÇÕES

- Os abscessos pulmonares podem se romper no espaço pleural, produzindo empiema, e podem se estender para ossos, pele e, ocasionalmente, pericárdio e miocárdio
- A hidrocefalia pode complicar a meningite crônica, exigindo derivação do LC

PROGNÓSTICO

- Bom para pacientes com doença limitada
- Nódulos, cavidades e fibrose podem raramente progredir após longos períodos de estabilidade ou regressão
- As formas disseminadas e meníngeas têm taxas de mortalidade que ultrapassam 50% na ausência de terapia

EVIDÊNCIAS

DIRETRIZES CLÍNICAS

- 2001 USPHS/IDSA Guidelines for the Prevention of Opportunistic Infections in Persons Infected with Human Immunodeficiency Virus. US Department of Health and Human Services, Public Health Service
- Infectious Diseases Society of America – Practice guidelines for the treatment of coccidioidomycosis

ENDEREÇO ELETRÔNICO

- AIDS Info by the USDHHS

INFORMAÇÕES PARA OS PACIENTES

- Centers for Disease Control and Prevention – Coccidioidomycosis
- MedlinePlus

REFERÊNCIAS

- Johnson RH et al. Coccidioidal meningitis. Clin Infect Dis. 2006 Jan 1; 42(1): 103-7. [PMID: 16323099]
- Saubolle MA et al. Epidemiologic, clinical, and diagnostic aspects of coccidioidomycosis. J Clin Microbiol. 2007 Jan; 45(1):26-30. [PMID: 17108067]

Cogumelos, Intoxicação por

CARACTERÍSTICAS PRINCIPAIS

PRINCÍPIOS BÁSICOS DO DIAGNÓSTICO

- Vômitos, diarreia e cólicas abdominais após ingestão de muitos cogumelos tóxicos diferentes

- Tipo amatoxina
  - Gastrenterite grave de início tardio, acompanhada por lesão hepática grave

CONSIDERAÇÕES GERAIS
- Há milhares de espécies de cogumelos tóxicos
- Até mesmo a ingestão de uma pequena parte de um cogumelo contendo amatoxina pode ser suficiente para causar morte
- O processo de cozimento dos ciclopeptídeos tipo amatoxina não evita a intoxicação

ACHADOS CLÍNICOS

SINAIS E SINTOMAS
- Ciclopeptídeos **tipo amatoxina** (espécies *Amanita phalloides*, *Amanita verna*, *Amanita virosa* e *Galerina*)
  - Após um intervalo latente de 8-12 horas, iniciam-se cólicas abdominais intensas e vômitos, que evoluem para diarreia profusa
  - Em 1-2 dias, ocorrem necrose hepática, encefalopatia hepática e frequentemente insuficiência renal
- Tipo **giromitrina** (espécies *Gyromitra* e *Helvella*)
  - A toxicidade é mais comum após ingestão de cogumelos não cozidos
  - Podem ocorrer vômitos, diarreia, necrose hepática, convulsões, coma e hemólise após um período latente de 8-12 horas
- Tipo **muscarínico** (espécieis *Inocybe* e *Clitocybe*)
  - Logo após a ingestão, ocorrem vômitos, diarreia, bradicardia, hipotensão arterial, salivação, miose, broncospasmo e lacrimejamento
- Tipo **anticolinérgico** (*Amanita muscaria*, *Amanita pantherina*)
  - Agitação
  - *Delirium*
  - Pele ruborizada
  - Pupilas dilatadas
  - Tremores musculares espasmódicos
- Tipo **irritante gastrintestinal** (*Boletus*, *Cantharellus*)
  - Logo após a ingestão, ocorrem náuseas, vômitos e diarreia
- Tipo **dissulfiram** (espécies *Coprinus*)
  - Uma sensibilidade com reação do tipo dissulfiram ao álcool pode persistir por vários dias
  - A toxicidade é caracterizada por rubor, hipotensão arterial e vômitos após consumo concomitante de álcool
- **Alucinógeno** (espécies *Psilocybe* e *Panaeolus*)
  - Em 1-2 horas após a ingestão, ocorrem midríase, náuseas e vômitos, além de alucinações visuais intensas
- *Cortinarius orellanus*
  - Pode causar insuficiência renal aguda por nefrite tubulointersticial

DIAGNÓSTICO DIFERENCIAL
- Diagnóstico diferencial de intoxicação por cogumelo tipo amatoxina
  - Intoxicação por acetaminofen
  - Hepatite viral aguda

DIAGNÓSTICO

PROCEDIMENTOS DIAGNÓSTICOS
- Não há testes laboratoriais prontamente disponíveis para detecção de toxinas de cogumelos
- O micologista local pode ajudar a identificar os fungos suspeitos
- Cogumelos tipo amatoxina
  - Atraso típico de 8-12 horas antes da ocorrência dos sintomas gastrintestinais
  - Elevação das transaminases hepáticas depois de 24 horas
  - Necrose hepática maciça e aguda
  - Acidose metabólica, hipoglicemia, amônia elevada sugerem insuficiência hepática grave

TRATAMENTO

MEDICAÇÕES
Medidas de emergência
- Administrar carvão ativado (60-100 g VO ou via sonda gástrica, misturado em meio aquoso) para qualquer ingestão recente
- Fornecer fluidos intravenosos para repor as perdas causadas por vômitos e diarreia
- Após o início dos sintomas, os esforços para remover o agente tóxico são provavelmente inúteis, sobretudo em casos de intoxicação por amatoxina ou giromitrina; nessas situações, costuma haver um atraso de 12 horas ou mais antes do desenvolvimento dos sintomas

Medidas específicas
- Ciclopeptídeos **tipo amatoxina**
  - Reposição vigorosa de fluidos para diarreia e medidas intensivas de suporte para insuficiência hepática (inclusive transplante de fígado, se houver necessidade) constituem as bases do tratamento
  - A eficácia de antídoto (p. ex., penicilina, corticosteroides, silimarina) é incerta, apesar do uso frequente na Europa
- **Tipo giromitrina:** piridoxina, 25 mg/kg IV
- **Tipo muscarínico**
  - Administrar atropina, 0,005-0,01 mg/kg IV
  - Repetir, conforme a necessidade
- **Tipo anticolinérgico**
  - Fisostigmina, 0,5-1,0 mg IV
  - Pode acalmar a agitação extrema e reverter as manifestações anticolinérgicas periféricas
  - Entretanto, também pode causar bradicardia, assistolia e convulsões
- **Tipo irritante gastrintestinal:** tratar com antieméticos e fluido IV ou oral
- **Tipo dissulfiram:** evitar a ingestão de álcool e tratar a reação alcoólica com fluidos e posição supina
- **Tipo alucinógeno**
  - Proporcionar um ambiente tranquilo e alentador
  - Para sedação, pode-se lançar mão do diazepam ou haloperidol
- *Cortinarius*
  - Fornecer cuidado de suporte
  - Hemodiálise, conforme a necessidade, para insuficiência renal

DESFECHOS

PROGNÓSTICO
- A taxa de letalidade de ciclopeptídeos tipo amatoxina fica em torno de 10-20% sem transplante de fígado
- A taxa de letalidade de cogumelos tipo giromitrina está abaixo de 10%
- As letalidades são raras com
  - Tipo muscarínico
  - Tipo anticolinérgico
  - Tipo irritante gastrintestinal
  - Tipo alucinógeno

CASOS DE ENCAMINHAMENTO
- O transplante de fígado pode ser necessário, particularmente para os casos de intoxicação por ciclopeptídeos tipo amatoxina
- Entrar em contato com um centro de transplante o mais cedo possível

EVIDÊNCIAS

ENDEREÇOS ELETRÔNICOS
- eMedicine: Toxicology Articles
- Karolinska Institute: Diseases and Disorders: Links Pertaining to Poisoning
- North American Mycological Association: Mushroom Poisoning Case Registry

- U.S. Food and Drug Administration: Mushroom Toxins

INFORMAÇÕES PARA OS PACIENTES
- American Academy of Family Physicians: Mushroom Poisoning in Children
- California Poison Control System: Mushrooms
- MedlinePlus: Poisoning First Aid

REFERÊNCIAS
- Bickel M et al. Severe rhabdomyolysis, acute renal failure and posterior encephalopathy after 'magic mushroom' abuse. Eur J Emerg Med. 2005 Dec; 12(6):306-8. [PMID: 16276262]
- Diaz JH. Evolving global epidemiology, syndromic classification, general management, and prevention of unknown mushroom poisonings. Crit Care Med. 2005 Feb;33(2):419-26. [PMID: 15699848]
- Diaz JH. Syndromic diagnosis and management of confirmed mushroom poisonings. Crit Care Med. 2005 Feb; 33(2):427-36. [PMID: 15699849]
- Nieminen P et al. Suspected myotoxicity of edible wild mushrooms. Exp Biol Med (Maywood). 2006 Feb; 231(2):221-8. [PMID: 16446499]
- Panaro F et al. Liver transplantation represents the optimal treatment for fulminant hepatic failure ftom *Amanita phalloides* poisoning. Transpl Int. 2006 Apr;19(4):344-5. [PMID: 16573553]
- Yang WS et al. Acute renal failure caused by mushroom poisoning. J Formos Med Assoc. 2006 Mar; 105(3):263-7. [PMID: 16520846]

Colangite & Coledocolitíase

CARACTERÍSTICAS PRINCIPAIS

PRINCÍPIOS BÁSICOS DO DIAGNÓSTICO
- Frequentemente uma história de dor biliar ou icterícia
- Início súbito de dor intensa no quadrante superior direito ou epigástrica, que pode se irradiar para a escápula ou para o ombro direito
- Alguns pacientes se apresentam com icterícia indolor
- Náuseas e vômitos
- A colangite aguda é caracterizada por febre, que pode ser seguida por hipotermia e choque gram-negativo, icterícia e leucocitose
- As radiografias abdominais podem revelar cálculos biliares

CONSIDERAÇÕES GERAIS
- Os cálculos no ducto comum costumam se originar da vesícula biliar, mas também podem se formar espontaneamente no ducto comum depois da colecistectomia
- Os sintomas ocorrem se houver obstrução
- A dor biliar resulta dos aumentos rápidos na pressão do ducto biliar comum, devido ao fluxo de bile obstruído

ASPECTOS DEMOGRÁFICOS
- Mais ou menos 15% dos pacientes com cálculos biliares têm coledocolitíase (pedras no ducto biliar comum)
- A porcentagem sobe com a idade, e a frequência nas pessoas idosas com cálculos biliares pode ser de até 50%

ACHADOS CLÍNICOS

SINAIS E SINTOMAS
- Ver Tabela 64
- Dor biliar com icterícia na coledocolitíase
- Frequentemente com ataques recorrentes de dor abdominal superior à direita que é intensa e persiste por horas
- Calafrios e febre associados a dor intensa na colangite aguda
- A **tríade de Charcot** (dor, febre [e calafrios] e icterícia) é característica da colangite aguda
- Estado mental alterado e choque séptico indicam colangite supurativa aguda e constituem uma emergência endoscópica ou cirúrgica
- Pode haver hepatomegalia na obstrução biliar calculosa e sensibilidade geralmente no quadrante superior direito e no epigástrio

DIAGNÓSTICO DIFERENCIAL
- Câncer do pâncreas, da ampola de Vater ou do ducto comum
- Hepatite aguda
- Estreitamento biliar
- Doença colestática crônica do fígado como, por exemplo, cirrose biliar primária, colangite esclerosante primária, toxicidade por fármacos
- Pancreatite
- Sepse por outras causas
- *Ascaris* ou *Clonorchis* subjacentes, ou doença hidatiforme

DIAGNÓSTICO

EXAMES LABORATORIAIS
- Bilirrubinúria e bilirrubina sérica elevada
 - Presentes se o ducto comum estiver obstruído
 - Presentes com colangite
 - Os níveis comumente flutuam
- Os níveis da fosfatase alcalina sérica sobem mais lentamente
- As elevações da amilase sérica podem estar presentes na pancreatite secundária
- A obstrução aguda do ducto biliar raramente produz uma marcada elevação transitória nos níveis séricos da aminotransferase (> 1.000 unidades/L)
- Uma hipoprotrombinemia pode resultar do fluxo biliar obstruído para o intestino
- Quando a obstrução extra-hepática persistir por mais do que algumas semanas, a diferenciação da obstrução por doença colestática crônica do fígado se torna progressivamente mais difícil

DIAGNÓSTICO POR IMAGEM
- A ultrassonografia e a TC demonstram ductos biliares dilatados
- As imagens com radiofármacos podem mostrar fluxo biliar alterado
- A ultrassonografia endoscópica, a TC helicoidal e a colangiografia por RM podem demonstrar com precisão os cálculos no ducto comum e, se disponíveis, podem ser usadas quando o risco de coledocolitíase for baixo ou intermediário

PROCEDIMENTOS DIAGNÓSTICOS
- A colangiopancreatografia endoscópica retrógrada (CPER) ou a colangiografia trans-hepática percutânea são os melhores meios para determinar a causa, a localização e a extensão da obstrução
- Se for alta a probabilidade de que a obstrução seja causada por um cálculo, a CPER é o procedimento de escolha porque permite a papilotomia ou a dilatação com balão da papila, com extração do cálculo ou colocação de *stent*

TRATAMENTO

MEDICAÇÕES

Hipoprotrombinemia
- Vitamina K parenteral 10 mg ou vitamina K hidrossolúvel oral (fitonadiona, 5 mg) em 24-36 h

Colangite aguda
- Ciprofloxacino, 250 mg IV 12/12 h
- Como alternativa, em pacientes gravemente doentes, administrar mezlocilina, 3 g IV a cada 4 horas, mais metronidazol, 500 mg IV a cada 6 horas (se não houver nenhuma manipulação pré-

via do ducto) ou gentamicina (2 mg/kg IV como dose de ataque, mais 1,5 mg/kg a cada 8 horas, ajustada para função renal) (ou ambos)
- Não se deve administrar aminoglicosídeos por mais do que alguns dias, porque o risco de nefrotoxicidade está aumentado nos pacientes com colestase

CIRURGIA

- Na colecistectomia, a colangiografia operatória via ducto cístico deve ser considerada
- Se forem encontrados cálculos no ducto comum, sua exploração pode ser realizada, ou uma CPER pós-operatória e esfincterotomia podem ser planejadas
- Depois da coledocostomia operatória, um cateter simples ou um tubo em T é colocado no ducto comum para descompressão
  - Um tubo corretamente colocado deve drenar a bile na mesa operatória e continuamente depois disso; caso contrário, deve ser considerado bloqueado ou deslocado
  - O volume de drenagem da bile varia de 100 até 1.000 mL diariamente (média de 200-400 mL)
  - A drenagem acima da média pode ser provocada por obstrução na ampola (geralmente por edema)
- A coledocolitíase descoberta na colecistectomia laparoscópica pode ser manejada via remoção laparoscópica ou, se necessário, conversão para cirurgia aberta ou por esfincterotomia endoscópica pós-operatória
- Para o paciente com perfil de risco ruim, sem colecistite, a colecistectomia pode ser adiada, porque o risco de colecistite subsequente é baixo

PROCEDIMENTOS TERAPÊUTICOS

- A nutrição deve ser restabelecida com dieta rica em carboidratos, proteínas e com suplementação de vitaminas
- O cálculo no ducto comum com colelitíase e colecistite é geralmente tratado com papilotomia endoscópica e extração de cálculo seguida de colecistectomia laparoscópica
- A CPER deve ser feita antes da colecistectomia em pacientes com cálculos biliares e icterícia (bilirrubina sérica total > 5 mg/dL), ducto biliar comum dilatado (> 7 mm) ou cálculos no ducto biliar vistos no ultrassom ou na TC
- Dilatação endoscópica com balão do esfíncter de Oddi
  - Pode estar associada a uma taxa mais alta de pancreatite comparada com a esfincterotomia endoscópica
  - É geralmente reservada para os pacientes com coagulopatia, em quem o risco de sangramento é mais baixo com a dilatação com balão do que com a esfincterotomia
- Quando a pancreatite biliar melhora rapidamente, o cálculo em geral passa para o intestino, e uma CPER antes da colecistectomia não é necessária se for feita uma colangiografia intraoperatória
- No paciente pós-colecistectomia com coledocolitíase, a papilotomia endoscópica com extração do cálculo é preferível à cirurgia transabdominal
- A litotripsia (endoscópica ou externa), a colangioscopia direta ou a colocação de *stent* biliar podem ser terapêuticas para cálculos grandes
- Para o paciente com um tubo em T e cálculo no ducto comum, este pode ser extraído pelo tubo em T
- A descompressão de emergência do ducto biliar, geralmente por CPER, esfincterotomia e extração do cálculo, costuma estar indicada para os pacientes com colangite aguda que estejam sépticos ou que não melhorem com antibióticos dentro de 12-24 horas
- Se a esfincterotomia não puder ser realizada, pode ser feita a descompressão com um *stent* biliar ou cateter nasobiliar
- Uma vez feita a descompressão, os antibióticos são geralmente continuados por mais 3 dias

DESFECHOS

SEGUIMENTO

- Os antibióticos pós-operatórios não são administrados rotineiramente depois da cirurgia do trato biliar; culturas intraoperatórias da bile são obtidas
- Se uma infecção do trato biliar estava presente no pré-operatório ou se estiver aparente durante a operação, os antibióticos são administrados no pós-operatório até que os testes de sensibilidade nos espécimes de cultura estejam disponíveis
  - Ampicilina (500 mg IV 6/6 h), gentamicina (1,5 mg/kg 8/8 h) e metronidazol (500 mg 6/6 h) *ou*
  - Ciprofloxacino (250 mg IV 12/12 h) *ou*
  - Uma cefalosporina de terceira geração (p. ex., cefoperazona, 1-2 g IV 12/12 h)
- Uma colangiografia com o tubo em T deve ser feita antes de o tubo ser removido, em geral por volta de 3 semanas depois da cirurgia
- Uma pequena quantidade de bile frequentemente vaza a partir do local do tubo por alguns dias

COMPLICAÇÕES

- A obstrução do ducto comum com mais de 30 dias de duração resulta em lesão hepática que leva à cirrose
- A insuficiência hepática, com hipertensão porta, ocorre nos casos não tratados

PROGNÓSTICO

- A terapia clínica isolada para a colangite aguda tem mais probabilidade de falhar em pacientes com taquicardia, albumina sérica < 3 g/dL, bilirrubina sérica > 50 μmol/L[*] e tempo de protrombina > 14 s na hospitalização

EVIDÊNCIAS

DIRETRIZES CLÍNICAS

- Eisen GM et al; American Society for Gastrointestinal Endoscopy. Standards of Practice Committee. An annotated algorithm for the evaluation of choledocholithiasis. Gastrointest Endosc. 2001; 53;864. [PMID: 11375619]
- National Guideline Clearinghouse

ENDEREÇO ELETRÔNICO

- Choledocholithiasis Demonstration Case

INFORMAÇÕES PARA OS PACIENTES

- Mayo Clinic
- National Institutes of Health

REFERÊNCIAS

- Clayton ES et al. Meta-analysis of endoscopy and surgery versus surgery alone for common bile duct stones with the gallbladder in situ. Br J Surg. 2006 Oct; 93(10):1185-91. [PMID: 16964628]
- Drake BB et al. Economical and clinical outcomes of alternative treatment strategies in the management of common bile duct stones in the elderly: wait and see or surgery? Am J Gastroenterol. 2006 Apr;101(4):746-52. [PMID: 16494588]
- Qureshi W. Approach to the patient who has suspected acute bacterial cholangitis. Gastroenterol Clin North Am. 2006 Jun;35(2):409-23. [PMID: 16880073]
- Siddiqui AA et al. Endoscopic sphincterotomy with or without cholecystectomy for choledocholithiasis in high-risk surgical patients: a decision analysis. Aliment Pharmacol Ther. 2006 Oct 1; 24(7):1059-66. [PMID: 16984500]

---

[*] N. de R.T. 50 μmol/L = 2,92 mg/dL.

Colangite Esclerosante Primária

CARACTERÍSTICAS PRINCIPAIS

PRINCÍPIOS BÁSICOS DO DIAGNÓSTICO

- Homens com idade entre 20-50 anos
- Em geral associada a colite ulcerativa
- Icterícia progressiva, prurido e outros achados por colestase
- Diagnóstico baseado nos achados colangiográficos característicos
- O risco de colangiocarcinoma é de 10%

CONSIDERAÇÕES GERAIS

- Caracterizada por inflamação difusa do trato biliar que leva a fibrose e estenoses do sistema biliar
- Associada a antígenos de histocompatibilidade HLA-B8 e –DR3 ou –DR4
- Em pacientes com AIDS, a colangite esclerosante pode resultar de infecções causadas por citomegalovírus (CMV), *Cryptosporidium* ou *Microsporum*
- Alguns pacientes têm achados clínicos e histológicos de colangite esclerosante e de hepatite autoimune
- Ainda mais raramente, é vista uma associação com pancreatite crônica (pancreaticocolangite esclerosante), e essa entidade costuma responder aos corticosteroides
- O diagnóstico é difícil de ser feito após cirurgia biliar ou quimioterapia arterial intra-hepática, que podem resultar em lesão ao ducto biliar
- A colangite esclerosante primária deve ser diferenciada da ductopenia idiopática da idade adulta, um distúrbio raro que afeta adultos jovens e de meia-idade que manifestam colestase resultando da perda de ductos biliares septais e interlobulares, ainda que tenham colangiografia normal

ASPECTOS DEMOGRÁFICOS

- Mais comum em homens de 20-50 anos
- Intimamente associada à colite ulcerativa (e às vezes à colite de Crohn), que está presente em cerca de dois terços dos pacientes
- Porém, a colangite esclerosante clinicamente significativa se desenvolve em apenas 1-4% dos pacientes com colite ulcerativa
- Como na colite ulcerativa, o tabagismo está associado a um risco diminuído de colangite esclerosante primária

ACHADOS CLÍNICOS

SINAIS E SINTOMAS

- Icterícia obstrutiva progressiva, frequentemente associada a fadiga, prurido, anorexia e indigestão
- Alguns pacientes têm achados clínicos e histológicos de colangite esclerosante e de hepatite autoimune

DIAGNÓSTICO DIFERENCIAL

- Cirrose biliar primária
- Coledocolitíase
- Câncer de pâncreas ou da árvore biliar
- Estenose biliar
- Colestase induzida por fármacos, como clorpromazina
- Doença intestinal inflamatória complicada por doença hepática colestática
- Ductopenia idiopática do adulto
- *Clonorchis sinensis* (fascíola hepática chinesa)
- *Fasciola hepatica* (fascíola hepática da ovelha)
- Colangite esclerosante por
  – CMV
  – Criptosporidiose
  – Microsporidiose (na AIDS)

DIAGNÓSTICO

EXAMES LABORATORIAIS

- A doença pode ser diagnosticada na fase pré-sintomática em função de um nível elevado de fosfatase alcalina
- A doença progressiva está associada a níveis perigosos de fosfatase alcalina e de bilirrubina; por fim ocorre insuficiência hepática
- São frequentemente detectados no soro os anticorpos ANCA perinuclear, bem como antinuclear, anticardiolipina, antitireoperoxidase, anti-*Saccharomyces cerevisiae* e fator reumatoide

DIAGNÓSTICO POR IMAGEM

- O diagnóstico geralmente é feito pela colangiografia por ressonância magnética (CRM), a qual demonstra fibrose segmentar característica dos ductos biliares com dilatações saculares entre as estenoses
- A CRM é quase tão sensível quanto a CPER para a visualização dos ductos intra-hepáticos. Deve ser excluída a obstrução biliar por cálculo ou tumor

PROCEDIMENTOS DIAGNÓSTICOS

- A doença pode estar restrita aos pequenos ductos biliares intra-hepáticos, quando a CPER é normal e o diagnóstico é sugerido pela biópsia hepática
- A biópsia hepática é necessária para o estadiamento, o qual se baseia no grau de inflamação e fibrose

TRATAMENTO

MEDICAÇÕES

- Episódios de colangite bacteriana aguda podem ser tratados com ciprofloxacino (750 mg 2x/dia VO ou IV)
- O ácido ursodesoxicólico em doses-padrão (10-15 mg/kg/dia) pode melhorar os resultados dos exames bioquímicos do fígado, mas não parece alterar a história natural
- Existe controvérsia sobre se altas doses de ácido ursodesoxicólico (25-30 mg/kg/dia VO) reduzem a progressão colangiográfica e a fibrose hepática, mas isso não parece melhorar a sobrevida ou evitar o colangiocarcinoma

CIRURGIA

- Em pacientes sem cirrose, a ressecção cirúrgica de uma estenose em um ducto biliar dominante pode levar a uma sobrevida mais longa em relação à terapia endoscópica pela diminuição do risco subsequente de colangiocarcinoma
- Para pacientes com cirrose e descompensação clínica, o transplante hepático é o procedimento de escolha

PROCEDIMENTOS TERAPÊUTICOS

- A avaliação endoscópica cuidadosa da árvore biliar pode permitir a dilatação com balão de estenoses localizadas
- Se houver uma estenose maior, a colocação a curto prazo de um *stent* pode aliviar os sintomas e melhorar as anormalidades bioquímicas com melhora sustentada após a remoção do *stent*
- Dilatações repetidas com balão de uma estenose recorrente em um ducto biliar dominante podem melhorar a sobrevida
- Porém, o uso de *stents* a longo prazo pode aumentar a taxa de complicações como colangite

DESFECHOS

COMPLICAÇÕES

- Podem ocorrer complicações da colestase crônica, como osteoporose e má absorção de vitaminas lipossolúveis
- Colangiocarcinoma
  – Ocorre em até 20% dos casos

- Pode ser difícil de diagnosticar pelo exame citológico ou por biópsia devido aos resultados falso-negativos
- Um nível sérico de CA 19-9 > 100 unidades/mL é sugestivo de colangiocarcinoma, ainda que não seja diagnóstico
- A tomografia com emissão de pósitrons e a coledocoscopia podem desempenhar algum papel na detecção precoce

PROGNÓSTICO

- A sobrevida média é de 12-17 anos
- Marcadores de prognóstico adverso
  - Idade avançada
  - Hepatoesplenomegalia
  - Níveis séricos elevados de bilirrubina e aspartato aminotransferase
  - Baixos níveis de albumina
  - História de sangramento por varizes; o sangramento por varizes também é um fator de risco para colangiocarcinoma
  - Estenose em ducto biliar dominante
  - Alterações em ductos extra-hepáticos
- As taxas atuariais de sobrevida com transplante hepático são de até 85% em 3 anos, mas as taxas são muito menores quando existe colangiocarcinoma
- Após o transplante, os pacientes têm risco aumentado de estenoses biliares não anastomóticas e – naqueles com colite ulcerativa – de câncer de cólon
- Os pacientes que não podem ser submetidos ao transplante de fígado irão terminar necessitando de cuidados paliativos de alta qualidade
- Quando a doença está restrita aos pequenos ductos biliares intra-hepáticos, a sobrevida é mais longa e há uma taxa mais baixa de colangiocarcinoma do que quando existe envolvimento dos ductos maiores

CASOS DE ENCAMINHAMENTO

- Todos os pacientes

PREVENÇÃO

- Em pacientes com colite ulcerativa, a colangite esclerosante primária é um fator de risco independente para o desenvolvimento de displasia e câncer colorretal, e uma estrita adesão a um programa de vigilância colonoscópica é recomendada

EVIDÊNCIAS

DIRETRIZES CLÍNICAS

- Lee Y-M et al. Management of primary sclerosing cholangitis. Am J Gastroenterol. 2002;97:528. [PMID: 11922543]

INFORMAÇÕES PARA OS PACIENTES

- National Digestive Diseases Information Clearinghouse

REFERÊNCIAS

- Abdalian R et al. Sclerosing cholangitis: a focus on secondary causes. Hepatology. 2006 Nov;44(5):1063-74. [PMID: 17058222]
- Berstad AE et al. Diagnostic accuracy of magnetic resonance and endoscopic retrograde cholangiography in primary sclerosing cholangitis. Clin Gastroenterol Hepatol. 2006 Apr;4(4):514-20. [PMID: 16616358]
- LaRusso NF et al. Primary sclerosing cholangitis: summary of a workshop. Hepatology. 2006 Sep;44(3):746-64. [PMID: 16941705]
- Prytz H et al; Swedish Internal Medicine Liver Club. Dynamic FDG-PET is useful for detection of cholangiocarcinoma in patients with PSC listed for liver transplantation. Hepatology. 2006 Dec;44(6):1572-80. [PMID: 17133469]
- Tischendorf JJ et al. Characterization, outcome, and prognosis in 273 patients with primary sclerosing cholangitis: a single center study. Am J Gastroenterol. 2007 Jan;102(1):107-14. [PMID: 17037993]

Colecistite Aguda

CARACTERÍSTICAS PRINCIPAIS

PRINCÍPIOS BÁSICOS DO DIAGNÓSTICO

- Dor contínua e intensa e dolorimento no hipocôndrio direito ou no epigástrio
- Náuseas e vômitos
- Febre e leucocitose

CONSIDERAÇÕES GERAIS

- Associada a cálculos biliares em mais de 90% dos casos
- Ocorre quando um cálculo fica impactado no ducto cístico e a inflamação se desenvolve atrás da obstrução
- A colecistite acalculosa deve ser considerada quando
  - Ocorrer febre inexplicável ou dor no quadrante superior direito (QSD) dentro de 2-4 semanas após cirurgia de grande porte
  - Um paciente criticamente doente não tiver nenhum influxo oral por um período prolongado
- Primariamente, como consequência de alterações isquêmicas secundárias à distensão, a gangrena pode se desenvolver, resultando em perfuração
- Embora uma peritonite generalizada seja possível, o vazamento geralmente permanece localizado e forma uma cavidade com abscesso crônico e bem circunscrito
- A colecistite aguda causada por agentes infecciosos (p. ex., citomegalovírus, criptosporidiose ou microsporidiose) pode ocorrer em pacientes com AIDS

ACHADOS CLÍNICOS

SINAIS E SINTOMAS

- A crise aguda é frequentemente precipitada por uma refeição copiosa ou gordurosa
- Dor relativamente súbita, intensa e contínua localizada no epigástrio ou no hipocôndrio direito e que pode diminuir aos poucos em um período de 12-18 horas
- Os vômitos ocorrem em cerca de 75% dos pacientes e proporcionam alívio variável em 50%
- Dolorimento abdominal no QSD
  - Quase sempre presente
  - Habitualmente associado a defesa muscular e dor de rebote
- Uma vesícula biliar palpável está presente em aproximadamente 15% dos casos
- Icterícia
  - Presente em cerca de 25% dos casos
  - Quando persistente ou grave, sugere possibilidade de coledocolitíase
  - Pode resultar também da compressão do ducto biliar comum ou do ducto hepático por um ducto cístico que está inflamado por causa de um cálculo impactado (síndrome de Mirizzi)
- Febre costumar estar presente

DIAGNÓSTICO DIFERENCIAL

- Víscera perfurada como, por exemplo, úlcera péptica, diverticulite
- Pancreatite aguda
- Apendicite
- Hepatite aguda ou abscesso hepático
- Pneumonia de lobo inferior direito
- Infarto do miocárdio
- Dor radicular no dermátomo de T6-T10 como, por exemplo, no zóster pré-erupção

DIAGNÓSTICO

EXAMES LABORATORIAIS

- A contagem de leucócitos está habitualmente elevada (12.000-15.000/μL)

- Valores da bilirrubina sérica total de 1-4 mg/dL podem ser vistos mesmo na ausência de obstrução do ducto comum
- A aminotransferase e a fosfatase alcalina séricas estão frequentemente elevadas – a primeira pode ficar em até 300 unidades/mL, ou ainda mais alta quando associada a colangite ascendente
- A amilase sérica também pode estar moderadamente elevada

DIAGNÓSTICO POR IMAGEM

- As radiografias simples de abdome podem mostrar cálculos biliares radiopacos em 15% dos casos
- Imagens hepatobiliares com Tc99m (usando compostos do ácido iminodiacético) (exame com HIDA)
  - Úteis para demonstrar um ducto cístico obstruído, que é a causa de colecistite aguda na maioria dos pacientes
  - Esse teste é confiável se a bilirrubina estiver abaixo de 5 mg/dL (98% de sensibilidade e 81% de especificidade para a colecistite aguda)
- Ultrassom abdominal do QSD
  - Pode mostrar a presença de cálculos biliares
  - Entretanto, não é sensível para a colecistite aguda (67% de sensibilidade, 82% de especificidade)

TRATAMENTO

MEDICAÇÕES

- Habitualmente cederá com um regime conservador (suspensão dos alimentos orais, alimentação intravenosa, analgésicos e antibióticos como, por exemplo, cefoperazona 1-2 g IV 12/12 h)
- A meperidina pode ser preferível à morfina para a dor, por causa do menor espasmo do esfincter de Oddi

CIRURGIA

- Colecistectomia (geralmente laparoscópica)
  - Deve ser feita dentro de 2-3 dias depois da hospitalização, por causa do alto risco de crises recorrentes (até 10% em 1 mês e mais de 30% em 1 ano)
- O tratamento cirúrgico da colecistite crônica é o mesmo da colecistite aguda
  - Se indicada, a colangiografia pode ser feita durante a colecistectomia laparoscópica
  - A coledocolitíase também pode ser excluída com colangiopancreatografia por ressonância magnética ou com CPER pré ou pós-operatórias

PROCEDIMENTOS TERAPÊUTICOS

- Em pacientes de alto risco, as seguintes medidas podem adiar ou até evitar a necessidade de cirurgia:
  - Aspiração da vesícula biliar guiada por ultrassom
  - Colecistostomia percutânea
  - Inserção endoscópica de um *stent* na vesícula biliar
- A colecistectomia é obrigatória quando há evidência de gangrena ou perfuração

DESFECHOS

SEGUIMENTO

- Se tratar não cirurgicamente, observar o paciente (em especial se diabético ou idoso) quanto a
  - Sintomas recorrentes
  - Evidência de gangrena da vesícula biliar
  - Colangite

COMPLICAÇÕES

Gangrena da vesícula biliar

- Depois de 24-48 horas, os seguintes achados sugerem inflamação grave e possível gangrena da vesícula biliar:
  - Continuação ou progressão da dor abdominal no QSD
  - Dolorimento
  - Defesa muscular
  - Febre
  - Leucocitose
- A necrose pode se desenvolver sem sinais definidos no paciente obeso, diabético, idoso ou imunossuprimido
- Ver Colangite & Coledocolitíase

Colecistite crônica e outras complicações

- Resultam de episódios repetidos de colecistite aguda ou irritação crônica da parede da vesícula biliar por cálculos
- Os cálculos estão habitualmente presentes
- Os vilos da vesícula biliar sofrem um aumento polipoide devido à deposição de colesterol ("vesícula biliar em morango", colesterolose) (5%)
- A hiperplasia adenomatosa marcada da vesícula biliar se assemelha a um mioma (pseudotumor)
- A hidropsia da vesícula biliar ocorre quando a colecistite aguda cede mas a obstrução do ducto cístico persiste, produzindo distensão da vesícula biliar com um líquido mucoide claro
- Um cálculo no colo da vesícula biliar pode comprimir o ducto biliar e causar icterícia (síndrome de Mirizzi)
- A colelitíase com colecistite crônica pode estar associada a
  - Exacerbações agudas de inflamação da vesícula biliar
  - Cálculo no ducto comum
  - Fistulização para o intestino
  - Pancreatite
  - Carcinoma da vesícula biliar (raramente)
- A vesícula biliar calcificada (em porcelana) pode ter uma alta associação com o carcinoma de vesícula biliar (particularmente quando a calcificação for da mucosa, e não intramural) e parece ser uma indicação para colecistectomia

PROGNÓSTICO

- A taxa de mortalidade da colecistectomia é inferior a 0,2%
- A cirurgia do trato hepatobiliar no idoso tem uma taxa de mortalidade mais alta
- Um procedimento cirúrgico bem-sucedido é geralmente seguido pela resolução completa dos sintomas

EVIDÊNCIAS

DIRETRIZES CLÍNICAS

- National Guideline Clearinghouse

ENDEREÇOS ELETRÔNICOS

- Acute Acalculous Cholecystitis Demonstration Case
- Acute Cholecystitis Demonstration Case

INFORMAÇÕES PARA OS PACIENTES

- Parmet S et al. JAMA patient page: Acute cholecystitis. JAMA. 2003; 289:124. [PMID: 12503995]
- Mayo Clinic
- National Institutes of Health

REFERÊNCIAS

- Gurusamy KS et al. Early versus delayed laparoscopic cholecystectomy for acute cholecystitis. Cochrane Database Syst Rev. 2006 Oct 18;(4):CD005440. [PMID: 17054258]
- Lau H et al. Early versus delayed-interval laparoscopic cholecystectomy for acute cholecystitis: a meta-analysis. Surg Endosc. 2006 Jan;20(1):82-7. [PMID: 16247580]

Colelitíase (Cálculos Biliares)

CARACTERÍSTICAS PRINCIPAIS

PRINCÍPIOS BÁSICOS DO DIAGNÓSTICO

- Dor biliar

- Cálculos na vesícula biliar ao ultrassom
- Os pacientes podem estar assintomáticos

CONSIDERAÇÕES GERAIS

- Os cálculos biliares são classificados de acordo com a sua composição predominante
  - Cálculos de colesterol
  - Cálculos de bilirrubinato de cálcio
    - Compreendem < 20% dos cálculos encontrados na Europa ou nos Estados Unidos
    - Compreendem 30-40% dos cálculos encontrados no Japão

ASPECTOS DEMOGRÁFICOS

- Mais comum em mulheres do que em homens
- A incidência aumenta em ambos os sexos e em todas as raças com o envelhecimento
- Nos Estados Unidos, mais de 10% dos homens e 20% das mulheres têm cálculos biliares aos 65 anos de idade
- Embora os cálculos biliares de colesterol sejam menos comuns nas pessoas negras, a colelitíase atribuível à hemólise ocorre em mais de um terço das pessoas com anemia falciforme
- Os americanos nativos, sejam dos Hemisférios Norte ou Sul, têm uma taxa alta de colelitíase por colesterol, provavelmente em função dos genes econômicos (*thrifty genes*) (*LITH*) que promovem a utilização de calorias e o armazenamento de gordura de maneira eficiente
- Até 75% das mulheres Pima e outras nativas americanas acima dos 25 anos têm colelitíase
- Fatores de risco para cálculos biliares
  - Obesidade, especialmente em mulheres
  - A perda de peso rápida aumenta o risco de formação de cálculo biliar sintomático
  - Diabetes e níveis séricos elevados de insulina (resistência à insulina), bem como influxo alto de carboidratos e hipertrigliceridemia
  - Gravidez; também associada a um risco aumentado de doença sintomática da vesícula biliar
  - Cirrose e infecção pelo vírus da hepatite C (especialmente em homens)
  - Certos fármacos (clofibrato, octreotida, ceftriaxona)
  - Doença de Crohn
- O jejum prolongado (acima de 5-10 dias) pode levar à formação de "barro" biliar (microlitíase), que habitualmente melhora com a realimentação, mas pode causar cálculos biliares ou sintomas biliares
- A terapia de reposição hormonal traz consigo um risco leve para a cirurgia do trato biliar

ACHADOS CLÍNICOS

SINAIS E SINTOMAS

- Ver Tabela 64
- A colelitíase costuma ser assintomática e descoberta de forma incidental
- A colelitíase "sintomática" habitualmente significa desconforto característico no quadrante superior direito ou dor epigástrica (dor biliar)
- A obstrução do intestino delgado por "íleo biliar" é a manifestação inicial em alguns pacientes

DIAGNÓSTICO DIFERENCIAL

- Colecistite aguda
- Pancreatite aguda
- Doença ulcerosa péptica
- Apendicite
- Hepatite aguda
- Infarto do miocárdio
- Dor radicular no dermátomo de T6-T10 como, por exemplo, no zóster pré-erupção

DIAGNÓSTICO

EXAMES LABORATORIAIS

- Tabela 64
- Os exames de laboratório estão normais nas pessoas com cálculos biliares assintomáticos

DIAGNÓSTICO POR IMAGEM

- O ultrassom é a modalidade de imagem mais sensível
- A TC é uma alternativa, mas não costuma ser necessária

PROCEDIMENTOS DIAGNÓSTICOS

- Ver Colecistite Aguda ou Colangite & Coledocolitíase

TRATAMENTO

MEDICAÇÕES

- Ácidos xeno e ursodesoxicólico
  - Quando administrados oralmente por até 2 anos, dissolvem alguns cálculos de colesterol
  - Podem ser considerados em alguns pacientes que recusam a colecistectomia
  - A dose é de 7 mg/kg/dia de cada um, ou 8-13 mg/kg de ácido ursodesoxicólico em doses divididas diárias
  - Eles são mais efetivos nos pacientes com vesícula biliar funcionante, conforme determinado pela visualização da vesícula biliar no colecistograma oral, com pequenos e múltiplos cálculos biliares flutuantes (não representando mais de 15% dos pacientes com cálculos biliares)
  - Em 50% dos pacientes, os cálculos biliares recidivam dentro de 5 anos depois de o tratamento ser suspenso

CIRURGIA

- Em geral não existe necessidade de colecistectomia profilática em uma pessoa assintomática, a menos que a vesícula biliar esteja calcificada ou que os cálculos biliares tenham mais de 3 cm de diâmetro
- Colecistectomia laparoscópica
  - Tratamento de escolha para doença sintomática da vesícula biliar
  - O trauma mínimo à parede abdominal possibilita alta hospitalar dentro de 1 dia depois do procedimento e o retorno ao trabalho dentro de 7 dias (em vez de semanas como aqueles pacientes submetidos à colecistectomia comum por via aberta)
  - Se forem encontrados problemas, a cirurgia pode ser convertida para uma colecistectomia aberta convencional
  - Ver Colangite & Coledocolitíase
- Para pacientes grávidas
  - É aconselhada uma abordagem conservadora para a dor biliar
  - Para aquelas com crises repetidas de dor biliar ou colecistite aguda, a colecistectomia pode ser realizada – mesmo por via laparoscópica – de preferência no segundo trimestre

PROCEDIMENTOS TERAPÊUTICOS

- A enterolitotomia isolada é considerada um tratamento adequado na maioria dos pacientes com íleo biliar
- A litotripsia em combinação com terapia com sais biliares para os cálculos radiolucentes únicos < 20 mm de diâmetro em geral não é mais usada nos Estados Unidos

DESFECHOS

COMPLICAÇÕES

- A colecistectomia pode aumentar o risco de adenocarcinomas de esôfago, do intestino delgado proximal e do cólon, por causa de refluxo duodenogástrico aumentado e pelas alterações na exposição intestinal à bile, respectivamente

- Os sintomas podem persistir depois da remoção da vesícula biliar

PROGNÓSTICO

- Os sintomas (dor biliar) se desenvolvem em 10-25% dos pacientes com cálculos biliares em 10 anos

PREVENÇÃO

- As dietas pobres em carboidratos e gorduras e ricas em fibras e a atividade física podem ajudar a prevenir os cálculos biliares
- O consumo de café cafeinado parece proteger as mulheres de cálculos biliares

EVIDÊNCIAS

DIRETRIZES CLÍNICAS

- National Guideline Clearinghouse
- Patient Care Committee, Society for Surgery of the Alimentary Tract. Treatment of gallstone and gallbladder disease. SSAT patient care guidelines. J Gastrointest Surg. 2004;8:363. [PMID: 15115004]

ENDEREÇO ELETRÔNICO

- Choledocholithiasis Demonstration Case

INFORMAÇÕES PARA OS PACIENTES

- Mayo Clinic
- National Digestive Diseases Information Clearinghouse
- National Institutes of Health

REFERÊNCIAS

- Portincasa P et al. Cholesterol gallstone disease. Lancet. 2006 Jul 15; 368 (9531):230-9. [PMID: 16844493]
- Tsai CJ et al. Weight cycling and risk of gallstone disease in men. Arch Intern Med. 2006 Nov 27;166(21):2369-74. [PMID: 17130391]
- Venneman NG et al. Ursodeoxycholic acid exerts no beneficial effect in patients with symptomatic gallstones awaiting cholecystectomy. Hepatology. 2006 Jun; 43(6):1276-83. [PMID: 16729326]

Cólera

CARACTERÍSTICAS PRINCIPAIS

PRINCÍPIOS BÁSICOS DO DIAGNÓSTICO

- História de viagem para área endêmica ou contato com pessoa infectada
- Diarreia volumosa, aquosa
- As fezes são líquidas, acinzentadas, túrbidas e sem odor fecal, sangue ou pus ("fezes em água de arroz")
- Desenvolvimento rápido de desidratação intensa
- Coprocultura e aglutinação positiva de vibriões com o alimento ou a água contaminados

CONSIDERAÇÕES GERAIS

- Uma enfermidade diarreica aguda, causada por certos sorotipos de *Vibrio cholerae*
- A toxina ativa a adenilil ciclase nas células epiteliais intestinais do intestino delgado, produzindo hipersecreção de água e íons cloreto, e uma diarreia maciça de até 15 L/dia
- Ocorre em epidemias sob condições de aglomeramento, guerra e escassez (p. ex., em acampamentos de refugiados) e em locais onde os serviços de saúde pública são inadequados
- A infecção é adquirida pela ingestão de alimentos ou água contaminados

ASPECTOS DEMOGRÁFICOS

- Raramente vista nos Estados Unidos até 1991, quando a cólera epidêmica retornou ao hemisfério ocidental, originada de um surto nas cidades costeiras do Peru
- A epidemia se expandiu, envolvendo vários países da América Central e do Sul, bem como o México, e os casos foram importados para os Estados Unidos
- É a principal causa de diarreia epidêmica nos países em desenvolvimento

ACHADOS CLÍNICOS

SINAIS E SINTOMAS

- Ver Tabela 38
- Um início súbito de diarreia intensa, frequente e aquosa (até 1 L/h)
- As fezes são líquidas, acinzentadas, túrbidas e sem odor fecal, sangue ou pus ("fezes em água de arroz")
- A desidratação e a hipotensão se desenvolvem rapidamente
- A doença é mediada por uma toxina, sendo incomum haver febre

DIAGNÓSTICO DIFERENCIAL

- Gastrenterite viral
- Outras diarreias do intestino delgado como, por exemplo, salmonelose, *Escherichia coli* enterotoxigênica
- Tumor pancreático produtor de polipeptídeo intestinal vasoativo (cólera pancreática)
- Intoxicação alimentar, por exemplo, *Staphylococcus aureus*

DIAGNÓSTICO

EXAMES LABORATORIAIS

- Coprocultura

TRATAMENTO

MEDICAÇÕES

- A terapia antimicrobiana encurtará o curso da enfermidade
- Vários antimicrobianos são ativos contra o *V. cholerae*, incluindo
  - Tetraciclina
  - Ampicilina
  - Cloranfenicol
  - Sulfametoxazol-trimetoprim
  - Fluoroquinolonas
  - Azitromicina
- Cepas multirresistentes são cada vez mais encontradas, e o teste de suscetibilidade, se disponível, é aconselhável
- Uma única dose oral de 1 g de azitromicina era efetiva para a cólera grave causada por cepas com suscetibilidade reduzida às fluoroquinolonas, mas também está havendo desenvolvimento de resistência a esse fármaco

PROCEDIMENTOS TERAPÊUTICOS

- A reposição agressiva de líquidos é essencial
- Na enfermidade leve ou moderada, a reidratação oral costuma ser adequada

DESFECHOS

COMPLICAÇÕES

- A morte resulta de hipovolemia profunda

PROGNÓSTICO

- 25-50% de fatalidade sem tratamento

CASOS DE ADMISSÃO HOSPITALAR

- Diarreia grave
- Desidratação moderada a grave, exigindo reposição parenteral de líquidos
- Incapacidade de manter a reposição de líquidos, porque pode haver rápido desenvolvimento de desidratação

PREVENÇÃO

- A vacina disponível confere proteção de curta duração e limitada
- A vacina pode ser necessária para entrada ou reentrada após viagem para alguns países
- A vacina é administrada em duas doses com 14 semanas de intervalo

- Uma dose de reforço a cada 6 meses é recomendada para as pessoas que permanecem em áreas onde há risco de cólera
- Os programas de vacinação são caros e não são particularmente efetivos para tratar as epidemias de cólera
- Quando as epidemias ocorrem, os esforços devem ser dirigidos para o estabelecimento de fontes limpas de água e alimentos e o descarte adequado dos dejetos

EVIDÊNCIAS

DIRETRIZES CLÍNICAS
- National Guideline Clearinghouse

ENDEREÇO ELETRÔNICO
- CDC – Division of Bacterial and Mycotic Diseases

INFORMAÇÕES PARA OS PACIENTES
- JAMA patient page. Preventing dehydration from diarrhea. JAMA. 2001; 285: 362. [PMID: 11236756]

REFERÊNCIA
- Saha D et al. Single-dose azithromycin for the treatment of cholera in adults. N Engl J Med. 2006 Jun 8;354(23):245262. [PMID: 16760445]

Colite Ulcerativa

CARACTERÍSTICAS PRINCIPAIS

PRINCÍPIOS BÁSICOS DO DIAGNÓSTICO
- Diarreia sanguinolenta
- Cólicas no abdome inferior e urgência fecal
- Anemia, albumina sérica baixa
- Coproculturas negativas
- A sigmoidoscopia é fundamental para o diagnóstico

CONSIDERAÇÕES GERAIS
- Condição inflamatória idiopática que envolve a mucosa do cólon, resultando em friabilidade difusa e erosões com sangramento
- Em 50% dos casos, a doença está restrita à região retossigmóidea (proctossigmoidite); em 30% se estende até a flexura esplênica (colite esquerda); em < 20% se estende mais proximalmente (colite extensa)
- Os pacientes mais acometidos experimentam períodos de remissões e de aumento nos sintomas

ASPECTOS DEMOGRÁFICOS
- Mais comum em não fumantes e em ex-fumantes; a gravidade pode piorar em pacientes que param de fumar
- A apendicectomia com idade < 20 anos reduz o risco da doença

ACHADOS CLÍNICOS

Sinais e sintomas
- Diarreia sanguinolenta
- Cólicas, dor abdominal
- Urgência fecal e tenesmo
- Dor e sensibilidade abdominal
- Sangue vermelho vivo no exame de toque retal

Doença leve
- Diarreia infrequente
- Eliminação retal intermitente de muco e sangue
- Cólicas no quadrante inferior esquerdo, aliviadas pela defecação
- Sem dolorimento abdominal significativo

Doença moderada
- Diarreia mais severa com sangramento frequente
- Dor e sensibilidade abdominal
- Febre baixa

Doença grave
- > 6-10 evacuações sanguinolentas por dia
- Sinais de hipovolemia e má nutrição
- Dor e sensibilidade abdominal

Doença fulminante
- Progressão rápida dos sinais e sintomas de toxicidade grave (hipovolemia, hemorragia necessitando transfusão, bem como distensão e dor abdominal) ao longo de 1-2 semanas

Megacólon tóxico
- Dilatação colônica > 6 cm nas radiografias com sinais de toxicidade, ocorrendo em < 2%, aumentando o risco de perfuração

Manifestações extracolônicas
- Ocorrem em 25% dos casos
- Eritema nodoso, pioderma gangrenoso
- Episclerite
- Eventos tromboembólicos
- Artrite oligoarticular não deformante
- Colangite esclerosante, com risco de colangiocarcinoma

DIAGNÓSTICO DIFERENCIAL
- Colite infecciosa
  - *Salmonella*
  - *Shigella*
  - *Campylobacter*
  - Amebíase
  - *Clostridium difficile*
  - *Escherichia coli* enteroinvasiva
- Colite isquêmica
- Doença de Crohn
- Doença diverticular
- Cancer de cólon
- Diarreia associada a antibióticos ou colite pseudomembranosa
- Proctite infecciosa: gonorreia, clamídia, herpes, sífilis
- Colite ou proctite por irradiação
- Colite por citomegalovírus na AIDS

DIAGNÓSTICO

Exames laboratoriais
- Hematócrito, velocidade de sedimentação globular e albumina sérica
  - Anemia na doença moderada a grave
  - Hipoalbuminemia na doença moderada a grave
- Anticorpos anticitoplasma de neutrófilos com coloração perinuclear (p-ANCA) em 50-70%; algumas vezes úteis para diferenciar de doença de Crohn em pacientes com colite indeterminada
- Fezes para cultura bacteriana (incluindo *C. difficile*), ovos e parasitas

DIAGNÓSTICO POR IMAGEM
- Radiografias abdominais
- O enema baritado tem pouca utilidade e pode precipitar um megacólon tóxico

PROCEDIMENTOS DIAGNÓSTICOS
- A sigmoidoscopia estabelece o diagnóstico
- A colonoscopia não deve ser realizada em pacientes com doença grave por causa do risco de perfuração
- Porém, após a melhora, a colonoscopia é recomendada para determinação da extensão da doença e para vigilância de câncer

TRATAMENTO

MEDICAÇÕES

Colite leve a moderada
- Comprimidos de liberação lenta de mesalamina (Lialda), 2,4-4,8 g VO 1x/dia, ou mesalamina comprimidos de liberação lenta (Pentasa), 2,0-4,0 g 1x/dia; balsalazida, 2,25 g VO 3x/dia; ou sulfassalazina, 500 mg VO 2x/dia e aumentada gradualmente em 1-2 semanas para 2 g VO 2x/dia; 50-70% dos pacientes melhoram

- O ácido fólico, 1 mg VO 1x/dia, deve ser administrado a todos os pacientes que tomam sulfassalazina
- Terapia com corticosteroides para pacientes que não melhoram após 2-3 semanas
- Hidrocortisona em espuma ou enema (80-100 mg 2x/dia), ou prednisona, 20-30 mg 2x/dia, diminuindo gradualmente após 2 semanas em não mais do que 5 mg/semana, com diminuição mais lenta após 15 mg/dia
- Agentes antidiarreicos (p. ex., loperamida, 2 mg, difenoxilato com atropina, 1 comprimido, ou tintura de ópio, 8-15 gotas até 4x/dia), mas não devem ser administrados na fase aguda da doença

Colite distal

- Mesalamina supositórios retais (Canasa) 1.000 mg VR 1x/dia para proctite ou mesalamina suspensão retal (Rowasa), 4 g/60 mL de suspensão VR ao deitar para proctossigmoidite, por 3-12 semanas; 75% dos pacientes melhoram
- Hidrocortisona supositório ou espuma para proctite e hidrocortisona enema (80-100 mg) para proctossigmoidite; menos efetiva

Colite moderada a grave

- A terapia com corticosteroides proporciona melhora em 50-75% dos pacientes
  - Prednisona 20-30 mg VO 2x/dia por 1-2 semanas; então reduzir gradualmente em 5-10 mg por semana
  - Doença grave: metilprednisolona, 48-64 mg IV, ou hidrocortisona 300 mg IV, em três doses divididas ou em infusão contínua
  - Hidrocortisona enema, 100 mg VR 2x/dia em gotejo em 30 minutos
- Infliximabe 5 mg/kg IV
  - Doença moderada a grave: administrar em 0, 2 e 6 semanas para pacientes com resposta inadequada aos corticosteroides ou à mesalamina; resposta clínica em 65% e remissão em 35%
  - Doença grave a fulminante: 5 mg/kg IV administrados para pacientes com resposta inadequada a 4-7 dias de corticosteroides IV
- A ciclosporina, 4 mg/kg/dia IV, melhora 60-75% dos pacientes com colite grave que não melhoram após 7-10 dias de corticosteroides IV

Colite fulminante e megacólon tóxico

- Antibióticos de amplo espectro visando bactérias anaeróbias e gram-negativas
- Uso IV de corticosteroides, infliximabe ou ciclosporina, conforme discutido anteriormente

Terapia de manutenção

- Sulfassalazina, 1,0-1,5 g VO 2x/dia; olsalazina, 500 mg VO 2x/dia; e mesalamina, 800 mg VO 2-3x/dia (Asacol) ou 500 mg VO 4x/dia (Pentasa) reduzem a taxa de recaídas de 75% para < 35%
- Para colite distal: mesalamina oral, balsalazida ou sulfassalazina reduzem a taxa de recaída de 80-90% para < 20% dentro de 1 ano
- Imunomoduladores: 6-mercaptopurina 1,0-1,5 mg/kg ou azatioprina 2,0-2,5 mg/kg são benéficas em 60% dos pacientes com doença grave ou refratária, permitindo a redução dos corticosteroides e a manutenção da remissão
- Infliximabe 5 mg/kg IV a cada 8 semanas para doença moderada a grave; até metade dos pacientes mantém a resposta clínica em 1 ano

Doença refratária

- Mercaptopurina ou azatioprina

CIRURGIA

- A proctocolectomia total com ileostomia (ileostomia-padrão, ileostomia continente ou anastomose ileoanal) é necessária em 25% dos pacientes
- As indicações para cirurgia incluem
  - Pacientes com doença grave (p. ex., hemorragia grave) que não melhoram em 7-10 dias
  - Pacientes com doença fulminante que não melhoram após 48-72 horas de terapia com corticosteroides, infliximabe ou ciclosporina
  - Perfuração
  - Doença refratária necessitando corticosteroides a longo prazo para controle dos sintomas
  - Displasia ou carcinoma nas biópsias colonoscópicas de vigilância

PROCEDIMENTOS TERAPÊUTICOS

Colite leve a moderada

- Dieta regular
- Limitar a ingesta de cafeína e de vegetais produtores de gases
- Suplementos de fibras (p. ex., psílio, 3,4 g VO 2x/dia; metilcelulose, 2 g VO 2x/dia; pó de cereais, 1 colher de sopa VO 2x/dia)

Colite grave

- Interromper qualquer ingesta oral
- Evitar agentes opioides e anticolinérgicos
- Restaurar o volume circulatório com líquidos e sangue
- Corrigir anormalidades eletrolíticas

Colite fulminante e megacólon tóxico

- Aspiração nasogástrica, rolar os pacientes de um lado para outro e sobre o abdome
- Exames seriados e radiografias abdominais para procurar uma piora da dilatação

DESFECHOS

COMPLICAÇÕES

- Megacólon tóxico
- Câncer de cólon
- Colangite esclerosante com risco de colangiocarcinoma

PROGNÓSTICO

- Doença que dura a vida toda e se caracteriza por exacerbações e remissões
- Na maioria dos pacientes, a doença é prontamente controlada pela terapia clínica sem a necessidade de cirurgia
- A maioria nunca necessita de hospitalização
- A cirurgia resulta em cura completa da doença

CASOS DE ENCAMINHAMENTO

- Pacientes com doença grave ou refratária necessitando de terapia imunomoduladora

CASOS DE ADMISSÃO HOSPITALAR

- Colite grave

PREVENÇÃO

- O câncer de cólon ocorre em cerca de 0,5-1,0% por ano em pacientes portadores de colite por > 10 anos
- A colonoscopia com múltiplas biópsias mucosas aleatórias é recomendada a cada 1-2 anos em pacientes com colite extensa, iniciando 8-10 anos após o diagnóstico
- O ácido fólico, 1 mg VO 1x/dia, diminui o risco de câncer de cólon

EVIDÊNCIAS

DIRETRIZES CLÍNICAS

- Bebb JR et al. Systematic review: how effective are the usual treatments for ulcerative colitis? Aliment Pharmacol Ther. 2004;20:143. [PMID: 15362049]
- Itzkowitz SH et al; Crohn's and Colitis Foundation of America Colon Cancer in IBD Study Group. Consensus Conference: Colorectal cancer screening and surveillance in inflammatory bowel di-

sease. Inflam Bowel Dis. 2005 Mar;11(3):314-21. [PMID: 15735438]
- Kornbluth A et al. Ulcerative colitis practice guidelines in adults (update): American College of Gastroenterology, Practice Parameters Committee. Am J Gastroenterol. 2004;99:1371. [PMID: 15233681]

ENDEREÇOS ELETRÔNICOS
- Crohn's & Colitis Foundation of America
- National Digestive Diseases Information Clearinghouse – Ulcerative Colitis
- WebPath Gastrointestinal Pathology Index

REFERÊNCIAS
- Cohen RD. Azathioprine versus mesalamine in steroid-dependent ulcerative colitis: long awaited results? Gastroenterology. 2006 Feb;130(2):607-8. [PMID: 16472614]
- Bergman R et al. Systematic review: the use of mesalazine in inflammatory bowel disease. Aliment Pharmacol Ther. 2006 Apr 1;23(7):841-55. [PMID: 16573787]
- Gisbert JP et al. Systematic review: infliximab therapy in ulcerative colitis. Aliment Pharmacol Ther. 2007 Jan 1; 25(1):19-37. [PMID: 17229218]
- Hanauer SB et al. Delayed-release oral mesalamine at 4.8 g/day (800 mg tablet) for the treatment of moderately active ulcerative colitis: the ASCEND II Trial. Am J Gastroenterol. 2005 Nov; 100(11):2478-85. [PMID: 16279903]
- Leighton JA et al. ASGE guideline: endoscopy in the diagnosis and treatment of inflammatory bowel disease. Gastrointest Endosc. 2006 Apr; 63(4):558-65. [PMID: 16564852]
- Moskovitz DN et al. Incidence of colectomy during long-term follow-up after cyclosporine-induced remission of severe ulcerative colitis. Clin Gastroenterol Hepatol. 2006 Jun;4(6):760-5. [PMID: 16716758]
- Pardi DS et al. Systematic review: the management of pouchitis. Aliment Pharmacol Ther. 2006 Apr 15; 23(8): 1087-96. [PMID: 16611268]
- Regueiro M et al. Clinical guidelines for the medical management of left-sided ulcerative colitis and ulcerative proctitis: summary statement. Inflamm Bowel Dis. 2006 Oct;12(10):972-8. [PMID: 17012968]
- Rutter MD et al. Thirty-year analysis of a colonoscopic surveillance program for neoplasia in ulcerative colitis. Gastroenterology. 2006 Apr;130(4):1030-8. [PMID: 16618396]
- Velayos FS et al. Effect of 5-aminosalicylate use on colorectal cancer and dysplasia risk: a systematic review and meta-analysis of observational studies. Am J Gastroenterol. 2005 Jun; 100(6):1345-53. [PMID: 15929768]

Conjuntivite

CARACTERÍSTICAS PRINCIPAIS

PRINCÍPIOS BÁSICOS DO DIAGNÓSTICO
- É a doença ocular mais comum, também conhecida como "olho avermelhado"
- Vermelhidão difusa da conjuntiva bulbar e tarsal
- Em geral irritação leve à moderada e secreção ocular, córnea clara e acuidade visual normal

CONSIDERAÇÕES GERAIS
- Geralmente causada por infecções bacterianas (incluindo gonococo ou clamídia) ou virais
- Outras causas comuns incluem atopia, irritantes químicos e ceratoconjuntivite seca (olhos secos)
- O modo de transmissão da conjuntivite infecciosa é habitualmente o contato direto via dedos, toalhas, etc. para o outro olho ou para outras pessoas
- É clinicamente importante diferenciar a conjuntivite da uveíte aguda, do glaucoma agudo e dos distúrbios da córnea

ASPECTOS DEMOGRÁFICOS
- A incidência precisa é desconhecida, porém muito comum
- Homens e mulheres são igualmente afetados
- O grupo etário afetado depende da causa subjacente
- Tracoma (*Chlamydia trachomatis*) é uma causa importante de cegueira no mundo todo
- A conjuntivite gonocócica e a conjuntivite de inclusão são causadas pelos agentes envolvidos nas respectivas doenças do trato genital (*Neisseria gonorrhoeae* ou *C. trachomatis*) e costumam ocorrer em adultos sexualmente ativos
- A conjuntivite viral é mais comum em crianças do que em adultos, com as piscinas ou os consultórios contaminados de oftalmologistas sendo frequentemente a fonte das epidemias
- A ceratoconjuntivite seca é comum em mulheres idosas e às vezes está associada a doenças sistêmicas (síndrome de Sjögren)
- A doença alérgica do olho começa em geral no final da infância ou no início da vida adulta e normalmente em pessoas com atopia

ACHADOS CLÍNICOS

SINAIS E SINTOMAS

Conjuntivite bacteriana
- Estafilococos, estreptococos, *Haemophilus*, *Pseudomonas* e *Moraxella* são os organismos mais comumente isolados
- Secreção purulenta
- Em geral autolimitada, durando 10-14 dias se não tratada

Conjuntivite gonocócica
- A exposição às secreções genitais infectadas é o modo habitual de transmissão
- Secreção purulenta copiosa
- É uma emergência oftalmológica, porque o envolvimento da córnea pode levar rapidamente à perfuração e cegueira

Conjuntivite por clamídia
- O tracoma geralmente causa conjuntivite recorrente com cicatrização durante a infância, levando à fibrose da córnea na idade adulta
- A conjuntivite de inclusão provoca conjuntivite folicular com vermelhidão, secreção e irritação, bem como linfadenopatia pré-auricular não dolorosa

Conjuntivite viral
- Os adenovírus são os patógenos causadores mais comuns
- Secreção aquosa intensa, com irritação ocular grave e possivelmente perda visual devido à ceratite
- Ocasionalmente ocorrem hemorragias subconjuntivais
- Pode haver faringite, febre, mal-estar e linfadenopatia pré-auricular

Ceratoconjuntivite seca
- Causada por hipofunção das glândulas lacrimais, evaporação excessiva das lágrimas, anormalidades do componente lipídico das lágrimas ou deficiência de mucina
- Secura, vermelhidão ou sensação de corpo estranho no olho
- Desconforto marcado, fotofobia e muco excessivo nos casos graves
- Uma ulceração na córnea pode se desenvolver

Doença alérgica do olho
- A coceira é fortemente sugestiva de doença alérgica do olho

- A conjuntivite alérgica é uma doença benigna caracterizada por hiperemia e edema conjuntival, frequentemente de início súbito, que pode ser sazonal (conjuntivite pela febre do feno) ou perene
- A ceratoconjuntivite vernal, caracterizada por grandes papilas "em ladrilhos" na conjuntiva tarsal superior, e a ceratoconjuntivite atópica, caracterizada por conjuntivite papilar crônica com fibrose, são doenças potencialmente causadoras de cegueira

DIAGNÓSTICO DIFERENCIAL
- Ver Tabela 100
- Uveíte anterior aguda (irite)
- Glaucoma agudo (de ângulo fechado)
- Trauma da córnea (p. ex., corpo estranho ou abrasão)
- Infecção ou inflamação da córnea (p. ex., úlcera da córnea ou ceratite por herpes simples)
- Esclerite ou episclerite

DIAGNÓSTICO

- O diagnóstico é geralmente clínico
- Se houver secreção purulenta e copiosa, exame conjuntival com Gram e cultura bacteriana para identificar infecção gonocócica
- Para suspeita de conjuntivite de inclusão ou tracoma, testes imunológicos ou reação em cadeia da polimerase de amostras conjuntivais
- Para suspeita de ceratoconjuntivite seca, teste de Schirmer para medir a produção lacrimal

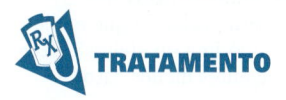

TRATAMENTO

MEDICAÇÕES
- Ver Tabela 101
- A escolha do agente terapêutico deve ser ditada pela causa subjacente
- Conjuntivite bacteriana
  - Geralmente autolimitada, durando mais ou menos 10-14 dias se não tratada
  - A sulfonamida tópica (p. ex., sulfacetamida, solução ou pomada oftálmica a 10%, 3x/dia) costuma eliminar a infecção em 2-3 dias
  - A iodopovidona também pode ser efetiva
  - O uso de fluoroquinolonas tópicas raras vezes é justificado para o tratamento de uma infecção benigna e geralmente autolimitada
- Conjuntivite gonocócica: ceftriaxona 1 g IM, mas hospitalizar caso haja envolvimento da córnea
- Conjuntivite por clamídia: terapia de dose única com azitromicina ou tetraciclina, eritromicina ou doxiciclina via oral por 1-4 semanas
- Conjuntivite viral: se houver envolvimento da córnea, corticosteroides tópicos fracos sob a supervisão de um oftalmologista
- Ceratoconjuntivite seca
  - Lágrimas artificiais (as preparações com metilcelulose, álcool polivinil ou ácido poliacrílico têm maior duração)
  - Pomada lubrificante
- Ceratoconjuntivite alérgica
  - Anti-histamínico tópico
  - Anti-inflamatórios não esteroides ou estabilizadores de mastócitos
  - Se grave, corticosteroides tópicos sob a supervisão de um oftalmologista

CIRURGIA
- Correção das deformidades das pálpebras e transplante de córnea nos estágios mais tardios do tracoma

PROCEDIMENTOS TERAPÊUTICOS
- Compressas mornas e repouso podem ser úteis e são frequentemente a única terapia necessária para a conjuntivite bacteriana ou viral leve

DESFECHOS

SEGUIMENTO
- A maioria dos casos de conjuntivite bacteriana ou viral não exige acompanhamento
- A conjuntivite bacteriana recorrente requer avaliação oftalmológica para fatores predisponentes como blefarite
- A conjuntivite gonocócica e de inclusão precisam de acompanhamento para outras doenças sexualmente transmitidas
- A doença ocular alérgica crônica moderada ou grave ou a ceratoconjuntivite seca devem ser tratadas por um oftalmologista

COMPLICAÇÕES
- Ulceração da córnea, perfuração ou fibrose, resultando em perda visual, que pode complicar a conjuntivite gonocócica, o tracoma, a ceratoconjuntivite seca ou a doença ocular alérgica grave

PROGNÓSTICO
- A maioria dos casos de conjuntivite têm um prognóstico excelente, embora o tratamento a longo prazo possa ser necessário na ceratoconjuntivite seca e na doença ocular alérgica crônica

CASOS DE ENCAMINHAMENTO
- Encaminhar a um oftalmologista os pacientes com secreção purulenta copiosa, envolvimento da córnea, perda da acuidade visual, dor intensa ou falta de resposta ao tratamento
- Encaminhar a um internista ou ginecologista os pacientes (ou as suas mães, no caso de neonatos) com conjuntivite de inclusão ou gonocócica para identificação da infecção do trato genital e outras doenças sexualmente transmitidas

CASOS DE ADMISSÃO HOSPITALAR
- Hospitalizar os pacientes com conjuntivite gonocócica envolvendo a córnea

EVIDÊNCIAS

DIRETRIZES CLÍNICAS
- American Academy of Ophthalmology
- American Family Physician (Cochrane Interpretation)

ENDEREÇOS ELETRÔNICOS
- American Academy of Ophthalmology
- National Eye Institute

INFORMAÇÕES PARA OS PACIENTES
- American Academy of Family Physicians: Allergic Conjunctivitis
- Cleveland Clinic Foundation: Conjunctivitis
- Keratoconjunctivitis sicca

REFERÊNCIA
- Sheikh A et al. Antibiotics versus placebo for acute bacterial conjunctivitis. Cochrane Database Syst Rev. 2006 Apr 19;(2):CD001211. [PMID: 16625540]

Constipação

CARACTERÍSTICAS PRINCIPAIS

PRINCÍPIOS BÁSICOS DO DIAGNÓSTICO
- Definida como dois movimentos intestinais ou menos por semana, com dificuldade excessiva e esforço à defecação

CONSIDERAÇÕES GERAIS
Constipação primária
- A maior parte dos casos não pode ser atribuída a nenhuma anormalidade estrutural ou doença sistêmica
- O tempo de trânsito colônico é normal na maioria dos pacientes
- O tempo de trânsito colônico normal é de mais ou menos 35 horas; > 72 horas é significativamente anormal
- Trânsito colônico lento

- Comumente idiopático, mas pode ser parte de uma síndrome de dismotilidade gastrintestinal generalizada
- Mais comum em mulheres, sendo que algumas têm história de problemas psicossociais (depressão, ansiedade, transtorno de alimentação, trauma na infância) ou abuso sexual
■ Os pacientes podem se queixar de
  - Movimentos intestinais infrequentes e inchaço abdominal
  - Esforço excessivo
  - Sensação de evacuação incompleta
  - Necessidade de manipulação digital

Causas de constipação secundária
■ Doença sistêmica
  - Endócrina
    • Hipotireoidismo
    • Hiperparatireoidismo
    • Diabetes melito
  - Metabólica
    • Hipercalcemia
    • Hipocalemia
    • Uremia
    • Porfiria
  - Neurológica
    • Doença de Parkinson
    • Esclerose múltipla
    • Lesão de nervo sacral (cirurgia pélvica, tumor)
    • Paraplegia
    • Neuropatia autonômica
  - Reumatológica
    • Esclerodermia
  - Amiloidose
  - Medicações
    • Narcóticos
    • Diuréticos
    • Bloqueadores dos canais de cálcio
    • Anticolinérgicos
    • Psicotrópicos
    • Cálcio, ferro
    • Anti-inflamatórios não esteroides
    • Clonidina
    • Sucralfato
    • Colestiramina
  - Infecciosa: doença de Chagas
■ Anormalidades estruturais
  - Anorretais
    • Prolapso retal
    • Retocele
    • Intussuscepção retal
    • Estreitamento anorretal
    • Fissura anal
    • Síndrome de úlcera retal solitária
  - Disfunção do soalho pélvico
  - Massa colônica obstrutiva (câncer)
  - Estreitamento colônico
    • Radiação
    • Isquemia
    • Diverticulose
  - Doença de Hirschsprung
  - Doença de Chagas
■ Trânsito colônico lento
  - Idiopático: restrito ao cólon
  - Psicogênico
  - Transtornos da alimentação
  - Pseudo-obstrução intestinal crônica

ASPECTOS DEMOGRÁFICOS
■ Ocorre em 10-15% dos adultos
■ Mais comum em mulheres
■ Os idosos estão predispostos devido a condições comórbidas (p. ex., condições clínicas, mobilidade diminuída, medicamentos, hábitos alimentares ruins)

ACHADOS CLÍNICOS

SINAIS E SINTOMAS
■ Apetite diminuído
■ Náuseas e vômitos
■ Dor e distensão abdominal
■ "Diarreia" paradoxal
■ Fezes firmes palpáveis ao exame de toque retal

DIAGNÓSTICO DIFERENCIAL
■ Ingestão inadequada de fibras ou líquidos
■ Hábitos intestinais ruins
■ Síndrome do intestino irritável

DIAGNÓSTICO

■ Em pacientes saudáveis com menos de 50 anos, sem sintomas de alarme, é razoável iniciar uma tentativa de tratamento empírico, sem exames diagnósticos
■ Exames diagnósticos adicionais devem ser realizados
  - Em pacientes com idade > 50 anos
  - Em pacientes de qualquer idade com
    • Constipação grave
    • Hematoquezia
    • Perda de peso
    • Teste positivo de sangue oculto nas fezes
    • História familiar positiva de câncer de cólon ou doença intestinal inflamatória
    • Ausência de resposta ao tratamento empírico

EXAMES LABORATORIAIS
■ Hemograma completo
■ Eletrólitos séricos
■ Cálcio sérico
■ Hormônio estimulante da tireoide
■ Teste de sangue oculto nas fezes

DIAGNÓSTICO POR IMAGEM
■ Colonoscopia com sigmoidoscopia flexível e enema baritado

PROCEDIMENTOS DIAGNÓSTICOS
■ Histórico de dieta, líquidos e medicamentos
■ Exame físico
■ Estudos do trânsito colônico e da função do soalho pélvico para constipação grave que não responda às alterações do estilo de vida e laxantes

TRATAMENTO

MEDICAÇÕES
■ Suplementos de fibra
  - Psílio
  - Metilcelulose
  - Policarbofila
■ Agentes surfactantes fecais
  - Docusato de sódio, 100 mg, 1 ou 2x/dia ou
  - Óleo mineral, 15-45 mL/dia 1 ou 2x/dia
■ Laxantes salinos
  - Laxantes salinos contendo magnésio (leite de magnésia, sulfato de magnésio)
  - Fosfato de sódio ou citrato de magnésio
■ Laxantes osmóticos
  - Carboidratos inabsorvíveis: sorbitol (70%) ou lactulose, 15-60 mL VO 1 a 3x/dia
  - Polietilenoglicol pó (MiraLax), 17 g em 240 mL de líquido 1 ou 2x/dia
■ Agentes estimulantes
  - Bisacodil
  - *Senna*
  - Cáscara
■ Lubiprostona, 24 μg VO 2x/dia
  - Evitar em mulheres grávidas
  - Reservar para pacientes que tenham resposta subótima ou efeitos colaterais com agentes menos caros
■ Impacção fecal
  - Tratamento inicial: enemas (soro fisiológico, óleo mineral ou diatrizoato) ou ruptura digital
  - Tratamento a longo prazo: manutenção das fezes amolecidas e de movimentos intestinais regulares

CIRURGIA
■ Colectomia subtotal com anastomose ileorretal raramente necessária para inércia colônica intratável grave
■ Desimpacção sob anestesia às vezes necessária para impacção grave

PROCEDIMENTOS TERAPÊUTICOS
■ Terapia de *biofeedback* para disfunção do soalho pélvico

DESFECHOS

COMPLICAÇÕES

- Impacção fecal
- Obstrução do intestino grosso com dor, distensão, náuseas e vômitos

PROGNÓSTICO

- A maioria dos pacientes é tratada com êxito com alterações no estilo de vida e laxantes intermitentes ou crônicos

CASOS DE ENCAMINHAMENTO

- Constipação grave que não responde aos laxantes
- Suspeita de disfunção do soalho pélvico (esforço prolongado, dificuldade com a evacuação)

CASOS DE ADMISSÃO HOSPITALAR

- Impacção fecal grave

EVIDÊNCIAS

DIRETRIZES CLÍNICAS

- American College of Gastroenterology Task Force. An evidence-based approach to the management of chronic constipation in North America. Am J Gastroenterol. 2005;100 Suppl 1:S1-4. [PMID: 16008640]
- American Gastroenterological Association medical position statement: guidelines on constipation. American Gastroenterological Association, 2001

INFORMAÇÕES PARA OS PACIENTES

- American College of Gastroenterology
- Cleveland Clinic
- Mayo Clinic
- National Digestive Diseases Information Clearinghouse – Constipation

REFERÊNCIAS

- Chiarioni G et al. Biofeedback is superior to laxatives for normal transit constipation due to pelvic floor dyssynergia. Gastroenterology. 2006 Mar; 130(3):657-64. [PMID: 16530506]
- Hsieh C. Treatment of constipation in older adults. Am Fam Physician. 2005 Dec 1;72(11):2277-84. [PMID: 16342852]
- Kamm MA. Clinical case: chronic constipation. Clin Gastroenterol Hepatol. 2006 Feb;4(2):233-48. [PMID: 16469685]
- McKeage K et al. Lubiprostone. Drugs. 2006;66(6):873-9. [PMID: 16706562]
- Ramkumar D et al. Efficacy and safety of traditional medical therapies for chronic constipation: systematic review. Am J Gastroenterol. 2005 Apr; 100(4):936-71. [PMID: 15784043]
- Rao SS et al. Clinical utility of diagnostic tests for constipation in adults: a systematic review. Am J Gastroenterol. 2005 Jul;100(7):1605-15. [PMID: 15984989]
- Wald A. Constipation in the primary care setting: current concepts and misconceptions. Am J Med. 2006 Sep; 119(9):736-9. [PMID: 16945605]
- Wald A. Severe constipation. Clin Gastroenterol Hepatol. 2005 May; 3(5):432-5. [PMID: 15880311]

Contracepção Oral, Injetável & Implantável

CARACTERÍSTICAS PRINCIPAIS

CONSIDERAÇÕES GERAIS

- A contracepção deve estar disponível para todas as mulheres e homens em idade reprodutiva
- A educação e o acesso à contracepção e às pílulas contraceptivas são especialmente importantes para as adolescentes sexualmente ativas e para as mulheres após um parto ou aborto

TRATAMENTO

MEDICAÇÕES

Contraceptivos orais

- **Pílulas combinadas**
  - Têm uma taxa de falha teórica de < 0,3% se tomadas rigidamente no horário e uma taxa de falha típica de 8%
  - O modo primário de ação é a supressão da ovulação
  - As pílulas podem ser iniciadas no primeiro dia do ciclo menstrual, no primeiro domingo depois do início do ciclo ou em qualquer dia do ciclo
    - Se iniciadas em qualquer dia diferente do primeiro dia do ciclo, um método adicional de segurança deve ser usado
    - Uma pílula é tomada diariamente por 21 dias, seguidos por 7 dias de placebo ou nenhum medicamento, e esse esquema é continuado para todos os ciclos
  - Existem também pílulas embaladas para serem tomadas continuamente por 84 dias, seguidas por 7 dias de placebo
    - Se uma pílula ativa não for tomada em qualquer momento, e nenhum intercurso tiver ocorrido nos últimos 5 dias, duas pílulas devem ser tomadas imediatamente e um método de segurança deve ser usado por 7 dias
    - Se o intercurso tiver ocorrido nos últimos 5 dias, a contracepção de emergência deve ser usada imediatamente, e as pílulas reiniciadas no dia seguinte; um método de segurança deve ser usado por 5 dias
- **Benefícios**
  - Os anticoncepcionais orais têm muitas vantagens não contraceptivas
    - O fluxo menstrual é diminuído
    - A anemia resultante é menos comum
    - A dismenorreia é aliviada na maioria das mulheres
  - Os cistos ovarianos funcionais geralmente desaparecem com o uso de anticoncepcional oral, e não há formação de novos cistos
  - A dor com a ovulação e a sensibilidade pós-ovulatória são aliviadas
  - O risco de câncer de ovário e endométrio é reduzido, e os riscos de salpingite e gravidez ectópica podem estar diminuídos
  - A acne habitualmente melhora
  - A frequência do desenvolvimento de miomas é mais baixa em usuárias de longo prazo (> 4 anos). Existe um efeito benéfico sobre a massa óssea
- **Seleção**
  - Qualquer combinação de anticoncepcionais orais, contendo 35 µg ou menos de estrogênio, é apropriada para a maioria das mulheres
  - Existe alguma variação na potência das várias progestinas nas pílulas, mas não há diferença clinicamente significativa para a maioria das mulheres entre as progestinas nas pílulas de baixa dosagem
  - As mulheres que têm acne ou hirsutismo podem se beneficiar do uso de uma das pílulas contendo as progestinas de terceira geração, desogestrel ou norgestimato, já que elas são as menos androgênicas
  - Os anticoncepcionais orais de baixa dosagem comumente usados nos Estados Unidos estão listados na Tabela 76
- **Interações medicamentosas**
  - Os fármacos que interagem com os anticoncepcionais orais e diminuem a sua eficácia incluem
    - Fenitoína
    - Fenobarbital (e outros barbitúricos)
    - Primidona
    - Carbamazepina
    - Rifampicina
  - As mulheres que usam tais fármacos devem lançar mão de outros meios

- de contracepção para máxima segurança
- **Contraindicações e efeitos adversos**
  - Ver Tabela 77
- **Efeitos colaterais menores**
  - Náuseas e tonturas podem ocorrer nos primeiros meses de uso da pílula
- **Eficácia e métodos de uso**
  - As formulações contendo 0,35 mg de noretindrona ou 0,075 mg de norgestrel estão disponíveis nos Estados Unidos
  - A eficácia é semelhante à dos anticoncepcionais orais combinados, com taxas de falha de 1-4%
  - A minipílula é começada no primeiro dia de um ciclo menstrual e então tomada continuamente pelo tempo que a contracepção for desejada
- **Vantagens**
  - A baixa dose e a ausência de estrogênio tornam a minipílula segura durante a lactação; pode aumentar o fluxo de leite
  - É frequentemente tentada em mulheres que desejam doses mínimas de hormônios e em pacientes com mais de 35 anos
  - Pode ser usada por mulheres com miomas uterinos ou doença falciforme (S/S ou S/C)
- **Complicações e contraindicações**
  - As usuárias da minipílula frequentemente têm irregularidades no sangramento (p. ex., fluxo prolongado, *spotting* ou amenorreia); tais pacientes podem precisar de testes mensais de gravidez
  - As gestações ectópicas são mais frequentes, e as queixas de dor abdominal devem ser investigadas levando-se esse fato em consideração
  - As contraindicações listadas na Tabela 77 se aplicam à minipílula
  - Os efeitos colaterais menores dos anticoncepcionais orais combinados, como o ganho de peso e a cefaleia leve, também podem ocorrer com a minipílula

Injeções e implantes contraceptivos
- **Progestinas de longa duração**
  - Progestina de acetato de medroxiprogesterona IM, 150 mg a cada 3 meses
  - Uma preparação subcutânea nova, contendo 104 mg de DMPA, está disponível nos Estados Unidos
  - Tem uma eficácia anticoncepcional de 99,7%
  - Efeitos colaterais comuns
    - Sangramento irregular
    - Amenorreia
    - Ganho de peso
    - Cefaleia
  - Associadas a perda mineral óssea
  - As usuárias em geral têm sangramento irregular inicialmente e depois desenvolvem amenorreia
  - A ovulação pode ser retardada depois da última injeção
  - As contraindicações são semelhantes às da minipílula
  - Cipionato de estradiol (Lunelle)
    - Uma injeção mensal altamente efetiva, com uma taxa de gravidez no primeiro ano de 0,2%
    - Perfil de efeitos colaterais semelhante ao dos anticoncepcionais orais
    - Não vem sendo comercializado atualmente
  - Implanon
    - Um bastão de 40 mm x 2 mm contendo 68 mg de etonogestrel
    - Inserção e remoção muito mais simples e mais rápidas do que com o Norplant
    - A taxa de gravidez foi de 0,0% nos ensaios clínicos
    - Efeitos colaterais semelhantes aos das minipílulas, Depo-Provera e Norplant
    - O sangramento irregular é a razão mais comum para descontinuação
  - Sistema Norplant
    - Um implante contraceptivo que contém levonorgestrel
    - Não é mais comercializado nos Estados Unidos

Outros métodos hormonais
- Está disponível um adesivo transdérmico anticoncepcional contendo 150 µg de norelgestromina e 20 µg de etinilestradiol, medindo 20 cm^2
  - O adesivo é aplicado na porção inferior do abdome, na porção superior do torso ou na nádega 1x/semana, por 3 semanas consecutivas, seguidas por 1 semana sem o adesivo
  - O mecanismo de ação e a eficácia são semelhantes àqueles associados aos anticoncepcionais orais, embora a adesão possa ser melhor
  - Em função de uma concentração sérica de equilíbrio mais alta de estrogênio do que com os anticoncepcionais orais de baixa dosagem, pode haver um risco mais alto de complicações relacionadas com o estrogênio
- Um anel vaginal contraceptivo, que libera 120 µg de etonogestrel e 15 µg de etinilestradiol ao dia, está disponível
  - O anel é mole e flexível e é colocado na porção superior da vagina por 3 semanas, removido e substituído 1 semana mais tarde
  - A eficácia, o mecanismo de ação e os efeitos colaterais sistêmicos são similares àqueles associados aos anticoncepcionais orais
  - Além disso, as usuárias podem experimentar uma incidência aumentada de corrimento vaginal

DESFECHOS

SEGUIMENTO
- As pacientes que usam contracepção hormonal são em geral vistas anualmente para uma revisão da história pertinente, exame de mama e pélvico, com esfregaço de Papanicolaou

COMPLICAÇÕES
- As complicações graves da contracepção hormonal combinada incluem
  - Tromboembolismo venoso: 10-30/100.000 anualmente
  - Infarto do miocárdio: 40/100.000 anualmente em fumantes acima dos 35 anos
  - Hipertensão: 1% de incidência

EVIDÊNCIAS

DIRETRIZES CLÍNICAS
- ACOG Committee on Practice Bulletins-Gynecology. ACOG practice bulletin. No. 73: Use of hormonal contraception in women with coexisting medical conditions. Obstet Gynecol. 2006 Jun;107(6):1453-72. [PMID: 16738183]
- Black A et al; Contraception Guidelines Committee. Canadian Contraception Consensus, 2004.
- FFPRHC Guidance. Emergency contraception (April 2003). J Fam Plan Reprod Health Care. 2003;29:9. [PMID: 12681030]

ENDEREÇOS ELETRÔNICOS
- Gynecology Handbook for Family Practitioners
- US Food and Drug Administration: Birth Control Guide

INFORMAÇÕES PARA OS PACIENTES
- American College of Obstetricians and Gynecologists
- National Women's Health Information Center: Birth Control Methods
- National Women's Health Information Center: Emergency Contraception
- US Food and Drug Administration: What Kind of Birth Control Is Best for You?

REFERÊNCIAS

- Hatcher RA et al. *Contraceptive Technology*, 18th edition. New York, Ardent Media, 2004.
- Kaunitz AM. Beyond the pill: new data and options in hormonal and intrauterine contraception. Am J Obstet Gynecol. 2005 Apr;192(4):998-1004. [PMID: 15846172]
- Reproductive Health and Research; World Health Organization. Medical Eligibilty Criteria for Contraceptive Use. WHO/RHR 2004, Geneva.
- Reproductive Health and Research; World Health Organization. Selected Practice Recommendations for Contraceptive Use. WHO/RHR 2004, Geneva.
- World Health Organization. WHO Statement on Hormonal Contraception and Bone Health 2005 http://www.who.int/reproductive-health/family_planning/docs/hormonal_contraception_bone_health.pdf

Contracepção, DIU & Métodos de Barreira

CARACTERÍSTICAS PRINCIPAIS

CONSIDERAÇÕES GERAIS

- A contracepção deve estar disponível para todas as mulheres e homens em idade reprodutiva
- A educação e o acesso à contracepção são especialmente importantes para os adolescentes sexualmente ativos e para as mulheres após um parto ou aborto
- Os dispositivos intrauterinos (DIUs) não são abortivos

Dispositivos intrauterinos

- Os DIUs disponíveis incluem Mirena (que libera levonorgestrel) e TCu380A (que contém cobre)
- O DIU que contém hormônio, Mirena, tem a vantagem de reduzir as cólicas e o fluxo menstrual
- A nuliparidade não é uma contraindicação para o uso de DIU
- O DIU Mirena pode ter um efeito protetor contra a infecção do trato superior, semelhante ao dos anticoncepcionais orais
- As contraindicações ao uso de DIUs estão demonstradas na Tabela 78
- Um DIU contendo cobre pode ser inserido dentro de 5 dias após um episódio único de relação sexual desprotegida no meio do ciclo, como um anticoncepcional pós-coito
- Não se deve inserir DIU em um útero grávido
- Se ocorrer gravidez como falha do DIU, existe uma chance maior de aborto espontâneo se o DIU for deixado *in situ* (50%) do que se for removido (25%)
- O aborto espontâneo com um DIU posicionado está associado a um alto risco de sepse grave, e a morte pode ocorrer rapidamente
- É necessário remover o DIU (caso o cordão esteja visível) das mulheres que engravidam durante seu uso
- O DIU pode ser removido no momento do aborto se a paciente quiser
- Se o cordão não estiver visível e a paciente desejar continuar a gravidez, ela deve ser informada sobre o sério risco de sepse e, ocasionalmente, de morte com tais gestações
- Essas mulheres devem ser informadas de que quaisquer sintomas de febre, mialgia, cefaleia ou náusea exigem atenção médica imediata para um possível abortamento séptico
- Uma vez que a relação entre gravidezes ectópicas e intrauterinas está aumentada nas usuárias de DIU, os profissionais devem procurar por massas nos anexos no início da gravidez e sempre buscar, nos produtos da concepção, o tecido placentário após um aborto

Diafragma

- O diafragma (com gel anticoncepcional) é seguro e efetivo; o diafragma se estira por detrás da cérvice para atrás da sínfise púbica
- Suas características o tornam aceitável para algumas mulheres e não para outras
- Vantagens
  - Não tem nenhum efeito colateral sistêmico
  - Oferece proteção significativa contra infecção pélvica, displasia cervical e gravidez
- Desvantagens
  - Deve ser inserido antes e próximo do momento da relação sexual
  - A pressão da borda predispõe algumas mulheres à cistite depois do intercurso
- As taxas de falha variam de 6 até 16%, dependendo da motivação da mulher e do cuidado com que é usado

Capuz cervical

- O capuz cervical (com gel anticoncepcional) é semelhante ao diafragma, mas se ajusta firmemente apenas sobre a cérvice
- Vantagens
  - Pode ser usado por mulheres que não conseguem ajustar o diafragma em razão de uma parede vaginal anterior relaxada
  - Pode ser usado por mulheres que tenham desconforto ou desenvolvem infecções repetidas da bexiga com o diafragma
- Desvantagens
  - Mais difícil de inserir e remover do que o diafragma
  - Por causa do pequeno risco de síndrome do choque tóxico, um capuz cervical ou diafragma não deve ser deixado na vagina por mais de 12-18 horas, e tais dispositivos não devem ser usados durante o período menstrual (ver acima)
- As taxas de falha são de 16% (uso típico) e 9% (uso perfeito) em mulheres nulíparas e de 32% e 26%, respectivamente, em mulheres não nulíparas

Espuma, creme, filme, esponja, gel e supositório anticoncepcional

- Todos contêm o espermicida nonoxinol-9, que também tem alguma atividade virucida e bactericida
  - O nonoxinol-9 parece não afetar adversamente a colonização vaginal dos lactobacilos produtores de peróxido de hidrogênio
  - O nonoxinol-9 não protege contra a infecção por HIV, particularmente em mulheres que tenham relações frequentes
- Vantagens
  - Simples de usar
  - Facilmente disponíveis sem receita
- A desvantagem é uma taxa de falha ligeiramente mais alta (2-30%) em comparação com o diafragma ou o preservativo

Preservativo

- O **preservativo masculino** de membrana animal ou de látex oferece boa proteção contra gravidez
  - A eficácia é comparável à de um diafragma usado com gel espermicida
  - Os preservativos de látex (mas não de membrana animal) também oferecem proteção contra doenças sexualmente transmitidas (DST) e displasia cervical
  - Para proteção contra a transmissão do HIV, é aconselhado um preservativo de látex junto com espermicida durante intercurso vaginal ou anal
  - A taxa de falha de um preservativo usado com um espermicida, como espuma vaginal, aproxima-se daquela dos anticoncepcionais orais
  - Os preservativos recobertos com espermicida estão disponíveis nos Estados Unidos

– As desvantagens dos preservativos são a diminuição da sensibilidade e o potencial para derramamento de sêmen por ruptura, deslizamento ou vazamento com a detumescência peniana
- O **preservativo feminino** de poliuretano tem taxas de falha de 5 a 21%
  – A eficácia é comparável à do diafragma
  – É o único método controlado pela mulher que oferece proteção significativa contra gravidez e DSTs

TRATAMENTO

PROCEDIMENTOS TERAPÊUTICOS

Dispositivos intrauterinos
- A inserção pode ser feita durante ou após a menstruação, no meio do ciclo para evitar a implantação, ou mais tarde no ciclo se a paciente não estiver grávida
- Esperar 6-8 semanas no pós-parto antes de inserir um DIU
- Quando a inserção for feita durante a lactação, existe risco maior de perfuração uterina ou inclusão do DIU
- A inserção imediatamente após um abortamento é aceitável se não houver sepse e se o seguimento da inserção dentro de um mês não for possível; caso contrário, é aconselhável esperar até 4 semanas após o abortamento

DESFECHOS

COMPLICAÇÕES

Dispositivos intrauterinos
- **Infecção pélvica**
  – As mulheres com história de infecção pélvica recente ou recorrente não são boas candidatas para o uso de DIU
  – No momento da inserção, as mulheres com risco aumentado de DSTs devem ser rastreadas para gonorreia e clamídia
  – Existe um risco aumentado de infecção pélvica durante o primeiro mês após a inserção do DIU
  – O risco subsequente de infecção pélvica parece estar primariamente relacionado com o risco de contrair DSTs
- As taxas de **infertilidade** não parecem estar aumentadas nas mulheres que usaram previamente os DIUs hoje disponíveis
- **Menorragia ou dismenorreia grave**
  – O DIU de cobre pode causar períodos menstruais mais intensos, sangramento entre os períodos e mais cólicas, de forma que geralmente não é apropriado para mulheres que já sofrem desses problemas
  – Entretanto, os DIUs de liberação hormonal podem ser tentados nesses casos, já que frequentemente causam diminuição no sangramento e nas cólicas menstruais
  – Os anti-inflamatórios não esteroides também são úteis para diminuir o sangramento e a dor
- **Expulsão completa ou parcial**
  – A expulsão espontânea do DIU ocorre em 10-20% dos casos durante o primeiro ano de uso
  – Qualquer DIU deve ser removido se o corpo do dispositivo puder ser visto ou sentido no óstio cervical
- **Cordões perdidos do DIU**
  – Se a cauda transcervical não puder ser vista, isso pode significar expulsão inadvertida, perfuração do útero com migração abdominal do DIU ou simplesmente retração do cordão para dentro do canal cervical ou do útero devido ao movimento do DIU ou ao crescimento uterino com a gestação
  – Uma vez afastada a possibilidade de gravidez, buscar o DIU com uma sonda ou pinça estéril para sua remoção, depois de administrar um bloqueio paracervical
  – Se o DIU não puder ser detectado, a ultrassonografia pélvica o demonstrará se ele estiver no útero, ou as radiografias em incidências anteroposterior e lateral da pelve, com outro DIU ou uma sonda no útero como um marcador, podem confirmar um DIU extrauterino
  – Se o DIU estiver na cavidade abdominal, removê-lo por laparoscopia ou laparotomia
  – Os DIUs de plástico de alça aberta, como a alça de Lippes, podem ser deixados na pelve sem perigo, mas os DIUs em forma de anel podem estrangular uma alça intestinal e os DIUs de cobre podem causar reação tecidual e aderências

PROGNÓSTICO

- O DIU é altamente efetivo, com taxas de falha semelhantes àquelas alcançadas com a esterilização cirúrgica
- As mulheres que não tenham relações mutuamente monógamas devem usar preservativos para a proteção contra DSTs
- O DIU Mirena está aprovado para uso por 5 anos, e o DIU Tu380A, por 10 anos

PREVENÇÃO

- As perfurações do útero são menos prováveis se a inserção for feita lentamente, com a observação cuidadosa das instruções aplicáveis a cada tipo de DIU

EVIDÊNCIAS

DIRETRIZES CLÍNICAS

- Black A et al; Contraception Guidelines Committee. Canadian Contraception Consensus, 2004.

ENDEREÇO ELETRÔNICO

- Gynecology Handbook

INFORMAÇÕES PARA OS PACIENTES

- American College of Obstetricians and Gynecologists: Birth Control
- Mayo Clinic: IUDs

REFERÊNCIAS

- ACOG Committee on Practice Bulletins-Gynecology. ACOG practice bulletin. Clinical Management Guidelines for Obstetrician-Gynecologists. Number 59, January 2005. Intrauterine device. Obstet Gynecol. 2005 Jan; 105(1):223-32. [PMID: 15625179]
- Raymond EG et al. Contraceptive effectiveness and safety of five nonoxynol-9 spermicides a randomized trial. Obstet Gynecol. 2004 Mar;103(3):430-9. [PMID: 14990402]

Contratura de Dupuytren

CARACTERÍSTICAS PRINCIPAIS

- Hiperplasia da fáscia palmar e estruturas relacionadas, com formação de nódulos e contratura
- A causa é desconhecida
- Ocorre principalmente em homens brancos com mais de 50 anos. A incidência é mais alta entre alcoolistas e pacientes com distúrbios sistêmicos crônicos (sobretudo cirrose)
- Também está associada à síndrome fibrosante sistêmica, que inclui doença de Peyronie, fibrose mediastinal e retroperitoneal e estruma de Riedel

ACHADOS CLÍNICOS

- Doença crônica lentamente progressiva
- Espessamento nodular ou em cordão de uma ou de ambas as mãos, com os

quartos e os quintos dedos mais comumente afetados
- Rigidez dos dígitos envolvidos, com incapacidade para estender satisfatoriamente os dedos
- A contratura é bem tolerada porque exagera a posição normal de função da mão, embora os problemas estéticos resultantes possam ser desagradáveis

DIAGNÓSTICO

- Achados clínicos recém-descritos

TRATAMENTO

- Se o nódulo palmar estiver crescendo rapidamente, injeções de triancinolona no nódulo podem ter algum benefício
- A intervenção cirúrgica está indicada em pacientes com contraturas significativas de flexão, dependendo da localização, mas a recidiva não é incomum

Cor Pulmonale

CARACTERÍSTICAS PRINCIPAIS

- Hipertrofia do ventrículo direito (VD) e insuficiência por doença pulmonar ou doença vascular pulmonar
- Causa mais comum: doença pulmonar obstrutiva crônica (DPOC) ou apneia do sono
- Causas menos comuns
  - Pneumoconiose
  - Fibrose pulmonar
  - Cifoescoliose
  - Hipertensão pulmonar idiopática
  - Embolização pulmonar repetida
  - Apneia do sono (síndrome de Pickwick)

ACHADOS CLÍNICOS

- Os sintomas predominantes – intensificados com a insuficiência do VD – estão relacionados com o distúrbio pulmonar subjacente
  - Tosse produtiva crônica
  - Dispneia aos exercícios
  - Sibilos
  - Fadiga fácil
  - Fraqueza
- Outros achados possíveis
  - Edema postural
  - Dor no quadrante superior direito (congestão hepática)
  - Cianose
  - Baqueteamento
  - Veias distendidas do pescoço
  - Congestão do VD
  - Galope
- A policitemia está muitas vezes presente
- Saturação de oxigênio arterial frequentemente < 85%

DIAGNÓSTICO

- Sinais e sintomas de DPOC com pressão venosa jugular elevada, elevação paraesternal, edema, hepatomegalia, ascite
- ECG
  - Ondas P altas e espiculadas (P pulmonar), desvio do eixo à direita e hipertrofia de VD
  - As ondas Q nas derivações II, III e aVF podem imitar um infarto do miocárdio
  - Arritmias supraventriculares não específicas frequentes
- Radiografia de tórax
  - VD e artéria pulmonar aumentados
  - Sinais possíveis de doença pulmonar parenquimatosa
- Testes de função pulmonar para confirmar doença pulmonar subjacente
- Ecocardiograma ou angiografia para excluir insuficiência ventricular esquerda primária como causa da insuficiência cardíaca do lado direito
- TC de cortes múltiplos para excluir êmbolos pulmonares

TRATAMENTO

- Tratar a causa pulmonar subjacente
- Oxigênio, restrição de sal e líquidos, bem como diuréticos, frequentemente em combinação
- O *cor pulmonale* compensado tem o mesmo prognóstico que a doença pulmonar subjacente
- A expectativa de vida média é de 2-5 anos quando os sinais de insuficiência cardíaca congestiva aparecem, mas a sobrevida é significativamente mais longa quando o enfisema não complicado for a causa

Crohn, Doença de

CARACTERÍSTICAS PRINCIPAIS

PRINCÍPIOS BÁSICOS DO DIAGNÓSTICO

- Início insidioso
- Episódios intermitentes de febre baixa, diarreia e dor no quadrante inferior direito
- Massa e dolorimento no quadrante inferior direito
- Doença perianal com abscesso e fístulas
- Evidência radiográfica de ulceração, estreitamento ou fístulas do intestino delgado ou cólon

CONSIDERAÇÕES GERAIS

- A doença de Crohn é um processo transmural
- A doença de Crohn pode envolver
  - Somente o intestino delgado, mais comumente o íleo terminal (ileíte) em ~33% dos casos
  - Intestino delgado e cólon, mais frequentemente o íleo terminal e o cólon ascendente proximal adjacente (ileocolite) em ~50%
  - Somente o cólon em 20%
- Doença crônica com exacerbações e remissões
- A meta do tratamento é a melhoria sintomática e o controle do processo patológico

ASPECTOS DEMOGRÁFICOS

- Aumentada em europeus, norte-americanos e judeus asquenaze
- Risco aumentado entre parentes de primeiro grau
- Risco aumentado em fumantes

ACHADOS CLÍNICOS

SINAIS E SINTOMAS

- Febres
- Dor abdominal
- Evacuações líquidas
- Dolorimento abdominal ou massa abdominal

Doença inflamatória crônica

- Mal-estar, perda de energia
- Diarreia não sanguinolenta, intermitente
- Cólicas ou dor contínua no quadrante inferior direito ou periumbilical
- Dolorimento focal no quadrante inferior direito
- Massa palpável e sensível no abdome inferior

Obstrução intestinal

- Sensação de plenitude pós-prandial, dores em cólica e borborigmos altos
- Obstrução do intestino delgado com distensão, dor abdominal em cólica, náuseas e vômitos

Fistulização com ou sem infecção
- Os tratos sinusais e fístulas podem resultar em abscessos intra-abdominais ou retroperitoneais manifestados por febres, calafrios e uma massa abdominal sensível
- O supercrescimento bacteriano no intestino delgado pode resultar em diarreia, perda de peso e desnutrição
- Infecções recorrentes na bexiga ou vagina
- Fístulas cutâneas
- Doença perianal
  - Fissuras anais
  - Abscessos perianais
  - Fístulas

Manifestações extraintestinais
- Lesões aftosas orais
- Cálculos biliares
- Nefrolitíase com cálculos

DIAGNÓSTICO DIFERENCIAL
- Colite ulcerativa
- Síndrome do intestino irritável
- Apendicite
- Enterite por *Yersinia enterocolitica*
- Adenite mesentérica
- Linfoma intestinal
- Colite segmentar devido à colite isquêmica, tuberculose, amebíase, clamídia
- Diverticulite com abscesso
- Colite induzida por anti-inflamatórios não esteroides
- Fístula perianal por outra causa

DIAGNÓSTICO

EXAMES LABORATORIAIS
- Obter hemograma completo, velocidade de sedimentação globular ou proteína C reativa, albumina sérica
- Anemia de inflamação crônica, por perda sanguínea, deficiência de ferro ou má absorção de vitamina B_{12}
- Leucocitose com abscessos
- Velocidade de sedimentação ou proteína C reativa elevadas
- Obter fezes para pesquisa de patógenos comuns, ovos e parasitas e toxina do *Clostridium difficile*
- Os anticorpos contra a levedura *Saccharomyces cerevisiae* (ASCA) são encontrados em 60-70%

DIAGNÓSTICO POR IMAGEM
- Série gastrintestinal superior baritada com seguimento do intestino delgado
- Enterografia por TC
- Imagem por cápsula endoscópica (vídeo) do intestino delgado

PROCEDIMENTOS DIAGNÓSTICOS
- Colonoscopia
- A biópsia do intestino revela granulomas em 25%

TRATAMENTO

MEDICAÇÕES
Tratamento sintomático da diarreia
- Agentes antidiarreicos
  - Loperamida (2-4 mg), difenoxilato com atropina (um comprimido) ou tintura de ópio (5-15 gotas) 4x/dia se necessário
  - Não devem ser usados em pacientes com colite grave ativa
- Antibióticos de amplo espectro em caso de supercrescimento bacteriano
- Colestiramina (2-4 g) ou colestipol (5 g) VO 2-3x/dia antes das refeições para a diarreia causada pela ressecção ileal terminal com má absorção de sais biliares

Tratamento das exacerbações
- Agentes do ácido 5-aminossalicílico
  - Sulfassalazina, 1,5-2 g VO 2x/dia
  - Mesalazina (Asacol), 0,8-1,2 g VO 4x/dia, ou sua forma de liberação lenta (Pentasa), 1 g VO 4x/dia, para a doença colônica de leve a moderada
  - Eficácia limitada ou ausente para a doença do intestino delgado
- Antibióticos às vezes usados para ileíte; entretanto, sua eficácia não está comprovada
  - Metronidazol, 10 mg/kg/dia
  - Ciprofloxacino, 500 mg VO 2x/dia para doença perianal
- Antibióticos de amplo espectro para abscesso
- Preparação de liberação ileal de composto topicamente ativo da budesonida, 9 mg VO ao dia por 8 semanas para doença leve a moderada envolvendo o íleo terminal ou o cólon ascendente, ou ambos
- Corticosteroides
  - Prednisona, 40-60 mg/dia por 2-3 semanas
  - Reduzir em 5 mg/semana até a dosagem de 20 mg/dia, então em 2,5 mg/semana ou a cada 2 semanas para os episódios agudos de doença moderada a grave
- Fármacos imunomoduladores
  - Azatioprina (2-2,5 mg/kg) e mercaptopurina (1-1,5 mg/kg) são úteis para o tratamento a longo prazo nos pacientes que precisam de corticosteroides repetidos (para ajudar a alcançar ou manter a remissão) ou infliximabe (para reduzir a formação de anticorpos ao infliximabe)
  - Metotrexato (25 mg IM ou SC semanalmente por 12 semanas, seguido por 12,5-15 mg 1x/semana) para pacientes intolerantes ou que não respondam à azatioprina ou mercaptopurina
  - Infliximabe, 5 mg/kg administrado em 0, 2 e 6 semanas, é útil na doença de Crohn moderada a grave e resulta em melhoria em dois terços e remissão em um terço dos pacientes

Manutenção da remissão
- Mesalazina (Asacol), 800 mg VO 3x/dia ou Pentasa, 500-750 mg VO 4x/dia, pode ter valor na doença envolvendo o cólon
- Os corticosteroides não devem ser usados
- Azatioprina, mercaptopurina e metotrexato ajudam a manter a remissão
- O infliximabe a longo prazo (a cada 8 semanas) é apropriado para alguns pacientes com doença moderada a grave

CIRURGIA
- Pelo menos um procedimento cirúrgico necessário em > 50% dos pacientes
- Indicações para cirurgia
  - Falta de resposta à terapia clínica
  - Abscesso intra-abdominal
  - Sangramento maciço
  - Obstrução com estreitamento fibroso
- Incisão e drenagem para abscesso
- Ressecção cirúrgica da área estenótica ou estrituroplastia na obstrução do intestino delgado
- Fistulotomia cirúrgica; evitar na doença de Crohn ativa

PROCEDIMENTOS TERAPÊUTICOS
- Drenagem percutânea para abscesso
- Sucção nasogástrica e líquidos IV para obstrução do intestino delgado
- Dieta balanceada
- Evitar alimentos contendo lactose, porque a intolerância à lactose é comum
- Suplementação de fibras para pacientes com envolvimento colônico
- Dieta pobre em fibras para pacientes com sintomas obstrutivos
- Dieta com pouca gordura para pacientes com má absorção de gordura
- Ferro suplementar se deficiência documentada
- Vitamina B_{12} 100 µg IM mensal se ressecção ileal terminal prévia
- Nutrição parenteral total
  - Usada a curto prazo nos pacientes com doença ativa e perda de peso progressiva ou em pacientes malnutridos aguardando cirurgia

– Usada a longo prazo no subconjunto de pacientes com ressecções intestinais extensas resultando na síndrome do intestino curto, com desnutrição

DESFECHOS

COMPLICAÇÕES

- Abscesso
- Obstrução do intestino delgado
- Fístulas
- Doença perianal
- Hemorragia (incomum)
- Má absorção

PROGNÓSTICO

- Com tratamento clínico e cirúrgico adequado, a maioria dos pacientes pode lidar com essa doença crônica e suas complicações
- Poucos pacientes morrem da doença de Crohn

CASOS DE ADMISSÃO HOSPITALAR

- Sintomas persistentes, apesar do tratamento com corticosteroides orais
- Presença de febre alta, vômitos persistentes, evidência de obstrução intestinal, perda de peso grave, dolorimento abdominal intenso ou suspeita de um abscesso

PREVENÇÃO

- O rastreamento com colonoscopia para detectar displasia ou câncer é recomendado para os pacientes com uma história de 8 anos ou mais de colite de Crohn

EVIDÊNCIAS

DIRETRIZES CLÍNICAS

- ACR Appropriateness criteria for imaging recommendations for patients with Crohn's disease. American College of Radiology, 2001
- American Gastroenterological Associates Medical Position Statement. Perianal Crohn's disease. Gastroenterology. 103;125:1503. [PMID: 14598267]
- Management of Crohn's disease in adults. American College of Gastroenterology, 2001
- National Guideline Clearinghouse

ENDEREÇO ELETRÔNICO

- WebPath Gastrointestinal Pathology Index

INFORMAÇÕES PARA OS PACIENTES

- Cleveland Clinic – Crohn's disease
- NIH – Patient Education Institute – Crohn's

REFERÊNCIAS

- Hanauer SB et al. Human antitumor necrosis factor monoclonal antibody (adalimumab) in Crohn's disease: the CLASSIC-1 trial. Gastroenterology. 2006 Feb;130(2):323-33. [PMID: 16452588]
- Lichtenstein GR. Infliximab: lifetime use for maintenance is appropriate in Crohn's Disease. PRO: maintenance therapy is superior to episodic therapy. Am J Gastroenterol. 2005 Jul;100(7):1433-5. [PMID: 15984959]
- Loftus EV. Infliximab: lifetime use for maintenance is appropriate in Crohn's Disease. CON: "lifetime use" is an awfully long time. Am J Gastroenterol. 2005 Jul;100(7):1435-8. [PMID: 15984960]
- Sandborn WJ et al. Budesonide for maintenance of remission in patients with Crohn's disease in medically induced remission: a predetermined pooled analysis of four randomized, double-blind, placebo-controlled trials. Am J Gastroenterol. 2005 Aug;100(8):1780-7. [PMID: 16086715]
- Sands BE. New therapies for the treatment of inflammatory bowel disease. Surg Clin North Am. 2006 Aug;86(4):1045-64. [PMID: 16905423]
- Wise PE et al. Management of perianal Crohn's disease. Clin Gastroenterol Hepatol. 2006 Apr;4(4):426-30. [PMID: 16616345]

Cushing, Síndrome de (Hipercortisolismo)

CARACTERÍSTICAS PRINCIPAIS

PRINCÍPIOS BÁSICOS DO DIAGNÓSTICO

- Obesidade central, atrofia muscular, alterações psicológicas, hirsutismo, estrias purpúreas
- Osteoporose, hipertensão
- Hiperglicemia, leucocitose, linfocitopenia, hipocalemia
- Cortisol sérico e cortisol livre urinário elevados. Falta da supressão normal por dexametasona

CONSIDERAÇÕES GERAIS

- A "**síndrome de Cushing**" se refere às manifestações por corticosteroides excessivos
  - Comumente causada por doses suprafisiológicas de corticosteroides
  - Raramente causada por produção espontânea excessiva de corticosteroide
- "Doença" de Cushing
  - ~45% dos casos devidos à hipersecreção de ACTH por um adenoma pituitário, que é geralmente pequeno e benigno
  - ~10% por neoplasias não pituitárias (p. ex., carcinoma de pulmão de pequenas células) que produzem ACTH ectópico em excesso
  - ~15% por ACTH de uma fonte que pode não ser inicialmente localizada
  - ~30% por secreção autônoma excessiva de cortisol pelas suprarrenais, independente do ACTH (ACTH sérico em geral baixo). Habitualmente por tumor suprarrenal unilateral de três tipos
    - Os adenomas suprarrenais benignos são tumores em geral pequenos que produzem principalmente cortisol
    - Os carcinomas suprarrenais costumam ser grandes e podem produzir andrógenos e também cortisol em excesso
    - A hiperplasia suprarrenal bilateral independente do ACTH também pode produzir hipercortisolismo
- Tolerância à glicose alterada pela resistência à insulina

ASPECTOS DEMOGRÁFICOS

- A síndrome de Cushing espontânea é rara: 2,6 casos novos ao ano por milhão de pessoas
- Adenoma pituitário secretando ACTH ("doença" de Cushing) > 3 vezes mais comum em mulheres do que em homens

ACHADOS CLÍNICOS

SINAIS E SINTOMAS

- Obesidade central com "face de lua cheia" pletórica, "giba", coxins gordurosos supraclaviculares, abdome protuberante e extremidades finas
- Oligomenorreia ou amenorreia (ou impotência em homens)
- Fraqueza, dor lombar, cefaleia
- Hipertensão
- Osteoporose ou necrose óssea avascular
- Pele
  - Acne
  - Infecções superficiais na pele
  - Estrias purpúreas (especialmente em torno das coxas, das mamas e do abdome)
  - Equimose fácil, cicatrização de feridas prejudicada
- Sede e poliúria (com ou sem glicosúria); cálculos renais

- Glaucoma
- Os sintomas mentais variam desde concentração diminuída e aumento da labilidade do humor até psicose
- Suscetibilidade aumentada às infecções oportunistas
- O hirsutismo e a virilização podem ocorrer com os carcinomas suprarrenais

DIAGNÓSTICO DIFERENCIAL

- Alcoolismo crônico (síndrome alcoólica de pseudo-Cushing)
- Diabetes melito
- Depressão (pode ter hipercortisolismo)
- Osteoporose por outra causa
- Obesidade por outra causa
- Hiperaldosteronismo primário
- Anorexia nervosa (cortisol livre urinário elevado)
- Estrias tensas ("marcas de estresse") vistas na adolescência e na gravidez
- Lipodistrofia dos agentes antirretrovirais

DIAGNÓSTICO

EXAMES LABORATORIAIS

- Hiperglicemia
- Leucocitose; relativa granulocitose e linfopenia
- Hipocalemia (não hipernatremia), particularmente com secreção ectópica de ACTH
- O teste de rastreamento mais fácil envolve a obtenção de cortisol salivar e a administração de 1 mg VO de dexametasona
  - Coletar o soro para determinação do cortisol aproximadamente às 8 da manhã seguinte
  - O nível de cortisol < 5 µg/dL (< 135 nmol/L, ensaio fluorimétrico) ou < 2 µg/dL (< 54 nmol/L, ensaio de cromatografia líquida de alto desempenho) exclui a síndrome de Cushing com 98% de certeza
- Se o hipercortisolismo não for excluído, medir a urina de 24 horas para cortisol e creatinina livre
  - O cortisol livre urinário de 24 horas elevado (ou a relação de cortisol livre com a creatinina > 95 µg cortisol/g creatinina) ajuda a confirmar o hipercortisolismo
  - O cortisol livre urinário falsamente elevado ocorre com grande ingestão de líquidos
- O nível de cortisol sérico à meia-noite > 7,5 µg/dL é indicativo de síndrome de Cushing; o paciente deve estar em NPO por 3 horas e ter uma via IV estabelecida com antecedência para coleta do sangue
- Se o hipercortisolismo for confirmado
  - O ACTH plasmático abaixo do normal indica provável tumor suprarrenal
  - O ACTH alto ou normal indica tumores pituitários ou ectópicos
  - O sangue para o ensaio do ACTH deve ser coletado em um tubo de plástico, colocado em gelo e processado rapidamente para evitar resultados falsamente baixos

DIAGNÓSTICO POR IMAGEM

- A RM da pituitária mostra adenoma em ~50% dos casos de síndrome de Cushing dependente do ACTH
- TC
  - De tórax e abdome pode ajudar a localizar a fonte de ACTH ectópico nos pulmões (carcinoide ou carcinomas de pequenas células), no timo, no pâncreas ou nas suprarrenais
  - Das suprarrenais pode localizar o tumor suprarrenal na maioria dos casos de síndrome de Cushing não dependente do ACTH
  - Entretanto, falha em detectar a fonte do ACTH em aproximadamente 40% dos pacientes com secreção ectópica de ACTH
- A cintilografia com ^{111}In-octreotida também é útil para detectar tumores ocultos, mas o ^{18}FDG-PET não costuma ser proveitoso
- Alguns tumores secretores de ACTH ectópico não são descobertos, exigindo adrenalectomia bilateral

PROCEDIMENTOS DIAGNÓSTICOS

- Se a RM da pituitária for normal ou mostrar irregularidade incidental, a amostragem venosa seletiva do seio petroso inferior para ACTH é feita (com estimulação do hormônio de liberação da corticotropina), onde estiver disponível, para confirmar a fonte de ACTH pituitário, distinguindo-a de um tumor não pituitário oculto secretor de ACTH
- Em pacientes com síndrome de Cushing dependente do ACTH
  - Massas torácicas podem ser a fonte do ACTH
  - Entretanto, as infecções oportunistas são comuns
  - Por conseguinte, é prudente biopsiar uma massa torácica para confirmar o diagnóstico patológico antes da ressecção

TRATAMENTO

MEDICAÇÕES

- Reposição de hidrocortisona necessária temporariamente depois da ressecção do adenoma pituitário ou do adenoma suprarrenal (ver acima)
- Cetoconazol, 200 mg VO 6/6 h, para pacientes com doença de Cushing que não sejam candidatos a cirurgia; as enzimas hepáticas devem ser monitoradas
- Mitotano para carcinomas suprarrenais metastáticos; o cetoconazol ou a metirapona podem suprimir o hipercortisolismo no carcinoma suprarrenal não ressecável; entretanto, a metirapona pode exacerbar a virilização
- Bifosfonados para os pacientes com osteoporose

CIRURGIA

- A ressecção transesfenoidal seletiva do adenoma pituitário está indicada na doença de Cushing, após a qual o restante da pituitária habitualmente retorna à função normal
  - Entretanto, os corticotrofos precisam de 6-36 meses para recuperar a função normal
  - Desse modo, a reposição com hidrocortisona é temporariamente necessária
- Adrenalectomia laparoscópica bilateral se não houver nenhuma remissão (ou recidiva) depois da cirurgia pituitária
- Ressecção laparoscópica para neoplasias suprarrenais que secretam cortisol
- A reposição com hidrocortisona pós-operatória é necessária até a recuperação, porque a suprarrenal contralateral é suprimida
- Ressecção cirúrgica dos tumores secretores de ACTH ectópico

PROCEDIMENTOS TERAPÊUTICOS

- A radiocirurgia pituitária estereotática (bisturi gama) normaliza o cortisol livre urinário em dois terços dos pacientes dentro de 12 meses
- A radioterapia convencional cura 23%

DESFECHOS

COMPLICAÇÕES

- Complicações da hipertensão ou do diabetes melito
- Suscetibilidade aumentada a infecções
- Nefrolitíase

- Depressão, demência, psicose
- Após a adrenalectomia bilateral para doença de Cushing, o aumento progressivo do adenoma pituitário pode causar efeitos locais (p. ex., redução do campo visual) e hiperpigmentação (síndrome de Nelson)
- Síndrome de abstinência de esteroides depois do tratamento: náuseas, mialgias, fadiga, prurido

PROGNÓSTICO

- Os pacientes com síndrome de Cushing por adenoma suprarrenal benigno têm
  - Taxa de sobrevida em 5 anos de 95%
  - Taxa de sobrevida em 10 anos de 90% após adrenalectomia bem-sucedida
- Os pacientes com doença de Cushing por adenoma pituitário têm sobrevida semelhante se a cirurgia pituitária for bem-sucedida
- A cirurgia transesfenoidal falha em ~10-20%
- Apesar da remissão completa depois da cirurgia transesfenoidal, ~15-20% recidivam ao longo de 10 anos
- Adrenalectomia laparoscópica bilateral
  - Pode ser necessária, mas é frequentemente complicada por infecção
  - A recidiva do hipercortisolismo pode ocorrer devido ao crescimento do remanescente suprarrenal, estimulado por níveis altos de ACTH
- O prognóstico para tumores produtores de ACTH ectópico depende da agressividade e do estádio do tumor
- Os pacientes com ACTH de fonte desconhecida têm
  - Taxa de sobrevida em 5 anos de 65%
  - Taxa de sobrevida em 10 anos de 55%
- Os pacientes com carcinoma suprarrenal têm sobrevida mediana de 7 meses

CASOS DE ENCAMINHAMENTO

- Se o teste de supressão da dexametasona for anormal

CASOS DE ADMISSÃO HOSPITALAR

- Para hipofisectomia transesfenoidal, adrenalectomia, ressecção de tumor secretor de ACTH ectópico

EVIDÊNCIAS

DIRETRIZES CLÍNICAS

- Morris D et al. The medical management of Cushing's syndrome. Ann NY Acad Sci. 2002;970:119. [PMID: 12381547]
- Nieman LK. Diagnostic tests for Cushing's syndrome. Ann NY Acad Sci. 2002;970:112. [PMID: 12381546]

INFORMAÇÕES PARA OS PACIENTES

- American Academy of Family Physicians – Cushing's syndrome and Cushing's disease
- NIDDK/NIH – Cushing's Syndrome

REFERÊNCIAS

- Findling JW et al. Cushing's syndrome: important issues in diagnosis and management. J Clin Endocrinol Metab. 2006 Oct; 91(10):3746-53. [PMID: 16868050]
- Ilias I et al. Cushing's syndrome due to ectopic corticotropin secretion: twenty years' experience at the National Institutes of Health. J Clin Endocrinol Metab. 2005 Aug;90(8):4955-62. [PMID: 15914534]
- Viardot A et al. Reproducibility of night-time salivary cortisol and its use in the diagnosis of hypercortisolism compared with urinary free cortisol and overnight dexamethasone suppression test. J Clin Endocrinol Metab. 2005 Oct; 90(10):5730-6. [PMID: 16014408]

D

Defeito do Septo Atrial

CARACTERÍSTICAS PRINCIPAIS

- Quatro formas comuns
  - Defeito tipo *ostium secundum* (septo médio) (80% dos casos)
  - Defeito tipo *ostium primum* (septo baixo)
  - Defeito do seio venoso (septo superior), frequentemente associado a uma conexão venosa pulmonar anômala parcial
  - Defeito do seio coronário (seio coronário sem teto)
- *Shunt* devido ao sangue oxigenado do AE, de pressão mais alta, para dentro do AD, aumentando o débito do VD e o fluxo sanguíneo pulmonar
- O alto fluxo prolongado através da circulação pulmonar frequentemente leva à pressão pulmonar elevada, mas a hipertensão pulmonar grave com cianose (fisiologia de Eisenmenger) é incomum (10-15%)
- O forame oval patente (presente em 20-30% dos adultos) é responsável pela maioria dos êmbolos paradoxais, especialmente se associado a tecido septal redundante (aneurisma septal)

ACHADOS CLÍNICOS

- A maioria dos defeitos do septo atrial (DSAs) pequenos ou moderados é assintomática por longos períodos
- A direção da esquerda para a direita nos átrios depende da respectiva complacência atrial (que depende da complacência ventricular)
  - Normalmente, a complacência do VE piora com a idade, e o *shunt* da esquerda para a direita aumenta com a idade
  - Se o *shunt* resultar em uma menor complacência do VD com o passar do tempo, então o *shunt* da esquerda para a direita pode ficar diminuído e até sofrer reversão
  - Se ele reverter, a cianose estará presente
- *Shunts* grandes podem produzir dispneia aos exercícios
- Quando ocorrer insuficiência do VD, em vez do aumento da pressão venosa jugular, pode simplesmente ser notado um *shunt* da direita para a esquerda

- Sopro moderadamente alto de ejeção sistólica no segundo e terceiro interespaços devido ao fluxo através da válvula pulmonar; B_2 amplamente desdobrada, não varia com a respiração
- Pulsações proeminentes do VD e da artéria pulmonar
- As arritmias atriais são comuns

DIAGNÓSTICO

- ECG
  - Bloqueio de ramo direito incompleto ou completo
  - Desvio do eixo à direita, hipertrofia de VD
  - Ondas P negativas nas derivações dos membros são sugestivas de um DSA com seio venoso
- Radiografia de tórax
  - Artérias pulmonares grandes
  - Vascularização pulmonar aumentada
  - AD e VD aumentados
- Ecocardiografia geralmente diagnóstica
  - O contraste com bolhas de solução fisiológica demonstra o *shunt* da direita para a esquerda (ocorrendo em essencialmente todos os casos), e o fluxo Doppler pode demonstrar desvio em ambas as direções
  - A ecocardiografia transesofágica tem sensibilidade superior para os *shunts* pequenos, pode diferenciar um forame oval patente de um DSA secundário e deve ser feita antes do fechamento percutâneo
- A cateterização cardíaca pode
  - Mostrar aumento na saturação do oxigênio entre a veia cava e o VD
  - Quantificar o *shunt*
  - Medir a resistência vascular pulmonar

TRATAMENTO

- Os *shunts* pequenos (< 1,5:1) não precisam de intervenção
- Se o AD e o VD estiverem aumentados, a maioria dos profissionais considera o fechamento
- Os dispositivos percutâneos podem fechar a maioria dos DSAs secundários sem cirurgia
- O *ostium primum*, os DSAs de seio venoso e os DSAs de seio coronário exigem cirurgia
- No caso de um *shunt* predominantemente da direita para a esquerda, o fechamento provavelmente não será efetivo (consistente com a fisiologia de Eisenmenger)

Defeito do Septo Ventricular

CARACTERÍSTICAS PRINCIPAIS

- A localização do defeito do septo ventricular (DSV) varia
  - O DSV da via de entrada ou membranoso é comum
  - O DSV pode ser alto e comunicar-se com ambos os ventrículos ou pode estar localizado no septo muscular
- A apresentação em adultos depende do tamanho do *shunt* da esquerda para a direita e da presença ou ausência de estenose pulmonar ou subpulmonar associada
- Defeitos pequenos podem ser assintomáticos
- *Shunts* moderados a grandes podem causar hipertensão pulmonar (fisiologia de Eisenmenger) e insuficiência cardíaca direita ou esquerda
- A cianose é proeminente quando o *shunt* ocorre da direita para a esquerda

ACHADOS CLÍNICOS

- Quanto menor o tamanho do DSV, menor é o *shunt* e mais alto é o sopro
- *Shunts* pequenos: sopro holossistólico alto e rude no terceiro e quarto espaços intercostais esquerdos ao longo do esterno e, ocasionalmente, sopro de fluxo mesodiastólico
- O frêmito sistólico é comum
- *Shunts* grandes: a sobrecarga de volume e pressão no VD pode causar hipertensão pulmonar e cianose

DIAGNÓSTICO

- ECG: hipertrofia de VE e VD
- Radiografia de tórax
  - Aumento da vascularização pulmonar
  - Aumento da artéria pulmonar e do átrio esquerdo
- Ecocardiografia com Doppler
  - É diagnóstica
  - Pode avaliar a magnitude e a localização do *shunt* e estimar o gradiente através do DSV
  - Também pode estimar a pressão na artéria pulmonar e procurar lesões associadas
- A TC e a RM cardíacas podem visualizar o defeito e outras anormalidades anatômicas
- Cateterismo cardíaco

- Geralmente reservado para aqueles com *shunt* pelo menos moderado
- Pode medir a resistência vascular pulmonar e o grau de hipertensão pulmonar

TRATAMENTO

- A endocardite ocorre mais frequentemente com *shunts* pequenos; a profilaxia com antibióticos é importante
- Os *shunts* pequenos não exigem fechamento em pacientes assintomáticos
- Os *shunts* grandes devem ser reparados de maneira cirúrgica ou percutânea
- A mortalidade cirúrgica é de 2-3%, mas é ≥ 50% se houver hipertensão pulmonar
- A cirurgia está contraindicada na síndrome de Eisenmenger
- Os dispositivos de fechamento percutâneo estão disponíveis e são efetivos em algumas situações

Deficiência de Ácido Fólico

CARACTERÍSTICAS PRINCIPAIS

- O ácido fólico está presente na maioria das frutas e legumes (especialmente frutas cítricas e legumes de folhas verdes)
- As necessidades diárias de 50-100 µg/dia costumam ser preenchidas com a dieta
- Os depósitos corporais totais do folato são suficientes para suprir as necessidades por 2-3 meses
- A causa mais comum de deficiência de folato é a ingestão dietética inadequada, que ocorre em
  - Alcoolistas
  - Pacientes anoréticos
  - Pessoas que não comem frutas e legumes frescos
  - Aqueles que supercozinham os alimentos
- Outras causas
  - Absorção diminuída (espru tropical; fármacos como, por exemplo, fenitoína, sulfassalazina, sulfametoxazol-trimetoprim)
  - Necessidade aumentada (anemia hemolítica crônica, gravidez, doença cutânea exfoliativa)
  - Perda (diálise)
  - Inibição da redução para forma ativa (metotrexato)

ACHADOS CLÍNICOS

- Anemia megaloblástica, que pode ser grave
- Glossite e distúrbios GI vagos (p. ex., anorexia, diarreia)
- Nenhuma anormalidade neurológica, diferentemente da deficiência de vitamina B_{12}

DIAGNÓSTICO

- A anemia megaloblástica é idêntica àquela da deficiência de vitamina B_{12} (p. ex., macro-ovalócitos, neutrófilos hipersegmentados (ver Deficiência de Vitamina B_{12})
- Nível de folato eritrocitário < 150 ng/mL
- Nível sérico normal de vitamina B_{12}
- Distinguir da anemia por doença hepática (anemia macrocítica com células-alvo, mas nenhuma alteração megaloblástica)

TRATAMENTO

- Ácido fólico, 1 mg VO ao dia, para pacientes com deficiência de folato ou necessidades aumentadas de folato
- Melhoria rápida na sensação de bem-estar, reticulocitose em 5-7 dias e correção total das anormalidades hematológicas dentro de 2 meses

Deficiência de Glicose-6-Fosfato Desidrogenase

CARACTERÍSTICAS PRINCIPAIS

- O defeito enzimático hereditário causa anemia hemolítica episódica pela capacidade diminuída dos eritrócitos de lidar com os estresses oxidativos
- A hemoglobina pode ficar oxidada, formando precipitantes (corpos de Heinz) que danificam a membrana, levando à remoção das hemácias pelo baço
- O distúrbio recessivo ligado ao X afeta 10-15% dos homens afro-americanos, que têm uma variante da G6PD (A-) com 15% da atividade da enzima normal; além disso, a atividade enzimática declina rapidamente conforme as hemácias passam de 40 dias de vida
- As variantes mediterrâneas têm atividade enzimática extremamente baixa
- As portadoras femininas são afetadas quando uma porcentagem incomumente alta de células produtoras de enzima normal é inativada (raro)

ACHADOS CLÍNICOS

- Geralmente saudável, sem anemia hemolítica crônica ou esplenomegalia
- A hemólise ocorre no momento da infecção ou da exposição a certos fármacos
- Fármacos comuns que iniciam a hemólise
  - Dapsona
  - Primaquina
  - Quinidina
  - Quinina
  - Sulfonamidas
  - Nitrofurantoína
- O episódio hemolítico é autolimitado, mesmo com o uso continuado do fármaco ofensor, porque as hemácias mais velhas (com baixa atividade da G6PD) são eliminadas e substituídas por hemácias jovens (com atividade adequada da G6PD)
- Anemia hemolítica crônica na deficiência grave de G6PD (p. ex., variantes mediterrâneas)

DIAGNÓSTICO

- O teste de Coombs é negativo
- O sangue está normal entre os episódios hemolíticos
- Há reticulocitose e bilirrubina indireta aumentada durante os episódios hemolíticos
- Os ensaios da enzima G6PD são baixos, especialmente nos casos graves de deficiência de G6PD
- Os ensaios da enzima G6PD podem ser erroneamente normais se feitos logo depois do episódio hemolítico quando as hemácias com deficiência da enzima tiverem sido eliminadas
- O esfregaço eritrocitário, embora não diagnóstico, pode revelar a célula "mordida"
- Os corpos de Heinz podem ser vistos no esfregaço sanguíneo periférico com coloração por violeta cristal

TRATAMENTO

- Evitar os fármacos oxidantes conhecidos
- De outro modo, nenhum tratamento é necessário

Deficiência de Vitamina B_{12}

CARACTERÍSTICAS PRINCIPAIS

PRINCÍPIOS BÁSICOS DO DIAGNÓSTICO
- Anemia macrocítica
- Macro-ovalócitos e neutrófilos hipersegmentados no esfregaço de sangue periférico
- Nível sérico de vitamina B_{12} < 100 pg/mL

CONSIDERAÇÕES GERAIS
- Toda a vitamina B_{12} é absorvida a partir da dieta (alimentos de origem animal)
- Após a ingestão, a vitamina B_{12} se liga ao fator intrínseco, uma proteína secretada pelas células parietais do estômago
- O complexo vitamina B_{12}-fator intrínseco é absorvido no íleo terminal por células com receptores específicos para o complexo; ele é então transportado através do plasma e armazenado no fígado
- O depósito hepático é tão grande que demora pelo menos 3 anos para que se desenvolva a deficiência de vitamina B_{12} após cessação de sua absorção
- Causas de deficiência de vitamina B_{12}
  - Diminuição da produção de fator intrínseco: anemia perniciosa (causa mais comum), gastrectomia
  - Deficiência dietética (apenas em vegetarianos radicais)
  - Competição por B_{12} no intestino: síndrome da alça cega, difilobotríase (rara)
  - Diminuição da absorção ileal de B_{12}: ressecção cirúrgica, doença de Crohn, metformina
  - Insuficiência pancreática
  - Infecção por *Helicobacter pylori*
  - Deficiência de transcobalamina II (rara)
- A anemia perniciosa está associada a gastrite atrófica e outras doenças autoimunes, como deficiência de imunoglobulina A (IgA), síndromes de falência endócrina poliglandular

ASPECTOS DEMOGRÁFICOS
- A anemia perniciosa é hereditária, embora seja clinicamente rara antes dos 35 anos de idade

ACHADOS CLÍNICOS

SINAIS E SINTOMAS
- Anemia megaloblástica, a qual pode ser grave
- Palidez e leve icterícia
- Glossite e distúrbios gastrintestinais vagos (p. ex., anorexia, diarreia)
- Manifestações neurológicas
  - A neuropatia periférica costuma ocorrer primeiramente
  - Então, pode haver o desenvolvimento de degeneração combinada subaguda da medula espinal acometendo as colunas posteriores, causando dificuldade com a sensação de vibração e de posição e com o equilíbrio
  - Em casos avançados, pode ocorrer demência e outras alterações neuropsiquiátricas
  - As manifestações neurológicas ocasionalmente precedem as alterações hematológicas; os pacientes com sinais e sintomas neurológicos suspeitos devem ser avaliados para deficiência de vitamina B_{12} apesar de um volume corpuscular médio (VCM) normal e de ausência de anemia

DIAGNÓSTICO DIFERENCIAL
- Deficiência de ácido fólico (outra causa de anemia megaloblástica)
- Síndrome mielodisplásica (outra causa de anemia macrocítica com morfologia anormal)
- Outra causa de neuropatia periférica, ataxia ou demência

DIAGNÓSTICO

EXAMES LABORATORIAIS
- Anemia de intensidade variável; o hematócrito pode ser tão baixo quanto 10-15%
- VCM
  - Muito elevado: 110-140 fL
  - Pode ser normal se houver talassemia ou deficiência de ferro
- Um nível sérico baixo de vitamina B_{12}, geralmente < 100 pg/mL (normal de 150-350 pg/mL), estabelece o diagnóstico
- Elevações séricas de ácido metilmalônico ou de homocisteína podem confirmar o diagnóstico
- Esfregaço de sangue periférico
  - Macro-ovalócitos são característicos
  - Neutrófilos hipersegmentados com contagem média de lobos > 4, ou ≥ 1 neutrófilos com 6 lobos
  - Anisocitose e poiquilocitose
- Contagem reduzida de reticulócitos
- A pancitopenia está presente em casos graves
- A desidrogenase láctica (LDH) sérica está elevada e a bilirrubina indireta está modestamente aumentada

PROCEDIMENTOS DIAGNÓSTICOS
- Atualmente, o teste de Schilling raras vezes é usado
- A morfologia da medula óssea é característica
  - Marcada hiperplasia eritroide
  - Alterações megaloblásticas na série eritroide
  - Metamielócitos gigantes na série mieloide

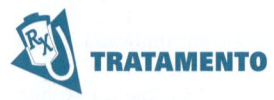

TRATAMENTO

MEDICAÇÕES
- Para a anemia perniciosa
  - Vitamina B_{12}, 1.000 µg IM 1x/dia por 1 semana, e então 1x/semana por 1 mês, e então 1x/mês por toda a vida
  - A cobalamina oral, 1.000 µg VO 1x/dia, pode ser tentada em vez da terapia parenteral, mas deve ser continuada indefinidamente
- Antibióticos se a deficiência de vitamina B_{12} for causada por supercrescimento bacteriano em uma alça cega
- Enzimas pancreáticas se a deficiência for devida à insuficiência pancreática
- Agentes anti-helmínticos se a deficiência for devida à difilobotríase
- **Nota**: Grandes doses de ácido fólico podem produzir melhora hematológica em casos de deficiência de vitamina B_{12}, mas permitem que o dano neurológico progrida

DESFECHOS

SEGUIMENTO
- A anemia perniciosa é um distúrbio que dura toda a vida; se o paciente parar com a terapia mensal, a deficiência de vitamina irá recorrer
- Uma reticulose importante ocorre 5-7 dias após a terapia, e o quadro hematológico normaliza em 2 meses
- Acompanhar o nível sérico de vitamina B_{12}

COMPLICAÇÕES
- As complicações no sistema nervoso central incluem degeneração combinada subaguda da medula espinal, psicose e demência

- A gastrite atrófica na anemia perniciosa está associada a risco aumentado de carcinoma gástrico
- A hipocalemia pode complicar os primeiros dias de terapia com vitamina B_{12} parenteral na anemia perniciosa, particularmente se a anemia for grave

PROGNÓSTICO

- Os pacientes com anemia perniciosa respondem à terapia com vitamina B_{12} parenteral com melhora imediata na sensação de bem-estar
- As manifestações no sistema nervoso são reversíveis se tiverem duração relativamente curta (< 6 meses), mas podem ser permanentes se o tratamento não for iniciado logo

EVIDÊNCIAS

ENDEREÇO ELETRÔNICO

- National Institutes of Health, Office of Dietary Supplements: Vitamin B_{12}

INFORMAÇÕES PARA OS PACIENTES

- American Academy of Family Physicians: Vitamin B_{12}
- Mayo Clinic: Vitamin Deficiency Anemia
- MedlinePlus: Pernicious Anemia
- MedlinePlus: Vitamin B_{12} (Systemic)

REFERÊNCIAS

- Andres E et al. Vitamin B_{12} (cobalamin) deficiency in elderly patients. CMAJ. 2004 Aug 3;171(3):251-9. [PMID: 15289425]
- Bolaman Z et al. Oral versus intramuscular cobalamin treatment in megaloblastic anemia: a single-center, prospective, randomized, open-label study. Clin Ther. 2003 Dec; 25(12):3124-34. [PMID: 14749150]
- Carmel R. Current concepts in cobalamin deficiency. Annu Rev Med. 2000; 51:357-75. [PMID: 10774470]

Degeneração Macular Relacionada à Idade

CARACTERÍSTICAS PRINCIPAIS

- A degeneração macular relacionada à idade constitui a principal causa de perda visual permanente na população mais idosa
- A causa exata é desconhecida, mas o desenvolvimento de maculopatia relacionada à idade, caracterizada por drusa retiniana*, é precursor do quadro
- Dois subtipos: atrófico e exsudativo

ACHADOS CLÍNICOS

- Perda da visão central
- O subtipo atrófico é caracterizado por perda visual bilateral progressiva de gravidade moderada, resultante de atrofia e degeneração da retina externa
- O subtipo exsudativo é caracterizado por perda visual unilateral rápida e grave, com alto risco de envolvimento subsequente do olho contralateral
- Pacientes mais idosos com desenvolvimento de perda visual central súbita, particularmente distorção paracentral ou escotoma com preservação da acuidade central, devem ser encaminhados com urgência a um oftalmologista para avaliação

DIAGNÓSTICO

- Ao exame oftalmoscópico, são visualizadas várias anormalidades na mácula
- Frequentemente há necessidade de fotografia do fundo de olho após aplicação IV de fluoresceína (angiografia por fluoresceína)

TRATAMENTO

- A fotocoagulação retiniana convencional a *laser* continua sendo o tratamento adequado para membranas neovasculares coroidais ("clássicas") bem definidas distantes da fóvea ou adjacentes a ela (extrafoveais ou justafoveais); tais casos, no entanto, aparecem em uma proporção relativamente pequena
- A terapia fotodinâmica a *laser* é particularmente indicada para lesões bem definidas subjacentes à fóvea (subfoveais)
- Agentes antiangiogênicos

Delirium

CARACTERÍSTICAS PRINCIPAIS

PRINCÍPIOS BÁSICOS DO DIAGNÓSTICO

- Estado confusional agudo

---

* N. de T. Corpos de hialina ou coloidais localizados abaixo do epitélio pigmentar retiniano.
- Transtorno global transitório da atenção, com turvação da consciência
- Habitualmente um resultado de problemas sistêmicos (p. ex., fármacos, hipoxemia)

CONSIDERAÇÕES GERAIS

- O problema orgânico pode ser uma doença primária do cérebro ou uma manifestação secundária de algum distúrbio geral
- As causas dos distúrbios cognitivos estão listadas na Tabela 111
- Deve ser considerado uma síndrome de disfunção cerebral aguda, análoga à insuficiência renal aguda
- O *delirium* pode coexistir com a demência

ASPECTOS DEMOGRÁFICOS

- A abstinência de álcool ou drogas é a causa mais comum de *delirium* em hospital geral

ACHADOS CLÍNICOS

SINAIS E SINTOMAS

- O início é geralmente rápido
- O estado mental flutua (o prejuízo costuma ser menor pela manhã), com incapacidade variada para se concentrar, manter a atenção e sustentar um comportamento intencional
- "Anoitecer" – *delirium* leve a moderado à noite
  - Mais comum em pacientes com demência preexistente
  - Pode ser precipitado por hospitalização, fármacos e privação sensitiva
- Existe um déficit marcado de memória e recordação
- A ansiedade e a irritabilidade são comuns
- A amnésia é retrógrada (recordação prejudicada de memórias passadas) e anterógrada (incapacidade de recordar eventos depois do início do *delirium*)
- Os problemas de orientação se seguem à incapacidade de reter informação
- Distúrbios da percepção (frequentemente alucinações visuais) e inquietação psicomotora com insônia são comuns
- As alterações autonômicas incluem taquicardia, pupilas dilatadas e sudorese
- Os achados físicos variam de acordo com a causa

DIAGNÓSTICO DIFERENCIAL

- Fármacos/drogas
  - Opioides
  - Álcool
  - Sedativos
  - Antipsicóticos

- Causas metabólicas
  - Hipoxia
  - Hipoglicemia ou hiperglicemia
  - Hipercalcemia
  - Hiponatremia ou hipernatremia
  - Uremia
  - Encefalopatia hepática
  - Hipotireoidismo ou hipertireoidismo
  - Deficiência de vitamina B_{12} ou tiamina
  - Intoxicação por monóxido de carbono
  - Doença de Wilson
- Causas infecciosas
  - Meningite
  - Encefalite
  - Bacteriemia
  - Infecções do trato urinário
  - Pneumonia
  - Neurossífilis
- Causas estruturais: lesão de massa como, por exemplo, tumor cerebral, hematoma subdural, hidrocefalia
- Causas vasculares
  - AVC
  - Hemorragia subaracnóidea
  - Encefalopatia hipertensiva
  - Vasculite do SNC
  - Púrpura trombocitopênica trombótica
  - Coagulação intravascular disseminada
  - Hiperviscosidade
- Causas psiquiátricas
  - Esquizofrenia
  - Depressão
- Outras
  - Convulsão
  - Hipotermia
  - Intermação
  - Psicose da UTI

DIAGNÓSTICO

EXAMES LABORATORIAIS

- Exame físico completo, incluindo uma busca por anormalidades neurológicas, infecção ou hipoxia
- Os exames de laboratório de rotina podem incluir
  - Eletrólitos séricos
  - Glicose sérica
  - Ureia
  - Creatinina sérica
  - Provas de função hepática
  - Provas de função da tireoide
  - Gasometria arterial
  - Hemograma completo
  - Cálcio, fósforo, magnésio, vitamina B_{12}, folato séricos
  - Hemoculturas
  - Exame de urina
  - Análise do líquido cerebrospinal

- Ver Tabela 111

DIAGNÓSTICO POR IMAGEM

- Os seguintes podem ser úteis no diagnóstico
  - Eletroencefalografia (EEG)
  - TC
  - RM

PROCEDIMENTOS DIAGNÓSTICOS

- O EEG geralmente mostra lentificação generalizada

TRATAMENTO

MEDICAÇÕES

- O primeiro objetivo do tratamento é identificar e corrigir o problema clínico etiológico
- Descontinuar os fármacos que podem estar contribuindo para o problema, como
  - Analgésicos
  - Corticosteroides
  - Cimetidina
  - Lidocaína
  - Anticolinérgicos
  - Depressores do SNC
  - Mefloquina
- Idealmente, o paciente deve ser monitorado sem medicamentos adicionais enquanto a avaliação é realizada
- Duas indicações para medicação em estados delirantes
  - Controle comportamental (p. ex., arrancar o acesso venoso)
  - Angústia subjetiva (p. ex., medo pronunciado causado por alucinações)
  - Se essas indicações estiverem presentes, as medicações podem ser dadas
- Se houver qualquer sugestão de abstinência de álcool ou drogas, um benzodiazepínico como o lorazepam (1-2 mg a cada hora) pode ser administrado via parenteral
- Caso haja pouca probabilidade de síndrome de abstinência, o haloperidol é frequentemente usado em doses de 1-10 mg a cada hora
- Uma vez que a condição subjacente tenha sido identificada e tratada, as medicações adjuntas podem ser gradualmente reduzidas

PROCEDIMENTOS TERAPÊUTICOS

- Além da medicação, deve-se oferecer ambiente agradável, confortável, não ameaçador e fisicamente seguro, com serviços de assistência e enfermagem adequados

DESFECHOS

PROGNÓSTICO

- O prognóstico é bom para a recuperação do funcionamento mental no *delirium* quando a condição subjacente for reversível
- A duração média é de mais ou menos 1 semana, com recuperação completa na maioria dos casos

EVIDÊNCIAS

DIRETRIZES CLÍNICAS

- National Guideline Clearinghouse: American Psychiatric Association, 1999

ENDEREÇOS ELETRÔNICOS

- American Academy of Family Physicians
- American Psychiatric Association
- Internet Mental Health

INFORMAÇÕES PARA OS PACIENTES

- National Cancer Institute
- National Institutes of Health
- Torpy JM et al. JAMA patient page: Delirium. JAMA. 2004;291:1794. [PMID: 15082707]

REFERÊNCIAS

- McShane R et al. Memantine for dementia. Cochrane Database Syst Rev. 2006 Apr 19;(2):CD003154. [PMID: 16625572]
- Schneider LS et al. Risk of death with atypical antipsychotic drug treatment for dementia: meta-analysis of randomized placebo-controlled trials. JAMA. 2005 Oct 19;294(15):1934-43. [PMID: 16234500]
- Trinh N et al. Efficacy of cholinesterase inhibitors in the treatment of neuropsychiatric symptoms and functional impairment in Alzheimer disease, a meta-analysis. JAMA. 2003 Jan 8; 289(2):210-6. [PMID: 12517232]

Delirium no Idoso

CARACTERÍSTICAS PRINCIPAIS

PRINCÍPIOS BÁSICOS DO DIAGNÓSTICO

- Início rápido de estado confusional agudo
- Flutua durante o dia
- Incapacidade de se concentrar, manter a atenção ou sustentar um comportamento intencional

- Nível alterado de consciência, variando desde um estado hiperalerta até sonolento ou estuporoso
- Ansiedade e irritabilidade aumentadas
- A maioria dos casos de *delirium* é iniciada por problemas fora do SNC

CONSIDERAÇÕES GERAIS

- O *delirium* é a consequência fisiopatológica de uma condição clínica geral subjacente como
  - Infecção
  - Isquemia coronariana
  - Hipoxemia
  - Desarranjo metabólico
- Embora muitas vezes se pense em um paciente idoso agudamente agitado e "variando" ao se considerar o *delirium*, muitos episódios são mais sutis
- Um componente fundamental é a revisão dos medicamentos
- Um grande número de fármacos, a adição de um novo agente ou a descontinuação de um fármaco sabidamente causador de sintomas de abstinência, estão associados ao desenvolvimento de *delirium*

ASPECTOS DEMOGRÁFICOS

- Aproximadamente 25% dos pacientes delirantes são demenciados, e 40% dos pacientes hospitalizados demenciados estão delirantes
- A incapacidade cognitiva é um fator de risco importante
- Outros fatores de risco
  - Sexo masculino
  - Doença grave
  - Fratura ou trauma
  - Febre ou hipotermia
  - Dependência ou imobilidade funcional
  - Desnutrição ou depleção de volume
  - Polifarmácia e uso de medicamentos psicoativos
  - Prejuízo sensorial
  - Uso de contenção
  - Uso de linhas IV ou cateteres urinários
  - Distúrbios metabólicos
  - Depressão
  - Alcoolismo

ACHADOS CLÍNICOS

SINAIS E SINTOMAS

- Transtorno agudo e flutuante da consciência ou do estado mental
- Desatenção, incapacidade de se concentrar em tarefas
- Déficits cognitivos, desorientação, prejuízo da memória e da linguagem
- Irritabilidade
- Hiperatividade ou hipoatividade
- Lentidão mental
- Alucinações ou ilusões

DIAGNÓSTICO DIFERENCIAL

- Depressão
- Mania
- Uma vez que o diagnóstico de *delirium* tenha sido feito, uma causa subjacente deve ser buscada. As causas subjacentes variam amplamente
- Demência, sobretudo demência com corpos de Lewy
- Transtornos psicóticos
- Convulsões

DIAGNÓSTICO

EXAMES LABORATORIAIS

- A avaliação laboratorial é direcionada para encontrar uma condição clínica subjacente
- Os exames de rotina incluem
  - Hemograma completo
  - Eletrólitos
  - Ureia e creatinina séricas
  - Glicose, cálcio, albumina, provas de função hepática
  - Exame de urina
  - ECG
- Em casos selecionados, podem ser úteis o magnésio sérico, os níveis séricos de fármacos, a gasometria arterial, as hemoculturas, as radiografias de tórax, o rastreamento de toxinas urinárias, a TC do encéfalo e a punção lombar

DIAGNÓSTICO POR IMAGEM

- Considerar neuroimagens se houver evidência de trauma, exame neurológico focal ou impossibilidade de se obter história

PROCEDIMENTOS DIAGNÓSTICOS

- O eletroencefalograma pode às vezes ser útil se as convulsões estiverem no diagnóstico diferencial

TRATAMENTO

MEDICAÇÕES

- O manejo compreende o tratamento da causa subjacente, a eliminação de medicamentos desnecessários, o fornecimento de cuidados de suporte e a restrição no uso das contenções
- Para os casos refratários, em que o bem-estar do paciente ou de outros estiver em risco, um antipsicótico oral pode ser necessário
  - Risperidona, 0,25-0,5 mg na hora de dormir ou 2x/dia
  - Haloperidol, 0,5-1,0 mg na hora de dormir ou 2x/dia
- Em situações de emergência, pode ser necessário iniciar haloperidol em 0,5 mg VO ou IM, repetindo a cada 30 min até que a agitação esteja controlada, mas isso é frequentemente seguido por sedação prolongada ou outras complicações
- Em geral, os benzodiazepínicos devem ser evitados, a menos que usados especificamente para tratar a abstinência de álcool

DESFECHOS

SEGUIMENTO

- Os pacientes que sofrem episódios prolongados de *delirium* merecem um seguimento mais atento para o desenvolvimento de demência, caso ela ainda não tenha sido diagnosticada

COMPLICAÇÕES

- Pode levar a um número aumentado de eventos iatrogênicos

PROGNÓSTICO

- O *delirium* está associado a desfechos clínicos piores (maior mortalidade hospitalar e pós-alta, permanência mais longa, maior probabilidade de transferência para clínica geriátrica), embora não esteja claro se ele causa desfechos piores ou é simplesmente um marcador de pior prognóstico
- A maioria dos episódios desaparece em questão de dias depois da correção do precipitante, mas o *delirium* pode durar semanas ou meses

CASOS DE ENCAMINHAMENTO

- Os pacientes em quem a contenção esteja sendo considerada devem ser encaminhados a um geriatra ou geropsiquiatra
- Encaminhar a um neurologista, geriatra ou psiquiatra quando a etiologia não estiver clara ou se o paciente não estiver respondendo à terapia

CASOS DE ADMISSÃO HOSPITALAR

- O *delirium* geralmente indica um problema clínico sério subjacente que exige tratamento
- A maioria dos pacientes com *delirium* deve ser hospitalizada, a menos que a causa seja óbvia, que se espere resposta rápida ao tratamento e que o paciente tenha bom suporte social
- Os pacientes não controláveis devem ser hospitalizados

PREVENÇÃO

- As medidas preventivas incluem melhorar

- Cognição (reorientação frequente, atividades)
- Sono (massagem, redução de ruídos)
- Mobilidade
- Visão (auxílios visuais e equipamento adaptável)
- Audição (amplificadores portáteis, desimpactação do cerúmen)
- Estado da hidratação (repleção de volume)

EVIDÊNCIAS

DIRETRIZES CLÍNICAS

- American Psychiatric Association

INFORMAÇÕES PARA OS PACIENTES

- American Psychiatric Association
- Torpy JM et al. JAMA patient page: Delirium. JAMA. 2004;291:1794. [PMID: 15082707]

REFERÊNCIA

- Kalisvaart KJ et al. Haloperidol prophylaxis for elderly hip-surgery patients at risk for delirium: a randomized placebo-controlled study. J Am Geriatr Soc. 2005 Oct;53(10):1658-66. [PMID: 16181163]

Demência no Idoso

CARACTERÍSTICAS PRINCIPAIS

PRINCÍPIOS BÁSICOS DO DIAGNÓSTICO

- Incapacidade persistente e progressiva na função intelectual
- Não devida ao *delirium* – o diagnóstico não deve ser feito durante uma doença aguda
- Déficit primário da memória de curto prazo
- Também deve haver outros déficits (função executiva, função visoespacial, linguagem)

CONSIDERAÇÕES GERAIS

- Uma incapacidade progressiva, adquirida em domínios cognitivos múltiplos, com pelo menos um deles sendo a memória
- Os déficits devem representar um declínio de função suficientemente significativo para interferir com o trabalho ou a vida social
- Frequentemente coexiste com depressão e *delirium*
- Os pacientes têm pouca reserva cognitiva e podem ter declínio cognitivo ou funcional agudo com uma nova enfermidade clínica

ASPECTOS DEMOGRÁFICOS

- A doença de Alzheimer é a sétima principal causa de morte nos Estados Unidos, com uma prevalência que dobra a cada 5 anos na população mais velha, alcançando 30-50% aos 85 anos
- As mulheres sofrem desproporcionalmente, tanto como pacientes (mesmo depois do ajuste da idade) quanto como cuidadoras
- A doença de Alzheimer é responsável por dois terços dos casos de demência nos Estados Unidos, com a demência vascular (isolada ou combinada com a doença de Alzheimer) respondendo por grande parte do restante
- Fatores de risco
  - Idade mais avançada
  - História familiar
  - Nível de educação mais baixo
  - Sexo feminino

ACHADOS CLÍNICOS

SINAIS E SINTOMAS

- Prejuízo da memória com pelo menos um ou mais dos seguintes
  - Prejuízo da linguagem (inicialmente apenas para encontrar palavras; mais tarde, dificuldade em seguir uma conversação)
  - Apraxia (incapacidade de executar tarefas previamente aprendidas)
  - Agnosia (incapacidade de reconhecer objetos)
  - Função executiva prejudicada (abstração e julgamento ruins)
- Doença de Alzheimer
  - Os déficits típicos mais precoces estão na memória e nas habilidades visoespaciais
  - O traquejo social pode ser mantido, apesar do declínio cognitivo avançado
  - As alterações de personalidade e as dificuldades comportamentais (comportamento errante, sexualidade inapropriada, agitação) podem se desenvolver conforme a doença progride
  - Alucinações são tipicamente observadas apenas na demência moderada a grave
  - A doença terminal é caracterizada por
    - Quase mutismo
    - Incapacidade de sentar-se
    - Incapacidade de segurar a cabeça
    - Incapacidade de seguir objetos com os olhos
    - Dificuldade com alimentação e deglutição
    - Perda de peso
    - Incontinência intestinal ou vesical
    - Infecções respiratórias ou urinárias recorrentes
- Demências "subcorticais"
  - Lentidão psicomotora
  - Atenção reduzida
  - Perda precoce da função executiva
  - Alterações de personalidade
  - Beneficiam-se das sugestões nos testes de memória
- Demência com corpos de Lewy
  - Pode ser confundida com *delirium*, já que a flutuação da incapacidade cognitiva é frequentemente observada
  - A rigidez e a bradicinesia são primariamente notadas; o tremor é raro
  - Alucinações – classicamente visuais e bizarras – podem ocorrer
- Demências frontotemporais
  - A alteração da personalidade (euforia, desinibição, apatia) e os comportamentos compulsivos frequentemente antecipam as alterações de memória
  - Ao contrário da doença de Alzheimer, a função visoespacial está relativamente preservada
- Demência com achados motores: características extrapiramidais ou ataxia

DIAGNÓSTICO DIFERENCIAL

- Depressão
- Prejuízo cognitivo leve
- *Delirium*
- Efeitos colaterais de medicamentos

DIAGNÓSTICO

EXAMES LABORATORIAIS

- Os exames recomendados incluem
  - Hormônio estimulante da tireoide (TSH)
  - Vitamina B_{12}
  - Hemograma completo
  - Eletrólitos
  - Ureia
  - Creatinina
  - Glicose
  - Cálcio
- A testagem para HIV, neurossífilis e metais pesados não deve ser feita rotineiramente

DIAGNÓSTICO POR IMAGEM

- A RM é benéfica para
  - Pacientes mais jovens
  - Pessoas que tenham sinais neurológicos focais, convulsões, anormalidades da marcha, início agudo ou subagudo
- A TC não contrastada é suficiente em pacientes mais velhos com um quadro mais clássico da doença de Alzheimer

PROCEDIMENTOS DIAGNÓSTICOS

- Avaliar o estado mental (Figura 1)
- Avaliar os déficits relacionados com acidentes cardiovasculares, parkinsonismo ou neuropatia periférica
- A combinação do "jogo do relógio" (em que se pede que o paciente esboce um relógio, com todos os números colocados corretamente, com seus dois ponteiros posicionados em uma hora especificada) e da "lembrança dos três itens" é um teste bastante rápido e bom; um relógio anormalmente desenhado aumenta bastante a probabilidade de demência
- Quando os pacientes falham nesses testes de rastreamento, é necessário um exame adicional com o questionário Mini Mental State, testagem neuropsicológica ou outros instrumentos
- Examinar condições comórbidas que podem agravar a incapacidade

TRATAMENTO

MEDICAÇÕES

- Os inibidores da acetilcolinesterase (donepezila, galantamina, rivastigmina)
  - Mostram melhorias modestas na função cognitiva da demência leve a moderada
  - Podem ser modestamente benéficos na melhoria dos sintomas neuropsiquiátricos
  - Não parecem evitar a progressão da incapacidade ou a institucionalização
  - Dosagens iniciais
    - Donepezila, 5 mg VO ao dia (máximo 10 mg ao dia)
    - Galantamina, 4 mg VO 2x/dia (máximo 12 mg 2x/dia)
    - Rivastigmina, 1,5 mg VO 2x/dia (máximo 6 mg 2x/dia)
  - Aumentar as doses gradualmente, conforme tolerado
  - Os efeitos colaterais incluem náuseas, diarreia, anorexia e perda de peso
- Escolher os medicamentos com base nos sintomas – depressão, ansiedade, psicose
- Haloperidol
  - Pode reduzir modestamente a agressividade, mas não a agitação
  - Está associado a efeitos adversos significativos
- Os agentes antipsicóticos atípicos, como a risperidona, a olanzapina e a quetiapina, podem ser mais bem tolerados do que os agentes mais antigos, porém são mais caros
- As dosagens neurolépticas iniciais e desejadas são baixas (p. ex., haloperidol 0,5-2,0 mg; risperidona 0,25-2 mg)
- A risperidona e a olanzapina podem estar associadas a aumento na incidência de AVCs
- Tanto o haloperidol como os agentes antipsicóticos atípicos podem aumentar a mortalidade nos pacientes demenciados mais velhos

PROCEDIMENTOS TERAPÊUTICOS

- Descontinuar todos os fármacos dispensáveis e corrigir, se possível, os déficits sensoriais
- Excluir *delirium* não reconhecido, dor, obstrução urinária ou impacção fecal
- Os cuidadores devem falar de maneira simples com o paciente, separar as atividades em tarefas de componentes simples e usar uma abordagem de "distrair, não confrontar"

DESFECHOS

SEGUIMENTO

- As regulamentações federais exigem esforços para a redução de medicamentos pelo menos a cada 6 meses se agentes antipsicóticos estiverem sendo usados em um paciente institucionalizado

COMPLICAÇÕES

- Os profissionais devem estar atentos aos sinais de maus-tratos ao trabalhar com cuidadores estressados

PROGNÓSTICO

- A prevalência das demências completamente reversíveis está abaixo de 5%
- A expectativa de vida com a doença de Alzheimer é de tipicamente 3-15 anos
- O apoio, o aconselhamento e a atenção ao cuidador podem prevenir ou retardar a institucionalização

CASOS DE ENCAMINHAMENTO

- O encaminhamento para testagem neuropsicológica pode ser útil na distinção entre demência e depressão, no diagnóstico de demência em pessoas com educação deficiente ou intelecto pré-mórbido muito alto e no auxílio ao diagnóstico quando a incapacidade for leve
- O encaminhamento a um geriatra ou neurologista é útil se a demência não tiver as características clássicas da doença de Alzheimer

CASOS DE ADMISSÃO HOSPITALAR

- A demência complica outros problemas clínicos, e o limiar para hospitalização deve ser mais baixo

EVIDÊNCIAS

DIRETRIZES CLÍNICAS

- American Academy of Family Physicians. Pharmacologic Treatment of Alzheimer's
- American Geriatrics Society: Dementia
- National Guideline Clearinghouse: Alzheimer's Management California Working Group for Alzheimer's Disease Management, 2002
- National Guideline Clearinghouse: American Academy of Neurology. Dementia

ENDEREÇOS ELETRÔNICOS

- Alzheimer's Association
- American Geriatrics Society
- National Institute on Aging – Alzheimer's Disease Education and Referral Center

INFORMAÇÕES PARA OS PACIENTES

- Alzheimer's Association
- Alzheimer's Disease Education and Referral Center
- Alzheimer's Family Relief Program
- American Academy of Neurology
- JAMA patient page. Alzheimer disease. JAMA. 2001;286:2194. [PMID: 1175749]

REFERÊNCIAS

- Callahan CM et al. Effectiveness of collaborative care for older adults with Alzheimer disease in primary care: A randomized controlled trial. JAMA. 2006 May 10;295:2148-57. [PMID: 16684985]
- Courtney C et al. Long-term donepezil treatment in 565 patients with Alzheimer's disease (AD2000): randomized double-blind trial. Lancet. 2004 Jun 26; 363(9427):2105-15. [PMID: 15220031]
- Kaduszkiewicz H et al. Cholinesterase inhibitors for patients with Alzheimer's disease: systematic review of randomized clinical trials. BMJ. 2005 Aug 6; 331(7512):321-7. [PMID: 16081444]
- Schneider LS et al. Risk of death with atypical antipsychotic drug treatment for dementia; meta-analysis of randomized placebo controlled trials. JAMA. 2005 Oct 19;294(15):1934-43. [PMID: 16234500]
- Schneider LS et al; CATIE-AD Study Group. Effectiveness of atypical antipsychotic drugs in patients with Alzheimer's disease. N Engl J Med. 2006 Oct 12;355(15): 1525-38. [PMID: 17035647]
- Vickrey BG et al. The effectiveness of a disease management intervention on quality and outcomes in dementia care.

A randomized controlled trial. Ann Intern Med. 2006 Nov 21; 145(10):713-26. [PMID: 17116916]

Dengue

CARACTERÍSTICAS PRINCIPAIS

- Infecção por um togavírus extremamente comum, transmitida pela picada do mosquito *Aedes*
- O período de incubação é de tipicamente 7-10 dias (pode ser mais longo)
- Encontrada ao longo dos trópicos
- Nos Estados Unidos, ocorre no sul do Texas e em Porto Rico e entre viajantes que retornam dos trópicos

ACHADOS CLÍNICOS

- Em geral não específica; a enfermidade febril é autolimitada, tipicamente dura 3-7 dias seguidos por uma remissão
- A dengue grave está associada a febres, dores intensas no corpo ("quebra-ossos"), faringite, hemorragia e choque
- A erupção é muito comum no período de remissão ou inicialmente em uma segunda fase febril
- A erupção tem morfologia maculopapular, petequial ou outra, aparece primeiro nas mãos e nos pés e se espalha para braços, pernas, tronco e pescoço, geralmente poupando a face
- A morte é vista nos casos de febre hemorrágica da dengue e síndrome de choque da dengue

DIAGNÓSTICO

- Considerar o diagnóstico em viajantes que retornaram recentemente de áreas endêmicas
- A leucopenia é característica
- A trombocitopenia é comum na forma hemorrágica da doença
- Um teste sorológico rápido está disponível

TRATAMENTO

- Nenhuma terapia antiviral específica
- Medidas de suporte, incluindo analgésicos (evitando agentes que alterem a função das plaquetas) e hidratação
- Prevenção: uma vacina foi desenvolvida, mas ainda não está disponível comercialmente
- Medidas de controle do mosquito

Depressão

CARACTERÍSTICAS PRINCIPAIS

PRINCÍPIOS BÁSICOS DO DIAGNÓSTICO

- Na maioria das depressões
  - Humor deprimido, desde uma leve tristeza até intensa culpa, desvalia e desesperança
  - Dificuldade de pensar e se concentrar, com ruminação e indecisão
  - Perda de interesse, com envolvimento diminuído nas atividades
  - Queixas somáticas
  - Sono perturbado, diminuído ou excessivo
  - Perda de energia, apetite e desejo sexual
  - Ansiedade
- Em algumas depressões graves
  - Distúrbio psicomotor: retardo ou agitação
  - Alucinações de natureza hipocondríaca ou persecutória
  - Isolamento das atividades
  - Ideação suicida

CONSIDERAÇÕES GERAIS

- A tristeza e o luto são respostas normais à perda; a depressão, não
- Diferentemente do luto, a depressão é marcada por um distúrbio da autoestima, com uma sensação de culpa e desvalia
- A distimia é um transtorno depressivo crônico, com sintomas geralmente mais leves do que um episódio depressivo maior

ASPECTOS DEMOGRÁFICOS

- Até 30% dos pacientes de cuidados primários têm sintomas depressivos

ACHADOS CLÍNICOS

SINAIS E SINTOMAS

- Anedonia
- Isolamento das atividades
- Sentimentos de culpa
- Concentração deficiente e disfunção cognitiva
- Ansiedade
- Fadiga crônica e queixas somáticas
- Variação diurna com melhora conforme o dia progride
- Sinais vegetativos
  - Insônia
  - Anorexia
  - Constipação
- Ocasionalmente, agitação grave e ideação psicótica
- Características atípicas
  - Hipersonia
  - Bulimia
  - Letargia
  - Sensibilidade à rejeição
- Diferentemente da tristeza e do luto normais, a depressão com frequência provoca frustração e irritação no profissional

DIAGNÓSTICO DIFERENCIAL

- Transtorno bipolar ou ciclotimia
- Transtorno de ajuste com humor deprimido
- Distimia
- Transtorno disfórico pré-menstrual
- Depressão maior com início no pós-parto: geralmente de 2 semanas a 6 meses após o parto
- Transtorno afetivo sazonal
  - "Fissura" por carboidratos
  - Letargia
  - Hiperfagia
  - Hipersonia

DIAGNÓSTICO

EXAMES LABORATORIAIS

- Hemograma completo
- Hormônio estimulante da tireoide
- Folato
- O rastreamento toxicológico pode estar indicado

TRATAMENTO

MEDICAÇÕES

- Ver Tabela 110 e Figura 11
- Inibidores seletivos da recaptação da serotonina (ISRS) e antidepressivos atípicos
  - Em geral não têm efeitos colaterais anticolinérgicos ou cardiovasculares
  - A maioria é estimulante e deve ser administrada pela manhã
  - Alguns pacientes podem experimentar sedação com paroxetina, fluvoxamina e mirtazapina
  - A resposta clínica varia de 2 até 6 semanas
  - Os efeitos colaterais comuns incluem cefaleia, náuseas, zumbidos, insônia, nervosismo
  - Os efeitos colaterais sexuais são muito comuns e podem responder ao sildenafil
  - A "síndrome da serotonina" pode ocorrer quando tomados juntamen-

te com os inibidores da monoaminoxidase ou selegilina
- Com exceção da paroxetina, essa classe deve ser diminuída gradualmente durante semanas a meses para evitar uma síndrome de abstinência
- A fluoxetina, a fluvoxamina, a sertralina e a venlafaxina parecem ser seguras na gravidez; a paroxetina tem uma tarja preta de advertência quanto a uma possível teratogenicidade
  - Seu uso deve ser pesado contra os riscos de uma depressão não tratada na mãe
- Antidepressivos tricíclicos (ADTs)
  - Base do tratamento antes dos ISRS
  - A resposta clínica demora várias semanas
  - Começar em dose baixa e aumentar 25 mg semanalmente para evitar sedação e efeitos colaterais anticolinérgicos
  - A superdosagem pode ser grave
- Inibidores da monoaminoxidase (IMAO)
  - Comumente causam hipotensão ortostática e efeitos simpaticomiméticos
  - São agentes de terceira linha devido a restrições dietéticas e interações medicamentosas
  - Entretanto, com a disponibilidade da selegilina, que é um adesivo cutâneo, as restrições dietéticas não são necessárias com a dosagem mais baixa (6 mg/24 h)
- O potencial para síndromes de abstinência exige uma retirada gradual
- A seleção do fármaco é influenciada por qualquer história de respostas prévias
- Se a resposta for inadequada, pode-se trocar para um segundo agente ou tentar aumentar o primeiro agente, de acordo com o estudo STAR*D
- O lítio deve ser adicionado quando um segundo fármaco falhar em produzir uma resposta
- Um agente tireoidiano (liotironina 25 μg/dia) pode ser adicionado como terapia de reforço se um segundo agente falhar
- Estimulantes como a dextroanfetamina (5-30 mg/dia) e o metilfenidato (10-45 mg/dia) podem ser usados para o tratamento a curto prazo de pacientes clinicamente doentes e geriátricos ou em casos refratários

PROCEDIMENTOS TERAPÊUTICOS

- A eletroconvulsoterapia (ECT) é o tratamento mais efetivo (70-85%) para a depressão grave
  - As indicações são as contraindicações aos fármacos ou a depressão refratária aos medicamentos
  - Os efeitos colaterais mais comuns são a cefaleia e os déficits de memória, que costumam ter curta duração
- A estimulação do nervo vagal é aprovada para o tratamento da depressão refratária crônica, embora exista experiência clínica limitada
- Psicológicos
  - A medicação e a psicoterapia são mais efetivas do que qualquer uma das modalidades isoladamente
  - A psicoterapia é raramente possível na fase aguda da depressão grave
- Sociais
  - Nas depressões envolvendo abuso de álcool, o envolvimento precoce em programas de recuperação é importante para o sucesso futuro
  - A família, os empregadores e os amigos podem ajudar a mobilizar um paciente recentemente deprimido

DESFECHOS

SEGUIMENTO

- As tentativas com medicamento devem ser monitoradas a cada 1-2 semanas até 6 semanas, quando a efetividade do medicamento pode ser avaliada
- Se bem-sucedidos, os medicamentos devem ser continuados por 6-12 meses antes de se considerar a retirada
- Os medicamentos devem ser indefinidamente continuados em pacientes cujo primeiro episódio ocorreu antes dos 20 anos, naqueles com mais de dois episódios depois dos 40 anos ou com um episódio único depois dos 50 anos
- A redução dos medicamentos deve ocorrer gradualmente, durante vários meses

COMPLICAÇÕES

- Um risco de 10-15% de suicídio, durante a vida, nos pacientes com depressão
- Quatro grupos principais que tentam o suicídio
  - Aqueles que são subjugados pelos problemas da vida
  - Aqueles que estão claramente tentando controlar os outros
  - Aqueles com depressões graves
  - Aqueles com doença psicótica

PROGNÓSTICO

- Os pacientes frequentemente respondem bem a uma tentativa completa de tratamento medicamentoso

CASOS DE ENCAMINHAMENTO

- Quando a depressão é refratária à terapia com antidepressivos
- Quando a depressão é moderada a grave
- Quando houver tendência suicida ou perda significativa da função
- Com psicose ativa ou história de mania

CASOS DE ADMISSÃO HOSPITALAR

- Pacientes em risco de suicídio
- Modalidades complexas de tratamento são necessárias

PREVENÇÃO

- Os pacientes em risco de suicídio devem receber as medicações em quantidades pequenas
- Armas e drogas devem ser removidas da casa do paciente
- Os pacientes de alto risco não devem dirigir

EVIDÊNCIAS

DIRETRIZES CLÍNICAS

- Brigham and Young's Women's Hospital, 2001

ENDEREÇO ELETRÔNICO

- American Psychiatric Association

INFORMAÇÕES PARA OS PACIENTES

- American Academy of Family Physicians: Depression in Women
- American Psychiatric Association
- JAMA patient page. Depression. JAMA. 2003;289:3198. [PMID: 12813126]
- JAMA patient page. Postpartum depression. JAMA 2002;287:802. [PMID: 11862958]
- JAMA patient page. Treating depression with electroconvulsive therapy. JAMA. 2001;285: 1390. [PMID: 11280331]

REFERÊNCIAS

- Cohen LS et al. Relapse of major depression during pregnancy in women who maintain or discontinue antidepressant treatment. JAMA. 2006 Feb 1; 295(5):499-507. [PMID: 16449615]
- Fava M et al. Efficacy and safety of sildenafil in men with serotonergic antidepressant-associated erectile dysfunction: results from a randomized, double-blind, placebo-controlled trial. J Clin Psychiatry. 2006 Feb;67(2):240-6. [PMID: 16566619]
- Rush AJ et al. Acute and longer-term outcomes in depressed outpatients requiring one or several treatment steps: a STAR*D report. Am J Psychiatry.

- 2006 Nov;163(11):1905-17. [PMID: 17074942]
- Weissman et al. Remissions in maternal depression and child psychopathology: STAR*D-child report. JAMA. 2006 Mar 22;295(12):1389-98. [PMID: 16551710]
- Williams M et al. Paroxetine (Paxil) and congenital malformations. CMAJ. 2005 Nov 22;173(11):1320-1. [PMID: 16272192]

Depressão no Idoso

CARACTERÍSTICAS PRINCIPAIS

PRINCÍPIOS BÁSICOS DO DIAGNÓSTICO
- Os pacientes mais velhos frequentemente se apresentam sem queixas de humor deprimido
- A somatização é uma apresentação frequente
- As pessoas mais velhas que não preenchem os critérios diagnósticos para depressão maior podem, mesmo assim, ter sintomas depressivos clinicamente significativos

CONSIDERAÇÕES GERAIS
- Comparados com os pacientes mais jovens, os pacientes geriátricos com depressão têm
  - Mais chance de apresentar queixas somáticas
  - Menos probabilidade de relatar humor deprimido ou sentimento de culpa
  - Mais chance de experimentar delírios
- A depressão pode ser um sintoma precoce de uma condição neurodegenerativa, como a demência

ASPECTOS DEMOGRÁFICOS
- Os sintomas depressivos, frequentemente relacionados com perda, doença e mudanças na vida, podem estar presentes em mais de um quarto dos idosos
- A depressão é particularmente comum em idosos hospitalizados e institucionalizados
- Os homens idosos solteiros têm a mais alta taxa de suicídios de qualquer grupo demográfico

ACHADOS CLÍNICOS

SINAIS E SINTOMAS
- O diagnóstico do *DSM-IV* exige pelo menos cinco dos seguintes sintomas para um diagnóstico de depressão maior
  - Humor deprimido (deve ser um dos sintomas)
  - Interesse ou prazer diminuído na maioria das atividades (deve ser um dos sintomas)
  - Perda ou ganho de peso significativos
  - Insônia ou hipersonia
  - Fadiga
  - Sentimentos de desvalia ou culpa
  - Capacidade diminuída de pensar ou se concentrar
  - Pensamentos recorrentes de morte

DIAGNÓSTICO DIFERENCIAL
- Transtorno do humor induzido por drogas (alcoolismo)
- Transtorno bipolar
- Reação de luto

DIAGNÓSTICO

EXAMES LABORATORIAIS
- Hemograma completo, função hepática, da tireoide e renal, cálcio, EQU e ECG podem ser úteis para descartar problemas clínicos que se apresentam como ou contribuem para a depressão

PROCEDIMENTOS DIAGNÓSTICOS
- Um rastreamento simples de duas perguntas é sensível em pelo menos 96% para detectar depressão maior
  - No último mês, com que frequência você foi incomodado por se sentir triste, deprimido ou sem perspectiva?
  - No último mês, com que frequência você foi incomodado por sentir pouco interesse ou pouco prazer em fazer as coisas?
- As respostas positivas podem ser seguidas com entrevistas mais completas, como a Escala de Depressão Geriátrica de Yesavage (Tabela 67)
- Questionar os pacientes e membros da família sobre o uso de medicamentos, incluindo
  - Corticosteroides
  - Benzodiazepínicos
  - Cimetidina
  - Betabloqueadores
  - Clonidina

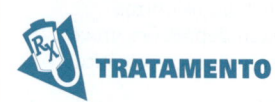

TRATAMENTO

MEDICAÇÕES
- Em pacientes idosos, comparados com pacientes jovens, pode haver necessidade de tentativas mais longas com antidepressivos (pelo menos 9 semanas)
- As principais classes de antidepressivos (tricíclicos, inibidores seletivos da recaptação da serotonina, inibidores da monoaminoxidase) têm uma eficácia comparável nos adultos mais velhos
- A escolha de um antidepressivo deve ser baseada no perfil de efeitos colaterais, na farmacocinética, na resposta prévia e no custo
- A terapia cognitivo-comportamental pode melhorar os resultados isoladamente ou em combinação com a terapia farmacológica
- A eletroconvulsoterapia deve ser considerada no caso de depressão grave ou refratária
- Ver Depressão para uma descrição mais detalhada das classes individuais de antidepressivos

DESFECHOS

SEGUIMENTO
- Uma vez que a recidiva da depressão maior é comum entre idosos, monitorar atentamente qualquer idoso com história de depressão e considerar uma terapia de manutenção mais longa
- O seguimento atento de um paciente com diagnóstico recente de depressão, com avaliação do estado mental e exame neurológico frequentes, pode revelar um diagnóstico adicional ou alternativo

COMPLICAÇÕES
- O risco de suicídio é mais alto no grupo etário geriátrico

PROGNÓSTICO
- As chances de recuperação são boas, mas muitas vezes se passam várias semanas até que haja resposta a um antidepressivo
- Os pacientes que não respondem a um antidepressivo frequentemente responderão a outro agente

CASOS DE ENCAMINHAMENTO
- Ideação suicida
- Possibilidade de transtorno bipolar
- Falta de resposta ao tratamento
- Transtorno de abuso de droga coexistente

CASOS DE ADMISSÃO HOSPITALAR
- Ideação suicida, especialmente se houver plano ativo e/ou se o paciente não concordar em buscar ajuda se os pensamentos piorarem
- Paciente incapaz de cuidar de si
- Sintomas psicóticos

PREVENÇÃO

- Algumas evidências sugerem que o aumento da atividade social pode ser útil
- As taxas de recidiva são altas; um elevado grau de suspeita é necessário em um paciente com um episódio prévio

EVIDÊNCIAS

DIRETRIZES CLÍNICAS

- American Psychiatric Association
- National Guideline Clearinghouse: The John A. Hartford Foundation. 2003

ENDEREÇOS ELETRÔNICOS

- American Psychiatric Association
- ECT On-Line
- Psychopharmacology Tips
- The American Geriatrics Society

INFORMAÇÕES PARA OS PACIENTES

- American Academy of Family Physicians
- JAMA patient page. Depression. JAMA. 2000;284:1606. [PMID: 11032513]
- JAMA patient page. Psychiatric illness in older adults. JAMA. 2000;283:2886. [PMID: 108965241]

REFERÊNCIAS

- Hunkeler EM et al. Long term outcomes from the IMPACT randomized trial for depressed elderly patients in primary care. BMJ. 2006 Feb 4; 332(7536):259-63. [PMID: 16428253]
- Reynolds CF 3rd et al. Maintenance treatment of major depression in old age. N Engl J Med. 2006 Mar 16; 354(11):1130-8. [PMID: 16540613]

Dermatite Atópica

CARACTERÍSTICAS PRINCIPAIS

PRINCÍPIOS BÁSICOS DO DIAGNÓSTICO

- Erupção pruriginosa, exsudativa ou liquenificada na face, no pescoço, no tronco superior, nos punhos, nas mãos, nas pregas antecubital e poplítea
- História pessoal ou familiar de alergias ou asma
- Eosinofilia periférica ou IgE aumentada não são necessárias para o diagnóstico

CONSIDERAÇÕES GERAIS

- Também conhecida como eczema
- Uma erupção crônica ou intermitente pruriginosa, exsudativa ou liquenificada com distribuição típica
- Fatores prognósticos ruins para persistência: início precoce na infância, doença generalizada precoce, asma
- História pessoal ou familiar de manifestações alérgicas (p. ex., asma, rinite alérgica, dermatite atópica)

ACHADOS CLÍNICOS

SINAIS E SINTOMAS

- A distribuição das lesões é característica: face, pescoço e tronco superior (em "capuz de monge"), dobras dos cotovelos e do joelho
- Tem aparência diferente em idades diferentes e em raças diferentes, mas a maioria dos pacientes apresenta pele seca e escamosa em algum ponto
- As exacerbações agudas podem se apresentar com placas vermelhas úmidas, brilhantes ou liquenificadas e pápulas
- Fissuras, crostas, erosões ou pústulas indicam infecção estafilocócica; a dicloxacilina ou as cefalosporinas de primeira geração podem ajudar nas exacerbações
- As pessoas de pele pigmentada tendem a se apresentar com uma erupção papular, e as placas hipopigmentadas (pitiríase alba) são comumente vistas na face e nas extremidades

DIAGNÓSTICO DIFERENCIAL

- Dermatite seborreica
- Dermatite de contato
- Impetigo
- Psoríase
- Líquen simples crônico (neurodermatite circunscrita)

DIAGNÓSTICO

EXAMES LABORATORIAIS

- Critérios diagnósticos clínicos
  - Prurido
  - Morfologia e distribuição típicas (liquenificação flexural)
  - Tendência para cronicidade
- Também são úteis
  - História pessoal ou familiar de doença atópica
  - Xerose-ictiose
  - Palidez facial com escurecimento infraorbital
  - Fissuras sob os lóbulos da orelha
  - Tendência para dermatite na mão
  - Tendência para infecções repetidas de pele
  - Eczema mamilar
  - IgE sérica elevada

TRATAMENTO

MEDICAÇÕES

Tratamentos locais

- Corticosteroides
  - Aplicar economicamente, 2-4x/dia
  - Começar com hidrocortisona, alclometasona ou desonida, e usar triancinolona a 0,1% por períodos curtos
  - Diminuir quando a dermatite ceder, para evitar taquifilaxia e efeitos colaterais do corticosteroide, bem como para prevenir o rebote
- Creme de doxepina a 5%
  - Pode ser usado até 4x/dia
  - Melhor se aplicado simultaneamente com o corticosteroide tópico
  - Ardência e sonolência ocorrem em 25%
- Pomada de tacrolimus
  - Efetivo como um agente poupador de esteroide de primeira linha
  - Disponível em 0,03% e 0,1% e é aplicado 2x/dia
  - A queimação durante a aplicação ocorre em aproximadamente metade dos pacientes, mas pode melhorar com o tratamento continuado
  - Não parece causar efeitos colaterais dos corticosteroides
  - Seguro na face e nas pálpebras
- O creme de pimecrolimus a 1% é similar, mas queima menos
- Usar tacrolimus e pimecrolimus economicamente e por um tempo tão curto quanto possível

Terapias sistêmicas e adjuvantes

- Imunossupressores, agentes antipruriginosos orais e fototerapia

Tratamento por estágio da dermatite

- Lesões exsudativas agudas
  - Usar soro ou solução de subacetato de alumínio (comprimidos de Domeboro) ou aveia coloidal (Aveno; prescrever uma caixa) como banhos calmantes e adstringentes ou compressas úmidas por 10-30 min 2-4x/dia
    - As lesões nas extremidades podem receber uma bandagem para proteção noturna
- O tacrolimus pode não ser tolerado; os corticosteroides sistêmicos são o último recurso
- Lesões subagudas ou escamosas (as lesões são secas, mas ainda vermelhas e pruriginosas)
  - Corticosteroides de potência média a alta

- Em forma de pomada se tolerados – caso contrário, cremes
- Devem ser continuados até que a descamação e as lesões cutâneas elevadas sejam eliminadas e a coceira diminua
- Então, começar uma redução de 2-4 semanas com corticosteroides tópicos

DESFECHOS

COMPLICAÇÕES

- Complicações do tratamento
  - Monitorar a atrofia de pele
  - Eczema herpético, uma infecção generalizada por herpes simples, manifestada por vesículas monomórficas, crostas ou erosões sobrepostas à dermatite atópica ou a outros processos eczematosos extensos
- A vacinação contra a varíola é absolutamente contraindicada em pacientes com dermatite atópica ou uma história prévia, por causa do risco de eczema vacinal
- Os pacientes com dermatite atópica podem desenvolver vacínia generalizada pelo contato com receptores recentes de vacina que ainda tenham locais de vacinação pustulosos ou crostosos

PROGNÓSTICO

- Tem um curso crônico ou intermitente
- Os adultos afetados podem ter somente dermatite na mão
- Fatores prognósticos ruins para a persistência na idade adulta: início precoce na infância, doença generalizada precoce e asma; somente 40-60% desses pacientes terão remissões duradouras

CASOS DE ENCAMINHAMENTO

- Se houver dúvida sobre o diagnóstico, se a terapia recomendada for ineficaz ou se um tratamento especializado for necessário

PREVENÇÃO

- Evitar coisas que secam ou irritam a pele: umidade baixa e ar seco
- Outros desencadeantes: sudorese, banhos excessivos, ácaros animais, tecidos ásperos
- Não tomar mais de um banho ao dia e usar sabonete apenas nas axilas, nas virilhas e nos pés
- Depois de enxaguar o corpo, secar-se batendo a toalha levemente na pele (sem esfregar) e então, antes de ela secar completamente, cobri-la com uma camada fina de emoliente

- O creme Triceram é um hidratante menos gorduroso e anti-inflamatório, porém muito mais caro

EVIDÊNCIAS

DIRETRIZES CLÍNICAS

- Leung DY et al. Disease management of atopic dermatitis: an updated practice parameter. Joint Task Force on Practice Parameters. Ann Allergy Asthma Immunol. 2004;93(3 Suppl 2):S1. [PMID: 15478395]
- Hanifin JM et al. Guidelines of care for atopic dermatitis, developed in accordance with the American Academy of Dermatology (AAD)/American Academy of Dermatology Association "Administrative Regulations for Evidence-Based Clinical Practice Guidelines." J Am Acad Dermatol. 2004; 50:391. [PMID: 14988682]

ENDEREÇO ELETRÔNICO

- American Academy of Dermatology

INFORMAÇÕES PARA OS PACIENTES

- American Academy of Dermatology: What is Eczema?
- National Eczema Association for Science and Education: All About Atopic Dermatitis
- National Institute of Arthritis and Musculoskeletal and Skin Diseases: Atopic Dermatitis

REFERÊNCIAS

- Akdis CA et al; European Academy of Allergology and Clinical Immunology/ American Academy of Allergy, Asthma and Immunology. Diagnosis and treatment of atopic dermatitis in children and adults: European Academy of Allergology and Clinical Immunology American Academy of Allergy, Asthma and Immunology/PRACTALL Consensus Report. J Allergy Clin Immunol. 2006 Jul;118(1):152-69. [PMID:16815151]
- Boguniewicz M et al. Atopic dermatitis. J Allergy Clin Immunol. 2006 Ju1;118(1)40-3. [PMID: 16815136]
- Brown S et al. Atopic and non-atopic eczema. BMJ. 2006 Mar 11; 332(7541): 584-8. [PMID: 16528081]
- Williams HC. Clinical practice. Atopic dermatitis. N Engl J Med. 2005 Jun 2; 352(22):2314-24. [PMID: 15930422]

Dermatite de Contato

CARACTERÍSTICAS PRINCIPAIS

PRINCÍPIOS BÁSICOS DO DIAGNÓSTICO

- Eritema e edema, com prurido, frequentemente seguidos por vesículas e bolhas em uma área de contato com um agente suspeito
- Mais tarde, exsudação, formação de crostas ou infecção secundária
- Uma história de reação prévia a um contactante suspeito
- Teste cutâneo com agente positivo

CONSIDERAÇÕES GERAIS

- Uma dermatite aguda ou crônica que resulta do contato cutâneo direto com substâncias químicas ou alérgenos
- **Dermatite de contato irritativa**
  - Oitenta por cento dos casos são causados pela exposição excessiva ou pelos efeitos cumulativos de irritantes primários ou universais como sabões, detergentes ou solventes orgânicos
  - Somente um pequeno número de casos se deve à alergia de contato, como hera venenosa ou toxicodendro
- **Dermatite de contato alérgica**
  - A exposição ocupacional é uma causa importante
  - Os agentes tópicos mais comuns que causam erupções cutâneas alérgicas incluem antimicrobianos (especialmente neomicina), anti-histamínicos, anestésicos (benzocaína), tinturas para cabelo, conservantes (p. ex., parabenos), látex e fita adesiva
- A exsudação e a formação de crostas são tipicamente devidas à dermatite alérgica, e não à irritativa, que com frequência parece vermelha e escamosa

ACHADOS CLÍNICOS

SINAIS E SINTOMAS

- A fase aguda é caracterizada por vesículas minúsculas e exsudativas e lesões crostosas
- A dermatite de contato em resolução ou crônica se apresenta com pele descamativa, eritema e, possivelmente, espessada; o prurido, a queimação e as agulhadas podem ser intensos
- As lesões, distribuídas em partes expostas ou em padrões assimétricos bizarros, consistem em máculas eritematosas, pápulas e vesículas

- A área afetada costuma estar quente e inchada, com exsudação e formação de crostas, simulando infecção e às vezes complicada por ela
- O padrão da erupção pode ser diagnóstico (p. ex., vesículas listradas lineares típicas nas extremidades na dermatite por hera venenosa ou toxicodendro)
- A localização frequentemente sugerirá a causa
  - O envolvimento do couro cabeludo sugere tinturas, *sprays* ou tônicos capilares
  - O envolvimento da face sugere cremes, cosméticos, sabões, produtos de barbear, esmalte; o envolvimento do pescoço sugere joias, tinturas de cabelo, etc.

DIAGNÓSTICO DIFERENCIAL

- Impetigo
- Escabiose
- Reação dermatofitoide (alergia ou sensibilidade a fungos)
- Dermatite atópica
- Desidrose
- A distribuição assimétrica, o eritema manchado em torno da face, as lesões lineares e uma história de exposição ajudam a distinguir a dermatite de contato de outras lesões da pele
- O diagnóstico mais comumente confundido é o impetigo, em que a coloração de Gram e a cultura descartarão impetigo ou infecção secundária (impetiginização)

DIAGNÓSTICO

EXAMES LABORATORIAIS

- Durante o episódio agudo, o teste cutâneo não pode ser realizado
- Depois que o episódio tiver cedido, o teste cutâneo pode ser útil, mas nem todos os alérgenos potenciais estão disponíveis para testagem
- No caso de uma reação positiva, a relevância clínica do agente químico para a dermatite deve ser determinada

PROCEDIMENTOS DIAGNÓSTICOS

- Se a coceira for generalizada, então considerar escabiose

TRATAMENTO

- Ver Tabela 103
- As lesões vesiculares e exsudativas muitas vezes exigem terapia com corticosteroides sistêmicos

- O envolvimento localizado (exceto na face) pode ser frequentemente tratado com agentes tópicos
- A dermatite de contato irritativa é tratada pela proteção contra o agente irritante e pelo uso de corticosteroides tópicos, como na dermatite atópica

Medidas locais

- Dermatite exsudativa aguda
  - As compressas são usadas com mais frequência
  - As loções com calamina ou amido podem ser usadas entre compressas úmidas, especialmente para áreas intertriginosas ou quando a exsudação não for intensa
  - As lesões nas extremidades podem ser enfaixadas com compressas úmidas por 30-60 minutos, várias vezes ao dia
  - Os corticosteroides tópicos de alta potência em forma de gel ou creme (fluocinonida, clobetasol ou halobetasol) podem ajudar a suprimir a dermatite de contato aguda e aliviar o prurido
  - Então, diminuir o número de aplicações por dia ou usar um corticosteroide de média potência como o creme de triancinolona a 0,1% para prevenir o rebote da dermatite
  - Uma formulação para o alívio é acetonido de triancinolona a 0,1% em loção de Sarna (0,5% de cânfora, 0,5% de mentol, 0,5% de fenol)
- Dermatite subaguda (em resolução)
  - Os corticosteroides de potência média (triancinolona a 0,1%) a alta (amcinonida, fluocinonida, desoximetasona) são a base da terapia
- Dermatite crônica (seca e liquenificada)
  - Os corticosteroides de potência alta ou superpotência são usados em forma de pomada

Terapia sistêmica

- Para casos graves agudos, prescrever prednisona oral por 12-21 dias
- Prednisona, 60 mg por 4-7 dias, 40 mg por 4-7 dias, e 20 mg por 4-7 dias, sem diminuição adicional é um regime útil, ou prescrever 78 comprimidos de 5 mg para serem tomados 12 no primeiro dia, 11 no segundo dia e assim por diante
- O fundamental é usar corticosteroide suficiente (e tão logo quanto possível) para alcançar um efeito clínico e diminuir lentamente o suficiente para evitar o rebote
- A apresentação de metilprednisolona com 5 dias de medicação é imprópria para ambas as situações

DESFECHOS

PROGNÓSTICO

- Autolimitada se a reexposição for evitada, mas frequentemente são necessárias de 2-3 semanas para a resolução completa

CASOS DE ENCAMINHAMENTO

- Casos de dermatite de contato alérgica ocupacional devem ser encaminhados a um dermatologista

PREVENÇÃO

- A remoção imediata e completa dos alérgenos, mediante lavagem com água ou solventes ou outros agentes químicos, pode ser efetiva logo após a exposição à hera ou ao toxicodendro
- Vários cremes de barreira oferecem alguma proteção, se aplicados antes da exposição, para pacientes em risco alto de dermatite por hera ou toxicodendro
- O creme de iodoquinol pode beneficiar os pacientes alérgicos ao níquel
- A ingestão do antígeno rhus tem valor clínico limitado na indução da tolerância
- O fundamental para a prevenção é identificar os agentes causadores da dermatite e evitar a exposição ou usar roupa e luvas de proteção

EVIDÊNCIAS

DIRETRIZES CLÍNICAS

- Bourke J et al. Guidelines for care of contact dermatitis. Br J Dermatol. 2001; 145:877. [PMID: 11899139]

ENDEREÇO ELETRÔNICO

- American Academy of Dermatology

INFORMAÇÕES PARA OS PACIENTES

- Mayo Clinic: Dermatitis
- MedlinePlus: Contact Dermatitis

REFERÊNCIAS

- Craig K et al. What is the best duration of steroid therapy for contact dermatitis (rhus)? J Fam Pract. 2006 Feb; 55(2):166-7. [PMID: 16451787]
- Mark BJ et al. Allergic contact dermatitis. Med Clin North Am. 2006 Jan; 90(1):169-85. [PMID: 16310529]

Dermatite Seborreica

CARACTERÍSTICAS PRINCIPAIS

- Uma dermatite papuloescamosa aguda ou crônica que frequentemente coexiste com psoríase
- A tendência é de recidivas durante a vida, com as erupções durando semanas, meses ou anos

ACHADOS CLÍNICOS

- Escamas oleosas e eritema subjacente
- Couro cabeludo, região central da face, pré-esternal, áreas interescapulares, umbigo e pregas corporais
- Elas ocorrem em partes do corpo expostas ao sol, em pessoas de pele clara
- Diagnóstico diferencial
  - Psoríase
  - Dermatite atópica (eczema)
  - Tínea da cabeça
  - Dermatite de contato
  - Pitiríase versicolor
  - Pitiríase rósea

DIAGNÓSTICO

- Clínico

TRATAMENTO

Couro cabeludo
- Xampus que contenham piritiona de zinco ou selênio, diariamente
- Estes podem ser alternados com xampu de cetoconazol (1% ou 2%), usado 2x/semana
- Xampus de alcatrão
- Soluções ou loções tópicas de corticosteroides, 2x/dia

Facial
- Um corticosteroide leve (hidrocortisona a 1%, alclometasona, desonida) usado intermitentemente e não perto dos olhos
- Adicionar cetoconazol creme a 2%, 2x/dia, se não for obtido controle com o uso de corticosteroide tópico intermitente
- O tacrolimus (Protopic) e o pimecrolimus (Elidel) tópicos são alternativas ao uso do esteroide
  - Usar somente quando os outros agentes forem ineficazes
  - Usar em uma área limitada por um período curto
  - Evitar esses agentes em pacientes com imunossupressão conhecida, infecção por HIV, transplante de medula óssea e órgãos, linfoma, em risco alto para linfoma e naqueles com uma história prévia de linfoma

Áreas não pilosas e intertriginosas
- Creme a 1% ou 2,5% de hidrocortisona, desonida ou dipropionato de alclometasona 2x/semana para manutenção
- O creme de cetoconazol pode ser adicionado
- Tacrolimus ou pimecrolimus

Derrame Pericárdico

CARACTERÍSTICAS PRINCIPAIS

- O derrame pericárdico pode surgir a partir de qualquer forma de pericardite
- O desenvolvimento lento de derrames volumosos pode não produzir quaisquer efeitos hemodinâmicos
- O aparecimento rápido de derrames menores pode causar tamponamento cardíaco (pressão intrapericárdica elevada que restringe o retorno venoso e o enchimento ventricular), levando a choque e morte

ACHADOS CLÍNICOS

- Presença de dor em caso de pericardite inflamatória aguda; frequentemente, os derrames neoplásicos e urêmicos são indolores
- Dispneia e tosse, sobretudo com tamponamento
- Outros sintomas refletem a doença primária
- Pode haver atrito pericárdico (mesmo com derrames amplos)
- É comum a ocorrência de pulso paradoxal (declínio > 10 mmHg na pressão sistólica durante a inspiração)
- Aspectos característicos do tamponamento
  - Taquicardia
  - Taquipneia
  - Pressão de pulso estreita
  - Pressão sistólica preservada
- Aumento da pressão venosa central, edema ou ascite em processos crônicos
- Hipotensão, pulso paradoxal e pressão venosa jugular elevada são, sem exceção, sinais importantes

DIAGNÓSTICO

- ECG
  - Com frequência, esse exame revela alterações inespecíficas da onda T e baixa voltagem do complexo QRS
  - A alternância elétrica é um registro patognomônico, mas incomum
- Radiografia torácica: silhueta cardíaca normal ou aumentada com configuração globular
- Ecocardiografia
  - Principal modalidade diagnóstica
  - Capaz de diferenciar o derrame decorrente de insuficiência cardíaca congestiva
- A pericardiocentese ou a biópsia diagnóstica são frequentemente indicadas para estudos microbiológicos e citológicos
- O rendimento da punção pericárdica diagnóstica é baixo

TRATAMENTO

- Pequenos derrames podem ser submetidos a acompanhamento clínico e ecocardiográfico
- Em casos de tamponamento, há necessidade de pericardiocentese de urgência
- Talvez seja necessária a realização de pericardiectomia parcial para derrame recorrente em doença neoplásica e uremia, seja por cirurgia torácica videoassistida ou toracotomia
- Terapia adicional (p. ex., diálise) para a doença primária

Derrame Pleural

CARACTERÍSTICAS PRINCIPAIS

PRINCÍPIOS BÁSICOS DO DIAGNÓSTICO
- Pode ser assintomático
- Dor torácica observada no contexto de pleurite, traumatismo ou infecção
- É comum a presença de dispneia em derrames amplos
- Macicez à percussão e ruídos respiratórios diminuídos sobre o derrame
- Evidência radiográfica de derrame pleural
- Achados diagnósticos na toracocentese

CONSIDERAÇÕES GERAIS
- O líquido pleural é produzido a uma taxa de 0,01 mL/kg de peso corporal/hora; o volume normal no espaço pleural é de 5-15 mL
- Derrames **transudativos** (ver Exames Laboratoriais) ocorrem na ausência de doença pleural; 90% dos casos originam-se de insuficiência cardíaca congestiva

- Derrames **exsudativos** são mais comumente atribuídos à pneumonia (derrames parapneumônicos) e malignidade (derrames malignos)
- A análise do líquido pleural permite a identificação do processo fisiopatológico indutor do acúmulo desse líquido
  - Produção elevada por aumento da pressão hidrostática ou queda da pressão oncótica (transudatos)
  - Aumento da produção induzido por permeabilidade capilar anormal (exsudatos)
  - Depuração linfática reduzida do líquido (exsudatos)
  - Infecção no espaço pleural (empiema)
  - Sangramento no espaço pleural (hemotórax)
- O diagnóstico definitivo é obtido por meio de citologia ou identificação do microrganismo causal em 25% dos casos
- Em 50-60% dos casos, a classificação do derrame leva ao diagnóstico presuntivo

ACHADOS CLÍNICOS

SINAIS E SINTOMAS

- Dispneia, tosse ou dor torácica durante os movimentos respiratórios
- Os sintomas são mais comuns em pacientes com doença cardiopulmonar subjacente
- É mais provável que os derrames volumosos sejam sintomáticos
- Ruídos respiratórios brônquicos e egofonia* acima do derrame são causados por atelectasia compressiva
- Derrames maciços podem causar desvio contralateral da traqueia e abaulamento dos espaços intercostais
- A presença de atrito pleural indica infarto ou pleurite

DIAGNÓSTICO DIFERENCIAL

- Atelectasia
- Espessamento pleural crônico
- Consolidação lobar
- Processo subdiafragmático
- Tabela 136

---

* N. de T. Som nasal. Modificação no timbre de voz, que se torna anasalada, com sons interrompidos de forma intermitente, como o balido da cabra, observada em algumas afecções do pulmão, mediante ausculta (Fonte: Padmed).

DIAGNÓSTICO

EXAMES LABORATORIAIS

- Ver Tabela 137
- O líquido pleural deve ser enviado para análise de
  - Proteína
  - Glicose
  - Lactato desidrogenase (LDH)
  - Contagem de células
  - Coloração de Gram
  - Cultura
- Líquido macroscopicamente purulento significa empiema; a coloração de Gram e a realização de cultura são exames confirmatórios
- Os **exsudatos** apresentam uma das seguintes características
  - Relação de proteína no líquido pleural:soro > 0,5
  - Relação da LDH no líquido pleural:soro > 0,6
  - LDH do líquido pleural mais de dois terços do limite superior da LDH sérica normal
- Os **transudatos** não possuem nenhuma dessas características
- O **hemotórax** é definido como uma relação de hematócrito no líquido pleural:sangue periférico > 0,5
- Níveis elevados de amilase no líquido pleural são sugestivos de
  - Pancreatite
  - Pseudocisto pancreático
  - Adenocarcinoma de pulmão
  - Ruptura esofágica
- Um nível de triglicerídeos no líquido pleural > 100 mg/dL sugere ruptura do ducto torácico
- A citologia do líquido pleural tem sensibilidade de 50-65% para detecção de malignidade
- A repetição do exame citológico, acompanhado por toracoscopia ou cirurgia toracoscópica videoassistida, fica indicada em casos de alta suspeita e citologia negativa

DIAGNÓSTICO POR IMAGEM

- As radiografias torácicas podem detectar
  - 175-200 mL de líquido pleural em projeção frontal
  - 75-100 mL de líquido em projeção lateral
- A TC torácica é capaz de identificar 10 mL de líquido pleural
- Filmes radiográficos obtidos em decúbito lateral podem determinar a possibilidade de realização de toracocentese às cegas; para que esse procedimento seja feito com segurança, é imprescindível a observação de, no mínimo, 1 cm de líquido
- A ultrassonografia deve ser usada para orientar a toracocentese segura de pequenos derrames

PROCEDIMENTOS DIAGNÓSTICOS

- É recomendável a realização de toracocentese diagnóstica para qualquer derrame pleural recente sem causa aparente
- A biópsia pleural deve ser efetuada em casos sob suspeita de derrame tuberculoso
- A cultura do líquido pleural tem sensibilidade de 44% para derrame tuberculoso; a sensibilidade da cultura e do exame histológico do tecido pleural aumenta para 70-90%

TRATAMENTO

MEDICAÇÕES

- Antibióticos apropriados para infecções pleurais (ver Tabelas 34 e 35)

CIRURGIA

- Talvez haja necessidade de toracotomia na presença de hemotórax para controle de hemorragia, remoção de coágulo e tratamento de complicações
- Inserção de dreno de tórax (toracostomia por dreno)
  - Raramente indicada para transudatos
  - Pode ser útil em derrames malignos
  - Recomendada para alguns derrames parapneumônicos complicados e empiemas

PROCEDIMENTOS TERAPÊUTICOS

- A pleurodese envolve a aplicação de um irritante no espaço pleural para obliterá-lo pela produção de aderências; os efeitos colaterais são dor e febre; há necessidade de pré-medicação
  - A doxiciclina tem eficácia de 70-75%
  - O talco é 90% eficaz
  - Raramente indicada para transudatos
  - Utilizada, com frequência, para derrames malignos recorrentes
- Fibrinólise intrapleural
  - A estreptoquinase, 250.000 unidades, ou a uroquinase, 100.000 unidades, em 100 mL de solução salina fisiológica podem aumentar a drenagem do empiema ou dos derrames parapneumônicos complicados com loculações

Derrames transudativos

- O tratamento é direcionado para a causa subjacente

- A toracocentese terapêutica pode conferir apenas alívio transitório da dispneia
- A toracostomia por dreno e a pleurodese raramente são indicadas

Derrames malignos
- A terapia sistêmica pode tratar a malignidade subjacente
- A repetição da toracocentese ou a inserção de dreno de tórax (toracostomia por dreno) pode ser necessária como terapia local para aliviar os sintomas relacionados com o derrame propriamente dito
- A técnica de pleurodese pode diminuir o novo acúmulo de líquido
- A colocação de cateter pleural de demora (p. ex., Pleurex®) constitui uma estratégia alternativa
  - Facilita a drenagem domiciliar em pacientes ambulatoriais apropriados
  - Proporciona alívio e ao mesmo tempo evita a internação
  - Exibe taxa de pleurodese espontânea em torno de 40%

Derrames parapneumônicos
- Derrames simples (estéreis e de fluxo livre) desaparecem com o tratamento da pneumonia e não exigem drenagem
- É aconselhável a drenagem de derrames complicados via dreno de tórax se a análise do líquido revelar pH < 7,2 *ou* glicose < 60 mg/dL; a drenagem deve ser considerada em caso de pH 7,2-7,3 ou LDH > 1.000 mg/dL
- O empiema deve ser drenado via dreno de tórax

Hemotórax
- Em caso de hemotórax estável e de pequeno volume, é adequada a observação do paciente
- Todos os outros casos devem ser tratados com drenagem imediata via dreno de tórax de grosso calibre

DESFECHOS

SEGUIMENTO
- Radiografias torácicas seriadas para garantir a resolução

COMPLICAÇÕES
- Se o hemotórax não for eliminado, poderá ocorrer fibrotórax

PROGNÓSTICO
- Depende da causa do derrame

CASOS DE ENCAMINHAMENTO
- Derrames volumosos, derrames exsudativos e derrames transudativos complicados devem ser avaliados, sem exceção, com a assistência de um pneumologista

CASOS DE ADMISSÃO HOSPITALAR
- Internar para toracocentese de amplos volumes, colocação de dreno de tórax ou realização de biópsia pleural fechada complicada

EVIDÊNCIAS

DIRETRIZES CLÍNICAS
- Antunes G et al. BTS guidelines for the management of malignant pleural effusions. Thorax. 2003;58(Suppl 2):ii29. [PMID: 12728148]
- Maskell NA et al. BTS guidelines for the investigation of a unilateral pleural effusion in adults. Thorax. 2003;58(Suppl 2):ii8. [PMID: 12728146]

REFERÊNCIAS
- Colice GL et al. Medical and surgical treatment of parapneumonic effusions: an evidence-based guideline. Chest. 2000 Oct;118(4):1158-71. [PMID: 11035692]
- Shaw P et al. Pleurodesis for malignant pleural effusions. Cochrane Database Syst Rev. 2004;(1):CD002916. [PMID: 14973997]
- Yataco JC et al. Pleural effusions: evaluation and management. Cleve Clin J Med. 2005 Oct;72(10):854-6. [PMID: 16234684]

Derrames Pleurais, Pericárdicos & Peritoneais Malignos

CARACTERÍSTICAS PRINCIPAIS

- Dos derrames não diagnosticados em pacientes sem câncer conhecido, metade é maligna
- Os derrames malignos ocorrem nos espaços pleural, pericárdico e peritoneal
- Causados pelo envolvimento neoplásico direto da superfície serosa ou por obstrução da drenagem linfática

ACHADOS CLÍNICOS

- Pleural, pericárdico
  - Dor torácica
  - Respiração curta
  - Tosse
- Pericárdico
  - Hipotensão
  - Ruídos cardíacos abafados
- Peritoneal: Distensão abdominal

DIAGNÓSTICO

- Toracocentese, pericardiocentese ou paracentese; enviar fluido para
  - Citologia
  - Contagem de células e diferencial
  - Conteúdo proteico
  - Nível de lactato desidrogenase
- Os derrames malignos são geralmente sanguinolentos
- Os derrames quilosos ocorrem com obstrução do ducto torácico ou linfonodos mediastinais aumentados no linfoma
- Se a citologia pleural for negativa em duas ocasiões, mas a suspeita de tumor for alta, a biópsia pleural toracoscópica pode ser útil
- Diagnóstico diferencial
  - Insuficiência cardíaca congestiva
  - Embolia pulmonar
  - Trauma
  - Infecções
- Os derrames são uma complicação de alguns agentes quimioterápicos

TRATAMENTO

- O tratamento da malignidade subjacente é frequentemente ineficaz para aliviar os derrames
- **Pleural**: Os diuréticos são usados para minimizar o edema pulmonar de reexpansão depois da toracocentese
- Toracocentese isolada
  - Controla < 10% dos derrames pleurais
  - Pode ser útil junto com quimioterapia sistêmica
- Drenagem em selo d'água fechado com um dreno de tórax por 3-4 dias, seguida por quimioesclerose com talco, bleomicina ou mitoxantrona, se necessário
- O cateter de drenagem pleural de demora com uma válvula permite a drenagem domiciliar intermitente, mas somente para os pacientes com uma expectativa de vida limitada, porque o risco de infecção e o bloqueio reduzem a efetividade a longo prazo
- Derivação pleuroperitoneal
  - Ocasionalmente útil
  - Entretanto, o paciente deve bombear 100 vezes a derivação, 5x/dia
- Pleurectomia
  - Efetiva
  - Porém, taxa de complicação alta, sendo raramente feita
- **Pericárdico**

- Com janela ou desnudamento pericárdico, alcança-se um bom controle
- Também útil para a pericardite constritiva após radioterapia

■ **Peritoneal**
- Os diuréticos são usados no tratamento inicial dos derrames pequenos a moderados e como tratamento adjunto após paracentese de grande volume
- A quimioesclerose é menos útil na ascite maligna, embora algum sucesso tenha sido relatado com o uso de bleomicina, mitoxantrona, doxorrubicina, tiotepa e outros agentes

Diabetes Insípido

CARACTERÍSTICAS PRINCIPAIS

PRINCÍPIOS BÁSICOS DO DIAGNÓSTICO

- Poliúria (2-20 L/dia); polidipsia
- Gravidade específica da urina habitualmente < 1.006 durante a ingestão de líquidos à vontade
- Em outros aspectos, a urina está normal
- A vasopressina reduz o débito urinário, exceto no diabetes insípido (DI) nefrogênico

CONSIDERAÇÕES GERAIS

- Doença incomum, causada por uma deficiência ou resistência à vasopressina

Deficiência de vasopressina

- DI primário
  - Nenhuma lesão na RM da pituitária e do hipotálamo
  - Pode ser familiar ou idiopático
- DI secundário ao dano do hipotálamo ou eixo pituitário por
  - Tumor
  - Encefalopatia anóxica
  - Trauma cirúrgico ou acidental
  - Infecção (p. ex., encefalite, tuberculose, sífilis)
  - Sarcoidose
  - Granulomatose multifocal de células de Langerhans ("histiocitose X")
- As metástases na pituitária causam mais DI do que os adenomas pituitários (33% contra 1%)
- O DI induzido pela vasopressinase pode ocorrer no último trimestre da gravidez e após o parto, frequentemente associado a oligodrâmnios, pré-eclâmpsia ou disfunção hepática

DI "nefrogênico"

- Devido a um defeito nos túbulos renais, que interfere com a reabsorção da água
- A poliúria não responde à vasopressina e os pacientes têm secreção normal de vasopressina
- O DI nefrogênico congênito
  - Está ligado ao X
  - Está presente desde o nascimento
  - É causado pela expressão defeituosa dos receptores V2 de vasopressina renal ou canais de água sensíveis à vasopressina
- A forma adquirida é menos grave e vista em casos de
  - Pielonefrite
  - Amiloidose
  - Mieloma múltiplo
  - Hipocalemia
  - Síndrome de Sjögren
  - Anemia falciforme
  - Hipercalcemia
  - Recuperação da necrose tubular aguda
- Pode ser causado por fármacos
  - Corticosteroides
  - Diuréticos
  - Demeclociclina
  - Tetraciclina
  - Lítio
  - Foscarnet
  - Meticilina

ASPECTOS DEMOGRÁFICOS

- No DI central autossômico dominante familiar, os sintomas começam aproximadamente aos 2 anos de idade

ACHADOS CLÍNICOS

SINAIS E SINTOMAS

- Sede intensa, especialmente de água gelada
- Poliúria
- 2 a 20 L de líquidos ingeridos diariamente, com volumes correspondentes de urina
- Embora a maioria dos pacientes mantenha o equilíbrio de líquidos, a desidratação e a hipernatremia ocorrem se os pacientes forem incapazes de beber ou se o centro hipotalâmico da sede estiver prejudicado por choque, anoxia ou tumor
- O DI parcial se apresenta com sintomas menos intensos e deve ser considerado se houver enurese constante
- Síndrome de Wolfram
  - O DI pode ocorrer nesse distúrbio autossômico recessivo raro
  - Também conhecido pelo acrônimo DIDMOAD (diabetes insípido, diabetes melito tipo 1, atrofia do nervo óptico e surdez)
  - As manifestações geralmente se apresentam na infância, mas podem não ocorrer até a idade adulta, junto com depressão e problemas cognitivos

DIAGNÓSTICO DIFERENCIAL

- DI central *versus* nefrogênico
- Diurese osmótica como, por exemplo, no diabetes melito
- Poliúria por síndrome de Cushing, corticosteroides ou lítio
- Ingestão excessiva de líquidos
  - Iatrogênico (líquidos IV)
  - Polidipsia psicogênica

DIAGNÓSTICO

EXAMES LABORATORIAIS

- Coleta de urina de 24 horas para medir volume (<2 L/dia descarta DI), creatinina (para assegurar a coleta precisa e para avaliar a depuração da creatinina)
- Nível sérico da osmolalidade, glicose, potássio (a hipocalemia causa poliúria), sódio, ácido úrico
- EQU: gravidade específica baixa, mas o restante está normal; nenhuma glicosúria
- A osmolalidade sérica é maior do que a osmolalidade urinária
- Hipernatremia, se o acesso à água for restringido, ou se o centro hipotalâmico da sede for danificado
- No DI nefrogênico, a vasopressina sérica está alta durante a restrição modesta de líquidos
- A hiperuricemia implica DI central
- "Teste de desafio com vasopressina" se houver suspeita de DI central
  - Acetato de desmopressina, 0,05-0,1 mL (5-10 μg) via intranasal ou 1 μg SC ou IV, com a medida do volume de urina de 12 horas anteriores e 12 horas depois da administração
  - Obter sódio sérico imediatamente, se houver sintomas de hiponatremia
  - Os pacientes com DI central notam a redução na sede e na poliúria
  - O sódio sérico permanece normal, exceto em algumas condições de perda de sal
  - Se a resposta for marginal, a dosagem da desmopressina é dobrada

DIAGNÓSTICO POR IMAGEM

- No DI central não familiar, RM da pituitária e do hipotálamo para excluir lesões de massa

PROCEDIMENTOS DIAGNÓSTICOS

- O diagnóstico de DI como causa de poliúria ou hipernatremia exige principalmente julgamento clínico

TRATAMENTO

MEDICAÇÕES

- Os casos leves precisam apenas de ingestão adequada de líquidos
- A redução dos fatores agravantes (p. ex., corticosteroides) melhora a poliúria
- A desmopressina é o tratamento de escolha para o DI central ou o DI da gravidez ou após o parto
  - Intranasal
    - Iniciar com 0,05-0,1 mL (solução de 100 μg/mL) a cada 12-24 h
    - Então individualizar de acordo com a sede e a poliúria
    - Pode causar sinusite
  - Parenteral: a dose é de 1-4 μg IV, IM ou SC a cada 12-24 h se necessário em caso de sede ou hipernatremia
  - Oral
    - Disponível como comprimidos de 0,1 e 0,2 mg, administrados em uma dose inicial de 0,05 mg 2x/dia e aumentados até um máximo de 0,4 mg a cada 8 h se for preciso
    - Particularmente útil para os pacientes com sinusite por causa da preparação nasal
    - Podem ocorrer aumentos leves nas enzimas hepáticas, sintomas gastrintestinais e astenia
- A hiponatremia é incomum se as doses efetivas mínimas forem usadas e uma sede ocasional for permitida
- DI central e nefrogênico: hidroclorotiazida 50-100 mg/dia (com suplemento de potássio ou amilorida) produz uma resposta parcial
- DI nefrogênico: indometacina, 50 mg VO a cada 8 h, ou a combinação de indometacina com hidroclorotiazida, indometacina com desmopressina, ou indometacina com amilorida
- Psicoterapia para os pacientes com problemas de ingestão compulsiva de água; se a terapia com fármacos for necessária, a tioridazina e o lítio devem ser evitados porque causam poliúria

DESFECHOS

COMPLICAÇÕES

- Sem água, o débito urinário excessivo leva à desidratação grave
- Os pacientes com mecanismo da sede prejudicado estão propensos à hipernatremia, particularmente quando um estado mental prejudicado fizer com que se esqueçam de tomar a desmopressina
- Com a terapia por acetato de desmopressina, existe um risco de intoxicação com água
- A desmopressina pode causar irritação nasal, sinusite, agitação, eritromelalgia

PROGNÓSTICO

- O DI central crônico é mais uma inconveniência do que uma condição médica ruim
- O tratamento com desmopressina permite sono e atividade normais
- O DI central que aparece depois da cirurgia pituitária geralmente desaparece dentro de dias a semanas, mas pode ser permanente se o eixo pituitário superior for cortado
- O DI central fica transitoriamente pior pelos corticosteroides em doses altas, com frequência dados no perioperatório
- Pode ocorrer hipernatremia, sobretudo quando o centro da sede for danificado
- O DI central por si não reduz a expectativa de vida se o centro hipotalâmico da sede estiver intacto. O prognóstico é o do distúrbio subjacente

EVIDÊNCIAS

DIRETRIZES CLÍNICAS

- Singer PA et al. Postoperative endocrine management of pituitary tumors. Neurosurg Clin North Am. 2003;14:123. [PMID: 12690984]

ENDEREÇOS ELETRÔNICOS

- Diabetes Insipidus Foundation
- MedlinePlus – Diabetes insipidus
- Nephrogenic Diabetes Insipidus Foundation

INFORMAÇÕES PARA OS PACIENTES

- Mayo Clinic – Diabetes insipidus
- MedlinePlus – Diabetes insipidus
- NIDOK/NIH – Diabetes insipidus

REFERÊNCIAS

- Smith CJA et al. Phenotype-genotype correlations in a series of Wolfram syndrome families. Diabetes Care. 2004 Aug;27(8):2003-9. [PMID: 15277431]
- Verbalis JG. Disorders of body water homeostasis. Best Pract Res Clin Endocrinol Metab. 2003 Dec;17(4):471-503. [PMID: 14687585]

Diabetes Melito Gestacional

CARACTERÍSTICAS PRINCIPAIS

PRINCÍPIOS BÁSICOS DO DIAGNÓSTICO

- A euglicemia deve ser estabelecida antes da gravidez
- Os valores em jejum e pré-prandial da glicose são mais baixos durante a gravidez, tanto em mulheres diabéticas quanto não diabéticas
- Durante a gravidez, a euglicemia é de 60-80 mg/dL em jejum e 30-45 minutos antes das refeições e < 120 mg/dL 2 horas depois das refeições
- Pelo menos dois valores anormais em um teste de tolerância à glicose (TTG) de 3 horas

CONSIDERAÇÕES GERAIS

- A gravidez é um estado natural de resistência à insulina pelo lactogênio placentário e pelos elevados níveis circulantes de estrogênios e progesterona
- Dependendo da população rastreada, uma proporção significativa pode evidenciar intolerância à glicose, o que pode ter implicações no desfecho fetal adverso
- Os diabéticos tipo 1 expressam haplótipos particulares de HLA, com anticorpos anticélulas das ilhotas
- Os diabéticos tipo 2 têm um risco mínimo de cetoacidose

ASPECTOS DEMOGRÁFICOS

- Em risco mais alto estão as mulheres de origem hispânica, afro-americanas, americanas nativas, asiáticas, das Ilhas do Pacífico ou indígenas australianas
- História prévia de diabetes gestacional
- História prévia de desfecho adverso na gravidez
- Parente de primeiro grau com diabetes melito
- Índice de massa corporal ≥ 30

ACHADOS CLÍNICOS

SINAIS E SINTOMAS

- Poliúria e sede
- Fraqueza ou fadiga
- Visão borrada recorrente
- Macrossomia
- Polidrâmnio
- Frequentemente assintomático

DIAGNÓSTICO DIFERENCIAL

- Fármacos: corticosteroides, tiazídicos, tacrolimus

- Diabetes insípido
- Polidipsia psicogênica
- Glicosúria não diabética (benigna)

DIAGNÓSTICO

EXAMES LABORATORIAIS
- Ver Tabela 98
- O objetivo no controle glicêmico durante a gravidez é a euglicemia de 60-80 mg/dL em jejum e 30-45 minutos antes das refeições e < 120 mg/dL 2 horas depois das refeições
- Os níveis de hemoglobina glicosilada ajudam a determinar a qualidade do controle da glicose tanto antes quanto durante a gravidez
- O teste de desafio com glicose é feito entre 24-28 semanas, com 50 g de glicose oral e amostra venosa 1 hora mais tarde
- Um valor de corte de 130 mg/dL ou mais alto exige seguimento com TTG em 3 horas
- Os valores normais para o teste de desafio com glicose são glicemia de jejum ≤ 95 mg/dL; 1 h ≤ 180 mg/dL; 2 h ≤ 155 mg/dL; 3 h ≤ 140 mg/dL
- Dois ou mais valores anormais são necessários para o diagnóstico de diabetes gestacional

TRATAMENTO

MEDICAÇÕES

Antes da gravidez
- Insulina subcutânea em um regime de doses divididas, com frequentes ajustes de dosagem
- As pacientes em uso de alguns agentes orais antes da gestação devem ter a medicação trocada para insulina, mas a gliburida pode ser segura e efetiva na gravidez

Durante a gravidez
- 15% das pacientes com diabetes gestacional precisam de insulina durante a gravidez
- Terapia dietética com 1.800-2.200 kcal/dia
- Terapia de insulina para glicemia de jejum persistentemente ≥ 90 mg/dL ou valores pós-prandiais de 2 h ≥ 120 mg/dL
- A gliburida pode ser segura e efetiva na gravidez
- A terapia contínua com bomba de insulina é muito útil no diabetes melito tipo 1

CIRURGIA
- As cesarianas são feitas por indicações obstétricas

PROCEDIMENTOS TERAPÊUTICOS
- O risco de perda fetal no terceiro trimestre (natimortalidade) e morte neonatal aumenta com o nível da hiperglicemia. Portanto, as mulheres grávidas com diabetes devem fazer testes fetais regularmente (testagem sem estresse, testagem de estresse à contração, perfil biofísico) durante o terceiro trimestre
- **Momento do parto**
  - Ditado pela qualidade do controle diabético, pela presença ou ausência de complicações clínicas e pela condição fetal
  - A meta é alcançar 39 semanas (38 semanas completas) e então realizar o parto
  - A confirmação da maturidade pulmonar é necessária somente para o parto antes das 39 semanas

DESFECHOS

SEGUIMENTO
- As pacientes devem ser avaliadas 6-8 semanas após o parto com um TTG oral (carga de glicose de 75 g) em 2 horas
- Depois do parto, a dosagem de insulina precisa ser ajustada aos níveis pré-gravídicos

COMPLICAÇÕES
- Os bebês de mães diabéticas têm risco de macrossomia
- As anomalias congênitas resultam da hiperglicemia durante as primeiras 4-8 semanas da gravidez. Elas ocorrem em 4-10% das gestações diabéticas (duas a três vezes a taxa nas gestações não diabéticas)
- A euglicemia nas semanas iniciais da gravidez, quando a organogênese está ocorrendo, reduz a taxa de anomalias para níveis próximos dos normais. Mesmo assim, como a euglicemia não é consistentemente alcançada, as anomalias congênitas são a causa principal das mortes fetais perinatais nas gestações diabéticas
- Hidrâmnio, pré-eclâmpsia-eclâmpsia, infecções e prematuridade estão aumentados, mesmo nas gestações diabéticas cuidadosamente manejadas

PROGNÓSTICO
- A gravidez não parece alterar as consequências a longo prazo do diabetes, mas a retinopatia e a nefropatia podem aparecer primeiro ou ficam piores durante a gravidez

CASOS DE ENCAMINHAMENTO
- Todas as mulheres com diabetes devem receber manejo pré-gravídico de profissionais experientes em diabetes gestacional

CASOS DE ADMISSÃO HOSPITALAR
- Falha no manejo ambulatorial intensivo da hipoglicemia ou da hiperglicemia
- Diagnóstico de cetoacidose
- Complicação importante da gravidez

PREVENÇÃO
- Os níveis pré-gravídicos da HbA_{1c} < 7% devem ser alcançados para reduzir a incidência de anomalias congênitas

EVIDÊNCIAS

DIRETRIZES CLÍNICAS
- American Academy of Family Physicians
- National Guideline Clearinghouse – American Diabetes Association, 2004 – US Preventive Services Task Force, 2003

ENDEREÇOS ELETRÔNICOS
- American Academy of Family Physicians
- American Diabetes Association

INFORMAÇÕES PARA OS PACIENTES
- American Academy of Family Physicians
- American Diabetes Association
- National Institute of Child Health and Human Development
- Patient Information for Obstetrics and Gynecology

REFERÊNCIAS
- ACOG Practice Bulletin. Clinical Management Guidelines for Obstetrician-Gynecologists. Number 60, March 2005. Pregestational diabetes mellitus. Obstet Gynecol. 2005 Mar; 105(3):675-85. [PMID: 15738045]
- Crowther CA et al; Australian Carbohydrate Intolerance Study in Pregnant Women (ACHOIS) Trial Group. Effect of treatment of gestational diabetes mellitus on pregnancy outcomes. N Engl J Med. 2005 Jun 16;352(24):2477-86. [PMID: 15951574]
- Langer O et al. A comparison of glyburide and insulin in women with gestational diabetes mellitus. N Engl J Med. 2000 Oct 19;343(16):1134-8. [PMID: 11036118]

Diabetes Melito Tipo 1

CARACTERÍSTICAS PRINCIPAIS

PRINCÍPIOS BÁSICOS DO DIAGNÓSTICO
- Poliúria, polidipsia e perda de peso associadas a glicose plasmática aleatória ≥ 200 mg/dL
- Glicose plasmática ≥ 126 mg/dL depois de um jejum noturno, documentada em mais de uma ocasião
- Cetonemia, cetonúria ou ambas

CONSIDERAÇÕES GERAIS
- Causado pela destruição das células B das ilhotas pancreáticas
- A destruição é mediada pela imunidade em > 90% dos casos, e idiopática no restante
- Aproximadamente 95% dos pacientes do tipo 1 possuem HLA-DR3 ou HLA-DR4 em comparação com 45-50% nos controles brancos. O HLA-DQBl*0302 é um marcador até mais específico para a suscetibilidade
- Até 85% são positivos para anticorpos contra as células das ilhotas, descarboxilase do ácido antiglutâmico (DAG) e anticorpos anti-insulina e anti-ICA 512 (fosfatase da tirosina) no diagnóstico
- A taxa de destruição das células B pancreáticas varia de rápida a lenta
- Propensão à cetoacidose
- Peptídeo C sérico negativo em 1-5 anos depois do diagnóstico; o glucagon plasmático está elevado

ASPECTOS DEMOGRÁFICOS
- Ocorre principalmente em jovens de 10-14 anos, mas pode ocorrer em adultos, sobretudo quando a hiperglicemia aparecer primeiro no não obeso ou no idoso
- Incidência
  - Mais alta na Escandinávia
  - Na Finlândia, a incidência anual por 100.000 em 10-14 anos é de 37
  - A incidência mais baixa é de < 1 por 100.000 por ano na China e em partes da América do Sul
  - Nos Estados Unidos, a média é de 15 por 100.000
  - As incidências são mais altas nos estados densamente povoados com pessoas de ascendência escandinava, como Minnesota
  - A incidência global está crescendo, com um aumento anual de ~3%
- Estima-se que 18,2 milhões de americanos tenham diabetes melito, dos quais 1 milhão teriam diabetes tipo 1

ACHADOS CLÍNICOS

SINAIS E SINTOMAS
- Sede aumentada (polidipsia)
- Micção aumentada (poliúria)
- Apetite aumentado (polifagia) com perda de peso
- Cetoacidose
- Parestesias
- Visão borrada recorrente
- Vulvovaginite ou prurido
- Enurese noturna
- Hipotensão postural por volume plasmático diminuído

DIAGNÓSTICO DIFERENCIAL
- Diabetes tipo 2
- Hiperglicemia resultante de outras causas (corticosteroides, síndrome de Cushing, glucagonoma, acromegalia, feocromocitoma, pentamidina)
- Acidose metabólica por outras causas (cetoacidose alcoólica)
- Glicosúria não diabética (glicosúria renal)

DIAGNÓSTICO

EXAMES LABORATORIAIS
- Glicose plasmática de jejum > 126 mg/dL ou > 200 mg/dL em 2 horas depois de carga de glicose (Tabela 57)
- Cetonemia, cetonúria ou ambas
- Glicosúria (Clinistix, Diastix)
- Cetonúria (Acetest, Ketostix)
- A hemoglobina glicosilada (hemoglobina A_{1c}) reflete o controle glicêmico nas 8-12 semanas precedentes
- Frutosamina sérica
  - Reflete o controle glicêmico nas 2 semanas anteriores
  - Útil na presença de hemoglobinas anormais ou para averiguar o controle glicêmico no momento da concepção em mulheres diabéticas
- Anormalidades das lipoproteínas; ao contrário do diabetes tipo 2, o controle moderadamente deficiente da hiperglicemia no diabetes tipo 1 está associado a uma elevação apenas leve do colesterol de lipoproteínas de baixa densidade (LDL) e dos triglicerídeos séricos, e alteração mínima no colesterol de lipoproteínas de alta densidade (HDL)

TRATAMENTO

MEDICAÇÕES
- Tabelas 59 e 60
- Insulina regular (uma concentração de 500 U está disponível para uso em pacientes muito resistentes)
- Análogos da insulina de ação rápida: insulina lispro, insulina aspart, insulina glulisina
- Insulina purificada de ação intermediária: Protamina neutra Hagedorn (NPH)
- Insulinas pré-misturadas
  - 70% NPH/30% regular (insulina 70/30)
  - 50% NPH/50% regular (insulina 50/50)
  - 70% insulina lispro protamina/30% insulina lispro (Humalog Mix 75/25)
  - 50% insulina lispro protamina/30% insulina lispro (Humalog Mix 50/50)
  - 70% insulina protamina aspart/30% insulina aspart (Novolog Mix 70/30)
- Insulinas purificadas de longa ação: insulina glargina, insulina detemir
- Insulina inalada (a embalagem de 1 mg ou de 3 mg inaláveis equivale a 3 unidades por via subcutânea)
- Pramlintide (análogo do polipeptídeo amiloide da ilhota)

CIRURGIA
- Infundir durante a cirurgia e no período pós-operatório imediato: D5 com soro a 0,9% com 20 mEq KCl IV a 100-200 mL/h. Infundir insulina humana regular (25 U/250 mL de soro a 0,9%) IV a 1-3 U/h
- Monitorar a glicose sanguínea de hora em hora e ajustar a infusão para níveis de glicose de 100-190 mg/dL
- Os pacientes que recebem transplantes simultâneos de pâncreas e rim têm 85% de chance de sobrevida do enxerto pancreático e 92% de chance de sobrevida do enxerto renal depois de 1 ano. O transplante solitário do pâncreas fica reservado apenas para instabilidade metabólica recorrente potencialmente fatal
- O transplante de ilhota é minimamente invasivo (faltam dados sobre a eficácia a longo prazo); a aplicação é limitada pela necessidade de doadores múltiplos; potente imunoterapia a longo prazo; declínio na secreção da insulina com o tempo

PROCEDIMENTOS TERAPÊUTICOS
- Dieta saudável eucalórica. Limitar o colesterol a 300 mg por dia e as proteínas para 10% das calorias totais
- Tratar a microalbuminúria com inibidor da enzima conversora da angiotensina (ECA) I para retardar a nefropatia diabética
- Tratar a hipertensão e a hiperlipidemia (reduzir o LDL para < 100 mg/dL)

- Há tentativas de se prolongar a remissão clínica parcial ("lua de mel") com o uso de fármacos que podem induzir a tolerância imune

DESFECHOS

SEGUIMENTO

- O controle glicêmico da HbA_{1c} para não mais do que 2% acima dos limites superiores da normalidade causa uma redução de 60% no risco de retinopatia diabética, nefropatia e neuropatia

COMPLICAÇÕES

- Cetoacidose diabética
- Hipoglicemia e percepção prejudicada da hipoglicemia
- Retinopatia diabética, cataratas
- Nefropatia
- Neuropatia
- Aterotrombose diabética (doença arterial coronariana, doença vascular periférica)
- Lipodistrofia nos locais de injeção

PROGNÓSTICO

- O estudo Diabetes Control and Complications Trial (DCCT) mostrou que o prognóstico ruim para 40% dos pacientes com diabetes tipo 1 melhora notavelmente com cuidados ideais
- Os pacientes podem ter uma vida completa
- O controle rígido (HbA_{1c} média 7,2%, normal: < 6%) no DCCT estava associado a um risco três vezes maior de hipoglicemia grave, bem como a um maior ganho de peso. Entretanto, nenhuma morte ocorreu por causa de hipoglicemia, e nenhuma evidência de dano cognitivo pós-hipoglicêmico foi detectada
- Insuficiência renal subsequente predita por microalbuminúria > 30 μg/min na coleta de urina noturna. O risco é reduzido pelo tratamento com ECA-I

CASOS DE ENCAMINHAMENTO

- A abordagem educacional multidisciplinar é fundamental. Incluir nutricionista
- Diabetes malcontrolado

CASOS DE ADMISSÃO HOSPITALAR

- Estado mental alterado
- Cetoacidose diabética
- Distúrbios marcados de volume
- Distúrbios marcados de eletrólitos
- Condições comórbidas instáveis

PREVENÇÃO

- Ácido acetilsalicílico (aspirina) 81-325 mg (com revestimento entérico) VO, diariamente, para reduzir o risco de aterotrombose diabética, sem aumentar o risco de sangramento do vítreo
- Orientações sobre higiene pessoal, em particular cuidados com os pés, a pele e os dentes
- Exame ocular diabético anual
- Treinamento do automanejo do paciente
- Automonitoração da glicose sanguínea
- Exercícios

EVIDÊNCIAS

DIRETRIZES CLÍNICAS

- American Association of Clinical Endocrinologists
- American Diabetes Association. Clinical practice recommendations. Diabetes Care. 2002;25(Suppl 1):S1.

ENDEREÇOS ELETRÔNICOS

- American Diabetes Association
- CDC Diabetes Public Health Resource
- Joslin Diabetes Center

INFORMAÇÕES PARA OS PACIENTES

- American Academy of Family Physicians: Diabetes: Type 1
- American Diabetes Association: Type 1 Diabetes
- NIH – National Diabetes Education Program
- Torpy JM et al. JAMA patient page: Type 1 Diabetes. JAMA. 2003; 290:2216. [PMID: 14570956]

REFERÊNCIAS

- American Diabetes Association: Standards of Medical Care in Diabetes. Diabetes Care. 2006;29:476. [PMID: 16482699]
- Daneman D. Type 1 diabetes. Lancet. 2006;367:847. [PMID: 16530579]
- Harris R et al. Screening adults for type 2 diabetes: a review of the evidence for the U.S. Preventive Services Task Force. Ann Intern Med. 2003;138:215. [PMID: 12558362]

Diabetes Melito Tipo 2

CARACTERÍSTICAS PRINCIPAIS

PRINCÍPIOS BÁSICOS DO DIAGNÓSTICO

- Tipicamente > 40 anos de idade
- Obesidade
- Poliúria e polidipsia
- A vaginite por *Candida* é às vezes uma manifestação inicial
- Frequentemente com pouco ou nenhum sintoma
- Depois de jejum noturno, glicose plasmática ≥ 126 mg/dL em mais de uma ocasião
- Depois de 75 g de glicose oral, os valores diagnósticos são ≥ 200 mg/dL 2 horas após
- Frequentemente associado a hipertensão, dislipidemia e aterosclerose

CONSIDERAÇÕES GERAIS

- A insulina endógena circulante é suficiente para evitar cetoacidose, mas inadequada para prevenir hiperglicemia por insensibilidade tecidual
- Influências genéticas fortes
- Prevalência da obesidade no diabetes melito tipo 2
  - 30% em chineses e japoneses
  - 60-70% em norte-americanos, europeus e africanos
  - Quase 100% nos índios Pima e nos ilhéus do Pacífico de Nauru ou Samoa
- Os potencializadores da resistência à insulina são o envelhecimento, o estilo de vida sedentário e a obesidade abdominal visceral
- A gordura abdominal, com uma relação anormalmente alta cintura-quadril, costuma estar associada à obesidade no diabetes tipo 2. Essa obesidade visceral se correlaciona com a resistência à insulina, enquanto a gordura subcutânea parece ter menor associação
- Tanto a resistência tecidual à insulina quanto a resposta prejudicada das células B à glicose são adicionalmente agravadas pelo aumento da hiperglicemia, e ambos os defeitos melhoram com a diminuição da hiperglicemia

ASPECTOS DEMOGRÁFICOS

- 17,2 milhões de americanos têm diabetes tipo 2
- Tradicionalmente ocorria em adultos de meia-idade, porém agora é encontrada com mais frequência em crianças e adolescentes
- Nenhuma predominância de sexo

ACHADOS CLÍNICOS

SINAIS E SINTOMAS

- Poliúria
- Sede aumentada (polidipsia)
- Fraqueza ou fadiga
- Visão borrada recorrente
- Vulvovaginite ou prurido
- Neuropatia periférica
- Frequentemente assintomático

DIAGNÓSTICO DIFERENCIAL

Hiperglicemia

- Endocrinopatias
  - Diabetes melito tipo 1
  - Síndrome de Cushing
  - Acromegalia
  - Feocromocitoma
  - Glucagonoma
  - Somatostinoma
- Fármacos
  - Corticosteroides
  - Tiazídicos
  - Fenitoína
  - Niacina
  - Contraceptivos orais
  - Pentamidina
- Insuficiência pancreática
  - Pancreatectomia subtotal
  - Pancreatite crônica
  - Hemocromatose ("diabetes de bronze")
  - Fibrose cística
  - Hemossiderose
- Outras
  - Diabetes gestacional
  - Cirrose
  - Síndrome de Schmidt (falência poliglandular: doença de Addison, tireoidite autoimune, diabetes)

Poliúria

- Diabetes insípido

Hipercalcemia

- Polidipsia psicogênica

Glicosúria não diabética (benigna)

- Genética
- Síndrome de Fanconi
- Insuficiência renal crônica
- Gravidez

DIAGNÓSTICO

EXAMES LABORATORIAIS

- Glicose plasmática de jejum $\geq$ 126 mg/dL ou $\geq$ 200 mg/dL em 2 horas depois de carga de glicose (Tabela 57)
- Glucosúria (Clinistix, Diastix)
- Cetonúria às vezes sem cetonemia (Acetest, Ketostix)
- A hemoglobina glicosilada (HbA_{1c}) reflete o controle glicêmico nas 8-12 semanas precedentes
- Frutosamina sérica
  - Reflete o controle glicêmico nas 2 semanas anteriores
  - Útil na presença de hemoglobinas anormais e para averiguar o controle glicêmico no momento da concepção em mulheres diabéticas
- As anormalidades das lipoproteínas em pessoas obesas com diabetes tipo 2 incluem
  - Triglicerídeos séricos altos (300-400 mg/dL)
  - Baixo colesterol de lipoproteína de alta densidade (HDL) (< 30 mg/dL)
  - Uma alteração qualitativa nas partículas de lipoproteína de densidade baixa (LDL)
- Essas anormalidades diferem do diabetes tipo 1, que está associado a uma elevação apenas leve do colesterol LDL e dos triglicerídeos séricos e mínima alteração no colesterol HDL

TRATAMENTO

MEDICAÇÕES

- Tabelas 58 e 59
- Fármacos que estimulam a secreção de insulina
  - Sulfonilureias
  - Análogos da meglitinida
  - Derivado da D-fenilalanina
- Fármacos que alteram a ação da insulina
  - Metformina
  - Tiazolidinedionas
- Fármacos que afetam principalmente a absorção da glicose: inibidores da α-glucosidase
- Fármacos que imitam o efeito da incretina: exenatida, sitagliptina
- Outros: pramlintide (análogo do polipeptídeo amiloide da ilhota)
- Insulina: indicada para pessoas com diabetes tipo 2 com insulinopenia e hiperglicemia que não responde à dieta e aos agentes hipoglicemiantes orais
- A insulina pré-prandial de ação rápida mais a reposição da insulina basal com uma insulina de ação intermediária ou longa é usada para atingir o controle aceitável da glicose sanguínea (Tabela 59)
- Agentes orais combinados: várias combinações farmacológicas de tiazolidinedionas com metformina ou sulfonilureias; as sulfonilureias com metformina estão disponíveis, mas isso limita o ajuste da dose ideal dos fármacos individualmente

ABORDAGEM NÃO FARMACOLÓGICA

Dieta

- Limitações
  - Colesterol até 300 mg 1x/dia
  - Ingestão de proteínas até 10% das calorias totais

CIRURGIA

Cirurgia de grande porte

- Durante cirurgia de grande porte, a insulina é necessária para a maioria das pessoas com diabetes tipo 2, ainda que não estejam previamente tomando insulina
- Infundir IV durante a cirurgia e no período pós-operatório imediato: 1 L de dextrose a 5% com 20 mEq de KCl e 10 U de insulina regular a uma velocidade de ~100 mL/h
- Monitorar a glicose sanguínea de hora em hora e ajustar a infusão para níveis de glicose de 100-250 mg/dL. Se a glicose sanguínea permanecer > 250 mg/dL depois de 1-2 h, aumentar a infusão de insulina para 15 U/L

Cirurgia de pequeno porte

- Insulina humana regular ou análogo da insulina de ação rápida SC, se necessário, para manter a glicose < 250 mg/dL

DESFECHOS

SEGUIMENTO

- Automonitoração
- HbA_{1c} trimestral
- Rastreamento anual para microalbuminúria
- Lipídeos séricos
- Exame anual dos pés
- Exame ocular diabético anual
- Metas do tratamento:
  - Glicose sanguínea automonitorada, 80-120 mg/dL antes das refeições; 100-140 mg/dL na hora de dormir; < 180 mg/dL 1,5-2,0 horas pós-prandialmente
  - HbA_{1c} < 7,0%

COMPLICAÇÕES

- Hipoglicemia
- Oculares (catarata e retinopatia diabética)
- Nefropatia diabética (microalbuminúria, nefropatia diabética progressiva)
- Gangrena dos pés
- Neuropatia diabética
  - Neuropatia periférica
  - Polineuropatia simétrica distal
  - Neuropatia periférica isolada
  - Neuropatia diabética dolorosa
  - Neuropatia autonômica
- Pele e membranas mucosas
  - Infecções piogênicas
  - Xantomas eruptivos da hipertrigliceridemia associada a controle deficiente da glicose
  - Necrobiose lipoídica diabética
  - Dermopatia diabética
  - Intertrigo por *Candida*
  - Vulvovaginite

CASOS DE ENCAMINHAMENTO

- A abordagem educacional orientada por uma equipe, incluindo um nutricionista, é fundamental

- Diabetes malcontrolado

CASOS DE ADMISSÃO HOSPITALAR
- Estado mental alterado
- Cetoacidose diabética
- Distúrbios marcados de volume
- Distúrbios marcados de eletrólitos
- Condições comórbidas instáveis

PROGNÓSTICO
- O controle anti-hipertensivo para uma média de 144/82 mmHg teve efeitos benéficos em todos os desfechos microvasculares e relacionados com o diabetes no United Kingdom Prospective Diabetes Study

PREVENÇÃO
- A meta da terapia é prevenir a doença aguda e reduzir o risco de complicações a longo prazo
- As modificações no estilo de vida podem prevenir ou retardar o desenvolvimento de diabetes
- O exercício vigoroso diário previne o acúmulo de gordura visceral, que pode evitar o desenvolvimento de diabetes
- Rastreamento com glicemia de jejum em intervalos de 3 anos, começando aos 45 anos; rastreamento mais cedo e mais frequentemente se estiverem presentes fatores de risco

EVIDÊNCIAS

DIRETRIZES CLÍNICAS
- American Association of Clinical Endocrinologists: Medical Guidelines for the Management of Diabetes Mellitus
- National Guideline Clearinghouse: Adult Diabetes Clinical Practice Guidelines
- National Guideline Clearinghouse: Standards of Medical Care in Diabetes

ENDEREÇOS ELETRÔNICOS
- American Diabetes Association
- Centers for Disease Control and Prevention: Diabetes Public Health Resource
- Joslin Diabetes Center

INFORMAÇÕES PARA OS PACIENTES
- American Diabetes Association: Type 2 Diabetes
- JAMA patient page. Managing type 2 diabetes. JAMA. 2000;283:288.
- Joslin Diabetes Center: Joslin's Online Diabetes Library
- NIH: National Diabetes Education Program
- Stevens LM. JAMA patient page: The ABCs of diabetes. JAMA. 2002; 287: 2608. [PMID: 12025825]

REFERÊNCIAS
- American Diabetes Association. Clinical practice recommendations. Diabetes Care. 2006;29(Suppl 1):SI.
- DeFronzo RA et al. Effects of exenatide (exendin-4) on glycemic control and weight over 30 weeks in metformintreated patients with type 2 diabetes. Diabetes Care. 2005 May;28(5):1092-100. [PMID: 15855572]
- Mooradian AD et al. Narrative review: a rational approach to starting insulin therapy. Ann Intern Med. 2006 Jul 18; 145(2):125-34. [PMID: 16847295]
- UK Prospective Diabetes Study Group. Effect of intensive blood-glucose control with metformin on complications in overweight patients with type 2 diabetes. Lancet. 1998;352:854. [PMID: 9742977]

Diarreia Aguda

CARACTERÍSTICAS PRINCIPAIS

PRINCÍPIOS BÁSICOS DO DIAGNÓSTICO
- A diarreia é considerada aguda quando tem uma duração de < 2-3 semanas
- A gravidade varia de leve e autolimitada até grave e potencialmente fatal

CONSIDERAÇÕES GERAIS
- Mais comumente causada por agentes infecciosos, toxinas bacterianas ou fármacos (Tabela 38)
- Doença recente nos membros da família sugere diarreia infecciosa
- Surtos na comunidade (escolas, casas geriátricas, navios de cruzeiro) sugerem etiologia viral ou fonte alimentar comum
- Ingestão de alimento armazenado ou preparado de forma inapropriada implica bactérias secretoras de toxinas ou invasivas
- Exposição à água não purificada sugere *Giardia*, *Cryptosporidium* ou *Cyclospora*
- Viagem recente para o exterior sugere "diarreia do viajante"
- Administração de antibióticos sugere colite por *Clostridium difficile*
- Infecção por HIV ou doenças sexualmente transmitidas sugere diarreia associada à AIDS
- Proctite e corrimento retal sugerem gonorreia, sífilis, linfogranuloma venéreo e herpes simples

Diarreia não inflamatória
- Sangue e leucócitos fecais estão ausentes nas fezes
- A diarreia pode ser volumosa com cólicas periumbilicais, náuseas ou vômitos
- Geralmente surge no intestino delgado devido a uma bactéria produtora de toxina ou outros agentes (vírus, *Giardia*)
- Vômitos proeminentes sugerem enterite viral ou intoxicação alimentar por *Staphylococcus aureus*
- Pode causar desidratação, hipocalemia e acidose metabólica

Diarreia inflamatória
- Leucócitos fecais estão presentes; sangue misturado nas fezes também pode estar presente (disenteria)
- A diarreia costuma surgir do cólon, é de pequeno volume (< 1 L/dia), com cólicas no quadrante inferior esquerdo, urgência e tenesmo
- Geralmente causada por organismos invasivos (shigelose, salmonelose, infecção por *Campylobacter* ou *Yersinia*, amebíase, citomegalovírus) ou uma toxina (*C. difficile*, *Escherichia coli* O157:H7)

ACHADOS CLÍNICOS

SINAIS E SINTOMAS
- Frequência ou liquidez aumentada das fezes
- Corrimento retal sugere proctite
- Cólicas periumbilicais, sensação de peso no abdome, náuseas ou vômitos sugerem diarreia não inflamatória
- Febre, cólicas no quadrante inferior esquerdo, urgência e tenesmo sugerem diarreia inflamatória
- O exame físico pode revelar dolorimento abdominal, peritonite

DIAGNÓSTICO DIFERENCIAL
- Infecciosa: não inflamatória (não sanguinolenta)
  - Vírus: vírus de Norwalk, rotavírus, adenovírus, astrovírus, coronavírus
  - Toxina pré-formada (intoxicação alimentar): *S. aureus*, *Bacillus cereus*, *Clostridium perfringens*
  - Produção de toxinas: *E. coli* enterotoxigênica, *Vibrio cholerae*, *Vibrio parahaemolyticus*
  - Protozoários: *Giardia lamblia*, *Cryptosporidium*, *Cyclospora*, *Isospora*
- Infecciosa: invasiva ou inflamatória
  - *Shigella*, *Salmonella*, *Campylobacter*, *E. coli* enteroinvasiva, *E. coli* O157:H7, *Yersinia enterocolitica*, *C. difficile* (p. ex., colite pseudomembranosa), *Entamoeba histolytica*, *Neisseria gonorrhoeae*, *Listeria monocytogenes*
- Associada a intercurso anal desprotegido
  - *N. gonorrhoeae*
  - Sífilis

- Linfogranuloma venéreo
- Herpes simples
- Não infecciosa
  - Reação a fármacos, especialmente antibióticos
  - Colite ulcerativa, doença de Crohn (inflamatória)
  - Colite isquêmica (inflamatória)
  - Impacção fecal (as fezes podem vazar ao redor da impacção)
  - Abuso de laxativos
  - Colite da radiação (inflamatória)
  - Estresse emocional

DIAGNÓSTICO

EXAMES LABORATORIAIS

- Diarreia não inflamatória
  - 90% leve, autolimitada, melhorando dentro de 7 dias
  - Coproculturas positivas em < 3%; por conseguinte, prescreve-se tratamento sintomático inicial para sintomas leves
  - Se a diarreia piorar ou persistir > 7-10 dias, enviar as fezes para pesquisa de leucócitos ou lactoferrina, culturas, ovos e parasitas (3 amostras), antígeno da *Giardia*
- Diarreia que exige pronta avaliação
  - Diarreia inflamatória: febre (> 38,5°C), sangue ou pus na diarreia, ou dor abdominal
  - Passagem de seis ou mais fezes não formadas em 24 horas
  - Diarreia aquosa profusa e desidratação
  - Pacientes mais idosos frágeis
  - Pacientes imunocomprometidos (AIDS, pós-transplante)
  - Coprocultura com sorotipagem se houver suspeita de *E. coli* O157:H7
- Exame direto das fezes ou teste para detecção de antígenos para amebíase em homossexuais sexualmente ativos, naqueles com história de viagem recente e naqueles com culturas bacterianas negativas
- Ensaio da toxina do *C. difficile* nas fezes se houver história recente de exposição a antibióticos ou hospitalização
- Culturas com *swab* retal para *Chlamydia*, *N. gonorrhoeae* e vírus herpes simples em pacientes sexualmente ativos com suspeita de proctite

PROCEDIMENTOS DIAGNÓSTICOS

- Em > 90% dos casos, a diarreia aguda é leve e autolimitada, e a investigação diagnóstica é desnecessária
- Sigmoidoscopia imediata para proctite grave (tenesmo, corrimento, dor retal) ou para suspeita de colite por *C. difficile*, colite ulcerativa ou colite isquêmica

TRATAMENTO

MEDICAÇÕES

- Os agentes antidiarreicos podem ser usados com segurança em casos de diarreia não inflamatória de leve a moderada, mas não se deve usá-los na diarreia sanguinolenta, com febre alta ou toxicidade sistêmica
  - Loperamida, 4 mg VO inicialmente, seguidos por 2 mg depois de cada evacuação mole (máximo: 16 mg/24 horas)
  - Subsalicilato de bismuto (Pepto-Bismol), 2 comprimidos ou 30 mL VO 4x/dia
  - O difenoxilato com atropina (anticolinérgico) é contraindicado na diarreia aguda por causa da rara precipitação do megacólon tóxico
- O tratamento antibiótico empírico é recomendado com febre moderada ou alta, tenesmo ou fezes sanguinolentas, ou presença de leucócitos fecais enquanto a coprocultura para bactérias estiver incubando
  - Fluoroquinolonas (p. ex., ciprofloxacino 500 mg, ofloxacino 400 mg, ou norfloxacino 400 mg, 2x/dia VO) por 5-7 dias
  - Sulfametoxazol-trimetoprim, 800/160 mg VO 2x/dia, ou doxiciclina, 100 mg VO 2x/dia
- O tratamento antimicrobiano específico é recomendado
  - Shigelose
  - Cólera
  - Salmonelose extraintestinal
  - Diarreia do viajante
  - Infecção por *C. difficile*
  - Giardíase
  - Amebíase
  - Gonorreia, sífilis, clamidiose e infecção por herpes simples
- Os antibióticos não são recomendados na infecção não tifoide por *Salmonella*, *Campylobacter*, *Aeromonas*, *Yersinia* ou *E. coli* O157:H7, exceto na doença grave

PROCEDIMENTOS TERAPÊUTICOS

- Dieta
  - Fluidos orais adequados contendo carboidratos e eletrólitos
  - Evitar alimentos com alto teor de fibra, gorduras, produtos lácteos, cafeína e álcool
- Reidratação
  - Soluções de eletrólitos orais (p. ex., Pedialyte, Gatorade)
  - Fluidos intravenosos (injeção de Ringer lactato) para desidratação grave

DESFECHOS

CASOS DE ADMISSÃO HOSPITALAR

- Pacientes com febre > 38,5°C, desidratação grave, toxicidade, ou dor abdominal intensa, dolorimento rebote
- Pacientes frágeis e idosos
- Pacientes imunocomprometidos

PREVENÇÃO

- Ao viajar, comer somente alimentos descascados, embalados e cozidos

EVIDÊNCIAS

DIRETRIZES CLÍNICAS

- Manatsathit S et al. Guideline for the management of acute diarrhea in adults. J Gastroenterol Hepatol. 2002; 17 Suppl:S54. [PMID: 12000594]
- National Guideline Clearinghouse
- Practice guidelines for the management of infectious diarrhea. Infectious Diseases Society of America, 2001

INFORMAÇÕES PARA OS PACIENTES

- Centers for Disease Control and Prevention
- Mayo Clinic

REFERÊNCIA

- Thielman NM et al. Clinical practice. Acute infectious diarrhea. N Engl J Med. 2004 Jan 1;350(1):38-47. [PMID: 14702426]

Diarreia Crônica

CARACTERÍSTICAS PRINCIPAIS

PRINCÍPIOS BÁSICOS DO DIAGNÓSTICO

- Definida como frequência aumentada de evacuações (> 3 movimentos intestinais ao dia) ou liquidez, persistindo por > 3 semanas
- Classificação
  - Diarreia osmótica
  - Diarreia secretória
  - Condições inflamatórias
  - Síndromes de má absorção
  - Distúrbios da motilidade
  - Infecções crônicas
  - Miscelânea

CONSIDERAÇÕES GERAIS

- As diarreias osmóticas melhoram com jejum

- A diarreia secretória é causada por secreção intestinal aumentada ou absorção diminuída com pouca alteração na eliminação das fezes com o jejum
- Os distúrbios da motilidade são secundários a distúrbios sistêmicos ou cirurgia que levam a um trânsito rápido ou estase do conteúdo intestinal, com supercrescimento bacteriano e má absorção
- Os pacientes imunocomprometidos são suscetíveis a infecções por *Microsporidia*, *Cryptosporidium*, citomegalovírus, *Isospora belli*, *Cyclospora* e *Mycobacterium avium-intracellulare*
- A diarreia factícia é causada por abuso de laxantes ou diluição das fezes

ASPECTOS DEMOGRÁFICOS

- Deficiência de lactase
  - Ocorre em 75% dos adultos não brancos e em 25% dos brancos
  - Pode ser adquirida com gastrenterite viral, enfermidade clínica ou cirurgia gastrintestinal

ACHADOS CLÍNICOS

SINAIS E SINTOMAS

- Diarreias osmóticas
  - Distensão abdominal
  - Inchaço
  - Flatulência devido ao aumento da produção de gás colônico
- Diarreia secretória
  - Diarreia aquosa de grande volume (> 1 L/dia)
  - Desidratação
  - Desequilíbrio de eletrólitos
- Condições inflamatórias
  - Dor abdominal
  - Febre
  - Perda de peso
  - Hematoquezia
- Síndromes de má absorção
  - Perda de peso
  - Diarreia osmótica
  - Deficiências nutricionais

DIAGNÓSTICO DIFERENCIAL

- Comum
  - Síndrome do intestino irritável
  - Parasitas
  - Cafeína
  - Abuso de laxativos
- Osmótica
  - Deficiência de lactase
  - Medicações: antiácidos, lactulose, sorbitol, olestra
  - Factícia: antiácidos ou laxantes contendo magnésio
- Secretória
  - Hormonal: síndrome de Zollinger-Ellison (gastrinoma), carcinoide, VIPoma, carcinoma medular da tireoide, insuficiência suprarrenal
  - Abuso de laxativos: cáscara, *senna*
  - Medicações
- Condições inflamatórias
  - Doença intestinal inflamatória
  - Colite microscópica (linfocítica ou colagenosa)
  - Câncer com obstrução e pseudodiarreia
  - Colite da radiação
- Má absorção
  - Intestino delgado: doença celíaca, doença de Whipple, espru tropical, gastrenterite eosinofílica, ressecção de intestino delgado, doença de Crohn
  - Obstrução linfática: linfoma, carcinoide, tuberculose, infecção por *M. avium-intracellulare*, sarcoma de Kaposi, sarcoidose, fibrose retroperitoneal
  - Insuficiência pancreática: pancreatite crônica, fibrose cística, câncer pancreático
  - Supercrescimento bacteriano como, por exemplo, no diabetes
  - Sais biliares reduzidos: ressecção ileal, doença de Crohn, pós-colecistectomia
- Distúrbios da motilidade
  - Síndrome do intestino irritável
  - Pós-cirúrgico: vagotomia, gastrectomia parcial, alça cega com supercrescimento bacteriano
  - Doença sistêmica: diabetes melito, hipertireoidismo, esclerodermia
  - Uso de cafeína ou álcool
- Infecções crônicas
  - Parasitas: giardíase, amebíase, estrongiloidíase

DIAGNÓSTICO

EXAMES LABORATORIAIS

- Obter hemograma completo, eletrólitos séricos, enzimas hepáticas, cálcio, fósforo, albumina, hormônio estimulante da tireoide
- Exame de fezes
  - Leucócitos ou lactoferrina: implica diarreia inflamatória
  - Ovos e parasitas (três amostras)
  - Os exames de antígenos fecais para *Giardia* e *Entamoeba* são mais sensíveis e específicos
  - A coloração acidorresistente modificada está indicada para *Cryptosporidium* e *Cyclospora*
  - GAP osmótico fecal: aumentado nas diarreias osmóticas e na má absorção, normal na diarreia secretória e inflamatória
  - Coleta de fezes de 24 horas para peso e gordura fecal quantitativa
    - Peso das fezes > 300 g/24 horas confirma diarreia
    - Peso das fezes > 1.000-1.500 g/24 horas sugere diarreia secretória
    - Gordura fecal > 10 g/24 horas indica uma síndrome de má absorção
  - pH das fezes < 5,6 indica má absorção de carboidratos
  - A osmolalidade menor que a osmolalidade sérica indica diarreia factícia
  - Rastreamento positivo no abuso de laxativos
- Se houver suspeita de má absorção
  - Obter folato sérico, B_{12}, ferro, vitaminas A e D, tempo de protrombina
  - Exames sorológicos para doença celíaca: anticorpo antiendomísio sérico ou anticorpo transglutaminase tecidual
- Se houver suspeita de causa secretória
  - Obter VIP (peptídeo intestinal vasoativo) sérico (VIPoma), cromogranina A (carcinoide), calcitonina (carcinoma medular da tireoide), gastrina (síndrome de Zollinger-Ellison) e glucagon
  - Determinações urinárias do ácido 5-hidróxi-indolacético (carcinoide), ácido vanilmandélico, metanefrinas (feocromocitoma) e histamina

DIAGNÓSTICO POR IMAGEM

- TC abdominal para suspeita de pancreatite crônica, câncer pancreático, tumores neuroendócrinos
- Radiografia baritada do intestino delgado na suspeita de doença de Crohn, linfoma de intestino delgado, carcinoide e divertículos do jejuno
- Cintilografia do receptor de somatostatina em caso de suspeita de tumores neuroendócrinos

PROCEDIMENTOS DIAGNÓSTICOS

- Sigmoidoscopia ou colonoscopia com biópsia da mucosa para diagnosticar doença intestinal inflamatória, colite microscópica e melanose do cólon
- Endoscopia alta com biópsia de intestino delgado para diagnosticar suspeita de doença celíaca, doença de Whipple e infecção relacionada com AIDS por *Cryptosporidium*, *Microsporidia* e *M. avium-intracellulare*
- Hidrogênio respiratório ou exames respiratórios com ^{14}C-xilose para diagnosticar supercrescimento bacteriano

TRATAMENTO

MEDICAÇÕES

- Loperamida: 4 mg VO inicialmente, então 2 mg depois de cada evacuação mole (máximo: 16 mg/dia)

- Difenoxilato com atropina: 1 comprimido VO 3-4x/dia se necessário
- Codeína 15-20 mg VO a cada 4 horas; tintura desodorizada de ópio, 10-25 gotas VO a cada 6 horas se necessário, segura na maioria dos pacientes com diarreia crônica e intratável
- Clonidina, 0,1-0,6 mg VO 2x/dia, ou um adesivo de clonidina, 0,1-0,2 mg/dia, útil nas diarreias secretórias, na diarreia diabética e na criptosporidiose
- Octreotida, 50-250 μg SC 3x/dia, para diarreias secretórias causadas por tumores neuroendócrinos (VIPomas, carcinoide) e em alguns casos de diarreia associada à AIDS
- Resina de colestiramina, 4 g VO 1-3x/dia em pacientes com diarreia induzida por sais biliares, secundária à ressecção intestinal ou à doença do íleo

DESFECHOS

COMPLICAÇÕES
- Desidratação
- Anormalidades dos eletrólitos
- Má absorção: perda de peso, deficiências de vitaminas

PROGNÓSTICO
- A causa é identificável e tratável em quase todos os pacientes

CASOS DE ADMISSÃO HOSPITALAR
- Diarreia secretória com desidratação

EVIDÊNCIAS

DIRETRIZES CLÍNICAS
- Thomas PD et al. Guidelines for the investigation of chronic diarrhoea, 2nd ed. Gut. 2003;52(Suppl 5):v1. [PMID: 12801941]

INFORMAÇÕES PARA OS PACIENTES
- Cleveland Clinic – Diarrhea
- JAMA patient page. Preventing dehydration from diarrhea. JAMA. 2001; 285: 362. [PMID: 11236756]
- Mayo Clinic

REFERÊNCIAS
- Camilleri M. Chronic diarrhea: a review on pathophysiology and management for the clinical gastroenterologist. Clin Gastroenterol Hepatol. 2004 Mar; 2(3):198-206. [PMID: 15017602]
- Headstrom PD et al. Chronic diarrhea. Clin Gastroenterol Hepatol. 2005 Aug; 3(8):734-7. [PMID: 16234000]
- Schiller L. Chronic diarrhea. Gastroenterology.2004 Jul;127(1):287-93. [PMID: 15236193]

Discinesia Tardia

CARACTERÍSTICAS PRINCIPAIS

- Uma síndrome de movimentos estereotipados involuntários da face, boca, língua, tronco e membros
- Ocorre após meses ou (tipicamente) anos de tratamento neuroléptico em 20-35% dos pacientes
- Fatores predisponentes
  - Idade avançada
  - Tabagismo
  - Diabetes melito
- Os antipsicóticos atípicos parecem ter um menor risco
- Os sintomas não necessariamente pioram e podem melhorar mesmo quando os antipsicóticos são continuados

ACHADOS CLÍNICOS

- Sinais precoces
  - Movimentos finos do tipo saco de vermes na língua
  - Dificuldade de colocar a língua para fora
  - Tiques faciais
  - Aumento na frequência do piscar de olhos
  - Movimentos da mandíbula
- Sinais tardios
  - Movimentos de estalo com os lábios
  - Movimentos mastigatórios
  - Distúrbio do reflexo do vômito
  - Insuflação das bochechas
  - Dificuldade respiratória
  - Distúrbio da fala
  - Movimentos coreoatetoides

DIAGNÓSTICO

- Diferenciar sinais precoces de discinesia tardia de efeitos colaterais reversíveis de medicamentos, como antidepressivos tricíclicos e agentes antiparkinsonianos

TRATAMENTO

- A ênfase deve ser na prevenção mediante uso da menor dose efetiva
- Parar com os fármacos anticolinérgicos e gradualmente descontinuar a dose dos neurolépticos
- Benzodiazepínicos, buspirona, fosfatidilcolina, clonidina, bloqueadores dos canais de cálcio, vitamina E e propranolol têm valor limitado no tratamento dos sintomas

Disfunção da Trompa de Eustáquio

CARACTERÍSTICAS PRINCIPAIS

PRINCÍPIOS BÁSICOS DO DIAGNÓSTICO
- Enchimento auricular
- Audição flutuante
- Desconforto com mudança da pressão barométrica
- Em risco para otite média serosa

CONSIDERAÇÕES GERAIS
- O tubo que conecta a orelha média à nasofaringe – a trompa de Eustáquio* – fornece ventilação e drenagem para a fenda da orelha média
- A trompa de Eustáquio está normalmente fechada, abrindo-se apenas durante a deglutição ou com o bocejo

Trompa de Eustáquio hipofuncionante (estreitada)
- Quando a função da trompa de Eustáquio estiver comprometida, o ar preso dentro da orelha média é absorvido, resultando em pressão negativa
- As causas mais comuns são as doenças associadas a edema do revestimento tubário, como as infecções virais do trato respiratório superior e as alergias

Trompa de Eustáquio aberta demais (patente)
- Um problema relativamente incomum que pode ser bastante incômodo
- Pode se desenvolver durante perda de peso rápida ou ser idiopática

ACHADOS CLÍNICOS

SINAIS E SINTOMAS

Trompa de Eustáquio hipofuncionante
- Habitualmente existe uma sensação de enchimento do ouvido e um prejuízo leve a moderado da audição

---

* N. de R.T. Também conhecida como tuba auditiva.

- Quando a tuba auditiva estiver apenas parcialmente bloqueada, a deglutição ou o bocejo podem produzir um som de estalo ou crepitação
- O exame revela retração da membrana timpânica e mobilidade diminuída na otoscopia pneumática

Trompa de Eustáquio aberta demais (patente)

- Sensação de enchimento do ouvido
- Autofonia, uma capacidade exagerada de ouvir a sua própria respiração e fala
- Ao contrário da trompa de Eustáquio hipofuncionante, a pressão auricular frequentemente piora pelo esforço e pode diminuir durante uma infecção do trato respiratório superior
- Embora o exame físico geralmente seja normal, as excursões respiratórias da membrana timpânica podem ser por vezes detectadas durante a respiração vigorosa

DIAGNÓSTICO DIFERENCIAL

- Impactação de cerúmen (cera da orelha)
- Otite média aguda ou crônica
- Disfunção da articulação temporomandibular
- Doença de Paget
- Traumatismo craniano

DIAGNÓSTICO

PROCEDIMENTOS DIAGNÓSTICOS

- Diagnóstico clínico

TRATAMENTO

MEDICAÇÕES

Trompa de Eustáquio hipofuncionante

- Os descongestionantes sistêmicos e intranasais (p. ex., pseudoefedrina, 60 mg VO a cada 4 horas; oximetazolina, 0,05% *spray* a cada 8-12 h) combinados com a autoinflação pela exalação forçada contra as narinas fechadas podem apressar o alívio
- Os pacientes alérgicos também podem se beneficiar da dessensibilização ou dos corticosteroides intranasais (p. ex., dipropionato de beclometasona, dois *sprays* em cada narina 2x/dia por 2-6 semanas)

Trompa de Eustáquio aberta demais (patente)

- Evitar produtos descongestionantes

CIRURGIA

Trompa de Eustáquio hipofuncionante

- Na hipofunção clinicamente refratária da tuba, a inserção de um dreno de timpanostomia costuma ser útil

Trompa de Eustáquio aberta demais (patente)

- Raramente é indicado o estreitamento cirúrgico da trompa de Eustáquio, e o mesmo é válido para a inserção de um tubo de ventilação a fim de se reduzir o estiramento externo da membrana durante a fonação

PROCEDIMENTOS TERAPÊUTICOS

- A autoinflação não deve ser recomendada para os pacientes com infecção intranasal ativa, porque essa manobra pode precipitar uma infecção do ouvido médio

DESFECHOS

PROGNÓSTICO

- Após uma enfermidade viral, esse distúrbio costuma ser transitório, durando dias a semanas

CASOS DE ENCAMINHAMENTO

- Encaminhar a um otorrinolaringologista se os sintomas persistirem apesar da terapia clínica, ou se houver perda auditiva persistente

PREVENÇÃO

- Evitar o uso de descongestionantes a longo prazo
- Evitar os exacerbantes como viagens aéreas, alteração rápida na altitude e mergulho
- Controlar doenças sinusal e nasal associadas

EVIDÊNCIAS

ENDEREÇO ELETRÔNICO

- Baylor College of Medicine: Otolaryngology Resources

INFORMAÇÕES PARA OS PACIENTES

- MedlinePlus: Eustachian Tube Patency
- McKinley Health Center, University of Illinois: Eustachian Tube Dysfunction
- Vestibular Disorders Association: Inner Ear Anatomy

REFERÊNCIAS

- Grimmer JF et al. Update on Eustachian tube dysfunction and the patulous eustachian tube. Curr Opin Otolaryngol Head Neck Surg. 2005 Oct;13(5):277-82. [PMID: 16160520]
- Seibert JW et al. Eustachian tube function and the middle ear. Otolaryngol Clin North Arn. 2006 Dec;39(6):122135. [PMID: 17097443]

Disfunção Erétil

CARACTERÍSTICAS PRINCIPAIS

PRINCÍPIOS BÁSICOS DO DIAGNÓSTICO

- A etiologia costuma ser multifatorial
- Incidência crescente com o avanço da idade
- Variedade de tratamentos disponíveis, com múltiplos agentes orais

CONSIDERAÇÕES GERAIS

- Incapacidade consistente de manter o pênis ereto e com rigidez suficiente para uma relação sexual
- A perda das ereções ocorre por causas arteriais, venosas, neurogênicas ou psicogênicas
- Associada a problemas clínicos concomitantes (p. ex., diabetes melito) ou cirurgia pélvica ou retroperitoneal radical
- Medicamentos anti-hipertensivos
  - Os simpaticolíticos de ação central (metildopa, clonidina, reserpina) podem causar perda da ereção
  - Vasodilatadores, alfabloqueadores e diuréticos raramente o fazem
- A deficiência de andrógeno causa tanto a perda da libido e das ereções quanto a falta de ejaculação por diminuir as secreções prostáticas e da vesícula seminal
- Perda do orgasmo: se a libido e as ereções estiverem normais, geralmente é de origem psicológica
- Ejaculação precoce
  - Relacionada com ansiedade
  - Devida a um novo parceiro
  - Expectativas irrealistas sobre o desempenho
  - Distúrbios emocionais
- Falta de ejaculação (falta de líquido seminal anterógrado durante a ejaculação) devido a
  - Ejaculação retrógrada ou ruptura mecânica do colo da bexiga (p. ex., após ressecção transuretral da próstata)
  - Deficiência de andrógeno

ASPECTOS DEMOGRÁFICOS

- Afeta 10 milhões de homens americanos; 25% dos homens têm > 65 anos de idade

- A maioria tem uma causa orgânica em vez de psicogênica

ACHADOS CLÍNICOS

SINAIS E SINTOMAS

- História: a disfunção erétil deve ser distinguida dos problemas com ejaculação, libido e orgasmo
- Grau da disfunção – crônica, ocasional ou situacional
- Momento da disfunção
- Determinar se o paciente já teve ereções normais, como pela manhã ou durante o sono
- Informar-se sobre hiperlipidemia, hipertensão, doença neurológica, diabetes melito, insuficiência renal, distúrbios da suprarrenal e da tireoide e depressão
- Trauma na pelve, cirurgia pélvica ou cirurgia vascular periférica
- Uso de fármacos, álcool, tabaco e drogas recreativas
- Exame físico: características sexuais secundárias
- Exame neurológico motor e sensitivo
- Exame vascular periférico: palpação e quantificação dos pulsos dos membros inferiores
- Exame de genitália, testículos e próstata
- Avaliar fibrose peniana, formação de placas (doença de Peyronie)

DIAGNÓSTICO

EXAMES LABORATORIAIS

- Hemograma completo
- EQU
- Perfil lipídico
- Glicose, testosterona, hormônio luteinizante/hormônio folículo-estimulante (LH/FSH) e prolactina séricos
- Os níveis séricos de testosterona e gonadotrofina (LH/FSH) podem ajudar a identificar o local da doença

DIAGNÓSTICO POR IMAGEM

- Os exames diagnósticos como ultrassom dúplex, cavernosografia peniana e arteriografia pudenda podem diferenciar a disfunção erétil arterial da venosa e ajudam a predizer quais pacientes podem se beneficiar da cirurgia vascular
- Ultrassom dúplex das artérias cavernosas
  - Se houver fluxo arterial deficiente, realizar uma arteriografia pélvica antes da reconstrução arterial
  - Se o influxo arterial for normal, é provavelmente um vazamento venoso
- Cavernosometria (medida do fluxo para manter a ereção)
- Cavernosografia (estudo contrastado do pênis para determinar o local e a extensão do vazamento venoso)

PROCEDIMENTOS DIAGNÓSTICOS

- Injeção direta de substâncias vasoativas no pênis (prostaglandina E, papaverina ou uma combinação de fármacos). Os pacientes que respondem com uma ereção rígida tipicamente não precisam de nenhuma avaliação vascular adicional
- Teste da tumescência peniana noturna para frequência e rigidez nos pacientes que não conseguem obter uma ereção com a injeção de substâncias vasoativas

TRATAMENTO

MEDICAÇÕES

- Reposição hormonal para deficiência documentada de andrógeno na avaliação endocrinológica, usando injeções de testosterona (200 mg IM a cada 3 semanas) ou adesivos tópicos (2,5-10,0 mg/dia), depois do rastreamento com antígeno prostático específico e exame de toque retal
- *Pellets* (supositório uretral) de alprostadil (125, 250, 500 e 1.000 µg)
- Inibidores da PDE-5
  - Sildenafil, 50 mg; vardenafil, 5 mg; ou tadalafil, 10 mg 1 h antes da atividade sexual antecipada
  - Contraindicados em pacientes que recebem nitratos
  - Alguns pacientes que não respondem a um inibidor da PDE-5 responderão a outro

CIRURGIA

- Prótese peniana: rígida, maleável, articulada ou inflável
- Cirurgia para distúrbios do sistema arterial
  - Reconstrução vascular
  - Endarterectomia e dilatação com balão para oclusão arterial proximal
  - Procedimentos de derivação arterial utilizando segmentos arteriais (artéria epigástrica) ou venosos (veia dorsal profunda) para oclusão distal
- Cirurgia para distúrbios da oclusão venosa: ligadura de certas veias (veias dorsais profundas ou emissárias) ou do ramo dos corpos cavernosos

PROCEDIMENTOS TERAPÊUTICOS

- Dispositivo de constrição a vácuo: para pacientes com distúrbios venosos do pênis e aqueles que não alcançam ereção adequada com a injeção de substâncias vasoativas, usar um dispositivo a vácuo e banda de constrição de borracha ao redor da porção proximal do pênis; as complicações são raras
- Terapia sexual comportamental orientada para homens sem disfunção orgânica

DESFECHOS

PROGNÓSTICO

- A maioria dos homens que sofrem de disfunção erétil pode ser tratada com sucesso

EVIDÊNCIAS

DIRETRIZES CLÍNICAS

- Canadian Urological Association Guidelines Committee. Erectile dysfunction practice guidelines. Can J Urol. 2002; 9:1583. [PMID: 12243654]
- Wespes E et al; European Association of Urology. Guidelines on erectile dysfunction. Eur Urol. 2002;41:1. [PMID: 11999460]

INFORMAÇÕES PARA OS PACIENTES

- Cleveland Clinic – Erectile dysfunction basics
- Mayo Clinic – Erectile dysfunction
- National Kidney and Urologic Diseases Information Clearinghouse

REFERÊNCIAS

- Basson R et al. Sexual sequelae of general medical disorders. Lancet. 2007 Feb 3;369(9559):409-24. [PMID: 17276781]
- Carson CC et al; Patient Response with Vardenafil in Sildenafil Non-Responders (PROVEN) Study Group. Erectile response with vardenafil in sildenafil nonresponders: a multicentre, double-blind, 12-week, flexible-dose, placebo-controlled erectile dysfunction clinical trial. BJU Int. 2004 Dec;94(9):1301-9. [PMID: 15610110]
- Lue TF. Erectile dysfunction. N Engl J Med. 2000 Jun 15;342(24):1802-13. [PMID: 10853004]
- Lue TF et al. Summary of recommendations on sexual dysfunctions in men. J Sex Med. 2004 Jul;1(1):6-23. [PMID: 16422979]
- Nehra A et al. Vardenafil improved patient satisfaction with erectile hardness, orgasmic function and sexual experience in men with erectile dysfunction following nerve sparing ra-

dical prostatectomy. J Urol. 2005 Jun; 173(6):2067-71. [PMID: 15879836]
- Seftel AD. Erectile dysfunction in the elderly: epidemiology, etiology and approaches to treatment. J Urol. 2003 Jun; 169(6):1999-2007. [PMID: 1277105]

Disfunção Sexual

CARACTERÍSTICAS PRINCIPAIS

PRINCÍPIOS BÁSICOS DO DIAGNÓSTICO
- Extensa categoria de distúrbios vasocongestivos e orgásticos
- Costuma envolver problemas de técnica, educação e adaptação sexual

CONSIDERAÇÕES GERAIS
- Duas condições mais comuns em homens
  - Disfunção erétil
  - Distúrbios da ejaculação
- Duas condições mais comuns em mulheres
  - Vaginismo
  - Frigidez

Disfunção erétil
- Incapacidade de obter uma ereção adequada para um intercurso satisfatório
- As causas podem ser psicológicas, fisiológicas ou ambas
- Uma história de ereções ocasionais – especialmente tumescência noturna – pode demonstrar uma origem psicológica

Distúrbios da ejaculação
- O controle da ejaculação é um comportamento adquirido que é mínimo na adolescência e aumenta com a experiência
- Ignorância sexual, ansiedade, culpa, depressão e problemas de relacionamento podem interferir com o aprendizado do controle
- A interferência com a distribuição dos nervos simpáticos por cirurgia ou trauma pode ser o fator responsável

Vaginismo
- Resposta condicionada na qual ocorre um espasmo dos músculos do períneo quando há estimulação da área
- Há o desejo de evitar a penetração

Frigidez
- Caracterizada por uma perda generalizada de responsividade sexual
- A atividade sexual varia da evitação a um orgasmo ocasional

- Causas possíveis
  - Técnicas sexuais inadequadas
  - Experiências sexuais prévias traumáticas
  - Problemas conjugais
- As causas orgânicas incluem
  - Condições que causam dispareunia
  - Patologia pélvica
  - Obstrução mecânica
  - Déficits neurológicos

ACHADOS CLÍNICOS

SINAIS E SINTOMAS

Disfunção erétil
- Costuma ser mencionada apenas após questionamento direto
- Os pacientes usam algumas vezes o termo "impotência" para descrever a ejaculação precoce

Distúrbios da ejaculação
- Os pacientes podem não relatar os sintomas se não forem feitas questões diretas sobre suas vidas sexuais

Frigidez
- Dificuldade em experimentar sensação erótica e perda de resposta vasocongestiva
- Deve ser diferenciada da disfunção orgástica, na qual graus variáveis de dificuldade são experimentados para se alcançar o orgasmo

DIAGNÓSTICO DIFERENCIAL
- Depressão ou ansiedade
- Condição clínica subjacente, como diabetes, doença vascular periférica, hiperprolactinemia, hipogonadismo
- Dispareunia ou dor pélvica crônica
- Uso de fármacos ou outras substâncias, como inibidores seletivos da recaptação da serotonina (ISRSs), antidepressivos tricíclicos, álcool

DIAGNÓSTICO

PROCEDIMENTOS DIAGNÓSTICOS
- Disfunção erétil
  - Deve ser descartada a depressão
  - A avaliação deve diferenciar entre causas anatômicas, endócrinas, neurológicas e psicológicas
  - Mesmo se uma causa irreversível for identificada, isso pode ajudar o paciente a aceitar a condição
- Outras condições clínicas
  - Diagnóstico clínico

TRATAMENTO

MEDICAÇÕES

Disfunção erétil
- Sildenafil (25-100 mg), vardenafil (2,5-20 mg) ou tadalafil (5-20 mg) são úteis 1 hora antes do intercurso
- Sildenafil, vardenafil e tadalafil não devem ser usados juntamente com nitratos em função de um risco de hipotensão levando à morte súbita

Distúrbios da ejaculação
- Os ISRSs têm sido efetivos por seu efeito comum de retardo da ejaculação

PROCEDIMENTOS TERAPÊUTICOS
- A ansiedade e a culpa em relação a proibições dos pais contra o sexo podem contribuir para a disfunção sexual

Disfunção erétil
- O efeito deste problema nas relações deve ser considerado e abordado

Distúrbios da ejaculação
- A psicoterapia funciona melhor nos casos em que predominam problemas interpessoais e intrapsíquicos
- Uma abordagem combinada comportamental-psicológica é mais efetiva

Vaginismo
- Responde bem à dessensibilização com dilatadores Hegar graduados junto com técnicas de relaxamento
- Masters e Johnson têm usado abordagens comportamentais em todas as disfunções sexuais, com suporte concomitante de psicoterapia e com melhora dos padrões de comunicação do casal

Frigidez
- Causas orgânicas (condições que causem dispareunia, patologia pélvica, obstrução mecânica e déficits neurológicos) e problemas intrapessoais relacionados devem ser descobertos e abordados
- Como em outros distúrbios psicossexuais, as abordagens comportamentais com suporte de psicoterapia e melhora da comunicação dentro do casal podem ser efetivas

DESFECHOS

PREVENÇÃO
- A proximidade de outras pessoas (p. ex., sogra) no ambiente de casa costuma ser um fator inibitório na relação

sexual; algum ajustamento social pode aliviar o problema

EVIDÊNCIAS

DIRETRIZES CLÍNICAS
- American Academy of Family Physicians: Female Sexual Dysfunction: evaluation and treatment
- National Guideline Clearinghouse: American Association of Clinical Endocrinologists: Male sexual dysfunction, 2003

ENDEREÇO ELETRÔNICO
- American Psychiatric Association

INFORMAÇÕES PARA OS PACIENTES
- American Academy of Family Physicians
- The Cleveland Clinic
- JAMA patient page. Male sexual dysfunction. JAMA. 2004;291:3076. [PMID: 15213218]
- JAMA patient page. Sexual dysfunction. JAMA. 1999;281:584. [PMID: 10022117]

REFERÊNCIAS
- Kostis JB et al. Sexual dysfunction and cardiac risk (The Second Princeton Consensus Conference). Am J Cardiol. 2005 Jul 15;96(2):313-21. [PMID: 16018863]
- Sivalingam S et al. An overview of the diagnosis and treatment of erectile dysfunction. Drugs. 2006;66(18):2339-55. [PMID: 17181376]
- Taylor MJ. Strategies for managing antidepressant induced sexual dysfunction: a review. Curr Psychiatry Rep. 2006 Dec;8(6):431-6. [PMID: 17094922]

Dismenorreia

CARACTERÍSTICAS PRINCIPAIS

PRINCÍPIOS BÁSICOS DO DIAGNÓSTICO
- A **dismenorreia primária** é a dor menstrual associada aos ciclos ovulares na ausência de achados patológicos
- A **dismenorreia secundária** é a dor menstrual para a qual existe uma causa orgânica, como a endometriose

CONSIDERAÇÕES GERAIS

Dismenorreia primária
- A dor habitualmente começa em 1-2 anos depois da menarca e pode se tornar mais intensa com o tempo
- A dor é produzida por vasoconstrição uterina, anoxia e contrações prolongadas mediadas por prostaglandinas

ASPECTOS DEMOGRÁFICOS

Dismenorreia primária
- A frequência de casos aumenta até os 20 anos e então cai com a idade e, notadamente, com a paridade
- De 50-75% das mulheres são afetadas em algum momento, e 5-6% têm dor incapacitante

Dismenorreia secundária
- Geralmente começa bem depois da menarca, às vezes até durante a terceira ou quarta década de vida

ACHADOS CLÍNICOS

SINAIS E SINTOMAS

Dismenorreia primária
- A dor pélvica é baixa, na linha média, como ondas, em cólica, e frequentemente se irradiando para as costas ou para a parte interna das coxas
- As cólicas podem durar um ou mais dias e estar associadas a náuseas, diarreia, cefaleia e calorões
- Nenhum achado patológico ao exame pélvico

Dismenorreia secundária
- A história e o exame físico comumente sugerem endometriose ou doença inflamatória pélvica

DIAGNÓSTICO DIFERENCIAL
- Endometriose
- Adenomiose (endometriose uterina)
- Doença inflamatória pélvica
- Leiomiomas uterinos (fibroides)
- Dispositivo intrauterino (DIU)
- Síndrome da dor pélvica
- Pólipo endometrial
- Cervicite
- Estenose cervical
- Cistite
- Cistite intersticial

DIAGNÓSTICO

DIAGNÓSTICO POR IMAGEM
- A RM é o método mais confiável para detectar miomas submucosos

PROCEDIMENTOS DIAGNÓSTICOS

Dismenorreia secundária
- A laparoscopia é frequentemente necessária para diferenciar a endometriose da doença inflamatória pélvica
- Os miomas submucosos podem ser detectados por histerografia com infusão de soro, por histeroscopia ou pela passagem de uma sonda ou cureta na cavidade uterina durante a dilatação e curetagem

TRATAMENTO

MEDICAÇÕES

Dismenorreia primária
- Os anti-inflamatórios não esteroides (ibuprofeno, cetoprofeno, ácido mefenâmico, naproxeno) são geralmente úteis
- Os fármacos devem ser começados no aparecimento do sangramento, para evitar o seu uso inadvertido durante uma gravidez inicial
- O medicamento deve ser continuado de maneira regular por 2-3 dias
- A ovulação pode ser suprimida e a dismenorreia é habitualmente prevenida por
  – Contraceptivos orais
  – Acetato de medroxiprogesterona de depósito
  – DIU contendo levonorgestrel

Dismenorreia secundária
- O uso periódico de analgésicos, incluindo os anti-inflamatórios não esteroides para dismenorreia primária, pode ser benéfico
- Os anticoncepcionais orais podem fornecer algum alívio, particularmente na endometriose
- O danazol e os agonistas da liberação do hormônio de liberação da gonadotrofina são efetivos no tratamento da endometriose

CIRURGIA
- Se a incapacidade for considerável ou prolongada, a laparoscopia ou a laparotomia exploratória costumam ser necessárias
- A cirurgia definitiva depende do grau de incapacidade e dos achados intraoperatórios

PROCEDIMENTOS TERAPÊUTICOS
- Uma estenose cervical pode resultar de um aborto induzido, criando uma dor em cólica no momento esperado da menstruação, sem fluxo de sangue; isso é facilmente curado pela passagem de uma sonda na cavidade uterina depois de administrar um bloqueio paracervical

DESFECHOS

CASOS DE ENCAMINHAMENTO

- A terapia-padrão falha em aliviar a dor
- Suspeita de patologia pélvica, como endometriose

EVIDÊNCIAS

DIRETRIZES CLÍNICAS

- University of Texas at Austin: Recommendations for the treatment of dysmenorrhea

INFORMAÇÕES PARA OS PACIENTES

- American College of Obstetricians and Gynecologists: Dysmenorrhea
- Mayo Clinic: Dysmenorrhea
- National Women's Health Information Center: Menstruation and the Menstrual Cycle
- University of Utah: Dysmenorrhea

REFERÊNCIAS

- French L. Dysmenorrhea. Am Fam Physician. 2005 Jan;71(2):285-91. [PMID: 15686299]
- Proctor M et al. Diagnosis and management of dysmenorrhoea. BMJ. 2006 May 13;332(7550): 1134-8. [PMID: 16690671]

Dispareunia (Intercurso Doloroso)

CARACTERÍSTICAS PRINCIPAIS

CONSIDERAÇÕES GERAIS

Etiologia

- Vulvovaginite: inflamação ou infecção da vagina
- Vaginismo
  - Contração voluntária ou involuntária dos músculos em torno do introito
  - Resulta de medo, dor, trauma sexual ou atitudes negativas aprendidas com relação ao sexo durante a infância
- A lubrificação insuficiente da vagina é uma causa frequente de dispareunia em mulheres na pós-menopausa
- Infecção, endometriose, tumores ou outras condições patológicas: a dor que ocorre com a penetração profunda durante o coito é geralmente devida à infecção aguda ou crônica da cérvice, do útero ou dos anexos; endometriose; tumores anexiais; ou aderências resultantes de doença ou cirurgia pélvica prévia
- A vulvodinia é a causa mais frequente de dispareunia em mulheres na pré-menopausa

ACHADOS CLÍNICOS

SINAIS E SINTOMAS

- As perguntas relacionadas com o funcionamento sexual devem ser feitas como parte da história reprodutiva. Duas perguntas úteis são "Você é sexualmente ativa?" e "Você está tendo algum tipo de dificuldade sexual atualmente?"
- Durante o exame pélvico, a paciente deve ser colocada em uma posição meio sentada, recebendo um espelho para segurar com a mão, e solicitada para indicar o local da dor e descrever o tipo de dor
- Vulvovaginite: áreas de dolorimento marcado no vestíbulo vulvar, sem inflamação visível
- Vulvodinia
  - Uma sensação de queimação junto com outros sintomas incluindo dor, coceira, agulhadas, irritação e aspereza
  - O desconforto pode ser constante ou intermitente, focal ou difuso, e experimentado como profundo ou superficial
  - Geralmente sem achados físicos, exceto um eritema mínimo que pode estar associado a uma vulvodinia ou vestibulite vulvar

DIAGNÓSTICO DIFERENCIAL

- Vulvodinia ou vestibulite vulvar
- Vaginismo
- Lubrificação vaginal insuficiente
- Vaginite atrófica
- Vulvovaginite, cervicite ou doença inflamatória pélvica
- Endometriose
- Líquen escleroso
- Tumor ovariano
- Aderências pélvicas

DIAGNÓSTICO

PROCEDIMENTOS DIAGNÓSTICOS

- Colposcopia para avaliar vulvovaginite: áreas de dolorimento marcado no vestíbulo vulvar, sem inflamação visível, ocasionalmente mostram lesões assemelhando-se a pequenos condilomas

TRATAMENTO

PROCEDIMENTOS TERAPÊUTICOS

Vulvovaginite

- As lesões verrucosas na colposcopia ou na biópsia devem ser apropriadamente tratadas (ver Vaginite)

Vaginismo

- O aconselhamento e a educação sexual podem ser úteis
- A autodilatação, usando um dedo ou tubos de ensaio lubrificados de tamanhos graduados, pode ajudar. Antes que o coito (com lubrificação adequada) seja tentado, a paciente e seu parceiro devem ser capazes de introduzir – sem dor – dois dedos na vagina

Lubrificação insuficiente da vagina

- Ver Síndrome da Menopausa
- Para estimulação sexual inadequada, o aconselhamento sexual é útil
- Os lubrificantes durante as preliminares sexuais podem ser úteis
- Se a lubrificação permanecer inadequada, usar um anel vaginal de estradiol continuamente e substituído a cada 3 meses. A terapia concomitante de progestina não é necessária com o anel
- Creme vaginal de estrogênio

Infecção, endometriose, tumores ou outras condições patológicas

- Abster-se temporariamente do coito durante o tratamento
- Considerar o tratamento hormonal ou cirúrgico da endometriose
- A dispareunia por doença inflamatória pélvica crônica ou extensas aderências é difícil de tratar sem cirurgia de extirpação. Os parceiros podem ser aconselhados a tentar posições de coito que limitem a penetração profunda e o uso de técnicas sexuais orais e manuais

Vulvodinia

- Manejo difícil, já que a etiologia é obscura
- A vestibulectomia cirúrgica tem tido êxito
- Os agentes antivirais, antifúngicos, corticosteroides ou anestésicos têm sucesso variável
- O controle da dor por terapia comportamental, *biofeedback* ou acupuntura tem sucesso variável
- A queimação ou dor genital contínua pode ser aliviada com amitriptilina em doses gradualmente crescentes, de 10 mg VO 1x/dia até 75-100 mg VO 1x/dia

DESFECHOS

CASOS DE ENCAMINHAMENTO
- Quando os sintomas persistirem, apesar da terapia de primeira linha
- Para procedimentos que demandem experiência

EVIDÊNCIAS

INFORMAÇÕES PARA OS PACIENTES
- American Academy of Family Physicians: Dyspareunia
- American Academy of Family Physicians: Vulvodynia
- American College of Obstetricians and Gynecologists: Pain During Intercourse
- Mayo Clinic: Vaginal Dryness
- MedlinePlus: Vaginismus
- MedlinePlus: Vulvovaginitis

REFERÊNCIAS
- Haefner HK et al. The vulvodynia guideline. J Low Genit Tract Dis. 2005 Jan;9(1):40-51. [PMID: 15870521]
- MacNeill C. Dyspareunia. Obstet Gynecol Clin N Am. 2006 Dec; 33(4):565-77. [PMID: 17116501]

Dispepsia

CARACTERÍSTICAS PRINCIPAIS

PRINCÍPIOS BÁSICOS DO DIAGNÓSTICO
- Dor ou desconforto centrados no abdome superior
- Plenitude abdominal superior, saciedade precoce, queimação, sensação de plenitude, eructações, náuseas ou vômitos
- A azia (queimação retroesternal) também pode estar presente

CONSIDERAÇÕES GERAIS
- A dispepsia funcional é a causa mais comum

ASPECTOS DEMOGRÁFICOS
- Ocorre em 25% da população adulta
- Representa 3% das consultas

ACHADOS CLÍNICOS

SINAIS E SINTOMAS
- A história demonstra a cronicidade, a localização e a qualidade do desconforto, mas tem utilidade diagnóstica limitada
- As características de "alarme" exigem endoscopia ou exames de imagens abdominais e incluem
    - Disfagia
    - Vômitos persistentes
    - Perda de peso
    - Organomegalia
    - Massa abdominal
    - Sangue oculto nas fezes

DIAGNÓSTICO DIFERENCIAL
- "Indigestão" por alimentação em excesso, alimentos ricos em gordura, café
- Fármacos
    - Aspirina
    - Anti-inflamatórios não esteroides (AINEs)
    - Antibióticos (p. ex., macrolídeos, metronidazol)
    - Fármacos para diabetes
    - Inibidores da colinesterase
    - Corticosteroides
    - Digoxina
    - Ferro
    - Teofilina
    - Opioides
- Refluxo gastresofágico (em 20%)
- Doença ulcerosa péptica (em 5-15% dos casos)
- Gastroparesia
- Câncer gástrico (em 1%)
- *Helicobacter pylori*
- Pancreatite crônica ou câncer pancreático
- Deficiência de lactase
- Má absorção
- Infecção parasitária como, por exemplo, *Giardia*, *Strongyloides*, *Ascaris*
- Colelitíase, coledocolitíase ou colangite
- Hérnia abdominal ou paraesofágica
- Malignidade intra-abdominal
- Isquemia mesentérica crônica
- Gravidez
- Condições metabólicas
    - Diabetes
    - Doença da tireoide
    - Insuficiência renal
- Isquemia miocárdica ou pericardite
- Maus-tratos físicos ou abuso sexual

DIAGNÓSTICO

- Abaixo dos 55 anos, sem sinais de "alarme" de doença orgânica séria, fazer testagem não invasiva para *H. pylori* (teste respiratório da ureia, teste do antígeno fecal ou sorologia); tratar, se positivo
- Se *H. pylori* negativo, ou se os sintomas persistirem depois do tratamento do *H. pylori*, usar inibidores da bomba de prótons por 4 semanas
- Se os sintomas persistirem ou retornarem depois do tratamento empírico, realizar esofagogastroduodenoscopia (EGD)
- Acima dos 55 anos ou em qualquer idade com sinais de "alarme" de doença orgânica séria, realizar endoscopia alta

EXAMES LABORATORIAIS
- Obter hemograma completo, eletrólitos séricos, enzimas hepáticas, cálcio e hormônio estimulante da tireoide

DIAGNÓSTICO POR IMAGEM
- A ultrassonografia abdominal está indicada se houver suspeita de doença pancreática ou do trato biliar
- A TC abdominal está indicada em caso de suspeita de doença pancreática ou malignidade intra-abdominal

PROCEDIMENTOS DIAGNÓSTICOS
- Endoscopia alta
    - Indicada em todos os pacientes com dispepsia de início recente, > 55 anos ou de qualquer idade com sintomas de perda de peso, disfagia, vômitos recorrentes, hematêmese, melena ou anemia
    - Útil para tranquilizar pacientes preocupados com a existência de alguma doença subjacente grave
- Teste não invasivo para *H. pylori*
    - Sorologia de IgG
    - Teste do antígeno fecal
    - Teste respiratório da ureia
- Exames de esvaziamento gástrico indicados para vômitos recorrentes
- Teste ambulatorial do pH esofágico em caso de suspeita de refluxo gastresofágico atípico

TRATAMENTO

MEDICAÇÕES
- Os inibidores da bomba de prótons beneficiam 10-15%
    - Omeprazol ou rabeprazol, 20 mg
    - Esomeprazol ou pantoprazol, 40 mg VO 1x/dia, ou lansoprazol, 30 mg VO 1x/dia
    - Antidepressivos (p. ex., desipramina ou nortriptilina, 10-50 mg VO à noite, na hora de dormir)
- O agente procinético metoclopramida 10 mg VO 3x/dia melhora os sintomas
- A terapia de erradicação do *H. pylori* beneficia 5-10% (ver Gastrite por *Helicobacter pylori*)

PROCEDIMENTOS TERAPÊUTICOS
- Descontinuar, se possível, os medicamentos potencialmente ofensivos

- Reduzir ou descontinuar a ingestão de álcool e cafeína
- Psicoterapia e hipnoterapia são benéficas em alguns pacientes

DESFECHOS

SEGUIMENTO
- Reavaliar os sintomas depois de 4 semanas de manejo empírico; se eles persistirem ou recorrerem, teste adicional com EGD e possivelmente exames de imagem

PROGNÓSTICO
- Metade a dois terços das pessoas afetadas têm dispepsia funcional, ou seja, nenhuma causa orgânica demonstrável; os sintomas podem ser crônicos

CASOS DE ENCAMINHAMENTO
- Dispepsia com sinais de doença orgânica séria
- Dispepsia crônica que não responde às terapias de rotina

CASOS DE ADMISSÃO HOSPITALAR
- Sinais de hemorragia digestiva
- Vômitos protraídos com desidratação

EVIDÊNCIAS

DIRETRIZES CLÍNICAS
- American Gastroenterological Association Medical Position Statement. Evaluation of dyspepsia. Gastroenterology 2005;128:1838. [PMID: 15940619]
- Dyspepsia. Institute for Clinical Systems Improvement – Private Nonprofit Organization, 2003
- Eisen GM et al. The role of endoscopy in dyspepsia. Gastrointest Endosc. 2001;54:815. [PMID: 11726874]
- National Guideline Clearinghouse
- Talley NJ et al; Practice Parameters Committee of the American College of Gastroenterology. Guidelines for the management of dyspepsia. Am J Gastroenterol. 2005 Oct;100(10):2324-37. [PMID: 16181387]

INFORMAÇÕES PARA OS PACIENTES
- Cleveland Clinic – What is indigestion?
- Mayo Clinic – Nonulcer Dyspepsia

REFERÊNCIAS
- Gupta S et al. Management of nonsteroidal, anti-inflammatory, drug-associated dyspepsia. Gastroenterology. 2005 Nov;129(5):1711-9. [PMID: 16285968]
- Jarbol DE et al. Proton pump inhibitor or testing for *Helicobacter pylori* as the first step for patients presenting with dyspepsia? A cluster-randomized trial. Am J Gastroenterol. 2006 Jun;101(6):1200-8. [PMID: 16771937]
- Moayyedi P et al. Can the clinical history distinguish between organic and functional dyspepsia? JAMA. 2006 Apr 5;295(13):1566-76. [PMID: 16595759]
- Veldhuyzen van Zanten S et al. Esomeprazole 40 mg once a day in patients with functional dyspepsia: the randomized, placebo-controlled "ENTER" trial. Am J Gastroenterol. 2006 Sep;101(9):2096-106. [PMID: 16817845]

Dissecção Aórtica

CARACTERÍSTICAS PRINCIPAIS

PRINCÍPIOS BÁSICOS DO DIAGNÓSTICO
- Dor torácica súbita com irradiação para dorso, abdome ou pescoço em um paciente hipertenso
- Mediastino alargado na radiografia de tórax
- Discrepância de pulso nas extremidades
- Pode surgir regurgitação aórtica aguda

CONSIDERAÇÕES GERAIS
- Ocorre quando uma ruptura espontânea da íntima se desenvolve e o sangue disseca a média da aorta
- A ruptura provavelmente resulta do torque repetitivo aplicado à aorta ascendente e descendente proximal durante o ciclo cardíaco
- O sangue que penetra na ruptura da íntima pode estender a dissecção até
  - Aorta abdominal
  - Extremidades inferiores
  - Artérias carótidas
  - Artérias subclávias (menos comumente)
- A hipertensão é um componente importante
- As anormalidades de músculo liso, tecido elástico ou colágeno são mais comuns nos pacientes sem hipertensão
- Tanto os níveis de pressão absoluta quanto a pressão de pulso são importantes na propagação da dissecção
- **Dissecção tipo A**
  - Envolve o arco proximal à artéria subclávia esquerda
  - A morte pode ocorrer dentro de horas, geralmente devido à ruptura da aorta para dentro do saco pericárdico
  - A ruptura para dentro da cavidade pleural também é possível
  - O retalho de parede aórtica criado pela dissecção pode ocluir vasos importantes que se ramificam da aorta, resultando em isquemia cerebral, intestinal, renal ou das extremidades inferiores
- A **dissecção tipo B** tipicamente ocorre na aorta torácica descendente proximal, logo além da artéria subclávia esquerda
- Condições associadas a risco aumentado de dissecção
  - Gravidez
  - Válvula aórtica bicúspide
  - Coarctação

ACHADOS CLÍNICOS

SINAIS E SINTOMAS
- Início súbito de dor torácica persistente e intensa
  - Caracteristicamente se irradia para o dorso ou possivelmente para o tórax anterior
  - Pode também se irradiar para o pescoço
- As dissecções podem ocorrer com dor mínima
- Hipertensão
- Síncope
- Hemiplegia
- Paralisia de extremidades inferiores
- Isquemia intestinal ou insuficiência renal
- Os pulsos periféricos podem estar diminuídos ou desiguais
- Um sopro diastólico pode se desenvolver como resultado de uma dissecção na aorta ascendente, perto da válvula aórtica, causando regurgitação valvular, insuficiência cardíaca e tamponamento cardíaco

DIAGNÓSTICO DIFERENCIAL
- Infarto do miocárdio
- Embolia pulmonar
- Embolia arterial

DIAGNÓSTICO

DIAGNÓSTICO POR IMAGEM
- TC
  - Modalidade diagnóstica de escolha para imagens imediatas
  - Deve ser obtida em qualquer paciente hipertenso com dor torácica e achados dúbios no ECG
  - Deve incluir tanto o tórax quanto o abdome para delinear completa-

mente a extensão da aorta dissecada
- RM
  - Modalidade de imagens excelente para as dissecções crônicas
  - O tempo mais longo para obtenção das imagens e a dificuldade de monitorar os pacientes no dispositivo tornam a TC preferível em situações agudas
- As radiografias de tórax podem revelar
  - Um contorno aórtico anormal
  - Mediastino superior alargado
- Ecocardiografia transesofágica
  - Um excelente método diagnóstico por imagens
  - Entretanto, não está prontamente disponível no cenário agudo

PROCEDIMENTOS DIAGNÓSTICOS

- Achados no ECG
  - Pode estar normal em alguns pacientes
  - Hipertrofia ventricular esquerda por hipertensão de longa data está frequentemente presente
  - As alterações agudas que sugerem isquemia miocárdica não se desenvolvem, a menos que a dissecção envolva o óstio da artéria coronária
  - Classicamente, predominam as anormalidades da parede inferior, já que a dissecção leva ao comprometimento da artéria coronária direita em vez da esquerda

TRATAMENTO

- A dissecção aórtica é uma emergência verdadeira; requer controle imediato da pressão arterial para limitar a extensão
- Usar medidas agressivas para baixar a pressão arterial quando houver suspeita de dissecção, mesmo antes dos exames diagnósticos serem completados
- O tratamento exige uma redução simultânea da pressão arterial sistólica para 100-120 mmHg e do fluxo aórtico pulsátil

MEDICAÇÕES

- Betabloqueadores
  - Têm o efeito mais desejável, reduzindo a força de ejeção ventricular esquerda, que continua a enfraquecer a parede arterial
  - Devem ser usados com um regime anti-hipertensivo nos cuidados clínicos a longo prazo dos pacientes
- Labetalol
  - É tanto alfa quanto betabloqueador
  - Reduz a pressão de pulso e controla rapidamente a pressão arterial
  - Administrar 20 mg durante 2 minutos por injeção IV
  - Doses adicionais de 40-80 mg IV podem ser dadas a cada 10 minutos (dose máxima de 300 mg) até que a pressão arterial desejada tenha sido alcançada
  - Alternativamente, 2 mg/min podem ser dados por infusão IV, até ser alcançado o efeito desejado
- Esmolol
  - Tem meia-vida curta
  - Escolha razoável nos pacientes com asma, bradicardia ou outras condições que exijam um teste da reação do paciente aos betabloqueadores
  - Administrar dose de ataque de 0,5 mg/kg durante 1 minuto, seguida por uma infusão de 0,0025-0,02 mg/kg/min
  - Titular a infusão para uma meta de frequência cardíaca de 60-70 batimentos/min
- O nitroprussiato pode ser adicionado se o bloqueio β isolado não controlar a hipertensão
  - 50 mg em 1.000 mL de dextrose aquosa a 5%, infundidos em uma velocidade de 0,5 mL/min
  - A velocidade de infusão é aumentada em 0,5 mL a cada 5 minutos até que o controle adequado da pressão tenha sido alcançado
- Antagonistas dos canais de cálcio
  - Não há dados apoiando o seu uso em pacientes com asma brônquica
  - Entretanto, o diltiazem e o verapamil são alternativas potenciais aos betabloqueadores
- O sulfato de morfina é apropriado para o alívio da dor

CIRURGIA

- Aneurismas tipo A
  - Uma intervenção urgente é necessária
  - O procedimento envolve o enxerto e a substituição da porção doente do arco e dos vasos braquiocefálicos, conforme a necessidade
  - A substituição da válvula aórtica pode ser necessária com a reinserção das artérias coronárias
- Aneurismas tipo B
  - A cirurgia urgente é necessária se a dissecção for contínua ou se houver comprometimento do ramo aórtico
  - O reparo endovascular é o tratamento de escolha, se anatomicamente possível

DESFECHOS

SEGUIMENTO

- TCs anuais são necessárias para monitorar o tamanho do aneurisma dissecante

PROGNÓSTICO

- Taxa de mortalidade para as dissecções tipo A sem tratamento
  - Aproximadamente 1% por hora para 72 horas
  - Acima de 90% aos 3 meses
- Dissecções tipo B complicadas e sem tratamento
  - A taxa de mortalidade é extremamente alta
  - As opções cirúrgicas e endovasculares são tecnicamente demandantes e exigem uma equipe experimentada para alcançar mortalidades transoperatórias de < 10%
  - Os pacientes cujas pressões arteriais tenham sido controladas e que sobreviveram ao episódio agudo sem complicações podem ter sobrevida a longo prazo sem tratamento cirúrgico
  - O aumento aneurismático da luz falsa pode se desenvolver nesses pacientes, apesar da terapia anti-hipertensiva adequada

EVIDÊNCIAS

INFORMAÇÕES PARA OS PACIENTES

- American Heart Association: Aortic Dissection
- Mayo Clinic: Aortic Dissection
- MedlinePlus: Aortic Dissection

REFERÊNCIAS

- Bortone AS et al. Endovascular treatment of thoracic aortic disease: four years of experience. Circulation. 2004 Sep 14;110(11 Suppl 1):II262-7. [PMID: 15364873]
- Ince H et al. Diagnosis and management of patients with aortic dissection. Heart. 2007 Feb;93(2):266-70. [PMID: 17228080]
- Shiga T et al. Diagnostic accuracy of transesophageal echocardiography) helical computed tomography, and magnetic resonance imaging for suspected thoracic aortic dissection: systematic review and meta-analysis. Arch Intern Med. 2006 Jul 10;166(13):1350-6. [PMID: 16831999]

Distrofia Miotônica

CARACTERÍSTICAS PRINCIPAIS

- Distúrbio miopático predominantemente hereditário, lentamente progressivo
- Costuma se manifestar na terceira ou quarta década de vida, mas às vezes aparece no início da infância
- No distúrbio 1, o defeito genético está situado no braço longo do cromossomo 19

ACHADOS CLÍNICOS

- Queixas de rigidez muscular
- Ocorre atraso notável para que os músculos afetados consigam relaxar após contração; com frequência, isso pode ser demonstrado clinicamente pelo relaxamento tardio da mão após aperto prolongado de mãos ou pela percussão do ventre muscular
- Fraqueza e atrofia dos músculos faciais, esternocleidomastóideos e distais dos membros
- Cataratas
- Calvície frontal
- Atrofia testicular
- Diabetes melito
- Anormalidades cardíacas
- Alterações intelectuais

DIAGNÓSTICO

- A eletromiografia dos músculos acometidos revela descargas miotônicas, além de alterações sugestivas de miopatia

TRATAMENTO

- Fenitoína, 100 mg VO 3x/dia; sulfato de quinina, 300-400 mg VO 3x/dia; ou procainamida, 0,5-1,0 g VO 4x/dia
- A fenitoína é o medicamento de escolha, porque os outros agentes podem exercer efeitos indesejáveis sobre a condução cardíaca
- Tocainida e mexiletina também são utilizadas
- A fraqueza e o curso do distúrbio não são influenciados pelo tratamento

Distrofias Musculares

CARACTERÍSTICAS PRINCIPAIS

- Distúrbios miopáticos hereditários
- Caracterizados por fraqueza e atrofia musculares progressivas
- Subdivididos por modo de herança, idade de início e aspectos clínicos (Tabela 95)
- Distrofia muscular de Duchenne
  - Causada por defeito genético no braço curto do cromossomo X
  - O gene afetado é responsável pela codificação da proteína distrofina, que está quase ausente nos músculos acometidos
  - O defeito genético é detectável na gravidez
- Distrofia muscular de Becker
  - Em geral, os níveis de distrofina permanecem normais
  - Alteração qualitativa da proteína

ACHADOS CLÍNICOS

- Fraqueza muscular, frequentemente em distribuição característica
- A idade de início e o padrão de herança dependem da distrofia específica
- Distrofia de Duchenne
  - Pseudo-hipertrofia dos músculos
  - Retardo intelectual
  - Deformidades esqueléticas, contraturas musculares e envolvimento cardíaco

DIAGNÓSTICO

- Nível sérico da creatinoquinase
  - Aumentado, sobretudo nas variedades de Duchenne e Becker
  - Levemente elevado em distrofia muscular cintura-membros
- O exame de eletromiografia pode confirmar a presença de fraqueza miopática, e não neurogênica
- O exame histopatológico de amostra obtida por biópsia muscular é capaz de distinguir entre várias miopatias

TRATAMENTO

- Não há tratamento específico
- A prednisona (0,75 mg/kg diariamente) melhora a força e a função musculares em meninos com distrofia de Duchenne, embora seja necessário o monitoramento dos efeitos colaterais
- É importante incentivar os pacientes a levar uma vida o mais normal possível
- É imprescindível evitar o repouso prolongado, pois a inatividade frequentemente leva ao agravamento da doença muscular subjacente
- Fisioterapia e procedimentos ortopédicos podem ajudar a neutralizar deformidades ou contraturas

Distúrbios Hipoglicêmicos

CARACTERÍSTICAS PRINCIPAIS

PRINCÍPIOS BÁSICOS DO DIAGNÓSTICO

- Os sintomas começam com níveis plasmáticos de glicose de ~60 mg/dL, enquanto o comprometimento da função cerebral, com ~50 mg/dL
- Há dois tipos de hipoglicemia espontânea: de jejum e pós-prandial
  - Hipoglicemia de jejum: com frequência subaguda ou crônica; em geral, apresenta-se com neuroglicopenia
  - Hipoglicemia pós-prandial: relativamente aguda, com sintomas de descarga autonômica neurogênica (sudorese, palpitações, ansiedade, tremor)

CONSIDERAÇÕES GERAIS

Hipoglicemia de jejum

- Distúrbios endócrinos (p. ex., hipopituitarismo, doença de Addison, mixedema)
- Disfunção hepática (p. ex., alcoolismo agudo, insuficiência hepática)
- Doença renal crônica em estágio terminal sob diálise
- Na ausência de distúrbios endócrinos, descartar hiperinsulinismo por tumores das células-beta pancreáticas ou administração oculta e deliberada de insulina (ou sulfonilureias) e hipoglicemia causada por tumores extrapancreáticos não produtores de insulina
- Hipoglicemia relacionada com álcool
  - Causada por depleção do glicogênio hepático, combinada com inibição da gliconeogênese mediada por álcool
  - Mais comum em alcoolistas desnutridos
  - Contudo, pode ocorrer em qualquer pessoa incapaz de ingerir alimento após episódio alcoólico agudo seguido por gastrite e vômitos
- A hipoglicemia factícia deve-se à administração oculta e deliberada de insulina ou sulfonilureia

Hipoglicemia (reativa) pós-prandial

- A hipoglicemia pós-prandial pode ser precoce (2-3 horas após uma refeição)

- ou tardia (3-5 horas após a alimentação)
- A hipoglicemia precoce, ou alimentar, ocorre quando há uma rápida descarga de carboidrato ingerido no intestino delgado, seguida por uma rápida absorção de glicose e hiperinsulinismo
- Associada particularmente a síndrome de esvaziamento rápido após gastrectomia
- Raras vezes resulta de respostas contrarregulatórias defeituosas, como deficiências do hormônio de crescimento, glucagon, cortisol, ou respostas autonômicas
- No diabetes melito oculto, observa-se a ocorrência de hipoglicemia pós-prandial tardia

ACHADOS CLÍNICOS

SINAIS E SINTOMAS

- A tríade de Whipple é característica de hipoglicemia, independentemente da causa
  - Histórico de sintomas hipoglicêmicos
  - Glicemia de jejum associada ≤ 40 mg/dL
  - Recuperação imediata com a administração de glicose
- O ganho de peso pode se originar da superalimentação para aliviar os sintomas
- Os sintomas frequentemente se desenvolvem nas primeiras horas da manhã, na ausência de alguma refeição ou ocasionalmente pós-exercício
- Em função da falta de ciência da hipoglicemia, os sintomas autonômicos podem ser brandos ou tardios, sendo os sintomas iniciais devido à neuroglicopenia
  - Turvamento da visão ou diplopia
  - Cefaleia
  - Sensação de estar distante
  - Fala desarticulada ("arrastada")
  - Fraqueza
- Podem ocorrer mudanças de personalidade, que variam desde ansiedade até comportamento psicótico
- Se os sintomas forem ignorados ou não tratados, pode haver convulsões ou coma

DIAGNÓSTICO DIFERENCIAL

- Hipoglicemia de jejum
  - Hiperinsulinismo: tumor de células-B pancreáticas e administração oculta e deliberada de insulina ou sulfonilureias
  - Tumores extrapancreáticos
- Hipoglicemia precoce pós-prandial: alimentar (p. ex., pós-gastrectomia)
- Hipoglicemia tardia pós-prandial: funcional (aumento no tônus vagal), diabetes melito oculto
- Liberação tardia de insulina resultante de disfunção das células-B
  - Deficiência contrarregulatória
  - Idiopática
- Hipoglicemia relacionada com álcool
- Hipoglicemia imunopatológica: anticorpos direcionados contra os receptores de insulina; tais anticorpos atuam como agonistas
- Hipoglicemia induzida por pentamidina
- Hiperplasia das ilhotas de Langerhans (síndrome de hipoglicemia pancreatógena não insulinoma)

DIAGNÓSTICO

EXAMES LABORATORIAIS

- Um nível sérico de insulina ≥ 6 µU/mL em radioimunoensaio (≥ 3 µU/mL em ensaio imunoquimioluminométrico) na presença de valores glicêmicos < 40 mg/dL é diagnóstico de hiperinsulinismo inapropriado. Além do insulinoma, outras causas de hipoglicemia hiperinsulinêmica devem ser consideradas, inclusive a administração oculta e deliberada de insulina ou sulfonilureias
- Um nível circulante elevado de pró-insulina (> 5 pmol/L) na presença de hipoglicemia de jejum é característico de grande parte dos adenomas de células-B e não ocorre no hiperinsulinismo factício
- Em pacientes com desconforto epigástrico, histórico de cálculos renais ou disfunção menstrual ou erétil, a obtenção do nível sérico de cálcio, gastrina ou prolactina pode ser útil na triagem de NEM 1 associada a insulinoma
- É feito um jejum prolongado de até 72 horas sob supervisão hospitalar até que se registre a hipoglicemia
  - Em homens normais, a glicemia não diminui para menos de 55-60 mg/dL durante um jejum de 3 dias
  - Em mulheres normais que estão em fase de pré-menopausa e jejuaram por apenas 24 horas, no entanto, a glicose plasmática normalmente pode chegar até 35 mg/dL. Tais mulheres não são sintomáticas, presumivelmente devido ao desenvolvimento de cetonemia suficiente para suprir as necessidades energéticas do cérebro
- Os pacientes com insulinoma podem se tornar sintomáticos quando a glicose plasmática cair para níveis subnormais, porque a secreção inapropriada de insulina restringe a formação de cetonas

TRATAMENTO

MEDICAÇÕES

Tumores de células B pancreáticas inoperáveis

- Diazóxido, 300-600 mg VO 1x/dia (juntamente com algum diurético tiazídico para controlar a retenção de sódio)
- Octreotida, 50 µg SC 2x/dia

CIRURGIA

- Tratamento cirúrgico para tumores endócrinos

PROCEDIMENTOS TERAPÊUTICOS

Tumores de células B pancreáticas inoperáveis

- Fornecimento de carboidrato a cada 2-3 horas

Hipoglicemia (reativa) pós-prandial

- Refeições frequentes com porções menores de carboidrato de assimilação mais lenta, combinadas com proteína e gordura mais lentamente absorvidas

Hipoglicemia alimentar funcional

- Suporte e sedação leve constituem a base da terapia
- A manipulação da dieta é um tratamento adjuvante: reduzir a proporção de carboidratos na dieta, mas aumentar a frequência e diminuir o volume das refeições

DESFECHOS

COMPLICAÇÕES

- O uso indiscriminado e a superinterpretação dos testes de tolerância à glicose têm conduzido ao diagnóstico excessivo de hipoglicemia funcional
- O equivalente a um terço ou mais dos indivíduos normais apresenta níveis glicêmicos de até 40-50 mg/dL com ou sem sintomas durante um teste de tolerância à glicose de 4 horas

EVIDÊNCIAS

ENDEREÇOS ELETRÔNICOS

- American Diabetes Association
- American Dietetic Association
- CPC Diabetes Public Health Resource
- Joslin Diabetes Center

INFORMAÇÕES PARA OS PACIENTES

- Joslin Diabetes Center: Is Low Blood Glucose (Hypoglycemia) Dangerous?
- Mayo Clinic: Hypoglycemia
- National Diabetes Information Clearinghouse

REFERÊNCIAS

- Frier BM. Managing hypoglycaemia. Practitioner. 2005;249:564. [PMID: 16108474]
- Grant CS. Insulinoma. Best Pract Res Clin Gastroenterol. 2005; 19: 783. [PMID: 16253900]
- Griffiths MJ et al. Adult spontaneous hypoglycaemia. Hosp Med. 2005; 66:277. [PMID: 15920857]
- Service FJ. Diagnostic approach to adults with hypoglycemic disorders. Endocrinol Metab Clin North Am. 1999; 28:519. [PMID: 10500929]
- Tucker ON et al. The management of insulinoma. Br J Surg. 2006;93:264. [PMID: 16498592]

Diverticulite

CARACTERÍSTICAS PRINCIPAIS

PRINCÍPIOS BÁSICOS DO DIAGNÓSTICO

- A infecção intra-abdominal varia desde a microperfuração (mais comum), com inflamação paracólica localizada, até a macroperfuração, com abscesso ou peritonite generalizada
- Dor abdominal aguda e febre
- Dolorimento abdominal e massa abdominal inferior esquerda
- Leucocitose

CONSIDERAÇÕES GERAIS

- Diverticulose
  - Presente em 25% dos adultos com mais de 40 anos
  - Aumenta com a idade
  - A maioria dos casos é assintomática
- A diverticulite ocorre em 10-20% dos pacientes com diverticulose

ASPECTOS DEMOGRÁFICOS

- Prevalência mais alta em populações com baixa ingestão de fibras

ACHADOS CLÍNICOS

SINAIS E SINTOMAS

- Dor abdominal, leve a moderada, sensibilidade, geralmente no quadrante inferior esquerdo
- Constipação ou fezes amolecidas
- Náuseas e vômitos
- Febre baixa
- Dolorimento no quadrante inferior esquerdo
- Massa palpável no quadrante inferior esquerdo
- Dor abdominal generalizada e sinais peritoneais em pacientes com perfuração livre

DIAGNÓSTICO DIFERENCIAL

- Câncer colorretal perfurado
- Colite infecciosa como, por exemplo, *Campylobacter*, *Clostridium difficile*
- Doença intestinal inflamatória
- Colite isquêmica
- Apendicite
- Causas ginecológicas
  - Doença inflamatória pélvica
  - Abscesso tubo-ovariano
  - Torção ovariana
  - Gravidez ectópica rota ou cisto ovariano
  - Dor abdominal de origem ovular (*mittelschmerz*)
  - Endometriose
- Cálculo urinário
- Gastrenterite

DIAGNÓSTICO

EXAMES LABORATORIAIS

- Leucocitose, leve a moderada
- Teste positivo de sangue oculto nas fezes

DIAGNÓSTICO POR IMAGEM

- Radiografias abdominais
- Enema baritado
  - Contraindicado durante a crise aguda
  - Fazer somente depois da resolução dos sintomas clínicos para documentar a extensão da diverticulose ou a presença de fístula
- TC do abdome é indicada
  - Para confirmar o diagnóstico
  - Em pacientes que não melhoram rapidamente depois de 2-4 dias de terapia empírica
  - Na doença grave para diagnosticar abscesso

PROCEDIMENTOS DIAGNÓSTICOS

- Colonoscopia
  - Contraindicada durante a crise aguda
  - Realizar somente depois da resolução dos sintomas clínicos para documentar a extensão da diverticulite e para excluir outros distúrbios
- A sigmoidoscopia com insuflação mínima de ar é às vezes necessária na doença aguda para descartar outros diagnósticos

TRATAMENTO

MEDICAÇÕES

- A maioria dos pacientes pode ser manejada com medidas conservadoras
- Diverticulite leve (sintomas leves e nenhum sinal peritoneal)
  - Dieta com líquidos claros
  - Antibióticos orais para bactérias anaeróbias e aeróbias (gram-negativas), como amoxicilina e clavulanato de potássio, 875 mg/125 mg VO 2x/dia; ou metronidazol, 500 mg VO 3x/dia; mais ciprofloxacino, 500 mg VO 2x/dia, ou sulfametoxazol-trimetoprim, 800/160 mg VO 2x/dia, por 7-10 dias
- Diverticulite grave (febres altas, leucocitose ou sinais peritoneais)
  - NPO
  - Fluidos intravenosos
  - Aspiração com sonda nasogástrica se houver íleo
  - Antibióticos intravenosos para bactérias anaeróbias e aeróbias (gram-negativas), como terapia de agente único com uma cefalosporina de segunda geração (p. ex., cefoxitina), ou piperacilina-tazobactam, ou ticarcilina-clavulanato; ou terapia combinada (p. ex., metronidazol ou clindamicina mais um aminoglicosídeo) ou cefalosporina de terceira geração (p. ex., ceftazidima, cefotaxima) por 7-10 dias

CIRURGIA

- O manejo cirúrgico é necessário em ~20-30% dos casos
- Indicações para cirurgia
  - Peritonite livre e grandes abscessos
  - Fístulas
  - Obstrução colônica
- Cirurgia em dois estágios para abscessos nos quais a drenagem com cateter não seja possível ou útil
  - O cólon doente é ressecado, uma colostomia temporária de cólon proximal é criada, e o coto colônico distal é fechado (formando uma bolsa de Hartmann) ou exteriorizado como uma fístula mucosa
  - Semanas mais tarde, o cólon é reconectado eletivamente

PROCEDIMENTOS TERAPÊUTICOS

- Drenagem percutânea com cateter do abscesso abdominal localizado, com subsequente ressecção cirúrgica eletiva em estágio único do segmento doente do cólon

DESFECHOS

SEGUIMENTO
- Colonoscopia ou enema baritado 4-6 semanas depois da recuperação da diverticulite para diagnosticar a extensão da diverticulose e excluir malignidade colônica

COMPLICAÇÕES
- A formação de fístula pode envolver a bexiga, o ureter, a vagina, o útero, o intestino e a parede abdominal
- Estreitamento do cólon com obstrução parcial ou completa

PROGNÓSTICO
- A diverticulite recidiva em um terço dos pacientes
- Crises recorrentes justificam ressecção cirúrgica eletiva

CASOS DE ADMISSÃO HOSPITALAR
- Dor crescente, febre ou intolerância para líquidos orais
- Diverticulite grave e pacientes idosos ou imunossuprimidos ou que tenham doença comórbida grave

PREVENÇÃO
- Dieta rica em fibras

EVIDÊNCIAS

ENDEREÇO ELETRÔNICO
- WebPath GI Pathology Index

INFORMAÇÕES PARA OS PACIENTES
- Cleveland Clinic – Diverticular disease
- Mayo Clinic – Diverticulitis
- National Digestive Diseases Information Clearinghouse – Colonoscopy

REFERÊNCIAS
- Mizuki A et al. The outpatient management of patients with acute mild-to-moderate colonic diverticulitis. Aliment Pharmacol Ther. 2005 Apr 1;21(7):889-97. [PMID: 15801924]
- Petruzziello L et al. Review article: uncomplicated diverticular disease of the colon. Aliment Pharmacol Ther. 2006 May 15;23(10):1379-91. [PMID: 16669953]

Diverticulose

CARACTERÍSTICAS PRINCIPAIS

- A incidência aumenta com a idade nas sociedades ocidentais
  - 5% < 40 anos
  - 30% aos 60 anos
  - 50% > 80 anos
- Incomum nos países em desenvolvimento
- A maioria é assintomática, descoberta casualmente na sigmoidoscopia ou na colonoscopia ou no enema baritado
- Causas
  - Dieta deficiente em fibras
  - Motilidade anormal
  - Fatores hereditários
  - Síndrome de Ehlers-Danlos
  - Síndrome de Marfan
  - Esclerodermia

ACHADOS CLÍNICOS

- Queixas não específicas
  - Constipação crônica
  - Dor abdominal
  - Hábitos intestinais flutuantes
- Exame físico geralmente normal
  - Pode revelar dolorimento leve no quadrante inferior esquerdo
- As complicações ocorrem em 33%, incluindo hemorragia digestiva baixa e diverticulite

DIAGNÓSTICO

- Exames laboratoriais de rotina normais
- O enema baritado demonstra melhor os divertículos
- Colonoscopia

TRATAMENTO

- Dieta rica em fibras ou suplementos de fibras (pó de farelo de trigo, psílio ou metilcelulose 1-2 colheres de sopa VO 2x/dia)

Doença Celíaca

CARACTERÍSTICAS PRINCIPAIS

PRINCÍPIOS BÁSICOS DO DIAGNÓSTICO
- Sintomas típicos
  - Perda de peso
  - Diarreia crônica
  - Distensão abdominal
  - Retardo no crescimento
- Sintomas atípicos
  - Dermatite herpetiforme
  - Anemia ferropriva
  - Osteoporose
- Resultados de testes sorológicos anormais
- Biópsia de intestino delgado anormal
- Melhoria clínica com uma dieta sem glúten

CONSIDERAÇÕES GERAIS
- Causada por uma resposta imunológica ao glúten que resulta em dano difuso à mucosa proximal do intestino delgado, com má absorção de nutrientes
- O glúten, uma proteína de armazenamento encontrada em certos grãos, é parcialmente digerido na luz intestinal em peptídeos ricos em glutamina
- A maioria dos casos se apresenta na infância ou na vida adulta, embora os sintomas possam se manifestar entre 6 e 24 meses de idade

ASPECTOS DEMOGRÁFICOS
- Ocorre em 1:100 brancos de ascendência do norte europeu, mas é rara em africanos e asiáticos
- O diagnóstico clínico é feito em somente 1:1.000 pessoas nos Estados Unidos, de modo que a maioria dos casos não é diagnosticada

ACHADOS CLÍNICOS

SINAIS E SINTOMAS
- Os sintomas "clássicos" de má absorção mais comumente se apresentam em bebês (< 2 anos)
  - Diarreia
  - Esteatorreia
  - Perda de peso
  - Distensão abdominal
  - Fraqueza
  - Atrofia muscular
  - Retardo no crescimento
- As crianças maiores e os adultos têm menos probabilidade de manifestar os sinais de má absorção grave, mas podem relatar
  - Diarreia crônica
  - Dispepsia
  - Flatulência
  - Perda de peso variável
- Muitos adultos têm pouca ou nenhuma sintomatologia gastrintestinal, mas se apresentam com manifestações extraintestinais "atípicas"
  - Fadiga
  - Depressão

- Anemia ferropriva
- Osteoporose
- Baixa estatura
- Puberdade retardada
- Amenorreia ou fertilidade reduzida
■ Exame físico
- Nos casos leves: pode ser normal
- Nos casos mais graves: pode revelar sinais de má absorção, perda de massa muscular ou gordura subcutânea, palidez, facilidade para equimoses, hiperceratose ou dor óssea
■ O exame abdominal pode revelar distensão com sons intestinais hiperativos
■ Dermatite herpetiforme em < 10%

DIAGNÓSTICO DIFERENCIAL

■ Síndrome do intestino irritável
■ Má absorção por outras causas
■ Deficiência de lactase
■ Gastrenterite viral, gastrenterite eosinofílica
■ Doença de Whipple
■ Giardíase
■ Lesão mucosa causada por hipersecreção ácida associada a gastrinoma

DIAGNÓSTICO

EXAMES LABORATORIAIS

■ Obter hemograma completo, tempo de protrombina, albumina sérica e níveis de ferro ou ferritina, cálcio, fosfatase alcalina, folato eritrocitário, vitaminas B_{12}, A e D
■ A anemia ferropriva ou megaloblástica ocorre por causa de má absorção de ferro ou folato ou de vitamina B_{12}
■ Elevação do tempo de protrombina devido à deficiência de vitamina K
■ Acidose sem *anion gap* e hipocalemia na diarreia grave
■ Esteatorreia
- Detectada por uma avaliação qualitativa (corante Sudão) ou quantitativa da gordura fecal nas fezes de 72 horas
- A excreção de mais do que 10 g/dia de gordura em um paciente com uma dieta de 100 g de gordura é anormal
■ Teste da D-xilose para má absorção
■ Os testes sorológicos devem ser feitos em todos os pacientes com suspeita de doença
- O anticorpo IgA endomisial ou o anticorpo IgA da transglutaminase tecidual têm > 90% de sensibilidade e > 95% de especificidade para o diagnóstico
- Um resultado negativo do teste exclui com segurança o diagnóstico, enquanto um teste positivo é virtualmente diagnóstico
- Os anticorpos IgG ou IgA antigliadina estão presentes em > 85%; entretanto, a especificidade baixa (85-90%) limita sua utilidade como teste de rastreamento
■ Os testes sorológicos ficam negativos (indetectáveis) de 8-12 meses depois da retirada do glúten da dieta

DIAGNÓSTICO POR IMAGEM

■ Densitometria por absorção de raios X de duplas energia para pesquisa de osteoporose

PROCEDIMENTOS DIAGNÓSTICOS

■ Biópsia da mucosa: a biópsia endoscópica da mucosa do duodeno distal ou do jejuno proximal confirma o diagnóstico

TRATAMENTO

■ Remover todo o glúten da dieta
■ A maioria dos pacientes com doença celíaca também têm intolerância à lactose temporariamente ou de forma permanente e devem evitar produtos lácteos até que os sintomas intestinais melhorem com a dieta sem glúten

MEDICAÇÕES

■ Suplementos nutricionais (folato, ferro, vitamina B_{12}, cálcio, vitaminas A e D) nos estágios iniciais da terapia, conforme necessário
■ Cálcio, vitamina D e terapia com bifosfonados para osteoporose

DESFECHOS

SEGUIMENTO

■ Melhora nos sintomas dentro de algumas semanas com a dieta sem glúten

PROGNÓSTICO

■ Prognóstico excelente com diagnóstico e tratamento apropriados
■ A doença celíaca verdadeiramente refratária à retirada do glúten tem prognóstico ruim
- Pode ser causada por enteropatia associada ao linfoma de células T

EVIDÊNCIAS

DIRETRIZES CLÍNICAS

■ American Gastroenterological Association medical position statement: celiac sprue. Gastroenterology 2001; 120: 1522. [PMID: 11313323]
■ National Institute of Health Consensus Development Conference Statement on Celiac Disease. Gastroenterology 2005; 128:Supplement 1. [PMID: 15825115]
■ National Guideline Clearinghouse

ENDEREÇOS ELETRÔNICOS

■ Celiac Disease Foundation
■ Celiac and gluten free support page
■ National Institute of Diabetes and Digestive and Kidney Diseases (NIDDK), NIH
■ WebPath: Gastrointestinal Pathology Index

INFORMAÇÕES PARA OS PACIENTES

■ Mayo Clinic
■ National Institute of Diabetes and Digestive and Kidney Diseases (NIDDK), NIH
■ Stevens LM. JAMA patient page: Celiac disease. JAMA. 2002;287:1484. [PMID: 11911131]

REFERÊNCIAS

■ Abrams JA et al. Utility in clinical practice of immunoglobulin A anti-tissue transglutaminase antibody for the diagnosis of celiac disease. Clin Gastroenterol Hepatol. 2006 Jun;4(6):726-30. [PMID: 16630760]
■ National Institutes of Health Consensus Development Conference Statement on Celiac Disease, June 28-30, 2004: Gastroenterology. 2005 Apr;128(4 Suppl 1):SI-9. [PMID: 15825115]
■ Rostom AA et al. American Gastroenterological Association (AGA Institute technical review on the diagnosis and management of celiac disease. Gastroenterology. 2006 Dec;131(6):1981-2002. [PMID: 17087937]

Doença Cerebrovascular Oclusiva

CARACTERÍSTICAS PRINCIPAIS

PRINCÍPIOS BÁSICOS DO DIAGNÓSTICO

■ Início súbito
- Déficit neurológico consistente com isquemia cortical unilateral
- Fraqueza e dormência em uma extremidade
- Afasia
- Disartria
- Cegueira unilateral (amaurose fugaz)
■ Sopro mais bem ouvido na porção média do pescoço

CONSIDERAÇÕES GERAIS

■ Diferentemente dos outros territórios vasculares, os sintomas da doença ce-

rebrovascular oclusiva são predominantemente causados por êmbolos
- Os pacientes sintomáticos mais provavelmente apresentam placas instáveis com ulceração ou tiveram uma progressão recente da estenose
- Os ataques isquêmicos transitórios (AITs) resultam de pequenos êmbolos e são a manifestação mais precoce da estenose da carótida
- Acredita-se que esses sintomas transitórios demonstrem a instabilidade da placa, e o risco de êmbolos adicionais causando déficits permanentes é alto
- 25% ou mais de todos os AVCs podem ser provocados por êmbolos
- Na ausência de fibrilação atrial, aproximadamente 90% desses êmbolos se originam da artéria carótida interna proximal
- As lesões no sifão carotídeo, na carótida comum e nos grandes vasos proximais são bem menos comuns

ACHADOS CLÍNICOS

SINAIS E SINTOMAS

- Sintomas isquêmicos dos AITs
    - Geralmente duram apenas alguns minutos
    - Podem continuar por até 24 horas
- Os êmbolos na artéria retiniana causam cegueira unilateral que, quando transitória, é chamada de amaurose fugaz
- Os sintomas da circulação posterior atribuíveis ao tronco cerebral, ao cerebelo e às regiões visuais do cérebro são
    - Devidos à aterosclerose dos sistemas basilares vertebrais
    - Muito menos comuns do que a doença da carótida
- Sopros na área cervical média com pulsos reduzidos ou ausentes no braço
    - Não específicos para estreitamento dentro do vaso
    - A correlação entre o grau de estenose e a presença do sopro é baixa
    - A ausência de sopro não exclui a possibilidade de estenose da carótida
- Os sintomas não focais, como as tonturas e a instabilidade, raramente estão relacionados com a aterosclerose cerebrovascular

DIAGNÓSTICO

DIAGNÓSTICO POR IMAGEM

- Ultrassonografia dúplex
    - Modalidade de imagem preferencial
    - Tem alta especificidade e sensibilidade para detectar e medir o grau de estenose na bifurcação da carótida
    - Rastreamento prospectivo valioso para ditar o momento da intervenção nos pacientes assintomáticos, uma vez que aproximadamente 10% terão evidência de progressão da placa em um ano
- Angiografia com ressonância magnética ou angiografia com TC
    - Fornece uma excelente descrição da anatomia completa da circulação cerebrovascular, do arco até o crânio
    - Cada uma dessas modalidades pode ter achados falso-positivos ou falso-negativos
- Usar pelo menos duas modalidades para confirmar o grau de estenose
- A angiografia cerebral é reservada para os casos que não podem ser resolvidos por essas modalidades menos invasivas

TRATAMENTO

Pacientes assintomáticos

- A intervenção na carótida é provavelmente benéfica naqueles
    - Sem sintomas neurológicos, mas com estenose da carótida nas imagens
    - Que sejam considerados de baixo risco e para os quais a sobrevida esperada seja > 5 anos
- A recomendação para a intervenção também presume que a taxa de AVC na instituição do tratamento seja aceitável (< 3%)
- Grandes estudos indicam uma redução nas taxas de AVC de 11,5% para 5,0% durante 5 anos com o tratamento cirúrgico das estenoses assintomáticas das carótidas > 60%
- Entretanto, a prática habitual é de apenas tratar aqueles pacientes que tenham uma estenose > 80%

Pacientes sintomáticos

- Pacientes que tenham se recuperado completa ou quase completamente de AITs ou de AVC
    - Terão benefício com a intervenção na carótida se a estenose, ipsilateral ao evento, for de ~70%
    - Provavelmente terão benefício se a estenose for de 50-69%
- Nessas situações, a endarterectomia da carótida demonstrou ter um efeito durável para prevenir eventos adicionais

DESFECHOS

COMPLICAÇÕES

- AVC causado por embolização de material da placa durante o procedimento
- Lesão transitória de nervo craniano (em geral o nervo vago ou o hipoglosso)
- Déficits permanentes
- Hematoma pós-operatório do pescoço, que pode comprometer a via aérea
- Infarto do miocárdio
- Limites superiores aceitáveis de morbidade e mortalidade combinadas
    - 3% para assintomáticos
    - 5% para aqueles com AITs
    - 7% para pacientes com AVC prévio

PROGNÓSTICO

- Ruim para os pacientes com estenose da carótida que tenham tido um AIT ou AVC pequeno e nenhum tratamento
- 25% desses pacientes terão um AVC, a maioria ocorrendo no primeiro ano de seguimento
- Os pacientes com estenose da carótida sem sintomas têm uma taxa anual de AVC um pouco acima de 2%
- A doença concomitante de artéria coronária é comum e um fator importante nesses pacientes, tanto para o risco transoperatório quanto para o prognóstico a longo prazo

PREVENÇÃO

- A modificação dos fatores de risco com agentes antiagregantes plaquetários não é tão efetiva para prevenir o AVC quanto a remoção da estenose

EVIDÊNCIAS

DIRETRIZES CLÍNICAS

- Albers GW et al. Antithrombotic and thrombolytic therapy for ischemic stroke: the Seventh ACCP Conference on Antithrombotic and Thrombolytic Therapy. Chest. 2004 Sep; 126(3 Suppl):483S-512S. [PMID: 15383482]
- Coull BM et al. Anticoagulants and antiplatelet agents in acute ischemic stroke: report of the Joint Stroke Guideline Development Committee of the American Academy of Neurology and the American Stroke Association (a division of the American Heart Association). Stroke. 2002 Jul;33(7):1934-42. [PMID: 12105379]
- Streefkerk HJ et al. Cerebral revascularization. Adv Tech Stand Neurosurg. 2003;28:145-225. [PMID: 12627810]

ENDEREÇO ELETRÔNICO

- National Institute of Neurological Disorders and Stroke

INFORMAÇÕES PARA OS PACIENTES

- Cleveland Clinic: Stroke
- Mayo Clinic: Stroke

- MedlinePlus: Stroke Secondary to Atherosclerosis
- National Institute of Neurological Disorders and Stroke: Stroke Information Page

REFERÊNCIAS
- Mas JL et al; EVA-3S Investigators. Endarterectomy versus stenting in patients with symptomatic severe carotid stenosis. N Engl J Med. 2006 Oct 19; 355(16):1660-71. [PMID: 17050890]
- Safian RD et al; CREATE Pivotal Trial Investigators. Protected carotid stenting in high-risk patients with severe carotid artery stenosis. J Am Coll Cardiol. 2006 Jun 20;47(12):2384-9. [PMID: 16781363]

Doença da Arranhadura do Gato

CARACTERÍSTICAS PRINCIPAIS
- Uma infecção aguda causada por *Bartonella henselae*
- Vista em crianças e adultos jovens
- É transmitida de gatos para humanos como resultado de um arranhão ou mordida
- As formas disseminadas da doença ocorrem nas pessoas infectadas pelo HIV
  - Angiomatose bacilar
  - Peliose hepática
  - Retinite
- Pode ocorrer endocardite (geralmente por *Bartonella quintana*)

ACHADOS CLÍNICOS
- Uma pápula ou úlcera se desenvolverá no local da inoculação, dentro de alguns dias, em um terço dos pacientes
- Febre, cefaleia e mal-estar ocorrem 1-3 semanas mais tarde
- Os linfonodos regionais ficam aumentados, frequentemente sensíveis, e podem supurar
- A linfadenopatia lembra aquela resultante de neoplasia, tuberculose, linfogranuloma venéreo e linfadenite bacteriana
- A encefalite raramente ocorre

DIAGNÓSTICO
- Clínico
- As culturas especiais para *Bartonella*, a sorologia (altos títulos de anticorpos em um ensaio de imunofluorescência indireta), o ensaio de amplificação do ácido nucleico ou a biópsia excisional, embora raramente necessários, confirmam o diagnóstico
- A biópsia de linfonodo revelando linfadenite necrosante não é específica para a doença da arranhadura do gato

TRATAMENTO
- Habitualmente autolimitada, não exige nenhuma terapia específica
- A angiomatose bacilar responde ao tratamento com um macrolídeo (p. ex., azitromicina, 500 mg VO 1x/dia) ou doxiciclina, 100 mg VO 2x/dia por 4-8 semanas
- Para endocardite, são recomendadas doxiciclina 100 mg VO 2x/dia por 6 semanas mais gentamicina 3 mg/kg IV em três doses divididas por 2 semanas

Doença Degenerativa do Neurônio Motor

CARACTERÍSTICAS PRINCIPAIS

PRINCÍPIOS BÁSICOS DO DIAGNÓSTICO
- Fraqueza e consumo musculares variáveis, sem alterações sensoriais
- Curso progressivo
- Não há causa subjacente identificável, exceto uma base genética em casos familiares

CONSIDERAÇÕES GERAIS
- Há degeneração das seguintes estruturas
  - Células do corno anterior da medula espinal
  - Núcleos motores dos nervos cranianos inferiores
  - Vias corticospinal e corticobulbar
- Foram caracterizadas cinco variedades nos achados clínicos

Paralisia bulbar progressiva
- Predomínio de envolvimento bulbar
- Os processos patológicos afetam principalmente os núcleos motores dos nervos cranianos

Paralisia pseudobulbar
- Predomínio de envolvimento bulbar
- É causada por doença corticobulbar bilateral e, consequentemente, reflete disfunção dos neurônios motores superiores

Atrofia muscular espinal progressiva
- Déficit dos neurônios motores inferiores nos membros
- Atribuída à degeneração das células do corno anterior na medula espinal

Esclerose lateral primária
- Há déficit puramente dos neurônios motores superiores nos membros

Esclerose lateral amiotrófica
- É constatado déficit misto dos neurônios motores superiores e inferiores nos membros e músculos bulbares
- Algumas vezes, esse distúrbio está associado a declínio cognitivo (em padrão compatível com demência frontotemporal) ou parkinsonismo

ASPECTOS DEMOGRÁFICOS
- Os sintomas geralmente começam entre 30 e 60 anos de idade
- A doença costuma ser esporádica, mas podem ocorrer casos familiares

ACHADOS CLÍNICOS

SINAIS E SINTOMAS
- Com envolvimento bulbar, ocorrem dificuldades de deglutição (disfagia), mastigação, respiração (dispneia) e fala (disartria), além de tosse
- Na **paralisia bulbar progressiva**, há
  - Inclinação ou queda do palato
  - Depressão do reflexo faríngeo
  - Acúmulo de saliva na faringe
  - Tosse fraca
  - Atrofia e fasciculação da língua
- Na **paralisia pseudobulbar**, a língua encontra-se contraída e espástica, não conseguindo se mover rapidamente de um lado para outro
- O envolvimento dos membros caracteriza-se por distúrbios motores (fraqueza, rigidez, emaciação, fasciculações), refletindo disfunção dos neurônios motores superiores ou inferiores
- Não existem alterações objetivas ao exame sensorial, embora possa haver queixas sensoriais vagas
- Os esfíncteres geralmente são poupados

DIAGNÓSTICO DIFERENCIAL

Doença dos neurônios motores superiores
- Acidente vascular cerebral
- Lesão com efeito de massa (ou seja, ocupadora de espaço)
- Lesão compressiva da medula espinal
- Esclerose múltipla

Doença dos neurônios motores inferiores
- Infecções das células do corno anterior (p. ex., poliovírus ou vírus do Oeste do Nilo)
- Radiculopatia, plexopatia, neuropatia periférica e miopatia são distinguidas por exame clínico
- Podem ocorrer síndromes motoras puras semelhantes à doença dos neurônios motores em associação com
  - Gamopatia monoclonal
  - Neuropatias motoras multifocais com bloqueio de condução – quadro possivelmente diferenciado por estudos eletrodiagnósticos
- Pode ocorrer uma neuronopatia motora na doença de Hodgkin, a qual tem um prognóstico relativamente benigno

DIAGNÓSTICO

EXAMES LABORATORIAIS
- A creatinoquinase sérica pode sofrer leve aumento, mas nunca atinge os valores extremamente altos observados em algumas das distrofias musculares
- O líquido cerebrospinal permanece normal

PROCEDIMENTOS DIAGNÓSTICOS
- O exame de eletromiografia pode revelar alterações de desnervação e reinervação parciais crônicas, com atividade espontânea anormal no músculo em repouso e redução no número de unidades motoras sob controle voluntário
- Em pacientes com suspeita de atrofia muscular espinal ou esclerose lateral amiotrófica, o diagnóstico não deve ser assumido de forma confiável a menos que tais alterações sejam encontradas em três regiões espinais (cervical, torácica e lombossacral) ou em duas regiões espinais e nos músculos bulbares
- A velocidade de condução motora costuma permanecer normal, mas pode estar levemente diminuída
- Os estudos de condução sensorial também se encontram normais
- A biópsia de músculo atrofiado demonstra alterações histológicas de desnervação

TRATAMENTO

MEDICAÇÕES
- Riluzol, 100 mg VO 1x/dia
  - Reduz a liberação pré-sináptica de glutamato
  - Pode retardar a evolução de esclerose lateral amiotrófica
- De outra forma, não há tratamento específico, exceto em pacientes com gamopatia; nesse caso, o procedimento de plasmaférese e a terapia de imunossupressão podem induzir à melhora
- A neuropatia motora multifocal é tratada com
  - Imunoglobulina intravenosa
  - Ciclofosfamida
- Tratamento sintomático com medidas de suporte
  - Agentes anticolinérgicos (como triexifenidil, amitriptilina ou atropina) se a sialorreia for preocupante
  - Aparelhos ou andadores restabelecem a mobilidade
  - A fisioterapia evita contraturas
- A espasticidade pode ser aliviada com baclofeno ou diazepam

CIRURGIA
- Em casos extremos de envolvimento bulbar predominante
  - Algumas vezes, é realizado o procedimento de gastrostomia ou miotomia cricofaríngea
  - Talvez haja necessidade de traqueostomia em caso de acometimento grave dos músculos respiratórios
- Contudo, nos estágios terminais desses distúrbios, o objetivo do tratamento deve ser o de manter os pacientes o mais confortável possível

PROCEDIMENTOS TERAPÊUTICOS
- Na presença de disfagia grave, pode haver necessidade de dieta semilíquida ou alimentação por sonda nasogástrica

DESFECHOS

PROGNÓSTICO
- O distúrbio é progressivo
- A esclerose lateral amiotrófica costuma ser fatal dentro de 3-5 anos
- Em geral, a morte é causada por infecções pulmonares
- Via de regra, os pacientes com envolvimento bulbar apresentam prognóstico pior

CASOS DE ENCAMINHAMENTO
- Todos os pacientes devem ser encaminhados a um médico especialista no diagnóstico e tratamento desses distúrbios

EVIDÊNCIAS

DIRETRIZES CLÍNICAS
- Brooks BR et al; World Federation of Neurology Research Group on Motor Neuron Diseases. El Escorial revisited: revised criteria for the diagnosis of amyotrophic lateral sclerosis. Amyotroph Lateral Scler Other Motor Neuron Disord. 2000;1:293. [PMID: 11464847]

ENDEREÇO ELETRÔNICO
- Neuromuscular Disease Center

INFORMAÇÕES PARA OS PACIENTES
- National Institute of Neurological Disorders and Stroke

REFERÊNCIAS
- McGeer EG et al. Pharmacologic approaches to the treatment of amyotrophic lateral sclerosis. BioDrugs. 2005;19(1):31-7. [PMID: 15691215]
- Mitsumoto H, Rabkin JG. Palliative care for patients with amyotrophic lateral sclerosis: "prepare for the worst and hope for the best". JAMA. 2007 Jul 11; 298(2):207-16. [PMID: 17622602]
- Rippon GA et al. An observational study of cognitive impairment in amyotrophic lateral sclerosis. Arch Neurol. 2006 Mar;63(3):345-52. [PMID: 16533961]
- Winhammar JM et al. Assessment of disease progression in motor neuron disease. Lancet Neurol. 2005 Apr; 4(4):229-38. [PMID: 15778102]

Doença do Refluxo Gastresofágico (DRGE)

CARACTERÍSTICAS PRINCIPAIS

PRINCÍPIOS BÁSICOS DO DIAGNÓSTICO
- Azia exacerbada por alimentação, reclinação ou decúbito
- A endoscopia demonstra anormalidades esofágicas em < 50% dos pacientes

CONSIDERAÇÕES GERAIS
- Afeta 20% dos adultos, que relatam episódios pelo menos semanais de azia
- Até 10% se queixam de sintomas diários
- A maioria dos pacientes têm doença leve
- O dano na mucosa esofágica (esofagite de refluxo) se desenvolve em até 50%
- Poucos desenvolvem complicações sérias
- Os pacientes com doença pouco complicada são tratados empiricamente, sem exames diagnósticos
- A investigação é necessária para os pacientes com doença complicada e naqueles que não respondem à terapia empírica

- A patogenia inclui
  - Relaxamento ou incompetência do esfincter esofágico inferior
  - Hérnia hiatal
  - Eliminação anormal de ácido (peristalse esofágica) como, por exemplo, na esclerodermia
  - Salivação prejudicada (exacerba a DRGE) como, por exemplo, na síndrome de Sjögren, com anticolinérgicos, com irradiação
  - Esvaziamento gástrico retardado (exacerba a DRGE) como, por exemplo, gastroparesia

ASPECTOS DEMOGRÁFICOS
- Aumentada em brancos
- Prevalência alta na América do Norte e na Europa
- Aumentada na gravidez

ACHADOS CLÍNICOS

SINAIS E SINTOMAS
- Azia, mais frequentemente 30-60 minutos depois da alimentação e ao reclinar-se, aliviando com antiácidos
- Regurgitação – refluxo espontâneo de conteúdo gástrico azedo ou amargo na boca
- A disfagia é comum devido a inflamação, motilidade prejudicada ou estenose
- Manifestações atípicas
  - Asma
  - Tosse crônica
  - Laringite crônica
  - Dor de garganta
  - Dor torácica não cardíaca
- O desenvolvimento gradual de disfagia progressiva a alimentos sólidos ao longo de meses a anos sugere a formação de estenose
- Exame físico normal

DIAGNÓSTICO DIFERENCIAL
- *Angina pectoris*
- Doença ulcerosa péptica, gastrite, dispepsia sem úlcera
- Esofagite infecciosa: *Candida*, vírus herpes simples, citomegalovírus
- Esofagite induzida por comprimidos
- Distúrbios da motilidade esofágica como, por exemplo, acalasia, espasmo esofágico, esclerodermia
- A síndrome de Zollinger-Ellison (gastrinoma) pode causar esofagite grave devido à hipersecreção ácida

DIAGNÓSTICO

EXAMES LABORATORIAIS
- Os resultados dos exames de laboratório são normais

DIAGNÓSTICO POR IMAGEM
- A endoscopia alta revela anormalidades mucosas visíveis (eritema, friabilidade e erosões) em 50%
- A endoscopia está indicada
  - Em pacientes que não tenham respondido ao manejo clínico empírico
  - Em pacientes com sintomas que sugerem doença complicada (disfagia, odinofagia, sangramento oculto ou evidente, ou anemia ferropriva)
  - Em pacientes que tenham sintomas de longa data (> 5 anos) para pesquisar esôfago de Barrett
  - Para diferenciar a estenose péptica de outras causas benignas ou malignas de disfagia
- Esofagografia com bário
  - Insensível para o diagnóstico de DRGE ou para a detecção de anormalidades mucosas
  - Útil para a detecção de estenose esofágica em pacientes com disfagia

PROCEDIMENTOS DIAGNÓSTICOS
- O diagnóstico clínico tem sensibilidade de 80% e especificidade de 70%
- Em pacientes com sintomas típicos de DRGE sem complicações, é recomendado o manejo clínico empírico sem procedimentos diagnósticos
- Monitoração ambulatorial do pH esofágico
  - Melhor exame para documentar o refluxo ácido, mas desnecessário na maioria dos pacientes
  - Indicações
    - Para documentar a exposição ácida esofágica anormal em um paciente considerado para cirurgia antirrefluxo que tenha uma endoscopia normal
    - Para avaliar os pacientes com uma endoscopia normal que tenham sintomas de refluxo irresponsivos aos inibidores da bomba de prótons
    - Para investigar a associação entre o refluxo e os sintomas atípicos

TRATAMENTO

MEDICAÇÕES
- Sintomas leves, ocasionais
  - Os antiácidos fornecem alívio rápido, mas de curta duração
  - Antagonistas dos receptores H_2 de venda livre
    - Cimetidina, 200 mg
    - Ranitidina e nizatidina, 75 mg
    - Famotidina, 10 mg
    - Se tomados antes das refeições, podem prevenir os sintomas
    - Se tomados após o surgimento dos sintomas, o alívio ocorre dentro de 60 minutos
- Para sintomas que ocorrem > 1-2x/semana
  - Antagonistas dos receptores H_2 (por 8-12 semanas)
    - Nizatidina, 150 mg VO 2x/dia
    - Famotidina, 20 mg VO 2x/dia
    - Cimetidina, 400-800 mg VO 2x/dia
  - Inibidores da bomba de prótons (por 8-12 semanas)
    - Omeprazol ou rabeprazol, 20 mg VO 1x/dia
    - Esomeprazol, 40 mg VO 1x/dia
    - Lansoprazol, 30 mg VO 1x/dia
    - Pantoprazol, 40 mg VO 1x/dia
  - Depois do curso inicial de terapia, as recaídas ocasionais dos sintomas podem ser tratadas com terapia intermitente por 2-4 semanas ou até a resolução dos sintomas (terapia "conforme a demanda")
- Para os pacientes com esofagite erosiva documentada, os inibidores da bomba de prótons fornecem alívio dos sintomas e cicatrização efetiva (> 80-95%)
- Terapia contínua de "manutenção" com inibidores da bomba de prótons
  - Omeprazol ou rabeprazol, 20 mg VO 1x/dia
  - Esomeprazol, 20-40 mg VO 1x/dia
  - Lansoprazol, 15-30 mg VO 1x/dia
  - Pantoprazol, 40 mg VO 1x/dia
  - Deve ser prescrita para pacientes com esofagite erosiva, esôfago de Barrett ou estenose péptica, ou para aqueles com recaídas frequentes de sintomas quando não estão em terapia
- Doença que não responde
  - 10-20% dos pacientes com sintomas não respondem às doses diárias dos inibidores da bomba de prótons
  - 5% dos pacientes não respondem às doses 2x/dia ou a uma mudança para um inibidor da bomba de prótons diferente
  - Os fármacos pró-motilidade (metoclopramida, betanecol) reduzem o refluxo, mas os efeitos colaterais impedem o uso a longo prazo

CIRURGIA
- A fundoplicatura cirúrgica produz alívio em > 85% dos pacientes corretamente selecionados, e as taxas de sucesso em 10 anos são de 60-90%
- A fundoplicatura laparoscópica tem baixas taxas de complicação
- Entre os pacientes submetidos à fundoplicatura
  - > 50% necessitam da continuação do medicamento para supressão ácida

- Nova disfagia, sensação de plenitude, flatulência aumentada ou dispepsia se desenvolvem em > 30%
- A cirurgia é recomendada
  - Para pacientes saudáveis com manifestações extraesofágicas de refluxo
  - Para aqueles com refluxo grave que estejam pouco dispostos a aceitar terapia medicamentosa por toda a vida
  - Para pacientes com doença erosiva que sejam intolerantes ou resistentes aos inibidores da bomba de prótons

PROCEDIMENTOS TERAPÊUTICOS

- Realizar modificações no estilo de vida
- Reduzir o tamanho das refeições
- Evitar inclinar o corpo para a frente após as refeições
- Evitar o decúbito dentro de 3 horas após as refeições
- Evitar alimentos ácidos (tomate, cítricos, alimentos picantes, café) e agentes que relaxam o esfíncter esofágico inferior ou retardam o esvaziamento gástrico (alimentos gordurosos, menta, chocolate, álcool e cigarro)
- Redução do peso
- Elevar a cabeceira da cama
- A dilatação da estenose péptica é efetiva em até 90% dos pacientes sintomáticos

DESFECHOS

SEGUIMENTO

- Após a descontinuação da terapia, a recidiva dos sintomas ocorre em 80% dos pacientes dentro de 1 ano – a maioria dentro dos primeiros 3 meses
- O esôfago de Barrett (metaplasia intestinal) está presente em até 10% dos pacientes com refluxo crônico
- Os pacientes com esôfago de Barrett devem ser submetidos à vigilância endoscópica com biópsias da mucosa a cada 3-5 anos
- Os pacientes com displasia de grau baixo são tratados com manejo clínico agressivo e vigilância endoscópica a cada 6-12 meses
- Para os pacientes com displasia de grau alto, as opções incluem
  - Esofagectomia cirúrgica
  - Vigilância endoscópica a cada 3 meses
  - Ressecção endoscópica mucosa das lesões focais
  - Ablação fotodinâmica

COMPLICAÇÕES

- DRGE
  - Formação de estenose em ~10% (eficazmente tratada com dilatação)
  - Ulceração péptica pelo ácido
  - Esofagite erosiva ou hemorrágica
- Esôfago de Barrett
  - Incidência anual aumentada de adenocarcinoma esofágico para 0,5%
  - Um risco de 40 vezes em comparação com os pacientes sem Barrett
  - Displasia de alto grau: 15-40% de risco de progressão para adenocarcinoma

PROGNÓSTICO

- Os sintomas de azia podem ser controlados em quase todos os pacientes com terapia intermitente ou a longo prazo
- Os sintomas de regurgitação, plenitude e dispepsia podem persistir, apesar da terapia de redução ácida

CASOS DE ENCAMINHAMENTO

- Doença complicada: disfagia, perda de peso, positividade para sangue oculto nas fezes, anemia
- Sintomas que persistem apesar da terapia com inibidor da bomba de prótons
- Candidatos à fundoplicatura

CASOS DE ADMISSÃO HOSPITALAR

- Raramente necessária

EVIDÊNCIAS

DIRETRIZES CLÍNICAS

- National Guideline Clearinghouse
- Sampliner RE. Practice Parameters Committee of the American College of Gastroenterology. Updated guidelines for the diagnosis, surveillance, and therapy of Barrett's esophagus. Am J Gastroenterol. 2002;97:1888. [PMID: 12190150]

INFORMAÇÕES PARA OS PACIENTES

- Mayo Clinic
- NIH Patient Education Institute – Gastroesophageal reflux disease
- Society of Thoracic Surgeons

REFERÊNCIAS

- Belafsky PC. PRO: Empiric treatment with PPIs is not appropriate without testing. Am J Gastroenterol. 2006 Jan; 101(1):6-8. [PMID: 16405525]
- DeVault K. A BALANCING VIEW: Empiric PPI therapy remains the champ, but not by a knock out! Am J Gastroenterol. 2006 Jan;101 (1):10-1. [PMID: 16405527]
- Gralnek I et al. Esomeprazole versus other proton pump inhibitors in erosive esophagitis: a meta-analysis of randomized clinical trials. Clin Gastroenterol Hepatol. 2006 Dec;4(12):1452-8. [PMID: 17162239]
- Irwin RS. Chronic cough due to gastroesophageal reflux disease: ACCP evidence-based guidelines. Chest. 2006 Jan;129(1 Suppl):80S-94S. [PMID: 16428697]
- Peters FP et al. Endoscopic treatment of high-grade dysplasia and early stage cancer in Barrett's esophagus. Gastrointest Endosc. 2005 Apr;61(4):506-14. [PMID: 15812401]
- Rice TW. Pro: esophagectomy is indicated in high-grade dysplasia in Barrett's esophagus. Am J Gastroenterol. 2006 Oct; 101(10):2177-9. [PMID: 17032178]
- Sharma P et al. Dysplasia and cancer in a large multicenter cohort of patients with Barrett's esophagus. Clin Gastroenterol Hepatol. 2006 May;4(5):566-72. [PMID: 16630761]
- Sontag S. Con: surgery for Barrett's with flat HGD – no! Am J Gastroenterol. 2006 Oct;101(10):2180-3. [PMID: 17032179]
- Spechler S. Thermal ablation of Barrett's esophagus: a heated debate. Am J Gastroenterol. 2006 Aug;101(8):1770-2. [PMID: 16928252]

Doença do Soro (Doença de Complexos Imunes)

CARACTERÍSTICAS PRINCIPAIS

PRINCÍPIOS BÁSICOS DO DIAGNÓSTICO

- Febre, prurido e artropatia
- O início da reação é tardio, geralmente 7-10 dias após a exposição ao alérgeno, quando anticorpos IgG específicos são formados contra o alérgeno
- Os complexos imunes são encontrados circulando no soro ou depositados nos tecidos afetados

CONSIDERAÇÕES GERAIS

- As reações da doença do soro ocorrem quando complexos imunes são formados pela ligação de fármacos ou soro heterólogo a anticorpos
- Esses complexos são depositados no endotélio vascular, ativam a cascata do complemento e produzem lesão tecidual mediada por imunidade
- Os órgãos comumente afetados incluem pele (urticária, vasculite), articulações (artrite) e rins (nefrite)

ACHADOS CLÍNICOS

SINAIS E SINTOMAS
- Geralmente é uma doença autolimitada, mas pode ser uma vasculite grave
- Sintomas constitucionais são comuns
- Febre
- Urticária
- Artrite
- Nefrite

DIAGNÓSTICO DIFERENCIAL
- Infecção
- Hipersensibilidade autoimune
- Vasculite
- Lúpus eritematoso sistêmico (LES)
- Artrite reumatoide (AR)

DIAGNÓSTICO

EXAMES LABORATORIAIS
- O anticorpo IgG específico pode estar presente em quantidade suficiente no soro para ser detectado pelo método de precipitina em gel; o método ELISA irá detectar anticorpos presentes em quantidades menores
- A diminuição de C3, C4 ou CH50 é uma evidência não específica de doença por complexos imunes
- Os complexos imunes podem ser detectados circulando no soro ou depositados nos tecidos afetados
- Velocidade de sedimentação globular elevada
- Cilindros hemáticos se houver nefrite

TRATAMENTO

MEDICAÇÕES
- Aspirina ou anti-inflamatórios não esteroides para febre e artrite
- Corticosteroides tópicos e anti-histamínicos para dermatite
- Corticosteroides sistêmicos são usados para vasculite sistêmica que se manifesta como glomerulonefrite ou neuropatia

DESFECHOS

PROGNÓSTICO
- Bom a excelente se o antígeno que incitou o processo for identificado e afastado (p. ex., fármaco, soro, etc.)

CASOS DE ENCAMINHAMENTO
- Para um alergista para auxílio na identificação do agente incitante
- Para um reumatologista se houver suspeita de doença autoimune (p. ex., LES, AR ou vasculite)

PREVENÇÃO
- Evitar agentes incitantes conhecidos

EVIDÊNCIAS

INFORMAÇÕES PARA OS PACIENTES
- MedlinePlus: Serum Sickness

REFERÊNCIAS
- Katta R et al. Serum sickness-like reaction to cefuroxime: a case report and review of the literature. J Drugs Dermatol. 2007 Jul;6(7):747-8. [PMID: 17763603]
- Knowles SR et al. Recognition and management of severe cutaneous drug reactions. Dermatol Clin. 2007 Apr; 25(2): 245-53. viii. [PMID: 17430761]

Doença dos Rins Policísticos

CARACTERÍSTICAS PRINCIPAIS

- Doença hereditária comum, que afeta de 1:1.000 a 1:400 indivíduos nos Estados Unidos
- Em 50% dos pacientes, desenvolve-se doença renal em estágio terminal por volta dos 60 anos de idade
- Observada em 10% dos pacientes sob diálise
- Histórico familiar positivo em 75% dos casos
- Penetrância genética variável
- O distúrbio envolve, pelo menos, dois genes
  - *ADPKD1* no braço curto do cromossomo 16 (85-90% dos pacientes)
  - *ADPKD2* no cromossomo 4 (10-15% dos pacientes)

ACHADOS CLÍNICOS

- Dor no abdome ou flanco, causada por infecção, sangramento de cistos, nefrolitíase, ruptura de cisto, infecção do trato urinário, carcinoma de células renais
- Febre causada por infecção
- Nefrolitíase, principalmente por cálculos de oxalato de cálcio, em até 20% dos casos
- Hipertensão em 50% dos casos
- Massa abdominal
- Aneurismas arteriais no círculo de Willis* em 10-15% dos casos
- Prolapso da válvula mitral em até 25% dos casos
- Aneurismas aórticos
- Anormalidades da válvula aórtica

DIAGNÓSTICO

- Ultrassonograma renal: exame diagnóstico, dependendo da idade do paciente e do número de cistos
- Urinálise: pode permanecer normal, porque os cistos não se comunicam diretamente com o trato urinário; as hemoculturas, no entanto, podem ser positivas
- TC: um cisto infectado apresenta aumento na espessura da parede
- Triagem com arteriografia cerebral: não é recomendada a menos que haja histórico familiar de aneurismas ou paciente submetido à cirurgia eletiva com tendência à hipertensão

TRATAMENTO

- Ruptura de cisto
  - Repouso
  - Analgésicos, mas não anti-inflamatórios não esteroides
- Cistalgia: descompressão
- Infecção de cisto
  - Antibióticos: fluoroquinolonas, sulfametoxazol-trimetoprim, ou cloranfenicol IV por 2 semanas, acompanhados por terapia VO a longo prazo
- Hidratação (2-3 L/dia)
- Agentes anti-hipertensivos; entretanto, é preciso ter cuidado com o uso de diuréticos, pois não se conhece o efeito desses agentes sobre a formação de cistos renais
- A cafeína pode agravar a formação de cistos; os pacientes talvez necessitem restringir o consumo oral

Doença Fibrocística da Mama

CARACTERÍSTICAS PRINCIPAIS

PRINCÍPIOS BÁSICOS DO DIAGNÓSTICO
- Massas dolorosas, frequentemente múltiplas e bilaterais das mamas

---

* N. de T. Também chamado de círculo arterial cerebral ou círculo arterial de Willis (Fonte: Google).

- A dor e o tamanho muitas vezes aumentam no período pré-menstrual

CONSIDERAÇÕES GERAIS
- É a lesão mais frequente da mama
- O hormônio estrogênio é considerado um fator causal
- Engloba uma ampla variedade de alterações histológicas benignas
- Sempre associada a alterações benignas no epitélio da mama
- Os achados microscópicos incluem
  - Cistos (macroscópicos e microscópicos)
  - Papilomatose
  - Adenose
  - Fibrose
  - Hiperplasia epitelial ductal
- Um fator de risco para câncer de mama somente se a hiperplasia epitelial ductal estiver presente, especialmente quando houver atipia

ASPECTOS DEMOGRÁFICOS
- Ocorre mais comumente em mulheres de 30-50 anos
- Rara em mulheres na pós-menopausa que não estejam recebendo terapia de reposição hormonal

ACHADOS CLÍNICOS

SINAIS E SINTOMAS
- Geralmente massa ou massas dolorosas, mas pode não haver sintomas
- Uma secreção mamilar serosa pode estar presente
- Uma flutuação rápida no tamanho das massas é comum

DIAGNÓSTICO DIFERENCIAL
- Câncer de mama
- Fibroadenoma
- Lipoma
- Abscesso na mama
- Papiloma intraductal

DIAGNÓSTICO

DIAGNÓSTICO POR IMAGEM
- A mamografia pode ser útil, mas é frequentemente limitada pela radiodensidade do tecido mamário em mulheres jovens
- A ultrassonografia da mama é útil para diferenciar massas císticas de sólidas

PROCEDIMENTOS DIAGNÓSTICOS
- As lesões suspeitas devem ser biopsiadas
- A citologia com aspiração por agulha fina pode ser usada, mas a massa deve ser excisada se não regredir ao longo de alguns meses

TRATAMENTO

MEDICAÇÕES
- Ácido gamolênico, 3 g VO 2x/dia
- Vitamina E, 400 UI VO 1x/dia (dados esporádicos)
- Danazol, 100-200 mg VO 2x/dia, para dor intensa, mas é raramente usado por causa dos efeitos colaterais (acne, hirsutismo, edema)
- As mulheres na pós-menopausa que recebem terapia de reposição hormonal podem parar com os hormônios para reduzir a dor

CIRURGIA
- A mastectomia total ou subcutânea ou a remoção extensa do tecido mamário é raramente ou nunca indicada para doença fibrocística da mama

PROCEDIMENTOS TERAPÊUTICOS
- A aspiração de uma massa discreta e sugestiva de um cisto é indicada para aliviar a dor e, fundamentalmente, para confirmar a natureza cística da massa
- Dieta
  - A dieta pobre em gorduras ou a diminuição da ingesta de gorduras podem reduzir os sintomas dolorosos
  - O papel do consumo de cafeína permanece controverso
  - Muitas pacientes relatam alívio dos sintomas após eliminarem o café, o chá e o chocolate da dieta

DESFECHOS

SEGUIMENTO
- Reexaminar em intervalos
- As mulheres que apresentam epitélio proliferativo ou atípico na biópsia devem ser monitoradas cuidadosamente com exame físico e mamografia quanto ao desenvolvimento de câncer de mama; considerar quimioprevenção com tamoxifeno
- A paciente deve ser orientada a fazer o autoexame das mamas todos os meses, logo após a menstruação, e informar o médico caso apareça alguma massa
- A biópsia excisional deve ser realizada
  - Se nenhum fluido for obtido ou se o fluido for sanguinolento na aspiração
  - Se houver persistência da massa após a aspiração
  - Se em qualquer momento durante o seguimento for notado um nódulo persistente

COMPLICAÇÕES
- O risco de câncer de mama em mulheres com alterações proliferativas ou atípicas no epitélio é mais alto do que nas mulheres em geral

PROGNÓSTICO
- Exacerbações de dor, sensibilidade e formação de cistos podem ocorrer em qualquer momento até a menopausa
- Depois da menopausa, os sintomas geralmente cedem, exceto nas pacientes que recebem terapia de reposição hormonal

PREVENÇÃO
- Evitar traumas
- Evitar cafeína (dados esporádicos)
- Usar sutiã de suporte noite e dia

EVIDÊNCIAS

DIRETRIZES CLÍNICAS
- Heisey R et al. Management of palpable breast lumps. Consensus guideline for family physicians. Can Fam Physician. 1999;45: 1926. [PMID: 10463093]

ENDEREÇO ELETRÔNICO
- American Academy of Family Physicians: Breast Problems in Women Flowchart

INFORMAÇÕES PARA OS PACIENTES
- American College of Obstetricians and Gynecologists: Fibrocystic Breast Changes
- MedlinePlus: Fibrocystic Breast Disease
- National Cancer Institute: Understanding Breast Changes

REFERÊNCIAS
- Lucas JH et al. Breast cyst aspiration. Am Fam Physician. 2003 Nov 15; 68(10):1983-6. [PMID: 14655807]
- Morrow M. The evaluation of common breast problems. Am Fam Physician. 2000 Apr 15;61(8):2371-8. [PMID: 10794579]
- Olawaiye A et al. Mastalgia: a review of management. J Reprod Med. 2005 Dec; 50(12):933-9. [PMID: 16444894]
- Qureshi S et al. Topical nonsteroidal anti-inflammatory drugs versus oil of evening primrose in the treatment of mastalgia. Surgeon. 2005 Feb;3(1):7-10. [PMID: 15789786]
- Terry MB et al. Lifetime alcohol intake and breast cancer risk. Ann Epidemiol. 2006 Mar;16(3):230-40. [PMID: 16230024]

Doença Hepática Gordurosa Não Alcoólica

CARACTERÍSTICAS PRINCIPAIS

PRINCÍPIOS BÁSICOS DO DIAGNÓSTICO

- Frequentemente assintomática
- Níveis elevados de aminotransferase e/ou hepatomegalia
- Esteatose macrovesicular ou microvesicular, ou ambas, na biópsia do fígado

CONSIDERAÇÕES GERAIS

Doença hepática gordurosa não alcoólica (DHGNA)

- Além do etanol, a esteatose macrovascular hepática pode ser causada por obesidade, diabetes melito e hipertrigliceridemia
- Essas características são a marca registrada da síndrome de resistência à insulina (metabólica)

Esteato-hepatite não alcoólica (EHNA)

- Resulta da progressão da esteatose macrovascular para a esteato-hepatite e fibrose
- Caracterizada histologicamente por esteatose macrovesicular da DHGNA com
  - Infiltração focal por neutrófilos polimorfonucleares
  - Hialina de Mallory
  - As características histológicas são indistinguíveis da hepatite alcoólica

Outras causas de doença hepática gordurosa

- Síndrome de Cushing
- Jejum ou perda de peso rápida
- Hipobetalipoproteinemia
- Apneia obstrutiva do sono
- Nutrição parenteral total
- Corticosteroides, amiodarona, tamoxifeno, irinotecano, oxaliplatina
- Doença de Wilson
- Derivação jejunileal
- Agentes tóxicos/venenos: tetracloreto de carbono, fósforo amarelo

Causas de esteatose microvesicular

- Síndrome de Reye, toxicidade do ácido valproico, tetraciclina, fígado gorduroso agudo da gravidez
- As mulheres em quem o fígado gorduroso da gravidez se desenvolve frequentemente têm um defeito na oxidação de ácidos graxos devido à atividade reduzida da desidrogenase 3-hidroxiacil-CoA de cadeia longa

ACHADOS CLÍNICOS

SINAIS E SINTOMAS

- A hepatomegalia está presente em 75% dos pacientes com EHNA, mas os estigmas da doença hepática crônica são incomuns

DIAGNÓSTICO DIFERENCIAL

- Doença gordurosa alcoólica do fígado
- Hepatite como, por exemplo, viral, alcoólica, tóxica
- Cirrose
- Insuficiência cardíaca congestiva
- Carcinoma hepatocelular ou câncer metastático

DIAGNÓSTICO

EXAMES LABORATORIAIS

- Pode haver níveis ligeiramente elevados de aminotransferase e fosfatase alcalina
- Ao contrário da doença hepática alcoólica,
  - A relação da alanina aminotransferase (ALT) para a aspartato aminotransferase (AST) é quase sempre > 1 na EHNA
  - Entretanto, cai para < 1 conforme a fibrose e a cirrose avançada se desenvolvem

DIAGNÓSTICO POR IMAGEM

- A gordura no fígado pode ser demonstrada no ultrassom, na TC ou na RM
- Esses métodos de imagem não são sensíveis para detectar inflamação e fibrose

PROCEDIMENTOS DIAGNÓSTICOS

- Biópsia percutânea do fígado
  - Diagnóstica
  - Única forma para avaliar o grau de inflamação e fibrose
  - Os riscos do procedimento devem ser pesados contra o impacto da informação adicionada sobre decisões de manejo e avaliação do prognóstico

TRATAMENTO

MEDICAÇÕES

- Metformina, tiazolidinedionas, vitamina E, orlistat, betaína e leptina recombinante humana podem reverter o fígado gorduroso e estão sendo estudados
- A colina suplementar pode reverter o fígado gorduroso associado a nutrição parenteral total
- O ácido ursodesoxicólico, 12-15 mg/kg/dia, não tem resultado consistentemente na melhoria bioquímica e histológica

CIRURGIA

- A derivação gástrica pode ser considerada em pacientes com um índice de massa corporal > 35 kg/m^2

PROCEDIMENTOS TERAPÊUTICOS

- O fígado gorduroso é prontamente reversível com a descontinuação do álcool ou o tratamento de outras condições subjacentes
- A perda de peso, a restrição de gorduras na dieta e os exercícios com frequência podem melhorar os testes de função hepática e a esteatose em pacientes obesos com fígado gorduroso

DESFECHOS

COMPLICAÇÕES

- Fatores de risco para fibrose e cirrose hepática avançada
  - Idade mais adiantada
  - Obesidade
  - Diabetes

PROGNÓSTICO

- A EHNA pode estar associada a fibrose hepática em 40% dos casos; a cirrose se desenvolve em 9-25%; e a cirrose descompensada ocorre em 30-50% dos pacientes ao longo de 10 anos
- Pode ocorrer carcinoma hepatocelular na cirrose causada por EHNA
- A EHNA pode responder por muitos casos de cirrose criptogênica, sendo possível haver recorrência após o transplante de fígado
- É mais provável que a mortalidade nos pacientes com fígado gorduroso resulte de malignidade ou de doença cardíaca isquêmica do que de doença hepática

CASOS DE ENCAMINHAMENTO

- Na doença hepática progressiva
- Para biópsia do fígado

PREVENÇÃO

- Evitar o álcool
- Manter o peso ideal
- Fazer exercícios
- Evitar hipertrigliceridemia

EVIDÊNCIAS

DIRETRIZES CLÍNICAS

- National Guideline Clearinghouse

ENDEREÇOS ELETRÔNICOS

- Diseases of the Liver
- Pathology Index

INFORMAÇÕES PARA OS PACIENTES
- American Liver Foundation
- Mayo Clinic
- Patient Information

REFERÊNCIAS
- Belfort R et al. A placebo-controlled trial of pioglitazone in subjects with nonalcoholic steatohepatitis. N Engl J Med. 2006 Nov 30;355(22):2297-307. [PMID: 17135584]
- Comar KM et al. Review article: drug therapy for non-alcoholic fatty liver disease. Aliment Pharmacol Ther. 2006 Jan 15;23(2):207-15. [PMID: 16393299]
- Dufour JF et al. Randomized placebo-controlled trial of ursodeoxycholic acid with vitamin E in nonalcoholic steatohepatitis. Clin Gastroenterol Hepatol. 2006 Dec;4(12):1537-43. [PMID: 17162245]

Doença Inflamatória Pélvica (DIP)

CARACTERÍSTICAS PRINCIPAIS

PRINCÍPIOS BÁSICOS DO DIAGNÓSTICO
- Sensibilidade abdominal inferior, anexial ou à mobilização cervical
- Ausênca de diagnóstico concorrente

CONSIDERAÇÕES GERAIS
- Infecção polimicrobiana do trato genital superior associada a
  - Microrganismos sexualmente transmissíveis, como *Neisseria gonorrhoeae* e *Chlamydia trachomatis*
  - Microrganismos endógenos, inclusive anaeróbios, *Haemophilus influenzae*, bastonetes entéricos gram-negativos e estreptococos
- A salpingite tuberculosa é rara nos Estados Unidos e mais comum nos países em desenvolvimento
  - Caracterizada por dor pélvica e massas pélvicas irregulares irresponsivas à antibioticoterapia
  - Não é transmitida sexualmente

ASPECTOS DEMOGRÁFICOS
- Mais comum em mulheres jovens, nulíparas, sexualmente ativas com múltiplos parceiros
- Outros marcadores de risco envolvem raça não branca, aplicação de ducha vaginal e tabagismo
- O uso de anticoncepcionais orais ou métodos contraceptivos por barreiras pode conferir proteção significativa

ACHADOS CLÍNICOS

SINAIS E SINTOMAS
- Os sintomas podem incluir
  - Dor na porção abdominal inferior
  - Calafrios e febre
  - Alterações menstruais
  - Corrimento cervical purulento
  - Sensibilidade de anexos e da cérvice
- Dor no quadrante superior direito (síndrome de Fitz-Hugh e Curtis) pode indicar peri-hepatite associada
- O diagnóstico é complicado pelo fato de que muitas mulheres apresentam sintomas leves, não identificados prontamente como DIP

Critérios diagnósticos mínimos
- A sensibilidade abdominal inferior, anexial ou à mobilização cervical deve ser tratada como DIP com antibióticos a menos que haja algum diagnóstico concorrente, como gravidez ectópica ou apendicite
- Os critérios a seguir podem ser usados para aumentar a especificidade do diagnóstico
  - Temperatura oral > 38,3°C
  - Corrimento anormal proveniente da cérvice ou da vagina, exibindo leucócitos à microscopia em solução salina
  - Aumento na velocidade de sedimentação eritrocitária
  - Proteína C reativa elevada
  - Documentação laboratorial de infecção da cérvice por *N. gonorrhoeae* ou *C. trachomatis* à espera dos resultados

Critérios definitivos
- Quando as evidências clínicas ou laboratoriais forem incertas, pode-se fazer uso dos seguintes critérios
  - Evidência histopatológica de endometrite na biópsia endometrial
  - Sonografia transvaginal ou outras técnicas de diagnóstico por imagem, revelando tubas espessadas repletas de líquido com ou sem líquido livre na pelve ou complexo tubo-ovariano
  - Anormalidades laparoscópicas compatíveis com DIP

DIAGNÓSTICO DIFERENCIAL
- Gravidez ectópica
- Apendicite
- Abortamento séptico
- Ruptura de cisto ou tumor ovariano
- Torção ovariana
- Abscesso tubo-ovariano
- Degeneração de leiomioma (fibroide)
- Diverticulite
- Cistite
- Salpingite tuberculosa
- Actinomicose com uso prolongado de dispositivo intrauterino (DIU)

DIAGNÓSTICO

EXAMES LABORATORIAIS
- O corrimento anormal proveniente da cérvice ou da vagina pode revelar a presença de leucócitos à microscopia em solução salina
- Cultura endocervical e preparo úmido com solução salina para pesquisa de *N. gonorrhoeae* e *C. trachomatis*, respectivamente
- Velocidade de sedimentação globular e proteína C reativa podem estar elevadas

DIAGNÓSTICO POR IMAGEM
- O ultrassom pélvico e vaginal pode diferenciar gravidez ectópica de mais de 6 semanas

PROCEDIMENTOS DIAGNÓSTICOS
- O procedimento de culdocentese* possibilitará a diferenciação entre hemoperitônio (ruptura de gravidez ectópica ou cisto hemorrágico) e sepse pélvica (salpingite, ruptura de abscesso pélvico ou ruptura de apêndice)
- Laparoscopia
  - Capaz de diagnosticar DIP
  - É imperativa em caso de dúvida quanto ao diagnóstico ou em paciente que não responde à antibioticoterapia depois de 48 horas
  - O apêndice deve ser visualizado à laparoscopia para descartar apendicite
  - Culturas obtidas no momento da laparoscopia são frequentemente úteis

TRATAMENTO

MEDICAÇÕES
- O tratamento com antibióticos não deve ser adiado enquanto se aguardam os resultados da cultura
- É recomendável realizar o exame e o tratamento apropriados do parceiro sexual

---

* N. de T. Procedimento médico (exame ginecológico realizado no serviço de emergência e sem anestesia para investigação de sangramentos) no qual é extraído, com auxílio de uma agulha, líquido da escavação retouterina posterior à vagina (Fonte: Google).

Regimes terapêuticos em paciente internada

- Cefoxitina, 2 g IV a cada 6 horas, ou cefotetana, 2 g IV a cada 12 horas, mais doxiciclina, 100 mg IV ou VO a cada 12 horas
  - Esse regime é mantido por, no mínimo, 24 horas após melhora clínica significativa
  - A doxiciclina, 100 mg VO 2x/dia, deve ser mantida até completar 14 dias de terapia no total
- Clindamicina, 900 mg IV a cada 8 horas, mais gentamicina IV em uma dose de ataque de 2 mg/kg seguida por 1,5 mg/kg a cada 8 horas
  - Esse regime é mantido por, no mínimo, 24 horas após melhora clínica significativa
  - É acompanhado por clindamicina, 450 mg VO 4x/dia, ou doxiciclina, 100 mg VO 2x/dia, até completar 14 dias de terapia no total
- Ofloxacino, 400 mg IV a cada 12 horas, ou levofloxacino, 500 mg IV 1x/dia com ou sem metronidazol 500 mg IV a cada 8 horas
- Ampicilina-sulbactam, 3 g IV a cada 6 horas, mais doxiciclina, 100 mg IV ou VO a cada 12 horas

Regimes terapêuticos em paciente ambulatorial

- Ofloxacino, 400 mg VO 2x/dia ou levofloxacino, 500 mg VO 1x/dia, com ou sem metronidazol, 500 mg VO 2x/dia, todos por 14 dias
- Uma dose única de cefoxitina, 2 g IM, com probenecida, 1 g VO ou ceftriaxona, 250 mg IM, mais doxiciclina, 100 mg VO 2x/dia, por 14 dias com ou sem metronidazol, 500 mg VO 2x/dia por 14 dias

CIRURGIA

- Abscessos tubo-ovarianos podem necessitar de excisão cirúrgica ou aspiração transcutânea ou transvaginal
- A anexectomia unilateral é aceitável para abscesso unilateral
- Talvez haja necessidade de histerectomia e salpingo-ooforectomia bilateral para infecção fulminante ou em casos de doença crônica com dor pélvica intratável

DESFECHOS

SEGUIMENTO

- A terapia para abscesso tubo-ovariano em paciente internada deve ser monitorada por ultrassom

COMPLICAÇÕES

- Apesar do tratamento, um quarto das mulheres com doença aguda desenvolvem sequelas a longo prazo, incluindo
  - Episódios repetidos de infecção
  - Dor pélvica crônica
  - Dispareunia
  - Gravidez ectópica
  - Infertilidade
- O risco de infertilidade aumenta com episódios repetidos de salpingite: estimado em 10, 25 e 50% após o primeiro, segundo e terceiro episódios, respectivamente

PROGNÓSTICO

- É essencial o tratamento precoce com antibióticos eficientes para evitar as sequelas a longo prazo
- A antibioticoterapia hospitalar em altas doses é eficaz em 70% dos casos de abscesso tubo-ovariano, a menos que haja suspeita de ruptura. Em 30%, há uma resposta inadequada em 48-72 horas, sendo necessária intervenção cirúrgica

CASOS DE ADMISSÃO HOSPITALAR

- Internar para antibioticoterapia IV pacientes com
  - Abscesso tubo-ovariano
  - Constatação de gravidez
  - Incapacidade de acompanhar ou tolerar o regime ambulatorial
  - Ausência de resposta clínica à terapia ambulatorial
  - Doença grave, náuseas e vômitos, ou febre alta
  - Presença de imunodeficiência (i. e., paciente com infecção por HIV com baixas contagens de células CD4, que está sendo submetida à terapia imunossupressora ou apresenta alguma outra doença imunossupressora)
  - Impossibilidade de exclusão de emergências cirúrgicas, como apendicite
- A terapia ambulatorial por via parenteral está disponível em algumas instituições, podendo ser uma alternativa aceitável
- As pacientes com abscessos tubo-ovarianos devem ser submetidas à observação direta com internação por, no mínimo, 24 horas antes da troca para terapia parenteral ambulatorial

EVIDÊNCIAS

DIRETRIZES CLÍNICAS

- Centers for Disease Control and Prevention. Pelvic inflammatory disease. Sexually transmitted diseases treatment guidelines. MMWR Recomm Rep 2006; 55:1.

INFORMAÇÕES PARA OS PACIENTES

- American Academy of Family Physicians: Pelvic Inflammatory Disease
- American College of Obstetricians Gynecologists: Pelvic Inflammatory Disease
- MedlinePlus: Pelvic Inflammatory Disease
- National Women's Health Info Center: Pelvic Inflammatory Disease

REFERÊNCIAS

- Centers for Disease Control an Prevention; Workowski KA et al. Sexually transmitted disease treatment guidelines 2006. Centers for Disease and Control and Prevention. MMWR Recomm Rep. 2006 Aug 4;55(RR-11):1-94. [PMID: 16888612]
- Crossman SH. The challenge of pelvic inflammatory disease. Am Fam Physician. 2006 Mar 1;73(5):859-64. [PMID: 16529095]

Doença Mista do Tecido Conjuntivo

CARACTERÍSTICAS PRINCIPAIS

- Características de mais de uma doença reumática; a doença do tecido conjuntivo sobreposta é a designação preferida para os pacientes que têm características de diferentes doenças reumáticas
- Pacientes com características sobrepostas de lúpus eritematoso sistêmico (LES), esclerose sistêmica e polimiosite
  - Inicialmente, acreditava-se que esses pacientes teriam uma entidade distinta (doença mista do tecido conjuntivo [DMTC]), definida por um autoanticorpo específico para a proteína ribonuclear (RNP)
  - Com o tempo, em muitos pacientes, as manifestações evoluem para uma doença predominante, como a esclerodermia, e muitos pacientes com anticorpos para RPN têm LES claro

ACHADOS CLÍNICOS

- Características de múltiplas doenças reumáticas

DIAGNÓSTICO

- Clínico
- RNP
  - Sensibilidade de 95-100%, especificidade baixa

- Um teste negativo essencialmente exclui a DMTC
- Um teste positivo com títulos altos aumenta a probabilidade pós-teste de DMTC
■ Tabela 27
■ Diagnóstico diferencial
  - LES
  - Esclerodermia
  - Polimiosite
  - Síndrome de Sjögren
  - Artrite reumatoide
  - Fascite eosinofílica
  - Doença do enxerto *versus* hospedeiro

TRATAMENTO

■ Dirigido aos sintomas
■ As características de LES, esclerose sistêmica ou polimiosite são tratadas do mesmo modo que as doenças

Doença Oclusiva das Artérias Aorta & Ilíaca

CARACTERÍSTICAS PRINCIPAIS

PRINCÍPIOS BÁSICOS DO DIAGNÓSTICO

■ Cãibra; dor ou cansaço na panturrilha, nas pernas ou no quadril durante caminhada (claudicação)
■ Pulsos femorais diminuídos
■ A perda tecidual (ulceração, gangrena) não é habitual

CONSIDERAÇÕES GERAIS

■ Tipicamente, os pacientes são fumantes do sexo masculino, com idade entre 50 e 60 anos
■ Com maior frequência, essa doença começa na bifurcação da aorta nas artérias ilíacas comuns proximais
■ As lesões que afetam as artérias ilíacas externas são menos comuns
■ A evolução da doença pode levar à oclusão completa de uma ou ambas as artérias ilíacas comuns, o que possivelmente precipita a oclusão de toda a aorta abdominal ao nível das artérias renais
■ As alterações patológicas de aterosclerose podem ser difusas, embora ocorram estenoses segmentares fluxo-limitantes
■ Isso é particularmente verdadeiro para o segmento aortoilíaco, onde os pacientes podem exibir estreitamento limitado ou ausente nos vasos mais distais

ACHADOS CLÍNICOS

SINAIS E SINTOMAS

■ Claudicação intermitente
  - Ocorre como a dor da cãibra, provocada pelo exercício
  - Localizada geralmente nos músculos da panturrilha
■ Dor
  - Pode se estender para as coxas e nádegas com exercício contínuo
  - Pode ser uni ou bilateral
■ Fraqueza nas pernas ao caminhar ou simplesmente fadiga extrema dos membros
■ Sintomas aliviados com o repouso
■ Com sintomas bilaterais, é comum a impotência
■ Pulsos femorais e distais ausentes ou muito fracos
■ Pode ser auscultado sopro nas artérias ilíacas e femorais, bem como sobre a aorta

DIAGNÓSTICO DIFERENCIAL

■ Doença vascular das artérias femorais ou poplíteas
■ Estenose espinal lombar
■ Artropatia degenerativa do quadril

DIAGNÓSTICO

DIAGNÓSTICO POR IMAGEM

■ Os exames angiográficos por TC e RM têm substituído a angiografia invasiva tradicional
■ A obtenção de imagens é necessária apenas quando se contempla a intervenção, já que uma análise segmentar da forma da onda deve identificar os níveis envolvidos da árvore arterial

PROCEDIMENTOS DIAGNÓSTICOS

■ Exame com Doppler
  - A relação da pressão arterial sistólica ao nível do tornozelo comparada com a artéria braquial do braço está abaixo de 0,9 (a relação normal é de 1,0-1,2)
  - Essa diferença é ampliada pelo exercício
■ Registros segmentares da forma da onda ou do volume do pulso
  - Obtidos por tecnologia de medidor de tensão através de manguitos de pressão arterial
  - Demonstram o embotamento do fluxo interno arterial em toda a perna

TRATAMENTO

MEDICAÇÕES

■ Inibidores da fosfodiesterase, como cilostazol a 100 mg VO 2x/dia, podem ser benéficos em cerca de dois terços dos pacientes

CIRURGIA

■ Intervir para aliviar a obstrução se a claudicação interferir perceptivelmente nas atividades básicas ou no trabalho do paciente
■ Desvio (*bypass*) com enxerto aortofemoral
  - Altamente eficaz e durável
  - O enxerto protético estende-se desde a aorta abdominal infrarrenal até as artérias femorais comuns
  - A mortalidade é baixa, na faixa de 2-3%
  - A morbidade é mais alta, com taxa de 5-10% de infarto do miocárdio
■ Os pacientes de alto risco também podem ser tratados com aplicação de enxerto desde a artéria axilar até as artérias femorais (desvio com enxerto axilofemoral)
■ No caso não habitual de doença ilíaca limitada a um único lado, pode ser aplicado um enxerto a partir da artéria femoral contralateral (desvio femorofemoral)
■ As cirurgias menos dispendiosas apresentam menor risco operatório, porém são menos duráveis

PROCEDIMENTOS TERAPÊUTICOS

■ Interrupção do tabagismo, redução de fator de risco, perda de peso e caminhada melhoram substancialmente a tolerância ao exercício
■ A angioplastia e a aplicação de *stent* são eficazes para o tratamento de lesões oclusivas do segmento aortoilíaco

DESFECHOS

COMPLICAÇÕES

■ Desvio aortofemoral
  - Semelhantes às complicações de qualquer reconstrução abdominal importante em uma população de pacientes com alta prevalência de doença cardiovascular
  - A taxa total de complicação pode ser > 10%
■ Reparo endovascular
  - Embolização e dissecção de vaso (relativamente incomuns)

- A taxa total de complicação deve ser < 5%

PROGNÓSTICO

- Sem intervenção, o prognóstico de pacientes com doença aortoilíaca envolve redução na distância da caminhada, mas raramente inclui dor em repouso ou ameaça de perda de membro
- A expectativa de vida está relacionada com a cardiopatia concomitante, com taxa de mortalidade de 25-40% em 5 anos
- Em geral, o alívio sintomático é excelente após intervenção
- Depois do desvio aortofemoral, é comum uma taxa de patência de 90% em 5 anos
- As taxas de patência e o alívio dos sintomas para procedimentos menos extensos também são bons, com 20-30% de retorno dos sintomas em 3 anos

EVIDÊNCIAS

DIRETRIZES CLÍNICAS

- Hirsch AT et al. ACC/AHA 2005 Practice Guidelines for the management of patients with peripheral arterial disease (lower extremity, renal, mesenteric, and abdominal aortic): a collaborative report from the American Association for Vascular Surgery/Society for Vascular Surgery, Society for Cardiovascular Angiography and Interventions, Society for Vascular Medicine and Biology, Society of Interventional Radiology; and the ACC/AHA Task Force on Practice Guidelines (Writing Committee to Develop Guidelines for the Management of Patients With Peripheral Arterial Disease): endorsed by the American Association of Cardiovascular and Pulmonary Rehabilitation; National Heart, Lung, and Blood Institute; Society for Vascular Nursing; TransAtlantic Inter-Society Consensus; and Vascular Disease Foundation. Circulation. 2006 Mar 21; 113(11):e463-Q54. [PMID: 16549646]

REFERÊNCIAS

- Sontheimer DL. Peripheral vascular disease: diagnosis and treatment. Am Fam Physician. 2006 Jun 1;73(11):1971-6. [PMID: 16770929]
- WAVE Investigators. The effects of oral anticoagulants in patients with peripheral arterial disease: rationale, design, and baseline characteristics of the Warfarin and Antiplatelet Vascular Evaluation (WAVE) trial, including a meta-analysis of trials. Am Heart J. 2006 Jan; 151(1):1-9. [PMID: 16368284]

Doença Oclusiva das Artérias dos Membros

CARACTERÍSTICAS PRINCIPAIS

PRINCÍPIOS BÁSICOS DO DIAGNÓSTICO

- Dor súbita em alguma extremidade
- Disfunção neurológica (p. ex., torpor, fraqueza ou paralisia completa)
- Ausência de pulsos na extremidade

CONSIDERAÇÕES GERAIS

- Pode ser atribuída à formação de algum êmbolo ou à trombose de segmento aterosclerótico afetado
- Destinos dos êmbolos a partir de fontes cardíacas
  - Extremidades inferiores (50%)
  - Circulação cerebrovascular (20%)
  - Extremidades superiores, além da circulação mesentérica e renal (30%)
- Êmbolos provenientes de fontes arteriais, como ulcerações arteriais ou protuberâncias calcificadas, costumam ser pequenos e se dirigem à árvore arterial distal (dedos dos pés)
- Causas do trombo
  - Fibrilação atrial (mais comum)
  - Valvulopatia
  - Cardiopatia isquêmica
- Pacientes com trombose primária apresentam histórico de claudicação
- Caso ocorra desenvolvimento de estenose com o passar do tempo, formam-se vasos sanguíneos colaterais; a oclusão resultante pode apenas reduzir a distância da caminhada ou provocar aumento mínimo nos sintomas

ACHADOS CLÍNICOS

SINAIS E SINTOMAS

- Início súbito de dor nas extremidades
- Disfunção neurológica (p. ex., torpor ou paralisia)
- Em caso de oclusão poplítea, apenas os pés podem ser acometidos
- Nas oclusões proximais, a perna inteira pode ser afetada
- Ausência de pulso nas artérias distais à oclusão
- Sinais de isquemia arterial grave
  - Palidez à elevação
  - Extremidade fria
  - Mosqueamento
  - Função neurológica comprometida com hiperestesia, que evolui para anestesia acompanhada de paralisia

DIAGNÓSTICO DIFERENCIAL

- Trombose venosa profunda
- Acidente vascular cerebral

DIAGNÓSTICO

EXAMES LABORATORIAIS

- A bioquímica sanguínea pode indicar acidose sistêmica

DIAGNÓSTICO POR IMAGEM

- Pode ser útil para acelerar os procedimentos de revascularização por
  - Identificar as áreas exatas de oclusão
  - Delinear a patência de vaso distal
- Demonstra uma interrupção abrupta do vaso envolvido
- Sempre que possível, esse tipo de avaliação deve ser feito na sala de cirurgia, pois um atraso na obtenção dos exames angiográficos (simples ou por TC ou RM) pode colocar em risco a viabilidade do tecido

PROCEDIMENTOS DIAGNÓSTICOS

- O exame com Doppler revela fluxo pequeno ou ausente nos vasos distais

TRATAMENTO

MEDICAÇÕES

- Heparina IV
  - Iniciar assim que o diagnóstico for estabelecido
  - Dose: 5.000-10.000 unidades
  - Ajuda a evitar a propagação do coágulo
  - Também pode ajudar a aliviar o espasmo associado dos vasos

CIRURGIA

- A realização de anestesia geral costuma ser indicada
- A anestesia local pode ser usada em pacientes de altíssimo risco e caso a exploração se restrinja à artéria femoral comum
- Revascularização
  - Tratamento de escolha em todos os casos de trombose arterial aguda sintomática
  - Embolectomia de vasos poplíteos femorais e até mesmo pediais em casos extremos
  - Deve ser efetuada dentro de 3 horas se houver evidência de lesão neurológica
  - Atrasos mais prolongados trazem risco significativo de dano tecidual irreversível
  - O risco chega a 100% em 6 horas

PROCEDIMENTOS TERAPÊUTICOS

- Trombólise química com o ativador de plasminogênio tecidual (APT)
  - Pode ser realizada, mas frequentemente exige ≥ 24 horas até a lise completa do trombo
  - Essa abordagem pode ser empregada apenas em pacientes com exame neurológico intacto
  - A presença de coágulo adicional no átrio constitui uma contraindicação relativa. Obter ecocardiograma antes da trombólise química para descartar a existência de coágulo
- A trombólise mecânica com cateter pode ser uma excelente alternativa

DESFECHOS

COMPLICAÇÕES

- Acidose grave
- Parada miocárdica
- Hematoma de ferida pós-operatória

PROGNÓSTICO

- Oclusão arterial aguda
  - Risco de 10-25% de amputação
  - Taxa de mortalidade hospitalar igual ou superior a 25%
  - O prognóstico é sombrio em pacientes de alto risco
- Melhor para oclusão aguda de algum segmento aterosclerótico, pois o fluxo colateral consegue manter a viabilidade da extremidade

EVIDÊNCIAS

REFERÊNCIAS

- Collins R et al. Duplex ultrasonography, magnetic resonance angiography, and computed tomography angiography for diagnosis and assessment of symptomatic, lower limb peripheralarterial disease: systematic review. BMJ. 2007 Jun 16;334(7606):1257. [PMID: 17548364]
- Rogers JH et al. Overview of new technologies for lower extremity revascularization. Circulation. 2007 Oct 30;116(18):2072-85. [PMID: 17967988]
- Vouyouka AG et al. Arterial vascular disease in women. J Vasc Surg. 2007 Dec;46(6):1295-302. [PMID: 17950570]

Doença Oclusiva das Artérias dos Membros Inferiores & dos Pés

CARACTERÍSTICAS PRINCIPAIS

PRINCÍPIOS BÁSICOS DO DIAGNÓSTICO

- Dor em repouso no antepé, aliviada com a colocação dos pés para baixo
- Dor ou torpor do pé durante caminhada
- Ulceração ou gangrena dos pés ou dedos dos pés
- Palidez quando o pé é levantado

CONSIDERAÇÕES GERAIS

- Envolve principalmente os vasos tibiais
- Apenas a doença extensa envolve as artérias dos pés
- Com frequência, há calcificação extensa da parede dos vasos
- Essa distribuição de aterosclerose é observada principalmente em pacientes com diabetes melito
- A claudicação pode não ser evidente a menos que haja lesões associadas nos segmentos aortoilíaco ou femorofemoral (este na artéria femoral superficial)

ACHADOS CLÍNICOS

SINAIS E SINTOMAS

- Isquemia dos pés, sem claudicação concomitante e dor em repouso
- Características da dor em repouso
  - Intensa, geralmente com sensação de queimação
  - Desperta o paciente
  - Restrita ao dorso dos pés na área das cabeças metatársicas
  - Aliviada com a colocação dos pés para baixo
- Ausência de pulsos pediais
- Rubor ao colocar os pés para baixo com palidez à elevação
- Em geral, a pele do pé apresenta-se fria, atrófica e glabra (i. e., sem pelo)

DIAGNÓSTICO DIFERENCIAL

- Disestesia neuropática

DIAGNÓSTICO

DIAGNÓSTICO POR IMAGEM

- Frequentemente há necessidade de angiografia, angiografia por TC ou angiografia por RM para delinear a anatomia do segmento tibiopoplíteo

PROCEDIMENTOS DIAGNÓSTICOS

- Deixar o pé pendente na beira da cama alivia a dor em repouso, indicando insuficiência vascular
- Índice tornozelo-braquial
  - Pode estar muito baixo (na faixa de 0,3)
  - Pode estar falsamente elevado por causa da não compressibilidade dos vasos tibiais calcificados
- A análise da forma da onda é importante nesses pacientes com padrão de fluxo monofásico, denotando um fluxo criticamente baixo
- Registros segmentares de volume do fluxo
  - Revelam queda na pressão arterial entre a panturrilha e o tornozelo
  - Contudo, também podem ser afetados pela calcificação dos vasos tibiais

TRATAMENTO

CIRURGIA

Técnicas de desvio (bypass) e procedimentos endovasculares

- A técnica de desvio com veia em direção às artérias tibiais distais ou aos pés é eficaz para
  - Tratar dor em repouso
  - Curar gangrena
  - Cicatrizar ulcerações isquêmicas dos pés
- Esses desvios apresentam boas taxas de patência (70% em 3 anos)
- Em quase todas as séries, as taxas de recuperação dos membros são muito mais altas do que as taxas de patência
- Os procedimentos endovasculares estão começando a ser utilizados nos vasos tibiais com resultados modestos, mas a aplicação de enxerto com desvio continua sendo a principal técnica de revascularização

Amputação

- Reservada para casos de
  - Impossibilidade de revascularização
  - Necessidade de debridamento de tecido necrótico ou gravemente infectado
- As amputações dos dedos do pé, até mesmo do primeiro dedo, exercem pouca ou nenhuma influência sobre a mecânica da caminhada
- O procedimento de amputação transmetatársica é durável, mas aumenta em 5-10% a energia requerida na caminhada

- A amputação abaixo do joelho aumenta o gasto de energia da caminhada em 50%
- A amputação acima do joelho aumenta esse gasto em 100%

PROCEDIMENTOS TERAPÊUTICOS
- Indicações para revascularização
  - Presença de úlceras sem cicatrização significativa dentro de 2-3 semanas
  - Ocorrência de dor em repouso noturno com formas de ondas monofásicas
- Dor pouco frequente em repouso não é uma indicação absoluta de revascularização

DESFECHOS

PROGNÓSTICO
- Bons cuidados dos pés podem evitar a ulceração
- A maioria dos pacientes diabéticos fica bem com regime conservador

EVIDÊNCIAS

REFERÊNCIAS
- Cunningham LD et al. Lower-extremity arterial disease. Perspect Vasc Surg Endovasc Ther. 2005 Dec;17(4):351-61. [PMID: 16389429]
- Diehm C et al. Association of low ankle brachial index with high mortality in primary care. Eur Heart J. 2006 Jul;27(14):1743-9. [PMID: 16782720]
- Faries PL et al. The role of surgical revascularization in the management of diabetic foot wounds. Am J Surg. 2004 May;187(5A):34S-37S. [PMID: 15147990]
- Laird JR et al; LACI Investigators. Limb salvage following laser-assisted angioplasty for critical limb ischemia: results of the LACI multicenter trial. J Endovasc Ther. 2006 Feb;13(1):1-11. [PMID: 16445313]

Doença Oclusiva das Artérias Femoral & Poplítea

CARACTERÍSTICAS PRINCIPAIS

PRINCÍPIOS BÁSICOS DO DIAGNÓSTICO
- Cãibra; dor ou cansaço na panturrilha apenas com exercício
- Pulsos poplíteos ou pediais reduzidos
- Dor nos pés em repouso, aliviada pela colocação dos pés para baixo
- Gangrena ou ulceração dos pés

CONSIDERAÇÕES GERAIS
- A artéria femoral superficial é a artéria mais comumente ocluída por aterosclerose
- Com frequência, as lesões ocorrem no local por onde a artéria femoral superficial passa pelo tendão abdutor magno na porção distal da coxa
- A artéria femoral profunda e a artéria poplítea são relativamente poupadas de lesões oclusivas, exceto em diabéticos
- Assim como ocorre na aterosclerose do segmento aortoilíaco, essas lesões estão estritamente associadas a histórico de tabagismo

ACHADOS CLÍNICOS

SINAIS E SINTOMAS
- A claudicação intermitente está limitada à panturrilha
- Ocorre claudicação em uma distância de aproximadamente 2-4 quadras quando a artéria femoral superficial é ocluída no canal abdutor e na presença de colaterais satisfatórios provenientes da artéria femoral profunda
- A doença concomitante das artérias femoral profunda ou poplítea pode deflagrar sintomas em distâncias muito mais curtas
- Em caso de claudicação de curta distância, pode haver rubor ao colocar o pé para baixo com branqueamento à elevação
- Os estados crônicos de baixo fluxo sanguíneo causam alterações atróficas na parte inferior das pernas e nos pés com
  - Perda de pelo
  - Afinamento da pele e dos tecidos subcutâneos
  - Atrofia dos músculos por desuso
- Os pulsos poplíteos e pediais estão reduzidos

DIAGNÓSTICO DIFERENCIAL
- Doença oclusiva das artérias ilíacas
- Estenose espinal lombar

DIAGNÓSTICO

DIAGNÓSTICO POR IMAGEM
- Angiografia simples, angiografia por TC ou angiografia por RM
  - Todos esses exames revelam de forma adequada a localização anatômica das lesões obstrutivas
  - Tais estudos são feitos apenas se houver planos de revascularização

PROCEDIMENTOS DIAGNÓSTICOS
- O índice tornozelo-braquial sofre redução; níveis abaixo de 0,5 sugerem redução grave no fluxo
- Os índices tornozelo-braquiais devem ser obrigatoriamente acompanhados por análise da forma da onda em pacientes diabéticos e nos idosos
- Os registros de volume do pulso com manguitos colocados na parte superior e média da coxa, na panturrilha e no tornozelo delinearão os níveis de obstrução com pressões reduzidas e formas de ondas embotadas

TRATAMENTO

MEDICAÇÕES
- Depois de qualquer procedimento, o paciente geralmente receberá agente antiplaquetário por toda a vida
  - Tratamento com clopidogrel (75 mg/dia) periprocedimento
  - Terapia de manutenção a longo prazo com ácido acetilsalicílico

CIRURGIA
- Indicações
  - Claudicação intermitente, que se mostra progressiva e incapacitante ou interfere significativamente nas atividades diárias básicas
  - Presença de dor em repouso
  - Ameaça de perda tecidual do pé
- O desvio (bypass) femoropoplíteo com veia safena autógena constitui o tratamento mais eficaz e durável para lesões da artéria femoral superficial
- O politetrafluoroetileno (PTFE, material sintético) pode ser feito com desvios relativamente curtos, com vasos distais excelentes
- Atualmente, a remoção da placa aterosclerótica é limitada às lesões das artérias femorais comum e profunda, onde os enxertos de desvio e as técnicas endovasculares não desempenham nenhum papel
- Técnicas endovasculares
  - Têm crescido em termos de popularidade para lesões da artéria femoral superficial
  - As diversas alternativas incluem angioplastia combinada com aplicação de stent, quiroplastia, angioplastia com balão resfriado a uma temperatura de -20ºC, e aterectomia endoluminal
  - Essas técnicas apresentam morbidade mais baixa do que o desvio, mas

também podem mostrar taxa mais baixa de sucesso e durabilidade
- Mais eficazes para lesões com < 10 cm de comprimento e nos pacientes submetidos à modificação rigorosa dos fatores de risco

PROCEDIMENTOS TERAPÊUTICOS

- O tratamento conservador desempenha um papel importante em pacientes com oclusão da artéria femoral superficial que tenham colaterais satisfatórios da artéria femoral profunda

DESFECHOS

SEGUIMENTO

- Vigilância ultrassonográfica após todas as intervenções, de modo que qualquer estreitamento recorrente possa ser submetido a tratamento imediato

COMPLICAÇÕES

- Em até 15-20% dos casos, pode ocorrer infecção das pernas ou formação de seroma
- As taxas de infarto do miocárdio depois de cirurgia aberta são de 5-10%, com mortalidade de 1-4%
- As taxas de complicação da terapia endovascular são de 1-5%

PROGNÓSTICO

- Excelente para pacientes motivados acometidos pela doença isolada da artéria femoral superficial
- A taxa de patência dos enxertos de desvio das artérias femoral, femoral superficial e poplítea pode ser de até 70% em 3 anos, com patência um tanto menor para os procedimentos endovasculares
- A sobrevida em 5 anos dos pacientes com comprometimento das extremidades inferiores associado à doença coronariana gira em torno de 50%

EVIDÊNCIAS

REFERÊNCIA

- McDermott MM et al. Lower extremity nerve function in patients with lower extremity ischemia. Arch Intern Med. 2006 Oct 9;166(18):1986-92. [PMID: 17030832]

Doença Pulmonar Obstrutiva Crônica (DPOC)

CARACTERÍSTICAS PRINCIPAIS

PRINCÍPIOS BÁSICOS DO DIAGNÓSTICO

- História de tabagismo
- Tosse crônica e produção de escarro (bronquite crônica) e dispneia (enfisema)
- Roncos, intensidade diminuída de sons respiratórios e expiração prolongada ao exame físico
- Limitação do fluxo de ar nas provas de função pulmonar

CONSIDERAÇÕES GERAIS

- Obstrução ao fluxo de ar por bronquite crônica ou enfisema; a maioria dos pacientes tem características de ambos
- A obstrução
  - É progressiva
  - Pode ser acompanhada por hiper-reatividade de vias aéreas
  - Pode ser parcialmente reversível
- A bronquite crônica é caracterizada por secreções mucosas excessivas com tosse produtiva, por 3 meses ou mais, durante pelo menos 2 anos consecutivos
- O enfisema é o aumento anormal dos espaços aéreos distais e a destruição das paredes brônquicas sem fibrose
- O tabagismo é a causa mais importante
  - Mais ou menos 80% dos pacientes tiveram exposição significativa à fumaça do tabaco
- Poluição do ar, infecção de vias aéreas, fatores familiares e alergia têm sido implicados na bronquite crônica
- A deficiência de α_1-antiprotease tem sido implicada no enfisema

ACHADOS CLÍNICOS

SINAIS E SINTOMAS

- Apresentação
  - Habitualmente aos 40-50 anos de idade
  - Tosse
  - Produção de escarro
  - Respiração curta
- A dispneia inicialmente ocorre apenas com esforços pesados, progredindo para sintomas em repouso na doença grave
- As exacerbações frequentes acabam causando incapacidade
- As infecções virais precedem as exacerbações na maioria dos pacientes
- A DPOC em estágio tardio é caracterizada por
  - Hipoxemia
  - Pneumonia
  - Hipertensão pulmonar
  - *Cor pulmonale*
  - Insuficiência respiratória
- A morte costuma ocorrer durante uma exacerbação da DPOC em associação com insuficiência respiratória
- Os achados clínicos podem estar ausentes no início
- Os pacientes são frequentemente dicotomizados como "sopradores róseos" ou "inchados azuis", dependendo da predominância de enfisema ou bronquite crônica (Tabela 117)

DIAGNÓSTICO DIFERENCIAL

- Asma
- Bronquiectasia, que apresenta pneumonia recorrente e hemoptise, com achados radiográficos distintos
- Deficiência grave de α_1-antiprotease
- Fibrose cística, que é geralmente vista primeiro em crianças e adultos jovens

DIAGNÓSTICO

EXAMES LABORATORIAIS

- O exame do escarro pode revelar
  - *Streptococcus pneumoniae*
  - *Haemophilus influenzae*
  - *Moraxella catarrhalis*
  - As culturas se correlacionam mal com as exacerbações
- O ECG mostra taquicardia sinusal, anormalidades consistentes com *cor pulmonale* na doença grave e/ou taquicardias supraventriculares e irritabilidade ventricular
- Valores da gasometria arterial
  - Desnecessários, a menos que haja suspeita de hipoxemia ou hipercapnia
  - Podem mostrar somente uma DO_2 A-a na doença inicial
  - Hipoxemia na doença avançada
  - Acidose respiratória compensada com agravação da acidemia durante as exacerbações
- Espirometria
  - Mede objetivamente a função pulmonar e avalia a gravidade
  - As alterações iniciais são reduções no fluxo expiratório médio e volumes finais anormais
  - VEF_1 e VEF_1/CVF ficam reduzidos mais tarde na doença
  - CVF está reduzida na doença grave
  - As medidas de volume pulmonar mostram um aumento na capacidade pulmonar total (CPT), no volume residual (VR) e uma elevação do

VR/CPT, indicando aprisionamento de ar
- Nível de α_1-antiprotease em pacientes jovens com enfisema

DIAGNÓSTICO POR IMAGEM
- A radiografia de tórax pode mostrar hiperinflação, especialmente quando há predomínio do enfisema
- As bolhas parenquimatosas ou vesículas subpleurais são patognomônicas de enfisema
- Marcações peribrônquicas e perivasculares não específicas com bronquite crônica
- Aumento das artérias pulmonares centrais na doença avançada

TRATAMENTO

MEDICAÇÕES
- Oxigênio suplementar
  - Em pacientes hospitalizados, o oxigênio não deve ser retirado por medo de piorar a acidemia
  - Sobrevida mais longa, hospitalizações reduzidas e melhor qualidade de vida na doença avançada
  - A menos que a terapia seja planejada somente para uso noturno ou durante exercícios, 15 horas de oxigênio nasal por dia são necessárias
  - Para a maioria dos pacientes, uma taxa de fluxo de 1-3 L alcança uma $PaO_2 > 55$ mmHg
  - O plano Medicare* cobre 80% dos custos para os pacientes que preencham os requisitos (Tabela 118)
- Os broncodilatadores são os agentes farmacológicos mais importantes (Tabelas 115 e 116)
  - **Brometo de ipratrópio** (2-4 jatos via inalador 6/6 h) é a terapia de primeira linha porque tem ação mais longa e sem os efeitos colaterais simpaticomiméticos
  - Os β-agonistas de curta ação (**albuterol,** ** **metaproterenol**) têm um início de ação mais curto e são menos caros
  - Em doses máximas, a broncodilatação dos β-agonistas é equivalente à do ipratrópio, mas com efeitos colaterais de tremores, taquicardia e hipocalemia
  - O ipratrópio e os β-agonistas juntos são mais efetivos do que isoladamente
  - A **teofilina** oral é um agente de terceira linha para os pacientes que não respondem ao ipratrópio ou aos β-agonistas
  - Os β-agonistas de longa ação (**formoterol, salmeterol**) e os anticolinérgicos (**tiotrópio**) parecem alcançar broncodilatação equivalente ou superior à experimentada com o ipratrópio, além de melhorias similares na condição de saúde
- Corticosteroides
  - A DPOC em geral não responde aos esteroides; 10-20% dos pacientes ambulatoriais estáveis têm > 20% de aumento no VEF_1 em comparação com placebo
- Os antibióticos melhoram ligeiramente os desfechos quando usados para tratar as exacerbações agudas
  - Os regimes incluem sulfametoxazol-trimetoprim, 800/160 mg VO 2x/dia, amoxicilina ou amoxicilina-clavulanato 500 mg VO 3x/dia, ou doxiciclina, 100 mg VO 2x/dia
- Opioides: a dispneia grave, apesar do manejo ideal, pode demandar um teste terapêutico com um opioide
- Os fármacos hipnótico-sedativos (diazepam 5 mg VO 3x/dia) podem beneficiar os pacientes muito ansiosos com dispneia intratável

CIRURGIA
- O transplante de pulmão oferece uma melhoria substancial na função pulmonar e no desempenho em exercícios; a sobrevida em 1 ano é de 75%
- A cirurgia de redução de volume pulmonar em pacientes altamente selecionados resulta em melhorias modestas na função pulmonar, no desempenho em exercícios e na dispneia; as taxas de mortalidade cirúrgica em centros com experiência são de 4-10%

PROCEDIMENTOS TERAPÊUTICOS
- A cessação do tabagismo é a meta isolada mais importante
- Os antitussígenos e sedativos devem ser evitados como medidas de rotina
- Programas de exercício físico gradual
- Medida dos níveis de teofilina em pacientes hospitalizados
- Ventilação de pressão positiva não invasiva
  - Reduz a necessidade de entubação
  - Encurta as permanências na UTI
  - Pode reduzir o risco de infecção nosocomial e o uso de antibióticos

DESFECHOS

COMPLICAÇÕES
- Hipertensão pulmonar, *cor pulmonale* e insuficiência respiratória crônica são comuns na doença avançada
- O pneumotórax espontâneo ocorre em uma pequena fração de pacientes enfisematosos
- A hemoptise pode resultar de bronquite crônica ou carcinoma broncogênico

PROGNÓSTICO
- A sobrevida mediana para a doença grave ($VEF_1 < 1$ L) é de 4 anos
- O grau de disfunção na apresentação é o preditor mais importante de sobrevida
- Um indicador multidimensional (o índice BODE), que inclui índice de massa corporal (IMC), obstrução de via aérea (VEF_1), dispneia (escore de dispneia do Medical Research Council) e capacidade para exercícios, prediz melhor a morte e a hospitalização do que apenas o VEF_1

CASOS DE ENCAMINHAMENTO
- Obstrução progressiva do fluxo de ar e/ou sintomas graves
- Deficiência de α_1-antiprotease
- Bolhas grandes

CASOS DE ADMISSÃO HOSPITALAR
- Exacerbações agudas que não respondem às medidas ambulatoriais
- Insuficiência respiratória aguda
- *Cor pulmonale*
- Pneumotórax

PREVENÇÃO
- Amplamente evitável pela eliminação da exposição crônica à fumaça do tabaco
- A cessação do tabagismo diminui a velocidade do declínio no VEF_1 em fumantes de meia-idade com doença obstrutiva leve
- Vacinação contra gripe e infecção pneumocócica

EVIDÊNCIAS

DIRETRIZES CLÍNICAS
- National Collaborating Centre for Chronic Conditions. Chronic obstructive pulmonary disease. National clinical guideline on management of chronic obstructive pulmonary disease in adults in primary and secondary care. Thorax. 2004;59(Suppl 1):1. [PMID: 15041752]
- Pauwels RA et al. Global strategy for the diagnosis, management, and prevention of chronic obstructive pulmo-

---
* N. de R.T. O Medicare é um programa de assistência à saúde que oferece cobertura parcial à população dos Estados Unidos. No Brasil, 100% dos custos são cobertos pelo Sistema Único de Saúde para os pacientes que preencham os requisitos.
** N. de R.T. O albuterol também é conhecido por salbutamol.

nary disease: National Heart, Lung, and Blood Institute and World Health Organization Global Initiative for Chronic Obstructive Lung Disease (GOLD): executive summary. Respir Care. 2001; 46:798. [PMID: 11463370]
- Sinuff T et al. Clinical practice guideline for the use of noninvasive positive pressure ventilation in COPD patients with acute respiratory failure. J Crit Care. 2004;19:82. [PMID: 15236140]

INFORMAÇÕES PARA OS PACIENTES
- Mayo Clinic
- Parmet S et al. JAMA patient page. Chronic obstructive pulmonary disease. JAMA. 2003;290:2362. [PMID: 14600198]

REFERÊNCIAS
- Cote CG et al. New treatment strategies for COPD. Pairing the new with the tried and true. Postgrad Med. 2005 Mar; 117(3):27-34. [PMID: 15782671]
- Gluck O et al. Recognizing and treating glucocorticoid-induced osteoporosis in patients with pulmonary diseases. Chest. 2004;125:1859. [PMID: 15136401]
- Hersh CP et al: Predictors of survival in severe) early onset COPD. Chest. 2004 May;126(5):1443-76. [PMID: 15539711]
- Hogg JC et al. The nature of small-airway obstruction in chronic obstructive pulmonary disease. N Engl J Med. 2004 Jun 24;350(26):2645-53. [PMID: 15215480]
- Shapiro SD. COPD unwound. N Engl J Med. 2005 May 12;352(19):2016-9. [PMID: 15888704]

Doenças Sexualmente Transmitidas

CARACTERÍSTICAS PRINCIPAIS

CONSIDERAÇÕES GERAIS
- As doenças sexualmente transmitidas (DSTs) mais comuns são
  - Gonorreia
  - Sífilis
  - *Condyloma acuminatum*
  - Infecções genitais por clamídia
  - Infecções genitais por herpesvírus
  - Vaginite por *Trichomonas*
  - Cancroide
  - Granuloma inguinal
  - Escabiose
  - Infestação por piolhos
  - Vaginose bacteriana (entre mulheres que praticam sexo com mulheres)
- Shigelose, hepatites A, B e C, amebíase, giardíase, criptosporidiose, salmonelose e campilobacteriose também podem ser adquiridas por contato sexual (oral-anal), especialmente em homens que praticam sexo com homens
- O contato homossexual e a crescente transmissão heterossexual bidirecional são os métodos típicos da transmissão do HIV
- Na maioria das infecções causadas por bactérias, espiroquetas, clamídias, vírus ou agentes protozoários transmitidos sexualmente, as lesões iniciais ocorrem na genitália ou em outra membrana mucosa exposta sexualmente
- Porém, uma ampla disseminação pode ocorrer, e o envolvimento de tecidos e órgãos não genitais pode mimetizar muitos distúrbios não infecciosos
- Todas as DSTs têm fases subclínicas que desempenham um papel importante na persistência a longo prazo ou na transmissão da infecção de pessoas infectadas (mas muito assintomáticas) para outros contatos

Violência sexual
- As vítimas de violência têm uma alta taxa basal de infecção por
  - *Neisseria gonorrhoeae*, 6%
  - *Chlamydia trachomatis*, 10%
  - *Trichomonas vaginalis*, 15%
  - Vaginose bacteriana, 34%
- O risco de adquirir infecção como resultado de violência sexual é significativo, mas costuma ser menor do que a taxa preexistente
  - *N. gonorrhoeae*, 6-12%
  - *C. trachomatis*, 4-17%
  - *T. vaginalis*, 12%
  - Sífilis, 0,5-3%
  - Vaginose bacteriana, 19%
- A probabilidade de transmissão do HIV por intercurso receptivo vaginal ou anal quando a fonte é reconhecidamente positiva para HIV é de 1-5 por 1.000, respectivamente

ACHADOS CLÍNICOS

SINAIS E SINTOMAS
- Ver as doenças individualmente

DIAGNÓSTICO

EXAMES LABORATORIAIS
- É comum a infecção simultânea por vários agentes diferentes
- Todas as pessoas com uma DST devem ser testadas para sífilis; um novo exame deve ser feito em 3 meses se o inicial for negativo, já que a soroconversão é retardada após a infecção primária
- Os exames laboratoriais são de particular importância no diagnóstico de pacientes assintomáticos durante as fases subclínicas ou latentes das DSTs
- Todos os pacientes que procuram exames para DSTs devem realizar exames de rotina para HIV

Violência sexual
- As vítimas devem ser avaliadas dentro de 24 horas após a agressão, e culturas e testes de amplificação do ácido nucleico para *N. gonorrhoeae* e *C. trachomatis* devem ser obtidos
- As secreções vaginais são cultivadas e examinadas para a presença de *Trichomonas*
- Se houver corrimento, prurido, ou se as secreções forem malcheirosas, uma lâmina deve ser examinada para a presença de *Candida* e vaginose bacteriana
- Uma amostra sanguínea deve ser obtida para testagem sorológica imediata para sífilis, hepatite B e HIV

TRATAMENTO

MEDICAÇÕES
- A utilidade da terapia empírica para vítimas de violência sexual é controversa
- Se a terapia for administrada, um regime razoável seria vacinação para hepatite B (sem imunoglobulina para hepatite B, a primeira dose dada na avaliação inicial com doses de seguimento em 1-2 meses e 4-6 meses) e uma dose de ceftriaxona, 125 mg IM, mais metronidazol, 2 g VO em dose única, mais doxiciclina, 100 mg VO 2x/dia por 7 dias, ou azitromicina, 1 g VO como dose única em vez da doxiciclina
  - Em mulheres na pré-menopausa, a azitromicina deve ser usada em vez da doxiciclina até que seja determinado o estado gestacional
  - Se o teste de gestação for positivo, deve ser administrado metronidazol apenas após o primeiro trimestre
- O tratamento profilático pós-exposição para o HIV é recomendado com terapia antirretroviral altamente ativa (HAART) por 28 dias se
  - O indivíduo procurar cuidados dentro de 72 horas da violência
  - A fonte for reconhecidamente infectada com HIV
  - A exposição estiver associada a um risco substancial de transmissão

- Se o estado clínico da fonte não for conhecido, e a vítima se apresentar dentro de 72 horas da agressão, não podem ser feitas recomendações firmes, e a decisão de tratar deve ser individualizada
- Se o paciente procurar cuidado depois de 72 horas da agressão, a profilaxia não é recomendada

PROCEDIMENTOS TERAPÊUTICOS
- Como regra, os parceiros sexuais devem ser tratados simultaneamente para evitar a imediata reinfecção
- O tratamento imediato dos contatos é facilitado pelo fornecimento dos antibióticos ao caso-índice para que este os distribua aos contatos, e foi demonstrado que isso evita novas transmissões

DESFECHOS

SEGUIMENTO
- O exame de acompanhamento para DST após violência deve ser repetido dentro de 1-2 semanas, uma vez que as concentrações de organismos infectantes podem não ter sido suficientes para produzir um resultado positivo no teste no momento da avaliação inicial
- Se for administrado tratamento profilático, os testes devem ser repetidos apenas se a vítima apresentar sintomas
- Se a profilaxia não for administrada, a vítima deve ser vista em 1 semana, de modo que qualquer teste positivo possa ser tratado
- Os exames sorológicos de acompanhamento para sífilis e HIV devem ser realizados em 6, 12 e 24 semanas se os testes iniciais forem negativos

EVIDÊNCIAS

DIRETRIZES CLÍNICAS
- Centers for Disease Control and Prevention. Sexually transmitted diseases treatment guidelines 2006. MMWR Recomm Rep. 2006;51 (RR-11):1. [PMID: 16888612]

ENDEREÇO ELETRÔNICO
- Centers for Disease Control and Prevention – National Center for STD, HIV, and TB Prevention, Division of Sexually Transmitted Diseases

INFORMAÇÕES PARA OS PACIENTES
- American Academy of Family Physicians
- CDC National Prevention Information Network

- National Institute of Allergy and Infectious Diseases

REFERÊNCIAS
- Aragon TJ et al. Case-control study of shigellosis in San Francisco: The role of sexual transmission and HIV infection. Clin Infect Dis. 2007 Feb 1;44(3):327-34. [PMID: 17205436]
- Golden MR et al. Effect of expedited treatment of sex partners on recurrent or persistent gonorrhea or chlamydial infection. N Engl J Med. 2005 Feb 17; 352(7):676-85. [PMID: 15716561]
- Peterman TA et al. High incidence of new sexually transmitted infections in the year following a sexually transmitted infection: a case for rescreening. Ann Intern Med. 2006 Oct 17;145(8):564-72. [PMID: 17043338]
- Sexually transmitted diseases treatment guidelines 2006. Centers for Disease Control and Prevention. MMWR Recomm Rep. 2006 Aug 4;55(RR-11):1-94. [PMID: 16888612]
- Smith DK et al. Antiretroviral postexposure prophylaxis after sexual, injection-drug use, or other nonoccupational exposure to HIV in the United States: recommendations from the U.S. Department of Health and Human Services. MMWR Recomm Rep. 2005 Jan 21;54 (RR-2): 1-20. [PMID: 15660015]

Down, Síndrome de

CARACTERÍSTICAS PRINCIPAIS

- O risco de um feto acometido ser concebido aumenta exponencialmente com a idade da mãe na concepção e começa a subir de forma considerável depois dos 35 anos de idade
- Em uma mãe com 45 anos de idade, o risco é de 1 em 40

ACHADOS CLÍNICOS

- Geralmente diagnosticada ao nascimento
- Características faciais típicas: occipital plano, pregas epicânticas, língua grande
- Hipotonia
- Prega palmar única
- Problemas sérios ao nascimento ou precocemente na infância, como
  - Atresia duodenal
  - Doença cardíaca congênita (especialmente os defeitos do canal atrioventricular)
  - Leucemia
- Retardo mental, embora a inteligência varie em um amplo espectro
- Demência tipo Alzheimer na quarta ou quinta década
- Os pacientes afetados que sobrevivem à infância têm uma expectativa de vida reduzida

DIAGNÓSTICO

- Análise citogenética
- A maioria dos indivíduos afetados apresenta trissomia simples do cromossomo 21
- Outros têm translocações desbalanceadas, geralmente resultantes de um dos pais com uma translocação balanceada, incorrendo em um risco significativo de síndrome de Down na descendência futura
- Pode ser detectada no começo do segundo trimestre por
  - Rastreamento sérico materno da alfafetoproteína e de certos hormônios (rastreamento sérico materno de múltiplos marcadores, RSMMM)
  - Observação da espessura cutânea nucal aumentada na ultrassonografia fetal

TRATAMENTO

- Nenhum tratamento é efetivo para a deficiência mental
- A atresia duodenal deve ser tratada cirurgicamente
- A doença cardíaca congênita deve ser tratada como em qualquer outro paciente

Ducto Arterioso Persistente

CARACTERÍSTICAS PRINCIPAIS

- Falha no fechamento do ducto arterioso embrionário, resultando em desvio (*shunt*) contínuo (sistólico e diastólico) de sangue da aorta para a artéria pulmonar esquerda
- Localizado geralmente próximo à origem da artéria subclávia esquerda
- O efeito de desvio persistente da esquerda para a direita sobre a pressão arterial pulmonar depende do tamanho do ducto
- Um ducto arterioso persistente de tamanho pequeno ou moderado costuma

- permanecer assintomático até a meia-idade
- Um ducto arterioso persistente amplo provoca hipertensão pulmonar, podendo resultar na fisiologia de Eisenmenger

ACHADOS CLÍNICOS

- Haverá sintomas apenas se ocorrer desenvolvimento de insuficiência ventricular esquerda (VE) ou hipertensão pulmonar
- O tamanho do coração tipicamente se encontra normal ou um pouco aumentado
- Impulso apical hiperdinâmico
- Ampla pressão de pulso e baixa pressão diastólica
- Sopro rude contínuo tipo "maquinaria"
- É comum a presença de frêmito na porção direita superior do tórax
- Doença avançada: extremidades inferiores cianóticas (sobretudo os dedos dos pés) em contraste com os dedos normalmente rosados das mãos por causa da inversão do desvio quando há hipertensão pulmonar

DIAGNÓSTICO

- ECG: traçado normal ou hipertrofia VE
- Radiografia torácica
  - Coração de tamanho normal ou aumento de volume do átrio e ventrículo esquerdos
  - Artéria pulmonar, aorta e átrio esquerdo proeminentes
- O exame de ecocardiografia com Doppler é útil, embora a lesão seja mais bem visualizada por RM, TC ou angiografia contrastada
- O procedimento de cateterização cardíaca consegue estimar o tamanho e a direção do ducto e do desvio, bem como a pressão arterial pulmonar

TRATAMENTO

- Desvios amplos: alta mortalidade no início da vida
- Desvios menores: compatíveis com sobrevida prolongada; a insuficiência cardíaca congestiva constitui a complicação mais comum
- A profilaxia com antibióticos é obrigatória para a prevenção de endocardite
- Ligadura cirúrgica ou, se o tamanho do ducto for pequeno o suficiente, fechamento com dispositivos espirais ou oclusivos através do cateter
- O fechamento do ducto costuma ser uma tentativa a menos que haja hipertensão pulmonar e desvio da direita para a esquerda

E

Edema Agudo de Pulmão

CARACTERÍSTICAS PRINCIPAIS

- Início agudo ou agravamento de dispneia em repouso
- Taquicardia, diaforese, cianose
- Estertores pulmonares, roncos, sibilos expiratórios
- A radiografia torácica revela edema intersticial e alveolar, com ou sem cardiomegalia
- Hipoxemia arterial
- Causas cardíacas incluem
  - Infarto agudo do miocárdio (IAM) ou isquemia miocárdica
  - Insuficiência cardíaca congestiva (ICC)
  - Regurgitação valvular
  - Estenose mitral
- Causas não cardíacas incluem
  - Uso de drogas injetáveis (opioides)
  - Pressão intracraniana elevada
  - Altas altitudes
  - Sepse
  - Medicamentos
  - Toxinas inaladas
  - Reações transfusionais
  - Choque
  - Coagulação intravascular disseminada

ACHADOS CLÍNICOS

- Dispneia intensa
- Escarro rosa e espumoso
- Diaforese
- Cianose
- Estertores, sibilos ou roncos em todos os campos pulmonares
- Início súbito em exacerbações agudas de ICC ou IAM

DIAGNÓSTICO

- Achados clínicos característicos
- Radiografia torácica
  - Congestão vascular pulmonar
  - Marcações intersticiais aumentadas
  - Padrão de imagem tipo "asa de morcego ou borboleta" do edema alveolar
  - Coração aumentado de volume ou normal
- Ecocardiografia: avalia a fração de ejeção e a pressão do átrio
- Pressão capilar pulmonar em cunha
  - Sempre elevada (geralmente > 25 mmHg) em caso de edema pulmonar cardiogênico
  - Normal ou até mesmo baixa em caso de edema pulmonar não cardiogênico

TRATAMENTO

- Colocar o paciente em uma posição sentada, com as pernas pendentes na lateral do leito
- Administrar oxigênio via máscara facial em caso de PaO_2 < 60 mmHg
- Ventilação não invasiva com pressão de suporte ou entubação endotraqueal e ventilação mecânica na presença de dificuldade respiratória
- Morfina, 4-8 mg IV ou SC, repetida conforme a necessidade após 2-4 horas (evitar o uso desse medicamento em pacientes com edema pulmonar induzido por opioide e neurogênico)
- Diurético IV (Tabela 147)
- Nitroglicerina SL, VO ou IV
- Agonistas β-adrenérgicos inalados ou aminofilina IV para broncospasmo
- Vasodilatador parenteral (p. ex., nitroprusseto IV) para pressão arterial elevada
- Agentes inotrópicos positivos em estados de baixo débito e hipotensão

Edema de Membro Inferior

CARACTERÍSTICAS PRINCIPAIS

PRINCÍPIOS BÁSICOS DO DIAGNÓSTICO

- História de tromboembolismo venoso
- Assimetria do membro inferior
- Dor no membro inferior
- Efeito da gravidade no edema
- Achados cutâneos
- Curso de tempo: edema agudo ou crônico

CONSIDERAÇÕES GERAIS

- Os membros inferiores podem inchar em resposta a
  - Pressões venosas ou linfáticas aumentadas
  - Pressão oncótica intravascular diminuída
  - Vazamento capilar aumentado
  - Lesão ou infecção local
- Edema agudo de membro inferior: trombose venosa profunda (TVP)
- Outras causas de edema agudo
  - Cisto poplíteo rompido
  - Estiramento ou trauma na panturrilha
  - Celulite
  - Terapia medicamentosa com bloqueadores dos canais de cálcio (particularmente felodipina e anlodipina), tioglitazonas e minoxidil
- A insuficiência venosa crônica é a causa mais comum de edema crônico de membro inferior, afetando até 2% da população
- Outras causas de edema crônico
  - Síndrome pós-flebítica com incompetência valvular
  - Insuficiência cardíaca congestiva (ICC)
  - Cirrose
  - Terapia medicamentosa (como recém-citado)

ACHADOS CLÍNICOS

SINAIS E SINTOMAS

- O sintoma mais comum da insuficiência venosa crônica é a queixa de "pernas pesadas", seguido de prurido
- Avaliar o coração, os pulmões e o abdome para evidência de hipertensão pulmonar (primária ou secundária por doença pulmonar crônica), ICC ou cirrose
- O tamanho de ambas as panturrilhas deve ser medido a 10 cm abaixo da tuberosidade da tíbia
- O edema de toda a perna ou o edema de uma perna > 3 cm em relação à outra sugere obstrução venosa profunda
- Buscar cacifo e dolorimento
- Os achados cutâneos da insuficiência venosa crônica variam de hiperpigmentação e dermatite de estase até lipodermatosclerose e atrofia branca culminando em ulceração da pele
- Dermatite de estase: alterações cutâneas escuras e fibróticas
- Pode ocorrer ulceração da pele, particularmente na área maleolar medial, quando causada por insuficiência venosa crônica
- Outras causas de ulceração cutânea maleolar medial
  - Insuficiência arterial
  - Vasculite
  - Infecções (incluindo difteria cutânea)
  - Câncer

DIAGNÓSTICO DIFERENCIAL

- Cardiovascular
  - ICC (lado direito)
  - Derrame pericárdico

- Pericardite
- Regurgitação tricúspide
- Estenose tricúspide
- Estenose pulmonar
- *Cor pulmonale*
- Insuficiência venosa (mais comum)
- Obstrução venosa
■ Não cardiovascular
- Cirrose
- Albumina baixa (síndrome nefrótica, desnutrição, enteropatia com perda de proteínas)
- Celulite
- Retenção de líquidos pré-menstrual
- Fármacos (vasodilatadores, p. ex., bloqueadores dos canais de cálcio; medicamentos que causam retenção de sal, p. ex., anti-inflamatórios não esteroides, tiazolidinedionas)
- Condições musculoesqueléticas (cisto de Baker, ruptura do gastrocnêmio, síndrome compartimental)
- Obstrução linfática
- Eclâmpsia
- Hipotireoidismo com mixedema
- Filaríase
■ Unilateral
- TVP
- Insuficiência venosa
- Cisto de Baker
- Celulite
- Trauma
- Obstrução linfática como, por exemplo, obstrução por tumor pélvico
- Distrofia simpaticorreflexa

DIAGNÓSTICO

EXAMES LABORATORIAIS

■ Creatinina e ureia séricas
■ Dímeros D
■ EQU
■ Exames do fígado: fosfatase alcalina, aspartato aminotransferase, gamaglutamiltranspeptidase, bilirrubinas totais, albumina
■ Hormônio estimulante da tireoide

DIAGNÓSTICO POR IMAGEM

■ Ultrassonografia dúplex colorida do membro inferior
■ Índice de pressão tornozelo-braquial (IPTB)

PROCEDIMENTOS DIAGNÓSTICOS

■ Considerar ecocardiograma

TRATAMENTO

PROCEDIMENTOS TERAPÊUTICOS

■ O tratamento deve ser guiado pela etiologia subjacente

■ Evitar terapia com diuréticos em pacientes com insuficiência venosa crônica, a menos que haja ICC comórbida ou outra condição comórbida de retenção de líquidos
■ O edema resultante da terapia com bloqueadores dos canais de cálcio responde à terapia concomitante com inibidores da enzima conversora da angiotensina ou bloqueadores do receptor da angiotensina
■ Medidas mecânicas efetivas na insuficiência venosa crônica
- Elevação da perna, acima do nível do coração, por 30 minutos (três a quatro vezes ao dia) e durante o sono
- Terapia de compressão com meias elásticas e dispositivos
■ Evitar terapia de compressão se houver fatores de risco ou sinais de doença oclusiva arterial periférica
■ O extrato de castanha-da-índia (*aesculus hippocastanum*) é equivalente à terapia de compressão para a insuficiência venosa crônica leve a moderada

DESFECHOS

CASOS DE ENCAMINHAMENTO

■ Encaminhar a um cirurgião vascular
- Pacientes com insuficiência venosa crônica em combinação com doença oclusiva arterial periférica
- Pacientes com úlceras que não cicatrizam por insuficiência venosa crônica ou outras causas

CASOS DE ADMISSÃO HOSPITALAR

■ Celulite exigindo antibióticos IV
■ Úlceras cutâneas precisando de enxertia

EVIDÊNCIAS

ENDEREÇO ELETRÔNICO

■ Vacek JL. Chronic Edema Curbside Consult. Postgraduate Medicine Online 2000;108.

INFORMAÇÕES PARA OS PACIENTES

■ Harvard Medical School, InteliHealth: Edema
■ Mayo Clinic: Foot Swelling During Air Travel
■ National Lymphedema Network: Lymphedema Overview

REFERÊNCIAS

■ Barwell JR et al. Comparison of surgery and compression with compression alone in chronic venous ulceration (ESCHAR study): randomised controlled trial. Lancet. 2004 Jun 5;363 (9424):1854-9. [PMID: 15183623]
■ Belcaro G et al. Prevention of edema, flight microangiopathy and venous thrombosis in long flights with elastic stockings. A randomized trial: the LONFLIT 4 Concorde Edema-SSL Study. Angiology. 2002 Nov-Dec; 53(6):635-45. [PMID: 12463616]
■ Bergan JJ et al. Chronic Venous Disease. N Engl J Med. 2006 Aug 3; 355(5):488-98. [PMID: 16885552]
■ Criqui MH et al. Chronic venous disease in an ethnically diverse population: the San Diego Population Study. Am J Epidemiol. 2003 Sep 1;158(5):448-56. [PMID: 12936900]
■ Felty CL et al. Compression therapy for chronic venous insufficiency. Semin Vasc Surg. 2005 Mar;18(1):36-40. [PMID: 15791552]
■ O'Brien JG et al. Treatment of edema. Am Fam Physician. 2005 Jun 1; 71(11): 2111-7. [PMID: 15952439]

Embolia Pulmonar

CARACTERÍSTICAS PRINCIPAIS

PRINCÍPIOS BÁSICOS DO DIAGNÓSTICO

■ Predisposição à trombose venosa, geralmente das extremidades inferiores
■ Em geral, ocorrem dispneia, dor torácica, hemoptise ou síncope
■ Taquipneia e ampla diferença de PO_2 entre os alvéolos e o sangue arterial (diferença alveoloarterial do oxigênio)
■ Defeitos característicos à varredura de ventilação e perfusão pulmonar, à varredura do tórax por TC helicoidal ou ao angiograma pulmonar

CONSIDERAÇÕES GERAIS

■ Constitui a causa de um número estimado em 50.000 mortes por ano nos Estados Unidos e a terceira causa mais comum de morte em pacientes hospitalizados
■ A maioria dos casos não é identificada antes do óbito: < 10% dos pacientes com êmbolos fatais recebem tratamento específico
■ O tromboembolismo pulmonar e a trombose venosa profunda são manifestações da mesma doença, com os mesmos fatores de risco
- Imobilidade (repouso no leito, acidente vascular cerebral, obesidade)
- Hiperviscosidade (policitemia)
- Pressões venosas centrais elevadas (baixo débito cardíaco, gravidez)

- Dano vascular (trombose venosa profunda prévia, cirurgia ortopédica, traumatismo)
- Estados hipercoaguláveis, adquiridos ou hereditários
- Os tromboêmbolos pulmonares originam-se mais frequentemente nas veias profundas das extremidades inferiores
- O tromboembolismo pulmonar desenvolve-se em 50-60% dos pacientes com trombose venosa profunda nas extremidades inferiores proximais; 50% desses eventos permanecem assintomáticos
- A hipoxemia resulta de obstrução vascular, induzindo à ventilação do espaço morto, ao desvio da direita para a esquerda e à queda do débito cardíaco
- Outros tipos de êmbolos pulmonares
  - Embolia gordurosa
  - Embolia aérea
  - Embolia amniótica
  - Embolia séptica (p. ex., endocardite)
  - Embolia tumoral (p. ex., carcinoma de células renais)
  - Embolia por corpo estranho (p. ex., talco no uso de drogas injetáveis)
  - Embolia por ovos de parasitas (esquistossomíase)

ACHADOS CLÍNICOS

SINAIS E SINTOMAS

- Ver Tabela 130
- Os achados clínicos dependem do tamanho do êmbolo e do estado cardiopulmonar preexistente do indivíduo
- Ocorrem dispneia e dor torácica em, respectivamente, 75-85% e 65-75% dos pacientes
- A taquipneia é o único sinal confiável encontrado em mais de 50% dos indivíduos com embolia pulmonar
- 97% dos pacientes no estudo PIOPED (*Prospective Investigation of Pulmonary Embolism Diagnosis* [Investigação Prospectiva do Diagnóstico de Embolia Pulmonar]) apresentaram, **no mínimo**, um dos seguintes achados
  - Dispneia
  - Taquipneia
  - Dor torácica à respiração

DIAGNÓSTICO DIFERENCIAL

- Infarto do miocárdio (ataque cardíaco)
- Pneumonia
- Pericardite
- Insuficiência cardíaca congestiva
- Pleurite (pleurisia)
- Pneumotórax
- Tamponamento pericárdico

DIAGNÓSTICO

EXAMES LABORATORIAIS

- ECG anormal em 70% dos pacientes
  - Taquicardia sinusal e alterações ST-T inespecíficas são os achados mais comuns
- Alcalose respiratória aguda, hipoxemia e amplo gradiente de O_2 alveoloarterial, embora esses achados não sejam diagnósticos (Tabela 130)
- Um nível normal do D-dímero pelo ensaio ELISA praticamente descarta o quadro de trombose venosa profunda (a sensibilidade é de 97%); no entanto, muitos hospitais utilizam um ensaio menos sensível de aglutinação em látex

DIAGNÓSTICO POR IMAGEM

- Radiografia torácica – seguem os achados mais comuns
  - Atelectasia
  - Infiltrados
  - Derrames pleurais
  - Sinal de Westermark, que corresponde à oligemia focal com artéria pulmonar central proeminente
  - Giba de Hampton, que consiste em uma área de intensidade elevada e de base pleural, gerada por hemorragia intraparenquimatosa
- Varredura pulmonar (ventilação/perfusão)
  - Uma imagem normal pode excluir tromboembolismo pulmonar
  - Uma imagem de alta probabilidade é suficiente para formular o diagnóstico em grande parte dos casos
  - Imagens indeterminadas são comuns e não refinam mais as probabilidades pré-teste clínico
- A arteriografia por TC helicoidal está superando a varredura de ventilação e perfusão pulmonar como estudo diagnóstico inicial
  - Embora não seja considerada uma técnica invasiva em termos gerais, a arteriografia por TC helicoidal exige administração intravenosa de contraste radiológico
  - Esse tipo de arteriografia é bastante sensível para a detecção de trombo nas artérias pulmonares proximais, porém menos nas artérias segmentares e subsegmentares
- Estudos de trombose venosa
  - A ultrassonografia venosa é o exame de escolha em muitos centros médicos
  - O diagnóstico de trombose venosa profunda determina a necessidade de tratamento e pode evitar a realização de testes invasivos em pacientes com alta suspeita de tromboembolismo pulmonar
- Em caso de varredura de ventilação e perfusão pulmonar não diagnóstica, estudos seriados negativos de trombose venosa profunda por 2 semanas predizem baixo risco (< 2%) desse tipo de trombose nas próximas 6 semanas
- A angiografia pulmonar é o padrão de referência para o diagnóstico de tromboembolismo pulmonar
  - Teste invasivo, mas seguro – complicações secundárias em < 5% dos pacientes
  - Embora o papel desempenhado no diagnóstico de tromboembolismo pulmonar seja controverso, esse exame costuma ser utilizado na presença de alta probabilidade clínica e estudos não invasivos negativos
- O exame de RM constitui uma ferramenta de pesquisa para o diagnóstico de tromboembolismo pulmonar
- Lança-se mão de abordagem integrada (Figura 2)

TRATAMENTO

MEDICAÇÕES

- Ver Tabelas 133 e 134
- Regime terapêutico clássico de anticoagulação: heparina não fracionada, seguida por varfarina, para manter a razão normalizada internacional (RNI) em 2,0-3,0
- Quando comparadas à heparina não fracionada, as heparinas de baixo peso molecular
  - São mais fáceis de dosar e não exigem monitoramento-teste
  - Possuem taxas de hemorragia semelhantes
  - São, pelo menos, tão eficazes quanto
  - Possibilitam a terapia domiciliar em pacientes selecionados
- A varfarina é contraindicada na gravidez; as heparinas de baixo peso molecular são alternativas mais seguras
- Seguem as diretrizes quanto à duração da anticoagulação plena
  - 6 meses para episódio inicial com fator de risco reversível
  - 12 meses após episódio inicial idiopático
  - De 6-12 meses a um período de tempo indefinido em pacientes com fatores de risco irreversíveis ou doença recorrente
- Dados recentes apoiam o uso da varfarina de baixa intensidade a longo prazo (RNI de 1,5-2,0) após o término da anticoagulação plena

- A **terapia trombolítica** acelera o desaparecimento dos trombos quando comparada à heparina, mas não melhora a mortalidade
  - Acarreta risco 10 vezes maior de hemorragia intracraniana, em comparação à heparina (0,2-2,1%)
  - Indicada em pacientes com instabilidade hemodinâmica enquanto estão sendo submetidos à heparina
- A **interrupção da veia cava** (filtros de veia cava inferior) pode ser indicada em caso de contraindicação significativa à terapia anticoagulante ou mediante recorrência apesar de anticoagulação adequada
- Os filtros da veia cava inferior diminuem a incidência de tromboembolismo pulmonar a curto prazo, mas aumentam a taxa de trombose venosa profunda recorrente

CIRURGIA

- Embolectomia pulmonar – procedimento de emergência com alta taxa de mortalidade – realizado em poucos centros cirúrgicos

PROCEDIMENTOS TERAPÊUTICOS

- Os dispositivos de cateter que fragmentam e extraem o trombo são utilizados em um pequeno número de pacientes
- É recomendável o monitoramento das contagens plaquetárias nos primeiros 14 dias de heparina não fracionada em função do risco de trombocitopenia imunomediada
- A varfarina sofre interações com muitos medicamentos

DESFECHOS

COMPLICAÇÕES

- Em 3% dos pacientes submetidos à heparina não fracionada, ocorre trombocitopenia imunomediada
- A hemorragia representa a principal complicação da terapia anticoagulante com heparina: o risco de qualquer hemorragia é de 0-7%; já o risco de hemorragia fatal é de 0-2%
- O risco de hemorragia sob terapia com varfarina é de 3-4% por paciente/ano, mas correlaciona-se com a RNI
- Em cerca de 1% dos pacientes, ocorre hipertensão pulmonar tromboembólica crônica; pacientes selecionados podem se beneficiar de endarterectomia pulmonar

PROGNÓSTICO

- O prognóstico global depende mais da doença subjacente do que do evento tromboembólico em si

- Em apenas 3% dos casos, ocorre morte causada por tromboembolismo pulmonar recorrente; um período de 6 meses de terapia anticoagulante diminui o risco de trombose recorrente e morte em 80-90%
- Os defeitos de perfusão desaparecem em muitos sobreviventes

CASOS DE ENCAMINHAMENTO

- Todos os pacientes avaliados quanto à presença de tromboembolismo pulmonar ou diagnosticados com esse quadro devem ser examinados por um especialista (tipicamente, pneumologista, hematologista ou especialista em medicina interna)

CASOS DE ADMISSÃO HOSPITALAR

- É recomendável a internação em pacientes com tromboembolismo pulmonar agudo para estabilização do quadro, início da terapia, avaliação da causa e orientação do paciente

PREVENÇÃO

- Ver Tabelas 131 e 132

EVIDÊNCIAS

DIRETRIZES CLÍNICAS

- American College of Emergency Physicians Clinical Policies Committee; Clinical Policies Committee Subcommittee on Suspected Pulmonary Embolism. Clinical policy: critical issues in the evaluation and management of adult patients presenting with suspected pulmonary embolism. Ann Emerg Med. 2003;41:257. [PMID: 12548278]
- British Thoracic Society Standards of Care Committee Pulmonary Embolism Guideline Development Group. British Thoracic Society guidelines for the management of suspected acute pulmonary embolism. Thorax. 2003;58:470. [PMID: 12775856]
- Buller HR et al. Antithrombotic therapy for venous thromhoemboloc disease: the Seventh ACCP Conference on Anti-thrombotic and Thrombolytic Therapy Chest. 2004;126:401S. [PMID: 15383479]

INFORMAÇÕES PARA OS PACIENTES

- JAMA patient page. Pulmonary embolism. JAMA. 2003;290:2828. [PMID: 14657080]

REFERÊNCIAS

- Buller HR et al. Antithrombotic therapy for venous thromboembolic disease: the Seventh ACCP Conference on Antithrombotic and Thrombolytic Therapy. Chest. 2004 Sep;126(3 Suppl): 401S428S. [PMID: 15383479]
- Geerts WH et al. Prevention of venous thromboembolism: the Seventh ACCP Conference on Antithrombotic and Thrombolytic Therapy. Chest. 2004 Sep;126(3 Suppl):338S-400S. [PMID: 15383478]
- Hirsh J et al. New anticoagulants. Blood. 2005 Jan 15;105(2):453-63. [PMID: 15191946]
- Hull RD. Revisiting the past strengthens the present: an evidence-based medicine approach for the diagnosis of deep venous thrombosis. Ann Intern Med. 2005 Apr 5;142(7):583-5. [PMID: 15809468]
- Perrier A et al. Multidetector-row computed tomography in suspected pulmonary embolism. N Engl J Med. 2005 Apr 28;352(17): 1760-8. [PMID: 15858185]
- Quiroz R et al. Clinical validity of a negative computed tomography scan in patients with suspected pulmonary embolism: a systematic review. JAMA. 2005 Apr 27;293(16):2012-7. [PMID: 15855435]
- Roy PM et al. Systematic review and meta-analysis of strategies for the diagnosis of suspected pulmonary embolism. BMJ. 2005 Jul 30;331 (7511): 259. [PMID: 16052017]
- Segal JB et al. Management of venous thromboembolism: a systematic review for a practice guideline. Ann Intern Med. 2007 Feb 6;146(3):211-22. [PMID: 17261856]
- Snow V et al. Management of venous thromboembolism: a clinical practice guideline from the American College of Physicians and the American Academy of Family Physicians. Ann Intern Med. 2007 Feb 6;146(3):204-10. [PMID: 17261857]
- van Belle A et al; Christopher Study Investigators. Effectiveness of managing suspected pulmonary embolism using algorithm combining clinical probability, D-dimer testing, and computed tomography. JAMA. 2006 Jan 11; (2):172-9. [PMID: 16403929]
- Wells PS et al. Does this patient have deep vein thrombosis? JAMA. 2006 Jan 11;295(2):199-207. [PMID: 16403932]

Encefalopatia de Wernicke

CARACTERÍSTICAS PRINCIPAIS

- Causada por deficiência de tiamina
- Nos Estados Unidos, ocorre mais comumente em pacientes alcoolistas

- Também pode ocorrer em pacientes com AIDS, em pacientes com hiperêmese gravídica ou após cirurgia para obesidade mórbida

ACHADOS CLÍNICOS

- Tríade de confusão, ataxia e nistagmo causando oftalmoplegia (fraqueza do músculo reto lateral, paralisia do olhar conjugado)
- Pode haver neuropatia periférica

DIAGNÓSTICO

- Confirmado pela resposta ao tratamento dentro de 1-2 dias, o qual não deve ser retardado enquanto se aguarda confirmação laboratorial

TRATAMENTO

- Em casos suspeitos, tiamina 50 mg é administrada por via IV imediatamente, e então IM diariamente até que uma dieta satisfatória esteja assegurada
- A glicose IV administrada antes da tiamina pode precipitar a síndrome ou piorar os sintomas

Encefalopatia Hepática

CARACTERÍSTICAS PRINCIPAIS

PRINCÍPIOS BÁSICOS DO DIAGNÓSTICO

- Grau 1: inversão do ciclo dia-noite, confusão mental leve, sonolência
- Grau 2: confusão mental, entorpecimento
- Grau 3: estupor
- Grau 4: coma

CONSIDERAÇÕES GERAIS

- Um estado de distúrbio na função do sistema nervoso central, resultante da falha de detoxificação de agentes nocivos de origem intestinal pelo fígado em razão de disfunção hepatocelular e desvio (também conhecido como *shunt* ou derivação) portossistêmico
- A amônia é a toxina mais facilmente identificada, mas ela não é a única responsável pela alteração no estado mental
- Precipitantes de encefalopatia hepática
  - Sangramento gastrintestinal (GI) – aumenta a quantidade de proteína no intestino e rapidamente precipita o quadro de encefalopatia hepática
  - Constipação
  - Alcalose
  - Deficiência de potássio induzida por diuréticos
  - Opioides, hipnóticos e sedativos
  - Medicamentos com amônio ou compostos amínicos em sua composição
  - Paracentese com hipovolemia concomitante
  - Infecção hepática ou sistêmica
  - Derivações portossistêmicas (inclusive as intra-hepáticas transjugulares)

ASPECTOS DEMOGRÁFICOS

- Hepatopatia alcoólica e hepatite C crônica constituem as etiologias mais comuns de cirrose

ACHADOS CLÍNICOS

SINAIS E SINTOMAS

- A encefalopatia metabólica caracteriza-se por
  - Inversão do ciclo dia-noite
  - *Asterixis*, tremor, disartria
  - *Delirium*
  - Entorpecimento, estupor e, por fim, coma
- Em pacientes com cirrose, a encefalopatia pode ser precipitada por algum dano hepatocelular agudo ou episódio de sangramento GI
- O diagnóstico clínico é apoiado por *asterixis* e amônia sérica elevada, com exclusão de outras causas de *delirium*
- Uma encefalopatia hepática mínima caracteriza-se por déficits cognitivos e psicomotores leves

DIAGNÓSTICO DIFERENCIAL

- Encefalopatia metabólica, sobretudo hiponatremia, hipoglicemia ou insuficiência renal
- Infecção do sistema nervoso central
- Alteração no estado mental gerada por efeitos de medicações, particularmente se metabolizadas por via hepática

DIAGNÓSTICO

EXAMES LABORATORIAIS

- Os testes bioquímicos do fígado frequentemente são compatíveis com hepatopatia crônica avançada
- Em geral, o nível de amônia no soro (e no líquido cerebrospinal) encontra-se elevado
- O papel desempenhado por exames de neuroimagem (p. ex., tomografia cerebral por emissão de pósitrons, espectroscopia por ressonância magnética) está em evolução

TRATAMENTO

MEDICAÇÕES

- Remover o sangue do trato GI com 120 mL de citrato de magnésio por via oral ou sonda nasogástrica (NG) a cada 3-4 horas até que as fezes estejam livres de sangue macroscópico ou pela administração de lactulose
- Lactulose
  - A dose inicial é de 30 mL VO 3 ou 4x/dia
  - Titular a dose de modo a produzir 2 ou 3 evacuações de fezes moles por dia
  - Administrar por via retal se o paciente for intolerante à administração por via oral: 300 mL de lactulose em 700 mL de soro fisiológico ou sorbitol sob a forma de enema de retenção por 30-60 minutos; pode ser repetida a cada 4-6 horas
- Sulfato de neomicina, na dose de 0,5-1 g VO a cada 6 ou 12 horas por 7 dias
  - Controla a flora intestinal produtora de amônia
  - Efeitos colaterais incluem diarreia, má absorção, superinfecção, ototoxicidade e nefrotoxicidade, em geral somente após uso prolongado
- Antibióticos alternativos
  - Rifaximina, 1.200 mg VO 1x/dia
  - Vancomicina, 1 g VO 2x/dia
  - Metronidazol, 250 mg VO 3x/dia
- Os pacientes qua não respondem à lactulose podem melhorar com curso de 1 semana de algum antibiótico, além da lactulose
- Evitar opioides, tranquilizantes e sedativos metabolizados ou excretados pelo fígado
- Se a agitação for acentuada, pode-se administrar oxazepam, 10-30 mg (não metabolizado pelo fígado) com cuidado por via oral ou via sonda NG
- Corrigir a deficiência de zinco, se presente, com sulfato de zinco oral, 600 mg/dia em doses divididas
- Os medicamentos benzoato de sódio, 10 g 1x/dia, e aspartato de ornitina, 9 g 3x/dia, podem reduzir os níveis sanguíneos de amônia; no entanto, pouco se sabe sobre esses agentes, em comparação à lactulose
- Apesar da curta duração de ação e da necessidade de administração intravenosa, o flumazenil é eficaz em cerca de 30% dos casos de encefalopatia hepática grave

PROCEDIMENTOS TERAPÊUTICOS

- Suspender a proteína da dieta durante episódios agudos

- Quando o paciente retoma a ingestão oral, o consumo proteico deve ser limitado para 60-80 g/dia, conforme a tolerância. Nesse sentido, a proteína de origem vegetal é mais bem tolerada do que a de origem animal
- O uso de suplementos alimentares especiais enriquecidos com aminoácidos de cadeia ramificada costuma ser desnecessário, exceto em alguns pacientes intolerantes a suplementos proteicos padrão

DESFECHOS

COMPLICAÇÕES
- Pode ocorrer o desenvolvimento de hipernatremia devido ao uso intensivo de lactulose

CASOS DE ADMISSÃO HOSPITALAR
- Paciente incapaz de cuidar de si mesmo ou de seguir as instruções médicas

EVIDÊNCIAS

DIRETRIZES CLÍNICAS
- Blei AT et al. Hepatic encephalopathy. Am J Gastroenterol. 2001;96:1968. [PMID: 11467622]

ENDEREÇOS ELETRÔNICOS
- Acute Liver Failure: Case study
- Diseases of the Liver
- Hepatic Ultrasound Images
- Pathology Index

INFORMAÇÕES PARA OS PACIENTES
- National Institute of Neurological Disorders and Stroke
- National Institutes of Health

REFERÊNCIA
- Córdoba J et al. Treatment of hepatic encephalopathy. Lancet. 2005; 365:1384. [PMID: 15836879]

Endocardite Infecciosa

CARACTERÍSTICAS PRINCIPAIS

PRINCÍPIOS BÁSICOS DO DIAGNÓSTICO
- Lesão cardíaca orgânica preexistente
- Febre
- Sopro cardíaco novo ou que sofreu alteração
- Evidência de êmbolos sistêmicos
- Hemocultura positiva
- Evidência de vegetação na ecocardiografia

CONSIDERAÇÕES GERAIS
- Fatores importantes que determinam a apresentação clínica
  - Natureza do organismo infectante
  - A válvula infectada
  - Via de infecção
- Os organismos mais virulentos, em particular o *Staphylococcus aureus*, causam
  - Infecção rapidamente progressiva e destrutiva
  - Doenças febris agudas
  - Embolização precoce
  - Regurgitação valvular aguda e abscesso miocárdico
- Apresentação subaguda
  - Cepas viridans de estreptococos, enterococos e outros bacilos gram-positivos e gram-negativos, leveduras e fungos
  - As manifestações sistêmicas e periféricas podem predominar
- Os pacientes podem ter doença cardíaca subjacente, mas a prevalência como um fator de risco está diminuindo
- O evento iniciante é a colonização da válvula por bactérias durante uma bacteriemia transitória ou persistente

Endocardite de válvula nativa
- Mais comumente causada por
  - S. aureus (~40%)
  - Estreptococos viridans (~30%)
  - Enterococos (5-10%)
- Os organismos gram-negativos e os fungos respondem por uma porcentagem pequena
- Usuários de drogas injetáveis
  - S. aureus em pelo menos 60% dos casos e 80-90% das infecções da válvula tricúspide
  - Os enterococos e os estreptococos ocorrem em proporções aproximadamente iguais

Endocardite de válvula protética
- As infecções **precoces** (dentro de 2 meses da implantação da válvula) são comumente causadas por
  - Estafilococos – tanto os coagulase-positivos quanto os coagulase-negativos
  - Organismos gram-negativos e fungos
- A endocardite **tardia** de válvula protética
  - Lembra a endocardite de válvula nativa
  - A maioria dos casos é causada por estreptococos, embora os estafilococos coagulase-negativos respondam por uma proporção significativa deles

ASPECTOS DEMOGRÁFICOS
- Usuários de drogas injetáveis
- Doença valvular subjacente

ACHADOS CLÍNICOS

SINAIS E SINTOMAS
- A maioria se apresenta com uma enfermidade febril que dura de vários dias a 2 semanas
- Sopros cardíacos
  - Na maioria dos casos, os sopros cardíacos são estáveis
  - O sopro que sofreu alteração é diagnosticamente significativo, mas é exceção, e não regra
- As lesões periféricas características ocorrem em até 20-25% dos pacientes
  - Petéquias (no palato ou na conjuntiva ou embaixo das unhas)
  - Hemorragias subungueais ("felpa")
  - Nódulos de Osler (lesões dolorosas, violáceas e elevadas nos dedos das mãos, nos dedos dos pés ou nos pés)
  - Lesões de Janeway (lesões eritematosas indolores das palmas ou das solas)
  - Manchas de Roth (lesões exsudativas na retina)

DIAGNÓSTICO DIFERENCIAL
- Anormalidade valvular sem endocardite
  - Doença cardíaca reumática
  - Prolapso de válvula mitral
  - Válvula aórtica bicúspide ou calcificada
- Sopro de fluxo (anemia, gravidez, hipertireoidismo, sepse)
- Mixoma atrial
- Endocardite não infecciosa como, por exemplo, lúpus eritematoso sistêmico (endocardite de Libman-Saks), endocardite marântica (endocardite trombótica não bacteriana)
- Hematúria por outras causas, como
  - Glomerulonefrite
  - Carcinoma de células renais
- Febre reumática aguda
- Vasculite

DIAGNÓSTICO

EXAMES LABORATORIAIS
- Hemocultura
  - Ferramenta diagnóstica mais importante
  - Para maximizar o rendimento, obter três conjuntos de hemoculturas com pelo menos 1 hora de intervalo antes de começar os antibióticos

- Na endocardite aguda, a leucocitose é comum
- Nos casos subagudos, a anemia de doença crônica e um leucograma normal são a regra
- A hematúria e a proteinúria, bem como a disfunção renal, podem resultar de êmbolos ou de glomerulonefrite imunologicamente mediada
- **Critérios de Duke** para o diagnóstico
  - Critérios maiores
    - Duas hemoculturas positivas para um microrganismo típico de endocardite infecciosa
    - Ecocardiografia positiva (vegetação, abscesso miocárdico ou deiscência parcial recente de uma válvula protética)
    - Novo sopro regurgitante
  - Critérios menores
    - Presença de uma condição predisponente
    - Febre > 38°C
    - Doença embólica
    - Fenômenos imunológicos (nódulos de Osler, manchas de Roth, glomerulonefrite, fator reumatoide)
    - Hemoculturas positivas que não preenchem os critérios maiores ou evidência sorológica de infecção ativa com um organismo que causa endocardite
  - Um diagnóstico definitivo é feito com 80% de acurácia se dois critérios maiores, ou um critério maior e três critérios menores, ou cinco critérios menores forem preenchidos
  - A possível endocardite é definida como a presença de um critério maior e um menor, ou três critérios menores
  - Se esses limiares de critérios não forem preenchidos e uma explicação alternativa para a enfermidade for identificada, ou o paciente tiver os sintomas diminuídos dentro de 4 dias, a endocardite é altamente improvável

DIAGNÓSTICO POR IMAGEM
- A radiografia de tórax pode mostrar achados que indicam uma anormalidade cardíaca subjacente e, na endocardite do lado direito, infiltrados pulmonares
- Ecocardiografia
  - A ecocardiografia transtorácica tem sensibilidade de 55-65%; por conseguinte, não se pode descartar endocardite, mas é possível confirmar uma suspeita clínica
  - A ecocardiografia transesofágica tem sensibilidade de 90% para detectar vegetações e é particularmente útil na identificação de abscessos de anel valvar e endocardite de válvula pulmonar e protética

PROCEDIMENTOS DIAGNÓSTICOS
- O ECG não é diagnóstico. Mudanças nas anormalidades da condução sugerem formação de abscesso miocárdico

TRATAMENTO

MEDICAÇÕES
- Ver Tabela 47

CIRURGIA
- A regurgitação valvular que resulta em insuficiência cardíaca aguda e que não tem pronta resolução depois da instituição da terapia clínica é uma indicação para a substituição valvar, ainda que uma infecção ativa esteja presente, especialmente se a válvula aórtica estiver envolvida
- As infecções que não respondem à terapia antimicrobiana apropriada depois de 7-10 dias (i. e., febres persistentes, hemoculturas positivas apesar da terapia) têm maior chance de erradicação se a válvula for substituída
- Quase sempre necessária para a endocardite fúngica e mais frequentemente necessária com bacilos gram-negativos
- Infecção que envolve o seio de Valsalva ou que produz abscessos septais
- Infecção recorrente com o mesmo organismo frequentemente indica que a cirurgia é necessária, sobretudo com válvulas protéticas infectadas
- A embolização continuada quando a infecção estiver respondendo em outros aspectos pode ser uma indicação para cirurgia

DESFECHOS

SEGUIMENTO
- A defervescência ocorre em 3-4 dias em média se a infecção for causada por
  - Estreptococos viridans
  - Enterococos
  - Estafilococos coagulase-negativos
- Os pacientes podem permanecer febris por 1 semana ou mais se a infecção for causada por
  - *S. aureus*
  - *Pseudomonas aeruginosa*

COMPLICAÇÕES
- Destruição das válvulas cardíacas infectadas
- Abscessos miocárdicos levando a distúrbios da condução
- Embolização sistêmica
- Infecções metastáticas
- Aneurismas micóticos
- A endocardite do lado direito, que em geral envolve a válvula tricúspide, frequentemente leva a êmbolos pulmonares sépticos, causando infarto e abscessos pulmonares

PROGNÓSTICO
- Morbidade e mortalidade mais altas associadas a etiologia não estreptocócica, infecção valvular aórtica ou protética

CASOS DE ENCAMINHAMENTO
- Uma consultoria com especialista em doenças infecciosas é recomendada
- Os pacientes com sinais de insuficiência cardíaca devem ser encaminhados para avaliação cirúrgica

CASOS DE ADMISSÃO HOSPITALAR
- Pacientes com evidência de insuficiência cardíaca
- Pacientes com uma etiologia não estreptocócica
- Para iniciar terapia antimicrobiana em casos suspeitos, definidos ou possíveis

PREVENÇÃO
- Os antibióticos profiláticos são prescritos para os pacientes com anomalias congênitas ou valvulares predisponentes que serão submetidos a alguns procedimentos (Tabelas 45 e 46)
- As recomendações atuais são listadas na Tabela 44

EVIDÊNCIAS

DIRETRIZES CLÍNICAS
- Baddour LM et al. Infective endocarditis: diagnosis, antimicrobial therapy, and management of complications: a statement for healthcare professionals from the Committee on Rheumatic Fever, Endocarditis, and Kawasaki Disease, Council on Cardiovascular Disease in the Young, and the Councils on Clinical Cardiology, Stroke, and Cardiovascular Surgery and Anesthesia, American Heart Association: endorsed by the Infectious Diseases Society of America. Circulation. 2005 Jun 14;111(23): e394-434. Erratum in: Circulation. 2005;112:2373. [PMID: 15956145]
- Olaison L et al. Current best practices and guidelines indications for surgical intervention in infective endocarditis. Infect Dis Clin North Am. 2002; 16:453. [PMID: 12092482]
- Wilson W et al; American Heart Association. Prevention of infective endocarditis: guidelines from the American Heart Association: a guideline from the American Heart Association Rheumatic Fever, Endocarditis, and Kawasaki Disease

Committee, Council on Cardiovascular Disease in the Young, and the Council on Clinical Cardiology, Council on Cardiovascular Surgery and Anesthesia, and the Quality of Care and Outcomes Research Interdisciplinary Working Group. Circulation. 2007 Oct 9; 116(15):1736-54. [PMID: 17446442]

ENDEREÇO ELETRÔNICO

- CDC – Emerging Infectious Diseases

INFORMAÇÕES PARA OS PACIENTES

- American Heart Association
- Stevens LM. JAMA patient page: Endocarditis. JAMA. 2002;288:128. [PMID: 12109459]

REFERÊNCIAS

- Baddour LM et al. Infective endocarditis: diagnosis, antimicrobial therapy, and management of complications: a statement for healthcare professionals from the Committee on Rheumatic Fever, Endocarditis, and Kawasaki Disease, Council on Cardiovascular Disease in the Young, and the Councils on Clinical Cardiology, Stroke, and Cardiovascular Surgery and Anesthesia, American Heart Association: endorsed by the Infectious Diseases Society of America. Circulation. 2005 Jun 14;111(23): e394-434. Erratum in: Circulation. 2005; 112:2373. [PMID: 15956145]
- Fowler VG Jr et al; ICE Investigators. *Staphylococcus aureus* endocarditis: a consequence of medical progress. JAMA. 2005 Jun 22;293(24):3012-21. [PMID: 15972563]
- Wilson W et al; American Heart Association. Prevention of infective endocarditis: guidelines from the American Heart Association: a guideline from the American Heart Association Rheumatic Fever, Endocarditis, and Kawasaki Disease Committee, Council on Cardiovascular Disease in the Young, and the Council on Clinical Cardiology, Council on Cardiovascular Surgery and Anesthesia, and the Quality of Care and Outcomes Research Interdisciplinary Working Group. Circulation. 2007 Oct 9; 116(15):1736-54. [PMID: 17446442]

Endometriose

CARACTERÍSTICAS PRINCIPAIS

PRINCÍPIOS BÁSICOS DO DIAGNÓSTICO

- Dor pélvica relacionada com o ciclo menstrual
- Dismenorreia
- Dispareunia
- Frequência aumentada entre as mulheres inférteis

CONSIDERAÇÕES GERAIS

- Um crescimento aberrante do endométrio fora do útero, particularmente nas partes dependentes da pelve e nos ovários
- Causa comum de sangramento anormal e dismenorreia secundária
- Suas causas, patogenia e curso natural são malcompreendidos

ASPECTOS DEMOGRÁFICOS

- A prevalência nos Estados Unidos é de 6-10% entre as mulheres férteis e 4-5 vezes maior em mulheres inférteis

ACHADOS CLÍNICOS

SINAIS E SINTOMAS

- A dor tende a ser constante, começando 2-7 dias antes do início da menstruação, e fica cada vez mais intensa até que o fluxo diminua
- Dependendo da localização e da extensão dos implantes endometriais, pode resultar em infertilidade, dispareunia ou dor retal com sangramento
- O exame pélvico pode revelar nódulos indurados e sensíveis no fundo de saco

DIAGNÓSTICO DIFERENCIAL

- Adenomiose (endometriose uterina)
- Doença inflamatória pélvica
- Leiomiomas uterinos (fibroides)
- Dismenorreia primária
- Tumor ovariano
- Câncer endometrial
- Aderências pélvicas
- Síndrome do intestino irritável
- Cistite intersticial

DIAGNÓSTICO

DIAGNÓSTICO POR IMAGEM

- O exame com ultrassom frequentemente revelará massas complexas cheias de líquido que podem não ser distinguidas das neoplasias
- A RM é mais sensível e específica do que o ultrassom, particularmente no diagnóstico de lesões retroperitoneais

PROCEDIMENTOS DIAGNÓSTICOS

- O diagnóstico clínico de endometriose é presuntivo e geralmente confirmado por laparoscopia ou laparotomia

TRATAMENTO

MEDICAÇÕES

- Os medicamentos são feitos para inibir a ovulação durante 4-9 meses a fim de evitar a estimulação cíclica dos implantes endometriais e induzir atrofia
- A duração ideal da terapia não é conhecida
- Análogos do hormônio de liberação da gonadotrofina
  - *Spray* nasal de nafarelina, 0,2-0,4 mg 2x/dia, ou acetato de leuprolida injetável de longa duração, 3,75 mg IM mensal, usados por 6 meses, para suprimir a ovulação
  - Os efeitos colaterais, que consistem em sintomas vasomotores e desmineralização óssea, podem ser aliviados pela terapia de "substituição" com noretindrona, 5-10 mg VO ao dia
- Danazol
  - Usado por 4-6 meses na dose mais baixa necessária para suprimir a menstruação, geralmente 200-400 mg VO 2x/dia
  - Tem uma alta incidência de efeitos colaterais androgênicos, incluindo diminuição do tamanho da mama, ganho de peso, acne e hirsutismo
- Qualquer um dos anticoncepcionais orais combinados, o adesivo contraceptivo ou o anel vaginal
  - Pode ser usado continuamente por 6-12 meses
  - O sangramento de escape pode ser tratado com estrogênios conjugados, 1,25 mg VO ao dia por 1 semana, ou estradiol, 2 mg VO ao dia por 1 semana
- Acetato de medroxiprogesterona
  - 100 mg IM a cada 2 semanas por quatro doses; então, 100 mg IM a cada 4 semanas
  - Adicionar estrogênio oral ou valerato de estradiol, 30 mg IM, para o sangramento de escape
  - Usar por 6-9 meses
- Os anticoncepcionais orais de baixa dosagem também podem ser administrados ciclicamente; a supressão prolongada da ovulação muitas vezes inibirá a estimulação adicional da endometriose residual, sobretudo se tomados após uma das terapias recém-mencionadas
- Os analgésicos, com ou sem codeína, podem ser necessários durante a menstruação
- Os anti-inflamatórios não esteroides podem ser úteis

CIRURGIA

- O tratamento cirúrgico da endometriose – particularmente da doença extensa – é efetivo tanto para reduzir a dor quanto para promover a fertilidade
  - A ablação laparoscópica dos implantes endometriais junto com a ablação nervosa uterina reduz significativamente a dor
  - A ablação dos implantes e, se necessário, a remoção dos endometriomas ovarianos aumenta a fertilidade, embora as taxas de gravidez subsequentes estejam relacionadas com a gravidade da doença
  - As mulheres com dor incapacitante e que não mais desejam engravidar podem ser definitivamente tratadas com histerectomia abdominal total e salpingo-ooforectomia bilateral

PROCEDIMENTOS TERAPÊUTICOS

- A meta do tratamento clínico é preservar a fertilidade das mulheres que desejam gestações futuras, melhorar os sintomas e simplificar a cirurgia futura ou torná-la desnecessária

DESFECHOS

PROGNÓSTICO

- O prognóstico para a função reprodutiva na endometriose precoce ou moderadamente avançada é bom com a terapia conservadora
- A ooforectomia bilateral é curativa para as pacientes com endometriose grave e extensa com dor
- Após a histerectomia e a ooforectomia, a terapia de reposição de estrogênios está indicada

CASOS DE ENCAMINHAMENTO

- Encaminhar a um ginecologista para diagnóstico e tratamento laparoscópico

CASOS DE ADMISSÃO HOSPITALAR

- Raramente necessária, exceto no caso de abdome agudo associado a um endometrioma rompido ou sangrante

EVIDÊNCIAS

DIRETRIZES CLÍNICAS

- ACOG Committee on Practice Bulletins. Medical management of endometriosis. Int J Gynaecol Obstet. 2000 Nov;71(2): 183-96. [PMID: 11186465]

INFORMAÇÕES PARA OS PACIENTES

- American Association of Family Physicians: Endometriosis
- MedlinePlus: Endometriosis Interactive Tutorial
- MedlinePlus: Laparoscopy Interactive Tutorial
- National Institute of Child Health & Human Development: Endometriosis

REFERÊNCIAS

- Crosignani P et al. Advances in the management of endometriosis: an update for clinicians. Hum Reprod Update. 2006; 12:179-89. [PMID: 16280355]
- Kinkel K et al. Diagnosis of endometriosis with imaging: a review. Eur Radiol. 2006 Feb;16(2):285-98. [PMID: 16155722]

Entorses de Tornozelo

CARACTERÍSTICAS PRINCIPAIS

- A maioria envolve o complexo do ligamento lateral, particularmente o ligamento talofibular anterior

ACHADOS CLÍNICOS

- Os entorses em varo incluem um espectro de gravidade, variando desde uma perda leve da função até um edema inicial, dor proeminente e incapacidade de apoiar o membro
- O dolorimento e o edema marcados estão tipicamente presentes
- O sangramento dos ligamentos rompidos e dos tendões do músculo fibular lesionados pode causar uma equimose significativa

DIAGNÓSTICO

- A estabilidade dos ligamentos talofibular anterior e calcaneofibular deve ser avaliada com o sinal da "gaveta anterior"
  - Com o pé mantido em leve flexão plantar, o examinador segura o calcanhar do paciente com uma mão e a canela do paciente com a outra
  - O examinador então aplica uma força anterior gentil no plano do pé do paciente
  - Um movimento anterior excessivo do pé constitui um teste positivo (entorse grau III)
  - Os graus I e II correspondem a lesões leves a moderadas
- As radiografias excluem uma lesão óssea

TRATAMENTO

- Repouso, gelo, compressão, elevação
- A aplicação precoce de uma compressão é essencial para controlar o edema e fornecer estabilidade à articulação
- A carga deve ser mínima, com o uso liberal de muletas
- Os pacientes devem ser informados de que os sintomas dos entorses laterais do tornozelo podem levar semanas ou meses para melhorar, e que esse período será prolongado com as tentativas prematuras de carga no tornozelo ferido
- Os reparos cirúrgicos dos ligamentos laterais rompidos fornecem resultados excelentes, mas costumam ser necessários apenas nos casos de articulações cronicamente instáveis

Epididimite Aguda

CARACTERÍSTICAS PRINCIPAIS

- Aumento doloroso do epidídimo, aliviado pela elevação escrotal
- A febre e os sintomas irritativos de esvaziamento são comuns
- Em casos avançados, a infecção pode se espalhar para o testículo e todo o conteúdo escrotal será sensível à palpação
- **Forma sexualmente transmitida**
  - Tipicamente em homens com menos de 40 anos
  - Associada a uretrite
  - Causada por *Chlamydia trachomatis* ou *Neisseria gonorrhoeae*
- **Forma não sexualmente transmitida**
  - Em homens mais velhos, associada a infecções do trato urinário e prostatite
  - Causada por bacilos gram-negativos

ACHADOS CLÍNICOS

- Os sintomas podem se seguir a um esforço físico agudo, trauma ou atividade sexual
- Sintomas associados de uretrite e corrimento uretral ou cistite (sintomas irritativos de esvaziamento)
- A dor no escroto pode se irradiar ao longo do cordão espermático
- Febre e edema escrotal
- Diagnóstico diferencial
  - Tumores de testículo
  - Torção testicular

DIAGNÓSTICO

- Hemograma completo: leucocitose e desvio à esquerda
- **Forma sexualmente transmitida**
  - Realizar coloração de Gram do corrimento uretral
  - Os resultados podem mostrar leucócitos e diplococos intracelulares gram-negativos (*N. gonorrhoeae*) ou leucócitos sem organismos visíveis (uretrite não gonocócica, *C. trachomatis*)
- **Forma não sexualmente transmitida**
  - Solicitar exame de urina
  - Os resultados podem mostrar piúria, bacteriúria, hematúria
  - As culturas urinárias podem revelar o patógeno

TRATAMENTO

- **Variedade sexualmente transmitida:** antibióticos por 21 dias, tratar também o parceiro sexual
- **Variedade não sexualmente transmitida:** antibióticos por 21-28 dias
- Avaliar o trato urinário para identificar doença subjacente
- Repouso no leito com elevação escrotal
- O tratamento imediato habitualmente resulta em um desfecho favorável
- O tratamento retardado ou inadequado pode resultar em epidídimo-orquite, redução na fertilidade, formação de abscesso

Epilepsia

CARACTERÍSTICAS PRINCIPAIS

PRINCÍPIOS BÁSICOS DO DIAGNÓSTICO

- Convulsões recorrentes
- A epilepsia não deve ser diagnosticada com base em uma convulsão única
- Podem ocorrer alterações eletroencefalográficas (EEG) características
- A confusão pós-ictal ou déficits neurológicos focais podem se seguir e durar horas

CONSIDERAÇÕES GERAIS

- A causa mais provável se relaciona com a idade de início
- O início da epilepsia idiopática ocorre habitualmente entre 5-20 anos
- Os distúrbios metabólicos podem causar convulsões
- O trauma é uma causa importante de convulsões
  - Convulsões na primeira semana após traumatismo craniano não implicam que elas persistirão
  - Os fármacos anticonvulsivantes profiláticos não demonstraram reduzir a incidência de epilepsia pós-traumática
- Os tumores e outras lesões de massa resultam em convulsões que são frequentemente parciais (focais), sendo mais prováveis com lesões frontais, parietais ou temporais
- A doença vascular é a causa principal em pacientes com 60 anos ou mais
- A doença de Alzheimer e outros distúrbios degenerativos podem causar convulsões mais tarde na vida
- As infecções do SNC (meningite, encefalite ou abscesso cerebral) devem ser consideradas em todos os grupos etários como causas potencialmente reversíveis de convulsões
- Causas de convulsões secundárias
  - Vasculite do SNC como, por exemplo, lúpus eritematoso sistêmico
  - Convulsões febris em crianças com menos de 5 anos
  - Distúrbios metabólicos, incluindo abstinência de álcool ou outros fármacos depressores do SNC, hipoglicemia, hiperglicemia, uremia e hiponatremia
  - Trauma
  - Infecção do SNC
  - Doença degenerativa como, por exemplo, doença de Alzheimer

ASPECTOS DEMOGRÁFICOS

- A epilepsia afeta aproximadamente 0,5% da população americana

ACHADOS CLÍNICOS

SINAIS E SINTOMAS

- Ver Tabela 90
- Pródromo não específico em alguns (cefaleia, letargia)
- O tipo de aura depende do local cerebral de origem da convulsão como, por exemplo, alucinações gustativas ou olfatórias ou alucinações visuais com lesões temporais ou occipitais
- Na maioria dos pacientes, as convulsões ocorrem de modo imprevisível
- Febre, privação do sono, álcool, estresse ou luzes piscantes podem precipitar as convulsões
- O exame clínico pode ser normal entre as crises, a menos que exista uma causa estrutural para as convulsões
- Imediatamente após a crise pode haver um déficit focal (paresia de Todd) ou sinal de Babinski bilateral
- Sinais focais após a crise sugerem anormalidade focal do SNC

DIAGNÓSTICO DIFERENCIAL

- Síncope
- Arritmia cardíaca
- AVC ou ataque isquêmico transitório
- Pseudoconvulsão
- Ataque de pânico
- Enxaqueca
- Narcolepsia

DIAGNÓSTICO

EXAMES LABORATORIAIS

- Hemograma completo
- Glicose sérica
- Exames de função hepática e renal
- Testes sorológicos para sífilis

DIAGNÓSTICO POR IMAGEM

- Todos os pacientes com distúrbio progressivo e aqueles com início recente de convulsões devem ser submetidos a exames de imagem do SNC
- Obter uma RM se houver sinais ou sintomas neurológicos focais, convulsões focais ou um distúrbio focal no EEG

PROCEDIMENTOS DIAGNÓSTICOS

- A história é fundamental, incluindo o depoimento de testemunhas oculares
- EEG
  - Anormal em aproximadamente 60%
  - Pode sustentar o diagnóstico clínico de epilepsia (picos paroxísticos ou ondas espiculadas)
  - Pode guiar o prognóstico
  - Pode ajudar a classificar o distúrbio convulsivo
  - Importante para avaliar os candidatos ao tratamento cirúrgico
- A monitoração repetida com Holter pode ser necessária para estabelecer o diagnóstico de arritmia cardíaca

TRATAMENTO

MEDICAÇÕES

- O tratamento com anticonvulsivantes em geral não é necessário para
  - Uma convulsão única, a menos que ataques adicionais ocorram ou as investigações revelem alguma patologia subjacente intratável
  - Convulsões por abstinência de álcool, que são autolimitadas

- Os pacientes com convulsões por abstinência de álcool devem ser observados no hospital por pelo menos 24 horas
- Ver Tabela 91
- A dose do fármaco anticonvulsivante é gradualmente aumentada até que as convulsões sejam controladas ou ocorram efeitos colaterais
- Se as convulsões continuarem apesar do tratamento na dose máxima tolerada, um segundo fármaco é adicionado e o primeiro é então gradualmente retirado
- Na maioria dos pacientes, o controle pode ser alcançado com um único fármaco anticonvulsivante
- Descontinuar o medicamento somente quando o paciente estiver livre de convulsões por pelo menos 3 anos
  - A redução da dose deve ser gradual e ao longo de um período de semanas ou meses
  - Se as convulsões recidivarem, o tratamento é reinstituído com os mesmos fármacos usados previamente
- Uma recidiva da convulsão após descontinuação do medicamento é mais provável se
  - O paciente não tiver respondido à terapia inicialmente
  - Tipos focais ou múltiplos de convulsões
  - As anormalidades no EEG persistirem

CIRURGIA
- O tratamento operatório ou a estimulação nervosa vagal são mais adequadamente realizados em centros especializados

PROCEDIMENTOS TERAPÊUTICOS
- Aconselhar os pacientes a evitarem situações que possam ser perigosas ou potencialmente fatais se eles tiverem uma convulsão
- As leis estaduais podem exigir que os profissionais notifiquem o departamento de saúde ou o departamento de transportes sobre quaisquer pacientes com convulsões ou outros lapsos episódicos de consciência

DESFECHOS

SEGUIMENTO
- A dosagem não deve ser baseada simplesmente nos níveis séricos, porque alguns pacientes precisam de níveis que excedem a variação terapêutica ("níveis tóxicos"), tolerando-os sem efeitos prejudiciais
- Em geral, a dose de um agente antiepiléptico é aumentada de acordo com a resposta clínica, e não com o nível sérico do fármaco
- O nível basal do fármaco é então medido a fim de fornecer um ponto de referência para a dose máxima tolerada
- Medir os níveis séricos do fármaco quando outro agente for adicionado ao regime terapêutico e avaliar a adesão nos pacientes malcontrolados
- Certos antiepilépticos podem ser teratogênicos; as mulheres epilépticas com potencial para engravidar demandam cuidado especial

COMPLICAÇÕES
- Ver Estado de Mal Epiléptico
- Encefalopatia residual depois de convulsões prolongadas ou controle ruim das convulsões

PROGNÓSTICO
- O risco de recidiva da convulsão em séries diferentes varia entre aproximadamente 30-70%

CASOS DE ADMISSÃO HOSPITALAR
- Se estado de mal epiléptico
- Em caso de suspeita de pseudoconvulsões, para uma unidade de monitoração de vídeo
- Se a cirurgia estiver sendo considerada

EVIDÊNCIAS

DIRETRIZES CLÍNICAS
- American College of Emergency Physicians. Clinical policy: Critical issues in the evaluation and management of adult patients presenting to the emergency department with seizures. Ann Emerg Med. 2004;43:605. [PMID: 15111920]
- Hirtz D et al; American Academy of Neurology. Practice parameter: treatment of the child with a first unprovoked seizure: Report of the Quality Standards Subcommittee of the American Academy of Neurology and the Practice Committee of the Child Neurology Society. Neurology. 2003; 60:166. [PMID: 12552027]

INFORMAÇÕES PARA OS PACIENTES
- Epilepsy Foundation
- Epilepsy.com

REFERÊNCIAS
- Brathen G et al. EFNS guidelines on the diagnosis and management of alcohol-related seizures: report of a EFNS task force. Eur J Neurol. 2005 Aug;12(8): 575-81. [PMID: 16053464]
- Chen JW et al. Status epilepticus: pathophysiology and management in adults. Lancet Neurol. 2006 Mar; 5(3): 246-56. [PMID: 16488380]
- Duncan JS et al. Adult epilepsy. Lancet. 2006 Apr 1;367(9516): 1087-100. [PMID: 16581409]
- Hitiris N et al. Modern antiepileptic drugs: guidelines and beyond. Curr Opin Neurol. 2006 Apr;19(2): 175-80. [PMID: 16538093]
- Kelso AR et al. Advances in epilepsy. Br Med Bull. 2005 Apr 21;72:135-48. [PMID: 15845748]
- Vazquez B. Monotherapy in epilepsy: role of the newer antiepileptic drugs. Arch Neurol. 2004 Sep;61(9):1361-5. [PMID: 15364680]

Epistaxe

CARACTERÍSTICAS PRINCIPAIS

PRINCÍPIOS BÁSICOS DO DIAGNÓSTICO
- O sangramento da cavidade nasal anterior é sem dúvida o tipo mais comum de epistaxe
- A maioria dos casos pode ser tratada com sucesso por pressão direta no local do sangramento
- Quando isso for inadequado, vários métodos de tamponamento nasal costumam ser efetivos

CONSIDERAÇÕES GERAIS
- O sangramento da **cavidade nasal anterior** se origina do plexo de Kiesselbach, um plexo vascular no septo nasal anterior
- Sangramento da **cavidade nasal posterior**
  - Origina-se da metade posterior do corneto inferior ou do topo da cavidade nasal
  - Mais comumente associado a doença aterosclerótica e hipertensão
- Fatores predisponentes
  - Trauma nasal (p. ex., colocar o dedo no nariz, assoar fortemente o nariz, corpo estranho)
  - Secura da mucosa nasal por baixa umidade ou oxigênio nasal suplementar
  - Rinite alérgica ou viral
  - Desvio do septo nasal
  - Sinusite crônica
  - Corticosteroides inalados
  - Uso de cocaína inalada
  - Uso de álcool
  - Medicamentos anticoagulantes ou antiplaquetários (p. ex., aspirina, clopidogrel)
  - Hipertensão
  - Doença aterosclerótica

ASPECTOS DEMOGRÁFICOS
- Somente 5% dos sangramentos nasais têm origem na cavidade nasal posterior
- Menos de 10% dos sangramentos nasais são causados por coagulopatia ou tumor

ACHADOS CLÍNICOS

SINAIS E SINTOMAS
- Sangramento da narina ou nasofaringe
- O sangramento posterior pode se apresentar com hemoptise ou hematêmese

DIAGNÓSTICO DIFERENCIAL
- Trombocitopenia
- Púrpura trombocitopênica idiopática
- Púrpura trombocitopênica trombótica
- Hemofilia
- Telangiectasia hemorrágica hereditária (síndrome de Osler-Weber-Rendu)
- Policitemia vera
- Leucemia
- Granulomatose de Wegener
- Tumor nasal

DIAGNÓSTICO

EXAMES LABORATORIAIS
- A avaliação laboratorial dos parâmetros de sangramento (contagem de plaquetas, estudos da coagulação) pode estar indicada, especialmente em casos recorrentes

TRATAMENTO
- A maioria dos casos de epistaxe anterior pode ser tratada com sucesso por pressão direta no local de sangramento

MEDICAÇÕES
- Os descongestionantes nasais tópicos de curta duração (p. ex., solução de fenilefrina, 0,125-1%, um ou dois jatos), que atuam como vasoconstritores, podem ser úteis
- Quando a hemorragia não ceder prontamente, o nariz deve ser examinado para identificação do local do sangramento: a cocaína tópica a 4% (ou um descongestionante tópico, como a oximetazolina, e um anestésico tópico, como a tetracaína) aplicados como um *spray* ou em uma tira de algodão servem como agentes anestésico e vasoconstritor

CIRURGIA
Sangramento nasal posterior
- A ligadura do suprimento arterial nasal (artéria maxilar interna e artérias etmoidais) é uma alternativa possível ao tamponamento nasal posterior
- A ligadura da artéria carótida externa pode ser necessária

PROCEDIMENTOS TERAPÊUTICOS
Sangramento nasal anterior
- Comprimir firmemente as asas do nariz por 5-15 min
- A pressão venosa é reduzida na posição sentada, e a inclinação para frente diminui a deglutição de sangue
- Cauterizar o local do sangramento com nitrato de prata, diatermia ou eletrocautério
- Em geral, o tamponamento anterior bastará se o sangramento não tiver parado
  - Usar vários centímetros de compressas lubrificadas com iodofor sistematicamente colocadas no soalho do nariz e na fossa nasal
  - Alternativamente, existem vários produtos fabricados e projetados para o tamponamento nasal

Sangramento nasal posterior
- Colocação de uma compressa para ocluir a coana antes de posicionar um tampão anteriormente
- Os analgésicos opioides reduzem o desconforto e a pressão arterial elevada causada por um tampão posterior
- A embolização endovascular da artéria maxilar interna é uma alternativa à ligadura cirúrgica na hemorragia potencialmente fatal
- Aplicar soro nasal para manter o tampão úmido
- Administrar antibióticos antiestafilocócicos para limitar a possibilidade de síndrome de choque tóxico ao longo dos > 5 dias de permanência do tampão

DESFECHOS

SEGUIMENTO
- Depois do controle da epistaxe, evitar exercícios vigorosos por vários dias
- Evitar alimentos quentes ou picantes e tabaco, porque eles podem causar vasodilatação
- Uma vez que o episódio agudo tenha passado, examinar cuidadosamente o nariz e os seios paranasais para descartar alguma neoplasia
- Investigação de seguimento para possível hipertensão

COMPLICAÇÕES
- Sinusite
- Aspiração ou asfixia por sangue

PROGNÓSTICO
- Geralmente autolimitada, com um bom prognóstico

CASOS DE ENCAMINHAMENTO
- Encaminhar a um otorrinolaringologista por sangramento persistente ou recorrente
- Se for necessária experiência em cauterização ou identificação do local de sangramento
- Para tamponamento nasal posterior

CASOS DE ADMISSÃO HOSPITALAR
- A hospitalização por vários dias está indicada, porque a colocação de um tampão nasal para o sangramento nasal posterior é desconfortável e exige suplementação com oxigênio para evitar hipoxia

PREVENÇÃO
- Evitar trauma nasal, incluindo colocar o dedo no nariz
- Lubrificação com gel de petróleo* ou pomada de bacitracina
- Aumentar a umidade do ambiente

EVIDÊNCIAS

ENDEREÇOS ELETRÔNICOS
- American Academy of Otolaryngology – Head and Neck Surgery: Management of Posterior Epistaxis Interactive Module
- Baylor College of Medicine Otolaryngology Resources

INFORMAÇÕES PARA OS PACIENTES
- American Academy of Family Physicians: Nosebleeds: What to Do When Your Nose Bleeds
- American Academy of Otolaryngology – Head and Neck Surgery: Nosebleeds
- MedlinePlus: Nosebleeds – MedlinePlus: Nosebleed Treatment

REFERÊNCIAS
- Klotz DA et al. Surgical management of posterior epistaxis: a changing paradigm. Laryngoscope. 2002 Sep; 112(9): 1577-82. [PMID: 12352666]
- Randall DA. Epistaxis packing. Practical pointers for nosebleed control. Postgrad Med. 2006 Jun-Jul;119(1):77-82. [PMID: 16913650]

---

* N. de R.T. Vaselina.

- Viehweg TL et al. Epistaxis: diagnosis and treatment. J Oral Maxillofac Surg. 2006 Mar;64(3):511-8. [PMID: 16487816]

Equinococose

CARACTERÍSTICAS PRINCIPAIS

PRINCÍPIOS BÁSICOS DO DIAGNÓSTICO

- História de exposição a cachorros ou cães selvagens em uma área endêmica
- Lesões císticas grandes, mais comumente no fígado ou no pulmão
- Testes sorológicos positivos

CONSIDERAÇÕES GERAIS

- Principais espécies que infectam os humanos
  - *Echinococcus granulosus*, que causa doença hidática cística
  - *Echinococcus multilocularis*, que causa doença hidática alveolar
- A infecção ocorre quando os humanos são hospedeiros intermediários para as tênias caninas
- Transmitida pela ingestão de alimento contaminado com fezes caninas contendo ovos de parasitas
- Os ovos eclodem no intestino para formar oncosferas, que
  - Penetram na mucosa
  - Entram na circulação
  - Encistam em órgãos específicos como cistos hidáticos
- *E. granulosus* forma cistos mais comumente no fígado (65%) e nos pulmões (25%)
- Entretanto, os cistos podem se desenvolver em qualquer órgão, incluindo
  - Cérebro
  - Ossos
  - Músculos esqueléticos
  - Rins
  - Baço
- É mais comum que os cistos sejam únicos, e eles podem persistir e crescer lentamente por muitos anos

ASPECTOS DEMOGRÁFICOS

- *E. granulosus*
  - Transmitido por cachorros domésticos em áreas de criação de gado (ovelhas, cabras, camelos e cavalos) como hospedeiros intermediários
  - Endêmico na África, no Oriente Médio, na Europa Meridional, na América do Sul, na Ásia Central, na Austrália, na Nova Zelândia e no sudoeste dos Estados Unidos
- *E. multilocularis*
  - Causa doença humana com frequência bem menor
  - Transmitido por cães selvagens
  - Endêmico nas áreas florestais do norte do Hemisfério Norte, incluindo Europa Central, Sibéria, Japão Setentrional, noroeste do Canadá e Alasca Ocidental
- Um aumento na população de raposas na Europa tem sido associado a um aumento nos casos humanos
- Outras espécies que causam doença limitada em humanos são endêmicas na América do Sul e na China

ACHADOS CLÍNICOS

SINAIS E SINTOMAS

- As infecções são comumente assintomáticas
- As infecções podem ser encontradas por acaso em exames de imagem ou se apresentar com sintomas causados por uma massa em crescimento ou infectada
- Os achados podem incluir
  - Dor abdominal ou torácica
  - Obstrução biliar
  - Colangite
  - Hipertensão porta
  - Cirrose
  - Obstrução brônquica levando a colapso segmentar do pulmão
  - Abscessos
- A drenagem ou ruptura do cisto pode ser acompanhada de uma reação alérgica grave, incluindo febre e hipotensão
- A disseminação dos cistos depois da ruptura pode levar a infecção para novas áreas
- O *E. multilocularis* geralmente causa uma doença mais agressiva do que o *E. granulosus*, com uma infecção inicial do fígado, mas então a expansão local e à distância comumente sugere uma malignidade
- Achados obstrutivos no fígado e em outros lugares se desenvolvem com a infecção crônica

DIAGNÓSTICO DIFERENCIAL

- Abscesso hepático amebiano ou piogênico
- Tumor maligno ou benigno do fígado ou de outro órgão envolvido
- Fasciolíase (barata-do-fígado ou verme do fígado de ovelha)
- Clonorquíase (barata-do-fígado, comum na China)
- Coledocolitíase
- Cisto hepático congênito ou cisto hepático associado a doença policística renal
- Tuberculose pulmonar cavitária
- Cisticercose

DIAGNÓSTICO

EXAMES LABORATORIAIS

- Testes sorológicos
  - Incluem ELISA e imunoblot
  - Oferecem sensibilidade e especificidade acima de 80% para infecções hepáticas com *E. granulosus*, porém sensibilidade mais baixa para o envolvimento de outros órgãos
  - Podem também distinguir as duas principais infecções equinocócicas

DIAGNÓSTICO POR IMAGEM

- O diagnóstico é geralmente baseado em exames de imagem
  - Ultrassonografia
  - TC
  - RM
- Na infecção por *E. granulosus*, um cisto grande contendo cistos menores é altamente sugestivo do diagnóstico
- Na infecção por *E. multilocularis*, as imagens mostram uma massa irregular, frequentemente com áreas de calcificação

TRATAMENTO

MEDICAÇÕES

- Albendazol
  - Frequentemente usado com cirurgia
  - Quando usado isoladamente, a dose oral de 10-15 mg/kg/dia tem mostrado eficácia, com cursos de 3 meses ou mais, em alguns casos com ciclos alternados de tratamento e repouso
- Mebendazol (40-50 mg/kg/dia VO) é uma alternativa
- Praziquantel também pode ser efetivo
- Em alguns casos, a terapia clínica é iniciada, sendo feita a cirurgia se a doença persistir depois de alguns meses de tratamento

CIRURGIA

- Tratamento da doença hidática cística
  - Envolve a ressecção cirúrgica cautelosa dos cistos, com cuidado para não rompê-los durante a remoção
  - A injeção de um agente cisticida é usada para limitar a disseminação no caso de ruptura
- Tratamento da doença do cisto alveolar
  - Geralmente se baseia na ampla ressecção cirúrgica das lesões
  - A terapia com albendazol antes ou durante a cirurgia pode ser benéfica e também pode proporcionar melhoria ou mesmo cura nos casos inoperáveis

PROCEDIMENTOS TERAPÊUTICOS

- Aspiração percutânea, injeção e reaspiração (APIR)
  - Pode ser usada quando os cistos forem inoperáveis
  - Os pacientes recebem terapia anti-helmíntica
  - O cisto é parcialmente aspirado
  - Um agente escolicida (p. ex., etanol a 95% ou cetrimida a 0,5%) é injetado depois da confirmação diagnóstica
- Não usar APIR se os cistos se comunicarem com o trato biliar

DESFECHOS

SEGUIMENTO

- Os testes de função hepática e o hemograma completo devem ser monitorados semanalmente quando se usa o albendazol

PROGNÓSTICO

- Cerca de 15% dos pacientes não tratados acabam morrendo por causa da doença ou de suas complicações
- 90% dos pacientes com massas não ressecáveis morrem dentro de 10 anos
- Taxas de recidiva de 25% depois da cirurgia

CASOS DE ENCAMINHAMENTO

- Todos os pacientes

CASOS DE ADMISSÃO HOSPITALAR

- Pacientes com cistos sintomáticos
- Pacientes que serão submetidos a aspiração percutânea de cistos ou cirurgia

PREVENÇÃO

- Em áreas endêmicas, a prevenção é feita pelo tratamento profilático dos cães domésticos com 5 mg/kg de praziquantel em intervalos mensais para eliminar as tênias adultas e pela educação em saúde para evitar que os cães sejam alimentados com restos

EVIDÊNCIAS

DIRETRIZES CLÍNICAS

- Heath DD et al. Progress in control of hydatidosis using vaccination – a review of formulation and delivery of the vaccine and recommendations for practical use in control programmes. Acta Trop. 2003;85:133. [PMID: 12606090]

ENDEREÇO ELETRÔNICO

- CDC – Division of Parasitic Diseases

INFORMAÇÕES PARA OS PACIENTES

- Centers for Disease Control and Prevention
- National Institutes of Health

REFERÊNCIAS

- Craig PS et al. Control of cystic echinococcosis/hydatidosis: 1863-2002. Adv Parasitol. 2006;61:443-508. [PMID: 16735171]
- Filippou D. Advances in liver echinococcosis: diagnosis and treatment. Clin Gastroenterol Hepatol. 2007 Feb; 5(2): 152-9. [PMID: 17157079]
- Koulas SG et al. A 15-year experience (1988-2003) in the management of liver hydatidosis in northwestern Greece. Int Surg. 2006 Mar-Apr; 91(2):112-6. [PMID: 16774183]
- Schantz PM. Progress in diagnosis, treatment and elimination of echinococcosis and cysticercosis. Parasitol Int. 2006; 55 Suppl:S7-S13. [PMID: 16386944]
- Smego RA Jr et al. Treatment options for hepatic cystic echinococcosis. Int J Infect Dis. 2005 Mar;9(2):69-76. [PMID: 15708321]
- Ulku R et al. Surgical treatment of pulmonary hydatid cysts: report of 139 cases. Int Surg. 2006 Mar-Apr; 91(2):77-81. [PMID: 16774176]

Eritema Multiforme

CARACTERÍSTICAS PRINCIPAIS

PRINCÍPIOS BÁSICOS DO DIAGNÓSTICO

- Início súbito de lesões cutâneas eritematosas simétricas com história de recidiva
- Pode ser macular, papular, urticarial, bolhoso ou purpúreo
- As lesões em "alvo" com centros claros e anéis eritematosos concêntricos ou as lesões em "íris" podem ser notadas no eritema multiforme (EM) menor; tais lesões são raras no EM maior associado a fármacos (síndrome de Stevens-Johnson)

CONSIDERAÇÕES GERAIS

- Uma doença cutânea inflamatória aguda provocada por múltiplas causas
- O EM é clinicamente dividido em tipos menor e maior com base nos achados clínicos
- ~90% dos casos de EM menor se seguem às epidemias de herpes simples
- **EM maior** (síndrome de Stevens-Johnson)
  - Toxicidade e envolvimento de duas ou mais superfícies mucosas (frequentemente oral e conjuntival)
  - Mais comumente causada por fármacos (sulfonamidas, anti-inflamatórios não esteroides e anticonvulsivantes)
  - O envolvimento visceral pode ocorrer, podendo ser grave ou mesmo fatal
  - O diagnóstico diferencial principal é necrólise epidérmica tóxica, e alguns a consideram como uma variante da mesma doença
- O EM também pode se apresentar como uma ulceração oral recorrente, com lesões cutâneas presentes em somente metade dos casos, sendo diagnosticado por biópsia oral

ACHADOS CLÍNICOS

SINAIS E SINTOMAS

- O EM maior afeta mais o tronco; o EM menor, as superfícies extensoras, as palmas, as solas ou as membranas mucosas
- A lesão em alvo clássica, vista com mais frequência no EM associado ao herpes, consiste em três zonas concêntricas de mudança de cor, sendo muitas vezes encontrada acralmente nas mãos e nos pés
- O EM associado a fármacos é manifestado por lesões tipo alvo elevadas, com somente duas zonas de mudança de cor e uma bolha central, ou máculas indefinidas avermelhadas ou purpúreas
- No EM maior, as ulcerações de membranas mucosas estão presentes em dois ou mais locais, causando dor para comer, engolir e à micção
- As bolhas são sempre preocupantes e indicam necessidade de consulta

DIAGNÓSTICO DIFERENCIAL

- EM menor: urticária, erupção medicamentosa
  - As lesões individuais da urticária verdadeira coçam, devem aparecer e desaparecer dentro de 24 horas, geralmente respondem aos anti-histamínicos
- EM maior em evolução
- Síndrome de Sweet (dermatose neutrofílica febril aguda)
- EM maior
  - Pênfigo paraneoplásico
  - Pênfigo
  - Penfigoide bolhoso
  - Impetigo bolhoso
  - Dermatite de contato
  - Dermatite herpetiforme
  - Penfigoide cicatricial
  - Dermatose por IgA linear

- Pênfigo foliáceo
- Porfiria cutânea tarda
- Epidermólise bolhosa
- Síndrome da pele escaldada estafilocócica
- Herpes gestacional
- Doença do enxerto *versus* hospedeiro

DIAGNÓSTICO

EXAMES LABORATORIAIS
- Os exames de sangue são pouco úteis

PROCEDIMENTOS
- A biópsia cutânea é diagnóstica (os estudos de imunofluorescência direta são negativos)

TRATAMENTO

MEDICAÇÕES
- Ver Tabela 103

EM maior (Stevens-Johnson)
- Não há bons dados que apoiem o uso de corticosteroides, mas eles ainda são frequentemente prescritos
- Se os corticosteroides forem tentados em casos mais graves, devem ser usados precocemente, antes que ocorra formação de bolhas, e em doses moderadas a altas (prednisona, 100-250 mg), devendo ser cessados dentro de dias se não houver nenhuma resposta considerável; a IGIV (0,75 g/kg/dia por 4 dias) tornou-se o tratamento-padrão e pode oferecer um grande benefício se instituída precocemente
- Os corticosteroides orais e tópicos são úteis na variante oral do EM
- Os antibióticos antiestafilocócicos são usados para a infecção secundária, que é incomum
- A terapia tópica não é muito efetiva nessa doença
- Para as lesões orais, elixir de difenidramina a 1% misturado com Kaopectate (caulim e pectina) ou com diclonina a 1% pode ser usado como um enxágue bucal várias vezes ao dia

DESFECHOS

SEGUIMENTO
- Os pacientes que começam a ter bolhas com o EM maior devem ser vistos diariamente

COMPLICAÇÕES
- EM maior

- Desnudação extensa, semelhante a uma queimadura extensa
- A lesão da córnea pode resultar em comprometimento duradouro da visão e é a sequela permanente mais frequente

PROGNÓSTICO
- EM maior – o envolvimento visceral pode ocorrer, podendo ser grave ou mesmo fatal
- O EM menor geralmente dura de 2-6 semanas e pode recorrer
- A descontinuação imediata do medicamento causador (antes da flictenação) melhora o prognóstico e reduz o risco de morte

CASOS DE ENCAMINHAMENTO
- Diagnóstico ou suspeita de EM maior
- Consultar um oftalmologista precocemente se o paciente tiver qualquer sinal ou sintoma ocular

CASOS DE ADMISSÃO HOSPITALAR
- Os pacientes não precisam ser hospitalizados, a menos que o envolvimento mucoso interfira com a hidratação e a nutrição; um extenso desnudamento da pele (> 30% da área corporal) é mais adequadamente tratado em uma unidade de queimados

EVIDÊNCIAS

ENDEREÇOS ELETRÔNICOS
- American Academy of Dermatology
- Dermatlas, Johns Hopkins University School of Medicine: Erythema Multiforme Images

INFORMAÇÕES PARA OS PACIENTES
- Mayo Clinic: Stevens-Johnson Syndrome
- MedlinePlus: Erythema Multiforme
- University of Maryland Medical Center: Erythema Multiforme

REFERÊNCIAS
- Faye O et al. Treatment of epidermal necrolysis with high-dose intravenous immunoglobulins (IV Ig): clinical experience to date. Drugs. 2005;65(15):2085-90. [PMID: 16225365]
- Fein JD et al. Images in clinical medicine. Stevens-Johnson syndrome. N Engl J Med. 2005 Apr 21;352(16):1696. [PMID: 15843672]
- Hynes AY et al. Controversy in the use of high-dose systemic steroids in the acute care of patients with Stevens-Johnson syndrome. Int Ophthalmol Clin. 2005 Fall;45(4):25-48. [PMID: 16199965]

Eritema Nodoso

CARACTERÍSTICAS PRINCIPAIS

PRINCÍPIOS BÁSICOS DO DIAGNÓSTICO
- Nódulos vermelhos dolorosos sem ulceração nos aspectos anteriores das pernas
- Regressão lenta durante várias semanas, lembrando contusões
- As mulheres são predominantemente afetadas em uma relação de 4-8:1 em relação aos homens
- Alguns casos são associados à infecção ou sensibilidade a fármacos

CONSIDERAÇÕES GERAIS
- A doença pode estar associada a diversas condições infecciosas e não infecciosas
  - Infecção: estreptocócica, coccidioidomicose, outras fúngicas (p. ex., histoplasmose, blastomicose), tuberculose, sífilis, *Yersinia enterocolitica*
  - Outras: sarcoidose, medicamentos (p. ex., anticoncepcionais orais), doença intestinal inflamatória, gravidez, linfoma ou leucemia

ACHADOS CLÍNICOS

SINAIS E SINTOMAS
- Os edemas são extremamente sensíveis e podem ser precedidos por febre, mal-estar e artralgias
- Eles estão localizados com mais frequência nas superfícies anteriores das pernas, abaixo dos joelhos, mas podem ocorrer (raramente) nos braços, no tronco e na face
- As lesões, com 1-10 cm de diâmetro, são a princípio róseas a vermelhas; com a regressão, todos os vários tons vistos em uma contusão podem ser observados

DIAGNÓSTICO DIFERENCIAL
- Eritema indurado (associado à tuberculose)
- Vasculite nodular
- Eritema multiforme
- Paniculite do lúpus
- Paniculite pós-esteroides
- Contusões ou machucaduras
- Síndrome de Sweet (dermatose neutrofílica febril aguda)
- Necrose da gordura subcutânea (associada à pancreatite)

DIAGNÓSTICO

EXAMES LABORATORIAIS

- A avaliação dos pacientes deve incluir
  - História cuidadosa e exame físico para infecção respiratória superior prévia ou enfermidade diarreica
  - Sintomas de qualquer infecção fúngica profunda e endêmica da área
  - Radiografia de tórax
  - Derivado proteico purificado (PPD)*
  - Dois títulos consecutivos de ASO em intervalos de 2 a 4 semanas

TRATAMENTO

MEDICAÇÕES

- Ver Tabela 103
- Primeiro identificar e tratar a causa subjacente
- A terapia primária é com anti-inflamatórios não esteroides
- Solução saturada de iodeto de potássio, 5-15 gotas 3x/dia, pode resultar na pronta involução em muitos casos
- A terapia sistêmica dirigida contra as lesões em si pode incluir o uso de corticosteroides, a menos que contraindicada por infecção associada

DESFECHOS

PROGNÓSTICO

- Em geral dura cerca de 6 semanas e pode recorrer
- Se nenhuma causa subjacente for encontrada, uma enfermidade subjacente significativa (habitualmente sarcoidose) irá se desenvolver em apenas uma pequena porcentagem de pacientes ao longo do próximo ano

CASOS DE ENCAMINHAMENTO

- Se houver dúvida sobre o diagnóstico, se a terapia recomendada for ineficaz ou se um tratamento especializado for necessário

EVIDÊNCIAS

ENDEREÇOS ELETRÔNICOS

- American Academy of Dermatology

---

* N. de R.T. Derivado proteico purificado da tuberculina; prova tuberculínica; reação de Mantoux.

- Dermatlas, Johns Hopkins University School of Medicine: Erythema Nodosum Images
- Requena L et al. Erythema Nodosum. Dermatology Online Journal

INFORMAÇÕES PARA OS PACIENTES

- American Osteopathic College of Dermatology: Erythema Nodosum
- MedlinePlus: Erythema Nodosum
- University of Maryland Medical Center: Erythema Nodosum

REFERÊNCIAS

- Campen RB et al. Case records of the Massachusetts General Hospital. Case 25-2006. A 41-year-old woman with painful subcutaneous nodules. N Engl J Med. 2006 Aug 17;355(7):714-22. [PMID: 16914708]
- Chew GY et al. Erythema induratum: a case of mistaken identity. Med J Aust. 2005 Nov 21;183(10):534. [PMID: 16296968]

Escabiose

CARACTERÍSTICAS PRINCIPAIS

PRINCÍPIOS BÁSICOS DO DIAGNÓSTICO

- Prurido muito intenso generalizado
- Vesículas, pústulas e túneis pruriginosos, especialmente nos espaços interdigitais e nas pregas dos punhos
- Ácaros, ovos e pontos marrons de fezes visíveis microscopicamente
- Nódulos ou pápulas avermelhadas no escroto e na glande e haste do pênis são patognomônicos

CONSIDERAÇÕES GERAIS

- Causada pelo *Sarcoptes scabiei*
- Costuma poupar a cabeça e o pescoço (embora essas áreas possam estar envolvidas em idosos e em pacientes com AIDS)
- Geralmente adquirida pelo uso de roupas de cama de indivíduo infestado ou por outro contato íntimo

ACHADOS CLÍNICOS

SINAIS E SINTOMAS

- O prurido está quase sempre presente e pode ser muito intenso
- As lesões são escoriações mais ou menos generalizadas com pequenas vesículas pruriginosas, pústulas e "túneis" nos espaços interdigitais e nas porções posteriores das palmas das mãos, nos punhos, nos cotovelos e ao redor das axilas
- Os túneis costumam ser encontrados apenas nos pés, visto que em geral já foram retirados pela coçadura em outros locais
- O túnel aparece como uma marca curta irregular, com 2-3 mm de extensão e com a largura de um fio de cabelo
- As lesões características podem ocorrer nos mamilos em mulheres e como pápulas pruriginosas no escroto ou no pênis em homens
- Podem ser vistas pápulas pruriginosas sobre as nádegas

DIAGNÓSTICO DIFERENCIAL

- Pediculose (piolho)
- Dermatite atópica (eczema)
- Dermatite de contato
- Picadas de artrópodes (picadas de insetos)
- Urticária
- Dermatite herpetiforme

DIAGNÓSTICO

EXAMES LABORATORIAIS

- O diagnóstico deve ser confirmado pela demonstração microscópica dos organismos, ovos ou fezes em um espécime preparado, o qual é mais bem realizado a partir de uma lesão não escoriada dos espaços interdigitais, punhos, cotovelos ou pés
- Uma lâmina nº 15 é usada para realizar uma biópsia em raspado muito superficial cortando o túnel

TRATAMENTO

MEDICAÇÕES

- Tratar os ácaros e controlar a dermatite, a qual pode durar meses após a erradicação dos ácaros, com corticosteroides tópicos de potência média (creme de triancinolona a 0,1%) (Tabela 103)
- O tratamento consiste na desinfestação; acrescentar antibióticos sistêmicos para pioderma secundário
- Creme de permetrina a 5%; tratar com uma única aplicação por 8-12 horas; pode ser repetida em 1 semana
- Creme ou loção de crotamiton
  - É uma alternativa aplicada da mesma maneira que a permetrina, mas é usado todas as noites por 4 noites
  - É muito menos efetivo se for usado por apenas 48 horas
- Benzoato de benzila
  - Loção ou emulsão em concentrações de 20 a 35% usada para aplica-

ções generalizadas (do pescoço para baixo) à noite em dois tratamentos com 1 semana de intervalo
– Ela é cosmeticamente aceitável, limpa e não demasiadamente irritante
- **Pacientes gestantes**
  – Tratar apenas se houver escabiose documentada
  – Usar creme de permetrina a 5% uma vez por 12 horas – ou enxofre a 5% ou 6% em vaselina aplicado à noite por 3 noites do pescoço para baixo
- **Falhas de tratamento**
  – Em pessoas imunocompetentes, costuma dever-se ao uso incorreto ou tratamento incompleto do domicílio
    • Repetir o tratamento com permetrina semanalmente por 2 semanas, com reeducação sobre os métodos e a extensão da aplicação
    • Alternativamente, a ivermectina 200 μg/kg, em dose única, é efetiva em cerca de 75% dos casos e em 95% dos casos com duas doses com intervalo de 2 semanas
  – Em pessoas imunossuprimidas e naquelas com escabiose crostosa (hiperceratótica)
    • Doses múltiplas de ivermectina (a cada 2 semanas por duas ou três doses) mais terapia tópica com permetrina 1 ou 2x/semana podem ser efetivas quando o tratamento tópico e a terapia oral falharem
- **Pápulas pós-escabióticas** pruriginosas persistentes: corticosteroides de potência média a alta ou triancinolona intralesional (2,5-5,0 mg/mL)

PROCEDIMENTOS TERAPÊUTICOS

- As roupas de cama e as vestes devem ser lavadas ou limpas ou mantidas separadamente das outras por 14 dias em sacos plásticos
- Deve-se tratar todas as pessoas em uma família ou grupo institucionalizado

DESFECHOS

CASOS DE ENCAMINHAMENTO

- Se houver dúvida quanto ao diagnóstico, se a terapia recomendada for inefetiva, ou se for necessário tratamento especializado

EVIDÊNCIAS

DIRETRIZES CLÍNICAS

- Association for Genitourinary Medicine, Medical Society for the Study of Venereal Diseases (London). 2002 national guideline on the management of scabies

ENDEREÇO ELETRÔNICO

- Centers for Disease Control and Prevention: Scabies Professional Information

INFORMAÇÕES PARA OS PACIENTES

- American Academy of Dermatology: Scabies
- American Social Health Association: Scabies
  – Medline Plus: Scabies

REFERÊNCIAS

- Chosidow O. Clinical practices. Scabies. N Engl J Med. 2006 Apr 20; 354(16): 1718-27. [PMID: 16625010]
- Heukelbach J et al. Scabies. Lancet. 2006 May 27;367(9524):1767-74. [PMID: 16731272]

Esclerodermia (Esclerose Sistêmica)

CARACTERÍSTICAS PRINCIPAIS

PRINCÍPIOS BÁSICOS DO DIAGNÓSTICO

- Doença limitada (80% dos pacientes): espessamento da pele restrito a face e pescoço, porção distal dos braços, pés e mãos
- Doença difusa (20%): espessamento disseminado da pele, incluindo envolvimento do tronco, com áreas de pigmentação aumentada e de despigmentação
- Fenômeno de Raynaud em 90% dos pacientes
- Disfagia
- Hipomotilidade do trato gastrintestinal
- Fibrose pulmonar
- Envolvimento cardíaco e renal
- O teste positivo para anticorpo antinuclear é quase universal

CONSIDERAÇÕES GERAIS

- Distúrbio crônico caracterizado por fibrose difusa da pele e de órgãos internos
- O microquimerismo (persistência a longo prazo de células da gestação) poderia estar envolvido na patogênese
- Os pacientes que se apresentam com esclerose sistêmica ou uma síndrome do tipo fascite eosinofílica devem ser questionados sobre o uso de triptofano, que foi banido pelo Food and Drug Administration

Fascite eosinofílica

- Distúrbio raro que se apresenta com alterações cutâneas que lembram a esclerose sistêmica difusa
- As anormalidades inflamatórias, porém, se limitam à fáscia em vez da derme e epiderme
- Diferentemente de pacientes com esclerose sistêmica, os pacientes têm eosinofilia no sangue periférico, ausência do fenômeno de Raynaud, boa resposta à prednisona e risco aumentado de desenvolver anemia aplástica

ASPECTOS DEMOGRÁFICOS

- Os sintomas costumam aparecer entre a terceira e a sexta décadas
- As mulheres são afetadas com uma frequência quatro vezes maior do que os homens

ACHADOS CLÍNICOS

SINAIS E SINTOMAS

- Pele
  – Mais frequentemente o envolvimento cutâneo precede o envolvimento visceral
  – Com o passar do tempo a pele se torna espessada e aderida, com perda das pregas normais
  – Telangiectasias, pigmentação e despigmentação são características
  – São vistas ulcerações nas pontas dos dedos e calcificações subcutâneas
- Articulações
  – Poliartralgia e fenômeno de Raynaud (presente em 90% dos pacientes) são manifestações precoces
- Trato gastrintestinal
  – É comum a disfagia por disfunção esofágica (anormalidades na motilidade e fibrose tardia)
  – Fibrose e atrofia do trato gastrintestinal causam hipomotilidade, e a má absorção resulta do supercrescimento bacteriano
- Pulmões
  – Fibrose pulmonar difusa e doença vascular pulmonar se refletem em capacidade de difusão diminuída e complacência pulmonar diminuída
- Anormalidades cardíacas
  – Pericardite, bloqueio cardíaco, fibrose miocárdica
  – Insuficiência cardíaca direita secundária à hipertensão pulmonar
- Crise renal
  – Resulta da obstrução dos vasos sanguíneos renais menores
  – Indica um prognóstico ruim

DIAGNÓSTICO DIFERENCIAL

- Condições graves classificadas como esclerose "localizada" podem imitar a morfeia sistêmica e a esclerose sistêmica limitada. Essas doenças costumam ser limitadas à pele (tipicamente de

- maneira localizada) e estão associadas a prognósticos excelentes
- Fascite eosinofílica
- Síndrome eosinofilia-mialgia (por uso de triptofano)
- Síndrome de sobreposição ("doença mista do tecido conjuntivo")
- Doença de Raynaud
- Morfeia
- Amiloidose
- Doença do enxerto *versus* hospedeiro
- Crioglobulinemia

DIAGNÓSTICO

EXAMES LABORATORIAIS

- Os testes de anticorpo antinuclear são quase sempre positivos (Tabela 27)
- O anticorpo da esclerodermia (SCL-70) dirigido contra a topoisomerase III é encontrado em um terço dos pacientes com esclerose sistêmica difusa e em 20% daqueles com a síndrome CREST
- O anticorpo anticentrômero é visto em 50% daqueles com a síndrome CREST e em 1% dos indivíduos com esclerose sistêmica difusa
- É incomum a elevação da taxa de sedimentação globular
- Costuma haver anemia leve
- A proteinúria e a cilindrúria aparecem em associação com o envolvimento renal

TRATAMENTO

MEDICAÇÕES

- A síndrome de Raynaud grave pode responder aos bloqueadores dos canais de cálcio, como nifedipina de ação longa, 30-120 mg VO 1x/dia, ou à losartana, 50 mg VO 1x/dia
- O epoprostenol IV, um análogo de prostaciclina que causa vasodilatação e inibição plaquetária, é moderadamente efetivo na cicatrização de úlceras digitais
- A iloprosta IV também é efetiva, mas não está disponível nos Estados Unidos
- As prostaglandinas IV (epoprostenol ou PGE_2) ou um análogo de prostaciclina SC (treprostinil) podem ser efetivos na hipertensão pulmonar. Um antagonista da endotelina-1, a bosentana, melhora os sintomas e a tolerância aos exercícios na hipertensão pulmonar
- O refluxo esofágico pode ser reduzido pelo uso de antiácidos, bloqueadores H_2 e inibidores da bomba de prótons (p. ex., omeprazol, 20-40 mg VO 1x/dia)
- A má absorção devido ao supercrescimento bacteriano também responde a antibióticos, como tetraciclina, 500 mg VO 4x/dia
- As crises hipertensivas associadas à crise renal da esclerose sistêmica devem ser tratadas precoce e agressivamente (em ambiente hospitalar) com inibidores da enzima conversora da angiotensina, como captopril, iniciando com 25 mg a cada 6 horas e aumentando conforme a necessidade até um máximo de 100 mg a cada 6 horas
- A prednisona tem pouco ou nenhum papel no tratamento da esclerodermia
- A ciclofosfamida, um fármaco com muitos efeitos colaterais importantes, pode melhorar a dispneia e os testes de função pulmonar modestamente em pacientes com doença pulmonar intersticial grave

CIRURGIA

- A simpatectomia digital pode fornecer ao menos alívio temporário na isquemia digital grave

PROCEDIMENTOS TERAPÊUTICOS

- O tratamento é sintomático e de suporte

DESFECHOS

COMPLICAÇÕES

- Doença renal terminal e, muitas vezes, morte por hipertensão maligna associada a crise renal por esclerodermia
- Hipertensão pulmonar
- Fibrose pulmonar
- Hipomotilidade gastrintestinal profunda e supercrescimento bacteriano
- Perda digital

PROGNÓSTICO

- Os pacientes com a síndrome CREST têm prognóstico muito melhor do que aqueles com doença difusa, em grande parte porque os pacientes com doença limitada não desenvolvem insuficiência renal ou doença pulmonar interstial
- A taxa de sobrevida em 9 anos na esclerodermia é de aproximadamente 40%
- O prognóstico tende a ser pior naqueles com esclerodermia difusa, em negros, em homens e em pacientes idosos

CASOS DE ENCAMINHAMENTO

- Os pacientes devem ser manejados em consultoria com um reumatologista

CASOS DE ADMISSÃO HOSPITALAR

- Crise renal da esclerodermia
- Hipertensão pulmonar avançada

EVIDÊNCIAS

ENDEREÇOS ELETRÔNICOS

- American College of Rheumatology
- Scleroderma Foundation

INFORMAÇÕES PARA OS PACIENTES

- American College of Rheumatology
- National Institute of Arthritis and Musculoskeletal and Skin Diseases

REFERÊNCIAS

- Baroni SS et al. Stimulatory autoantibodies to the PDGF receptor in systemic sclerosis. N Engl J Med. 2006 Jun 22; 354(25):2667-76. [PMID: 16790699]
- Denton CP et al. Bosentan treatment for pulmonary arterial hypertension related to connective tissue disease: a subgroup analysis of the pivotal clinical trials and their open-label extensions. Ann Rheum Dis. 2006 Oct;65(10): 1336-40. [PMID: 16793845]
- Ioannidis JP et al. Mortality in systemic sclerosis: an international meta-analysis of individual patient data. Am J Med. 2005 Jan;118(1):2-10. [PMID: 15639201]
- Korn JH et al. Digital ulcers in systemic sclerosis: prevention by treatment with bosentan, an oral endothelin receptor antagonist. Arthritis Rheum. 2004 Dec; 50(12):3985-93. [PMID: 15593188]
- Tashkin DP et al; Scleroderma Lung Study Research Group. Cyclophosphamide versus placebo in scleroderma lung disease. N Engl J Med. 2006 Jun 22; 354(25):2655-66. [PMID: 16790698]

Esclerose Glomerular Segmentar Focal

CARACTERÍSTICAS PRINCIPAIS

- Idiopática ou secundária ao uso de heroína, obesidade mórbida, infecção por HIV

ACHADOS CLÍNICOS

- Síndrome nefrótica
- Hematúria microscópica em 80%
- Hipertensão
- Função renal diminuída no diagnóstico em 25-50%

DIAGNÓSTICO

- Biópsia renal
  - A microscopia óptica mostra esclerose glomerular segmentar focal
  - A imunofluorescência mostra IgM e C3
  - A microscopia eletrônica mostra a fusão dos processos epiteliais basais

TRATAMENTO

- Consultoria com nefrologista
- Prednisona, 1,0-1,5 mg/kg/dia VO por até 4 meses, seguida por uma retirada lenta
- Remissão em > 50% dos pacientes, a maioria dentro de 5-9 meses
- A terapia com fármacos citotóxicos produz remissão em < 20% daqueles refratários aos corticosteroides

Esclerose Múltipla

CARACTERÍSTICAS PRINCIPAIS

PRINCÍPIOS BÁSICOS DO DIAGNÓSTICO

- Sintomas neurológicos episódicos
- O paciente costuma ter menos de 55 anos de idade no início
- Uma lesão patológica isolada não explica os achados clínicos
- Focos múltiplos são mais bem visualizados por RM

CONSIDERAÇÕES GERAIS

- Não deve ser diagnosticada a menos que haja evidência do acometimento de duas ou mais regiões distintas na substância branca central em momentos diferentes
- O diagnóstico clínico definitivo pode ser feito
  - Em pacientes com evolução remitente-recorrente
  - Quando houver evidência de, no mínimo, duas lesões envolvendo diferentes regiões da substância branca central
- O diagnóstico é provável
  - Em pacientes com envolvimento multifocal da substância branca, mas apenas um único ataque clínico
  - Em pacientes com histórico de, pelo menos, dois ataques clínicos, mas sinais de uma lesão isolada

ASPECTOS DEMOGRÁFICOS

- Distúrbio comum, provavelmente de base autoimune, com sua maior incidência em adultos jovens
- Muito mais comum em pessoas de linhagem europeia ocidental, que vivem em zonas temperadas
- Não existe nenhuma população com alto risco de esclerose múltipla entre as latitudes 40° norte e 40° sul
- Fatores genéticos, nutricionais e climáticos não podem responder por essas diferenças
- Apesar disso, é provável a existência de suscetibilidade genética à doença, estabelecida com base em estudos de gêmeos, casos familiares e associação com o genótipo DR2 do antígeno leucocitário humano específico (HLA-DR2)

ACHADOS CLÍNICOS

SINAIS E SINTOMAS

- **Apresentação inicial** comum
  - Fraqueza, entorpecimento, formigamento ou instabilidade em algum membro
  - Paraparesia espástica
  - Neurite retrobulbar
  - Diplopia
  - Desequilíbrio
  - Distúrbio esfincteriano, como urgência ou hesitação miccional
- Os sintomas podem desaparecer depois de alguns dias ou semanas, embora o exame frequentemente revele a presença de déficit residual

Doença remitente-recorrente

- Os sintomas ocorrem meses ou anos depois da apresentação inicial
- Com o tempo, recidivas e geralmente remissões incompletas levam ao aumento da incapacidade, com fraqueza, espasticidade e ataxia dos membros, visão prejudicada e incontinência urinária
- Os achados ao exame costumam incluir
  - Atrofia óptica
  - Nistagmo
  - Disartria
  - Déficits piramidais, sensoriais ou cerebelares em alguns dos membros ou em todos eles

Doença progressiva secundária

- Em alguns dos pacientes com a doença remitente-recorrente, o curso clínico altera-se para deterioração progressiva, não relacionada com as recidivas agudas

Doença progressiva primária

- Menos comum
- Os sintomas evoluem de forma progressiva desde seu início, mas a incapacidade desenvolve-se em um estágio relativamente precoce
- O diagnóstico não pode ser formulado a menos que o quadro clínico geral indique envolvimento de diferentes partes do SNC em momentos distintos
- Uma série de fatores (p. ex., infecção, trauma) pode precipitar ou deflagrar exacerbações
- As recidivas também são mais prováveis durante 2 ou 3 meses após a gravidez

DIAGNÓSTICO DIFERENCIAL

- Encefalomielite disseminada aguda
- Lesão do forame magno (malformação de Arnold-Chiari)
- Leucoencefalopatia multifocal progressiva
- Degeneração combinada subaguda da medula espinal (deficiência de B_{12})
- Tumor da medula espinal
- Vasculite
- Neurossífilis
- Doença de Lyme
- Siringomielia
- Mielopatia associada ao HIV
- Mielopatia causada pelo vírus linfotrófico de células T humanas tipo I

DIAGNÓSTICO

EXAMES LABORATORIAIS

- O diagnóstico definitivo nunca pode ser estabelecido apenas com base nos achados laboratoriais
- O líquido cerebrospinal pode revelar
  - Linfocitose leve ou concentração proteica levemente aumentada, sobretudo após recidiva aguda
  - Níveis elevados e bandas discretas de IgG (bandas oligoclonais), que são inespecíficas, são encontrados em uma variedade de distúrbios neurológicos inflamatórios e ocasionalmente em pacientes com distúrbios vasculares ou neoplásicos do sistema nervoso

DIAGNÓSTICO POR IMAGEM

- A RM do cérebro ou da medula espinal cervical é frequentemente útil para demonstrar a presença de multiplicidade de lesões
- Mielografia ou RM
  - Podem ser necessárias em pacientes que se apresentam com mielopatia isolada ou sem evidência clínica ou laboratorial de doença mais dissemi-

nada para descartar lesão congênita ou adquirida cirurgicamente tratável
– A região do forame magno deve ser obrigatoriamente visualizada para excluir a possibilidade de malformação de Arnold-Chiari, em que parte do cerebelo e a parte inferior do tronco cerebral são deslocadas em direção ao canal cervical, produzindo déficits piramidais e cerebelares mistos nos membros

PROCEDIMENTOS DIAGNÓSTICOS

- A estimulação visual monocular com estímulo em padrão xadrez detecta envolvimento subclínico do trajeto visual
- A estimulação do tipo clique monoaural detecta acometimento subclínico da via auditiva do tronco cerebral
- A estimulação elétrica de um nervo periférico sensorial ou misto detecta envolvimento subclínico da via somatossensorial

TRATAMENTO

MEDICAÇÕES

- A recuperação das exacerbações agudas pode ser acelerada com o uso de corticosteroides
  – Altas doses (p. ex., prednisona, 60 ou 80 mg VO) administradas diariamente por 1 semana
  – O medicamento, então, é submetido à redução gradual da posologia nas próximas 2 ou 3 semanas
  – Com frequência, tal esquema terapêutico é precedido por metilprednisolona, 1 g IV por 3 dias
  – Contudo, o grau de recuperação permanece inalterado
- Tratamento a longo prazo com corticosteroides
  – Não proporciona nenhum benefício
  – Não previne exacerbações futuras
- A frequência das exacerbações pode ser reduzida em pacientes acometidos por doença recidivante-remitente ou progressiva secundária por meio de
  – Terapia com interferon beta
  – Acetato de glatiramer, administrado diariamente por via subcutânea
- Terapia imunossupressora
  – São exemplos ciclofosfamida, azatioprina, metotrexato, cladribina ou mitoxantrona
  – Pode ajudar na interrupção do curso da esclerose múltipla progressiva secundária
  – Contudo, a evidência de benefício é incompleta
- Natalizumabe

– Antagonista da integrina alfa 4 que reduz o desenvolvimento de lesões cerebrais em modelos experimentais
– Tem ação comprovada na redução da taxa de recidiva
– Somente pode ser prescrito sob um plano de manejo de risco em função dos raros relatos de leucoencefalopatia multifocal progressiva que se desenvolve nos pacientes submetidos a esse agente
- Há pouca evidência de que o procedimento de plasmaférese acentue quaisquer efeitos benéficos da imunossupressão
- Imunoglobulinas intravenosas
  – Podem reduzir a taxa de surtos clínicos em caso de doença remitente-recorrente
  – No entanto, os estudos disponíveis são inadequados para autorizar as recomendações terapêuticas

PROCEDIMENTOS TERAPÊUTICOS

- Pode haver necessidade de tratamento da espasticidade e da bexiga neurogênica em casos avançados
- Fadiga excessiva deve ser evitada, além de manter repouso durante os períodos de recidiva aguda

DESFECHOS

PROGNÓSTICO

- Pode-se esperar, pelo menos, uma recuperação parcial das exacerbações agudas
- Podem ocorrer exacerbações sem aviso
- Não há meios de evitar a evolução do distúrbio
- Algum grau de incapacidade é provável como resultado final
- Cerca de metade de todos os pacientes demonstra ausência de incapacidade significativa mesmo 10 anos após o início dos sintomas

CASOS DE ENCAMINHAMENTO

- O encaminhamento será feito se houver necessidade de confirmação do diagnóstico ou em caso de doença progressiva apesar da terapia-padrão
- O encaminhamento para especialistas é realizado no uso de imunoterapia

EVIDÊNCIAS

DIRETRIZES CLÍNICAS

- American Academy of Neurology

ENDEREÇO ELETRÔNICO

- National Institute of Neurological Disorders and Stroke

INFORMAÇÕES PARA OS PACIENTES

- The Mayo Clinic
- National Multiple Sclerosis Society

REFERÊNCIAS

- Fox EJ. Management of worsening multiple sclerosis with mitoxantrone: a review. Clin Ther. 2006 Apr;28(4):46174. [PMID: 16750460]
- Goodin DS. Magnetic resonance imaging as a surrogate outcome measure of disability in multiple sclerosis: have we been overly harsh in our assessment? Ann Neurol. 2006 Apr;59(4):597-605. [PMID: 16566022]
- Polman CH et al. A randomized, placebo-controlled trial of natalizumab for relapsing multiple sclerosis. N Engl J Med. 2006 Mar 2;354(9):899-910. [PMID: 16510744]

Esofagite Induzida por Comprimidos

CARACTERÍSTICAS PRINCIPAIS

- Vários medicamentos podem lesar o esôfago pelo contato direto e prolongado com a mucosa
- Mais comumente implicados: alendronato, clindamicina, doxiciclina, ferro, AINEs, comprimidos de cloreto de potássio, quinidina, risedronato, tetraciclina, sulfametoxazol-trimetoprim, vitamina C, zalcitabina e zidovudina
- A lesão tem mais chance de ocorrer se os comprimidos forem engolidos sem água ou com o indivíduo em posição supina
- Os pacientes hospitalizados ou acamados estão em risco maior

ACHADOS CLÍNICOS

- Dor torácica retroesternal intensa
- Odinofagia
- Disfagia

DIAGNÓSTICO

- A endoscopia revela uma ou várias úlceras discretas, rasas ou profundas
- Esofagite grave com estenose, hemorragia ou perfuração

TRATAMENTO

- Prevenção, instruindo os pacientes a tomarem os comprimidos com 120 mL de água e permanecer na posição vertical por 30 minutos depois da ingestão
- Os agentes ofensivos conhecidos não devem ser administrados aos pacientes com dismotilidade, disfagia ou estenoses esofágicas

Espondilite Anquilosante

CARACTERÍSTICAS PRINCIPAIS

PRINCÍPIOS BÁSICOS DO DIAGNÓSTICO

- Dor lombar crônica em adultos jovens
- A característica da doença é a entesopatia, uma inflamação de tendões e ligamentos
- Alterações radiográficas diagnósticas nas articulações sacroilíacas
- Velocidade de sedimentação globular acelerada e testes sorológicos negativos para fator reumatoide
- HLA-B27 geralmente positivo

CONSIDERAÇÕES GERAIS

- Doença inflamatória crônica das articulações do esqueleto axial, clinicamente manifestada por dor e enrijecimento progressivo da coluna vertebral

ASPECTOS DEMOGRÁFICOS

- A idade de início é habitualmente no final da adolescência ou no começo da vida adulta
- A incidência é maior em homens do que em mulheres

ACHADOS CLÍNICOS

SINAIS E SINTOMAS

- Início gradual antes dos 40 anos, com episódios intermitentes de dor lombar que pode se irradiar para as coxas
- Os sintomas progridem em uma direção cranial
- O movimento se torna limitado, com a curva lombar normal achatada e a curvatura torácica exagerada
- A expansão do tórax está frequentemente limitada como consequência do envolvimento articular costovertebral
- Em casos avançados, toda a coluna fica fusionada, não havendo possibilidade de movimento em nenhuma direção
- A artrite transitória aguda das articulações periféricas ocorre em aproximadamente 50% dos casos, e as alterações permanentes – mais comumente nos quadris, ombros e joelhos – são vistas em cerca de 25%
- Uveíte anterior em até 25% dos casos
- Sintomas constitucionais semelhantes aos da artrite reumatoide estão ausentes na maioria dos pacientes

DIAGNÓSTICO DIFERENCIAL

- Artrite reumatoide
  - Afeta predominantemente múltiplas articulações pequenas e periféricas das mãos e dos pés
  - Costuma poupar as articulações sacroilíacas, com pouco efeito sobre o resto da coluna, com exceção de C1-C2
- Hiperostose anquilosante (hiperostose esquelética idiopática difusa [HEID], doença de Forestier)
  - Formação exuberante de osteófitos
  - Os osteófitos são mais grossos e mais anteriores do que os sindesmófitos da espondilite anquilosante
  - As articulações sacroilíacas não são afetadas
- Artrite reativa (síndrome de Reiter)
- Artrite psoriática
- Doença intestinal inflamatória
- Osteíte condensante do ilíaco
- Hiperparatireoidismo
- Doença de Whipple
- Síndrome SAPHO: sinovite, acne, pustulose, hiperostose e osteíte
- Ciática
- Herniação discal lombar, estenose vertebral ou artrite degenerativa da articulação facetária

DIAGNÓSTICO

EXAMES LABORATORIAIS

- A velocidade de sedimentação globular está elevada em 85% dos casos
- Os testes sorológicos para fator reumatoide são caracteristicamente negativos
- O HLA-B27 é encontrado em 90% dos pacientes brancos e 50% dos pacientes negros com espondilite anquilosante
  - Pelo fato deste antígeno ocorrer em 8% da população branca saudável (e em 2% dos negros saudáveis), não é um teste diagnóstico específico

DIAGNÓSTICO POR IMAGEM

- As alterações radiográficas mais precoces de esclerose e erosão estão habitualmente nas articulações sacroilíacas (no início somente podem ser detectadas por RM)
- O envolvimento das articulações apofisárias da espinha, a ossificação do ânulo fibroso, a calcificação dos ligamentos vertebrais anterior e lateral e o achatamento e a desmineralização generalizada dos corpos vertebrais podem ocorrer em estágios mais avançados
- A "espinha de bambu" descreve o aspecto radiográfico tardio da coluna vertebral

TRATAMENTO

MEDICAÇÕES

- Exercícios posturais e respiratórios
- Anti-inflamatórios não esteroides (AINEs)
- A sulfassalazina (1.000 mg VO 2x/dia) é às vezes útil para a artrite periférica, mas tem pouco efeito sintomático na doença articular vertebral e sacroilíaca
- Os inibidores do fator de necrose tumoral são altamente efetivos na artrite vertebral e periférica. Tanto o etanercept (25 mg SC 2x/semana) quanto o infliximabe (5 mg/kg em meses alternados) são razoáveis para o tratamento de pacientes cujos sintomas sejam refratários à fisioterapia e outras intervenções

CIRURGIA

- A artroplastia total de quadril beneficia aqueles com envolvimento grave do quadril

DESFECHOS

COMPLICAÇÕES

- A doença cardíaca espondilítica, caracterizada principalmente por defeitos de condução atrioventricular e insuficiência aórtica, ocorre em 3-5% dos pacientes com doença grave de longa evolução
- Pode ocorrer fibrose pulmonar dos lobos superiores, com progressão para cavitação e bronquiectasia, imitando a tuberculose

PROGNÓSTICO

- Quase todos os pacientes têm sintomas persistentes ao longo de décadas
- A gravidade da doença varia muito, com mais ou menos 10% dos pacientes apresentando incapacidade para o trabalho depois de 10 anos
- A ausência de doença grave do quadril depois dos primeiros 5 anos é um sinal prognóstico excelente

CASOS DE ENCAMINHAMENTO

- Encaminhar a um reumatologista quando houver dúvida em relação ao diagnóstico ou se o paciente não melhorar com o uso de AINEs
- Encaminhar a um oftalmologista para os sintomas de uveíte
- Encaminhar para artroplastia de quadril

PREVENÇÃO

- Evitar o tabagismo, uma vez que os pacientes já estão em risco para doença pulmonar restritiva
- Usar um travesseiro baixo à noite para evitar a aceleração das deformidades de flexão da coluna vertebral

EVIDÊNCIAS

ENDEREÇOS ELETRÔNICOS

- National Institutes of Health
- Spondylitis Association of America

INFORMAÇÕES PARA OS PACIENTES

- Ankylosing Spondylitis International Federation
- Arthritis Foundation
- Mayo Clinic

REFERÊNCIAS

- Baraliakos X et al. Magnetic resonance imaging examinations of the spine in patients with ankylosing spondylitis before and after therapy with the tumor necrosis factor alpha receptor fusion protein etanercept. Arthritis Rheum. 2005 Apr;52(4):1216-23. [PMID: 15818694]
- Braun J et al. Persistent clinical response to the antiTNF-alpha antibody infliximab in patients with ankylosing spondylitis over 3 years. Rheumatology (Oxford). 2005 May;44(5):670-6. [PMID: 15757965]
- van der Heijde D et al. Infliximab improves productivity and reduces workday loss in patients with ankylosing spondylitis: results from a randomized) placebo-controlled trial. Arthritis Rheum. 2006 Aug 15;55(4):569-74. [PMID: 16874778]
- Wanders A et al. Nonsteroidal antiinflammatory drugs reduce radiographic progression in patients with ankylosing spondylitis: A randomized clinical trial. Arthritis Rheum. 2005 Jun; 52(6):1756-65. [PMID: 15934081]

Esquistossomose

CARACTERÍSTICAS PRINCIPAIS

PRINCÍPIOS BÁSICOS DO DIAGNÓSTICO

- História de exposição à água doce em uma área endêmica
- O diagnóstico se baseia em ovos característicos nas fezes ou na urina; biópsia da mucosa retal ou vesical; sorologia positiva

Esquistossomose aguda

- Febre, cefaleia, tosse, mal-estar
- Mialgias
- Urticária
- Diarreia
- Eosinofilia

Esquistossomose intestinal

- Dor abdominal, diarreia
- Fadiga
- Hepatomegalia, progressão para anorexia, perda ponderal e achados de hipertensão portal

Esquistossomose urinária

- Hematúria e disúria, progredindo para hidroureter, hidronefrose, infecções urinárias e insuficiência renal

CONSIDERAÇÕES GERAIS

- A doença é causada por cinco espécies de trematódeos sanguíneos
- A esquistossomose intestinal é causada por
  - *Schistosoma mansoni*, que está presente na África, na península da Arábia, na América do Sul e no Caribe
  - *Schistosoma japonicum*, que é endêmico na China e no sudeste da Ásia
  - *Schistosoma mekongi*, que é endêmico próximo do Rio Mekong no sudeste da Ásia
  - *Schistosoma intercalatum*, que ocorre em partes da África
- A esquistossomose urinária é causada pelo *Schistosoma haematobium*, que é endêmico na África e no Oriente Médio
- Os humanos são infectados após contato com água doce contendo cercárias liberadas por caracóis infectados
- A doença em áreas endêmicas se deve primariamente à resposta do hospedeiro aos ovos, com formação de granulomas e inflamação, causando fibrose
- A infecção crônica pode resultar em fibrose dos vasos sanguíneos mesentéricos ou vesicais, causando hipertensão portal e alterações no trato urinário

ASPECTOS DEMOGRÁFICOS

- Afeta mais de 200 milhões de pessoas ao redor do mundo
- Traz consequências graves para 20 milhões de pessoas e provoca cerca de 100.000 mortes anualmente
- A transmissão é focal, com prevalência maior em áreas rurais pobres
- Os esforços de controle diminuíram a transmissão de maneira significativa em muitas regiões, mas um nível alto de transmissão permanece comum na África subsaariana e em algumas outras regiões
- A prevalência da infecção e da doença tipicamente tem um pico na idade de 15-20 anos

ACHADOS CLÍNICOS

SINAIS E SINTOMAS

- Dermatite por cercárias
  - Desenvolve-se eritema localizado
  - Pode progredir para erupção maculopapular pruriginosa que persiste por dias
  - Pode ser causada por esquistossomos humanos e, em áreas não tropicais, por esquistossomos de pássaros que não podem completar seu ciclo de vida em humanos (coceira do nadador)

Esquistossomose aguda (síndrome de Katayama)

- Doença febril que pode se desenvolver 2-8 semanas depois da exposição em pessoas sem infecção prévia, mais comumente após infecção maciça com *S. mansoni* ou *S. japonicum*
- Sinais e sintomas de apresentação
  - Início agudo de febre
  - Cefaleia, tosse, mal-estar
  - Mialgias
  - Urticária
  - Diarreia, que pode ser sanguinolenta
- Achados laboratoriais
  - Hepatoesplenomegalia
  - Linfadenopatia
  - Infiltrados pulmonares
  - Leucocitose
  - Marcada eosinofilia
- As fezes podem ser negativas para ovos, sobretudo no início da doença
- Lesões localizadas podem ocasionalmente causar manifestações graves, incluindo anormalidades do SNC e morte
- Costuma melhorar em 2-8 semanas

Esquistossomose crônica

- A infecção pode ser leve e assintomática

- Porém, cerca de 50-60% dos pacientes têm sintomas e 5-10% têm lesões avançadas em órgãos
- As crianças infectadas assintomáticas podem ter anemia e retardo de crescimento
- **Esquistossomose intestinal**
  - Dor abdominal, diarreia
  - Fadiga
  - Hepatomegalia
  - Ao longo dos anos há desenvolvimento de anorexia, perda ponderal, fraqueza, pólipos colônicos e achados de hipertensão portal
  - As manifestações tardias incluem hematêmese por varizes esofágicas, insuficiência hepática e hipertensão pulmonar
- **Esquistossomose urinária**
  - Pode apresentar-se dentro de meses da infecção com hematúria e disúria, mais comumente em crianças e adultos jovens
  - As alterações fibróticas no trato urinário podem causar hidroureter, hidronefrose, infecções urinárias bacterianas e, por fim, insuficiência renal ou câncer de bexiga

DIAGNÓSTICO DIFERENCIAL
- Aguda
  - Amebíase
  - Disenteria bacteriana, por exemplo, *Shigella*, *Salmonella*
  - Hepatite viral
  - Febre tifoide
  - Malária
- Crônica
  - Febre tifoide
  - Leishmaniose visceral
  - Linfoma
  - Amebíase
  - Hipertensão portal por outras causas, como cirrose, trombose de veia porta
  - Hematúria por outras causas, como infecções urinárias, carcinoma de rim

DIAGNÓSTICO

EXAMES LABORATORIAIS
- Hemograma completo
- Exame de fezes ou urina
  - Pode identificar os ovos característicos
  - Técnicas de filtração ou concentração podem melhorar os resultados
- Testes quantitativos que encontram > 400 ovos por grama de fezes ou por 10 mL de urina indicam infecções maciças
- Testes sorológicos incluem um ELISA disponível pelo CDC que tem especificidade de 99% para todas as espécies, mas a sua sensibilidade varia
  - 99% sensível para *S. mansoni*
  - 95% sensível para *S. haematobium*
  - < 50% sensível para *S. japonicum*
- Testes *imunoblot* específicos para as espécies podem aumentar a sensibilidade
- Na esquistossomose aguda, os testes sorológicos podem tornar-se positivos antes que os ovos sejam vistos nas fezes ou na urina
- Após o tratamento, os ovos podem ser eliminados nas fezes ou na urina durante meses, de maneira que a identificação de ovos em fluidos ou tecidos, ou os testes sorológicos positivos, não conseguem distinguir doença passada ou ativa
- Estão disponíveis testes para a viabilidade de ovos

DIAGNÓSTICO POR IMAGEM
- A ultrassonografia ou outras modalidades de imagem são úteis para avaliar a extensão da doença
- Radiografia de tórax

PROCEDIMENTOS DIAGNÓSTICOS
- Os exames de função hepática podem estabelecer a extensão da doença
- A biópsia de reto, cólon, fígado ou bexiga pode confirmar o diagnóstico

TRATAMENTO

MEDICAÇÕES
- O tratamento está indicado para todas as infecções por esquistossomos
- Em áreas onde as infecções recorrentes são comuns, o tratamento é importante para reduzir a quantidade de vermes e limitar as complicações clínicas
- Praziquantel
  - Fármaco de escolha
  - 40 mg/kg/dia (em uma ou duas doses) para infecções por *S. mansoni*, *S. haematobium* e *S. intercalatum*
  - 60 mg/kg/dia (em duas ou três doses) para *S. japonicum* e *S. mekongi*
  - Pode não prevenir a doença quando administrado após a exposição
  - Cursos repetidos após algumas semanas podem ser necessários para infecções recentes
  - A combinação com corticosteroides para doença grave pode diminuir as complicações
  - Pode ser usado durante a gestação
  - Tem sido relatada resistência
  - Os efeitos colaterais incluem dor abdominal, diarreia, urticária, cefaleia, náuseas, vômitos e febre
- Oxamniquina
  - Terapia alternativa para infecção por *S. mansoni*
  - Não está disponível nos Estados Unidos
  - A resistência pode ser um problema
- Metrifonato
  - Terapia alternativa para infecção por *S. haematobium*
  - Não está disponível nos Estados Unidos
  - A resistência pode ser um problema
- Nenhum fármaco de segunda linha está disponível para infecções por *S. japonicum*
- Artemeter
  - É ativo contra esquistossômulos e vermes adultos
  - Pode ser efetivo na quimioprofilaxia
  - Porém, é caro, e o uso a longo prazo em áreas de malária pode selecionar parasitas de malária resistentes

DESFECHOS

SEGUIMENTO
- Verificar a presença de ovos a cada 3 meses durante 1 ano após a terapia, com novo tratamento se forem observados ovos

COMPLICAÇÕES
- Hipertensão portal (fígado retraído, esplenomegalia, pancitopenia, varizes esofágicas)
- Hipertensão pulmonar com *cor pulmonale*
- Podem ocorrer estenose colônica, massas granulomatosas, polipose colônica e infecção persistente por *Salmonella*
- Mielite transversa, epilepsia ou neurite óptica podem ser o resultado da circulação colateral de ovos ou vermes ectópicos
- As sequelas da infecção por *S. haematobium* incluem
  - Formação de pólipos vesicais
  - Cistite
  - Infecção crônica por *Salmonella*
  - Pielite
  - Pielonefrite
  - Urolitíase
  - Hidronefrose por obstrução ureteral
  - Insuficiência renal
  - Morte
  - É rara a ocorrência de doença grave hepática, pulmonar, genital ou neurológica
- O câncer de bexiga tem sido associado à esquistossomose vesicular

PROGNÓSTICO
- As taxas de cura com praziquantel costumam ser > 80% após um único tratamento

- A intensidade da infecção é marcadamente reduzida naqueles que não são curados

CASOS DE ENCAMINHAMENTO
- Todos os pacientes com esquistossomose crônica

CASOS DE ADMISSÃO HOSPITALAR
- Em áreas onde a cisticercose pode coexistir com a esquistossomose sendo tratada com praziquantel, é melhor conduzir o tratamento em um hospital para monitorar a morte dos cisticercos, que pode ser seguida por complicações neurológicas

PREVENÇÃO
- Os viajantes para áreas endêmicas devem evitar a exposição a áreas de água doce
- A secagem vigorosa com toalha após a exposição pode limitar a penetração das cercárias
- A quimioprofilaxia com artemeter tem se mostrado eficaz, mas não é uma prática-padrão
- O controle na comunidade inclui melhorias sanitárias e no suprimento de água, a eliminação do *habitat* de caracóis e a administração intermitente de tratamento para limitar a quantidade de vermes

EVIDÊNCIAS

ENDEREÇOS ELETRÔNICOS
- CDC – Division of Parasitic Diseases
- Travelers' Health

REFERÊNCIAS
- Da Silva LC et al. Schistosomiasis mansoni – clinical features. Gastroenterol Hepatol. 2005 Jan;28(1):30-9. [PMID: 15691467]
- Fenwick A et al. Implementation of human schistosomiasis control: challenges and prospects. Adv Parasitol. 2006;61:567-622. [PMID: 16735173]
- Fenwick A et al. Schistosomiasis: challenges for control, treatment and drug resistance. Curr Opin Infect Dis. 2006 Dec;19(6):577-82. [PMID: 17075334]
- Gryseels B et al. Human schistosomiasis. Lancet. 2006 Sep 23; 368(9541):1106-18. [PMID: 16997665]
- Meltzer E et al. Schistosomiasis among travelers: new aspects of an old disease. Emerg Infect Dis. 2006 Nov; 12(11):1696-700. [PMID: 17283619]
- Ross AG et al. Katayama syndrome. Lancet Infect Dis. 2007 Mar;7(3):218-24. [PMID: 17317603]

Esquizofrenia

CARACTERÍSTICAS PRINCIPAIS

PRINCÍPIOS BÁSICOS DO DIAGNÓSTICO
- Desorganização maciça do pensamento, humor e comportamento em geral, bem como filtragem inadequada de estímulos
- Os transtornos esquizofrênicos são subdivididos em tipos conforme os fenômenos proeminentes
    - **Desorganizado (hebefrênico)**: incoerência e incongruência ou afeto tolo
    - **Catatônico**: distúrbio psicomotor, ou excitação ou rigidez
    - **Paranoide**: ilusões persecutórias ou grandiosas e alucinações
    - **Indiferenciado**: ausência de sintomas suficientemente específicos para encaixar-se em outros tipos
    - **Residual**: para pessoas com uma história clara de esquizofrenia, mas que atualmente apresentam apenas sinais mais leves sem psicose notável

CONSIDERAÇÕES GERAIS
- Acredita-se que a origem tenha componentes patofisiológicos genéticos, ambientais e ligados aos neurotransmissores

ACHADOS CLÍNICOS

SINAIS E SINTOMAS
- Uma história de desorganização maior na vida do indivíduo pode preceder a deterioração psicótica grosseira
- Uma descompensação gradual geralmente antecede o episódio agudo
- Sintomas de pelo menos 6 meses de duração
- Sintomas **positivos**
    - As ilusões costumam ser paranoides, envolvendo a percepção de ameaças a partir de outras pessoas
    - As alucinações tipicamente são auditivas
    - Hipersensibilidade a estímulos ambientais, com sensação de aumento da percepção sensorial
- Sintomas **negativos**
    - Sociabilidade diminuída
    - Afeto embotado
    - Discurso empobrecido
- **Aparência**: pode ser bizarra, embora em geral os pacientes sejam apenas levemente desleixados
- **Atividade motora**: costuma estar reduzida, embora um amplo espectro seja visto
- **Função social**: afastamento marcado, geralmente com deterioração no cuidado pessoal, relações interpessoais perturbadas
- **Discurso**
    - Neologismo (palavras ou frases criadas)
    - Ecolalia (repetição de palavras de outros)
    - Verbigeração (repetição de palavras ou frases sem sentido)
- **Afeto**: embotado, ocasionalmente inadequado
- **Humor**: depressão na maioria dos pacientes, menos aparente durante a psicose aguda, podendo haver mudanças de humor rapidamente alternantes independentemente das circunstâncias
- **Conteúdo do pensamento**
    - Varia desde escassez de ideias até ricas ilusões
    - Pensamento concreto com incapacidade de abstrair
    - Simbolismo inapropriado

DIAGNÓSTICO DIFERENCIAL
- A esquizofrenia deve ser diferenciada de outras psicoses
    - Os **transtornos delusionais** se caracterizam por ilusões não bizarras com mínimo prejuízo nas atividades diárias
    - Os **transtornos esquizoafetivos** não se enquadram nas definições dos transtornos afetivos ou da esquizofrenia
    - Os **transtornos esquizofreniformes** duram menos de 6 meses, porém mais do que 1 semana
    - Os **transtornos psicóticos breves** resultam de estresse psicológico, duram menos do que 1 semana e têm um prognóstico muito melhor
    - A psicose tardia ocorre após os 60 anos e está acompanhada de prejuízo cognitivo
    - As **psicoses atípicas** são sintomas psicóticos que surgem por uma causa que pode ficar aparente apenas mais tarde
    - Algumas pistas para o diagnóstico são o início súbito e uma boa história pré-morbidade
- Episódios maníacos
- Transtorno obsessivo-compulsivo
- Depressão psicótica
- Intoxicação e abuso de drogas
- Distúrbios da tireoide, adrenal e pituitária
- As convulsões parciais complexas e a disfunção do lobo temporal podem produzir sintomas psicóticos
- A toxicidade por drogas, particularmente a superdosagem de antipsicóticos típicos, pode produzir catatonia

DIAGNÓSTICO

EXAMES LABORATORIAIS

- Exames para descartar distúrbios metabólicos e endócrinos, como
  - Eletrólitos, ureia, creatinina
  - Glicemia, hormônio estimulante da tireoide (TSH); exames para distúrbios endócrinos podem ser adequados
- Triagem toxicológica

DIAGNÓSTICO POR IMAGEM

- A dilatação ventricular e a atrofia cortical na TC têm sido correlacionadas com cronicidade, prejuízo cognitivo e resposta ruim aos neurolépticos
- A atividade diminuída no lobo frontal na tomografia por emissão de pósitrons tem sido associada a sintomas negativos
- A RM pode excluir distúrbios do lobo temporal

TRATAMENTO

MEDICAÇÕES

- Ver Tabelas 108 e 109
- Agentes neurolépticos típicos
  - Fenotiazinas
  - Tioxantenos
  - Butirofenonas
  - Diidroindolonas
  - Dibenzoxazepinas
  - Benzisoxazóis
- Neurolépticos atípicos mais novos (clozapina, risperidona, olanzapina, quetiapina, ziprasidona e aripiprazol)
  - Causam menos discinesia tardia e sintomas extrapiramidais
  - São mais efetivos para sintomas negativos do que os agentes típicos
- Os fármacos antidepressivos podem ser usados juntamente com os antipsicóticos se houver depressão significativa
- Os casos resistentes podem exigir a adição de lítio, carbamazepina ou valproato
- A adição de benzodiazepínicos pode melhorar sintomas catatônicos e permitir uma dose mais baixa de neurolépticos

PROCEDIMENTOS TERAPÊUTICOS

- Sociais
  - Casas de convivência e cuidados com equipe especializada podem melhorar o funcionamento e limitar as hospitalizações
  - Devem ser usados grupos de autoajuda não residenciais (Recovery, Inc.)
  - Agências de trabalho e de reabilitação vocacional (Goodwill Industries, Inc.) podem fornecer situações estruturadas de trabalho
- Psicológicos
  - A necessidade de psicoterapia varia marcadamente conforme o estado clínico e o histórico do paciente
  - A psicoterapia orientada para o *insight* costuma ser contraproducente
  - A terapia cognitivo-comportamental com manejo medicamentoso pode ser eficaz
  - A terapia familiar pode aliviar o estresse do paciente e ajudar os familiares a enfrentarem o problema
- Comportamentais
  - A música com tocadores portáteis e fones de ouvido pode desviar a atenção das alucinações auditivas

DESFECHOS

SEGUIMENTO

- Clozapina
  - 1% de risco de agranulocitose
  - Leucograma semanal por 6 meses e, a partir de então, a cada 2 semanas
  - Leucograma semanal por 1 mês após a descontinuação da clozapina
- Ziprasidona
  - Pode causar prolongamento do QT
  - São necessários ECG e triagem de fatores de risco cardíaco pré-tratamento
- Quetiapina
  - Associada a catarata
  - Exame oftalmológico no início e semestralmente após

COMPLICAÇÕES

- A síndrome neuroléptica maligna é um efeito colateral incomum – porém grave – dos neurolépticos
- A discinesia tardia pode ocorrer após o uso a longo prazo de neurolépticos
- Os efeitos colaterais anticolinérgicos e adrenérgicos são mais frequentes com os neurolépticos de baixa potência
- Os sintomas extrapiramidais são vistos com neurolépticos de alta potência
- A olanzapina tem sido associada a ganho de peso significativo, com relatos de casos de diabetes tipo 2

PROGNÓSTICO

- Após a remoção dos sintomas positivos, o prognóstico é excelente na maioria dos pacientes
- Os sintomas negativos são mais difíceis de tratar
- O prognóstico é reservado quando a psicose está associada a uma história de abuso de drogas grave, em função de provável dano ao SNC
- A expectativa de vida é 20% mais curta em esquizofrênicos, principalmente em função de taxas de mortalidade mais altas entre pacientes jovens

CASOS DE ADMISSÃO HOSPITALAR

- Desorganização grosseira
- Risco de automutilação ou agressão a outros

EVIDÊNCIAS

DIRETRIZES CLÍNICAS

- American Psychiatric Association: adult schizophrenia, 2004

ENDEREÇOS ELETRÔNICOS

- American Psychiatric Association
- Internet Mental Health
- National Institutes of Health – National Institute of Mental Health

INFORMAÇÕES PARA OS PACIENTES

- JAMA patient page. Schizophrenia. JAMA. 2001;286:494. [PMID:11484732]

REFERÊNCIAS

- Freedman R. Schizophrenia. N Engl J Med. 2003 Oct 30;349(18):1738-49. [PMID: 14585943]
- Koro CE et al. Assessment of independent effect of olanzapine and risperidone on risk of diabetes among patients with schizophrenia: population-based nested case-control study. BMJ. 2002 Aug 3;325(7358):243. [PMID: 12153919]
- Lieberman JA et al; Clinical Antipsychotic Trials of Intervention Effectiveness (CATIE) Investigators. Effectiveness of antipsychotic drugs in patients with chronic schizophrenia. N Engl J Med. 2005 Sep 22;353(12): 1209-23. [PMID: 16172203]
- Newcomer JW. Second-generation (atypical) antipsychotics and metabolic effects: a comprehensive literature review. CNS Drugs. 2005;19(Suppl 1):1-93. [PMID: 15998156]
- Wang PS et al. Risk of death in elderly users of conventional vs. atypical antipsychotic medications. N Engl J Med. 2005 Dec 1;353(22):2335-41. [PMID: 16319382]

Estado de Mal Epiléptico

CARACTERÍSTICAS PRINCIPAIS

PRINCÍPIOS BÁSICOS DO DIAGNÓSTICO

- Ocorrência de duas ou mais convulsões sem recuperação da consciência entre as crises

- Uma condição epiléptica fixa e duradoura (30 minutos ou mais)

CONSIDERAÇÕES GERAIS

- O estado de mal epiléptico (*status epilepticus*) é uma emergência médica
- Causas
  - Baixa adesão aos fármacos anticonvulsivantes (mais comum)
  - Abstinência de álcool
  - Neoplasia ou infecção intracraniana
  - AVC
  - Distúrbios metabólicos
  - *Overdose* de drogas
- A taxa de mortalidade do estado de mal convulsivo pode ser de até 20%, com uma alta incidência de sequelas neurológicas e mentais
- O prognóstico se relaciona com o período de tempo transcorrido entre o início do estado epiléptico e o início do tratamento efetivo

ACHADOS CLÍNICOS

SINAIS E SINTOMAS

- Dois subtipos clínicos
  - Estado epiléptico tônico-clônico
  - Estado epiléptico não convulsivo
- O estado epiléptico não convulsivo é caracterizado por
  - Estado mental anormal e flutuante
  - Confusão
  - Prejuízo da responsividade
  - Automatismo
  - Dois subtipos: ausência (*petit mal*) e estado epiléptico parcial complexo

DIAGNÓSTICO DIFERENCIAL

- Convulsões devido a
  - Hipoglicemia
  - Anormalidades eletrolíticas
  - Abstinência de álcool
  - Cocaína
  - Meningite bacteriana
  - Encefalite herpética
  - Tumor cerebral
  - Vasculite do SNC
- Síncope
- Arritmia cardíaca
- AVC ou ataque isquêmico transitório
- Pseudoconvulsão
- Ataque de pânico
- Enxaqueca
- Narcolepsia

DIAGNÓSTICO

EXAMES LABORATORIAIS

- O eletroencefalograma (EEG) é essencial para estabelecer o diagnóstico de estado epiléptico não convulsivo e seus dois subtipos

TRATAMENTO

MEDICAÇÕES

- Ver Tabela 91
- O tratamento inicial com lorazepam ou diazepam IV costuma ser útil independentemente do tipo de estado epiléptico
- Fenitoína, fenobarbital, carbamazepina e outros fármacos também são necessários

Manejo inicial

- Manutenção da via aérea e dextrose a 50% (25-50 mL) IV em casos de hipoglicemia
- Lorazepam
  - Administrar 4 mg IV em bolo, repetidos uma vez após 10 minutos se necessário
  - Efetivo para cessar as convulsões por um breve período
  - Porém, ocasionalmente causa depressão respiratória
- Diazepam
  - Uma alternativa ao lorazepam
  - Administrar 10 mg IV em 2 minutos e repetir após 10 minutos, se necessário
  - Podem ocorrer hipotensão e depressão respiratória
- Também administrar fenitoína (18-20 mg/kg) IV a 50 mg/min para início do controle a longo prazo das convulsões
  - Ela é melhor quando injetada diretamente, mas também pode ser administrada com soro fisiológico; ela precipita se for injetada em soluções contendo glicose
  - Podem ocorrer arritmias durante a administração rápida; é prudente o monitoramento com ECG
  - Pode causar hipotensão, sobretudo se o diazepam também for administrado
  - Foi amplamente substituída pela fosfenitoína injetável, a qual é rápida e completamente convertida em fenitoína após a administração IV
  - Não são necessários ajustes de dose, pois a fosfenitoína é expressa em termos de equivalentes de fenitoína (EF)
- Fosfenitoína
  - Tem menor probabilidade de causar reações no local da infusão em relação à fenitoína
  - Pode ser administrada com todas as soluções IV comumente usadas
  - Pode ser administrada em velocidade mais rápida (150 mg EF/min)
  - É mais cara do que a fenitoína

Se as convulsões continuarem

- Fenobarbital
  - Administrar em dose de ataque de 10-20 mg/kg IV por injeção lenta ou intermitente (50 mg/min)
  - Depressão respiratória e hipotensão são complicações comuns e devem ser previstas
- Se essas medidas falharem, pode ser necessária a anestesia geral com assistência ventilatória e bloqueio da junção neuromuscular
- Midazolam
  - Uma alternativa ao fenobarbital
  - O midazolam IV pode controlar o estado epiléptico refratário
  - A dose de ataque sugerida é de 0,2 mg/kg, seguida por 0,05-0,2 mg/kg/h

DESFECHOS

SEGUIMENTO

- Após o controle do estado epiléptico, é iniciado um programa com fármaco oral para o manejo a longo prazo das convulsões, sendo realizada uma investigação das causas do distúrbio

CASOS DE ENCAMINHAMENTO

- Muitos pacientes podem beneficiar-se da experiência de um neurologista

CASOS DE ADMISSÃO HOSPITALAR

- Todos os pacientes até que se obtenha o controle das convulsões

EVIDÊNCIAS

INFORMAÇÕES PARA OS PACIENTES

- Epilepsy Foundation
- National Institute of Neurological Disorders and Stroke

REFERÊNCIAS

- Brathen G et al. EFNS guidelines on the diagnosis and management of alcohol-related seizures: report of a EFNS task force. Eur J Neurol. 2005 Aug; 12(8): 575-81. [PMID: 16053464]
- Chen JW et al. Status epilepticus: pathophysiology and management in adults. Lancet Neurol. 2006 Mar; 5(3): 246-56. [PMID: 16488380]
- Duncan JS et al. Adult epilepsy. Lancet. 2006 Apr 1;367(9516):1087-100. [PMID: 16581409]
- Hitiris N et al. Modern antiepileptic drugs: guidelines and beyond. Curr Opin Neurol. 2006 Apr; 19(2):175-80. [PMID: 16538093]

- Kelso AR et al. Advances in epilepsy. Br Med Bull. 2005 Apr 21;72:135-48. [PMID: 15845748]
- Vazquez B. Monotherapy in epilepsy: role of the newer antiepileptic drugs. Arch Neurol. 2004 Sep;61(9): 1361-5. [PMID: 15364680]

Estado Hiperglicêmico Hiperosmolar

CARACTERÍSTICAS PRINCIPAIS

PRINCÍPIOS BÁSICOS DO DIAGNÓSTICO
- Hiperglicemia, glicose sérica > 600 mg/dL
- Osmolalidade sérica > 310 mOsm/kg
- Sem acidose; pH sanguíneo > 7,3
- Bicarbonato sérico > 15 mEq/L
- *Anion gap* normal (< 14 mEq/L)

CONSIDERAÇÕES GERAIS
- Ocorre frequentemente com diabetes melito leve ou oculto
- Infecção, infarto do miocárdio, acidente vascular cerebral ou cirurgia recente constituem, muitas vezes, um evento precipitante
- Medicamentos (fenitoína, diazóxido, corticosteroides e diuréticos) ou procedimentos associados a carga de glicose, como diálise peritoneal, também podem precipitar a síndrome
- Ocorre o desenvolvimento de insuficiência renal por hipovolemia, induzindo a concentrações cada vez maiores de glicose sanguínea
- É comum a ocorrência de insuficiência renal ou insuficiência cardíaca congestiva subjacente, mas a presença de qualquer uma das duas agrava o prognóstico

ASPECTOS DEMOGRÁFICOS
- Mais raro do que a cetoacidose diabética mesmo em grupos etários de idade mais avançada
- Afeta indivíduos de meia-idade e idosos

ACHADOS CLÍNICOS

SINAIS E SINTOMAS
- O início pode ser insidioso por dias ou semanas, com fraqueza, poliúria e polidipsia
- A falta das características de cetoacidose pode retardar a identificação até que a desidratação se torne mais profunda do que na cetoacidose
- A ingestão de líquidos geralmente sofre redução por ausência inapropriada de sede, náuseas ou inacessibilidade a líquidos em pacientes acamados
- À medida que a osmolalidade sérica ultrapassa 310 mOsm/kg, ocorre o desenvolvimento de letargia e confusão mental; se a osmolalidade exceder 320-330 mOsm/kg, pode ocorrer coma
- O exame físico revela desidratação profunda, letargia ou coma, sem respirações de Kussmaul

DIAGNÓSTICO DIFERENCIAL
- Cetoacidose diabética
- Acidente vascular cerebral ou traumatismo craniano
- Hipoglicemia
- Sepse
- Diabetes insípido

DIAGNÓSTICO

EXAMES LABORATORIAIS
- Hiperglicemia grave (glicose sérica de 600-2.400 mg/dL)
- Quando a desidratação for menos grave, os quadros de hiponatremia diluicional e perdas urinárias de sódio podem reduzir o nível sérico desse elemento para 120-125 mEq/L
- Conforme a desidratação evolui, o sódio sérico pode exceder o valor de 140 mEq/L, produzindo leituras de osmolalidade sérica de 330-440 mOsm/kg
- As anormalidades de cetose e acidose geralmente são leves ou não estão presentes
- É típica a ocorrência de azotemia pré-renal com elevações da ureia > 200 mg/dL
- Pode haver rabdomiólise

TRATAMENTO

MEDICAÇÕES

Solução salina
- É primordial a reposição de fluidos para corrigir os déficits de 6-10 L
- Em caso de hipotensão oligúrica hipovolêmica, iniciar a ressuscitação hídrica com solução salina isotônica a 0,9%
- Sob outras circunstâncias, a solução salina hipotônica (a 0,45%) é o fluido de escolha em razão da hiperosmolalidade
- Pode ser necessário o equivalente a 4-6 L de fluido nas primeiras 8-10 horas
- Assim que a glicemia atingir a concentração de 250 mg/dL, adicionar dextrose a 5% à água ou à solução salina (a 0,45 ou 0,9%) a uma velocidade que mantenha os níveis de glicose sérica em 250-300 mg/dL para reduzir o risco de edema cerebral
- O objetivo da fluidoterapia é restaurar o débito urinário para ≥ 50 mL/hora

Insulina
- Há necessidade de menos insulina do que no coma cetoacidótico diabético
- A reposição de fluido por si é capaz de reduzir a hiperglicemia, por aumentar a taxa de filtração glomerular e a excreção renal de glicose
- A dose inicial de insulina de 0,15 U/kg é acompanhada por infusão de 1-2 U/h desse hormônio, titulada para baixar os níveis de glicose sanguínea em 50-70 mg/dL/h

Potássio
- Adicionar cloreto de potássio (10 mEq/L) aos fluidos iniciais se o nível sérico desse íon não estiver elevado. Ajustar a reposição subsequente de potássio, com base no nível sérico desse elemento

Fosfato
- Caso ocorra o desenvolvimento de hipofosfatemia grave (fosfato sérico < 1 mg/dL [0,35 mmol/L]) durante a terapia, a reposição de fosfato poderá ser feita sob a forma de seu sal de potássio
- Para minimizar o risco de tetania por sobrecarga na reposição de fosfato, o déficit médio de 40-50 mmol de fosfato deve ser reposto por infusão IV sem exceder 3 mmol/h
  - Uma solução de estoque (fórmula de Abbott) fornece uma mistura de 1,12 g de KH_2PO_4 (dinidrogenofosfato de potássio) e 1,18 g de K_2HPO_4 (hidrogenofosfato dipotássico) em frasco de dose única de 5 mL, representando 22 mEq de potássio e 15 mmol de fosfato (27 mEq)
  - O volume de 5 mL dessa solução em 2 L de solução salina a 0,45% ou solução glicosada*, infundido a 400 mL/h, promoverá a reposição do fosfato a uma velocidade ideal de 3 mmol/h e fornecerá 4,4 mEq de potássio/h
- Se o fosfato sérico permanecer < 0,35 mmol/L (1 mg/dL), repetir uma infusão de fosfato de potássio a 3 mmol/h por 5 horas

---

* N. de T. Solução glicosada é uma solução isotônica em relação ao sangue, que contém 5%, em massa, de glicose em água destilada.

PROCEDIMENTOS TERAPÊUTICOS

- Utilizando um fluxograma, registrar os sinais vitais do paciente e a sequência cronológica dos valores laboratoriais (pH arterial, glicose plasmática, acetona, bicarbonato, ureia, eletrólitos, osmolalidade sérica) em relação à terapia

DESFECHOS

PROGNÓSTICO

- A taxa de mortalidade global é 10 vezes maior do que a da cetoacidose diabética devido à sua incidência mais alta em pacientes mais idosos e à desidratação mais acentuada
- Ao se instituir a terapia imediata, a taxa de mortalidade pode ser reduzida de quase 50% para um valor relacionado com a gravidade dos distúrbios coexistentes

CASOS DE ADMISSÃO HOSPITALAR

- Estado mental alterado
- Depleção volêmica grave

EVIDÊNCIAS

DIRETRIZES CLÍNICAS

- American Diabetes Association: Hyperglycemic Crises in Patients with Diabetes Mellitus
- Joslin Diabetes Center: Hyperglycemic Emergencies for Adults, 2004
- National Guideline Clearinghouse: Hyperglycemic Crises in Diabetes, 2001

ENDEREÇOS ELETRÔNICOS

- American Association of Diabetes Educators
- American Diabetes Association
- CDC Diabetes Public Health Resource

INFORMAÇÕES PARA OS PACIENTES

- American Diabetes Association: What Is Hyperosmolar Hyperglycemic Nonketotic Syndrome (HHNS)?
- National Institutes of Health: Diabetic Hyperglycemic Hyperosmolar Coma
- Stevens LM. JAMA patient page: The ABCs of diabetes. JAMA. 2002; 287: 2608. [PMID: 12025825]

REFERÊNCIA

- American Diabetes Association. Hyperglycemic crises in patients with diabetes mellitus. Diabetes Care. 2001 Jan; 24(1):154-61. [PMID: 11221603]

Estados Hipercoaguláveis

CARACTERÍSTICAS PRINCIPAIS

PRINCÍPIOS BÁSICOS DO DIAGNÓSTICO

- Trombose

CONSIDERAÇÕES GERAIS

- Existem causas adquiridas e congênitas de trombose (ver Diagnóstico Diferencial)
- O histórico familiar geralmente revela estados hipercoaguláveis se decorrentes de causas congênitas; muitas vezes, os eventos são precipitados por traumatismo ou gravidez
- O câncer está associado a um aumento no risco de trombose venosa e arterial
- Distúrbios mieloproliferativos estão associados a uma alta incidência de trombose em função das anormalidades plaquetárias qualitativas
- Pode ocorrer trombose venosa em locais incomuns, por exemplo, leitos venosos mesentéricos, hepáticos ou esplênicos
- A trombose arterial pode se manifestar como oclusão de vaso calibroso (acidente vascular cerebral, infarto do miocárdio) ou eventos microvasculares (queimação nas mãos e nos pés)
- O uso de heparina está associado a trombocitopenia em ~10% dos cursos terapêuticos; essa trombocitopenia é frequentemente modesta e apresenta resolução espontânea, mas pode ser grave e complicada por trombose arterial
- Pode ocorrer necrose cutânea induzida pela varfarina em pacientes com deficiência não diagnosticada de proteína C
  - Pelo fato de criar um estado dependente da vitamina K, a varfarina promove depleção transitória da proteína C (que possui meia-vida curta) antes de induzir à anticoagulação
  - Durante esse período de hipercoagulabilidade, a trombose de vasos cutâneos pode levar a infarto e necrose

ASPECTOS DEMOGRÁFICOS

- Com frequência, estados hipercoaguláveis congênitos apresentam-se durante o início da fase adulta, e não na infância

ACHADOS CLÍNICOS

SINAIS E SINTOMAS

- Trombose
- Eritromelalgia (vermelhidão dolorosa e queimação das mãos) em trombocitose essencial

DIAGNÓSTICO DIFERENCIAL

- Causas adquiridas de trombose
  - Imobilidade ou estado pós-operatório
  - Câncer
  - Distúrbios inflamatórios, por exemplo, colite ulcerativa
  - Distúrbio mieloproliferativo, por exemplo, policitemia vera, trombocitose essencial
  - Estrogênios, gravidez
  - Trombocitopenia induzida pela heparina
  - Anticoagulante lúpico
  - Anticorpos anticardiolipina
  - Síndrome nefrótica
  - Hemoglobinúria paroxística noturna
  - Coagulação intravascular disseminada
  - Insuficiência cardíaca congestiva
- Causas congênitas de trombose
  - Resistência à proteína C ativada, por exemplo, fator V de Leiden
  - Mutação 20210 da protrombina
  - Deficiência da antitrombina III
  - Deficiência da proteína C
  - Deficiência da proteína S
  - Hiper-homocistinemia
  - Disfibrinogenemia
  - Plasminogênio anormal

DIAGNÓSTICO

EXAMES LABORATORIAIS

- A disfibrinogenemia é diagnosticada por um tempo de reptilase prolongado
- Ensaios de antitrombina III, proteína S, proteína C, homocisteína, fator V de Leiden

TRATAMENTO

MEDICAÇÕES

- Baixas doses de heparina (5.000 unidades SC a cada 8-12 horas) no período pré-operatório podem reduzir o risco perioperatório de trombose
- A heparina, 10.000 unidades SC a cada 12 horas, pode reduzir a trombose em estado hipercoagulável associado a câncer
  - A heparina de baixo peso molecular é mais conveniente, igualmente eficaz e exige menos monitoramento laboratorial
  - A varfarina costuma ser ineficaz em casos de câncer, muito provavel-

mente por causa da coagulação intravascular disseminada de baixa intensidade
- Ácido acetilsalicílico, 325 mg VO 1x/dia
  - Útil para trombose em doença mieloproliferativa, mas pode aumentar o risco de sangramento
  - Eficaz para eritromelalgia
- Além de ser eficaz, a varfarina é frequentemente administrada por tempo indefinido em defeitos congênitos se complicados por trombose
- O uso de heparina por 5-7 dias pode evitar a necrose cutânea induzida pela varfarina até que esse agente induza à anticoagulação

DESFECHOS

SEGUIMENTO
- Triagem de membros da família em busca de defeitos congênitos (p. ex., deficiência de antitrombina III ou proteínas C e S dependentes da vitamina K)

COMPLICAÇÕES
- Trombose arterial em trombocitopenia induzida por heparina

EVIDÊNCIAS

DIRETRIZES CLÍNICAS
- American College of Chest Physicians. The Seventh ACCP Conference on Antithrombotic and Thrombolytic Therapy: Evidence-Based Guidelines. Chest 2004; 126(Suppl 3).
- College of American Pathologists Consensus Conference XXXVI. Diagnostic Issues in Thrombophilia. Arch Pathol Lab Med. 2002;126:1277. [PMID: 12421135]
- Haemostasis and Thrombosis Task Force, British Committee for Standards in Haematology. Investigation and management of heritable thrombophilia. Br J Haematol. 2001;114:512. [PMID: 11552975]

ENDEREÇO ELETRÔNICO
- Deitcher SR et al. Hypercoagulable States. Cleveland Clinic 2003.

INFORMAÇÕES PARA OS PACIENTES
- American Academy of Family Physicians: Hypercoagulation
- MedlinePlus: Hypercoagulable States
- Parmet S et al. JAMA patient page. Pulmonary embolism. JAMA. 2003; 290:2898. [PMID: 14657080]

REFERÊNCIAS
- Bockenstedt PL. Management of hereditary hypercoagulable disorders. Hematology Am Soc Hematol Educ Program. 2006:444-9. [PMID: 17124097]
- Prandoni P. How I treat venous thromboembolism in patients with cancer. Blood. 2005 Dec 15;106(13):4027-33. [PMID: 16076870]
- Rieder MJ et al. Effect of VKORC1 haplotypes on transcriptional regulation and warfarin dose. N Engl J Med. 2005 Jun 2;352(22):2285-93. [PMID: 15930419]

Estenose Aórtica

CARACTERÍSTICAS PRINCIPAIS

- Em pessoas de meia-idade: válvula bicúspide congênita
- Em idosos: degeneração valvular causada pela calcificação valvular progressiva (a esclerose precede a estenose)
- A incidência aumenta com a idade; 1-3% das pessoas com mais de 65 anos de idade têm estenose aórtica (EA)
- Nos países desenvolvidos, a EA é a lesão valvular mais comum a exigir cirurgia
- Muito mais frequente em homens, fumantes e pacientes com hipercolesterolemia e hipertensão
- Do ponto de vista patológico, a EA calcificada provavelmente recebeu contribuição do mesmo processo que a aterosclerose

ACHADOS CLÍNICOS

- Pulsos carotídeos retardados e diminuídos; o retardo é menos comum em idosos
- Se a EA for grave, há um S2 atenuado, ausente ou paradoxalmente desdobrado
- Sorpo sistólico rude
  - Às vezes com um frêmito ao longo da borda esternal esquerda, frequentemente se irradiando para o pescoço
  - Pode ser mais alto no ápice em pacientes mais velhos e se assemelhar à regurgitação mitral (fenômeno de Gallavardin)
- Com válvula bicúspide, costuma ser assintomática até a meia-idade ou velhice
  - Sempre verificar a existência de uma coarctação da aorta associada
- Muitas pessoas têm uma raiz dilatada devido à doença intrínseca da raiz (necrose medial cística)
- A hipertrofia do ventrículo esquerdo (VE) progride com o tempo
- Os pacientes podem apresentar insuficiência do VE, *angina pectoris*, ou síncope, todos provocados por esforços
- A morte súbita é rara sem sintomas premonitórios
- Síncope
  - Ocorre aos esforços à medida que as pressões do VE aumentam, estimulando os barorreceptores do VE a causar vasodilatação periférica
  - Essa vasodilatação resulta na necessidade de aumento no volume sistólico, que aumenta a pressão sistólica do VE novamente, criando um ciclo de vasodilatação e estimulação dos barorreceptores que acaba resultando em uma queda na pressão arterial conforme a válvula estenótica evita um aumento adicional no volume sistólico

DIAGNÓSTICO

- ECG: habitualmente mostra hipertrofia do VE
- Fluoroscopia com radiografia de tórax: válvula calcificada e/ou aorta dilatada
- Ecocardiografia com Doppler
  - Geralmente diagnóstica
  - Pode estimar o gradiente da válvula aórtica
- Cateterização cardíaca
  - Fornece dados de confirmação
  - Avalia a hemodinâmica
  - Descarta doença concomitante da artéria coronária
- A estenose deve ser distinguida da obstrução supravalvular e da obstrução da via de saída do infundíbulo do VE

TRATAMENTO

- Depois do aparecimento de insuficiência cardíaca, angina ou síncope, a taxa de mortalidade sem cirurgia é de 50% em 3 anos
- A substituição da válvula aórtica (na meia-idade ou depois) ou o procedimento de Ross (em idade mais jovem) estão indicados para todos os pacientes sintomáticos e para aqueles com disfunção de VE ou gradiente de pico > 64 mmHg por eco/Doppler
- A doença da artéria coronária está presente em mais de um terço dos pacientes

- A taxa de mortalidade cirúrgica é baixa (2-5%) mesmo em idosos
- A valvuloplastia com balão é paliativa em adolescentes, mas é ineficaz a longo prazo em adultos
- O tipo de válvula protética depende da idade do paciente e do risco de anticoagulação com varfarina
- As válvulas pericárdicas parecem durar mais tempo que as válvulas porcinas; nenhuma delas requer varfarina
- As válvulas mecânicas têm a vida mais longa, mas exigem terapia com varfarina

Estenose Arterial Renal

CARACTERÍSTICAS PRINCIPAIS

PRINCÍPIOS BÁSICOS DO DIAGNÓSTICO
- Produzida por doença oclusiva aterosclerótica (maioria dos pacientes) ou displasia fibromuscular
- Hipertensão
- Insuficiência renal no início da terapia com inibidor da enzima conversora da angiotensina (ECA)

CONSIDERAÇÕES GERAIS
- Doença renal isquêmica aterosclerótica
  - Responde por quase todos os casos de estenose arterial renal
  - Ocorre com maior frequência em pessoas com mais de 45 anos de idade e histórico de doença aterosclerótica
- Outros fatores de risco incluem
  - Insuficiência renal
  - Diabetes melito
  - Tabagismo
  - Hipertensão
- A displasia fibromuscular afeta principalmente mulheres jovens

ASPECTOS DEMOGRÁFICOS
- Cerca de 5% dos norte-americanos com hipertensão sofrem de estenose arterial renal

ACHADOS CLÍNICOS

SINAIS E SINTOMAS
- Hipertensão refratária
- Hipertensão de início recente em indivíduo mais idoso
- Edema pulmonar com pressão arterial malcontrolada
- Insuficiência renal aguda no início da terapia com inibidor da ECA
- Ruído abdominal no lado acometido

DIAGNÓSTICO

EXAMES LABORATORIAIS
- Níveis elevados de ureia e creatinina séricas

DIAGNÓSTICO POR IMAGEM
- O ultrassom abdominal revela tamanho assimétrico dos rins
- Testes de triagem iniciais: ultrassonografia com Doppler, renografia com captopril e angiografia por ressonância magnética
- **Ultrassonografia com Doppler**
  - Permite a mensuração do fluxo sanguíneo na aorta e ao longo de cada terço da artéria renal
  - Exame altamente sensível e específico (> 90%), além de relativamente barato
  - Escolha insatisfatória em pacientes obesos, incapazes de ficar na posição supina ou com interferência nos padrões gasosos intestinais
- **Renografia com captopril**
  - Tira proveito da diferença na perfusão renal com e sem inibidor da ECA
  - A sensibilidade varia de 75-100%, enquanto a especificidade, de 60-90%
  - Não é um exame tão preciso em caso de doença renal moderada a grave
- **Angiografia por ressonância magnética**
  - Exame excelente, mas dispendioso
  - Embora a sensibilidade seja de 99-100%, a especificidade varia de 71-96%
  - Um fluxo sanguíneo turbulento pode gerar resultados falso-positivos
- **Angiografia renal**
  - Padrão-ouro para o diagnóstico
  - A angiografia por subtração de CO_2 é utilizada quando há risco de nefropatia por contraste (p. ex., pacientes diabéticos com insuficiência renal)
  - O risco de fenômenos ateroembólicos pós-angiografia varia de 5-10%
  - A displasia fibromuscular tem aspecto característico de "contas de rosário"

TRATAMENTO

MEDICAÇÕES
- Agentes farmacológicos anti-hipertensivos que evitam o uso de inibidores da ECA e bloqueadores do receptor dessa enzima

CIRURGIA
- O desvio (*bypass*) cirúrgico constitui uma opção para doença renal isquêmica aterosclerótica

PROCEDIMENTOS TERAPÊUTICOS
- Angioplastia para doença renal isquêmica aterosclerótica
  - Pode reduzir a quantidade de medicamentos anti-hipertensivos
  - Tão eficaz quanto a revisão cirúrgica e mais segura do que ela
- Colocação de *stent*
  - Produz resultados angioplásticos significativamente melhores
  - Contudo, a pressão arterial é igualmente restabelecida; os níveis séricos de creatinina são semelhantes em 6 meses de observação
- A angioplastia transluminal percutânea é curativa para diplasia fibromuscular

DESFECHOS

SEGUIMENTO
- Monitorar a pressão arterial, a função renal e os lipídeos séricos

COMPLICAÇÕES
- Hipertensão resistente
- Doença renal crônica

CASOS DE ENCAMINHAMENTO
- Incapacidade de controle da hipertensão
- Insuficiência renal

CASOS DE ADMISSÃO HOSPITALAR
- Hipertensão maligna

PREVENÇÃO
- Modificação de fator de risco (p. ex., tratamento de hiperlipidemia) para reduzir a aterosclerose

EVIDÊNCIAS

DIRETRIZES CLÍNICAS
- Martin LG et al. Quality improvement guidelines for angiography, angioplasty, and stent placement in the diagnosis and treatment of renal anery stenosis in adults. J Vasc Interv Radiol. 2002 Nov; 13(11):1069-83. [PMID: 12427805]

INFORMAÇÕES PARA OS PACIENTES
- American College of Physicians: Summaries for Patients: Diagnosis of Renal Artery Stenosis
- MedlinePlus: Renal Artery Stenosis

REFERÊNCIAS
- Bloch MJ et al. Clinical insights into the diagnosis and management of renovascular disease. An evidence-based review. Minerva Med. 2004 Oct;95(5): 357-73. [PMID: 15467512]

- Kalra PA et al. Atherosclerotic renovascular disease in United States patients aged 67 years or older: risk factors, revascularization, and prognosis. Kidney Int. 2005 Jul;68(1):293-301. [PMID: 15954920]
- Korsakas S et al. Delay of dialysis in end-stage renal failure: prospective study on percutaneous renal artery interventions. Kidney Int. 2004 Jan; 65(1): 251-8. [PMID: 14675057]
- Nordmann AJ et al. Balloon angioplasty versus medical therapy for hypertensive patients with renal artery obstruction. Cochrane Database Syst Rev 2003; (3): CD002944. [PMID: 12917937]
- Safian RD et al. Renal artery stenosis. N Engl J Med. 2001 Feb 8;344(6):43142. [PMID: 11172181]

Estenose Mitral

CARACTERÍSTICAS PRINCIPAIS

- Cardiopatia reumática subjacente em quase todos os pacientes (embora frequentemente não haja histórico de febre reumática)

ACHADOS CLÍNICOS

- Presença de estalido de abertura após B$_2$ (segunda bulha cardíaca) por rigidez da válvula mitral
- O intervalo entre o estalido de abertura e o som de fechamento aórtico mostra-se longo quando a pressão atrial esquerda se encontra baixa, mas diminui à medida que essa pressão sobe e se aproxima da pressão diastólica aórtica
- Existência de ruído de baixa frequência na altura do ápice cardíaco com o paciente em decúbito esquerdo, ampliado por breve exercício
- **Estenose moderada** (área valvular de 1,8-1,3 cm^2): dispneia aos esforços e fadiga são sintomas comuns, especialmente com taquicardia
- **Estenose grave** (área valvular < 1,0 cm^2): congestão pulmonar em repouso, com dispneia, fadiga, insuficiência cardíaca direita, ortopneia, dispneia paroxística noturna e hemoptise ocasional
- Um aumento súbito na frequência cardíaca pode precipitar a formação de edema pulmonar
- Ocorre o desenvolvimento de fibrilação atrial paroxística ou crônica em ~50-80% dos casos, podendo precipitar dispneia ou edema pulmonar

DIAGNÓSTICO

- O ECG tipicamente revela a presença de anormalidade do átrio esquerdo e, com frequência, fibrilação atrial
- A ecocardiografia Doppler confirma o diagnóstico e quantifica a gravidade por meio da atribuição de 1-4 pontos a cada alteração dentre 4 parâmetros observados, sendo 1 o menor envolvimento e 4 o maior
  - Espessamento do folheto mitral
  - Mobilidade do folheto mitral
  - Formação cicatricial sob a mitral
  - Depósito de cálcio nas comissuras
- Cateterização cardíaca para detectar doença valvular, coronariana ou miocárdica – procedimento realizado normalmente após ter sido tomada a decisão de intervir no problema

TRATAMENTO

- Controle da frequência cardíaca
- Tentativa de conversão da fibrilação atrial
- Assim que ocorre a fibrilação atrial, fornecer terapia anticoagulante vitalícia com varfarina, mesmo se o ritmo sinusal for restabelecido
- A intervenção para aliviar a estenose fica indicada na presença de sintomas (p. ex., edema pulmonar, declínio na capacidade física) ou evidência de hipertensão pulmonar
- O procedimento de valvuloplastia percutânea por balão pode ser feito na existência de regurgitação mitral mínima
- A substituição valvular cirúrgica é efetuada em caso de estenose e regurgitação combinadas ou quando a válvula mitral se apresenta significativamente distorcida e calcificada
- A taxa de mortalidade operatória é de ~1-3%

Estresse & Transtornos de Ajustamento

CARACTERÍSTICAS PRINCIPAIS

PRINCÍPIOS BÁSICOS DO DIAGNÓSTICO

- Ansiedade ou depressão claramente secundárias a um estresse identificável
- Sintomas subsequentes de ansiedade ou depressão comumente causados por estresse semelhante e de menor magnitude
- O álcool e outras drogas costumam ser usados como autotratamento

CONSIDERAÇÕES GERAIS

- O estresse existe quando a capacidade adaptativa do indivíduo é superada pelos eventos
- O evento pode não ser significativo quando considerado de forma objetiva
- Mesmo mudanças favoráveis (p. ex., promoção e transferência) que exigem comportamento adaptativo podem produzir estresse
- Para cada indivíduo, o estresse é subjetivamente definido, e a resposta ao estresse depende da personalidade de cada pessoa e da dotação fisiológica
- As causas ou fontes de estresse são diferentes em diferentes idades
  - Adulto jovem
    - Relacionamento no casamento ou entre pai e filho
    - Relacionamentos no trabalho
    - Luta para alcançar estabilidade financeira
  - Meia-idade
    - Mudanças nas relações conjugais
    - Problemas com pais idosos
    - Problemas associados a filhos adultos jovens que passam por situações estressantes
  - Velhice
    - Aposentadoria
    - Perda da capacidade física
    - Grandes perdas pessoais
    - Pensamentos sobre a morte
- O comportamento mal-adaptativo em resposta ao estresse é chamado de transtorno de ajustamento, com o sintoma principal especificado (p. ex., "transtorno de ajustamento com humor deprimido")

ACHADOS CLÍNICOS

SINAIS E SINTOMAS

- Respostas subjetivas comuns
  - Medo (de repetição de evento indutor de estresse)
  - Raiva (por frustração)
  - Culpa (por impulsos agressivos)
  - Vergonha (por desamparo)
- Manifestações agudas e reativadas do estresse
  - Inquietação
  - Irritabilidade
  - Fadiga
  - Reação de surpresa aumentada
  - Sensação de tensão
- Incapacidade de concentração, distúrbios do sono (insônia, pesadelos) e preocupações somáticas costumam levar à automedicação, mais comumente com álcool ou outro depressor do sistema nervoso central

DIAGNÓSTICO DIFERENCIAL

- Transtornos de ansiedade
- Transtornos afetivos
- Transtornos de personalidade exacerbados pelo estresse
- Transtornos somáticos com cobertura psíquica

DIAGNÓSTICO

PROCEDIMENTOS DIAGNÓSTICOS

- Obter a história clínica
- Identificar as fontes de estresse precipitantes

TRATAMENTO

MEDICAÇÕES

- O uso judicioso de sedativos (Tabela 107) (p. ex., lorazepam, 1-2 mg VO ao dia) por tempo limitado e como parte de um plano de tratamento global pode produzir alívio dos sintomas

PROCEDIMENTOS TERAPÊUTICOS

- Comportamentais
  - As técnicas de redução do estresse incluem a redução imediata do sintoma (p. ex., reinalação em um saco para hiperventilação) ou o reconhecimento precoce e a remoção de uma fonte de estresse antes do aparecimento total dos sintomas
  - Costuma ser útil para o paciente manter um registro diário de precipitantes do estresse, respostas e fatores de alívio
  - As técnicas de relaxamento e exercícios também são úteis na redução da reação a eventos estressantes
- Sociais
  - Ainda que não seja fácil para o paciente fazer as alterações necessárias (ou ele as já teria feito), é importante que o clínico estabeleça um panorama do problema, já que o sistema de negação do paciente pode obscurecer as questões
  - O esclarecimento do problema permite que o paciente comece a vê-lo no contexto adequado e facilita as decisões algumas vezes difíceis que precisa tomar (p. ex., mudança de emprego ou transferência de filhos dependentes de adultos)
- Psicológicos
  - A psicoterapia em profundidade por longo prazo raramente é necessária em casos de resposta ao estresse isoladamente ou transtorno de ajustamento
  - A psicoterapia de suporte com ênfase no aqui e agora, e reforçando os mecanismos de adaptação (*coping*) existentes, é uma abordagem útil

DESFECHOS

PROGNÓSTICO

- Um retorno para um funcionamento satisfatório após um curto período é parte do quadro clínico da síndrome
- A resolução pode ser retardada se as respostas dos outros às dificuldades dos pacientes são descuidadamente danosas ou se os ganhos secundários superam as vantagens da recuperação
- Quanto mais tempo os sintomas persistirem, pior o prognóstico

EVIDÊNCIAS

ENDEREÇOS ELETRÔNICOS

- American Psychiatric Association
- Internet Mental Health

INFORMAÇÕES PARA OS PACIENTES

- American Academy of Family Physicians: Stress: Who Has Time for It? (for teens)
- American Academy of Family Physicians: When You Are the Caregiver
- National Cancer Institute
- National Institutes of Health: Adjustment Disorders

REFERÊNCIAS

- Ehlers A et al. Early psychological interventions for survivors of trauma: a review. Biol Psychiatry. 2003 May 1; 53(9):817-26. [PMID: 12725974]
- Katon WJ et al. Dissemination of evidence-based mental health interventions: importance to the trauma field. J Trauma Stress. 2006 Oct; 19(5):611-23. [PMID: 17075915]
- Vaiva G et al. Immediate treatment with propranolol decreases posttraumatic stress disorder two months after trauma. Biol Psychiatry. 2003 Nov 1;54(9): 947-9. [PMID: 14573324]

Estupor e Coma

CARACTERÍSTICAS PRINCIPAIS

PRINCÍPIOS BÁSICOS DO DIAGNÓSTICO

- O paciente torporoso não responde, exceto quando é sujeito a estímulos vigorosos repetidos
- O paciente comatoso não é capaz de acordar ou de responder a eventos externos ou necessidades internas, embora os movimentos de reflexo e de postura possam estar presentes

CONSIDERAÇÕES GERAIS

- O coma é uma grande complicação de distúrbios graves do SNC
- O início abrupto do coma sugere
  - Hemorragia subaracnóidea
  - AVC do tronco cerebral
  - Hemorragia intracerebral
  - Herniação aguda
- Um início e uma progressão mais lentos para o coma ocorrem com outras lesões de massa ou estruturais
- Uma causa metabólica é provável com uma intoxicação prévia ou um *delirium* agitado
- **Causas intracranianas**
  - Lesão cerebral por anoxia ou trauma cerebral
  - AVC isquêmico ou hemorragia intracerebral
  - Hemorragia subaracnóidea
  - Meningite ou encefalite
  - Hemorragia, infarto ou lesão expansiva no tronco cerebral
  - Lesão cerebral expansiva causando compressão do tronco cerebral
  - Hematoma subdural
  - Convulsões
- **Causas metabólicas**
  - Hipoglicemia
  - Cetoacidose diabética
  - Estado hiperosmolar hiperglicêmico
  - Drogas, por exemplo, álcool, opioides, sedativos, antidepressivos, salicilatos
  - Encefalopatia urêmica ou hepática
  - Hipernatremia ou hiponatremia
  - Hipercalcemia
  - Hipotermia
  - Colapso pelo calor (*heat stroke*)
  - Mixedema
  - Envenenamento por monóxido de carbono

ACHADOS CLÍNICOS

SINAIS E SINTOMAS

- No estupor, resposta a estímulos dolorosos
  - A retirada proposital do membro após estímulo doloroso implica que as vias sensitivas a partir do membro e as vias motoras para o membro estimulado estão funcionalmente intactas
  - A ausência unilateral de respostas aos estímulos em ambos os lados do corpo implica uma lesão corticoespinal, e a ausência bilateral de respostas sugere o envolvimento do tronco cerebral, lesões do trato piramidal bilaterais ou irresponsividade psicogênica

- Uma postura em decorticação ocorre com lesões da cápsula interna e do pedúnculo cerebral rostral, e a postura em descerebração ocorre com disfunção ou destruição do mesencéfalo e da ponte rostral
- Pupilas
  - Os processos de doença hipotalâmicos podem levar à síndrome de Horner unilateral
  - O envolvimento diencefálico bilateral ou as lesões destrutivas da ponte causam pupilas pequenas, mas reativas
  - A dilatação pupilar ipsilateral sem resposta à luz ocorre com compressão do terceiro nervo craniano, por exemplo, com herniação uncal
  - As pupilas são levemente menores do que o normal HAS responsivas à luz em muitas encefalopatias metabólicas
  - As pupilas podem estar fixas e dilatadas após dose excessiva de atropina, escopolamina ou glutetimida
  - As pupilas podem estar puntiformes (mas responsivas) com opioides
  - A dilatação pupilar por várias horas após uma parada cardiorrespiratória implica um prognóstico ruim
- Movimentos oculares
  - O desvio conjugado para o lado sugere a presença de uma lesão hemisférica ipsilateral ou de uma lesão pontina contralateral
  - Uma lesão mesencefálica causa um desvio conjugado do olhar para baixo
  - Um desvio ocular não conjugado em casos de coma implica uma lesão estrutural no tronco cerebral (ou estrabismo preexistente)
- Respostas oculomotoras à movimentação passiva da cabeça
  - Em resposta a uma rotação, flexão e extensão abrupta da cabeça, o paciente consciente com os olhos abertos não apresenta desvio ocular conjugado contraversivo (resposta dos olhos de boneca), a menos que exista fixação visual voluntária ou patologia frontal bilateral
  - Com a depressão cortical em pacientes levemente comatosos, é vista uma resposta abrupta do tipo olhos de boneca
  - Nas lesões do tronco cerebral, esse reflexo oculocefálico fica prejudicado ou inexistente, dependendo do local da lesão
- Reflexo oculovestibular
  - Testado pela estimulação calórica utilizando a irrigação com água gelada
  - Em pessoas normais, um nistagmo em sacudida (*jerk*) é desencadeado por cerca de 2-3 minutos, com o componente lento em direção à orelha irrigada
  - Em pacientes inconscientes com o tronco cerebral intacto, o componente rápido do nistagmo desaparece, de maneira que os olhos são desviados de maneira tônica em direção ao lado irrigado por 2-3 minutos antes de retornar à posição original
  - Com o prejuízo da função do tronco cerebral, a resposta é deturpada e desaparece
  - No coma metabólico, as respostas reflexas oculocefálicas e oculovestibulares são preservadas, pelo menos inicialmente
- Padrões respiratórios
  - A respiração de Cheyne-Stokes pode ocorrer com doença bi-hemisférica ou diencefálica, ou em distúrbios metabólicos
  - A hiperventilação ocorre com lesões do tegmento do tronco cerebral
  - A respiração apneusta (pausas proeminentes no final da inspiração) sugere dano na ponte
  - A respiração atáctica (padrão completamente irregular, com respirações profundas e superficiais ocorrendo de maneira aleatória) está associada a lesões da porção inferior da ponte e da medula

DIAGNÓSTICO DIFERENCIAL

- Morte cerebral
- Estado vegetativo persistente
- Síndrome do encarceramento (*locked-in*)

DIAGNÓSTICO

EXAMES LABORATORIAIS

- Níveis séricos de glicose, eletrólitos e cálcio
- Gasometria arterial
- Testes de função hepática e renal
- Exames toxicológicos

DIAGNÓSTICO POR IMAGEM

- TC para identificar lesão estrutural

PROCEDIMENTOS DIAGNÓSTICOS

- A avaliação diagnóstica do paciente comatoso deve ser feita juntamente com o manejo
- Punção lombar (se a TC não mostrar lesão estrutural) para excluir hemorragia subaracnóidea ou meningite

TRATAMENTO

MEDICAÇÕES

- Dextrose a 50% (25 g), naloxona (0,4-1,2 mg) e tiamina (50 mg) são administrados por via intravenosa

PROCEDIMENTOS TERAPÊUTICOS

- O tratamento do coma depende da causa subjacente
- Medidas emergenciais
  - Inicia-se com a terapia de suporte para a respiração ou a pressão arterial
  - Na hipotermia, todos os sinais vitais podem estar ausentes; todos os pacientes hipotérmicos devem ser reaquecidos antes de se avaliar o prognóstico
  - O paciente é posicionado de lado com o pescoço parcialmente estendido, as próteses dentárias são removidas e as secreções são aspiradas
  - Se necessário, a patência da via aérea é mantida por uma cânula orofaríngea

DESFECHOS

CASOS DE ADMISSÃO HOSPITALAR

- Todos os pacientes em UTI

PROGNÓSTICO

- No coma causado por isquemia cerebral e hipoxia, a ausência de reflexos pupilares à luz no momento da avaliação inicial implica poucas chances de recuperar a independência
- Por outro lado, as respostas pupilares preservadas à luz, o desenvolvimento de movimentos oculares espontâneos (errantes, conjugados, ou melhores), e as respostas extensoras, flexoras ou em retirada à dor neste estágio inicial implicam um prognóstico relativamente bom

EVIDÊNCIAS

INFORMAÇÕES PARA OS PACIENTES

- National Institute of Neurological Disorders and Stroke

REFERÊNCIAS

- Stevens RD et al. Approach to the comatose patient. Crit Care Med. 2006 Jan;34(1):31-41. [PMID: 16374153]
- Wijdicks EF et al. Practice parameter: prediction of outcome in comatose survivors after cardiopulmonary resuscitation (an evidence-based review): report of the Quality Standards Subcommittee of the American Academy of Neurology. Neurology. 2006 Jul 25;67(2):203-10. [PMID: 16864809]

Faringite & Amigdalite

CARACTERÍSTICAS PRINCIPAIS

PRINCÍPIOS BÁSICOS DO DIAGNÓSTICO

- Dor orofaríngea
- Febre
- Adenopatia cervical anterior
- Exsudato tonsilar
- O foco é tratar a infecção por *Streptococcus* β-hemolítico do grupo A para evitar sequelas reumáticas

CONSIDERAÇÕES GERAIS

- Estreptococos β-hemolíticos do grupo A (*Streptococcus pyogenes*) representam a causa bacteriana mais comum de faringite exsudativa
- A principal preocupação é determinar se a causa envolve ou não infecção estreptocócica β-hemolítica do grupo A, por causa das complicações de febre reumática e nefrite glomerular
- Uma segunda preocupação relacionada com o sistema de saúde pública é reduzir os custos extras (tanto em termos financeiros como no desenvolvimento de *Streptococcus pneumoniae* resistente a antibióticos nos Estados Unidos associado a uso desnecessário e não recomendado desses agentes terapêuticos)
- Os estreptococos do grupo A que produzem toxina eritrogênica podem causar erupções cutâneas escarlatiniformes em pessoas suscetíveis
- Cerca de um terço dos pacientes com mononucleose infecciosa apresentam tonsilite estreptocócica secundária, exigindo tratamento
- Na suspeita de mononucleose, é recomendável evitar o uso rotineiro de ampicilina, pois esse agente induz ao aparecimento de erupção cutânea

ASPECTOS DEMOGRÁFICOS

- Faringite e tonsilite respondem por mais de 10% de todas as consultas com clínicos gerais e 50% do uso ambulatorial de antibióticos

ACHADOS CLÍNICOS

SINAIS E SINTOMAS

- Critérios diagnósticos de Centor
  - Febre > 38ºC
  - Adenopatia cervical anterior sensível
  - Ausência de tosse
  - Exsudato faringotonsilar
- A dor orofaríngea pode ser intensa, com odinofagia, adenopatia sensível e erupção escarlatiniforme
- Rouquidão, tosse e coriza não são sinais sugestivos dessa doença
- Linfadenopatia acentuada e exsudato tonsilar "felpudo" de coloração branco-púrpura, que frequentemente se estende para a nasofaringe, sugerem mononucleose, sobretudo se presentes em adulto jovem

DIAGNÓSTICO DIFERENCIAL

- Faringite viral
- Vírus Epstein-Barr/mononucleose infecciosa
- Infecção primária por HIV
- Candidíase
- Gengivoestomatite ulcerativa necrosante (doença fusoespiroquetal de Vincent)
- Abscesso retrofaríngeo
- Difteria
- *Neisseria gonorrhoeae*
- Micoplasma
- Estreptococos anaeróbios
- *Corynebacterium haemolyticum*
- Epiglotite

DIAGNÓSTICO

EXAMES LABORATORIAIS

- A presença dos quatro critérios diagnósticos de Centor sugere fortemente a existência de infecção estreptocócica β-hemolítica do grupo A; nesse caso, alguns clínicos tratariam a infecção, independentemente dos resultados laboratoriais
- Quando três dos quatro critérios de Centor estão presentes, a sensibilidade laboratorial do teste antigênico rápido para infecção estreptocócica β-hemolítica do grupo A ultrapassa 90%
- Com apenas um único critério de Centor, é improvável a infecção estreptocócica β-hemolítica do grupo A
- Não há necessidade de culturas orofaríngeas de rotina
- É comum a constatação de leucocitose com predomínio de neutrófilos
- A relação de linfócitos-leucócitos diferencia tonsilite de mononucleose infecciosa; com aproximadamente 90% de sensibilidade, relações > 35% sugerem infecção pelo vírus Epstein-Barr

TRATAMENTO

MEDICAÇÕES

- Uma única injeção de penicilina benzatina ou penicilina procaína, 1,2 milhões de unidades, é ideal, mas dolorosa; utilizar em pacientes que não seguem o tratamento
- Anti-inflamatórios e analgésicos (ácido acetilsalicílico, acetaminofen [paracetamol])
- Antibióticos orais
  - Penicilina V potássica (250 mg 3x/dia ou 500 mg VO 2x/dia por 10 dias) ou cefuroxima axetil (250 mg VO 2x/dia por 5-10 dias)
  - A eficácia da penicilina V de 5 dias é semelhante ao curso terapêutico de 10 dias: resposta clínica de 94%, erradicação de 84%
  - Eritromicina (500 mg VO 4x/dia) ou azitromicina (500 mg VO 1x/dia por 3 dias) em pacientes alérgicos à penicilina
  - Os macrolídeos não são tão eficazes quanto as penicilinas
    - A resistência a macrolídeos em cepas de estreptococos do grupo A chega a até 25-40%
    - Os macrolídeos são agentes de segunda linha por causa do risco de falha terapêutica
  - As cepas resistentes a macrolídeos são suscetíveis à clindamicina (300 mg VO 3x/dia por 10 dias)
  - As cefalosporinas são mais eficazes do que a penicilina para a cura bacteriana (p. ex., cefpodoxima e cefuroxima por 5 dias)
- Falha do tratamento
  - Segundo curso terapêutico com o mesmo agente
  - Alternativas ao uso de penicilinas: cefalosporinas (p. ex., cefuroxima), dicloxacilina, amoxicilina-clavulanato
  - A resistência à eritromicina (taxas de falha de ~25%) está aumentando
  - Em caso de alergia grave à penicilina, evitar o uso de cefalosporinas; é comum a ocorrência de reação cruzada (≥ 8%)

CIRURGIA

- Remover as tonsilas (i. e., amígdalas) em casos de abscesso recorrente

PROCEDIMENTOS TERAPÊUTICOS

- O gargarejo com água e sal pode aliviar o quadro
- Gargarejos e pastilhas anestésicas (p. ex., benzocaína) para alívio sintomático extra

DESFECHOS

SEGUIMENTO

- Pacientes que tiveram febre reumática devem ser tratados com curso contínuo de profilaxia antimicrobiana (eritromicina, 250 mg VO 2x/dia, ou penicilina G, 500 mg VO 1x/dia) por, no mínimo, 5 anos

COMPLICAÇÕES

- Observa-se baixa incidência (10-20%) de falhas terapêuticas (cultura positiva pós-tratamento apesar da resolução sintomática) e recorrências

Complicações supurativas

- Sinusite, otite média, mastoidite, abscesso peritonsilar, supuração de linfonodos cervicais

Complicações não supurativas

- Episódios recorrentes de faringite podem resultar em febre reumática 1-4 semanas após o início dos sintomas
- A ocorrência de glomerulonefrite sucede uma única infecção por cepa nefritogênica de estreptococos do grupo A (p. ex., tipos 4, 12, 2, 49 e 60), mais comumente na pele do que na orofaringe, e começa 1-3 semanas após o início da infecção
- Síndrome do choque tóxico
- Febre escarlate

PROGNÓSTICO

- A faringite estreptocócica geralmente desaparece depois de 1 semana
- A resolução espontânea dos sintomas sem tratamento ainda deixa o risco de complicações reumáticas

CASOS DE ENCAMINHAMENTO

- Abscesso peritonsilar

CASOS DE ADMISSÃO HOSPITALAR

- Ocasionalmente, a odinofagia é tão intensa a ponto de tornar necessária a internação para hidratação e antibioticoterapia intravenosas
- Epiglotite sob suspeita ou confirmada

EVIDÊNCIAS

DIRETRIZES CLÍNICAS

- Bisno AL et al. Practice guidelines for the diagnosis and management of group A streptococcal pharyngitis. Infectious Diseases Society of America. Clin Infect Dis 2002;35:113. [PMID: 12087516]
- Institute for Clinical Systems Improvement. Acute Pharyngitis, 2003.

ENDEREÇO ELETRÔNICO

- Baylor College of Medicine Otolaryngology. Resources on the Internet

INFORMAÇÕES PARA OS PACIENTES

- American Academy of Family Physicians: Sore Throat: Easing the Pain of a Sore Throat
- American Academy of Otolaryngology – Head and Neck Surgery: Sore Throaths
- Mayo Clinic: Tonsillitis

REFERÊNCIAS

- Arnold SR et al. Interventions to improve antibiotic prescribing practices in ambulatory care. Cochrane Database Syst Rev. 2005 Oct 19;(4):CD003539. [PMID: 16235325]
- Carapetis JR et al. The global burden of A streptococcal diseases. Lancet Infect Dis. 2005 Nov;5(11):685-94. [PMID: 16253886]
- Colletti T et al. Strep throat: guidelines for diagnosis and treatment. JAAPA. 2005 Sep;18(9):38-44. [PMID: 16184870]
- Schaad UB. Acute streptococcal tonsillopharyngitis: a review of clinical efficacy ans bacteriological eradication. J Int Med Res. 2004 Jan-Feb;32(1): 1-13. [PMID: 14997699]
- Tewfik TL et al. Tonsillopharyngitis: clinical highlights. J Otolaryngol. 2005 (Suppl 1):S45-9. [PMID: 16089240]

Fascite Plantar

CARACTERÍSTICAS PRINCIPAIS

- A causa mais comum de dor nos pés em medicina ambulatorial
- Origina-se de tensão ou esforço constante sobre a fáscia plantar em sua inserção no tubérculo medial do calcâneo
- A maioria dos casos ocorre em pacientes sem doença associada
- Grande parte dos casos ocorre por permanência excessiva em ortostatismo ou uso de calçados inadequados

ACHADOS CLÍNICOS

- Dor intensa na sola dos pés pela manhã – particularmente com os primeiros passos fora da cama – embora a dor diminua depois de alguns minutos de deambulação

DIAGNÓSTICO

- Dor à palpação sobre a inserção da fáscia plantar no calcanhar medial
- As radiografias não desempenham nenhum papel no diagnóstico desse problema. Com frequência, há esporões do calcâneo em pacientes sem fascite plantar; além disso, a maioria dos pacientes sintomáticos não possui esse tipo de esporão
- Diagnóstico diferencial
  - Entesopatia resultante de espondiloartropatia soronegativa
  - Tendinite de Aquiles
  - Fratura por estresse dos ossos metatarsais
  - Herpes genital (dor referida proveniente do gânglio sacral)
  - Bursite retrocalcânea

TRATAMENTO

- Um intervalo de dias sem ficar em pé por tempo prolongado e uso de suportes para o arco do pé
- AINEs podem proporcionar certo alívio
- Em casos graves, é útil o emprego de algum corticosteroide com injeção de lidocaína (volume pequeno – não mais do que 1,5 mL no total) diretamente na área mais sensível da sola do pé

Febre

CARACTERÍSTICAS PRINCIPAIS

PRINCÍPIOS BÁSICOS DO DIAGNÓSTICO

- Sintomas de localização
- Perda de peso
- Dor articular
- Uso de drogas injetáveis
- Imunossupressão ou neutropenia
- História de câncer
- Viagem

CONSIDERAÇÕES GERAIS

- A febre é uma elevação para um novo "ponto de regulagem" da temperatura corporal mediada por citocinas pirogênicas
- O padrão da febre não tem muita importância, exceto para os casos de febre recorrente da malária, da borreliose e do linfoma, especialmente doença de Hodgkin
- A maioria das doenças febris são
  - Causadas por infecções comuns
  - De curta duração

- Relativamente fáceis de diagnosticar
- O termo FOO ("febre de origem obscura") se refere a casos de febre inexplicável, excedendo 38,3°C em várias ocasiões, por pelo menos 3 semanas em pacientes sem neutropenia ou imunossupressão
- Em indivíduos infectados pelo HIV, a febre inexplicável prolongada é geralmente causada por infecções
  - *Mycobacterium avium* disseminado
  - *Pneumocystis jiroveci*
  - Citomegalovírus
  - Histoplasmose disseminada
- O linfoma é outra causa comum de FOO prolongada em pessoas infectadas pelo HIV
- No viajante que retorna, considerar
  - Malária
  - Disenteria
  - Hepatite
  - Dengue

ACHADOS CLÍNICOS

SINAIS E SINTOMAS

- A febre é definida como uma temperatura corporal elevada acima dos 38,3°C
- A temperatura corporal oral média normal obtida na metade da manhã é de 36,7°C (varia de 36,0-37,4°C)
- A temperatura retal ou vaginal normal é 0,5°C mais alta; a temperatura axilar é 0,5°C mais baixa
- A temperatura retal é mais confiável do que a oral, particularmente nos respiradores bucais ou em estados taquipneicos
- A variação diurna normal da temperatura é de 0,5-1,0°C – mais baixa no início da manhã e mais alta à noite
- Existe um leve aumento sustentado da temperatura após a ovulação, durante o ciclo menstrual e no primeiro trimestre de gravidez

DIAGNÓSTICO DIFERENCIAL

Causas comuns

- Infecções
  - Bacterianas
  - Virais
  - Rickettsianas
  - Fúngicas
  - Parasitárias
- Doenças autoimunes
- Doenças do sistema nervoso central
  - Traumatismo craniano
  - Lesões de massa
- Doença maligna
  - Carcinoma de células renais
  - Câncer hepático primário ou metastático
  - Leucemia
  - Linfoma
- Doenças cardiovasculares
  - Infarto do miocárdio
  - Tromboflebite
  - Embolia pulmonar
- Doenças gastrintestinais
  - Doença intestinal inflamatória
  - Hepatite alcoólica
  - Hepatite granulomatosa
- Doenças variadas
  - Febre por fármacos
  - Sarcoidose
  - Febre mediterrânea familiar
  - Lesão tecidual
  - Hematoma
  - Febre factícia

Hipertermia

- Distúrbios termorregulatórios periféricos
  - Intermação
  - Hipertermia maligna da anestesia
  - Síndrome neuroléptica maligna

DIAGNÓSTICO

EXAMES LABORATORIAIS

- Hemograma completo com diferencial
- EQU
- Velocidade de sedimentação globular (VSG) ou proteína C reativa
- Testes de função hepática (fosfatase alcalina, aspartato aminotransferase, gama-glutamiltranspeptidase, bilirrubina total)
- Culturas do sangue e da urina

DIAGNÓSTICO POR IMAGEM

- Radiografia de tórax
- Ultrassom e TC abdominais
- Leucócitos marcados com radionuclídeos, gálio-67 e testes da imunoglobulina humana radiomarcada

PROCEDIMENTOS DIAGNÓSTICOS

- Biópsia da artéria temporal em pacientes ≥ 60 anos com VSG elevada

TRATAMENTO

MEDICAÇÕES

- Terapia antipirética com aspirina ou paracetamol, 325-650 mg VO a cada 4 h
- Depois de obter as culturas do sangue e da urina, a terapia empírica com antibióticos de amplo espectro está indicada em pacientes
  - Com probabilidade de ter uma infecção clinicamente significativa
  - Clinicamente instáveis
  - Hemodinamicamente instáveis
  - Neutropênicos (neutrófilos < 500/µL)
  - Asplênicos (por cirurgia ou doença falciforme)
  - Imunossuprimidos (incluindo as pessoas usando corticosteroides sistêmicos, azatioprina, ciclosporina ou outros medicamentos imunossupressores, e aquelas infectadas pelo HIV)
- Se houver suspeita de infecção fúngica, adicionar fluconazol ou anfotericina B

PROCEDIMENTOS TERAPÊUTICOS

- A maioria das febres é bem tolerada
- Quando a temperatura estiver < 40°C, o tratamento é sintomático
- Quando a temperatura for > 41°C, o manejo de emergência da hipertermia está indicado
  - Compressas de álcool
  - Compressas frias
  - Bolsas de gelo
  - Enemas de água gelada
  - Banhos de gelo

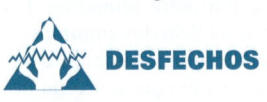

DESFECHOS

PROGNÓSTICO

- Depois de avaliação extensa
  - 25% dos pacientes com FOO têm infecção crônica ou indolente
  - 25% têm doença autoimune
  - 10% têm malignidade
  - O restante tem outros distúrbios variados ou nenhum diagnóstico definitivo
- O seguimento a longo prazo dos pacientes com FOO inicialmente sem diagnóstico demonstra que
  - 50% se tornam assintomáticos durante a avaliação
  - 20% obtêm um diagnóstico definitivo (em geral dentro de 2 meses)
  - 30% têm febre persistente ou recorrente por meses ou anos

CASOS DE ENCAMINHAMENTO

- Quando os pacientes tiverem febre inexplicável e prolongada, incluindo FOO, encaminhar a um especialista em doenças infecciosas

CASOS DE ADMISSÃO HOSPITALAR

- Hospitalizar para terapia antibiótica empírica de amplo espectro os pacientes
  - Com grande probabilidade de uma infecção clinicamente significativa
  - Clinicamente instáveis
  - Hemodinamicamente instáveis
  - Neutropênicos
  - Asplênicos
  - Imunossuprimidos

EVIDÊNCIAS

DIRETRIZES CLÍNICAS

- Wade JC et al. NCCN Fever and Neutropenia Practice Guidelines Panel. NCCN: Fever and neutropenia. Cancer Control. 2001;8(6 Suppl 2):16. [PMID: 11760554]

ENDEREÇOS ELETRÔNICOS

- Centers for Disease Control and Prevention
- National Institute of Allergy and Infectious Diseases/National Institutes of Health
- World Health Organization

INFORMAÇÕES PARA OS PACIENTES

- Mayo Clinic: Fever
- MedlinePlus: Fever

REFERÊNCIAS

- Roth AR et al. Approach to the adult patient with fever of unknown origin. Am Fam Physician. 2003 Dec 1; 68(11):2223-8. [PMID: 14677667]
- Rusyniak DE et al. Toxin-induced hyperthermic syndromes. Med Clin North Am. 2005 Nov;89(6):1277-96. [PMID: 16227063]
- Vanderschueren S et al. From prolonged febrile illness to fever of unknown origin: the challenge continues. Arch Intern Med. 2003 May 12;163(9):1033-41. [PMID: 12742800]
- Watson JT et al. Clinical characteristics and functional outcomes of West Nile fever. Ann Intern Med. 2004 Sep 7; 141(5):360-5. [PMID: 15353427]
- Woolery WA et al. Fever of unknown origin: keys to determining the etiology in older patients. Geriatrics. 2004 Oct; 59(10):41-5. [PMID: 15508555]

Febre de Origem Obscura (FOO)

CARACTERÍSTICAS PRINCIPAIS

PRINCÍPIOS BÁSICOS DO DIAGNÓSTICO

- Pelo menos 3 semanas de enfermidade com febre > 38,3°C em várias ocasiões, e nenhum diagnóstico depois de 3 consultas ambulatoriais ou 3 dias de hospitalização
- **FOO associada ao hospital**
  - Ocorre em um paciente hospitalizado com febre ≥ 38,3°C em várias ocasiões, devido a um processo ainda não presente ou em incubação na admissão, cujas culturas iniciais são negativas
  - O diagnóstico permanece desconhecido após 3 dias de investigação
- **FOO neutropênica**
  - Febre ≥ 38,3°C em um paciente em várias ocasiões com < 500 neutrófilos por microlitro em quem as culturas iniciais são negativas
  - O diagnóstico permanece incerto após 3 dias
- **FOO associada ao HIV**
  - Ocorre em pacientes HIV-positivos com febre ≥ 38,3°C que tenham febre por 4 semanas ou mais ambulatorialmente ou por 3 dias na hospitalização
  - O diagnóstico permanece incerto após 3 dias de investigação com pelo menos 2 dias para incubar as culturas
- Embora não costume ser considerada separadamente, **a FOO em receptores de transplante de órgãos sólidos** é um cenário comum com um diagnóstico diferencial ímpar (ver adiante)

CONSIDERAÇÕES GERAIS

Causas comuns

- A maioria dos casos corresponde a manifestações incomuns de doenças comuns, e não doenças raras ou exóticas – por exemplo, a tuberculose e o HIV (infecção primária ou infecção oportunista) são causas mais comuns do que a doença de Whipple
- Uma história completa – incluindo aspectos familiares, profissionais, sociais (práticas sexuais, uso de drogas injetáveis), relacionados com dieta (produtos não pasteurizados, carne crua), exposições (a animais, substâncias químicas) e viagens – fornecer pistas para o diagnóstico

Idade do paciente

- As infecções (25-40% dos casos) e o câncer (25-40% dos casos) respondem pela maioria das FOOs
- No idoso (> 65 anos de idade), 25-30% de todas as FOOs são causadas por doenças imunomediadas multissistêmicas como arterite temporal, polimialgia reumática, sarcoidose, artrite reumatoide, granulomatose de Wegener

Duração da febre

- Doenças granulomatosas (hepatite granulomatosa, doença de Crohn, colite ulcerativa) e febre factícia são mais prováveis em caso de febre presente ≥ 6 meses
- Um quarto dos pacientes que relatam febre ≥ 6 meses não têm nenhuma febre verdadeira. Em vez disso, a variação circadiana habitual normal na temperatura (temperatura 0,5-1,0°C mais alta à tarde do que pela manhã) é interpretada como anormal
- Os pacientes com febre episódica ou recorrente que preenchem os critérios para FOO mas com períodos sem febre de 2 semanas ou mais são semelhantes àqueles com febre prolongada
  - Infecção, malignidade e distúrbios autoimunes respondem por 20-25% de tais febres, enquanto outras doenças (doença de Crohn, febre mediterrânea familiar, alveolite alérgica) respondem pelos outros 25%
  - ~50% permanecem sem diagnóstico, mas têm um curso benigno, com a eventual resolução dos sintomas

Estado imunológico

- Na neutropenia, as infecções fúngicas e a infecção bacteriana oculta são causas importantes de FOO
- Em pacientes transplantados ou naqueles que usam medicamentos imunossupressores, as causas comuns de febre incluem
  - Infecção por citomegalovírus (CMV)
  - Infecções fúngicas
  - Nocardiose
  - Pneumonia por *Pneumocystis jiroveci*
  - Infecções micobacterianas
- Causas não infecciosas, como a doença linfoproliferativa pós-transplante, também podem causar febre prolongada

Pós-transplante

- As infecções logo depois do transplante com frequência envolvem o órgão transplantado
- Após transplante de pulmão
  - Pneumonia
  - Mediastinite
- Após transplante de fígado
  - Abscesso intra-abdominal
  - Colangite
  - Peritonite
- Após transplante renal
  - Infecções do trato urinário
  - Abscessos perirrenais
  - Linfocele infectada
- Ao contrário dos transplantes de órgãos sólidos, a fonte da febre não pode ser encontrada em 60-70% dos pacientes com transplante de medula óssea
- A maioria das infecções que ocorrem nas primeiras 24 semanas estão relacionadas com
  - O procedimento operatório e a hospitalização propriamente dita (infecção da ferida, infecção do cateter IV, infecção do trato urinário por um cateter de Foley) ou
  - O órgão transplantado

- As infecções que ocorrem entre o primeiro e o sexto mês estão frequentemente relacionadas com a imunossupressão
  - A reativação de infecções por herpes simples, varicela-zóster e CMV é bastante comum
  - As infecções oportunistas com fungos (*Candida*, *Aspergillus*, *Cryptococcus*, *Pneumocystis* e outros), *Listeria monocytogenes*, *Nocardia* e *Toxoplasma* também são comuns
- Depois de 6 meses, quando a imunossupressão tiver sido reduzida aos níveis de manutenção, ocorrem infecções encontradas em qualquer população

Classificação das causas de FOO
- A maioria dos pacientes com FOO fará parte de uma destas cinco categorias
  - Infecção
  - Neoplasias
  - Distúrbios autoimunes
  - Causas variadas
  - FOO sem diagnóstico
- Apesar da extensa avaliação, o diagnóstico permanece obscuro em 10-15% dos pacientes
  - Em cerca de 75%, a febre cede espontaneamente e o profissional nunca saberá a causa
  - No restante, aparecem as manifestações mais clássicas da doença subjacente

ACHADOS CLÍNICOS

SINAIS E SINTOMAS
- Documentar a febre para excluir a febre factícia (autoinduzida)
- Taquicardia, calafrios e piloereção geralmente acompanham a febre
- O exame físico repetido pode revelar achados clínicos evanescentes sutis, como uma erupção cutânea

DIAGNÓSTICO DIFERENCIAL
- **Infecção**
  - Tuberculose
  - Endocardite
  - Osteomielite
  - Infecção do trato urinário
  - Sinusite
  - Abscesso oculto (p. ex., intra-abdominal, dentário, cerebral)
  - Colangite
  - HIV primária
  - Vírus Epstein-Barr
  - CMV
  - Micose sistêmica
  - Toxoplasmose
  - Brucelose
  - Febre Q
  - Doença da arranhadura do gato
  - Salmonelose
  - Malária
- **Neoplasia**
  - Linfoma de Hodgkin e não Hodgkin
  - Leucemia
  - Câncer hepático primário ou metastático
  - Carcinoma de células renais
  - Mixoma atrial
  - Doença linfoproliferativa pós-transplante
- **Autoimune**
  - Doença de Still do adulto
  - Lúpus eritematoso sistêmico
  - Crioglobulinemia
  - Poliarterite nodosa
  - Arterite temporal (de células gigantes)
  - Polimialgia reumática
  - Granulomatose de Wegener
- **Causas variadas**
  - Febre por fármacos
  - Sarcoidose
  - Hepatite alcoólica ou granulomatosa
  - Doença de Crohn
  - Colite ulcerativa
  - Febre factícia
  - Tireoidite
  - Hematoma
  - Êmbolos pulmonares recorrentes
  - Pneumonite de hipersensibilidade
  - Febre mediterrânea familiar
  - Doença de Whipple
  - Rejeição do transplante
  - Isquemia e necrose do órgão
  - Tromboflebite

DIAGNÓSTICO

EXAMES LABORATORIAIS
- Fazer a cultura nos seguintes fluidos, de preferência quando não tiver havido administração de antibióticos por vários dias, e manter no laboratório por 2 semanas para detectar organismos de crescimento lento
  - Sangue
  - Urina
  - Escarro
  - Fezes
  - Líquido cerebrospinal
  - Aspirados gástricos matinais (se houver suspeita de tuberculose)
- Culturas em meios especiais são necessárias para
  - *Legionella*
  - *Bartonella*
  - Estreptococos nutricionalmente deficientes
- Os "testes de rastreamento" com sorologias imunológicas ou microbiológicas ("aglutininas febris") não são úteis
- Um único título elevado é raramente diagnóstico de uma infecção; uma subida ou queda de quatro vezes no título confirma uma causa específica
- O exame direto de esfregaços sanguíneos pode estabelecer um diagnóstico de malária ou febre recorrente (*Borrelia*)

DIAGNÓSTICO POR IMAGEM
- Radiografia de tórax em todos os pacientes
- Usar exames direcionados (p. ex., radiografias dos seios nasais, exames da vesícula biliar) quando os sinais, os sintomas ou a história sugerirem doença nessas regiões do corpo
- A TC do abdome e da pelve é particularmente útil para verificar fígado, baço e retroperitônio
  - Uma TC anormal frequentemente leva a um diagnóstico específico
  - Uma TC normal não é muito útil
- A RM costuma ser melhor do que a TC para as lesões do sistema nervoso e é útil para diagnosticar algumas vasculites
- O ultrassom é sensível para as lesões nos rins, no pâncreas e na árvore biliar
- A cintilografia não é muito útil quando usada como teste de rastreamento
- Um exame com gálio ou uma tomografia por emissão de pósitrons (PET) pode ser mais útil do que uma cintilografia com leucócitos marcados com índio, porque o gálio e a (18)fluorodesoxiglicose detectam infecção, inflamação e neoplasia, enquanto o índio só é útil para detectar infecção

PROCEDIMENTOS DIAGNÓSTICOS
- Ecocardiografia se endocardite ou mixoma atrial estiverem sendo considerados
- A ecocardiografia transesofágica é mais sensível do que a ecocardiografia de superfície para detectar lesões valvulares
- Os procedimentos invasivos muitas vezes são necessários para o diagnóstico
- Qualquer achado anormal deve ser agressivamente avaliado
  - Cefaleia exige punção lombar
  - A pele de uma erupção cutânea deve ser biopsiada
  - Os linfonodos aumentados devem ser aspirados ou biopsiados para citologia e cultura
- A aspiração da medula óssea com biópsia é um procedimento de rendimento relativamente baixo (exceto em pacientes HIV-positivos, nos quais a infecção micobacteriana é uma causa comum de FOO), mas apresenta baixo risco e deve ser feita se os outros exames menos invasivos não tiverem fornecido nenhum diagnóstico
- A biópsia do fígado produzirá um diagnóstico específico em 10-15% dos pacientes com FOO

- Considerar laparotomia ou laparoscopia no paciente que está piorando se o diagnóstico for obscuro, apesar de extensa avaliação

TRATAMENTO

MEDICAÇÕES

- As tentativas terapêuticas estão indicadas em caso de alta suspeita diagnóstica – por exemplo, fármacos contra tuberculose
- Entretanto, se não houver resposta clínica em várias semanas, é imperativo interromper a terapia e reavaliar o paciente
- No paciente gravemente enfermo ou com piora rápida, é comum a prescrição de terapia empírica
- Os medicamentos contra tuberculose (particularmente nos pacientes idosos ou estrangeiros) e os antibióticos de amplo espectro são razoáveis neste contexto (Tabela 35)
- A administração empírica de corticosteroides deve ser desencorajada; eles podem suprimir a febre e exacerbar muitas infecções que causam FOO

DESFECHOS

CASOS DE ENCAMINHAMENTO

- Se os pacientes permanecerem sintomáticos sem um diagnóstico após avaliação inicial cultural e radiográfica

CASOS DE ADMISSÃO HOSPITALAR

- Os pacientes com piora clínica e sintomas que interfiram nas atividades diárias
- Perda de peso progressiva e debilitante

EVIDÊNCIAS

DIRETRIZES CLÍNICAS

- American Academy of Family Physicians
- Infectious Diseases Society of America
- Wade JC et al: NCCN Fever and Neutropenia Practice Guidelines Panel. NCCN: Fever and neutropenia. Cancer Control 2001;8(6 suppl 2):16. [PMID: 11760554]

INFORMAÇÕES PARA OS PACIENTES

- National Cancer Institute
- The National Institutes of Health

REFERÊNCIAS

- Bleeker-Rovers et al. A prospective multicenter study on fever of unknown origin: the yield of a structured diagnostic protocol. Medicine. 2007 Jan;86(1):26-38. [PMID: 17220753]
- Crispin JC et al. Adult-onset Still disease as the cause of fever of unknown origin. Medicine (Baltimore). 2005 Nov;84(6):331-7. [PMID: 16267408]
- Knockaert DC et al. Fever of unknown origin in adults: 40 years on. J Intern Med. 2003 Mar;253(3):263-75. [PMID: 12603493]
- Mourad O et al. A comprehensive evidence-based approach to fever of unknown origin. Arch Intern Med. 2003 Mar 10;163(5):545-51. [PMID: 12622601]
- Ozaras R et al. Is laparotomy necessary in the diagnosis of fever of unknown origin? Acta Chir Belg. 2005 Feb;105(1):89-92. [PMID: 15790210]
- Woolery WA et al. Fever of unknown origin: keys to determining the etiology in older patients. Geriatrics. 2004 Oct;59(10):41-5. [PMID: 15508555]
- Zernone T. Fever of unknown origin in adults: evaluation of 144 cases in a nonuniversity hospital. Scand J Infect Dis. 2006;38(8):632-8. [PMID: 16857607]

Febre Maculosa das Montanhas Rochosas

CARACTERÍSTICAS PRINCIPAIS

- Causada por *Rickettsia rickettsii*, um parasita de carrapatos, transmitido por picadas desses ectoparasitas
- A maioria dos casos ocorre nas regiões central e meridional da costa Atlântica, bem como na região central do vale do rio Mississippi (Estados Unidos)
- Grande parte dos casos ocorre no final da primavera e no verão
- O período de incubação típico é de 2-14 dias (média de 7 dias)

ACHADOS CLÍNICOS

- Os sintomas iniciais são febres, calafrios, cefaleia, náuseas e vômitos
- Frequentemente ocorrem tosse e pneumonite no início da doença
- A erupção cutânea (nem sempre encontrada) inicia-se sob a forma de mácula tênue que evolui para lesões maculopapulares grandes e com frequência petéquias
- Essa erupção cutânea começa nos punhos e tornozelos, envolve caracteristicamente as palmas e solas, disseminando-se para braços, pernas e tronco
- Cerca de 3-5% dos casos identificados nos Estados Unidos são fatais

DIAGNÓSTICO

- Trombocitopenia
- Hiponatremia
- Hepatite
- Baixo conteúdo de glicose no líquido cerebrospinal
- Coloração imuno-histológica para pesquisa de *R. rickettsii* em amostras de biópsia de pele e teste sorológico são as chaves para o diagnóstico definitivo

TRATAMENTO

- A doxiciclina ou o cloranfenicol (quando disponível) costumam ser altamente eficazes
- Prevenção: usar roupas de proteção e evitar picadas de carrapato

Febre Tifoide

CARACTERÍSTICAS PRINCIPAIS

PRINCÍPIOS BÁSICOS DO DIAGNÓSTICO

- Início gradual de mal-estar, cefaleia, dor de garganta, tosse e diarreia ou constipação
- Manchas rosadas, bradicardia relativa, esplenomegalia, bem como distensão e dor abdominal
- Leucopenia; culturas de sangue, fezes e urina positivas para *Salmonella*

CONSIDERAÇÕES GERAIS

- O termo "febre tifoide" se aplica quando a *Salmonella enterica* subespécie *enterica* sorotipo *typhi* é a causa da febre entérica acompanhada de bacteriemia
- Febre entérica geralmente se refere a uma doença do tipo tifoide causada por outros sorotipos que não o *typhi*
- A infecção é transmitida pelo consumo de bebidas, água ou alimentos contaminados
- A infecção começa quando o organismo atravessa a mucosa intestinal

- Ocorre bacteriemia, e a infecção se localiza principalmente no tecido linfoide do intestino delgado (em particular dentro de 60 cm da válvula ileocecal)
- As placas de Peyer se tornam inflamadas e podem ulcerar, com maior envolvimento durante a terceira semana da doença
- O período de incubação é de 5-14 dias

ASPECTOS DEMOGRÁFICOS

- 400 casos por ano nos Estados Unidos, principalmente entre viajantes
- Um número estimado de 21 milhões de casos de febre tifoide e 200.000 mortes ocorrem no mundo todo

ACHADOS CLÍNICOS

SINAIS E SINTOMAS

Fase prodrômica

- Crescente mal-estar, cefaleia, tosse e dor de garganta
- Dor abdominal e constipação costumam estar presentes enquanto a febre aumenta de forma gradual
- Durante essa fase inicial, os achados físicos são poucos
- Pode haver marcada constipação

Fase tardia

- Após cerca de 7-10 dias, a febre alcança um platô e o paciente está muito mais doente, parecendo exausto e prostrado
- A constipação marcada pode se transformar em diarreia tipo "sopa de ervilha"
- Aparecem esplenomegalia, dor e distensão abdominal, bradicardia relativa, pulso dicrótico e, ocasionalmente, meningismo
- A erupção (manchas rosadas) aparecem com frequência durante a segunda semana de doença
    - A mancha característica, encontrada principalmente no tronco, é uma pápula rosada com 2-3 mm de diâmetro que desaparece à pressão
    - Ela desaparece em 3-4 dias

DIAGNÓSTICO DIFERENCIAL

- Brucelose
- Tuberculose
- Endocardite infecciosa
- Febre Q e outras infecções por riquétsias
- Outras causas de diarreia aguda
- Hepatite viral
- Linfoma
- Doença de Still do adulto
- Malária

DIAGNÓSTICO

EXAMES LABORATORIAIS

- O diagnóstico é mais bem feito com o isolamento do organismo em hemoculturas, as quais são positivas na primeira semana da doença em 80% dos pacientes que não usaram antibióticos
- As culturas da medula óssea ocasionalmente são positivas quando as hemoculturas não o são
- As culturas de fezes não são confiáveis porque podem ser positivas na gastrenterite sem febre tifoide

TRATAMENTO

MEDICAÇÕES

- Ciprofloxacino, 500 mg VO 2x/dia ou 400 mg IV 2x/dia por 5-7 dias (10-14 dias para febre tifoide grave)
- Azitromicina, 1 g VO 1x/dia por 7 dias (não recomendada para doença grave)
- Ceftriaxona, 2 g IV 1x/dia por 10-14 dias para febre tifoide grave
- Dexametasona
    - 3 mg/kg em 30 minutos IV, então 1 mg/kg a cada 6 horas por 8 doses
    - Reduz a mortalidade em pacientes com febre tifoide grave (p. ex., aqueles com *delirium*, coma, choque)
- Muitas cepas são resistentes à ampicilina e ao cloranfenicol
- A resistência ao sulfametoxazol-trimetoprim está aumentando

DESFECHOS

SEGUIMENTO

- Exames de acompanhamento, com hemoculturas em caso de febre, já que podem ocorrer recaídas

COMPLICAÇÕES

- Ocorrem complicações em cerca de 30% dos casos não tratados, respondendo por 75% de todas as mortes
- A hemorragia intestinal, manifestada por uma queda súbita na temperatura e sinais de choque seguidos por sangue vivo ou escuro nas fezes, ou a perfuração intestinal, acompanhada por dor e sensibilidade abdominal, são mais prováveis de ocorrer durante a terceira semana

PROGNÓSTICO

- A taxa de mortalidade é de cerca de 2% nos casos tratados
- No caso de complicações, o prognóstico é pior
- Recaídas ocorrem em 5-10% dos casos; elas são tratadas como a infecção primária
- Um estado de portador residual frequentemente persiste apesar do tratamento

CASOS DE ENCAMINHAMENTO

- Relatar ao departamento de saúde pública para rastrear contatos ou portadores
- Encaminhar precocemente a um especialista em doenças infecciosas

CASOS DE ADMISSÃO HOSPITALAR

- Para antibióticos intravenosos ou tratamento de suporte

PREVENÇÃO

- A imunização nem sempre é efetiva, mas deve ser oferecida a contatos domiciliares de um portador de febre tifoide, viajantes para áreas endêmicas e durante surtos epidêmicos
- Uma vacina oral de múltiplas doses e uma vacina parenteral de dose única estão disponíveis
- O descarte adequado do lixo e a proteção de suprimentos de água e alimentos contra a contaminação são importantes medidas de saúde pública para evitar a salmonelose
- Os portadores devem ser proibidos de trabalhar como manipuladores de alimentos

EVIDÊNCIAS

DIRETRIZES CLÍNICAS

- Advisory Committee on Immunization Practices Recommendations

ENDEREÇO ELETRÔNICO

- CDC – Division of Bacterial and Mycotic Diseases

REFERÊNCIAS

- Bhan MK et al. Typhoid and paratyphoid fever. Lancet. 2005 Aug 27-Sep 2;366 (9487):749-62. [PMID: 16125594]
- Parry CM et al. A randomised controlled comparison of ofloxacin, azithromycin and an ofloxacin-azithromycin combination for treatment of multi-drug-resistant and nalidixic acid resistant typhoid fever. Antimicrob Agents Chemother. 2007 Mar;51(3):819-25. [PMID: 17145784]
- Roumagnac P et al. Evolutionary history of *Salmonella* typhi. Science. 2006 Nov 24;314(5803):1301-4. [PMID: 17124322]

Fenômeno de Raynaud

CARACTERÍSTICAS PRINCIPAIS

PRINCÍPIOS BÁSICOS DO DIAGNÓSTICO

- Palidez e cianose simétricas bilaterais paroxísticas, acompanhadas por rubor da pele dos dedos
- Fenômeno precipitado pelo frio ou por estresse emocional, mas aliviado pelo calor
- Afeta principalmente mulheres jovens
- A forma primária é benigna
- A forma secundária pode causar ulceração ou gangrena dos dedos

CONSIDERAÇÕES GERAIS

- O fenômeno de Raynaud é uma síndrome de isquemia paroxística dos dedos
- Causado mais comumente por uma resposta exagerada das arteríolas dos dedos ao frio ou ao estresse emocional
- Os dedos dos pés e outras regiões acrais (p. ex., nariz e orelhas) podem ser afetados, bem como os dedos das mãos
- Classificado como primário (idiopático ou doença de Raynaud) ou secundário
- Forma primária
  - Aparece entre 15-30 anos de idade, quase sempre em mulheres
  - Tende a ser levemente progressiva

ASPECTOS DEMOGRÁFICOS

- O fenômeno de Raynaud primário ocorre em 2-6% dos adultos

ACHADOS CLÍNICOS

SINAIS E SINTOMAS

- Apenas uma ou duas pontas dos dedos das mãos podem ser acometidas em ataques precoces
- Todos os dedos abaixo da porção distal da palma podem ser envolvidos à medida que o problema evolui
- Os polegares raramente são afetados
- Palidez ou cianose bem delimitada dos dedos na fase inicial
- Rubor intenso, palpitação, parestesia, dor e leve inchaço durante a fase de recuperação
- O paciente costuma permanecer assintomático entre os ataques
- Alterações sensoriais que frequentemente acompanham as manifestações vasomotoras
  - Entorpecimento
  - Rigidez
  - Sensibilidade diminuída
  - Dor contínua e localizada, mas não intensa
- Fenômeno de Raynaud primário
  - Envolvimento simétrico dos dedos de ambas as mãos
  - O espasmo torna-se mais frequente e prolongado
  - Não causa depressão, ulceração ou gangrena nos dedos
- Fenômeno de Raynaud secundário
  - Pode ser unilateral e envolver apenas um ou dois dedos das mãos
  - Anormalidades capilares das pregas ungueais
  - Depressão ou ulceração dos dedos
  - Retesamento da pele
  - Perda do pulso nas extremidades
  - Erupção cutânea
  - Articulações intumescidas

DIAGNÓSTICO DIFERENCIAL

- Ocasionalmente, o fenômeno de Raynaud corresponde à primeira manifestação de distúrbios reumáticos, como
  - Esclerose sistêmica (inclusive sua variante CREST [calcinose, Raynaud, envolvimento esofágico, esclerodactilia, telangiectasia])
  - Lúpus eritematoso sistêmico
  - Doença mista do tecido conjuntivo
- Tromboangiite obliterante (doença de Buerger)
- Síndromes do desfiladeiro torácico
- Acrocianose
- Crioulceração (ulceração profunda provocada pelo frio)
- Intoxicação por ergotamina (não usual)
- Quimioterapia com bleomicina e vincristina
- Crioglobulinemia

DIAGNÓSTICO

EXAMES LABORATORIAIS

- Testes sorológicos para pesquisa de doenças reumáticas (Tabela 27)

PROCEDIMENTOS DIAGNÓSTICOS

- Avaliar o padrão capilar da prega ungueal
  - Colocar 1 gota de óleo de imersão de grau B na cutícula
  - Visualizar a área com oftalmoscópio (aumento de 20-40 dioptrias)
- A dilatação ou desaparecimento das alças capilares indica a presença da forma secundária do fenômeno de Raynaud, mais comumente esclerodermia (endurecimento do tecido conjuntivo)
- Apesar de altamente específicas para fenômeno de Raynaud secundário, as alterações capilares das pregas ungueais têm baixa sensibilidade

TRATAMENTO

MEDICAÇÕES

- Bloqueadores dos canais de cálcio
  - Terapia de primeira linha
  - Conferem benefício modesto
  - Mais eficazes no fenômeno de Raynaud primário do que no secundário
  - Nifedipino de liberação lenta (30-180 mg/dia) ou anlodipino (5-20 mg/dia), felodipino, ou nisoldipino são agentes terapêuticos populares e mais eficientes do que verapamil e diltiazem
- Outros medicamentos ocasionalmente eficazes
  - Inibidores da enzima conversora da angiotensina
  - Agentes simpaticolíticos (p. ex., prazosina)
  - Nitratos tópicos
  - Inibidores da fosfodiesterase (p. ex., sildenafila, tadalafila e vardenafila)
  - Inibidores seletivos da recaptação da serotonina (fluoxetina)
  - Inibidores do receptor da endotelina (i. e., bosentana)

CIRURGIA

- Indicações do procedimento de simpatectomia
  - Ataques frequentes e graves
  - Interferência com o trabalho e o bem-estar do paciente
  - Desenvolvimento de alterações tróficas e falha das medidas clínicas
- A simpatectomia cervical é modestamente eficaz no fenômeno de Raynaud primário, mas não no secundário
- A simpatectomia digital pode melhorar o fenômeno de Raynaud secundário

PROCEDIMENTOS TERAPÊUTICOS

- Manter o corpo aquecido
- Proteger constantemente as mãos contra lesão
- Loção suavizante e lubrificante
- Interrupção do tabagismo

DESFECHOS

PROGNÓSTICO

- O fenômeno de Raynaud primário é benigno e basicamente representa um incômodo para os indivíduos acometidos
- O prognóstico do fenômeno de Raynaud secundário depende da gravidade da doença subjacente

PREVENÇÃO

- Evitar a exposição ao frio

- Diminuir o estresse emocional

EVIDÊNCIAS

INFORMAÇÕES PARA OS PACIENTES
- Cleveland Clinic: Raynaud's Phenomenon
- Mayo Clinic: Raynaud's Disease
- MedlinePlus: Raynaud's Phenomenon

REFERÊNCIAS
- Sule SD, Wigley FM. Raynaud Phenomenon. In: *Current Diagnosis & Treatment Rheumatology*, 2nd edition. Imboden J et al (editors). McGraw-Hill, New York; 2007.
- Wigley FM. Clinical practice. Raynaud's phenomenon. N Engl J Med. 2002 Sep 26;347(13):1001-8. [PMID: 12324557]

Feocromocitoma

CARACTERÍSTICAS PRINCIPAIS

PRINCÍPIOS BÁSICOS DO DIAGNÓSTICO
- Crises de cefaleia, transpiração, palpitações, ansiedade
- Hipertensão, frequentemente contínua (mas, muitas vezes, paroxística)
- Níveis urinários elevados de catecolaminas ou metanefrinas, com tireoxina sérica normal (T_4)

CONSIDERAÇÕES GERAIS
- Tumor localizado em uma ou ambas as glândulas adrenais ou ao longo da cadeia simpática
- A ocorrência do feocromocitoma segue a regra dos dez
  - 10% em crianças
  - 10% sem hipertensão
  - 10% com localização extra-adrenal, e desses, 10% com localização extra-abdominal
  - 10% com localização adrenal bilateral (mais frequente em casos familiares)
  - 10% com metástase no momento do diagnóstico. Descoberta mais tardia de metástases em outros 5%
- Os feocromocitomas familiares costumam ser bilaterais (70% dos casos) e estão associados a
  - Carcinoma medular de tireoide secretor de calcitonina e hiperparatireoidismo (NEM 2A)
  - Carcinoma medular de tireoide e síndrome de neuromas mucosos múltiplos (NEM 2B)
  - Mutações no gene da succinato desidrogenase
  - Neurofibromatose (doença de Recklinghausen)
  - Doença de von Hippel-Lindau (hemangiomas de retina e SNC; cistos pancreáticos; cistos, adenomas e carcinomas renais)
  - Tumores de células das ilhotas (raros)
- Mutações de linhagem germinativa, indutoras de algumas formas hereditárias de paraganglioma e feocromocitoma identificadas nos genes responsáveis pela codificação das subunidades B, D e, raramente, C da succinato desidrogenase mitocondrial

ASPECTOS DEMOGRÁFICOS
- Os feocromocitomas são raros: < 0,3% dos pacientes hipertensos
- Incidência mais alta em caso de hipertensão moderada a grave
- Anualmente, são diagnosticados ~2 casos por milhão ao exame clínico, mas 250-1.300 casos por milhão em série de autópsias; isso indica que a maioria dos casos não é diagnosticada durante a vida

ACHADOS CLÍNICOS

SINAIS E SINTOMAS
- Alguns pacientes são normotensos e permanecem assintomáticos
- Tipicamente, o feocromocitoma provoca crises de cefaleia (80%), transpiração (70%) e palpitações (60%) graves
- Pode causar ansiedade (50%), sensação de morte iminente ou tremor (40%)
- Hipertensão em 90% dos casos; paroxismos (ataques repentinos) de hipertensão grave em 50%, especialmente durante cirurgia ou parto obstétrico
- Alterações vasomotoras durante a crise
  - Cianose mosqueada e palidez facial
  - Pode ocorrer rubor facial à medida que a crise diminui
- A secreção de epinefrina pode causar
  - Taquiarritmias episódicas
  - Hipotensão
  - Síncope
- Pode haver dor abdominal causada por amplo feocromocitoma hemorrágico, além de vômito, aumento do apetite e perda de peso
- Pode haver aumento de volume do coração; taquicardia postural; hipotensão postural; elevação branda da temperatura corporal basal
- Ocasionalmente, ocorre hemorragia retiniana ou cerebrovascular
- Outros achados possíveis
  - Psicose ou confusão mental
  - Convulsões
  - Hiperglicemia
  - Bradicardia
  - Constipação
  - Parestesias
  - Fenômeno de Raynaud
  - Edema pulmonar e insuficiência cardíaca
  - Síncope

DIAGNÓSTICO DIFERENCIAL
- Outras causas de hipertensão secundária, por exemplo, hiperaldosteronismo primário, síndrome de Cushing, estenose da artéria renal
- Crises de pânico
- Tireotoxicose
- Porfiria intermitente aguda
- Síndrome carcinoide
- Taquicardia paroxística
- Pré-eclâmpsia/eclâmpsia
- Apneia do sono (catecolaminas e metanefrinas podem estar elevadas)

DIAGNÓSTICO

EXAMES LABORATORIAIS
- Provas normais de função da tireoide
- É comum a elevação do leucograma e da glicose
- Altos níveis plasmáticos e urinários de catecolamina e metanefrina durante ou após a crise
- Amostra urinária de 24 horas ou "pontual" (coletada com agente de conservação ácido) para mensuração de catecolaminas, metanefrinas e creatinina totais e fracionárias
  - > 2,2 µg de metanefrina total/mg de creatinina e > 135 µg de catecolaminas totais/g de creatinina são comuns
  - Metanefrinas totais urinárias têm sensibilidade de 97%
  - ~10% dos pacientes hipertensos apresentam nível falsamente elevado dos testes
- Interferência com os testes
  - Medicamentos e drogas: acetaminofen, anfetaminas, broncodilatadores, captopril, cocaína, meios de contraste (meglumina, acetrizoato ou diatrizoato), cimetidina, codeína, descongestionantes, levodopa, labetalol, metoclopramida
  - Alimentos: bananas, cafeína, café, pimentas
  - Distúrbios: doença aguda, exercício vigoroso, emoção intensa, carcinoide, lesões cerebrais, insuficiência renal
- Nível sérico elevado de cromogranina A em 90% dos casos; pode servir como

marcador tumoral, especialmente para tumores não secretores de catecolaminas
- Os feocromocitomas podem secretar outros peptídeos, causando síndrome de Cushing (ACTH), eritrocitose (eritropoietina) ou hipercalcemia (peptídeo relacionado com a paratireoide; PTHrP)
- Teste genético em pacientes ou parentes com suspeita de doença de von Hippel-Lindau, NEM 2A ou NEM 2B, ou paraganglioma familiar

DIAGNÓSTICO POR IMAGEM
- O glucagon e agentes de contraste IV **não** devem ser utilizados durante a realização dos estudos de imagem, pois essas substâncias podem provocar crise hipertensiva, sobretudo com hipertensão descontrolada
- A TC de cortes finos (com contraste não iônico) das adrenais e a RM têm sensibilidade de ~90% para feocromocitoma adrenal e 95% para tumores adrenais > 0,5 cm
- Adenomas adrenais incidentais (2-4% das varreduras) podem ser enganosos
- Caso não seja encontrado tumor adrenal, a TC deve se estender para as regiões abdominal, pélvica e torácica
- A tomografia computadorizada por emissão de fóton único (SPECT) de corpo inteiro com metaiodobenzilguanidina (MIBG-^{123}I) é capaz de localizar os tumores
- Medicamentos e drogas que diminuem a captação de MIBG pelo feocromocitoma
  - Antidepressivos tricíclicos, ciclobenzaprina (por 6 semanas)
  - Anfetaminas, fenilpropanolamina, fenotiazinas, haloperidol, tiotixeno, pílulas de dieta, descongestionantes nasais, cocaína (por 2 semanas)
  - Inibidores seletivos da recaptação da serotonina (por tempo desconhecido)
- A tomografia por emissão de pósitrons (PET) obtida com o uso de [^{18}F] fluorodesoxiglicose (^{18}FDG) ou ^{18}F-dopamina é muito sensível para a detecção de metástases, particularmente como uma espécie de varredura de fusão entre PET/TC

TRATAMENTO

MEDICAÇÕES
- Bloqueio α-adrenérgico pré-operatório
  - Fenoxibenzamina, 10 mg VO a cada 12 horas, aumentando a dose a cada ~3 dias até que a hipertensão esteja controlada
  - A dose de manutenção usual é de 20-60 mg VO 2x/dia
  - O bloqueio ideal é alcançado quando a pressão arterial (PA) em posição supina se encontra < 160/90 mmHg e a PA em ortostatismo se apresenta > 80/45 mmHg
- Os bloqueadores dos canais de cálcio também são eficazes e mais bem tolerados do que os alfabloqueadores
- Propranolol, 10-40 mg VO 4x/dia, para controlar a taquicardia e outras arritmias após o controle da PA
- Manter o controle da PA em, no mínimo, 4-7 dias ou até o estabelecimento de estado cardíaco ideal
- O fornecimento de autotransfusão pré-operatória e fluido IV intraoperatório abundante diminui o risco de hipotensão pós-ressecção
- O choque pós-operatório é tratado com solução salina fisiológica ou coloide IV e altas doses de norepinefrina IV
- Metirosina, 250 mg VO 4x/dia
  - Aumentar a dose diariamente em acréscimos de 250-500 mg até, no máximo, 4 g/dia para reduzir a síntese de catecolaminas em tumores inoperáveis ou metastáticos
  - Os efeitos colaterais são comuns
- Quimioterapia de combinação (p. ex., ciclofosfamida, vincristina e dacarbazina) para feocromocitomas metastáticos

CIRURGIA
- A remoção laparoscópica do tumor ou tumores é o tratamento de escolha
- Laparotomia aberta para tumores grandes
- Nicardipino, 2-6 μg/kg/min, ou nitroprusseto, 0,5-10 μg/kg/min, ou infusão IV contínua, para hipertensão intraoperatória grave
- Atenolol (1 mg em *bolus*), esmolol ou lidocaína IV para taquiarritmias

PROCEDIMENTOS TERAPÊUTICOS
- Altas doses de ^{131}I-MIBG para feocromocitomas metastáticos

DESFECHOS

SEGUIMENTO
- Reavaliar os níveis urinários de catecolaminas 2 semanas depois da cirurgia para descartar a presença de tumores múltiplos ou metastáticos
- Examinar as varreduras de corpo inteiro com ^{131}I-MIBG 2-3 meses após a cirurgia
- A partir de então, avaliar os sintomas e a PA regularmente
- Supervisão clínica permanente para pesquisa de recorrências ou metástases
- Acompanhar os níveis de cromogranina A caso estejam elevados antes da cirurgia

COMPLICAÇÕES
- Complicações de hipertensão grave
- Miocardiopatia induzida por catecolaminas
- Morte súbita por arritmia cardíaca
- Crises hipertensivas com cegueira ou acidente vascular cerebral súbito
- Descongestionantes, sondagem vesical, biópsia com agulha, anestesia, entubação, betabloqueio sem antagonismo e manipulação cirúrgica do tumor podem induzir à hipertensão paroxística
- A metirosina provoca efeitos colaterais atribuídos ao SNC e cristalúria; é imprescindível a hidratação

PROGNÓSTICO
- A malignidade é determinada pela presença ou pelo desenvolvimento de metástases
- A cura completa costuma ser atingida em caso de remoção bem-sucedida do tumor antes de dano cardiovascular irreparável
- Em cerca de 25% dos casos, a hipertensão persiste ou retorna apesar da realização de cirurgia bem-sucedida
- Taxa de mortalidade cirúrgica < 3%
- A morte pode ser causada por crise hipertensiva induzida por contraste iônico intravenoso, glucagons ou biópsia com agulha
- Pacientes com feocromocitomas metastáticos apresentam taxa de sobrevida de 50% em um período de 5 anos, embora não ocorra sobrevida prolongada
- Infusão pós-operatória de solução salina glicosada a 5% para evitar hipoglicemia

EVIDÊNCIAS

DIRETRIZES CLÍNICAS
- Bravo EL. Pheochromocytoma: an approach to antihypertensive management. Ann N Y Acad Sci. 2002;970: 1 [PMID: 12381537]

INFORMAÇÕES PARA OS PACIENTES
- National Cancer Institute – Pheochromocytoma

REFERÊNCIAS
- Fitzgerald PA et al. Malignant pheochromocytomas and paragangliomas: a phase II study of therapy with high-dose 131I-metaiodobenzylguanidine

(131IMIBG). Ann N Y Acad Sci. 2006 Aug; 1073:465-90. [PMID: 17102115]
- Kercher KW et al. Laparoscopic curative resection of pheochromocytomas. Ann Surg. 2005 Jun;241(6):919-26. [PMID: 15912041]
- Lenders JW et al. Phaeochromocytoma. Lancet. 2005 Aug 20-26;366(9486): 665-75 [PMID: 16112304]

Fibrilação Atrial

CARACTERÍSTICAS PRINCIPAIS

PRINCÍPIOS BÁSICOS DO DIAGNÓSTICO

- Ritmo cardíaco irregularmente irregular
- Taquicardia geralmente presente
- Muitas vezes associada a palpitações (início agudo) ou fadiga (crônica)
- O ECG mostra atividade atrial errática com resposta ventricular irregular

CONSIDERAÇÕES GERAIS

- É a arritmia crônica mais comum, afetando quase 10% dos indivíduos com mais de 80 anos
- A incidência aumenta significativamente com a idade, começando na 7ª década de vida
- Raramente ameaça a vida
- Se a frequência ventricular for rápida o suficiente, pode precipitar hipotensão, isquemia ou disfunção miocárdica
- Aproximadamente 60% dos pacientes com um primeiro episódio reverterão para ritmo sinusal dentro de 24 horas

ACHADOS CLÍNICOS

SINAIS E SINTOMAS

- Pulso irregularmente irregular (mais difícil de distinguir com frequências cardíacas mais rápidas)
- Costuma ocorrer de forma paroxística antes de se tornar o ritmo estabelecido
- Os indivíduos mais velhos ou inativos podem ter relativamente poucos sintomas
- Entretanto, alguns pacientes sentem desconforto com o ritmo irregular, que provoca palpitações ou fadiga
- Em pacientes com doença cardíaca, doença reumática e outra doença cardíaca valvular, os ataques podem ser causados por
  - Cardiomiopatia dilatada
  - Defeito do septo atrial
  - Hipertensão
  - Doença arterial coronariana
  - Tireotoxicose
- Em pacientes com corações normais, os ataques podem ser causados por
  - Pericardite
  - Trauma torácico
  - Cirurgia torácica ou cardíaca
  - Doença pulmonar
  - Distúrbios eletrolíticos
  - Excesso ou abstinência aguda de álcool
  - Medicamentos, como teofilina e agonistas β-adrenérgicos

DIAGNÓSTICO

EXAMES LABORATORIAIS

- ECG
  - Falta de ondas P normais e uma linha de base irregular, rapidamente flutuante
  - Ritmo ventricular irregular, com frequência cardíaca geralmente de 80-180 bpm
- Ecocardiografia
  - Visualização dos átrios fibrilando, com contrações ventriculares irregulares
  - Recomendada em pacientes com fibrilação atrial recentemente diagnosticada para descartar doença valvular ou miocárdica oculta
- A monitorização ambulatorial com ECG ou gravador de eventos é indicada quando houver suspeita de fibrilação atrial paroxística
- Obter nível de hormônio estimulante da tireoide para excluir tireotoxicose como uma causa potencial

TRATAMENTO

MEDICAÇÕES

- Se a fibrilação atrial persistir por > 1 semana
  - A conversão espontânea é improvável
  - O manejo consiste no controle da frequência e na anticoagulação com varfarina (meta de RNI de 2-3)
- O controle da frequência é definido como uma frequência ventricular de 50-100 bpm com as atividades diárias habituais e não ultrapassando 120 bpm, exceto com atividades moderadas a vigorosas
- Os agentes convencionais de controle de frequência são usados isoladamente ou, em adultos mais jovens, muitas vezes em combinação, incluindo
  - Betabloqueadores
  - Digoxina
  - Bloqueadores dos canais de cálcio (Tabela 143)
- Em pacientes com insuficiência cardíaca, doença arterial coronariana ou isquemia, são preferidos os betabloqueadores ou a digoxina
- A amiodarona (entre outros fármacos antiarrítmicos) é útil
  - Quando o controle da frequência com outros agentes for incompleto ou estiver contraindicado
  - Quando a cardioversão for antecipada
- Não usar digoxina, verapamil ou betabloqueadores se a fibrilação atrial estiver associada a uma via acessória conhecida ou suspeitada

PROCEDIMENTOS TERAPÊUTICOS

- A cardioversão elétrica urgente está recomendada em pacientes hemodinamicamente instáveis, ainda que a fibrilação atrial tenha estado presente > 48 horas
- A cardioversão elétrica ou farmacológica eletiva é recomendada nos pacientes
  - Com um primeiro episódio de início recente, quando existir um fator precipitante identificável
  - Que permanecem sintomáticos apesar dos esforços agressivos para o controle da frequência
- Se a cardioversão for planejada e a duração da fibrilação atrial for desconhecida
  - Realizar ecocardiografia transesofágica para excluir trombo atrial
  - Tentar a cardioversão elétrica enquanto o paciente permanecer sedado
- Se um trombo estiver presente, retardar a cardioversão até que a anticoagulação terapêutica com varfarina tenha sido alcançada por 4 semanas (meta de RNI de 2-3)
- Usar heparina enquanto se aguarda a anticoagulação terapêutica com varfarina na fibrilação atrial com estenose mitral, história de eventos embólicos ou trombo demonstrado na ecocardiografia transesofágica
- Depois da cardioversão, manter a anticoagulação terapêutica por pelo menos 1-6 meses
- Pacientes com fibrilação atrial nos quais não se consegue a conversão devem receber terapia de anticoagulação indefinidamente
- Entretanto, a terapia com anticoagulação indefinida não está indicada naqueles com "fibrilação atrial solitária", definida como
  - Idade < 65
  - Nenhuma associação com doença cardíaca, hipertensão, doença vascu-

lar aterosclerótica ou diabetes melito
- Para a fibrilação atrial sintomática refratária a fármacos, considerar a ablação com cateter de radiofrequência ou a ablação com radiofrequência do nó atrioventricular e marca-passo permanente

DESFECHOS

COMPLICAÇÕES
- Propensão para AVC pela embolização de trombo atrial

CASOS DE ENCAMINHAMENTO
- Para cardioversão eletiva, início de terapia com fármaco antiarrítmico, ablação com cateter de desencadeantes ou substrato da fibrilação atrial, ou ablação com radiofrequência do nó atrioventricular e implantação de marca-passo permanente

CASOS DE ADMISSÃO HOSPITALAR
- Quando o paciente estiver hemodinamicamente instável e o tratamento imediato for necessário

EVIDÊNCIAS

DIRETRIZES CLÍNICAS
- McKeown PP et al; American College of Chest Physicians. Executive summary: American College of Chest Physicians guidelines for the prevention and management of postoperative atrial fibrillation after cardiac surgery. Chest. 2005 Aug;128(2 Suppl):1S-5S. [PMID: 16167657]
- Rockson SG et al. Comparing the guidelines: anticoagulation therapy to optimize stroke prevention in patients with atrial fibrillation. J Am Coll Cardiol. 2004 Mar 17;43(6):929-35. [PMID: 15028346]
- Snow V et al. Management of newly detected atrial fibrillation: a clinical practice guideline from the American Academy of Family Physicians and the American College of Physicians. Ann Intern Med. 2003;139:1009. [PMID: 14678921]

ENDEREÇO ELETRÔNICO
- American College of Cardiology Foundation, Management of Patients with Atrial Fibrillation – Executive Summary

INFORMAÇÕES PARA OS PACIENTES
- American Heart Association
- Parmer S et al. JAMA patient page. Atrial fibrillation. JAMA. 2003; 290:1118. [PMID: 12941685]

REFERÊNCIAS
- Corley SD et al; AFFIRM Investigators. Relationships between sinus rhythm, treatment, and survival in the Atrial Fibrillation Follow-Up Investigation of Rhythm Management (AFFIRM) Study. Circulation. 2004 Mar 30; 109 (12): 1509-13. [PMID: 15007003]
- de Denus S et al. Rate vs rhythm control in patients with atrial fibrillation: a meta-analysis. Arch Intern Med. 2005 Feb 14;165(3):258-62. [PMID: 15710787]
- Gage BF et al. Selecting patients with atrial fibrillation for anticoagulation: stroke risk stratification in patients taking aspirin. Circulation. 2004 Oct 19; 110(16):2287-92. [PMID: 15477396]
- Joglar JA et al. Electrical cardioversion of atrial fibrillation. Cardiol Clin. 2004 Feb;22(1):101-11. [PMID: 14994851]
- Wang TJ et al. A risk score for predicting stroke or death for individuals with new-onset atrial fibrillation in the community: the Framingham Heart Study. JAMA. 2003 Aug 27;290(8):1049-56. [PMID: 12941677]
- Wazni OM et al. Radiofrequency ablation vs antiarrhythmic drugs as first-line treatment of symptomatic atrial fibrillation: a randomized trial. JAMA. 2005 Jun 1;293(21):2634-40. [PMID: 15928285]

Fibromialgia

CARACTERÍSTICAS PRINCIPAIS

- Uma das síndromes reumáticas mais comuns na medicina ambulatorial
- Embora muitas das características clínicas das duas condições se sobreponham, a dor musculoesquelética predomina na fibromialgia e a lassidão prevalece na síndrome da fadiga crônica
- A causa é desconhecida

ACHADOS CLÍNICOS

- Dor e rigidez crônicas, frequentemente envolvendo todo o corpo, mas com proeminência da dor ao redor do pescoço, nos ombros, na região lombar e nos quadris
- Fadiga, distúrbios do sono, dormência subjetiva, cefaleias crônicas e sintomas de intestino irritável são comuns
- O exame físico é normal, com exceção dos "pontos-gatilho" de dor, produzidos pela palpação de várias áreas como
  - O trapézio
  - O coxim de gordura medial do joelho
  - O epicôndilo lateral do cotovelo

DIAGNÓSTICO

- É um diagnóstico de exclusão
- Os testes de função da tireoide são úteis, porque o hipotireoidismo pode produzir uma síndrome de fibromialgia secundária
- A polimiosite produz fraqueza em vez de dor
- Polimialgia reumática
  - Produz dor no ombro e na cintura escapular
  - Está associada a velocidade de sedimentação elevada e anemia
  - Ocorre depois dos 50 anos de idade

TRATAMENTO

- Os pacientes devem ser esclarecidos de que têm uma síndrome tratável por terapias específicas, embora imperfeitas, e que o curso não é progressivo
- A amitriptilina, a fluoxetina, a clorpromazina ou a ciclobenzaprina reduzem os sintomas em alguns pacientes
- A amitriptilina é iniciada em uma dosagem de 10 mg VO ao deitar, e gradualmente aumentada para 40-50 mg, dependendo da eficácia e da toxicidade
- Os programas de exercícios também são benéficos
- Opioides, AINEs e corticosteroides são ineficazes

Fibrose Cística

CARACTERÍSTICAS PRINCIPAIS

PRINCÍPIOS BÁSICOS DO DIAGNÓSTICO
- Tosse crônica ou recorrente, produção de escarro, dispneia e sibilos
- Infecções recorrentes ou colonização crônica das vias aéreas com
  - *Haemophilus influenzae*
  - *Pseudomonas aeruginosa*
  - *Staphylococcus aureus*
  - *Burkholderia cepacia*
  - *Stenotrophomonas maltophilia*
- Bronquiectasia e fibrose nas radiografias do tórax
- Obstrução ao fluxo de ar na espirometria

- Insuficiência pancreática, síndrome de obstrução intestinal distal, doença hepática crônica, deficiências nutricionais ou anormalidades urogenitais masculinas
- Concentração de cloro no suor acima de 60 mEq/L em duas ocasiões ou mutações em genes conhecidos por causar fibrose cística

CONSIDERAÇÕES GERAIS
- É o distúrbio hereditário fatal mais comum em brancos nos Estados Unidos
- Distúrbio autossômico recessivo causado por mutações que afetam um canal de cloro da membrana (o regulador de condutância transmembrana da fibrose cística, ou CFTR)
- Pelo menos 1.000 mutações do gene do CFTR são descritas, com a "ΔF508" respondendo por aproximadamente 60% dos casos
- A fisiopatologia resulta da produção de um muco anormal nas glândulas exócrinas, que leva à destruição de tecido e, no trato respiratório, prejudica a depuração mucociliar
- A variedade de mutações é refletida na ampla gama de manifestações pulmonares e não pulmonares

ASPECTOS DEMOGRÁFICOS
- Afeta 1 em 3.200 brancos; 1 portador a cada 25

ACHADOS CLÍNICOS

SINAIS E SINTOMAS
- Deve-se suspeitar da doença em adultos jovens com história de doença pulmonar crônica, insuficiência pancreática ou infertilidade
- Tosse produtiva, tolerância diminuída aos exercícios e hemoptise recorrente são típicas
- A dor ou pressão sinusal com secreção nasal purulenta é comum
- Manifestações pulmonares
  - Bronquite
  - Bronquiectasia
  - Pneumonia
  - Atelectasia
  - Fibrose peribrônquica e parenquimatosa
- Manifestações extrapulmonares comuns
  - Esteatorreia
  - Diarreia
  - Dor abdominal
- Manifestações de doença avançada
  - Hipoxemia
  - Hipercapnia
  - *Cor pulmonale*
- Quase todos os pacientes do sexo masculino apresentam ausência congênita do ducto deferente, com azoospermia
- Outros achados incluem
  - Baqueteamento digital
  - Diâmetro anteroposterior aumentado no tórax
  - Crepitações apicais

DIAGNÓSTICO DIFERENCIAL
- Doença pulmonar obstrutiva crônica
- Asma
- Deficiência de α_1-antiprotease
- Bronquiolite
- Doença celíaca (espru celíaco)
- Sinusite crônica

DIAGNÓSTICO

EXAMES LABORATORIAIS
- A gasometria arterial revela hipoxemia, com acidose respiratória compensada na doença avançada
- Testes de função pulmonar
  - Um padrão misto obstrutivo e restritivo
  - Redução na CVF, nas taxas de fluxo aéreo e na capacidade pulmonar total
  - O aprisionamento aéreo e a capacidade de difusão reduzida são comuns
- A genotipagem, a medida da diferença de potencial da membrana nasal, a análise do sêmen ou a avaliação da função pancreática podem ter algum papel no diagnóstico
- Culturas do escarro
  - Frequentemente mostram *S. aureus* e *P. aeruginosa*
  - Às vezes mostram *H. influenzae*, *S. maltophilia* e *B. cepacia*

DIAGNÓSTICO POR IMAGEM
- A hiperinsuflação é observada precocemente nas radiografias de tórax
- Espessamento peribrônquico, rolhas de muco, bronquiectasia, atelectasia e marcações intersticiais aumentadas são às vezes vistos
- A TC de alta resolução é o exame de escolha para confirmar bronquiectasia

PROCEDIMENTOS DIAGNÓSTICOS
- O teste do cloro no suor revela níveis elevados de sódio e cloro; dois exames em dias diferentes são necessários para o diagnóstico preciso
- Um teste normal de cloro no suor não exclui o diagnóstico

TRATAMENTO

MEDICAÇÕES
- Os broncodilatadores inalados devem ser considerados em pacientes que demonstram um aumento no VEF_1 de 12% em resposta ao tratamento
- A rhDNase, 2,5 mg nebulizados diariamente, fluidifica o escarro pela clivagem do DNA extracelular dos neutrófilos que se acumulam no escarro e aumenta a sua viscosidade
- A inalação de soro hipertônico tem sido associada a pequenas melhorias na função pulmonar e menos exacerbações, talvez pela melhor depuração do muco
- Os antibióticos são usados para tratar a infecção de vias aéreas com base nos resultados da cultura do escarro e na prova de sensibilidade
- Os antibióticos aerossolizados (tobramicina e outros) podem diminuir a velocidade do declínio na função pulmonar com o passar do tempo em pacientes com *P. aeruginosa*
- Entretanto, há uma preocupação relativa ao desenvolvimento de organismos resistentes e efeitos colaterais, como broncospasmo
- A azitromicina (500 mg VO 3x/semana) pode lentificar a progressão da doença em pacientes com *P. aeruginosa*

CIRURGIA
- O transplante de pulmão é a única terapia definitiva para a doença avançada; o transplante pulmonar duplo ou de coração e pulmão é necessário
- As taxas de sobrevida em 3 anos depois do transplante são de aproximadamente 55%

PROCEDIMENTOS TERAPÊUTICOS
- Intervenções mecânicas para eliminar as secreções das vias aéreas inferiores
  - Drenagem postural
  - Percussão ou vibração torácica
  - Dispositivo de válvula de pressão expiratória positiva
  - Dispositivos de respiração com válvula oscilante
  - Tosse dirigida

DESFECHOS

SEGUIMENTO
- Avaliação regular do VEF_1
- Avaliação regular do estado nutricional

COMPLICAÇÕES

- Pneumotórax e hemoptise são comuns
- *Cor pulmonale* é visto na doença tardia
- Os pacientes têm risco aumentado de
  - Osteopenia
  - Diabetes melito
  - Artropatias
  - Malignidades gastrintestinais
- Cirrose biliar, cálculos biliares e pancreatite são vistas
- Infecções resistentes, incluindo *S. aureus* meticilina-resistente e *B. cepacia*

PROGNÓSTICO

- A sobrevida mediana é até a idade > 30 anos
- A morte resulta de infecções pulmonares ou é consequência de insuficiência respiratória crônica e *cor pulmonale*

CASOS DE ENCAMINHAMENTO

- Todos os pacientes com suspeita ou confirmação de fibrose cística devem ser encaminhados a um centro de excelência em fibrose cística para avaliação e recomendações de tratamento

CASOS DE ADMISSÃO HOSPITALAR

- Tosse aumentada, produção de escarro, respiração entrecortada, declínio no VEF_1, perda de peso, sintomas constitucionais, hemoptise

PREVENÇÃO

- Vacinação contra infecção pneumocócica e vacinação anual contra gripe são recomendadas
- O rastreamento de membros da família e o aconselhamento genético são sugeridos

EVIDÊNCIAS

DIRETRIZES CLÍNICAS

- National Guideline Clearinghouse

INFORMAÇÕES PARA OS PACIENTES

- Cystic Fibrosis Foundation
- Mayo Clinic
- Nacional Institutes of Health

REFERÊNCIAS

- Davis PB. Cystic fibrosis since 1938. Am J Respir Crit Care Med. 2006 Mar 1;173(5):475-82. [PMID: 16126935]
- Elkins MR et al; National Hypertonic Saline in Cystic Fibrosis (NHSCF) Study Group. A controlled trial of long-term inhaled hypertonic saline in patients with cystic fibrosis. N Engl J Med. 2006 Jan 19;354(3):229-40. [PMID: 16421364]
- Rowe SM et al. Cystic fibrosis. N Engl J Med. 2005 May 12;352(19):19922001. [PMID: 15888700]
- Yankaskas JR et al. Cystic fibrosis adult care: consensus conference report. Chest. 2004 Jan;125(1 Suppl):1S-39S. [PMID: 14734689]

Fissuras Anais

CARACTERÍSTICAS PRINCIPAIS

- Úlceras lineares ou em forma de foguete, habitualmente < 5 mm
- Mais comuns na linha média posterior; 10% ocorrem anteriormente
- Originam-se de trauma durante a defecação

ACHADOS CLÍNICOS

- Dor intensa e em rasgo durante a defecação, seguida de desconforto pulsátil
- Podem levar à constipação por causa do medo da dor recorrente
- Leve hematoquezia associada
- Com fissuras crônicas, existe fibrose e um apêndice cutâneo na borda externa (prega-sentinela)

DIAGNÓSTICO

- O diagnóstico é confirmado pela inspeção visual da borda anal com a separação suave das nádegas
- Como os exames de toque e anuscópico podem causar dor intensa, pode não ser possível realizá-los
- As fissuras que ocorrem fora da linha média sugerem
  - Doença de Crohn
  - Sífilis
  - Tuberculose
  - HIV/AIDS
  - Carcinoma anal

TRATAMENTO

- Suplementos de fibra, amaciantes de fezes
- Banhos de assento
- Os anestésicos tópicos (creme EMLA) podem proporcionar alívio temporário
- As fissuras crônicas podem ser tratadas com
  - Pomada tópica de nitroglicerina a 0,2-0,4% ou de diltiazem a 2% (1 cm de pomada) aplicada dentro do ânus com a ponta do dedo, 2x/dia, por 4-8 semanas
  - Injeção de toxina botulínica (20 unidades) no esfíncter anal
- A esfincterotomia interna é efetiva para as fissuras crônicas ou recorrentes, mas pode ser complicada pela incontinência fecal secundária

Flutter Atrial

CARACTERÍSTICAS PRINCIPAIS

- O circuito de reentrada gera frequências atriais de 250-350/min, com a transmissão de cada segundo, terceiro ou quarto impulso aos ventrículos
- O *flutter* atrial é menos comum do que a fibrilação
- Ocorre mais frequentemente na doença pulmonar obstrutiva crônica (DPOC)
- Ocorre menos comumente com
  - Doença cardíaca reumática ou coronariana
  - Insuficiência cardíaca congestiva (ICC)
  - Defeito do septo atrial
  - Doença cardíaca congênita cirurgicamente reparada
- O controle da frequência ventricular é tentado como na fibrilação atrial, mas é muito mais difícil de alcançar
- O risco de embolização sistêmica está ligeiramente aumentado

ACHADOS CLÍNICOS

- Habitualmente um pulso regular com uma frequência atrial entre 250-350 bpm e uma frequência ventricular entre 75-150 bpm
- Os sintomas incluem ansiedade, respiração curta, sensação de desmaio iminente
- Achados físicos de DPOC ou ICC

DIAGNÓSTICO

- ECG: ondas características do *flutter* atrial transmitidas aos ventrículos em um padrão regular 2:1, 3:1 ou 4:1

TRATAMENTO

- Inicialmente, digoxina, betabloqueador ou bloqueador do canal de cálcio (Tabela 143) para o controle da frequência; pode resultar em conversão para ritmo sinusal

- Se não, a ibutilida converte o *flutter* atrial para ritmo sinusal em ~50-70% dos pacientes dentro de 15-90 min
- A cardioversão elétrica (25-50 J) é efetiva em ~90% dos pacientes
- A anticoagulação pré-cardioversão não é necessária para o *flutter* atrial com < 48 h duração, exceto no contexto de doença de válvula mitral
- A anticoagulação é prudente no *flutter* atrial crônico
- Se o *flutter* atrial for recorrente, considerar ablação com cateter de radiofrequência do circuito de reentrada

Foliculite

CARACTERÍSTICAS PRINCIPAIS

PRINCÍPIOS BÁSICOS DO DIAGNÓSTICO
- Coceira e queimação em áreas pilosas
- Pústulas nos folículos pilosos

CONSIDERAÇÕES GERAIS
- Pode ser mais comum em pessoas diabéticas
- Tipos múltiplos
  - Bacteriana (habitualmente estafilocócica)
  - Sicose (crônica na cabeça e no pescoço)
  - Gram-negativos (p. ex., com o uso de antibióticos para acne)
  - Foliculite da banheira
  - Foliculite do herpes
  - Causada por óleos, oclusão, transpiração ou roçadura
  - "Acne de esteroide" da *Malassezia furfur* (dorso)
  - Foliculite eosinofílica (na AIDS)
- Foliculite gram-negativa
  - *Klebsiella*
  - *Enterobacter*
  - *Escherichia coli*
  - *Proteus*
- "Foliculite da banheira"
  - Causada por *Pseudomonas aeruginosa*
- Foliculite não bacteriana
  - Pode ser causada por óleos que são irritantes para o folículo
  - Pode ser encontrada no local de trabalho (maquinistas) ou em casa (vários cosméticos e manteiga de cacau ou óleos de coco)
- A foliculite também pode ser causada por oclusão, transpiração e roçadura, como aquela resultante de calça *jeans* apertada e outros tecidos grossos nas coxas
- Foliculite eosinofílica
  - Uma forma de foliculite estéril
- Pseudofoliculite
  - Causada por pelos encravados na área da barba
  - Pode ser tratada deixando-se a barba crescer, usando depiladores químicos ou barbeando-se com uma lâmina com protetor
  - A remoção do pelo com *laser* é consideravelmente benéfica nos pacientes com pseudofoliculite, exige manutenção limitada e pode ser feita em pacientes de qualquer cor de pele
  - A pseudofoliculite é uma indicação médica verdadeira para tal procedimento, não devendo ser considerada estética

ACHADOS CLÍNICOS

SINAIS E SINTOMAS
- Os sintomas variam desde leve queimação e dor até coceira intensa
- As lesões consistem em pústulas de folículos pilosos
- **Sicose**
  - Lesão profunda, crônica, recalcitrante na cabeça e no pescoço
- **Foliculite gram-negativa**
  - Pode se desenvolver durante o tratamento da acne com antibióticos
  - Pode se apresentar como uma exacerbação das pústulas ou dos nódulos da acne
- **"Foliculite da banheira"**
  - Caracterizada por lesões pruriginosas ou sensíveis foliculares ou pustulosas, ocorrendo dentro de 1-4 dias após um banho quente em banheira, hidromassagem ou piscina pública
  - Raramente, pode haver desenvolvimento de infecções sistêmicas
- A foliculite do dorso que se parece com a acne, mas não responde à terapia para acne, pode ser causada pelo fungo *M. furfur*, e essa infecção pode precisar de biópsia para o diagnóstico
- A foliculite denominada acne do esteroide pode ser vista durante terapia com corticosteroide tópico ou sistêmico
- **Foliculite eosinofílica**
  - Consiste em pápulas urticariformes, com infiltração eosinofílica proeminente
  - Comum nos pacientes com AIDS
- **Pseudofoliculite**
  - Causada por pelos encravados na área da barba
  - Nessa entidade, as pápulas e pústulas estão localizadas ao lado e não nos folículos

DIAGNÓSTICO DIFERENCIAL
- Acne vulgar
- Miliária (erupção do calor)
- Impetigo
- Tínea
- Pseudofoliculite da barba (pelos de barba encravados)
- Hidradenite supurativa

DIAGNÓSTICO

EXAMES LABORATORIAIS
- Diagnóstico clínico

TRATAMENTO

MEDICAÇÕES
- Ver Tabela 103

Medidas locais
- O álcool etílico anidro, contendo 6,25% de cloreto de alumínio, aplicado nas lesões e arredores, pode ser útil, especialmente para a foliculite crônica das nádegas

Medidas específicas
- Os antibióticos sistêmicos podem ser tentados se a infecção da pele for resistente ao tratamento local, se for extensa ou grave e acompanhada de uma reação febril, se for complicada ou se envolver o nariz ou o lábio superior
- Períodos estendidos de tratamento (4-8 semanas ou mais) com antibióticos antiestafilocócicos são necessários em alguns casos
- A foliculite da banheira por *Pseudomonas* quase sempre melhora sem tratamento, mas pode ser tratada com ciprofloxacino, 500 mg VO 2x/dia por 5 dias
- A foliculite gram-negativa nos pacientes com acne pode ser tratada com isotretinoína, observando-se todas as precauções para esse medicamento
- A foliculite por *M. furfur* é tratada com sulfeto de selênio tópico a 2,5%, 15 min ao dia por 3 semanas, ou com cetoconazol, 200 mg VO 1x/dia por 7-14 dias
- Foliculite eosinofílica
  - Pode ser tratada, inicialmente, pela combinação de corticosteroides tópicos potentes e anti-histamínicos orais
  - Em casos mais graves, o tratamento é com um dos seguintes
    - Permetrina tópica (aplicação durante 12 h, em noites alternadas, por 6 semanas)
    - Itraconazol, 200-400 mg diariamente
    - Fototerapia com UVB ou PUVA
    - Isotretinoína, 0,5 mg/kg/dia por até 5 meses
  - Uma remissão pode ser induzida por algumas dessas terapias, mas o tra-

tamento a longo prazo pode ser necessário

DESFECHOS

COMPLICAÇÕES

- A formação de abscesso é a principal complicação da foliculite bacteriana

PROGNÓSTICO

- A foliculite bacteriana é ocasionalmente resistente e persistente, exigindo cursos prolongados ou intermitentes de antibióticos
- A foliculite do esteroide é tratável com terapia para acne e melhora com a descontinuação dos corticosteroides

CASOS DE ENCAMINHAMENTO

- Se houver dúvida sobre o diagnóstico, se a terapia recomendada for ineficaz ou se um tratamento especializado for necessário

PREVENÇÃO

- Corrigir quaisquer causas locais predisponentes (p. ex., irritações de natureza mecânica ou química)
- O controle da glicose sanguínea no diabetes pode reduzir o número dessas infecções; é importante certificar-se de que a água nas banheiras e de *spas* é adequadamente tratada
- Se a foliculite estafilocócica for persistente, pode ser útil o tratamento do portador nasal ou perineal com rifampicina, 600 mg ao dia por 5 dias, ou com pomada de mupirocina tópica a 2% 2x/dia por 5 dias
- A clindamicina oral crônica, 150-300 mg/dia, também é efetiva para prevenir a foliculite estafilocócica recorrente e a furunculose

EVIDÊNCIAS

ENDEREÇOS ELETRÔNICOS

- American Academy of Dermatology
- Dermatlas, Johns Hopkins University School of Medicine: Folliculitis Images

INFORMAÇÕES PARA OS PACIENTES

- American Academy of Family Physicians: *Staphylococcus aureus* Infections
- Mayo Clinic: Folliculitis
- MedlinePlus: Folliculitis
- MedlinePlus: Hot Tub Folliculitis

REFERÊNCIA

- Rajendran PM et al. Eosinophilic folliculitis: before and after the introduction of antiretroviral therapy. Arch Dermatol. 2005 Oct;141(10):1227-31. [PMID: 16230559]

Frutos do Mar, Intoxicação por

CARACTERÍSTICAS PRINCIPAIS

- Na maioria dos casos, o fruto do mar tem aparência e sabor normais
- O escombroide* pode ter um sabor apimentado

ACHADOS CLÍNICOS

- Uma variedade de intoxicações pode ocorrer, incluindo escombroide, ciguatera, marisco paralítico e envenenamento por baiacu (Tabela 86)
- Uma parada respiratória abrupta pode ocorrer com o envenenamento agudo por marisco paralítico e por baiacu

DIAGNÓSTICO

- Tabela 86

TRATAMENTO

- Observar o paciente por pelo menos 4-6 horas
- Repor as perdas de fluidos e eletrólitos em função da gastrenterite com solução salina IV ou outra solução cristaloide
- Administrar carvão ativado para ingestões recentes
  - 60-100 g VO ou por sonda gástrica, misturado com uma pasta aquosa
  - Não usar em pacientes comatosos ou que estão convulsionando, a menos que possa ser administrado por sonda gástrica e a via aérea possa ser primeiramente protegida por um tubo endotraqueal com balonete
- Não existe antídoto específico para envenenamento por marisco paralítico ou por baiacu

---

* N. de R.T. Escombrídeos são uma família de peixes da qual fazem parte o atum e outros peixes consumidos por humanos. Escombroide ou toxina escombroide refere-se às aminas vasoativas presentes nesses peixes (tipo histamina) e que podem ser tóxicas quando modificadas por bactérias.

- **Ciguatera**
  - Os sintomas neurológicos agudos podem responder ao manitol, 1 g/kg IV (relatos de casos)
- **Escombroide**
  - Os anti-histamínicos, como a difenidramina, 25-50 mg IV, e o bloqueador H_2 cimetidina, 300 mg IV, costumam ser efetivos
  - Para reações graves, administrar também epinefrina, 0,3-0,5 mL de uma solução 1:1.000 SC

Fungos, Infecções em Ossos & Articulações

CARACTERÍSTICAS PRINCIPAIS

- **Osteomielite por *Candida***
  - Ocorre em pacientes malnutridos, durante hospitalização prolongada por câncer, neutropenia, trauma, procedimentos cirúrgicos abdominais complicados ou uso de drogas injetáveis
  - Os cateteres IV infectados frequentemente servem como fonte hematogênica
- **Coccidioidomicose**
  - Habitualmente secundária a uma infecção pulmonar primária
  - A artralgia com edema periarticular, especialmente nos joelhos e nos tornozelos, ocorrendo como manifestação não específica da coccidioidomicose sistêmica, deve ser distinguida da infecção óssea ou articular verdadeira
  - As lesões ósseas comumente ocorrem no osso esponjoso das vértebras ou próximo das extremidades dos ossos longos, nas inserções tendíneas; essas lesões são inicialmente osteolíticas e, assim, podem imitar um tumor metastático ou mieloma

ACHADOS CLÍNICOS

- Dor e edema articular e ósseo

DIAGNÓSTICO

- Cultura do líquido sinovial
- **Coccidioidomicose**
  - Isolamento do *Coccidioides immitis* da lesão ou do exame histológico de tecido obtido por biópsia aberta
  - Os títulos elevados dos anticorpos com fixação de complemento tam-

bém fornecem evidências da natureza disseminada da doença

TRATAMENTO

- **Candidíase:** o fluconazol, 200 mg VO 2x/dia, é provavelmente tão efetivo quanto a anfotericina
- **Coccidioidomicose**
  - Itraconazol, 200 mg 2x/dia por 6-12 meses
  - Pode exigir a excisão operatória do osso e do tecido mole infectado
  - A amputação pode ser a única solução para as infecções que progridem apesar do tratamento

Furunculose

CARACTERÍSTICAS PRINCIPAIS

PRINCÍPIOS BÁSICOS DO DIAGNÓSTICO

- Edema inflamatório extremamente doloroso com base em um folículo piloso que forma um abscesso
- Condição predisponente (diabetes melito, doença por HIV, uso de drogas injetáveis) às vezes presente
- *Staphylococcus aureus* coagulase-positivo é o organismo causador

CONSIDERAÇÕES GERAIS

- Um furúnculo é uma infecção profunda (abscesso) que envolve todo o folículo piloso e o tecido subcutâneo adjacente
- Os locais mais comuns de ocorrência são as partes pilosas expostas a irritação e fricção, pressão ou umidade
- Por serem autoinoculáveis, as lesões são frequentemente múltiplas
- Um carbúnculo consiste em vários furúnculos que se desenvolvem em folículos pilosos adjacentes e coalescem para formar uma massa conglomerada e profundamente situada, com múltiplos pontos de drenagem

ASPECTOS DEMOGRÁFICOS

- A causa predisponente em geral não é encontrada
- Entretanto, o diabetes melito (especialmente quando se usam injeções de insulina), o uso de drogas injetáveis, as injeções para alergia e a doença por HIV aumentam o risco de infecções estafilocócicas pela elevação da taxa de portadores nasais

ACHADOS CLÍNICOS

SINAIS E SINTOMAS

Furúnculo

- Abscessos arredondados ou cônicos nas partes pilosas expostas a irritação e fricção, pressão ou umidade
- As lesões são frequentemente múltiplas, e a dor e a sensibilidade local podem ser proeminentes
- Aumenta de forma gradual, torna-se flutuante e então amolece e se abre espontaneamente depois de alguns dias a 1-2 semanas para eliminar um núcleo de tecido necrótico e pus
- A infecção do tecido mole em torno das unhas (paroníquia) pode ser causada por estafilococos quando for aguda; outros organismos podem estar envolvidos, incluindo *Candida* e herpes simples (paroníquia herpética)

Carbúnculo

- Consiste em vários furúnculos que se desenvolvem em folículos pilosos adjacentes e coalescem para formar uma massa profundamente situada com múltiplos pontos de drenagem

DIAGNÓSTICO DIFERENCIAL

- Cisto sebáceo inflamado (inclusão epidérmica)
  - Torna-se rapidamente vermelho, sensível e expande muito em tamanho ao longo de alguns dias
  - A história de um cisto prévio na mesma localização, a presença de um orifício claramente visível no cisto e a extrusão de material malcheiroso e pastoso, e não purulento, ajuda no diagnóstico
- Acne vulgar
- Tínea profunda (tínea profunda do folículo piloso)
- Esporotricose
- Blastomicose
- Hidradenite supurativa
  - Abscessos estéreis dolorosos e recorrentes nas axilas, na virilha, nas nádegas ou debaixo das mamas
  - A presença de cicatrizes ou trajetos fistulosos antigos, junto com culturas negativas, sugere esse diagnóstico
- Antraz
- Tularemia

DIAGNÓSTICO

EXAMES LABORATORIAIS

- Pode ocorrer leucocitose, mas o leucograma raramente é necessário
- Embora o *S. aureus* seja quase sempre a causa, deve ser feita cultura de pus, especialmente em pacientes imunocomprometidos, para descartar *S. aureus* meticilina-resistente ou outras bactérias

TRATAMENTO

MEDICAÇÕES

- Antibióticos sistêmicos
  - A dicloxacilina sódica ou a cefalexina, 1 g VO ao dia em doses divididas por 10 dias, são habitualmente efetivas
  - A eritromicina em doses semelhantes pode ser usada em indivíduos alérgicos à penicilina em comunidades com baixa prevalência de estafilococos resistentes à eritromicina ou se o isolado em particular for sensível
  - O ciprofloxacino, 500 mg VO 2x/dia, é efetivo contra as cepas de estafilococos resistentes a outros antibióticos
- A furunculose recorrente pode ser eficazmente tratada com uma combinação de dicloxacilina, 250-500 mg VO 4x/dia por 2-4 semanas, e rifampicina, 300 mg VO 2x/dia por 5 dias, durante esse período
- A clindamicina a longo prazo, 150-300 mg VO 1x/dia por 1-2 meses, também pode curar a furunculose recorrente
- As aplicações de mupirocina tópica a 2% nas narinas, axilas e áreas anogenitais 2x/dia por 5 dias eliminam o estado de portador estafilocócico

CIRURGIA

- A incisão e drenagem, recomendada para todas as coleções loculadas, é um dos fundamentos da terapia
- Usar a incisão e o debridamento cirúrgico **depois** de as lesões estarem "maduras"
- Incisão e drenagem de uma paroníquia estafilocócica aguda

PROCEDIMENTOS TERAPÊUTICOS

- Imobilizar a parte e evitar a manipulação excessiva das áreas inflamadas
- Usar calor úmido para ajudar as lesões maiores a ficarem "localizadas"
- No caso de paroníquia, a inserção de uma espátula de metal plano ou palito afiado na prega da unha, na sua junção, irá liberar o pus de uma lesão madura

DESFECHOS

SEGUIMENTO

Furunculose recorrente

- A cultura da região anterior das narinas pode identificar o portador estafilocócico crônico nas infecções recorrentes

- Os membros da família e os contatos íntimos podem precisar de avaliação para estado de portador e talvez um tratamento estafilocócico concomitante

PROGNÓSTICO
- Lesões recorrentes podem ocorrer por meses ou anos

CASOS DE ENCAMINHAMENTO
- Se houver dúvida sobre o diagnóstico, se a terapia recomendada for ineficaz ou se um tratamento especializado for necessário

EVIDÊNCIAS

ENDEREÇO ELETRÔNICO
- American Academy of Dermatology

INFORMAÇÕES PARA OS PACIENTES
- American Osteopathic College of Dermatology: Boils
- Mayo Clinic: Boils and Carbuncles
- MedlinePlus: Carbunculosis
- MedlinePlus: Furuncle

REFERÊNCIAS
- Embil JM et al. A man with recurrent furunculosis. CMAJ. 2006 Jul 18; 175(2):143. [PMID: 16804121]
- Zetola N et al. Community-acquired methicillin-resistant *Staphylococcus aureus:* an emerging threat. Lancet Infect Dis. 2005 May;5(5):275-86. [PMID: 15854883]

G

Galactorreia

CARACTERÍSTICAS PRINCIPAIS

- Lactação que ocorre sem amamentação
- Causa habitual: hiperprolactinemia
- A estimulação do mamilo e dos anéis mamilares pode aumentar a prolactina
- Galactorreia idiopática (benigna)
  - Muitas mulheres multíparas podem espremer uma pequena quantidade de leite da mama
  - O nível de prolactina é normal
- O leite da mama normal pode variar de cor, mas o corrimento sanguinolento levanta a suspeita de câncer

ACHADOS CLÍNICOS

- Secreção mamilar láctea unilateral ou bilateral
- Oligomenorreia, amenorreia ou infertilidade
- Os prolactinomas pituitários podem cossecretar hormônio do crescimento, causando acromegalia
- Os tumores pituitários grandes podem causar
  - Cefaleias
  - Defeitos do campo visual
  - Insuficiência pituitária (hipogonadismo, hipotireoidismo, insuficiência suprarrenal, deficiência do hormônio do crescimento)

DIAGNÓSTICO

- A avaliação é necessária quando
  - A quantidade for significativa
  - Presente em uma mulher nulípara
  - Associada a amenorreia, cefaleia, anormalidades do campo visual ou outros sintomas de endocrinopatia
- O nível sérico de prolactina está elevado
- A hCG urinária ou sérica está elevada se a gravidez for a causa da galactorreia
- TSH alto se o hipotireoidismo for a causa de hiperprolactinemia
- RM da pituitária e do hipotálamo indicada para pacientes não grávidas quando
  - A prolactina estiver persistentemente elevada sem causa discernível
  - Houver queixas de cefaleias ou defeitos do campo visual

TRATAMENTO

- Tranquilizar a paciente se a prolactina estiver normal ou se a mulher não for nulípara
- Corrigir a causa subjacente da prolactina elevada
- Descontinuar os medicamentos potencialmente ofensivos e fazer nova verificação em algumas semanas
- A cabergolina ou a bromocriptina podem reduzir a galactorreia independentemente da causa; não deve ser usada após o parto
- Ver Hiperprolactinemia

Gamopatia Monoclonal de Significado Incerto (GMSI)*

CARACTERÍSTICAS PRINCIPAIS

- Quantidade estável de proteína M no soro sem sinais ou sintomas de mieloma múltiplo, macroglobulinemia, amiloidose ou linfoma
- A incidência da GMSI aumenta com a idade, sendo observada em 5% das pessoas com 70 anos de idade ou mais
- Em até um terço dos pacientes com gamopatias monoclonais aparentemente benignas, ocorrerá o desenvolvimento de malignidades linfoides, amiloidose, macroglobulinemia ou mieloma múltiplo

ACHADOS CLÍNICOS

- Quadro assintomático
- Ausência de linfadenopatia, esplenomegalia ou lesões ósseas de mieloma múltiplo

DIAGNÓSTICO

- Pico monoclonal à eletroforese de proteínas séricas, confirmado por imunoeletroforese como sendo uma imunoglobulina homogênea com cadeias κ ou γ leves
- Os parâmetros sugestivos de prognóstico favorável incluem
  - Concentrações de imunoglobulina homogênea < 2 g/dL
  - Nenhum aumento na concentração da imunoglobulina desde o momento do diagnóstico
  - Nenhum declínio na concentração das imunoglobulinas normais
  - Ausência de cadeia leve homogênea na urina, e hematócrito e albumina sérica normais

TRATAMENTO

- Não há tratamento específico
- Monitorar periodicamente em busca de alterações nas proteínas M séricas, proteínas urinárias de Bence-Jones, evidência de insuficiência renal, anemia, hipercalcemia, lesões ósseas líticas ou plasmocitose na medula óssea

Gastrite Erosiva & Hemorrágica

CARACTERÍSTICAS PRINCIPAIS

PRINCÍPIOS BÁSICOS DO DIAGNÓSTICO

- Hematêmese, êmese tipo "borra de café" ou melena; em geral hemorragia não significativa
- Frequentemente assintomática; pode causar dor epigástrica, anorexia, náuseas e vômitos
- Ocorrência mais comum em alcoolistas, pacientes criticamente enfermos ou pacientes que usam anti-inflamatórios não esteroides (AINEs)

CONSIDERAÇÕES GERAIS

- Causas mais comuns
  - Fármacos (especialmente AINEs)
  - Álcool
  - Estresse causado por enfermidade clínica ou cirúrgica grave
  - Hipertensão porta ("gastropatia porta")
- Causas incomuns
  - Ingestão cáustica
  - Radiação

ASPECTOS DEMOGRÁFICOS

- Pacientes que usam AINEs, especialmente aspirina, a curto ou longo prazo
- Ingestão pesada de álcool
- Pacientes de UTI criticamente enfermos, com fatores de risco importantes
  - Coagulopatia
  - Ventilação mecânica
  - Sepse
  - Trauma

---

* N. de R.T. Em inglês, consagrou-se a sigla MGUS – Monoclonal Gammopathy of Uncertain Significance.

- Queimaduras
- Lesão do SNC
- Insuficiência hepática ou renal

ACHADOS CLÍNICOS

SINAIS E SINTOMAS

- Frequentemente assintomática
- Os sintomas, quando ocorrem, incluem dispepsia, anorexia, dor epigástrica, náuseas e vômitos
- Hemorragia digestiva alta, hematêmese, êmese tipo "borra de café" ou melena
- A hemorragia em geral não é hemodinamicamente significativa

DIAGNÓSTICO DIFERENCIAL

- A dor epigástrica sugere
  - Úlcera péptica
  - Refluxo gastresofágico
  - Câncer gástrico
  - Doença do trato biliar
  - Intoxicação alimentar
  - Gastrenterite viral
  - Dispepsia funcional
- A dor intensa sugere
  - Úlcera perfurada ou penetrante
  - Doença pancreática
  - Ruptura esofágica
  - Aneurisma aórtico rompido
  - Volvo gástrico
  - Isquemia miocárdica
- A hemorragia digestiva alta sugere
  - Doença ulcerosa péptica
  - Varizes esofágicas
  - Laceração de Mallory-Weiss
  - Malformações arteriovenosas

DIAGNÓSTICO

EXAMES LABORATORIAIS

- O hematócrito estará baixo se a hemorragia for significativa
- Deficiência de ferro

DIAGNÓSTICO POR IMAGEM

- A endoscopia alta para dispepsia ou hemorragia digestiva alta é diagnóstica
  - Eritema
  - Petéquias subepiteliais
  - Erosão
- A série gastrintestinal superior baritada é insensível, porque as anormalidades estão limitadas à mucosa

PROCEDIMENTOS DIAGNÓSTICOS

- A colocação de uma sonda nasogástrica revela aspirado sanguinolento

TRATAMENTO

MEDICAÇÕES

- Tratamento da hemorragia digestiva alta clinicamente significativa causada por gastrite por estresse, gastrite alcoólica ou gastrite por AINE
  - Os inibidores da bomba de prótons podem ser usados; entretanto, a eficácia e a estratégia ideal de administração são desconhecidas
  - Esomeprazol, lansoprazol ou pantoprazol 30-60 mg IV 2x/dia podem ser inicialmente administrados, aumentando conforme necessário para manter o pH intragástrico > 4,0
- Tratamento empírico da dispepsia (sem sintomas de alarme) causada por AINEs
  - Inibidor da bomba de prótons (omeprazol, 20 mg VO 1x/dia; rabeprazol, 20 mg VO 1x/dia; esomeprazol, 40 mg VO 1x/dia; lansoprazol 30 mg VO 1x/dia; ou pantoprazol, 40 mg VO 1x/dia) por 2-4 semanas
  - Os antagonistas dos receptores H_2 ou o sucralfato também podem ser efetivos
- Tratamento da dispepsia ou hemorragia digestiva alta menor causada por gastrite alcoólica: antagonistas dos receptores H_2 ou inibidores da bomba de prótons oralmente por 2-4 semanas
- Gastropatia por hipertensão porta
  - Betabloqueador não seletivo (propranolol ou nadolol)
  - Dose ajustada para reduzir a frequência cardíaca em repouso para < 60 batimentos/minuto

PROCEDIMENTOS TERAPÊUTICOS

- Gastropatia por hipertensão porta: procedimentos descompressivos do sistema porta, como, por exemplo, os *shunts* portossistêmicos intra-hepáticos transvenosos, são às vezes necessários para a hemorragia aguda

DESFECHOS

COMPLICAÇÕES

- Hemorragia digestiva alta aguda
- Perda gastrintestinal crônica de sangue com anemia

CASOS DE ENCAMINHAMENTO

- Gastrite por AINE com dispepsia persistente, apesar da descontinuação dos AINEs ou da terapia empírica
- Todos os pacientes com sintomas de alarme (dor intensa, perda de peso, vômitos, anemia, melena) devem ser encaminhados para endoscopia alta
- Hemorragia digestiva alta aguda clinicamente significativa

CASOS DE ADMISSÃO HOSPITALAR

- Gastrite por AINE
  - Hemorragia digestiva alta aguda
  - Dispepsia intensa com suspeita de doença ulcerosa péptica complicada ou diagnóstico alternativo
- Gastrite alcoólica com vômitos protraídos e/ou hemorragia digestiva alta aguda ou sinais de abstinência de álcool
- Gastropatia hipertensiva porta com hemorragia digestiva alta aguda

PREVENÇÃO

- Gastrite por estresse
  - Terapia profilática necessária somente em pacientes de alto risco na UTI
  - Abordagem ideal incerta
  - Infusões de antagonistas dos receptores H_2 em uma dose suficiente para manter o pH intragástrico > 4,0
  - Cimetidina (900-1.200 mg), ranitidina (150 mg) ou famotidina (20 mg) por infusão IV contínua durante 24 horas
  - A suspensão de omeprazol de liberação imediata (40 mg inicialmente e 8 horas mais tarde no primeiro dia, então 1x/dia) administrada VO ou via sonda nasogástrica pode ser preferida pela facilidade de administração, pela eficácia comparável e pelo custo mais baixo
  - Os inibidores da bomba de prótons IV (pantoprazol) são mais caros do que os agonistas dos receptores H_2 e do que a suspensão de omeprazol; a eficácia e a dosagem ideal ainda não foram estabelecidas
  - Suspensão de sucralfato 1 g 4x/dia
- Gastrite por AINE
  - Os pacientes em risco alto para complicações induzidas por AINEs devem receber terapia adjunta com um inibidor da bomba de prótons VO (p. ex., omeprazol ou rabeprazol 20 mg, lansoprazol 30 mg, ou esomeprazol ou pantoprazol 40 mg 1x/dia) ou misoprostol, 200 µg VO 4x/dia
  - Alternativamente, um agente seletivo da ciclo-oxigenase (COX)-2 deve ser usado (celecoxibe)
  - O uso de aspirina em baixa dose anula a segurança do agente COX-2 seletivo
  - Os pacientes de alto risco devem ser testados para *Helicobacter pylori* e tratados, se positivos

EVIDÊNCIAS

DIRETRIZES CLÍNICAS
- Gupta S et al. Management of nonsteroidal, anti-inflammatory, drug-associated dyspepsia. Gastroenterology. 2005 Nov;129(5):1711-9. [PMID: 16285968]
- National Guideline Clearinghouse

INFORMAÇÕES PARA OS PACIENTES
- Mayo Clinic
- MedlinePlus – Acute gastritis
- MedlinePlus – Chronic gastritis

REFERÊNCIAS
- Conrad SA et al. Randomized, double-blind comparison of immediate-release omeprazole suspension versus intravenous cimetidine for the prevention of upper gastrointestinal bleeding in critically ill patients. Crit Care Med. 2005 Apr;33(4):760-5. [PMID: 15818102]
- Harty RF et al. Stress ulcer bleeding. Curr Treat Options Gastroenterol. 2006 Apr;9(2):157-66. [PMID: 16539876]
- Hawkey C et al; NASA1 SPACE1 Study Group. Improvement with esomeprazole in patients with upper gastrointestinal symptoms taking non-steroidal antiinflammatory drugs, including selective COX-2 inhibitors. Am J Gastroenterol. 2005 May;100(5):1028-36. [PMID: 15842575]
- Stollman N et al. Pathophysiology and prophylaxis of stress ulcer in intensive care unit patients. J Crit Care. 2005 Mar;20(1):35-45. [PMID: 16015515]

Gastrite por Helicobacter Pylori

CARACTERÍSTICAS PRINCIPAIS

PRINCÍPIOS BÁSICOS DO DIAGNÓSTICO
- O *Helicobacter pylori* é um bastonete gram-negativo em forma de espiral que causa inflamação da mucosa gástrica

CONSIDERAÇÕES GERAIS
- A infecção aguda causa um mal-estar passageiro com náuseas e dor abdominal por alguns dias, associados à gastrite histológica aguda com neutrófilos polimorfonucleares
- Após a resolução dos sintomas, a maioria evolui para infecção crônica com inflamação crônica e difusa da mucosa, caracterizada por neutrófilos polimorfonucleares e linfócitos
- A erradicação obtida com antibióticos em > 85% leva à resolução da gastrite crônica
- A maior parte dos pacientes com infecção crônica permanece assintomática e não sofre nenhuma sequela; no entanto, observa-se o desenvolvimento de úlcera péptica em ~15% desses casos
- O risco de adenocarcinoma gástrico e linfoma gástrico de células B de baixo grau (linfoma do tecido linfoide associado à mucosa [TLAM ou MALT]) ou MALToma aumenta 3,5 a 20 vezes

ASPECTOS DEMOGRÁFICOS
- A infecção costuma ser adquirida na infância por disseminação de pessoa a pessoa
- Nos Estados Unidos, a prevalência da infecção é < 10% em indivíduos não imigrantes com menos de 30 anos de idade e > 50% naqueles acima de 60 anos
- A prevalência é mais alta em imigrantes e não brancos provenientes de países em desenvolvimento

ACHADOS CLÍNICOS

SINAIS E SINTOMAS
- Infecção aguda: dor epigástrica, náuseas e vômitos transitórios
- Infecção crônica
  - Geralmente assintomática
  - Os sintomas surgem nos pacientes que desenvolvem úlcera péptica ou câncer gástrico
  - Há controvérsias sobre a infecção crônica poder ou não causar dispepsia

DIAGNÓSTICO DIFERENCIAL
- Úlcera péptica
- Dispepsia funcional
- Doença do refluxo gastresofágico ou hérnia hiatal
- Doença biliar ou pancreatite
- Câncer gástrico ou pancreático
- Gastrenterite viral
- "Indigestão" por superalimentação, alimentos com alto teor de gordura, café
- *Angina pectoris*

DIAGNÓSTICO

EXAMES LABORATORIAIS
Exames não invasivos para detecção do H. pylori
- Pesquisa do antígeno fecal, teste respiratório da ureia ou testes sorológicos são recomendados como os exames iniciais mais eficazes em termos de custo
- Imunoensaio para pesquisa do antígeno fecal e teste respiratório da ureia com carbono marcado (C^{13})
  - Sensibilidade e especificidade elevadas (> 95%)
  - Teste positivo indica infecção ativa
  - Apesar de serem mais dispendiosos do que a sorologia, esses testes podem ter maior custo-benefício, porque reduzem o tratamento desnecessário em pacientes sem infecção ativa
- Teste sorológico ELISA baseado no laboratório
  - Possui acurácia global de 80%
  - O teste positivo não implica necessariamente infecção ativa existente
  - Após erradicação com antibióticos, os níveis de anticorpos diminuem até níveis não detectáveis em 50% dos pacientes por volta de 12-18 meses
- Os inibidores da bomba de prótons diminuem significativamente a sensibilidade do teste respiratório da ureia e dos ensaios de antígeno fecal (mas não os testes sorológicos); por essa razão, esses agentes terapêuticos devem ser interrompidos 14 dias antes da realização dos exames

Exame endoscópico para pesquisa do H. pylori
- Amostras obtidas por biópsia gástrica permitem a detecção dos microrganismos *H. pylori* na histologia e podem ser avaliadas quanto à presença de infecção ativa pela produção de urease (sensibilidade e especificidade de 90%)

PROCEDIMENTOS DIAGNÓSTICOS
- A endoscopia alta* com biópsia para avaliação da produção de urease e/ou histologia estabelece o diagnóstico
- Em pacientes com menos de 55 anos de idade e dispepsia sem sinais de complicações (disfagia, perda de peso, vômito, anemia), é recomendada a realização de teste e tratamento empíricos para *H. pylori*
- Em pacientes com mais de 55 anos de idade e dispepsia crônica ou naqueles de qualquer idade com sinais de complicações (disfagia, perda de peso, vômito, anemia), é aconselhável o exame de endoscopia para descartar doença em outros órgãos

---

* N. de T. Conhecida também como esofagogastroduodenoscopia.

TRATAMENTO

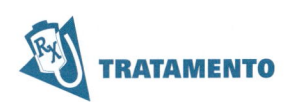

MEDICAÇÕES

- Tratar com regime terapêutico anti-*H. pylori* por 10-14 dias com um dos esquemas a seguir
  - Terapia tripla: inibidor da bomba de prótons: omeprazol, 20 mg VO 2x/dia; lansoprazol, 30 mg VO 2x/dia; rabeprazol, 20 mg VO 2x/dia; pantoprazol, 40 mg VO 2x/dia; ou esomeprazol, 40 mg VO 1x/dia; **mais** claritromicina, 500 mg VO 2x/dia e amoxicilina, 1 g VO 2x/dia **ou** metronidazol, 500 mg VO 2x/dia (em pacientes alérgicos à penicilina)
  - Terapia quádrupla: inibidor da bomba de prótons: omeprazol, 20 mg VO 2x/dia; lansoprazol, 30 mg VO 2x/dia; rabeprazol, 20 mg VO 2x/dia; ou pantoprazol, 40 mg VO 2x/dia; **mais** subsalicilato de bismuto 2 comprimidos VO 4x/dia, **mais** tetraciclina, 500 mg VO 4x/dia **mais** metronidazol, 250 mg VO 4x/dia
  - A terapia quádrupla é recomendada para pacientes que não responderam à tentativa inicial de erradicação com a terapia tripla
- Os inibidores da bomba de prótons devem ser administrados antes das refeições
- Evitar os regimes terapêuticos com metronidazol em áreas de resistência sabidamente elevada ou em pacientes que não responderam a um curso terapêutico que incluía metronidazol

DESFECHOS

SEGUIMENTO

- Após antibioticoterapia, não é recomendado o seguimento de rotina
- Em pacientes com histórico de úlcera péptica e complicações (sangramento), a erradicação bem-sucedida deve ser confirmada com o teste respiratório da ureia ou o teste do antígeno fecal

PROGNÓSTICO

- Todos os regimes terapêuticos recomendados produzem erradicação > 85%
- O risco de reinfecção por *H. pylori* é de apenas 1% ao ano

CASOS DE ENCAMINHAMENTO

- Os pacientes com infecção persistente após uma ou duas tentativas de tratamento devem ser encaminhados a um gastrenterologista ou especialista em doenças infecciosas

CASOS DE ADMISSÃO HOSPITALAR

- Complicações de úlcera péptica associada ao *H. pylori*

EVIDÊNCIAS

DIRETRIZES CLÍNICAS

- Caselli M et al; Cervia Working Group. "Cervia Working Group Report": guidelines on the diagnosis and treatment of *Helicobacter pylori* infection. Dig Liver Dis. 2001;33:75. [PMID: 11303980]
- Hunt R et al. Canadian Helicobacter Study Group Consensus Conference: update on the management of *Helicobacter pylori* – an evidence-based evaluation of six topics relevant to clinical outcomes in patients evaluated for *H pylori* infection. Can J Gastroenterol. 2004;18:547. [PMID: 15457293]
- Malfertheiner P et al. Current concepts in the management of *Helicobacter pylori* infection – the Maastricht 2-2000 Consensus Report. Aliment Pharmacol Ther. 2002; 16: 167. [PMID: 11860399]
- National Guideline Clearinghouse

ENDEREÇO ELETRÔNICO

- CDC – *H pylori*: The key to cure for most ulcer patients

INFORMAÇÕES PARA OS PACIENTES

- Uptodate – *Helicobacter pylori* infection and treatment

REFERÊNCIAS

- Axon A. *Helicobacter pylori*. What do we still need to know? J Clin Gastroenterol. 2006 Jan;40(1):15-9. [PMID: 16340627]
- Byzer P et al. Treatment of *Helicobacter pylori*. Helicobacter. 2005;10(Suppl 1):40-6. [PMID: 16178970]
- Gillen D et al. Gastroduodenal disease, *Helicobacter pylori*, and genetic polymorphisms. Clin Gastroenterol Hepatol. 2005 Dec;3(12):1180-6. [PMID: 16361041]
- Moayyedi P et al. Eradication of *Helicobacter pylori* for non-ulcer dyspepsia. Cochrance Database Syst Rev. 2005 Jan 25;(1):CD002096. [PMID: 15674892]
- Vakil N. *Helicobacter pylori* treatment: a practical approach. Am J Gastroenterol. 2006 Mar; 101(3):497-9. [PMID: 16542285]

Gastroparesia

CARACTERÍSTICAS PRINCIPAIS

- Condição crônica caracterizada por sintomas intermitentes, que vêm e vão, de náuseas, sensação de plenitude gástrica, saciedade precoce e vômitos, na ausência de quaisquer lesões mecânicas
- Causada por
  - Distúrbios endócrinos (diabetes melito, hipotireoidismo, deficiência de cortisol)
  - Pós-cirúrgica (vagotomia, ressecção gástrica parcial, fundoplicatura, derivação gástrica, procedimento de Whipple)
  - Condições neurológicas (doença de Parkinson, distrofia muscular e miotônica, disfunção autonômica, esclerose múltipla, síndrome pós-pólio, porfiria)
  - Condições reumatológicas (esclerose sistêmica progressiva)
  - Infecções (pós-viral, doença de Chagas)
  - Amiloidose
  - Síndromes paraneoplásicas
  - Medicações
  - Anorexia nervosa
- A causa nem sempre pode ser identificada

ACHADOS CLÍNICOS

- As manifestações de gastroparesia podem ser crônicas ou intermitentes
- Saciedade precoce, sensação de plenitude gástrica, náuseas e vômitos pós-prandiais (1-3 horas depois das refeições)

DIAGNÓSTICO

- A radiografia abdominal mostra dilatação do estômago
- A endoscopia ou radiografia baritada (série GI superior) exclui obstrução mecânica
- A cintilografia gástrica com uma refeição sólida pobre em gorduras avalia o esvaziamento gástrico
- A retenção gástrica de 60% depois de 2 horas ou de mais de 10% depois de 4 horas, é anormal

TRATAMENTO

- Nenhuma terapia específica

- Exacerbações agudas: sucção nasogástrica e fluidos IV, correção dos distúrbios de eletrólitos
- Tratamento a longo prazo: refeições pequenas e frequentes, pobres em fibras, leite, alimentos que formam gases e gordura
- Esvaziamento jejunal via sonda de alimentação ou jejunostomia externa se a alimentação oral não puder preencher as necessidades nutricionais
- A nutrição parenteral é raramente necessária, a menos que haja um distúrbio difuso da motilidade gástrica e intestinal
- Evitar opioides e anticolinérgicos
- Em pessoas com diabetes, manter os níveis de glicose < 200 mg/dL
- Metoclopramida, 5-20 mg VO 4x/dia ou 5-10 mg IV ou SC antes das refeições, e eritromicina, 125-250 mg VO 2x/dia ou 3 mg/kg IV 8/8 h
- Descompressão gástrica: os pacientes com gastroparesia grave podem precisar de uma gastrostomia endoscópica percutânea (GEP) para descomprimir o estômago
- Marca-passo gástrico com neuroestimulantes internamente implantados

Gaucher, Doença de

CARACTERÍSTICAS PRINCIPAIS

- Causada por uma deficiência de β-glucocerebrosidase, levando a um acúmulo de esfingolipídeos dentro das células fagocíticas em todo o corpo
- Herdada de forma autossômica recessiva
- Mais de 200 mutações foram encontradas
- Mais comum em judeus de ascendência *asquenaze*
- Duas formas incomuns da doença de Gaucher, os tipos II e III, envolvem o acúmulo neurológico de esfingolipídeos e problemas neurológicos
- O tipo II tem início na infância e um prognóstico ruim

ACHADOS CLÍNICOS

- A anemia e a trombocitopenia são comuns e primariamente devidas ao hiperesplenismo, mas a infiltração da medula com células de Gaucher pode ser um fator contributivo
- As erosões corticais dos ossos, sobretudo as vértebras e o fêmur, são causadas pelos infartos locais
- As dores ósseas, chamadas de "crises", lembram a dor vista na doença falciforme

DIAGNÓSTICO

- O aspirado da medula óssea revela as típicas células de Gaucher, que têm um núcleo excêntrico e inclusões positivas do ácido periódico de Schiff, junto com citoplasma enrugado e corpos de inclusão de um tipo fibrilar
- Fosfatase ácida sérica elevada
- A atividade deficiente da glucocerebrosidase nos leucócitos confirma o diagnóstico

TRATAMENTO

- Tratamento de suporte para dor óssea; evitar o risco de fraturas
- Esplenectomia para trombocitopenia
- Terapia de reposição enzimática
- Imiglucerase
  - Forma recombinante da enzima glucocerebrosidase
  - Dosagem: 30 unidades/kg/mês IV
  - Reduz os depósitos corporais totais de glicolipídeo
  - Melhora as manifestações ortopédicas e hematológicas, mas não as neurológicas

Giardíase

CARACTERÍSTICAS PRINCIPAIS

PRINCÍPIOS BÁSICOS DO DIAGNÓSTICO

- Diarreia aguda, que pode ser profusa e aquosa
- Diarreia crônica com fezes gordurosas e malcheirosas
- Cólicas abdominais, distensão, flatulência e mal-estar
- Cistos ou trofozoítos nas fezes

CONSIDERAÇÕES GERAIS

- Essa infecção do intestino delgado superior é causada pelo flagelado *Giardia lamblia* (também chamado de *G. intestinalis* e *G. duodenalis*)
- O organismo ocorre nas fezes como um trofozoíto flagelado e como um cisto
  - Somente a forma cística é infecciosa pela via oral
  - Os trofozoítos são destruídos pela acidez gástrica
- Reservatórios para infecção
  - Humanos
  - Cachorros, gatos, castores e outros mamíferos são implicados, mas sem confirmação
- Sob condições úmidas e frescas, os cistos podem sobreviver no ambiente por semanas a meses
- A transmissão ocorre como resultado de
  - Contaminação fecal de água ou alimento
  - Contato pessoa a pessoa
  - Conteúdo sexual anal-oral
- A dose infectante é baixa, com apenas 10 cistos
- A hipogamaglobulinemia, os níveis baixos de IgA secretória no intestino, a acloridria e a desnutrição favorecem o desenvolvimento da infecção

ASPECTOS DEMOGRÁFICOS

- O parasita ocorre em todo o mundo, especialmente nas áreas com saneamento ruim
- Nos Estados Unidos e na Europa, a infecção é o patógeno protozoário intestinal mais comum
- A estimativa americana é de 100.000 a 2,5 milhões de novas infecções que levam a 5.000 hospitalizações anuais
- Os grupos em risco especial incluem
  - Viajantes para áreas endêmicas
  - Pessoas que engolem água contaminada durante lazer ou viagens a regiões ermas
  - Homens que fazem sexo com homens
  - Pessoas com imunidade prejudicada
- Casos múltiplos são comuns em contextos domésticos, creches e asilos
- Os surtos ocorrem pela contaminação dos suprimentos de água

ACHADOS CLÍNICOS

SINAIS E SINTOMAS

- Cerca de 50% das pessoas infectadas não têm nenhuma infecção discernível e aproximadamente 10% se tornam eliminadores assintomáticos de cistos
- A síndrome diarreica aguda se desenvolve em 25-50% das pessoas
- O período de incubação em geral é de 1-3 semanas, mas pode ser mais longo

Infecção aguda

- Pode melhorar espontaneamente, mas em geral é seguida por diarreia crônica
- Pode começar de modo gradual ou súbito
- Pode durar dias ou semanas e é habitualmente autolimitada, mas a excreção de cistos pode ser prolongada

- Os cistos podem não ser detectados nas fezes no início da enfermidade
- A enfermidade inicial pode incluir diarreia aquosa profusa
- A hospitalização pode ser necessária devido à desidratação, particularmente em crianças jovens

Infecção crônica
- Cólicas abdominais, sensação de plenitude gástrica, flatulência, náuseas, mal-estar e anorexia são típicos
- A má absorção também pode estar presente
- Febre e vômitos são incomuns
- Diarreia
  - Em geral não é intensa
  - Pode ser diária ou recorrente
  - Os períodos intercalados podem incluir constipação
- As fezes são gordurosas ou espumosas e têm odor fétido, sem sangue, pus ou muco
- A perda de peso é frequente

DIAGNÓSTICO DIFERENCIAL
- Gastrenterite viral ou bacteriana
- Amebíase
- Deficiência de lactase
- Síndrome do intestino irritável
- Má absorção por outras causas como, por exemplo, doença celíaca
- Abuso de laxativos
- Doença de Crohn
- Criptosporidiose

DIAGNÓSTICO

EXAMES LABORATORIAIS
- Em geral não há sangue ou leucócitos nas fezes
- O diagnóstico é feito pela identificação de trofozoítos ou cistos nas fezes
- Um exame direto das fezes pode identificar trofozoítos móveis
- As amostras fixadas e coradas podem mostrar cistos ou trofozoítos
- A sensibilidade da análise das fezes não é ideal, estimada em 50-80% para uma amostra única e mais de 90% para três amostras
- Os ensaios de antígenos podem ser mais simples e mais baratos do que os exames de fezes repetidos, mas tais testes não identificarão outros patógenos das fezes
- Os testes múltiplos, que identificam antígenos de trofozoítos ou cistos, são em geral bastante sensíveis (85-98%) e específicos (90-100%)

PROCEDIMENTOS DIAGNÓSTICOS
- A amostragem do conteúdo duodenal com um teste do barbante ou biópsia em geral não é mais recomendada, mas as biópsias podem ser úteis em pacientes muito doentes ou imunocomprometidos

TRATAMENTO

MEDICAÇÕES
- Metronidazol (250 mg VO 3x/dia por 5-7 dias) ou tinidazol (2 g VO em dose única)
  - Tratamentos de escolha
  - O tinidazol parece ser igualmente eficaz e tem a vantagem de ser uma terapia de dose única
  - As taxas de cura para os cursos únicos são de tipicamente mais ou menos 80-95%
  - Os efeitos colaterais incluem náuseas transitórias, vômitos, desconforto epigástrico, cefaleia, gosto metálico
- Nitazoxanida
  - Recentemente aprovada nos Estados Unidos para o tratamento de crianças, mas também usada em adultos (500 mg VO 2x/dia por 3 dias)
  - Costuma ser bem tolerada, mas pode causar efeitos colaterais gastrintestinais leves
- Outros fármacos
  - A furazolidona (100 mg VO 4x/dia por 7 dias) é tão efetiva quanto os outros fármacos, mas causa efeitos colaterais gastrintestinais
  - O albendazol (400 mg VO diariamente por 5 dias) parece ter eficácia similar, mas tem sido menos estudado
  - A paromomicina (500 mg VO 3x/dia por 7 dias) parece ter eficácia um pouco mais baixa, mas pode ser o fármaco mais seguro em grávidas

PROCEDIMENTOS TERAPÊUTICOS
- Todos os contatos domésticos e as crianças expostas nas creches devem ser testados
- O tratamento dos pacientes assintomáticos deve ser considerado, já que eles podem transmitir a infecção
- Na presença de um diagnóstico presuntivo, mas com exames diagnósticos negativos, um curso empírico de tratamento é às vezes apropriado

DESFECHOS

PREVENÇÃO
- Uma vez que a cloração da água da comunidade (0,4 mg/L) é relativamente ineficaz para inativar os cistos, a filtração é necessária
- Para os viajantes internacionais ou para locais ermos, as medidas adequadas incluem
  - Ferver a água por 1 min
  - Filtrar a água com um tamanho de poro < 1 μm
- Nas creches, o descarte adequado das fraldas e as lavagens frequentes das mãos são essenciais

EVIDÊNCIAS

DIRETRIZES CLÍNICAS
- National Guideline Clearinghouse

ENDEREÇO ELETRÔNICO
- CDC – Division of Parasitic Diseases

INFORMAÇÕES PARA OS PACIENTES
- American Academy of Family Physicians
- Centers for Disease Control and Prevention
- CDC – Division of Parasitic Diseases

REFERÊNCIAS
- Ali SA et al. *Giardia intestinalis.* Curr Opin Infect Dis. 2003 Oct;16(5):453-60. [PMID: 14501998]
- Bailey JM et al. Nitazoxanide treatment for giardiasis and cryptosporidiosis in children. Ann Pharmacother. 2004 Apr; 38(4):634-40. [PMID: 14990779]
- Huang DB et al. An updated review on *Cryptosporidium* and *Giardia.* Gastroenterol Clin North Am. 2006 Jun; 35(2):291-314. [PMID: 16880067]
- Karabay O et al. Albendazole versus metronidazole treatment of adult giardiasis: An open randomized clinical study. World J Gastroenterol. 2004 Apr 15;10 (8):1215-7. [PMID: 15069729]

Ginecomastia

CARACTERÍSTICAS PRINCIPAIS

PRINCÍPIOS BÁSICOS DO DIAGNÓSTICO
- Aumento glandular da mama masculina
- A ginecomastia **gordurosa** é tipicamente difusa e indolor
- A ginecomastia **glandular** é "nodular" e pode ser dolorosa
- Deve ser distinguida de tumores ou mastite

CONSIDERAÇÕES GERAIS
Causas
- Endócrinas

- Hiperprolactinemia por qualquer causa
- Hipertireoidismo
- Síndrome de Klinefelter
- Hipogonadismo
- Doença sistêmica: doença hepática ou renal crônica
- Neoplasia
  - Testicular
  - Suprarrenal
  - Pulmão
  - Fígado
- Drogas/fármacos (alguns)
  - Álcool, maconha
  - Amiodarona
  - Cimetidina, omeprazol
  - Diazepam
  - Digoxina
  - Estrogênios, progestinas, testosterona
  - Finasterida
  - Flutamida
  - Isoniazida
  - Cetoconazol
  - Opioides
  - Inibidores da protease e antirretrovirais
  - Espironolactona
  - Antidepressivos tricíclicos
  - Alimentação com pescoço de aves que tenham sido alimentadas com estrogênios
- Infecção por HIV tratada com terapia antirretroviral altamente ativa (HAART), sobretudo efavirenz ou didanosina; o aumento da mama melhora espontaneamente em 73% dentro de 9 meses

ASPECTOS DEMOGRÁFICOS

- Comum na puberdade, especialmente em meninos mais altos e mais pesados do que a média
- Comum entre homens idosos
- Comum na obesidade
- Desenvolve-se em ~50% dos atletas que abusam de andrógenos e esteroides anabolizantes
- História familiar de malignidade

ACHADOS CLÍNICOS

SINAIS E SINTOMAS

- Mama masculina com aparência feminina
- Pontuada de acordo com a gravidade: I (leve), II (moderada), III (grave)
- O aumento da mama pode ser
  - Gorduroso
    - Habitualmente difuso
    - Não doloroso
  - Glandular
    - Assimétrico ou unilateral, "nodular"
    - O aumento glandular sob a aréola mamária pode ser sensível
- Uma secreção mamilar pode estar presente
- Ginecomastia da puberdade: aumento discoide doloroso do tecido mamário, embaixo da aréola, com 2-3 cm de diâmetro
- O exame testicular pode revelar tumor

DIAGNÓSTICO DIFERENCIAL

- Câncer de mama
- Aumento mamário gorduroso da obesidade
- Abscesso da mama (mastite)
- Câncer metastático como, por exemplo, da próstata
- Tratamento do câncer de próstata com agonistas/antagonistas da liberação do hormônio da gonadotrofina ou antiandrogênios

DIAGNÓSTICO

EXAMES LABORATORIAIS

- Prolactina sérica elevada se a ginecomastia for causada por hiperprolactinemia
- A β-gonadotrofina coriônica humana (hCG) sérica detectável implica tumor testicular (de células germinativas ou de Sertoli) ou outra malignidade (geralmente do pulmão ou do fígado)
- Entretanto, níveis detectáveis baixos (β-hCG < 5 mU/mL) podem ocorrer no hipogonadismo primário se o ensaio tiver reação cruzada com o hormônio luteinizante (LH)
- Testosterona sérica baixa, LH sérico alto no hipogonadismo primário
- Testosterona alta, LH alto na resistência androgênica parcial
- Estradiol sérico habitualmente normal, mas pode estar aumentado por
  - Tumores testiculares
  - β-hCG aumentada
  - Doença hepática
  - Obesidade
  - Tumores suprarrenais (raro)
- Hormônio estimulante da tireoide sérico baixo no hipertireoidismo
- Cariótipo (para síndrome de Klinefelter) indicado em homens com ginecomastia persistente sem causa óbvia

DIAGNÓSTICO POR IMAGEM

- Radiografia de tórax ou TC de pulmão em caso de suspeita de câncer de pulmão ou metástases
- Ultrassom testicular em caso de β-hCG detectável ou massa ao exame
- TC ou RM do abdome e da pelve se β-hCG detectável e nenhuma massa detectável ao exame ou ultrassom testicular
- Mamografia no tumor grande para descartar câncer de mama

PROCEDIMENTOS DIAGNÓSTICOS

- Aspiração com agulha fina de massas suspeitas, especialmente quando unilaterais ou assimétricas, para distinguir a ginecomastia do câncer ou da mastite

TRATAMENTO

MEDICAÇÕES

- Tratamento da condição subjacente
- Suspender medicamentos potencialmente ofensores se possível (p. ex., descontinuar espironolactona e substituir por eplerenona)
- Os medicamentos usados para tratar a ginecomastia podem produzir reações adversas; tratar a ginecomastia somente se for problemática e persistente
- Para a ginecomastia glandular dolorosa ou persistente, e não a gordurosa e difusa, (> 12 meses)
  - O raloxifeno, 60 mg VO 1x/dia, pode ser mais efetivo do que o tamoxifeno
  - Inibidores da aromatase (p. ex., letrozol, anastrozol, exemestano)
    - Marginalmente efetivos
    - Não devem ser usados habitualmente por meninos adolescentes, porque a terapia a longo prazo pode impedir a fusão epifisária

CIRURGIA

- A cirurgia está reservada para a ginecomastia persistente ou grave, uma vez que os resultados são frequentemente desapontadores
- A lipossucção transaxilar endoscopicamente assistida e a mastectomia subcutânea podem produzir resultados aceitáveis

DESFECHOS

PROGNÓSTICO

- A ginecomastia puberal e idiopática costuma ceder espontaneamente dentro de 1-2 anos
- A ginecomastia induzida por fármacos melhora após a suspensão do agente causador

PREVENÇÃO

- Evitar o abuso de andrógenos e esteroides anabolizantes

EVIDÊNCIAS

DIRETRIZES CLÍNICAS
- Daniels IR et al. Gynaecomastia. Eur J Surg. 2001;167:885. [PMID: 11841077]
- Dicker AP. The safety and tolerability of low-dose irradiation for the management of gynaecomastia caused by anti-androgen monotherapy. Lancet Oncol. 2003;4:30. [PMID: 12517537]
- Fruhstorfer BH et al. A systematic approach to the surgical treatment of gynaecomastia. Br J Plast Surg. 2003;56:237. [PMID: 12859919]

INFORMAÇÕES PARA OS PACIENTES
- American Academy of Family Physicians – Gynecomastia: when breasts form in males
- Mayo Clinic
- MedlinePlus – Gynecomastia
- University of Iowa Plastic Surgery

REFERÊNCIAS
- Lawrence SE et al. Beneficial effects of raloxifene and tamoxifen in the treatment of pubertal gynecomastia. J Pediatr. 2004 Jul;145(1):71-6. [PMID: 15238910]
- Mira JA et al; Grupo Andaluz para el Estudio de las Enfermedades Infecciosas. Gynaecomastia in HIV-infected men on highly active antiretroviral therapy: association with efavirenz and didanosine treatment. Antivir Ther. 2004 Aug;9(4):511-7. [PMID: 15456082]
- Ramon Y et al. Multimodality gynecomastia repair by cross-chest power-assisted superficial liposuction combined with endoscopic-assisted pull-through excision. Ann Plast Surg. 2005 Dec;55(6):591-4. [PMID: 16327457]
- Rhoden EL et al. Treatment of testosterone-induced gynecomastia with the aromatase inhibitor, anastrozole. Int J Impot Res. 2004 Feb;16(1):95-7. [PMID: 14963480]

Glomerulonefrite

CARACTERÍSTICAS PRINCIPAIS

PRINCÍPIOS BÁSICOS DO DIAGNÓSTICO
- Insuficiência renal aguda
- Edema
- Hipertensão
- Hematúria (com ou sem hemácias dismórficas ou cilindros hemáticos)
- Proteinúria leve a moderada

CONSIDERAÇÕES GERAIS
- Uma causa relativamente incomum de insuficiência renal aguda, ~5% dos casos hospitalizados de insuficiência renal intrínseca
- A glomerulonefrite aguda em geral significa um processo inflamatório causando disfunção renal ao longo de dias a semanas que pode ou não melhorar (Tabela 141)
- As lesões glomerulares inflamatórias incluem as lesões mesangioproliferativas, proliferativas focais e difusas e crescênticas
- A glomerulonefrite aguda rapidamente progressiva pode causar dano permanente aos glomérulos se não for prontamente identificada e tratada

Causas de glomerulonefrite
- Complexos imunes
  - Nefropatia por IgA
  - Endocardite
  - Lúpus eritematoso sistêmico
  - Crioglobulinemia (frequentemente associada a hepatite C)
  - Glomerulonefrite pós-infecciosa
  - Glomerulonefrite membranoproliferativa
- Pauci-imune (ANCA+)
  - Granulomatose de Wegener
  - Síndrome de Churg-Strauss
  - Poliarterite microscópica
- Doença antimembrana basal glomerular (MBG)
  - Doença de Goodpasture
  - Glomerulonefrite anti-MBG

ACHADOS CLÍNICOS

SINAIS E SINTOMAS
- Hipertensão
- Edema, primeiro nas partes do corpo com baixa tensão tecidual, como as regiões periorbitais e escrotais
- Urina escura

DIAGNÓSTICO DIFERENCIAL
- Nefrite intersticial aguda (NIA)
- Necrose tubular aguda (NTA)

DIAGNÓSTICO

EXAMES LABORATORIAIS
- EQU com fita reagente
  - Hematúria, proteinúria moderada (habitualmente < 3 g/dia)
  - Microscópico: sedimento urinário anormal com elementos celulares como hemácias, cilindros hemáticos e leucócitos
- Urina de 24 h para excreção de proteínas e depuração da creatinina
- A depuração da creatinina urinária é um marcador pouco confiável da taxa de filtração glomerular nos casos de valores de creatinina sérica que sofrem rápidas alterações
- A excreção fracionária de sódio costuma ser baixa (< 1%), a menos que a disfunção tubular renal seja marcada
- Níveis de complemento (C3, C4, CH_{50}), títulos de ASO, níveis do anticorpo anti-MBG, títulos do AAN, crioglobulinas, antígeno de superfície da hepatite B e anticorpo do vírus da hepatite C, fator nefrítico C3, ANCA

DIAGNÓSTICO POR IMAGEM
- Ultrassonografia renal

PROCEDIMENTOS DIAGNÓSTICOS
- Biópsia renal: o tipo da glomerulonefrite pode ser classificado de acordo com o padrão de imunofluorescência na microscopia óptica e o aspecto na microscopia eletrônica

TRATAMENTO

MEDICAÇÕES
- Corticosteroides em doses altas e agentes citotóxicos como ciclofosfamida, dependendo da natureza e da gravidade da doença
- Agentes anti-hipertensivos
- Diuréticos e restrição de sal e água para a sobrecarga de fluidos
- Inibidores da enzima conversora da angiotensina e bloqueadores dos receptores da angiotensina II

PROCEDIMENTOS TERAPÊUTICOS
- Terapias específicas direcionadas às causas subjacentes
- Diálise conforme necessário

DESFECHOS

SEGUIMENTO
- Com nefrologista, conforme ditado pela doença específica

COMPLICAÇÕES
- Doença renal crônica

CASOS DE ENCAMINHAMENTO
- Qualquer evidência de possível glomerulonefrite

CASOS DE ADMISSÃO HOSPITALAR
- Quaisquer sintomas agudos ou rapidamente progressivos (dias a semanas)

podem ser a causa para admissão, dependendo da doença

EVIDÊNCIAS

DIRETRIZES CLÍNICAS

- Singapore Ministry of Health: Glomerulonephritis, 2001
- Tomino Y et al. Clinical guidelines for immunoglobulin A (IgA) nephropathy in Japan, second version. Clin Exp Nephrol. 2003;7:93. [PMID: 14586726]

ENDEREÇO ELETRÔNICO

- National Kidney and Urologic Diseases Information Clearinghouse

INFORMAÇÕES PARA OS PACIENTES

- Mayo Clinic: Glomerulonephritis
- MedlinePlus: Glomerulonephritis
- National Kidney Foundation: Glomerulonephritis
- National Kidney and Urologic Diseases Information Clearinghouse: Glomerular Diseases

REFERÊNCIAS

- Cantarovich F et al. High-dose furosemide for established ARF: a prospective, randomized, double-blind, placebo-controlled, multicenter trial. Am J Kidney Dis. 2004 Sep;44(3):402-9. [PMID: 15332212]
- Esson ML et al. Diagnosis and treatment of acute tubular necrosis. Ann Intern Med. 2002 Nov 5;137(9):744-52. [PMID: 12416948]
- Kodner CM et al. Diagnosis and management of acute interstitial nephritis. Am Fam Physician. 2003 Jun 15; 67(12):2527-34. [PMID: 12825841]
- Mehta R et al. Diuretics, mortality, and nonrecovery of renal function in acute renal failure. JAMA. 2002 Nov 27; 288(20):2547-53. [PMID: 12444861]
- Merten GJ et al. Prevention of contrast-induced nephropathy with sodium bicarbonate: a randomized controlled trial. JAMA. 2004 May 19; 291(19):2328-34. [PMID: 15150204]
- Parmet S et al. JAMA patient page. Acute renal failure. JAMA. 2002 Nov 27;288 (20):2634. [PMID: 12444873]
- Perazella MA. Drug-induced renal failure: update on new medications and unique mechanisms of nephrotoxicity. Am J Med Sci. 2003 Jun;325(6):349-62. [PMID: 12811231]
- Vinen CS et al. Acute glomerulonephritis. Postgrad Med J. 2003 Apr; 79(930):206-13. [PMID: 12743337]
- Warnock DG. Towards a definition and classification of acute kidney injury. J Am Soc Nephrol. 2005 Nov; 16(11): 3149-50. [PMID: 16207828]
- Weisbord S et al. Radiocontrast-induced acute renal failure. J Intensive Care Med. 2005 Mar-Apr;20(2):63-75. [PMID: 15855219]

Glomerulonefrite Membranoproliferativa

CARACTERÍSTICAS PRINCIPAIS

- Idiopática ou secundária a complexos imunes ou à deposição de paraproteína e glomerulonefrites microangiopáticas trombóticas
- Apresenta-se com características nefríticas ou nefróticas
- A maioria dos pacientes tem mais de 30 anos
- Dois subgrupos principais: tipo I e tipo II; o tipo II é menos comum do que o tipo I

ACHADOS CLÍNICOS

Tipo I

- História de infecção recente do trato respiratório superior em ~33%
- Síndrome nefrótica

Tipo II

- Achados de glomerulonefrite

DIAGNÓSTICO

Tipo I

- Os níveis séricos de complemento estão baixos
- Biópsia renal
  - A microscopia óptica mostra membrana basal glomerular espessada por deposição de complexos imunes, proliferação anormal de células mesangiais, aspecto "dividido" da parede capilar
  - A imunofluorescência mostra IgG, IgM e depósitos granulares de C3, C1q e C4

Tipo II

- Biópsia renal
  - A microscopia óptica mostra achados similares aos do tipo I
  - Entretanto, a microscopia eletrônica mostra um denso depósito de material homogêneo, substituindo parte da membrana basal glomerular
- O fator nefrítico C3, um anticorpo IgG circulante, é encontrado no soro

TRATAMENTO

- O tratamento é controverso
- Terapia com corticosteroide
- Fármacos antiplaquetários: aspirina, 500-975 mg/dia, mais dipiridamol, 225 mg/dia
- No passado, 50% dos pacientes progrediam para doença renal terminal em 10 anos; agora poucos o fazem com a introdução da terapia mais agressiva
- O prognóstico é menos favorável com doença tipo II, insuficiência renal precoce, hipertensão e síndrome nefrótica persistente
- Transplante renal, mas ambos os tipos podem recorrer depois

Glomerulonefrite Pós-Infecciosa

CARACTERÍSTICAS PRINCIPAIS

- As causas incluem
  - Infecção por estreptococos β-hemolíticos nefritogênicos do grupo A, especialmente o tipo 12
  - Bacteriemia (p. ex., sepse por *Staphylococcus aureus*)
  - Endocardite infecciosa
  - Infecções da fístula
  - Hepatite B
  - Infecção por citomegalovírus
  - Mononucleose infecciosa
  - Coccidioidomicose
  - Malária
  - Toxoplasmose

ACHADOS CLÍNICOS

- Oligúria
- Edema
- Hipertensão, variável
- Proteinúria

DIAGNÓSTICO

- Os níveis séricos de complemento estão baixos
- Os títulos da antiestreptolisina O (ASO) às vezes estão altos
- EQU: urina cor de cola, com hemácias, cilindros hemáticos e proteinúria
- Proteína da urina de 24 h < 3,5 g/dia
- Biópsia renal

- A microscopia óptica mostra glomerulonefrite proliferativa difusa
- A imunofluorescência mostra IgG e C3 em um padrão granular no mesângio e ao longo da membrana basal capilar
- A microscopia eletrônica mostra depósitos grandes, densos e subepiteliais, ou "corcundas"

TRATAMENTO

- Medidas de suporte
- Antibióticos, conforme indicado para infecção
- Medicamentos anti-hipertensivos
- Restrição de sal e fluidos
- Diuréticos

Glossite & Glossodinia

CARACTERÍSTICAS PRINCIPAIS

- Glossite
  - A inflamação da língua com perda das papilas filiformes leva à glossite
  - Pode ser secundária a deficiências nutricionais (p. ex., niacina, riboflavina, ferro ou vitamina E), reações medicamentosas, desidratação, irritantes, alimentos e líquidos e, possivelmente, reações autoimunes ou psoríase
- Glossodinia
  - Queimação e dor na língua; pode ocorrer com ou sem glossite
  - Tem sido associada a diabetes melito, fármacos (p. ex., diuréticos), tabaco, xerostomia e candidíase, bem como às causas de glossite
  - A doença periodontal não é um fator

ACHADOS CLÍNICOS

- Raramente dolorosa
- Glossite: língua vermelha, de superfície lisa

DIAGNÓSTICO

- Clínico

TRATAMENTO

- Glossite
  - Se a causa primária não puder ser tratada, considerar terapia de reposição nutricional empírica

- Glossodinia
  - Tranquilização de que não há nenhuma infecção ou tumor
  - Medicamentos ansiolíticos e uma avaliação de possível condição psicológica podem ser úteis
  - O tratamento das possíveis causas subjacentes, a substituição dos medicamentos de longo prazo por alternativas e a cessação do tabagismo podem solucionar os sintomas
  - Considerar uma tentativa empírica com gabapentina para o controle dos sintomas

Gonococos, Infecções por

CARACTERÍSTICAS PRINCIPAIS

PRINCÍPIOS BÁSICOS DO DIAGNÓSTICO

- Corrimento uretral purulento e profuso, especialmente em homens, com disúria, produzindo um esfregaço positivo
- Em homens
  - Epididimite
  - Prostatite
  - Inflamação periuretral
  - Proctite
  - Infecção faríngea
- Em mulheres
  - Assintomática ou cervicite com corrimento purulento
  - Vaginite, salpingite e proctite também ocorrem
- Doença disseminada
  - Febre
  - Erupção
  - Tenossinovite
  - Artrite séptica
- Diplococos intracelulares gram-negativos vistos em um esfregaço ou cultivados a partir de qualquer local, particularmente da uretra, da cérvice, da faringe e do reto

CONSIDERAÇÕES GERAIS

- A gonorreia é causada por *Neisseria gonorrhoeae*, um diplococo gram-negativo

ASPECTOS DEMOGRÁFICOS

- A gonorreia é transmitida como resultado da atividade sexual e tem sua maior incidência no grupo etário de 15-29 anos

ACHADOS CLÍNICOS

SINAIS E SINTOMAS

- A infecção assintomática é comum e ocorre em ambos os sexos
- Locais atípicos de infecção primária (p. ex., a faringe ou o reto) devem ser sempre considerados

Uretrite

- Em homens
  - Inicialmente, queimação ao urinar e um corrimento seroso ou lácteo
  - Após 1-3 dias, a dor uretral fica mais pronunciada e o corrimento fica amarelo, cremoso e profuso, às vezes tingido de sangue
  - Pode regredir e ficar crônica ou progredir e envolver a próstata, o epidídimo e as glândulas periuretrais com inflamação aguda e dolorosa
  - A infecção retal é comum em homens homossexuais
- Em mulheres
  - Disúria
  - Frequência e urgência urinárias

Cervicite

- A infecção pode ser assintomática, com um corrimento vaginal apenas ligeiramente aumentado e cervicite moderada ao exame
- A infecção costuma ficar sintomática durante a menstruação
- A vaginite e a cervicite, com corrimento purulento e inflamação das glândulas de Bartholin, são comuns
- A infecção pode permanecer como uma cervicite crônica
- Pode progredir e envolver o útero e as tubas, com salpingite aguda e crônica e com fibrose tubária e esterilidade
- Na doença inflamatória pélvica, anaeróbios e clamídias frequentemente acompanham os gonococos

Conjuntivite

- A inoculação direta de gonococos no saco conjuntival ocorre por autoinoculação a partir de uma infecção genital
- A conjuntivite purulenta pode progredir rapidamente para pan-oftalmite e perda do olho, a menos que seja tratada prontamente

DIAGNÓSTICO DIFERENCIAL

- Uretrite não gonocócica, por exemplo, *Chlamydia, Ureaplasma urealyticum*
- Artrite séptica de outra causa bacteriana
- Artrite reativa (síndrome de Reiter)

- Corrimento vaginal devido a candidíase, vaginose bacteriana ou tricomoníase
- Meningococcemia crônica

DIAGNÓSTICO

EXAMES LABORATORIAIS

- Em homens, a coloração de Gram do corrimento uretral, sobretudo durante a primeira semana depois do início, tipicamente mostra diplococos gram-negativos em leucócitos polimorfonucleares
- A coloração de Gram é menos frequentemente positiva em mulheres
- A cultura é o padrão-ouro diagnóstico, em particular quando a coloração de Gram for negativa
- Testes de amplificação de ácidos nucleicos
  - Detectam N. gonorrhoeae nas amostras cervicais e uretrais com swab e em urina, permitindo o diagnóstico rápido da infecção gonocócica
  - A sensibilidade e a especificidade são comparáveis ou superiores à cultura das amostras com swab

TRATAMENTO

MEDICAÇÕES

- Para uretrite ou cervicite
  - O tratamento de escolha é ceftriaxona, 125 mg IM, ou cefpodoxima, 400 mg VO em dose única
  - A resistência às fluoroquinolonas está aumentando, motivo pelo qual elas não são mais recomendadas
  - Tendo em vista que uma infecção coexistente por clamídia é comum, deve-se tratar também com doxiciclina, 100 mg VO 2x/dia por 7 dias, ou uma dose única de 1 g VO de azitromicina
- Salpingite, prostatite, bacteriemia, artrite e outras complicações causadas por cepas suscetíveis
  - Terapia inicial
    • Ceftriaxona, 1 g IV 1x/dia
    • Uma fluoroquinolona (p. ex., ciprofloxacino, 400 mg IV 12/12 h), desde que o isolado seja suscetível
    • Espectinomicina, 2 g IM 12/12 h
  - Pelo menos 1 semana de duração total da terapia, que pode ser completada com um regime oral como
    • Cefpodoxima, 200-400 mg VO 12/12 h
    • Levofloxacino, 500 mg 1x/dia

PROCEDIMENTOS TERAPÊUTICOS

- A terapia é tipicamente administrada antes que as suscetibilidades antimicrobianas sejam conhecidas
- Todos os parceiros sexuais devem ser tratados

DESFECHOS

COMPLICAÇÕES

Doença disseminada

- As complicações sistêmicas se seguem à disseminação dos gonococos a partir do local primário via circulação sanguínea
- A bacteriemia gonocócica está associada a
  - Febre intermitente
  - Artralgias
  - Lesões cutâneas, variando de maculopapulares a pustulosas, que tendem a ser pouco numerosas e perifericamente localizadas

CASOS DE ENCAMINHAMENTO

- Relatar todos os casos ao departamento de saúde pública para localizar contatos

CASOS DE ADMISSÃO HOSPITALAR

- A maioria dos casos de doença inflamatória pélvica (talvez não os casos leves)
- Todos os casos de doença disseminada suspeitada ou comprovada

PREVENÇÃO

- O preservativo, se corretamente usado, pode reduzir o risco de infecção
- Os fármacos efetivos, tomados em doses terapêuticas dentro de 24 horas da exposição, podem abortar uma infecção

EVIDÊNCIAS

DIRETRIZES CLÍNICAS

- Centers for Disease Control and Prevention. Sexually transmitted disease treatment guidelines 2002.

REFERÊNCIA

- Workowski KA et al; Centers for Disease Control and Prevention. Sexually transmitted diseases treatment guidelines, 2006. MMWR Recomm Rep. 2006 Aug 4;55(RR-11):1-94. [PMID: 16888612]

Goodpasture (Síndrome), Pulmonar

CARACTERÍSTICAS PRINCIPAIS

PRINCÍPIOS BÁSICOS DO DIAGNÓSTICO

- Tríade composta de hemorragia pulmonar, anticorpo circulante antimembrana basal glomerular (MBG) e glomerulonefrite devido a anti-MBG
- Até um terço dos pacientes com glomerulonefrite anti-MBG não têm nenhuma evidência de lesão pulmonar

CONSIDERAÇÕES GERAIS

- Constelação clínica de hemorragia alveolar pulmonar recorrente com glomerulonefrite rapidamente progressiva
- Lesão mediada pelo anticorpo anti-MBG
- ~10% dos pacientes com glomerulonefrite aguda rapidamente progressiva têm anti-MBG
- Associada a infecção por influenza A, exposição a solventes hidrocarbonetos e antígenos HLA-DR2 e B7

ASPECTOS DEMOGRÁFICOS

- A incidência em homens é ~6 vezes a das mulheres
- Ocorre mais comumente na segunda e terceira décadas

ACHADOS CLÍNICOS

SINAIS E SINTOMAS

- Costuma apresentar-se com hemoptise, embora a hemorragia pulmonar possa estar oculta
- Dispneia, tosse, hipoxemia e opacidades alveolares bilaterais são típicas
- Anemia ferropriva
- Hematúria microscópica
- A infecção do trato respiratório superior precede o início em 20-60% dos casos
- Possível insuficiência respiratória
- Hipertensão
- Edema

DIAGNÓSTICO DIFERENCIAL

- Insuficiência cardíaca congestiva grave (edema pulmonar e azotemia pré-renal)
- Insuficiência renal (com hipervolemia e edema pulmonar)
- Poliangeiite microscópica (poliarterite nodosa)
- Lúpus eritematoso sistêmico
- Púrpura de Henoch-Schönlein

- Granulomatose de Wegener
- Doença dos legionários
- Trombose da veia renal com embolia pulmonar

DIAGNÓSTICO

EXAMES LABORATORIAIS
- Anticorpo anti-MBG circulante no soro em > 90%
- Anemia ferropriva
- Os níveis de complemento estão normais
- O escarro contém macrófagos carregados com hemossiderina
- A capacidade de difusão do monóxido de carbono pode estar notadamente aumentada

DIAGNÓSTICO POR IMAGEM
- As radiografias do tórax mostram opacidades alveolares deslocadas

PROCEDIMENTOS DIAGNÓSTICOS
- A biópsia demonstra os característicos depósitos lineares de IgG nos glomérulos ou alvéolos por imunofluorescência

TRATAMENTO

MEDICAÇÕES
- O tratamento é uma combinação de terapia de troca plasmática para eliminar os anticorpos circulantes e administração de imunossupressores (corticosteroides e ciclofosfamida) para impedir a formação de novos anticorpos
- Administrar metilprednisolona, 30 mg/kg IV 1x/dia por 3 dias, seguidos por prednisona oral na dose de 1 mg/kg/dia e ciclofosfamida oral, 2 mg/kg/dia

PROCEDIMENTOS TERAPÊUTICOS
- Plasmaférese, realizada diariamente por até 2 semanas, combinada com corticosteroides e ciclofosfamida

DESFECHOS

SEGUIMENTO
- Os níveis de anticorpos anti-MBG devem diminuir à medida que o curso clínico melhora

COMPLICAÇÕES
- Insuficiência renal
- Insuficiência respiratória

PROGNÓSTICO
- O prognóstico é ruim em pacientes com oligúria e creatinina sérica > 6-7 mg/dL

CASOS DE ENCAMINHAMENTO
- Os pacientes devem ser encaminhados a um pneumologista, reumatologista ou nefrologista

CASOS DE ADMISSÃO HOSPITALAR
- Insuficiência respiratória
- Doença renal progressiva ou grave

EVIDÊNCIAS

INFORMAÇÕES PARA OS PACIENTES
- National Institutes of Health
- National Kidney and Urologic Diseases Information Clearinghouse

REFERÊNCIA
- Collard HR et al. Diffuse alveolar hemorrhage. Clin Chest Med. 2004 Sep; 25(3):583-92. [PMID: 15331194]

Granulomatose de Wegener

CARACTERÍSTICAS PRINCIPAIS

PRINCÍPIOS BÁSICOS DO DIAGNÓSTICO
- Tríade de
  - Doença do trato respiratório superior
  - Doença respiratória inferior
  - Glomerulonefrite
- Suspeitar deste diagnóstico sempre que problemas respiratórios comuns (p. ex., congestão nasal, sinusite) forem refratários ao tratamento
- Patologia definida pela tríade de
  - Vasculite de pequenos vasos
  - Inflamação granulomatosa
  - Necrose
- ANCAs, em geral dirigidos contra a proteinase-3 (menos comumente contra a mieloperoxidase na doença grave e ativa) (90% dos pacientes)
- A doença renal costuma ser rapidamente progressiva

CONSIDERAÇÕES GERAIS
- A doença se apresenta como vasculite de pequenas artérias, arteríolas e capilares, lesões granulomatosas necrotizantes dos tratos respiratórios superior e inferior, além de glomerulonefrite

ASPECTOS DEMOGRÁFICOS
- Incidência anual de 10 por milhão
- Ocorre mais comumente na quarta e na quinta décadas de vida
- Acomete homens e mulheres com igual frequência

ACHADOS CLÍNICOS

SINAIS E SINTOMAS
- Geralmente se desenvolve ao longo de 4-12 meses
- Febre, mal-estar e perda ponderal
- 90% dos pacientes se apresentam com sintomas dos tratos respiratórios superior ou inferior ou de ambos
- Os sintomas do trato respiratório superior podem incluir
  - Congestão nasal, sinusite
  - Otite média, mastoidite
  - Inflamação gengival
  - Estridor por estenose subglótica
- O exame físico pode ser notável pela presença de congestão, crostas, ulcerações, sangramentos e mesmo perfuração da mucosa nasal
- Os pulmões são acometidos inicialmente em 40% dos casos e, com a evolução da doença, em 80% dos casos, com os sintomas incluindo tosse, dispneia e hemoptise
- O envolvimento renal (75%) pode ser subclínico até que a insuficiência renal esteja avançada
- Outros sintomas precoces podem incluir
  - Proptose unilateral (por pseudotumor)
  - Olho vermelho por esclerite
  - Artrite
  - Púrpura
  - Disestesia devido à neuropatia
  - A destruição da cartilagem nasal, com a deformidade "em sela", ocorre tardiamente
- Os pacientes têm alto risco de eventos trombóticos venosos (trombose venosa profunda, embolia pulmonar)

DIAGNÓSTICO DIFERENCIAL
- Poliarterite nodosa
- Poliangiite microscópica
- Síndrome de Churg-Strauss
- Sinusite crônica
- Doença de Goodpasture
- Lúpus eritematoso sistêmico
- Sarcoidose

DIAGNÓSTICO

EXAMES LABORATORIAIS
- c-ANCA
  - Causado por anticorpos contra a proteinase-3, um constituinte dos grânulos neutrófilos
  - Têm alta especificidade (> 90%)
  - No caso de doença ativa, a sensibilidade do c-ANCA também é razoavelmente alta (= 70%)

- p-ANCA
  - Causado por anticorpos contra a mieloperoxidase e muito menos específico do que o c-ANCA
  - Aproximadamente 10-25% dos pacientes com granulomatose de Wegener clássica têm p-ANCA
- O sedimento urinário na doença renal invariavelmente contém hemácias, com ou sem leucócitos, e cilindros hemáticos

DIAGNÓSTICO POR IMAGEM

- A TC de tórax é mais sensível do que a radiografia de tórax para infiltrados, nódulos, massas e cavidades

PROCEDIMENTOS

- O exame de ANCA não elimina a necessidade, na maioria dos casos, da confirmação do diagnóstico por biópsia tecidual
- A gama completa de alterações patológicas geralmente só é evidente na biópsia pulmonar por toracoscopia
- As características histológicas incluem
  - Vasculite
  - Inflamação granulomatosa
  - Necrose geográfica
  - Inflamação aguda e crônica
- A biópsia renal demonstra uma glomerulonefrite necrotizante segmentar com múltiplos crescentes (característica, mas não diagnóstica)

TRATAMENTO

MEDICAÇÕES

- Prednisona e ciclofosfamida oral para tratamento de indução
- O metotrexato, 20-25 mg/semana, é um substituto razoável para a ciclofosfamida oral em pacientes cuja doença não ameaça prontamente a vida
- A azatioprina (até 2 mg/kg/dia VO) pode substituir a ciclofosfamida quando for alcançada a remissão
- Antes da instituição da azatioprina, os pacientes devem ser testados para deficiências ao nível da tiopurina-metiltransferase, uma enzima essencial para o metabolismo da azatioprina
- O rituximabe, que depleta os linfócitos T e, assim, reduz os níveis de ANCA, parece promissor e pode ajudar a revelar se o ANCA desempenha um papel crítico na patogênese da granulomatose de Wegener

PROCEDIMENTOS TERAPÊUTICOS

- O tratamento precoce é crucial na prevenção da insuficiência renal e pode salvar a vida do paciente

DESFECHOS

SEGUIMENTO

- Hemograma completo a cada 2 semanas para pacientes que recebem ciclofosfamida diariamente

COMPLICAÇÕES

Complicações permanentes ligadas à doença

- Acometem 85% dos pacientes
- Doença renal terminal
- Diminuição da audição
- Dificuldades visuais
- Estenose subglótica
- Deformidade em sela
- Tromboflebite venosa profunda ou embolia pulmonar

Complicações permanentes ligadas ao tratamento

- Acometem 40% dos pacientes
- Numerosos efeitos dos corticosteroides
- Ciclofosfamida
  - Hipoplasia de medula óssea
  - Malignidades secundárias (bexiga, leucemia)
  - Cistite hemorrágica
  - Infertilidade

PROGNÓSTICO

- Sem tratamento a doença é invariavelmente fatal, a maioria dos pacientes sobrevivendo < 1 ano após o diagnóstico
- Remissões têm sido induzidas em até 75% dos pacientes tratados com ciclofosfamida e prednisona, embora metade deles terminem sofrendo recorrências da doença

CASOS DE ENCAMINHAMENTO

- Todos os pacientes devem ser monitorados por um reumatologista. Outras consultorias com subespecialidades podem ser apropriadas

CASOS DE ADMISSÃO HOSPITALAR

- Hemorragia alveolar
- Glomerulonefrite rapidamente progressiva

EVIDÊNCIAS

ENDEREÇO ELETRÔNICO

- The Johns Hopkins Vasculitis Center

REFERÊNCIAS

- Bosch X et al. Antineutrophil cytoplasmic antibodies. Lancet. 2006 Jul 29; 368(9533):404-18. [PMID: 16876669]
- Merkel PA et al. High incidence of venous thrombotic events among patients with Wegener granulomatosis: the Wegener's Clinical Occurrence of Thrombosis (WeCLOT) Study. Ann Intern Med. 2005 Apr 19;142(8):6206. [PMID: 15838068]
- Seo P et al. Damage caused by Wegener's granulomatosis and its treatment: prospective data from the Wegener's Granulomatosis Etanercept Trial (WGET). Arthritis Rheum. 2005 Jul; 52(7):2168-78. [PMID: 15986348]
- Wegener's Granulomatosis Etanercept Trial (WGET) Research Group: Etanercept plus standard therapy for Wegener's granulomatosis. N Engl J Med. 2005 Jan 27;352(4):351-61. [PMID: 15673801]

Gravidez

CARACTERÍSTICAS PRINCIPAIS

PRINCÍPIOS BÁSICOS DO DIAGNÓSTICO

- Amenorreia, ganho de peso, náuseas e vômitos, além de modificações da mama
- Teste de gravidez positivo

CONSIDERAÇÕES GERAIS

- O diagnóstico imediato de gravidez permite o cuidado pré-natal precoce e possibilita o afastamento de atividades ou exposições nocivas
- Em caso de gravidez indesejada, o diagnóstico precoce permite o aconselhamento no que diz respeito à aceitação ou ao término

ACHADOS CLÍNICOS

SINAIS E SINTOMAS

- A ausência de sinais ou sintomas é diagnóstica
- Amenorreia, ganho de peso
- Náuseas e vômitos
- Sensibilidade e formigamento das mamas
- Frequência e urgência urinárias
- Os primeiros sinais de vida (percepção do primeiro movimento fetal) são observados na gestação de ~18 semanas
- Sinais
  - Modificações das mamas, aumento de volume abdominal, bem como cianose da vagina e de parte da cérvice (semana 7)
  - Amolecimento da cérvice (semana 7)

- Aumento de volume generalizado do útero e amolecimento do corpo uterino (pós-semana 8)
- O fundo uterino torna-se palpável acima da sínfise púbica por volta de 12-15 semanas a partir do último período menstrual
- O fundo uterino atinge o umbigo em 20-22 semanas
- Sons cardíacos fetais auscultados com Doppler em 10-12 semanas

DIAGNÓSTICO DIFERENCIAL

- Miomas podem ser confundidos com útero gravídico
- Um tumor ovariano situado na linha média pode deslocar o útero não gravídico
- Gestações ectópicas podem exibir níveis mais baixos da gonadotrofina coriônica humana (hCG) que estabilizam ou declinam
- Menopausa prematura

DIAGNÓSTICO

EXAMES LABORATORIAIS

Testes diagnósticos

- Todos os testes de gravidez na urina ou no sangue contam com a detecção do hormônio hCG placentário e são precisos na ausência de período menstrual ou logo após ele
- Os testes laboratoriais ou caseiros utilizam anticorpos monoclonais específicos para hCG
- Os níveis de hCG aumentam logo após a implantação do feto, duplicam a cada 48 horas, atingem o pico em 50-75 dias e declinam no segundo e terceiro trimestres da gestação

Triagem no momento do diagnóstico

- São recomendados os seguintes exames
  - Urinálise; cultura de amostra urinária coletada no jato médio
  - Hemograma completo
  - Sorologia para sífilis
  - Título humoral contra rubéola
  - Histórico de varicela (catapora)
  - Tipo sanguíneo e fator Rh
  - Triagem de anticorpos atípicos
  - Teste do antígeno de superfície da hepatite B
- O teste de HIV deve ser incentivado
- São indicadas culturas da cérvice para pesquisa de *Neisseria gonorrhoeae* e *Chlamydia*, bem como esfregaço de Papanicolaou
- O teste para avaliação de hemoglobinas anormais deve ser feito em pacientes sob risco de anemia falciforme ou traços de talassemia
- O teste cutâneo de tuberculose é recomendado para grupos de alto risco
- A triagem para doenças de Tay-Sachs e Canavan deve ser oferecida a
  - Mulheres judias com parceiros judeus (especialmente aquelas de ascendência asquenaze)
  - Casais de ascendência francesa-canadense ou cajun*
- É recomendável também a triagem de hepatite C em mães de alto risco

Triagem durante a gravidez

- A mensuração dos níveis séricos maternos da alfafetoproteína deve ser oferecida a todas as mulheres para triagem de defeitos do tubo neural, sendo obrigatória em alguns estados (16-20 semanas)
- Os níveis de hCG, estriol e inibina A são combinados com a alfafetoproteína (teste quádruplo) para detecção da síndrome de Down no feto
- A triagem de aneuploidia no primeiro trimestre com translucência nucal, níveis séricos de proteína A plasmática associada à gravidez (PAPP-A) e subunidade-β livre da hCG pode ser sugerida em 11-13 semanas
- Triagem de diabetes gestacional por meio de avaliação da glicose 1 hora após carga de 50 g desse carboidrato (26-28 semanas)
- O teste de tolerância à glicose de 3 horas deve ser feito após um teste anormal de carga de glicose de 1 hora
- Repetição do teste do fator Rh em pacientes negativas (28 semanas, embora o resultado não seja necessário antes da aplicação de Ig anti-Rho[D])
- Hemograma completo para avaliar a presença de anemia da gravidez (28-32 semanas)
- Repetição dos testes de sífilis, HIV e culturas da cérvice em pacientes de alto risco (36 semanas até o parto)
- Pode ser feita triagem para colonização por estreptococos do grupo B via cultura retovaginal em 35-37 semanas
  - Se negativa, não se fornece profilaxia
  - Se as culturas da triagem forem positivas e se o microrganismo for sensível, administra-se profilaxia durante o parto com penicilina ou clindamicina
  - Pacientes com fatores de risco para estreptococos do grupo B ou que dão à luz em < 37 semanas recebem profilaxia durante o parto
  - Pacientes não submetidas à cultura em 35-37 semanas recebem profilaxia apenas na existência de histórico de bacteriúria por estreptococos do grupo B ou doença prévia por esses microrganismos em um bebê, febres durante o parto ou ruptura de membrana > 18 horas

DIAGNÓSTICO POR IMAGEM

- É aconselhável evitar radiografias a menos que sejam essenciais e aprovadas pelo médico; nesse caso, deve-se utilizar proteção contra radiação
- O ultrassom fetal para prever o momento exato do parto e avaliar a anatomia do feto costuma ser realizado em gestação de 18-20 semanas
- Em gestações múltiplas, o ultrassom é repetido a cada 4 semanas para identificar crescimento discordante

TRATAMENTO

MEDICAÇÕES

- No período pré-natal, fica indicado o consumo de vitaminas com ferro e ácido fólico
- Não é recomendável a ingestão de medicamentos a menos que sejam prescritos ou autorizados pelo médico da paciente (Tabelas 96 e 99)
- A penicilina (5 milhões de unidades, seguidas por 2,5 milhões de unidades a cada 4 horas até o parto) ou a clindamicina (900 mg IV a cada 8 horas) são administradas para profilaxia de infecção estreptocócica do grupo B com isolados suscetíveis

PROCEDIMENTOS TERAPÊUTICOS

- O aconselhamento genético com a opção de amostragem vilocoriônica ou amniocentese deve ser oferecido a mulheres com 35 anos de idade ou mais no momento do parto, histórico familiar de anormalidades congênitas ou filho anterior com doença metabólica, anormalidade cromossômica ou defeito do tubo neural

DESFECHOS

SEGUIMENTO

- As consultas pré-natais devem ser programadas
  - A cada 4 semanas de 0-28 semanas
  - A cada 2 semanas de 28-36 semanas

---

* N. de T. Descendentes dos franceses que migraram da Acádia no Canadá e estabeleceram-se em Louisiana nos Estados Unidos (Fonte: Babylon dictionary).

– Semanalmente, de 36 semanas até o parto

COMPLICAÇÕES

- Síndrome alcoólica fetal: não foi estabelecido nenhum nível seguro de ingestão de álcool para a gravidez
- O tabagismo aumenta o risco de descolamento prematuro da placenta (*abruptio placentae*), placenta prévia* e ruptura prematura das membranas
- O parto prematuro e o peso mais baixo ao nascer são mais comuns em crianças nascidas de fumantes
- O uso de cocaína, anfetamina e opioide pela mãe durante a gravidez está associado a diversas complicações

CASOS DE ENCAMINHAMENTO

- Encaminhar se o clínico não tiver experiência ou treinamento em pré-natal

CASOS DE ADMISSÃO HOSPITALAR

- Internar mediante qualquer complicação clínica importante ou relacionada com a gravidez

PREVENÇÃO

- Vacinação contra hepatite B para mulheres com possível exposição ocupacional ou contatos familiares
- Imunizações com vírus vivo (sarampo, rubéola, varicela, febre amarela) estão contraindicadas durante a gravidez
- A vacina contra influenza é indicada em todas as mulheres que estarão no segundo ou terceiro trimestre de gravidez durante a "estação de gripe"
- Reduzir o consumo de cafeína
- Evitar ingestão de carne crua, todos os tipos de cigarro, álcool e drogas recreativas, exposição ambiental à fumaça de cigarro, calor excessivo, banhos quentes de banheira e saunas, além da manipulação de fezes ou bandejas sanitárias de gatos
- É recomendada a prática de exercícios leves a moderados, com frequência cardíaca mantida abaixo de 140 batimentos/minuto

---

* N. de T. A placenta prévia é a implantação da placenta no colo do útero (a parte interior do útero) ou perto dele (Fonte: Google). Uma placenta que se desenvolve no segmento inferior do útero na zona de dilatação, de modo a cobrir ou ficar adjacente ao orifício interno; hemorragia indolor no último trimestre, particularmente durante o oitavo mês, é o sintoma mais comum (Fonte: Pdamed).

EVIDÊNCIAS

DIRETRIZES CLÍNICAS

- American College of Obstetricians and Gynecologists. Immunization during pregnancy. Int J Gynaecol Obstet. 2003;81:123. [PMID: 12737148]
- National Collaborating Centre for Women's and Children's Health. Antenatal care: routine care for the healthy pregnant woman. 2003.

INFORMAÇÕES PARA OS PACIENTES

- National Women's Health Information Center
- Nemours Foundation: Medical Care During Pregnancy
- Nemours Foundation: Staying Healthy During Pregnancy
- New York Online Access to Health: Pregnancy

REFERÊNCIAS

- American College of Obstetricians and Gynecologists Committee on Health Care for Underserved Women. ACOG Committee Opinion No.343: Psychosocial risk factors: perinatal screening and intervention. Obstet Gynecol. 2006 Aug; 108(2):469-77. [PMID: 16880322]
- Kirkham C et al. Evidence-based prenatal care: Part I. General prenatal care and counseling issues. Am Fam Physician. 2005 Apr 1;71(7):1307-16. [PMID: 1583234]

Gravidez Ectópica

CARACTERÍSTICAS PRINCIPAIS

PRINCÍPIOS BÁSICOS DO DIAGNÓSTICO

- Amenorreia ou sangramento irregular e *spotting*
  - Dor pélvica, geralmente anexial
  - Massa anexial no exame clínico ou ultrassom
  - Falha em duplicar o nível sérico da gonadotrofina coriônica humana (hCG) a cada 48 horas
- Nenhuma gravidez intrauterina no ultrassom transvaginal com hCG sérica ≥ 2.000 mU/mL

CONSIDERAÇÕES GERAIS

- Ocorre em aproximadamente 1 a cada 150 nascidos vivos, com 98% dos casos sendo de gestações tubárias
- A implantação também pode ocorrer no peritônio ou nas vísceras abdominais, no ovário e na cérvice
- A gravidez ectópica sem diagnóstico ou não detectada é a causa mais comum de morte materna no primeiro trimestre de gestação nos Estados Unidos

ASPECTOS DEMOGRÁFICOS

- As condições que impedem ou retardam a migração do ovo fertilizado podem predispor à implantação ectópica
- Fatores de risco específico
  - História de infertilidade
  - Doença inflamatória pélvica
  - Apêndice rompido
  - Cirurgia tubária prévia

ACHADOS CLÍNICOS

SINAIS E SINTOMAS

- 40% dos casos são agudos
  - Início súbito de dor intensa, não irradiada, intermitente e lancinante no quadrante inferior
  - Dor lombar presente durante os ataques
  - Choque em cerca de 10%, frequentemente depois do exame pélvico
  - Pelo menos dois terços das pacientes relatam uma história de menstruação anormal
- 60% dos casos são crônicos
  - Vazamentos de sangue da ampola tubária durante dias
  - *Spotting* vaginal persistente é relatado
  - Uma massa pélvica é palpável
  - A distensão abdominal e um íleo paralítico leve estão frequentemente presentes

DIAGNÓSTICO DIFERENCIAL

- Apendicite aguda
- Gravidez intrauterina (ameaça de aborto)
- Doença inflamatória pélvica
- Cisto de corpo lúteo ou folículo ovariano rompidos
- Cálculos urinários
- Abscesso tubo-ovariano
- Neoplasia trofoblástica gestacional como, por exemplo, mola hidatiforme
- Choque ou sepse por outras causas

DIAGNÓSTICO

EXAMES LABORATORIAIS

- O hemograma pode mostrar anemia e leucocitose leve

- Os níveis séricos de hCG estão mais baixos do que o esperado para uma gravidez normal de mesma idade gestacional
- Os níveis séricos de hCG podem subir lentamente ou alcançar um platô em vez de duplicar a cada 48 horas, como na gravidez viável inicial, ou cair como no abortamento tubário espontâneo

DIAGNÓSTICO POR IMAGEM

- O ultrassom intravaginal pode identificar a gravidez ectópica
- Uma cavidade uterina vazia demonstrada pelo ultrassom abdominal com hCG de 6.500 mU/mL é virtualmente diagnóstica

PROCEDIMENTOS DIAGNÓSTICOS

- A culdocentese é raramente usada na avaliação

TRATAMENTO

MEDICAÇÕES

- O metotrexato (50 mg/m^2) IM é aceitável para gravidezes ectópicas iniciais < 3,5 cm e não rompidas, sem sangramento ativo
- A suplementação com ferro pode ser necessária para a anemia durante a convalescença
- Todas as pacientes Rh-negativas devem receber Rho(D) Ig (300 µg)

CIRURGIA

- A laparoscopia é o procedimento cirúrgico de escolha para confirmar e remover uma gravidez ectópica sem a necessidade de uma laparotomia exploradora
- A salpingostomia com remoção da gravidez ectópica ou a salpingectomia parcial podem ser habitualmente realizadas por via laparoscópica
- A injeção de índigo carmim na cavidade uterina com o fluxo através da tuba contralateral pode demonstrar a sua perviedade

DESFECHOS

COMPLICAÇÕES

- Infertilidade tubária

PROGNÓSTICO

- A gravidez tubária repetida ocorre em 12%
- Confirmação precoce com ultrassom da gestação intrauterina na próxima gravidez

CASOS DE ENCAMINHAMENTO

- Para sintomas, exames de laboratório e especialmente achados ultrassonográficos sugestivos que apoiem o diagnóstico

CASOS DE ADMISSÃO HOSPITALAR

- Todos os casos suspeitos de gravidez ectópica rompida

EVIDÊNCIAS

DIRETRIZES CLÍNICAS

- ACOG Practice Bulletin. Medical management of tubal pregnancy Number 3, December 1998. Clinical management guidelines for obstetrician-gynecologists. American College of Obstetricians and Gynecologists. Int J Gynaecol Obstet. 1999;65:97. [PMID: 10390113]

ENDEREÇO ELETRÔNICO

- Ectopic Pregnancy Demonstration Case

INFORMAÇÕES PARA OS PACIENTES

- March of Dimes: Ectopic and Molar Pregnancy
- MedlinePlus: Ectopic Pregnancy
- Nemours Foundation

REFERÊNCIA

- Alleyassin A et al. Comparison of success rates in the medical management of ectopic pregnancy with single-dose and multiple-dose administration of methotrexate: a prospective, randomized clinical trial. Fertil Steril. 2006 Jun; 85(6):1661-6. [PMID: 16650421]

Guillain-Barré, Síndrome de

CARACTERÍSTICAS PRINCIPAIS

PRINCÍPIOS BÁSICOS DO DIAGNÓSTICO

- Polirradiculoneuropatia progressiva aguda ou subaguda
- Em geral com fraqueza simétrica ascendente
- As parestesias são mais variáveis

CONSIDERAÇÕES GERAIS

- Um déficit simétrico motor, sensitivo ou misto, muitas vezes mais intenso distalmente
- Provavelmente tem uma base imunológica, mas o mecanismo é obscuro

ASPECTOS DEMOGRÁFICOS

- Às vezes, segue-se a infecções, inoculações ou procedimentos cirúrgicos
- Existe uma associação com enterite precedente por *Campylobacter jejuni*

ACHADOS CLÍNICOS

SINAIS E SINTOMAS

Sintomas motores

- A queixa principal é de fraqueza
  - Varia amplamente de gravidade em diferentes pacientes
  - Muitas vezes tem uma ênfase proximal e distribuição simétrica
  - Em geral começa nas pernas, espalhando-se em uma extensão variável, mas frequentemente envolve os braços e às vezes um ou ambos os lados da face
  - Os músculos da respiração ou da deglutição também podem ser afetados

Sintomas sensitivos

- Os sintomas sensitivos costumam ser menos distintos do que os motores, mas as parestesias e disestesias distais são comuns, e a dor neuropática ou radicular está presente em muitos pacientes

Sintomas autonômicos

- Os distúrbios autonômicos são comuns, podem ser graves e às vezes fatais; eles incluem os seguintes
  - Taquicardia
  - Irregularidades no ritmo cardíaco
  - Hipotensão ou hipertensão
  - Vermelhidão facial
  - Anormalidades da sudorese
  - Disfunção pulmonar
  - Controle esfinctérico prejudicado

DIAGNÓSTICO DIFERENCIAL

- Polineuropatia desmielinizante inflamatória crônica (PDIC)
- Porfiria
- Neuropatia diftérica
- Neuropatia tóxica como, por exemplo, chumbo, mercúrio, organofosfatos, solventes de hexacarbono
- Poliomielite
- Botulismo
- Paralisia do carrapato
- Lesão da medula espinal
- Mielite transversa
- Infecção pelo vírus do Oeste do Nilo
- Síndrome da paralisia periódica

DIAGNÓSTICO

EXAMES LABORATORIAIS
- O líquido cerebrospinal caracteristicamente contém uma alta concentração de proteínas, com um conteúdo celular normal, mas essa alteração pode levar de 2 ou 3 semanas para se desenvolver

PROCEDIMENTOS DIAGNÓSTICOS
- Os exames eletrofisiológicos (condução nervosa) podem revelar anormalidades marcadas, que não são necessariamente paralelas ao distúrbio clínico em seu curso temporal
- O exame patológico mostra desmielinização primária ou, menos comumente, degeneração axonal

TRATAMENTO

MEDICAÇÕES
- A hipotensão marcada pode responder à reposição de volume ou a agentes pressóricos
- A imunoglobulina IV (400 mg/kg/dia por 5 dias) é útil e impõe menos estresse sobre o sistema cardiovascular do que a plasmaférese
- A heparina em dose baixa, para evitar embolia pulmonar, deve ser considerada
- A prednisona é ineficaz e pode prolongar o tempo de recuperação

PROCEDIMENTOS TERAPÊUTICOS
- A toalete brônquica e a fisioterapia respiratória ajudam a evitar atelectasias
- A plasmaférese tem algum valor
  - Melhor se for realizada dentro dos primeiros dias da enfermidade
  - Melhor se reservada para os casos clinicamente graves ou rapidamente progressivos ou naqueles com insuficiência ventilatória

DESFECHOS

SEGUIMENTO
- Monitorar a espirometria
  - O paciente deve ser internado em unidade de terapia intensiva se sua capacidade vital forçada estiver declinando
  - A entubação é considerada caso a capacidade vital forçada alcance 15 mL/kg, se a dispneia ficar evidente ou se houver declínio na saturação de oxigênio

PROGNÓSTICO
- A maioria dos pacientes acaba tendo uma boa recuperação
  - Entretanto, a recuperação pode demorar muitos meses
  - Aproximadamente 20% dos pacientes têm incapacidade residual
- Cerca de 3% dos pacientes têm uma ou mais recaídas clinicamente semelhantes, às vezes vários anos depois da enfermidade inicial

CASOS DE ADMISSÃO HOSPITALAR
- Declínio na capacidade vital forçada; os pacientes podem precisar de internação em unidade de terapia intensiva

EVIDÊNCIAS

DIRETRIZES CLÍNICAS
- National Guideline Clearinghouse

ENDEREÇO ELETRÔNICO
- Neuromuscular Disease Center

INFORMAÇÕES PARA OS PACIENTES
- National Institute of Neurological Disorders and Stroke
- The Mayo Clinic

REFERÊNCIAS
- Hughes RA et al. Corticosteroids for Guillain-Barré syndrome. Cochrane Database Syst Rev. 2006 Apr 19; (2): CD001446. [PMID: 16625544]
- Hughes RA et al. Guillain-Barré syndrome. Lancet. 2005 Nov 5;366(9497):1653-66. [PMID: 16271648]

Hemocromatose

CARACTERÍSTICAS PRINCIPAIS

PRINCÍPIOS BÁSICOS DO DIAGNÓSTICO

- Diagnosticada geralmente por aumento na saturação do ferro ou na ferritina sérica ou por histórico familiar
- A maioria dos pacientes permanece assintomática
- Caracterizada por anormalidades hepáticas e cirrose, insuficiência cardíaca congestiva, hipogonadismo e artrite
- A doença raramente é identificada do ponto de vista clínico antes dos 50 anos de idade

CONSIDERAÇÕES GERAIS

- Acúmulo elevado de ferro sob a forma de hemossiderina em diversos órgãos, como fígado, pâncreas, coração, glândulas adrenais, testículos, hipófise e rins
- É mais provável que a cirrose se desenvolva em pessoas afetadas que consomem quantidades excessivas de bebidas alcoólicas ou sofrem de esteatose relacionada com obesidade
- Doença autossômica recessiva
- Cerca de 85% das pessoas com hemocromatose bem estabelecida são homozigotas para a mutação do gene *C282Y*
- Estudos populacionais revelaram um aumento na prevalência de hepatopatia, mas não de diabetes, artrite ou cardiopatia em homozigotos para *C282Y*
- A hemocromatose desenvolve-se em 1-2% dos heterozigotos compostos *C282Y/H63D*
- Os heterozigotos não desenvolvem cirrose na ausência de distúrbios associados, como hepatite viral ou esteatose hepática não alcoólica

ASPECTOS DEMOGRÁFICOS

- Frequência da mutação do gene
  - Média de 7% nas populações brancas do norte da Europa e da América do Norte, resultando em uma frequência de 0,5% de homozigotos (destes, 40-70% desenvolverão sobrecarga de ferro e ainda menos desenvolverão sintomas clínicos)
  - Incomum nas populações afro-americanas e asiático-americanas

ACHADOS CLÍNICOS

SINAIS E SINTOMAS

- O início costuma ser após os 50 anos de idade – mais cedo em homens do que em mulheres
- Os sintomas precoces são inespecíficos (p. ex., fadiga, artralgias)

Manifestações clínicas mais tardias

- Artropatia, hepatomegalia e evidência de insuficiência hepática
- Pigmentação cutânea (combinação de cor cinza-ardósia devida ao ferro e cor castanha devida à melanina, resultando algumas vezes em uma coloração bronze)
- Aumento de volume do coração, com ou sem insuficiência cardíaca ou defeitos de condução, diabetes melito com suas complicações e impotência nos homens
- Sangramento proveniente de varizes esofágicas
- Uma apresentação variante em pacientes jovens caracteriza-se por disfunção cardíaca, hipogonadismo hipogonadotrófico e alta taxa de mortalidade. Essa variante, no entanto, não está associada à mutação do gene *C282Y*

DIAGNÓSTICO DIFERENCIAL

- Hepatomegalia decorrente de outras causas, por exemplo, esteatose hepática
- Diabetes melito gerado por outras causas, por exemplo, síndrome de Cushing
- Cardiopatia infiltrativa provocada por outras causas, por exemplo, amiloidose, sarcoidose
- Artrite atribuída a outras causas, por exemplo, artrite reumatoide, pseudogota
- Hiperpigmentação produzida por outras causas, por exemplo, hiperbilirrubinemia
- Cirrose por outra etiologia

DIAGNÓSTICO

EXAMES LABORATORIAIS

- Provas de função hepática levemente anormais (aspartato aminotransferase [AST], fosfatase alcalina)
- Elevação do ferro plasmático com saturação de transferrina > 50% em homens e 45% em mulheres (após jejum noturno)
- Aumento da ferritina sérica (embora valores normais na saturação do ferro e na ferritina não descartem o diagnóstico)
- O teste para pesquisa de mutações do gene *HFE* é indicado em qualquer paciente com evidência de sobrecarga de ferro e nos irmãos de pacientes com hemocromatose confirmada

DIAGNÓSTICO POR IMAGEM

- Os exames de TC e RM podem demonstrar alterações compatíveis com sobrecarga hepática de ferro
- Contudo, essas técnicas de imagem não são sensíveis o suficiente para a triagem

PROCEDIMENTOS DIAGNÓSTICOS

- Tipicamente, a biópsia hepática revela
  - Amplo depósito de ferro nos hepatócitos e ductos biliares
  - Índice de ferro hepático – o conteúdo de ferro hepático por grama de fígado convertido em micromoles e dividido pela idade do paciente – geralmente > 1,9
- Em pacientes homozigotos para o gene *C282Y*, a biópsia hepática é frequentemente indicada para determinar a presença de cirrose (encontrada em 5% dos pacientes com hemocromatose identificada por triagem em uma unidade de cuidados primários)
- Contudo, a biópsia poderá ser adiada em pacientes
  - Com menos de 40 anos de idade
  - Com nível de ferritina sérica < 1.000 µg/L
  - Com nível normal de AST
  - Sem hepatomegalia
- Nesses indivíduos, a probabilidade de cirrose é baixa
- A biópsia hepática também é indicada na suspeita de sobrecarga de ferro, ainda que o paciente não seja homozigoto para *C282Y*

TRATAMENTO

MEDICAÇÕES

- Agente quelante deferoxamina
  - Indicado em pacientes com hemocromatose e anemia ou naqueles acometidos por sobrecarga de ferro secundária à talassemia e intolerantes a flebotomias
  - Administrado por via IV ou SC em uma dose de 20-40 mg/kg/dia sob a forma de infusão durante 24 horas
  - Tratamento doloroso e demorado
  - Capaz de mobilizar 30 mg de ferro por dia
- Deferasirox, 20 mg/kg 1x/dia
  - Um agente quelante oral

- Utilizado para tratamento de sobrecarga de ferro causada por transfusões sanguíneas

CIRURGIA

- Transplante de fígado para cirrose avançada
  - Associado a sobrecarga de ferro grave, inclusive hemocromatose
  - Há relatos de que o transplante de fígado para cirrose avançada resulte em taxas de sobrevida mais baixas do que as de outros tipos de hepatopatia em razão de complicações cardíacas e do risco elevado de infecções

PROCEDIMENTOS TERAPÊUTICOS

- Diagnóstico e tratamento precoces na fase pré-cirrótica são de grande importância
- Evitar alimentos ricos em ferro (como carne vermelha), bebidas alcoólicas, vitamina C, crustáceos crus e suplementação de ferro
- Flebotomias
  - Inicialmente, 1 ou 2 unidades semanais de sangue (cada uma contendo cerca de 250 mg de ferro)
  - Continuar por até 2-3 anos para obter a depleção das reservas de ferro
  - O processo é monitorado pelo hematócrito e pelas determinações do ferro sérico
  - Quando a depleção da reserva de ferro é alcançada (saturação de ferro < 50% e nível de ferritina sérica < 50 µg/L), as flebotomias de manutenção (a cada 2-4 meses) são mantidas
- As complicações da hemocromatose – artropatia, diabetes, cardiopatia, hipertensão portal e hipopituitarismo – também necessitam de tratamento

DESFECHOS

COMPLICAÇÕES

- Os pacientes encontram-se sob risco elevado de infecção por *Vibrio vulnificus*, *Listeria monocytogenes*, *Yersinia enterocolitica* e outros microrganismos siderófilos
- Artropatia, diabetes, cardiopatia, hipertensão portal e hipopituitarismo
- Em pacientes com desenvolvimento de cirrose, há uma incidência de 15-20% de carcinoma hepatocelular

PROGNÓSTICO

- O curso da doença é favoravelmente alterado pela flebotomia
- Em pacientes pré-cirróticos, é possível evitar o desenvolvimento de cirrose

- Os defeitos de condução cardíaca e as necessidades de insulina melhoram com o tratamento
- Em pacientes com cirrose, pode haver reversão de varizes e declínio do risco de sangramento varicoso
- No entanto, é obrigatória a monitorização de pacientes cirróticos quanto ao desenvolvimento de carcinoma hepatocelular

CASOS DE ENCAMINHAMENTO

- Todos os pacientes devem ser encaminhados a um hepatologista ou hematologista

PREVENÇÃO

- O teste genético é recomendado para todos os familiares de primeiro grau do probando*
- É necessário que os filhos de uma pessoa acometida (homozigota para *C282Y*) sejam submetidos à triagem apenas se o cônjuge do paciente carrear a mutação do gene *C282Y* ou *H63D*
- A triagem de todos os homens brancos com mais de 30 anos ou de todos os adultos com idade acima de 20 pela medida da saturação de transferrina ou, possivelmente, pela capacidade de ligação do ferro não ligado é recomendada por alguns, mas seu valor é incerto
- A triagem é recomendada em pacientes com artrite, impotência e diabetes melito tipo 1 de início tardio

EVIDÊNCIAS

DIRETRIZES CLÍNICAS

- National Guideline Clearinghouse
- Qaseem A et al. Screening for hereditary hemochromatosis: a clinical practice guideline from the American College of Physicians. Ann Intern Med. 2005; 143:517. [PMID: 16204164]

ENDEREÇOS ELETRÔNICOS

- Diseases of the Liver
- Hepatic Ultrasound Images
- Liver Tutorials Visualization and volume Measurement
- Pathology Index

INFORMAÇÕES PARA OS PACIENTES

- Mayo Clinic
- National Digestive Diseases Information Clearinghouse

---

* N. de T. Também conhecido como caso-referência ou caso-índice, ou seja, o primeiro familiar afetado que procura ajuda médica por um distúrbio genético.

REFERÊNCIAS

- Adams PC. Review article: the modern diagnosis and management of haemochromatosis. Aliment Pharmacol Ther. 2006 Jun 15;23(12):1681-91. [PMID: 16817911]
- Falize L et al. Reversibility of hepatic fibrosis in treated genetic hemochromatosis: a study of 36 cases. Hepatology. 2006 Aug;44(2):472-7. [PMID: 16871557]
- Walsh A et al. The clinical relevance of compound heterozygosity for the *C282Y* and *H63D* substitutions in hemochromatosis. Clin Gastroenterol Hepatol. 2006 Nov;4(11):1403-10. [PMID: 16979952]
- Whitlock EP et al. Screening for hereditary hemochromatosis: a systematic review for the U.S. Preventive Services Task Force. Ann Intern Med. 2006 Aug 1;145(3):209-23. [PMID: 16880463]

Hemofilia A

CARACTERÍSTICAS PRINCIPAIS

PRINCÍPIOS BÁSICOS DO DIAGNÓSTICO

- Padrão de herança recessivo ligado ao cromossomo X, afetando apenas indivíduos do sexo masculino
- Atividade baixa do fator VIII de coagulação (VIII:C)
- Antígeno normal do fator VIII
- Hemartroses espontâneas

CONSIDERAÇÕES GERAIS

- A hemofilia A (hemofilia clássica, hemofilia por deficiência do fator VIII) é um distúrbio hemorrágico hereditário, causado por deficiência do fator VIII de coagulação (VIII:C)
- Em termos quantitativos, a proteína do fator VIII costuma estar reduzida; em um pequeno número de casos, no entanto, detecta-se uma proteína coagulante defeituosa no teste de imunoensaio
- A hemofilia é classificada como
  - Grave, se os níveis do fator VIII:C estiverem < 1%
  - Moderada, em níveis de 1 a 5%
  - Leve, em níveis > 5%
- Doença recessiva ligada ao cromossomo X
- As famílias tendem a gerar descendentes com as características dos pais, no que diz respeito à gravidade da hemofilia
- Muitos hemofílicos são infectados por HIV via concentrado do fator VIII; muitos desenvolvem AIDS

- A trombocitopenia imune associada ao HIV pode agravar a tendência ao sangramento

ASPECTOS DEMOGRÁFICOS

- O distúrbio hemorrágico grave mais comum, bem como o segundo distúrbio hemorrágico congênito mais comum, depois da doença de von Willebrand
- Acometimento de ~1 em 10.000 homens
- Raras vezes, portadoras do sexo feminino podem ser acometidas do ponto de vista clínico se seus cromossomos X normais estiverem desproporcionalmente inativados
- As mulheres também podem ser afetadas se forem filhas de pai hemofílico e mãe portadora

ACHADOS CLÍNICOS

SINAIS E SINTOMAS

- Tendência a hemorragia, com gravidade proporcional aos níveis do fator VIII:C
- Hemofilia leve: sangramento somente após trauma ou cirurgia maior
- Hemofilia moderadamente grave: sangramento com trauma ou cirurgia leve
- Hemofilia grave: sangramento espontâneo
- O sangramento pode ocorrer em qualquer lugar, porém é mais comum nas articulações (joelhos, tornozelos, cotovelos), nos músculos e no trato gastrintestinal
- As hemartroses espontâneas praticamente são diagnósticas de hemofilia

DIAGNÓSTICO DIFERENCIAL

- Hemofilia B
- Doença de von Willebrand
- Coagulação intravascular disseminada
- Administração de heparina
- Deficiência adquirida de fator ou inibidor (p. ex., paraproteínas com atividade anti-VIII ou anti-IX)

DIAGNÓSTICO

EXAMES LABORATORIAIS

- Tempo de tromboplastina parcial (TTP) prolongado
- Outros testes de coagulação, incluindo tempo de protrombina, tempo de sangramento e nível sérico de fibrinogênio, permanecem normais
- Os níveis do fator VIII:C encontram-se reduzidos, mas as mensurações do fator de von Willebrand continuam normais
- Se o plasma de um paciente hemofílico for misturado com plasma normal, o TTP fica normal; a falha de normalização do TTP nesse teste de mistura é diagnóstica da presença de inibidor do fator VIII
- A contagem plaquetária abaixo do normal em hemofílico deve levantar a suspeita de trombocitopenia imune associada ao HIV

TRATAMENTO

MEDICAÇÕES

- A infusão de concentrados do fator VIII constitui o tratamento-padrão
- O fator VIII recombinante parece seguro e eficaz, embora seja caro, e não oferece nenhum risco de transmissão do HIV ou de outros vírus
- Novos concentrados de fator VIII tratados pelo calor também parecem bastante seguros
- O nível plasmático desejado do fator VIII depende da gravidade do sangramento
  - Para sangramento menor, elevar os níveis do fator VIII:C para 25% com uma única infusão
  - Para sangramento moderado (p. ex., hematoma muscular profundo), elevar o nível inicialmente para 50%, mantendo-o > 25% com infusão repetida por 2-3 dias
  - Para sangramento maior, elevar o nível para 100%, mantendo-o > 50% continuamente por 10-14 dias
- A dose do concentrado do fator VIII é de 60 U/kg (~4.000 U para um indivíduo de 70 kg); é necessária uma dose de 1.000 U para elevar o nível até 25%. A meia-vida do fator VIII:C é de aproximadamente 12 horas
- Para elevar o nível a 100%, a dose inicial é de 60 U/kg, seguida por 30 U/kg a cada 12 horas
  - Durante a realização de cirurgia, verificar a elevação inicial nos níveis do fator VIII
  - Se os níveis não aumentarem, suspeitar da presença de algum inibidor do fator VIII
- A desmopressina, na dose de 3 µg/kg IV a cada 24 horas, pode ser útil na preparação de pacientes com hemofilia leve para procedimentos cirúrgicos pequenos; esse agente provoca liberação do fator VIII:C, elevando os níveis desse fator em 2 a 3 vezes por algumas horas
- Para sangramento persistente após o uso de desmopressina ou do concentrado do fator VIII, utilizar o ácido ε-aminocaproico (EACA; Amicar®), 4 g VO a cada 4 horas por vários dias
- Evitar o uso de ácido acetilsalicílico

PROCEDIMENTOS TERAPÊUTICOS

- Tratar os pacientes com traumatismos cranianos (com ou sem sinais neurológicos) de forma emergencial, em relação à presença de sangramento importante

DESFECHOS

COMPLICAÇÕES

- Artrite por sangramento articular recorrente
- Hepatite B e C, bem como infecção por HIV, decorrentes de transfusões repetidas (incidência decrescente)

PROGNÓSTICO

- O prognóstico melhorou acentuadamente com a disponibilidade de reposição do fator VIII
- O principal fator limitante é a incapacidade ou deficiência física causada pelo sangramento articular recorrente
- Os hemofílicos com hepatite B ou C ou HIV apresentam pior prognóstico com a associação desses distúrbios
- Aproximadamente 15% dos hemofílicos desenvolvem inibidores do fator VIII; nesse caso, o suporte adequado com fator VIII fica impossibilitado

EVIDÊNCIAS

DIRETRIZES CLÍNICAS

- Hay CR. The 2000 United Kingdom Haemophilia Centre Doctors' Organisation (UKHCDO) inhibitor guidelines. Pathophysiol Haemost Thromb. 2002; 32(Suppl 1):19. [PMID: 12214141]
- Kasper CK. Protocols for the treatment of haemophilia and von Willebrand disease. Haemophilia. 2000;6(Suppl 1):84. [PMID: 10982273]
- United Kingdom Haemophilia Centre Doctors' Organisation. Guidelines on the selection and use of therapeutic products to treat haemophilia and other hereditary bleeding disorders. Haemophilia. 2003;9:1. [PMID: 12558775]

ENDEREÇOS ELETRÔNICOS

- National Library of Medicine Genetics Home Reference: Hemophilia
- National Hemophilia Foundation
- World Federation of Hemophilia

INFORMAÇÕES PARA OS PACIENTES

- National Heart, Lung, and Blood Institute: Hemophilia
- National Hemophilia Foundation: Hemophilia A

- World Federation of Hemophilia: What Is Hemophilia?

REFERÊNCIAS
- Goudemand J et al; FVIII-LFB and Recombinant FVIII study groups. Influence of the type of factor VIII concentrate on the incidence of factor VIII inhibitors in previously untreated patients with severe hemophilia A. Blood. 2006 Jan 1;107(1):46-51. [PMID: 16166584]
- Lillicrap D. The role of immunomodulation in the management of factor VIII inhibitors. Hematology Am Soc Hematol Educ Program. 2006:421-5. [PMID: 17124093]

Hemofilia B

CARACTERÍSTICAS PRINCIPAIS

PRINCÍPIOS BÁSICOS DO DIAGNÓSTICO
- Herança recessiva ligada ao cromossomo X, afetando apenas indivíduos do sexo masculino
- Níveis baixos de atividade do fator IX de coagulação
- Hemartroses espontâneas

CONSIDERAÇÕES GERAIS
- A hemofilia B (doença de Christmas, hemofilia do fator IX) é um distúrbio hemorrágico hereditário causado por deficiência do fator IX de coagulação
- O fator IX costuma estar reduzido em termos quantitativos, mas uma molécula funcional anormal é detectável nos testes imunológicos em um terço dos casos
- Sua prevalência corresponde a um sétimo daquela da hemofilia A (deficiência do fator VIII), mas é idêntica do ponto de vista clínico e genético

ACHADOS CLÍNICOS

SINAIS E SINTOMAS
- Tendência a hemorragia, com gravidade proporcional aos níveis do fator IX
- Hemofilia leve: sangramento somente após trauma ou cirurgia maior
- Hemofilia moderadamente grave: sangramento com trauma ou cirurgia leve
- Hemofilia grave: sangramento espontâneo
- O sangramento pode ocorrer em qualquer lugar, porém é mais comum nas articulações (joelhos, tornozelos, cotovelos), nos músculos e no trato gastrintestinal
- As hemartroses espontâneas praticamente são diagnósticas de hemofilia

DIAGNÓSTICO DIFERENCIAL
- Hemofilia A
- Doença de von Willebrand
- Coagulação intravascular disseminada
- Administração de heparina
- Deficiência adquirida de fator ou inibidor (p. ex., paraproteínas com atividade anti-VIII ou anti-IX)

DIAGNÓSTICO

EXAMES LABORATORIAIS
- Tempo de tromboplastina parcial (TTP) prolongado
- Os níveis de atividade do fator IX de coagulação encontram-se baixos quando mensurados por ensaios específicos do fator, mas as medidas do fator de von Willebrand permanecem normais
- Outros testes de coagulação, incluindo tempo de protrombina, tempo de sangramento e nível sérico de fibrinogênio, apresentam-se normais
- Se o plasma de um paciente hemofílico for misturado com plasma normal, o TTP fica normal; a falha de normalização do TTP nesse teste de mistura é diagnóstica da presença de inibidor do fator IX
- A contagem plaquetária abaixo do normal em um hemofílico deve levantar a suspeita de trombocitopenia imune associada ao HIV

TRATAMENTO

MEDICAÇÕES
- A infusão de concentrados do fator IX, tratados pelo calor para diminuir a probabilidade de transmissão do HIV, constitui o tratamento-padrão
- Os concentrados do fator VIII são ineficazes
- A dose do concentrado do fator IX é de 80 U/kg (~6.000 unidades) para atingir o nível de 100%; a meia-vida é de 18 horas
- Para cirurgia maior, administrar a dose de 80 U/kg inicialmente, seguida por 40 U/kg a cada 18 horas; medir os níveis do fator IX para garantir a obtenção dos níveis esperados e a ausência do inibidor do fator IX
- Ao contrário dos concentrados de fator VIII, os concentrados de fator IX contêm outras proteínas, incluindo fatores de coagulação ativados, que parecem contribuir para o risco de trombose com o uso repetido; nesse caso, há necessidade de maior cuidado ao decidir pelo uso desses concentrados
- A desmopressina não é útil em casos de hemofilia B
- Evitar ácido acetilsalicílico

DESFECHOS

COMPLICAÇÕES
- Risco de trombose com o uso repetido do concentrado de fator IX

PROGNÓSTICO
- O prognóstico melhorou acentuadamente com a disponibilidade de reposição do fator IX
- O principal fator limitante é a incapacidade ou deficiência física causada pelo sangramento articular recorrente
- Os hemofílicos com hepatite B ou C ou HIV apresentam pior prognóstico com a associação desses distúrbios
- Aproximadamente 2,5% dos hemofílicos desenvolvem inibidores do fator IX; nesse caso, o suporte adequado com fator IX fica impossibilitado

EVIDÊNCIAS

DIRETRIZES CLÍNICAS
- Hay CR. The 2000 United Kingdom Haemophilia Centre Doctors' Organisation (UKHCDO) inhibitor guidelines. Pathophysiol Haemost Thromb. 2002; 32(Suppl 1):19. [PMID: 12214141]
- United Kingdom Haemophilia Centre Doctors' Organisation. Guidelines on the selection and use of therapeutic products to treat haemophilia and other hereditary bleeding disorders. Haemophilia. 2003;9:1. [PMID: 12558775]

ENDEREÇOS ELETRÔNICOS
- National Library of Medicine Genetics Home Reference: Hemophilia
- National Hemophilia Foundation
- World Federation of Hemophilia

INFORMAÇÕES PARA OS PACIENTES
- National Heart, Lung, and Blood Institute: Hemophilia
- National Hemophilia Foundation: Hemophilia B
- World Federation of Hemophilia: What Is Hemophilia?

REFERÊNCIA
- Shapiro AD et al. The safety and efficacy of recombinant human blood coagulation factor IX in previously untreated patients with severe or moderately severe hemophilia B. Blood.

2005 Jan 15;105(2):518-25. [PMID: 15383463]

Hemoglobinúria Paroxística Noturna

CARACTERÍSTICAS PRINCIPAIS

PRINCÍPIOS BÁSICOS DO DIAGNÓSTICO

- Distúrbio adquirido de células-tronco clonais, causador de sensibilidade anormal da membrana eritrocitária à lise pelo complemento
- O defeito envolve aumento na ligação do C3b e na vulnerabilidade à lise pelo complemento
- Suspeitar do diagnóstico em casos confusos de anemia hemolítica ou pancitopenia

CONSIDERAÇÕES GERAIS

- Hemoglobinúria (urina de cor castanho-avermelhada), particularmente na primeira urina da manhã
- Anemia
- Suscetibilidade aumentada à trombose, sobretudo de veias mesentéricas e hepáticas
- Pode evoluir para anemia aplástica, mielodisplasia ou leucemia mielógena aguda

DIAGNÓSTICO

- Ensaios de citometria de fluxo podem confirmar o diagnóstico pela demonstração de ausência da molécula CD59
- Anemia de gravidade variável
- Pode ou não haver reticulocitose
- A pesquisa de hemossiderina na urina pode indicar hemólise intravascular episódica
- A lactato desidrogenase sérica encontra-se tipicamente elevada
- É comum a presença de deficiência de ferro em função da perda crônica desse elemento por hemoglobinúria
- A contagem de leucócitos e plaquetas pode estar baixa
- A morfologia da medula óssea apresenta-se variável, podendo revelar hipoplasia generalizada ou hiperplasia eritroide

TRATAMENTO

- A reposição de ferro é frequentemente indicada para deficiência desse elemento. Essa medida pode melhorar a anemia, mas também causar aumento transitório na hemólise
- O uso de prednisona, inclusive regimes terapêuticos em dias alternados, pode ser eficaz para diminuir a hemólise
- O transplante alogênico de medula óssea é recomendado para casos graves e aqueles caracterizados por transformação mielodisplásica
- A anticoagulação pode ser necessária, caso haja trombose
- Eculizumabe
  - Anticorpo sob investigação, direcionado contra o complemento C5
  - Foi demonstrado que esse agente é eficaz na redução da hemólise e das necessidades de transfusão

Hemoptise

CARACTERÍSTICAS PRINCIPAIS

PRINCÍPIOS BÁSICOS DO DIAGNÓSTICO

- Expectoração de sangue que se origina abaixo das pregas vocais
- Hemoptise maciça
  - > 200-600 mL de sangue/24 horas
  - Comprometimento do estado hemodinâmico ou das vias aéreas
- As causas podem ser classificadas em termos anatômicos
  - Vias aéreas (bronquite, bronquiectasia, malignidade)
  - Vasculatura pulmonar (insuficiência ventricular esquerda, estenose mitral, embolia pulmonar, malformação arteriovenosa [MAV])
  - Parênquima (pneumonia, inalação de cocaína/*crack* ou doenças autoimunes)

CONSIDERAÇÕES GERAIS

- Desde escarro manchado de sangue até sangue franco
- A dispneia pode ser leve ou grave
- Hipoxemia pode estar presente

DIAGNÓSTICO

- A obtenção de radiografias torácicas pode demonstrar a causa
- A TC de alta resolução do tórax possibilita o diagnóstico de bronquiectasia e MAV, bem como de muitas malignidades e outros distúrbios
- O exame de broncoscopia fica indicado na suspeita de malignidade ou na ausência de anormalidade nas radiografias torácicas

TRATAMENTO

- Em casos de hemoptise maciça, a proteção das vias aéreas e a instituição de suporte circulatório constituem as principais medidas
- Os pacientes devem ser colocados em decúbito, com o pulmão acometido para baixo
- Na presença de hemorragia descontrolada, há necessidade de broncoscopia rígida e consultoria cirúrgica
- Os exames de broncoscopia e angiografia são capazes de localizar as lesões
- O procedimento de embolização angiográfica é inicialmente eficaz em 85% dos casos, embora 20% voltem a sangrar em 1 ano

Hemorragia Digestiva Alta Aguda

CARACTERÍSTICAS PRINCIPAIS

PRINCÍPIOS BÁSICOS DO DIAGNÓSTICO

- Hematêmese (sangue vermelho vivo ou tipo "borra de café")
- Melena na maioria dos casos; hematoquezia na hemorragia digestiva alta maciça
- Usar o volume (condição hemodinâmica) para determinar a gravidade da perda sanguínea; o hematócrito é um indicador precoce ruim de perda sanguínea
- A endoscopia é diagnóstica e pode ser terapêutica

CONSIDERAÇÕES GERAIS

- A apresentação mais comum é hematêmese ou melena; hematoquezia em 10% dos casos
- A hematêmese é de sangue vermelho vivo ou material marrom tipo "borra de café"
- A melena se desenvolve após uma perda sanguínea tão pequena quanto de 50-100 mL
- A hematoquezia exige > 1.000 mL de perda sanguínea
- A hemorragia digestiva alta é autolimitada em 80% dos casos; a terapia clínica urgente e a avaliação endoscópica são necessárias nos casos restantes
- Uma hemorragia > 48 horas antes da apresentação tem um risco baixo de sangramento recorrente
- As úlceras pépticas respondem por ~50% dos casos

- A hemorragia por hipertensão porta (10-20% dos casos) ocorre por causa de varizes (mais comumente esofágicas)
- As lacerações de Mallory-Weiss ocorrem na junção gastresofágica (5-10% dos casos)
- Anomalias vasculares e ectasias vasculares (angiodisplasias) (7% dos casos) ocorrem na telangiectasia hemorrágica hereditária, na síndrome CREST ou, esporadicamente, com incidência aumentada na insuficiência renal crônica
- Neoplasias gástricas (1% dos casos)
- Gastrite erosiva (< 5% dos casos) por anti-inflamatórios não esteroides (AINEs), álcool ou doença clínica ou cirúrgica grave (gastrite por estresse)

ASPECTOS DEMOGRÁFICOS
- 250.000 hospitalizações por ano nos Estados Unidos

ACHADOS CLÍNICOS

SINAIS E SINTOMAS
- Os sinais de doença hepática crônica envolvem hemorragia por hipertensão porta, mas uma lesão diferente é identificada em 25-50% dos pacientes com cirrose
- Dispepsia, uso de AINEs ou história de úlcera péptica prévia sugerem doença ulcerosa péptica
- Ingestão pesada de álcool ou esforço para vômito sugerem uma laceração de Mallory-Weiss

DIAGNÓSTICO DIFERENCIAL
- Hemoptise
- Doença ulcerosa péptica
- Varizes esofágicas ou gástricas
- Gastrite erosiva como, por exemplo, por AINEs, álcool, estresse
- Síndrome de Mallory-Weiss
- Gastropatia por hipertensão porta
- Ectasias vasculares (angiodisplasias) como, por exemplo, malformação arteriovenosa idiopática, síndrome CREST, telangiectasias hemorrágicas hereditárias
- Câncer gástrico
- Causas raras
  - Esofagite erosiva
  - Varizes duodenais
  - Fístula aortoentérica
  - Lesão de Dieulafoy (artéria submucosa gástrica aberrante)
  - Hemobilia (sangue na árvore biliar) como, por exemplo, iatrogênica ou por malignidade
  - Câncer pancreático
  - Hemossuco pancreático (pseudoaneurisma pancreático)

DIAGNÓSTICO

EXAMES LABORATORIAIS
- Hemograma completo
- Contagem de plaquetas
- Tempo de protrombina
- RNI
- Creatinina sérica
- Sorologias e enzimas hepáticas
- Tipagem e prova cruzada para 2-4 unidades ou mais de concentrado de hemácias
- O hematócrito não é um indicador confiável da gravidade da hemorragia aguda

PROCEDIMENTOS DIAGNÓSTICOS
- Avaliar o volume (condição hemodinâmica)
  - Pressão arterial sistólica
  - Frequência cardíaca
  - Hipotensão postural
- Endoscopia alta após estabilização hemodinâmica do paciente
  - Para identificar a origem do sangramento
  - Para determinar o risco de ressangramento
  - Para proceder à terapia endoscópica como cauterização ou injeção de um esclerosante ou adrenalina ou aplicação de uma banda de borracha ou clipe metálico

TRATAMENTO

MEDICAÇÕES
- Inibidor da bomba de prótons IV (p. ex., esomeprazol ou pantoprazol em bolo de 80 mg IV, seguido por infusão contínua de 8 mg/h por 72 horas) em pacientes hospitalizados por hemorragia ativa
- Doses altas de inibidores da bomba de prótons VO (p. ex., omeprazol ou esomeprazol, 40 mg VO 2x/dia, ou lansoprazol, 60 mg VO 2x/dia por 5 dias)
  - Podem ser efetivos
  - Comumente administrados a pacientes com suspeita de sangramento por úlcera péptica no setor de emergência antes da endoscopia
- Octreotida, em bolo de 100 µg, seguido por 50-100 µg/h, para a hemorragia relacionada com hipertensão porta

CIRURGIA
- A cirurgia é necessária em < 5% dos pacientes com hemorragia por doença ulcerosa péptica que não possa ser controlada com terapia endoscópica

PROCEDIMENTOS TERAPÊUTICOS
- Instalar duas linhas intravenosas de calibre 18 ou maior
- Em pacientes sem comprometimento hemodinâmico ou hemorragia ativa evidente, a reposição agressiva de fluidos pode ser postergada até que a extensão do sangramento seja esclarecida
- Os pacientes com comprometimento hemodinâmico devem receber soro a 0,9% ou injeção de Ringer lactato e sangue com prova cruzada
- Colocação de sonda nasogástrica para aspiração
- Reposição de sangue para manter um hematócrito de 25-28%
- Na ausência de sangramento continuado, o hematócrito deve subir 3% para cada unidade transfundida de concentrado de hemácias
- Transfundir sangue em pacientes com sangramento ativo vivo, não importando o hematócrito
- Transfundir plaquetas se a contagem for < 50.000/µL ou se houver função plaquetária alterada por uso de aspirina ou clopidogrel
- Os pacientes urêmicos com sangramento ativo devem receber 1-2 doses de desmopressina (DDAVP), 0,3 µg/kg IV em intervalos de 12-24 horas
- Os pacientes com sangramento ativo com uma coagulopatia e RNI > 1,5 devem receber plasma fresco congelado
- No sangramento maciço, 1 unidade de plasma fresco congelado deve ser dada para cada 5 unidades transfundidas de concentrado de hemácias
- A embolização intra-arterial ou a vasopressina são (raramente) indicadas em pacientes de alto risco operatório e com hemorragia persistente por úlceras, angiomas ou ruptura de Mallory-Weiss nos quais a terapia endoscópica tenha falhado
- O *shunt* portossistêmico intra-hepático transvenoso (TIPS) para descomprimir o sistema venoso porta e controlar o sangramento varicoso agudo está indicado nos pacientes em quem as modalidades endoscópicas tenham falhado

DESFECHOS

PROGNÓSTICO
- A taxa de mortalidade é de 10%, e até mais alta em pacientes > 60 anos
- A hemorragia por úlceras pépticas tem uma taxa de mortalidade global de 4%
- A hipertensão porta tem uma taxa de mortalidade hospitalar de 15-40%; sem tratamento, 50% terão novo sangramento durante a hospitalização; a

taxa de mortalidade é de 60-80% em 1-4 anos

CASOS DE ENCAMINHAMENTO

- Encaminhar a um gastrenterologista para endoscopia
- Encaminhar a um cirurgião para hemorragia incontrolável e potencialmente fatal

CASOS DE ADMISSÃO HOSPITALAR

- Os pacientes de risco muito baixo que preenchem os seguintes critérios não precisam de hospitalização e podem ser avaliados ambulatorialmente
  - Ausência de enfermidades clínicas comórbidas graves ou doença hepática avançada e condição hemodinâmica normal
  - Nenhuma evidência de sangramento evidente (hematêmese ou melena) dentro de 48 horas
  - Lavagem nasogástrica negativa
  - Testes laboratoriais normais
- Os pacientes de risco baixo a moderado são hospitalizados
  - Endoscopia alta após estabilização apropriada e tratamento adicional
  - Com base nos achados, o paciente pode então ter alta e ser monitorado ambulatorialmente
- Os pacientes de alto risco com qualquer uma das seguintes condições precisam ser encaminhados para uma UTI
  - Sangramento ativo manifestado por hematêmese ou sangue vermelho vivo no aspirado nasogástrico
  - Choque
  - Disfunção hemodinâmica persistente, apesar da ressuscitação com fluidos
  - Enfermidades clínicas comórbidas graves
  - Evidência de doença hepática avançada

EVIDÊNCIAS

DIRETRIZES CLÍNICAS

- Barkun A et al. A Canadian clinical practice algorithm for the management of patients with nonvariceal upper gastrointestinal bleeding. Can J Gastroenterol. 2004;18:605. [PMID: 15497000]
- Eisen GM et al; American Society for Gastrointestinal Endoscopy. Standards of Practice Committee: An annotated algorithmic approach to upper gastrointestinal bleeding. Gastrointest Endosc. 2001;53:853. [PMID: 11375617]

INFORMAÇÕES PARA OS PACIENTES

- American College of Gastroenterology
- MedlinePlus – Gastrointestinal bleeding
- National Digestive Diseases Information Clearinghouse

REFERÊNCIAS

- Bardou M et al. Meta-analysis: proton-pump inhibition in high-risk patients with acute peptic ulcer bleeding. Aliment Pharmacol Ther. 2005 Mar 15; 21(6):677-86. [PMID: 15771753]
- Carbonell N et al. Erythromycin infusion prior to endoscopy for acute upper gastrointestonal bleeding: a randomized, controlled, double-blind trial. Am J Gastroenterol. 2006 Jun;101(6):12115. [PMID: 16771939]
- Das A et al. Prediction of outcome of acute GI hemorrhage: a review of risk scores and predictive models. Gastrointest Endosc. 2004 Jul;60(1):85-93. [PMID: 15229431]
- Esrailian E et al. Nonvariceal upper gastrointestinal bleeding: epidemiology and diagnosis. Gastroenterol Clin North Am. 2005 Dec;34(4):589-605. [PMID: 16303572]
- Targownik LA et al. Trends in management and outcomes of acute nonvariceal upper gastrointestinal bleeding: 1993-2003. Clin Gastroenterol Hepatol. 2006 Dec;4(12):1459-1466. [PMID: 17101296]

Hemorragia Digestiva Baixa Aguda

CARACTERÍSTICAS PRINCIPAIS

PRINCÍPIOS BÁSICOS DO DIAGNÓSTICO

- Hematoquezia geralmente presente
- Os pacientes estáveis podem ser avaliados com colonoscopia
- A hemorragia ativa maciça demanda a avaliação com endoscopia alta, ou cintilografia nuclear com eritrócitos marcados com tecnécio e/ou angiografia

CONSIDERAÇÕES GERAIS

- A hemorragia digestiva baixa é definida como aquela que surge abaixo do ligamento de Treitz, ou seja, intestino delgado ou cólon; > 95% dos casos são do cólon
- Hemorragia do trato inferior
  - 25% menos comum do que a hemorragia do trato superior
  - Tende a apresentar um curso mais benigno
  - Tem menos probabilidade de se apresentar com choque ou hipotensão ortostática (< 20%) ou precisar de transfusões (< 40%)
- Cessação espontânea em > 85%; mortalidade hospitalar em < 3%
- Causas mais comuns em pacientes < 50 anos
  - Colite infecciosa
  - Doença anorretal
  - Doença intestinal inflamatória
- Causas mais comuns em pacientes > 50 anos
  - Diverticulose (50% dos casos)
  - Ectasias vasculares (5-10%)
  - Neoplasias (pólipos ou carcinoma) (10%)
  - Isquemia
  - Proctite induzida por radiação
  - Úlcera retal solitária
  - Úlceras induzidas por anti-inflamatórios não esteroides (AINEs)
  - Divertículos do intestino delgado
  - Varizes colônicas
- Em 20% dos casos, nenhuma fonte de sangramento pode ser identificada
- Diverticulose
  - A hematoquezia aguda, indolor, de grande volume, de cor marrom ou vermelho-claro ocorre em 3-5%, frequentemente associada ao uso de AINEs
  - O sangramento se origina mais comumente do lado direito
  - > 95% precisam de menos que 4 unidades de transfusão sanguínea
  - A hemorragia cede espontaneamente em 80%, mas pode recorrer em até 25% dos pacientes
- Ectasias vasculares (angiodisplasias)
  - Sangramento indolor, variando desde melena ou hematoquezia até perda oculta de sangue
  - O sangramento mais comumente se origina no ceco e no cólon ascendente
  - Causas: congênitas; telangiectasia hemorrágica hereditária; distúrbios autoimunes, tipicamente esclerodermia
- Neoplasias: os pólipos benignos e o carcinoma causam perda oculta crônica de sangue ou hematoquezia anorretal intermitente
- Doença anorretal
  - Pequenas quantidades de sangue vermelho vivo notado no papel higiênico, entre as fezes ou gotejando no vaso sanitário
  - Sangramento indolor com hemorroidas internas
  - Dor com sangramento sugere fissura anal
- Colite isquêmica
  - Hematoquezia ou diarreia sanguinolenta associadas a cólicas leves
  - Na maioria dos casos, o sangramento é leve e autolimitado

ASPECTOS DEMOGRÁFICOS

- A hemorragia do trato inferior é mais comum em homens mais velhos
- O sangramento diverticular é mais comum em pacientes > 50 anos
- O sangramento da angiodisplasia é mais comum em pacientes > 70 anos e com insuficiência renal crônica
- A colite isquêmica é mais comumente vista
  - Em pacientes mais velhos devido à doença aterosclerótica – pós-operatoriamente depois de cirurgia ilioaórtica ou de aneurisma de aorta abdominal
  - Em pacientes mais jovens devido à vasculite, distúrbios da coagulação, terapia com estrogênio e corrida de longa distância

ACHADOS CLÍNICOS

SINAIS E SINTOMAS

- Fezes marrons misturadas ou listradas com sangue sugerem uma fonte retossigmoide ou anal
- O sangramento indolor de grande volume sugere uma fonte colônica (sangramento diverticular ou ectasias vasculares)
- As fezes de cor marrom sugerem uma fonte do cólon direito ou do intestino delgado
- Fezes negras (melena) sugerem uma fonte proximal ao ligamento de Treitz, mas as fezes marrom-escuras originadas do intestino delgado ou do cólon direito podem ser mal-interpretadas como "melena"
- O sangue vermelho vivo pelo reto raramente ocorre com hemorragia do trato superior e quase sempre no contexto de hemorragia maciça com choque
- A diarreia sanguinolenta associada a dor em cólica abdominal, urgência ou tenesmo sugere doença intestinal inflamatória (especialmente colite ulcerativa), colite infecciosa ou colite isquêmica

DIAGNÓSTICO DIFERENCIAL

- Diverticulose
- Ectasias vasculares (angiodisplasias) como, por exemplo, malformação arteriovenosa idiopática, síndrome CREST, telangiectasias hemorrágicas hereditárias
- Pólipos colônicos
- Câncer colorretal
- Doença intestinal inflamatória
- Hemorroidas
- Fissura anal
- Colite isquêmica
- Colite infecciosa
- Colite ou proctite por irradiação
- Úlceras induzidas por AINEs do intestino delgado ou do cólon direito

DIAGNÓSTICO

EXAMES LABORATORIAIS

- Hemograma completo, contagem de plaquetas, tempo de protrombina, RNI
- Creatinina e ureia séricas
- Tipagem e prova cruzada

DIAGNÓSTICO POR IMAGEM

- Cintilografia com eritrócitos marcados com tecnécio em pacientes com hemorragia maciça
- Angiografia mesentérica seletiva em pacientes com hemorragia maciça ou cintilografia com tecnécio positiva

PROCEDIMENTOS DIAGNÓSTICOS

- Aspiração com sonda nasogástrica para descartar origem do trato superior
- Anuscopia
- Colonoscopia em pacientes nos quais o sangramento tenha cessado ou em pacientes com hemorragia ativa moderada imediatamente após a introdução de 4-12 L de solução de polietilenoglicol para limpeza do cólon (colonoscopia de limpeza rápida)
- Enteroscopia do intestino delgado ou imagens por cápsula de vídeo em pacientes com hemorragia recorrente inexplicável de origem obscura, supostamente do intestino delgado
- Endoscopia alta na hematoquezia maciça para excluir origem digestiva alta

TRATAMENTO

CIRURGIA

- A cirurgia está indicada em pacientes com hemorragia contínua que exija > 4-6 unidades de transfusão sanguínea dentro de 24 horas ou > 10 unidades no total
- Ressecção limitada do segmento sangrante do intestino delgado ou do cólon, se possível
- Colectomia abdominal total com anastomose ileorretal se o local do sangramento não puder ser precisamente identificado

PROCEDIMENTOS TERAPÊUTICOS

- Colonoscopia terapêutica: as lesões de alto risco (p. ex., divertículo com sangramento ativo ou um vaso visível, ou uma ectasia vascular) podem ser tratadas endoscopicamente com soro ou injeção de adrenalina, cauterização (bipolar ou por método de contato térmico) ou aplicação de clipes metálicos
- Angiografia: a infusão arterial mesentérica seletiva de vasoconstritores (p. ex., vasopressina) e/ou a embolização de arteríola ativamente sangrante controlam a hemorragia em até 90%

DESFECHOS

COMPLICAÇÕES

- As complicações da angiografia ocorrem em 3% e incluem
  - Êmbolos ateroscleróticos
  - Trombose
  - Infarto intestinal localizado
- A mortalidade operatória para a hemorragia contínua ou recorrente é de 3-15% devido à enfermidade comórbida

PROGNÓSTICO

- 25% com hemorragia diverticular têm hemorragia recorrente

CASOS DE ADMISSÃO HOSPITALAR

- Os pacientes com hemorragia leve e intermitente sugestiva de origem anorretal (sangue no papel higiênico, gotejamento no vaso sanitário) podem ser avaliados ambulatorialmente
- Todos os pacientes com hematoquezia significativa precisam ser hospitalizados

EVIDÊNCIAS

DIRETRIZES CLÍNICAS

- Davila RE et al; Standards of Practice Committee. ASGE Guideline: the role of endoscopy in the patient with lower-GI bleeding. Gastrointest Endosc. 2005 Nov;62(5):656-60. [PMID: 16246674]
- Eisen GM et al. Standards of Practice Committee. An annotated algorithmic approach to acute lower gastrointestinal bleeding. Gastrointest Endosc. 2001; 53:859. [PMID: 11375618]

INFORMAÇÕES PARA OS PACIENTES

- MedlinePlus – Gastrointestinal bleeding
- National Digestive Diseases Information Clearinghouse

REFERÊNCIAS

- Green BT et al. Lower gastrointestinal bleeding management. Gastroenterol Clin North Am. 2005 Dec;34(4):665-78. [PMID: 16303576]
- Jensen D. Management of patients with severe hematochezia – with all current evidence available. Am J Gastroente-

rol. 2005 Nov;100(11):2403-6. [PMID: 16289892]
- Khanna A et al. Embolization as firstline therapy for diverticulosis-related massive lower gastrointestinal bleeding: evidence from a meta-analysis. J Gastrointest Surg. 2005 Mar;9(3):343-52. [PMID: 15749594]
- Strate LL et al. Validation of a clinical prediction rule for severe acute lower intestinal bleeding. Am J Gastroenterol. 2005 Aug;100(8):1821-7. [PMID: 16086720]
- Villavicencio R et al. Efficacy and complications of argon plasma coagulation for hematochezia related to radiation therapy. Gastrointest Endosc. 2002 Jan;55(1):70-4. [PMID: 11756918]

Hemorragia Subaracnóidea

CARACTERÍSTICAS PRINCIPAIS

PRINCÍPIOS BÁSICOS DO DIAGNÓSTICO
- Cefaleia súbita severa
- Sinais de irritação meníngea geralmente presentes
- Obnubilação e coma são comuns
- Déficits focais em geral ausentes

CONSIDERAÇÕES GERAIS
- 5-10% dos AVCs são causados por hemorragia subaracnóidea
- A hemorragia geralmente se deve à ruptura de um aneurisma ou malformação arteriovenosa
- Nenhuma causa específica é encontrada em 20% dos casos
- Ver Tabela 89

ACHADOS CLÍNICOS

SINAIS E SINTOMAS
- Início súbito de cefaleia com uma gravidade nunca antes experimentada pelo paciente
- Pode ser seguida por náuseas e vômitos, bem como por perda ou prejuízo da consciência (transitória, ou que progride para coma e morte)
- O paciente costuma estar confuso e irritável, e pode mostrar outros sintomas de um estado mental alterado
- A rigidez de nuca e outros sinais de irritação meníngea são vistos, exceto em pacientes profundamente comatosos
- Déficits neurológicos focais podem estar presentes e sugerir o local da lesão subjacente

DIAGNÓSTICO DIFERENCIAL
- Meningite
- Enxaqueca
- Hemorragia intracerebral
- AVC isquêmico

DIAGNÓSTICO

DIAGNÓSTICO POR IMAGEM
- A TC deve ser realizada imediatamente para confirmar que a hemorragia ocorreu e procurar a sua origem
- A TC é mais rápida e mais sensível na detecção da hemorragia nas primeiras 24 horas em relação à RM
- Raramente a TC é normal em pacientes com suspeita de hemorragia
- Se a TC for normal nesses pacientes, examinar o líquido cerebrospinal quanto à presença de sangue ou xantocromia antes de descartar a possibilidade de hemorragia subaracnóidea

PROCEDIMENTOS DIAGNÓSTICOS
- Arteriografia cerebral
  - Ajuda a determinar a origem do sangramento
  - É realizada quando a condição clínica do paciente estabilizou e a cirurgia é factível
- São necessárias arteriografias carotídeas e vertebrais bilaterais, pois os aneurismas costumam ser múltiplos, enquanto as malformações arteriovenosas podem ser alimentadas por várias fontes
- Angio-RM
  - Também pode permitir a visualização de anomalias vasculares
  - É menos sensível do que a arteriografia convencional

TRATAMENTO

MEDICAÇÕES
- Fenitoína para evitar convulsões

CIRURGIA
- A lesão causadora é tratada cirurgicamente ou por meio de radiologia intervencionista

PROCEDIMENTOS TERAPÊUTICOS
- O objetivo principal é evitar novas hemorragias
- Pacientes conscientes
  - Restrição ao leito
  - Aconselhamento contra exercícios ou esforços
  - Tratar sintomaticamente a cefaleia e a ansiedade
  - Administrar laxativos ou amolecedores de fezes
- Reduzir gradualmente a pressão arterial em casos de hipertensão severa, mas não abaixo de um nível de 90 mmHg para a pressão diastólica

DESFECHOS

PROGNÓSTICO
- Aproximadamente 20% dos pacientes com aneurisma têm novos sangramentos dentro de 2 semanas e 40% dentro de 6 meses
- O maior risco de novas hemorragias por aneurismas é dentro de poucos dias do sangramento inicial e, dessa forma, a obliteração precoce (dentro de 2 dias) é preferida
- Quando uma malformação arteriovenosa é responsável, o tratamento pode ser retardado até que o estado clínico do paciente seja o ideal

CASOS DE ADMISSÃO HOSPITALAR
- Todos os pacientes

PREVENÇÃO
- Ver Aneurisma Intracraniano

EVIDÊNCIAS

DIRETRIZES CLÍNICAS
- American Society of Interventional and Therapeutic Neuroradiology. Mechanical and pharmacologic treatment of vasospasm. AJNR Am J Neuroradiol. 2001;22(8 Suppl):S26. [PMID: 11686071]

ENDEREÇO ELETRÔNICO
- The Brain Aneurysm Foundation

INFORMAÇÕES PARA OS PACIENTES
- The Brain Aneurysm Foundation

REFERÊNCIAS
- Doerfler A et al. Endovascular treatment of cerebrovascular disease. Curr Opin Neurol. 2004 Aug;17(4):481-7. [PMID: 15247546]
- Molyneux AJ et al. International Subarachnoid Aneurysm Trial (ISAT) of neurosurgical clipping versus endovascular coiling in 2143 patients with ruptured intracranial aneurysms: a randomised comparison of effects on survival, dependency, seizures, rebleeding, subgroups, and aneurysm occlusion. Lancet. 2005 Sep 3-9; 366(9488):809-17. [PMID: 16139655]
- Nieuwkamp DJ et al. Subarachnoid haemorrhage in patients ≥ 75 years: clinical course, treatment and outcome.

J Neurol Neurosurg Psychiatry. 2006 Aug:77(8):933-7. [PMID: 16638789]

- Pouratian N et al. Endovascular management of unruptured intracranial aneurysms. J Neurol Neurosurg Psychiatry. 2006 May;77(5):572-8. [PMID: 16614015]

Hemorroidas

CARACTERÍSTICAS PRINCIPAIS

PRINCÍPIOS BÁSICOS DO DIAGNÓSTICO

- Hemorragia de sangue vivo pelo reto
- Protrusão tecidual através do ânus, com desconforto
- Achados característicos à inspeção anal (observação externa do ânus) e anuscopia

CONSIDERAÇÕES GERAIS

- As hemorroidas internas consistem em um plexo venoso hemorroidal superior localizado acima da linha pectínea (também conhecida como linha denteada) e revestido pela mucosa
- As hemorroidas externas originam-se do plexo venoso hemorroidal inferior situado abaixo da linha pectínea e coberto por epitélio escamoso do canal anal ou da região perianal
- As causas incluem
  - Esforço na defecação (tenesmo)
  - Constipação
  - Ficar sentado por muito tempo
  - Gravidez
  - Obesidade
  - Dieta pobre em fibras

ASPECTOS DEMOGRÁFICOS

- A prevalência aumenta com
  - Avanço da idade
  - Constipação crônica com esforço
  - Gravidez
  - Levantamento de peso

ACHADOS CLÍNICOS

SINAIS E SINTOMAS

- Hemorragia de sangue vivo pelo reto
  - Raias de sangue visíveis no papel higiênico ou nas fezes ou, então, gotejamento de sangue vivo
  - Raramente, a hemorragia é grave o suficiente a ponto de causar anemia
- Secreção mucoide
- Hemorroidas internas
  - Podem gradativamente sofrer aumento de volume e protrusão
  - Hemorroidas prolapsadas aparecem como nódulos protuberantes de cor púrpura, revestidos por mucosa
  - Os sintomas de desconforto e dor são incomuns, ocorrendo apenas quando há inflamação extensa e trombose de tecido irredutível
- Hemorroidas externas
  - Facilmente visíveis à inspeção perianal ou podem sofrer protrusão através do ânus com leve esforço
  - Geralmente assintomáticas, embora possam interferir na higiene perianal
  - O desenvolvimento de trombose aguda provoca dor intensa; essa trombose aparece como um nódulo perianal azulado, tenso e intensamente doloroso, revestido por pele (que, por sua vez, pode estar elevada em alguns centímetros)

DIAGNÓSTICO DIFERENCIAL

- Prolapso retal
- Fissura anal
- Plicoma anal
- Fístula ou abscesso perianal, por exemplo, doença de Crohn
- Proctite infecciosa, por exemplo, gonorreia
- Verrugas anogenitais (condiloma acuminado)
- Prurido perianal
- Proctalgia fugaz ou síndrome do músculo levantador do ânus
- Sangramento do trato gastrintestinal inferior, atribuído a outras causas, por exemplo, diverticulose, pólipos, câncer colorretal

DIAGNÓSTICO

PROCEDIMENTOS DIAGNÓSTICOS

- Anuscopia: visualização de hemorroidas internas
- Classificação em graus
  - I: Ausência de prolapso
  - II: Prolapso à defecção; diminui espontaneamente
  - III: Prolapso à defecação ou em outras ocasiões; necessita de redução manual
  - IV: Prolapso permanente do tecido da mucosa; visível externamente

TRATAMENTO

CIRURGIA

- Excisão cirúrgica (hemorroidectomia) em pacientes com hemorroidas de grau IV com sangramento ou desconforto persistente

PROCEDIMENTOS TERAPÊUTICOS

- Escleroterapia por injeção para hemorroidas sintomáticas de grau I-II
- Ligadura com banda elástica, cautério bipolar ou fotocoagulação com radiação infravermelha para hemorroidas sintomáticas de grau I-II; a escolha é ditada pela preferência do cirurgião

Medidas conservativas

- Dieta rica em fibras
- Aumento na ingestão de líquidos
- Aplicação de rolo ou bola de algodão próximo ao orifício anal após evacuação para eliminação de secreção mucoide
- Alívio sintomático de hemorroidas prolapsadas por meio da aplicação de supositórios (p. ex., Anusol® com ou sem hidrocortisona)
- Banhos de assento mornos

Hemorroida externa trombosada

- Banhos de assento mornos
- Analgésicos
- Unguentos/pomadas
- A incisão para remoção do coágulo pode acelerar o alívio sintomático

DESFECHOS

SEGUIMENTO

- O sangramento costuma diminuir depois de 1-3 sessões de escleroterapia ou ligadura com banda elástica

COMPLICAÇÕES

- Os procedimentos de escleroterapia ou ligadura com banda elástica raramente são complicados por sangramento ou celulite pélvica com risco de vida; os sinais precoces caracterizam-se por dor anal exacerbada que se propaga para as pernas ou dificuldade de micção

PROGNÓSTICO

- É comum a recorrência após esclerose por injeção ou ligadura com banda elástica

CASOS DE ENCAMINHAMENTO

- Encaminhar o paciente a um cirurgião ou gastrenterologista para realização de esclerose por injeção, ligadura com banda elástica ou hemorroidectomia

CASOS DE ADMISSÃO HOSPITALAR

- Sangramento grave com anemia (rara)
- Hemorroidas trombosadas e encarceradas de grau IV
- Celulite pélvica após ligadura com banda elástica ou escleroterapia

PREVENÇÃO

- Dieta com alto teor de fibras
- Amolecedores fecais para evitar o esforço durante a defecação

EVIDÊNCIAS

DIRETRIZES CLÍNICAS

- Clinical Practice Committee, American Gastroenterological Association. American Gastroenterological Association medical position statement: Diagnosis and treatment of hemorrhoids. Gastroenterology. 2004;126:1461. [PMID: 15131806]
- Madoff RD et al. American Gastroenterological Association technical review on the diagnosis and treatment of hemorrhoids. Gastroenterology. 2004; 126:1463. [PMID: 15131807]
- Surgical management of hemorrhoids. Society for Surgery of the Alimentary Tract, Inc., 2000

INFORMAÇÕES PARA OS PACIENTES

- American Academy of Family Physicians
- Mayo Clinic – Hemorrhoids
- MedlinePlus – Hemorrhoids
- NIH Patient Education Institute – Hemorrhoid Surgery

REFERÊNCIAS

- Alonso-Coello P et al. Fiber for the treatment of hemorrhoid complications: a systematic review and meta-analysis. Am J Gastroenterol. 2006 Jan; 101(1):181-8. [PMID: 16405552]
- Longman RJ et al. A prospective study of outcome from rubber band ligation of piles. Colorectal Dis. 2006 Feb; 8(2):145-8. [PMID: 16412076]
- Madoff RD et al. American Gastroenterological Association technical review on the diagnosis and treatment of hemorrhoids. Gastroenterology. 2004 May; 126(5):1463-73. [PMID: 15131807]

Hepatite A

CARACTERÍSTICAS PRINCIPAIS

PRINCÍPIOS BÁSICOS DO DIAGNÓSTICO

- Pródromo de anorexia, náuseas, vômitos, mal-estar, aversão ao cigarro
- Febre, fígado aumentado de volume e sensível, icterícia
- Leucograma normal a baixo
- Provas anormais da função hepática, sobretudo elevação das aminotransferases
- A hepatite pode ser causada por muitos medicamentos, agentes tóxicos e vírus, mas as manifestações clínicas podem ser semelhantes

CONSIDERAÇÕES GERAIS

- A transmissão do vírus da hepatite A (HAV) ocorre por via orofecal
- O período de incubação é, em média, 30 dias
- O HAV é excretado nas fezes por até 2 semanas antes da doença clínica e raramente persiste nas fezes após a primeira semana de doença
- Não há estado de portador

ASPECTOS DEMOGRÁFICOS

- A disseminação do HAV é favorecida por aglomeração e más condições de higiene
- Os surtos de fonte comum originam-se de água ou alimentos contaminados
- Há relatos de surtos entre usuários de drogas injetáveis
- Desde a introdução da vacina contra HAV em 1995, a taxa de incidência de infecção por esse vírus diminuiu 76% nos Estados Unidos

ACHADOS CLÍNICOS

SINAIS E SINTOMAS

- O início pode ser abrupto ou insidioso
- Mal-estar geral, mialgia, artralgia, cansaço fácil (fadiga), sintomas respiratórios superiores e anorexia
- No início, pode ocorrer uma aversão ao cigarro, paralelamente à anorexia
- Os sintomas de náuseas e vômitos são frequentes, mas pode ocorrer diarreia ou constipação
- A diminuição da febre e a queda na frequência do pulso frequentemente coincidem com o início da icterícia
- Dor abdominal
  - Em geral, branda e constante no quadrante superior direito ou no epigástrio
  - Agravada muitas vezes por sacudidas ou exercícios
  - Raras vezes, é grave o suficiente a ponto de simular colecistite
- Icterícia
  - Não chega a se desenvolver na maioria dos pacientes
  - Ocorre após 5-10 dias, mas pode aparecer ao mesmo tempo que os sintomas iniciais
  - Com seu início, os sintomas prodrômicos frequentemente se agravam, sendo sucedidos por melhora clínica progressiva
  - As fezes podem estar acólicas
- Hepatomegalia – raramente acentuada – está presente em mais de 50% dos casos. Costuma haver sensibilidade do fígado
- Ocorre esplenomegalia em 15% dos pacientes
- Podem ocorrer linfonodos macios e aumentados – sobretudo nas áreas cervical e epitroclear
- A doença aguda costuma diminuir em 2-3 semanas
- Recuperação clínica e laboratorial completa em 9 semanas
- A recuperação clínica, bioquímica e sorológica pode ser acompanhada por uma ou duas recidivas, mas a recuperação é a regra
- Relata-se que um curso prolongado esteja associado ao gene *DRB1*1301* do antígeno leucocitário humano (HLA)

DIAGNÓSTICO DIFERENCIAL

- Vírus das hepatites B, C, D, E, G (raramente, ou quase nunca, causam hepatite franca)
- Agentes não identificados respondem por uma pequena porcentagem de casos de hepatite viral aguda aparente
- O vírus TT está presente em até 7,5% dos doadores de sangue, mas não se sabe se esse agente viral causa hepatopatia
- Em 2% dos doadores de sangue nos Estados Unidos, constatou-se um vírus relacionado conhecido como SEN-V. Esse vírus é transmitido por transfusão sanguínea, podendo ser responsável por alguns casos de hepatite não ABCDE associada a esse procedimento
- Em indivíduos imunocomprometidos e raras pessoas imunocompetentes, considerar o envolvimento de citomegalovírus, vírus Epstein-Barr e vírus herpes simples
- A síndrome respiratória aguda grave (SARS) pode estar associada a níveis séricos elevados de aminotransferases

DIAGNÓSTICO

EXAMES LABORATORIAIS

- Os anticorpos contra o vírus da hepatite A (anti-HAV) aparecem no início do curso da doença (Figura 5)
- Tanto a IgM como a IgG anti-HAV são detectáveis no soro logo após o início da infecção
- Os títulos de pico da IgM anti-HAV ocorrem durante a primeira semana da doença clínica e desaparecem em até 3-6 meses

- A detecção da IgM anti-HAV é um teste excelente para o diagnóstico de hepatite A aguda (mas não é indicada na avaliação de pacientes assintomáticos com elevações persistentes das aminotransferases)
- Os títulos da IgG anti-HAV atingem o pico 1 mês após a doença e podem persistir por anos
- A IgG anti-HAV indica exposição prévia a esse vírus, não infectividade e imunidade. Nos Estados Unidos, cerca de 30% da população apresentam evidência sorológica de infecção prévia
- O leucograma encontra-se normal a baixo, sobretudo na fase pré-ictérica. Ocasionalmente, podem ser observados linfócitos atípicos grandes
- Uma leve proteinúria é comum, mas a ocorrência de bilirrubinúria frequentemente precede o aparecimento de icterícia
- No início, ocorre elevação marcada das enzimas aspartato ou alanina aminotransferases, acompanhada por aumentos da bilirrubina e da fosfatase alcalina; em um pequeno número de pacientes, a última anormalidade mencionada persiste após a normalização dos níveis das aminotransferases
- A colestase é ocasionalmente acentuada

TRATAMENTO

MEDICAÇÕES

- Se os sintomas de náuseas e vômitos forem pronunciados ou se a ingestão oral estiver substancialmente reduzida, fica indicada a administração de glicose a 10% por via IV
- Pequenas doses de oxazepam são seguras, já que o metabolismo desse agente não é hepático; evita-se o uso de sulfato de morfina
- Os corticosteroides não oferecem nenhum benefício

PROCEDIMENTOS TERAPÊUTICOS

- O repouso no leito é recomendável somente para sintomas acentuados
- O controle da dieta consiste no fornecimento de refeições palatáveis, conforme a tolerância do paciente, sem superalimentação; o café da manhã geralmente é a refeição mais tolerada
- É preciso evitar a prática de exercícios físicos extenuantes, o consumo de bebidas alcoólicas e o uso de agentes hepatotóxicos

DESFECHOS

COMPLICAÇÕES

- A hepatite A fulminante é incomum; a frequência aumenta quando ocorre hepatite A em paciente com hepatite C crônica

PROGNÓSTICO

- Geralmente, a recuperação clínica é concluída em 3-6 semanas
- A hepatite A não causa hepatopatia crônica, embora possa persistir por até 1 ano. Além disso, podem ocorrer recidivas clínicas e bioquímicas antes da recuperação completa
- A taxa de mortalidade é inferior a 0,2%

CASOS DE ADMISSÃO HOSPITALAR

- Sintomas de náuseas e vômitos intratáveis, além da necessidade de fluidoterapia parenteral
- Coagulopatia grave (p. ex., tempo de protrombina > 20 segundos)
- Encefalopatia

PREVENÇÃO

- O isolamento estrito dos pacientes não é necessário, embora seja imprescindível a lavagem das mãos após evacuação
- É essencial a lavagem meticulosa das mãos por qualquer pessoa que possa entrar em contato com roupas de cama, vestes e utensílios contaminados

Imunoglobulina

- Administrar a todos os contatos *próximos* (p. ex., familiares) e considerar a administração a pessoas que consomem alimentos preparados por alguém infectado
- A dose recomendada, 0,02 mL/kg por via IM, é protetora se administrada durante a incubação

Vacinação

- Duas vacinas inativadas eficazes contra hepatite A são recomendadas para
  - Pessoas que vivem ou viajam para áreas endêmicas (inclusive militares)
  - Pacientes com hepatopatia crônica ao diagnóstico
  - Pessoas acometidas por distúrbios dos fatores de coagulação e tratadas com concentrados
  - Homens homossexuais e bissexuais
  - Tratadores de animais
  - Usuários de drogas ilícitas
  - Funcionários da rede de esgoto
  - Manipuladores de alimentos
  - Crianças e cuidadores em creches e instituições
- A vacinação de rotina é aconselhável para crianças em estados com alta incidência de hepatite A e recomendada para todas as crianças entre 1 e 2 anos de idade nos Estados Unidos pelo Comitê Consultivo sobre Práticas de Imunização dos Centros de Controle e Prevenção de Doenças desse mesmo país (Tabelas 39 e 40)
- A vacina contra HAV é eficaz na prevenção de disseminação secundária a contatos domiciliares de casos primários
- Dose recomendada para adultos
  - 1 mL (1.440 unidades de ELISA) de Havrix® (GlaxoSmithKline) ou 0,5 mL (50 unidades) de Vaqta® (Merck) IM
  - Seguida por uma dose de reforço aos 6-18 meses
- Há disponível uma vacina combinada contra hepatite A e B (Twinrix®, GlaxoSmithKline)

EVIDÊNCIAS

INFORMAÇÕES PARA OS PACIENTES

- Centers for Disease Control and Prevention
- Hepatitis Information Network
- National Digestive Diseases Information Clearinghouse

REFERÊNCIA

- Advisory Committee on Immunization Practices (ACIP); Fiore AE et al. Prevention of hepatitis A through active or passive immunization: recommendations of the Advisory Committee on Immunization Practices (ACIP). MMWR Recomm Rep. 2006 May 19;55(RR-7):1-23. [PMID: 16708058]

Hepatite Autoimune

CARACTERÍSTICAS PRINCIPAIS

PRINCÍPIOS BÁSICOS DO DIAGNÓSTICO

- Geralmente acomete mulheres jovens ou de meia-idade
- Hepatite crônica com globulinas séricas elevadas
- Anticorpo antinuclear (ANA+) e/ou anticorpo antimúsculo liso
- Responde a corticosteroides

CONSIDERAÇÕES GERAIS

- O início costuma ser insidioso

- Contudo, até 40% dos casos apresentam-se com algum ataque agudo (ocasionalmente fulminante) de hepatite
- Alguns casos acompanham uma doença viral, como
  - Hepatite A
  - Infecção pelo vírus Epstein-Barr
  - Sarampo
  - Exposição a alguma toxina ou medicamento, por exemplo, nitrofurantoína
- Existem, no mínimo, três tipos de hepatite autoimune, diferenciados por autoanticorpos

ASPECTOS DEMOGRÁFICOS

- Embora seja geralmente uma doença de mulheres jovens, a hepatite autoimune pode ocorrer em qualquer sexo e idade
- As pessoas mais jovens acometidas são frequentemente positivas para os antígenos HLA-B8 e -DR3, enquanto os pacientes mais idosos são positivos muitas vezes para o antígeno HLA-DR4
- O principal alelo de suscetibilidade entre norte-americanos brancos e norte-europeus é o *DRB1*0301* do HLA; o *DRB1*0401* do HLA é um fator de risco secundário, mas independente

ACHADOS CLÍNICOS

SINAIS E SINTOMAS

- Tipicamente, uma mulher jovem de aspecto saudável com múltiplos nevos aracnoides, estrias cutâneas, acne, hirsutismo e hepatomegalia
- Amenorreia pode ser uma característica apresentada
- Características extra-hepáticas
  - Artrite
  - Síndrome de Sjögren
  - Tireoidite
  - Nefrite
  - Colite ulcerativa
  - Anemia hemolítica positiva ao teste de Coombs

DIAGNÓSTICO DIFERENCIAL

- Hepatite viral crônica
- Cirrose biliar primária
- Colangite esclerosante primária
- Doença de Wilson
- Hemocromatose
- Hepatopatia induzida por medicamentos
- Deficiência de α_1-antiprotease

DIAGNÓSTICO

EXAMES LABORATORIAIS

- A bilirrubina sérica geralmente está aumentada, mas 20% dos casos são anictéricos
- Os níveis séricos das aminotransferases podem estar > 1.000 unidades/L
- Hepatite autoimune (clássica) do tipo I
  - Detecção de ANA ou anticorpo antimúsculo liso (um ou ambos) no soro
  - Níveis séricos de γ-globulina tipicamente elevados (até 5-6 g/dL)
    - Nesse cenário, o imunoensaio enzimático para detecção de anticorpo contra o vírus da hepatite C pode ser falsamente positivo
    - Podem ser encontrados outros anticorpos, inclusive anticorpos citoplasmáticos antineutrofílicos (ANCA)
- Tipo II
  - Observada com maior frequência na Europa
  - Caracterizada por anticorpos circulantes antimicrossomos hepatorrenais (anti-LKM1) – direcionados contra o citocromo P450 2D6 – ou anticitosóis hepáticos tipo 1 – direcionados contra a formiminotransferase – sem anticorpo antimúsculo liso ou ANA
  - Pode ser constatada em pacientes com síndrome poliglandular autoimune tipo 1
- Tipo III
  - Caracterizada por anticorpos antiantígeno hepático solúvel/anti-hepatopancreático (anti-SLA/LP)
  - Pode representar uma variante do tipo I, caracterizada por doença grave, alta taxa de recidiva pós-tratamento e ausência dos anticorpos habituais (ANA e anticorpo antimúsculo liso)
  - Os anticorpos anti-SLA/LP parecem estar direcionados contra um complexo de RNA de transferência responsável pela incorporação de selenocisteína em cadeias peptídicas

TRATAMENTO

MEDICAÇÕES

- Prednisona
  - Com ou sem azatioprina, melhora os sintomas e diminui a inflamação hepática
  - Indicada em pacientes sintomáticos com, no mínimo, uma elevação de 10 vezes nos níveis das aminotransferases (ou de 5 vezes se as globulinas séricas estiverem elevadas em, pelo menos, o dobro)
  - Pacientes assintomáticos com elevações enzimáticas modestas também podem ser tratados, embora a maioria dos indivíduos assintomáticos apresente uma doença branda do ponto de vista histológico e não necessite de terapia imunossupressora
  - Administrar, em princípio, 30 mg/dia VO com azatioprina (ou mercaptopurina), 50 mg/dia VO
  - Reduzir gradativamente depois de 1 semana para 20 mg/dia e, mais uma vez, após 2 ou 3 semanas para 15 mg/dia
  - Por fim, é atingida uma dose de manutenção de 10 mg/dia

CIRURGIA

- O transplante de fígado pode ser necessário para falhas de tratamento, e há relatos de que a doença recorra em até um terço dos fígados transplantados (e raramente se desenvolve *de novo*) à medida que a imunossupressão é reduzida

DESFECHOS

SEGUIMENTO

- Monitorar os hemogramas semanalmente durante as 2 primeiras semanas da terapia com azatioprina e depois 1 vez por mês em razão do pequeno risco de supressão da medula óssea
- Assim que a remissão clínica, bioquímica e histológica for atingida (em geral, depois de, no mínimo, 18 meses de tratamento), a terapia poderá ser suspensa
  - A taxa de recidiva subsequente é de 50-90%
  - As recidivas podem ser tratadas novamente da mesma maneira que o episódio inicial, com a mesma taxa de remissão
- Após tratamento bem-sucedido de recidiva
  - Tratar por tempo indefinido com azatioprina até 2 mg/kg ou com a dose mais baixa de prednisona necessária para manter os níveis das aminotransferases o mais próximo possível do normal
  - Outra tentativa de suspensão da terapia pode ser considerada em pacientes que permanecem em remissão por longo período de tempo (p. ex., ≥ 4 anos)
- A budesonida, um corticosteroide com menos toxicidade do que a prednisona, não parece ser eficaz para manter a remissão
- Os indivíduos que não respondem à prednisona e azatioprina podem ser

considerados para uma tentativa com ciclosporina, tacrolimus ou metotrexato
- O agente micofenolato mofetil será eficaz na ausência de resposta ou intolerância à azatioprina

COMPLICAÇÕES
- Cirrose biliar primária ou colangite esclerosante primária concomitante
  - Ocorre em até 15% dos pacientes
  - A biópsia do fígado é indicada para o diagnóstico e a determinação da necessidade de tratamento
- A evolução para cirrose e insuficiência hepática é indicação de transplante do fígado

PROGNÓSTICO
- Com a terapia imunossupressora, há uma melhora imediata dos sintomas; no entanto, o restabelecimento bioquímico é mais gradativo, com a normalização dos níveis séricos das aminotransferases depois de alguns meses em muitos casos
- A resolução histológica da inflamação pode necessitar de 18-24 meses – momento em que se recomenda a repetição da biópsia do fígado
- O quadro de fibrose pode se reverter após remissão bioquímica e histológica evidente
- A taxa de resposta global é de, no mínimo, 80%
- A falha de normalização nos níveis das aminotransferases invariavelmente prediz a falta de resolução histológica

PREVENÇÃO
- Monitorar a densidade óssea, particularmente com o uso de corticosteroide, em função da possível ocorrência de osteoporose

EVIDÊNCIAS

DIRETRIZES CLÍNICAS
- Czaja AJ et al. American Association for the Study of Liver Disease. Diagnosis and treatment of autoimmune hepatitis. Hepatology. 2002;36:479. [PMID: 12143059]
- National Guideline Clearinghouse

ENDEREÇOS ELETRÔNICOS
- Diseases of the Liver
- Hepatic Ultrasound Images
- Pathology Index

INFORMAÇÕES PARA OS PACIENTES
- National Institute of Diabetes and Digestive and Kidney Diseases
- National Institutes of Health

REFERÊNCIAS
- Czaja AJ et al. Distinctive clinical phenotype and treatment outcome of type I autoimmune hepatitis in the elderly. Hepatology. 2006 Mar;43(3):532-8. [PMID: 16496338]
- Heneghan MA et al. Utility of thiopurine methyltransferase genotyping and phenotyping, and measurement of azathioprine metabolites in the management of patients with autoimmune hepatitis. J Hepatol. 2006 Oct; 45(4):584-91. [PMID: 16876902]
- Krawitt EL. Autoimmune hepatitis. N Engl J Med. 2006 Jan 5;354(1):54-66. [PMID: 16394302]

Hepatite B Aguda

CARACTERÍSTICAS PRINCIPAIS

PRINCÍPIOS BÁSICOS DO DIAGNÓSTICO
- Pródromo de anorexia, náuseas, vômitos, mal-estar e aversão ao cigarro
- Febre, hepatomegalia com sensibilidade, icterícia
- Elevação acentuada das aminotransferases no início do curso da doença
- A biópsia do fígado revela necrose hepatocelular e infiltrado mononuclear, mas raramente é indicada

CONSIDERAÇÕES GERAIS
- O vírus da hepatite B (HBV) contém uma proteína nuclear interna (antígeno nuclear da hepatite B [HBcAg]) e um revestimento da superfície externa (antígeno de superfície da hepatite B [HBsAg])
- O período de incubação é de 6 semanas a 6 meses (média = 3 meses)
- O início da HBV é mais insidioso e os níveis de aminotransferase mais altos (em média) do que na infecção pelo vírus da hepatite A (HAV)
- Foram identificados 8 genótipos de HBV (A-H)
- A hepatite pode ser causada por muitos medicamentos, agentes tóxicos e vírus; as manifestações clínicas, no entanto, podem ser semelhantes

ASPECTOS DEMOGRÁFICOS
- O HBV costuma ser transmitido por
  - Sangue ou produtos sanguíneos infectados
  - Contato sexual
- O vírus está presente na saliva, no sêmen e nas secreções vaginais
- As mães HBsAg-positivas podem transmitir o HBV no parto
- O risco de infecção crônica no bebê chega a 90% se a mãe for HBeAg positiva (cerca de 7% das pessoas infectadas por HIV são coinfectadas por HBV)
- O HBV é prevalente em homossexuais e usuários de drogas injetáveis, mas a maioria dos casos origina-se da transmissão heterossexual
- A incidência diminuiu cerca de 75% desde a década de 1980
- São grupos de risco
  - Pacientes e equipe dos centros de hemodiálise
  - Médicos, dentistas e enfermeiros
  - Funcionários de laboratórios clínicos e de patologia, além dos bancos de sangue
- O risco de infecção por HBV adquirida por transfusão sanguínea é de < 1 em 60.000 unidades transfundidas nos Estados Unidos

ACHADOS CLÍNICOS

SINAIS E SINTOMAS
- O início pode ser abrupto ou insidioso
- Mal-estar, mialgia, artralgia, fadiga, sintomas respiratórios superiores, anorexia e aversão ao cigarro
- Náuseas e vômitos, diarreia ou constipação
- Em geral, há febre de baixo grau; pode-se observar doença do soro
- Dor abdominal geralmente branda e constante no quadrante superior direito ou no epigástrio
- A diminuição da febre e a queda na frequência do pulso coincidem com o início da icterícia
- A icterícia ocorre depois de 5-10 dias, mas pode aparecer ao mesmo tempo que os sintomas iniciais; nunca se desenvolve na maioria dos pacientes
- Com frequência, ocorre o agravamento dos sintomas prodrômicos, sucedidos por melhora clínica progressiva
- A doença aguda costuma diminuir em 2-3 semanas
- A recuperação clínica e laboratorial completa ocorre por volta de 16 semanas
- Em 5-10% dos casos, o curso pode ser mais prolongado, mas < 1% apresentará evolução fulminante
- A hepatite B pode se tornar crônica

DIAGNÓSTICO DIFERENCIAL
- Hepatite ACDE aguda e crônica
- O vírus TT (TTV) é encontrado em até 7,5% dos doadores de sangue, sendo facilmente transmitido por transfusões sanguíneas. No entanto, não há uma associação estabelecida com hepatopatia

- O vírus SEN-V é encontrado em 2% dos doadores de sangue nos Estados Unidos. Esse vírus é transmitido por transfusão, podendo ser responsável por hepatite não ABCDE associada a esse procedimento
- Citomegalovírus, vírus Epstein-Barr e vírus herpes simples, particularmente em pessoas imunocomprometidas

DIAGNÓSTICO

EXAMES LABORATORIAIS
- Ver Tabela 62 e Figura 6

HBsAg
- Aparece antes da evidência bioquímica de hepatopatia e persiste por toda a doença clínica
- Após a doença aguda, esse antígeno pode estar associado a hepatite crônica

Anti-HBs
- Aparece após eliminação do HBsAg e depois de vacinação bem-sucedida contra hepatite B
- Sinaliza recuperação da infecção por HBV, não infectividade e imunidade

Anti-HBc
- A IgM anti-HBc aparece logo após a detecção do HBsAg (o HBcAg sozinho não aparece no soro)
  - Sua presença na hepatite aguda indica um diagnóstico de hepatite B aguda
  - Ocupa o raro hiato sorológico quando o HBsAg é eliminado, mas o anti--HBs ainda não é detectável
  - Pode persistir por 6 meses ou mais e reaparecer durante ataques de hepatite B crônica
- A IgG anti-HBc também aparece durante hepatite B aguda, mas persiste por tempo indefinido
- Em doadores de sangue assintomáticos, um anti-HBc isolado sem outros resultados sorológicos positivos para o HBV pode representar resultado falsamente positivo ou infecção latente

HBeAg
- Encontrado apenas no soro HBsAg--positivo, indicando replicação viral e infectividade
- Persistência por mais de 3 meses indica aumento na probabilidade de hepatite B crônica
- Seu desaparecimento é frequentemente acompanhado pelo aparecimento de anti-HBe, significando em geral uma queda na replicação viral e na infectividade

DNA do HBV
- Em geral, corre paralelamente à presença de HBeAg, embora o DNA do HBV seja um marcador mais sensível e preciso de replicação e infectividade virais
- Níveis muito baixos de DNA do HBV são detectáveis apenas por PCR
  - Podem persistir no soro após recuperação de hepatite B aguda
  - Contudo, o DNA do HBV está ligado à IgG e raramente é infeccioso

Outros exames laboratoriais
- Leucograma normal a baixo, além de linfócitos atípicos grandes
- É comum a constatação de leve proteinúria
- A ocorrência de bilirrubinúria frequentemente precede o aparecimento de icterícia
- No início, ocorre elevação das enzimas aspartato ou alanina aminotransferases, acompanhada por aumentos da bilirrubina e da fosfatase alcalina
- Prolongamento acentuado do tempo de protrombina em casos de hepatite grave correlaciona-se com mortalidade elevada

TRATAMENTO

MEDICAÇÕES
- Se os sintomas de náuseas e vômitos forem pronunciados ou se a ingestão oral estiver substancialmente reduzida, administrar glicose a 10% por via IV
- Pequenas doses de oxazepam são seguras, já que o metabolismo desse agente não é hepático; evita-se o uso do sulfato de morfina
- Os corticosteroides não oferecem nenhum benefício e podem ser nocivos

PROCEDIMENTOS TERAPÊUTICOS
- Repouso no leito apenas para sintomas graves
- O controle da dieta consiste no fornecimento de refeições palatáveis, conforme a tolerância do paciente, sem superalimentação
- É preciso evitar a prática de exercícios extenuantes, o consumo de bebidas alcoólicas e o uso de agentes hepatotóxicos

DESFECHOS

COMPLICAÇÕES
- Ver Insuficiência Hepática Aguda
- Ver Hepatite B Crônica

PROGNÓSTICO
- O risco de hepatite fulminante é < 1%, com uma taxa de mortalidade de 60%
- Após hepatite B aguda
  - A infecção por HBV persiste em 1-2% das pessoas imunocompetentes
  - O risco é mais alto em indivíduos imunocomprometidos
- Hepatite B crônica, particularmente quando a infecção por HBV é adquirida no início da vida e a replicação viral persiste
  - Confere um risco substancial de cirrose e carcinoma hepatocelular (até 25-40%)
  - Os homens estão sob maior risco do que as mulheres
- O HBV pode estar associado a
  - Doença do soro
  - Glomerulonefrite
  - Poliarterite nodosa
- A vacinação universal de neonatos em países endêmicos para o HBV diminui a incidência de carcinoma hepatocelular

CASOS DE ADMISSÃO HOSPITALAR
- Sintomas de náuseas e vômitos intratáveis, além da necessidade de fluidoterapia parenteral
- Encefalopatia ou coagulopatia grave (tempo de protrombina > 20 segundos), o que indica insuficiência hepática aguda iminente

PREVENÇÃO
- O isolamento estrito dos pacientes não é necessário, embora seja essencial a lavagem meticulosa das mãos pela equipe médica
- A triagem de sangue doado quanto à presença de HBsAg e anti-HBc tem reduzido acentuadamente o risco de hepatite associada à transfusão
- Examinar gestantes em busca de HBsAg
- Aconselhar os pacientes a praticar sexo seguro
- Vacinar contra HAV (após pré-triagem para avaliação de imunidade prévia) aqueles com hepatite B crônica

Imunoglobulina contra hepatite B (HBIG)
- Essa imunoglobulina pode ser protetora ou atenuar a gravidade da doença, se administrada em até 7 dias após a exposição (dose: 0,06 mL/kg de peso corporal), seguida pela vacina contra HBV
- Utilizar essa abordagem após exposição a material contaminado por HBsAg via mucosas ou soluções de continuidade na pele, depois de contato sexual ou para bebês nascidos de mães HBsAg--positivas (em combinação com a série de vacinação)

Vacinação
- As vacinas atuais são recombinantes
- O CDC recomenda a vacinação universal de bebês e crianças (Tabela 39), bem como de todos os adultos em risco
- Mais de 90% dos receptores desenvolvem uma resposta humoral protetora contra a hepatite B
- Administrar 10-20 µg inicialmente (dependendo da formulação), com repetição em 1 e 6 meses. No entanto, são aprovados esquemas alternativos, inclusive esquemas acelerados de 0, 1, 2 e 12 meses
- Verificar os títulos anti-HBs pós-imunização, se houver necessidade, para registrar a soroconversão
- A proteção parece ser excelente – no mínimo, por 15 anos – mesmo se o título do anti-HBs declinar
- A imunização de reforço não é recomendada como prática de rotina, mas é aconselhável em pessoas imunocomprometidas com títulos de anti-HBs abaixo de 10 mUI/mL (Tabela 40)
- Para indivíduos não responsivos, três doses adicionais da vacina podem produzir níveis anti-HBs soroprotetores em 30-50%

EVIDÊNCIAS

DIRETRIZES CLÍNICAS
- National Guideline Clearinghouse

INFORMAÇÕES PARA OS PACIENTES
- Hepatitis Information Network
- Mayo Clinic

REFERÊNCIA
- Mast EE et al; Advisory Committee on Immunization Practices (ACIP) Centers for Disease Control and Prevention (CDC). A comprehensive immunization strategy to eliminate transmission of hepatitis B virus infection in the United States: recommendations of the Advisory Committee on Immunization Practices (ACIP) Part II: immunization of adults. MMWR Recomm Rep. 2006 Dec 8;55(RR-16):1-33. [PMID: 17159833]

Hepatite B Crônica

CARACTERÍSTICAS PRINCIPAIS

PRINCÍPIOS BÁSICOS DO DIAGNÓSTICO
- Reação inflamatória crônica do fígado, com mais de 3-6 meses de duração
- Níveis séricos persistentemente anormais das aminotransferases e antígeno de superfície de hepatite B (HBsAg) detectável
- A biópsia do fígado revela características de hepatite crônica e hepatócitos em vidro fosco

CONSIDERAÇÕES GERAIS
- No início do curso da doença, o antígeno Be da hepatite (HBeAg) e o DNA do vírus da hepatite B (HBV) estão presentes no soro
  - Indicativos de replicações virais ativas e atividade necroinflamatória no fígado
  - Essas pessoas estão em risco de evolução para cirrose e de carcinoma hepatocelular
  - A IgM anti-HBc em baixos níveis também está presente em cerca de 70% dos casos
- A melhora clínica e bioquímica pode coincidir com
  - Desaparecimento de HBeAg e DNA do HBV do soro
  - Aparecimento de anti-HBe
  - Integração do genoma do HBV ao genoma do hospedeiro em hepatócitos infectados
- Caso a cirrose ainda não tenha se desenvolvido, tais pessoas estarão em menor risco de cirrose e carcinoma hepatocelular
- A hepatite crônica é caracterizada
  - Com base na etiologia
  - Pelo grau de inflamação portal, periportal e lobular (mínima, branda, moderada ou grave)
  - Pelo estágio de fibrose (ausente, leve, moderada, grave, cirrose)

ASPECTOS DEMOGRÁFICOS
- A hepatite B crônica aflige quase 400 milhões de pessoas no mundo todo e 1,25 milhões (predominantemente do sexo masculino) nos Estados Unidos

ACHADOS CLÍNICOS

SINAIS E SINTOMAS
- Clinicamente indistinguíveis da hepatite crônica por outras etiologias

DIAGNÓSTICO DIFERENCIAL
- Hepatite C e D (delta)
- Hepatite autoimune
- Deficiência de α_1-antiprotease
- Hepatite crônica induzida por medicamentos
- Doença de Wilson

DIAGNÓSTICO

EXAMES LABORATORIAIS
- Níveis séricos elevados das aminotransferases; em aproximadamente 40% dos casos, os níveis séricos dessas enzimas permanecem normais
- Nível sérico elevado de bilirrubina, nível baixo de albumina e tempo prolongado de protrombina refletem doença avançada (inflamação ou cirrose grave ou ambos)
- Tabela 62 e Figura 6
- Fase replicativa (hepatite B crônica HBeAg-positiva): nível de HBeAg e DNA do HBV $\geq 10^5$ cópias/mL no soro
- Fase não replicativa: nível de anti-HBeAg e DNA do HBV $< 10^5$ cópias/mL no soro
- Mutante pré-core (hepatite B crônica HBeAg-negativa): nível de anti-HBeAg e DNA do HBV $\geq 10^5$ cópias/mL no soro

PROCEDIMENTOS DIAGNÓSTICOS
- A biópsia do fígado pode ser indicada para diagnóstico, estadiamento e predição da resposta à terapia

TRATAMENTO

MEDICAÇÕES
- Tratar a replicação viral ativa (DNA do HBV $> 10^5$ cópias/mL no soro)
  - Usar alfainterferon-2a peguilado, 180 µg SC semanalmente por 48 semanas
  - No passado, era utilizado o alfainterferon-2b humano recombinante: 5 milhões de unidades/dia ou 10 milhões de unidades 3x/semana SC por 4-6 meses
- Lamivudina, 100 mg VO diariamente em uma única dose
  - Além de ser muito mais tolerada, pode ser usada no lugar do interferon
  - Pode ser utilizada em casos de cirrose descompensada
  - Pode ser eficaz em hepatite B rapidamente progressiva ("hepatite colestática fibrosante") após transplante de órgão
  - A recidiva é frequente ao se interromper a lamivudina
  - O tratamento a longo prazo está associado a uma alta taxa de resistência viral
- O uso combinado de interferon/interferon peguilado e algum análogo de nucleosídeo como a lamivudina não oferece nenhuma vantagem sobre o uso

de qualquer um desses medicamentos isolados
- Adefovir, 10 mg VO 1x/dia, um análogo de nucleosídeo, tem atividade contra HBV do tipo selvagem e resistente à lamivudina
  - A resistência a esse agente é menos comum do que à lamivudina
  - Raramente, pode ocorrer o desenvolvimento de nefrotoxicidade, sobretudo na presença de disfunção renal subjacente
- A telbivudina, em dose diária de 600 mg VO, é mais potente do que a lamivudina ou o adefovir, embora possa ocorrer o desenvolvimento de resistência. Além disso, os pacientes resistentes à lamivudina também podem exibir resistência à telbivudina
- O entecavir, 0,5 mg VO 1x/dia (ou 1 mg VO 1x/dia em pacientes com cirrose ou resistência à lamivudina), também é eficaz contra HBV do tipo selvagem e resistente à lamivudina; é o tratamento de primeira linha preferido
- O tenofovir tem atividade contra o HBV
  - Contudo, esse agente não é aprovado nos Estados Unidos para o tratamento de infecção por esse vírus
  - O tenofovir é útil como parte de um regime antirretroviral em pacientes coinfectados por HIV
- Em função da alta taxa de resistência à lamivudina, o adefovir e o entecavir constituem os análogos de nucleosídeos (ou nucleotídeos) de escolha para infecção por HBV
- Um análogo de nucleosídeo ou nucleotídeo é recomendado para portadores inativos do HBV antes de iniciar terapia imunossupressora ou quimioterapia anticancerígena para evitar a reativação viral
- Os efeitos colaterais são frequentes com interferon/interferon peguilado
  - Sintomas semelhantes aos da gripe
  - Mal-estar
  - Perda de peso
  - Depressão
  - Tireoidopatia
  - Citopenias
- Os efeitos colaterais são pouco frequentes com os análogos de nucleosídeos/nucleotídeos

PROCEDIMENTOS TERAPÊUTICOS

- A atividade é modificada de acordo com os sintomas; não há necessidade de repouso no leito
- A dieta deve ser bem balanceada, sem limitações (exceto restrição de sódio ou proteína se ditado por sobrecarga líquida ou encefalopatia)

DESFECHOS

COMPLICAÇÕES

- Cirrose
- Carcinoma hepatocelular
- Extra-hepáticas: poliarterite nodosa, glomerulonefrite membranosa

PROGNÓSTICO

- Interferon e interferon peguilado
  - Até 40% dos pacientes com hepatite B crônica HBeAg-positiva responderão com normalização sustentada dos níveis de aminotransferases, desaparecimento de HBeAg e DNA do HBV do soro, aparecimento de anti-HBe e melhora da sobrevida
  - A resposta é mais provável com baixo nível de DNA do HBV e altos níveis de aminotransferase
  - Com o tempo, mais de 60% dos pacientes responsivos podem eliminar o HBsAg do soro e do fígado, desenvolver anti-HBs no soro e ser curados. As recidivas são incomuns em tais indivíduos completamente responsivos
  - A hepatite B crônica HBeAg-negativa (mutante pré-core) apresenta uma taxa de resposta de 60% após 48 semanas de terapia com interferon peguilado, mas a durabilidade da resposta é incerta
  - A resposta é insatisfatória em pacientes coinfectados por HIV e acometidos por doenças autoimunes
- Lamivudina, adefovir, entecavir
  - Suprimem o DNA do HBV no soro em 60-80% dos pacientes; o entecavir é o agente mais eficaz
  - Restabelecem a histologia do fígado em, no mínimo, 60% dos pacientes e normalizam os níveis da alanina aminotransferase em mais de 40% e a soroconversão do HBeAg em torno de 20% dos pacientes depois de 1 ano de terapia
  - Com a lamivudina, 15-30% dos indivíduos responsivos sofrem uma recidiva geralmente branda durante o tratamento em consequência da mutação no gene da polimerase de DNA do HBV – mutação esta que confere resistência à lamivudina
  - A taxa de resistência aumenta para 70% em 5 anos
  - Ocorre resistência ao adefovir em até 29% dos pacientes tratados por 5 anos
  - Até o momento, a resistência ao entecavir é rara
  - A hepatite pode recorrer quando o medicamento for interrompido
  - Quando a soroconversão do HBeAg não ocorre, pode haver necessidade de tratamento por tempo indefinido
  - As taxas de resposta completa – bem como a resistência à lamivudina – aumentam com a duração mais prolongada da terapia

CASOS DE ADMISSÃO HOSPITALAR

- Hepatopatia descompensada (p. ex., coagulopatia grave, sangramento varicoso, ascite grave)

PREVENÇÃO

- O isolamento estrito dos pacientes não é necessário, embora seja imprescindível a lavagem das mãos após evacuação
- É essencial a lavagem meticulosa das mãos por qualquer pessoa que possa entrar em contato com roupas de cama, vestes e utensílios contaminados
- A triagem de sangue doado quanto à presença de HBsAg e anti-HBc tem reduzido acentuadamente o risco de hepatite associada à transfusão
- As gestantes devem ser examinadas em busca de HBsAg
- Pessoas com HBV devem praticar sexo seguro
- Vacinar contra HAV (após pré-triagem para avaliação de imunidade prévia) aqueles com hepatite B crônica

EVIDÊNCIAS

DIRETRIZES CLÍNICAS

- National Guideline Clearinghouse

INFORMAÇÕES PARA OS PACIENTES

- Centers for Disease Control and Prevention
- Mayo Clinic
- Patient Information

REFERÊNCIAS

- Chang TT et al; BEHoLD AI463022 Study Group. A comparison of entecavir versus lamivudine for HBeAg-positive chronic hepatitis B. N Engl J Med. 2006 Mar 9;354(10):1001-10. [PMID: 16525137]
- Keeffe EB et al. A treatment algorithm for the management of chronic hepatitis B virus infection in the United States: an update. Clin Gastroenterol Hepatol. 2006 Aug;4(8):936-62. [PMID: 16844425]
- Yeo W et al. Diagnosis, prevention and management of hepatitis B virus reactivation during anticancer therapy. Hepatology. 2006 Feb;43(2):209-20. [PMID: 16440366]

Hepatite C Aguda

CARACTERÍSTICAS PRINCIPAIS

PRINCÍPIOS BÁSICOS DO DIAGNÓSTICO

- Frequentemente assintomática
- Pródromo de anorexia, náuseas, vômitos, mal-estar, aversão ao cigarro
- Febre, fígado aumentado de volume e sensível, icterícia
- Elevação acentuada das aminotransferases no início do curso da doença
- A biópsia do fígado revela necrose hepatocelular e infiltrado mononuclear
- A fonte de infecção em muitos casos não é conhecida

CONSIDERAÇÕES GERAIS

- O vírus da hepatite C (HCV) é um RNA vírus de fita simples (hepacivírus), com propriedades semelhantes àquelas do flavivírus
- Foram identificados, no mínimo, 6 importantes genótipos do HCV
- Uma coinfecção é encontrada em, pelo menos, 30% das pessoas infectadas por HIV
- O HIV induz à evolução mais rápida de hepatite C crônica para cirrose
- O anti-HCV não é protetor; em pacientes com hepatite aguda ou crônica, sua presença no soro geralmente significa que o HCV é a causa

ASPECTOS DEMOGRÁFICOS

- Há mais de 2,7 milhões de portadores do HCV nos Estados Unidos e outros 1,3 milhões de pessoas previamente expostas que eliminaram o vírus
- No passado, o HCV foi a causa de mais de 90% dos casos de hepatite pós-transfusão, mas apenas 4% dos casos de hepatite C foram atribuídos às transfusões sanguíneas
- Mais de 50% dos casos são transmitidos pelo uso de drogas injetáveis
- O uso de cocaína intranasal, a colocação de *piercings* no corpo, a realização de tatuagens e o procedimento de hemodiálise podem ser fatores de risco
- O risco de transmissão sexual e materno-neonatal é baixo, mas pode ser maior naqueles com níveis circulantes elevados de RNA do HCV
  - Múltiplos parceiros sexuais podem aumentar o risco de infecção por HCV
  - A transmissão via aleitamento materno não foi registrada
- Pode ocorrer transmissão nosocomial via
  - Frascos de múltiplas doses de soro fisiológico
  - Reutilização de seringas descartáveis
  - Contaminação de frascos de soro compartilhados

ACHADOS CLÍNICOS

SINAIS E SINTOMAS

- O período de incubação é, em média, 6-7 semanas
- Doença clínica
  - Frequentemente branda
  - Em geral, assintomática
  - Caracterizada por aumento e declínio dos níveis das aminotransferases e alta taxa (> 80%) de hepatite crônica
- Pode ocorrer leve déficit neurocognitivo com hepatite C crônica
- A esteatose hepática é uma característica particular de infecção pelo genótipo 3 do HCV

DIAGNÓSTICO DIFERENCIAL

- Vírus da hepatite A, B, D, E
- O vírus da hepatite G (HGV) raramente, ou quase nunca, causa hepatite franca
- Vírus TT (TTV)
  - Encontrado em até 7,5% dos doadores de sangue
  - Facilmente transmitido por transfusões sanguíneas
  - Contudo, não foi estabelecida uma associação entre esse vírus e hepatopatia
- Em 2% dos doadores de sangue nos Estados Unidos, verificou-se um vírus relacionado conhecido como SEN-V
  - Esse vírus é transmitido por transfusão
  - Pode responder por alguns casos de hepatite não ABCDE associada à transfusão
- Citomegalovírus, vírus Epstein-Barr e vírus herpes simples, particularmente em hospedeiros imuncomprometidos

DIAGNÓSTICO

EXAMES LABORATORIAIS

- Anticorpos contra HCV (Figura 7)
  - O imunoensaio tem sensibilidade moderada (falso-negativos) para o diagnóstico no início do curso da doença e em doadores de sangue saudáveis, porém especificidade baixa (falso-positivos) em pessoas com níveis elevados de γ-globulina
  - Nessas situações, o diagnóstico de hepatite C pode ser confirmado pelo uso de algum ensaio para detecção de RNA do HCV e, em alguns casos, um ensaio complementar imunoblot recombinante (RIBA) para pesquisa de anti-HCV
- Quase todas as pessoas RIBA-positivas são potencialmente infecciosas, conforme é confirmado pelo uso da reação em cadeia da polimerase para detecção de RNA do HCV
- Ocasionalmente, encontram-se pessoas com anti-HCV no soro, confirmado por RIBA, sem RNA do HCV no soro, sugerindo recuperação prévia da infecção por esse vírus
- Em gestantes, os níveis séricos das aminotransferases frequentemente se normalizam, apesar da persistência da viremia, apenas para aumentar outra vez depois do parto
- O leucograma apresenta-se normal a baixo, especialmente na fase pré-ictérica
- Às vezes, podem ser observados linfócitos atípicos grandes
- Uma leve proteinúria é comum, mas a ocorrência de bilirrubinúria frequentemente precede o aparecimento de icterícia
- No início, ocorre elevação das enzimas aspartato ou alanina aminotransferases, acompanhada por aumentos da bilirrubina e da fosfatase alcalina; em um pequeno número de pacientes, a última anormalidade mencionada persiste após a normalização dos níveis das aminotransferases

TRATAMENTO

MEDICAÇÕES

- Se os sintomas de náuseas e vômitos forem pronunciados ou se a ingestão oral estiver substancialmente reduzida, fica indicada a administração de glicose a 10% por via IV
- Pequenas doses de oxazepam são seguras, já que o metabolismo desse agente não é hepático; evita-se o uso de sulfato de morfina
- Os corticosteroides não proporcionam nenhum benefício
- O tratamento com alfainterferon ou interferon peguilado poderá ser considerado quando o RNA do HCV não for eliminado do soro em 3-4 meses (doses calculadas como se fossem para hepatite C crônica)
- Se o RNA do HCV não for removido após 3 meses de terapia, pode-se adicionar a ribavirina ao tratamento

PROCEDIMENTOS TERAPÊUTICOS

- O repouso no leito é recomendado apenas se os sintomas forem acentuados
- O controle da dieta consiste no fornecimento de refeições palatáveis, confor-

me a tolerância, sem superalimentação; o café da manhã costuma ser mais bem tolerado
- É preciso evitar a prática de exercícios físicos extenuantes, o consumo de bebidas alcoólicas e o uso de agentes hepatotóxicos

DESFECHOS

COMPLICAÇÕES
- Crioglobulinemia mista e glomerulonefrite membranoproliferativa
- Possivelmente líquen plano, tireoidite autoimune, sialoadenite linfocítica, fibrose pulmonar idiopática, porfiria cutânea tarda esporádica, gamopatias monoclonais e provavelmente linfoma
- O risco de diabetes melito do tipo 2 aumenta com hepatite C crônica

PROGNÓSTICO
- Na maioria dos pacientes, a recuperação clínica é concluída em 3-6 meses
- A função hepática retorna ao normal, embora as elevações das aminotransferases persistam em grande parte dos pacientes com hepatite C crônica
- A taxa de mortalidade é < 1%, embora seja mais alta em pessoas idosas
- A hepatite C fulminante é rara nos Estados Unidos
- O desenvolvimento de hepatite crônica ocorre em até 80% de todas as pessoas com hepatite C aguda, o que evolui bastante lentamente em muitos casos
- Em até 30% daqueles com hepatite C crônica, desenvolve-se cirrose; o risco é mais alto em pacientes coinfectados por HCV e HBV ou por HCV e HIV
- Pacientes com cirrose estão em risco de carcinoma hepatocelular em uma taxa de 3-5% ao ano

CASOS DE ADMISSÃO HOSPITALAR
- Sintomas de náuseas e vômitos intratáveis, além da necessidade de líquidos parenterais
- Encefalopatia ou coagulopatia grave indicam insuficiência hepática aguda iminente; portanto, há necessidade de hospitalização

PREVENÇÃO
- O isolamento estrito dos pacientes não é necessário, embora seja imprescindível a lavagem das mãos após evacuação
- É essencial a lavagem meticulosa das mãos por qualquer pessoa que possa entrar em contato com roupas de cama, vestes e utensílios contaminados
- O exame de sangue em busca do HCV tem ajudado a reduzir o risco de hepatite C associada à transfusão

EVIDÊNCIAS

DIRETRIZES CLÍNICAS
- National Guideline Clearinghouse

ENDEREÇO ELETRÔNICO
- Hepatitis C: Case study

INFORMAÇÕES PARA OS PACIENTES
- Centers for Disease Control and Prevention
- Torpy JM et al. JAMA patient page. Hepatitis C. JAMA. 2003;289:2450. [PMID: 12746370]

REFERÊNCIAS
- Armstrong GL et al. The prevalence of hepatitis C virus infection in the United States, 1999 through 2002. Ann Intern Med. 2006 May 16;144(10):705-14. [PMID: 16702586]
- Kamal SM et al. Duration of peginterferon therapy in acute hepatitis C: a randomized trial. Hepatology. 2006 May; 43(5):923-31. [PMID: 16628640]
- Prati D. Transmission of hepatitis C by blood transfusions and other medical procedures: a global review. J Hepatol. 2006 Oct;45(4):607-16. [PMID: 16901579]

Hepatite C Crônica

CARACTERÍSTICAS PRINCIPAIS

PRINCÍPIOS BÁSICOS DO DIAGNÓSTICO
- Reação inflamatória crônica do fígado, com mais de 3-6 meses de duração
- Níveis séricos persistentemente anormais das aminotransferases e anticorpos contra o vírus da hepatite C (HCV) no soro
- A biópsia do fígado revela características de hepatite crônica, frequentemente com nódulos linfoides portais e hepatite de interface

CONSIDERAÇÕES GERAIS
- A hepatite crônica é caracterizada
  - Com base na etiologia
  - Pelo grau de inflamação portal, periportal e lobular (mínima, branda, moderada ou grave)
  - Pelo estágio de fibrose (ausente, leve, moderada, grave, cirrose)
- O HCV pode ser a etiologia mais comum de hepatite crônica
- A coinfecção por HCV é encontrada em 30% das pessoas infectadas por HIV
- O anti-HCV não é protetor; em casos de hepatite crônica, a presença desse anticorpo no soro indica que o HCV é a causa
- Foram identificados, no mínimo, 6 genótipos importantes do HCV

ASPECTOS DEMOGRÁFICOS
- A hepatite C crônica desenvolve-se em até 85% dos pacientes com a forma aguda dessa hepatite
- Há mais de 2,7 milhões de portadores do HCV nos Estados Unidos e outros 1,3 milhões de pessoas previamente expostas que eliminaram o vírus
- O HCV era responsável por mais de 90% dos casos de hepatite pós-transfusão; no entanto, apenas 4% dos casos de hepatite C foram atribuídos a transfusões sanguíneas
- Mais de 50% dos casos são transmitidos pelo uso de drogas injetáveis
- O risco de transmissão sexual e materno-neonatal é baixo, mas pode ser maior naqueles com altos níveis circulantes de RNA do HCV
- Múltiplos parceiros sexuais podem aumentar o risco de infecção por HCV

ACHADOS CLÍNICOS

SINAIS E SINTOMAS
- Clinicamente indistinguíveis de hepatite crônica por outras etiologias
- Em cerca de 40% dos casos, os níveis séricos das aminotransferases encontram-se persistentemente normais
- Há relatos de leve déficit neurocognitivo

DIAGNÓSTICO DIFERENCIAL
- Hepatite B e D (agente delta)
- Hepatite autoimune
- Deficiência de α_1-antiprotease
- Hepatite induzida por medicamentos
- Hemocromatose
- Doença de Wilson

DIAGNÓSTICO

EXAMES LABORATORIAIS
- Presença de anti-HCV sérico, detectado por imunoensaio enzimático (EIA) (Figura 7)
- O nível de RNA do HCV e o genótipo desse vírus ajudam a predizer a resposta à terapia

- O nível de viremia não se correlaciona com o grau de inflamação hepática ou fibrose
- Em casos raros de EIA negativo para anti-HCV, o RNA desse vírus é detectado pela reação em cadeia da polimerase (PCR)
- A esteatose hepática (fígado gorduroso) é uma característica particular de infecção pelo genótipo 3 do HCV

PROCEDIMENTOS DIAGNÓSTICOS

- A biópsia do fígado é indicada em pacientes submetidos a tratamento para diagnóstico, estadiamento e predição da resposta à terapia

TRATAMENTO

MEDICAÇÕES

- Há duas formulações disponíveis de interferon peguilado
  - Alfainterferon-2b peguilado, com um polietilenoglicol (PEG) de 12 kDa, em uma dose semanal de 1,5 µg/kg
  - Alfainterferon-2a peguilado, com um PEG de 40 kDa, em uma dose de 180 µg 1x/semana durante 48 semanas
- Quando a ribavirina é utilizada com o **alfainterferon-2b peguilado**
  - A dose da ribavirina baseia-se no peso do paciente
  - Pode variar de 800 a 1.400 mg diariamente em duas doses divididas
- Quando a ribavirina é utilizada com o **alfainterferon-2a peguilado**
  - A dose diária da ribavirina é de 1.000 ou 1.200 mg, dependendo do peso do paciente (menor ou maior do que 75 kg)
- Tratar o quadro de cirrose ou o alto nível viral no soro (> 400.000 UI/mL) por 48 semanas
- Tratar a infecção pelo genótipo 1 por 48 semanas se o nível de viremia for reduzido em 2 logs em 12 semanas; do contrário, interromper
- Tratar a infecção pelos genótipos 2 ou 3, sem cirrose, mas com baixos níveis de viremia (< 2-3,5 × 10^6 cópias/mL) por 24 semanas com dose reduzida da ribavirina de 800 mg em uma dose dividida
- O alfainterferon peguilado com ribavirina pode ser um tratamento eficaz para **crioglobulinemia** associada a hepatite C crônica
- Os "portadores crônicos" assintomáticos com níveis séricos normais das aminotransferases respondem tão bem ao tratamento quanto os pacientes com níveis elevados dessas enzimas
- A coinfecção por HCV e HIV pode se beneficiar com o tratamento do primeiro vírus mencionado
- Tratamento com alfainterferon peguilado associado à ribavirina
  - Dispendioso
  - Os efeitos colaterais (sintomas semelhantes aos da gripe) são quase universais
  - A toxicidade mais grave envolve sintomas psiquiátricos (irritabilidade, depressão), disfunção da tireoide e supressão da medula óssea
- Contraindicações à terapia com interferon
  - Gravidez e lactação
  - Cirrose descompensada
  - Citopenias profundas
  - Transtornos psiquiátricos graves
  - Doenças autoimunes
- É recomendável evitar o uso da ribavirina em
  - Pessoas com mais de 65 anos de idade
  - Pessoas em que a hemólise pode representar um risco de angina ou acidente vascular cerebral
- Com a ribavirina, também ocorrem erupção cutânea, prurido, cefaleia, tosse e falta de ar
- A acidose láctica é uma preocupação se o paciente também estiver tomando terapia antirretroviral altamente ativa para HIV
- Ocasionalmente, a eritropoietina e o fator estimulante das colônias de granulócitos são utilizados para tratar anemia e leucopenia induzidas pela terapia, respectivamente
- O interferon "consensus" (um interferon recombinante sintético, também conhecido como alfacona), 15 µg/dia SC por 48 semanas, associado à ribavirina, pode ser eficaz em alguns indivíduos não responsivos ao interferon peguilado e à ribavirina

PROCEDIMENTOS TERAPÊUTICOS

- A atividade é modificada de acordo com os sintomas; não há necessidade de repouso no leito
- A dieta deve ser bem balanceada, sem limitações (exceto restrição de sódio ou proteína se ditado por sobrecarga líquida ou encefalopatia)
- Oferecer tratamento, em geral, se
  - O paciente tiver menos de 70 anos de idade
  - Houver mais do que um quadro de fibrose secundária nos achados da biópsia hepática
- Em função das altas taxas de resposta à terapia em casos de infecção pelos genótipos 2 ou 3 do HCV, o tratamento poderá ser iniciado sem biópsia do fígado

DESFECHOS

SEGUIMENTO

- Terapia com alfainterferon peguilado associado à ribavirina
  - Obter um hemograma nas semanas 1, 2 e 4 após o início da terapia e depois mensalmente
- Terapia com ribavirina
  - Monitorar o paciente quanto à ocorrência de hemólise
  - Em razão das preocupações teratogênicas, as pacientes devem tomar medidas contraceptivas rigorosas até 6 meses após o término da terapia

COMPLICAÇÕES

- Crioglobulinemia e glomerulonefrite membranoproliferativa
- Os distúrbios a seguir podem estar relacionados com hepatite C crônica
  - Líquen plano
  - Tireoidite autoimune
  - Sialoadenite linfocítica
  - Fibrose pulmonar idiopática
  - Porfiria cutânea tarda
  - Linfoma
  - Gamopatia monoclonal
- Diabetes melito do tipo 2

PROGNÓSTICO

- Até 80% dos casos de hepatite C aguda tornam-se hepatite crônica, o que em muitos casos evolui bastante lentamente
- A maioria dos pacientes com níveis séricos persistentemente normais das aminotransferases apresenta hepatite crônica leve, com evolução lenta ou ausente para cirrose
- Contudo, a cirrose está presente em 10% desses pacientes
- Ocorre evolução para cirrose em 20% dos pacientes acometidos após os 20 anos, com aumento no risco em homens, naqueles que bebem mais de 50 g de álcool por dia e, possivelmente, naqueles que adquirem infecção por HCV depois dos 40 anos de idade
- Em pessoas imunossuprimidas (hipogamaglobulinemia, infecção por HIV com baixa contagem de células CD4 ou receptores de transplante de órgãos submetidos a imunossupressores), a evolução para cirrose é mais rápida do que em pessoas imunocompetentes
- Na cirrose, ocorre desenvolvimento de carcinoma hepatocelular em uma taxa de 3-5% ao ano
- Terapia com interferon peguilado associado à ribavirina

- Provavelmente melhora a sobrevida e a qualidade de vida
- É eficaz em termos de custo
- Retarda e até mesmo reverte a fibrose
- Pode diminuir o risco de carcinoma hepatocelular em indivíduos responsivos
- São fatores preditivos de aumento nas chances de resposta
  - Ausência de fibrose avançada na biópsia do fígado (ainda que o tratamento não seja contraindicado por cirrose compensada)
  - Baixos níveis séricos de RNA do HCV
  - Infecção por genótipo do HCV que não seja 1a, 1b ou 4

CASOS DE ADMISSÃO HOSPITALAR

- Raramente necessária
- Apenas em casos de cirrose avançada com descompensação

PREVENÇÃO

- O isolamento estrito dos pacientes não é necessário, embora seja imprescindível a lavagem das mãos após evacuação
- É essencial a lavagem meticulosa das mãos por qualquer pessoa que possa entrar em contato com roupas de cama, vestes e utensílios contaminados
- O exame de sangue doado em busca do HCV tem ajudado a reduzir o risco de hepatite C associada à transfusão de 10%, há uma década, para cerca de 1 em 2 milhões de unidades, hoje em dia

EVIDÊNCIAS

DIRETRIZES CLÍNICAS

- Dienstag JL et al. American Gastroenterological Association medical position statement on the management of hepatitis C. Gastroenterology. 2006 Jan; 130(1):231-64. [PMID: 16401486]
- National Guideline Clearinghouse

ENDEREÇOS ELETRÔNICOS

- Hepatitis C: Case study
- Viral Hepatitis

INFORMAÇÕES PARA OS PACIENTES

- Centers for Disease Control and Prevention
- Torpy JM et al. JAMA patient page. Hepatitis C. JAMA. 2003;289:2450. [PMID: 12746370]

REFERÊNCIA

- Hoofnagle JH et al. Peginterferon and ribavirin for chronic hepatitis C. N Engl J Med. 2006 Dec 7;355(23):2444-51. [PMID: 17151366]

Hepatite Induzida por Medicamentos ou Toxinas

CARACTERÍSTICAS PRINCIPAIS

PRINCÍPIOS BÁSICOS DO DIAGNÓSTICO

- Pode mimetizar hepatite viral, obstrução do trato biliar ou outros tipos de hepatopatia
- Os clínicos devem questionar sobre o uso de muitos agentes terapêuticos, inclusive produtos "naturais" e "fitoterápicos" vendidos sem receita médica, em qualquer paciente com hepatopatia

CONSIDERAÇÕES GERAIS

- A toxicidade medicamentosa pode ser categorizada com base na patogenia ou no aspecto histológico

Grupo hepatotóxico direto

- Gravidade relacionada com a dose
- Período latente após exposição
- Suscetibilidade em todos os indivíduos
- São exemplos
  - Acetaminofen (toxicidade aumentada por jejum e consumo crônico de bebidas alcoólicas)
  - Ácido valproico
  - Alcaloides de origem vegetal
  - Bebidas alcoólicas
  - Clorofórmio
  - Fósforo
  - Mercaptopurina
  - Metais pesados
  - Niacina
  - Tetraciclinas
  - Tetracloreto de carbono
  - Vitamina A
- As estatinas podem causar elevação nos níveis de aminotransferase sérica (como todos os agentes redutores de colesterol), mas raramente causam hepatite verdadeira
- A coadministração de um segundo agente pode aumentar a toxicidade do primeiro (p. ex., isoniazida e rifampicina, acetaminofen e álcool)

Reações idiossincráticas

- As reações têm caráter esporádico, não estão relacionadas com a dose e, ocasionalmente, são associadas a febre e eosinofilia
- Podem ter predisposição genética
- São exemplos:
  - Ácido acetilsalicílico
  - Amiodarona
  - Carbamazepina
  - Cetoconazol
  - Cloranfenicol
  - Diclofenaco
  - Dissulfiram
  - Duloxetina
  - Estreptomicina
  - Ezetimiba
  - Fenitoína
  - Flutamina
  - Halotano
  - Isoniazida
  - Lamotrigina
  - Metildopa
  - Oxacilina
  - Pirazinamida
  - Quinidina
  - Rofecoxibe (retirado do mercado nos Estados Unidos)
  - Troglitazona (retirada do mercado nos Estados Unidos)
  - Menos comumente outras tiazolidinedionas e, talvez, tacrina

Reações colestáticas

- **Não inflamatórias**
  - Os medicamentos a seguir causam colestase: estrogênios, esteroides anabolizantes contendo um grupo alquila ou etinila no carbono 17, indinavir, mercaptopurina, metiltestosterona, ciclosporina
- **Inflamatórias**
  - Inflamação das áreas portais com lesão do ducto biliar (colangite), frequentemente com características alérgicas, como eosinofilia: amoxicilina-ácido clavulânico, azatioprina, azitromicina, captopril, cefalosporinas, clorotiazida, clorpromazina, clorpropamida, eritromicina, penicilamina, proclorperazina, penicilinas semissintéticas (p. ex., cloxacilina) e sulfadiazina

Hepatite aguda ou crônica

- Pode ser indistinguível de hepatite autoimune do ponto de vista clínico e histológico
  - Ácido acetilsalicílico
  - Anti-inflamatórios não esteroides
  - Isoniazida (risco elevado em portadores do vírus da hepatite B)
  - Metildopa
  - Minociclina
  - Nitrofurantoína
  - Propiltiouracil
- Pode ocorrer com
  - Cocaína
  - *Ecstasy*
  - Efavirenz
  - Nevirapina
  - Ritonavir
  - Sulfonamidas

- Telitromicina
- Troglitazona (retirada do mercado nos Estados Unidos)
- Zafirlucaste
- Vários fitoterápicos e medicamentos alternativos (p. ex., chaparral, germândrea [erva-carvalhinha], jin bu huan, solidéu)

Outras reações

- Fígado gorduroso, macrovesicular
  - Álcool
  - Amiodarona
  - Corticosteroides
  - Irinotecana
  - Oxaliplatina (possivelmente)
  - Metotrexato
- Fígado gorduroso, microvesicular
  - Ácido valproico
  - Didanosina
  - Estavudina
  - Tetraciclinas
  - Zidovudina
- Granulomas
  - Alopurinol
  - Fenilbutazona
  - Fenitoína
  - Quinidina
  - Quinina
- Fibrose e cirrose: metotrexato, vitamina A
- Síndrome de obstrução sinusoidal (doença veno-oclusiva)
  - Agentes antineoplásicos (pré-transplante de medula óssea)
  - Alcaloides pirrolizidínicos (p. ex., confrei)
- Peliose hepática (cavidades preenchidas de sangue)
  - Azatioprina
  - Esteroides anabolizantes
  - Esteroides contraceptivos orais
- Neoplasias
  - Esteroides contraceptivos orais, estrogênios (adenoma hepático, mas não hiperplasia nodular focal)
  - Cloreto de vinila (angiossarcoma)

ACHADOS CLÍNICOS

SINAIS E SINTOMAS

- Podem mimetizar todos os tipos de hepatopatia

DIAGNÓSTICO DIFERENCIAL

Causas de hepatite aguda

- Virais
  - Hepatite A, B, C, D (na presença de B) e E
  - Mononucleose infecciosa
  - Citomegalovírus
  - Vírus herpes simples
  - Parvovírus B19
- Outras infecções, como leptospirose, sífilis secundária, brucelose, febre Q
- Vasculares
  - Insuficiência cardíaca congestiva direita
  - Fígado de choque (isquêmico)
  - Trombose venosa portal
  - Síndrome de Budd-Chiari
- Metabólicas
  - Doença de Wilson
  - Fígado gorduroso agudo da gravidez
  - Síndrome de Reye
- Hepatite autoimune
- Linfoma ou câncer metastático

Causas de colestase

- Extra-hepáticas
  - Coledocolitíase
  - Tumor pancreático
  - Estenose biliar
  - Colangite esclerosante primária (intra e extra-hepática)
- Intra-hepáticas
  - Cirrose biliar primária
  - Colangite autoimune
  - Doença infiltrativa (p. ex., tuberculose, sarcoidose, linfoma, amiloidose)
  - Medicamentos

DIAGNÓSTICO

PROCEDIMENTOS DIAGNÓSTICOS

- Indagar sobre o uso de medicamentos potencialmente hepatotóxicos ou exposição a hepatotoxinas

TRATAMENTO

MEDICAÇÕES

- É crítica a remoção do agente agressor
- Os corticosteroides raramente ou nunca são indicados

CIRURGIA

- Transplante de fígado em raros casos de insuficiência hepática aguda

PROCEDIMENTOS TERAPÊUTICOS

- Tratamento de suporte: ver etiologia específica de hepatite

DESFECHOS

SEGUIMENTO

- Monitorar as provas de função hepática até que se observe uma melhora prolongada

PROGNÓSTICO

- Em pacientes com hepatite induzida por medicamentos, o desenvolvimento de icterícia está associado a uma taxa de mortalidade de 10%

COMPLICAÇÕES

- As complicações são aquelas de hepatopatia de qualquer etiologia, incluindo:
  - Hipoprotrombinemia
  - Ascite
  - Edema
  - Hipertensão portal
  - Varizes hemorrágicas
  - Peritonite bacteriana espontânea

CASOS DE ADMISSÃO HOSPITALAR

- Náuseas e vômitos intratáveis, bem como necessidade de fluidos parenterais
- Encefalopatia ou coagulopatia grave indicam insuficiência hepática aguda iminente; nesse caso, a internação é obrigatória

EVIDÊNCIAS

DIRETRIZES CLÍNICAS

- Centers for Disease Control and Prevention (CDC); American Thoracic Society. Update: adverse event data and revised American Thoracic Society/CDC recommendations against the use of rifampin and pyrazinamide for treatment of latent tuberculosis infection – United States, 2003. MMWR Morb Mortal Wkly Rep. 2003;52:735. [PMID: 12904741]

ENDEREÇOS ELETRÔNICOS

- Diseases of the Liver
- Pathology Index

INFORMAÇÕES PARA OS PACIENTES

- National Institutes of Health

REFERÊNCIAS

- Andrade RJ et al. Outcome of acute idiosyncratic drug-induced liver injury: long-term follow-up in a hepatotoxicity registry. Hepatology. 2006 Dec;44(6):1581-8. [PMID: 17133470]
- Navarro VJ et al. Current concepts: drug-related hepatotoxicity. N Engl J Med. 2006 Feb 16;354(7):731-9. [PMID: 16481640]
- Watkins PB et al. Drug-induced liver injury: summary of a single-topic clinical research conference. Hepatology. 2006 Mar;43(3):618-31. [PMID: 16496329]

Hepatopatia Alcoólica

CARACTERÍSTICAS PRINCIPAIS

PRINCÍPIOS BÁSICOS DO DIAGNÓSTICO

- O consumo excessivo de álcool pode levar ao desenvolvimento de fígado gorduroso, hepatite e cirrose
- Com frequência, o fígado gorduroso permanece assintomático
- Sintomas de febre, dor no quadrante superior direito, hepatomegalia com sensibilidade e icterícia, ou quadros assintomáticos, em casos de hepatite
- A enzima aspartato aminotransferase (AST) costuma estar elevada, mas raramente acima de 300 unidades/L
- O nível da AST encontra-se maior do que o da alanina aminotransferase (ALT), em geral por um fator igual a 2 ou maior
- Embora seja frequentemente reversível, a hepatopatia alcoólica é o precursor mais comum de cirrose nos Estados Unidos

CONSIDERAÇÕES GERAIS

- Em geral, o consumo de álcool é > 80 g/dia e 30-40 g/dia em homens e mulheres, respectivamente
- Muitos dos efeitos adversos do álcool provavelmente são mediados pelo fator de necrose tumoral alfa e pelo metabólito oxidativo acetaldeído, o que contribui para a peroxidação lipídica e a indução da resposta imunológica
- A hepatite alcoólica é caracterizada por inflamação aguda ou crônica e necrose parenquimatosa
- As deficiências de vitaminas e calorias provavelmente contribuem para o desenvolvimento de hepatite alcoólica ou sua evolução para cirrose

ASPECTOS DEMOGRÁFICOS

- Mais de 80% dos pacientes consumiram bebida alcoólica por 5 anos ou mais antes de desenvolver qualquer sintoma hepático
- Quanto maior a duração (10-15 anos ou mais) e maior o consumo de álcool, maior será a probabilidade do desenvolvimento de hepatite alcoólica e cirrose

ACHADOS CLÍNICOS

SINAIS E SINTOMAS

- Podem variar desde hepatomegalia assintomática até doença aguda rapidamente fatal ou cirrose em fase terminal
- Período recente de consumo excessivo de bebida
- Anorexia e náuseas
- Hepatomegalia e icterícia
- Pode haver dor e sensibilidade abdominais, esplenomegalia, ascite, febre e encefalopatia

DIAGNÓSTICO DIFERENCIAL

- Doença hepática gordurosa não alcoólica
- Hepatite viral
- Hepatite induzida por medicamentos
- Cirrose
- Doença do trato biliar
- Pneumonia

DIAGNÓSTICO

EXAMES LABORATORIAIS

Perfil hepático

- A AST costuma estar elevada (até 300 unidades/L), mas não mais do que isso
- AST > ALT, geralmente por um fator igual a 2 ou maior
- Em geral, o nível sérico da fosfatase alcalina encontra-se elevado, mas raramente mais do que 3 vezes o valor normal
- A bilirrubina sérica também se apresenta aumentada em 60-90% dos pacientes com hepatite alcoólica

Hemograma completo

- Anemia (geralmente macrocítica) pode estar presente
- É comum leucocitose com desvio à esquerda em caso de hepatite alcoólica grave
- Ocasionalmente, observa-se leucopenia, que desaparece após a interrupção do consumo da bebida
- Cerca de 10% dos pacientes apresentam trombocitopenia relacionada com algum efeito tóxico direto do álcool sobre a produção de megacariócitos e com hiperesplenismo

Outros exames laboratoriais

- Gamaglutamil transpeptidase sérica, transferrina deficiente em carboidrato e AST mitocondrial podem estar elevadas, mas esses testes carecem de sensibilidade e especificidade
- Declínio da albumina sérica e elevação da gamaglobulina em 50-75% das pessoas com hepatite alcoólica, mesmo na ausência de cirrose
- Saturação de transferrina elevada, reservas hepáticas de ferro e anemia sideroblástica são encontradas em muitos pacientes alcoolistas
- Pode coexistir deficiência de ácido fólico

DIAGNÓSTICO POR IMAGEM

- Pode revelar esteatose hepática, mas em geral não é útil no diagnóstico de hepatite alcoólica
- O ultrassom ajuda a descartar obstrução biliar e identifica ascite subclínica
- Os exames de TC contrastada (i. e., com contraste IV) ou RM podem ser indicados em casos selecionados para avaliar os pacientes quanto à presença de vasos colaterais, lesões hepáticas expansivas ou doença pancreática concomitante

PROCEDIMENTOS DIAGNÓSTICOS

- Biópsia do fígado
  - Se realizada, a biópsia demonstra várias combinações de gordura macrovesicular, infiltração de neutrófilos polimorfonucleares com necrose hepática e corpúsculos de Mallory (corpúsculos hialinos alcoólicos), bem como fibrose perivenular e perissinusoidal
  - Também pode haver cirrose micronodular
  - Os achados são idênticos àqueles de esteato-hepatite não alcoólica

TRATAMENTO

MEDICAÇÕES

- Prescrever **vitaminas**, particularmente ácido fólico e tiamina
- A administração de glicose aumenta a necessidade de vitamina B_1 e pode precipitar a síndrome de Wernicke-Korsakoff se a tiamina não for coadministrada
- A metilprednisolona, 32 mg/dia VO por 1 mês ou o equivalente, pode reduzir a mortalidade a curto prazo e a encefalopatia ou função discriminante (definida pelo tempo de protrombina do paciente – tempo de protrombina controle × 4,6 + bilirrubina total em mg/dL) > 32
- Pentoxifilina
  - Inibidor do fator de necrose tumoral
  - Administrar 400 mg VO 3x/dia por 4 semanas
  - Pode reduzir as taxas de mortalidade em 1 mês em casos de doença grave, principalmente por diminuir o risco de síndrome hepatorrenal
- Outras terapias experimentais
  - Propiltiouracil
  - Oxandrolona
  - S-adenosil-l-metionina

PROCEDIMENTOS TERAPÊUTICOS

- É essencial a abstinência do álcool; o fígado gorduroso é rapidamente reversível

- Fornecer quantidade suficiente de carboidratos e calorias para pacientes anoréxicos a fim de reduzir o catabolismo proteico endógeno, promover a gliconeogênese e evitar a hipoglicemia
- O suporte nutricional (40 kcal/kg com 1,5-2,0 g/kg sob a forma de proteína) aumenta a sobrevida na desnutrição
- O uso de fórmulas líquidas ricas em aminoácidos de cadeia ramificada não melhora a sobrevida além do que é obtido com uma suplementação calórica menos dispendiosa

DESFECHOS

COMPLICAÇÕES
Cirrose alcoólica
- Ocorre em cerca de 10-15% das pessoas que consomem mais de 50 g de álcool (0,1 litro de uísque 100-proof*, 0,42 litro de vinho ou 4 latas de cerveja de 0,34 litro) diariamente por mais de 10 anos (o risco pode ser mais baixo com vinho do que para ingestão comparável de cerveja ou bebidas destiladas)
- O risco de cirrose é mais baixo (5%) na ausência de outros cofatores, como hepatite viral crônica e obesidade
- Há associações com polimorfismos dos genes responsáveis pela codificação do fator de necrose tumoral alfa e do citocromo P450 2E1
- As mulheres parecem ser mais suscetíveis do que os homens, em parte por causa dos níveis mais baixos da enzima álcool-desidrogenase na mucosa gástrica

PROGNÓSTICO
Curto prazo
- Um tempo de protrombina curto o suficiente para permitir o procedimento de biópsia do fígado (< 3 segundos acima do controle) apresenta taxa de mortalidade de 7% em 1 ano, subindo para 20% se houver prolongamento progressivo desse tempo de protrombina durante a internação
- Se o tempo de protrombina impedir a biópsia do fígado, haverá uma taxa de mortalidade de 40% em 1 ano
- Outros fatores prognósticos desfavoráveis
  - Encefalopatia hepática
  - Azotemia
  - Leucocitose
  - Pouca esteatose em amostra de biópsia hepática

---
* N. de T. Contém álcool a 50% por volume.

- Inversão do fluxo sanguíneo portal no ultrassom Doppler
- Níveis séricos de bilirrubina > 10 mg/dL e prolongamento acentuado do tempo de protrombina (≥ 6 segundos acima do controle) indicam hepatite grave com taxa de mortalidade de até 50%
- O escore do Model for End-Stage Liver Disease – MELD – Modelo para Hepatopatia em Estágio Terminal, utilizado com o objetivo de priorizar pacientes com cirrose para cirurgia de transplante de fígado (ver Cirrose), também se correlaciona com a mortalidade por hepatite alcoólica

Longo prazo
- Nos Estados Unidos, a taxa de mortalidade em um período de 3 anos após recuperação de hepatite alcoólica aguda é 10 vezes a dos controles
- A doença grave em termos histológicos está associada a taxas de mortalidade excessivas e continuadas, mesmo após 3 anos, enquanto a taxa de óbito não sofre aumento depois do mesmo período naqueles cujas biópsias hepáticas revelam apenas hepatite alcoólica leve
- Prognóstico ruim sugerido por
  - Complicações de hipertensão portal (ascite, sangramento varicoso, síndrome hepatorrenal)
  - Coagulopatia após recuperação de hepatite alcoólica aguda
  - Ingestão regular e demasiada de bebida (o indicador prognóstico mais importante); em geral, há necessidade de um período de 6 meses de abstinência antes que o transplante de fígado possa ser considerado

PREVENÇÃO
- Abstinência do álcool

EVIDÊNCIAS

ENDEREÇOS ELETRÔNICOS
- Diseases of the Liver
- Hepatic Ultrasound Images
- Pathology Index

INFORMAÇÕES PARA OS PACIENTES
- Alcoholics Anonymous
- Mayo Clinic

REFERÊNCIAS
- Ceccanti M et al. Acute alcoholic hepatitis. J Clin Gastroenterol. 2006 Oct;40(9):833-41. [PMID: 17016141]
- Dunn W et al. Utility of a new model to diagnose an alcohol basis for steatohepatitis. Gastroenterology. 2006 Oct;131(4):1057-63. [PMID: 17030176]
- Gramenzi A et al. Review article: alcoholic liver disease – pathophysiological aspects and risk factors. Aliment Pharmacol Ther. 2006 Oct 15;24(8):1151-61. [PMID: 17014574]
- Sass DA et al. Alcoholic hepatitis. Clin Liv Dis. 2006 May;10(2):219-37. [PMID: 16971259]

Hepatopatia Isquêmica

CARACTERÍSTICAS PRINCIPAIS
- Causada por uma queda aguda no débito cardíaco (p. ex., infarto agudo do miocárdio ou arritmia)
- Em geral, ocorre em paciente com congestão passiva do fígado

ACHADOS CLÍNICOS
- Tipicamente sucede hipotensão, embora possa não haver hipotensão clínica
- O evento precipitante pode ser hipoxemia arterial em função de
  - Insuficiência respiratória
  - Choque séptico
  - Anemia grave
  - Intermação/insolação
  - Intoxicação por monóxido de carbono
  - Uso de cocaína
  - Endocardite bacteriana
- Em casos graves, pode ocorrer o desenvolvimento de encefalopatia
- É alta a taxa de mortalidade resultante da doença subjacente
- Em pacientes que se recuperam, os níveis das aminotransferases retornam ao normal rapidamente, em geral dentro de 1 semana, ao contrário da hepatite viral
- Em caso de congestão passiva progressiva
  - Há refluxo hepatojugular
  - Com regurgitação tricúspide, o fígado pode estar pulsátil
- A ascite pode ser desproporcional ao edema periférico em pacientes com insuficiência cardíaca direita

DIAGNÓSTICO
- Características distintivas de hepatopatia isquêmica
  - Elevação rápida dos níveis séricos das aminotransferases (frequentemente > 5.000 unidades/L)
  - Aumento rápido e precoce no nível sérico da lactato desidrogenase

- As elevações nos níveis séricos da fosfatase alcalina e da bilirrubina costumam ser brandas
- O tempo de protrombina pode estar prolongado
- Em caso de congestão passiva do fígado causada por insuficiência cardíaca direita
  - O nível sérico da bilirrubina pode estar elevado, ocasionalmente em até 40 mg/dL, resultante em parte de hipoxia de hepatócitos perivenulares
  - Os níveis séricos da fosfatase alcalina permanecem normais ou levemente elevados
- A ascite causada por insuficiência cardíaca geralmente exibe
  - Alto gradiente de albumina sérica: ascítica
  - Conteúdo proteico superior a 2,5 g/dL

TRATAMENTO

- Tratamento de suporte. Tratar a doença cardíaca subjacente

Herpes-Zóster

CARACTERÍSTICAS PRINCIPAIS

PRINCÍPIOS BÁSICOS DO DIAGNÓSTICO

- Dor ao longo do trajeto de um nervo, acompanhada por lesões vesiculares agrupadas dolorosas
- O envolvimento é unilateral; algumas lesões (menos de 20) podem ocorrer fora do dermátomo afetado
- As lesões costumam ocorrer na face ou no tronco
- Esfregaço de Tzanck positivo, especialmente em lesões vesiculares

CONSIDERAÇÕES GERAIS

- Erupção vesicular aguda, causada pelo vírus da varicela-zóster
- Geralmente ocorre em adultos
- Com raras exceções, os pacientes sofrem apenas um único ataque
- O herpes-zóster de dermátomo não implica a presença de malignidade visceral
- A doença generalizada, no entanto, aumenta a suspeita de algum distúrbio imunossupressor associado, como doença de Hodgkin ou infecção pelo HIV
- O tratamento antiviral precoce (em até 72 horas após o início da lesão) e rigoroso do herpes-zóster diminui a gravidade e a duração da nevralgia pós-herpética

ASPECTOS DEMOGRÁFICOS

- Os pacientes infectados pelo HIV têm uma probabilidade 20 vezes maior de desenvolver herpes-zóster, frequentemente antes da presença de outros achados clínicos da doença por HIV

ACHADOS CLÍNICOS

SINAIS E SINTOMAS

- A dor geralmente precede a erupção em 48 horas ou mais, pode persistir e, na realidade, aumentar em intensidade após o desaparecimento das lesões
- As lesões consistem em vesículas agrupadas, tensas e profundas, distribuídas de forma unilateral ao longo de algum dermátomo
- As distribuições mais comuns são no tronco ou na face
- Podem ser encontradas até 20 lesões fora dos dermátomos afetados
- As linfadenopatias regionais podem ficar sensíveis e intumescidas

DIAGNÓSTICO DIFERENCIAL

- Dermatite de contato (p. ex., hera ou carvalho venenoso)
- Herpes simples
- Erisipelas
- A dor prodrômica mimetiza angina, úlcera péptica, apendicite, cólica biliar ou renal

DIAGNÓSTICO

- Clínico, incluindo obtenção de histórico dos fatores de risco para HIV

EXAMES LABORATORIAIS

- O teste de HIV deve ser considerado quando for conveniente, sobretudo em pacientes com zóster e menos de 55 anos de idade

TRATAMENTO

MEDICAÇÕES

- Ver Tabela 103

Pessoa imunocompetente

- A terapia antiviral deve ser administrada em pacientes com mais de 55 anos de idade; pacientes mais jovens com dor aguda moderada a grave ou erupção cutânea podem se beneficiar da terapia antiviral
  - Administrar fanciclovir, 500 mg VO 3x/dia; valaciclovir, 1 g VO 3x/dia, ou aciclovir, 800 mg 5x/dia; todos por 7 dias
  - Ajustar a dose do agente antiviral na presença de disfunção renal
- Corticosteroides sistêmicos
  - Reduzem com eficácia a dor aguda, melhoram a qualidade de vida e os pacientes retornam mais rapidamente às atividades normais
  - Não aumentam o risco de disseminação em hospedeiros imunocompetentes
  - Se não houver contraindicação, administrar um curso gradativo de 3 semanas de prednisona, iniciando a 60 mg/dia, para obtenção de benefício complementar

Pessoa imunocomprometida

- Praticamente todos os pacientes imunocomprometidos são candidatos à terapia antiviral
- Utilizar as mesmas dosagens dos agentes antivirais listados anteriormente, mas manter o tratamento até a formação de crostas e a cicatrização completa ou parcial das lesões (até 2 semanas)
- Os corticosteroides não devem ser administrados como adjuvantes, pois tais agentes aumentam o risco de disseminação
- A evolução da doença pode exigir terapia IV com aciclovir, 10 mg/kg 3x/dia
  - Após 3-4 dias, a terapia oral pode ser adotada se houver boa resposta à terapia IV
  - São efeitos colaterais insuficiência renal por cristalização, náuseas/vômitos e dor abdominal
- O foscarnet, administrado a uma dose de 40 mg/kg IV 2 ou 3x/dia, é indicado para o tratamento de infecções causadas pelo vírus da varicela-zóster e resistentes ao aciclovir

Medidas locais

- Loções de calamina ou de amido instantâneo

Nevralgia pós-herpética

- Creme de capsaicina, 0,025-0,075%, aplicado 3 a 4x/dia ou emplastros tópicos de lidocaína a 5% (Lidoderm®), aplicados por até 12 horas/dia
- A nevralgia pós-herpética crônica pode ser aliviada por meio de bloqueios regionais (gânglio estrelado, epidural, infiltração local ou nervo periférico), com ou sem a adição de corticosteroides à injeção
- A amitriptilina, 25-75 mg VO na hora de dormir, representa a terapia oral de

primeira linha, além de analgésicos simples
- A gabapentina, até 3.600 mg VO diariamente (iniciando a 300 mg 3x/dia), pode ser adicionada para alívio adicional da dor

PROCEDIMENTOS TERAPÊUTICOS
- O bloqueio de nervos pode ajudar no controle de dor intensa inicial
- Os pacientes devem manter boa hidratação, mas é recomendável o monitoramento de pacientes idosos com função renal reduzida

DESFECHOS

COMPLICAÇÕES
- O zóster sacral pode estar associado a disfunção vesical e intestinal
- Podem ocorrer nevralgia persistente, anestesia ou formação cicatricial da área afetada, paralisia facial ou de outros nervos e encefalite
- A nevralgia pós-herpética é mais comum após o envolvimento da região trigeminal e nos pacientes acima de 55 anos de idade
- O zóster oftálmico (V₁) pode resultar em comprometimento visual

PROGNÓSTICO
- A erupção cutânea persiste por 2-3 semanas e não costuma exibir recorrência
- O envolvimento motor em 2-3% dos casos pode levar à paralisia temporária
- Os corticosteroides orais não diminuem a prevalência, a gravidade nem a duração da nevralgia pós-herpética além do que é obtido pela terapia antiviral eficaz

CASOS DE ENCAMINHAMENTO
- A consulta oftalmológica é vital em caso de envolvimento do primeiro ramo do nervo trigêmeo (V₁)

PREVENÇÃO
- A vacina contra herpes-zóster diminuiu acentuadamente a morbidade por esse vírus e a nevralgia pós-herpética entre adultos com idade mais avançada
- Terapia antiviral precoce e rigorosa para nevralgia pós-herpética

EVIDÊNCIAS

DIRETRIZES CLÍNICAS
- Gross G et al. Herpes zoster guideline of the German Dermatology Society. J Clin Virol. 2003;26:277. [PMID: 12637076]

ENDEREÇOS ELETRÔNICOS
- American Academy of Dermatology
- National Institute of Allergy and Infectious Disease

INFORMAÇÕES PARA OS PACIENTES
- American Academy of Dermatology: Herpes Zoster
- American Academy of Family Physicians: Shingles
- MedlinePlus: Shingles Interactive Tutorial
- National Institute on Aging: Shingles

REFERÊNCIAS
- Dworkin RH et al. Recommendations for the management of herpes zoster. Clin Infect Dis. 2007 Jan 1;44(Suppl 1):S1-S26. [PMID: 17143845]
- Hornberger J et al. Cost-effectiveness of a vaccine to prevent herpes zoster and postherpetic neuralgia in older adults. Ann Intern Med. 2006 Sep 5; 145(5):317-25. [PMID: 16954357]
- Oxman MN et al; Shingles Prevention Study Group. A vaccine to prevent herpes zoster and postherpetic neuralgia in older adults. N Engl J Med. 2005 Jun 2; 352(22):2271-84. [PMID: 15930418]

Hiato Osmolar

CARACTERÍSTICAS PRINCIPAIS

- O álcool equilibra-se rapidamente entre a água intra e extracelular, adicionando 22 mOsm/L para cada 1.000 mg/L
- Quando a osmolalidade mensurada excede aquela calculada a partir dos valores de Na⁺/glicose séricos e da ureia, considerar intoxicação por etanol como uma explicação para a discrepância (hiato osmolar)
- A ingestão tóxica de álcool, particularmente metanol ou etilenoglicol, pode produzir um hiato osmolar com acidose metabólica por *anion gap*
- Contudo, a combinação de acidose metabólica por *anion gap* e hiato osmolar superior a 10 mOsm/kg não é específica para ingestão tóxica de álcool
- Quase metade dos pacientes com cetoacidose alcoólica ou acidose láctica apresenta achados semelhantes, causados em parte por elevações nos níveis endógenos de glicerol, acetona e metabólitos acetônicos

DIAGNÓSTICO

- As substâncias mencionadas a seguir podem produzir um hiato osmolar:
  - Metanol
  - Etilenoglicol
  - Álcool isopropílico
  - Toxicidade por etanol
  - Acetona
  - Propilenoglicol
  - Cetoacidose alcoólica ou diabética grave
  - Acidose láctica

Hiperaldosteronismo Primário

CARACTERÍSTICAS PRINCIPAIS

PRINCÍPIOS BÁSICOS DO DIAGNÓSTICO
- Hipertensão
- Hipocalemia, alcalose
- Poliúria, polidipsia
- Fraqueza muscular
- Níveis plasmáticos e urinários de aldosterona elevados e nível plasmático de renina baixo

CONSIDERAÇÕES GERAIS
- A aldosterona estimula o túbulo renal a reabsorver sódio e excretar potássio
- Causas
  - Adenoma adrenocortical unilateral (síndrome de Conn, 73%)
  - Hiperplasia cortical bilateral (27%)
    - Pode ser passível de supressão com corticosteroide em função de defeito genético autossômico dominante, permitindo a estimulação da produção de aldosterona via ACTH

ASPECTOS DEMOGRÁFICOS
- O hiperaldosteronismo clássico (com hipocalemia) responde por ~0,7% dos casos de hipertensão
- O hiperaldosteronismo mais brando, sem hipocalemia, é mais comum, com prevalência de 5-14% entre pacientes hipertensos
- Mais comum em mulheres

ACHADOS CLÍNICOS

SINAIS E SINTOMAS
- Hipertensão variável, de leve a grave. É rara a ocorrência de hipertensão maligna
- Fraqueza muscular; paralisia episódica simula paralisia periódica
- Fadiga e vigor reduzido
- Parestesias, algumas vezes com tetania franca
- Cefaleia

- Poliúria e polidipsia
- A formação de edema é comum no hiperaldosteronismo secundário, mas rara no hiperaldosteronismo primário

DIAGNÓSTICO DIFERENCIAL

- Hipertensão essencial
- Paralisia periódica tireotóxica hipocalêmica
- Hipertensão vascular renal (hipertensão e hipocalemia, embora a atividade plasmática da renina esteja alta)
- Hipocalemia por outra causa, por exemplo, diuréticos
- Hiperaldosteronismo secundário (desidratação, insuficiência cardíaca)
- Hiperplasia adrenal congênita: deficiência de 11β-hidroxilase e 17α-hidroxilase
- Síndrome de Cushing
- Ingestão excessiva de alcaçuz real
- Síndrome de resistência ao cortisol

DIAGNÓSTICO

EXAMES LABORATORIAIS

- Interromper todos os anti-hipertensivos e permanecer sem diuréticos por 3 semanas
  - Hipocalemia persistente mesmo após interrupção dos diuréticos
- Manter uma ingestão elevada de sódio (> 120 mEq/dia) durante a avaliação
- Obter a mensuração de aldosterona urinária de 24 horas, cortisol livre e creatinina
  - Aldosterona urinária de 24 horas > 20 μg com atividade plasmática baixa de renina (< 5 μg/dL) indica hiperaldosteronismo
- Assim que o hiperaldosteronismo for diagnosticado, será necessária a realização de testes adicionais para distinguir entre adenoma adrenal passível de ressecção e hiperplasia adrenal não cirúrgica
- 18-hidroxicorticosterona plasmática
  - Nível > 85 ng/dL em neoplasias adrenais
  - Nível < 85 ng/dL não é diagnóstico
- A aldosterona plasmática é mensurada às 8 horas da manhã enquanto o paciente se encontra na posição supina após repouso durante a noite e novamente depois de 4 horas na posição ereta
  - Em caso de adenoma adrenal, a aldosterona basal geralmente está > 25 ng/dL (695 pmol/L) e não sobe durante a postura ereta
  - Em caso de hiperplasia, a aldosterona basal costuma estar < 20 ng/dL e sofre elevação na posição ereta

DIAGNÓSTICO POR IMAGEM

- A TC de corte fino sugere a presença de adenoma adrenal discreto (> 1 cm de diâmetro) em 60-80% dos pacientes com achados laboratoriais sugestivos desse tipo de adenoma

PROCEDIMENTOS DIAGNÓSTICOS

- Cateterização da veia adrenal para mensuração de aldosterona ou durante estimulação com cosintropina. Um gradiente da veia adrenal:veia cava inferior superior a 5:1 confirma a localização adrenal do adenoma
- Uma varredura adrenal com supressão pela dexametasona, utilizando o 6-iodo-metil-19-norcolesterol marcado com iodo (I^{131}), pode identificar um aldosteronoma, mas também pode produzir resultados equivocados

TRATAMENTO

MEDICAÇÕES

- Espironolactona
  - Tratamento de escolha para hiperplasia adrenal bilateral
  - A terapia vitalícia constitui uma opção em pacientes com adenoma adrenal unilateral (síndrome de Conn), considerados maus candidatos à cirurgia
- É necessária a administração de suplementos de potássio
- Medicamentos anti-hipertensivos para hipertensão em caso de hiperplasia adrenal bilateral
  - Os bloqueadores dos receptores da angiotensina ou os inibidores da enzima conversora da angiotensina são os medicamentos preferidos, pois diminuem as perdas renais de potássio
  - Os diuréticos tiazídicos agravam a perda de potássio
- A supressão com baixas doses de dexametasona é uma alternativa para a hiperplasia adrenal bilateral

CIRURGIA

- A ressecção cirúrgica (adrenalectomia laparoscópica) é o tratamento de escolha para o adenoma adrenal unilateral secretor de aldosterona (síndrome de Conn)
- A adrenalectomia bilateral corrige a hipocalemia (mas não a hipertensão) e *não* deve ser realizada para hiperplasia adrenal bilateral

DESFECHOS

SEGUIMENTO

- Monitorar eletrólitos, pressão arterial e função renal

COMPLICAÇÕES

- Complicações de hipertensão crônica
- O dano renal progressivo é menos reversível do que na hipertensão essencial
- Podem ocorrer os efeitos de hipercalemia e hipotensão atribuídos ao hipoaldosteronismo pós-operatório temporário por supressão da glândula adrenal contralateral após adrenalectomia unilateral para síndrome de Conn
- A morbidade cirúrgica é de 7,1%; < 4,1% em centros cirúrgicos importantes. A mortalidade cirúrgica é rara

PROGNÓSTICO

- A hipertensão diminui após a realização de cirurgia em cerca de dois terços dos casos, mas persiste ou retorna apesar da cirurgia em um terço
- O prognóstico melhora bastante com diagnóstico e tratamento precoces
- Apenas 2% dos tumores adrenais secretores de aldosterona são malignos

EVIDÊNCIAS

DIRETRIZES CLÍNICAS

- Foo R et al. Hyperaldosteronism: recent concepts, diagnosis, and management. Postgrad Med J. 2001;77:639. [PMID: 11571370]
- Young WF Jr. Minireview: primary aldosteronism–changing concepts in diagnosis and treatment. Endocrinology. 2003; 144:2208. [PMID: 12746276]

ENDEREÇO ELETRÔNICO

- Family Practice Notebook article on hyperaldosteronism

INFORMAÇÕES PARA OS PACIENTES

- MedlinePlus – Hyperaldosteronism – primary and secondary
- National Adrenal Disease Foundation

REFERÊNCIAS

- Tiu SC et al. The use of aldosterone-renin ratio as a diagnostic test for primary hyperaldosteronism and its test characteristics under different conditions of blood sampling. J Clin Endocrinol Metab. 2005 Jan;90(1):72-8. [PMID: 15483077]
- Vasan RS et al. Serum aldosterone and the incidence of hypertension in no-

nhypertensive persons. N Engl J Med. 2004 Jul 1;351(1):33-41. [PMID: 15229305]

- Young WF et al. Role for adrenal venous sampling in primary aldosteronism. Surgery. 2004 Dec;136(6):1227-35. [PMID: 15657580]

Hipercalcemia

CARACTERÍSTICAS PRINCIPAIS

PRINCÍPIOS BÁSICOS DO DIAGNÓSTICO

- Hiperparatireoidismo primário e malignidade respondem por 90% de todos os casos
- Uma hipercalcemia leve e assintomática (< 11 mg/dL) costuma ser atribuída a hiperparatireoidismo primário
- A hipercalcemia da malignidade é geralmente sintomática e grave (≥ 15 mg/dL)
- Em geral, a hipercalciúria antecede a hipercalcemia

CONSIDERAÇÕES GERAIS

- O hiperparatireoidismo primário é a causa mais comum de hipercalcemia em pacientes ambulatoriais
- Produção tumoral de proteína relacionada com paratormônio (PTHrP)
  - Síndrome endócrina paraneoplásica muito comum, respondendo pela maioria dos casos de hipercalcemia entre os pacientes internados
  - A neoplasia fica clinicamente evidente em quase todos os casos no momento em que se detecta a hipercalcemia
- Hipercalcemia crônica (> 6 meses) ou algumas manifestações como nefrolitíase sugerem etiologia benigna
- Hipofosfatemia indica elevação do paratormônio (PTH) ou da PTHrP
- Ocorre hipercalcemia hipocalciúrica em
  - Síndrome leite-álcali
  - Uso de diuréticos tiazídicos
  - Hipercalcemia hipocalciúrica familiar
- A hipercalcemia pode causar diabetes insípido nefrogênico e depleção volêmica, o que agrava ainda mais o aumento de cálcio no sangue

Etiologia

- Ingestão ou absorção elevada
  - Síndrome leite-álcali
  - Excesso de vitamina D ou A
- Distúrbios endócrinos
  - Hiperparatireoidismo primário e secundário
  - Doença renal crônica em estádio 5D
  - Acromegalia
  - Insuficiência adrenal
  - Hipertireoidismo
- Doenças neoplásicas
  - Produção tumoral de PTHrP (ovário, rim, pulmão)
  - Mieloma múltiplo (fator ativador de osteoclastos)
- Outras causas
  - Diuréticos tiazídicos
  - Sarcoidose e outras doenças granulomatosas
  - Doença óssea de Paget
  - Imobilização
  - Hipercalcemia hipocalciúrica familiar

ACHADOS CLÍNICOS

SINAIS E SINTOMAS

- Primeiramente, deve-se determinar a duração da hipercalcemia
- Procurar por neoplasias, particularmente se a hipercalcemia for aguda (< 6 meses)
- Os sintomas costumam ocorrer com cálcio sérico acima de 12 mg/dL e tendem a ser mais graves na hipercalcemia aguda
- Independentemente da causa da hipercalcemia, ocorrem constipação e poliúria
- Pode ocorrer o desenvolvimento de estupor, coma e azotemia na hipercalcemia grave
- Não há poliúria na hipercalcemia hipocalciúrica familiar
- Ocorrem extrassístoles ventriculares e ritmo idioventricular, que podem ser acentuados por digitálicos

DIAGNÓSTICO

EXAMES LABORATORIAIS

- O cálcio sérico deve ser obrigatoriamente interpretado em relação ao nível sérico de albumina
- Quando a albumina se encontra baixa, a concentração de Ca^{2+} sérico está deprimida em uma relação de 0,8-1,0 mg/dL de Ca^{2+}: 1 g/dL de albumina
- Geralmente ocorrem níveis séricos mais altos de cálcio (≥ 15 mg/dL) em caso de malignidade
- Uma alta concentração sérica de cloreto e uma baixa concentração sérica de fosfato (relação > 33:1) são sugestivas de hiperparatireoidismo primário, pois o PTH diminui a reabsorção tubular proximal de fosfato
- Uma baixa concentração sérica de cloreto com uma alta concentração sérica de bicarbonato, juntamente com elevações da ureia e da creatinina séricas, indicam síndrome leite-álcali
- Excreção urinária de cálcio
  - > 200 mg/dia indica hipercalciúria
  - < 100 mg/dia sugere hipocalciúria
- A hipercalciúria por malignidade ou em função de terapia com vitamina D frequentemente resulta em hipercalcemia quando ocorre depleção volêmica
- Os níveis séricos de PTH e PTHrP ajudam a distinguir entre hipercalcemia associada à malignidade (PTHrP elevada) e hiperparatireoidismo (PTH aumentado)
- O fosfato sérico pode ou não estar baixo, dependendo da causa
- Um produto de cálcio sérico × fósforo sérico > 70 aumenta marcadamente o risco de nefrocalcinose e calcificação de tecidos moles

DIAGNÓSTICO POR IMAGEM

- Radiografias torácicas: para descartar malignidade ou doença granulomatosa

PROCEDIMENTOS DIAGNÓSTICOS

- ECG: intervalo QT encurtado

TRATAMENTO

MEDICAÇÕES

Tratamento de emergência

- Estabelecer a normovolemia para induzir à excreção renal de Na^+, que é acompanhada pela excreção de Ca^{2+}
- Em pacientes desidratados com funções cardíaca e renal normais, infundir soro fisiológico a 0,45% ou a 0,9% rapidamente (250-500 mL/h)
- Administrar furosemida IV (20-40 mg a cada 2 horas) para evitar sobrecarga de volume e estimular a excreção de Ca^{2+}
- Os tiazídicos podem, na verdade, agravar a hipercalcemia (assim como a furosemida em caso de administração inadequada de soro fisiológico)
- No tratamento de hipercalcemia da malignidade
  - Os bifosfonados constituem a base do tratamento
  - O ácido zoledrônico, na dose única de 4 mg em infusão IV por 15 minutos, com hidratação adequada normaliza o Ca^{2+} sérico em 70% dos pacientes em 3 dias e pode ser repetido, conforme a necessidade, para controlar a hipercalcemia
- Ver Hiperparatireoidismo

PROCEDIMENTOS TERAPÊUTICOS

- Em casos de emergência, talvez haja necessidade de diálise com solução dialítica pobre ou nula em cálcio

DESFECHOS

SEGUIMENTO
- Monitorar o cálcio sérico, pelo menos, a cada 6 meses durante a terapia clínica de hiperparatireoidismo

COMPLICAÇÕES
- Fraturas patológicas são mais comuns em indivíduos com hipertireoidismo do que na população geral
- Cálculos renais
- Insuficiência renal
- Úlcera péptica
- Pancreatite
- Precipitação de cálcio em toda parte, em tecidos moles
- Hipercalcemia gestacional produz hipocalcemia neonatal

PROGNÓSTICO
- Depende da doença subjacente
- Prognóstico ruim para malignidade

CASOS DE ENCAMINHAMENTO
- O encaminhamento precoce para oncologista ou nefrologista pode auxiliar no tratamento
- Encaminhar em caso de hipercalcemia persistente > 10,5 mg/dL mesmo sem sintomas

CASOS DE ADMISSÃO HOSPITALAR
- Estado mental alterado
- Desidratação e hipotensão acentuadas
- Insuficiência renal grave

PREVENÇÃO
- Evitar a ocorrência de desidratação, que pode agravar ainda mais a hipercalcemia

EVIDÊNCIAS

ENDEREÇO ELETRÔNICO
- National Cancer Institute: Hypercalcemia

INFORMAÇÕES PARA OS PACIENTES
- American Association for Clinical Chemistry: Lab Tests Online: Calcium
- Mayo Clinic: Hypercalcemia
- National Cancer Institute: Hypercalcemia

REFERÊNCIAS
- Jacobs TP et al. Clinical review: Rare causes of hypercalcemia. J Clin Endocrinol Metab. 2005 Nov;90(11):6316-22. [PMID: 16131579]
- Lee CT et al. Hypercalcemia in the emergency department. Am J Med Sci. 2006 Mar; 331(3):119-23. [PMID: 16538071]
- Stewart AF. Clinical practice. Hypercalcemia associated with cancer. N Engl J Med. 2005 Jan 27;352(4):373-9. [PMID: 15673803]

Hipercalcemia

CARACTERÍSTICAS PRINCIPAIS

PRINCÍPIOS BÁSICOS DO DIAGNÓSTICO
- Potássio sérico > 5,5 mEq/L
- O ECG pode permanecer normal, apesar da hipercalcemia potencialmente letal

CONSIDERAÇÕES GERAIS
- Na presença de acidose, a concentração sérica de potássio sobe em torno de 0,7 mEq/L para cada queda de 0,1 unidade do pH
- Na ausência de acidose
  - A concentração sérica de potássio aumenta aproximadamente 1 mEq/L quando há um excesso corporal total desse elemento de 1-4 mEq/kg
  - Contudo, quanto mais alta for a concentração sérica de potássio, menor será o excesso necessário para elevar ainda mais os níveis desse íon
- Pode ocorrer o desenvolvimento de hipercalcemia com o uso isolado ou em combinação dos medicamentos expostos a seguir, mesmo com função renal normal ou disfunção renal leve
  - Inibidores da enzima conversora da angiotensina (ECA)
  - Bloqueadores dos receptores da angiotensina
  - Diuréticos poupadores de potássio
- É possível a ocorrência de hipercalcemia potencialmente letal durante terapia combinada com inibidores da ECA e espironolactona ou eplerenona, betabloqueadores
- A hipercalcemia leve que ocorre na ausência de terapia medicamentosa poupadora de potássio costuma ser atribuída à acidose tubular renal tipo IV
- Comumente, ocorre hipercalcemia em casos de AIDS
  - A excreção renal prejudicada de potássio pode ser decorrente do uso de pentamidina ou sulfametoxazol-trimetoprim ou do quadro de hipoaldosteronismo hiporreninêmico
  - Pode ocorrer uma anormalidade na redistribuição de potássio entre os compartimentos intra e extracelulares

Etiologia
- **Falsa**
  - Extravasamento de potássio das hemácias, bem como trombocitose ou leucocitose acentuada
  - Aperto frequente do punho durante flebotomia
  - Amostra coletada de braço com infusão de K^+
- **Excreção reduzida**
  - Insuficiência renal
  - Defeitos secretórios renais, por exemplo, nefrite intersticial, anemia falciforme
  - Hipoaldosteronismo hiporreninêmico (acidose tubular renal tipo IV), por exemplo, nefropatia diabética, heparina, AIDS; insuficiência adrenal
  - Medicamentos inibidores da excreção de K^+ (espironolactona, triantereno, inibidores da ECA, trimetoprim, anti-inflamatórios não esteroides)
- **Deslocamento do potássio para fora da célula**
  - Queimaduras, rabdomiólise, hemólise, infecção grave, sangramento interno, exercício vigoroso
  - Acidose metabólica
  - Hipertonicidade (arraste de solvente)
  - Deficiência de insulina
  - Paralisia periódica hipercalêmica
  - Medicamentos: toxicidade por digitálicos, antagonistas β-adrenérgicos, succinilcolina, arginina
- **Ingestão excessiva de K^+**
  - Por ingestão ou iatrogênica

ACHADOS CLÍNICOS

SINAIS E SINTOMAS
- Quadro frequentemente assintomático
- Fraqueza muscular e, raramente, paralisia flácida
- Podem ocorrer distensão abdominal e diarreia

DIAGNÓSTICO

EXAMES LABORATORIAIS
- Mensurar o nível plasmático de potássio, em vez do nível sérico, para confirmar a natureza genuína e verdadeira da hipercalcemia
- Obter o nível de eletrólitos séricos e creatinina
- Considerar a realização de gasometria arterial

PROCEDIMENTOS DIAGNÓSTICOS

- O ECG não é um método sensível para detectar hipercalemia, pois quase metade dos pacientes com nível sérico de potássio > 6,5 mEq/L não manifestará alterações eletrocardiográficas

Alterações ECG

- Ondas T pontiagudas
- Alargamento do complexo QRS
- Complexos QRS-T bifásicos
- Pode ocorrer inibição da despolarização atrial, apesar da condução cardíaca normal por vias usuais
- Frequência cardíaca lenta; fibrilação ventricular e parada cardíaca são eventos terminais

TRATAMENTO

MEDICAÇÕES

- Suspender o potássio e administrar resina de troca catiônica (ver Tabela 21)
- O agente glibenclamida pode reverter a hipercalemia grave causada por medicamentos como nicorandil, ciclosporina, isofluorano
- O tratamento de emergência fica indicado na presença de cardiotoxicidade ou paralisia muscular ou em caso de hipercalemia grave (K^+ > 6,5-7,0 mEq/L), mesmo na ausência de alterações ECG

PROCEDIMENTOS TERAPÊUTICOS

- Talvez haja necessidade de hemodiálise ou diálise peritoneal para remover o K^+ na presença de lesão renal prolongada

DESFECHOS

SEGUIMENTO

- Monitorar o nível de potássio com frequência (a cada 1-4 horas) durante terapia de paciente internado por hipercalemia

PROGNÓSTICO

- Depende do problema subjacente (insuficiência renal)
- Em geral, a hipercalemia induzida por medicamentos é facilmente reversível com tratamento

CASOS DE ENCAMINHAMENTO

- Encaminhar o paciente para nefrologista se houver necessidade de especialistas, particularmente para tratamento de emergência ou procedimento de diálise

CASOS DE ADMISSÃO HOSPITALAR

- Para potássio sérico > 6,0 mEq/L
- Para aumento rapidamente progressivo do potássio sérico no quadro de distúrbio comórbido grave e agudo (p. ex., insuficiência renal aguda, rabdomiólise)

PREVENÇÃO

- Monitorar atentamente os níveis séricos de potássio em pacientes com insuficiência cardíaca congestiva e depurações de creatinina < 30-60 mL/min, tratados com inibidores da ECA ou diuréticos poupadores de potássio

EVIDÊNCIAS

ENDEREÇO ELETRÔNICO

- National Kidney Foundation

INFORMAÇÕES PARA OS PACIENTES

- Mayo Clinic: Hyperkalemia
- Mayo Clinic: Kidney Failure
- MedlinePlus: Hyperkalemia
- National Kidney and Urologic Diseases Information Clearinghouse: Renal Tubular Acidosis

REFERÊNCIAS

- de Denus S et al. Quantification of the risk and predictors of hyperkalemia in patients with left ventricular dysfunction: a retrospective analysis of the Studies of Left Ventricular Dysfunction (SOLVD) trials. Am Heart J. 2006 Oct; 152(4):705-12. [PMID: 16996842]
- Hebert LA. Optimizing ACE-inhibitor therapy for chronic kidney disease. N Engl J Med. 2006 Jan 12;354(2):18991. [PMID: 16407515]
- Hollander-Rodriguez JC et al. Hyperkalemia. Am Fam Physician. 2006 Jan 15;73(2):283-90. [PMID: 16445274]
- Palmer BF. Managing hyperkalemia caused by inhibitors of the renin-angiotensin-aldosterone system. N Engl J Med. 2004 Aug 5;351(6):585-92. [PMID: 15295051]
- Singer M et al. Reversal of life-threatening, drug-related potassium-channel syndrome by glibenclamide. Lancet. 2005 May 28–Jun 3;365(9474):18735. [PMID: 15924984]

Hiperfosfatemia

CARACTERÍSTICAS PRINCIPAIS

- Fosfato sérico > 4,5 mg/dL (> 1,45 mmol/L)
- A principal causa é doença renal crônica (DRC) avançada com excreção urinária insuficiente de fósforo
- A hiperfosfatemia tratada de forma inadequada em casos de DRC leva a
  – Hiperparatireoidismo secundário
  – Osteodistrofia renal
  – Calcificação extraóssea de tecidos moles

ACHADOS CLÍNICOS

- Os sintomas são aqueles dos distúrbios subjacentes (p. ex., DRC, hipoparatireoidismo)
- Um nível sérico elevado de fosfato em pacientes que sofreram IAM prévio aumenta o risco de eventos cardiovasculares e morte

DIAGNÓSTICO

- Fosfato sérico > 4,5 mg/dL (> 1,45 mmol/L)
- Outros valores da bioquímica sanguínea referem-se àqueles da doença subjacente

TRATAMENTO

- O tratamento é aquele do distúrbio subjacente e da hipocalcemia associada, se presente
- Em caso de lesão renal aguda e DRC, o procedimento de diálise reduzirá o fosfato sérico
- Os quelantes de fosfato (p. ex., carbonato de cálcio e cloridrato de sevelamer) diminuem sua absorção
- Carbonato de cálcio
  – Administrar 0,5-1,5 g VO 3x/dia juntamente com as refeições (comprimidos de 500 mg)
  – Agente preferido ao hidróxido de alumínio por conta das preocupações quanto à toxicidade do alumínio
- Cloridrato de sevelamer
  – Administrar 800-1.600 mg VO 3x/dia juntamente com as refeições (comprimidos de 400 a 800 mg e cápsulas de 403 mg)
  – Não contém cálcio ou alumínio e pode ser particularmente útil na hipercalcemia

Hipernatremia

CARACTERÍSTICAS PRINCIPAIS

PRINCÍPIOS BÁSICOS DO DIAGNÓSTICO

- Sódio sérico > 145 mEq/L

- Ocorre com maior frequência quando a ingestão de água é inadequada, por exemplo, com estado mental alterado
- A osmolalidade urinária ajuda a determinar se a perda hídrica é de origem renal ou não

CONSIDERAÇÕES GERAIS

- Um mecanismo de sede intacto geralmente evita a hipernatremia
- A perda excessiva de água pode causar hipernatremia apenas quando o consumo hídrico for inadequado
- Raramente, o excesso na ingestão de sódio pode causar hipernatremia
- Apesar de incomum, a ocorrência de hipernatremia na presença de sobrecarga de sal e água foi relatada em pacientes muito enfermos durante a terapia

Etiologia

- **Osmolalidade urinária > 400 mOsm/kg**
  - Perdas não renais
    - Sudorese excessiva, queimaduras
    - Perdas insensíveis do trato respiratório
    - Diarreia, vômitos, sucção nasogástrica, catárticos osmóticos (p. ex., lactulose)
  - Perdas renais
    - Diuréticos
    - Diurese osmótica (p. ex., hiperglicemia, manitol, ureia)
    - Diurese pós-obstrutiva
    - Fase diurética de necrose tubular aguda
  - Ganho de sódio hipertônico
    - Intoxicação por sal (rara)
    - Fluidos IV hipertônicos, alimentações por sonda, enema
    - Hiperaldosteronismo primário (hipernatremia geralmente branda e assintomática)
- **Osmolalidade urinária < 250 mOsm/kg**
  - Diabetes insípido central: idiopático, traumatismo craniano, massa no SNC
  - Diabetes insípido nefrogênico: lítio, demeciclina, infecções prolongadas do trato urinário, nefrite intersticial, hipercalcemia, hipocalemia, congênito

ACHADOS CLÍNICOS

SINAIS E SINTOMAS

- Com desidratação, os achados de hipotensão ortostática e oligúria são típicos
- Estado mental alterado
- Com hiperosmolalidade grave, podem ser observados hipertermia, *delirium* e coma
- Os sintomas em idosos podem não ser específicos; uma alteração recente na consciência é associada a prognóstico ruim

DIAGNÓSTICO

EXAMES LABORATORIAIS

- Osmolalidade urinária > 400 mOsm/kg quando a capacidade renal de conservação da água permanece funcional
- Osmolalidade urinária < 250 mOsm/kg quando a capacidade renal de conservação da água estiver prejudicada
- Osmolalidade sérica invariavelmente aumentada no estado de desidratação

TRATAMENTO

MEDICAÇÕES

Tipo de fluido para reposição

- **Hipernatremia com hipovolemia**
  - Hipovolemia grave: administrar solução salina a 0,9% (osmolalidade de 308 mOsm/kg) para restaurar o déficit volêmico e tratar a hiperosmolalidade, seguida por solução salina a 0,45% para repor qualquer déficit de água livre remanescente
  - Hipovolemia mais leve: administrar solução salina a 0,45% e solução glicosada a 5%
- **Hipernatremia com normovolemia**
  - Incentivar a ingestão de água ou administrar a solução glicosada a 5% para provocar a excreção urinária do excesso de sódio
  - Se a TFG estiver diminuída, fornecer diuréticos para aumentar a excreção urinária de sódio; no entanto, esses agentes podem diminuir a capacidade de concentração renal, aumentando a quantidade necessária de reposição de água
- **Hipernatremia com hipervolemia**
  - Administrar solução glicosada a 5% para reduzir a hiperosmolalidade, embora isso promova expansão do volume vascular
  - Usar diurético de alça (p. ex., furosemida, 0,5-1,0 mg/kg) IV para remover o excesso de sódio
  - Em caso de lesão renal grave, considerar a realização de hemodiálise

Cálculo do déficit de água

- Ao se calcular a reposição de fluido, adicionar as necessidades de déficit e manutenção a cada esquema de reposição de 24 horas
- **Hipernatremia aguda**
  - Em caso de desidratação aguda sem muita perda de soluto, a perda de água livre é semelhante à perda de peso
  - Inicialmente, utilizar solução glicosada a 5%
  - Conforme se corrige o déficit de água, manter a terapia com solução salina a 0,45% com dextrose
- **Hipernatremia crônica**
  - O déficit de água é calculado para restaurar a osmolalidade normal em relação à água corporal total
  - A água corporal total atual equivale a 0,4-0,6 do peso corporal atual
  - Essa água corporal total correlaciona-se com a massa muscular e, portanto, diminui com idade avançada, caquexia e desidratação, além de ser mais baixa nas mulheres do que nos homens (Tabela 20)

PROCEDIMENTOS TERAPÊUTICOS

- Corrigir a causa de perda de líquido, bem como repor a água e, conforme a necessidade, os eletrólitos
- Administrar fluidoterapia em um período de 48 horas, tendo como alvo a diminuição no sódio sérico de 1 mEq/L/h (1 mmol/L/h)
- Adicionar potássio e fosfato, conforme indicado pelos níveis séricos desses elementos; monitorar, com frequência, outros eletrólitos

DESFECHOS

COMPLICAÇÕES

- Se a hipernatremia for submetida à rápida correção, o desequilíbrio osmótico pode fazer com que a água penetre (de preferência) nas células cerebrais, causando edema cerebral e comprometimento neurológico potencialmente grave

CASOS DE ENCAMINHAMENTO

- Hipernatremia grave, com Na^+ sérico > 150 mEq/L

CASOS DE ADMISSÃO HOSPITALAR

- Estado mental alterado
- Desidratação acentuada
- Hipernatremia com hipervolemia

EVIDÊNCIAS

DIRETRIZES CLÍNICAS

- American Medical Directors Association: Dehydration and Fluid Maintenance, 2001

ENDEREÇO ELETRÔNICO

- Fall PJ. Hyponatremia and Hypernatremia: A Systematic Approach to Causes and Their Correction. Postgrad Med Online, 2000.

INFORMAÇÕES PARA OS PACIENTES

- MedlinePlus: Serum Sodium
- National Kidney and Urologic Diseases Information Clearinghouse: Diabetes Insipidus

REFERÊNCIAS

- Adrogue HJ et al. Hypernatremia. N Engl J Med. 2000 May 18;342(20):1493-9. [PMID: 10816188]
- Chassagne P et al. Clinical presentation of hypernatremia in elderly patients: a case control study. J Am Geriatr Soc. 2006 Aug;54(8):1225-30. [PMID: 16913989]
- Lin M et al. Disorders of water imbalance. Emerg Med Clin North Am. 2005 Aug;23(3):749-70. [PMID: 15982544]

Hiperparatireoidismo

CARACTERÍSTICAS PRINCIPAIS

PRINCÍPIOS BÁSICOS DO DIAGNÓSTICO

- Com frequência, essa endocrinopatia é detectada como achado incidental por triagem
- Cálculos renais, poliúria, hipertensão, constipação, alterações mentais
- Dor óssea
- Cálcio sérico e urinário elevado; fosfato urinário alto com fosfato sérico baixo ou normal; fosfatase alcalina normal ou elevada
- Nível sérico elevado ou normal-alto de paratormônio (PTH)

CONSIDERAÇÕES GERAIS

- Hiperparatireoidismo primário
  - Hipersecreção do PTH causada geralmente por adenoma da paratireoide, mas com menor frequência por hiperplasia ou carcinoma (raro)
  - Em idade < 30 anos, há uma incidência mais alta de doença multiglandular (36%) e carcinoma (5%) responsáveis pelo hiperparatireoidismo
- Hiperparatireoidismo secundário ou terciário
  - Insuficiência renal crônica: hiperfosfatemia e produção renal reduzida de vitamina D diminuem o cálcio ionizado, estimulando com isso as glândulas paratireoides
  - Osteodistrofia renal: doença óssea do hiperparatireoidismo secundário e insuficiência renal
- Neoplasia endócrina múltipla (NEM)
  - Adenomas ou hiperplasias da paratireoide podem ser familiares (cerca de 5%) e fazer parte de NEMs tipos 1, 2A e 2B
  - Em caso de NEM 1, o hiperparatireoidismo multiglandular costuma ser a manifestação inicial e basicamente ocorre em mais de 90% dos indivíduos afetados
  - Além de ser normalmente mais leve, o hiperparatireoidismo em NEM 2A é menos frequente do que em NEM 1
- A síndrome hiperparatireoidismo-tumor de mandíbula é um distúrbio autossômico dominante, associado a adenomas recorrentes da paratireoide (5% dos casos são malignos), tumores benignos da mandíbula e cistos renais

ASPECTOS DEMOGRÁFICOS

- A incidência de hiperparatireoidismo primário em adultos é de 0,1%
- Mais comum em pessoas acima de 50 anos de idade
- A razão homens:mulheres é de 1:3

ACHADOS CLÍNICOS

SINAIS E SINTOMAS

- Quadro frequentemente assintomático
- Os sintomas envolvem problemas com ossos, cálculos, cólicas abdominais, queixas psíquicas, fadiga
- São comuns dores ósseas e artralgias
- A reabsorção crônica de osso cortical em função do excesso de PTH (osteíte fibrosa cística) pode causar fraturas patológicas ou lesões ósseas císticas (p. ex., "tumores marrons" de mandíbula)
- Poliúria e polidipsia (por diabetes insípido nefrogênico induzido por hipercalcemia)
- Cálculos renais contendo cálcio
- Também são comuns depressão, declínio intelectual e necessidade aumentada de sono
- Constipação, fadiga, anemia, perda de peso, fraqueza muscular, prurido e parestesias
- Anorexia, náuseas e vômitos em casos graves
- Hipertensão
- Os adenomas da paratireoide raramente são palpáveis; em geral, a constatação de massa palpável corresponde a nódulo da tireoide
- Os carcinomas da paratireoide são muitas vezes palpáveis (50%)
- Ocorre pancreatite em 3% dos casos
- Psicose ou até mesmo coma em hipercalcemia grave
- Deposição de fosfato de cálcio nas córneas ou nos tecidos moles
- Tumores mandibulares na síndrome hiperparatireoidismo-tumor de mandíbula

DIAGNÓSTICO DIFERENCIAL

- Hipercalcemia da malignidade
- Mieloma múltiplo
- Intoxicação por vitamina D
- Sarcoidose, tuberculose
- Hipertireoidismo
- A deficiência de vitamina D (25-hidroxi-vitamina D sérica < 20 ng/mL) pode causar elevação no nível sérico de PTH com cálcio sérico normal
- Corticoterapia em altas doses em pacientes que fazem uso de diuréticos tiazídicos

DIAGNÓSTICO

EXAMES LABORATORIAIS

- Cálcio sérico > 10,5 mg/dL
- Um nível de PTH elevado ou normal-alto confirma o diagnóstico. O ensaio imunorradiométrico (IRMA) é mais específico e sensível
- Fosfato sérico frequentemente baixo (< 2,5 mg/dL)
- Fosfato sérico alto em caso de hiperparatireoidismo secundário (insuficiência renal)
- Excreção urinária de cálcio alta ou normal (média de 250 mg/g de creatinina), porém baixa em relação ao grau de hipercalcemia
- Triagem de hipercalcemia hipocalciúrica benigna familiar com urina de 24 horas para mensuração de cálcio e creatinina. Interromper os diuréticos tiazídicos antes desse teste
- Fosfato urinário alto, apesar do fosfato sérico baixo ou normal-baixo
- Fosfatase alcalina sérica elevada apenas na presença de osteopatia
- Os níveis plasmáticos de cloreto e ácido úrico podem estar aumentados

DIAGNÓSTICO POR IMAGEM

- A obtenção de imagens no pré-operatório pode ser malsucedida por causa do pequeno tamanho da glândula, mas se bem-sucedida pode permitir uma cirurgia limitada
- É recomendável a cintilografia por subtração com ^{99m}Tc-sestamibi/Tc-pertecnetato, associada a tomografia computadorizada por emissão de fóton único; sensibilidade de 87% e especificidade de 95%

- O ultrassom do pescoço tem sensibilidade de 80%
- A combinação de ambos os exames tem sensibilidade de 94%, mas apenas 55% na presença de doença multiglandular
- Os exames de RM e TC não são tão sensíveis quanto o ultrassom
- A RM ou o ultrassom para avaliação de hiperparatireoidismo revelam pequenos nódulos benignos incidentais da tireoide em ~50% dos casos
- Radiografias ósseas
  - São geralmente normais e não são solicitadas
  - Contudo, as radiografias podem demonstrar desmineralização, reabsorção óssea subperiosteal, cistos por todo o esqueleto, pontilhamento do crânio ou fraturas patológicas
- Em caso de osteodistrofia renal, as radiografias ósseas podem revelar
  - Calcificações ectópicas em torno das articulações ou dos tecidos moles
  - Osteopenia
  - Osteíte fibrosa
  - Osteosclerose
- Densitometria óssea do punho, do quadril e da coluna vertebral

TRATAMENTO

MEDICAÇÕES

- Hiperparatireoidismo primário
  - Os bifosfonados intravenosos podem tratar temporariamente a hipercalcemia e aliviar a ostealgia
  - Pamidronato, 30-90 mg IV por 2-4 horas, ou ácido zoledrônico, 2-4 mg IV por 15 minutos (caro)
  - Os bifosfonados orais são ineficazes
- Hiperparatireoidismo secundário ou terciário de insuficiência renal
  - O cinacalcete, 30-250 mg VO 1x/dia, causa queda nos níveis séricos de PTH para < 250 pg/mL em 41%
  - Paricalcitol, 0,04-0,1 mg/kg IV 3x/semana, ou doxercalciferol, 10 mg VO 3x/semana após diálise
    - Aumentar para a dose máxima de 20 mg 3x/semana se o PTH permanecer > 400 ng/L
    - Suspender em caso de PTH < 100 ng/L
- O propranolol pode evitar os efeitos cardíacos adversos de hipercalcemia
- A corticoterapia é ineficaz para hipercalcemia no hiperparatireoidismo

CIRURGIA

- Paratireoidectomia em pacientes com hiperparatireoidismo sintomático, cálculos renais ou osteopatia
- Considerar a realização de cirurgia em pacientes assintomáticos se
  - O cálcio sérico estiver 1 mg/dL acima do normal em caso de excreção urinária de cálcio > 50 mg/24 horas
  - O cálcio urinário se encontrar > 400 mg/24 horas
  - A densidade óssea cortical se apresentar > 2 desvios-padrão abaixo do normal
  - A idade for < 50-60 anos
  - Houver dificuldade de garantir o acompanhamento médico
  - Existir gravidez (segundo trimestre)
- A cirurgia da paratireoide minimamente invasiva costuma ser suficiente se o adenoma for identificado no período pré-operatório
- Paratireoidectomia subtotal (remoção de 3 glândulas e meia) em pacientes com hiperplasia paratireóidea resistente

PROCEDIMENTOS TERAPÊUTICOS

- Os pacientes com hiperparatireoidismo leve e assintomático são aconselhados a
  - Manter-se ativos
  - Beber quantidades adequadas de líquidos
  - Evitar imobilização
  - Abster-se do uso de tiazídicos, grandes doses de vitaminas D e A, antiácidos ou suplementos contendo cálcio e digitálicos (a hipercalcemia predispõe à toxicidade)

DESFECHOS

SEGUIMENTO

- Em caso de hiperparatireoidismo leve e assintomático, verificar
  - Níveis séricos de cálcio e albumina semestralmente
  - Função renal e cálcio urinário 1 vez ao ano
  - Densidade óssea (rádio distal) a cada 2 anos
- No pós-operatório
  - Os pacientes devem ser mantidos hospitalizados de um dia para o outro (passar a noite no hospital)
  - Monitorar os níveis séricos de cálcio e PTH
  - Cálcio e calcitriol orais na dose de 0,25 mg/dia por 2 semanas ajudam a evitar tetania
  - Tratar hipocalcemia sintomática com carbonato de cálcio e calcitriol, ambos por via oral, a 0,25-1,0 μg 1x/dia
  - Em ~12% dos casos, ocorre hiperparatireoidismo secundário, tratado com cálcio e vitamina D, em geral por 3-6 meses
  - A ocorrência de hipertireoidismo imediatamente após cirurgia de paratireoide pode exigir propranolol a curto prazo

COMPLICAÇÕES

- Fraturas do antebraço e do quadril
- Infecção do trato urinário pela obstrução por cálculos
- Confusão mental, insuficiência renal e calcinose de tecidos moles por elevação rápida do cálcio sérico
- Osteodistrofia renal por hiperfosfatemia
- Úlcera péptica e pancreatite
- Pseudogota antes ou depois de cirurgia
- A calcificação disseminada na pele, nos tecidos moles e nas artérias (calcifilaxia) pode resultar em gangrena, arritmias e insuficiência respiratória

PROGNÓSTICO

- Uma hipercalcemia leve assintomática não afeta a sobrevida
- A ressecção de adenoma esporádico da paratireoide geralmente resulta em cura
- A despeito de graves formações císticas ou fraturas, os ossos sofrem consolidação se o tumor da paratireoide for removido
- Um dano renal significativo pode evoluir mesmo após a remoção do adenoma
- O carcinoma da paratireoide tende a invadir estruturas locais e pode sofrer metástase; ressecções cirúrgicas repetidas e radioterapia podem prolongar a vida do paciente

CASOS DE ENCAMINHAMENTO

- Encaminhar a um cirurgião da paratireoide para realização de paratireoidectomia

CASOS DE ADMISSÃO HOSPITALAR

- Pacientes com hipercalcemia grave para hidratação IV

EVIDÊNCIAS

DIRETRIZES CLÍNICAS

- Malone JP et al. Hyperparathyroidism and multiple endocrine neoplasia. Otolaryngol Clin North Am. 2004;37:715. [PMID: 15262511]

ENDEREÇOS ELETRÔNICOS

- Allerheiligen D et al. Hyperthyroidism. American Family Physician, 1998.
- National Institute of Diabetes and Digestive and Kidney Diseases (NIDDK)

INFORMAÇÕES PARA OS PACIENTES

- American Academy of Family Physicians – Hyperparathyroidism

REFERÊNCIAS

- Block GA et al. Cinacalcet for secondary hyperparathyroidism in patients receiving hemodialysis. N Engl J Med. 2004 Apr 8;350(15):1516-25. [PMID: 15071126]
- Coburn JW et al. Doxercalciferol safely suppresses PTH levels in patients with secondary hyperparathyroidism associated with chronic kidney disease stages 3 and 4. Am J Kidney Dis. 2004 May; 43(5):877-90. [PMID: 15112179]
- Grey A et al. Vitamin D repletion in patients with primary hyperparathyroidism and coexistent vitamin D insufficiency. J Clin Endocrinol Metab. 2005 Apr;90(4):2122-6. [PMID: 15644400]
- Lambert LA et al. Surgical treatment of hyperparathyroidism in patients with multiple endocrine neoplasia type 1. Arch Surg. 2005 Apr;140(4):374-82. [PMID: 15841561]
- Peacock M et al. Cinacalcet hydrochloride maintains long-term normocalcemia in patients with primary hyperparathyroidism. J Clin Endocrinol Metab. 2005 Jan;90(1):135-41. [PMID: 15522938]
- Rao DS et al. Randomized controlled clinical trial of surgery versus no surgery in patients with mild asymptomatic primary hyperparathyroidism. J Clin Endocrinol Metab. 2004 Nov; 89(11):5415-22 [PMID: 15531491]

Hiperplasia Prostática Benigna

CARACTERÍSTICAS PRINCIPAIS

PRINCÍPIOS BÁSICOS DO DIAGNÓSTICO

- Sintomas miccionais obstrutivos ou irritativos
- Pode-se encontrar uma próstata aumentada ao exame retal
- Ausência de infecção do trato urinário, distúrbio neurológico, doença de estreitamento uretral, malignidade da próstata ou da bexiga

CONSIDERAÇÕES GERAIS

- Aumento regular, firme e elástico da próstata

Etiologia

- Multifatorial
- Endócrina: diidrotestosterona (DHT)
- Envelhecimento

ASPECTOS DEMOGRÁFICOS

- É o tumor benigno mais comum em homens
- A incidência está relacionada com a idade
- Prevalência
  - ~20% em homens de 41-50 anos
  - ~50% em homens de 51-60 anos
  - > 90% em homens com 80 anos ou mais
- Os sintomas também estão relacionados com a idade: aos 55 anos, ~25% dos homens relatam sintomas miccionais obstrutivos

ACHADOS CLÍNICOS

SINAIS E SINTOMAS

- Podem ser divididos em queixas obstrutivas e irritativas
- Sintomas obstrutivos
  - Hesitação
  - Diminuição na força e no calibre do jato
  - Sensação de esvaziamento vesical incompleto
  - Esvaziamento duplo (urinar uma segunda vez dentro de 2 horas)
  - Esforço para urinar
  - Gotejamento pós-miccional
- Sintomas irritativos
  - Urgência
  - Frequência
  - Noctúria
- O índice de sintomas da American Urological Association (AUA) (Tabela 153) deve ser calculado para todos os pacientes que iniciam a terapia
- Sete perguntas quantificam a gravidade das queixas obstrutivas ou irritativas em uma escala de 0-5. Desse modo, o escore pode variar de 0 a 35

DIAGNÓSTICO DIFERENCIAL

- Câncer de próstata
- Infecção do trato urinário
- Bexiga neurogênica
- Estreitamento uretral

DIAGNÓSTICO

PROCEDIMENTOS DIAGNÓSTICOS

- História para excluir outras possíveis causas para os sintomas
- Exame físico, toque retal e um exame neurológico focado
- Toque retal: avaliar o tamanho e a consistência da próstata
- Examinar o abdome inferior em busca de bexiga distendida
- Insuficiência renal pela hiperplasia prostática benigna (HPB)
  - Ocorre em apenas ~2% dos pacientes que inicialmente se apresentam com sintomas no trato urinário inferior
  - Se detectada, são necessárias imagens do trato urinário superior
- Se houver possibilidade de câncer, é necessária uma avaliação adicional com antígeno prostático específico (PSA) sérico, ultrassom transretal e biópsia

TRATAMENTO

MEDICAÇÕES

- Alfabloqueadores
  - Prazosina, 1 mg VO a cada noite na hora de dormir por 3 noites, aumentando para 1 mg VO 2x/dia e então titulando até 2 mg VO 2x/dia se necessário
  - Terazosina, 1 mg VO 1x/dia por 3 dias, aumentando para 2 mg VO 1x/dia por 11 dias, então 5-10 mg VO 1x/dia se necessário
  - Doxazosina, 1 mg VO 1x/dia por 7 dias, aumentando para 2 mg VO 1x/dia por 7 dias, então 4-8 mg VO 1x/dia se necessário
  - Tansulosina, 0,4 mg VO 1x/dia, aumentada para 0,8 mg VO 1x/dia se necessário
  - Alfuzosina, 10 mg VO 1x/dia; nenhum ajuste de dose é necessário
- Inibidores da 5α-redutase
  - Finasterida, 5 mg VO 1x/dia; 6 meses de terapia necessários para os efeitos máximos sobre o tamanho da próstata (20% de redução) e sobre os sintomas
  - Dutasterida, 10 mg VO 1x/dia
- A serenoa* não tem nenhum benefício
- Terapia combinada
  - Alfabloqueador e inibidor da 5α-redutase (p. ex., terapia de combinação a longo prazo com doxazosina e finasterida)
    - É segura e reduz de modo significativo o risco de progressão clínica global da HPB, mais do que ambos os fármacos isoladamente
    - Reduz o risco a longo prazo de retenção urinária aguda e a necessidade de terapia invasiva
    - Traz riscos de efeitos colaterais adicionais e gera custo de dois medicamentos

---

* N. de R.T. *Serenoa repens*, agente fitoterápico.

CIRURGIA

- Indicações
  - Retenção urinária refratária (falha em pelo menos uma tentativa de remoção com cateter)
  - Grandes divertículos vesicais
  - Infecção recorrente do trato urinário
  - Hematúria macroscópica recorrente
  - Cálculos na bexiga
  - Insuficiência renal
- Ressecção transuretral da próstata (RTU): complicações operatórias
  - Sangramento
  - Estreitamento uretral ou contratura do colo da bexiga
  - Perfuração da cápsula da próstata com extravasamento
  - Síndrome da ressecção transuretral
  - Um estado hipervolêmico e hiponatrêmico, resultante da absorção da solução hipotônica de irrigação
- RTU: complicações pós-operatórias
  - Ejaculação retrógrada (75%)
  - Impotência (5-10%)
  - Incontinência urinária (< 1%)
- Incisão transuretral da próstata (ITUP)
  - Remove a zona da próstata em torno da uretra, deixando a porção periférica e a cápsula da próstata
  - Taxa relatada mais baixa de ejaculação retrógrada (25%)
- Considerar prostatectomia simples aberta em caso de
  - Próstata muito grande para se remover endoscopicamente (> 100 g)
  - Divertículo de bexiga concomitante
  - Cálculo vesical presente
  - Posicionamento de litotomia dorsal impossível
- Abordagens minimamente invasivas
  - TULIP* (prostatectomia transuretral induzida por *laser*) sob orientação com ultrassom transretal
  - Técnicas com *laser* visualmente dirigidas sob controle cistoscópico
  - Terapia com *laser* intersticial em geral sob controle cistoscópico
  - As vantagens da cirurgia com *laser* incluem
    - Cirurgia ambulatorial
    - Perda sanguínea mínima
    - Rara ocorrência da síndrome de ressecção transuretral
    - Possibilidade de tratar os pacientes enquanto estão recebendo terapia anticoagulante
  - As desvantagens da cirurgia com *laser* incluem
    - Falta de tecido para exame patológico
    - Tempo de cateterização pós-operatório mais longo
    - Queixas miccionais irritativas mais frequentes
    - Custo das fibras e geradores de *laser*
  - Ablação transuretral com agulha da próstata (TUNA)*
  - Eletrovaporização transuretral e fotovaporização da próstata com *laser* KTP
  - Hipertermia–termoterapia com micro-ondas

PROCEDIMENTOS TERAPÊUTICOS

- Observação atenta: somente para pacientes com sintomas leves (escores AUA 0-7)
- Com observação atenta, ~10% progridem para retenção urinária, e metade demonstra considerável melhoria ou resolução dos sintomas

DESFECHOS

SEGUIMENTO

- Seguir o índice de sintomas da AUA para hiperplasia prostática benigna (Tabela 153)

EVIDÊNCIAS

DIRETRIZES CLÍNICAS

- AUA Practice Guidelines Committee. AUA guideline on management of benign prostatic hyperplasia (2003). Chapter 1: Diagnosis and treatment recommendations. J Urol. 2003 Aug; 170(2 Pt 1): 530-47. [PMID: 12853821]

ENDEREÇO ELETRÔNICO

- Male Genital Pathology Index

INFORMAÇÕES PARA OS PACIENTES

- Mayo Clinic
- MedlinePlus – Benign prostatic hyperplasia

REFERÊNCIAS

- Bent S et al. Saw palmetto for benign prostatic hyperplasia. N Engl J Med. 2006 Feb 9;354(6):557-66. [PMID: 16467543]
- Djavan B et al. Benign prostatic hyperplasia progression and its impact on treatment. Curr Opin Urol. 2004 Jan; 14(10)45-50. [PMID: 15091050]
- Kaplan SA. Use of alpha-adrenergic inhibitors in treatment of benign prostatic hyperplasia and implications on sexual function. Urology. 2004 Mar; 63(3):428-34. [PMID: 15028431]
- McConnell JD et al; Medical Therapy of Prostatic Symptoms (MTOPS) Research Group. The long-term effect of doxazosin, finasteride, and combination therapy on the clinical progression of benign prostatic hyperplasia. N Engl J Med. 2003 Dec 18;349(25):2387-98. [PMID: 14681504]
- Thorpe A et al. Benign prostatic hyperplasia. Lancet. 2003 Apr 19; 361(9366): 1359-67. [PMID: 12711484]
- Wilt TJ et al. Tamsulosin for benign prostatic hyperplasia. Cochrane Database Syst Rev 2003;(1):CDO02081. [PMID: 12535426]

Hiperprolactinemia

CARACTERÍSTICAS PRINCIPAIS

PRINCÍPIOS BÁSICOS DO DIAGNÓSTICO

- Mulheres
  - Distúrbios do ciclo menstrual (oligomenorreia, amenorreia)
  - Galactorreia
  - Infertilidade
  - Ginecomastia
- Homens
  - Hipogonadismo
  - Libido diminuída e disfunção erétil
  - Infertilidade
- A TC ou a RM frequentemente demonstram adenoma hipofisário

CONSIDERAÇÕES GERAIS

- O principal papel da prolactina é induzir a lactação
- Durante a gravidez, a prolactina aumenta desde um valor normal (< 20 ng/mL) até 600 ng/mL
- A amamentação estimula a produção contínua de prolactina
- A prolactina está basicamente sob o controle inibitório da dopamina
- O aumento na prolactina sérica pode ser causado por diversos problemas
- A maioria dos prolactinomas corresponde a microadenomas (< 1 cm de diâmetro) que geralmente não crescem, mesmo com gravidez ou contraceptivos orais
- No entanto, os macroadenomas ocorrem e podem se disseminar para seios cavernosos, áreas suprasselares e, raramente, seios nasais/paranasais por erosão do assoalho da sela turca

---

*N. de R.T. *Transurethral laser-induced prostatectomy*.

*N. de R.T. *Transurethral Needle Ablation of the Prostate*.

ASPECTOS DEMOGRÁFICOS

- Os tumores hipofisários secretores de prolactina são mais comuns em mulheres
- Costumam ser esporádicos, mas raramente familiares, como parte de neoplasia endócrina múltipla tipo 1 (NEM 1)

ACHADOS CLÍNICOS

SINAIS E SINTOMAS

- Hipogonadismo hipogonadotrófico
  - Homens
    - Disfunção erétil
    - Libido diminuída
    - Algumas vezes ginecomastia, mas nunca galactorreia
  - Mulheres
    - Podem ter oligomenorreia ou amenorreia, infertilidade, galactorreia
    - 70% das mulheres com amenorreia e galactorreia secundárias apresentam hiperprolactinemia
- Grandes tumores hipofisários podem causar cefaleias e anormalidades do campo visual
- Prolactinomas hipofisários
  - Podem cossecretar hormônio de crescimento e causar acromegalia
  - Tumores volumosos podem gerar
    - Insuficiência hipofisária (hipogonadismo)
    - Hipotireoidismo
    - Insuficiência adrenal
    - Deficiência do hormônio de crescimento

DIAGNÓSTICO DIFERENCIAL

- O aumento no tamanho da hipófise é uma variante normal em mulheres jovens
- Cerca de 10% dos pacientes hiperprolactinêmicos secretam a macroprolactina, uma "prolactina grande" relativamente inativa; o exame de RM da hipófise mostra-se normal em 78% dos casos
- Ver Galactorreia

DIAGNÓSTICO

EXAMES LABORATORIAIS

- Prolactina sérica: se elevada, interromper as medicações que aumentam a prolactina, se possível, e reavaliar o nível desse hormônio em algumas semanas
- Gonadotrofina coriônica humana urinária ou sérica para descartar gravidez
- Hormônio tireoestimulante sérico alto se o hipotireoidismo for a causa
- Bioquímicas renais e hepáticas anormais em insuficiência renal ou cirrose
- Cálcio sérico elevado em hiperparatireoidismo (NEM 1)
- Considerar a realização de ensaio para pesquisa de macroprolactinemia em paciente assintomático sem causa aparente de hiperprolactinemia
- Análise de prolactina com diluições seriadas em pacientes com macroprolactinomas (> 1 cm de diâmetro)

DIAGNÓSTICO POR IMAGEM

- RM da hipófise e do hipotálamo, indicada em pacientes que não estejam grávidas
  - Com prolactina > 200 mg/dL
  - Com cefaleias ou defeitos do campo visual
  - Com prolactina persistentemente elevada sem causa discernível
- Prolactinomas pequenos podem ser demonstrados, mas nem sempre é possível a diferenciação clara de variantes normais

TRATAMENTO

MEDICAÇÕES

- A terapia clínica é preferível, particularmente para "macroprolactinomas" consideráveis
- Os agonistas dopaminérgicos constituem o tratamento inicial de escolha, sendo utilizados para restaurar a função sexual normal e a fertilidade
- Cabergolina
  - 0,25 mg VO semanalmente por 1 semana
  - Em seguida, 0,25 mg 2x/semana por 1 semana
  - Depois, 0,5 mg 2x/semana
  - Podem ser necessários aumentos adicionais mensalmente, até 1,5 mg 2x/semana, com base na prolactina sérica
- A bromocriptina, 1,25-20,0 mg/dia VO, é uma alternativa
- A quinagolida é um agonista dopaminérgico para indivíduos intolerantes ou resistentes a outros agentes
  - Indisponível nos Estados Unidos
  - Dose: iniciar com 0,075 mg/dia VO, até 0,6 mg/dia
- Administrar os agonistas dopaminérgicos na hora de dormir para minimizar os efeitos colaterais (fadiga, náuseas e hipotensão ortostática), que costumam melhorar com a redução da dose e o uso contínuo
  - Ocorrem efeitos colaterais psiquiátricos, que não estão relacionados com a dose e podem levar semanas para desaparecer após interrupção do agonista dopaminérgico
- Tratar o hipotireoidismo com tiroxina
- Contraceptivos orais ou reposição estrogênica
  - Seguros para mulheres com microprolactinomas, que apresentam amenorreia ou desejam contracepção
  - Há risco mínimo de estimular o aumento de volume do adenoma
- Estrogênios e testosterona
  - Podem estimular macroprolactinomas
  - Não devem ser usados, a menos que haja remissão completa com medicamento ou cirurgia

CIRURGIA

- Pode haver necessidade urgente de ressecção transesfenoidal para tumores grandes indutores de comprometimento grave dos campos visuais ou que estejam sofrendo apoplexia
- A ressecção transesfenoidal seletiva do adenoma hipofisário é realizada de forma eletiva em pacientes que não respondem aos agonistas dopaminérgicos
- O procedimento de craniotomia raramente é indicado

PROCEDIMENTOS TERAPÊUTICOS

- A radioterapia fica reservada para macroadenomas que continuam crescendo, apesar da terapia clínica
- É preferível radioterapia focalizada com *gama knife* ou *cyber knife*
- A radioterapia convencional, além de trazer consigo alto risco de consequente hipopituitarismo, pode causar déficit de memória, outros tumores e acidentes vasculares cerebrais isquêmicos de pequenos vasos
- Após a radioterapia, os pacientes devem tomar baixas doses de ácido acetilsalicílico pelo resto da vida para reduzir o risco de acidente vascular cerebral

DESFECHOS

SEGUIMENTO

- Mulheres com microadenomas podem ser submetidas à suspensão dos agonistas dopaminérgicos com segurança durante a gravidez
- Os macroadenomas podem aumentar de volume no transcorrer da gestação; se a terapia for suspensa, tais tumores deverão ser acompanhados por exame clínico e com perimetria do campo visual assistida por computador
- Após cirurgia ou radiação hipofisária, monitorar a prolactina sérica a cada 3 meses

COMPLICAÇÕES

- Os macroadenomas podem prejudicar os campos visuais e causar hipopituitarismo
- O hipogonadismo não tratado aumenta o risco de osteoporose

PROGNÓSTICO

- Em geral, a fertilidade é imediatamente restaurada com os agonistas dopaminérgicos
- A interrupção dos agonistas dopaminérgicos depois de meses ou anos costuma resultar no reaparecimento de hiperprolactinemia, galactorreia e amenorreia
- Tratando-se o prolactinoma com agonista dopaminérgico
  - Quase metade – até mesmo os tumores maciços – diminui em > 50%
  - Ocorre redução do adenoma hipofisário no início, mas o efeito máximo pode levar até um ano
  - 90% exibem queda nos níveis séricos de prolactina para ≤ 10% dos níveis pré-terapêuticos; 80% chegam a níveis séricos normais de prolactina

EVIDÊNCIAS

DIRETRIZES CLÍNICAS

- Leung AK et al. Diagnosis and management of galactorrhea. Am Fam Physician. 2004;70:543. [PMID: 15317441]
- Liu JK et al. Contemporary management of prolactinomas. Neurosurg Focus. 2004;16:E2. [PMID: 15191331]

ENDEREÇO ELETRÔNICO

- E-Medicine Review Article

INFORMAÇÕES PARA OS PACIENTES

- NIDDK – Prolactinoma

REFERÊNCIAS

- Colao A et al. Outcome of cabergoline treatment in men with prolactinoma: effects of a 24-month treatment on prolactin levels, tumor mass, recovery of pituitary function, and semen analysis. J Clin Endocrinol Metab. 2004 Apr; 89(4):1704-11. [PMID: 15070934]
- Delgrange E. Cabergoline and mitral regurgitation. N Engl J Med. 2006 Jan 26;354(4):420. [PMID: 16436779]
- Gibney J et al. The impact on clinical practice of routine screening for macroprolactin. J Clin Endocrinol Metab. 2005 Jul;90(7):3927-32. [PMID: 15811931]
- Haddad PM et al. Antipsychotic-induced hyperprolactinaemia: mechanisms, clinical features and management. Drugs. 2004;64(20):2291-314. [PMID: 15456328]
- Molitch ME. Medication-induced hyperprolactinemia. Mayo Clin Proc. 2005 Aug;80(8):1050-7. [PMID: 16092584]
- Sodi R et al. Testosterone replacementinduced hyperprolactinaemia: case report and review of the literature. Ann Clin Biochem. 2005 Mar;42(Pt 2):1539. [PMID: 15829128]

Hipertensão Crônica

CARACTERÍSTICAS PRINCIPAIS

PRINCÍPIOS BÁSICOS DO DIAGNÓSTICO

- Geralmente assintomática
- Hipertensão grave; cefaleia occipital ao acordar, turvamento da visão

CONSIDERAÇÕES GERAIS

- A hipertensão leve a moderada é quase sempre assintomática
- A hipertensão grave é geralmente decorrente de
  - Doença renal parenquimatosa
  - Anormalidades endócrinas
  - Estenose da artéria renal
  - Uso de drogas
  - Interrupção abrupta de medicamentos anti-hipertensivos
- A Tabela 144 fornece uma classificação com base nas mensurações da pressão arterial (PA)
- A hipertensão resistente é definida como falha no controle da PA em pacientes aderentes a doses completas de esquema medicamentoso triplo (incluindo um diurético)
- A Tabela 145 resume os motivos de falha para atingir o controle da PA

ASPECTOS DEMOGRÁFICOS

- 66 milhões de norte-americanos afetados
- 63% estão conscientes de seu problema
- 45% dos hipertensos cientes do diagnóstico estão recebendo tratamento
- 34% de todos os pacientes hipertensos apresentam a PA sob controle
- A incidência de hipertensão aumenta com a idade
- Mais homens do que mulheres no início da vida
- Mais mulheres do que homens no final da vida
- Mais comum em norte-americanos negros (até 25%)

ACHADOS CLÍNICOS

SINAIS E SINTOMAS

- Quadro comumente assintomático
- Apesar de inespecíficas, as cefaleias constituem o sintoma mais frequente
- PA elevada
- A_2 hiperfonética ao exame cardíaco
- Estreitamento arteriolar retiniano com "fio de prata", além de cruzamento arteriovenoso patológico[*]
- Hemorragias em chama de vela
- Os achados laboratoriais são geralmente normais

DIAGNÓSTICO DIFERENCIAL

Hipertensão (essencial) primária

- Hipertensão do "avental branco"
- Manguito de pressão arterial muito pequeno

Hipertensão secundária

- Adrenal
  - Hiperaldosteronismo primário
  - Síndrome de Cushing
  - Feocromocitoma
- Renal
  - Doença renal crônica
  - Estenose da artéria renal (estenose aterosclerótica ou displasia fibromuscular)
- Outros
  - Contraceptivos orais
  - Bebidas alcoólicas
  - Anti-inflamatórios não esteroides
  - Hipertensão associada à gravidez
  - Hipercalcemia
  - Hipertireoidismo
  - Apneia obstrutiva do sono
  - Obesidade
  - Coarctação da aorta
  - Acromegalia
  - Pressão intracraniana elevada
  - Uso de cocaína ou anfetamina

DIAGNÓSTICO

EXAMES LABORATORIAIS

- Urinálise
- Nível de creatinina sérica e ureia
- Potássio sérico
- Glicemia de jejum
- Colesterol
- Hemoglobina

---

[*] N. de T. Do original *arteriovenous nicking*, uma constrição de uma veia na retina do olho em um cruzamento arteriovenoso.

- Ácido úrico sérico
- ECG
- Na suspeita de causa secundária, considerar
  - Radiografia torácica
  - ECG
  - Níveis plasmáticos de metanefrina
  - Concentração plasmática de aldosterona e atividade plasmática de renina
  - Eletrólitos urinários

TRATAMENTO

MEDICAÇÕES

- Instituição de terapia medicamentosa, com base no nível de PA, na presença de dano em órgão-alvo (Tabela 146) e no perfil geral de risco cardiovascular: Figura 3
- Os principais fatores de risco incluem
  - Tabagismo
  - Dislipidemia
  - Diabetes melito
  - Idade > 60 anos
  - Histórico familiar de doença cardiovascular
- Diuréticos: Tabela 147
- Bloqueadores β-adrenérgicos: Tabela 148
- Inibidores da enzima conversora da angiotensina (ECA) e bloqueadores dos receptores da angiotensina: Tabela 149
- Bloqueadores dos canais de cálcio: Tabela 150
- Bloqueadores α-adrenérgicos, vasodilatadores, agentes de ação central: Tabela 151

PROCEDIMENTOS TERAPÊUTICOS

- Alterações na dieta (dieta DASH*): rica em frutas e vegetais, mas pobre em gordura e sal
- Redução de peso
- Restrição de bebidas alcoólicas
- Diminuição do sal
- Ingestão adequada de potássio
- Ingestão adequada de cálcio
- Aumento da atividade física
- Interrupção do tabagismo
- O controle rigoroso dos fatores de risco, incluindo o uso de uma estatina, deve ser considerado em todos os pacientes com hipertensão
- A escolha dos medicamentos anti-hipertensivos pode ser determinada pela presença de indicações compulsórias: Tabela 146*
- Estratégias terapêuticas para pessoas com diabetes e hipertensão, bem como para pacientes com doença renal crônica
  - PA-alvo mais baixa de < 130/80 mmHg, dado o alto risco de eventos cardiovasculares
  - Inclusão de inibidores da ECA ou bloqueadores dos receptores da angiotensina como parte do esquema terapêutico
- Na ausência de indicações convincentes, a escolha do regime anti-hipertensivo é guiada pelos aspectos demográficos e pela sinergia (Figura 4)

DESFECHOS

SEGUIMENTO

- Consultas frequentes até o controle da PA
- Uma vez controlada a PA, as consultas podem ser menos frequentes e os exames laboratoriais limitados
- Monitoramento anual dos níveis lipídicos
- ECG a cada 2-4 anos, dependendo do exame eletrocardiográfico inicial

COMPLICAÇÕES

- Acidente vascular cerebral
- Demência
- Infarto do miocárdio
- Insuficiência cardíaca congestiva
- Vasculopatia retiniana
- Dissecção aórtica
- Doença renal, incluindo proteinúria e nefrosclerose

CASOS DE ENCAMINHAMENTO

- Se a PA permanecer incontrolável após três medicamentos concomitantes
- Na presença de PA não controlada, além de sinais e sintomas de dano em órgão-alvo

CASOS DE ADMISSÃO HOSPITALAR

- Considerar internação se o paciente apresentar PA muito alta, bem como sinais e sintomas de emergência hipertensiva (ver Urgências & Emergências Hipertensivas)
  - Cefaleia grave
  - Sintomas neurológicos
  - Dor torácica
  - Estado mental alterado
  - Insuficiência renal agudamente agravada

EVIDÊNCIAS

DIRETRIZES CLÍNICAS

- Seventh report of the Joint National Committee on Prevention, Detection, Evaluation, and Treatment of High Blood Pressure. 2003.

ENDEREÇOS ELETRÔNICOS

- American College of Cardiology
- American Society for Hypertension
- National Heart, Lung, and Blood Institute

INFORMAÇÕES PARA OS PACIENTES

- American Academy of Family Physicians: High Blood Pressure: Things You Can Do to Help Lower Yours
- American Heart Association: High Blood Pressure
- MedlinePlus: Hypertension Interactive Tutorial
- National Heart, Lung, and Blood Institute: High Blood Pressure
- National Heart, Lung, and Blood Institute: Your Guide to Lowering High Blood Pressure

REFERÊNCIAS

- Chobanian AV. Prehypertension revisited. Hypertension. 2006 Nov;48(5):812-4. [PMID: 16982962]
- Chobanian AV et al. The Seventh Report of the Joint National Committee on prevention, detection, evaluation and treatment of high blood pressure: the JNC 7 report. JAMA. 2003; 289:2560. [PMID: 12748199]
- Cohen JD. Managing hypertension: state of the science. J Clin Hypertens (Greenwich). 2006 Oct;8(10 Suppl 3):5-11. [PMID: 17028478]
- Epstein M. Resistant hypertension: prevalence and evolving concepts. J Clin Hypertens (Greenwich). 2007 Jan;9(1 Suppl 1):2-6. [PMID: 17215648]
- Hemmelgarn BR et al. The 2006 Canadian Hypertension Education Program recommendations for the management of hypertension: Part I – Blood pressure measurement, diagnosis and assessment of risk. Can J Cardiol. 2006 May 15; 22(7):573-81. [PMID: 16755312]
- Khan NA et al. The 2006 Canadian Hypertension Education Program re-

---

* N. de T. Do inglês *Dietary Approaches to Stop Hypertension*, que significa Abordagens Alimentares para Interromper a Hipertensão.

* N. de R.T. Indicações compulsórias (*compelling indications*) são situações em que a hipertensão arterial coexiste com certas condições clínicas (como cardiopatia isquêmica, insuficiência cardíaca, diabetes melito, doença renal crônica ou história de doença cardiovascular) que se beneficiam de uma classe de anti-hipertensivos em particular (ver Tabela 146).

commendations for the management of hypertension: Part II – Therapy. Can J Cardiol. 2006 May 15;22(7):583-93. [PMID: 16755313]
- Williams B et al; British Hypertension Society. Guidelines for management of hypertension: report of the fourth working party of the British Hypertension Society, 2004-BHS IV: J Hum Hypertens. 2004 Mar;18(3):139-85. [PMID: 14973512]

Hipertensão Pulmonar Idiopática

CARACTERÍSTICAS PRINCIPAIS

- Resistência vascular pulmonar elevada e hipertensão, na ausência de outra doença cardíaca ou pulmonar
- Alguma evidência de associações genéticas
- Achados patológicos: estreitamento difuso de arteríolas pulmonares
- As pílulas de dieta formuladas com fenfluramina, dexfenfluramina e fentermina podem causar um quadro indistinguível de hipertensão pulmonar primária

ACHADOS CLÍNICOS

- Os achados clínicos são semelhantes aos de hipertensão pulmonar por outras causas (p. ex., *cor pulmonale*)
- Ocorre tipicamente em mulheres jovens
- Fraqueza e fadiga por insuficiência cardíaca direita e baixo débito cardíaco
- Edema, ascite, cianose periférica e síncope relacionada com esforços à medida que a insuficiência cardíaca direita avança

DIAGNÓSTICO

- ECG: hipertrofia do átrio e ventrículo direitos
- Obter os testes para pesquisa de doenças vasculares do colágeno
- Verificar a existência de apneia do sono
- Radiografia torácica
  - Aumento de volume do ventrículo direito
  - Aumento de volume das artérias pulmonares principais, com ramos periféricos reduzidos
  - Na presença de edema pulmonar irregular, suspeitar de doença veno--oclusiva pulmonar ou estenose venosa pulmonar
- Ecocardiografia
  - Exame frequentemente diagnóstico
  - Fornece evidências da função ventricular direita e estimativas da pressão arterial pulmonar
  - Exclui cardiopatia esquerda, desvios, valvulopatia
- Cateterização cardíaca
  - Mensura as pressões arteriais pulmonares
  - É capaz de calcular a resistência vascular pulmonar
- A inalação de óxido nítrico pode fornecer dados a respeito do grau de vasoatividade ainda presente nos pulmões; a resposta positiva é refletida por
  - Queda > 20% na pressão arterial pulmonar
  - Declínio > 20% na resistência vascular pulmonar
  - Pressão arterial pulmonar média final < 45 mmHg

TRATAMENTO

- A morte costuma ocorrer em 2-8 anos
- Por causa da trombose *in situ*, a anticoagulação a longo prazo é recomendada pela maioria dos especialistas
- Também é aconselhável a oxigenoterapia (pelo menos, à noite)
- A infusão IV contínua de epoprostenol (uma prostaciclina) pode retardar (mas não deter) a evolução dos sintomas em caso de doença avançada
- A bosentana (antagonista oral dos receptores de endotelina) está atualmente disponível e é bastante utilizada
- O iloprost (uma prostaciclina inalatória) também está disponível
- A sildenafila deve ser considerada em pacientes responsivos à terapia
- Em alguns pacientes, há necessidade de transplante de pulmão e, ocasionalmente, transplante de coração-pulmão

Hipertermia

CARACTERÍSTICAS PRINCIPAIS

- Uma complicação que rapidamente causa riscos à vida
- Pode ser decorrente de intoxicação por
  - Anfetaminas (inclusive *ecstasy*)
  - Antidepressivos tricíclicos
  - Atropina e outros agentes anticolinérgicos
  - Cocaína
  - Estricnina
  - Salicilatos
- Causas comuns
  - Crises epilépticas múltiplas ou prolongadas
  - Hiperatividade muscular
- Uma dose excessiva de inibidores da recaptação da serotonina (p. ex., fluoxetina, paroxetina), isoladamente ou em combinação com inibidor da monoaminoxidase, pode causar agitação, hiperatividade, hipertermia (**síndrome serotoninérgica**)
- O haloperidol e outros agentes antipsicóticos podem gerar rigidez e hipertermia (**síndrome neuroléptica maligna**)
- A **hipertermia maligna** está associada a agentes anestésicos gerais (rara)

ACHADOS CLÍNICOS

- A hipertermia grave (temperatura > 40-41ºC) pode rapidamente provocar dano cerebral e falência múltipla de órgãos
- Rabdomiólise com níveis séricos elevados de creatinoquinase
- Acidose metabólica
- Coagulopatia

TRATAMENTO

- Retirar a vestimenta
- Borrifar o indivíduo com água morna
- Ventilar ou abanar o paciente
- Induzir paralisia neuromuscular com bloqueador neuromuscular não despolarizante (p. ex., vecurônio)
  - Se a temperatura retal não normalizar em 30-60 minutos
  - Se houver rigidez ou hiperatividade muscular significativa
- Uma vez "paralisado", o paciente deverá ser obrigatoriamente entubado e submetido à ventilação mecânica
- Na ocorrência de crises epilépticas, a ausência de movimentos convulsivos musculares visíveis pode dar uma falsa impressão de interrupção da atividade epiléptica cerebral; isso deve ser confirmado por EEG
- Dantroleno
  - Administrar 2-5 mg/kg IV
  - Pode ser eficaz para rigidez muscular irresponsiva a bloqueio neuromuscular (i. e., **hipertermia maligna**)
- Bromocriptina, 2,5-7,5 mg VO diariamente, para **síndrome neuroléptica maligna**
- Ciproeptadina, 4 mg VO a cada hora por 3-4 doses, para **síndrome serotoninérgica**

Hipertireoidismo

CARACTERÍSTICAS PRINCIPAIS

PRINCÍPIOS BÁSICOS DO DIAGNÓSTICO

- Perda de peso, intolerância ao calor, irregularidade menstrual, taquicardia, tremor, olhar fixo
- Na doença de Graves
  - Bócio (frequentemente com sopro)
  - Oftalmopatia
- Em caso de hipertireoidismo primário
  - Níveis elevados de tiroxina livre (T_4) e triiodotironina (T_3)
  - Níveis baixos do hormônio tireoestimulante (TSH)

CONSIDERAÇÕES GERAIS

- Causas
  - Doença de Graves (mais comum)
  - Adenomas tóxicos autônomos, isolados ou múltiplos
  - Tireoidite subaguda de Quervain: hipertireoidismo seguido por hipotireoidismo
  - A doença de Jodbasedow, ou hipertireoidismo induzido por iodo, pode ocorrer com bócios multinodulares após ingestão significativa de iodo, contraste radiográfico ou medicamentos, como amiodarona
  - Hipertireoidismo induzido por amiodarona: pode ocorrer de 4 meses a 3 anos após início e interrupção da terapia
  - Tireotoxicose factícia: hormônio tireoidiano exógeno excessivo
  - A tireoidite de Hashimoto pode causar hipertireoidismo transitório durante a fase inicial, podendo ocorrer após o parto
  - Níveis séricos elevados de gonadotrofina coriônica humana nos 4 primeiros meses de gestação, gravidez molar, coriocarcinoma e malignidades testiculares podem causar tireotoxicose

ACHADOS CLÍNICOS

SINAIS E SINTOMAS

- Intolerância ao calor, sudorese
- Movimentos intestinais (i. e., evacuações) frequentes
- Perda (ou ganho) de peso
- Irregularidades menstruais
- Nervosismo, tremor fino de repouso
- Fadiga, fraqueza
- Cãibras musculares, hiper-reflexia
- Tireoide
  - Bócio (frequentemente com sopro tireoidiano) na doença de Graves
  - Glândula sensível e moderadamente aumentada de volume na tireoidite subaguda
- Olho
  - Retração da pálpebra superior
  - Olhar fixo e sinal de assinergia oculopalpebral (*lid-lag*)*
  - Oftalmopatia (quemose, conjuntivite e proptose leve) em 20-40% dos pacientes com doença de Graves
  - Diplopia pode ser decorrente de miastenia grave coexistente
- Pele
  - Pele quente e úmida
  - Cabelo fino
  - Onicólise (descolamento da unha)
  - Dermopatia (mixedema) em 3% dos pacientes com doença de Graves
- Coração
  - Palpitações ou *angina pectoris*
  - Arritmias
    - Taquicardia sinusal
    - Contrações atriais prematuras
    - Fibrilação atrial ou taquicardia atrial
  - Miocardiopatia tireotóxica causada por tireotoxicose
  - (Raramente) insuficiência cardíaca
- Tempestade tireoidiana ou crise tireotóxica
- Paralisia hipocalêmica (homens asiáticos ou indígenas norte-americanos)

DIAGNÓSTICO DIFERENCIAL

- Ansiedade geral, transtorno de pânico, mania
- Outro estado hipermetabólico, como câncer, feocromocitoma
- Exoftalmia produzida por outra etiologia, como tumor orbitário
- Fibrilação atrial gerada por outra causa
- Transtornos psiquiátricos agudos (podem falsamente aumentar a tiroxina sérica)
- Níveis estrogênicos elevados, como na gravidez
- Hipopituitarismo
- Hipertireoidismo subclínico

---

* N. de T. Também conhecido como sinal de Von Graefe, que consiste na imobilidade ou no movimento vagaroso da pálpebra superior à rotação do olho para baixo, indicando bócio exoftálmico (Fonte: Sociedade Brasileira de Endocrinologia e Metabologia).

DIAGNÓSTICO

EXAMES LABORATORIAIS

- O ensaio sensível para determinação do TSH constitui o melhor teste para tireotoxicose
- Os níveis séricos de T_3 e T_4 livre geralmente estão aumentados
- O T_4 permanece algumas vezes normal, mas com T_3 elevado
- Mensuração de T_3 livre sérico (e não de T_3) em mulheres, gestantes ou aquelas submetidas a estrogênios orais
- Hipercalcemia
- Fosfatase alcalina aumentada
- Anemia, neutropenia
- Os anticorpos aumentados na maioria dos pacientes com doença de Graves incluem
  - Anticorpo antirreceptor de TSH (estimulante) – TSH-R Ab(*stim*)
  - Anticorpo antinuclear (ANA)
  - Anticorpos antitireoperoxidase ou antitireoglobulina
  - Anticorpos ANA e anti-DNA de fita dupla
- A velocidade de sedimentação globular está frequentemente elevada na tireoidite subaguda
- O TSH está elevado ou normal, apesar da tireotoxicose em tumor hipofisário secretor desse hormônio
- O TSH está suprimido e T_4 total > 20 µg/dL ou T_3 > 200 ng/dL para diagnóstico de hipertireoidismo induzido por amiodarona, pois é comum a elevação de T_4 total e T_4 livre quando em uso de amiodarona
- Tireotoxicose induzida por amiodarona do tipo I, passível de diagnóstico por níveis séricos elevados de anticorpos antitireoperoxidase e antirreceptor de TSH

DIAGNÓSTICO POR IMAGEM

- Varredura da tireoide com iodo radioativo
  - Indicada geralmente para hipertireoidismo
  - Alta captação de ^{123}I na doença de Graves e no bócio nodular tóxico
  - A varredura é capaz de detectar nódulo tóxico ou bócio multinodular
  - Uma baixa captação é característica de tireoidite subaguda e hipertireoidismo induzido por amiodarona
- Doppler de fluxo colorido: fluxo sanguíneo aumentado na tireotoxicose induzida por amiodarona do tipo I, porém mais baixo na do tipo II
- O ultrassom da tireoide pode detectar a presença de bócio multinodular

TRATAMENTO

MEDICAÇÕES
Doença de Graves
- Propranolol
  - 20 mg VO 2x/dia inicialmente
  - Aumentar para 20-80 mg 4x/dia até a melhora dos sintomas de taquicardia, tremor, diaforese e ansiedade
  - Depois disso, pode-se usar o propranolol de ação prolongada na dose de 60-160 mg VO 2x/dia
  - Manter até a resolução do hipertireoidismo
- Tioureias (metimazol ou propiltiouracil [PTU])
  - Utilizadas geralmente para
    - Adultos jovens
    - Aqueles com tireotoxicose leve, bócios pequenos ou medo de iodo radioativo
    - Preparar os pacientes para cirurgia e os idosos para tratamento com ^{131}I
  - Metimazol, 10-30 mg VO 2x/dia, mas reduzir a dose e administrar 1x/dia à medida que os sintomas desaparecem e o T_4 livre volta ao normal
  - O metimazol é preferido ao uso de PTU (raramente causa necrose hepática aguda)
  - Durante a gravidez, utilizar doses baixas de metimazol (5-15 mg/dia) ou PTU (50-150 mg/dia) para evitar hipotireoidismo fetal
  - Durante a lactação, as doses são ≤ 20 mg/dia do metimazol e ≤ 45 mg/dia da PTU, tomados imediatamente após a amamentação
  - O metimazol pode ser usado a longo prazo
  - A agranulocitose é uma complicação rara, porém grave
  - Caso se desenvolva hipotireoidismo prolongado em paciente submetido a tioureias, observa-se a ocorrência de bócio; no entanto, esse bócio costuma regredir rapidamente com a reposição de hormônios tireoidianos
  - PTU, 300-600 mg VO dividida 4x/dia, mas reduzir a dose e a frequência à medida que os sintomas desaparecem e o T_4 livre volta ao normal
- Agentes de contraste iodado (ácido iopanoico [Telepaque®] ou ipodato sódico [Bilivist®, Oragrafin®])
  - 500 mg VO 1 ou 2x/dia
  - Começar após o início da tioureia

Tireoidite subaguda
- Propranolol para os sintomas, conforme descrito anteriormente
- Ipodato sódico ou ácido iopanoico, conforme descrição prévia, por 15-60 dias

Tireotoxicose induzida por amiodarona
- Metimazol, ácido iopanoico, betabloqueadores, prednisona

Paralisia tireotóxica hipocalêmica
- O propranolol corrige a hipocalemia, mesmo no hipertireoidismo apatético

Oftalmopatia de Graves
- Para exoftalmia progressiva aguda, administrar prednisona na dose de 40-60 mg VO 1x/dia
- Para compressão do nervo óptico, administrar prednisona na dose de 80-120 mg VO 1x/dia
- Evitar o tabagismo e o uso de tiazolidinedionas

Fibrilação atrial
- Digoxina e betabloqueadores para controle da frequência cardíaca
- Varfarina
- A cardioversão é malsucedida até o controle do hipertireoidismo

Insuficiência cardíaca tireotóxica
- Controle rigoroso do hipertireoidismo
- Uso de digoxina, inibidores da enzima conversora da angiotensina, bloqueadores dos receptores da angiotensina, diuréticos

CIRURGIA
- Tratar o paciente no período pré-operatório com metimazol
- Seis horas depois, administrar ipodato sódico ou ácido iopanoico (500 mg VO 2x/dia) para acelerar o normotireoidismo e reduzir a vascularidade da tireoide
- O iodo (p. ex., solução de Lugol, 2-3 gotas VO diariamente por vários dias) também diminui a vascularidade
- Administrar propranolol no período pré-operatório até que os níveis séricos de T_3 ou T_3 livre se normalizem
- Para os pacientes tireotóxicos submetidos à cirurgia, há necessidade de doses maiores de propranolol no período perioperatório para reduzir a possibilidade de crise tireóidea

Doença de Graves
- O procedimento de tireoidectomia é preferido ao uso de iodo radioativo para
  - Mulheres grávidas, cuja tireotoxicose não é controlada com baixas doses de tioureias
  - Mulheres que desejam engravidar em um futuro muito próximo
  - Pacientes com bócios extremamente volumosos
  - Aqueles com suspeita de malignidade
  - Operação de Hartley-Dunhill
    - Procedimento de escolha
    - Ressecção total de um lobo e ressecção subtotal do outro lobo, deixando cerca de 4 g de tecido tireoidiano

Nódulos tóxicos solitários da tireoide
- Tireoidectomia parcial em pacientes com < 40 anos de idade
- ^{131}I para aqueles acima de 40 anos

PROCEDIMENTOS TERAPÊUTICOS
Doença de Graves, bócio multinodular tóxico
- Terapia com iodo radioativo (^{131}I)
  - Os pacientes costumam tomar apenas o propranolol
  - Contudo, aqueles com doença coronariana, > 65 anos de idade ou hipertireoidismo grave são convertidos primeiramente em eutireóideos com o metimazol
  - Contraindicada na gravidez
- Interromper o metimazol 4 dias antes do tratamento com ^{131}I
- O metimazol é administrado depois do ^{131}I para hipertireoidismo sintomático até chegar ao estado eutireóideo

DESFECHOS

SEGUIMENTO
- Verificar o leucograma periodicamente
  - Em pacientes submetidos a tioureias ou naqueles com dor orofaríngea ou doença febril
- Mensurar os níveis de T_4 livre a cada 2-3 semanas durante o tratamento inicial
- É comum a ocorrência de hipotireoidismo meses a anos depois de ^{131}I ou tireoidectomia subtotal
- Acompanhamento clínico vitalício, com mensurações do TSH e do T_4 livre

COMPLICAÇÕES
- Osteoporose, hipercalcemia
- Diminuição temporária da libido, redução da contagem de espermatozoides, ginecomastia
- Diplopia ou perda da visão
- Tireoidectomia total: risco elevado de hipoparatireoidismo e dano aos nervos laríngeos recorrentes
- Complicações da terapia com tioureias

- Erupção cutânea, náuseas, agranulocitose
- Raramente, necrose hepática aguda (PTU)
■ A radiação retrobulbar, para exoftalmia de Graves, pode causar retinopatia induzida por radiação (habitualmente subclínica) em cerca de 5% dos pacientes em geral, sobretudo os diabéticos

PROGNÓSTICO

■ É comum a ocorrência de hipotireoidismo após o tratamento, especialmente com ^{131}I ou cirurgia
■ Recorrência mais comum de hipertireoidismo após uso de tioureias (~50%)
■ A tireoidite subaguda em geral regride de forma espontânea em semanas a meses
■ A doença de Graves costuma evoluir, mas raramente pode sofrer regressão espontânea ou mesmo resultar em hipotireoidismo
■ A tireoidectomia subtotal de ambos os lobos culmina em recorrência de 9% do hipertireoidismo
■ Apesar do tratamento, há risco elevado de morte por doença cardiovascular, acidente vascular cerebral e fratura de fêmur em mulheres
■ É alta a mortalidade por tempestade tireoidiana
■ Hipertireoidismo subclínico: prognóstico bom; risco elevado de perda óssea

CASOS DE ADMISSÃO HOSPITALAR

■ Tempestade tireoidiana
■ Fibrilação atrial induzida por hipertireoidismo com taquicardia grave
■ Terapia com ^{131}I ou tireoidectomia

EVIDÊNCIAS

ENDEREÇO ELETRÔNICO

■ American Thyroid Association

REFERÊNCIAS

■ Chi SY et al. A prospective, randomized comparison of bilateral subtotal thyroidectomy versus unilateral total and contralateral subtotal thyroidectomy for Graves' disease. World J Surg. 2005 Feb; 29(2):160-3. [PMID: 15650802]
■ Cooper DS. Antithyroid drugs. N Engl J Med. 2005 Mar 3;352(9):905-17. [PMID: 15745981]
■ Kahaly GJ et al. Randomized, single blind trial of intravenous versus oral steroid monotherapy in Graves' orbitopathy. J Clin Endocrinol Metab. 2005 Sep; 90(9):5234-40. [PMID: 15998777]
■ Woeber KA. Observations concerning the natural history of subclinical hyperthyroidism. Thyroid. 2005 Jul; 15(7):687-91. [PMID: 16053385]

Hipocalcemia

CARACTERÍSTICAS PRINCIPAIS

PRINCÍPIOS BÁSICOS DO DIAGNÓSTICO

■ Confundida muitas vezes com distúrbio neurológico
■ Causada principalmente por ação insuficiente do paratormônio (PTH) e/ou da vitamina D ou por deficiência de magnésio
■ Se o cálcio ionizado permanecer normal apesar do baixo nível sérico de cálcio total, o metabolismo desse íon geralmente ficará normal

CONSIDERAÇÕES GERAIS

■ A hipocalcemia verdadeira (cálcio ionizado diminuído) implica ação insuficiente do PTH ou da vitamina D ativa
■ A hipoalbuminemia constitui a causa mais comum de baixo nível de cálcio sérico total, havendo necessidade de correção para refletir a concentração de cálcio ionizado com maior acurácia
■ A causa mais comum de hipocalcemia verdadeira consiste nos estágios avançados de doença renal crônica (DRC), caracterizada por produção diminuída da vitamina D_3 ativa e hiperfosfatemia
■ Pacientes hospitalizados idosos com cálcio sérico ionizado baixo e hipofosfatemia, com ou sem nível sérico elevado de PTH, provavelmente têm deficiência de vitamina D
■ Há uma excitação ampliada de células nervosas e musculares, que afeta principalmente os sistemas neuromuscular e cardiovascular

Etiologia

■ **Ingestão ou absorção reduzida**
  - Má absorção
  - Derivação de intestino delgado
  - Déficit de vitamina D, inclusive da 25-hidroxivitamina D ou 1,25-dii-droxivitamina D
■ **Perda aumentada**
  - Alcoolismo
  - Insuficiência renal crônica
  - Terapia diurética
■ **Endocrinopatia**
  - Hipoparatireoidismo
  - Sepse
  - Pseudo-hipoparatireoidismo
  - Secreção de calcitonina por carcinoma medular da tireoide
  - Hipocalcemia familiar

■ **Causas fisiológicas**
  - Albumina sérica diminuída, mas cálcio ionizado normal
  - Resposta reduzida de órgão-alvo à vitamina D
  - Hiperfosfatemia
  - Diuréticos de alça

ACHADOS CLÍNICOS

SINAIS E SINTOMAS

■ O espasmo extenso da musculatura esquelética causa cãibras e tetania
■ O laringoespasmo com estridor pode obstruir as vias aéreas
■ Convulsões, parestesias dos lábios e das extremidades, além de dor abdominal
■ **Sinal de Chvostek** (contração dos músculos faciais em resposta à percussão do nervo facial anteriormente à orelha)
■ O **sinal de Trousseau** (espasmo cárpico que ocorre após oclusão da artéria braquial com insuflação do manguito de pressão arterial por 3 minutos) costuma ser facilmente obtido
■ Em caso de hipoparatireoidismo crônico, podem ocorrer catarata e calcificação dos gânglios basais do cérebro
■ Arritmias ventriculares se houver prolongamento do intervalo QT

DIAGNÓSTICO

EXAMES LABORATORIAIS

■ Quando a concentração sérica de albumina está < 4 g/dL, a concentração sérica de Ca^{2+} sofre declínio em uma proporção de 0,8-1,0 mg/dL de Ca^{2+} para 1 g/dL de albumina; o cálcio ionizado fisiologicamente ativo, no entanto, permanece normal
■ Na hipocalcemia verdadeira, a concentração sérica de cálcio ionizado encontra-se baixa (< 4,7 mg/dL ou < 1,1 mmol/L)
■ O fosfato sérico costuma estar elevado em casos de hipoparatireoidismo ou estágios avançados de DRC, embora esteja suprimido nos estágios precoces de DRC ou deficiência de vitamina D
■ O Mg^{2+} sérico está comumente baixo
■ Na alcalose respiratória, o cálcio sérico total continua normal, mas o cálcio ionizado fica baixo

PROCEDIMENTOS DIAGNÓSTICOS

■ O ECG pode revelar prolongamento do intervalo QT (em consequência do segmento ST prolongado)

TRATAMENTO

MEDICAÇÕES

Hipocalcemia sintomática grave

- Na presença de tetania, arritmias ou crises epilépticas, administrar gluconato de cálcio a 10% (10-20 mL) IV por 10-15 minutos
- Devido à curta duração de ação, a infusão de cálcio costuma ser necessária; adicionar 10-15 mg de cálcio por kg de peso corporal, ou 6 a 8 frascos de 10 mL de gluconato de cálcio a 10% (558-744 mg de cálcio) em 1 litro de solução glicosada a 5% e infundir por 4-6 horas
- Ajustar a taxa de infusão para manter o nível sérico de cálcio em 7,0-8,5 mg/dL

Hipocalcemia assintomática

- Preparações orais de cálcio (1-2 g) e vitamina D (Tabela 25)
- O carbonato de cálcio é bem tolerado e menos dispendioso do que muitos outros comprimidos de cálcio
- Verificar a excreção urinária de cálcio após o início da terapia, porque a hipercalciúria (excreção de cálcio pela urina > 200 mg/dia ou relação de cálcio urinário:creatinina urinária > 0,3) pode comprometer a função renal nesses pacientes
- O baixo nível sérico de Ca^{2+} associado a uma baixa concentração sérica de albumina não exige terapia de reposição
- Se o Mg^{2+} sérico estiver baixo, a terapia deverá incluir a reposição desse elemento, que, geralmente, por si só corrigirá a hipocalcemia

DESFECHOS

SEGUIMENTO

- Monitorar o nível sérico de cálcio com frequência (a cada 4-6 horas) durante as infusões desse íon para hipocalcemia grave

PROGNÓSTICO

- Depende da causa subjacente (p. ex., DRC)

CASOS DE ENCAMINHAMENTO

- Encaminhar precocemente a um nefrologista se a DRC for a causa subjacente

CASOS DE ADMISSÃO HOSPITALAR

- Todos os pacientes sintomáticos; pode ser necessária admissão em unidade de terapia intensiva

- Se houver necessidade de terapia parenteral

EVIDÊNCIAS

INFORMAÇÕES PARA OS PACIENTES

- American Association for Clinical Chemistry: Lab Tests Online: Calcium
- Mayo Clinic: Hypoparathyroidism
- Mayo Clinic: Kidney Failure
- MedlinePlus: Calcium Supplements (Systemic)
- MedlinePlus: Pseudohypoparathyroidism
- NIH Office of Dietary Supplements: Calcium Fact Sheet

REFERÊNCIAS

- Lyman D. Undiagnosed vitamin D deficiency in the hospitalized patient. Am Fam Physician. 2005 Jan 15;71(2):299304. [PMID: 15686300]
- Murphy E et al. Disorders of calcium metabolism. Practitioner. 2006 Sep;250(1686):4-6,8. [PMID: 17036912]

Hipocalemia

CARACTERÍSTICAS PRINCIPAIS

PRINCÍPIOS BÁSICOS DO DIAGNÓSTICO

- K^+ sérico < 3,5 mEq/L
- A hipocalemia grave pode induzir a arritmias perigosas e rabdomiólise
- O gradiente transtubular da concentração de potássio (TTKG) é capaz de distinguir entre perda renal e não renal desse íon

CONSIDERAÇÕES GERAIS

- A perda gastrintestinal causada por diarreia infecciosa constitui a causa mais comum, especialmente nos países em desenvolvimento
- O deslocamento do potássio para dentro da célula é transitoriamente estimulado por insulina e glicose, além de ser facilitado por estimulação β-adrenérgica
- A estimulação α-adrenérgica bloqueia o deslocamento do potássio para dentro da célula
- A aldosterona, que facilita a excreção urinária de potássio por meio do aumento na secreção desse íon nos túbulos renais distais, é o regulador mais importante do conteúdo de potássio no corpo
- O magnésio é um cofator relevante para captação de potássio e manutenção dos níveis intracelulares desse íon

- A depleção de magnésio deve ficar sob suspeita em hipocalemia persistente refratária à repleção de potássio

Etiologia

- **Deslocamento do potássio para dentro da célula**
  - Excesso de insulina, por exemplo, pós-prandial
  - Alcalose
  - Agonistas β-adrenérgicos
  - Trauma (via liberação de adrenalina)
  - Paralisia periódica hipocalêmica
  - Intoxicação por bário ou césio
- **Perda renal de potássio (K^+ urinário > 40 mEq/L)**
  - Efeitos (mineralocorticoides) aumentados da aldosterona
    - Hiperaldosteronismo primário
    - Hiperaldosteronismo secundário (desidratação, insuficiência cardíaca)
    - Hipertensão renovascular ou maligna
    - Síndrome de Cushing
    - Alcaçuz europeu (inibe o cortisol)
    - Tumor produtor de renina
    - Anormalidade congênita do metabolismo de esteroides (p. ex., síndrome adrenogenital, defeito da 17α-hidroxilase)
  - Fluxo elevado do néfron distal
    - Diuréticos (furosemida, tiazidas)
    - Nefropatia perdedora de sal
  - Hipomagnesemia
    - Ânion não reabsorvível
    - Carbenicilina, penicilina
  - Acidose tubular renal (tipo I ou II)
    - Síndrome de Fanconi
    - Nefrite intersticial
    - Alcalose metabólica (bicarbonatúria)
  - Distúrbio genético do néfron
    - Síndrome de Bartter
    - Síndrome de Liddle
- **Perda extrarrenal de potássio (K^+ urinário < 20 mEq/L)**
  - Vômitos, diarreia, abuso de laxantes
  - Adenoma viloso, síndrome de Zollinger-Ellison

ACHADOS CLÍNICOS

SINAIS E SINTOMAS

- Fraqueza muscular, fadiga e cãibras musculares são comuns em hipocalemia leve a moderada
- O envolvimento da musculatura lisa pode resultar em constipação ou íleo paralítico
- Paralisia flácida, hiporreflexia, hipercapnia, tetania, rabdomiólise podem ser observadas em hipocalemia grave (K^+ sérico < 2,5 mEq/L)

- A hipertensão pode ser resultante do excesso de aldosterona ou mineralocorticoide

DIAGNÓSTICO

EXAMES LABORATORIAIS

- A concentração urinária de potássio encontra-se baixa (< 20 mEq/L) como resultado da perda extrarrenal e inapropriadamente alta (> 40 mEq/L) com perdas urinárias
- O cálculo do TTKG é um método rápido para avaliar a secreção líquida de potássio

$$TTKG = \frac{K^+ \text{ urinário}/K^+ \text{ plasmático}}{\text{Osm urinária}/\text{Osm plasmática}}$$

- A hipocalemia com TTKG > 4 sugere perda renal de potássio com secreção distal aumentada desse íon
  - Em tais casos, os níveis plasmáticos de renina e aldosterona são úteis no diagnóstico diferencial
  - A presença de ânions não absorvidos, incluindo bicarbonato, também aumenta o TTKG

PROCEDIMENTOS DIAGNÓSTICOS

- O ECG pode revelar
  - Amplitude reduzida e alargamento das ondas T
  - Ondas U proeminentes
  - Contrações ventriculares prematuras
  - Depressão dos segmentos ST

TRATAMENTO

MEDICAÇÕES

- A administração oral de potássio representa o meio mais seguro de tratar deficiência leve a moderada
- Todas as formulações de potássio são facilmente absorvidas
- O potássio da dieta fica quase totalmente unido ao fosfato – e não ao cloreto – e não corrige a perda de potássio associada a depleção de cloreto, como aquela causada por diuréticos ou vômitos
- No contexto de função anormal dos rins e uso de doses leves a moderadas de diuréticos
  - A dose de 20 mEq/L de potássio oral costuma ser suficiente para evitar hipocalemia
  - Contudo, há necessidade de 40-100 mEq/L por um período de dias a semanas para o tratamento da hipocalemia e a reposição completa das reservas de potássio
- Indicações para reposição IV de potássio
  - Hipocalemia grave
  - Impossibilidade de tomar suplementação oral
- Para deficiência grave, o potássio pode ser administrado via cateter IV periférico em uma concentração que não deve ultrapassar 40 mEq/L em velocidades de até 40 mEq/L/hora
- A depleção coexistente de magnésio e potássio pode resultar em hipocalemia refratária, apesar da repleção do potássio, se não houver repleção do magnésio

DESFECHOS

SEGUIMENTO

- Monitorar o ECG continuamente durante infusão de potássio IV para hipocalemia grave
- Verificar o nível sérico de potássio a cada 3-6 horas

COMPLICAÇÕES

- A hipocalemia aumenta a probabilidade de toxicidade por digitálicos
- A hipocalemia induzida por combinações farmacológicas, como agonistas β_2-adrenérgicos e diuréticos, pode representar um risco substancial

CASOS DE ENCAMINHAMENTO

- Hipocalemia persistente (K^+ < 3,0 mEq/L) ou uso de diuréticos sem quaisquer perdas gastrintestinais recentes

CASOS DE ADMISSÃO HOSPITALAR

- Para hipocalemia grave (K^+ < 2,5 mEq/L)
- Se houver necessidade de reposição IV de potássio
- Se o monitoramento cardíaco for necessário durante a reposição de potássio

PROGNÓSTICO

- A maioria dos casos de hipocalemia será corrigida com a reposição após 24-72 horas

EVIDÊNCIAS

INFORMAÇÕES PARA OS PACIENTES

- MedlinePlus: Hyperaldosteronism
- MedlinePlus: Hypokalemia
- MedlinePlus: Potassium Drug Information
- National Kidney and Urologic Diseases Information Clearinghouse: Renal Tubular Acidosis

REFERÊNCIAS

- Coca SG et al. The cardiovascular implications of hypokalemia. Am J Kidney Dis. 2005 Feb;45(2):233-47. [PMID: 15685500]
- Groeneveld JH et al. An approach to the patient with severe hypokalemia: the potassium quiz. QJM. 2005 Apr;98(4):305-16. [PMID: 15760922]
- Schaefer TJ et al. Disorders of potassium. Emerg Med Clin North Am. 2005 Aug;23(3):723-47. [PMID: 15982543]
- Sherman FT. The 3 "hypo's" of hospitalization. Geriatrics. 2005 May;60(5):910. [PMID: 15877479]
- Welfare W et al. Challenges in managing profound hypokalemia. BMJ. 2002 Feb 2;324(7332):269-70. [PMID: 11823358]

Hipofosfatemia

CARACTERÍSTICAS PRINCIPAIS

PRINCÍPIOS BÁSICOS DO DIAGNÓSTICO

- Pode existir uma depleção grave de fosfato corporal com níveis séricos baixos, normais ou altos desse elemento
- Pode causar hipo-oxigenação e até rabdomiólise
- Uma taxa reduzida de reabsorção tubular máxima de fosfato (TmP [tubular máxima de fósforo]/TFG [taxa de filtração glomerular]) indica perda urinária desse elemento

CONSIDERAÇÕES GERAIS

- A captação celular é estimulada por alcalemia, insulina, epinefrina (i. e., adrenalina), alimentação, pós-paratireoidectomia (síndrome do osso faminto) e proliferação celular acelerada
- Alcoolismo
  - Em abstinência aguda de álcool, fatores como insulina plasmática elevada, epinefrina e alcalose respiratória promovem o deslocamento intracelular de fosfato
  - Vômitos, diarreia e ingestão alimentar deficiente contribuem para a hipofosfatemia
  - Em uso crônico de álcool, há um limiar renal reduzido de excreção de fosfato
- O paratormônio (PTH) e o fator de crescimento de fibroblastos (FGF23) constituem os principais fatores que diminuem a TmP/TFG, levando à perda renal de fosfato
- Na doença pulmonar broncoespástica, pode ocorrer hipofosfatemia

- Pela administração de teofilina (deslocamento do fosfato para o meio intracelular)
- Pelos efeitos fosfatúricos dos agonistas β-adrenérgicos, dos diuréticos de alça, da teofilina e dos corticosteroides
■ A terapia de hiperglicemia faz com que o fosfato acompanhe a glicose para o meio intracelular
■ Uma hipofosfatemia moderada (1,0-2,5 mg/dL) costuma ocorrer em pacientes hospitalizados e pode não refletir as reservas reduzidas de fosfato

Etiologia
■ Absorção ou suprimento diminuído
  - Inanição
  - Alimentação parenteral com conteúdo inadequado de fosfato
  - Má absorção
  - Osteomalacia resistente à vitamina D
■ Perda aumentada
  - Agentes farmacológicos fosfatúricos (diuréticos, teofilina, broncodilatadores, corticosteroides)
  - Hiperparatireoidismo, hipertireoidismo
  - Acidose tubular renal (p. ex., gamopatia monoclonal)
  - Alcoolismo
  - Nefropatia hipocalêmica
■ Deslocamento intracelular de fósforo
  - Administração de glicose
  - Medicamentos (esteroides anabolizantes, estrogênios, contraceptivos orais)
  - Alcalose respiratória
  - Intoxicação por salicilato
■ Anormalidades eletrolíticas
  - Hipercalcemia
  - Hipomagnesemia
  - Alcalose metabólica
■ Perdas anormais acompanhadas de repleção inadequada
  - Diabetes melito com acidose, sobretudo durante terapia agressiva
  - Recuperação de inanição
  - Alcoolismo crônico
  - Queimaduras graves
■ Inibição da remodelagem óssea devido a tratamento com mesilato de imatinibe

ACHADOS CLÍNICOS

SINAIS E SINTOMAS
■ A hipofosfatemia moderada (1,0-2,5 mg/dL) costuma ser assintomática
■ A hipofosfatemia grave (≤ 1 mg/dL) pode causar fraqueza muscular
■ Hipofosfatemia grave e aguda (0,1-0,2 mg/dL)
  - Fraqueza por anemia hemolítica aguda
  - Infecção por quimiotaxia prejudicada de leucócitos
  - Hemorragias petequiais por disfunção plaquetária
  - Rabdomiólise
  - Encefalopatia (irritabilidade, confusão mental, disartria, crises epilépticas e coma)
  - Insuficiência cardíaca
■ A depleção grave e crônica de fosfato causa anorexia, fraturas, mialgias e dor óssea

DIAGNÓSTICO

EXAMES LABORATORIAIS
■ Fosfato sérico < 2,5 mg/dL (< 0,8 mmol/L)
■ Um fosfato urinário pontual > 20 mg/dL sugere perda renal desse elemento
■ A TmP/TFG normal é de 2,5-4,5 mg/dL
■ TmP/TFG = [Pi sérico − (Pi urinário × Volume urinário)]/TFG
  - Os principais fatores que regulam a TmP/TFG são o PTH e a ingestão de fosfato
  - Aumentos de PTH ou a ingestão de fosfato diminuem a TmP/TFG, para que mais fosfato seja excretado na urina
■ Valores mais baixos indicam perda urinária de fosfato
■ Pode haver anemia hemolítica
■ Creatinoquinase sérica elevada e mioglobinúria por rabdomiólise
■ Glicosúria renal e hipouricemia em conjunto com hipofosfatemia indicam síndrome de Fanconi

DIAGNÓSTICO POR IMAGEM
■ Na depleção crônica, radiografias e biópsias ósseas revelam alterações semelhantes àquelas de osteomalacia

TRATAMENTO

MEDICAÇÕES
Reposição oral
■ Pode ocorrer hipocalcemia aguda com a administração parenteral de fosfato; portanto, é preferível a reposição oral de fosfato sempre que possível
■ Utilizar fosfato oral se o paciente permanecer assintomático e se o fosfato sérico estiver acima de 1 mg/dL
■ Sais de fosfato estão disponíveis no leite desnatado (aproximadamente 1 g/L [33 mmol/L])
■ Comprimidos ou cápsulas de fosfato de sódio + potássio podem ser administrados para fornecimento de 0,5-1,0 g (18-32 mmol) por dia
■ Contraindicações ao uso de sais de fosfato
  - Hipoparatireoidismo
  - Estágios avançados de doença renal crônica
  - Dano e necrose teciduais
  - Hipercalcemia

Reposição intravenosa
■ Para pacientes assintomáticos com hipofosfatemia grave (fosfato sérico de 0,7-1,0 mg/dL) que não conseguem se alimentar, infundir 279-310 mg (9-10 mmol)/12 horas até que o fosfato sérico ultrapasse 1 mg/dL e depois trocar para terapia oral
■ Para pacientes sintomáticos com hipofosfatemia grave (fosfato sérico < 0,5-1,0 mg/dL) que não conseguem se alimentar, administrar fósforo intravenoso até 1 g em 1 L de fluido por 8-12 horas
■ Retardar a velocidade de infusão caso ocorra hipotensão
■ Talvez haja necessidade de 3 g ou mais de fósforo por vários dias para repor as reservas corporais
■ A reposição parenteral de fósforo pode precipitar os processos de calcificação de tecidos moles e nefrocalcinose. O produto de Ca^{2+} sérico × PO_4 sérico > 70 aumenta acentuadamente o risco
■ Com frequência, há um déficit de magnésio coexistente, que deve ser tratado simultaneamente

PROCEDIMENTOS TERAPÊUTICOS
■ A hipofosfatemia leve geralmente exibe resolução espontânea com o tratamento da causa subjacente

DESFECHOS

SEGUIMENTO
■ A resposta à suplementação de fosfato não é previsível
■ Durante a reposição intravenosa de fosfato, monitorar os níveis plasmáticos desse elemento, bem como de cálcio e potássio, a cada 6 horas

CASOS DE ENCAMINHAMENTO
■ Para consulta sobre etiologia
■ Encaminhar se houver necessidade de um especialista em repleção de fosfato, particularmente no que diz respeito à repleção intravenosa

CASOS DE ADMISSÃO HOSPITALAR
■ Hipofosfatemia sintomática
■ Necessidade de reposição parenteral

PREVENÇÃO

- Adicionar fosfato nos fluidos de repleção e manutenção
- Para alimentação parenteral
  - São necessários 620 mg (20 mmol) de fósforo para cada 1.000 quilocalorias não proteicas para manter o equilíbrio de fosfato e garantir a função anabólica
  - Uma porção diária para a manutenção prolongada de fluido parenteral corresponde a 620-1.240 mg (20-40 mmol) de fósforo

EVIDÊNCIAS

INFORMAÇÕES PARA OS PACIENTES

- American Association for Clinical Chemistry: Phosphorus Test
- MedlinePlus: Hypophosphatemia
- MedlinePlus: Phosphates Drug Information
- National Institute on Alcoholism and Alcohol Abuse: Alcoholism – Getting the Facts

REFERÊNCIAS

- Amanzadeh J et al. Hypophosphatemia: an evidence-based approach to its clinical consequences and management. Nature Clin Prac Nephrol. 2006 Mar; 2(3):136-48. [PMID: 16932412]
- Berman E et al. Altered bone and mineral metabolism in patients receiving imatinib mesylate. N Engl J Med. 2006 May 11;354(19):2006-13. [PMID: 16687713]
- Gaasbeek A et al. Hypophosphatemia: an update on its etiology and treatment. Am J Med. 2005 Oct;118(10):1094101. [PMID: 16194637]
- Sheldon GF. Treatment of hypophosphatemia. J Am Coll Surg. 2004 Jul; 199(1):171 [PMID: 15217649]

Hipogonadismo Masculino

CARACTERÍSTICAS PRINCIPAIS

PRINCÍPIOS BÁSICOS DO DIAGNÓSTICO

- Diminuição da libido e das ereções
- Crescimento reduzido de pelo corporal
- Testículos pequenos ou normais; testosterona sérica ou livre diminuída
- Hormônios luteinizante (LH) e folículo-estimulante (FSH)
  - Diminuição no hipogonadismo hipogonadotrófico (secreção insuficiente de gonadotrofina pela hipófise)
  - Aumento no hipogonadismo hipergonadotrófico (insuficiência testicular)

CONSIDERAÇÕES GERAIS

- Causado por secreção deficiente de testosterona pelos testículos
- Na forma hipogonadotrófica, a deficiência de FSH e LH pode ser isolada ou acompanhada por outras anormalidades hipofisárias

Hipogonadismo hipogonadotrófico

- Causas
  - Adenoma hipofisário ou hipopituitarismo indutor de
    - Hiperprolactinemia
    - Síndrome de Cushing
    - Insuficiência adrenal
    - Excesso ou deficiência de hormônio do crescimento
    - Excesso ou deficiência de hormônios tireoidianos
  - Hemocromatose
  - Tumor secretor de estrogênios (testicular, adrenal)
  - Terapia agonista do hormônio liberador de gonadotrofina, por exemplo, leuprolida
  - Outros agentes e medicamentos
    - Bebidas alcoólicas
    - Cetoconazol
    - Espironolactona
    - Maconha
  - Anorexia nervosa, cirrose, outra doença grave ou desnutrição
  - Síndrome de Kallmann ou Prader-Willi
  - Infusão intratecal de opioides
  - Hipoplasia adrenal congênita
  - Idiopático

Hipogonadismo hipergonadotrófico

- Causas
  - Climatério masculino (andropausa)
  - Síndrome de Klinefelter: pelo menos 1 cromossomo Y e no mínimo 2 cromossomos X (47,XXY e outros)
  - Orquite, por exemplo, caxumba, gonorreia, tuberculose, hanseníase
  - Insuficiência testicular secundária à radio ou quimioterapia
  - Autoimune, uremia, trauma ou torção testicular, linfoma, distrofia miotônica, insensibilidade a androgênios

ACHADOS CLÍNICOS

SINAIS E SINTOMAS

- Puberdade tardia se o quadro for congênito ou adquirido durante a infância
- Diminuição da libido com hipogonadismo adquirido em grande parte dos casos
- Disfunção erétil, sudorese quente, fadiga ou depressão
- Infertilidade, ginecomastia, cefaleia (em caso de tumor hipofisário)
- Redução do pelo corporal, axilar, púbico e facial (i. e., barba)
- Perda de massa muscular e ganho de peso em função de aumento na gordura subcutânea
- O volume do testículo, avaliado com orquidômetro, pode diminuir, mas geralmente permanece normal em extensão (> 6 cm) no hipogonadismo hipogonadotrófico pós-puberal
- Na síndrome de Klinefelter, as manifestações são variáveis
  - Em geral, os testículos apresentam-se normais na infância, mas costumam ficar pequenos, firmes, fibróticos e insensíveis na adolescência
  - Início normal da puberdade, grau variável de virilização, ginecomastia na puberdade, estatura alta com envergadura aumentada dos braços (i. e., medida dos braços abertos ou estendidos)
  - Pacientes com mais de 2 cromossomos X e mais de 1 cromossomo Y são mais propensos à deficiência mental, clinodactilia, sinostose, baixa habilidade social
- Massa testicular (tumor de células de Leydig), traumatismo, lesões infiltrativas (p. ex., linfoma) ou infecção crônica (p. ex., hanseníase, tuberculose)
- Osteoporose e fraturas em hipogonadismo crônico

DIAGNÓSTICO DIFERENCIAL

- Disfunção erétil gerada por outras causas
  - Diabetes melito
  - Aterosclerose
  - Acidente vascular cerebral
  - Medicamentos
- Infertilidade masculina atribuída a outras causas
  - Criptorquidismo
  - Ejaculação retrógrada
- Ginecomastia decorrente de outras causas
  - Puberdade
  - Hepatopatia crônica
  - Medicamentos
  - Malignidade
- Hipotireoidismo (também pode causar hipogonadismo)
- Depressão

DIAGNÓSTICO

EXAMES LABORATORIAIS

- A testosterona total mensurada sem jejum pela manhã encontra-se baixa

(pode estar 25-50% mais baixa, abaixo da "faixa normal", se obtida em jejum ou depois do meio-dia)
- A testosterona apresenta-se mais alta aos 20-30 anos de idade, porém levemente mais baixa dos 30-40 anos; declina de forma gradual, mas progressiva, após os 40 anos de idade
- A mensuração de testosterona livre é útil em homens idosos em razão dos níveis crescentes de globulina ligadora de hormônios sexuais com a idade
- Verificar os níveis séricos de LH e FSH se a testosterona sérica estiver baixa ou baixa-limítrofe
- Os níveis de LH e FSH estão altos no hipogonadismo hipergonadotrófico e baixos ou inapropriadamente normais no hipogonadismo hipogonadotrófico

Hipogonadismo hipogonadotrófico
- Verificar a prolactina sérica: elevada no prolactinoma
- Na presença de ginecomastia, verificar os níveis séricos de androstenediona e estrona: ambas elevadas na deficiência parcial da 17-cetoesteroide redutase
- Avaliar o estradiol sérico: elevado na cirrose e em raros tumores secretores de estrogênios (tumor testicular das células de Leydig ou carcinoma adrenal)
- Se não houver uma causa clara para o hipogonadismo hipogonadotrófico, examinar a ferritina sérica: elevada na hemocromatose

Hipogonadismo hipergonadotrófico
- Verificar a cariotipagem ou a mensuração de transcriptase X-inativa-específica leucocitária por PCR na síndrome de Klinefelter

DIAGNÓSTICO POR IMAGEM
- RM da hipófise para avaliar a presença de tumor ou outra lesão quando não há uma causa clara de hipogonadismo hipogonadotrófico
- Densitometria óssea: densidade óssea reduzida no hipogonadismo masculino de longa duração

PROCEDIMENTOS DIAGNÓSTICOS
- A biópsia testicular costuma ficar reservada para pacientes mais jovens quando o motivo do hipogonadismo primário não está claro

TRATAMENTO

MEDICAÇÕES
- A reposição de testosterona constitui o tratamento habitual
- Antes de iniciar a terapia com testosterona, deve-se realizar a triagem de homens mais idosos em busca de câncer de próstata
- Um gel tópico de testosterona a 1% está disponível como Androgel® (embalagens de 2,5 e 5 g)
  – A dose inicial é de 5 g; a dosagem pode ser aumentada para, no máximo, 10,0 g/dia se houver indicação clínica
  – O gel é aplicado 1x/dia sobre a pele seca e limpa de ombros, braços ou abdome, e não nos órgãos genitais
  – **Nota:** É imprescindível lavar as mãos após a aplicação do gel, deixar o local secar 5 minutos antes de vestir-se e usar roupas durante o contato com mulheres ou crianças
- Há uma testosterona transdérmica disponível em formulações de emplastro, aplicado 1x/dia em diferentes regiões cutâneas não genitais
  – O Testoderm II®, 5 mg/dia, deixa resíduos pegajosos, mas provoca pouca irritação cutânea
  – O Androderm®, 2,5-10,0 mg/dia, adere mais firmemente, mas pode causar irritação cutânea
- Testosterona parenteral (enantato ou cipionato)
  – 300 mg IM a cada 3 semanas ou 200 mg IM a cada 2 semanas, geralmente na região glútea
  – Ajustar a dose de acordo com a resposta do paciente
- Os androgênios orais (p. ex., metiltestosterona e fluoximesterona) não devem ser utilizados porque
  – Predispõem os pacientes a quadros de peliose hepática, tumores hepáticos e disfunção hepática
  – São menos eficazes do que a testosterona transdérmica ou parenteral

PROCEDIMENTOS TERAPÊUTICOS
- Homens com síndrome de Klinefelter mosaico (p. ex., 46,XY/47,XXY) podem ser férteis
- Normalmente, a infertilidade pode ser superada por injeção intracitoplasmática *in vitro* de espermatozoides em um óvulo

DESFECHOS

SEGUIMENTO
- Reavaliar o paciente do ponto de vista clínico e mensurar a testosterona sérica após início da reposição desse hormônio
- Se a resposta clínica for inadequada ou se a testosterona sérica estiver abaixo do normal, aumentar a dose
- Monitorar o hematócrito devido ao risco de policitemia

COMPLICAÇÕES
- Complicação de hipogonadismo: osteoporose
- Complicações da síndrome de Klinefelter
  – Neoplasias, inclusive câncer de mama
  – Doença pulmonar crônica
  – Varicosidades das pernas
  – Diabetes melito (8%)
  – Tolerância prejudicada à glicose, sem diabetes franco (19%)
- Efeitos colaterais da reposição de testosterona
  – Acne
  – Ginecomastia
  – Agravamento da apneia do sono
  – Colesterol HDL reduzido
- Efeitos colaterais de androgênios orais: icterícia colestática (1-2%) e tumores hepáticos ou peliose hepática raramente com uso a longo prazo
- Efeitos colaterais do acetato de megestrol
  – Aumento do apetite
  – Ganho de peso
  – Hiperglicemia
  – Hipertrigliceridemia

PROGNÓSTICO
- O prognóstico do hipogonadismo causado por lesão hipofisária é aquele da doença primária (p. ex., tumor, necrose)
- O prognóstico quanto ao restabelecimento da virilidade é bom caso se realize reposição de testosterona

EVIDÊNCIAS

DIRETRIZES CLÍNICAS
- AACE Medical Guidelines for Clinical Practice: Hypogonadism, 2002
- Morales A et al. International Society for the Study of the Aging Male. Investigation, treatment and monitoring of late-onset hypogonadism in males. Official recommendations of ISSAM. Aging Male. 2002;5:74. [PMID: 12198738]

ENDEREÇOS ELETRÔNICOS
- The Pituitary Foundation
- Pituitary Network Association

INFORMAÇÕES PARA OS PACIENTES
- Mayo Clinic – Hypogonadism
- MedlinePlus: Hypogonadism

REFERÊNCIAS
- Bojesen A et al. Increased mortality in Klinefelter syndrome. J Clin Endocri-

- nol Metab. 2004 Aug;89(8):3830-4. [PMID: 15292313]
- Greenstein A et al. Does sildenafil combined with testosterone gel improve erectile dysfunction in hypogonadal men in whom testosterone supplement therapy alone failed? J Urol. 2005 Feb; 173(2):530-2. [PMID: 15643239]
- Lanfranco F et al. Klinefelter's syndrome. Lancet. 2004 Jul 17-23;364(9430): 27383. [PMID: 15262106]
- Matsumoto AM et al. Serum testosterone assays – accuracy matters. J Clin Endocrinol Metab. 2004 Feb; 89(2):520-4. [PMID: 14764756]
- Rhoden EL et al. Risks of testosterone-replacement therapy and recommendations for monitoring. N Engl J Med. 2004 Jan 29;350(5):482-92. [PMID: 14749457]
- Wang C et al. Measurement of total serum testosterone in adult men: comparison of current laboratory methods versus liquid chromatography-tandem mass spectrometry. J Clin Endocrinol Metab. 2004 Feb;89(2):534-43. [PMID: 14764758]

Hipomagnesemia

CARACTERÍSTICAS PRINCIPAIS

PRINCÍPIOS BÁSICOS DO DIAGNÓSTICO

- Causa sintomas neurológicos e arritmias
- A concentração sérica pode permanecer normal mesmo na presença de deficiência de magnésio
- Verificar a excreção urinária de magnésio na suspeita de depleção
- Prejudica a liberação do paratormônio (PTH)

CONSIDERAÇÕES GERAIS

- O magnésio atua diretamente na junção mioneural
- Alteração de Ca^{2+} associada à hipomagnesemia
  - A depleção grave e prolongada de magnésio prejudica a secreção de PTH
  - Também pode afetar a resposta de órgão-alvo ao PTH

Etiologia

- Absorção ou ingestão diminuída
  - Má absorção
  - Diarreia crônica
  - Abuso de laxantes
  - Sucção gastrintestinal prolongada
  - Desnutrição
  - Alcoolismo
  - Alimentação parenteral com conteúdo inadequado de Mg^{2+}
- Perda renal elevada
  - Tratamento com diuréticos
  - Hiperaldosteronismo
  - Síndrome de Barrter
  - Hiperparatireoidismo
  - Hipertireoidismo
  - Hipercalcemia
  - Expansão volêmica
  - Doenças tubulointersticiais
  - Medicamentos (aminoglicosídeo, cisplatina, anfotericina B, pentamidina)
- Outros
  - Diabetes melito
  - Pós-paratireoidectomia (síndrome do osso faminto)
  - Alcalose respiratória
  - Gravidez

ASPECTOS DEMOGRÁFICOS

- Quase metade dos pacientes internados submetidos à mensuração de eletrólitos séricos apresenta hipomagnesemia não identificada
- Causas comuns
  - Grandes volumes de fluidos IV
  - Diuréticos
  - Cisplatina em pacientes com câncer (com hipocalemia concomitante)
  - Administração de agentes nefrotóxicos, como aminoglicosídeos e anfotericina B

ACHADOS CLÍNICOS

SINAIS E SINTOMAS

- Fraqueza, cãibras musculares e tremor
- Hiperirritabilidade acentuada dos sistemas neuromuscular e nervoso central
  - Tremores
  - Movimentos atetoides
  - Movimento espasmódico repentino
  - Nistagmo
  - Resposta positiva de Babinski
- Confusão mental e desorientação
- Hipertensão, taquicardia e arritmias ventriculares

DIAGNÓSTICO

EXAMES LABORATORIAIS

- Excreção urinária de magnésio superior a 10-30 mg/dia ou excreção fracional maior do que 2% indica depleção renal desse elemento
- No cálculo da excreção fracional de magnésio, apenas 30% estão ligados à proteína; dessa forma, 70% do magnésio circulante são filtrados pelo glomérulo
- Até 40% dos pacientes apresentam hipocalemia e até 50%, hipocalcemia
- A secreção de PTH é frequentemente suprimida

PROCEDIMENTOS DIAGNÓSTICOS

- O ECG pode revelar intervalo QT prolongado em função do prolongamento do segmento ST

TRATAMENTO

MEDICAÇÕES

- Hipomagnesemia sintomática
  - Infundir 1-2 g de sulfato de magnésio imediatamente, seguido por infusão de 6 g desse composto em, pelo menos, 1 L de fluido durante 24 horas, repetida por até 7 dias
  - O sulfato de magnésio também pode ser administrado por via IM em uma dosagem de 200-800 mg/dia (8-33 mmol/dia) em 4 doses divididas
  - Na reposição de magnésio em paciente com insuficiência renal, reduzir a dose do sulfato de magnésio em 50-75%
- Hipomagnesemia crônica
  - O óxido de magnésio, 250-500 mg VO 1 ou 2x/dia, é útil para reposição das reservas
  - A hipocalemia e a hipocalcemia associadas à hipomagnesemia não se recuperam sem a suplementação de magnésio
  - Assim, também há necessidade de reposição de K^+ e Ca^{2+}

DESFECHOS

SEGUIMENTO

- Monitorar os níveis séricos de magnésio com frequência (no mínimo, 2 vezes ao dia) e ajustar a dose de suplementação desse elemento para manter o nível abaixo de 2,5 mmol/L
- Examinar os reflexos tendinosos, já que a hipermagnesemia causa hiporreflexia
- Em pacientes com doença renal crônica, repor o magnésio com cuidado para evitar hipermagnesemia

CASOS DE ENCAMINHAMENTO

- Encaminhar a um endocrinologista ou nefrologista para consulta sobre repleção no quadro de sintomas neuromusculares acentuados ou arritmia cardíaca

CASOS DE ADMISSÃO HOSPITALAR

- Confusão mental, desorientação

- Hiperirritabilidade notável dos sistemas neuromuscular e nervoso central
- Necessidade de reposição intravenosa

EVIDÊNCIAS

INFORMAÇÕES PARA OS PACIENTES
- American Association for Clinical Chemistry: Lab Tests Online: Magnesium
- MedlinePlus: Hypomagnesemia
- MedlinePlus: Magnesium Supplements (Systemic)
- NIH Office of Dietary Supplements: Magnesium

REFERÊNCIAS
- Mouw DR et al. Clinical inquiries. What are the causes of hypomagnesemia? J Fam Pract. 2005 Feb; 54(2):174-6. [PMID: 15689296]
- Tong GM et al. Magnesium deficiency in critical illness. J Intensive Care Med. 2005 Jan-Feb;20(1):3-17. [PMID: 15665255]

Hiponatremia

CARACTERÍSTICAS PRINCIPAIS

PRINCÍPIOS BÁSICOS DO DIAGNÓSTICO
- Na^+ sérico < 130 mEq/L
- A maioria dos casos origina-se do desequilíbrio de água, e não de sódio
- A avaliação do volume de líquido extracelular e a mensuração da osmolalidade sérica são essenciais para determinar a etiologia
- A estratégia terapêutica deve ser fundamentada não apenas na etiologia, mas também na gravidade e velocidade de desenvolvimento

CONSIDERAÇÕES GERAIS
- O balanço anormal de sódio está frequentemente associado a depleção de volume ou formação de edema
- Os pacientes internados tratados com fluido hipotônico estão sob alto risco de hiponatremia

Etiologia (Figura 8)
- **Hiponatremia isotônica ou pseudo-hiponatremia**
  - Osmolalidade sérica normal; artefato corrigido em grande parte dos laboratórios norte-americanos
  - Hiperlipidemia
  - Hiperproteinemia
- **Hiponatremia hipotônica (osmolalidade sérica < 280 mOsm/kg)**
  - Hipovolêmica
    - Perda extrarrenal de sal (U_{Na+} < 10 mEq/L): desidratação, diarreia, vômitos, ou perdas para o terceiro espaço, como ocorre com ascite
    - Perda renal de sal (U_{Na+} > 20 mEq/L): diuréticos, inibidores da enzima conversora da angiotensina (ECA), bloqueadores dos receptores da angiotensina II (BRAs), nefropatias perdedoras de sal, deficiência de mineralocorticoide, síndrome cerebral perdedora de sal
  - Normovolêmica
    - Síndrome de secreção inapropriada do hormônio antidiurético (SIADH)
    - Hiponatremia pós-operatória
    - Hipotireoidismo
    - Polidipsia psicogênica
    - Potomania de cerveja
    - Reação medicamentosa idiossincrática (tiazídicos, inibidores da ECA)
    - Exercício de resistência
  - Hipervolêmica (estados edematosos)
    - Insuficiência cardíaca congestiva
    - Hepatopatia
    - Síndrome nefrótica (rara)
    - Insuficiência renal avançada
- **Hiponatremia hipertônica**
  - Osmolalidade sérica > 295 mOsm/kg
  - Hiperglicemia
  - Manitol, sorbitol, glicerol, maltose
  - Agentes de contraste radiológico

ASPECTOS DEMOGRÁFICOS
- Anormalidade eletrolítica mais comum observada em uma população hospitalizada geral (~20% dos pacientes)

ACHADOS CLÍNICOS

SINAIS E SINTOMAS
- A hiponatremia leve (sódio plasmático de 130-135 mEq/L) costuma ser assintomática
- Podem ocorrer náuseas e mal-estar quando o sódio plasmático estiver abaixo de 125-130 mEq/L
- Com níveis plasmáticos de sódio de 115-120 mEq/L, são observadas cefaleia, letargia e desorientação
- Os sintomas mais sérios de hiponatremia grave de rápido desenvolvimento são
  - Crises epilépticas
  - Coma
  - Dano cerebral permanente
  - Parada respiratória
  - Herniação do tronco cerebral
  - Morte
- A natriurese compensa o leve aumento de volume decorrente da secreção de ADH

DIAGNÓSTICO

EXAMES LABORATORIAIS
- Aferir a osmolalidade sérica e urinária, além de avaliar o estado volêmico do paciente (Figura 8)
- O Na^+ urinário ajuda a distinguir entre causas renais e não renais de hiponatremia
- Um nível de Na^+ urinário > 20 mEq/L implica perda renal de sal
- Um Na^+ urinário < 10 mEq/L ou uma excreção fracional de Na^+ < 1% (a menos que sejam administrados diuréticos) indicam retenção ávida de sódio pelo rim devido às perdas extrarrenais de líquido
- Excreção fracional de Na^+ (%)

TRATAMENTO

MEDICAÇÕES

Hiponatremia hipotônica hipovolêmica
- Repor o volume perdido com solução salina isotônica a 0,9 ou 0,45% ou Ringer lactato
- Ajustar a velocidade de correção para evitar dano cerebral (ver adiante)
- Administrar corticosteroides de forma empírica se houver possibilidade de hipocortisolismo

Hiponatremia normovolêmica
- Ver Síndrome da Secreção Inapropriada do Hormônio Antidiurético
- **Hiponatremia sintomática**
  - Objetivo inicial: Na^+ sérico de 125-130 mEq/L, prevenindo-se contra correção excessiva
  - Aumentar a concentração sérica de Na^+ em < 1-2 mEq/L e não > 25-30 mEq/L nos primeiros 2 dias para evitar mielinólise pontina central; reduzir a velocidade para 0,5-1,0 mEq/L/h à medida que os sintomas neurológicos melhoram
  - Na presença de sintomas atribuídos ao SNC, tratar a hiponatremia rapidamente em qualquer nível de concentração sérica de Na^+
  - Solução salina hipertônica (p. ex., a 3%) e furosemida (0,5-1,0 mg/kg IV)
    - Para determinar a quantidade de solução salina a 3% (513 mEq/L) a ser administrada, obter o Na^+ urinário pontual após o início da diurese com furosemida
    - O Na^+ excretado é reposto com solução salina a 3%, iniciado de

forma empírica a uma velocidade de 1-2 mL/kg/h e depois ajustado com base no débito e Na$^+$ urinários
- Por exemplo, após a furosemida, o volume urinário pode ser de 400 mL/h e a excreção de Na$^+$ + K$^+$, 100 mEq/L; Na$^+$ + K$^+$ excretados = 40 mEq/h, o que é reposto com 78 mL/h de solução salina a 3% (40 mEq/h divididos por 513 mEq/L)

■ **Hiponatremia assintomática**
- Restringir a ingestão de água para 0,5-1,0 L/dia; o Na$^+$ sérico aumentará gradativamente com o passar dos dias
- Taxa de correção: < 0,5 mEq/L/h
- Não há necessidade de tratamento específico em pacientes com modificação no ponto de ajuste do osmostato biológico (*Reset Osmotatis*)
- Solução salina isotônica a 0,9% e furosemida em pacientes assintomáticos com Na$^+$ sérico < 120 mEq/L. Repor as perdas urinárias de Na$^+$ e K$^+$, conforme já descrito
- Demeclociclina, 300-600 mg VO 2x/dia
  - Inibe o efeito do ADH sobre o túbulo distal
  - Útil em pacientes que não conseguem aderir à restrição de água ou necessitam de terapia adicional
  - O início de ação pode ser em 1 semana, mas a capacidade de concentração pode ser permanentemente prejudicada
  - A terapia com demeclociclina em pessoas com cirrose aumenta o risco de insuficiência renal
- Fludrocortisona para hiponatremia como parte da síndrome cerebral perdedora de sal
- Antagonistas seletivos de receptores renais V2 da vasopressina
  - A conivaptana é utilizada em pacientes hospitalizados com SIADH normovolêmica
  - Administrar como dose de ataque IV de 20 mg aplicados em 30 minutos, depois 20 mg de forma contínua por 24 horas
  - Infusões subsequentes podem ser administradas a cada 1-3 dias a 20-40 mg/dia por infusão contínua

Hiponatremia hipotônica hipervolêmica
■ Tratar o problema subjacente (p. ex., restabelecer o débito cardíaco) e restringir a água (< 1-2 L diários)
■ Diuréticos
- Podem acelerar a excreção de água e sal, mas agravar a hiponatremia
- Advertir o paciente a não aumentar a ingestão de água livre

■ A solução salina hipertônica a 3% é potencialmente perigosa em estados de sobrecarga volêmica; por isso, esse tipo de solução em geral não é recomendado
- Na presença de hiponatremia grave (Na$^+$ sérico < 110 mEq/L) e sintomas atribuídos ao SNC, pode ser necessária a administração criteriosa de pequenas quantidades (100-200 mL) de solução salina a 3% com diuréticos
■ Considerar a realização de diálise de emergência

DESFECHOS

SEGUIMENTO
■ Em casos sintomáticos, aferir o Na$^+$ sérico aproximadamente a cada 4 horas e observar o paciente de perto

COMPLICAÇÕES
■ Pode ocorrer mielinólise pontina central decorrente de desmielinização induzida por via osmótica, como resultado da correção excessivamente rápida do Na$^+$ sérico (aumento de > 1 mEq/L/h, ou ≥ 25 mEq/L dentro das primeiras 24 h de terapia)
■ Episódios hipóxico-anóxicos durante a hiponatremia podem contribuir para a desmielinização

PROGNÓSTICO
■ As mulheres em fase de pré-menopausa com desenvolvimento de encefalopatia hiponatrêmica por hiponatremia rapidamente adquirida (p. ex., hiponatremia pós-operatória) têm uma probabilidade ~25 vezes maior de sofrer dano cerebral permanente ou vir a óbito, em comparação àquelas em fase de pós-menopausa

CASOS DE ENCAMINHAMENTO
■ Hiponatremia persistente, apesar da terapia

CASOS DE ADMISSÃO HOSPITALAR
■ Hiponatremia sintomática
■ Na$^+$ sérico < 120 mEq/L

EVIDÊNCIAS

ENDEREÇO ELETRÔNICO
■ Fall PJ. Hyponatremia and Hypernatremia, A Systematic Approach to Causes and Their Correction. Postgraduate Medicine Online, 2000

INFORMAÇÕES PARA OS PACIENTES
■ American Association for Clinical Chemistry: Lab Tests Online: Sodium
■ Mayo Clinic: Low Blood Sodium in Older Adults
■ MedlinePlus: Dilutional Hyponatremia (SIADH)
■ MedlinePlus: Serum Sodium
■ Penn State College of Medicine: Hyponatremia

REFERÊNCIAS
■ Castello L et al. Hyponatremia in liver cirrhosis: pathophysiological principles of management. Dig Liver Dis. 2005 Feb;37(2):73-81. [PMID: 15733516]
■ Goldsmith SR. Current treatments and novel pharmacologic treatments for hyponatremia in congestive heart failure. Am J Cardiol. 2005 May 2; 95(9A): 148-238. [PMID: 15847853]
■ Hoorn EJ et al. Diagnostic approach to a patient with hyponatremia: traditional versus physiology-based options. QJM. 2005 Jul;98(7):529-40. [PMID: 15955797]
■ McDade G. Disorders of sodium balance: hyponatraemia and drug use (and abuse). BMJ. 2006 Apr 8; 332(7545):853. [PMID: 16601056]
■ Reynolds RM et al. Disorders of sodium balance. BMJ. 2006 Mar 25;332(7543): 702-5. [PMID: 16565125]
■ Riggs JE. Neurologic manifestations of electrolyte disturbances. Neurol Clin. 2002 Feb;20(1):227-39. [PMID: 11754308]

Hipoparatireoidismo & Pseudo-Hipoparatireoidismo

CARACTERÍSTICAS PRINCIPAIS

PRINCÍPIOS BÁSICOS DO DIAGNÓSTICO
■ Espasmos carpopedais, formigamento dos lábios e das mãos, cãibras musculares, alterações psicológicas
■ Sinal de Chvostek e fenômeno de Trousseau positivos
■ Cálcio sérico baixo; fosfato sérico alto; fosfatase alcalina normal; excreção urinária de cálcio reduzida
■ O magnésio sérico pode estar baixo

CONSIDERAÇÕES GERAIS
■ Causas

- Pós-tireoidectomia (causa mais comum); geralmente transitória, mas pode ser permanente
- Remoção de adenoma da paratireoide por supressão das paratireoides remanescentes
- Síndrome de DiGeorge
- Dano à glândula por
  - Metais pesados, por exemplo, cobre (doença de Wilson), ferro (hemocromatose, hemossiderose por transfusão)
  - Granulomas
  - Autoimunidade esporádica
  - Tireoidite de Riedel
  - Tumores; infecção; ou irradiação cervical (rara)
- Deficiência de magnésio, o que impede a secreção do paratormônio (PTH)
- Pseudo-hipoparatireoidismo
  - Hipocalcemia e altos níveis de PTH em função da resistência renal ao PTH por mutações no receptor desse hormônio
  - Caracterizado por estatura baixa, face redonda, obesidade, quarto metacarpo curto, formação óssea ectópica e retardo mental, mas sem hipocalcemia
- Hipocalcemia autossômica dominante com hipocalciúria (ADHH)
  - Mutações de ganho de função (ativação constitutiva) do gene do receptor sensível ao cálcio (CaSr) basicamente "enganam" as glândulas paratireoides
  - Hipocalcemia sem elevações nos níveis séricos de PTH
  - Caracterizada por crises hipocalcêmicas na infância

ACHADOS CLÍNICOS

SINAIS E SINTOMAS

- **Sintomas agudos**
  - Tetania, com cãibras musculares, irritabilidade, espasmo carpopedal e convulsões
  - Formigamento da região ao redor da boca, das mãos e dos pés
- **Sintomas crônicos**
  - Letargia
  - Mudanças de personalidade
  - Ansiedade
  - Turvamento da visão por catarata
  - Parkinsonismo
  - Retardo mental
- Sinal de Chvostek (contração da musculatura facial à percussão do nervo facial em seu trajeto anterior ao pavilhão auricular [ou seja, na região zigomática])
- Fenômeno de Trousseau (espasmo carpal após aplicação do manguito de pressão arterial)
- Catarata
- Unhas finas e quebradiças; pele seca e escamosa, às vezes com candidíase; alopecia (sobrancelhas)
- Reflexos tendinosos profundos hiperativos
- Papiledema e aumento da pressão do líquido cerebrospinal ocasionalmente
- Dentes defeituosos se o início ocorrer na infância

DIAGNÓSTICO DIFERENCIAL

- Pseudo-hipoparatireoidismo (resistência renal ao PTH)
- Deficiência de vitamina D
- Pancreatite aguda
- Insuficiência renal crônica
- Hipoalbuminemia
- Parestesias ou tetania por alcalose respiratória
- Hipocalcemia familiar com hipercalciúria (PTH sérico normal)
- Hipomagnesemia

DIAGNÓSTICO

EXAMES LABORATORIAIS

- Cálcio sérico baixo
  - Nota: o cálcio sérico encontra-se basicamente ligado à albumina. Na presença de hipoalbuminemia, obter o cálcio ionizado ou corrigir o nível de cálcio pelo nível de albumina. Ca^{2+} corrigido = Ca^{2+} sérico em mg/dL + [0,8 × (4,0 – albumina em g/dL)]
- Fosfato sérico elevado
- Fosfatase alcalina normal
- Cálcio urinário baixo
- Nível baixo de PTH
- A hipomagnesemia frequentemente acompanha hipocalcemia e pode diminuir a função da glândula paratireoide

DIAGNÓSTICO POR IMAGEM

- Radiografias ou TC do crânio podem revelar calcificações dos gânglios basais
- Radiografias dos ossos podem exibir aumento na densidade óssea
- Outras radiografias podem demonstrar calcificações cutâneas

PROCEDIMENTOS DIAGNÓSTICOS

- O exame com lâmpada de fenda pode exibir formação precoce de catarata lenticular posterior
- O ECG revela prolongamento do intervalo QT e anormalidades da onda T

TRATAMENTO

MEDICAÇÕES

Tratamento de emergência para tetania aguda

- Garantir vias aéreas adequadas
- Gluconato de cálcio
  - 10-20 mL de solução IV a 10%, administrada *lentamente* até que a tetania cesse
  - Adicionar 10-50 mL de gluconato de cálcio a 10% em 1 L de solução glicosada a 5% por infusão IV lenta
  - Titular até um nível sérico de cálcio de 8-9 mg/dL
- Cálcio oral, 1-2 g diariamente, o quanto antes
  - Carbonato de cálcio líquido (Titralac Plus®), 500 mg/5 mL
  - O citrato de cálcio contém 21% de cálcio, porém uma proporção maior é absorvida com menos intolerância gastrintestinal
- Os derivados de vitamina D a serem administrados com cálcio oral incluem
  - Calcitriol (1,25-diidroxicolecalciferol), 0,25 a 4 μg VO 1x/dia
  - Ergocalciferol (vitamina D_2), 25.000-150.000 unidades VO 1x/dia
  - Calcifediol (25-hidroxivitamina D_3), 20 μg VO 1x/dia (Tabela 25)
- Na presença de hipomagnesemia
  - Administrar 1-2 g de $MgSO_4$ IV a cada 6 horas *imediatamente*
  - Fornecer comprimidos de óxido de magnésio, 1 a 2 comprimidos de 600 mg VO 1x/dia ou preparação combinada de magnésio e cálcio (dolomita, outros) *a longo prazo*

Tratamento de manutenção

- Suplementação de cálcio (1-2 g/dia) e vitamina D (ver anteriormente) para atingir um nível sérico levemente baixo, mas assintomático, de cálcio (8,0-8,6 mg/dL) a fim de minimizar a hipercalciúria e conferir uma margem de segurança contra hiperdosagem e hipercalcemia
- Calcitriol, 0,25 μg VO pela manhã, titulado até 0,5-2,0 μg VO também pela manhã, para obter valores próximos da normocalcemia em pacientes com hipocalcemia crônica
- Evitar o uso de fenotiazinas na hipocalcemia, pois esses agentes podem precipitar sintomas extrapiramidais
- Evitar o uso de furosemida, pois pode agravar a hipocalcemia

CIRURGIA

- O transplante de tecido paratireoide criopreservado a partir de cirurgia prévia restabelece a normocalcemia em ~23% dos casos

DESFECHOS

SEGUIMENTO

- Monitorar o cálcio sérico, pelo menos, a cada 3 meses; manter um nível levemente baixo
- Monitorar o cálcio urinário "pontual" para manter um nível < 30 mg/dL se possível
- A hipercalciúria pode responder à hidroclorotiazida oral, administrada geralmente com um suplemento de potássio
- A hipercalcemia que se desenvolve em pacientes com hipoparatireoidismo tratado previamente estável pode sinalizar doença de Addison de início recente

COMPLICAÇÕES

- Estridor, especialmente com paralisia das pregas vocais, pode causar obstrução respiratória que exige traqueostomia
- Hipoparatireoidismo crônico pode estar associado a doenças autoimunes, por exemplo, espru, anemia perniciosa, ou doença de Addison
- Em casos de longa duração, ocorrem a formação de catarata e a calcificação dos gânglios basais; ocasionalmente, desenvolve-se parkinsonismo ou coreoatetose
- Compressão de raízes nervosas por ossificação dos ligamentos paravertebrais
- Crises epilépticas em pacientes não tratados
- Nefrocalcinose e função renal comprometida em caso de tratamento excessivo com cálcio e vitamina D

PROGNÓSTICO

- Prognóstico bom com diagnóstico e tratamento imediatos
- Alterações dentárias, catarata e calcificações cerebrais permanentes

CASOS DE ENCAMINHAMENTO

- Encaminhar todos os pacientes a um endocrinologista para fornecimento de regime terapêutico estável

CASOS DE ADMISSÃO HOSPITALAR

- Qualquer hipocalcemia sintomática

EVIDÊNCIAS

INFORMAÇÕES PARA OS PACIENTES

- Mayo Clinic – Hypoparathyroidism

REFERÊNCIAS

- Tartaglia F et al. Randomized study on oral administration of calcitriol to prevent symptomatic hypocalcemia after total thyroidectomy. Am J Surg. 2005 Sep;190(3):424-9. [PMID: 16105530]
- Tfelt-Hansen J et al. The calcium-sensing receptor in normal physiology and pathophysiology: a review. Crit Rev Clin Lab Sci. 2005;42(1):35-70. [PMID: 15697170]

Hipopituitarismo

CARACTERÍSTICAS PRINCIPAIS

PRINCÍPIOS BÁSICOS DO DIAGNÓSTICO

- Perda de um, todos ou qualquer combinação de hormônios hipofisários
- A deficiência de ACTH diminui a secreção adrenal de cortisol e testosterona; a secreção de aldosterona permanece intacta
- Os hormônios luteinizante (LH) e folículo-estimulante (FSH) são secretados pelas mesmas células hipofisárias; a perda da secreção desses hormônios provoca hipogonadismo em homens e mulheres

CONSIDERAÇÕES GERAIS

- Causado por disfunção hipotalâmica ou hipofisária, inclusive lesões expansivas tipo massa (p. ex., adenomas hipofisários, granulomas, cistos da fenda de Rathke)
- Pode exibir deficiências hormonais isoladas ou múltiplas da hipófise anterior e posterior
- O tumor hipofisário pode ser parte de neoplasia endócrina múltipla (tipo 1)
- O hipopituitarismo sem lesões expansivas pode ser atribuído a
  - Causa idiopática
  - Radiação craniana
  - Cirurgia
  - Encefalite
  - Hemocromatose
  - Distúrbio autoimune
  - Acidente vascular cerebral
  - Pós-cirurgia de revascularização miocárdica
  - Infusão epidural crônica de opioide
  - Hipoplasia adrenal congênita ligada ao cromossomo X
  - Traumatismo craniano moderado a grave (escala de coma de Glasgow ≤ 13/15)
- Cerca de 55% dos sobreviventes de hemorragia subaracnóidea aneurismática exibem deficiência de, pelo menos, um hormônio hipofisário
- Pode ocorrer hipogonadismo hipogonadotrófico isolado em pacientes
  - Acometidos por doença grave, desnutrição
  - Submetidos a opioides intratecais, metadona
  - Praticantes de exercícios prolongados e extremos (mulheres)
  - Obesos e diabéticos (diabetes melito do tipo 2)
  - Portadores de hipoplasia adrenal congênita
- A síndrome de Kallman é a causa mais comum de deficiência isolada congênita de gonadotrofina
- Pode ocorrer hipopituitarismo congênito combinado

ACHADOS CLÍNICOS

SINAIS E SINTOMAS

- Deficiência de gonadotrofina (LH e FSH)
  - Hipogonadismo
  - Adolescência tardia, amenorreia
  - Infertilidade, libido diminuída
  - Perda de pelo axilar, púbico e corporal, especialmente na deficiência de ACTH
  - Micropênis, criptorquidismo
- Deficiência de TSH
  - Fadiga, fraqueza, ganho de peso
- Deficiência de ACTH com cortisol reduzido e secreção normal de mineralocorticoide
  - Fraqueza, perda de peso, hipotensão
  - Pacientes com deficiência parcial de ACTH apresentam alguma secreção de cortisol e podem não exibir sintomas até que sejam acentuados por doença ou cirurgia
- Deficiência do hormônio de crescimento (GH)
  - Obesidade
  - Fraqueza
  - Débito cardíaco reduzido
- Deficiência de ADH: diabetes insípido central com poliúria e polidipsia
- Deficiência de ocitocina: sem lactação
- Pan-hipopituitarismo
  - Pele seca, pálida e de textura fina

- Rugas faciais finas e semblante apático
- Hipopituitarismo congênito
  - Falha de crescimento, causada por deficiência de GH e TSH
  - Em função da falta de FSH e LH, ocorre ausência de desenvolvimento puberal
  - Mais tarde, ocorre deficiência de ACTH-cortisol, que tipicamente exige corticoterapia por volta dos 18 anos de idade

DIAGNÓSTICO DIFERENCIAL
- Anorexia nervosa ou desnutrição grave (hipogonadismo hipogonadotrófico)
- Doença séria (hipogonadismo hipogonadotrófico, supressão funcional de TSH e tiroxina [T_4])
- Desnutrição grave (hipogonadismo hipogonadotrófico)
- O hipotireoidismo primário provoca baixos níveis de T_4 e altos níveis de prolactina
- Doença de Addison
- Corticosteroides em altas doses (insuficiência adrenal secundária)
- Cortisol sérico baixo em pacientes criticamente enfermos em função dos baixos níveis da globulina ligadora de cortisol; os níveis de cortisol livre permanecem normais
- A administração de triiodotironina (T_3) pode causar baixos níveis de TSH e T_4 livre sérico

DIAGNÓSTICO

EXAMES LABORATORIAIS
- Pode ocorrer hiponatremia, especialmente com deficiências combinadas de ACTH e TSH
- A glicose de jejum pode estar baixa, mas o potássio permanece normal
- T_4 livre baixo, TSH não elevado
- Níveis baixos ou baixo-normais de testosterona, estradiol, LH, FSH
- Elevação da prolactina em casos de prolactinoma, acromegalia, doença hipotalâmica
- Teste de estimulação com ACTH
  - Cosintropina (análogo sintético do ACTH), 0,25 mg IM ou IV
  - Normalmente provoca elevação do cortisol para > 20 µg/dL (550 nmol/L) em 30-60 minutos
  - A deficiência de ACTH causa atrofia adrenal e resposta deficiente
- ACTH basal baixo ou normal no hipoadrenalismo secundário; ACTH elevado na doença adrenal primária
- Um cortisol basal ≥ 20 µg/dL exclui insuficiência adrenal
- Não há necessidade do teste da metirapona
- Níveis do fator de crescimento semelhante à insulina (IGF-1)
  - Normais em 50% dos adultos com deficiência de GH
  - Níveis muito baixos (< 84 µg/L) indicam deficiência de GH, exceto em problemas indutores de supressão do IGF-1 (desnutrição, estrogênio oral, hipotireoidismo, diabetes melito não controlado, insuficiência hepática)
- Baixos níveis séricos de epinefrina e DHEA com deficiência de ACTH-cortisol
- Fazer triagem em busca de hemocromatose com Fe sérico, saturação de transferrina, ferritina

DIAGNÓSTICO POR IMAGEM
- A RM revela lesões parasselares

TRATAMENTO

MEDICAÇÕES

Insuficiência adrenal secundária
- Hidrocortisona, 15 mg VO pela manhã e 5-10 mg VO à noite, ou prednisona, 3 mg pela manhã e 2 mg à noite VO 1x/dia, ou dexametasona, 0,25 mg VO 1x/dia
- Uma deficiência parcial de ACTH (cortisol sérico basal > 8 mg/dL [220 mmol/L] pela manhã) requer doses de manutenção de hidrocortisona de ~5 mg VO 2x/dia
- Alguns pacientes melhoram com doses equivalentes de prednisona (3,0-7,5 mg/dia)
- Monitorar os pacientes em busca de manifestações da síndrome de Cushing ou reposição abaixo do ideal. A contagem de leucócitos no soro é útil, pois as anormalidades de neutrofilia e linfopenia relativas podem indicar reposição excessiva com corticosteroide, e vice-versa
- Raramente, há necessidade de fludrocortisona
- Administrar hidrocortisona adicional durante estresse
  - Para doença leve, as doses devem ser duplicadas ou triplicadas
  - Para traumatismo ou cirurgia, 50 mg IM ou IV a cada 6 horas, depois reduzir para doses normais à medida que o estresse diminui

Hipotireoidismo
- Levotiroxina, 0,05-0,2 mg VO 1x/dia após avaliação da deficiência de cortisol. Do contrário, esse agente pode precipitar crise adrenal
- As doses ideais de reposição de tiroxina devem ser estimadas por avaliação clínica
  - Para uma reposição adequada pode ser necessário que os níveis séricos de tiroxina livre estejam na faixa alta-normal ou levemente elevada
  - Os ensaios séricos de TSH não têm utilidade, pois os níveis sempre estão baixos

Hipogonadismo
- Em mulheres
  - Reposição estrogênica (ver Amenorreia Secundária & Menopausa)
  - O clomifeno pode induzir à ovulação
  - Deidroepiandrosterona oral (DHEA de grau USP; 50 mg/dia por via oral)
    - Aumenta o pelo sexual em 84% dos casos
    - Aumenta o vigor em 70%
    - Aumenta o interesse sexual em 50%
- Em homens
  - Reposição de testosterona (ver Hipogonadismo Masculino)
  - Para melhorar a espermatogênese, pode-se administrar a dose de 2.000-3.000 unidades de gonadotrofina coriônica humana (hCG) por via IM 3x/semana, sem testosterona
  - Se a contagem de espermatozoides permanecer baixa, podem ser adicionadas injeções de FSH

Deficiência de GH
- Somatotropina ou somatrem (hGH) para adultos sintomáticos com deficiência grave de GH, começando com 0,2 mg (0,6 UI) SC 3x/semana ou 1x/dia
- Mulheres que recebem hGH não devem tomar estrogênio por via oral, porque isso reduz o efeito do hGH; é preferível o estrogênio tópico
- Administrar hGH adequado para manter níveis séricos normais de IGF-I
- Interromper a somatotrofina se não houver melhora em termos de energia, atividade mental ou adiposidade visceral dentro de 3-6 meses na dose máxima tolerada
- Não administrar hGH durante cirurgia importante ou doença grave

Hiperprolactinemia
- O hipopituitarismo causado por tumor hipofisário secretor de prolactina pode ser reversível com o uso de bromocriptina, cabergolina ou quinagolida ou a ressecção do tumor (ver Hiperprolactinemia)

Diabetes insípido central

- Desmopressina nasal (DDAVP), 0,1 mL a cada 12-24 horas
- Desmopressina oral, 0,1 ou 0,2 mg a cada 12-24 horas
- Desmopressina parenteral, 1-2 μg IV SC a cada 12-24 horas

CIRURGIA

- Algumas vezes, o procedimento de hipofisectomia transesfenoidal para tumores hipofisários reverte o hipopituitarismo

PROCEDIMENTOS TERAPÊUTICOS

- A radioterapia é indicada para tumores secretores de GH, mas aumenta o risco de hipopituitarismo

DESFECHOS

SEGUIMENTO

- Após cirurgia hipofisária, é comum a ocorrência de hiponatremia pós-operatória. Verificar o sódio sérico frequentemente por 2 semanas
- A terapia com somatotrofina exige o monitoramento de efeitos colaterais, como hipertensão e retinopatia proliferativa

COMPLICAÇÕES

- As lesões com efeito de massa podem causar déficits do campo visual
- A radioterapia aumenta o risco de acidentes vasculares cerebrais isquêmicos de pequenos vasos e tumores secundários
- Em casos de craniofaringioma, 16% dos pacientes apresentam diabetes insípido no pré-operatório e 60% no pós-operatório
- O dano hipotalâmico pode causar obesidade mórbida, além de problemas emocionais e cognitivos
- A deficiência de GH aumenta a morbidade cardiovascular
- Raramente, ocorre hemorragia aguda em grandes tumores hipofisários (apoplexia hipofisária), causando rápida perda de visão e cefaleia, o que exige descompressão de emergência

PROGNÓSTICO

- O prognóstico depende da causa primária
- Casos de pacientes que podem se recuperar de hipopituitarismo funcional
  - Hipogonadismo devido à inanição ou doença grave
  - Supressão do ACTH por corticosteroides
  - Supressão do TSH por hipertireoidismo

– Opioides intratecais

PREVENÇÃO

- Pacientes com insuficiência adrenal devem usar pulseira de identificação médica

EVIDÊNCIAS

DIRETRIZES CLÍNICAS

- Smith JC. Hormone replacement therapy in hypopituitarism. Expert Opin Pharmacother. 2004 May;5(5):102331. [PMID: 15155105]

ENDEREÇO ELETRÔNICO

- Pituitary Network Association

INFORMAÇÕES PARA OS PACIENTES

- Mayo Clinic – Hypopituitarism

REFERÊNCIAS

- Agha A et al. Conventional glucocorticoid replacement overtreats adult hypopituitary patients with partial ACTH deficiency. Clin Endocrinol (Oxf). 2004 Jun;60(6):688-93. [PMID: 15163331]
- Agha A et al. The long-term predictive accuracy of the short synachten (corticotropin) stimulation test for assessment of the hypothalamic-pituitary-adrenal axis. J Clin Endocrinol Metab. 2006 Jan;91(1):43-7. [PMID: 16249286]
- Brooke AM et al. Dehydroepiandrosterone improves psychological well-being in male and female hypopituitary patients on maintenance growth hormone replacement. J Clin Endocrinol Metab. 2006 Oct;91(10):3773-9. [PMID: 16849414]
- Leal-Cerro A et al. Prevalence of hypopituitarism and growth hormone deficiency in adults long-term after severe traumatic brain injury. Clin Endocrinol (Oxf). 2005 May;62(5):525-32. [PMID: 15853820]

Hipotermia

CARACTERÍSTICAS PRINCIPAIS

PRINCÍPIOS BÁSICOS DO DIAGNÓSTICO

- A hipotermia sistêmica consiste em uma queda da temperatura corporal (retal) central abaixo de 35°C
- As temperaturas orais são imprecisas; há necessidade de uma sonda esofágica ou retal que faça leitura até 25°C

CONSIDERAÇÕES GERAIS

- Em climas mais frios, indivíduos idosos que vivem em casas com aquecimento inadequado são particularmente suscetíveis
- Pessoas mais vulneráveis à hipotermia acidental
  - Aquelas com problemas comórbidos
  - Aquelas que estão fazendo uso de sedativos ou tranquilizantes
- A hipotermia sistêmica pode ser causada por
  - Hipotermia pós-operatória prolongada
  - Administração de grandes quantidades de sangue armazenado sob refrigeração (sem reaquecimento)
- A hipotermia terapêutica pode ser utilizada como técnica adjuvante durante neurocirurgia para reduzir as sequelas neurológicas pós-operatórias

ACHADOS CLÍNICOS

SINAIS E SINTOMAS

Hipotermia sistêmica

- Manifestações precoces
  - Fraqueza
  - Sonolência
  - Letargia
  - Irritabilidade
  - Confusão mental
  - Tremor
  - Julgamento e coordenação prejudicados
- A pele pode parecer de cor azul ou inchada
- Sob temperaturas centrais abaixo de 35°C, o paciente pode apresentar delírio, sonolência ou coma e parar de respirar
- Pode ser impossível de se obter a mensuração do pulso e da pressão arterial, o que faz pensar que o paciente está morto

Hipotermia das extremidades

- A exposição das extremidades ao frio produz vasoconstrição localizada imediata, seguida por vasoconstrição generalizada
- Quando a temperatura da pele cai para 25°C, a área fica cianótica
- A 15°C, a pele adquire um aspecto bem-oxigenado enganosamente róseo. Nessa temperatura, ocorre dano tecidual

DIAGNÓSTICO DIFERENCIAL

- Infecção
- Outra causa de estado mental alterado (p. ex., hipoglicemia, medicamentos, acidente vascular cerebral)
- Hipotireoidismo

- Anorexia ou desnutrição (reservas deficientes de gordura)
- Insuficiência adrenal
- Queimaduras
- Lesão da medula espinal

DIAGNÓSTICO

EXAMES LABORATORIAIS

- Hemograma completo
- Tempo de protrombina
- Tempo de tromboplastina parcial
- Eletrólitos séricos
- Ureia
- Creatinina sérica
- Provas de função hepática
- Amilase sérica
- Glicose sérica
- Nível do pH
- Gasometria arterial
- Urinálise e volume da urina

PROCEDIMENTOS DIAGNÓSTICOS

- ECG: arritmias cardíacas e onda J de Osborn patognomônica, proeminente nas derivações precordiais laterais

TRATAMENTO

PROCEDIMENTOS TERAPÊUTICOS

- **Hipotermia leve** (temperatura retal > 33°C) em pacientes saudáveis: aquecer o leito ou efetuar o reaquecimento passivo rápido com banho quente ou bolsas de água quente e cobertores
- **Hipotermia moderada ou grave** (temperaturas centrais < 33°C)
  – Estabelecer suporte cardiovascular, equilíbrio acidobásico, oxigenação arterial e volume intravascular adequado antes do reaquecimento para minimizar o risco de infarto orgânico e "pós-queda" (hipotermia recorrente)
  – Reaquecimento externo e interno ativo
  – Uma vez iniciada, a ressuscitação cardiopulmonar (RCP) deve continuar até que o paciente seja reaquecido a ≥ 32°C

Reaquecimento externo ativo

- Cobertores aquecidos, banhos quentes, ar quente forçado
- É mais fácil monitorar e realizar os procedimentos diagnósticos e terapêuticos utilizando cobertores aquecidos
- O reaquecimento com banho quente é mais bem efetuado em banheira de hidromassagem a 40-42°C (velocidade de reaquecimento: ~1-2°C/hora)
- Quando o reaquecimento sanguíneo extracorporal não constituir uma opção, está recomendado o reaquecimento com ar forçado (38-43°C)
- O reaquecimento pode causar dilatação periférica acentuada, predispondo o paciente à fibrilação ventricular e ao choque hipovolêmico
- Os antibióticos não são administrados de rotina

Reaquecimento (central) interno ativo

- Essencial para hipotermia grave
- O **reaquecimento sanguíneo extracorpóreo** (derivação cardiopulmonar, femorofemoral venovenoso ou arteriovenoso) representa o tratamento de escolha, especialmente em caso de parada cardíaca
- Na ausência de equipamentos para reaquecimento extracorporal, o procedimento de toracotomia do lado esquerdo, acompanhado por irrigação da cavidade pericárdica com soro fisiológico aquecido e massagem cardíaca, é eficaz na hipotermia sistêmica < 28°C
- Lavagem torácica ou hemodiálise também são técnicas eficientes
- Diálise peritoneal repetida com 2 L de solução aquecida de dialisado (43°C) isento de potássio, trocada a cada 10-12 minutos, até elevar a temperatura central para ~35°C
- Fluidos parenterais (soro glicofisiológico) aquecidos a 43°C
- Administrar ar umidificado e aquecido a 42°C por meio de máscara facial ou tubo endotraqueal
- As irrigações colônicas e GI aquecidas são de menor valor
- Entubação traqueal para pacientes em coma ou insuficiência respiratória

DESFECHOS

SEGUIMENTO

- Monitorar o ritmo cardíaco
- Monitorar a temperatura central (prefere-se a temperatura esofágica à retal) frequentemente durante e após o reaquecimento inicial para evitar hipotermia recorrente

COMPLICAÇÕES

- Acidose metabólica
- Hipercalemia
- Pneumonia
- Pancreatite
- Fibrilação ventricular
- Hipo ou hiperglicemia
- Coagulopatia
- Insuficiência renal
- Podem ocorrer arritmias cardíacas, sobretudo durante o reaquecimento
- A morte geralmente é causada por assistolia cardíaca, insuficiência renal ou fibrilação ventricular

PROGNÓSTICO

- Mais de 75% dos pacientes saudáveis sob outros aspectos podem sobreviver à hipotermia sistêmica moderada ou grave
- O prognóstico está diretamente relacionado com a gravidade da acidose metabólica; se o pH estiver ≤ 6,6, o prognóstico é ruim
- O prognóstico é grave na presença de causas predisponentes subjacentes ou em caso de atraso no tratamento
- As sequelas neuropáticas podem persistir por muitos anos após lesão por frio e incluem
  – Dor
  – Entorpecimento
  – Formigamento
  – Hiperidrose
  – Sensibilidade das extremidades ao frio
  – Anormalidades de condução nervosa

PREVENÇÃO

- Manter o corpo aquecido, em movimento e seco
- O tabagismo e o consumo de bebidas alcoólicas devem ser evitados
- Evitar estimulação cardíaca, torácica ou vascular central (p. ex., cateter, cânulas), a menos que seja essencial, em função do risco de indução de fibrilação ventricular

EVIDÊNCIAS

DIRETRIZES CLÍNICAS

- Brugger H et al; International Commission for Mountain Emergency Medicine. On-site treatment of avalanche victims ICAR-MEDCOM recommendation. High Alt Med Biol. 2002;3:421. [PMID: 12631429]
- Durrer B et al. The medical on-site treatment of hypothermia: ICAR-MEDCOM recommendation. High Alt Med Biol. 2003;4:99. [PMID: 12713717]
- European Resuscitation Council: Part 8: advanced challenges in resuscitation. Section 3: special challenges in ECC. 3A: hypothermia. Resuscitation. 2000; 46:267. [PMID: 10978806]

INFORMAÇÕES PARA OS PACIENTES

- Centers for Disease Control and Prevention: Extreme Cold: A Prevention Guide to Promote Your Personal Health and Safety

- Centers for Disease Control and Prevention: Winter Weather FAQs
- Mayo Clinic: Hypothermia

REFERÊNCIAS

- Kempainen RR et al. The evaluation and management of accidental hypothermia. Respir Care. 2004 Feb; 49(2):192-205. [PMID: 14744270]
- Ulrich AS et al. Hypothermia and localized cold injuries. Emerg Med Clin North Am. 2004 May;22(2):281-98. [PMID: 15163568]

Hipotireoidismo (Mixedema)

CARACTERÍSTICAS PRINCIPAIS

PRINCÍPIOS BÁSICOS DO DIAGNÓSTICO

- Fraqueza, intolerância ao frio, constipação, depressão, menorragia, rouquidão, ressecamento da pele, bradicardia
- Retorno tardio dos reflexos tendinosos profundos
- Tetraiodotironina livre (T_4) sérica baixa
- Hormônio tireoestimulante (TSH) elevado no hipotireoidismo primário

CONSIDERAÇÕES GERAIS

- O hipotireoidismo **primário** deve-se à doença da glândula tireoide
- O hipotireoidismo **secundário** é atribuído à falta de TSH hipofisário
- O hipotireoidismo **materno** durante a gravidez resulta em déficit cognitivo na criança
- Causas de **hipotireoidismo com bócio**
  - Tireoidite de Hashimoto
  - Tireoidite subaguda de de Quervain (após hipertireoidismo inicial)
  - Tireoidite de Riedel
  - Deficiência de iodo
  - Defeitos enzimáticos genéticos da tireoide
  - Hepatite C
  - Medicamentos
    - Lítio, amiodarona, propiltiouracil, metimazol, fenilbutazona, sulfonamidas, alfa ou betainterferon
  - Goitrogênios alimentares em regiões com deficiência de iodeto
  - Resistência periférica aos hormônios tireoidianos
  - Doenças infiltrativas
- Causas de **hipotireoidismo sem bócio**
  - Cirurgia e/ou irradiação da tireoide ou tratamento com iodo radioativo
  - Deficiência de TSH hipofisário
  - Doença grave
- A aplicação de radioterapia nas regiões de cabeça, pescoço, tórax e ombro pode causar hipotireoidismo, com ou sem bócio, ou câncer da tireoide muitos anos depois
- O hipotireoidismo "subclínico" (i. e., indivíduo clinicamente eutireóideo com altos níveis de TSH, mas T_4 normal) costuma ocorrer em mulheres idosas (incidência de ~10%)
- Em razão do alto conteúdo de iodo, a amiodarona causa hipotireoidismo clínico em ~8% dos casos
- O alto consumo de iodo proveniente de outras fontes também pode causar hipotireoidismo, especialmente naqueles com tireoidite linfocítica subjacente
- O mixedema é causado por acúmulo intersticial de mucopolissacarídeos hidrofílicos, levando à retenção de líquido e linfedema

ACHADOS CLÍNICOS

SINAIS E SINTOMAS

- **Sintomas precoces**
  - Fadiga, letargia, fraqueza
  - Artralgias, mialgias, cãibras musculares
  - Intolerância ao frio
  - Constipação
  - Pele seca
  - Cefaleia
  - Menorragia
- **Sintomas tardios**
  - Fala lenta
  - Constipação
  - Edema periférico
  - Palidez
  - Rouquidão
  - Diminuição no paladar, no olfato e na audição
  - Cãibras e dores musculares (tanto contínua e localizada como física)
  - Dispneia
  - Alterações de peso (geralmente ganho, algumas vezes perda)
  - Amenorreia ou menorragia
  - Galactorreia
  - Ausência de sudorese
- **Sinais precoces**
  - Unhas finas e quebradiças, além de afinamento do cabelo
  - Palidez
  - Turgor deficiente de mucosa
  - Retorno tardio dos reflexos tendinosos profundos
- **Sinais tardios**
  - Bócio
  - Inchaço da face e das pálpebras
  - Carotenemia
  - Adelgaçamento das sobrancelhas externas
  - Espessamento da língua
  - Edema pouco depressível
  - Derrames pleurais, peritoneais, pericárdicos e articulares
- **Coma mixedematoso**
  - Hipotermia, hipotensão, hipoventilação, hipoxia, hipercapnia, hiponatremia
  - Convulsões e sinais neurológicos (SNC) anormais
  - Frequentemente induzido por
    - Infecção subjacente
    - Doença cardíaca, respiratória ou neurológica (SNC)
    - Exposição ao frio
    - Uso de medicamentos
- Aumento de volume cardíaco por derrame pericárdico, além de bradicardia
- Hipotermia

DIAGNÓSTICO DIFERENCIAL

- Problemas e medicamentos que causam baixos níveis séricos de T_4 ou T_3 ou altos níveis séricos de TSH na ausência de hipotireoidismo
- Com frequência, a hipófise está bastante aumentada no hipotireoidismo primário devido à hiperplasia reversível das células secretoras do TSH; a hiperprolactinemia concomitante observada no hipotireoidismo pode induzir ao diagnóstico errôneo de adenoma hipofisário secretor de TSH ou de prolactina

DIAGNÓSTICO

EXAMES LABORATORIAIS

- O TSH sérico encontra-se elevado no hipotireoidismo primário, porém baixo ou normal no hipotireoidismo secundário (insuficiência hipofisária)
- O T_4 livre pode estar baixo ou baixo-normal
- A triiodotironina (T_3) sérica não constitui um bom teste para o hipotireoidismo
- Aumento nos níveis séricos de colesterol, enzimas hepáticas, creatinoquinase, prolactina
- Ocorrência de hiponatremia por reabsorção tubular renal prejudicada de sódio
- Hipoglicemia
- Anemia (com volume corpuscular médio normal ou aumentado)
- Títulos de anticorpos antitireoperoxidase ou antitireoglobulina geralmente elevados em casos de hipotireoidismo causado por tireoidite de Hashimoto
- Durante a gravidez em mulheres acometidas por hipotireoidismo e submetidas à reposição de tiroxina, verificar regularmente os níveis séricos de TSH

(p. ex., a cada 1-2 meses) para garantir uma reposição adequada

TRATAMENTO

MEDICAÇÕES

- Levotiroxina (T_4)
  - Tratamento de escolha após exclusão de insuficiência adrenal, que exige terapia concomitante
  - Dose inicial
    - 50-100 μg VO toda manhã na ausência de doença coronariana e idade < 60 anos
    - 100-150 μg VO toda manhã em paciente hipotireóidea durante a gravidez
    - 25-50 μg VO toda manhã na presença de doença coronariana e idade > 60 anos
  - Dose titulada até 25 μg a cada 1-3 semanas até que o paciente se torne eutireóideo, geralmente com 100-150 μg toda manhã
  - Um TSH elevado costuma indicar reposição hormonal abaixo do ideal
  - Antes de aumentar a dose de T_4, avaliar o paciente quanto à presença de angina, diarreia ou má absorção
  - Assim que a dose de manutenção for determinada, continuar com a mesma marca de medicamento devido às leves diferenças em termos de absorção
  - As necessidades de T_4 aumentam com a terapia estrogênica oral
  - Aumentar a dose de T_4 em 30% assim que a gravidez for confirmada
  - As necessidades de dosagem do T_4 podem sofrer ascensão devido ao aumento no metabolismo hepático da tiroxina induzido por certos medicamentos
    - Carbamazepina
    - Fenobarbital
    - Fenitoína
    - Rifabutina
    - Rifampicina
  - Um TSH suprimido pode indicar reposição de T_4 acima do ideal
    - Avaliar a presença de doença não tireoidiana grave
    - Examinar as medicações (p. ex., anti-inflamatórios não esteroides, opioides, nifedipina, verapamil, corticosteroides)
  - As necessidades de T_4 diminuem após o parto, com a menopausa e na troca de terapia estrogênica oral para transdérmica
  - Pacientes hipotireóideos com cardiopatia isquêmica devem iniciar o T_4 após angioplastia ou cirurgia de revascularização miocárdica
  - Evitar a administração concomitante com substâncias quelantes, como ferro, antiácidos de hidróxido de alumínio, suplementos de cálcio ou leite de soja; ou com resinas ligadoras de ácidos biliares (p. ex., colestiramina)
- Pacientes hipotireóideos submetidos ao T_4 tipicamente apresentam baixos níveis séricos de T_3 (níveis de T_3 livre durante a gravidez ou sob estrogênio oral)
  - A adição de triiodotironina (T_3, Cytomel®) é controversa
- Hipotireoidismo induzido por amiodarona: tratar apenas com o suficiente de T_4 para aliviar os sintomas
- **Coma mixedematoso**
  - Levotiroxina sódica, 400 μg IV como dose de ataque, depois 100 μg IV 1x/dia
  - Se hipotérmico, aquecer o paciente apenas com cobertores
  - Se hipercápnico, proceder à ventilação mecânica
  - Tratar agressivamente as infecções
  - Na suspeita de insuficiência adrenal, administrar hidrocortisona, 100 mg IV, depois 25-50 mg a cada 8 horas
- Os pacientes mixedematosos são excepcionalmente sensíveis a opiáceos, podendo desenvolver depressão respiratória com doses típicas

DESFECHOS

SEGUIMENTO

- Manter o T_4 pelo resto da vida; reavaliar as necessidades posológicas periodicamente ao exame clínico e com a mensuração de TSH sérico
- Supervisão médica em busca de arritmias atriais e osteoporose, sobretudo em pacientes que necessitam de altas doses de T_4
- Monitorar os pacientes com hipotireoidismo subclínico quanto à presença de sinais sutis (p. ex., fadiga, depressão, hiperlipidemia)
- Mais tarde, ocorre o desenvolvimento de hipotireoidismo clínico em ~18% dos casos

COMPLICAÇÕES

- *Angina pectoris*, insuficiência cardíaca congestiva; tais complicações podem ser precipitadas por uma reposição muito rápida de hormônio tireoidiano
- Aumento na suscetibilidade à infecção
- Megacólon em hipotireoidismo de longa duração
- Psicoses orgânicas com delírios paranoides ("loucura mixedematosa")
- Crise adrenal precipitada pela reposição tireoidiana
- Infertilidade (rara), abortamento em hipotireoidismo não tratado
- Aumento da sela turca e tumores secretores de TSH em casos não submetidos a tratamento

PROGNÓSTICO

- Prognóstico excelente com o tratamento precoce; com a interrupção terapêutica, no entanto, podem ocorrer recidivas
- A taxa de mortalidade para o coma mixedematoso é alta

CASOS DE ENCAMINHAMENTO

- Encaminhar se houver dificuldade para titular a reposição de T_4 ao estado de TSH normal ou clinicamente eutireóideo
- Encaminhar qualquer paciente acometido por doença coronariana significativa que necessita de T_4

CASOS DE ADMISSÃO HOSPITALAR

- Suspeita de coma mixedematoso
- Hipercapnia

EVIDÊNCIAS

DIRETRIZES CLÍNICAS

- Roberts CG et al. Hypothyroidism. Lancet. 2004;363:793. Comment in: Lancet 2004;363:1558. [PMID: 15016491]

ENDEREÇOS ELETRÔNICOS

- American Thyroid Association
- Thyroid Disease Manager

INFORMAÇÕES PARA OS PACIENTES

- Mayo Clinic – Hypothyroidism
- Parmet S et al. JAMA patient page. Hypothyroidism. JAMA. 2003; 290:3024. [PMID: 14665665]

REFERÊNCIAS

- Alexander EK et al. Timing and magnitude of increases in levothyroxine requirements during pregnancy in women with hypothyroidism. N Engl J Med. 2004 Jul 15;351(3):241-9. [PMID: 15254282]
- Appelhof BC et al. Combined therapy with levothyroxine and liothyronine in two ratios, compared with levothyroxine monotherapy in primary hypothyroidism: a double-blind, randomized, controlled clinical trial. J Clin Endocrinol Metab. 2005 May;90(5):2666-74. [PMID: 15705921]
- Hennessey JY. Levothyroxine dosage and the limitations of current bioequi-

- valence standards. Nat Clin Pract Endocrinol Metab. 2006 Sep;2(9):474-5. [PMID: 16957756]
- Roos A et al. The starting dose of levothyroxine in primary hypothyroidism treatment: a prospective, randomized, double-blind trial. Arch Intern Med. 2005 Aug 8-22;165(15):1714-20. [PMID: 16087818]
- Wekking EM et al. Cognitive functioning and well-being in euthyroid patients on thyroxine replacement therapy for primary hypothyroidism. Eur J Endocrinol. 2005 Dec;153(6):747-53. [PMID: 16322379]

Hirsutismo & Virilização

CARACTERÍSTICAS PRINCIPAIS

PRINCÍPIOS BÁSICOS DO DIAGNÓSTICO

- Distúrbios menstruais, hirsutismo, acne
- Virilização
- Ocasionalmente, tumor pélvico palpável
- 17-cetoesteroides urinários, sulfato de deidroepiandrosterona sérico e androstenediona elevados em distúrbios adrenais, variáveis em outros distúrbios
- Testosterona sérica frequentemente elevada

CONSIDERAÇÕES GERAIS

- A testosterona constitui o principal androgênio
- Se a testosterona sérica estiver normal, será extremamente improvável uma causa endócrina de hirsutismo

Causas de hirsutismo

- Idiopáticas ou familiares – com frequência, o hirsutismo pode ser normal por base genética
- Síndrome dos ovários policísticos – responde por > 50% dos casos
  - Afeta 5% das mulheres em fase de pré-menopausa nos Estados Unidos
  - Associada a amenorreia ou oligomenorreia, anovulação e obesidade
  - São comuns resistência à insulina e diabetes
- Tumor ovariano (incomum) e carcinoma adrenal (raro)
- Defeitos de enzimas esteroidogênicas
  - ~2% do hirsutismo de início no adulto devem-se ao defeito parcial na 21-hidroxilase adrenal
  - Raros pacientes com hiperandrogenismo e hipertensão apresentam deficiência da 11-hidroxilase
  - Pacientes com cariótipo XY e deficiência da 17α-hidroxiesteroide desidrogenase-3 ou 5α-redutase-2 podem se apresentar como meninas do ponto de vista fenotípico, cuja virilização se desenvolve na puberdade
- Outras causas raras
  - Acromegalia
  - Síndrome de Cushing induzida por ACTH
  - Carcinoma adrenal
  - Resistência genética ao cortisol
  - Virilização materna durante a gestação em razão de luteoma da gravidez
  - Hiper-reação luteinizante
  - Hiperplasia difusa do estroma das células de Leydig nas mulheres em fase de pós-menopausa
  - Hipertricose lanuginosa adquirida (crescimento difuso de pelo fino na face e no corpo em associação com malignidade, especialmente câncer colorretal)
- Causas farmacológicas
  - Minoxidil
  - Ciclosporina
  - Fenitoína
  - Esteroides anabolizantes
  - Diazóxido
  - Algumas progestinas

ASPECTOS DEMOGRÁFICOS

- Mais comuns em mulheres com alguma ascendência mediterrânea

ACHADOS CLÍNICOS

SINAIS E SINTOMAS

- Aumento do pelo sexual (queixo, lábio superior, abdome e tórax)
- Acne atribuída à atividade elevada das glândulas sebáceas
- Irregularidades menstruais, anovulação e amenorreia são comuns
- Desfeminização
  - Diminuição no tamanho da mama
  - Perda de tecido adiposo feminino
- A virilização implica presença de neoplasia produtora de testosterona
  - Calvície frontal
  - Muscularidade
  - Clitoromegalia
  - Engrossamento da voz
- Hipertensão observada em raras condições com síndrome de Cushing, deficiência da 11-hidroxilase adrenal ou síndrome de resistência ao cortisol
- O aumento de volume ovariano pode ser cístico ou neoplásico
- A síndrome dos ovários policísticos está associada a hipertensão e hiperlipidemia

DIAGNÓSTICO

EXAMES LABORATORIAIS

- Os androgênios séricos são úteis principalmente para fazer a triagem de raras neoplasias adrenais ou ovarianas ocultas
  - Testosterona sérica > 200 ng/dL ou testosterona livre > 40 ng/dL indicam a necessidade de exame e ultrassom pélvicos. Se esses exames estiverem normais, realizar TC da adrenal
  - Androstenediona sérica > 1.000 ng/dL implica neoplasia ovariana ou adrenal
  - Elevações mais brandas de testosterona ou androstenediona costumam ser tratadas com contraceptivos orais
  - Sulfato de deidroepiandrosterona sérico acentuadamente elevado (> 700 μg/dL) envolve fonte adrenal de androgênio, em geral hiperplasia adrenal e raras vezes carcinoma adrenal. Realizar TC da adrenal
- Não está claro quais pacientes com hiperandrogenismo devem ser submetidos à triagem em busca de deficiência da 21-hidroxilase de "início tardio" (nem se essa triagem é necessária); nesse caso, a 17-hidroxiprogesterona basal geralmente se encontra > 300 ng/dL ou o nível estimulado se apresenta > 1.000 ng/dL (30-60 min após 0,25 mg de cosintropina IM)
- Os sinais de síndrome de Cushing devem incitar à triagem
- Na presença de amenorreia causada por insuficiência ovariana, os hormônios folículo-estimulante (FSH) e luteinizante estarão elevados
- Relação LH:FSH > 2,0, hiperglicemia e nível elevado de insulina em jejum são comuns na síndrome dos ovários policísticos
- Uma amostragem venosa seletiva para mensuração da testosterona pode ser necessária para diagnosticar pequenos tumores ovarianos virilizantes não detectados aos exames de ultrassom, RM ou TC

DIAGNÓSTICO POR IMAGEM

- TC da adrenal, conforme descrito anteriormente
- Ultrassom ou RM pélvico para detectar tumores virilizantes do ovário
- O ultrassom revela a presença de ovários policísticos em ~33% das mulheres jovens normais; dessa forma, esse exame não tem utilidade no diagnóstico da síndrome dos ovários policísticos

TRATAMENTO

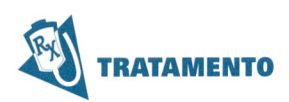

MEDICAÇÕES

- Espironolactona
  - 50-100 mg VO 2x/dia nos dias 5-25 do ciclo menstrual ou 1x/dia se utilizada concomitantemente com contraceptivo oral
  - Raramente, ocorre hipercalemia ou hiponatremia
- Acetato de ciproterona (indisponível nos Estados Unidos), 2 mg VO 1x/dia; administrado geralmente com contraceptivo oral
- Finasterida
  - A dose de 5 mg VO 1x/dia reduz modestamente o hirsutismo em 6 meses – resultados comparáveis aos da espironolactona
  - Ineficaz para alopecia androgênica em mulheres
- Flutamida
  - 250 mg VO 1x/dia
  - Utilizada com contraceptivo oral, sendo provavelmente mais eficaz do que a espironolactona na melhoria de hirsutismo, acne e calvície de padrão masculino
  - Raramente hepatotóxica
- Contraceptivos orais
  - Estimulam a menstruação, porém são menos eficazes em casos de hirsutismo
  - Os contraceptivos contendo baixos níveis de progestinas androgênicas (desogestrel, gestodeno) são os preferidos
  - A adição de sinvastatina pode diminuir a testosterona livre sérica
- Metformina
  - A dose de 500-1.000 mg VO 2x/dia para síndrome dos ovários policísticos com amenorreia ou oligomenorreia pode melhorar a função menstrual, particularmente em mulheres com resistência à insulina
  - Contraindicada em doença renal e hepática
  - Não causa hipoglicemia em não diabéticos
- Alopecia androgênica
  - Solução tópica de minoxidil a 2% 2x/dia de forma crônica para couro cabeludo seco
  - Ocorre hipertricose em 3-5% (p. ex., na fronte, nas bochechas, no lábio superior e no queixo); em geral, esse quadro apresenta resolução 1-6 meses após a interrupção do medicamento
- **Nota: Administrar tratamentos antiandrogênicos apenas a mulheres que não estejam grávidas – o uso durante a gravidez causa malformações e pseudo-hermafroditismo em bebês do sexo masculino. As mulheres submetidas a antiandrogênios devem tomar contraceptivos orais quando indicados e evitar a gravidez**

CIRURGIA

- Ressecção de qualquer tumor ovariano ou adrenal secretor de testosterona
- A ooforectomia bilateral laparoscópica (se a TC das adrenais e dos ovários permanecer normal) é indicada nas mulheres em fase de pós-menopausa com hiperandrogenismo grave, já que pequenos tumores de células hilares do ovário podem não ser visíveis nas imagens

PROCEDIMENTOS TERAPÊUTICOS

- Interromper qualquer medicamento potencialmente agressor
- Incentivar a raspagem dos pelos, o uso de cremes depilatórios, a depilação por cera, a técnica de eletrólise ou o clareamento e a terapia a *laser* para hirsutismo

DESFECHOS

SEGUIMENTO

- Verificar os níveis séricos de potássio e creatinina 1 mês depois do início da espironolactona
- Se a testosterona estiver elevada, acompanhar o nível sérico desse hormônio durante a terapia ou após a cirurgia

PROGNÓSTICO

- Síndrome dos ovários policísticos: as mulheres frequentemente retomam os ciclos menstruais normais com o envelhecimento

EVIDÊNCIAS

DIRETRIZES CLÍNICAS

- Azziz R. The evaluation and management of hirsutism. Obstet Gynecol. 2003; 101(5 Pt 1):995. [PMID: 12738163]
- Claman P et al. SOGC clinical practice guidelines. Hirsutism: evaluation and treatment. J Obstet Gynaecol Can. 2002;24:62. [PMID: 12196888]

ENDEREÇO ELETRÔNICO

- University of Maryland Medicine – Hirsutism

INFORMAÇÕES PARA OS PACIENTES

- American Academy of Family Physicians – Hirsutism
- MedlinePlus – Virilization

REFERÊNCIAS

- Azziz R et al. Androgen excess in women: experience with over 1000 consecutive patients. J Clin Endocrinol Metab. 2004 Feb;89(2):453-62. [PMID: 14764747]
- Ganie MA et al. Comparison of efficacy of spironolactone with metformin in the management of polycystic ovary syndrome: an open-label study. J Clin Endocrinol Metab. 2004 Jun; 89(6):2756-62. [PMID: 15181054]
- Murphy MK et al. Polycystic ovarian morphology in normal women does not predict the development of polycystic ovary syndrome. J Clin Endocrinol Metab. 2006 Oct;91(10):3878-84. [PMID: 16882750]
- Ortega-Gonzalez C et al. Responses of serum androgen and insulin resistance to metformin and pioglitazone in obese, insulin-resistant women with polycystic ovary syndrome. J Clin Endocrinol Metab. 2005 Mar;90(3):1360-5. [PMID: 15598674]
- Palomba S et al. Prospective parallel randomized, double-blind, double-dummy controlled clinical trial comparing clomiphene citrate and metformin as the first-line treatment for ovulation induction in nonobese anovulatory women with polycystic ovary syndrome. J Clin Endocrinol Metab. 2005 Jul; 90(7):4068-74. [PMID: 15840746]
- Rosenfield RL. Clinical practice. Hirsutism. N Engl J Med. 2005 Dec 15; 353(24):2578-88. [PMID: 16354894]

Histoplasmose

CARACTERÍSTICAS PRINCIPAIS

PRINCÍPIOS BÁSICOS DO DIAGNÓSTICO

- Infecção causada por *Histoplasma capsulatum*, um fungo dimórfico isolado de solo contaminado com excrementos de pássaros ou morcegos em áreas endêmicas
- A maioria dos pacientes permanece assintomática; se sintomáticos, é mais comum a ocorrência de doença respiratória
- Disseminação em pacientes profundamente imunocomprometidos

CONSIDERAÇÕES GERAIS

- A histoplasmose aguda frequentemente ocorre em forma de epidemias, muitas vezes quando o solo contendo excre-

mentos infectados de pássaros ou morcegos é desestabilizado
- A infecção presumivelmente ocorre por inalação
- O microrganismo prolifera-se, sendo carreado via hematógena dos pulmões para outros órgãos
- É comum a disseminação em pacientes com AIDS, geralmente com contagens < 100 de células CD4/μL, e em outros pacientes imunocomprometidos, com prognóstico ruim

ASPECTOS DEMOGRÁFICOS
- Áreas endêmicas
  - Regiões central e oriental dos Estados Unidos (especialmente vales dos rios Ohio e Mississippi)
  - Canadá oriental
  - México
  - América Central
  - América do Sul
  - África
  - Sudeste da Ásia
- A doença disseminada ocorre com maior frequência como reativação de infecção prévia, mas pode refletir infecção aguda
- Em pacientes mais idosos com doença pulmonar obstrutiva crônica, ocorre histoplasmose pulmonar progressiva crônica

ACHADOS CLÍNICOS

SINAIS E SINTOMAS
- A maioria dos casos permanece assintomática sem sinais ou sintomas pulmonares, mesmo naqueles que subsequentemente apresentam calcificações na radiografia torácica
- Doença sintomática leve: doença semelhante à influenza, com duração frequente de 1-4 dias
- Doença mais grave: apresenta-se como pneumonia atípica, com febre, tosse e dor torácica central branda por 5-15 dias
- Exame físico geralmente normal
- Histoplasmose pulmonar aguda: prostração acentuada e febre; no entanto, há poucas queixas pulmonares mesmo quando a radiografia torácica revela pneumonia
- Histoplasmose pulmonar progressiva em pacientes com doença pulmonar crônica
  - Febre, perda de peso, prostração
  - Dispneia, tosse
  - Cavitação e fibrose do lobo superior
- Acredita-se que a fibrose mediastínica represente uma resposta imunológica anormal à presença de microrganismos em linfonodos mediastinais
- A histoplasmose disseminada ocorre principalmente em pacientes imunocomprometidos
  - Febre, perda de peso, tosse
  - Hepatomegalia, esplenomegalia, linfadenopatia
  - Envolvimento gastrintestinal com úlceras orais e lesões intestinais
  - Pápulas e úlceras constituem achados cutâneos
  - As glândulas adrenais costumam ser envolvidas
  - É rara a ocorrência de meningite e endocardite
  - Choque em casos graves

DIAGNÓSTICO DIFERENCIAL
- Influenza
- Pneumonia atípica
- Tuberculose
- Coccidioidomicose
- Sarcoidose
- Blastomicose
- Pneumoconiose
- Pneumonia por *Pneumocystis jiroveci*
- Linfoma (inclusive pneumonia intersticial linfocítica)

DIAGNÓSTICO

EXAMES LABORATORIAIS
- São comuns elevações das enzimas fosfatase alcalina e lactato desidrogenase (notável), bem como da ferritina
- Anemia de doença crônica em histoplasmose pulmonar progressiva crônica
- A cultura do escarro raramente é positiva, exceto em histoplasmose pulmonar crônica
- Pancitopenia por envolvimento da medula óssea em doença disseminada
- Hemoculturas ou culturas da medula óssea positivas em > 80% dos casos de doença disseminada em indivíduos imunocomprometidos
- Os testes cutâneos e sorológicos raramente são diagnósticos
- Na histoplasmose pulmonar aguda: teste de imunodifusão como método de triagem com sensibilidade de 50%, títulos de fixação do complemento com sensibilidade de ~80%, sensibilidade da combinação até 80% em paciente imunocomprometido
- Teste de detecção de antígenos urinários
  - Sensibilidade > 90% para doença disseminada em casos de AIDS
  - Útil para diagnóstico de recidiva
- A biópsia de órgãos afetados com cultura é de grande valia na doença disseminada

DIAGNÓSTICO POR IMAGEM
- Calcificações pulmonares e esplênicas nas radiografias podem refletir infecção prévia
- Os achados radiográficos durante a doença aguda são variáveis e inespecíficos
- Doença disseminada em pacientes profundamente imunocomprometidos: a radiografia torácica pode revelar um padrão miliar

TRATAMENTO

MEDICAÇÕES
- O itraconazol é altamente eficaz contra *H. capsulatum*
  - O itraconazol oral, 200-400 mg 1x/dia por semanas a meses, pode ser utilizado para doença pulmonar progressiva, além de doença não meníngea leve a moderada
  - Podem ser esperadas taxas de resposta de ~80%
  - Em razão da absorção variável, alguns especialistas recomendam a mensuração dos níveis do medicamento, sendo suficiente o valor de pico de 4-10 μg/mL
- A anfotericina B na dose de 0,7-1,0 mg/kg/dia IV será utilizada se os pacientes
  - Não conseguirem tomar o itraconazol por via oral
  - Não tiverem respondido ao itraconazol
  - Sofrerem de meningite
  - Apresentarem doença disseminada grave
- O itraconazol oral poderá substituir a anfotericina assim que o paciente estiver estabilizado e afebril, o que costuma ocorrer em 3-7 dias
- As taxas de recidiva são altas, sobretudo entre os pacientes com HIV na ausência de reconstituição imunológica; nessa situação, deve-se fazer uso do itraconazol, 200 mg VO 1x/dia, por tempo indefinido
  - Após um período de, no mínimo, 12 meses de itraconazol, a profilaxia secundária poderá ser interrompida com segurança em pacientes com HIV que responderam à terapia antirretroviral
- O tratamento de endocardite não é uma tarefa fácil, sendo recomendada a remoção da válvula infectada juntamente com doses máximas de anfotericina B e itraconazol oral prolongado
- A fibrose mediastínica pode não responder à terapia antifúngica; o itraconazol mostrou-se mais eficaz em pacientes com evidência de inflamação e não

apenas fibrose na biópsia de linfonodos afetados
- Em geral, não é recomendável a cirurgia nessa condição porque as complicações são comuns
- A aplicação de *stent*[*] intravascular pode ser de grande auxílio para a manutenção da patência de vasos sanguíneos centrais

DESFECHOS

PROGNÓSTICO

- Histoplasmose aguda: duração de 1 semana a 6 meses, mas quase nunca é fatal
- Histoplasmose disseminada progressiva: geralmente fatal em até 6 meses ou menos; evolução mais rápida em indivíduo imunocomprometido

PREVENÇÃO

- A recorrência de histoplasmose relacionada com a AIDS é reduzida com a administração de itraconazol por tempo indefinido, 200-400 mg VO 1x/dia; a interrupção da profilaxia secundária é possível após o tratamento adequado da histoplasmose e a resposta contínua das células CD4 (> 150/μL) à terapia antirretroviral altamente ativa

EVIDÊNCIAS

DIRETRIZES CLÍNICAS

- Practice Guidelines from the Infectious Diseases Society of America
- AIDS Info. US Department of Health and Human Services, Public Health Service

ENDEREÇO ELETRÔNICO

- Centers for Disease Control and Prevention – Division of Bacterial and Mycotic Diseases

INFORMAÇÕES PARA OS PACIENTES

- Centers for Disease Control and Prevention – Division of Bacterial and Mycotic Diseases
- Cleveland Clinic – OHS

---

[*] N. de T. Dispositivo metálico, utilizado com a finalidade de manter o lúmen de um vaso sanguíneo ou de outra estrutura tubular permeável, com seu calibre próximo do normal, formando uma nova "parede" para o vaso.

- National Institute of Allergy and Infectious Diseases

REFERÊNCIA

- Wheat LJ. Histoplasmosis: a review for physicians from non-endemic areas. Mycoses. 2006 Jul;49(4):274-82. [PMID: 16784440]

HIV & AIDS, Infecção por

CARACTERÍSTICAS PRINCIPAIS

PRINCÍPIOS BÁSICOS DO DIAGNÓSTICO

- São fatores de risco
  - Contato sexual com alguma pessoa infectada
  - Exposição parenteral a sangue infectado por transfusão ou compartilhamento de agulhas
  - Exposição perinatal
- Infecções oportunistas
  - Atribuídas à imunidade celular diminuída
  - Frequente e potencialmente letais
- Cânceres agressivos, em particular sarcoma de Kaposi e linfoma extranodal
- Manifestações neurológicas
  - Demência
  - Meningite asséptica
  - Neuropatia

CONSIDERAÇÕES GERAIS

- Definição: definição dos casos de AIDS pelo Centro de Controle e Prevenção de Doenças (CDC) dos Estados Unidos (Tabela 79)
- Etiologia: HIV-1, um retrovírus

ASPECTOS DEMOGRÁFICOS

- Em 2005, constatou-se infecção por HIV em
  - ~40 milhões de pessoas no mundo todo
  - ~950.000 norte-americanos
- Em 2005, dos casos de AIDS em ~425.000 norte-americanos
  - 52% eram homens homossexuais
  - 15% eram heterossexuais do sexo masculino, usuários de drogas injetáveis
  - 9% eram heterossexuais do sexo masculino, não usuários de drogas injetáveis
  - 23% eram mulheres, das quais 65% foram infectadas por contato heterossexual

ACHADOS CLÍNICOS

SINAIS E SINTOMAS

- Infecções e neoplasias relacionadas com o HIV afetam praticamente todos os órgãos
- Muitas pessoas infectadas por HIV permanecem assintomáticas por anos, mesmo sem terapia antirretroviral: média de ~10 anos entre a exposição ao HIV e o desenvolvimento de AIDS
- Os sintomas são multiformes e inespecíficos
- Febre, sudorese noturna e perda de peso
- Falta de ar, tosse e febre por pneumonia
- Anorexia, náuseas, vômitos e taxa metabólica elevada contribuem para perda de peso
- Diarreia decorrente de infecções bacterianas, virais ou parasitárias
- O exame físico pode permanecer normal
- Distúrbios altamente sugestivos de infecção por HIV
  - Leucoplasia pilosa da língua
  - Sarcoma de Kaposi disseminado
  - Angiomatose bacilar cutânea
  - Linfadenopatia generalizada no início da infecção
- Oculares
  - Citomegalovírus (CMV)
  - Vírus herpes
  - Retinite por toxoplasmose
- Orais
  - Candidíase, pseudomembranosa (placas brancas removíveis) e eritematosa (placas friáveis vermelhas)
  - Leucoplasia pilosa
  - Queilite angular
  - Gengivite ou periodontite
  - Úlceras aftosas
  - Sarcoma de Kaposi (geralmente no palato duro)
  - Verrugas
- **Seios nasais e paranasais:** sinusite crônica
- Pulmões
  - Infecções bacterianas (p. ex., *Streptococcus pneumoniae*, *Haemophilus influenzae*)
  - Infecções micobacterianas (p. ex., *Mycobacterium tuberculosis*, complexo *Mycobacterium avium* [MAC])
  - Infecções fúngicas (p. ex., *Pneumocystis jiroveci*)
  - Pneumonias virais
  - Quadros não infecciosos
    - Sarcoma de Kaposi
    - Linfoma não Hodgkin

- Pneumonite intersticial
- **Gastrintestinais**
  - Esofagite (*Candida*, herpes simples, CMV)
  - Gastropatia
  - Má absorção
- **Enterocolite**
  - Bactérias (*Campylobacter*, *Salmonella*, *Shigella*)
  - Vírus (CMV, adenovírus, HIV)
  - Protozoários (*Cryptosporidium*, *Entamoeba histolytica*, *Giardia*, *Isospora*, *Microsporidia*)
- **Hepáticos**
  - Infecções do fígado (micobacterianas, CMV, vírus das hepatites B e C) e neoplasias (linfoma)
  - Hepatite relacionada com medicação
- **Biliares**
  - Colecistite
  - Colangite esclerosante
  - Estenose papilar (CMV, *Cryptosporidium* e *Microsporidia*)
- **Sistema nervoso central (SNC)**
  - Lesões intracerebrais expansivas
    - Toxoplasmose
    - Abscessos por bactérias e *Nocardia*
    - Criptococomas
    - Tuberculomas
  - Encefalopatia por HIV
  - Meningite
  - Linfoma do SNC (não Hodgkin)
  - Leucoencefalopatia multifocal progressiva (LMP)
- **Medula espinal:** mielopatia por HIV
- **Sistema nervoso periférico**
  - Polineuropatias inflamatórias, neuropatias sensoriais e mononeuropatias
  - Polirradiculopatia por CMV
  - Mielite transversa (herpes-zóster ou CMV)
- **Endocrinológicos**
  - Insuficiência adrenal por infecção (p. ex., CMV e MAC), infiltração (sarcoma de Kaposi), hemorragia e lesão autoimune presumida
  - Defeito mineralocorticoide isolado
  - Anormalidades das provas de função tireóidea (altos níveis de T3, T4 e globulina ligada à tiroxina, porém baixos níveis de T3-reverso)
- **Ginecológicos**
  - Candidíase vaginal
  - Displasia e carcinoma cervicais
  - Doença inflamatória pélvica
- **Malignidades**
  - Sarcoma de Kaposi
  - Linfoma Hodgkin e não Hodgkin
  - Linfoma primário do SNC
  - Displasia cervical e carcinoma cervical invasivo
  - Displasia anal e carcinoma anal de células escamosas
- **Pele**
  - Infecções virais
    - Herpes simples
    - Herpes-zóster
    - Molusco contagioso
  - Infecções bacterianas
    - Foliculite por *Staphylococcus*, furúnculos, impetigo bolhoso, disseminação com sepse
    - Angiomatose bacilar causada por *Bartonella henselae* e *Bartonella quintana*
  - Infecções fúngicas
    - *Candida*
    - Dermatófitos
    - Dermatite seborreica por *Malassezia furfur*/*Pityrosporum ovale*
  - Processos neoplásicos (sarcoma de Kaposi)
  - Dermatites inespecíficas (psoríase, prurido intenso, xerose)
- **Musculoesqueléticos**
  - Miopatia
  - Artrite de articulações isoladas ou múltiplas, com ou sem efusões
  - Artrite reativa (síndrome de Reiter)
  - Artrite psoriática
  - Síndrome seca
  - Lúpus eritematoso sistêmico

DIAGNÓSTICO DIFERENCIAL

- Depende do modo de apresentação
- **Sintomas constitucionais**
  - Câncer
  - Tuberculose
  - Endocardite
  - Doenças endocrinológicas (p. ex., hipertireoidismo)
- **Processos pulmonares**
  - Infecções pulmonares agudas e crônicas
  - Outras causas de infiltrados pulmonares intersticiais difusos
- **Doença neurológica**
  - Causas de alterações no estado mental
  - Causas de neuropatias
- **Diarreia**
  - Enterocolite infecciosa
  - Colite associada a antibióticos
  - Enteropatia inflamatória
  - Sintomas de má absorção

DIAGNÓSTICO

EXAMES LABORATORIAIS

- Ver Tabela 80
- Detecção de anticorpo anti-HIV pelo método ELISA, confirmada pela análise de *western-blot* (sensibilidade > 99,5%, especificidade ~100%)
- ~95% das pessoas desenvolvem anticorpos em até 6 semanas após a infecção
- Contagem absoluta de linfócitos CD4: à medida que a contagem diminui, o risco de infecções oportunistas graves aumenta

PROCEDIMENTOS DIAGNÓSTICOS

- Para pneumonia por *P. jiroveci*
  - Gasometria arterial
  - Lactato desidrogenase sérica
  - Radiografia torácica
  - Coloração de Wright-Giemsa de escarro induzido
  - Lavado broncoalveolar
  - Capacidade de difusão do monóxido de carbono (DL_{CO})
  - TC de alta resolução
- Para toxoplasmose do SNC
  - TC do crânio
  - Biópsia cerebral estereotáxica
- Para meningite criptocócica
  - Cultura do líquido cerebrospinal (LC)
  - Detecção de antígeno criptocócico no LC e no soro
- Para meningite por HIV: contagem de células no LC
- Para mielopatia por HIV
  - Punção lombar
  - RM ou TC do crânio
- Para complexo AIDS-demência, depressão: exame neuropsiquiátrico
- Para miopatia
  - Creatinoquinase sérica
  - Biópsia muscular
- Para disfunção hepática
  - Biópsia hepática percutânea
  - Hemocultura
  - Biópsia de local mais acessível
- Para enterocolite
  - Coprocultura, além da pesquisa de múltiplos ovos e parasitas
  - Colonoscopia e biópsia

TRATAMENTO

MEDICAÇÕES

- Febre: antipiréticos
- Anorexia: acetato de megestrol, 80 mg VO 4x/dia ou dronabinol, 2,5-5,0 mg VO 3x/dia
- Perda de peso
  - Suplementação alimentar com bebidas hipercalóricas
  - Hormônio de crescimento, 0,1 mg/kg/dia SC por 12 semanas ou esteroides anabolizantes – oxandrolona, 15-20 mg VO em 2-4 doses divididas
  - Enantato ou cipionato de testosterona, 100-200 mg IM a cada 2-4 se-

manas, ou emplastro/gel de testosterona
- Náuseas
  - Proclorperazina, 10 mg VO 3x/dia antes das refeições
  - Metoclopramida, 10 mg VO 3x/dia antes das refeições
  - Ondansetrona, 8 mg VO 3x/dia antes das refeições
  - Agente antifúngico oral empírico
- Consultar a Tabela 83 em busca de tratamento antirretroviral quando a contagem de células CD4 se encontra < 350 células/μL
- A Tabela 82 exibe o tratamento de infecções oportunistas e malignidades comuns

DESFECHOS

SEGUIMENTO
- Contagens de células CD4 a cada 3-6 meses
- Exames de carga viral a cada 3-6 meses e 1 mês após mudança na terapia
- Manutenção dos cuidados de saúde (Tabela 81)

PROGNÓSTICO
- A eficácia dos tratamentos antirretrovirais – especialmente inibidores da protease e inibidores não nucleosídeos da transcriptase reversa – melhorou o prognóstico

CASOS DE ENCAMINHAMENTO
- Para aconselhamento a respeito de mudança da terapia antirretroviral, inclusive interpretação dos testes de resistência
- Para controle de infecções oportunistas complicadas

CASOS DE ADMISSÃO HOSPITALAR
- Em febre recente inexplicável na suspeita de infecção bacteriana que necessita de antibióticos IV
- Em disfunção aguda dos sistemas orgânicos ou alteração aguda do estado mental

PREVENÇÃO
Prevenção primária
- Precauções devem ser tomadas no que diz respeito às relações sexuais e ao uso de drogas injetáveis, com prática de sexo seguro, uso de preservativos e não compartilhamento de agulhas
- Profilaxia de transmissão perinatal do HIV
- Triagem de produtos sanguíneos
- Práticas de controle de infecções em ambientes hospitalares

Prevenção secundária
- Para pneumonia por *P. jiroveci* com contagens de células CD4 < 200 células/μL, porcentagem de linfócitos CD4 < 14% ou perda de peso ou candidíase oral: sulfametoxazol-trimetoprim, dapsona ou atovaquona (Tabela 84)
- Para infecção por MAC com contagens de células CD4 < 75-100 células/μL: azitromicina (1.200 mg VO toda semana) ou claritromicina (500 mg VO 2x/dia)
- Para infecção por *M. tuberculosis* com reações positivas ao PPD (derivado de proteína purificada) > 5 mm de induração: isoniazida, 300 mg VO 1x/dia, associada à piridoxina, 50 mg VO 1x/dia por 9-12 meses
- Para toxoplasmose com sorologia positiva para IgG antitoxoplasma e contagens de células CD4 < 100 células/μL: sulfametoxazol-trimetoprim (1 comprimido de potência dupla VO 1x/dia), ou pirimetamina, 50 mg VO semanalmente, somada à dapsona 50 mg VO 1x/dia e à leucovorina 25 mg VO 1x/semana

EVIDÊNCIAS

DIRETRIZES CLÍNICAS
- Department of Health and Human Services: Guidelines for the use of antiretroviral agents in HIV-infected adults and adolescents. October 2004.

ENDEREÇOS ELETRÔNICOS
- Center for HIV Information, University of California – San Francisco
- National Institutes of Health – National Institute of Allergy and Infectious Diseases – Division of AIDS

INFORMAÇÕES PARA OS PACIENTES
- AIDS Info – US Department of Health and Human Services
- CDC – National AIDS Hotline: 1-800342-AIDS
- JAMA Patient Page. HIV Infection: The Basics. JAMA 2004;292:296.
- MedlinePlus: Interactive AIDS tutorial

REFERÊNCIA
- Gallant JE et al; Study 934 Group. Tenofovir DF, emtricitabine, and efavirenz vs. zidovudine, lamivudine, and efavirenz for HIV. N Engl J Med. 2006 Jan 19; 354(3):251-60. [PMID: 16421366]

Hodgkin, Doença de

CARACTERÍSTICAS PRINCIPAIS

PRINCÍPIOS BÁSICOS DO DIAGNÓSTICO
- Linfadenopatia indolor
- Sintomas constitucionais podem ou não estar presentes
- Diagnóstico patológico obtido por meio da biópsia de linfonodos

CONSIDERAÇÕES GERAIS
- Grupo de cânceres caracterizados por células de Reed-Sternberg em *background* celular reativo apropriado
- O linfócito B constitui a célula maligna
- A doença de Hodgkin é dividida em vários subtipos patológicos
  - Predominância de linfócitos
  - Esclerose nodular
  - Celularidade mista
  - Depleção de linfócitos
- Tende a surgir em áreas dentro de um linfonodo isolado e se disseminar de forma ordenada para linfonodos contíguos
- Apresenta extensa disseminação hematógena apenas no final do curso da doença

ASPECTOS DEMOGRÁFICOS
- Distribuição etária bimodal: um pico aos 20-30 anos de idade e o segundo pico com > 50 anos

ACHADOS CLÍNICOS

SINAIS E SINTOMAS
- Linfadenopatia indolor (massa), comumente no pescoço
- Sintomas constitucionais, por exemplo, febre, perda de peso ou sudorese noturna, ou prurido generalizado
- A presença de dor no linfonodo envolvido após ingestão de bebidas alcoólicas é um sintoma incomum

DIAGNÓSTICO DIFERENCIAL
- Linfoma não Hodgkin
- Linfadenite tuberculosa (escrófula)
- Doença da arranhadura do gato
- Sarcoidose
- Câncer metastático
- Pseudolinfoma induzido por medicamentos (p. ex., fenitoína)

DIAGNÓSTICO

PROCEDIMENTOS DIAGNÓSTICOS

- A realização de biópsia do linfonodo estabelece o diagnóstico patológico. O aspirado por agulha fina não é um exame adequado
- Nomenclatura do estadiamento (classificação de Ann Arbor)
  - Estádio I, um único linfonodo envolvido
  - Estádio II, envolvimento de dois linfonodos em um dos lados do diafragma
  - Estádio III, linfonodos envolvidos em ambos os lados do diafragma
  - Estádio IV, doença disseminada com acometimento da medula óssea ou do fígado
- Além disso, a doença de Hodgkin é designada como estádio A na falta de sintomas constitucionais e estádio B na ocorrência de perda de peso de 10% em 6 meses, febre ou sudorese noturna ("sintomas B")

TRATAMENTO

MEDICAÇÕES

- Quimioterapia de combinação por 6 a 8 ciclos, envolvendo o uso de doxorrubicina (Adriamycin®), bleomicina, vincristina e dacarbazina (ABVD) para a maioria dos pacientes com doença avançada (ver Tabela 6)
- Novos programas de quimioterapia intensificada estão sendo testados
- A doença em fase inicial, submetida previamente à radioterapia, costuma ser tratada hoje em dia com um curso terapêutico curto (i. e., 4 ciclos) de quimioterapia de combinação

PROCEDIMENTOS TERAPÊUTICOS

- Todos os pacientes com doença localizada e disseminada devem ser tratados com intenção curativa
- A radioterapia constitui a conduta terapêutica inicial apenas para os pacientes com doença de baixo risco em estádios IA e IIA, mas um curso quimioterápico breve pode substituir esse tipo de tratamento
- A quimioterapia em altas doses com transplante autólogo de células-tronco representa o tratamento de escolha para recidiva pós-quimioterapia inicial

DESFECHOS

PROGNÓSTICO

- Excelente para doença em estádios IA ou IIA tratada com radioterapia: taxas de sobrevida em 10 anos > 80%
- Doença avançada: taxas de sobrevida de 50-60% em um período de 5 anos
- O prognóstico é pior em pacientes com
  - Idade mais avançada
  - Doença volumosa
  - Depleção de linfócitos ou doença de Hodgkin de celularidade mista
- O prognóstico para aqueles acometidos pela forma da doença com predomínio de linfócitos é melhor do que em outros subtipos
  - A cura é vista em > 70% daqueles com doença disseminada
  - É necessário tratamento limitado para aqueles com doença em fase inicial
- A doença recorrente após radioterapia inicial ainda pode ser passível de cura com quimioterapia
- A quimioterapia em altas doses com transplante autólogo de células-tronco para recidiva oferece uma chance de cura de 35-50% se a doença ainda se mostrar sensível ao tratamento quimioterápico

EVIDÊNCIAS

DIRETRIZES CLÍNICAS

- Ferme C et al. Hodgkin's disease. Br J Cancer. 2001;84(Suppl 2):55. [PMID: 11355971]
- Hoppe RT et al. NCCN Hodgkin's Disease Practice Guidelines Panel. National Comprehensive Cancer Network: Hodgkin's Disease v.2.2005

ENDEREÇO ELETRÔNICO

- National Cancer Institute: Adult Hodgkin's Lymphoma: Treatment

INFORMAÇÕES PARA OS PACIENTES

- American Cancer Society: What Is Hodgkin's Disease?
- Leukemia & Lymphoma Society: Hodgkin Lymphoma
- National Cancer Institute: Hodgkin's Disease

REFERÊNCIAS

- Bonadonna G et al. ABVD plus subtotal nodal versus involved-field radiotherapy in early-stage Hodgkin's disease: long-term results. J Clin Oncol. 2004 Jul 15;22(14):2835-41. [PMID: 15199092]
- Engert A et al. Hodgkin's lymphoma in elderly patients: a comprehensive retrospective analysis from the German Hodgkin's Study Group. J Clin Oncol. 2005 Aug 1;23(22):5052-60. [PMID: 15955904]
- Nogova L et al. Biology, clinical course and management of nodular lymphocyte-predominant hodgkin lymphoma. Hematology Am Soc Hematol Educ Program. 2006:266-72. [PMID: 17124071]
- Re D et al. From Hodgkin disease to Hodgkin lymphoma: biologic insights and therapeutic potential. Blood. 2005 Jun 15;105(12):4553-60. [PMID: 15728122]

Huntington, Doença de

CARACTERÍSTICAS PRINCIPAIS

PRINCÍPIOS BÁSICOS DO DIAGNÓSTICO

- Início gradativo e progressão de coreia e demência ou mudança comportamental
- Histórico familiar do distúrbio
- Gene responsável identificado no cromossomo 4

CONSIDERAÇÕES GERAIS

- Distúrbio de herança autossômica dominante, que ocorre mundialmente, em todos os grupos étnicos, com uma taxa de prevalência em torno de 5 para cada 100.000 pessoas
- O gene responsável pela doença foi localizado no braço curto do cromossomo 4
  - Existe uma repetição expandida e instável de trinucleotídeos CAG na região 4p16.3 do cromossomo 4
  - O comprimento da repetição de trinucleotídeos CAG pode exercer um efeito sobre a velocidade de evolução da doença
- É recomendável o aconselhamento genético à descendência
- O teste genético permite a detecção pré-sintomática e o diagnóstico definitivo da doença

ACHADOS CLÍNICOS

SINAIS E SINTOMAS

- O início clínico costuma ocorrer entre 30 e 50 anos de idade
- **Sintomas iniciais**
  - Podem consistir em movimentos anormais ou alterações intelectuais

- No final das contas, entretanto, ocorrem ambos os sintomas
- **Alterações mentais** mais precoces
  - Frequentemente comportamentais, com irritabilidade, mau humor, comportamento antissocial ou transtorno psiquiátrico
  - Contudo, observa-se o desenvolvimento subsequente de demência mais clara
- **Discinesia**
  - A princípio, pode não ser mais do que uma fadiga ou inquietação aparente
  - Com o tempo, no entanto, ocorrem movimentos coreiformes e certa postura distônica
- Ocasionalmente, ocorrem **rigidez** e **acinesia progressivas** (em vez de coreia) em associação com demência, sobretudo em casos com início na infância

DIAGNÓSTICO DIFERENCIAL
- A coreia que se desenvolve sem histórico familiar de coreoatetose não deve ser atribuída à doença de Huntington, pelo menos não até a exclusão de outras causas de coreia por meio de exame clínico e estudos laboratoriais apropriados
- Em pacientes mais jovens, a coreia de Sydenham autolimitada desenvolve-se após infecções estreptocócicas do grupo A em raras ocasiões
- Outras causas não genéticas de coreia
  - Acidente vascular cerebral
  - Lúpus eritematoso sistêmico e distúrbios relacionados
  - Síndromes paraneoplásicas
  - Infecção por HIV
  - Vários medicamentos
- Se a falência intelectual progressiva for a única manifestação, pode não ser possível a distinção entre doença de Huntington e outras causas de demência, a menos que haja histórico familiar característico ou ocorra discinesia
- Atrofia dentatorrubral-palidoluisiana
  - Distúrbio autossômico semelhante do ponto de vista clínico
  - Incomum, exceto em pessoas de ascendência japonesa
  - Manifesta-se como coreia, demência, ataxia e epilepsia mioclônica
  - Atribuída a um mapeamento de gene mutante em 12p13.31

DIAGNÓSTICO

DIAGNÓSTICO POR IMAGEM
- A TC geralmente demonstra atrofia do cérebro e do núcleo caudado em casos estabelecidos
- Os exames de RM e tomografia por emissão de pósitrons (PET) revelam utilização reduzida de glicose em núcleo caudado anatomicamente normal

TRATAMENTO

MEDICAÇÕES
- Os bloqueadores dos receptores dopaminérgicos, como fenotiazinas ou haloperidol, podem controlar a discinesia e quaisquer distúrbios comportamentais
- Haloperidol
  - A dose inicial é de 1 mg VO 1 ou 2x/dia
  - A dose é aumentada a cada 3 ou 4 dias, dependendo da resposta
- Tetrabenazina
  - Promove depleção das monoaminas centrais
  - Amplamente utilizada na Europa para tratamento de discinesia, mas indisponível nos Estados Unidos
- Reserpina
  - É semelhante em suas ações à tetrabenazina e pode ser de grande auxílio
  - A dose diária é aumentada gradativamente para um valor entre 2 e 5 mg VO, dependendo da resposta
- Os distúrbios comportamentais podem responder à clozapina
- As tentativas de compensar a deficiência relativa do ácido gama-aminobutírico (GABA) pelo aumento na atividade GABAérgica central ou de compensar a subatividade relativa da transmissão colinérgica pela administração de cloreto de colina não foram úteis em termos terapêuticos
- Atualmente, a cisteamina (um indutor de depleção seletiva de somatostatina no cérebro) está sendo estudada

DESFECHOS

PROGNÓSTICO
- Não há cura para a doença de Huntington
  - Não se consegue deter a evolução
  - O tratamento é puramente sintomático
- Costuma ser fatal dentro de 15-20 anos

CASOS DE ENCAMINHAMENTO
- Todos os pacientes podem se beneficiar da intervenção de clínicos especialistas nessa área
- Para aconselhamento genético da descendência

PREVENÇÃO
- O aconselhamento genético é importante para a prevenção

EVIDÊNCIAS

DIRETRIZES CLÍNICAS
- International Huntington Association and the World Federation of Neurology Research Group on Huntington's Chorea. Guidelines for the molecular genetics predictive test in Huntington's disease. J Med Genet. 1994;31:555. [PMID: 7966192]

ENDEREÇO ELETRÔNICO
- National Institute of Neurological Disorders and Stroke

INFORMAÇÕES PARA OS PACIENTES
- Huntington's Disease Society of America
- The Mayo Clinic

REFERÊNCIAS
- Cardoso F et al. Seminar on choreas. Lancet Neural. 2006 Jul;5(7):589-602. [PMID: 16781989]
- Higgins DS. Huntington's disease. Curr Treat Options Neurol. 2006 May; 8(3):236-44. [PMID: 16569382]
- Rosenblatt A et al. The association of CAG repeat length with clinical progression in Huntington disease. Neurology. 2006 Apr 11;66(7):1016-20. [PMID: 16606912]

Icterícia

CARACTERÍSTICAS PRINCIPAIS

PRINCÍPIOS BÁSICOS DO DIAGNÓSTICO

- A icterícia origina-se do acúmulo de bilirrubina nos tecidos corporais; a causa pode ser hepática ou não hepática
- A ocorrência de hiperbilirrubinemia pode ser atribuída a anormalidades nos processos de formação, transporte, metabolismo e excreção de bilirrubina

CONSIDERAÇÕES GERAIS

- A icterícia é causada por bilirrubina predominantemente não conjugada ou conjugada no soro
- Na ausência de hepatopatia, a hemólise raramente eleva o nível sérico de bilirrubina para mais de 7 mg/dL
- A "colestase" indica retenção de bile no fígado, enquanto a "icterícia colestática" implica hiperbilirrubinemia conjugada pelo comprometimento do fluxo biliar

ACHADOS CLÍNICOS

Hiperbilirrubinemia não conjugada

- Coloração normal das fezes e da urina – ausência de bilirrubina na urina
- Icterícia leve
- Ocorre esplenomegalia em distúrbios hemolíticos, exceto na anemia falciforme

Hiperbilirrubinemia conjugada

- Síndromes colestáticas hereditárias ou colestase intra-hepática
  - Podem ser assintomáticas
  - A colestase é frequentemente acompanhada por prurido, fezes de cor clara e icterícia
- Doença hepatocelular
  - Mal-estar, anorexia, febre de baixo grau e desconforto no quadrante superior direito são sintomas frequentes
  - Observa-se ocorrência de urina escura, icterícia e, nas mulheres, amenorreia
  - Fígado sensível e aumentado de volume; telangiectasias aracneiformes ("aranhas vasculares"); eritema palmar; ascite; ginecomastia; pelo corporal esparso; hálito hepático; e *asterixis* podem estar presentes, dependendo da causa, gravidade e cronicidade da disfunção hepática

Obstrução biliar

- Dor no quadrante superior direito, perda de peso (sugestiva de carcinoma), icterícia, urina escura e fezes de cor clara
- Os sinais e sintomas podem ser intermitentes se causados por cálculo, carcinoma da ampola de Vater ou colangiocarcinoma
- Em casos de câncer pancreático, pode não haver dor no início
- A presença de sangue oculto nas fezes sugere câncer da ampola de Vater
- Hepatomegalia e vesícula biliar palpável (sinal de Courvoisier) são sinais característicos, mas não são específicos nem sensíveis para tumor da cabeça do pâncreas
- Febre e calafrios são mais comuns em caso de obstrução benigna com colangite associada

DIAGNÓSTICO DIFERENCIAL

- Doença hepatobiliar obstrutiva
- Hepatite, por exemplo, viral, alcoólica, tóxica
- Hemocromatose
- Cirrose

DIAGNÓSTICO

EXAMES LABORATORIAIS

- Tabela 61
- Níveis séricos elevados de aspartato e alanina aminotransferases (AST*, ALT**) originam-se de necrose hepatocelular ou inflamação, como na hepatite
- A enzima ALT é mais específica para o fígado do que a AST; no entanto, um nível da última de, no mínimo, o dobro da primeira é típico de lesão hepática alcoólica
- O nível da ALT é superior ao da AST em doença hepática gordurosa não alcoólica antes do desenvolvimento de cirrose
- Uma elevação isolada da ALT sérica também pode ser vista na doença celíaca
- Em casos de colestase ou hepatopatia infiltrativa (como tumor ou granuloma), observam-se níveis elevados da fosfatase alcalina [a gamaglutamil transpeptidase (GGT) também se encontra aumentada]
- Os aumentos da fosfatase alcalina de origem hepática e não óssea, intestinal ou placentária são confirmados por elevação concomitante nos níveis das enzimas GGT ou 5'nucleotidase

DIAGNÓSTICO POR IMAGEM

- A demonstração de ductos biliares dilatados por ultrassonografia ou TC indica obstrução biliar (sensibilidade de 90-95%)
- Os exames de ultrassonografia, TC e RM também podem demonstrar os quadros de hepatomegalia, tumores intra-hepáticos e hipertensão portal
- As técnicas mais sensíveis para detecção de pequenas lesões hepáticas individuais em pacientes eleitos para ressecção de metástases são
  - TC helicoidal multifásica ou *multislice*
  - Portografia arterial por TC, caracterizada pela obtenção da imagem após infusão de contraste IV via cateter colocado na artéria mesentérica superior
  - RM com uso de ferumoxidas como agentes de contraste
  - Ultrassonografia intraoperatória
- O ultrassom com Doppler colorido ou o uso de agentes de contraste produtores de microbolhas aumentam a sensibilidade do ultrassom transcutâneo para a detecção de pequenas neoplasias
- A RM é a técnica mais exata para
  - Identificar lesões hepáticas isoladas, como hemangiomas, hiperplasia nodular focal ou infiltração gordurosa focal
  - Detectar sobrecarga hepática de ferro
- Em função de seu custo muito mais baixo, a ultrassonografia é preferível aos exames de TC ou RM como teste de triagem
- A ultrassonografia é capaz de detectar litíases biliares com sensibilidade de 95%
- A colangiopancreatografia por ressonância magnética é um método sensível e não invasivo para detectar a presença de cálculos, estenoses e dilatações dos ductos biliares
- Ultrassonografia endoscópica
  - Teste mais sensível para detectar pequenas lesões da ampola de Vater ou cabeça do pâncreas, bem como invasão da veia porta por câncer pancreático
  - Esse exame também é fidedigno na detecção ou na exclusão de cálculos nos ductos biliares

---

* N. de T. A enzima AST também é conhecida como TGO (transaminase glutâmico-oxalacética).
** N. de T. A enzima ALT também é conhecida como TGP (transaminase glutâmico-pirúvica).

PROCEDIMENTOS DIAGNÓSTICOS

- Biópsia hepática percutânea
  - Método diagnóstico definitivo para determinar a etiologia e a gravidade de doença do fígado
  - Deve ser guiada por ultrassom ou TC na suspeita de doença metastática ou massa hepática
  - Pode ser usada uma via transjugular em pacientes com coagulopatia ou ascite

TRATAMENTO

PROCEDIMENTOS TERAPÊUTICOS

- Tratamento da etiologia causal
- A icterícia obstrutiva não complicada responde à vitamina K parenteral
- Utilizar colangiopancreatografia endoscópica retrógrada ou colangiografia trans-hepática percutânea
  - Para demonstrar causas pancreáticas ou ampulares de icterícia
  - Para realizar papilotomia e extração de cálculo
  - Para inserir um dispositivo de *stent* através de lesão obstrutiva

DESFECHOS

COMPLICAÇÕES

- As complicações da colangiopancreatografia endoscópica retrógrada envolvem pancreatite em 5% dos casos e, com menor frequência, colangite, sangramento ou perfuração duodenal pós-papilotomia
- Ocorrem complicações graves de colangiografia trans-hepática percutânea em 3% dos casos, incluindo febre, bacteriemia, peritonite biliar e hemorragia intraperitoneal

EVIDÊNCIAS

INFORMAÇÕES PARA OS PACIENTES

- National Institutes of Health

REFERÊNCIAS

- Brown RS Jr. Asymptomatic liver mass. Gastroenterology. 2006 Aug; 131(2): 619-23. [PMID: 16890613]
- Chand N et al. Sepsis-induced cholestasis. Hepatology. 2007 Jan;45(1):23041. [PMID: 17187426]
- Ioannou GN et al. Elevated serum alanine aminotransferase activity and calculated risk of coronary artety disease in the United States. Hepatology. 2006 May;43(5):1145-51. [PMID: 16628637]
- Mukherjee S et al. Noninvasive tests for liver fibrosis. Semin Liver Dis. 2006 Nov;26(4):337-47. [PMID: 17051448]
- Watkins PB et al. Aminotransferase elevations in healthy adults receiving 4 grams of acetaminophen daily: a randomized controlled trial. JAMA. 2006 Jul 5;296(1):8793. [PMID: 16820551]

Íleo Paralítico Agudo

CARACTERÍSTICAS PRINCIPAIS

PRINCÍPIOS BÁSICOS DO DIAGNÓSTICO

- Fatores precipitantes
  - Cirurgia
  - Peritonite
  - Anormalidades eletrolíticas
  - Doença clínica grave
- Náuseas, vômitos, obstipação, distensão
- Mínima sensibilidade abdominal; ruídos respiratórios reduzidos
- Radiografia abdominal simples com distensão gasosa e líquida nos intestinos grosso e delgado

CONSIDERAÇÕES GERAIS

- Falha neurogênica ou perda do peristaltismo intestinal na ausência de obstrução mecânica
- Comum em pacientes internados, em consequência dos seguintes quadros
  - Processos intra-abdominais, como
    - Cirurgia gastrintestinal ou abdominal recente
    - Irritação peritoneal (peritonite, pancreatite, ruptura de víscera ou intestino, hemorragia)
  - Doença clínica grave, como
    - Pneumonia
    - Insuficiência respiratória exigindo entubação
    - Sepse ou infecções graves
    - Uremia
    - Cetoacidose diabética
    - Anormalidades eletrolíticas (hipocalemia, hipercalcemia, hipomagnesemia, hipofosfatemia)
  - Medicamentos, como
    - Opioides
    - Anticolinérgicos
    - Fenotiazinas

ACHADOS CLÍNICOS

SINAIS E SINTOMAS

- Desconforto abdominal difuso leve, mas contínuo
- Náuseas e vômitos
- Distensão abdominal generalizada
- Mínima sensibilidade abdominal
- Sem sinais de irritação peritoneal
- Ruídos intestinais diminuídos a ausentes

DIAGNÓSTICO DIFERENCIAL

- Obstrução mecânica de intestino delgado ou cólon proximal (p. ex., aderências, volvo, doença de Crohn)
- Pseudo-obstrução intestinal crônica

DIAGNÓSTICO

EXAMES LABORATORIAIS

- Obter níveis séricos de eletrólitos, potássio, magnésio, fósforo e cálcio

DIAGNÓSTICO POR IMAGEM

- Radiografia abdominal simples: níveis de interface ar-líquido, com distensão de alças dos intestinos delgado e grosso preenchidas por gás
- Série limitada do intestino delgado com bário ou TC podem ajudar a excluir obstrução mecânica

TRATAMENTO

PROCEDIMENTOS TERAPÊUTICOS

- Tratar a doença clínica ou cirúrgica primária subjacente
- Sucção nasogástrica para desconforto ou vômitos
- Restringir a ingestão oral, administrar líquidos intravenosos
- Liberar a dieta gradativamente à medida que a função intestinal retorna ao normal
- Minimizar o uso de medicamentos anticolinérgicos e opioides
- Antagonistas de receptores periféricos não opioides diminuem a duração do íleo pós-operatório; tais agentes estão sendo submetidos a ensaios clínicos
- Íleo grave ou prolongado exige sucção nasogástrica, além da infusão de fluidos parenterais e eletrólitos

DESFECHOS

SEGUIMENTO
- O retorno da função intestinal costuma ser anunciado pelo reaparecimento do apetite e pela eliminação de gases
- Radiografias simples seriadas e/ou TC abdominal são justificadas pela persistência ou agravamento dos sintomas para diferenciar o quadro de obstrução mecânica

COMPLICAÇÕES
- Distúrbios metabólicos causados pela sucção nasogástrica prolongada (hipocalemia, alcalose metabólica)
- Complicação decorrente de ingestão nutricional tardia por imobilidade pós-operatória prolongada

PROGNÓSTICO
- O íleo geralmente desaparece dentro de 48-72 horas
- Após a cirurgia, a motilidade do intestino delgado normaliza primeiro (dentro de horas), seguida pela do estômago (24-48 horas) e do cólon (48-72 horas)

CASOS DE ENCAMINHAMENTO
- O íleo persistente com duração superior a 3-5 dias justifica uma avaliação mais detalhada em busca da causa subjacente e para descartar obstrução mecânica

CASOS DE ADMISSÃO HOSPITALAR
- Todos os pacientes com íleo necessitam de internação para terapia com fluidos por via intravenosa

EVIDÊNCIAS

DIRETRIZES CLÍNICAS
- Bauer AJ et al. Ileus in critical illness: mechanisms and management. Curr Opin Crit Care. 2002;8: 152. [PMID: 12386517]
- Holte K et al. Postoperative ileus: progress towards effective management. Drugs. 2002;62:2603. [PMID: 12466000]

INFORMAÇÕES PARA OS PACIENTES
- MedlinePlus – Intestinal obstruction

REFERÊNCIA
- Tan EK et al. Meta-analysis: alvimpan vs. placebo in the treatment of postoperative ileus. Aliment Pharmacol Ther. 2007 Jan 1:25(1):47-57. [PMID: 17042776]

Impetigo

CARACTERÍSTICAS PRINCIPAIS
- Uma infecção contagiosa e autoinoculável da pele causada por estafilococos ou raramente estreptococos (ou ambos)

ACHADOS CLÍNICOS
- As lesões consistem em máculas, vesículas, bolhas, pústulas e crostas pegajosas cor de mel que, quando removidas, deixam áreas vermelhas desnudas
- A face e outras partes expostas são mais frequentemente afetadas
- Ectima é uma forma mais profunda de impetigo causado por estafilococos ou estreptococos, com ulceração e formação cicatricial; essa forma ocorre com frequência nas pernas e em outras áreas cobertas

DIAGNÓSTICO
- O exame de cultura confirma o diagnóstico
- Diagnóstico diferencial
  - Dermatite de contato (aguda)
  - Herpes simples

TRATAMENTO
- Cefalexina, 250 mg VO 4x/dia
- A doxiciclina, 100 mg VO 2x/dia, ou o sulfametoxazol-trimetoprim, de potência dupla VO 2x/dia, podem ser uma opção utilizada em caso de alergia à penicilina e *Staphylococcus aureus* resistente à meticilina
- O impetigo recorrente, que se deve ao transporte nasal de *S. aureus*, é tratado com rifampicina, 600 mg VO 1x/dia, ou pomada intranasal de mupirocina aplicada dentro do nariz 2x/dia por 5 dias
- Encaminhar o paciente em caso de dúvida quanto ao diagnóstico ou ineficácia do tratamento

Imunodeficiência Comum Variável

CARACTERÍSTICAS PRINCIPAIS

PRINCÍPIOS BÁSICOS DO DIAGNÓSTICO
- Mais comumente devida a um defeito na diferenciação terminal das células B, com plasmócitos ausentes e síntese deficiente de anticorpos secretados
- Suscetibilidade aumentada a infecções piogênicas e frequentes infecções sinopulmonares
- Confirmação pela detecção de níveis séricos deficientes de imunoglobulinas e respostas funcionais alteradas de anticorpos

CONSIDERAÇÕES GERAIS
- Um distúrbio heterogêneo da imunodeficiência, clinicamente caracterizado por uma incidência aumentada de infecções recorrentes, fenômenos autoimunes e doenças neoplásicas
- A causa mais comum de pan-hipogamaglobulinemia em adultos
- Costuma iniciar durante a adolescência ou no começo da vida adulta, mas pode ocorrer em qualquer idade
- Paradoxalmente, existe uma incidência aumentada de doença autoimune (20%), embora os pacientes possam não exibir os marcadores sorológicos habituais
- Os distúrbios gastrintestinais estão comumente associados

ASPECTOS DEMOGRÁFICOS
- A prevalência é de aproximadamente 1:80.000 nos Estados Unidos

ACHADOS CLÍNICOS

SINAIS E SINTOMAS
- Suscetibilidade aumentada às infecções piogênicas
- A maioria dos pacientes sofre de sinusite recorrente
- Bronquite, otite, faringite e pneumonia também são comuns
- Doença autoimune
- Síndrome tipo espru, com diarreia, esteatorreia, má absorção, enteropatia com perda de proteínas e hepatoesplenomegalia
- Linfadenopatia
- Incidência aumentada de cânceres – linfoma, gástrico e cutâneo

DIAGNÓSTICO DIFERENCIAL

- Imunodeficiência secundária; por exemplo, AIDS, uso de corticosteroides, leucemia
- Deficiência seletiva de IgA
- Mieloma múltiplo
- Fibrose cística
- Asplenismo
- Espru celíaco (doença celíaca)
- Lúpus eritematoso sistêmico
- Agamaglobulinemia ligada ao X
- Imunodeficiência com timoma
- Granulomatose de Wegener

DIAGNÓSTICO

EXAMES LABORATORIAIS

- O padrão de deficiência do isotipo de imunoglobulina é variável
- Costuma se apresentar com níveis significativamente deprimidos de IgG (em geral < 250 mg/dL), mas, com o passar do tempo, todas as classes de anticorpos (IgG, IgA e IgM) podem diminuir
- As respostas funcionais ausentes ou diminuídas dos anticorpos a imunizações de antígenos proteicos estabelecem o diagnóstico
- As citopenias autoimunes são comuns

PROCEDIMENTOS DIAGNÓSTICOS

- As biópsias de linfonodos aumentados mostram redução marcada nos plasmócitos
- Granulomas não caseosos são frequentemente encontrados no baço, no fígado, nos pulmões ou na pele

TRATAMENTO

MEDICAÇÕES

- Antibióticos ao primeiro sinal de infecção; uma vez que a deficiência de anticorpos predispõe a infecções piogênicas de alto risco, os antibióticos devem cobrir bactérias encapsuladas
- A imunoglobulina intravenosa (IGIV) mensal é efetiva para diminuir a incidência de infecções potencialmente fatais e para aumentar a qualidade de vida

DESFECHOS

SEGUIMENTO

- Trimestral até que os níveis de vale das imunoglobulinas se estabilizem dentro da "variação normal" ajustada para idade; de modo semianual depois disso, para avaliação dos níveis quantitativos de imunoglobulina e avaliação clínica

COMPLICAÇÕES

- As infecções podem ter duração prolongada ou estar associadas a complicações incomuns como meningite ou sepse
- Existe uma propensão aumentada para o desenvolvimento de neoplasias de células B (risco aumentado de linfoma de 50-400 vezes), carcinomas gástricos e cânceres de pele

PROGNÓSTICO

- Bom a excelente com terapia mensal de reposição de imunoglobulinas

CASOS DE ENCAMINHAMENTO

- Encaminhar para confirmar a necessidade de IGIV
- Pode haver necessidade de encaminhamento precoce a um especialista em doenças infecciosas nos casos de infecções graves ou prolongadas
- Pode ser preciso encaminhar a um oncologista para estadiamento e tratamento de câncer

CASOS DE ADMISSÃO HOSPITALAR

- Para infecções graves ou rapidamente progressivas

EVIDÊNCIAS

ENDEREÇOS ELETRÔNICOS

- American Academy of Allergy, Asthma, and Immunology
- Immune Deficiency Foundation

INFORMAÇÕES PARA OS PACIENTES

- National Institutes of Health: Primary Immune Deficiency
- National Primary Immunodeficiency Resource Center: Common Variable Immunodeficiency
- National Primary Immunodeficiency Resource Center: FAQ's

REFERÊNCIAS

- Castigli E et al. Molecular basis of common variable immunodeficiency. J Allergy Clin Immunol. 2006 Apr; 117(4): 740-6. [PMID: 16630927]
- Cunningham-Rundles C. Immune deficiency: office evaluation and treatment. Allergy Asthma Proc. 2003 Nov-Dec; 24(6):409-15. [PMID: 14763242]
- Weiler CR et al. Common variable immunodeficiency: test indications and interpretations. Mayo Clin Proc. 2005 Sep;80(9): 1187-200. [PMID: 16178499]

Incontinência Urinária no Idoso

CARACTERÍSTICAS PRINCIPAIS

PRINCÍPIOS BÁSICOS DO DIAGNÓSTICO

- Descartar causas transitórias é o primeiro passo na avaliação de incontinência
- A hiperatividade do detrusor (urge-incontinência) é a causa mais comum de incontinência estabelecida

CONSIDERAÇÕES GERAIS

Causas transitórias (o mnemônico "DIAPPERS" – do termo em inglês para fralda)

- *Delirium* (uma causa comum em pacientes hospitalizados)
- Infecção (infecção sintomática do trato urinário)
- Atrofia da uretra e da vagina
- Parefeitos de fármacos
  - Diuréticos potentes
  - Anticolinérgicos
  - Psicotrópicos
  - Analgésicos opioides
  - Alfabloqueadores (em mulheres)
  - α-agonistas (em homens)
  - Bloqueadores dos canais de cálcio
- Psicológicas (depressão grave com retardo psicomotor)
- Excesso de débito urinário causado por
  - Diuréticos
  - Ingesta excessiva de líquidos
  - Hiperglicemia
  - Edema periférico e noctúria associada
- Restrição de mobilidade (ver Quedas no Idoso)
- *Stool impaction* (fecaloma)

Causas estabelecidas

- Hiperatividade do detrusor
  - Contrações vesicais não inibidas que causam vazamento de urina
  - Causa mais comum de incontinência geriátrica estabelecida, respondendo por dois terços dos casos; geralmente é idiopática
  - A hiperatividade do detrusor com contrações incompletas (HDCI) é um subtipo de urge-incontinência que pode se apresentar com urgência e esvaziamento vesical incompleto
- Incontinência de estresse
- Incontinência por transbordamento
  - Obstrução uretral (a causa mais comum é a hiperplasia prostática benigna [HPB])
  - Contratilidade do detrusor prejudicada

- Incontinência mista (mais comumente a combinação de estresse e urgência em mulheres idosas)

ACHADOS CLÍNICOS

SINAIS E SINTOMAS

- Atrofia de uretra e vagina
  - Friabilidade da mucosa vaginal
  - Erosões
  - Telangiectasias
  - Petéquias
  - Eritema
- **Hiperatividade do detrusor (urge-incontinência)**
  - Queixa de perda de urina após o início de uma intensa urgência para urinar, a qual não pode ser evitada
  - O exame costuma ser normal com um baixo resíduo de urina pós-miccional (< 100 mL)
  - Um teste de estresse em ortostatismo com a bexiga cheia (pedindo-se para o paciente tossir enquanto permanece de pé) pode resultar em liberação de urina após alguns segundos
- **Incompetência uretral (incontinência de estresse)**
  - A perda urinária ocorre com o ato de rir, tossir ou erguer objetos pesados
  - É mais comum em mulheres, mas pode ser vista após prostatectomia em homens
  - O volume de urina residual pós-miccional é geralmente < 100 mL
  - Um teste de estresse em ortostatismo com a bexiga cheia (pedindo-se para o paciente tossir enquanto permanece de pé) deve resultar em liberação imediata de urina
- **Obstrução uretral**
  - Comumente devida a HPB em homens, podendo ser vista em mulheres com cistocele ou outros problemas anatômicos
  - Os sintomas comuns incluem vazamento de urina, frequência e jato urinário fraco
  - O escore da AUA (American Urologic Association) é útil na avaliação da HPB
  - A hiperatividade do detrusor (que coexiste em dois terços dos casos) pode causar sintomas de urgência
  - Incontinência por transbordamento devido à retenção urinária
  - O volume de urina residual pós-miccional é sempre > 100 mL
- **Hipoatividade do detrusor (incontinência por transbordamento)**
  - Frequência urinária, noctúria e perda frequente de pequenas quantidades de urina
  - O volume de urina residual pós-miccional é alto (> 200 mL)

DIAGNÓSTICO

EXAMES LABORATORIAIS

- Revisar as medicações em uso
- Verificar a urinálise e a cultura para infecções
- Considerar testes para hiperglicemia, hipercalcemia, diabetes insípido

DIAGNÓSTICO POR IMAGEM

- A ultrassonografia pode determinar o resíduo pós-miccional
- Ultrassonografia renal para excluir hidronefrose em homens cujo resíduo pós-miccional seja maior do que 150 mL, em particular se a incontinência se desenvolveu subitamente
- Em homens mais velhos, para os quais se planeje cirurgia, a confirmação urodinâmica da obstrução é fortemente aconselhada

PROCEDIMENTOS DIAGNÓSTICOS

- Para testar a **incontinência de estresse**, pedir que o paciente relaxe o períneo e tussa vigorosamente (uma única tosse) enquanto permanece de pé e com a bexiga cheia
  - A perda instantânea indica incontinência de estresse se for excluída a retenção urinária pela determinação do resíduo pós-miccional utilizando o ultrassom
  - Um atraso de alguns segundos ou a perda persistente sugere que o problema seja causado por uma contração vesical não inibida induzida pela tosse
- Como a **hiperatividade do detrusor** pode dever-se a tumor ou cálculos urinários, o início abrupto de urge-incontinência não explicada por outros fatores – especialmente se acompanhada por desconforto perineal ou suprapúbico ou por hematúria estéril – deve ser investigado por cistoscopia e exame citológico da urina
- Um resíduo pós-miccional elevado (em geral acima de 450 mL) diferencia a hipoatividade do detrusor da hiperatividade do detrusor e incontinência de estresse, mas apenas o teste urodinâmico a diferencia da obstrução uretral em homens

TRATAMENTO

ABORDAGENS NÃO FARMACOLÓGICAS

- **Hiperatividade do detrusor**
  - O ponto fundamental do tratamento é a terapia comportamental
  - Os pacientes são orientados a urinar a cada 1-2 horas durante a vigília (aumentando em 30 minutos até um intervalo de 4-5 horas)
  - Exercícios para o assoalho pélvico, abordagens comportamentais e *biofeedback* podem ser extremamente úteis
  - Em casos refratários, em que a cateterização vesical é factível, o médico pode escolher induzir a retenção urinária com um relaxante vesical e realizar a sondagem vesical 3 ou 4x/dia
- **Incompetência uretral (incontinência de estresse)**
  - Modificações no estilo de vida, incluindo a limitação da ingesta de cafeína e a micção em horários controlados, podem ser úteis para algumas mulheres, particularmente aquelas com incontinência mista de estresse/urge-incontinência
  - Os exercícios para a musculatura pélvica e para o assoalho pélvico são efetivos para a incontinência de estresse leve a moderada; eles podem ser combinados com *biofeedback*, estimulação elétrica ou cones vaginais
  - Pessário ou tampão (para mulheres com incontinência de estresse associada a exercícios); as pacientes são orientadas a urinar a cada 1-2 horas durante a vigília (aumentado em 30 minutos até um intervalo de 4-5 horas)
  - Em casos refratários, em que a cateterização vesical é factível, o médico pode escolher induzir a retenção urinária com um relaxante vesical e realizar a sondagem vesical 3 ou 4x/dia
- **Obstrução uretral** e **hipoatividade do detrusor**
  - Para o paciente que não é candidato à cirurgia, usar cateterização intermitente ou de longa permanência
  - Técnicas de aumento da micção (p. ex., micção dupla, pressão suprapúbica)
  - Cateterização intermitente ou prolongada

MEDICAÇÕES

Causas transitórias

- Descontinuar todos os agentes anticolinérgicos ou substituir por um com menos efeitos anticolinérgicos (p. ex., sertralina no lugar da desipramina)
- Outras medicações que agravam o quadro podem incluir
  - Diuréticos de alça
  - Sedativo-hipnóticos
  - Bloqueadores dos canais de cálcio
  - Alfabloqueadores (que podem exacerbar o estresse)
  - α-agonistas (que podem precipitar a retenção com HPB)
- Álcool e cafeína podem exacerbar a urge-incontinência

Causas estabelecidas

- **Hiperatividade do detrusor**
  - Oxibutinina (2,5-5,0 mg VO 3-4x/dia), oxibutinina de longa ação (5-15 mg VO 1x/dia), ou tolterodina (1-2 mg VO 2x/dia), trospio (20 mg 1-2x/dia), darifenacina (7,5-15,0 mg 1x/dia), ou solifenacina (5-10 mg 1x/dia) podem reduzir os episódios de incontinência
  - Observar o surgimento de *delirium*, boca seca ou retenção urinária
- **Incompetência uretral (incontinência de estresse)**
  - Os estrogênios tópicos podem ser úteis se houver vaginite atrófica com irritação uretral
  - A duloxetina pode reduzir os episódios em mulheres
- **Obstrução uretral**
  - Para a obstrução prostática sem retenção, o tratamento com agentes alfabloqueadores (p. ex., terazosina, 1-10 mg VO 1x/dia; prazosin, 1-5 mg VO 2x/dia; doxazosina, 1-8 mg VO 1x/dia; tansulosina, 0,4-0,8 mg VO 1x/dia) pode melhorar os sintomas
- **Hipoatividade do detrusor**
  - Antibióticos (apenas para infecções sintomáticas do trato urinário superior ou como profilaxia contra infecções sintomáticas recorrentes com a cateterização intermitente)

CIRURGIA

- Embora seja o último recurso, a cirurgia é o tratamento mais efetivo para a incontinência de estresse, resultando em uma taxa de cura de 75-85% mesmo em mulheres mais velhas
- A descompressão cirúrgica é o tratamento mais efetivo para a obstrução uretral, especialmente em casos de retenção urinária

DESFECHOS

COMPLICAÇÕES

- A complicação mais importante é a restrição das atividades sociais
- Em pacientes imóveis, a incontinência aumenta o risco de úlceras de pressão

PROGNÓSTICO

- Alguns casos de incontinência melhoram espontaneamente
- Na maioria dos pacientes, o tratamento de fatores exacerbantes e os tratamentos farmacológicos e não farmacológicos podem reduzir substancialmente a gravidade do problema

CASOS DE ENCAMINHAMENTO

- Encaminhar para uma equipe geriátrica ou clínica multidisciplinar de tratamento para incontinência se não houver melhora com as medidas de primeira linha
- A maioria dos pacientes com volumes residuais pós-miccionais altos (> 200 mL) deve ser encaminhada a um especialista, a menos que a causa seja imediatamente reversível

PREVENÇÃO

- A perda ponderal pode ser benéfica, sobretudo para a incontinência de estresse

EVIDÊNCIAS

DIRETRIZES CLÍNICAS

- Urinary incontinence in adults: acute and chronic management. Clinical Practice Guideline, No. 2, 1996 update. United States Department of Health and Human Services. Public Health Service, AHCPR. Publication No. 96-0682.
- National Guidelines Clearinghouse
  - Urinary Incontinence. The John A. Hartford Foundation Institute for Geriatric Nursing, 2003.

ENDEREÇOS ELETRÔNICOS

- MedlinePlus: Urinary Incontinence
- The ACOVE Project Tools for Physicians and Information for Patients

INFORMAÇÕES PARA OS PACIENTES

- American Academy of Family Physicians
- JAMA patient page. Incontinence. JAMA. 1998;280:2054. [PMID: 9863861]
- Parmet S et al. JAMA patient page. Stress Incontinence. JAMA. 2003;290:426. [PMID: 12865384]
- The ACOVE Project Tools for Physicians and Information for Patients

REFERÊNCIAS

- Norton P et al. Urinary incontinence in women. Lancet. 2006 Jan 7;367(9504):57-67. [PMID: 16399154]
- Ouslander JG. Management of overactive bladder. N Engl J Med. 2004 Feb 19;350(8):786-99. [PMID: 14973214]

Infecções Anorretais

CARACTERÍSTICAS PRINCIPAIS

- Proctite
  - Inflamação dos 15 cm distais do reto
  - A maioria dos casos é sexualmente transmitida, sobretudo por intercurso anal receptivo
  - As causas incluem
    - *Neisseria gonorrhoeae*
    - *Treponema pallidum* (sífilis)
    - *Chlamydia trachomatis*, vírus herpes simples tipo 2 (HSV-2)
    - Papilomavírus humano (HPV)
- Verrugas venéreas (condilomas acuminados)
  - Causados por HPV
  - Ocorrem em até 50% dos homens homossexuais
- Proctocolite
  - Inflamação que se estende acima do reto até o cólon sigmoide ou mais proximalmente
  - As causas incluem
    - *Campylobacter*
    - *Entamoeba histolytica*
    - *Shigella*
    - *Escherichia coli* enteroinvasiva

ACHADOS CLÍNICOS

- Proctite
  - Desconforto anorretal
  - Tenesmo
  - Constipação
  - Corrimento
- Proctite da gonorreia
  - Coceira
  - Queimação
  - Tenesmo
  - Corrimento mucopurulento
- Complicações das infecções gonorreicas não tratadas
  - Estreitamentos
  - Fissuras
  - Fístulas
  - Abscessos perirretais
- Sífilis anal
  - Assintomática

- Cancro
- Proctite
■ Na sífilis primária, o cancro pode imitar uma fissura, fístula ou úlcera
■ A sífilis secundária causa *condiloma lata*, corrimento mucoso de cheiro fétido e linfadenopatia inguinal
■ *C. trachomatis* causa proctite semelhante à gonorreia ou linfogranuloma venéreo, proctocolite com febre e diarreia sanguinolenta, ulcerações perianais dolorosas, estreitamentos e fístulas anorretais e linfadenopatia inguinal (bubões)
■ Proctite por HSV-2
  - Dor intensa, coceira, constipação, tenesmo, retenção urinária e dor radicular
  - Pequenas vesículas ou úlceras na área perianal ou no canal anal
■ As verrugas venéreas são notadas no exame da pele perianal e dentro do canal anal; caso contrário, são assintomáticas
■ Taxa mais alta de progressão do HPV para displasia de alto grau ou câncer anal em pessoas HIV-positivas

DIAGNÓSTICO

■ Proctite da gonorreia
  - O esfregaço cego do canal anal tem sensibilidade de < 60%
  - Coloração de Gram e cultura do reto durante a anuscopia, culturas da uretra e da faringe em homens e culturas da cérvice em mulheres
■ Sífilis anal
  - Microscopia de campo escuro de raspado do cancro ou condilomas
  - VDRL sérico positivo em 75% da sífilis primária e em 99% da secundária
■ A cultura do corrimento retal ou a biópsia retal para *C. trachomatis* tem sensibilidade de > 80%
■ HSV-2
  - A sigmoidoscopia mostra lesões vesiculares ou ulcerativas no reto distal
  - Diagnóstico pela cultura viral ou ensaios de detecção de antígeno do HSV-2 do líquido vesicular

TRATAMENTO

■ Para *N. gonorrhoeae*
  - Cefixima ou cefpodoxima, 400 mg VO dose única
  - Ceftriaxona, 250 mg IM dose única
  - Ciprofloxacino, 500 mg VO dose única
■ Para *C. trachomatis*
  - Doxiciclina, 100 mg VO 2x/dia por 10 dias
  - Ofloxacino, 300 mg VO 2x/dia por 21 dias
■ Para *T. pallidum*
  - Penicilina G benzatina, 2,4 milhões de unidades IM dose única
  - Doxiciclina, 100 mg VO 2x/dia por 2 semanas
■ Para HSV-2
  - Aciclovir, 400 mg VO 3x/dia por 7-10 dias
  - Fanciclovir, 250 mg VO 3x/dia por 7-10 dias
  - Terapia supressiva a longo prazo com aciclovir para os pacientes com AIDS e recidivas
■ Para condilomas acuminados
  - Resina de podofilina aplicada topicamente para verrugas perianais pequenas do HPV
  - Cirurgia com *laser* de CO_2 ou criocirurgia para lesões anais
  - Taxa de recidiva mais alta depois da terapia em pessoas HIV-positivas
■ Examinar e tratar os parceiros sexuais do paciente
■ Anuscopia de vigilância a cada 3-6 meses em pessoas HIV-positivas

Infecções Hospitalares Adquiridas

CARACTERÍSTICAS PRINCIPAIS

PRINCÍPIOS BÁSICOS DO DIAGNÓSTICO

■ As infecções hospitalares* são definidas como aquelas que não estão presentes ou incubadas no momento da internação e se desenvolvem, no mínimo, 48-72 horas após a hospitalização
■ A lavagem das mãos constitui o meio mais fácil e mais eficaz de prevenção, devendo ser feita rotineiramente mesmo quando se faz uso de luvas

CONSIDERAÇÕES GERAIS

■ Embora grande parte das febres seja atribuída a infecções, cerca de 25% dos pacientes terão febre de origem não infecciosa
■ Muitas infecções são o resultado direto do uso de dispositivos invasivos para monitoramento ou terapia, como

---

* N. de T. As infecções hospitalares também são conhecidas como infecções nosocomiais.

  - Cateteres IV
  - Sondas de Foley
  - Cateteres inseridos por intervenção radiológica para drenagem
  - Tubos orotraqueais para suporte ventilatório
■ A remoção precoce de tais dispositivos reduz a taxa de infecções
■ Os pacientes acometidos por infecções hospitalares
  - Estão, com frequência, criticamente enfermos
  - Foram hospitalizados por períodos extensos
  - Receberam vários cursos de antibioticoterapia de amplo espectro
■ Em consequência disso, os microrganismos causais são muitas vezes resistentes a múltiplos medicamentos e diferentes daqueles agentes envolvidos em infecções adquiridas na comunidade
  - Os microrganismos *Staphylococcus aureus* e *Staphylococcus epidermidis* (uma causa frequente de infecção por prótese) podem ser resistentes à nafcilina e às cefalosporinas, exigindo vancomicina como terapia
  - *Enterococcus faecium* resistente à ampicilina e vancomicina
  - Infecções por gram-negativos causadas por *Pseudomonas*, *Citrobacter*, *Enterobacter*, *Acinetobacter* e *Stenotrophomonas* podem ser resistentes à maioria dos antibacterianos

ASPECTOS DEMOGRÁFICOS

■ Nos Estados Unidos, aproximadamente 5% dos pacientes que são admitidos no hospital livres de infecção adquirem infecção hospitalar resultando em
  - Prolongamento da estada hospitalar
  - Aumento no custo dos cuidados médicos
  - Morbidade significativa
  - Taxa de mortalidade de 5%

ACHADOS CLÍNICOS

SINAIS E SINTOMAS

■ Aqueles da doença subjacente

DIAGNÓSTICO DIFERENCIAL

■ Distúrbio não infeccioso
  - Febre medicamentosa
  - Febres pós-operatórias inespecíficas (dano ou necrose tecidual)
  - Hematoma
  - Pancreatite
  - Embolia pulmonar
  - Infarto do miocárdio
  - Intestino isquêmico
■ Infecções do trato urinário
■ Pneumonia

- Bacteriemia, por exemplo, por cateter de demora, ferida, abscesso, pneumonia, trato geniturinário ou gastrintestinal
- Infecção de ferida, por exemplo, úlcera de decúbito, colite por *Clostridium difficile*

DIAGNÓSTICO

EXAMES LABORATORIAIS

- As hemoculturas são universalmente recomendadas
- A coloração de Gram do escarro adequadamente preparado e as culturas semiquantitativas do escarro podem ser úteis em pacientes selecionados com alta probabilidade pré-teste de pneumonia
- Amostras não confiáveis ou não passíveis de interpretação são frequentemente obtidas para cultura, resultando em uso desnecessário de antibióticos
  – O melhor exemplo desse princípio é o diagnóstico de infecção da corrente sanguínea ou relacionada com cateteres no paciente febril
  – Muitas vezes, hemoculturas de locais não identificados, uma única hemocultura de qualquer local ou hemocultura através de cateter existente serão positivas para *S. epidermidis* e resultarão em terapia com vancomicina
  – A probabilidade de que tal cultura represente uma bacteriemia verdadeira é de 10-20%
- A menos que sejam obtidas duas culturas isoladas por venopunção – *não* através do cateter – torna-se impossível a interpretação dos resultados, havendo consequente administração de terapia desnecessária
- Cultura positiva de ferida sem sinais de inflamação ou infecção, cultura positiva de escarro sem infiltrados pulmonares na radiografia torácica ou cultura positiva de urina em paciente sondado sem sinais ou sintomas de pielonefrite provavelmente representam colonização, e não infecção

DIAGNÓSTICO POR IMAGEM

- Obtenção frequente de radiografias torácicas

TRATAMENTO

MEDICAÇÕES

- Ao se escolher antibióticos para o tratamento de um paciente acometido por doença grave, considerar a terapia antimicrobiana previamente recebida por esse indivíduo bem como a "ecologia local"
- Muitas vezes, é necessária a instituição de terapia com vancomicina, carbapenêmico, aminoglicosídeo ou fluoroquinolona até que o agente específico seja isolado e as sensibilidades conhecidas

DESFECHOS

SEGUIMENTO

- O monitoramento das áreas de alto risco por epidemiologistas hospitalares detecta o aumento nas taxas de infecção precocemente

CASOS DE ENCAMINHAMENTO

- Para febres persistentes ou toxicidade sistêmica, apesar do tratamento do problema subjacente

PREVENÇÃO

- Precauções universais tomadas contra doença potencialmente transmissível de origem hepatógena
- As vacinas contra hepatite A, hepatite B e varicela (catapora) devem ser levadas em consideração no ambiente apropriado
- É recomendável a troca de cateteres IV periféricos a cada 3 dias e de cateteres arteriais a cada 4 dias
- Os cateteres na circulação venosa central (inclusive aqueles inseridos perifericamente) podem ser deixados no local por tempo indefinido, sendo trocados ou removidos mediante
  – Suspeita clínica de infecção desses dispositivos
  – Afuncionalidade
  – Perda da necessidade
- Sondas de Foley impregnadas com liga de prata diminuem a incidência de bacteriúria associada à sonda, enquanto cateteres venosos impregnados com antibiótico (minociclina associada à rifampicina ou clorexidina combinada à sulfadiazina de prata) reduzem as infecções desses dispositivos e a ocorrência de bacteriemia
- Cada instituição precisa determinar individualmente se o alto custo desses dispositivos justifica seu uso rotineiro com base nas taxas locais de infecção
- Foi demonstrado que a administração perioperatória de pomada intranasal de clorexidina e o enxágue orofaríngeo diminuem a incidência de infecção pós-cirúrgica
- É crítico o fornecimento de cuidados rigorosos de enfermagem (como posicionamento adequado do paciente para evitar úlceras de decúbito, cuidado de feridas, elevação da cabeça durante as alimentações por sonda para evitar aspiração, etc.)

EVIDÊNCIAS

DIRETRIZES CLÍNICAS

- American Thoracic Society; Infectious Diseases Society of America. Guidelines for the management of adults with hospital-acquired, ventilation-associated and healthcare-associated pneumonia. Am J Respir Crit Care Med. 2005; 171:388. [PMID: 15699079]
- National Guideline Clearinghouse
  – Guidelines for preventing health-care-associated pneumonia, 2003: CDC and the Healthcare Infection Control Practices Advisory Committee
  – Handwashing and antisepsis. APIC 1995
  – Hand hygiene. HICPAC/SHEA/APIC/IDSA, 2002

ENDEREÇO ELETRÔNICO

- Centers for Disease Control and Prevention – National Nosocomial Infections Surveillance System

INFORMAÇÕES PARA OS PACIENTES

- National Institute of Allergy and Infectious Diseases
- National Institutes of Health

REFERÊNCIAS

- Canadian Critical Care Trials Group. A randomized trial of diagnostic techniques for ventilator-associated pneumonia. N Engl J Med. 2006 Dec 21; 355(25):2619-30. [PMID: 17182987]
- Kollef MH. Prevention of hospital-associated pneumonia and ventilator-associated pneumonia. Crit Care Med. 2004 Jun; 32(6):1396-405. [PMID: 15187525]
- Pronovost P et al. An intervention to decrease catheter-related bloodstream infections in the ICU. N Engl J Med. 2006 Dec 28;355(26):2725-32. [PMID: 17192537]
- Raad I et al. Differential time to positivity: a useful method for diagnosing catheter-related bloodstream infections. Ann Intern Med. 2004 Jan 6; 140(1):18-25. [PMID: 14706968]
- Segers P et al. Prevention of nosocomial infection in cardiac surgery by decontamination of the nasopharynx and oropharynx with chlorhexadine gluconate: a randomized controlled trial. JAMA. 2006 Nov 22;296(20):2460-6. [PMID: 17119142]
- Vermeulen H et al. Diagnostic accuracy of routine postoperative body temperature measurements. Clin Infect Dis.

2005 May 15;40(10):1404-10. [PMID: 15844061]

Infertilidade Feminina

CARACTERÍSTICAS PRINCIPAIS

PRINCÍPIOS BÁSICOS DO DIAGNÓSTICO
- Ausência de gravidez após 6-12 meses de atividade sexual normal sem contraceptivos

CONSIDERAÇÕES GERAIS
- Cerca de 25% dos casais sofrem de infertilidade em algum momento da vida
- A incidência aumenta com a idade
- O parceiro do sexo masculino contribui com aproximadamente 40% dos casos de infertilidade, embora seja comum uma combinação de fatores masculinos e femininos

ACHADOS CLÍNICOS

SINAIS E SINTOMAS
- Obter histórico de doença sexualmente transmitida ou gestações prévias
- Discutir os efeitos maléficos de cigarros, bebidas alcoólicas e outros agentes psicoativos recreativos ou medicamentos de prescrição sobre a fertilidade masculina
- O histórico ginecológico deve incluir
  - O padrão menstrual
  - Uso e tipos de contraceptivos, além de duchas vaginais
  - Libido
  - Técnica sexual
  - Frequência e sucesso do coito
  - Correlação da relação sexual com o momento da ovulação
- A obtenção do histórico familiar deve incluir questionamento sobre membros da família com abortamentos repetidos e uso materno de dietilestilbestrol
- Exames físico geral e genital para ambos os parceiros

DIAGNÓSTICO DIFERENCIAL
- Infertilidade de fator masculino (hipogonadismo, varicocele, consumo de bebidas alcoólicas e drogas, síndrome dos cílios imóveis)
- Síndrome dos ovários policísticos
- Insuficiência ovariana prematura
- Hiperprolactinemia
- Hipotireoidismo
- Progesterona lútea inadequada ou fase lútea curta
- Endometriose
- Leiomiomas (fibroides) ou pólipos uterinos
- Doença inflamatória pélvica prévia
- Aderências pélvicas, por exemplo, cirurgia pélvica, abortamento terapêutico, gravidez ectópica, abortamento séptico, uso de dispositivo intrauterino (DIU)

DIAGNÓSTICO

PROCEDIMENTOS DIAGNÓSTICOS

Exames iniciais
- Hemograma completo, urinálise, cultura da cérvice uterina para pesquisa de *Chlamydia*, teste sorológico para sífilis, determinação dos níveis de anticorpos contra rubéola e provas de função da tireoide
- Uma progesterona sérica acima de 3 ng/mL na fase lútea estabelece a ovulação
- Exames de urina realizados pela própria paciente para detecção da onda do hormônio luteinizante (LH) na metade do ciclo podem intensificar as observações da temperatura corporal relacionada com a ovulação
- O coito com consequente concepção ocorre durante o período de 6 dias, que termina com o dia da ovulação
- Antes da realização de testes adicionais, o ejaculado do parceiro masculino para análise do sêmen é obtido após abstinência sexual de, no mínimo, 3 dias
- O sêmen deve ser examinado dentro de 1-2 horas após a coleta
  - Sêmen normal: volume, 3 mL; concentração, 20 milhões de espermatozoides por mililitro; motilidade, 50% após 2 horas; e formas normais, 60%
  - Se a contagem de espermatozoides estiver anormal, pesquisar exposição a toxinas do ambiente e do local de trabalho, consumo excessivo de bebidas alcoólicas ou drogas, além de hipogonadismo

Exames adicionais
- Deficiências macroscópicas de espermatozoides (número, motilidade ou aparência) exigem repetição da análise do sêmen
- Testes de penetração em óvulos de *hamster* livres de zona pelúcida avaliam a capacidade de fertilização do espermatozoide humano
- A obstrução das tubas uterinas exige microcirurgia ou fertilização *in vitro*
- Ovulação ausente ou infrequente requer avaliação laboratorial adicional
  - Níveis elevados dos hormônios folículo-estimulante (FSH) e LH indicam falha ovariana com consequente indução de menopausa prematura
  - Níveis aumentados de LH na presença de níveis normais de FSH confirmam a existência da síndrome dos ovários policísticos
  - O aumento dos níveis sanguíneos de prolactina (PRL) sugere microadenoma hipofisário
- A tipagem dos antígenos de histocompatibilidade maior de ambos os parceiros pode confirmar a homozigosidade para o lócus B do antígeno leucocitário humano, encontrada em uma porcentagem maior do que a esperada entre casais inférteis
- O monitoramento da foliculogênese por ultrassom pode revelar a presença de folículos luteinizados não rompidos
- A biópsia endometrial na fase lútea associada a níveis séricos simultâneos de progesterona pode ser feita para descartar deficiência da fase lútea
- Histerossalpingografia
  - Pode demonstrar anormalidades uterinas (septos, pólipos, miomas submucosos) e obstrução tubária
  - A repetição do raio X 24 horas depois pode confirmar a patência tubária se houver ampla dispersão pélvica do corante
  - Esse exame está associado a um aumento subsequente na taxa de gravidez caso se faça uso de meio de contraste à base de óleo e não hidrossolúvel
- Laparoscopia
  - Indicada se a histerossalpingografia ou o histórico sugerirem doença tubária; nesse caso, a fertilização *in vitro* é recomendada como a principal opção terapêutica
  - Em caso de infertilidade inexplicável, aproximadamente 25% das mulheres com avaliação básica normal apresentam achados anormais à laparoscopia, que explicam sua infertilidade (p. ex., aderências peritubárias, implantes endometrióticos)

TRATAMENTO

MEDICAÇÕES

Indução da ovulação
- Citrato de clomifeno
  - Após período normal da menstruação ou suspensão induzida do sangramento com progestina, administrar o clomifeno na dose de 50 mg VO 1x/dia por 5 dias
  - Caso não ocorra ovulação, aumentar a dosagem para 100 mg 1x/dia por 5 dias

- Se ainda não ocorrer ovulação, o curso terapêutico será repetido com 150 mg 1x/dia por 5 dias e depois 200 mg 1x/dia por mais 5 dias, com a adição da gonadotrofina coriônica, 10.000 unidades IM, 7 dias depois do clomifeno
- Na presença de produção aumentada de androgênios (DHEA-S > 200 µg/dL)
  - A adição de dexametasona, 0,5 mg VO na hora de dormir, ou prednisona, 5 mg VO também na hora de dormir, aumenta a resposta ao clomifeno
  - A dexametasona deve ser interrompida após confirmação de gravidez
- Bromocriptina
  - Utilizada apenas se os níveis de PRL estiverem elevados e se não houver suspensão do sangramento após administração de progesterona (do contrário, emprega-se o clomifeno)
  - A dosagem inicial é de 2,5 mg VO 1x/dia, sendo aumentada para 2 ou 3x/dia em incrementos de 1,25 mg
  - Interromper assim que for constatada gravidez
- O uso de gonadotrofinas da menopausa humana (hMG) ou FSH recombinante fica indicado em casos de hipogonadotropismo e muitos outros tipos de anovulação (exclusivo de falha ovariana)
- Hormônio liberador de gonadotrofina (GnRH) — em amenorreia hipotalâmica irresponsiva ao clomifeno, pode-se aplicar GnRH pulsátil por via subcutânea
- Ver Endometriose para tratamento

CIRURGIA

- A fertilidade pode ser restabelecida com excisão de tumores ovarianos ou focos ovarianos de endometriose, além do alívio microcirúrgico de obstrução tubária causada por salpingite
- Também pode ser aliviada certa obstrução cornual ou fimbrial. Aderências peritubárias ou implantes endometrióticos frequentemente podem ser tratados via laparoscopia ou laparotomia
- Muitas vezes, as características dos espermatozoides são regeneradas após tratamento cirúrgico de varicocele no parceiro masculino

PROCEDIMENTOS TERAPÊUTICOS

- Tratar hipo ou hipertireoidismo
- Administrar antibióticos na presença de cervicite
- Em mulheres com testes pós-coito anormais e anticorpos antiespermatozoides demonstrados indutores de aglutinação ou imobilização dos espermatozoides, o uso de preservativo por até 6 meses pode resultar em níveis mais baixos de anticorpos e melhoria nas taxas de gravidez
- Mulheres engajadas em treinamento atlético vigoroso frequentemente apresentam baixos níveis de hormônios sexuais; a fertilidade melhora com redução do exercício físico e certo ganho de peso
- Em casos de azoospermia do parceiro masculino, a inseminação artificial por algum doador costuma resultar em gravidez se a avaliação feminina estiver normal

DESFECHOS

PROGNÓSTICO

- O prognóstico quanto à possibilidade de gravidez normal será bom se for possível o tratamento dos distúrbios secundários
- Contudo, o prognóstico para gravidez normal será ruim se as causas de infertilidade forem graves, intratáveis ou prolongadas em termos de duração (> 3 anos)
- Na ausência de causas identificáveis de infertilidade, 60% dos casais conseguirão engravidar dentro de 3 anos
- Aos casais com infertilidade inexplicada que não conseguem engravidar em até 3 anos, devem ser oferecidos os procedimentos de ovulação induzida, tecnologia reprodutiva assistida ou informações sobre adoção

CASOS DE ENCAMINHAMENTO

- Encaminhar a um endocrinologista especialista em reprodução, para a realização das técnicas reprodutivas assistidas

EVIDÊNCIAS

DIRETRIZES CLÍNICAS

- Brigham and Women's Hospital. Infertility. A guide to evaluation, treatment, and counseling. 2003
- Institute for Clinical Systems Improvement. Diagnosis and management of basic infertility. 2004

ENDEREÇO ELETRÔNICO

- Centers for Disease Control and Prevention: Assisted Reproductive Technology Reports

INFORMAÇÕES PARA OS PACIENTES

- American Society for Reproductive Medicine: Patient Resources
- Mayo Clinic: Infertility
- MedlinePlus: Infertility
- National Infertility Association

REFERÊNCIAS

- Centers for Disease Control and Prevention, American Society for Reproductive Medicine: 2004 Assisted Reproductive Technology Success Rates. 2006, Atlanta, GA.
- Sutter P. Rational diagnosis and treatment in infertility. Best Pract Res Clin Obstet Gynecol. 2006 Oct;20(5):64764. [PMID: 16769249]

Influenza

CARACTERÍSTICAS PRINCIPAIS

PRINCÍPIOS BÁSICOS DO DIAGNÓSTICO

- Início abrupto de febre, calafrios, mal-estar, tosse, artralgias e mialgias
- Embora haja casos esporádicos, a maioria dos casos de influenza ocorre como parte de epidemias ou pandemias, geralmente nas estações do outono ou inverno

CONSIDERAÇÕES GERAIS

- O agente causal consiste em um ortomixovírus transmitido por gotículas respiratórias
- Foram descritos três subtipos antigênicos
  - Os tipos A e B produzem sintomas clínicos idênticos
  - O tipo C produz doença mais leve
- As pandemias geralmente se devem a infecções por influenza do tipo A com modificações antigênicas significativas (ampla recombinação genética do vírus)
- Não é uma tarefa fácil obter o diagnóstico de influenza na ausência de epidemia, porque essa enfermidade se assemelha a outras doenças virais

ASPECTOS DEMOGRÁFICOS

- 5.000-250.000 casos anuais nos Estados Unidos
- Incidência mais alta nas crianças em idade pré-escolar, além de adultos jovens, estudantes, prisioneiros e funcionários de creches e hospitais; pessoas com asma estão sob particular risco
- As complicações ocorrem com maior frequência em idosos e indivíduos imunocomprometidos

ACHADOS CLÍNICOS

SINAIS E SINTOMAS

- Início abrupto

- Febre, calafrios, mal-estar com mialgias e cefaleia são comuns
- Congestão nasal, sensibilidade subesternal e náuseas não são incomuns
- A febre tipicamente dura 3-5 dias (variação, 1-7 dias)
- Dor orofaríngea, linfadenopatia cervical e tosse improdutiva costumam estar presentes
- É comum a presença de leucopenia
- A leucocitose pode ser um marcador de complicações secundárias
- Ocasionalmente, há proteinúria

DIAGNÓSTICO DIFERENCIAL

- Resfriado comum
- Pneumonia bacteriana primária
- Mononucleose infecciosa
- Infecção por *Mycoplasma*
- Legionelose inicial
- Infecção por *Chlamydia pneumoniae* (cepa TWAR)
- Infecção aguda por HIV
- Meningite
- No retorno de viagem aos trópicos: malária, dengue, febre tifoide

DIAGNÓSTICO

EXAMES LABORATORIAIS

- O vírus da influenza pode ser isolado de lavados orofaríngeos ou nasais submetidos à cultura tecidual
- A técnica de imunofluorescência direta dos lavados também pode fornecer o diagnóstico, embora não seja capaz de identificar os subtipos virais

PROCEDIMENTOS DIAGNÓSTICOS

- A influenza costuma ser diagnosticada em termos clínicos mediante o achado de sintomas característicos no contexto de uma epidemia

TRATAMENTO

MEDICAÇÕES

- A ribavirina (na dose de 1,1 g/dia, diluída até 20 mg/mL e administrada sob a forma de aerossol particulado com oxigênio em 12-18 horas por dia durante 3-7 dias) ajuda os pacientes com doença grave por influenza A ou B
- Os agentes amantadina e rimantadina não são mais recomendados em função da alta prevalência de cepas resistentes
- Zanamivir (inalado) ou oseltamivir (oral)
  - Eficazes para diminuir a duração e a gravidade dos sintomas de influenza A e B
  - No entanto, além de caros, tais medicamentos devem ser instituídos dentro de 48 horas do início dos sintomas para serem eficazes
  - O zanamivir pode causar broncospasmo em pessoas com asma

PROCEDIMENTOS TERAPÊUTICOS

- Medidas de suporte com hidratação adequada, analgésicos e repouso

DESFECHOS

COMPLICAÇÕES

- A influenza predispõe os indivíduos a infecções bacterianas secundárias do trato respiratório, sobretudo por pneumococos e *Staphylococcus aureus*
- Pneumonia e bronquite purulenta são complicações frequentes
- Raras vezes, ocorre síndrome de Reye, uma forma grave de insuficiência hepática, particularmente em crianças jovens submetidas a salicilatos durante infecções por influenza B ou varicela (catapora)

PROGNÓSTICO

- A maioria dos pacientes recupera-se completamente, retomando o estado de saúde basal em 4-7 dias
- As complicações secundárias podem prolongar o curso da doença e agravar as chances de recuperação plena
- Geralmente, os piores desfechos ocorrem em idosos, muitas vezes por
  - Desidratação
  - Exacerbações de problemas comórbidos
  - Complicações secundárias

CASOS DE ENCAMINHAMENTO

- Encaminhar caso haja sinais de complicações secundárias

CASOS DE ADMISSÃO HOSPITALAR

- Considerar a internação na presença de sinais de complicações secundárias significativas, como pneumonia ou exacerbações agudas de bronquite crônica

PREVENÇÃO

- A vacina trivalente inativada contra influenza é altamente eficaz (85%) por muitos anos (Tabelas 39 e 40)
- A vacinação é recomendada para pessoas com mais de 50 anos de idade ou aquelas acometidas por cardio/pneumopatias ou outras doenças crônicas
- É recomendável evitar o uso da vacina em pacientes com sensibilidade conhecida a ovos ou seus componentes
- A vacina não é contraindicada em pacientes submetidos à varfarina ou a corticosteroides ou naqueles com infecção por HIV
- Inibidores da neuraminidase (zanamivir ou oseltamivir) podem ser utilizados de forma profilática para influenza A e B
- Os agentes amantadina ou rimantadina não são mais usados como profilaxia em função da alta prevalência de cepas resistentes

EVIDÊNCIAS

DIRETRIZES CLÍNICAS

- National Guideline Clearinghouse
  - Prevention and control of influenza: recommendations of the Advisory Committee on Immunization Practices (ACIP)
  - Interim influenza vaccination recommendations – 2004-05 influenza season
  - Influenza antiviral medications: 2004-05 interim chemoprophylaxis and treatment guidelines

ENDEREÇO ELETRÔNICO

- Centers for Disease Control and Prevention

INFORMAÇÕES PARA OS PACIENTES

- Centers for Disease Control and Prevention Fact Sheet
- Torpy JM et al. JAMA patient page. Influenza. JAMA. 2004;292:2182. [PMID: 15523077]

REFERÊNCIAS

- Armstrong BG et al. Effect of influenza vaccination on excess deaths occurring during periods of high circulation of influenza: cohort study in elderly people. BMJ. 2004 Sep 18;329(7467):660. [PMID: 15313884]
- Advisory Committee on Immunization Practices. Prevention and Control of Influenza: recommendations of the Advisory Committee on Immunization Practices (ACIP). MMWR Recomm Rep. 2006 Jul 28;55(RR-10):1-42. [PMID: 16874296]
- Baz M et al. Characterization of multidrug-resistant influenza A/NH3N2 viruses shed during 1 year by an immunocompromised child. Clin Infect Dis. 2006 Dec 15;43(12):1555-61. [PMID: 17109288]
- Hayden FG et al. Antiviral management of seasonal and pandemic influenza. J Infect Dis. 2006 Nov 1;194 (Suppl 2):S119-26. [PMID: 17163384]
- Kawai N et al. A comparison of the effectiveness of oseltamivir for the treatment of influenza A and influenza B: a Japanese multicenter study of the

2003-2004 and 2004-2005 influenza seasons. Clin Infect Dis. 2006 Aug 15; 43(4):439-44. [PMID: 16838232]
- Ohmit SE et al. Prevention of antigenically drifted influenza by inactivated and live attenuated vaccines. N Engl J Med. 2006 Dec 14;355(24):2513-22. [PMID: 17167134]
- Sugaya N et al. Lower clinical effectiveness of oseltamivir against influenza B contrasted with influenza A infection in children. Clin Infect Dis. 2007 Jan 15; 44(2):197-202. [PMID: 17173216]
- Thompson WW et al. Influenza-associated hospitalizations in the United States. JAMA. 2004 Sep 15; 292(11):1333-40. [PMID: 15367555]

Insônia

CARACTERÍSTICAS PRINCIPAIS

PRINCÍPIOS BÁSICOS DO DIAGNÓSTICO
- Episódios transitórios costumam ter pouco significado
- Fatores comuns
  - Estresse
  - Cafeína
  - Desconforto físico
  - Hábito de cochilar durante o dia e deitar-se cedo
- Transtornos psiquiátricos estão frequentemente associados a insônia persistente

CONSIDERAÇÕES GERAIS
- O **sono** consiste em dois estados distintos
  - Sono REM (do inglês *rapid eye movement*, que significa movimentos oculares rápidos), também chamado sono com sonho
  - Sono não REM, dividido em fases 1, 2, 3 e 4
  - O sonho ocorre principalmente no sono REM e, em menor grau, no tipo não REM
  - O sono é um fenômeno cíclico, com quatro ou cinco períodos REM durante a noite, respondendo por cerca de um quarto do sono noturno total (1 hora e meia a 2 horas)
  - O primeiro período REM ocorre aproximadamente 80-120 minutos após o início do sono e dura em torno de 10 minutos
  - Os períodos REM mais tardios têm duração maior (15-40 minutos) e ocorrem principalmente nas últimas horas do sono. A maior parte do sono de fase 4 (mais profundo) ocorre nas primeiras horas do sono
- **Alterações relacionadas com a idade** no sono normal incluem
  - Uma porcentagem imutável de sono REM
  - Uma redução acentuada no sono de fases 3 e 4
  - Um aumento nos períodos acordados durante a noite
  - Essas alterações normais, o hábito de deitar-se mais cedo e os cochilos durante o dia contribuem para a insônia em pessoas mais velhas
  - As variações nos padrões de sono podem ser atribuídas a circunstâncias (p. ex., *jet lag* [também chamado de decalagem horária ou disritmia circadiana, ou seja, efeito de fuso horário]) ou a padrões idiossincráticos (*night owls*, expressão que significa "corujas noturnas", assim como são conhecidas as pessoas que sofrem de insônia) em indivíduos com diferentes "ritmos biológicos" que habitualmente vão para a cama tarde e dormem até tarde
  - A criatividade e a rapidez de resposta a situações pouco familiares são prejudicadas pela perda do sono
  - Transtorno do sono com dessincronização: raro; caracterizado pela dificuldade crônica em se adaptar a um ciclo de sono-vigília de 24 horas; pode ser ressincronizado pela mudança de exposição à luz
- A **depressão** costuma estar associada a
  - Sono fragmentado
  - Redução no tempo total de sono
  - Início mais precoce do sono REM
  - Desvio de atividade do sono REM para a primeira metade da noite
  - Perda do sono de onda lenta
- **Transtornos maníacos**
  - A privação do sono é uma característica básica e um sinal precoce importante de mania iminente em casos bipolares
  - O tempo total de sono sofre declínio
  - Encurtamento da latência REM e aumento da atividade REM
- Ocorrem ataques de pânico relacionados com o sono na transição da fase 2 para a 3 em alguns pacientes com latência REM mais prolongada no padrão de sono que antecede os ataques
- **Consumo excessivo de bebidas alcoólicas**
  - Pode causar ou ser secundário ao transtorno do sono
  - Há uma tendência ao uso do álcool para pegar no sono, sem perceber que esse tipo de bebida, na verdade, interrompe o ciclo normal do sono
  - *Ingestão aguda de bebidas alcoólicas*
    - Produz declínio na latência do sono com sono REM diminuído durante a primeira metade da noite
    - O sono REM aumenta na segunda metade da noite, com incremento na quantidade total do sono de onda lenta (fases 3 e 4)
    - Sonhos vívidos e despertares frequentes são comuns
  - *Consumo excessivo crônico de bebidas alcoólicas*
    - Aumenta a fase 1 do sono não REM e diminui o sono REM (a maioria das drogas atrasa ou interrompe o sono REM)
    - Os sintomas persistem por muitos meses depois que a pessoa parou de beber
  - *Abstinência aguda de bebidas alcoólicas ou outro sedativo*
    - Início tardio do sono e rebote do sono REM
    - Despertar intermitente durante a noite
- O **consumo pesado de cigarros** (> 1 maço por dia) causa dificuldade para adormecer
- A ingestão excessiva de estimulantes, como cafeína, cocaína e outros (p. ex., antigripais vendidos sem receita médica), próximo da hora de dormir, provoca redução no tempo total de sono — principalmente do sono não REM — com certo aumento na latência do sono
- Os **sedativos-hipnóticos benzodiazepínicos** tendem a
  - Aumentar o tempo total de sono
  - Diminuir a latência do sono
  - Reduzir o despertar noturno
  - Ter efeitos variáveis sobre o sono não REM
  - A abstinência causa exatamente os efeitos opostos e resulta em uso contínuo do medicamento com a finalidade de prevenir os sintomas de abstinência
- Os antidepressivos diminuem o sono REM (com rebote notável à abstinência na forma de pesadelos) e apresentam efeitos variados sobre o sono não REM
- A privação do sono REM produz uma melhora em algumas depressões
- Insônias persistentes também são relacionadas com uma ampla variedade de condições médicas, particularmente *delirium*, dor, síndromes de angústia respiratória, uremia, asma e distúrbios da tireoide
- A analgesia adequada e o tratamento apropriado de distúrbios clínicos diminuem não só os sintomas, mas também a necessidade de sedativos

ACHADOS CLÍNICOS

SINAIS E SINTOMAS

- Dificuldade de pegar no sono ou permanecer dormindo
- Vigília intermitente durante a noite
- Despertar de madrugada
- Combinações de qualquer um dos últimos fatores mencionados

DIAGNÓSTICO DIFERENCIAL

- Noctúria
  - Diuréticos
  - Hiperplasia prostática benigna
  - Incontinência
  - Insuficiência cardíaca crônica
- Síndrome das pernas inquietas
- Medicamentos
  - Corticosteroides
  - Inibidores seletivos de recaptação da serotonina
  - Teofilina
  - Suspensão ou abstinência de benzodiazepínicos
- Transtorno do ritmo circadiano

DIAGNÓSTICO

EXAMES LABORATORIAIS

- Considerar mensuração do hormônio tireoestimulante

TRATAMENTO

MEDICAÇÕES

- Existem duas classes terapêuticas amplas, que podem ser combinadas
  - Psicológica (cognitivo-comportamental)
  - Farmacológica
- Terapia farmacológica
  - Em situações de angústia aguda, como uma reação de dor causada pela morte de um ente querido, as medidas farmacológicas podem ser mais apropriadas
  - Esses medicamentos são frequentemente eficazes para a população idosa e podem ser administrados em doses maiores – o dobro do que é prescrito para o idoso – em pacientes mais jovens
    - Lorazepam, 0,5 mg VO na hora de dormir
    - Eszopiclona, 2-3 mg VO na hora de dormir
    - Temazepam, 7,5-15,0 mg VO na hora de dormir
    - Zolpidem, 5-10 mg VO na hora de dormir
    - Zaleplon, 5-10 mg VO na hora de dormir
  - Agentes de ação mais prolongada, como flurazepam (meia-vida > 48 horas) podem sofrer acúmulo no idoso e provocar lentidão cognitiva, ataxia, quedas e sonolência
  - Em geral, é apropriado usar os medicamentos por curtos períodos de tempo (ou seja, 1-2 semanas)
  - Anti-histamínicos, como difenidramina ou hidroxizina, ambos na dose de 25 mg VO na hora de dormir, podem ser úteis
    - Os efeitos anticolinérgicos desses agentes podem causar confusão mental ou sintomas urinários em idosos
  - A trazodona, 25-150 mg VO na hora de dormir, é um sonífero eficaz não formador de hábito, utilizado em doses mais baixas do que os antidepressivos
    - O priapismo é um efeito colateral raro que exige tratamento de emergência
  - O ramelteon ajuda no início do sono e não parece ter potencial de abuso
  - O triazolam é um medicamento popular por causa de sua duração de ação muito curta
    - Esse agente foi associado a dependência, reação psicótica transitória, amnésia anterógrada e ansiedade de rebote; por essa razão, foi retirado do mercado em vários países da Europa
    - Se utilizado, o triazolam deve ser obrigatoriamente prescrito apenas para curtos períodos de tempo

PROCEDIMENTOS TERAPÊUTICOS

- Em casos de insônia primária, os esforços iniciais devem ser formulados com base na psicologia, particularmente no idoso
- Medidas psicológicas
  - Orientar o paciente a respeito da boa higiene do sono
    - Ir para a cama apenas quando estiver sonolento
    - Usar a cama e o quarto apenas para dormir e ter relações sexuais
    - Se o indivíduo permanecer acordado depois de 20 minutos, é melhor sair do quarto e retornar somente quando estiver com sono
    - Levantar no mesmo horário toda manhã, independentemente da quantidade de sono durante a noite
    - Interromper o uso de cafeína e nicotina, pelo menos no início da noite se não completamente
    - Estabelecer um esquema de exercícios diários
    - Evitar o consumo de álcool, porque esse tipo de bebida pode interromper a continuidade do sono
    - Restringir a ingestão de líquido no início da noite
    - Aprender e praticar técnicas de relaxamento
  - A terapia cognitivo-comportamental para insônia pode ser eficaz

DESFECHOS

PREVENÇÃO

- Interromper o uso de cafeína e nicotina
- Evitar o consumo de bebidas alcoólicas
- Engajar-se em programas de exercícios regulares

EVIDÊNCIAS

ENDEREÇOS ELETRÔNICOS

- National Institutes of Health – National Heart, Lung, and Blood Institute
- National Sleep Foundation

INFORMAÇÕES PARA OS PACIENTES

- American Academy of Family Physicians
- JAMA patient page. Insomnia. JAMA. 2003;289:2602. [PMID: 12759329]
- National Institutes of Health – National Heart, Lung, and Blood Institute

REFERÊNCIAS

- Jindal RD et al. Maintenance treatment of insomnia: what can we learn from the depression literature? Am J Psychiatry. 2004 Jan;161(1):19-24. [PMID: 14702243]
- Johnson MW et al. Ramelteon: a novel hypnotic lacking abuse liability and sedative adverse affects. Arch Gen Psychiatry. 2006 Oct;63(10):1149-57. [PMID: 17015817]
- Siversten B et al. Cognitive behavioral therapy vs zopiclone for treatment of chronic primary insomnia in older adults: a randomized controlled trial. JAMA. 2006 Jun 28;295(24):2851-8. [PMID: 16804151]

Insuficiência Adrenocortical Aguda (Crise Adrenal)

CARACTERÍSTICAS PRINCIPAIS

PRINCÍPIOS BÁSICOS DO DIAGNÓSTICO

- Fraqueza, dor abdominal, febre, confusão, vômitos

- Pressão baixa, desidratação
- A pigmentação cutânea pode estar aumentada
- Potássio sérico alto, sódio baixo, ureia alta
- A cosintropina ($ACTH_{1-24}$) é incapaz de estimular um aumento normal no cortisol sérico

CONSIDERAÇÕES GERAIS
- Uma emergência causada por cortisol insuficiente
- Causas
  - Pode ocorrer em pacientes tratados para insuficiência adrenal crônica ou como a sua manifestação de apresentação
  - Mais comum na insuficiência adrenal primária (distúrbio da glândula suprarrenal; doença de Addison) do que na hipofunção adrenocortical secundária (distúrbio da glândula pituitária)
  - Estresse, por exemplo, trauma, cirurgia, infecção ou jejum prolongado em paciente com insuficiência latente
  - Abstinência da reposição de hormônio adrenocortical em paciente com insuficiência adrenal crônica ou insuficiência temporária relacionada com retirada de corticosteroides exógenos
  - Adrenalectomia bilateral ou remoção de tumor adrenal funcionante que tenha suprimido a outra suprarrenal
  - Lesão de ambas as suprarrenais por trauma, hemorragia, terapia anticoagulante, trombose, infecção ou, raramente, carcinoma metastático
  - Necrose pituitária, ou quando a reposição de hormônio da tireoide for dada para um paciente com insuficiência suprarrenal

ACHADOS CLÍNICOS

SINAIS E SINTOMAS
- Cefaleia, lassidão, náuseas e vômitos, dor abdominal e diarreia
- Confusão ou coma
- Febre, de até 40,6°C ou mais
- Pressão baixa
- Hipoglicemia recorrente e necessidades reduzidas de insulina em pacientes com diabetes melito tipo 1 preexistente
- Cianose, desidratação, hiperpigmentação da pele e pelos axilares escassos (se hipogonadismo também estiver presente)
- A meningococcemia pode causar púrpura e insuficiência suprarrenal secundária ao infarto suprarrenal (síndrome de Waterhouse-Friderichsen)

DIAGNÓSTICO DIFERENCIAL
- Outra causa de choque
  - Séptico
  - Cardiogênico
  - Hipovolêmico
  - Anafilático
- Hipercalemia por outra causa
  - Insuficiência renal
  - Rabdomiólise
  - Inibidores da enzima conversora da angiotensina
  - Bloqueadores dos receptores de angiotensina
  - Espironolactona
- Hiponatremia por outra causa
  - Síndrome da secreção inapropriada de hormônio antidiurético
  - Cirrose
  - Vômitos
- Dor abdominal por outra causa
- Baixo nível sérico da globulina de ligação ao cortisol na doença crítica, causando baixo cortisol sérico total; níveis normais de cortisol sérico livre

DIAGNÓSTICO

EXAMES LABORATORIAIS
- A contagem de eosinófilos pode estar alta
- Hiponatremia ou hipercalemia (ou ambas) habitualmente presentes
- A hipoglicemia é comum
- A hipercalcemia pode estar presente
- A cultura do sangue, do escarro ou da urina pode ser positiva se uma infecção bacteriana for a causa precipitante
- Teste de estimulação de cosintropina
  - $ACTH_{1-24}$ sintético (cosintropina), 0,25 mg, dado SC, IM ou IV
  - Cortisol sérico é obtido 45 min depois
  - Normalmente, o cortisol sobe para ≥ 20 µg/dL
  - Para os pacientes em uso de corticosteroides, não administrar hidrocortisona por pelo menos 8 h antes do teste
  - Os outros corticosteroides (p. ex., prednisona, dexametasona) não interferem com os ensaios específicos para cortisol
- O ACTH plasmático é notadamente elevado se o paciente tiver doença suprarrenal primária (em geral > 200 pg/mL)

TRATAMENTO

MEDICAÇÕES
- Se o diagnóstico for suspeitado
  - Coletar sangue para determinações de eletrólitos, cortisol e ACTH
  - Sem esperar os resultados, tratar *imediatamente* com hidrocortisona 100-300 mg IV e soro fisiológico
- Então, continuar a hidrocortisona 50-100 mg IV a cada 6 h no primeiro dia, a cada 8 h no segundo dia e diminuir conforme clinicamente apropriado
- Os antibióticos de amplo espectro são dados empiricamente enquanto se esperam os resultados iniciais da cultura
- Dextrose aquosa a 50% para tratar a hipoglicemia com monitoração cuidadosa dos níveis séricos de eletrólitos, ureia e creatinina
- Quando o paciente puder tomar medicamento oral
  - Administrar hidrocortisona, 10-20 mg VO a cada 6 h e diminuir até os níveis de manutenção
  - A maioria precisa de hidrocortisona 2x/dia: 10-20 mg todas as manhãs, 5-10 mg todas as noites
- Terapia mineralocorticoide
  - Não necessária quando grandes quantidades de hidrocortisona estiverem sendo dadas
  - Entretanto, conforme a dose é reduzida, pode ser necessário adicionar a fludrocortisona, 0,05-0,2 mg VO 1x/dia
  - Alguns pacientes nunca precisam de fludrocortisona ou ficam edematosos em doses > 0,05 mg 1 ou 2x/semana

PROCEDIMENTOS TERAPÊUTICOS
- Uma vez que a crise tenha terminado, deve-se avaliar o grau de insuficiência suprarrenal permanente e estabelecer a causa, se possível

DESFECHOS

SEGUIMENTO
- Repetir o teste de estimulação de cosintropina

COMPLICAÇÕES
- Choque e morte se não tratada
- Sequelas da infecção que comumente precipita a crise suprarrenal

PROGNÓSTICO
- O tratamento rápido em geral salva a vida
- Com frequência não é reconhecida nem tratada, já que imita doenças mais comuns
- A falta de tratamento leva a choque que não responde à reposição de volume e vasopressores, resultando em morte

EVIDÊNCIAS

DIRETRIZES CLÍNICAS

- Arlt W et al. Adrenal insufficiency. Lancet. 2003;361:1881. [PMID: 12788587]
- Clinical practice parameters for hemodynamic support of pediatric and neonatal patients in septic shock. American College of Critical Care Medicine, 2002
- Cooper MS et al. Corticosteroid insufficiency in acutely ill patients. N Engl J Med. 2003;348:727. [PMID: 12594318]
- Oelkers W et al. Therapeutic strategies in adrenal insufficiency. Ann Endocrinol (Paris). 2001;62:212. [PMID: 11353897]

ENDEREÇO ELETRÔNICO

- National Adrenal Disease Foundation

INFORMAÇÕES PARA OS PACIENTES

- MedlinePlus – Acute adrenal crisis

REFERÊNCIAS

- Hamrahian AH et al. Measurements of serum free cortisol in critically ill patients. N Engl J Med. 2004 Apr 15;350(16):1629-38. [PMID: 15084695]
- Jahangir-Hekmat M et al. Adrenal insufficiency attributable to adrenal hemorrhage: long-term follow-up with reference to glucocorticoid and mineralocorticoid function and replacement. Endocr Pract. 2004 Jan-Feb;10(1):5561. [PMID: 15251623]

Insuficiência Adrenocortical Crônica (Doença de Addison)

CARACTERÍSTICAS PRINCIPAIS

PRINCÍPIOS BÁSICOS DO DIAGNÓSTICO

- Fraqueza, anorexia, perda de peso
- Pigmentação cutânea aumentada
- Hipotensão, coração pequeno
- O sódio sérico pode estar baixo; o potássio, o cálcio e a ureia podem estar elevados
- Neutropenia, anemia leve, eosinofilia e relativa linfocitose podem estar presentes
- Os níveis de cortisol plasmático ficam baixos ou falham em subir depois da administração de cosintropina
- Nível de ACTH plasmático elevado

CONSIDERAÇÕES GERAIS

- Causas
  - A destruição autoimune das glândulas suprarrenais é a causa mais comum nos Estados Unidos
  - Pode estar associada a
    - Doença autoimune da tireoide
    - Hipoparatireoidismo
    - Diabetes melito tipo 1
    - Vitiligo
    - Alopecia areata
    - Doença celíaca
    - Insuficiência ovariana primária
    - Insuficiência testicular
    - Anemia perniciosa
  - A combinação de doença de Addison e hipotireoidismo é a síndrome de Schmidt
  - Pode ocorrer na autoimunidade poliglandular (PGA-1 e PGA-2)
  - Tuberculose nas áreas de prevalência alta: agora rara
  - A hemorragia suprarrenal bilateral pode ocorrer espontaneamente ou com
    - Sepse
    - Trombocitopenia ou anticoagulação associada à heparina
    - Síndrome do anticorpo antifosfolipídeo
    - Cirurgia (no pós-operatório) ou trauma
- Causas raras
  - Linfoma
  - Carcinoma metastático
  - Coccidioidomicose
  - Histoplasmose
  - Citomegalovírus (mais frequente na AIDS)
  - Gomas sifilíticas
  - Esclerodermia
  - Doença amiloide
  - Hemocromatose
  - Deficiência familiar de glicocorticoide
  - Síndrome de Allgrove (associada a acalasia, alacrimia e doença neurológica)
  - Leucodistrofia suprarrenal ligada ao X
  - Hipoplasia ou hiperplasia suprarrenal congênita

ACHADOS CLÍNICOS

SINAIS E SINTOMAS

- Fraqueza e fadiga, perda de peso, mialgias, artralgias
- Febre
- Anorexia, náuseas e vômitos
- Ansiedade, irritabilidade mental e alterações emocionais são comuns
- Pele
  - Escurecimento difuso sobre a pele exposta e não exposta ou sardas múltiplas
  - Hiperpigmentação, especialmente nos nós dos dedos, nos cotovelos, nos joelhos, na parte posterior do pescoço, nas pregas palmares, nos leitos ungueais, nas áreas de pressão e em novas cicatrizes
  - Vitiligo (10%)
- A hipoglicemia, quando presente, pode piorar a fraqueza e o funcionamento mental, raramente levando a coma
- Outras manifestações de doença autoimune
- Em diabéticos, sensibilidade à insulina aumentada e reações hipoglicêmicas
- Hipotensão e ortostase habituais
  - 90% têm pressão arterial sistólica (PAS) < 110 mmHg
  - PAS > 130 mmHg é rara
- Coração pequeno
- Pelos axilares e púbicos escassos (especialmente em mulheres)
- Sintomas neuropsiquiátricos, às vezes sem insuficiência suprarrenal, na adrenoleucodistrofia de início no adulto

DIAGNÓSTICO DIFERENCIAL

- Hipotensão por outra causa; por exemplo, medicações
- Hipercalemia por outra causa; por exemplo, insuficiência renal
- Gastrenterite
- Câncer oculto
- Anorexia nervosa
- Hiperpigmentação por outra causa; por exemplo, hemocromatose
- Hipoaldosteronismo isolado

DIAGNÓSTICO

EXAMES LABORATORIAIS

- Moderada neutropenia, linfocitose e contagem eosinofílica total > 300/μL
- Hiponatremia (90%), hipercalemia (65%). (Os pacientes com diarreia podem não estar hipercalêmicos.)
- A glicose sérica de jejum pode estar baixa
- A hipercalcemia pode estar presente
- Os níveis plasmáticos de ácidos graxos de cadeia muita longa servem para rastrear adrenoleucodistrofia em homens jovens com doença do Addison idiopática
- O nível baixo de cortisol plasmático (< 5 mg/dL) às 8 horas é diagnóstico, sobretudo se acompanhado por ACTH elevado simultaneamente (em geral > 200 pg/mL)
- Teste de estimulação de cosintropina
  - $ACTH_{1-24}$ sintético (cosintropina), 0,25 mg, dado por via parental
  - Cortisol sérico é obtido 45 min depois
  - Normalmente, o cortisol sobe para ≥ 20 μg/dL

- Nos pacientes em uso de corticosteroides, não se deve administrar hidrocortisona por pelo menos 8 h antes do teste
- Os outros corticosteroides não interferem com os ensaios específicos para o cortisol
- O ACTH plasmático está notadamente elevado (em geral > 200 pg/mL) se o paciente tiver doença suprarrenal primária
- DHEA sérica > 1.000 ng/mL exclui o diagnóstico
- Os anticorpos antissuprarrenal são detectados em 50% dos casos da doença de Addison autoimune
- Os anticorpos antitireoide (45%) e outros autoanticorpos podem estar presentes
- Uma elevada atividade da renina plasmática indica
  - Volume intravascular depletado
  - Necessidade de doses mais altas de reposição de fludrocortisona
- Níveis plasmáticos baixos de adrenalina
- Saturação de transferrina sérica elevada nos casos de hemocromatose (raro)

DIAGNÓSTICO POR IMAGEM
- Radiografia de tórax para tuberculose, infecção fúngica ou câncer
- A TC abdominal mostra suprarrenais não calcificadas e pequenas na doença de Addison autoimune
  - Suprarrenais aumentadas em aproximadamente 85% dos casos de doença metastática ou granulomatosa
  - Calcificação notada em casos de tuberculose (~50%), hemorragia, infecção fúngica e melanoma

TRATAMENTO

MEDICAÇÕES
- Reposição de corticosteroide e mineralocorticoide na maioria dos casos; a hidrocortisona isolada pode ser adequada em casos leves
- Hidrocortisona
  - Fármaco de escolha
  - Habitualmente 15-25 mg VO em duas doses divididas: dois terços pela manhã e um terço tarde da noite ou ao entardecer
- A prednisona 2-3 mg VO todas as manhãs e 1-2 mg VO todas as noites ou ao entardecer é uma alternativa
- A dose é ajustada de acordo com a resposta clínica; a dose adequada habitualmente resulta em um diferencial leucocitário normal
- A dose de corticosteroide é elevada no caso de infecção, trauma, cirurgia, procedimentos diagnósticos ou outro estresse
  - A dose máxima de hidrocortisona para o estresse intenso é de 50 mg IV ou IM a cada 6 h
  - Doses mais baixas, orais ou parenterais, para estresses menores
  - A dose é reduzida gradualmente até o normal conforme o estresse diminui
- Fludrocortisona, 0,05-0,3 mg VO 1x/dia ou uma vez a cada dois dias, é necessária para muitos pacientes
  - A dosagem é *aumentada* para
    - Hipotensão postural
    - Hiponatremia
    - Hipercalemia
    - Fadiga
    - Atividade da renina plasmática elevada
  - A dosagem é *diminuída* para
    - Edema
    - Hipocalemia
    - Hipertensão
- Tratar todas as infecções imediatamente
- Em algumas mulheres com insuficiência suprarrenal, a deidroepiandrosterona (DHEA), 50 mg VO todas as manhãs, melhora a sensação de bem-estar, o humor e o desempenho sexual

PROCEDIMENTOS TERAPÊUTICOS
- O "óleo de Lorenzo" para adrenoleucodistrofia normaliza as concentrações dos ácidos graxos de cadeia muito longa, mas é clinicamente ineficaz
- O transplante de células-tronco hematopoiéticas de doadores normais pode melhorar as manifestações neurológicas

DESFECHOS

SEGUIMENTO
- Seguir clinicamente e ajustar as doses do corticosteroide e (se for preciso) do mineralocorticoide
- A fadiga em pacientes tratados pode indicar
  - Dosagem subótima do medicamento
  - Desequilíbrio de eletrólitos
  - Problemas concomitantes, como hipotireoidismo ou diabetes melito
- A dose de corticosteroide deve ser aumentada no caso de estresse fisiológico (conforme supracitado)

COMPLICAÇÕES
- As complicações da doença subjacente (p. ex., tuberculose) são mais prováveis
- Uma crise suprarrenal pode ser precipitada por infecções intercorrentes
- As doenças autoimunes associadas são comuns (conforme supracitado)
- A fadiga frequentemente persiste, apesar do tratamento
- A reposição excessiva de corticosteroides pode causar síndrome de Cushing

PROGNÓSTICO
- A maioria dos pacientes é capaz de levar uma vida completamente ativa
- A expectativa de vida é normal se a insuficiência suprarrenal for diagnosticada e tratada com doses apropriadas de corticosteroides e (se for preciso) mineralocorticoides
- Contudo, as condições associadas podem criar riscos adicionais; por exemplo, os pacientes com tuberculose suprarrenal podem ter uma infecção sistêmica grave
- A reposição de corticosteroide e mineralocorticoide não deve ser parada
- Os pacientes devem usar uma pulseira ou aviso de alerta médico que mencione "Insuficiência suprarrenal – toma hidrocortisona"
- Doses mais altas de corticosteroides devem ser administradas a pacientes com infecção, trauma ou cirurgia para prevenir uma crise suprarrenal

EVIDÊNCIAS

DIRETRIZES CLÍNICAS
- Arlt W et al. Adrenal insufficiency. Lancet. 2003;361:1881. [PMID: 12788587]
- DonWauchope AC et al. Diagnosis and management of Addison's disease. Practitioner. 2000;244:794. [PMID: 11048377]

ENDEREÇOS ELETRÔNICOS
- Australian Addison's Disease Association
- National Adrenal Disease Foundation

INFORMAÇÕES PARA OS PACIENTES
- Cleveland Clinic – Addison's disease

REFERÊNCIAS
- Alonso N et al. Evaluation of two replacement regimens in primary adrenal insufficiency patients. Effect on clinical symptoms, health-related quality of life and biochemical parameters. J Endocrinol Invest. 2004 May; 27(5):449-54. [PMID: 15279078]
- Betterle C et al. Autoimmune polyglandular syndrome Type 2: the tip of an iceberg? Clin Exp Immunol. 2004 Aug; 137(2):225-33. [PMID: 15270837]
- Libe R et al. Effects of dehydroepiandrosterone (DHEA) supplementation on hormonal, metabolic and behavioral status in patients with hypoadrena-

lism. J Endocrinol Invest. 2004 Sep;27(8):736-41. [PMID: 15636426]

Insuficiência Cardíaca Congestiva

CARACTERÍSTICAS PRINCIPAIS

PRINCÍPIOS BÁSICOS DO DIAGNÓSTICO

- Insuficiência cardíaca congestiva (ICC) do ventrículo esquerdo (VE)
  - Dispneia aos exercícios
  - Tosse
  - Fadiga
  - Ortopneia
  - Dispneia paroxística noturna
  - Aumento cardíaco
  - Estertores
  - Ritmo de galope
  - Congestão venosa pulmonar
- ICC do ventrículo direito (VD)
  - Pressão venosa elevada
  - Hepatomegalia
  - Edema postural
  - Geralmente causada por insuficiência do VE

CONSIDERAÇÕES GERAIS

- A ICC ocorre como resultado de contratilidade deprimida, com retenção de líquidos e/ou débito cardíaco prejudicado, ou disfunção diastólica com retenção de líquidos
- As exacerbações agudas da ICC crônica são causadas por não adesão do paciente ou por alterações na terapia, ingestão excessiva de sal e líquidos, arritmias, atividade excessiva, êmbolos pulmonares, infecção intercorrente, progressão de doença subjacente
- A ICC de alto débito é causada por tireotoxicose, beribéri, anemia grave, derivação arteriovenosa, doença de Paget
- A disfunção sistólica é causada por infarto do miocárdio (IM), abuso de etanol, hipertensão de longa data, miocardite viral (incluindo HIV), doença de Chagas, cardiomiopatia dilatada idiopática
- A disfunção diastólica está associada a um enchimento anormal de um VE ("rígido"); causada por hipertensão crônica, hipertrofia do VE e diabetes

ACHADOS CLÍNICOS

SINAIS E SINTOMAS

- Os sintomas da disfunção diastólica são muitas vezes difíceis de distinguir clinicamente daqueles da disfunção sistólica
- ICC do VE
  - Dispneia aos exercícios, progredindo para ortopneia e então dispneia em repouso
  - Dispneia paroxística noturna
  - Tosse não produtiva crônica (frequentemente pior em decúbito)
  - Noctúria
  - Fadiga e intolerância aos exercícios
- ICC do VD
  - Anorexia
  - Náuseas
  - Dor no quadrante superior direito devido à congestão passiva crônica do fígado e do intestino
- Taquicardia, hipotensão, pressão de pulso reduzida, extremidades frias e diaforese
- ICC grave de longa data: caquexia ou cianose
- Achados ao exame físico na ICC do VE
  - Crepitações nas bases pulmonares, derrames pleurais e macicez basilar à percussão, sibilos expiratórios e roncos
  - Levantamento parasternal, um impulso aumentado e duradouro do VE, uma diminuição na primeira bulha cardíaca
  - Galope de B_3
  - Galope de B_4 na disfunção diastólica
- Achados ao exame físico na ICC do VD
  - Pressão venosa jugular elevada, pulsações anormais, como ondas v regurgitantes
  - Aumento hepático doloroso ou não doloroso, refluxo hepatojugular e ascite
  - Edema com cacifo periférico por vezes se estendendo às coxas e à parede abdominal

DIAGNÓSTICO DIFERENCIAL

- Doença pulmonar obstrutiva crônica (DPOC)
- Pneumonia
- Cirrose
- Insuficiência venosa periférica
- Síndrome nefrótica

DIAGNÓSTICO

EXAMES LABORATORIAIS

- Obter hemograma, ureia, eletrólitos séricos, creatinina, hormônio estimulante da tireoide
- ECG para procurar
  - Arritmias
  - IM
  - Alterações não específicas, incluindo um retardo de baixa voltagem na condução intraventricular; hipertrofia do VE; e alterações da repolarização
- Peptídeo natriurético do "tipo B" (BNP)
  - A elevação é um indicador sensível de ICC sintomática (diastólica ou sistólica), mas pode ser menos específica, sobretudo em pacientes mais velhos, em mulheres e em pacientes com DPOC
  - Útil na avaliação clínica para diferenciar dispneia por insuficiência cardíaca de causas não cardíacas

DIAGNÓSTICO POR IMAGEM

- A radiografia de tórax mostra
  - Cardiomegalia
  - Dilatação das veias do lobo superior
  - Edema perivascular ou intersticial
  - Líquido alveolar
  - Derrames pleurais bilaterais ou do lado direito
- A ecocardiografia pode avaliar
  - Tamanho e função ventriculares
  - Anormalidades valvulares
  - Derrames pericárdicos
  - Shunts intracardíacos
  - Anormalidades do movimento da parede segmentar
- Angiografia com radiofármacos: mede a fração de ejeção do VE e avalia o movimento da parede regional
- Imagens com esforço: indicadas em caso de anormalidades no ECG ou suspeita de isquemia miocárdica

PROCEDIMENTOS DIAGNÓSTICOS

- O ECG ajuda a descartar
  - Lesões valvulares
  - Isquemia miocárdica
  - Arritmias
  - Depressão miocárdica induzida por álcool ou drogas
  - Shunts intracardíacos
  - Estados de alto débito
  - Hipertireoidismo e hipotireoidismo
  - Medicações
  - Hemocromatose
  - Sarcoidose
  - Amiloidose
- Cateterização do coração esquerdo
  - Para excluir doença valvular significativa
  - Para delinear a presença e a extensão da doença arterial coronariana
- Cateterização do coração direito: para selecionar e monitorar a terapia em pacientes que não respondem à terapia-padrão

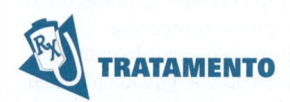

TRATAMENTO

MEDICAÇÕES

- Disfunção sistólica: um diurético e um inibidor da enzima conversora da angio-

tensina (ECA) (ou bloqueador do receptor da angiotensina [BRA]) com subsequente adição de um betabloqueador
- Diuréticos (Tabela 147)
  - Tiazídico
  - De alça
  - Tiazídico e de alça
  - Tiazídico e espironolactona
- Bloqueadores da aldosterona (Tabela 147)
  - Espironolactona, 25 mg VO 1x/dia (pode-se diminuir para 12,5 mg ou aumentar para 50 mg, dependendo da função renal, do K^+ e dos sintomas)
  - Eplerenona, 25-50 mg VO 1x/dia
- Inibidores da ECA (Tabela 149): começar com doses baixas e aumentar até dosagens comprovadamente efetivas em ensaios clínicos durante 1-3 meses; por exemplo
  - Captopril, 50 mg VO 3x/dia
  - Enalapril, 10 mg VO 2x/dia
  - Lisinopril, 20 mg VO 1x/dia
- BRAs (Tabela 149) para pacientes sem tolerância à ECA
- O BRA valsartana (titulado até uma dose de 160 mg 2x/dia) adicionado à terapia com inibidor da ECA reduziu o conjunto de mortes ou hospitalizações por ICC
- Betabloqueadores (Tabela 148): em pacientes estáveis, começar com doses baixas e titular gradualmente e com grande cuidado; por exemplo
  - Carvedilol iniciado com 3,125 mg VO 2x/dia, aumentado para 6,25, 12,5 e 25 mg 2x/dia em intervalos de ~2 semanas
  - Metoprolol de liberação estendida, iniciado com 12,5 ou 25 mg 1x/dia, aumentado para 50, 75, 100, 150 e 200 mg em intervalos de ~2 semanas ou mais
- Digoxina
- Agentes inotrópicos positivos (p. ex., dobutamina e milrinona): o uso é limitado a pacientes
  - Com hipoperfusão
  - Com função renal em rápida deterioração
  - Que não tenham respondido aos diuréticos intravenosos
  - Aguardando transplante cardíaco
- Anticoagulação: para pacientes com ICC de VE associada a fibrilação atrial ou IM grande e recente (dentro de 3-6 meses)
- Disfunção diastólica: diuréticos, controle rigoroso da pressão arterial

CIRURGIA

- A revascularização coronariana pode melhorar os sintomas e evitar a progressão
- A cirurgia de derivação (*bypass*) propicia uma revascularização mais completa do que a angioplastia
- Transplante cardíaco para insuficiência cardíaca avançada
- Desfibriladores implantáveis para insuficiência cardíaca crônica e cardiomiopatia isquêmica ou não isquêmica com fração de ejeção < 35%
- Marca-passo biventricular (ressincronização) para pacientes com ICC sistólica moderada a grave e dissincronia do VE

PROCEDIMENTOS TERAPÊUTICOS

- Restrição moderada de sal (2,0-2,5 g de sódio ou 5-6 g de sal por dia)
- Restrição temporária de atividades

DESFECHOS

SEGUIMENTO

- Monitorar pacientes que estão usando diuréticos e inibidores da ECA para hipocalemia e insuficiência renal
- O manejo do caso, a monitoração domiciliar do peso e do estado clínico e o ajuste de diuréticos pelo paciente podem evitar novas hospitalizações

COMPLICAÇÕES

- Isquemia miocárdica em pacientes com doença subjacente da artéria coronária
- Arritmias assintomáticas e sintomáticas, especialmente taquicardia ventricular não contínua
- Morte súbita e síncope inexplicável

PROGNÓSTICO

- A insuficiência cardíaca tem um prognóstico ruim
- A mortalidade em 5 anos é de aproximadamente 50%
- As taxas de mortalidade variam de < 5% por ano naqueles com pouca ou nenhuma sintomatologia para até > 30% por ano naqueles com sintomas graves e refratários
- A mortalidade mais alta está relacionada com
  - Idade mais avançada
  - Fração de ejeção ventricular esquerda mais baixa
  - Sintomas mais graves
  - Insuficiência renal
  - Diabetes

PREVENÇÃO

- Terapia anti-hipertensiva
- Terapia anti-hiperlipidêmica
- Tratamento precoce das lesões valvulares (estenose aórtica e regurgitação mitral e aórtica)

EVIDÊNCIAS

DIRETRIZES CLÍNICAS

- Hunt SA et al. ACC/AHA Guidelines for the evaluation and management of chronic heart failure in the adult: executive summary; A report of the American College of Cardiology/American Heart Association Task Force on Practice Guidelines (Committee to Revise the 1995 Guidelines for the Evaluation and Management of Heart Failure). J Am Coll Cardiol. 2001 Dec; 38(7):2101-13. [PMID: 11738322]
- Liu P et al. Canadian Cardiovascular Society. The 2002/3 Canadian Cardiovascular Society consensus guideline update for the diagnosis and management of heart failure. Can J Cardiol. 2003;19:347. [PMID: 12704478]
- Swedberg K et al. Guidelines for the diagnosis and treatment of chronic heart failure: executive summary (update 2005): The Task Force for the Diagnosis and Treatment of Chronic Heart Failure of the European Society of Cardiology. Eur Heart J. 2005 Jun; 26(11):1115-40. [PMID: 15901669]

ENDEREÇOS ELETRÔNICOS

- American College of Cardiology
- National Heart, Lung, and Blood Institute

INFORMAÇÕES PARA OS PACIENTES

- American Academy of Family Physicians: Heart Failure
- American Heart Association: Heart Failure
- MedlinePlus: Congestive Heart Failure Interactive Tutorial
- National Heart, Lung, and Blood Institute: Heart Failure

REFERÊNCIAS

- Angeja BG et al. Evaluation and management of diastolic heart failure. Circulation. 2003 Feb 11; 107(5):659-63. [PMID: 12578862]
- Bardy GH; Sudden Cardiac Death in Heart Failure Trial (SCD-HeFT) Investigators. Amiodarone or an implantable cardioverter-defibrillator for congestive heart failure. N Engl J Med. 2005 Jan 20;352(3):225-37. [PMID: 15659722]
- Cleland JG et al. The effect of cardiac resynchronization on morbidity and mortality in heart failure. N Engl J Med. 2005 Apr 14;352(15):1539-49. [PMID: 15753115]
- Mueller C et al. Use of B-type natriuretic peptide in the evaluation and manage-

ment of acute dyspnea. N Engl J Med. 2004 Feb 12;350(7):647-54. [PMID: 14960741]
- Taylor AL et al; African-American Heart Failure Trial Investigators. Combination of isosorbide dinitrate and hydralazine in blacks with heart failure. N Engl J Med. 2004 Nov 11;351(20):2049-57. [PMID: 15533851]
- Young JB et al; Candesartan in Heart failure Assessment of Reduction in Mortality and morbidity (CHARM) Investigators and Committees. Mortality and morbidity reduction with candesartan in patients with chronic heart failure and left ventricular systolic dysfunction: results of the CHARM low-left ventricular ejection fraction trials. Circulation. 2004 Oct 26; 110(17):2618-26. [PMID: 15492298]

Insuficiência Hepática Aguda

CARACTERÍSTICAS PRINCIPAIS

PRINCÍPIOS BÁSICOS DO DIAGNÓSTICO

- Pode ser fulminante ou subfulminante; ambos os tipos, no entanto, possuem prognóstico igualmente ruim
- O acetaminofeno* e as reações medicamentosas idiossincráticas constituem as causas mais comuns

CONSIDERAÇÕES GERAIS

- Na insuficiência hepática fulminante, observa-se o desenvolvimento de encefalopatia e coagulopatia em até 8 dias após o início de hepatopatia aguda
- A insuficiência hepática subfulminante ocorre quando os quadros de encefalopatia e coagulopatia aparecem entre 8 semanas e 6 meses após o início da hepatopatia aguda
- A toxicidade por acetaminofen responde por 40% dos casos; já as reações medicamentosas idiossincráticas estão em segundo lugar
- Entre os casos causados por acetaminofen
  - 44% são decorrentes de tentativas de suicídio
  - 48% são atribuídos à superdosagem não intencional (o limiar de insuficiência hepática é reduzido pelo consumo crônico de bebidas alcoólicas)

*N. de T. Também conhecido como paracetamol.

Etiologia

- Toxicidade por acetaminofen
- Reações medicamentosas idiossincráticas
- Cogumelos venenosos
- Hepatite viral
- Choque
- Hipertermia e hipotermia
- Síndrome de Budd-Chiari
- Malignidade (especialmente linfomas)
- Doença de Wilson
- Síndrome de Reye
- Fígado gorduroso da gravidez e outros distúrbios de oxidação dos ácidos graxos
- Hepatite autoimune
- Infecção pelo parvovírus B19
- Epilepsia de grande mal (raramente)

ASPECTOS DEMOGRÁFICOS

- A maioria dos casos nos Estados Unidos é causada por
  - Toxicidade por acetaminofen
  - Reações medicamentosas idiossincráticas
  - Hepatite viral aguda, sobretudo hepatite B
  - Alguns casos devem-se à hepatite A ou a vírus desconhecidos (não ABC-DE)
- Em áreas endêmicas, os vírus das hepatites D e E causam insuficiência hepática aguda
- A hepatite C constitui uma causa rara de insuficiência hepática aguda; a hepatite A ou B aguda sobreposta à hepatite C crônica representa um alto risco de hepatite fulminante

ACHADOS CLÍNICOS

SINAIS E SINTOMAS

- No início, o paciente pode exibir pouca ou nenhuma icterícia
- Encefalopatia hepática
- Coagulopatia
- Por fim, pode ocorrer o desenvolvimento de sinais e sintomas de pressão intracraniana elevada
- Alto risco de infecção, especialmente por microrganismos gram-positivos

DIAGNÓSTICO

EXAMES LABORATORIAIS

- Dano hepatocelular grave (Tabela 61)
- Coagulopatia
- Amônia sérica elevada
- Níveis baixos do fator V (correlacionam-se com os resultados)
- Na toxicidade por acetaminofen, os níveis séricos de aminotransferase encontram-se elevados (> 5.000 unidades/L). O diagnóstico é auxiliado pela detecção de aductos de proteínas formados com o acetaminofen no soro
- Na insuficiência hepática aguda decorrente de esteatose microvesicular (p. ex., síndrome de Reye), as elevações séricas da aminotransferase podem ser modestas (< 300 unidades/L)

DIAGNÓSTICO POR IMAGEM

- A TC do crânio pode ajudar a descartar ou detectar edema cerebral

TRATAMENTO

MEDICAÇÕES

- Antibioticoterapia profilática
  - Diminui o risco de infecção em 90% dos pacientes
  - Não exerce efeito na sobrevida
  - Não é recomendada como rotina
- Na suspeita de sepse, fica indicada ampla cobertura antibiótica
- Os isolados mais frequentes são
  - *Staphylococcus aureus*
  - Espécies de *Streptococcus*
  - Coliformes
  - Espécies de *Candida* (mais tardiamente no curso da doença)
- Acetilcisteína
  - A toxicidade por acetaminofen é indicação de administração precoce
  - Melhora e restabelece o fluxo sanguíneo cerebral e a oxigenação em casos de insuficiência hepática fulminante por qualquer causa
  - A dose é de 140 mg/kg VO, seguida por 70 mg/kg VO a cada 4 horas por um adicional de 17 doses ou 150 mg/kg em dextrose a 5% IV por 15 minutos, acompanhada por 50 mg/kg durante 4 horas e, depois, 100 mg/kg por 16 horas
  - Pode prolongar o tempo de protrombina, levando à percepção errônea de agravamento da insuficiência hepática
- A penicilina G (300.000 a 1 milhão de unidades/kg/dia IV) ou silibinina (silimarina, não aprovada nos Estados Unidos) é administrada para intoxicação por cogumelo
- É recomendável o uso de análogos de nucleosídeos para hepatite B fulminante (ver Hepatite B Crônica)
- A lactulose é administrada para encefalopatia (ver Cirrose)
- O manitol, 100-200 mL de uma solução a 20% por infusão IV durante 10 minutos, pode diminuir o edema cerebral, mas deve ser utilizado com cuidado na presença de insuficiência renal

- Uma solução hipertônica IV também pode reduzir a pressão intracraniana
- Se essas medidas falharem, hipotermia até 33,1°C ou barbitúricos de ação curta podem reduzir a pressão intracraniana
- O valor da hiperventilação e da prostaglandina E_1 IV é incerto

CIRURGIA

- É essencial a transferência precoce para um centro de transplante hepático

PROCEDIMENTOS TERAPÊUTICOS

- O tratamento é voltado para a correção de anormalidades metabólicas, como
  - Defeitos de coagulação
  - Distúrbios eletrolíticos e acidobásicos
  - Insuficiência renal
  - Hipoglicemia
  - Encefalopatia
- O Sistema Recirculante de Adsorventes Moleculares (MARS), os dispositivos de assistência hepática que utilizam hepatócitos vivos, a perfusão extracorporal de todo o fígado, o transplante de hepatócito e os xenoenxertos de fígado mostram-se promissores

DESFECHOS

SEGUIMENTO

- Sensores extradurais são colocados para monitorar a pressão intracraniana por edema cerebral iminente
- Monitorar o paciente quanto à ocorrência de coagulação intravascular disseminada
- Monitorar a função renal e o estado acidobásico

PROGNÓSTICO

- A taxa de mortalidade de hepatite fulminante com encefalopatia grave chega a até 80%
- A perspectiva é particularmente ruim em pacientes com menos de 10 e mais de 40 anos de idade, bem como naqueles com alguma reação medicamentosa idiossincrática
- Outros fatores prognósticos adversos
  - Nível sérico de bilirrubina > 18 mg/dL
  - RNI > 6,5
  - Começo da encefalopatia em mais de 7 dias após o início da icterícia
  - Nível baixo do fator V (< 20% do normal)
- Insuficiência hepática fulminante induzida pelo acetaminofen
  - A sobrevida livre de transplante é de 65%
  - Apenas 8% dos pacientes afetados necessitam de transplante

- Indicadores de maus resultados
  - Acidose (pH < 7,3)
  - RNI > 6,5
  - Azotemia (creatinina sérica ≥ 3,4 mg/dL)
  - Hiperfosfatemia (> 1,2 mmol/L)
  - Nível sanguíneo elevado de amônia (> 124 μmol/L)
  - Nível sanguíneo elevado de lactato (> 3,5 μmol/L)
- Um nível sérico crescente de alfafetoproteína prediz resultados favoráveis
- O transplante de fígado em caráter emergencial é um procedimento considerado em pacientes com encefalopatia de graus 2 a 3, estando associado a uma taxa de sobrevida de 80% em 1 ano

CASOS DE ENCAMINHAMENTO

- Encaminhar o paciente o quanto antes para um centro de transplante hepático

CASOS DE ADMISSÃO HOSPITALAR

- Qualquer paciente com hepatopatia aguda e encefalopatia

EVIDÊNCIAS

DIRETRIZES CLÍNICAS

- Poison J et al. AASLD position paper: the management of acute liver failure. Hepatology. 2005;41: 1179. [PMID: 15841455]

ENDEREÇOS ELETRÔNICOS

- Acute Liver Failure: Case study
- Diseases of the Liver
- Hepatic Ultrasound Images
- Liver Tutorials Visualization and Volume Measurement
- Pathology Index

INFORMAÇÕES PARA OS PACIENTES

- National Institutes of Health

REFERÊNCIAS

- Davern TJ 2nd et al. Measurement of serum acetaminophen-protein adducts in patients with acute liver failure. Gastroenterology. 2006 Mar;130(3):687-94. [PMID: 16530510]
- Khan SA et al. Acute liver failure: a review. Clin Liver Dis. 2006 May; 10(2): 239-58. [PMID: 16971260]
- O'Grady J. Personal view: current role of artificial liver support devices. Aliment Pharmacol Ther. 2006 Jun 1; 23(11):1549-57. [PMID: 16696802]
- Rutherford A et al. Acute Liver Failure Study Group. Influence of high body mass index on outcome in acute liver failure. Clin Gastroenterol Hepatol. 2006 Dec;4(12):1544-9. [PMID: 16996806]

Insuficiência Renal Aguda

CARACTERÍSTICAS PRINCIPAIS

PRINCÍPIOS BÁSICOS DO DIAGNÓSTICO

- Definida como uma queda súbita na função renal, resultando em incapacidade na manutenção do equilíbrio hidreletrolítico e na excreção de resíduos nitrogenados
- Aumento repentino nos níveis de ureia ou creatinina séricas
- Oligúria frequentemente associada
- Os sinais e sintomas dependem da causa

CONSIDERAÇÕES GERAIS

- A insuficiência renal aguda responde por 5% das hospitalizações e 30% das entradas em unidades de terapia intensiva
- 25% dos pacientes hospitalizados desenvolvem insuficiência renal aguda
- Tipicamente, a concentração sérica de creatinina pode aumentar 1,0-1,5 mg/dL/dia
- Há três categorias de lesão renal aguda
  - Azotemia pré-renal
  - Insuficiência renal intrínseca
  - Azotemia pós-renal

ACHADOS CLÍNICOS

SINAIS E SINTOMAS

- Náuseas, vômitos
- Mal-estar
- Hipertensão
- Atrito pericárdico, derrames e tamponamento cardíaco
- Arritmias
- Estertores
- Dor abdominal e íleo paralítico
- Sangramento secundário à disfunção plaquetária
- Encefalopatia, alteração sensorial, *asterixis*, convulsões
- Oligúria, definida como débito urinário < 500 mL/dia ou < 20 mL/hora

DIAGNÓSTICO DIFERENCIAL

Azotemia pré-renal

- Desidratação
- Hemorragia (p. ex., hemorragia digestiva)
- Insuficiência cardíaca congestiva
- Estenose arterial renal, inclusive displasia fibromuscular
- Anti-inflamatórios não esteroides (AINEs), inibidores da enzima conversora da angiotensina

Azotemia pós-renal
- Obstrução (p. ex., hiperplasia prostática benigna, tumor vesical)

Doença renal intrínseca
- Necrose tubular aguda
  - Toxinas
    - AINEs
    - Antibióticos
    - Contraste
    - Mieloma múltiplo
    - Rabdomiólise
    - Hemólise
    - Quimioterapia
    - Hiperuricemia
    - Ciclosporina
  - Isquemia (p. ex., azotemia pré-renal prolongada)
- Glomerulonefrite aguda
  - Por deposição de imunocomplexos
    - Nefropatia por IgA
    - Endocardite
    - Lúpus eritematoso sistêmico (LES)
    - Crioglobulinemia
    - Pós-infecciosa
    - Membranoproliferativa
  - Glomerulonefrite crescêntica pauci-imune (anticorpo citoplasmático antineutrofílico positivo [ANCA$^+$])
    - Granulomatose de Wegener
    - Síndrome de Churg-Strauss
    - Poliarterite microscópica
  - Anticorpo antimembrana basal glomerular (anti-GBM)
    - Doença de Goodpasture
    - Glomerulonefrite anti-GBM
- Vascular
  - Hipertensão maligna
  - Púrpura trombocitopênica trombótica
  - Ateroembolia
- Nefrite intersticial aguda
  - Medicamentos
    - Betalactâmicos
    - Sulfa
    - Diuréticos
    - AINEs
    - Rifampicina
    - Fenitoína
    - Alopurinol
  - Infecções
    - *Streptococcus*
    - Leptospirose
    - Citomegalovírus
    - Histoplasmose
    - Febre maculosa das Montanhas Rochosas
  - Imune
    - LES
    - Síndrome de Sjögren
    - Sarcoidose
    - Crioglobulinemia

DIAGNÓSTICO

EXAMES LABORATORIAIS
- Creatinina e ureia séricas elevadas
- Relação entre ureia:creatinina sérica > 40:1 em azotemia (pré e pós-renal) e glomerulonefrite aguda; < 40:1 em necrose tubular aguda e nefrite intersticial aguda
- Hipercalemia
- Acidose metabólica por *anion gap*
- Hiperfosfatemia
- Hipocalcemia
- Anemia
- A excreção fracional de sódio (EF_{Na}) pode ser útil em estados oligúricos
  EF_{Na} = depuração de Na^+/taxa de filtração glomerular (TFG) = depuração de Na^+/depuração de creatinina
  EF_{Na} = (Na^+ urinário/Na^+ plasmático)/(Cr urinária/Cr plasmática) × 100
- EF_{Na} baixa (< 1%) em azotemia pré-renal; alta (> 1%) em necrose tubular aguda; variável em azotemia pós-renal, nefrite intersticial aguda, glomerulonefrite aguda

DIAGNÓSTICO POR IMAGEM
- Ultrassonografia renal para descartar obstrução ou outra anormalidade anatômica; verificar o tamanho e a ecotextura dos rins
- TC ou RM se houver suspeita de fibrose retroperitoneal por tumor ou radiação

PROCEDIMENTOS DIAGNÓSTICOS
- ECG: ondas T pontiagudas, prolongamento do intervalo PR e alargamento do complexo QRS em hipercalemia, intervalo QT prolongado com hipocalcemia

TRATAMENTO

PROCEDIMENTOS TERAPÊUTICOS
- Azotemia pré-renal
  - O tratamento depende da causa
  - Manter a normovolemia
  - Monitorar o potássio sérico
  - Evitar os agentes nefrotóxicos
- Azotemia pós-renal: alívio da obstrução, se presente
  - Inserir sondas ou implantar *stents* para tratamento da obstrução
  - Sondar a bexiga na presença de hidroureter e hidronefrose com aumento de volume vesical à ultrassonografia
- Insuficiência renal intrínseca: o tratamento depende da causa (ver Necrose Tubular Aguda); suspender os agentes agressores
- Hemodiálise, diálise peritoneal: as indicações incluem
  - Sintomas urêmicos, como pericardite, encefalopatia ou coagulopatia
  - Sobrecarga de líquido, irresponsiva à diurese
  - Hipercalemia refratária
  - Acidose metabólica grave (pH < 7,2)
  - Sintomas neurológicos, como convulsões ou neuropatia

DESFECHOS

CASOS DE ENCAMINHAMENTO
- Encaminhar em caso de insuficiência renal aguda persistente por 2-4 semanas ou mais cedo na presença de sintomas urêmicos ou necessidade de diálise

CASOS DE ADMISSÃO HOSPITALAR
- Internar em caso de anormalidades hidreletrolíticas e acidobásicas significativas ou uremia

EVIDÊNCIAS

ENDEREÇO ELETRÔNICO
- National Kidney and Urologic Diseases Information Clearinghouse

INFORMAÇÕES PARA OS PACIENTES
- Mayo Clinic: Kidney Failure
- MedlinePlus: Kidney Failure
- Parmet S et al. JAMA patient page: Acute renal failure. JAMA. 2002; 288:2634. [PMID: 12444873]

REFERÊNCIAS
- Cantarovich F et al. High-dose furosemide for established ARF: a prospective, randomized, double-blind, placebo-controlled, multicenter trial. Am J Kidney Dis. 2004 Sep;44(3):402-9. [PMID: 15332212]
- Mehta R et al. Diuretics, mortality, and nonrecovery of renal function in acute renal failure. JAMA. 2002 Nov 27; 288(20):2547-53. [PMID: 12444861]
- Perazella MA. Drug-induced renal failure: update on new medications and unique mechanisms of nephrotoxicity. Am J Med Sci. 2003 Jun;325(6):34962. [PMID: 12811231]
- Warnock DG. Towards a definition and classification of acute kidney injury. J Am Soc Nephrol. 2005 Nov; 16(11): 3149-50. [PMID: 16207828]
- Weisbord S et al. Radiocontrast-induced acute renal failure. J Intensive Care Med. 2005 Mar-Apr;20(2):63-75. [PMID: 15855219]

Insuficiência Renal Crônica

CARACTERÍSTICAS PRINCIPAIS

PRINCÍPIOS BÁSICOS DO DIAGNÓSTICO
- Azotemia progressiva por meses a anos
- Sinais e sintomas de uremia quando se aproxima da doença em estágio terminal
- Hipertensão na maioria dos casos
- São comuns isostenúria e cilindros amplos no sedimento urinário
- Rins pequenos bilateralmente à ultrassonografia são diagnósticos

CONSIDERAÇÕES GERAIS
- As principais causas (> 50% dos casos) são diabetes melito e hipertensão
- Glomerulonefrite, doenças císticas e outras doenças urológicas respondem por outros 20-25% dos casos, mas as causas são desconhecidas em ~15% (Tabela 139)
- Raramente reversível
- Declínio progressivo na função renal

ACHADOS CLÍNICOS

SINAIS E SINTOMAS
- Além de serem inespecíficos, os sintomas desenvolvem-se lentamente
- O quadro pode permanecer assintomático até que a insuficiência renal esteja bem avançada (taxa de filtração glomerular [TFG] < 10-15 mL/min)
- Fadiga, fraqueza e mal-estar
- Queixas gastrintestinais, como anorexia, náuseas, vômitos, gosto metálico na boca e soluço
- Irritabilidade neurológica, dificuldade de concentração, insônia, pernas inquietas e contrações espasmódicas
- Prurido
- Libido diminuída, irregularidades menstruais
- Dor torácica causada por pericardite
- Osteodistrofia renal (osteíte fibrosa cística), osteomalacia e osteopatia adinâmica

DIAGNÓSTICO DIFERENCIAL
- Ver Tabela 140

DIAGNÓSTICO

EXAMES LABORATORIAIS
- Creatinina e ureia séricas elevadas; a evidência de elevação prévia dessas duas substâncias e a constatação de urinálises anteriores anormais ajudam a diferenciar entre insuficiência renal aguda e crônica
- A construção de gráfico do inverso da creatinina sérica *versus* tempo, se houver três ou mais mensurações prévias disponíveis, ajuda a estimar o tempo de evolução até a doença renal em estágio terminal
- Anemia
- Disfunção de plaquetas, tempo de sangramento prolongado
- Acidose metabólica
- Hiperfosfatemia, hipocalcemia
- Hipercalemia
- Isostenúria
- Sedimento urinário: cilindros céreos amplos

DIAGNÓSTICO POR IMAGEM
- Ultrassonografia renal para avaliação de anormalidades anatômicas, tamanho do rim e ecogenicidade

PROCEDIMENTOS DIAGNÓSTICOS
- Possível biópsia renal

TRATAMENTO

MEDICAÇÕES
- Hipercalemia aguda: cloreto ou gluconato de cálcio IV, administração de insulina com glicose IV, bicarbonato IV e resina de troca iônica (poliestirenossulfonato de sódio) VO ou conforme a necessidade; monitoramento cardíaco
- Hipercalemia crônica: restrição de potássio na dieta, poliestirenossulfonato de sódio, 15-30 g VO 1x/dia com suco ou sorbitol
- Distúrbios acidobásicos: bicarbonato de sódio, bicarbonato de cálcio ou citrato de sódio a 20-30 mmol/dia, divididos em 2 doses e titulados para manter o bicarbonato sérico em > 20 mEq/L
- Hipertensão
  - Restrição de sal e água, perda de peso, sal reduzido da dieta (de 4-6 para 2 g/dia)
  - Inibidores da enzima conversora da angiotensina (ECA) ou bloqueadores dos receptores da angiotensina II (se o potássio sérico e a TFG permitirem)
  - Bloqueadores dos canais de cálcio, diuréticos e betabloqueadores
  - Clonidina, hidralazina, minoxidil como medicamentos adjuvantes
- Insuficiência cardíaca congestiva
  - Restrição de sal e água, além do uso de diuréticos de alça
  - Evitar os inibidores da ECA em caso de creatinina sérica > 3 mg/dL
- Anemia
  - Eritropoietina recombinante, 50 U/kg (3.000-4.000 U/dose) 1 ou 2x/semana IV ou SC
  - Sulfato ferroso, 325 mg 1-3x/dia em caso de ferritina sérica < 100 ng/mL ou saturação de ferro < 20-25%
- Coagulopatia: diálise
  - Desmopressina, 25 µg IV, 2 doses com 8-12 h de intervalo, para cirurgia
  - Estrogênios conjugados, 0,6 mg/kg diluídos em 50 mL de cloreto de sódio a 0,9% infundidos em 30-40 minutos 1x/dia, ou 2,5-5,0 mg VO 1x/dia por 5-7 dias; o efeito dura algumas semanas
- Osteodistrofia renal, osteomalacia
  - Restrição de fósforo na dieta
  - Agentes orais quelantes de fósforo, como carbonato ou acetato de cálcio, administrados em doses divididas 3-4x/dia juntamente com as refeições e titulados até níveis séricos de cálcio de 10 mg/dL e de fósforo < 4,5 mg/dL
  - Vitamina D ou análogos dessa vitamina (se o PTH intacto estiver 2-3 vezes acima do valor normal): os níveis séricos de fosfato e cálcio devem estar adequadamente baixos
  - Calcitriol 0,25-0,5 µg 1x/dia ou em dias alternados

ABORDAGEM NÃO FARMACOLÓGICA
Dieta
- Restrição de proteína para < 1 g/kg/dia; se benéfica, reduzir para < 0,6 g/kg/dia
- Restrição de sal (sódio) para < 2 g/dia em paciente não submetido à diálise, mas avançando para doença renal em estágio terminal
- Restrição de água para < 1-2 L/dia
- Restrição de potássio para < 50-60 mEq/dia
- Restrição de fósforo para < 5-10 mg/kg/dia
- Laxantes e antiácidos com magnésio em sua composição são contraindicados

PROCEDIMENTOS TERAPÊUTICOS
- Transplante renal
- Hemodiálise, diálise peritoneal
  - Sintomas urêmicos (p. ex., pericardite, encefalopatia, coagulopatia)
  - Sobrecarga de líquido, irresponsiva à diurese
  - Hipercalemia refratária
  - Acidose metabólica grave (pH < 7,2)
  - Sintomas neurológicos (p. ex., convulsões, neuropatia)
- Diretrizes da Iniciativa da Qualidade dos Resultados da Diálise (Dialysis Outcomes Quality Initiative): iniciar a diálise em indivíduos não diabéticos com TFG de 10 mL/min ou creatinina sérica de 8 mg/dL e diabéticos com TFG de 15 mL/min ou creatinina sérica de 6 mg/dL

DESFECHOS

SEGUIMENTO
- Verificar os níveis séricos de creatinina e potássio dentro de 9-10 dias caso se faça uso dos inibidores da ECA

PROGNÓSTICO
- A mortalidade é mais alta em pacientes submetidos à diálise do que em controles de idade compatível; a taxa de mortalidade anual é de 22,4 mortes para cada 100 pacientes
- Causas comuns de morte
  - Disfunção cardíaca (48%)
  - Infecção (15%)
  - Doença cerebrovascular (6%)
  - Malignidade (4%)

CASOS DE ENCAMINHAMENTO
- Encaminhar a um nefrologista em caso de TFG < 60 mL/min para manejo em conjunto

CASOS DE ADMISSÃO HOSPITALAR
- Insuficiência cardíaca congestiva, pericardite
- Distúrbios hidreletrolíticos ou acidobásicos graves ou uremia

EVIDÊNCIAS

DIRETRIZES CLÍNICAS
- Knoll G et al; Kidney Transplant Working Group of the Canadian Society of Transplantation. Canadian Society of Transplantation: consensus guidelines on eligibility for kidney transplantation. CMAJ. 2005;173:51. [PMID: 16275956]
- Locatelli F et al. Revised European best practice guidelines for the management of anaemia in patients with chronic renal failure. Nephrol Dial Transplant. 2004;19(Suppl 2):ii1. [PMID: 15206425]
- National Kidney Foundation: Kidney Disease Outcomes Quality Initiative (K/DOQI) Practice Guidelines
- Parker TF III et al. The chronic kidney disease initiative. J Am Soc Nephrol. 2004;15:708. [PMID: 14978173]

ENDEREÇO ELETRÔNICO
- National Kidney Foundation

INFORMAÇÕES PARA OS PACIENTES
- Mayo Clinic: Kidney Failure
- MedlinePlus: Kidney Failure
- National Kidney Foundation: Dialysis

REFERÊNCIAS
- Barry JM. Current status of renal transplantation. Patient evaluations and outcomes. Urol Clin North Am. 2001 Nov; 28(4):677-86. [PMID: 11791486]
- Block GA et al. Cinacalcet for secondary hyperparathyroidism in patients receiving hemodialysis. N Engl J Med. 2004 Apr 8;350(15):1516-25. [PMID: 15071126]
- Bolton WK et al. Preparing the patient for renal replacement therapy. Teamwork optimizes outcomes. Postgrad Med. 2002 Jun;111(6):97-8, 101-4, 107-8. [PMID: 12082923]
- Collins AJ et al. Cardiovascular disease in end-stage renal disease patients. Am J Kidney Dis. 2001 Oct;38(4 Suppl 1):S26-9. [PMID: 11576917]
- Fan SL et al. Bisphosphonates in renal osteodystrophy. Curr Opin Nephrol Hypertens. 2001 Sep;10(5):581-8. [PMID: 11496050]
- Go AS et al. Chronic kidney disease and the risks of death, cardiovascular events, and hospitalization. N Engl J Med. 2004 Sep 23;351(13):1296-305. [PMID: 15385656]
- JAMA patient page. Kidney failure. JAMA. 2001 Dec 12;286(22):2898. [PMID: 11767735]
- Levey AS et al; National Kidney Foundation. National Kidney Foundation practice guidelines for chronic kidney disease: evaluation, classification, and stratification. Ann Intern Med. 2003 Jul 15;139(2):137-47. [PMID: 12859163]
- Mathur RV et al. Calciphylaxis. Postgrad Med J. 2001 Sep;77(911):557-61. [PMID: 11524512]
- Ramanathan V et al. Renal transplantation. Semin Nephrol. 2001 Mar; 21(2):213-9. [PMID: 11245782]
- Ruggenenti P et al. Progression, remission, regression of chronic renal diseases. Lancet. 2001 May 19; 357(9268):1601-8. [PMID: 11377666]
- Smogorzewski MJ. Central nervous dysfunction in uremia. Am J Kidney Dis. 2001 Oct;38(4 Suppl 1):SI22-8. [PMID: 11576937]

Insulinoma

CARACTERÍSTICAS PRINCIPAIS

PRINCÍPIOS BÁSICOS DO DIAGNÓSTICO
- Hipoglicemia de jejum, em vez de hipoglicemia pós-prandial
- Glicose sanguínea < 40 mg/dL em pessoa de aparência saudável sob outros aspectos, com disfunção nervosa central como confusão mental ou comportamento anormal
- O paciente em geral não está ciente de sua hipoglicemia

CONSIDERAÇÕES GERAIS
- O insulinoma consiste geralmente em um adenoma das ilhotas de Langerhans
- Os adenomas podem ser familiares
- 90% dos tumores são únicos e benignos
- Podem ocorrer adenomas benignos múltiplos, assim como tumores malignos com metástases funcionais
- Também podem ocorrer adenomas múltiplos com tumores das glândulas paratireoides e hipofisária em caso de neoplasia endócrina múltipla tipo 1 (NEM 1)
- Raramente, a hiperplasia de células B pode ser uma causa de hipoglicemia de jejum
- Os pacientes adaptam-se à hipoglicemia crônica (ou recorrente) mediante aumento de sua eficiência no transporte de glicose através da barreira hematoencefálica, o que mascara a consciência de que sua glicose sanguínea está chegando a níveis criticamente baixos
  - As respostas hormonais contrarregulatórias, bem como os sintomas neurogênicos (como tremor, sudorese e palpitações), ficam embotados durante a hipoglicemia crônica (ou recorrente)

ACHADOS CLÍNICOS

SINAIS E SINTOMAS
- A tríade de Whipple é característica de hipoglicemia, independentemente da causa
  - Histórico de sintomas hipoglicêmicos
  - Glicemia de jejum associada < 40 mg/dL
  - Recuperação imediata à administração de glicose
- Com frequência, os sintomas desenvolvem-se de madrugada, na ausência de alguma refeição ou ocasionalmente após exercício físico
- Os sintomas iniciais atribuídos ao SNC incluem
  - Turvamento da visão ou diplopia
  - Cefaleia
  - Sensação de distanciamento
  - Fala desarticulada ("arrastada")
  - Fraqueza
- Podem ocorrer convulsões ou coma
- As mudanças de personalidade variam desde ansiedade até comportamento psicótico
- É muito comum que o paciente não saiba que está hipoglicêmico

DIAGNÓSTICO DIFERENCIAL

- Hiperinsulinismo por administração oculta e deliberada de insulina ou sulfonilureias
- Tumores extrapancreáticos
- Hipoglicemia precoce pós-prandial: distúrbios alimentares (síndrome do esvaziamento rápido, pós-gastrectomia)
- Hipoglicemia tardia pós-prandial: funcional (tônus vagal aumentado), diabetes melito não diagnóstico
- Liberação retardada de insulina, resultante de disfunção das células B
  - Deficiência contrarregulatória
  - Idiopática
- Hipoglicemia relacionada com álcool
- Hipoglicemia imunopatológica: anticorpos contra receptores insulínicos, que atuam como agonistas
- Hipoglicemia induzida por pentamidina

DIAGNÓSTICO

EXAMES LABORATORIAIS

- Um nível sérico de insulina ≥ 6 µU/mL no radioimunoensaio (≥ 3 µU/mL no ensaio imunoquimioluminométrico) na presença de valores glicêmicos < 40 mg/dL é diagnóstico de hiperinsulinismo inapropriado sugestivo de insulinoma
- Um nível circulante elevado de pró-insulina (> 5 pmol/L) na existência de hipoglicemia de jejum é característico de grande parte dos adenomas de células B e não ocorre no hiperinsulinismo factício
- Em pacientes com desconforto epigástrico, histórico de cálculos renais ou disfunção menstrual ou erétil, os níveis séricos de cálcio, gastrina ou prolactina podem ser úteis na triagem de NEM 1 associada a insulinoma
- Jejum prolongado é feito no hospital sob supervisão médica por até 72 horas ou até o registro da hipoglicemia
  - Em homens normais, a glicose sanguínea não diminui para menos de 55-60 mg/dL durante um jejum de 3 dias
  - Em mulheres normais que se encontram na fase de pré-menopausa e jejuam por apenas 24 horas, a glicose sanguínea pode cair até 35 mg/dL. Essas mulheres não se mostram sintomáticas em razão do desenvolvimento de cetonemia suficiente para suprir as necessidades energéticas do cérebro
- Os pacientes acometidos por insulinoma tornam-se sintomáticos quando a glicose sanguínea cai para níveis subnormais, porque a secreção inapropriada de insulina restringe a formação de corpos cetônicos

DIAGNÓSTICO POR IMAGEM

- Os exames de angiografia por TC helicoidal e ultrassom endoscópico podem não identificar os insulinomas em função do pequeno tamanho desses tumores
- Se os estudos por imagem forem normais ou inconclusivos, a localização do tumor na cabeça, no corpo ou na cauda do pâncreas pode ser obtida por angiografia combinada com injeções de gluconato de cálcio nas artérias gastroduodenal, esplênica e mesentérica superior e os níveis de insulina mensurados no efluente das veias hepáticas
- Os estudos recém-mencionados, juntamente com ultrassonografia e palpação intraoperatórias, são capazes de identificar até 98% dos insulinomas

TRATAMENTO

MEDICAÇÕES

- O glucagon é utilizado para emergências hipoglicêmicas, mas seu benefício pode ser menor do que para hipoglicemia diabética por causa da liberação concomitante de insulina pelo tumor
- Diazóxido, 300-600 mg VO diariamente, em combinação com algum diurético tiazídico para controlar a retenção de sódio
- O verapamil pode inibir a liberação de insulina pelas células do insulinoma; utilizar esse medicamento no paciente intolerante ao diazóxido
- A octreotida, 50 mg SC 2x/dia, é um análogo sintético da somatostatina; deve-se usá-la quando a cirurgia não consegue eliminar a fonte do hiperinsulinismo
- A estreptozocina pode diminuir a secreção de insulina nos carcinomas de células das ilhotas pancreáticas; doses eficazes podem ser administradas via cateter arterial seletivo para reduzir a toxicidade renal

CIRURGIA

- A cirurgia laparoscópica com o uso de ultrassonografia e desnucleação pode ser bem-sucedida em caso de insulinoma único do corpo ou da cauda do pâncreas, mas há necessidade de cirurgia aberta para insulinomas na cabeça do pâncreas

PROCEDIMENTOS TERAPÊUTICOS

- No carcinoma de células das ilhotas pancreáticas e em 5-10% dos casos de NEM 1 quando a ressecção cirúrgica não foi curativa, são necessárias refeições frequentes. O fornecimento de carboidrato a cada 2-3 horas costuma ser eficaz na prevenção de hipoglicemia

DESFECHOS

COMPLICAÇÕES

- Dano cerebral irreversível causado pela hipoglicemia
- Em razão das refeições frequentes, a obesidade pode se tornar um problema
- O diazóxido pode resultar em desconforto gastrintestinal, hirsutismo ou edema

PROGNÓSTICO

- 90-95% dos casos são curados na primeira tentativa cirúrgica para adenoma benigno único quando realizada por cirurgião habilidoso
- O dano cerebral grave resultante de hipoglicemia prolongada grave é irreversível
- Há um aumento significativo na sobrevida dos pacientes tratados com estreptozocina em casos de carcinoma de células das ilhotas pancreáticas, com redução na massa tumoral e no hiperinsulinismo

CASOS DE ENCAMINHAMENTO

- Encaminhar o paciente a um endocrinologista para realização de jejum de 72 horas no hospital
- Encaminhar o paciente a um cirurgião habilidoso para ressecção do insulinoma

CASOS DE ADMISSÃO HOSPITALAR

- Para jejum de 72 horas

EVIDÊNCIAS

INFORMAÇÕES PARA OS PACIENTES

- Mayo Clinic: Hyperinsulinemia
- Medline Medical Encyclopedia: Insulinoma

REFERÊNCIAS

- Griffiths MJ et al. Adult spontaneous hypoglycaemia. Hosp Med. 2005 May;66(5):277-83. [PMID: 15920857]
- Hirshberg B et al. Forty-eight-hour fast: the diagnostic test for insulinoma. J Clin Endocrinol Metab. 2000 Sep;85(9):3222-6. [PMID: 10999812]
- Koch B. Selected topics of hypoglycemia care. Can Fam Physician. 2006 Apr;52:466-71. [PMID: 16639972]
- Service FJ. Diagnostic approach to adults with hypoglycemic disorders. Endocrinol Metab Clin North Am. 1999 Sep;28(3):519-32. [PMID: 10500929]
- Tucker ON et al. The management of insulinoma. Br J Surg. 2006 Mar;93(3):264-75. [PMID: 16498592]

K

Kawasaki, Doença de

CARACTERÍSTICAS PRINCIPAIS

- Síndrome do linfonodo mucocutâneo
- Geralmente afeta crianças com < 10 anos de idade, às vezes de forma epidêmica
- Nenhuma causa infecciosa clara foi identificada

ACHADOS CLÍNICOS

- A presença de febre é universal
- Conjuntivite bilateral não exsudativa
- Envolvimento das mucosas
- Erupção cutânea polimorfa
- Linfadenopatia cervical

DIAGNÓSTICO

- O diagnóstico clínico é formulado com base na combinação dos achados
- Aumento na velocidade de sedimentação globular e nos níveis da proteína C reativa
- Pode ocorrer o desenvolvimento de arterite coronariana, levando a infarto do miocárdio e aneurismas arteriais

TRATAMENTO

- O ácido acetilsalicílico em altas doses (com redução gradual) é usado por tempo indefinido para anormalidades coronarianas; a utilidade desse agente em casos agudos é questionável
- Imunoglobulina IV
- Varfarina para aneurismas das artérias coronárias
- Embora os corticosteroides sejam utilizados, o uso desses agentes é controverso em casos de doença refratária
- Relatos limitados de casos registram o uso bem-sucedido do infliximabe no tratamento de doença refratária
- A intervenção terapêutica com cateterismo cardíaco, incluindo o implante de *stent*, é indicada para arterite coronariana

Klinefelter, Síndrome de

CARACTERÍSTICAS PRINCIPAIS

- Homens com 1 cromossomo X extra (XXY)
- Estatura alta, ginecomastia, testículos atróficos, infertilidade

ACHADOS CLÍNICOS

- A aparência dos meninos permanece normal antes da puberdade; depois dessa fase, eles apresentam pernas e braços desproporcionalmente compridos, aparência feminina, ginecomastia e testículos pequenos
- Azoospermia com consequente infertilidade; os túbulos seminíferos encontram-se hialinizados
- O retardo mental é um pouco mais comum do que na população geral e muitos pacientes têm problemas de aprendizado
- Risco mais alto de câncer de mama
- Risco elevado de diabetes melito

DIAGNÓSTICO

- Análise citogenética

TRATAMENTO

- A administração de testosterona é aconselhável após a puberdade, mas não restabelecerá a fertilidade
- É possível a injeção intracitoplasmática de espermatozoides obtidos por extração testicular

Leiomioma Uterino

CARACTERÍSTICAS PRINCIPAIS

PRINCÍPIOS BÁSICOS DO DIAGNÓSTICO
- Aumento de volume irregular do útero (pode permanecer assintomático)
- Sangramento vaginal maciço ou irregular, além de dismenorreia
- Dor pélvica aguda e recorrente se o tumor torcer em seu pedículo ou sofrer infarto
- Sintomas gerados pela compressão sobre órgãos adjacentes (tumores volumosos)

CONSIDERAÇÕES GERAIS
- Neoplasia benigna mais comum do trato genital feminino
- O tumor é delimitado, redondo, firme e frequentemente múltiplo, constituído de musculatura lisa e tecido conjuntivo
- A classificação mais conveniente é pela localização anatômica
  - Intramural
  - Submucosa
  - Subserosa
  - Intraligamentosa
  - Parasitária (i. e., obtendo seu aporte sanguíneo de um órgão ao qual o tumor se encontra aderido)
  - Cervical
- Um mioma submucoso pode ficar pedunculado e descer pela cérvice uterina até a vagina

ACHADOS CLÍNICOS

SINAIS E SINTOMAS
- Em mulheres não grávidas, os miomas permanecem frequentemente assintomáticos
- Contudo, esses tumores podem causar aumento da frequência urinária, dismenorreia, sangramento maciço (muitas vezes com anemia) ou outras complicações decorrentes da presença de massa abdominal
- Ocasionalmente, ocorre degeneração, causando dor intensa

DIAGNÓSTICO DIFERENCIAL
- Adenomiose (endometriose uterina)
- Gravidez
- Tumor ovariano
- Pólipo endometrial
- Câncer endometrial
- Leiomiossarcoma

DIAGNÓSTICO

EXAMES LABORATORIAIS
- Pode ocorrer anemia por perda sanguínea
- Raramente, pode haver policitemia, presumivelmente como resultado da produção de eritropoietina pelos miomas

DIAGNÓSTICO POR IMAGEM
- Ultrassonografia
  - Confirma a presença de miomas uterinos
  - Utilizada para descartar massas ovarianas quando múltiplos miomas subserosos ou pedunculados estão sendo monitorados
- A RM é capaz de delinear miomas intramurais e submucosos com precisão

PROCEDIMENTOS DIAGNÓSTICOS
- A histerografia ou histeroscopia com infusão de solução fisiológica pode confirmar a existência de miomas cervicais ou submucosos

TRATAMENTO

MEDICAÇÕES
- Acetato de medroxiprogesterona de depósito (150 mg IM a cada 28 dias) ou danazol (400-800 mg VO 1x/dia)
  - Utilizado como tratamento pré-operatório para anemia acentuada decorrente de períodos menstruais intensos
  - Retarda ou interrompe o sangramento
- Como o risco de complicações cirúrgicas aumenta com o crescimento do mioma, é desejável a redução pré-operatória do volume tumoral
- Leuprolida de depósito (3,75 mg IM mensalmente) ou nafarelina (0,2-0,4 mg por via intranasal 2x/dia)
  - Análogos do hormônio liberador da gonadotrofina
  - Utilizados no pré-operatório por períodos de 3 a 4 meses para induzir hipogonadismo reversível, o que temporariamente reduz o tamanho dos miomas, suprime o crescimento tumoral adicional e diminui a vascularidade circunjacente

CIRURGIA
- Em caso de torção aguda de mioma pedunculado, há necessidade de cirurgia de emergência
- A ocorrência de torção constitui a única indicação de emergência para miomectomia durante a gravidez; o abortamento não é inevitável
- Medidas cirúrgicas disponíveis para o tratamento: miomectomia e histerectomia abdominal total ou subtotal, vaginal ou vaginal assistida por laparoscopia
- A miomectomia é o tratamento de escolha durante os anos reprodutivos
- Os miomas não necessitam de cirurgia de urgência a menos que causem compressão significativa sobre os ureteres, a bexiga ou o intestino ou sangramento intenso com consequente anemia ou se estiverem passando por crescimento rápido
- É obrigatória a remoção de miomas cervicais com diâmetro superior a 3-4 cm ou miomas pedunculados com protrusão através da cérvice uterina
- Os miomas submucosos podem ser removidos com o auxílio de um histeroscópio e *laser* ou instrumentos de ressecção
- São alternativas recentes ao procedimento de miomectomia
  - Embolização bilateral das artérias uterinas por cateter
  - Miólise com ultrassom focalizado de alta frequência e guiado por RM
  - Cauterização a *laser*
- Contudo, há necessidade de ensaios randomizados para comparar os resultados dos métodos a longo prazo com a terapia convencional

DESFECHOS

SEGUIMENTO
- As mulheres que apresentam pequenos miomas assintomáticos devem ser examinadas em intervalos de 6 meses
- O ultrassom pode ser utilizado de forma sequencial para monitorar o crescimento

COMPLICAÇÕES
- A infertilidade pode ser atribuída a qualquer mioma que distorça significativamente a cavidade uterina

PROGNÓSTICO
- A terapia cirúrgica é curativa
- Gestações futuras não são colocadas em risco pela miomectomia, embora possa ser necessário o parto por cesariana após ampla dissecção com entrada na cavidade uterina

CASOS DE ENCAMINHAMENTO
- Encaminhar a um ginecologista para o tratamento de leiomiomas sintomáticos

CASOS DE ADMISSÃO HOSPITALAR

- Para abdome agudo associado a leiomioma infartado (raro)

EVIDÊNCIAS

DIRETRIZES CLÍNICAS

- Lefebvre G et al; Clinical Practice Gynaecology Committee, Society for Obstetricians and Gynaecologists of Canada. The management of uterine leiomyomas. J Obstet Gynaecol Can. 2003; 25:396. [PMID: 12738981]

ENDEREÇO ELETRÔNICO

- National Uterine Fibroids Foundation

INFORMAÇÕES PARA OS PACIENTES

- American Association of Family Physicians: Uterine Fibroid Embolization
- MedlinePlus: Uterine Fibroids
- MedlinePlus: Uterine Fibroids Interactive Tutorial
- National Institute of Child Health & Human Development: Uterine Fibroids

REFERÊNCIAS

- Spies JB et al. Recent advances in uterine fibroid embolization. Curr Opin Obstet Gynecol. 2005 Dec;17(6):5627. [PMID: 16258335]
- Walker CL et al. Uterine fibroids: the elephant in the room. Science. 2005 Jun 10; 308(5728):1589-92. [PMID: 15947177]

Leptospirose

CARACTERÍSTICAS PRINCIPAIS

PRINCÍPIOS BÁSICOS DO DIAGNÓSTICO

- A leptospirose é uma infecção aguda e frequentemente grave causada por *Leptospira interrogans*, um microrganismo diversificado de 24 sorogrupos e mais de 200 sorovariedades
- Seguem as três sorovariedades mais comuns
  - *Leptospira icterohaemorrhagiae* de ratos
  - *Leptospira canicola* de cães
  - *Leptospira pomona* de bovinos e suínos
- Leptospirose
  - Ocorre mundialmente
  - Transmitida aos seres humanos via ingestão de alimentos e bebidas contaminados pela urina do animal reservatório
- O microrganismo também pode penetrar através de pequenas lesões cutâneas e provavelmente pela conjuntiva
- O período de incubação é de 2-20 dias

ACHADOS CLÍNICOS

SINAIS E SINTOMAS

- A leptospirose **anictérica** é a forma mais comum e mais leve da doença, sendo frequentemente bifásica
- A leptospirose **ictérica** (síndrome de Weil) é caracterizada por
  - Comprometimento das funções renal e hepática
  - Alteração do estado mental
  - Pneumonia hemorrágica
  - Hipotensão arterial
- Fase inicial ou "septicêmica"
  - Febre abrupta até 39-40°C
  - Calafrios
  - Dor abdominal
  - Cefaleia intensa
  - Mialgias
  - Sufusão conjuntival acentuada
- Após um período de 1 a 3 dias de melhora, inicia-se a segunda fase "imune"
- Surgimento de anticorpos específicos
- Recorrência dos sintomas com início de meningite
- Uveíte – uni ou bilateral
- Erupção cutânea e adenopatia
- Pneumonia hemorrágica

DIAGNÓSTICO DIFERENCIAL

- Meningite bacteriana
- Influenza
- Hepatite viral
- Febre amarela
- Dengue
- Febre hemorrágica, por exemplo, hantavírus
- Febre recidivante

DIAGNÓSTICO

EXAMES LABORATORIAIS

- Leptospiras
  - Podem ser isoladas do sangue e líquido cerebrospinal (na presença de meningite) no início do curso da doença, mas há necessidade de meios especiais de isolamento (p. ex., meios EMJH [Ellinghausen-McCullough-Johnson-Harris] e Fletcher)
  - Excretadas na urina, mas as culturas urinárias podem ser positivas de 10 dias a 6 semanas
- As culturas podem levar de 1-6 semanas para ficarem positivas
- O exame do sangue em campo escuro em busca de espiroquetas pode ser positivo no início da doença
- A contagem de leucócitos pode permanecer normal ou aumentada (até 50.000/μL)
- Presença de bile, proteína, cilindros e hemácias na urina
- Uremia
- Níveis elevados de bilirrubina e aminotransferases em 75% dos casos
- Creatinoquinase elevada (> 1,5 mg/dL) em 50%
- Em geral, há aumento da creatinina sérica
- O diagnóstico costuma ser feito por exames sorológicos
- Os testes de aglutinação revelam um aumento igual ou superior a 4 vezes no título
- Hemaglutinação indireta, ensaio imunoenzimático (EIA) e ensaio imunoabsorvente ligado à enzima (ELISA) também estão disponíveis. O EIA para identificação das subclasses de IgG é particularmente útil (positivo em até 2 dias de doença, além de ser extremamente sensível e específico [93%])
- Os métodos de reação em cadeia da polimerase são investigacionais, porém promissores

DIAGNÓSTICO POR IMAGEM

- Ditado pelos sintomas; foi descrita a ocorrência de pneumonia hemorrágica

PROCEDIMENTOS DIAGNÓSTICOS

- Punção lombar na presença de sintomas atribuídos ao SNC

TRATAMENTO

MEDICAÇÕES

- Leptospirose **leve a moderada**
  - A doxiciclina, 100 mg VO 2x/dia por 7 dias, é eficaz se iniciada precocemente
  - A penicilina, 500 mg VO 4x/dia por 7 dias, é eficiente em caso de doença leve
  - A azitromicina também é ativa, mas a experiência clínica com esse agente é limitada
- Leptospirose **grave**
  - Medicamentos de escolha: penicilina (1,5 milhões de unidades a cada 6 horas IV) ou ceftriaxona (1 g/d IV)
  - Particularmente eficazes se instituídos nos 4 primeiros dias da doença
  - Podem ocorrer reações de Jarisch-Herxheimer

DESFECHOS

SEGUIMENTO
- Acompanhamento de rotina

COMPLICAÇÕES
- Miocardite, meningite asséptica, insuficiência renal e infiltrados pulmonares com hemorragia
- Iridociclite

PROGNÓSTICO
- Leptospirose anictérica
  - Geralmente autolimitada
  - Duração de 4-30 dias
  - Quase nunca fatal
  - A recuperação completa é a regra
- Leptospirose ictérica
  - Com frequência, os sinais e sintomas são contínuos e não bifásicos
  - A taxa de mortalidade para indivíduos com menos de 30 e mais de 60 anos de idade é, respectivamente, 5 e 30%

CASOS DE ENCAMINHAMENTO
- Encaminhar para administração dos cuidados de suporte, como diálise

CASOS DE ADMISSÃO HOSPITALAR
- Internar em caso de hepatopatia ou de nefropatia graves

PREVENÇÃO
- Profilaxia: doxiciclina, 200 mg VO 1x/semana durante o risco de exposição

EVIDÊNCIAS

DIRETRIZES CLÍNICAS
- Guidugli F et al. Antibiotics for preventing leptospirosis. Cochrane Database Syst Rev. 2000;(4):CD001305. [PMID: 11034711]
- Guidugli F et al. Antibiotics for treating leptospirosis. Cochrane Database Syst Rev. 2000;(2):CD001306. [PMID: 10796767]

ENDEREÇOS ELETRÔNICOS
- Centers for Disease Control and Prevention Traveler's Information on Leptospirosis
- Centers for Disease Control and Prevention – Division of Bacterial and Mycotic Diseases

INFORMAÇÕES PARA OS PACIENTES
- Centers for Disease Control and Prevention Leptospirosis General Information

REFERÊNCIAS
- Ahmad SN et al. Laboratory diagnosis of leptospirosis. J Postgrad Med. 2005 Jul-Sep;51 (3): 195-200. [PMID: 16333192]
- Faucher JF et al. The management of leptospirosis. Expert Opin Pharmacother. 2004 Apr;5(4):819-27. [PMID: 15102566]
- Kobayashi Y. Human leptospirosis: Management and prognosis. J Postgrad Med. 2005 Jul-Sep;51(3):201-4. [PMID: 16333193]
- Ricaldi JN et al. Leptospirosis in the tropics and in travelers. Curt Infect Dis Rep. 2006 Jan;8(1):51-8. [PMID: 16448601]

Leucemia Aguda

CARACTERÍSTICAS PRINCIPAIS

PRINCÍPIOS BÁSICOS DO DIAGNÓSTICO
- Curta duração dos sintomas, incluindo fadiga, febre e sangramento
- Citopenias ou pancitopenia
- Blastos no sangue periférico em 90% dos casos
- > 20% de blastos na medula óssea
- Classificar como leucemia mielógena aguda (LMA) ou leucemia linfoblástica aguda (LLA)

CONSIDERAÇÕES GERAIS
- Uma malignidade das células progenitoras hematopoiéticas; as células proliferam-se de forma descontrolada, substituindo os elementos normais da medula óssea
- A maioria dos casos surge sem uma causa clara
- Radiação e algumas toxinas (benzeno) são leucemogênicas; agentes quimioterápicos (ciclofosfamida, melfalana, outros agentes alquilantes e etoposídeo) podem causar leucemia
- Leucemia promielocítica aguda (LPA)
  - Caracterizada por translocação cromossômica t(15;17)
  - Apresenta biologia e tratamento distintos
- A LMA costuma ser categorizada pela morfologia e histoquímica
  - Leucemia indiferenciada aguda (M0)
  - Leucemia mieloblástica aguda (M1)
  - Leucemia mieloblástica aguda com diferenciação (M2)
  - Leucemia promielocítica aguda (M3)
  - Leucemia mielomonocítica aguda (M4)
  - Leucemia monoblástica aguda (M5)
  - Eritroleucemia (M6)
  - Leucemia megacarioblástica (M7)
- A LLA é classificada pelo fenótipo imunológico como linhagem de células B ou T
- A citogenética constitui o fator prognóstico isolado mais importante

ASPECTOS DEMOGRÁFICOS
- A LLA compreende 80% das leucemias agudas na infância; a incidência de pico situa-se entre 3 e 7 anos de idade
- Também se observa LLA em adultos, causando ~20% das leucemias agudas nessa população
- A LMA ocorre principalmente em adultos com idade média de 60 anos à apresentação e tem incidência crescente com o avanço da idade

ACHADOS CLÍNICOS

SINAIS E SINTOMAS
- Os achados clínicos são atribuídos à substituição da medula óssea normal ou infiltração de órgãos (pele, trato gastrintestinal, meninges)
- É comum sangramento gengival, epistaxe ou menorragia
- Com menor frequência, ocorre sangramento difuso por coagulação intravascular disseminada (CID) (em caso de LPA e leucemia monocítica)
- Suscetibilidade elevada à infecção quando a contagem de neutrófilos se encontra < 500/μL
  - Infecção (p. ex., celulite, pneumonia e infecções perirretais) dentro de dias é a regra quando a contagem de neutrófilos está < 100/μL
  - Se houver demora para instituir o tratamento, poderá ocorrer óbito dentro de algumas horas
  - Pode não haver sinais de infecção
  - Bactérias gram-negativas ou fungos (*Candida*, *Aspergillus*) constituem os patógenos mais frequentes
- Hipertrofia gengival
- Ostealgia e artralgia
- Circulação prejudicada, causando cefaleia, confusão mental e dispneia, com hiperleucocitose (contagem de blastos circulantes geralmente > 200.000/μL)
- São comuns sinais de palidez, púrpura e petéquias
- Hepatoesplenomegalia e linfadenopatia são variáveis
- Sensibilidade óssea, particularmente no esterno e na tíbia

DIAGNÓSTICO DIFERENCIAL

- LMA
  - Leucemia mielógena crônica
  - Síndromes mielodisplásicas
  - Recuperação da medula óssea com desvio à esquerda por insulto tóxico
- LLA
  - Leucemia linfocítica crônica
  - Linfoma
  - Leucemia de células pilosas
  - Linfocitose atípica de mononucleose ou coqueluche

DIAGNÓSTICO

EXAMES LABORATORIAIS

- Combinação de pancitopenia com blastos circulantes no esfregaço periférico
- Ausência de blastos no esfregaço periférico em até 10% dos casos ("leucemia aleucêmica")
- CID
  - Fibrinogênio sérico baixo
  - Tempo de protrombina prolongado
  - Presença de produtos de degradação da fibrina ou D-dímeros de fibrina
- Na leucemia meníngea, observam-se blastos no líquido cerebrospinal em ~5% dos casos ao diagnóstico
- O bastonete de Auer, uma inclusão eosinofílica semelhante à agulha no citoplasma de blastos, é patognomônico de LMA
- A falta de evidência morfológica ou histoquímica de linhagem mieloide ou monocítica sugere o diagnóstico de LLA
- A demonstração de marcadores de superfície característicos por imunofenótipo confirma o diagnóstico de LLA
- Em casos de LLA, o cromossomo Filadélfia t(9;22) e t(4;11) apresenta um prognóstico desfavorável
- Em casos de LMA, estudos citogenéticos que exibem t(8;21), t(15;17) e inv(16) (p13;q22) possuem prognóstico favorável; aqueles que revelam monossomia 5 e 7, além de anormalidades complexas, não são favoráveis

DIAGNÓSTICO POR IMAGEM

- Radiografias torácicas: massa mediastínica em casos de LLA (especialmente de células T)

PROCEDIMENTOS DIAGNÓSTICOS

- A medula óssea apresenta-se hipercelular, havendo necessidade de > 20% de blastos para o diagnóstico

TRATAMENTO

MEDICAÇÕES

Terapia de indução de remissão

- LMA: combinação de alguma antraciclina (daunorrubicina ou idarrubicina) e citarabina, isolada ou em combinação com outros agentes
- LPA
  - Tratamento distinto de outras formas de LMA
  - A terapia de indução deve envolver o uso de alguma antraciclina e ácido all-*trans*-retinoico
  - Para pacientes com LPA de alto risco com base no leucograma inicial > 10.000/μL, a adição de trióxido de arsênico pode ser benéfica
- LLA
  - Quimioterapia de combinação, incluindo daunorrubicina, vincristina, prednisona e asparaginase
  - Aqueles pacientes com LLA positiva para o cromossomo Filadélfia (ou bcr-abl + LLA) devem receber imatinibe (ou dasatinibe) adicionado à quimioterapia inicial
  - Menos imunossupressor do que o tratamento para LMA e não produz necessariamente aplasia de medula

Terapia pós-remissão

- Assim que a leucemia estiver em processo de remissão, a terapia pós-remissão será administrada com intenção curativa
- LMA
  - Quimioterapia-padrão, além de transplante autólogo e alogênico
  - A estratégia terapêutica ideal depende da idade e do estado clínico do paciente, bem como do perfil de fatores de risco da leucemia
- LPA
  - Quimioterapia e ácido retinoico
  - O trióxido de arsênico foi aprovado para o tratamento de doença recidivante
- LLA
  - Após atingir remissão completa, os pacientes recebem profilaxia do SNC para que não se desenvolva sequestro meníngeo de células leucêmicas
  - Quimioterapia-padrão ou em altas doses mais transplante de medula óssea
  - As decisões terapêuticas são tomadas com base na idade do paciente e nos fatores de risco da doença

PROCEDIMENTOS TERAPÊUTICOS

- LMA: O transplante alogênico é o tratamento de escolha em pacientes de alto risco
- LLA
  - Transplante alogênico em caso de citogenética adversa ou respostas insatisfatórias à quimioterapia
  - O transplante autólogo constitui uma opção em pacientes sem doador adequado

DESFECHOS

SEGUIMENTO

- Exame frequente de medula óssea

COMPLICAÇÕES

- Infecção

PROGNÓSTICO

- LMA
  - Cerca de 70-80% dos adultos com menos de 60 anos de idade atingem remissão completa
  - Taxas de cura
    - 35-40% para quimioterapia pós-remissão
    - 50% para transplante autólogo
    - 50-60% para transplante alogênico
  - Aproximadamente 50% dos adultos com mais de 60 anos de idade alcançam remissão completa
  - As taxas de cura em pacientes mais idosos são muito baixas (em torno de 10-15%) mesmo se obtiverem remissão e estiverem aptos a receber quimioterapia pós-remissão
- LLA: a quimioterapia de combinação produz remissões completas em 80-90% dos pacientes
- LPA
  - A combinação de antraciclina e ácido all-*trans*-retinoico atinge remissão completa em 90-95% dos pacientes
  - A combinação de quimioterapia e ácido retinoico produz remissão a longo prazo em 70-80% dos pacientes
  - Foi demonstrado que o trióxido de arsênico aumenta a taxa de cura quando adicionado à terapia primária

CASOS DE ENCAMINHAMENTO

- Encaminhar todos os pacientes com leucemia aguda a um hemato-oncologista

CASOS DE ADMISSÃO HOSPITALAR

- Hiperleucocitose (síndrome de leucostase)
- Com o diagnóstico inicial

EVIDÊNCIAS

DIRETRIZES CLÍNICAS

- O'Donnell MR et al. NCCN Acute Myeloid Leukemia Practice Guidelines Panel. National Comprehensive Cancer Network: Acute Myeloid Leukemia v.2.2005

ENDEREÇO ELETRÔNICO

- National Cancer Institute: Leukemia

INFORMAÇÕES PARA OS PACIENTES

- American Cancer Society: Overview: Leukemia – Acute Lymphocytic
- American Cancer Society: Overview: Leukemia – Acute Myeloid
- Leukemia & Lymphoma Society: Leukemia
- MedlinePlus: Leukemia Interactive Tutorial

REFERÊNCIAS

- Berg SL et al; Children's Oncology Group. Phase II study of nelarabine (compound 506U78) in children and young adults with refractory T-cell malignancies: a report from the Children's Oncology Group. J Clin Oncol. 2005 May 20;23(15):3376-82. [PMID: 15908649]
- Breems DA et al. Prognostic index for adult patients with acute myeloid leukemia in first relapse. J Clin Oncol. 2005 Mar 20;23(9):1969-78. [PMID: 15632409]
- Farag S et al. Outcome of induction and postremission therapy in younger adults with acute myeloid leukemia with normal karyotype: a cancer and leukemia group B study. J Clin Oncol. 2005 Jan 20;23(3):482-93. [PMID: 15534356]
- Lee S et al. The effect of first-line imatinib interim therapy on the outcome of allogeneic stem cell transplantation in adults with newly diagnosed Philadelphia chromosome-positive acute lymphoblastic leukemia. Blood. 2005 May 1;105(9):3449-57. [PMID: 15657178]
- Mancini M et al. A comprehensive genetic classification of adult acute lymphoblastic leukemia (ALL): analysis of the GIMEMA 0496 protocol. Blood. 2005 May 1;105(9):3434-41. [PMID: 15650057]
- Pui CH et al. Treatment of acute lymphoblastic leukemia. N Engl J Med. 2006 Jan 12;354(2):166-78. [PMID: 16407512]
- Sanz MA et al. Tricks of the trade for the appropriate management of newly diagnosed acute promyelocytic leukemia. Blood. 2005 Apr 15;105(8):3019-25. [PMID: 15604216]

Leucemia Linfocítica Crônica

CARACTERÍSTICAS PRINCIPAIS

PRINCÍPIOS BÁSICOS DO DIAGNÓSTICO

- A maioria dos pacientes é assintomática à apresentação
- Linfocitose > 5.000/µL
- Aspecto morfológico maduro dos linfócitos
- Coexpressão de CD19/CD5

CONSIDERAÇÕES GERAIS

- Uma malignidade clonal de linfócitos B
- O curso costuma ser indolente, com acúmulo lentamente progressivo de linfócitos pequenos e imunoincompetentes de vida longa
- Esse processo maligno resulta em imunossupressão, insuficiência da medula óssea e infiltração de órgãos por linfócitos
- A imunodeficiência também se relaciona com a produção inadequada de anticorpos por células B anormais
- Do ponto de vista prognóstico, existe um sistema de estadiamento útil (sistema de Rai)
  - Estádio 0, apenas linfocitose
  - Estádio I, linfocitose e linfadenopatia
  - Estádio II, organomegalia
  - Estádio III, anemia
  - Estádio IV, trombocitopenia

ASPECTOS DEMOGRÁFICOS

- A leucemia linfocítica crônica (LLC) ocorre principalmente em pacientes mais idosos
  - 90% dos casos ocorrem em pessoas com mais de 50 anos de idade
  - A idade média à apresentação é de 65 anos

ACHADOS CLÍNICOS

SINAIS E SINTOMAS

- Descoberta incidental de linfocitose em muitos pacientes
- Fadiga
- Linfadenopatia em 80% dos casos
- Hepato ou esplenomegalia em 50%
- Ocasionalmente, sintomas de anemia hemolítica ou trombocitopenia

DIAGNÓSTICO DIFERENCIAL

- Linfocitose atípica de mononucleose ou coqueluche
- Linfoma em estágio leucêmico, especialmente linfoma de células do manto
- Leucemia de células pilosas

DIAGNÓSTICO

EXAMES LABORATORIAIS

- Leucograma variável, podendo estar centenas de milhares de vezes aumentado
- Leucograma diferencial: geralmente 75-98% das células circulantes são representadas por linfócitos
- O hematócrito e a contagem de plaquetas costumam estar normais à apresentação
- Presença de anemia hemolítica autoimune ou trombocitopenia em 5-10% dos casos
- Ao esfregaço periférico, os linfócitos em geral são indistinguíveis de linfócitos pequenos normais quanto à morfologia
- Células maiores e mais imaturas em casos de leucemia prolinfocítica (LPL)
- A LLC é diagnosticada pela coexpressão do marcador CD19 da linhagem de linfócitos B com o marcador CD5 dos linfócitos T
- A LLC é diferenciada do linfoma de células do manto por
  - Expressão de CD23
  - Baixa expressão de imunoglobulina de superfície e CD20
  - Ausência de superexpressão da ciclina D1
- A alta expressão de CD38 ou ZAP-70 está correlacionada com um curso mais agressivo
- A fluorescência com hibridização *in situ* (FISH) avalia as alterações genômicas
- Hipogamaglobulinemia em metade dos casos, tornando-se mais comum com doença avançada
- Eletroforese proteica sérica: a paraproteína IgM pode estar presente

PROCEDIMENTOS DIAGNÓSTICOS

- A medula óssea é variavelmente infiltrada por linfócitos pequenos
- A biópsia de linfonodo revela as mesmas alterações patológicas que no linfoma linfocítico difuso de células pequenas

TRATAMENTO

MEDICAÇÕES

- Grande parte dos pacientes com doença em estádio inicial não necessita de tratamento por meses ou anos
- Combinação de fludarabina e rituximabe

- Tratamento de escolha
- Administrada mensalmente por 6 meses e depois interrompida
- Combinação de fludarabina e ciclofosfamida (com a adição de rituximabe na combinação de três agentes)
  - Também produz altas taxas de resposta
  - Contudo, esse regime terapêutico gera um pouco mais de toxicidade
- O clorambucil, na dose de 0,6-1 mg/kg VO a cada 3 semanas por aproximadamente 6 meses, constitui uma primeira escolha conveniente, bem tolerada e razoável em pacientes idosos
- Alentuzumabe
  - Foi aprovado para o tratamento de LLC refratária
  - No entanto, esse agente produz imunossupressão significativa
- Anemia hemolítica autoimune ou trombocitopenia imune associada
  - Pode exigir tratamento com rituximabe ou prednisona
  - Evitar o uso de fludarabina em pacientes com anemia hemolítica autoimune, já que tal medicamento pode exacerbar esse problema
- Infusões profiláticas de gamaglobulina a 0,4 g/kg/mês em pacientes com infecções bacterianas graves e recorrentes, além de hipogamaglobulinemia

CIRURGIA

- Esplenectomia em casos de anemia hemolítica autoimune ou trombocitopenia imune associada

PROCEDIMENTOS TERAPÊUTICOS

- São indicações para o tratamento
  - Fadiga progressiva
  - Linfadenopatia sintomática
  - Anemia ou trombocitopenia (doença sintomática e progressiva em estádio II ou doença em estádios III/IV)
- Apesar de ser potencialmente curativo, o transplante alogênico é utilizado apenas se a LLC não puder ser controlada por terapias-padrão
- O transplante alogênico não mieloablativo é uma técnica mais recente, que expandiu o papel desempenhado pelo transplante na LLC

DESFECHOS

COMPLICAÇÕES

- Anemia hemolítica autoimune ou trombocitopenia autoimune em 5-10% dos casos
- Transformação de linfonodo isolado em linfoma agressivo de células grandes (síndrome de Richter) apesar de doença sistêmica estável em ~5% dos casos

PROGNÓSTICO

- A LLC frequentemente segue um curso indolente
- Os resultados do tratamento estão melhorando com novas terapias; com isso, é muito provável que o prognóstico a longo prazo também melhore
- No passado, a sobrevida média era de ~6 anos; a taxa de sobrevida em um período de 10 anos é de 25%
- Os pacientes com doença em estádio 0 ou I apresentam sobrevida média > 10 anos
- Os pacientes acometidos pela doença em estádio III ou IV têm taxa de sobrevida > 90% em 2 anos
- Marcadores biológicos (p. ex., estado de mutação gênica, expressão de ZAP-70 e anormalidades citogenéticas) são úteis na predição dos desfechos de subgrupos de pacientes com LLC
- A leucemia prolinfocítica, uma variante de LLC, frequentemente segue um curso mais agressivo
- A hibridização *in situ* por fluorescência fornece informações prognósticas relevantes
  - O achado de deleções do cromossomo 17p ou 11q confere um prognóstico ruim
  - Entretanto, a deleção apenas do cromossomo 13q tem um resultado muito favorável

EVIDÊNCIAS

DIRETRIZES CLÍNICAS

- Oscier D et al. Guidelines on the diagnosis and management of chronic lymphocytic leukaemia. Br J Haematol 2004;125:294. [PMID: 15086411]

ENDEREÇO ELETRÔNICO

- National Cancer Institute: Chronic Lymphocytic Leukemia: Treatment

INFORMAÇÕES PARA OS PACIENTES

- American Cancer Society: Detailed Guide: Leukemia – Chronic Lymphocytic
- Leukemia & Lymphoma Society: Chronic Lymphocytic Leukemia
- MedlinePlus: Leukemia Interactive Tutorial
- National Cancer Institute: Chronic Lymphocytic Leukemia: Treatment

REFERÊNCIAS

- Byrd JC et al. Addition of rituximab to fludarabine may prolong progression-free survival and overall survival in patients with previously untreated chronic lymphocytic leukemia: an updated retrospective comparative analysis of CALGB 9712 and CALGB 9011. Blood. 2005 Jan 1;105(1):49-53. [PMID: 15138165]
- Chiorazzi N et al. Chronic lymphocytic leukemia. N Engl J Med. 2005 Feb 24; 352(8):804-15. [PMID: 15728813]
- Keating MJ et al. Early results of a chemoimmunotherapy regimen of fludarabine, cyclophosphamide, and rituximab as initial therapy for chronic lymphocytic leukemia. J Clin Oncol. 2005 Jun 20;23(18):4079-88. [PMID: 15767648]
- Montserrat E et al. How I treat refractory CLL. Blood. 2006 Feb 15; 107(4): 1276-83. [PMID: 16204307]
- Moreno C et al. Allogeneic stem-cell transplantation may overcome the adverse prognosis of unmutated VH gene in patients with chronic lymphocytic leukemia. J Clin Oncol. 2005 May 20;23 (15):3433-8. [PMID: 15809449]
- Moreton P et al. Eradication of minimal residual disease in B-cell chronic lymphocytic leukemia after alemtuzumab therapy is associated with prolonged survival. J Clin Oncol. 2005 May 1; 23(13):2971-9. [PMID: 15738539]

Leucemia Mielógena Crônica

CARACTERÍSTICAS PRINCIPAIS

PRINCÍPIOS BÁSICOS DO DIAGNÓSTICO

- Leucograma (muitas vezes acentuadamente) elevado
- Série mieloide com desvio à esquerda, mas baixa porcentagem de promielócitos e blastos
- Presença do cromossomo Filadélfia ou do gene *bcr/abl*

CONSIDERAÇÕES GERAIS

- Distúrbio mieloproliferativo caracterizado por produção excessiva de células mieloides
- Associado a uma anormalidade cromossômica característica, o cromossomo Filadélfia, uma translocação recíproca entre os braços longos dos cromossomos 9 e 22
- A porção translocada do cromossomo 9q contém *abl*, um proto-oncogene, que é recebido no cromossomo 22q, no local do ponto de ruptura (gene *bcr*)
- O gene de fusão *bcr/abl* produz uma proteína nova com atividade de tirosina quinase, levando à leucemia
- A doença pode evoluir da fase crônica à acelerada e à crise blástica

- A evolução está frequentemente associada à adição de defeitos cromossômicos sobrepostos no cromossomo Filadélfia
- A LMC em crise blástica é indistinguível da leucemia aguda em termos morfológicos

ASPECTOS DEMOGRÁFICOS

- A LMC ocorre principalmente em pessoas de meia-idade; a idade média à apresentação é de 50 anos

ACHADOS CLÍNICOS

SINAIS E SINTOMAS

- Fadiga, sudorese noturna e febre de baixo grau
- Repleção abdominal relacionada com esplenomegalia
- É incomum a ocorrência da síndrome clínica de leucostase, com turvamento da visão, angústia respiratória ou priapismo (raro)
- Sensibilidade do osso esterno
- Febre na ausência de infecção, ostealgia e esplenomegalia pode indicar aceleração da doença

DIAGNÓSTICO DIFERENCIAL

- Leucocitose reativa resultante de infecção, inflamação ou câncer
- Outro distúrbio mieloproliferativo: trombocitose essencial, policitemia vera ou mielofibrose

DIAGNÓSTICO

EXAMES LABORATORIAIS

- O leucograma médio ao diagnóstico é de 150.000/µL, embora alguns casos sejam descobertos quando o leucograma se encontra modestamente aumentado
- Leucograma geralmente > 500.000/µL em casos raros de leucostase sintomática
- O hematócrito costuma estar normal à apresentação
- A contagem de plaquetas pode permanecer normal ou sofrer aumento (algumas vezes, notavelmente elevada)
- Pode haver basofilia e eosinofilia
- Esfregaço de sangue periférico
  - Desvio à esquerda da série mieloide com predomínio de formas maduras
  - Blastos geralmente < 5%
  - Morfologia normal dos eritrócitos; raramente se observam eritrócitos nucleados
- O diagnóstico é confirmado pelo achado do gene *bcr/abl* no sangue periférico

- Ocorrem anemia e trombocitopenia progressivas nas fases acelerada e blástica; além disso, a porcentagem de blastos no sangue e na medula óssea aumenta

PROCEDIMENTOS DIAGNÓSTICOS

- Aspirado e biópsia de medula óssea: a medula hipercelular, associada à mielopoiese com desvio à esquerda, não é diagnóstica, mas distingue fase crônica de doença mais avançada
- A citogenética na medula óssea pode revelar anormalidades, além do cromossomo Filadélfia
- Quando os blastos compreendem > 20% das células da medula óssea, a fase blástica da LMC é diagnosticada

TRATAMENTO

MEDICAÇÕES

- Mesilato de imatinibe, 400 mg VO 1x/dia
  - Inibidor da atividade da tirosina quinase do oncogene *bcr/abl*
  - Tratamento de escolha para LMC em fase crônica
  - Bem tolerado
  - Os efeitos colaterais mais comuns são náusea leve, inchaço periorbitário, erupção cutânea e mialgia
- Doses mais altas do imatinibe (600-800 mg diariamente)
  - Podem superar certo grau de resistência
  - Podem produzir respostas iniciais mais rápidas
  - Com essas doses, os efeitos colaterais são mais proeminentes
- Novos inibidores da tirosina quinase (p. ex., dasatinibe) em processo de investigação são eficazes em grande parte dos casos resistentes ao imatinibe

PROCEDIMENTOS TERAPÊUTICOS

- O tratamento em geral não é emergencial, mesmo com leucograma > 200.000/µL
- O procedimento de leucaférese de emergência é realizado em conjunto com a terapia mielossupressora em casos raros de leucostase sintomática
- O transplante alogênico é recomendado se houver resposta abaixo do ideal, seja por falta de resposta citogenética completa, resposta molecular subótima ou nível crescente de transcritos *bcr/abl*
- O transplante alogênico continua sendo o único tratamento curativo comprovado

DESFECHOS

SEGUIMENTO

- A resposta é avaliada por
  - Remissão hematológica completa, com normalização das contagens sanguíneas e da esplenomegalia, geralmente dentro de algumas semanas a 3 meses
  - Respostas citogenéticas em 6-12 meses
  - Avaliação quantitativa do gene *bcr/abl* pela reação em cadeia da polimerase (PCR)
- Citogenética da medula óssea após 6 meses de tratamento com o imatinibe para avaliar a remissão hematológica e citogenética

COMPLICAÇÕES

- Síndrome clínica de leucostase

PROGNÓSTICO

- Os pacientes com resposta citogenética completa e redução > 3 logs no gene *bcr/abl* parecem ter um prognóstico excelente, com 100% dos casos permanecendo sob controle por > 4 anos
- No passado, a sobrevida média era de 3-4 anos
- O transplante alogênico de células-tronco constitui a única opção curativa comprovada
- A infusão de linfócitos T obtidos do doador inicial da medula óssea em caso de doença recorrente após transplante alogênico pode produzir remissão a longo prazo em 50-70% dos casos

EVIDÊNCIAS

DIRETRIZES CLÍNICAS

- O'Brien S et al. NCCN Chronic Myelogenous Leukemia Practice Guidelines Panel. National Comprehensive Cancer Network: Chronic myelogenous leukemia v.2.2005.

ENDEREÇO ELETRÔNICO

- National Cancer Institute: Chronic Myelogenous Leukemia: Treatment

INFORMAÇÕES PARA OS PACIENTES

- American Cancer Society: Detailed Guide: Leukemia-Chronic Myeloid
- Leukemia & Lymphoma Society: Chronic Myelogenous Leukemia
- MedlinePlus: Leukemia Interactive Tutorial
- National Cancer Institute: Chronic Myelogenous Leukemia: Treatment

REFERÊNCIAS

- Crossman LC et al. Imatinib therapy in chronic myeloid leukemia. Hematol Oncol Clin North Am. 2004 Jun;18(3):605-17. [PMID: 15271395]
- Deininger M et al. The development of imatinib as a therapeutic agent for chronic myeloid leukemia. Blood. 2005 Apr 1;105(7):2640-53. [PMID: 15618470]
- Kantarjian HM et al. Long-term survival benefit and improved complete cytogenetic and molecular response rates with imatinib mesylate in Philadelphia chromosome-positive chronic-phase chronic myeloid leukemia after failure of interferon-alpha. Blood. 2004 Oct 1;104(7):1979-88. [PMID: 15198956]
- Radich JP et al. HLA-matched related hematopoietic cell transplantation for chronic-phase CML using a targeted busulfan and cyclophosphamide preparative regimen. Blood. 2003 Jul 1;102(1):31-5. [PMID: 12595317]
- Shah NP et al. Overriding imatinib resistance with a novel ABL kinase inhibitor. Science. 2004 Jul 16;305(5682):399401. [PMID: 15256671]

Leucoplasia & Eritroplasia

CARACTERÍSTICAS PRINCIPAIS

PRINCÍPIOS BÁSICOS DO DIAGNÓSTICO

Leucoplasia
- Uma lesão de cor branca que, ao contrário da candidíase oral, não pode ser removida por fricção da superfície mucosa

Leucoplasia pilosa
- Encontrada em pacientes com infecção por HIV
- Ocorre na borda lateral da língua
- Desenvolve-se com rapidez
- Aparece como áreas leucoplásicas levemente elevadas com superfície enrugada

Eritroplasia
- Semelhante à leucoplasia, exceto pelo componente eritematoso explícito

Líquen plano oral
- Apresenta-se mais comumente como leucoplasia rendilhada, mas pode ser erosiva
- O diagnóstico definitivo exige a realização de biópsia

Câncer oral
- As lesões iniciais aparecem sob a forma de leucoplasia ou eritroplasia
- As lesões mais avançadas são maiores, com invasão da língua e consequente aparecimento de lesão palpável tipo massa
- Pode haver ulceração

CONSIDERAÇÕES GERAIS

Leucoplasia
- Cerca de 5% representam displasia ou carcinoma invasivo inicial de células escamosas
- Ao exame histológico, há frequentemente hiperqueratoses, que ocorrem em resposta à irritação crônica

Leucoplasia pilosa
- Observada em cerca de 19% dos pacientes HIV-positivos com lesões orais
- Pode ser precursora de manifestações mais fatais de AIDS

Eritroplasia
- Aproximadamente 90% dos casos consistem em displasia ou carcinoma; por essa razão, é importante a distinção de leucoplasia

Líquen plano oral
- Doença pruriginosa inflamatória da pele e das mucosas
- O líquen plano de mucosa deve ser diferenciado de leucoplasia
- Lesões orais erosivas exigem biópsia e frequentemente imunofluorescência direta para o diagnóstico, porque o líquen plano pode simular outras doenças erosivas
- Há um risco baixo (1%) de surgimento de carcinoma de células escamosas dentro do líquen plano

ASPECTOS DEMOGRÁFICOS
- As bebidas alcoólicas e o cigarro são os principais fatores de risco etiológico de carcinoma oral

ACHADOS CLÍNICOS

SINAIS E SINTOMAS
- Exame intraoral (face lateral da língua, assoalho da boca, gengiva, região bucal, palato e fossas tonsilares) e palpação do pescoço em busca de linfonodos aumentados em pacientes (> 45 anos de idade), que fumam ou bebem sem moderação

Leucoplasia
- Qualquer lesão de cor branca que, ao contrário da candidíase oral, não pode ser removida por fricção da superfície mucosa
- Lesão geralmente pequena

Leucoplasia pilosa
- Aparece como áreas leucoplásicas levemente elevadas com superfície enrugada ou "pilosa"
- É observada a presença de paraqueratose e coilócitos com pouca ou nenhuma inflamação subjacente

Eritroplasia
- Lesão de cor branca com componente eritematoso que não pode ser removida por fricção da superfície mucosa

Líquen plano oral
- Leucoplasia rendilhada, mas pode ser erosiva
- Um padrão reticular mimetiza candidíase
- Um padrão erosivo mimetiza carcinoma

Câncer oral
- As lesões iniciais aparecem sob a forma de leucoplasia ou eritroplasia; as lesões avançadas são maiores
- A invasão da língua leva à formação de massa palpável; pode haver ulceração
- A realização de biópsia é essencial para o diagnóstico
- São comuns metástases para linfonodos cervicais jugulodigástricos e submandibulares

DIAGNÓSTICO DIFERENCIAL

Leucoplasia oral
- Hiperqueratose resultante de irritação
- Displasia ou carcinoma
- Líquen plano
- Candidíase oral
- Leucoplasia pilosa oral

Eritroplasia
- Displasia ou carcinoma
- Sialometaplasia necrosante (quando situada no palato duro)
- Líquen plano ulcerativo

Líquen plano oral
- Câncer oral
- Candidíase
- Eritema multiforme
- Pênfigo vulgar
- Penfigoide bolhoso
- Enteropatia inflamatória

DIAGNÓSTICO

DIAGNÓSTICO POR IMAGEM
- Na suspeita de carcinoma de células escamosas, é justificável a avaliação me-

tastática do pescoço e das imagens de extensão profunda da cavidade oral
- Tanto a tomografia por emissão de pósitrons como a ressonância magnética são exames úteis

PROCEDIMENTOS DIAGNÓSTICOS
- O diagnóstico clínico do líquen plano oral pode não ser uma tarefa fácil. Fica indicado o exame de citologia esfoliativa ou pequena biópsia incisional ou excisional, sobretudo na suspeita de carcinoma de células escamosas
- Qualquer área de eritroplasia, área de leucoplasia em processo de expansão ou lesão com invasão submucosa à palpação deve ser submetida à biópsia incisional ou exame citológico esfoliativo
- A coloração intraoral por azul de toluidina a 1% pode auxiliar na seleção do local de maior suspeita para biópsia
- A biópsia aspirativa com agulha fina pode agilizar o diagnóstico caso se encontre algum linfonodo aumentado

TRATAMENTO

MEDICAÇÕES
Líquen plano
- A terapia para diagnósticos confirmados consiste no controle da dor
- Corticosteroides locais e, se necessário, sistêmicos são amplamente utilizados

Leucoplasia pilosa
- Pode responder à zidovudina ou ao aciclovir

CIRURGIA
Câncer oral
- A maioria dos pacientes com tumor detectado antes de ter 2 cm de diâmetro é curada com ressecção local
- Tumores maiores da cavidade oral costumam ser tratados por meio de ressecção do tumor primário, dissecção cervical e radiação pós-operatória
- A reconstrução, quando necessária, é realizada no momento da cirurgia inicial
  - Retalhos livres vascularizados, com osso se necessário, são comumente utilizados
  - Também podem ser usados retalhos miocutâneos

PROCEDIMENTOS TERAPÊUTICOS
- A radiação constitui uma alternativa à cirurgia, mas em geral não é utilizada como terapia de primeira linha para lesões pequenas
- Em geral, os tumores da fossa tonsilar e da base lingual são mais bem tratados com radiação, muitas vezes com quimioterapia concomitante, reservando a cirurgia para tratamento de resgate

DESFECHOS

SEGUIMENTO
- Leucoplasia, eritroplasia, líquen plano e câncer oral exigem monitoramento; o diagnóstico precoce de carcinoma recorrente de células escamosas ou nova lesão primária é vital para o tratamento
- Um paciente com malignidade prévia costuma ser examinado
  - A cada 4-6 semanas no primeiro ano
  - A cada 8-10 semanas no segundo ano
  - A cada 3-4 meses depois disso por vários anos
- A incidência de tumores secundários gira em torno de 3-4% ao ano, provavelmente associados ao consumo prévio de cigarro e/ou bebidas alcoólicas
- As tomografias periódicas por emissão de pósitrons e as ressonâncias magnéticas pós-terapêuticas como base de referência são frequentemente empregadas na subsequente vigilância do tumor

COMPLICAÇÕES
- A falha na identificação precoce de tumores contribui para a necessidade de intervenção mais ampla

PROGNÓSTICO
- O carcinoma de células escamosas com invasão de < 4-5 mm do tecido lingual apresenta uma taxa < 10% de metástase linfonodal
- Estruturas como o assoalho bucal e a crista alveolar estão associadas a metástases cervicais
- A base lingual e a fossa tonsilar geralmente estão associadas a metástases linfonodais; em até 30% dos casos, podem ocorrer metástases à distância tardias
- Tumores em estádio inicial (< 2 cm sem envolvimento nodal) exibem taxas de cura acima de 90%

CASOS DE ENCAMINHAMENTO
- O encaminhamento a especialistas deve ser buscado precocemente para obtenção do diagnóstico e aplicação do tratamento
- Considerar o exame indireto ou com fibra óptica de estruturas como nasofaringe, orofaringe, hipofaringe e laringe por um otorrinolaringologista-cirurgião de cabeça e pescoço na presença de eritroplasia oral, dor orofaríngea ou otalgia inexplicável ou sangramento oral ou nasal inexplicável

PREVENÇÃO
- Interrupção do tabagismo e programas de redução do álcool

EVIDÊNCIAS

DIRETRIZES CLÍNICAS
- Forastiere AA et al. NCCN Head and Neck Cancers Practice Guidelines Panel. National Comprehensive Cancer Network: Head and Neck Cancers v.1.2004.

ENDEREÇO ELETRÔNICO
- Baylor College of Medicine Otolaryngology Resources

INFORMAÇÕES PARA OS PACIENTES
- Mayo Clinic: Leukoplakia
- MedlinePlus: Leukoplakia
- MedlinePlus: Lichen Planus
- National Cancer Institute: Oral Cancer

REFERÊNCIAS
- Eisen D et al. Number V. Oral lichen planus: clinical features and management. Oral Dis. 2005 Nov; 11 (6):338-49. [PMID: 16269024]
- Kujan O et al. Screening programmes for the early detection and prevention of oral cancer. Cochrane Database Syst Rev. 2006 Jul 19;3:CD004150. [PMID: 16856035]
- Rhodus NL. Oral cancer: leukoplakia and squamous cell carcinoma. Dent Clin North Am. 2005 Jan;49(1): 143-65. [PMID: 15567366]

Linfangite & Linfadenite

CARACTERÍSTICAS PRINCIPAIS

PRINCÍPIOS BÁSICOS DO DIAGNÓSTICO
- Estria vermelha gerada por ferida ou celulite em direção a linfonodos regionais aumentados e sensíveis
- Calafrios, febre e mal-estar

CONSIDERAÇÕES GERAIS
- A linfangite e a linfadenite são manifestações comuns de infecção bacteriana
  - Costumam ser causadas por estreptococos ou estafilococos hemolíticos (ou ambos)
  - Normalmente se originam de área de celulite, em geral no local de ferida infectada

- A ferida pode ser pequena ou superficial ou pode haver abscesso estabelecido
- A infecção pode evoluir rapidamente, muitas vezes em questão de horas

ACHADOS CLÍNICOS

SINAIS E SINTOMAS
- Presença de dor latejante, em geral, na área de celulite no local de invasão bacteriana
- Mal-estar
- Anorexia
- Sudorese
- Calafrios
- Temperatura de 37,8-40°C
- Pulso rápido
- Estrias vermelhas podem ser claras e distintas ou muito fracas (nesse caso, passam facilmente despercebidas)
- Linfonodos regionais podem estar significativamente aumentados e sensíveis

DIAGNÓSTICO DIFERENCIAL
- Tromboflebite superficial
- Febre por arranhadura do gato
- Gangrena hemolítica estreptocócica aguda
- Celulite
- Fascite necrosante

DIAGNÓSTICO

EXAMES LABORATORIAIS
- Leucocitose com desvio à esquerda
- Hemoculturas frequentemente positivas para *Staphylococcus* ou *Streptococcus*

TRATAMENTO

MEDICAÇÕES
- Analgésicos
- Antibióticos
  - Tabelas 34 e 35
  - Devem ser iniciados quando a infecção local se torna invasiva
  - Comumente se faz uso de cefalosporinas ou penicilinas de amplo espectro
  - Considerar a cobertura antibiótica para *Staphylococcus aureus* resistente à meticilina

CIRURGIA
- Incisão e drenagem de abscesso

PROCEDIMENTOS TERAPÊUTICOS
- Elevação (quando possível) e imobilização da área infectada
- Calor (compressas úmidas e quentes ou bolsa de água quente)

DESFECHOS

PROGNÓSTICO
- Com tratamento apropriado e antibioticoterapia eficaz, o controle da infecção é obtido em alguns dias
- A terapia tardia ou inadequada pode levar à infecção avassaladora com septicemia e até mesmo óbito

EVIDÊNCIAS

INFORMAÇÕES PARA OS PACIENTES
- Cleveland Clinic: Lymphedema
- Mayo Clinic: Swollen Lymph Glands (Lymphadenitis)
- MedlinePlus: Lymphadenitis and Lymphangitis

REFERÊNCIAS
- Falagas ME et al. Red streaks on the leg. Lymphangitis. Am Fam Physician. 2006 Mar 15;73(6):1061-2. [PMID: 16570742]
- Polesky A et al. Peripheral tuberculous lymphadenitis: epidemiology, diagnosis, treatment, and outcome. Medicine (Baltimore). 2005 Nov;84(6):350-62. [PMID: 16267410]

Linfedema

CARACTERÍSTICAS PRINCIPAIS

PRINCÍPIOS BÁSICOS DO DIAGNÓSTICO
- Edema persistente e indolor de uma ou ambas as extremidades inferiores, sobretudo em mulheres jovens
- Edema depressível, que raramente se torna firme e não depressível
- Ausência de ulceração, varicosidades ou pigmentação por estase
- Episódios de linfangite e celulite

CONSIDERAÇÕES GERAIS
- O mecanismo subjacente no linfedema consiste no comprometimento do fluxo linfático a partir de uma extremidade
- Linfedema primário
  - Causado por anormalidades evolutivas congênitas do sistema linfático
  - A obstrução pode ocorrer nos canais linfáticos e linfonodos pélvicos ou lombares quando a doença é extensa e progressiva
- O linfedema secundário envolve obstrução linfática inflamatória ou mecânica por
  - Trauma
  - Ressecção ou irradiação de linfonodos regionais
  - Envolvimento extenso de linfonodos regionais por doença maligna ou filariose
- A dilatação secundária do sistema linfático ocorre em ambas as formas (primária e secundária) e leva à incompetência valvar, o que
  - Interrompe o fluxo ordenado ao longo dos vasos linfáticos
  - Resulta em estase progressiva de líquido rico em proteína, com fibrose secundária

ACHADOS CLÍNICOS

SINAIS E SINTOMAS
- Episódios de inflamação aguda e crônica
- Hipertrofia do membro
- Espessamento e fibrose acentuados da pele e do tecido subcutâneo

DIAGNÓSTICO

DIAGNÓSTICO POR IMAGEM
- A linfangiografia e estudos com isótopos radioativos podem identificar defeitos focais no fluxo linfático, mas têm pouco valor no planejamento terapêutico

TRATAMENTO

MEDICAÇÕES
- Não há cura eficaz
- Antibioticoterapia para infecção secundária
  - Deve conferir cobertura antibiótica contra os microrganismos *Staphylococcus* e *Streptococcus*
  - A dicloxacilina constitui uma boa escolha para terapia profilática intermitente
- Tratamento com diuréticos: cursos terapêuticos intermitentes podem ser úteis, sobretudo naqueles indivíduos com exacerbações pré-menstruais ou sazonais

CIRURGIA
- Amputação para a rara complicação de linfangiossarcoma

PROCEDIMENTOS TERAPÊUTICOS
- Elevação intermitente da extremidade, especialmente durante as horas de sono (pés da cama elevados em 15-20°)
- Uso constante de meias elásticas de compressão graduada

- Massagem em direção ao tronco, seja manual ou por meio de dispositivos de pressão pneumática sequencial
- Boa higiene e tratamento de qualquer micose cutânea dos dedos dos pés para evitar celulite secundária

DESFECHOS

COMPLICAÇÕES
- Infecção secundária

PROGNÓSTICO
- Ditado por problemas associados e prevenção de celulite recorrente
- Bom com tratamento agressivo

EVIDÊNCIAS

DIRETRIZES CLÍNICAS
- Harris SR et al. Clinical practice guidelines for the care and treatment of breast cancer: 11. Lymphedema. CMAJ 2001 Jan 23;164(2):191-9. [PMID: 11332311]
- Surgical management of early-stage invasive breast cancer. Practice Guidelines Initiative. 2003

INFORMAÇÕES PARA OS PACIENTES
- Cleveland Clinic: Lymphedema
- MedlinePlus: Lymphatic Obstruction

REFERÊNCIAS
- Karakousis CP. Surgical procedures and lymphedema of the upper and lower extremity. J Surg Oncol. 2006 Feb 1; 93(2):87-91. [PMID: 16425311]
- King B. Diagnosis and management of lymphoedema. Nurs Times. 2006 Mar 28-Apr 3;102(13):47,49,51. [PMID: 16605153]
- Kligman L et al. The treatment of lymphedema related to breast cancer: a systematic review and evidence summary. Support Care Cancer. 2004 Jun; 12(6): 421-31. [PMID: 15095073]
- Mansel RE et al. Randomized multicenter trial of sentinel node biopsy versus standard axillary treatment in operable breast cancer: the ALMANAC Trial. J Natl Cancer Inst. 2006 May 3; 98(9): 599-609. [PMID: 16670385]
- Ozaslan C et al. Lymphedema after treatment of breast cancer. Am J Surg. 2004 Jan;187(1):69-72. [PMID: 14706589]
- Rockson SG. Lymphedema. Curr Treat Options Cardiovasc Med. 2006 Apr; 8(2):129-36. [PMID: 16533487]
- Tiwari A et al. Differential diagnosis, investigation, and current treatment of lower limb lymphedema. Arch Surg. 2003 Feb; 138(2):152-61. [PMID: 12578410]

Linfoma Gástrico

CARACTERÍSTICAS PRINCIPAIS

- Constitui a segunda malignidade gástrica mais comum, 3-6% dos cânceres gástricos
- Mais de 95% são linfomas não Hodgkin de células B
- Pode ser primário (linfoma da mucosa gástrica) ou secundário (em pacientes com linfomas linfonodais)
- ~60% dos linfomas gástricos primários são do tecido linfoide associado à mucosa (MALT)
- As células B de origem linfonodal podem ser distinguidas das células B derivadas do MALT (CD19 e CD20 positivas)
- A infecção por *Helicobacter pylori* é um fator de risco importante para linfoma gástrico primário
- > 85% dos linfomas gástricos primários de baixo grau e 40% dos linfomas de alto grau estão associados a *H. pylori*

ACHADOS CLÍNICOS

- Dor abdominal
- Perda de peso
- Hemorragia digestiva alta

DIAGNÓSTICO

- A endoscopia com biópsia é útil no diagnóstico
- A TC e a ultrassonografia endoscópica abdominal e torácica são úteis no estadiamento

TRATAMENTO

- Linfomas gástricos primários de baixo grau
  - Geralmente localizados na parede do estômago (estádio IE) ou em linfonodos adjacentes (estádio IIE)
  - Têm excelente prognóstico
- Linfomas linfonodais com envolvimento gástrico secundário
  - Diagnosticados, em geral, em estádio avançado
  - Raramente curáveis
- Ocorre regressão completa da neoplasia em 75% dos casos de linfoma de baixo grau em estádio IE após erradicação bem-sucedida do *H. pylori*
- Pacientes com linfomas de baixo grau em estádios IE ou IIE que não estão infectados por *H. pylori* ou não respondem à terapia de erradicação podem ser tratados com êxito por
  - Ressecção cirúrgica
  - Radioterapia local
  - Terapia de combinação
- Linfomas de alto grau em estádios IE ou IIE são tratados com ressecção e quimioterapia CHOP (ciclofosfamida, hidroxidaunomicina, Oncovin®, prednisona)
- Linfomas primários em estádios III ou IV
  - Tratados com quimioterapia de combinação
  - A ressecção cirúrgica não é mais recomendada
- Sobrevida a longo prazo de > 85% e 35-65% para linfomas gástricos primários em estádios I e II, respectivamente

Linfoma Não Hodgkin

CARACTERÍSTICAS PRINCIPAIS

CONSIDERAÇÕES GERAIS
- Grupo heterogêneo de cânceres de linfócitos
- A apresentação clínica e o curso variam desde neoplasias indolentes até rapidamente progressivas
- Os linfomas indolentes costumam estar disseminados ao diagnóstico, com envolvimento frequente da medula óssea
- No linfoma de Burkitt, o proto-oncogene *c-myc* é translocado do cromossomo 8 para o lócus de cadeia pesada no cromossomo 14, onde a superexpressão desse proto-oncogene provavelmente está relacionada com a transformação maligna
- Em linfomas foliculares, a translocação t(14,18) é característica e resulta em superexpressão de *bcl-2*, culminando em proteção contra apoptose, o mecanismo habitual de morte celular

Classificação para linfomas proposta pela REAL/OMS (Revised European-American Classification of Lymphoid Neoplasms – Classificação Norte-americana e Europeia Revisada de Neoplasias Linfoides)

- Linfomas de células B
  - Linfoma linfoblástico de células B precursoras
  - Linfoma linfocítico pequeno/leucemia linfocítica crônica

- Linfomas da zona marginal: linfoma da zona marginal linfonodal, linfoma extranodal do tecido linfoide associado à mucosa (MALT), linfoma esplênico
- Leucemia de células pilosas
- Linfoma folicular
- Linfoma de células do manto
- Linfoma difuso de grandes células B
- Linfoma de Burkitt
■ Linfomas de células T
- Linfoma anaplásico de grandes células
- Linfoma de células T periféricas
- Micose fungoide

ACHADOS CLÍNICOS

SINAIS E SINTOMAS

■ Linfadenopatia indolor, isolada ou disseminada (retroperitoneal, mesentérica, e pélvica)
■ Sintomas constitucionais, como febre, sudorese noturna profusa ou perda de peso
■ Locais extranodais da doença (pele, trato gastrintestinal) encontrados algumas vezes ao exame
■ Dor ou plenitude abdominal no linfoma de Burkitt por causa da predileção pelo abdome

DIAGNÓSTICO DIFERENCIAL

■ Doença de Hodgkin
■ Câncer metastático
■ Mononucleose infecciosa
■ Doença da arranhadura do gato
■ Sarcoidose
■ Pseudolinfoma induzido por medicamentos (p. ex., fenitoína)

DIAGNÓSTICO

EXAMES LABORATORIAIS

■ O sangue periférico costuma permanecer normal, mas alguns linfomas podem se apresentar em fase leucêmica
■ A citologia do líquido cerebrospinal revela a presença de células malignas em alguns linfomas de alto grau com envolvimento meníngeo
■ A lactato desidrogenase (LDH) sérica é um marcador prognóstico útil, sendo incorporado na estratificação de risco do tratamento

DIAGNÓSTICO POR IMAGEM

■ Radiografias torácicas: massa mediastínica em linfoma linfoblástico, além de outros achados
■ TC torácica, abdominal e pélvica

PROCEDIMENTOS DIAGNÓSTICOS

■ A biópsia aspirativa com agulha pode gerar resultados suspeitos, mas há necessidade de biópsia de linfonodo (ou biópsia de tecido extranodal envolvido) para diagnóstico e estadiamento
■ O envolvimento da medula óssea manifesta-se como agregados linfoides paratrabeculares
■ O estadiamento pós-diagnóstico patológico envolve
- Radiografia torácica, além de TC abdominal e pélvica
- Biópsia de medula óssea
- Punção lombar em casos selecionados com morfologia de alto risco

TRATAMENTO

MEDICAÇÕES

■ O linfoma folicular pode ser tratado inicialmente de várias maneiras, incluindo
- Rituximabe
- Rituximabe mais fludarabina
- Rituximabe mais ciclofosfamida, vincristina e prednisona (protocolo R-CVP)
■ Vacinas anti-idiótipos estão sendo estudadas como parte da terapia inicial
■ O tratamento de linfomas foliculares recorrentes compreende a repetição de qualquer uma das estratégias iniciais ou radioimunoterapia
■ O linfoma de grau intermediário (p. ex., difuso de grandes células B) é tratado inicialmente com rituximabe mais ciclofosfamida, doxorrubicina, vincristina (Oncovin®) e prednisona (protocolo R-CHOP)
■ O linfoma difuso de grandes células localizado é tratado com quimioimunoterapia de curso breve e irradiação local
■ Ver Tabela 6

PROCEDIMENTOS TERAPÊUTICOS

■ A maioria dos linfomas indolentes encontra-se disseminada no momento do diagnóstico
- Em caso de linfoma não volumoso e paciente assintomático, não haverá necessidade de terapia inicial
- Em alguns casos, ocorre remissão espontânea
■ Radioterapia local em pacientes com linfoma folicular localizado (incomum)
■ Os radioimunoconjugados, como ibritumomabe marcado com ítrio-90, que fundem anticorpos anticélulas B com radiação, podem produzir resultados mais satisfatórios, em comparação com o anticorpo isolado

■ Formas especiais de linfoma exigem terapia individualizada
- Linfoma de Burkitt – quimioterapia muito intensiva
- Linfoma linfoblástico – tratado da mesma forma que a leucemia linfoblástica aguda
- Linfoma de células do manto – transplante autólogo de células-tronco na primeira remissão
■ A terapia inicial intensiva com transplante autólogo de células-tronco constitui o padrão de cuidado para o linfoma de grandes células recidivante
■ Transplante alogênico em pacientes com linfomas de baixo grau clinicamente agressivos
■ Transplante autólogo de células-tronco no início do curso de linfoma de alto grau

DESFECHOS

PROGNÓSTICO

■ A sobrevida média em casos de linfomas foliculares é de 6-8 anos; isso parece estar melhorando
■ Para linfoma de grau intermediário, o International Prognostic Index (Índice Prognóstico Internacional) é amplamente utilizado para categorizar os pacientes em grupos prognósticos
■ Prognóstico pior em pacientes com mais de 60 anos de idade, LDH sérica elevada, doença em estádio III ou IV ou mau estado de desempenho (*performance status*)
■ **0-1 fator de risco**
- Taxa de 80% de resposta completa à quimioterapia-padrão
- Em sua maioria (80%), as respostas são duráveis
■ **2 fatores de risco**
- Taxa de 70% de resposta completa
- 70% são duráveis
■ **> 2 fatores de risco**
- Taxas de resposta mais baixas e sobrevida baixa com regimes terapêuticos padrão
- O tratamento precoce com terapia de altas doses e transplante autólogo de células-tronco pode melhorar os resultados
■ Com recidiva após quimioterapia inicial, o transplante autólogo oferecerá uma chance de 50% de recuperação do paciente a longo prazo se o linfoma ainda se mostrar parcialmente sensível à quimioterapia

EVIDÊNCIAS

DIRETRIZES CLÍNICAS
- Zelenetz AD et al; NCCN Non-Hodgkin's Lymphoma Practice Guidelines Panel. National Comprehensive Cancer Network: Non-Hodgkin's Lymphoma v.1. 2005.

ENDEREÇO ELETRÔNICO
- National Cancer Institute: Adult Non-Hodgkin's Lymphoma Treatment

INFORMAÇÕES PARA OS PACIENTES
- American Cancer Society
- Leukemia & Lymphoma Society
- National Cancer Institute

REFERÊNCIAS
- Abramson JS et al. Advances in the biology and therapy of diffuse large B-cell lymphoma: moving toward a molecularly targeted approach. Blood. 2005 Aug 15;106(4):1164-74. [PMID: 15855278]
- Dreyling M et al. Early consolidation by myeloablative radiochemotherapy followed by autologous stem cell transplantation in first remission significantly prolongs progression-free survival in mantle-cell lymphoma: results of a prospective randomized trial of the European MCL Network. Blood. 2005 Apr 1;105(7):2677-84. [PMID: 155911121]
- Feugier P et al. Long-term results of the R-CHOP study in the treatment of elderly patients with diffuse large B-cell lymphoma: a study by the Groupe d'Etude des Lymphomes de l'Adulte. J Clin Oncol. 2005 Jun 20;23(18):4117-26. [PMID: 15867204]
- Fisher RI et al. New treatment options have changed the survival of patients with follicular lymphoma. J Clin Oncol. 2005 Nov 20;23(33):8447-52. [PMID: 16230674]
- Marcus R et al. CVP chemotherapy plus rituximab compared with CVP as firstline treatment for advanced follicular lymphoma. Blood. 2005 Feb 15; 105(4):1417-23. [PMID: 15494430]
- Milpied N et al. Initial treatment of aggressive lymphoma with high-dose chemotherapy and autologous stem-cell support. N Engl J Med. 2004 Mar 25; 350(13): 1287-95. [PMID: 15044639]
- Sehn LH et al. Introduction of combined CHOP plus rituximab therapy dramatically improved outcome of diffuse large B-cell lymphoma in British Columbia. J Clin Oncol. 2005 Aug 1; 23(22):5027-33. [PMID: 15955905]

Líquen Plano

CARACTERÍSTICAS PRINCIPAIS

PRINCÍPIOS BÁSICOS DO DIAGNÓSTICO
- Pápulas pruriginosas, violáceas, de topo achatado, com finas estrias brancas e distribuição simétrica
- Lesões rendilhadas da mucosa bucal
- Observadas comumente como lesões lineares em áreas de trauma cutâneo, como marcas de arranhões (fenômeno de Koebner) no punho (face anterior), no pênis e nas pernas
- O exame histopatológico é diagnóstico

CONSIDERAÇÕES GERAIS
- Doença pruriginosa inflamatória da pele e das mucosas, caracterizada por pápulas peculiares com predileção pelas superfícies flexoras e pelo tronco
- Três achados básicos
  - Lesões cutâneas típicas
  - Lesões de mucosa
  - Características histopatológicas de infiltração (em banda) de linfócitos e melanófagos na derme

Líquen plano oral
- Doença autoimune inflamatória crônica relativamente comum (0,5-2,0% da população)
- O diagnóstico clínico pode não ser uma tarefa fácil em razão dos vários subtipos fenotípicos distintos; por exemplo, o padrão reticular pode mimetizar candidíase ou hiperqueratose, enquanto o padrão erosivo pode imitar carcinoma de células escamosas
- Provavelmente há uma taxa baixa (1%) de carcinoma de células escamosas que surge dentro do líquen plano (além da possibilidade de diagnóstico clínico errôneo)
- Os agentes que mais comumente causam reações tipo líquen plano incluem
  - Ouro
  - Sulfonamidas
  - Tetraciclina
  - Quinidina
  - Anti-inflamatórios não esteroides
  - Hidroclorotiazida
- A infecção por hepatite C é encontrada em uma frequência maior em pacientes com líquen plano, em comparação a controles na Europa e nos Estados Unidos
- Embora seja uma doença benigna, o líquen plano pode persistir por meses ou anos e ser recorrente

ACHADOS CLÍNICOS

SINAIS E SINTOMAS
- Prurido leve a intenso
- Características das lesões
  - Consistem em pápulas violáceas, anguladas, de topo achatado, com 1-4 mm de diâmetro
  - São isoladas ou aglomeradas
  - Contêm linhas brancas muito finas (estrias de Wickham) nas superfícies flexoras dos punhos e sobre áreas como pênis, lábios, língua, além das mucosas bucal e vaginal
- Na mucosa oral, o líquen plano pode ser confundido com leucoplasia
- O líquen plano de mucosa nas regiões oral, genital e anorretal pode ser erosivo e doloroso
- As pápulas podem ficar bolhosas
- A doença pode ser generalizada
- Pode ser observado o fenômeno de Koebner (aparecimento de lesões em áreas de trauma)

DIAGNÓSTICO DIFERENCIAL
- Erupção medicamentosa liquenoide
- Psoríase
- Líquen simples crônico
- Sífilis secundária
- Pitiríase rósea
- Lúpus eritematoso discoide
- Doença do enxerto *versus* hospedeiro
- Lesões de mucosa
  - Leucoplasia
  - Candidíase
  - Eritema multiforme
  - Pênfigo vulgar
  - Penfigoide bolhoso
  - Líquen escleroso
- É imprescindível a diferenciação entre líquen plano nas mucosas e leucoplasia; lesões orais erosivas exigem biópsia e frequentemente imunofluorescência direta para o diagnóstico, já que o líquen plano pode simular outras doenças erosivas

DIAGNÓSTICO

EXAMES LABORATORIAIS
- A biópsia confirma o diagnóstico do líquen plano, revelando infiltração (em banda) de linfócitos e melanófagos na derme

TRATAMENTO

MEDICAÇÕES

Terapia tópica

- Ver Tabela 103
- Pomadas de corticosteroide tópico superpotente
  - São exemplos dipropionato de betametasona em veículo otimizado, diacetato de diflorasona, propionato de clobetasol e propionato de halobetasol
  - Aplicar 2x/dia para doença localizada em áreas sem flexuras
  - Alternativamente, pode ser usado creme ou pomada de corticosteroide de alta potência à noite sob uma película plástica flexível
- O creme de tretinoína a 0,05%, aplicado no líquen plano de mucosas, seguido por pomada de corticosteroide, pode ser útil
- Tacrolimus tópico
  - Parece eficaz no líquen plano erosivo oral e vaginal; no entanto, há necessidade de terapia a longo prazo para evitar recidiva
  - A preocupação no que diz respeito à absorção sugere o monitoramento das contagens sanguíneas ao se tratar lesões de mucosas

Terapia sistêmica

- Corticosteroides podem ser necessários em casos graves ou quando se deseja uma resposta mais rápida ao tratamento
- Infelizmente, quase sempre ocorre recidiva à medida que a dose dos corticosteroides é submetida à redução gradual
- Psoralenos e luz ultravioleta de onda longa

DESFECHOS

PROGNÓSTICO

- Embora seja uma doença benigna, o líquen plano pode persistir por meses ou anos
- Pode ser recorrente
- O líquen plano hipertrófico e as lesões orais tendem a ser particularmente persistentes; além disso, foi descrita degeneração neoplásica em lesões erosivas crônicas

CASOS DE ENCAMINHAMENTO

- O encaminhamento será feito em caso de dúvida quanto ao diagnóstico, ineficácia da terapia recomendada ou necessidade de tratamento especializado

EVIDÊNCIAS

ENDEREÇO ELETRÔNICO

- American Academy of Dermatology

INFORMAÇÕES PARA OS PACIENTES

- American Association of Family Physicians: Lichen Planus
- American Academy of Dermatology: Lichen Planus
- Mayo Clinic: Lichen Planus
- MedlinePlus: Lichen Planus

REFERÊNCIA

- Cooper SM et al. Influence of treatment of erosive lichen planus of the vulva on its prognosis. Arch Dermatol. 2006 Mar; 142(3):289-94. [PMID: 16549703]

Litíase Urinária

CARACTERÍSTICAS PRINCIPAIS

PRINCÍPIOS BÁSICOS DO DIAGNÓSTICO

- Dor no flanco
- Náuseas e vômitos
- Identificação na TC sem contraste

CONSIDERAÇÕES GERAIS

- Acomete 240.000-720.000 americanos ao ano
- Homens > mulheres (3:1)
- A apresentação inicial predomina na terceira e na quarta décadas
- A incidência é maior durante os meses quentes de verão
- Fatores que contribuem para a formação de cálculos urinários
  - Fatores geográficos
    - Umidade elevada
    - Temperaturas elevadas
  - Fatores genéticos
    - Cistinúria
    - Acidose tubular renal distal
  - Dieta
    - Ingesta de sódio e proteínas
    - Ingesta excessiva de oxalatos e proteínas
    - Ingesta de líquidos
- Cinco tipos principais de cálculos urinários
  - Oxalato de cálcio
  - Fosfato de cálcio
  - Estruvita
  - Ácido úrico
  - Cistina
- A maioria dos cálculos urinários contêm cálcio (85%) e são radiopacos; os cálculos de ácido úrico são radiolucentes
- A **nefrolitíase de cálcio hipercalciúrica** (> 250 mg/24 horas) pode ser causada por distúrbios de absorção, de reabsorção e renais (Tabela 26)
  - Hipercalciúria absortiva
    - Secundária à absorção aumentada de cálcio ao nível do intestino delgado, predominantemente no jejuno
    - Pode ainda ser subdividida nos tipos I, II e III
    - *Tipo I*: independente da ingesta de cálcio. Há aumento no cálcio urinário em uma dieta normal ou mesmo com restrição de cálcio
    - *Tipo II*: dependente da dieta
    - *Tipo III*: secundária à perda renal de fosfato, que resulta em aumento da síntese de vitamina D e aumento secundário na absorção de cálcio no intestino delgado
  - Hipercalciúria reabsortiva
    - Secundária a hiperparatireoidismo
    - São encontrados hipercalcemia, hipofosfatemia, hipercalciúria e níveis elevados de hormônio paratireóideo
  - Hipercalciúria renal
    - Ocorre quando os túbulos renais são incapazes de reabsorver de maneira eficiente o cálcio filtrado
    - Resulta em hipercalciúria e hiperparatireoidismo secundário
- A **nefrolitíase de cálcio hiperuricosúrica** é secundária a excessos dietéticos ou defeitos no metabolismo do ácido úrico
- A **nefrolitíase de cálcio hiperoxalúrica** geralmente se deve a distúrbios intestinais primários, incluindo diarreia crônica, doença intestinal inflamatória ou esteatorreia
- A **nefrolitíase de cálcio hipocitratúrica** é secundária a distúrbios associados a acidose metabólica, incluindo diarreia crônica, acidose tubular renal tipo I (distal) e uso a longo prazo de hidroclorotiazida
- **Cálculos de ácido úrico**: os fatores que contribuem incluem
  - Baixo pH urinário
  - Distúrbios mieloproliferativos
  - Malignidade com aumento na produção de ácido úrico
  - Perda ponderal abrupta e dramática
  - Medicações uricosúricas
- **Cálculos de estruvita** (fosfato-amoníaco-magnesiano, cálculos coraliformes)
  - Ocorrem com infecções recorrentes do trato urinário por organismos produtores de urease, incluindo *Proteus, Pseudomonas, Providencia* e, menos comumente, *Klebsiella*, estafilococos e *Mycoplasma*

- O pH urinário é ≥ 7,2
- **Cálculos de cistina**: distúrbios herdados com litíase urinária recorrente

ACHADOS CLÍNICOS

SINAIS E SINTOMAS
- Dor em cólica no flanco, em geral intensa
- Náuseas e vômitos
- Os pacientes se mexem constantemente – ao contrário daqueles com abdome agudo
- A dor é episódica e se irradia anteriormente para o abdome
- Com cálculos no ureter, a dor pode ser referida para o testículo ou lábio vaginal ipsilateral
- Com cálculos na junção ureterovesical, há marcada urgência e frequência urinária
- O tamanho do cálculo não se correlaciona com a gravidade dos sintomas

DIAGNÓSTICO

EXAMES LABORATORIAIS
- Urinálise
  - Hematúria microscópica ou grosseira (cerca de 10%)
  - A ausência de micro-hematúria não exclui cálculos urinários
- pH urinário
  - pH urinário persistentemente < 5,0 é sugestivo de cálculos de ácido úrico ou de cistina
  - pH persistentemente ≥ 7,2 é sugestivo de um cálculo de estruvita

Avaliação metabólica
- Análise de cálculos recuperados
- Pacientes formadores de cálculo pela primeira vez e não complicados: níveis séricos de cálcio, fosfato, eletrólitos e ácido úrico
- Pacientes formadores de cálculos recorrentes ou com história familiar de litíase urinária: coleta de urina de 24 horas em uma dieta aleatória para análise de volume, pH urinário e excreção de cálcio, ácido úrico, oxalato, fosfato e citrato
- Para subclassificar os pacientes, se necessário: uma segunda coleta de urina de 24 horas em uma dieta com restrição de cálcio (400 mg/dia) e sódio (100 mEq/dia)
- Hormônio paratireóideo sérico

DIAGNÓSTICO POR IMAGEM
- A sensibilidade da TC helicoidal excede aquela do ultrassom ou da urografia intravenosa
- A radiografia simples de abdome e a ultrassonografia renal irão diagnosticar a maioria dos cálculos
- Radiografia simples do abdome: cálculos radiopacos
- Ultrassonografia abdominal: cálculos na junção ureterovesical podem ser vistos se o paciente estiver com a bexiga cheia

TRATAMENTO

MEDICAÇÕES
- **Hipercalciúria absortiva tipo I**
  - Fosfato de celulose, 10-15 g em 3 doses divididas administradas com as refeições para diminuir a absorção intestinal de cálcio
  - Acompanhamento com avaliação metabólica a cada 6-8 meses para excluir hipomagnesemia, hiperoxalúria secundária e cálculos recorrentes
  - A terapia tiazídica pode diminuir a excreção renal de cálcio
- **Hipercalciúria absortiva tipo II**
  - Diminuir a ingesta de cálcio em 50% (para aproximadamente 400 mg/dia)
  - Não há terapia clínica específica
- **Hipercalciúria absortiva tipo III**: ortofosfatos (250 mg 3x/dia) para inibir a síntese de vitamina D
- **Hipercalciúria renal**: tiazídicos (efetivos a longo prazo)
- **Nefrotilíase de cálcio hiperuricosúrica**: restrição de purina na dieta ou alopurinol 300mg VO 1x/dia (ou ambos)
- **Nefrolitíase de cálcio hiperoxalúrica**
  - Medidas para reduzir a diarreia ou esteatorreia
  - Suplementos de cálcio orais com as refeições
  - Encorajar o aumento da ingesta hídrica
- **Nefrolitíase de cálcio hipocitratúrica**: citrato de potássio, 20 mEq VO 3x/dia
- **Cálculos de ácido úrico**
  - Citrato de potássio, 20 mEq VO 3x/dia, para aumentar o pH urinário acima de 6,2
  - Os pacientes devem monitorar a alcalinização de seu pH urinário com papel de pH de nitrazina
  - Se houver hiperuricemia, alopurinol, 300 mg VO 1x/dia
- **Cálculos de estruvita**
  - Após a extração dos cálculos, considerar antibioticoterapia supressiva
  - O ácido acetoidroxâmico, um inibidor efetivo da urease, é maltolerado
- **Cálculos de cistina**
  - Difíceis de manejar clinicamente
  - Prevenção pelo aumento da ingesta hídrica, alcalinização da urina acima de um pH de 7,5 (monitorado com papel de pH de nitrazina), penicilamina e tiopronina

CIRURGIA
- **Hipercalciúria reabsortiva**: ressecção cirúrgica do adenoma de paratireoide
- **Infecção com obstrução ureteral**: uma emergência clínica que exige antibióticos e pronta drenagem por um cateter ureteral ou sonda de nefrostomia percutânea
- **Cálculos ureterais**
  - Cálculos < 6 mm de diâmetro em geral serão eliminados espontaneamente
  - Observação conservadora com medicações analgésicas apropriadas por até 6 semanas
  - A intervenção terapêutica é necessária se a eliminação espontânea não ocorrer
  - As indicações para intervenção precoce incluem
    - Dor intensa que não responde às medicações
    - Febre
    - Náuseas e vômitos persistentes exigindo hidratação IV
  - Corticosteroides, alfabloqueadores e bloqueadores dos canais de cálcio orais podem aumentar a chance de eliminação dos cálculos observados no ureter
  - Os alfabloqueadores são seguros e bem tolerados
    - Tansulosina, 0,4 mg VO 1x/dia
    - Terazosina, 5 mg VO 1x/dia
    - Doxazosina, 4 mg VO 1x/dia
  - Cálculos ureterais distais: extração ureteroscópica do cálculo ou litotripsia extracorpórea por ondas de choque (LECO) *in situ*
  - Os cálculos no ureter proximal e médio podem ser tratados com LECO ou extração ureteroscópica e um cateter ureteral em duplo J para assegurar a drenagem adequada
- **Cálculos renais**
  - Observação conservadora para pacientes que se apresentam sem dor, infecções do trato urinário ou obstrução
  - Intervenção se os cálculos se tornarem sintomáticos ou aumentarem de tamanho
  - Para cálculos < 2,5 cm, tratar com LECO
  - Para cálculos no cálice inferior ou aqueles > 3 cm, tratar com nefrolitotomia percutânea
  - Antibióticos perioperatórios conforme indicado pelas uroculturas pré-operatórias

PROCEDIMENTOS TERAPÊUTICOS
- A diurese forçada com líquidos IV não é produtiva e exacerba a dor

DESFECHOS

PREVENÇÃO
- Aumento da ingesta líquida para uma diurese de 1,5-2,0 L/dia para reduzir a recorrência dos cálculos
- Os pacientes são encorajados a ingerir líquidos durante as refeições, 2 horas após cada refeição, antes de deitar e durante a noite
- Reduzir a ingesta de sódio
- Reduzir a ingesta de proteína animal durante as refeições

EVIDÊNCIAS

DIRETRIZES CLÍNICAS
- Sandhu C et al. Urinary tract stones – Part II: current status of treatment. Clin Radiol. 2003;58:422. [PMID: 12788311]

INFORMAÇÕES PARA OS PACIENTES
- Cleveland Clinic – Kidney Stones
- Mayo Clinic – Kidney Stones
- NIH MedlinePlus – Kidney Stone Tutorial

REFERÊNCIAS
- Dellabella M et al. Randomized trial of the efficacy of tamsulosin, nifedipine and phloroglucinol in medical expulsive therapy for distal ureteral calculi. J Urol. 2005 Jul;174(1): 167-72. [PMID: 15947613]
- Pak CY. Medical management of urinary stone disease. Nephron Clin Pract. 2004;98(2):c49-53. [PMID: 15499203]
- Pak CY et al. Predictive value of kidney stone composition in the detection of metabolic abnormalities. Am J Med. 2003 Jul;115(1):26-32. [PMID: 12867231]
- Parmar MS. Kidney stones. BMJ. 2004 Jun 12;328(7453):1420-4. [PMID: 15191979]
- Stoller ML et al. The primary stone event: a new hypothesis involving a vascular etiology. J Urol. 2004 May; 171(5):1920-4. [PMID: 15076312]
- Tiselius HG. Epidemiology and medical management of stone disease. BJU Int. 2003 May;91(8):758-67. [PMID: 12709088]

Livedo Reticular

CARACTERÍSTICAS PRINCIPAIS
- Distúrbio benigno que afeta sobretudo as extremidades
- Quadro geralmente assintomático (com exceção das preocupações estéticas)
- Ocorre em associação com várias doenças que causam obstrução ou inflamação vascular
- Produz uma descoloração irregular e púrpura da pele em padrão reticular ou de rede de pesca, com áreas cianóticas reticuladas em torno de um centro mais pálido
- Pode ser um distúrbio idiopático ou uma manifestação de problema subjacente grave

ACHADOS CLÍNICOS
- Espasmo ou obstrução de arteríolas perpendiculares, combinado com estase de sangue nos plexos venosos circunjacentes
- Agrava-se com a exposição ao frio
- Melhora com o aquecimento
- Considerar a existência de doença subjacente
  - Na presença de sintomas sistêmicos
  - Caso haja desenvolvimento de ulcerações cutâneas
- Manifestação apresentada em 25% dos pacientes com síndrome do anticorpo antifosfolipídeo
- Outras causas subjacentes incluem
  - Síndrome de Sneddon (livedo reticular e eventos cerebrovasculares)
  - Vasculites (particularmente poliarterite nodosa)
  - Síndrome de embolia de colesterol
  - Trombocitemia
  - Crioglobulinemia
  - Doença por aglutinina fria
  - Hiperoxalúria primária (causada por depósitos vasculares de oxalato de cálcio)
  - Coagulação intravascular disseminada

DIAGNÓSTICO
- Diagnóstico clínico

TRATAMENTO
- Proteção contra exposição ao frio
- Vasodilatadores raramente são indicados
- Na presença de ulcerações ou gangrena, descartar doença sistêmica subjacente

Lombalgia

CARACTERÍSTICAS PRINCIPAIS

PRINCÍPIOS BÁSICOS DO DIAGNÓSTICO
- Na maioria dos casos, não é possível fazer um diagnóstico preciso
- Mesmo na presença de defeitos anatômicos – como osteófitos vertebrais ou estreitamento do espaço correspondente ao disco intervertebral – não se pode assumir causalidade, pois tais defeitos são comuns em pacientes assintomáticos
- A maior parte dos pacientes exibirá melhora em 1-4 semanas e não necessitará de mais avaliação além do histórico inicial e exame físico

CONSIDERAÇÕES GERAIS
- Quadro extremamente comum, experimentado em algum momento da vida por até 80% da população

ASPECTOS DEMOGRÁFICOS
- A lombalgia crônica causada por artropatia degenerativa é rara antes dos 40 anos de idade

ACHADOS CLÍNICOS

SINAIS E SINTOMAS
- Padrão de dor
  - A **propagação abaixo da região glútea** e dos joelhos sugere irritação de raiz nervosa por hérnia de disco
  - A **dor que se agrava com repouso** e melhora com atividade é característica de espondilite anquilosante ou outras espondiloartropatias soronegativas, sobretudo quando o início se dá antes dos 40 anos
  - Grande parte das doenças degenerativas da coluna vertebral produz exatamente o padrão oposto de dor, que alivia com o repouso e se agrava com a atividade
- A **lombalgia à noite**, não aliviada pelo repouso ou pela posição supina, sugere a possibilidade de processo maligno
- Sintomas de **déficits neurológicos amplos ou rapidamente progressivos** identificam os pacientes que necessitam de avaliação urgente quanto

à possível presença de tumor da cauda equina, abscesso epidural ou, raras vezes, hérnia de disco maciça
- A **fraqueza bilateral das pernas** (por compressão de múltiplas raízes nervosas lombares) ou anestesia em sela*, incontinência intestinal ou vesical, ou impotência (indicativa de compressão de raízes nervosas sacrais) aponta para algum processo patológico na cauda equina
- Um resultado positivo no teste de elevação da perna estendida indica irritação de raiz nervosa
  - O examinador realiza o teste com o paciente na posição supina, elevando passivamente sua perna
  - O teste será positivo caso se produza dor radicular (radiculalgia) com elevação da perna a 60° ou menos
  - Esse teste possui especificidade de 40%, mas sensibilidade de 95% em caso de herniação na altura de L4-5 ou L5-S1 (locais de 95% dos casos de hérnia de disco)
- O sinal da perna estendida cruzada tem sensibilidade de 25%, mas especificidade de 90% para hérnia de disco. Esse sinal é positivo quando a elevação da perna contralateral reproduzir a dor ciática
- A hérnia de disco gera déficits previsíveis para o local envolvido (Tabela 29)
- Os déficits de múltiplas raízes nervosas são sugestivos de tumor da cauda equina, abscesso epidural ou algum outro processo relevante que exige avaliação e tratamento urgentes
- O procedimento de palpação da coluna vertebral não costuma fornecer informações diagnósticas. A presença de sensibilidade pontual sobre algum corpo vertebral pode sugerir osteomielite

DIAGNÓSTICO DIFERENCIAL
- Esforço muscular
- Hérnia de disco
- Estenose da coluna lombar
- Fratura por compressão
- Artropatia degenerativa
- Doenças infecciosas (p. ex., osteomielite, abscesso epidural, endocardite bacteriana subaguda)
- Doença neoplásica (metástases vertebrais)
- Espondiloartropatias soronegativas, por exemplo, espondilite anquilosante
- Vazamento de aneurisma de aorta abdominal
- Cólica renal

---

* N. de T. Anestesia da região perineal e face interna das coxas.

DIAGNÓSTICO

DIAGNÓSTICO POR IMAGEM
- A obtenção imediata de radiografias é justificável na suspeita de infecção, câncer, fraturas ou inflamação; outros pacientes selecionados que não melhoram depois de 2-4 semanas de terapia conservadora também são candidatos
- As diretrizes da Agency for Health Care Policy and Research (Agência Norte-Americana de Política e Pesquisa de Assistência à Saúde) para obtenção de radiografias lombares estão resumidas na Tabela 30
- Há necessidade de RM de urgência em qualquer paciente sob suspeita de massa epidural ou tumor da cauda equina; esse exame, no entanto, não será necessário caso se tenha a impressão de que o paciente apresenta uma herniação discal corriqueira visto que a maioria exibirá melhora em 4-6 semanas de terapia conservadora

PROCEDIMENTOS DIAGNÓSTICOS
- Se o histórico e o exame físico não sugerirem a presença de infecção, câncer, doença inflamatória da coluna vertebral, déficits neurológicos importantes ou dor referida de doença abdominal ou pélvica, será possível o adiamento de avaliação adicional enquanto se tenta a terapia conservadora

TRATAMENTO

MEDICAÇÕES
- Anti-inflamatórios não esteroides (AINEs) são utilizados para analgesia, mas uma dor intensa pode exigir o emprego de opioides
- Evidências limitadas apoiam o uso de "relaxantes musculares", como
  - Diazepam
  - Ciclobenzaprina
  - Carisoprodol
  - Metocarbamol
- Esses medicamentos devem ficar reservados para pacientes que não respondem aos AINEs, limitando-os a períodos de 1-2 semanas

CIRURGIA
- Há necessidade de consultoria cirúrgica de urgência para qualquer paciente com déficit neurológico amplo ou progressivo
- A cirurgia para discopatia fica indicada quando houver registro de hérnia por alguma técnica de diagnóstico por imagem, síndrome dolorosa compatível e déficit neurológico consistente que não responde a 4-6 semanas de terapia conservadora

PROCEDIMENTOS TERAPÊUTICOS
- É recomendável a orientação de todos os pacientes sobre a forma de proteger a coluna durante as atividades diárias
- Atualmente, sabe-se que o repouso e os exercícios de coluna, outrora considerados como as bases da terapia conservadora, são ineficazes para a dorsalgia aguda
- Injeções epidurais de corticosteroide podem conferir alívio da dor ciática a curto prazo, mas não melhoram o estado funcional nem diminuem a necessidade de cirurgia
- Injeções de corticosteroides nas facetas articulares não são eficazes para a lombalgia crônica

DESFECHOS

PROGNÓSTICO
- A grande maioria dos pacientes apresentará melhora espontânea com os cuidados conservadores em 1-4 semanas

CASOS DE ENCAMINHAMENTO
- Encaminhar a um neurocirurgião ou ortopedista em caso de hérnia de disco irresponsiva após 4-6 semanas de terapia conservadora ou mais cedo na presença de déficits neurológicos significativos

CASOS DE ADMISSÃO HOSPITALAR
- Internar se os sinais e sintomas forem sugestivos de abscesso epidural ou espinal, síndrome da cauda equina ou câncer metastático recente

EVIDÊNCIAS

INFORMAÇÕES PARA OS PACIENTES
- American Academy of Family Physicians
- JAMA patient page. Low back pain. JAMA. 1998;279:1846. [PMID: 9628721]

REFERÊNCIAS
- Arden NK et al; WEST Study Group. A multicentre randomized controlled trial of epidural corticosteroid injections for sciatica: the WEST study. Rheumatology (Oxford). 2005 Nov;44(11): 1399-406. [PMID: 16030082]
- Hagen K et al. Bed rest for acute low-back pain and sciatica. Cochrane Database Syst Rev. 2004 Oct 18; (4):CD001254. [PMID: 15495012]

- Speed C. Low back pain. BMJ. 2004 May 8;328(7448):1119-21. [PMID: 15130982]
- van Poppel MN et al. An update of a systematic review of controlled clinical trials on the primary prevention of back pain at the workplace. Occup Med (Lond). 2004 Aug;54(5):345-52. [PMID: 15289592]
- Weinstein JN et al. Surgical vs nonoperative treatment for lumbar disk herniation: the Spine Patient Outcomes Research Trial (SPORT): a randomized trial. JAMA. 2006 Nov 22; 296(20):2441-50. [PMID: 17119140]
- Weinstein JN et al; Surgical vs nonoperative treatment for lumbar disk hernia tion: the Spine Patient Outcomes Research Trial (SPORT) observational cohort. JAMA. 2006 Nov 22; 296(20): 2451-9 [PMID:17119141]

Lúpus Eritematoso Discoide

CARACTERÍSTICAS PRINCIPAIS

PRINCÍPIOS BÁSICOS DO DIAGNÓSTICO
- Placas vermelhas localizadas, geralmente na face
- Descamação, tamponamento folicular, atrofia, despigmentação e telangiectasias nas áreas envolvidas
- Histologia distinta
- Fotossensibilidade

CONSIDERAÇÕES GERAIS
- Dez por cento dos pacientes com lúpus eritematoso sistêmico (LES) têm lesões discoides de pele, e 5% dos pacientes com lesões discoides têm LES
- A doença é persistente, mas não potencialmente fatal, a menos que se desenvolva lúpus sistêmico, o que é incomum
- O tratamento com antimaláricos é efetivo em talvez 60% dos casos

ACHADOS CLÍNICOS

SINAIS E SINTOMAS
- As lesões consistem em placas vermelhas foscas, bem localizadas, únicas ou múltiplas, com 5-20 mm de diâmetro, habitualmente na face; o couro cabeludo, as orelhas e as membranas mucosas orais podem estar envolvidos
- Existe atrofia, telangiectasia, despigmentação e tamponamento folicular
- A lesão pode estar coberta por escamas secas, córneas e aderentes
- No couro cabeludo, pode ocorrer queda de cabelos permanente

DIAGNÓSTICO DIFERENCIAL
- Psoríase
- Dermatite seborreica
- Acne rosácea
- Lúpus vulgar (tuberculose cutânea)
- Sarcoidose
- Doença de Bowen (carcinoma de células escamosas *in situ*)
- Fotoerupção polimórfica
- Líquen planopilar

DIAGNÓSTICO

EXAMES LABORATORIAIS
- O diagnóstico é baseado no aspecto clínico, confirmado por biópsia da pele em todos os casos

TRATAMENTO

MEDICAÇÕES
- Ver Tabela 103

Medidas gerais
- Proteger da luz solar; usar diariamente filtro com FPS alto (> 30) com cobertura de UVB e UVA
- Evitar o uso de fármacos que sejam potencialmente fotossensibilizantes (p. ex., tiazídicos, piroxicam) quando possível
- **Atenção**: Não usar nenhuma forma de radioterapia

Tratamento local
- Cremes de corticosteroide de alta potência aplicados à noite e cobertura com filme plástico; ou creme ou pomada de corticosteroide de potência ultra-alta 2x/dia aplicado sem oclusão
- Infiltração local
  - Suspensão de acetonido de triancinolona, 2,5-10 mg/mL, que pode ser injetada nas lesões 1x/mês
  - Isso deve ser tentado antes da terapia sistêmica

Tratamento sistêmico
- Antimaláricos
  - **Atenção**: esses fármacos somente devem ser usados quando o diagnóstico for de certeza, porque têm sido associados a exacerbações da psoríase, que está no diagnóstico diferencial
  - Eles também podem causar alterações oculares, e a avaliação oftalmológica é necessária a cada 6 meses
- Sulfato de hidroxicloroquina, 0,2-0,4 g VO diariamente por vários meses
  - Pode ser efetivo
  - Frequentemente usado antes da cloroquina
  - É recomendada uma tentativa de, no mínimo, 3 meses
- Sulfato de cloroquina, 250 mg diariamente; pode ser efetivo em alguns casos em que houve falha da hidroxicloroquina
- Quinacrina, 100 mg diariamente
  - Pode ser o mais seguro dos antimaláricos, já que não há relatos de dano ocular
  - Tinge de amarelo a pele e é, por conseguinte, inaceitável para alguns pacientes
  - Pode ser adicionada aos antimaláricos antes citados no caso de respostas incompletas
- Isotretinoína, 1 mg/kg/dia
  - Efetiva no lúpus eritematoso cutâneo crônico ou subagudo
  - As recidivas são rápidas e previsíveis com a descontinuação da terapia
- A talidomida é efetiva nos casos refratários em doses de 50-100 mg diariamente

PROCEDIMENTOS TERAPÊUTICOS
- Monitorar para neuropatia se for usada talidomida
- Por causa da teratogenicidade da isotretinoína e da talidomida, esses fármacos são usados com cautela nas mulheres em idade reprodutiva, usando contracepção efetiva com testes negativos de gravidez antes e durante o tratamento

DESFECHOS

COMPLICAÇÕES
- Embora a única morbidade possa ser estética, ela pode ter muita importância em pacientes de pele mais pigmentada com doença difusa
- A alopecia fibrosa pode ser prevenida ou diminuída com atenção cuidadosa e terapia agressiva

PROGNÓSTICO
- A doença é persistente, mas não potencialmente fatal, a menos que se desenvolva lúpus sistêmico, o que é incomum
- O tratamento com antimaláricos é efetivo em talvez 60% dos casos

CASOS DE ENCAMINHAMENTO

- Se houver dúvida sobre o diagnóstico, se a terapia recomendada for ineficaz ou se um tratamento especializado for necessário

EVIDÊNCIAS

ENDEREÇOS ELETRÔNICOS

- American Academy of Dermatology
- National Institute of Arthritis and Musculoskeletal and Skin Diseases
- University of Pennsylvania Dermatology Online Journal: Current Treatment of Cutaneous Lupus Erythematosus

INFORMAÇÕES PARA OS PACIENTES

- Lupus Foundation of America: Skin Disease In Lupus
- MedlinePlus: Lupus Interactive Tutorial
- National Institute of Arthritis and Musculoskeletal and Skin Diseases: Skin Care and Lupus

REFERÊNCIA

- Callen JP. Cutaneous lupus erythematosus: a personal approach to management. Australas J Dermatol. 2006 Feb; 47(1) 13-27. [PMID: 16405478]

Lúpus Eritematoso Sistêmico

CARACTERÍSTICAS PRINCIPAIS

PRINCÍPIOS BÁSICOS DO DIAGNÓSTICO

- Ocorre principalmente em mulheres jovens
- Erupção em áreas expostas à luz solar
- Sintomas articulares em 90% dos pacientes
- Envolvimento de múltiplos sistemas
- Anemia, leucopenia, trombocitopenia
- Anticorpo antinuclear com altos títulos para DNA nativo

CONSIDERAÇÕES GERAIS

- O lúpus eritematoso sistêmico (LES) é um distúrbio inflamatório autoimune que afeta múltiplos sistemas orgânicos
- O curso clínico é marcado por remissões espontâneas e recorrências
- Quatro características do lúpus induzido por fármacos o diferenciam do LES
  - A distribuição entre os sexos é quase igual
  - A nefrite e as manifestações do sistema nervoso central não estão comumente presentes
  - A hipocomplementenemia e os anticorpos para o DNA nativo estão ausentes
  - Os achados clínicos e a maioria das anormalidades laboratoriais geralmente revertem para o normal quando o fármaco causador é suspenso

ASPECTOS DEMOGRÁFICOS

- 85% dos pacientes são mulheres
- Ocorre em 1:1.000 entre mulheres brancas, mas em 1:250 entre mulheres negras

ACHADOS CLÍNICOS

SINAIS E SINTOMAS

- Febre, anorexia, mal-estar e perda ponderal
- Lesões de **pele**
  - Ocorrem na maioria dos pacientes em algum momento
  - A erupção característica em "borboleta" afeta menos de 50% dos casos
  - A alopecia é comum
- O fenômeno de **Raynaud** (20% dos pacientes) geralmente precede outros sintomas
- Sintomas **articulares**, com ou sem sinovite ativa
  - Ocorrem em mais de 90% e costumam ser a primeira manifestação
  - A artrite raramente é deformante
- **Oculares**
  - Conjuntivite
  - Fotofobia
  - Borramento visual
  - Cegueira monocular transitória ou permanente
- **Pulmonares**
  - Pleurisia
  - Derrame pleural
  - Broncopneumonia
  - Pneumonite
  - Doença pulmonar restritiva
- **Cardíacos**
  - Pericardite
  - Miocardite
  - Arritmias
  - A endocardite verrucosa típica de Libman-Sacks costuma ser clinicamente silenciosa, mas pode produzir incompetência valvular aguda ou crônica – com mais frequência regurgitação mitral – e pode servir como fonte de embolia
- **Vasculite mesentérica**
  - Ocorre ocasionalmente e pode lembrar a poliarterite nodosa, incluindo a presença de aneurismas em vasos sanguíneos de médio calibre
  - Pode haver dor abdominal (sobretudo pós-prandial), íleo paralítico, peritonite e perfuração
- **Neurológicos**
  - Psicose
  - Prejuízo cognitivo
  - Convulsões
  - Neuropatias periféricas e cranianas
  - Mielite transversa
  - AVCs
  - Depressão grave e psicose podem ser exacerbadas pela administração de grandes doses de corticosteroides
- **Glomerulonefrite**: várias formas podem ocorrer, incluindo mesangial, proliferativa focal e difusa, além de membranosa

DIAGNÓSTICO DIFERENCIAL

- Lúpus induzido por fármacos (Tabela 31) (especialmente procainamida, hidralazina e isoniazida)
- Esclerodermia
- Artrite reumatoide
- Miopatia inflamatória, sobretudo dermatomiosite
- Rosácea
- Vasculite, por exemplo, poliarterite nodosa
- Endocardite
- Doença de Lyme

DIAGNÓSTICO

EXAMES LABORATORIAIS

- Produção de muitos autoanticorpos diferentes (Tabela 27)
- Os testes de anticorpos antinucleares são sensíveis, mas não específicos para lúpus sistêmico – isto é, eles são positivos na maioria dos pacientes com lúpus, mas também são positivos em muitos pacientes com condições que não são o lúpus, como artrite reumatoide, hepatite e doença intersticial pulmonar
- Os anticorpos contra o DNA de dupla hélice e anti-Sm são específicos para o LES, mas não são sensíveis, já que estão presentes em apenas 60% e 30% dos pacientes, respectivamente
- A diminuição do complemento sérico – um achado sugestivo de atividade da doença – geralmente retorna ao normal na remissão clínica
- Ocorrem três tipos de anticorpos antifosfolipídeos
  - O primeiro causa o teste biológico falso-positivo para sífilis
  - O segundo é o anticoagulante lúpico, um fator de risco para trombose venosa e arterial, bem como para abortos
  - O terceiro é o anticorpo anticardiolipina
- Anormalidades do sedimento urinário são quase sempre encontradas em associação com lesões renais. São frequen-

tes as hemácias, com ou sem cilindros, e a proteinúria leve

PROCEDIMENTOS DIAGNÓSTICOS
- O diagnóstico pode ser feito com razoável probabilidade se 4 dos 11 critérios citados na Tabela 32 forem preenchidos. Esses critérios devem ser encarados como diretrizes gerais que não superam o julgamento clínico no diagnóstico de LES
- A biópsia renal é útil para decidir sobre o tratamento com ciclofosfamida, bem como para descartar a doença renal terminal que não mais se beneficiaria do tratamento

TRATAMENTO

MEDICAÇÕES
- As lesões cutâneas costumam melhorar com a administração local de corticosteroides
- Os sintomas articulares menores geralmente podem ser aliviados com repouso e anti-inflamatórios não esteroides (AINEs)
- Os antimaláricos (hidroxicloroquina) podem ser úteis no tratamento das erupções do lúpus ou dos sintomas articulares que não respondem aos AINEs
- Os corticosteroides são necessários para o controle de certas complicações graves, como
  - Púrpura trombocitopênica
  - Anemia hemolítica
  - Miocardite
  - Pericardite
  - Convulsões
  - Nefrite
- Os agentes imunossupressores, como a ciclofosfamida, o clorambucil e a azatioprina, são usados em casos resistentes aos corticosteroides
  - A ciclofosfamida melhora a sobrevida renal
  - A sobrevida global do paciente, contudo, não é melhor do que no grupo tratado com prednisona
- Os corticosteroides sistêmicos em geral não são administrados para artrite menor, erupção cutânea, leucopenia ou anemia em associação com doença crônica

PROCEDIMENTOS TERAPÊUTICOS
- Evitar a exposição solar e utilizar filtros solares

DESFECHOS

COMPLICAÇÕES
- Púrpura trombocitopênica
- Anemia hemolítica
- Miocardite
- Pericardite
- Convulsões
- Nefrite

PROGNÓSTICO
- A taxa de sobrevida em 10 anos é de mais de 85%
- Na maioria dos pacientes, a doença tem um curso de remissões e recorrências
- Em alguns pacientes, a doença tem um curso virulento, levando a dano grave de estruturas vitais, como pulmões, coração, cérebro ou rins, e a doença pode levar à morte
- A aterosclerose acelerada, atribuída em parte ao uso de corticosteroides, tem sido responsável por um aumento nas mortes tardias por infarto do miocárdio

CASOS DE ENCAMINHAMENTO
- A maioria dos pacientes deve ser monitorada em conjunto com um reumatologista
- A gravidade do envolvimento dos órgãos define a referência para outras subespecialidades, como nefrologia ou pneumologia

CASOS DE ADMISSÃO HOSPITALAR
- Doença renal grave
- Insuficiência pulmonar
- Envolvimento cardíaco
- Doença do sistema nervoso central
- Dor abdominal aguda

EVIDÊNCIAS

ENDEREÇOS ELETRÔNICOS
- Arthritis Foundation
- Lupus Foundation of America

INFORMAÇÕES PARA OS PACIENTES
- National Institute of Arthritis and Musculoskeletal and Skin Diseases

REFERÊNCIAS
- Arbuckle MR et al. Development of autoantibodies before the clinical onset of systemic lupus erythematosus. N Engl J Med. 2003 Oct 16;349(16): 1526-33. [PMID: 14561795]
- Asanuma Y et al. Premature coronaryartery atherosclerosis in systemic lupus erythematosus. N Engl J Med. 2003 Dec 18;349(25):2407-15. [PMID: 14681506]
- Ginzler EM. Mycophenolate mofetil or intravenous cyclophosphamide for lupus nephritis. N Engl J Med. 2005 Nov 24;353(21):2219-28. [PMID: 16306519]
- Petri M et al; OC-SELENA Trial. Combined oral contraceptives in women with systemic lupus erythematosus. N Engl J Med. 2005 Dec 15;353(24): 2550-8. [PMID: 16354891]
- Somers EC et al. Use of a gonadotropinreleasing hormone analog for protection against premature ovarian failure during cyclophosphamide therapy in women with severe lupus. Arthritis Rheum. 2005 Sep;52(9):2761-7. [PMID: 16142702]
- Tseng CE et al. The effect of moderate dose corticosteroids in preventing severe flares in patients with serologically active, but clinically stable, systemic lupus erythematosus: findings of a prospective, randomized, double-blind, placebo-controlled trial. Arthritis Rheum. 2006 Nov;54(11):3623-32. [PMID: 17075807]

Lyme, Doença de

CARACTERÍSTICAS PRINCIPAIS

PRINCÍPIOS BÁSICOS DO DIAGNÓSTICO
- Eritema migratório, uma lesão avermelhada plana ou levemente em relevo que se expande com clareamento central
- Cefaleia ou rigidez de nuca
- Artralgias, artrites e mialgias; com frequência, a artrite é crônica e recorrente
- Ampla distribuição geográfica, com registro da maioria dos casos nas regiões nordeste, mesoatlântica, do meio-oeste superior e costeira do Pacífico dos Estados Unidos

CONSIDERAÇÕES GERAIS
- A espiroqueta causadora varia conforme a região geográfica
  - Nos Estados Unidos, o agente etiológico é a *Borrelia burgdorferi*
  - Na Europa e Ásia, os agentes são *Borrelia garinii* e *Borrelia afzelli*
- A incidência da doença é significativamente mais alta quando o carrapato permanece aderido por mais de 72 horas
- Nos Estados Unidos, a porcentagem de carrapatos infectados varia de acordo com a região. No nordeste e meio-oeste, 15-65%, no oeste, apenas 2%
- Há registro de infecção congênita

ASPECTOS DEMOGRÁFICOS
- A maioria dos casos (> 90%) foi relatada nas regiões norte-americanas mesoatlântica, nordeste e norte-central

- A incidência real não é conhecida, e a notificação excessiva continua sendo um problema pelas seguintes razões:
  - Os testes sorológicos não são padronizados
  - As manifestações clínicas são inespecíficas
  - Os testes sorológicos são insensíveis no início da doença
  - Outros microrganismos não identificados até o momento podem causar doenças semelhantes à doença de Lyme (p. ex., o carrapato-estrela solitária [*Amblyomma americanum*], encontrado nas regiões norte-americanas do meio-oeste e do sul, pode ser vetor de uma espiroqueta produtora de lesões cutâneas indistinguíveis de eritema migratório)
- Grande parte das infecções ocorre na primavera e no verão

ACHADOS CLÍNICOS

SINAIS E SINTOMAS

- **Estádio 1, infecção localizada precoce**
  - Eritema migratório (observado em ~50% dos casos)
    - Lesão plana ou levemente elevada no local de picada do carrapato ~1 semana após (variação, 3-30 dias)
    - Comum em regiões corporais de vestimenta apertada, como virilha, coxa ou axila
    - A lesão expande-se em alguns dias
    - A lesão clássica evolui com clareamento central (lesão em "olho de boi"); com frequência, há um aspecto mais homogêneo ou até mesmo uma intensificação central
  - Em grande parte dos pacientes, ocorre o desenvolvimento de doença tipo viral concomitante, caracterizada por
    - Mialgias, artralgias
    - Cefaleia, fadiga
    - Possível presença de febre
- **Estádio 2, infecção disseminada precoce** (semanas a meses mais tarde)
  - Bacteriemia (em até 50-60% dos pacientes com eritema migratório)
  - Lesões cutâneas secundárias não associadas à picada do carrapato
    - Desenvolvem-se dentro de dias a semanas da infecção original em cerca de 50% dos pacientes
    - Lesões semelhantes à lesão primária, porém menores
  - Mal-estar, fadiga, febre, cefaleia, cervicalgia, dor generalizada são comuns com lesões cutâneas
  - Miopericardite, com arritmias atriais/ventriculares e bloqueio cardíaco (4-10%)
  - Manifestações neurológicas (10-15%)
    - Meningite asséptica com cefaleia e rigidez de nuca leves
    - Neuropatia craniana (p. ex., paralisia de Bell)
    - Radiculopatia sensorial ou motora e mononeurite múltipla ocorrem com menor frequência
  - Conjuntivite, ceratite
  - Pan-oftalmite (rara)
- **Estádio 3, infecção persistente tardia** (meses a anos mais tarde)
  - Manifestações musculoesqueléticas (até 60%)
    - Artrite mono ou oligoarticular do joelho ou de outras articulações grandes de sustentação do peso
    - Em torno de 10% dos pacientes, ocorre o desenvolvimento de artrite crônica
  - Manifestações neurológicas (raras)
    - Encefalopatia subaguda (perda de memória, mudanças de humor e transtorno do sono)
    - Parestesias intermitentes, muitas vezes com distribuição em meia ou luva, ou dor radicular
    - A encefalomielite grave, mais observada na Europa, apresenta-se com disfunção cognitiva, paraparesia espástica, ataxia e disfunção vesical
  - Acrodermatite crônica
    - Manifestação cutânea
    - Lesão edematosa vermelho-azulada, geralmente na extremidade distal
    - Lesões atróficas e escleróticas, que se assemelham à esclerodermia localizada
- **Grande sobreposição entre os estádios;** a pele, o SNC e o sistema musculoesquelético podem ser envolvidos precoce ou tardiamente

DIAGNÓSTICO DIFERENCIAL

- Babesiose, ehrlichiose
- Doença relacionada com a picada do *Amblyomma americanum* (carrapato-estrela solitária)
- Urticária, reação à picada de artrópode, celulite, eritema multiforme, granuloma anular
- Febre maculosa das Montanhas Rochosas
- Infecção primária por HIV
- Infecção por parvovírus B19
- Febre reumática, doença de Still, artrite gonocócica, sarcoidose, lúpus eritematoso sistêmico
- Meningite viral, paralisia de Bell

DIAGNÓSTICO

EXAMES LABORATORIAIS

- Velocidade de sedimentação elevada > 20 mm/h (50% dos casos)
- Provas de função hepática (30% dos casos) levemente alteradas
- Anemia, leucocitose e hematúria microscópica leves em 10% ou menos
- Detecção de anticorpos específicos contra *B. burgdorferi* no soro, seja por imunofluorescência indireta (IFI) ou ELISA; ocorrem reações falso-positivas e falso-negativas
- Uma análise de *western-blot* capaz de detectar os anticorpos IgM e IgG é utilizada como teste confirmatório se o exame de IFI ou ELISA for positivo
- Atualmente, é recomendável uma abordagem de dois testes
- Reação em cadeia da polimerase (PCR)
  - Teste muito específico para detecção do DNA da *Borrelia*
  - Contudo, a sensibilidade é variável, dependendo do líquido corporal testado e do estádio da doença
- Até 85% das amostras de líquido sinovial são positivas ao exame de PCR em casos de artrite ativa
- 38% das amostras de líquido cerebrospinal (LC) são positivas à PCR na neuroborreliose aguda, embora apenas 25% sejam positivas na neuroborreliose crônica
- Antígeno urinário de Lyme, teste de estimulação dos linfócitos, PCR no sangue e na urina
  - Não foram aprovados ou padronizados
  - Não devem ser utilizados para sustentar o diagnóstico da doença de Lyme

PROCEDIMENTOS DIAGNÓSTICOS

- Uma pessoa exposta ao possível *habitat* do carrapato (nos 30 dias que antecederam o surgimento do eritema migratório) com os tópicos descritos a seguir satifaz os critérios diagnósticos para doença de Lyme
  - Eritema migratório diagnosticado por algum médico
  - Presença de, no mínimo, uma manifestação tardia da doença
  - Confirmação laboratorial
- As culturas de *B. burgdorferi* podem ser realizadas, mas não constituem uma prática de rotina
  - O aspirado das lesões de eritema migratório é positivo em até 30% dos casos
  - A biópsia com *punch* (também conhecida como saca-bocado) de 2 mm é positiva em 50-70%

- Hemoculturas positivas em até 50%
- LC positivo em 1-10%
■ A neuropatia periférica pode ser detectada por eletromiografia

TRATAMENTO

MEDICAÇÕES
■ Ver Tabela 50
■ Eritema migratório
- Doxiciclina, 100 mg VO 2x/dia por 2-3 semanas, **ou**
- Amoxicilina, 500 mg VO 3x/dia por 2-3 semanas, **ou**
- Cefuroxima axetil, 500 mg VO 2x/dia por 2-3 semanas
■ Paralisia de Bell
- Doxiciclina, 100 mg VO 2x/dia por 2-3 semanas, **ou**
- Amoxicilina, 500 mg VO 3x/dia por 2-3 semanas
- Cefuroxima axetil, 500 mg VO 2x/dia por 2-3 semanas
■ Outra doença do SNC
- Ceftriaxona, 2 g IV 1x/dia por 2-4 semanas, **ou**
- Penicilina G, 20 milhões de unidades diariamente IV em 6 doses divididas por 2-4 semanas, **ou**
- Cefotaxima, 2 g IV a cada 8 horas por 2-4 semanas
■ Bloqueio de primeiro grau (intervalo PR < 0,3 s)
- Doxiciclina, 100 mg VO 2x/dia por 3-4 semanas, **ou**
- Amoxicilina, 500 mg VO 3x/dia por 3-4 semanas
■ Bloqueio atrioventricular de alto grau
- Ceftriaxona, 2 g IV 1x/dia por 2-4 semanas, **ou**
- Penicilina G, 20 milhões de unidades diariamente IV em 6 doses divididas por 2-4 semanas
■ Artrite
- Oral: doxiciclina, 100 mg 2x/dia por 4 semanas; ou amoxicilina, 500 mg 3x/dia por 4 semanas; se isso falhar (edema articular persistente ou recorrente), repetir o tratamento com o agente oral por 8 semanas ou trocar para algum agente IV por 2-4 semanas
- Parenteral: ceftriaxona, 2 g IV 1x/dia por 2-4 semanas; ou penicilina G, 20 milhões de unidades diariamente IV em 6 doses divididas por 2-4 semanas
■ Acrodermatite crônica atrófica
- Doxiciclina, 100 mg VO 2x/dia por 3-4 semanas, **ou**
- Amoxicilina, 500 mg VO 3x/dia por 4 semanas

PROCEDIMENTOS TERAPÊUTICOS
■ Picada de carrapato: nenhum tratamento na maioria das circunstâncias; observar
■ Em caso de artrite aguda, há necessidade de aspirado com agulha para descartar artrite piogênica
■ Na presença de sintomas neurológicos, é necessária a realização de punção lombar, pois o medicamento e a duração da terapia são exclusivos para a neuroborreliose
■ Na suspeita de neuropatia periférica, efetuar estudos de condução nervosa

DESFECHOS

SEGUIMENTO
■ Acompanhamento de rotina
■ Recuperação completa em 4-6 semanas após terapia de doença precoce
■ Fadiga, artralgias, mialgias podem persistir por semanas ou meses, mas não exige terapia antimicrobiana
■ Após tratamento de artrite, as artralgias podem persistir e ser graves; se não desaparecerem depois de 3 meses, repetir o tratamento com antibióticos; se as artralgias ainda persistirem, tratar de forma sintomática

COMPLICAÇÕES
■ Raramente, paralisia residual do nervo facial; sinovite ou bloqueio cardíaco com necessidade de marca-passo

PROGNÓSTICO
■ Com terapia apropriada, os sintomas costumam desaparecer dentro de 4 semanas
■ As consequências a longo prazo de pacientes adultos acometidos pela doença de Lyme não estão claras
■ As sequelas a longo prazo são incomuns

CASOS DE ENCAMINHAMENTO
■ O encaminhamento será feito se os sintomas persistirem após terapia apropriada inicial; em geral, os sintomas contínuos fazem parte da história natural da doença, não constituindo reinfecção ou indicação para uso prolongado de antibióticos

CASOS DE ADMISSÃO HOSPITALAR
■ Para complicações graves, como bloqueio cardíaco de alto grau

PREVENÇÃO
■ Evitar áreas infestadas com carrapatos, proteger a pele exposta, utilizar repelentes e inspecionar a pele em busca de carrapatos após exposição
■ O uso de antibióticos profiláticos (p. ex., dose única de 200 mg de doxiciclina) é recomendado em certas situações de alto risco se todos os critérios a seguir forem atendidos
- Fixação do carrapato *Ixodes scapularis* identificado na forma adulta ou ninfa por ≥ 36 horas
- Possibilidade de instituição da profilaxia em até 72 horas da remoção do carrapato
- Mais de 20% dos carrapatos na área estão sabidamente infectados com *B. burgodorferi*
- Ausência de contraindicação ao uso de doxiciclina (não gestante, idade > 8 anos, não alérgico)

EVIDÊNCIAS

DIRETRIZES CLÍNICAS
■ Wormser GP et al. The clinical assessment, treatment, and prevention of Lyme disease, human granulocytic anaplasmosis, and babesiosis: clinical practice guidelines by the Infectious Diseases Society of Ametica. Clin Infect Dis. 2006 Nov 1;43(9):1089-134. [PMID: 17029130]

ENDEREÇOS ELETRÔNICOS
■ American Lyme Disease Foundation
■ Centers for Disease Control and Prevention: Lyme Disease Home Page
■ Lyme Disease Network
■ The Lyme Disease Foundation

INFORMAÇÕES PARA OS PACIENTES
■ American College of Physicians: Lyme Disease, A Patient's Guide, Diagnosis
■ American College of Physicians: Lyme Disease, A Patient's Guide, Treatment
■ Centers for Disease Control and Prevention – Division of Vector Borne Infectious Diseases. Lyme Disease: A Public Information Guide

REFERÊNCIAS
■ Aguero-Rosenfeld ME et al. Diagnosis of Lyme borreliosis. Clin Microbiol Rev. 2005 Jul;18(3):484-509. [PMID: 16020686]
■ Depietropaolo DL et al. Diagnosis of Lyme disease. Am Fam Physician. 2005 Jul 15;72(2):297-304. [PMID: 16050454]
■ Halperin JJ. Central nervous system Lyme disease. Curr Infect Dis Rep. 2004 Aug;6 (4):298-304. [PMID: 15265459]
■ Wormser GP. Clinical practice. Early Lyme disease. N Engl J Med. 2006 Jun 29;354(26):2794-801. [PMID: 16807416]

M

Macroglobulinemia de Waldenström

CARACTERÍSTICAS PRINCIPAIS

PRINCÍPIOS BÁSICOS DO DIAGNÓSTICO

- Paraproteína imunoglobulina M (IgM) monoclonal
- Infiltração da medula óssea por linfócitos plasmocíticos
- Ausência de doença óssea lítica

CONSIDERAÇÕES GERAIS

- Doença maligna das células B que parecem ser um híbrido de linfócitos e plasmócitos
- As células caracteristicamente secretam paraproteína IgM, e essa macroglobulina causa muitas manifestações clínicas

ASPECTOS DEMOGRÁFICOS

- Ocorre principalmente em pacientes com idade entre 60-79 anos

ACHADOS CLÍNICOS

SINAIS E SINTOMAS

- Fadiga insidiosa relacionada com a anemia
- O sangramento gastrintestinal ou em mucosas está relacionado com vasos sanguíneos ingurgitados e disfunção plaquetária com síndrome de hiperviscosidade (geralmente quando a viscosidade é > 4 vezes aquela da água)
- Náuseas, vertigens ou distúrbios visuais
- Alterações de consciência desde letargia leve até estupor e coma com a síndrome de hiperviscosidade
- Sintomas da doença da aglutinina a frio ou neuropatia periférica pela paraproteína IgM
- Pode haver hepatoesplenomegalia ou linfadenopatia
- Ingurgitamento de veias da retina
- Pode haver púrpura
- Ausência de dor óssea

DIAGNÓSTICO DIFERENCIAL

- Gamopatia monoclonal de significado indeterminado
- Mieloma múltiplo
- Leucemia linfocítica crônica
- Linfoma

DIAGNÓSTICO

EXAMES LABORATORIAIS

- A anemia é quase universal, e a formação de *rouleau* é comum
- As contagens de leucócitos e plaquetas costumam ser normais
- Esfregaço de sangue periférico: linfócitos plasmocíticos anormais podem estar presentes em pequenos números
- O proteinograma sérico (PGS) demonstra pico monoclonal de IgM na região de β ou γ-globulina
- A viscosidade sérica costuma estar aumentada acima do normal (> 1,4-1,8 vezes a viscosidade da água)
- Nenhuma correlação direta entre a concentração de paraproteína e a viscosidade sérica
- Os testes de Coombs, de crioaglutininas ou de crioglobulinas podem ser positivos por causa da paraproteína IgM
- Se houver suspeita de macroglobulinemia, mas o PGS mostrar apenas hipogamaglobulinemia, repetir o PGS com o sangue a 37°C, pois a paraproteína pode precipitar em temperatura ambiente
- Sem evidência de insuficiência renal

DIAGNÓSTICO POR IMAGEM

- As radiografias ósseas são normais

PROCEDIMENTOS DIAGNÓSTICOS

- Aspiração e biópsia de medula óssea: infiltração característica por linfócitos plasmocíticos

TRATAMENTO

MEDICAÇÕES

- Quimioterapia com fludarabina
- Rituximabe e fludarabina
- Ver Tabela 6

PROCEDIMENTOS TERAPÊUTICOS

- Plasmaférese de emergência para síndrome de hiperviscosidade marcada (estupor ou coma)
- Plasmaférese isolada periodicamente para alguns pacientes
- Transplante autólogo de células-tronco em pacientes mais jovens com doença mais agressiva

DESFECHOS

PROGNÓSTICO

- A taxa média de sobrevida é de 3-5 anos; alguns pacientes podem sobreviver 10 anos ou mais

EVIDÊNCIAS

DIRETRIZES CLÍNICAS

- Gertz MA et al. Treatment recommendations in Waldenström's macroglobulinemia: consensus panel recommendations from the Second International Workshop on Waldenström's Macroglobulinemia. Semin Oncol. 2003;30:121. [PMID: 12720120]
- Kyle RA et al. Prognostic markers and criteria to initiate therapy in Waldenström's macroglobulinemia: consensus panel recommendations from the Second International Workshop on Waldenström's Macroglobulinemia. Semin Oncol. 2003;30:116. [PMID: 12720119]

ENDEREÇO ELETRONICO

- International Waldenström's Macroglobulinemia Foundation

INFORMAÇÕES PARA OS PACIENTES

- American Cancer Society: Detailed Guide: Waldenström's Macroglobulinemia
- MedlinePlus: Macroglobulinemia of Waldenström
- National Cancer Institute: Waldenström's Macroglobulinemia Facts
- Research Fund for Waldenström's: What is Waldenström's Macroglobulinemia?

REFERÊNCIAS

- Dimopoulos MA et al. Diagnosis and management of Waldenstrom's macroglobulinemia. J Clin Oncol. 2005 Mar 1;23(7):1564-77. [PMID: 15735132]
- Munshi NC et al. Role for high-dose therapy with autologous hematopoietic stem cell support in Waldenstrom's macroglobulinemia. Semin Oncol. 2003 Apr;30(2):282-5. [PMID: 12720153]

Malária

CARACTERÍSTICAS PRINCIPAIS

PRINCÍPIOS BÁSICOS DO DIAGNÓSTICO

- Residência ou exposição em área endêmica de malária
- Ataques intermitentes de calafrios, febre e sudorese
- Cefaleia, mal-estar, mialgia, náuseas, vômitos, esplenomegalia; anemia, trombocitopenia
- Parasitas intraeritrocitários identificados no carrapato ou em esfregaços sanguíneos finos ou espessos

- Complicações graves de malária falciparum, incluindo
  - Malária cerebral
  - Anemia grave
  - Hipotensão arterial
  - Edema pulmonar não cardiogênico
  - Insuficiência renal
  - Hipoglicemia
  - Acidose
  - Hemólise

CONSIDERAÇÕES GERAIS
- Quatro espécies do gênero *Plasmodium* são responsáveis pela malária humana
  - *P. vivax*
  - *P. malariae*
  - *P. ovale*
  - *P. falciparum*
- Modo de transmissão
  - Picada de fêmeas dos mosquitos do gênero *anopheles* infectados
  - Pode ser transmitida congenitamente e via transfusão sanguínea (incomum)
- *P. falciparum* é responsável por quase todos os casos de doença grave
- *P. vivax* raramente causa doença grave
- Em geral, *P. ovale* e *P. malariae* não causam doença grave
- Para todas as espécies de plasmódios, os parasitas podem recrudescer após melhora clínica inicial depois de terapia abaixo do ideal
- A doença e a resposta terapêutica são drasticamente influenciadas pelo estado imunológico do paciente

ASPECTOS DEMOGRÁFICOS
- Causa centenas de milhares de casos e provavelmente mais de 1 milhão de mortes por ano
- A doença é endêmica em grande parte dos trópicos, incluindo
  - Américas Central e do Sul
  - África
  - Oriente Médio
  - Subcontinente indiano
  - Sudeste da Ásia
  - Oceania
- Transmissão, morbidade e mortalidade são maiores na África
- A doença também é comum em viajantes provenientes de áreas não endêmicas
- Grupos sob particular risco de malária grave
  - Crianças
  - Gestantes
  - Pessoas infectadas por HIV
  - Viajantes não imunes

ACHADOS CLÍNICOS

SINAIS E SINTOMAS
Malária aguda
- Tipicamente começa com pródromo de cefaleia e fadiga, acompanhado por febre (em geral, irregular)
- Sem terapia, no entanto, as febres podem se tornar regulares, sobretudo com doença não causada por malária falciparum
  - Ciclos de 48 horas (para *P. vivax* e *P. ovale*)
  - Ciclos de 72 horas (para *P. malariae*)
- Cefaleia, mal-estar
- Mialgias, artralgias
- Tosse
- Dores torácica e abdominal
- Anorexia, náuseas, vômitos e diarreia
- Convulsões podem representar convulsões febris simples ou evidência de doença neurológica grave
- Achados físicos podem estar ausentes ou incluir sinais de
  - Anemia
  - Icterícia
  - Esplenomegalia
  - Hepatomegalia leve

Malária grave
- É resultado principalmente de infecção por *P. falciparum*
- Pode envolver disfunção de qualquer sistema, inclusive
  - Anormalidades neurológicas que evoluem para alterações na consciência, convulsões repetidas e coma (malária cerebral)
  - Anemia grave
  - Hipotensão arterial e choque
  - Edema pulmonar não cardiogênico e síndrome da angústia respiratória aguda
  - Insuficiência renal (por necrose tubular aguda ou, menos comumente, hemólise grave)
  - Hipoglicemia
  - Acidose
  - Hemólise com icterícia
  - Disfunção hepática
  - Hemorragias retinianas e outras anormalidades fundoscópicas
  - Anormalidades hemorrágicas, inclusive coagulação intravascular disseminada
  - Infecções bacterianas secundárias, inclusive bacteriemia por *Salmonella* e pneumonia

Malária crônica
- Esplenomegalia maciça
- Glomerulopatia por depósito de imunocomplexos com síndrome nefrótica (com infecção por *P. malariae*)
- Apesar de incomuns, ambos os distúrbios originam-se de respostas imunológicas à infecção crônica

DIAGNÓSTICO DIFERENCIAL
- Influenza
- Febre tifoide
- Hepatite viral
- Dengue
- Leishmaniose visceral (calazar)
- Abscesso hepático amebiano
- Babesiose
- Leptospirose
- Febre recidivante

DIAGNÓSTICO

EXAMES LABORATORIAIS
- Esfregaços sanguíneos corados por Giemsa
  - Base do diagnóstico, embora outros corantes de rotina (p. ex., coloração de Wright) também demonstrem os parasitas
  - Esfregaços espessos proporcionam uma avaliação eficaz de grandes volumes de sangue, mas esfregaços finos são mais simples e melhores para a diferenciação das espécies do parasita
  - Esfregaços isolados costumam ser positivos em indivíduos infectados, embora possa haver parasitemias muito baixas em indivíduos não imunes
  - Na suspeita de doença, é apropriada a repetição dos esfregaços em intervalos de 8 a 24 horas
- Testes diagnósticos rápidos
  - São capazes de identificar antígenos plasmodiais circulantes sob a forma de uma simples "fita reagente" (*dipstick*)
  - Embora ainda não estejam bem padronizados, esses testes estão cada vez mais disponíveis ao redor do mundo
  - Apresentam sensibilidade e especificidade próximas àquelas de esfregaços sanguíneos de alta qualidade, além de serem mais simples de realizar
- Os testes sorológicos indicam história da doença, mas não são úteis para o diagnóstico de infecção aguda
- A reação em cadeia da polimerase (PCR) é altamente sensível, mas indisponível para o diagnóstico de rotina
- Provas de função hepática

- O hemograma completo revela trombocitopenia, anemia, leucocitose ou leucopenia

TRATAMENTO

MEDICAÇÕES

- A Tabela 54 lista os principais agentes antimaláricos
- Ver Tabela 52 para as recomendações terapêuticas estabelecidas pela Organização Mundial da Saúde
- A Tabela 55 descreve as opções terapêuticas
- A Tabela 56 apresenta as diretrizes emitidas pelo Centers for Disease Control and Prevention (CDC) para o tratamento da malária nos Estados Unidos
- As decisões terapêuticas são tomadas com base na espécie infectante e na geografia
- A cloroquina constitui o agente de primeira linha para malária não causada por *P. falciparum*
- Terapia-padrão para malária grave
  - Quinina IV
  - Quinidina IV utilizada nos Estados Unidos
  - Pacientes submetidos a esses agentes devem receber monitoramento cardíaco contínuo

DESFECHOS

PROGNÓSTICO

- Sob tratamento apropriado, a malária sem complicações responde satisfatoriamente, com taxa de mortalidade em torno de 0,1%
- Com instituição de terapia adequada e cuidados iniciais de suporte, podem ser observadas recuperações rápidas até mesmo em pessoas muito doentes
- O prognóstico será ruim se houver
  - > 10-20% dos eritrócitos infectados ou > 200.000-500.000 parasitas/µL
  - Pigmento malárico (produto de degradação da hemoglobina) em > 5% dos neutrófilos

CASOS DE ENCAMINHAMENTO

- Todos os pacientes devem ser encaminhados a um especialista nessa área

CASOS DE ADMISSÃO HOSPITALAR

- A malária grave causada por *P. falciparum* é uma emergência médica que exige
  - Internação
  - Cuidado intensivo, com monitoramento do equilíbrio hidreletrolítico
  - Tratamento imediato, sem esperar que todos os resultados laboratoriais estejam disponíveis

PREVENÇÃO

- Evitar picadas do mosquito (os mosquiteiros devem ser tratados com inseticidas de permetrina e uso de repelentes de insetos)
- Quimioprofilaxia
  - Recomendada para todos os viajantes ou turistas de regiões não endêmicas para áreas endêmicas, embora os riscos variem muito entre diferentes locais; além disso, algumas áreas tropicais não acarretam nenhum risco
  - Ver Tabela 53
  - Recomendações específicas para viagens a diferentes locais estão disponíveis no CDC

EVIDÊNCIAS

DIRETRIZES CLÍNICAS

- World Health Organization: Guidelines for the treatment of Malaria. Geneva. 2006.

ENDEREÇOS ELETRÔNICOS

- Centers for Disease Control and Prevention – Department of Health and Human Services
- Malaria Foundation International

INFORMAÇÕES PARA OS PACIENTES

- Centers for Disease Control and Prevention
- JAMA patient page. Malaria. JAMA. 2005;293:1542. [PMID: 15784878]

REFERÊNCIAS

- Baird JK. Effectiveness of antimalarial drugs. N Engl J Med. 2005 Apr 14; 352(15):1565-77. [PMID: 15829537]
- Franco-Paredes C et al. Problem pathogens: prevention of malaria in travellers. Lancet Infect Dis. 2006 Mar;6(3):139-49. [PMID: 16500595]
- Greenwood PM et al. Malaria. 2005 Apr 23-29;365(9469):1487-98. [PMID: 15850634]
- Prevention of malaria. Med Lett Drug Ther. 2005 Dec 5-19;47(12231224):100-2. [PMID: 16331244]
- Whitty CJ et al. Malaria: an update on treatment of adults in non-endemic countries. BMJ. 2006 Jul 29; 333(7561):241-5. [PMID: 16873859]

Malformações Arteriovenosas Intracranianas

CARACTERÍSTICAS PRINCIPAIS

PRINCÍPIOS BÁSICOS DO DIAGNÓSTICO

- Início súbito de hemorragia subaracnóidea ou intracerebral
- Sinais neurológicos distintos refletem a região envolvida do cérebro
- Sinais de irritação meníngea em pacientes com hemorragia subaracnóidea
- Podem ocorrer convulsões ou déficits focais

CONSIDERAÇÕES GERAIS

- Ver Tabela 89
- Malformações vasculares congênitas
  - Resultam de um erro de desenvolvimento localizado de parte do plexo vascular primitivo
  - Variam em tamanho, desde lesões maciças alimentadas por vasos múltiplos até pequenas lesões que sejam difíceis de identificar na arteriografia, na cirurgia ou na autópsia
- Os sintomas podem se relacionar com a hemorragia ou isquemia cerebral devido ao desvio do sangue pela derivação arteriovenosa anômala ou por estagnação venosa
- A maioria das malformações arteriovenosas (MAVs) cerebrais são **supratentoriais** e estão no território da artéria cerebral média
- As lesões **infratentoriais** incluem as MAVs do tronco cerebral ou cerebelares
- As MAVs pequenas têm mais probabilidade de sangrar do que as grandes
- A MAV que sangrou uma vez tem mais chance de sangrar novamente
- O sangramento não está relacionado com o sexo ou o local da lesão
- A hemorragia é intracerebral e subaracnóidea (com 10% dos casos sendo fatais)

ASPECTOS DEMOGRÁFICOS

- Até 70% das MAVs sangram, mais comumente antes dos 40 anos de idade
- Cerca de 10% dos casos estão associados a aneurismas arteriais, enquanto 1-2% dos pacientes com aneurismas têm MAVs

ACHADOS CLÍNICOS

SINAIS E SINTOMAS

Lesões supratentoriais

- Sintomas iniciais
  - Hemorragia em 30-60% dos casos
  - Convulsões recorrentes em 20-40%
  - Cefaleia em 5-25%
  - Queixas mistas (incluindo déficits focais) em 10-15%
- Convulsões focais ou generalizadas podem acompanhar ou suceder a hemorragia, ou podem ser a apresentação inicial, especialmente com MAVs frontais ou parietais
- Cefaleias, sobretudo quando as artérias carótidas externas estão envolvidas (às vezes simulam uma enxaqueca, mas geralmente não são de caráter específico)
- Em pacientes com hemorragia subaracnóidea, o exame pode revelar um estado mental anormal e sinais de irritação meníngea
- Podem estar presentes sintomas de pressão intracraniana aumentada
  - Cefaleia
  - Obscurecimento visual
  - Obnubilação
- Um sopro craniano pode estar presente, mas também pode ser encontrado em
  - Aneurismas
  - Meningiomas
  - Fístulas arteriovenosas adquiridas
  - MAVs envolvendo o couro cabeludo, a calvária ou a órbita
- Os sopros são mais adequadamente ouvidos sobre o olho ipsilateral ou região mastoide e ajudam na lateralização, mas não na localização
- A ausência de um sopro não exclui uma MAV

Lesões infratentoriais

- As MAVs do tronco cerebral costumam ser clinicamente silenciosas, mas
  - Podem sangrar
  - Causar hidrocefalia obstrutiva
  - Levar a déficits progressivos ou recorrentes do tronco cerebral
- MAVs cerebelares
  - Também podem ser clinicamente imperceptíveis
  - Às vezes levam à hemorragia cerebelar

DIAGNÓSTICO DIFERENCIAL

- Hemorragia aneurismática
- Hemorragia intracerebral por outras causas
- Lesão de massa; por exemplo, tumor cerebral

DIAGNÓSTICO

DIAGNÓSTICO POR IMAGEM

- TC
  - Indica se ocorreu recentemente um sangramento subaracnóideo ou intracerebral
  - Ajuda a localizar a fonte do sangramento
  - Pode revelar a MAV
- Arteriografia
  - Se a fonte da hemorragia não estiver evidente na TC, a arteriografia é necessária para excluir aneurisma ou MAV. A angiografia com RM nem sempre é suficientemente sensível para esse propósito
  - Ainda que os achados na TC sugiram MAV, a arteriografia bilateral das artérias carótidas internas e externas e das vertebrais é necessária para estabelecer a natureza da lesão
  - As MAVs tipicamente aparecem como uma massa vascular enovelada, com vasos aferentes e eferentes distendidos e tortuosos, um rápido tempo de circulação e desvios arteriovenosos
- A RM em geral revela a lesão, mas não define o seu suprimento sanguíneo
- As radiografias simples do crânio são frequentemente normais, a menos que um hematoma intracerebral esteja presente; nesse caso, pode haver alterações sugestivas de pressão intracraniana elevada, como o deslocamento de uma glândula pineal calcificada

PROCEDIMENTOS DIAGNÓSTICOS

- Se a TC não mostrar nenhuma evidência de sangramento, mas uma hemorragia subaracnóidea for clinicamente diagnosticada, o líquido cerebrospinal deve ser examinado
- Eletroencefalografia
  - Indicada nos pacientes com convulsões
  - Pode mostrar consistentemente anormalidades focais ou lateralizadas, resultantes da MAV cerebral subjacente

TRATAMENTO

MEDICAÇÕES

- Nos pacientes que apresentam somente convulsões, o tratamento com fármaco anticonvulsivante costuma ser suficiente, e a cirurgia é desnecessária

CIRURGIA

- O tratamento cirúrgico é justificado para evitar hemorragia adicional quando as MAVs tiverem sofrido sangramento, desde que a lesão seja acessível e o paciente tenha uma expectativa razoável de vida
- O tratamento cirúrgico é apropriado se a pressão intracraniana estiver aumentada e se houver um déficit neurológico focal, para evitar a progressão adicional
- O tratamento operatório definitivo consiste na excisão da MAV se esta for cirurgicamente acessível

PROCEDIMENTOS TERAPÊUTICOS

- As MAVs inoperáveis são às vezes tratadas apenas por embolização; embora o risco de hemorragia não seja reduzido, os déficits neurológicos podem ser estabilizados ou até revertidos por esse procedimento
- Outras técnicas
  - Injeção de um polímero oclusivo vascular através de um microcateter guiado por fluxo
  - Oclusão permanente dos vasos nutrientes pelo posicionamento de cateteres com balão destacável nos locais desejados e então os inflando com material de contraste de solidificação rápida
- A radiocirurgia estereotática com *gamma knife* também é útil no manejo das MAVs cerebrais inoperáveis

DESFECHOS

SEGUIMENTO

- As RMs seriadas ajudam a monitorar as malformações que não são tratadas cirurgicamente

COMPLICAÇÕES

- A hidrocefalia comunicante ou obstrutiva pode ocorrer e causar sintomas

PROGNÓSTICO

- Depende do local da malformação e da presença de sangramento

CASOS DE ENCAMINHAMENTO

- Todos os pacientes

EVIDÊNCIAS

DIRETRIZES CLÍNICAS

- American Society of Interventional and Therapeutic Neuroradiology. Emboliza-

tion of spinal arteriovenous fistulae, spinal arteriovenous malformations, and tumors of the spinal axis. AJNR Am J Neuroradiol. 2001;22(8 Suppl):S28. [PMID: 11686072]
- Ogilvy CS et al. AHA Scientific Statement: recommendations for the management of intracranial arteriovenous malformations. Stroke. 2001;32:1458. [PMID: 11387517]

ENDEREÇO ELETRÔNICO
- The Whole Brain Atlas

INFORMAÇÕES PARA OS PACIENTES
- Columbia University College of Physicians and Surgeons Cerebrovascular Center
- National Institute of Neurological Disorders and Stroke
- UCSF Neurocritical Care and Stroke Patient Information

REFERÊNCIAS
- Choi JH et al. Brain arteriovenous malformations in adults. Lancet Neurol. 2005 May;4(5):299-308. [PMID: 15847843]
- Hartmann A et al. Treatment of arterio-venous malformations of the brain. Curr Neurol Neurosci Rep. 2007 Jan; 7(1): 28-37. [PIMD:17217851]

Mallory-Weiss, Síndrome de

CARACTERÍSTICAS PRINCIPAIS

PRINCÍPIOS BÁSICOS DO DIAGNÓSTICO
- Laceração não penetrante da mucosa na junção gastresofágica
- Hematêmese; geralmente autolimitada
- Histórico prévio de vômito, esforço para vomitar, esforço físico, levantamento de peso em 50% dos casos
- O diagnóstico é estabelecido por endoscopia

CONSIDERAÇÕES GERAIS
- Responde por ~5% das hemorragias digestivas altas

ASPECTOS DEMOGRÁFICOS
- Presença de hérnia hiatal na maioria dos casos; com vômito, há risco elevado de laceração
- Consumo maciço de bebidas alcoólicas com vômito ou esforço para vomitar em 50% dos pacientes
- Outros fatores de risco: idade, soluço

ACHADOS CLÍNICOS

SINAIS E SINTOMAS
- Histórico de vômito, esforço para vomitar, esforço físico e levantamento de peso em 50% dos casos
- Hematêmese com ou sem melena

DIAGNÓSTICO DIFERENCIAL
Outras causas de hematêmese
- Hemoptise
- Esofagite erosiva
- Úlcera péptica
- Varizes esofágicas ou gástricas
- Gastrite erosiva, por exemplo, anti-inflamatórios não esteroides, álcool, estresse
- Gastropatia hipertensiva portal
- Ectasias vasculares (angiodisplasias)
- Câncer gástrico

Causas raras
- Fístula aortoentérica
- Lesão de Dieulafoy (artéria submucosa gástrica aberrante)
- Hemobilia (sangue na árvore biliar), por exemplo, etiologia iatrogênica ou por processo maligno
- Câncer pancreático
- Hemossuco pancreático (pseudoaneurisma pancreático)

DIAGNÓSTICO

EXAMES LABORATORIAIS
- Hemograma completo
- Contagem de plaquetas
- Tempo de protrombina
- Tempo de tromboplastina parcial
- Creatinina sérica
- Sorologias e enzimas hepáticas
- Tipagem sanguínea e compatibilidade cruzada para 2-4 unidades ou mais de papa de hemácias
- O hematócrito não constitui um indicador confiável da gravidade do sangramento agudo

PROCEDIMENTOS DIAGNÓSTICOS
- Endoscopia alta
  - Procedimento diagnóstico
  - Identifica a presença de laceração linear de 0,5-4,0 cm, localizada em geral na mucosa da junção gastresofágica ou, com maior frequência, imediatamente abaixo da junção na mucosa gástrica de alguma hérnia hiatal na altura do diafragma
- Avaliação do estado volêmico (hemodinâmico)
  - Pressão arterial sistólica
  - Frequência cardíaca
  - Hipotensão postural

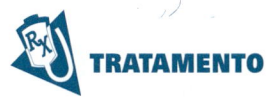

TRATAMENTO

MEDICAÇÕES
- Inibidores da bomba de prótons para acelerar a cicatrização da mucosa
  - Omeprazol ou rabeprazol, 20 mg VO 1x/dia
  - Esomeprazol ou pantoprazol, 40 mg VO 1x/dia

CIRURGIA
- Raramente há necessidade de cirurgia com sutura de vaso hemorrágico

PROCEDIMENTOS TERAPÊUTICOS
- Em pacientes sem comprometimento hemodinâmico ou hemorragia ativa evidente, postergar a repleção rigorosa de fluido até esclarecer a extensão do sangramento
- Para aqueles com hemorragia ativa contínua, inserir dois cateteres IV de calibre 18 ou maior
- Pacientes hemodinamicamente comprometidos devem receber injeção de soro fisiológico a 0,9% ou Ringer lactato e passar pelo teste de compatibilidade sanguínea
- Reposição de sangue para manter um hematócrito de 25-28%
- Na ausência de hemorragia contínua, o hematócrito deve subir 3% para cada unidade de concentrado de hemácias transfundidas
- Realizar transfusão sanguínea em pacientes com hemorragia ativa vigorosa, independentemente do hematócrito
- Proceder à transfusão de plaquetas se a contagem plaquetária estiver < 50.000/μL ou se a função das plaquetas estiver prejudicada pelo uso de ácido acetilsalicílico
- Pacientes urêmicos com hemorragia ativa devem ser submetidos a 1-2 doses de desmopressina (DDAVP), a 0,3 μg/kg IV em intervalos de 12-24 horas
- Plasma fresco congelado deve ser administrado a pacientes com hemorragia ativa, coagulopatia e RNI > 1,5
- Em caso de sangramento maciço, administrar 1 unidade de plasma fresco congelado para cada 5 unidades de concentrado de hemácias transfundidas
- Terapia hemostática endoscópica para aqueles com hemorragia ativa contínua
- A injeção de epinefrina na diluição de 1:10.000, o uso de cautério com dispositivo de coagulação bipolar ou com

sonda aquecida ou a aplicação de clipes metálicos são métodos eficazes em 90-95% dos casos
- Há necessidade de embolização arterial angiográfica ou intervenção cirúrgica em pacientes que não respondem à terapia endoscópica

DESFECHOS

SEGUIMENTO
- Não há necessidade

COMPLICAÇÕES
- Sangramento persistente

PROGNÓSTICO
- Grande parte dos sangramentos da síndrome de Mallory-Weiss sofre interrupção espontânea com cicatrização rápida das lacerações de mucosa
- O sangramento persistente ou recorrente é mais provável em indivíduos com hipertensão portal ou coagulopatia concomitante

CASOS DE ADMISSÃO HOSPITALAR
- Todos os pacientes com hematêmese significativa
- Pacientes sem hemorragia ativa e sem hipertensão portal ou coagulopatia podem receber alta depois de 24 horas
- Pacientes que apresentam hemorragia ativa e necessitam de terapia hemostática devem ser observados no hospital por, no mínimo, 48 horas

EVIDÊNCIAS

DIRETRIZES CLÍNICAS
- Adler DG. ASGE Guideline: the role of endoscopy in acute non-variceal hemorrhage. Gastrointest Endosc. 2004; 60:497. [PMID: 14623622]
- Barkus A et al. A Canadian clinical practice algorithm for the management of patients with nonvariceal upper gastrointestinal bleeding. Can J Gastroenterol. 2004;18:605. [PMID: 15497000]

INFORMAÇÕES PARA OS PACIENTES
- MedlinePlus Medical Encyclopedia
- National Digestive Diseases Information Clearinghouse

REFERÊNCIA
- Park CH et al. A prospective, randomized trial of endoscopic band ligation vs. epinephrine injection for actively bleeding Mallory-Weiss syndrome. Gastrointest Endosc. 2004 Jul;60(1):22-7. [PMID: 15229420]

Marfan, Síndrome de

CARACTERÍSTICAS PRINCIPAIS

PRINCÍPIOS BÁSICOS DO DIAGNÓSTICO
- Caracterizada por anormalidades dos seguintes sistemas
  - Musculoesquelético
  - Ocular
  - Pulmonar
  - Cardiovascular
- Estatura desproporcionalmente alta, deformidade torácica e frouxidão ou contraturas articulares
- Ectopia do cristalino e miopia
- Dilatação e dissecção aórticas; prolapso da válvula mitral
- Herança autossômica dominante

CONSIDERAÇÕES GERAIS
- Doença sistêmica do tecido conjuntivo
- Padrão de herança autossômico dominante
- A característica mais preocupante consiste no comprometimento da aorta ascendente, que está associado à dilatação da raiz aórtica
  - A histologia da aorta revela anormalidades difusas da camada média
  - Os folhetos das válvulas aórtica e mitral também se encontram anormais
- Também pode haver regurgitação mitral, muitas vezes com alongamento das cordas tendíneas, que ocasionalmente podem sofrer ruptura

ACHADOS CLÍNICOS

SINAIS E SINTOMAS
- Variabilidade ampla na apresentação clínica
- Os pacientes acometidos costumam ser altos, com braços, pernas e dedos particularmente longos (aracnodactilia)
- Comumente se observam deslocamentos articulares e peito escavado
- Ectopia do cristalino, miopia grave e descolamento da retina
- Com frequência, ocorre regurgitação da válvula mitral em função de alongamento das cordas tendíneas, que ocasionalmente podem sofrer ruptura
- Prolapso da válvula mitral em torno de 85% dos casos
- O envolvimento aórtico ascendente produz dilatação da raiz aórtica, além de regurgitação e dissecção aórticas
- Pneumotórax espontâneo
- Ectasia dural
- Estrias atróficas

DIAGNÓSTICO DIFERENCIAL
- Estatura alta (normal)
- Homocistinúria (com deslocamento do cristalino) como resultado de deficiência de cistationina sintase
- Comprometimento da raiz aórtica por outra causa, como espondilite anquilosante, sífilis, arterite (temporal) de células gigantes, arterite de Takayasu, aneurisma aórtico familiar, válvula aórtica bicúspide
- Síndrome de Ehlers-Danlos
- Síndrome de Loeys-Dietz
- Fenótipo MASS (do inglês mitral, aorta, skin, skeleton – fenótipo responsável por manifestações mitrais, aórticas, cutâneas e esqueléticas da síndrome de Marfan)
- Prolapso idiopático da válvula mitral

DIAGNÓSTICO

EXAMES LABORATORIAIS
- Não há um teste laboratorial absoluto
- A análise de DNA pode detectar mutações no gene da fibrilina (FBN1) no cromossomo 15
- Diagnóstico clínico formulado com base no histórico familiar, no exame oftalmológico detalhado (incluindo o exame com lâmpada de fenda ou biomicroscópio ocular), na ecocardiografia e no exame físico

TRATAMENTO

MEDICAÇÕES
- Profilaxia-padrão contra endocardite
- O bloqueio β-adrenérgico crônico (p. ex., atenolol, 1-2 mg/kg) retarda a velocidade de dilatação aórtica
- Um ensaio clínico com losartana determinará se esse medicamento, eficaz no modelo animal para a síndrome de Marfan em camundongo, trata ou previne características específicas em seres humanos

CIRURGIA
- A realização de cirurgia profilática para substituição da raiz aórtica (e, se necessário, da válvula aórtica) quando o diâmetro atinge 45-50 mm (normal: < 40 mm) prolonga a vida
- Consulta ortopédica anual na presença de escoliose moderadamente grave

PROCEDIMENTOS TERAPÊUTICOS
- Vigilância oftalmológica regular para corrigir acuidade visual e com isso evitar ambliopia
- Restrição de exercício físico vigoroso

DESFECHOS

SEGUIMENTO
- Ecocardiografia realizada, no mínimo, anualmente para monitorar o diâmetro aórtico, bem como a função das válvulas mitral e aórtica

PROGNÓSTICO
- Sem tratamento, os pacientes com síndrome de Marfan costumam vir a óbito na quarta ou quinta década de vida por dissecção aórtica ou insuficiência cardíaca congestiva secundária à regurgitação da aorta

PREVENÇÃO
- Diagnóstico pré-natal e pré-sintomático em pacientes que apresentam defeito molecular na fibrilina e nas famílias que podem ser submetidas à análise de *linkage*, utilizando marcadores polimórficos em torno do gene da fibrilina

EVIDÊNCIAS

DIRETRIZES CLÍNICAS
- European Society of Cardiology: Management of grown up congenital heart disease, 2003

ENDEREÇOS ELETRÔNICOS
- National Center for Biotechnology Information: Online Mendelian Inheritance in Man
- National Marfan Foundation

INFORMAÇÕES PARA OS PACIENTES
- Dolan DNA Learning Center: Marfan Syndrome
- Mayo Clinic: Marfan Syndrome
- National Institute of Arthritis and Musculoskeletal and Skin Diseases: Questions and Answers About Marfan Syndrome
- National Library of Medicine: Marfan Syndrome

REFERÊNCIAS
- Judge DP et al. Marfan's syndrome. Lancet. 2005 Dec 3;366(9501):196576. [PMID: 16325700]
- Miller DC. Valve-sparing aortic root replacement in patients with Marfan syndrome. J Thorac Cardiovasc Surg. 2003 Apr;125(4):773-8. [PMID: 12698136]
- Pyeritz RE. Marfan syndrome and related disorders. In: *Emery and Rimoin's Principles and Practice of Medical Genetics*, 5th ed. Rimoin DL et al (editors). Churchill Livingstone, 2007.

Massas Cervicais

CARACTERÍSTICAS PRINCIPAIS

PRINCÍPIOS BÁSICOS DO DIAGNÓSTICO
- Crescimento rápido e sensibilidade sugerem processo inflamatório
- Massas firmes e indolores com aumento de volume lento são frequentemente neoplásicas

CONSIDERAÇÕES GERAIS
- Massas cervicais em adultos jovens
  – Em sua maioria, as massas cervicais são benignas
    • Cisto da fenda branquial
    • Cisto do ducto tireoglosso
    • Linfadenite reativa
  – Contudo, a malignidade sempre deve ser considerada
    • Linfoma
    • Carcinoma metastático da tireoide
- A linfadenopatia é comum em indivíduos HIV-positivos, mas a presença de massa dominante ou em processo de crescimento pode representar linfoma
- Massas cervicais em adultos acima de 40 anos de idade
  – O câncer constitui a causa mais comum de massa cervical persistente
  – Deve-se suspeitar de metástase originária de carcinoma de células escamosas (CCE) no interior de estruturas como boca, faringe, laringe ou esôfago superior, especialmente se houver histórico de tabagismo ou consumo significativo de bebidas alcoólicas
- Um aumento linfonodal não associado a infecção evidente deve ser submetido à avaliação mais detalhada, sobretudo se o paciente apresentar histórico de consumo de cigarro ou bebida alcoólica ou histórico de câncer

ACHADOS CLÍNICOS

SINAIS E SINTOMAS
Lesões congênitas
- Cistos da fenda branquial
  – Massa cística macia na borda anterior do músculo esternocleidomastóideo; presente com tumefação (inchaço) ou infecção súbita aos 10-30 anos de idade
  – Os cistos da primeira fenda branquial encontram-se imediatamente abaixo da orelha; pode ocorrer comunicação fistulosa com o assoalho do canal auditivo externo
  – Os cistos da segunda fenda branquial são mais comuns; podem se comunicar com a fossa tonsilar
  – Os cistos da terceira fenda branquial são raros; podem se comunicar com o seio piriforme
- Cistos do ducto tireoglosso
  – Mais comuns em pacientes com menos de 20 anos de idade
  – Massa cervical na linha média, muitas vezes imediatamente abaixo do osso hioide, que se desloca à deglutição

Linfadenopatia reativa
- Aumento de volume doloros de linfonodos cervicais, causado por infecção de faringe, glândula salivar e couro cabeludo ou HIV

Linfadenite micobacteriana tuberculosa e não tuberculosa
- Linfonodos isolados ou emaranhados
- Pode drenar para o meio externo (escrófula*)

Massas cervicais neoplásicas
- Em adultos com idade mais avançada, 80% das massas cervicais firmes, persistentes e aumentadas correspondem a metástases
- A maioria das metástases origina-se de CCE do trato aerodigestivo superior
- Fica indicado o exame completo da cabeça e do pescoço
- Com exceção do carcinoma da tireoide, metástases celulares não escamosas no pescoço são infrequentes
- Exceto os casos de tumores de pulmão e de mama, tumores que não são da cabeça ou do pescoço raramente sofrem metástases para as regiões cervicais média ou superior
- Salvo o carcinoma de células renais, é rara a metástase de tumores infradiafragmáticos para o pescoço

Linfoma
- Cerca de 10% situam-se na cabeça e no pescoço
- Preocupação crescente em pacientes com AIDS
- Múltiplos linfonodos elásticos, especialmente em adultos jovens

---

* N. de T. Inflamação glandular; inflamação de gânglio linfático ou linfonodo; linfadenopatia; adenite tuberculosa; estado do organismo debilitado e com predisposição a apresentar adenite cervical, lesões ósseas e articulares (Fonte: Pdamed).

DIAGNÓSTICO DIFERENCIAL

- Linfadenopatia reativa
- Linfoma
- Abscesso cutâneo
- Parotidite
- Bócio
- Tireoidite, carcinoma de tireoide
- Cisto da fenda branquial ou do ducto tireoglosso
- CCE do trato aerodigestivo superior
- Sarcoidose
- Adenopatia autoimune
- Doença de Kikuchi

DIAGNÓSTICO

DIAGNÓSTICO POR IMAGEM

- Uma RM ou uma PET antes da biópsia aberta podem fornecer informações valiosas sobre um possível e presumido local primário ou algum outro local para realização de biópsia aspirativa com agulha fina

PROCEDIMENTOS DIAGNÓSTICOS

- As indicações comuns para biópsia aspirativa de linfonodo com agulha fina envolvem aumentos de volume persistentes ou contínuos, particularmente se não for evidenciada a presença de tumor primário óbvio ao exame físico

Linfadenite micobacteriana tuberculosa e não tuberculosa

- A biópsia aspirativa com agulha fina costuma ser a melhor abordagem diagnóstica inicial: enviar as amostras para citologia, realizar o esfregaço para pesquisa de bacilos acidorresistentes, proceder ao exame de cultura e antibiograma, além de efetuar o exame com reação em cadeia da polimerase (PCR), conforme indicação

Massas cervicais infecciosas, inflamatórias e neoplásicas

- Em geral, há necessidade de exame sob anestesia com laringoscopia, esofagoscopia ou broncoscopia direta para avaliar completamente o tumor e descartar a presença de segunda neoplasia primária

Linfoma

- Embora a biópsia aspirativa com agulha fina possa ser um exame diagnóstico, é muitas vezes necessária a realização de biópsia aberta

TRATAMENTO

CIRURGIA

Cistos da fenda branquial

- Para evitar infecção recorrente e possível carcinoma, é recomendável a excisão completa de cistos da fenda branquial, juntamente com seus trajetos fistulosos

Cistos do ducto tireoglosso

- A excisão cirúrgica é recomendada para evitar infecção recorrente

Linfadenopatia cervical reativa

- Exceto nos casos de linfonodo que ocasionalmente supura e necessita de incisão e drenagem, o tratamento é direcionado à infecção subjacente

Massas cervicais infecciosas, inflamatórias e neoplásicas

- Tratar a doença subjacente

DESFECHOS

PROGNÓSTICO

- O prognóstico é aquele da doença subjacente

CASOS DE ENCAMINHAMENTO

- O encaminhamento será feito em caso de dúvida quanto ao diagnóstico ou para tratamento especializado, particularmente em processo maligno

EVIDÊNCIAS

DIRETRIZES CLÍNICAS

- Forastiere AA et al. NCCN Head and Neck Cancers Practice Guidelines Panel. National Compreehensive Cancer Network: Head and Neck Cancers v.1. 2005.
- Sherman SI et al. NCCN Thyroid Carcinoma Practice Guidelines Panel. National Compreehensive Cancer Network: Thyroid Carcinoma v.1.2005.

ENDEREÇOS ELETRÔNICOS

- Baylor College of Medicine Otolaryngology Resources
- Lymphoma of the Head and Neck Demonstration Case

INFORMAÇÕES PARA OS PACIENTES

- Mayo Clinic: Swollen Lymph Glands
- MedlinePlus: Branchial Cleft Cyst
- MedlinePlus: Neck Lump
- National Cancer Institute: Head and Neck Cancer: Q & A

REFERÊNCIAS

- Briggs RD. Cystic metastasis versus branchial cleft carcinoma: a diagnostic challenge. Laryngoscope. 2002 Jun; 112(6):1010-4. [PMID: 12160265]
- Enepekides DJ. Management of congenital anomalies of the neck. Facial Plast Surg Clin North Am. 2001 Feb; 9(1):131-45. [PMID: 11465000]
- Schwetschenau E et al. The adult neck mass. Am Fam Physician. 2002 Sep 1; 66(5):831-8. [PMID: 12322776]

Melanoma Maligno

CARACTERÍSTICAS PRINCIPAIS

PRINCÍPIOS BÁSICOS DO DIAGNÓSTICO

- Método mnemônico ABCD = Assimetria, Borda Irregular, Cor Variada e Diâmetro > 6 mm
- Deve haver suspeita em qualquer lesão cutânea pigmentada com alteração recente na aparência
- O exame da pele sob iluminação satisfatória pode revelar cores variadas, incluindo vermelho, branco, preto e azul

CONSIDERAÇÕES GERAIS

- Constitui a principal causa de morte por dermatopatia
- Tem predileção por pessoas de pele clara com histórico de exposição solar significativa (com formação de bolhas) antes dos 18 anos de idade
- 10% dos melanomas ocorrem em "parentes propensos ao melanoma" (ou seja, um quadro familiar)

Classificação

- **Melanoma maligno superficial disseminado** (o tipo mais comum, com ocorrência em dois terços dos indivíduos que desenvolvem melanoma, basicamente uma doença de indivíduos brancos)
- **Lentigo maligno-melanoma** (tem origem na pele de indivíduos mais idosos expostos ao sol)
- **Melanoma maligno nodular**
- **Melanomas lentiginosos acrais** (surgimento em região de palmas, solas e leitos ungueais)
  - Ocorrem principalmente em indivíduos não brancos
  - O diagnóstico pode ser difícil porque, nessas áreas, costumam ocor-

rer lesões pigmentadas benignas em pessoas de pele mais escura; além disso, os clínicos podem hesitar em fazer biópsia das palmas e, particularmente, das solas e dos leitos ungueais
- Em consequência disso, o diagnóstico é muitas vezes adiado até que o tumor esteja evidente em termos clínicos e espesso ao exame histológico
- Os clínicos devem dar atenção especial a lesões recentes ou em processo de transformação nessas áreas
■ Melanomas malignos nas mucosas
■ **Formas mistas**, como melanoma amelanótico (não pigmentado) e melanomas provenientes de nevos azuis (raros) e nevos congênitos

ASPECTOS DEMOGRÁFICOS
■ Um em cada quatro casos de melanoma ocorre antes dos 40 anos de idade
■ Em 2004, houve 55.000 casos de melanoma nos Estados Unidos, com 7.900 mortes
■ O risco para norte-americanos brancos é de 1/65 durante a vida
■ No mínimo, 10% dos casos de melanoma estão relacionados com predisposição genética hereditária

ACHADOS CLÍNICOS

SINAIS E SINTOMAS
■ Lesão com borda dentada irregular, onde o pigmento parece estar vazando na pele circunjacente normal
■ A topografia pode ser irregular, isto é, em parte elevada e em parte achatada
■ Diversificação de cores, como rosa, azul, cinza, branco e preto, são indicações de encaminhamento
■ Sangramento e ulceração
■ Caracteriza-se por um nevo que se destaca de outros nevos do paciente ("o sinal do patinho feio")
■ Um paciente com grande quantidade de nevos está sob alto risco de desenvolver melanoma
■ A história de nevo que sofreu modificação (evolução) é a razão isolada mais importante para avaliação detalhada e possível encaminhamento
■ Melanomas lentiginosos acrais: lesões escuras, algumas vezes de formato irregular, nas palmas e solas, bem como estrias longitudinais frequentemente amplas e solitárias, mas bem pigmentadas, nas unhas

DIAGNÓSTICO DIFERENCIAL
■ Nevo adquirido (sinal), por exemplo, nevo juncional, nevo composto
■ Ceratose seborreica
■ Lentigo, por exemplo, lentigo solar
■ Dermatofibroma
■ Carcinoma basocelular (tipo pigmentado)
■ Nevo congênito
■ Nevo atípico (displásico)
■ Nevo azul
■ Nevo halo
■ Granuloma piogênico
■ Sarcoma de Kaposi
■ Escurecimento de nevos, associado à gravidez

DIAGNÓSTICO

EXAMES LABORATORIAIS
■ Biópsias de pele

TRATAMENTO

MEDICAÇÕES
■ A terapia com alfainterferon e vacina pode reduzir as recorrências em pacientes com melanomas de alto risco

CIRURGIA
■ O tratamento consiste na excisão do tumor assim que o diagnóstico histológico for feito
■ A área costuma ser excisada com margens ditadas pela espessura do tumor
 - Margens amplas (raio ≥ 5 cm) não são mais indicadas
 - Tumores finos de risco baixo ou intermediário necessitam apenas de margens conservativas de 1-3 cm
 - De forma mais específica, cada vez mais são recomendadas margens cirúrgicas de 0,5 cm para melanoma *in situ* e 1 cm para lesões com < 1 mm de espessura
■ Biópsia de linfonodo-sentinela (linfadenectomia seletiva), utilizando linfocintilografia pré-operatória e mapeamento linfático intraoperatório
 - Eficaz para estadiamento de pacientes com melanoma e risco intermediário, sem adenopatia clínica
 - Recomendada para todos os pacientes com lesões > 1 mm de espessura ou características histológicas de alto risco

DESFECHOS

PROGNÓSTICO
■ A espessura do tumor é o fator prognóstico isolado mais importante
■ As taxas de sobrevida em um período de 10 anos – relacionadas com a espessura em milímetros – são as seguintes
 - < 1 mm, 95%
 - 1-2 mm, 80%
 - 2-4 mm, 55%
 - > 4 mm, 30%
■ Com envolvimento de linfonodos, a taxa de sobrevida em 5 anos é de 30%
■ Com metástases à distância, essa taxa passa a ser < 10%
■ Prognósticos mais precisos podem ser determinados com base na espessura, no local, nas características histológicas e no sexo do paciente
■ A sobrevida global para melanomas em brancos subiu de 60% em 1960-1963 para mais de 85% hoje em dia, principalmente graças à detecção mais precoce das lesões

CASOS DE ENCAMINHAMENTO
■ É recomendável o encaminhamento de qualquer lesão pigmentada com características suspeitas de melanoma a um dermatologista para possível biópsia

EVIDÊNCIAS

DIRETRIZES CLÍNICAS
■ Houghton AN et al; NCCN Melanoma Practice Guidelines Panel. National Comprehensive Cancer Network: Melanoma v.1.2004

ENDEREÇOS ELETRÔNICOS
■ American Academy of Dermatology
■ National Cancer Institute: Melanoma Information for Patients and Health Professionals

INFORMAÇÕES PARA OS PACIENTES
■ American Academy of Family Physicians: Melanoma: A Kind of Skin cancer
■ American Cancer Society: Melanoma
■ MedlinePlus: Melanoma Interactive Tutorial
■ Skin Cancer Foundation: Melanoma

REFERÊNCIAS
■ Miller AJ et al. Melanoma. N Engl J Med. 2006 Jul 6;355(1):51-65. [PMID: 16822996]
■ Morton DL et al; MSLT Group. Sentinel-node biopsy or nodal observation in melanoma. N Engl J Med. 2006 Sep 28; 355(13):1307-17. [PMID: 17005948]
■ Thompson JF et al. Case records of the Massachusetts General Hospital. Case 2-200 pigmented lesion on the arm. N Engl J Med. 2007 Jan 18:356(3):28592. [PMID: 17229956]

Meningite Meningocócica

CARACTERÍSTICAS PRINCIPAIS

PRINCÍPIOS BÁSICOS DO DIAGNÓSTICO

- Febre, cefaleia, vômitos, confusão, *delirium*, convulsões
- Erupção petequial na pele e nas mucosas
- Rigidez de nuca e dorsal
- Líquido espinal purulento com diplococos gram-negativos intra e extracelulares
- As culturas do líquido cerebrospinal, do sangue ou do aspirado petequial confirmam o diagnóstico

CONSIDERAÇÕES GERAIS

- Causada por *Neisseria meningitidis* dos grupos A, B, C, Y, W-135 e outros
- A infecção é transmitida por gotículas
- A doença clínica pode assumir a forma de meningococemia (uma forma fulminante de septicemia) sem meningite, meningococemia com meningite ou predominantemente meningite
- Pode ocorrer meningococemia recorrente crônica, com febre, erupção cutânea e artrite, particularmente naqueles indivíduos com deficiências de complemento terminal

ASPECTOS DEMOGRÁFICOS

- Foi demonstrado que calouros de faculdade – em particular aqueles que vivem em repúblicas – apresentam risco modestamente elevado de doença meningocócica invasiva

ACHADOS CLÍNICOS

SINAIS E SINTOMAS

- São típicos os sintomas de febre alta, calafrios e cefaleia; dores no dorso, no abdome e nas extremidades; além de náuseas e vômitos
- Em casos graves, observa-se o rápido desenvolvimento de confusão, *delirium*, convulsões e coma
- Rigidez de nuca e dorsal são típicas
- Na maioria dos casos, verifica-se a presença de erupção cutânea petequial que, muitas vezes, aparece em primeiro lugar nas extremidades inferiores e nos pontos de pressão
- As petéquias podem variar desde lesões puntiformes (do tamanho da cabeça de um alfinete) até grandes equimoses ou mesmo áreas de gangrena cutânea que, mais tarde, podem descamar se o paciente sobreviver

DIAGNÓSTICO DIFERENCIAL

- Meningite por outras causas, por exemplo, pneumococos, *Listeria* ou forma asséptica
- Hemorragia subaracnóidea
- Encefalite
- Erupção cutânea petequial atribuída a
  - Gonococemia
  - Endocardite infecciosa
  - Púrpura trombocitopênica trombótica
  - Febre maculosa das Montanhas Rochosas
  - Exantema viral
  - Infecção por riquétsia ou ecovírus
  - Outras infecções bacterianas (p. ex., infecções estafilocócicas, febre escarlate)
- "Reação adjacente" causando líquido cerebrospinal anormal, como
  - Abscesso cerebral
  - Abscesso epidural
  - Osteomielite vertebral
  - Mastoidite
  - Sinusite
  - Tumor cerebral
- Trombose de seios durais
- Irritação meníngea não infecciosa
  - Meningite carcinomatosa
  - Sarcoidose
  - Lúpus eritematoso sistêmico
  - Medicamentos (p. ex., anti-inflamatórios não esteroides, sulfametoxazol-trimetoprim)
  - Pneumonia
  - Shigelose

DIAGNÓSTICO

EXAMES LABORATORIAIS

- O microrganismo geralmente é encontrado por esfregaço ou cultura de líquido cerebrospinal, orofaringe, sangue ou petéquias aspiradas
- Na presença de coagulação intravascular disseminada, observam-se elevação dos dímeros de fibrina, baixos níveis de fibrinogênio e depressão da contagem de plaquetas, bem como prolongamento dos tempos de protrombina e de tromboplastina parcial

Análise do líquido cerebrospinal

- Ver Tabela 37
- Essa análise tipicamente revela a presença de líquido turvo ou purulento, com pressão elevada, teor aumentado de proteína e conteúdo reduzido de glicose
- Em geral, esse líquido contém mais de 1.000 células/μL, com predomínio de células polimorfonucleares e diplococos gram-negativos intracelulares
- A ausência de microrganismos em esfregaço corado por Gram não descarta o diagnóstico
- Com frequência, o polissacarídeo capsular pode ser demonstrado no líquido cerebrospinal ou na urina pelo teste de aglutinação em látex; isso é particularmente útil em pacientes submetidos a tratamento parcial, embora a sensibilidade seja de apenas 60-80%

DIAGNÓSTICO POR IMAGEM

- Para defeitos neurológicos ou sinais de pressão intracraniana elevada, a obtenção de imagens por RM ou TC pode excluir a existência de lesões com efeito de massa

PROCEDIMENTOS DIAGNÓSTICOS

- Punção lombar

TRATAMENTO

MEDICAÇÕES

- Ver Tabelas 35 e 36
- A terapia antimicrobiana intravenosa deve ser iniciada imediatamente após a obtenção de hemoculturas em todos os pacientes com doença aguda e antes da realização dos estudos de imagem, se indicados
- A penicilina G aquosa é o antibiótico de escolha (24 milhões de unidades/24 horas) em doses divididas a cada 4 horas
- Em pacientes alérgicos à penicilina ou naqueles com suposto quadro de meningite por pneumococos ou microrganismo gram-negativo, deve-se utilizar a ceftriaxona na dose de 2 g IV 2x/dia
- O cloranfenicol, 1 g a cada 6 horas, é uma alternativa no paciente com alergia grave à penicilina ou cefalosporina
- Em pacientes criticamente enfermos com evidência de pressão intracraniana elevada, a administração de dexametasona (0,6 mg/kg/dia em quatro doses divididas) pode ser útil
- Duração da terapia: 7 dias

PROCEDIMENTOS TERAPÊUTICOS

- Punção lombar
  - Deve ser realizada em todos os pacientes com suspeita de meningite meningocócica
  - Obter estudos de imagem antes da punção lombar para descartar lesões com efeito de massa na presença de papiledema, outra evidência de pressão intracraniana elevada ou déficits neurológicos focais

DESFECHOS

COMPLICAÇÕES

- A obnubilação ou deterioração no estado mental pode ser resultante de edema cerebral e pressão intracraniana aumentada
- Coagulação intravascular disseminada
- Necrose isquêmica dos dedos e das extremidades distais

PROGNÓSTICO

- Mortalidade < 5% com a terapia precoce de pacientes com meningite
- Meningocemia associada a uma mortalidade de 20%

CASOS DE ADMISSÃO HOSPITALAR

- Todos os pacientes com suspeita de meningite meningocócica devem ser internados para observação e terapia empírica

PREVENÇÃO

- Há vacinas eficazes disponíveis de polissacarídeos para prevenção dos grupos A, C, Y e W-135 (Tabelas 39 e 40)
- O Comitê Consultivo Norte-americano sobre Práticas de Imunização (Advisory Committee on Immunization Practices) recomenda a imunização com uma dose única de vacina polivalente (ativa contra os grupos meningocócicos A, C, Y e W-135) para adolescentes de 11-12 anos de idade ou mediante ingresso no ensino médio ou para calouros de faculdade
- Os surtos em populações fechadas são mais bem controlados pela eliminação do transporte nasofaríngeo de meningococos
  - A rifampicina é o medicamento de escolha, em uma dose de 600 mg VO 2x/dia por 2 dias
  - Uma única dose oral de 500 mg de ciprofloxacino ou 1 dose intramuscular de 250 mg de ceftriaxona em adultos também é eficaz

EVIDÊNCIAS

ENDEREÇOS ELETRÔNICOS

- CDC – Division of Bacterial and Mycotic Diseases
- Meningococcemia Case Study

INFORMAÇÕES PARA OS PACIENTES

- CDC – Division of Bacterial and Mycotic Diseases

- JAMA Patient Page: meningitis. JAMA 1999;281:1560. [PMID: 10227329]
- Torpy JM: JAMA patient page: Lumbar puncture. JAMA 2002;288:2056. [PMID: 12387666]

REFERÊNCIAS

- Bilukha OO et al; National Center for Infectious Diseases, Centers for Disease Control and Prevention (CDC). Prevention and control of meningococcal disease. Recommendations of the Advisory Committee on Immunization Practices (ACIP). MMWR Recomm Rep. 2005 May 27;54(RR-7): 1-21. [PMID: 15917737]
- Van de Beek D et al. Current concepts: community-acquired bacterial meningitis in adults. N Engl J Med. 2006 Jan 5; 354(1):44-53. [PMID: 16394301]

Meningite Pneumocócica

CARACTERÍSTICAS PRINCIPAIS

PRINCÍPIOS BÁSICOS DO DIAGNÓSTICO

- Febre, cefaleia, alteração do estado mental
- Meningismo
- Diplococos gram-positivos no líquido cerebrospinal corado por Gram; a contraimunoeletroforese pode ser positiva em casos parcialmente tratados

CONSIDERAÇÕES GERAIS

- *Streptococcus pneumoniae* é a causa mais comum de meningite em adultos e a segunda causa mais comum de meningite em crianças com mais de 6 anos de idade
- Possíveis quadros prévios de traumatismo craniano, com vazamentos do líquido cerebrospinal, sinusite e pneumonia
- Cepas resistentes à penicilina podem causar meningite

ASPECTOS DEMOGRÁFICOS

- Até 2000, infecções por *S. pneumoniae* causaram 100.000-135.000 internações por pneumonia, 6 milhões de casos de otite média e 60.000 casos de doença invasiva, incluindo 3.300 casos de meningite
- Atualmente, as incidências da doença estão mudando em função da introdução da vacina conjugada

ACHADOS CLÍNICOS

SINAIS E SINTOMAS

- Início rápido, com febre, cefaleia e alteração do estado mental
- Pode haver pneumonia
- Em comparação à meningite causada por meningococos
  - A meningite pneumocócica não exibe erupção cutânea
  - Déficits neurológicos focais, paralisias de nervos cranianos e obnubilação são características mais proeminentes

DIAGNÓSTICO DIFERENCIAL

- Meningite por outras causas, como meningococos, *Listeria* ou forma asséptica
- Hemorragia subaracnóidea
- Encefalite
- "Reação adjacente" causando líquido cerebrospinal anormal, como
  - Abscesso cerebral
  - Abscesso epidural
  - Osteomielite vertebral
  - Mastoidite
  - Sinusite
  - Tumor cerebral
- Trombose de seios durais
- Irritação meníngea não infecciosa
  - Meningite carcinomatosa
  - Sarcoidose
  - Lúpus eritematoso sistêmico
  - Medicamentos (p. ex., anti-inflamatórios não esteroides, sulfametoxazol-trimetoprim)
  - Pneumonia
  - Shigelose

DIAGNÓSTICO

EXAMES LABORATORIAIS

- Ver Tabela 37
- Líquido cerebrospinal
  - Tipicamente, há mais de 1.000 leucócitos por microlitro, dos quais acima de 60% são constituídos por leucócitos polimorfonucleares
  - A concentração de glicose encontra-se abaixo de 40 mg/dL ou inferior a 50% da concentração sérica simultânea
  - O nível de proteína costuma exceder 150 mg/dL
  - A coloração de Gram revela a presença de cocos gram-positivos em até 80-90% dos casos
- Nos casos sem tratamento, as hemoculturas ou as culturas do líquido cerebrospinal quase sempre são positivas

- Taxa de 50% de bacteriemia
- Ocasionalmente, testes de detecção antigênica podem ser úteis para estabelecer o diagnóstico no paciente submetido a tratamento parcial, mas com culturas e colorações negativas

TRATAMENTO

MEDICAÇÕES

- Ver Tabelas 35 e 36
- Administrar antibióticos assim que houver suspeita do diagnóstico
- Caso seja necessário postergar a punção lombar (p. ex., enquanto se aguardam os resultados de algum estudo de imagem para descartar a presença de lesão com efeito de massa), deve-se administrar ceftriaxona, na dose de 4 g IV, após obtenção das hemoculturas (positivas em 50% dos casos)
- Na presença de diplococos gram-positivos na coloração de Gram, é recomendável a administração de vancomicina, a 30 mg/kg/dia IV em duas doses divididas, além da ceftriaxona, até confirmar que o microrganismo isolado não seja resistente à penicilina
- Assim que a suscetibilidade à penicilina for confirmada, recomenda-se a aplicação desse agente, a 24 milhões de unidades IV diariamente em seis doses divididas, ou de ceftriaxona, a 4 g/dia como dose única ou em duas doses divididas
- Para os casos de alergia grave à penicilina, o cloranfenicol, na dose de 50 mg/kg a cada 6 horas, constitui uma alternativa (embora tenham ocorrido falhas terapêuticas com cepas resistentes à penicilina)
- A duração da terapia é de 10-14 dias em casos registrados
- Não se sabe qual é o melhor tratamento para as cepas resistentes à penicilina. Por essa razão, é essencial o teste de suscetibilidade[*]
- Se a concentração inibitória mínima (MIC) da ceftriaxona ou da cefotaxima for ≤ 0,5 µg/mL, é provável que a monoterapia com qualquer uma dessas cefalosporinas seja eficaz
- Quando a MIC for ≥ 1 µg/mL, é recomendado o tratamento com uma combinação de ceftriaxona, 2 g a cada 12 horas, e vancomicina, 30 mg/kg/dia em duas doses divididas
- Administrar 10 mg de dexametasona IV imediatamente antes ou junto com a primeira dose de antibiótico apropriado

---

[*] N. de T. Conhecido também como antibiograma.

e depois a cada 6 horas por 4 dias no total

DESFECHOS

SEGUIMENTO

- Em paciente acometido por microrganismo resistente à penicilina e irresponsivo a uma cefalosporina de terceira geração, fica indicada a repetição da punção lombar para avaliar a resposta bacteriológica

COMPLICAÇÕES

- Perda auditiva
- Déficit neurológico residual

PROGNÓSTICO

- Os pacientes que se apresentam com depressão nos níveis de consciência exibem os piores desfechos
- A administração de dexametasona com antibiótico a adultos acometidos por meningite foi associada a uma redução de 60% na mortalidade e a um declínio de 50% nos desfechos desfavoráveis, sobretudo em pacientes com meningite pneumocócica

CASOS DE ENCAMINHAMENTO

- Considerar o encaminhamento precoce a um especialista em doenças infecciosas

CASOS DE ADMISSÃO HOSPITALAR

- Todos os pacientes com suspeita de meningite bacteriana

PREVENÇÃO

- Ver as recomendações de uso da vacina pneumocócica (Tabelas 39 e 40)

EVIDÊNCIAS

ENDEREÇOS ELETRÔNICOS

- CDC – Division of Bacterial and Mycotic Diseases
- Karolinska Institute – Directory of Bacterial Infections and Mycoses

INFORMAÇÕES PARA OS PACIENTES

- CDC – Division of Bacterial and Mycotic Diseases
- JAMA patient page. Meningitis. JAMA. 1999;281:1560. [PMID: 10227329]
- National Institutes of Health
- Torpy JM. JAMA patient page: Lumbar puncture. JAMA. 2002;288:2056. [PMID: 12387666]

REFERÊNCIA

- Weisfelt M et al. Dexamethasone treatment in adults with pneumococcal meningitis: risk factors for death. Eur J Clin Microbiol Infect Dis. 2006 Feb; 25(2):73-8. [PMID: 16470361]

Meningoencefalite Amebiana Primária

CARACTERÍSTICAS PRINCIPAIS

PRINCÍPIOS BÁSICOS DO DIAGNÓSTICO

- Uma meningoencefalite fulminante, hemorrágica, necrosante
- Ocorre em crianças e adultos jovens saudáveis e é rapidamente fatal

CONSIDERAÇÕES GERAIS

- Causada por amebas de vida livre
  - *Naegleria fowleri* (mais comumente)
  - *Balamuthia mandrillaris*
  - Espécies de *Acanthamoeba*
- O período de incubação varia de 2 até 15 dias

ASPECTOS DEMOGRÁFICOS

- *N. fowleri* é um organismo termofílico encontrado em
  - Água lacustre morna, doce e poluída
  - Suprimento doméstico de água
  - Piscinas
  - Águas termais
  - Esgotos
- A maioria dos pacientes refere história de exposição à água doce

ACHADOS CLÍNICOS

SINAIS E SINTOMAS

- Os sintomas iniciais incluem cefaleia, febre, rigidez de nuca e letargia; frequentemente associados a rinite e faringite
- Vômitos, desorientação e outros sinais de meningoencefalite se desenvolvem dentro de 1 ou 2 dias, seguidos por coma e então morte, dentro de 7-10 dias

DIAGNÓSTICO DIFERENCIAL

- Nenhuma característica clínica diferencia a infecção da meningoencefalite bacteriana aguda

DIAGNÓSTICO

EXAMES LABORATORIAIS

- O líquido cerebrospinal (LC) mostra centenas a milhares de leucócitos e eritrócitos por milímetro cúbico

- A proteína costuma estar elevada, e a glicose está normal ou moderadamente reduzida
- Uma lâmina a fresco do LC pode mostrar trofozoítos móveis
- A coloração de Giemsa ou Wright identificará os trofozoítos
- A identificação da espécie é baseada na morfologia e nos métodos imunológicos

TRATAMENTO

MEDICAÇÕES

- A anfotericina B é o fármaco de escolha
- Um sobrevivente dessa doença foi tratado com anfotericina B intravenosa e intratecal, miconazol intravenoso e rifampicina oral

DESFECHOS

PROGNÓSTICO

- Quase sempre fatal

CASOS DE ADMISSÃO HOSPITALAR

- Todos os pacientes com doença confirmada ou suspeitada

EVIDÊNCIAS

ENDEREÇO ELETRÔNICO

- Centers for Disease Control and Prevention – Division of Parasitic Diseases

INFORMAÇÕES PARA OS PACIENTES

- Centers for Disease Control and Prevention

REFERÊNCIAS

- Driebe WT Jr. Present status of contact lens-induced corneal infections. Ophthalmol Clin North Am. 2003 Sep;16(3):485-94. [PMID: 14564769]
- Marciano-Cabral F et al. Acanthamoeba spp. as agents of disease in humans. Clin Microbiol Rev. 2003 Apr;16(2):273307. [PMID: 12692099]
- Vargas-Zepeda J et al. Successful treatment of Naegleria fowleri meningoencephalitis by using intravenous amphotericin B, fluconazole and rifampicin. Arch Med Res. 2005 JanFeb;36(1):83-6. [PMID: 15900627]

Mesotelioma

CARACTERÍSTICAS PRINCIPAIS

PRINCÍPIOS BÁSICOS DO DIAGNÓSTICO

- Dor torácica e dispneia progressivas crônicas
- Derrame e/ou espessamento pleurais nas radiografias torácicas
- Células malignas no líquido ou tecido pleural
- É comum histórico de exposição a amianto (conhecido também como asbesto)

CONSIDERAÇÕES GERAIS

- Tumores primários que surgem das superfícies mesoteliais da pleura (80% dos casos), do peritônio, do pericárdio ou da túnica vaginal
- 75% dos mesoteliomas pleurais são difusos (geralmente malignos)
- A idade média de início dos sintomas é de 60 anos, com período usual de 20-40 anos entre a exposição ao amianto e o começo dos sintomas

ASPECTOS DEMOGRÁFICOS

- O número de homens acometidos excede o de mulheres (3:1)
- O mesotelioma pleural maligno está associado a exposição a amianto (70% dos casos), havendo risco de 8% para trabalhadores que lidam com esse tipo de substância
- O cigarro aumenta significativamente o risco de carcinoma broncogênico em trabalhadores de amianto e agrava a asbestose; no entanto, não há associação entre o tabagismo e o mesotelioma independente do amianto
- A exposição a amianto ocorre por meio de
  - Mineração
  - Fresagem
  - Manufatura de produtos
  - Trabalho de estaleiro
  - Materiais isolantes*
  - Pastilhas de freio
  - Construção e demolição de edifícios
  - Materiais de telhado
  - Outros produtos com amianto em sua composição

---
* N. de R.T. Isolantes térmicos, usados em construções.

ACHADOS CLÍNICOS

SINAIS E SINTOMAS

- Início insidioso de falta de ar, dor torácica não pleurítica e perda de peso
- Os achados físicos compreendem
  - Macicez à percussão
  - Ruídos respiratórios diminuídos
  - Baqueteamento digital em alguns casos
- O mesotelioma pleural maligno evolui com rapidez à medida que o tumor se dissemina ao longo da superfície pleural, envolvendo o pericárdio, o mediastino e a pleura contralateral
- Finalmente, o tumor pode se estender além dos limites do tórax, com envolvimento de linfonodos e órgãos

DIAGNÓSTICO DIFERENCIAL

- Empiema organizado crônico
- Sarcoma
- Tumor metastático à pleura, sobretudo adenocarcinoma
- Histiocitoma fibrosante maligno
- Outras causas de derrame pleural (ver Derrame Pleural)

DIAGNÓSTICO

EXAMES LABORATORIAIS

- A análise do líquido pleural frequentemente revela a presença de exsudato hemorrágico

DIAGNÓSTICO POR IMAGEM

- Achados radiográficos
  - Espessamento pleural nodular, irregular e unilateral
  - Graus variados de derrame pleural unilateral
- A TC ajuda a determinar a extensão do envolvimento pleural e extrapleural

PROCEDIMENTOS DIAGNÓSTICOS

- Toracocentese
- Biópsia pleural fechada
- Biópsia pleural aberta pode ser necessária para obtenção de uma amostra adequada para o diagnóstico histológico

TRATAMENTO

CIRURGIA

- Alguns cirurgiões acreditam que o procedimento de pneumonectomia extrapleural constitui a abordagem de es-

colha para pacientes com doença em estádio inicial
- Em alguns casos, a ressecção pode trazer benefício paliativo

PROCEDIMENTOS TERAPÊUTICOS

- O tratamento com cirurgia, radiação, quimioterapia ou combinação dos métodos é geralmente malsucedido
- A drenagem dos derrames, a pleurodese e a radioterapia podem proporcionar benefício paliativo

DESFECHOS

COMPLICAÇÕES

- Invasão local de estruturas torácicas com síndrome da veia cava superior, rouquidão, síndrome de Horner, disfagia
- Síndrome paraneoplásica
  - Trombocitose
  - Anemia hemolítica
  - Coagulopatia intravascular disseminada
  - Tromboflebite migratória
- Doença metastática

PROGNÓSTICO

- A sobrevida média desde o início dos sintomas varia de 5 meses em caso de doença extensa até 16 meses em doença localizada
- 75% dos pacientes vêm a óbito em 1 ano após o diagnóstico
- A maioria dos pacientes morre de insuficiência respiratória e complicações de extensão local

CASOS DE ENCAMINHAMENTO

- Diante do diagnóstico, encaminhar a um pneumologista, oncologista ou, possivelmente, cirurgião torácico que seja capaz de avaliar o paciente para tratamento multidisciplinar

CASOS DE ADMISSÃO HOSPITALAR

- Para drenagem de líquido pleural
- Para dispneia intensa
- Para controle da dor

PREVENÇÃO

- Abstinência do tabagismo (primário ou secundário) naqueles com histórico de exposição a amianto

EVIDÊNCIAS

DIRETRIZES CLÍNICAS

- Detterbeck FC et al. Lung cancer. Invasive staging: the guidelines. Chest. 2003;123(1 Suppl):167S. [PMID: 12527576]
- National Guideline Clearinghouse
- Rivera MP et al. Diagnosis of lung cancer: the guidelines. Chest. 2003;123(1 Suppl):129S. [PMID: 12527572]

INFORMAÇÕES PARA OS PACIENTES

- National Cancer Institute
- National Institutes of Health

REFERÊNCIAS

- Robinson BW et al. Advances in malignant mesothelioma. N Engl J Med. 2005 Oct 13;353(15):1591-603. [PMID: 16221782]
- West SD et al. Management of malignant pleural mesothelioma. Clin Chest Med. 2006 Jun;27(2):335-54. [PMID: 16716822]

Metanol e Etilenoglicol, Intoxicação por

CARACTERÍSTICAS PRINCIPAIS

- A toxicidade de ambos os agentes é causada pelo metabolismo em ácidos orgânicos tóxicos
  - Metanol em ácido fórmico
  - Etilenoglicol em ácidos glicólico e oxálico

ACHADOS CLÍNICOS

- Logo após a ingestão de qualquer um desses agentes, os pacientes costumam parecer embriagados
- Depois de algumas horas, observam-se taquipneia, confusão mental, convulsões e coma
- Com frequência, a intoxicação por metanol causa distúrbios visuais
- O etilenoglicol frequentemente produz cristalúria por oxalato e insuficiência renal

DIAGNÓSTICO

- Em princípio, a osmolalidade sérica (e o hiato osmolar) geralmente se encontram elevados
- Depois de algumas horas, ocorre acidose metabólica grave com *anion gap*
- Frequente cristalúria por oxalato, produzida pelo etilenoglicol
- Diagnóstico diferencial: a cetoacidose alcoólica também pode gerar uma combinação de hiato osmolar e acidose com *anion gap* aumentado

TRATAMENTO

- Esvaziar o estômago por lavagem gástrica em caso de ingestão recente
- Administrar fomepizol ou etanol para interromper o metabolismo do metanol e etilenoglicol em seus metabólitos tóxicos; entrar em contato com um centro regional de controle toxicológico em busca das indicações e dosagens
- Para toxicidade significativa (evidenciada por acidose metabólica grave, alteração do estado mental, hiato osmolar acentuadamente elevado), realizar hemodiálise o mais rápido possível

Miastenia Grave

CARACTERÍSTICAS PRINCIPAIS

PRINCÍPIOS BÁSICOS DO DIAGNÓSTICO

- Fraqueza flutuante de músculos voluntários, produzindo sintomas como
  - Diplopia
  - Ptose
  - Dificuldade de deglutição (disfagia)
- A atividade aumenta a fraqueza dos músculos afetados
- Anticolinesterases de ação curta melhoram transitoriamente a fraqueza

CONSIDERAÇÕES GERAIS

- Ocorre em todas as idades, algumas vezes em associação com
  - Tumor tímico
  - Tireotoxicose
  - Artrite reumatoide
  - Lúpus eritematoso
- O início costuma ser insidioso, mas o distúrbio ocasionalmente é desmascarado por uma infecção concomitante
- Podem ocorrer exacerbações antes do período menstrual e durante ou logo após a gravidez
- Os sintomas são atribuídos a bloqueios da transmissão neuromuscular, causados pela ligação de autoanticorpos a receptores da acetilcolina
- Os músculos oculares externos e alguns outros músculos cranianos, incluindo os músculos da mastigação, faciais e faríngeos, são particularmente propensos
- Os músculos da respiração e dos membros também podem ser envolvidos

ASPECTOS DEMOGRÁFICOS

- Mais comum em mulheres jovens com o genótipo DR3 do antígeno leucocitário humano (HLA-DR3)

- Em caso de timoma associado, homens mais velhos serão mais comumente acometidos

ACHADOS CLÍNICOS

SINAIS E SINTOMAS

- Sintomas iniciais
  - Ptose
  - Diplopia
  - Dificuldade de mastigação ou deglutição
  - Dificuldades respiratórias
  - Fraqueza dos membros
  - Alguma combinação desses problemas
- Fraqueza
  - Pode permanecer localizada em alguns grupos musculares, especialmente nos músculos oculares
  - Pode se tornar generalizada
- Com frequência, a intensidade dos sintomas oscila durante o dia
- Essa variação diurna fica sobreposta à tendência a recidivas e remissões espontâneas a longo prazo, que podem persistir por semanas
- O exame clínico confirma a fraqueza e a fatigabilidade* dos músculos acometidos
- Paralisias e ptoses extraoculares, frequentemente assimétricas, são comuns
- As respostas pupilares permanecem normais
- Os músculos do bulbo ocular e dos membros encontram-se muitas vezes fracos, mas o padrão de envolvimento é variável
- A atividade contínua dos músculos afetados aumenta a fraqueza, que melhora após breve repouso
- A sensibilidade também continua normal
- Não costuma haver alterações de reflexo

DIAGNÓSTICO DIFERENCIAL

- Síndrome miastênica de Lambert-Eaton (geralmente paraneoplásica)
- Botulismo
- Fraqueza neuromuscular induzida por aminoglicosídeos

---

* N. de T. Tendência ao cansaço fácil.

DIAGNÓSTICO

EXAMES LABORATORIAIS

- Um nível elevado de anticorpos séricos contra os receptores de acetilcolina tem sensibilidade de 80-90%
- Certos pacientes possuem anticorpos séricos contra a tirosinaquinase musculoespecífica (MuSK), que devem ser determinados
  - É mais provável que esses pacientes tenham fraqueza muscular facial, respiratória e proximal, em comparação àqueles com anticorpos contra os receptores de acetilcolina

DIAGNÓSTICO POR IMAGEM

- TC e radiografias laterais e anteroposteriores do tórax
  - Devem ser obtidas para demonstrar a presença de timoma coexistente
  - Contudo, estudos normais não descartam essa possibilidade

PROCEDIMENTOS DIAGNÓSTICOS

- A resposta a **anticolinesterase de ação curta** pode confirmar o diagnóstico
  - O edrofônio pode ser administrado por via IV em uma dose de 10 mg (1 mL), sendo 2 mg administrados inicialmente e os 8 mg restantes cerca de 30 segundos depois caso a dose de teste tenha sido bem tolerada
  - Em pacientes miastênicos, há uma melhora evidente na força dos músculos fracos, durante cerca de 5 minutos
  - Alternativamente, pode ser fornecida uma dose de 1,5 mg de neostigmina por via IM, e a resposta dura cerca de 2 horas
  - O sulfato de atropina (0,6 mg) deve estar disponível para reverter os efeitos colaterais muscarínicos
- **Eletrofisiologia**
  - A demonstração de resposta muscular decrescente à estimulação nervosa repetitiva a 2 ou 3 Hz dos nervos motores indica um distúrbio de transmissão neuromuscular
  - Tal anormalidade pode ser detectada até mesmo em músculos clinicamente fortes com certos procedimentos provocativos
- **Eletromiografia com agulha**
  - Exibe uma variação notável na configuração e na magnitude dos potenciais de ação de unidades motoras nos músculos acometidos
  - A eletromiografia de fibra única revela aumento da instabilidade, ou variabilidade, no intervalo de tempo entre dois potenciais de ação de fibra muscular proveniente da mesma unidade motora

TRATAMENTO

MEDICAÇÕES

- É recomendável evitar o uso de medicamentos, como aminoglicosídeos, que podem exacerbar a miastenia grave
- Os agentes anticolinesterásicos conferem benefício sintomático, sem influenciar o curso da doença
- A neostigmina e/ou a piridostigmina podem ser usadas
  - A dose é determinada em uma base individual
  - Dose usual de neostigmina, 7,5-30,0 mg VO 4x/dia (média, 15 mg)
  - Dose usual de piridostigmina, 30-180 mg VO 4x/dia (média, 60 mg)
  - A medicação excessiva pode provocar aumento temporário da fraqueza que, por sua vez, não é afetada nem intensificada pelo edrofônio IV
- Corticosteroides
  - Indicados em caso de resposta insatisfatória aos agentes anticolinesterásicos e se o paciente tiver sido submetido a timectomia
  - Começar enquanto o paciente se encontra no hospital, já que a fraqueza pode ser agravada inicialmente
  - A dose é determinada em uma base individual
- Azatioprina
  - Também pode ser eficaz
  - Dose usual, 2-3 mg/kg VO diariamente após uma dose baixa inicial
- Micofenolato mofetil
  - Pode proporcionar alívio sintomático
  - Pode permitir a redução da dose do corticosteroide
- Plasmaférese ou imunoglobulina intravenosa
  - Pode ser útil em pacientes com incapacidade importante
  - Também pode ter utilidade para estabilização de pacientes antes do procedimento de timectomia e para controle de crise aguda

CIRURGIA

- Timectomia
  - Geralmente causa remissão ou benefício sintomático
  - Deve ser considerada em todos os pacientes com menos de 60 anos de idade, a menos que a fraqueza esteja limitada aos músculos extraoculares
- Se a doença for de início recente e apenas lentamente progressiva, a cirurgia

será algumas vezes adiada por um ano ou mais, na esperança de que ocorra remissão espontânea

DESFECHOS

COMPLICAÇÕES
- Pneumonia por aspiração

PROGNÓSTICO
- O distúrbio segue um curso lentamente progressivo e pode ter desfechos fatais em razão das complicações respiratórias, como pneumonia por aspiração

CASOS DE ENCAMINHAMENTO
- A maioria dos pacientes com suspeita ou confirmação do diagnóstico deve ser encaminhada a um clínico especialista no tratamento desse distúrbio

EVIDÊNCIAS

DIRETRIZES CLÍNICAS
- National Guideline Clearinghouse

INFORMAÇÕES PARA OS PACIENTES
- National Institute of Neurological Disorders and Stroke

REFERÊNCIAS
- Keesey JC. Clinical evaluation and management of myasthenia gravis. Muscle Nerve. 2004 Apr;29(4):484-505. [PMID: 15052614]
- Schneider-Gold C et al. Mycophenolate mofetil and tacrolimus: new therapeutic options in neuroimmunological diseases. Muscle Nerve. 2006 Sep; 34(3): 284-91. [PMID: 16583368]

Mieloma Múltiplo

CARACTERÍSTICAS PRINCIPAIS

PRINCÍPIOS BÁSICOS DO DIAGNÓSTICO
- Paraproteína monoclonal no soro ou na urina, detectada por eletroforese ou imunoeletroforese de proteínas
- Plasmócitos malignos na medula óssea
- É comum dor óssea, especialmente dorsalgia

CONSIDERAÇÕES GERAIS
- Malignidade de plasmócitos, caracterizada por substituição da medula óssea, destruição do tecido ósseo e formação de paraproteína
- A substituição da medula óssea inicialmente causa anemia e mais tarde insuficiência medular geral
- Os plasmócitos malignos são capazes de formar tumores (plasmocitomas) que podem causar compressão da medula espinal
- O envolvimento ósseo provoca ostealgia, osteoporose, lesões líticas, fraturas patológicas e hipercalcemia
- O componente de cadeia leve da imunoglobulina frequentemente leva à insuficiência renal
- Os componentes de cadeia leve podem sofrer depósitos nos tecidos sob a forma de amiloide, agravando a insuficiência renal e gerando sintomas sistêmicos
- A falha na produção de anticorpos em resposta a desafio antigênico deixa os pacientes com mieloma particularmente propensos a infecções por microrganismos encapsulados, p. ex., *Streptococcus pneumoniae* e *Haemophilus influenzae*
- Sistema de estadiamento de Salmon-Durie
    - Padrão de mieloma múltiplo
    - Estabelecido com base no nível de paraproteína, contagens sanguíneas, radiografias ósseas e cálcio sérico
    - Um novo Sistema de Estadiamento Internacional, formulado com base nos níveis séricos de albumina e β_2-microglobulina, entrou em vigor

ASPECTOS DEMOGRÁFICOS
- Ocorre mais comumente em adultos com idade mais avançada: a média de idade à apresentação é de 65 anos

ACHADOS CLÍNICOS

SINAIS E SINTOMAS
- Sintomas de anemia
- Aumento na suscetibilidade à infecção
- A ostealgia é mais comum nas costas ou costelas ou pode se manifestar como fraturas patológicas
- Sintomas de insuficiência renal
- Neuropatia ou compressão da medula espinal
- Massas de tecidos moles

DIAGNÓSTICO DIFERENCIAL
- Gamopatia monoclonal de significado incerto (GMSI)
- Hipergamaglobulinemia policlonal reativa
- Macroglobulinemia de Waldenström
- Câncer metastático
- Hiperparatireoidismo primário
- Linfoma ou leucemia
- Amiloidose primária

DIAGNÓSTICO

EXAMES LABORATORIAIS
- A ocorrência de anemia é quase universal
- A morfologia dos eritrócitos permanece normal, mas a formação de *rouleaux** dessas células é comum e pode ser acentuada
- Hipercalcemia
- Proteinúria
- Esfregaço de sangue periférico: plasmócitos raramente visíveis (leucemia plasmocitária)
- A eletroforese de proteínas séricas costuma revelar a presença de paraproteína, demonstrável na maioria dos casos sob a forma de pico monoclonal na região da β ou γ-globulina
- A imunoeletroforese revela que esse achado se trata de proteína monoclonal; 60% correspondem à IgG; 25%, IgA, e 15%, apenas cadeias leves
- Na suspeita de mieloma e na ausência de paraproteína sérica, avaliar a urina com eletroforese e imunoeletroforese de proteínas
- Níveis séricos de albumina < 3,5 mg/dL e β_2-microglobulina > 3,5 mg/L (e, especialmente, > 5,5 mg/L) estão associados a uma diminuição na sobrevida

DIAGNÓSTICO POR IMAGEM
- Radiografias ósseas: lesões líticas, sobretudo no esqueleto axial (crânio, coluna, ossos longos proximais e costelas); ou osteoporose generalizada
- Cintilografia óssea por radionuclídeos: sem utilidade para detecção de lesões ósseas no mieloma, pois em geral não há componente osteoblástico
- A obtenção de imagens por RM pode ser útil para demonstrar a extensão de comprometimento ósseo e medular, mas atualmente não constitui uma prática-padrão

PROCEDIMENTOS DIAGNÓSTICOS
- Biópsia de medula óssea: infiltração por > 20% de plasmócitos
- O desfecho é desfavorável se a análise citogenética da medula óssea revelar deleções do cromossomo 13q

---

* N. de T. Uma configuração semelhante a moedas empilhadas.

TRATAMENTO

MEDICAÇÕES

- A combinação de talidomida e dexametasona é mais comumente utilizada no tratamento inicial
- Bortezomibe
  - Inibidor de proteossoma
  - Disponível apenas por via intravenosa
  - Tanto isoladamente como em combinação, tem atividade significativa no mieloma
  - Extremamente caro
- Lenalidomida
  - Derivado de talidomida
  - Disponível por via oral
  - Possui eficácia melhorada e toxicidade bastante reduzida
  - Extremamente cara
- Mobilização, hidratação e bifosfonados para hipercalcemia
- Bifosfonados (p. ex., pamidronato, 90 mg, ou ácido zoledrônico, 4 mg IV todo mês) para reduzir as fraturas patológicas em pacientes com osteopatia significativa
- Ver Tabela 6

PROCEDIMENTOS TERAPÊUTICOS

- Observar o paciente sem terapia em caso de doença mínima ou quando não estiver claro se a paraproteinemia é benigna (GMSI) ou maligna, já que não há nenhuma vantagem do tratamento precoce de mieloma múltiplo assintomático
- O transplante autólogo de células-tronco faz parte do plano terapêutico geral para a maioria dos pacientes e aumenta a sobrevida
- O transplante alogênico é potencialmente curativo, mas desempenha papel limitado pela alta taxa de mortalidade em pacientes com mieloma
- Os protocolos de transplante alogênico de intensidade reduzida têm produzido resultados animadores

DESFECHOS

SEGUIMENTO

- Acompanhar a altura do pico de paraproteína na eletroforese de proteínas séricas como marcador útil para monitorar a resposta à terapia

COMPLICAÇÕES

- Fraturas ósseas
- Hipercalcemia

PROGNÓSTICO

- A sobrevida média para mieloma era de 3 anos, mas está melhorando com tratamentos novos
- A sobrevida média é de 5-6 anos em caso de baixa carga tumoral (pico de IgG < 5 g/dL, não mais do que 1 lesão óssea lítica e sem hipercalcemia ou insuficiência renal)
- A sobrevida média era de 1-2 anos em caso de alta carga tumoral (pico de IgG > 7 g/dL, hematócrito < 25%, cálcio > 12 mg/dL, ou > 3 lesões ósseas líticas)
  - Contudo, a sobrevida atual é de 5-6 anos com transplante autólogo precoce de células-tronco
  - A imunoterapia com transplante alogênico e o uso de novos agentes (bortezomibe e lenalidomida) podem melhorar ainda mais os resultados

EVIDÊNCIAS

DIRETRIZES CLÍNICAS

- Anderson KC et al; NCCN Multiple Myeloma Practice Guidelines Panel. National Comprehensive Cancer Network: Multiple Myeloma v.1.2005.
- Durie BG et al; Scientific Advisors of the International Myeloma Foundation. Myeloma management guidelines: a consensus report from the Scientific Advisors of the International Myeloma Foundation. Hematol J. 2003;4:379. Erratum in: Hematol J. 2004;5:285. [PMID: 14671610]

ENDEREÇOS ELETRÔNICOS

- International Myeloma Foundation
- Multiple Myeloma Research Foundation
- National Cancer Institute: Multiple Myeloma Treatment

INFORMAÇÕES PARA OS PACIENTES

- American Cancer Society: Multiple Myeloma
- MedlinePlus: Multiple Myeloma Interactive Tutorial
- National Cancer Institute: Multiple Myeloma

REFERÊNCIAS

- Cavo M et al; Bologna 2002 Study. Superiority of thalidomide and dexamethasone over vincristine-doxorubicin-dexamethasone (VAD) as primary therapy in preparation for autologous transplantation for multiple myeloma. Blood. 2005 Jul 1;106(1):35-9. [PMID: 15761019]
- Crawley C et al. Outcome for reduce-dintensity allogeneic transplantation for multiple myeloma: an analysis of prognostic factors from the Chronic Leukaemia Working Party of the EBMT. Blood. 2005 Jun 1;105(11):4532-9. [PMID: 15731182]
- Greipp PR et al. International staging system for multiple myeloma. J Clin Oncol. 2005 May 20;23(15):3412-20. [PMID: 15809451]
- Rajkumar SV et al. Combination therapy with lenalidomide plus dexamethasone (Rev/Dex) for newly diagnosed myeloma. Blood. 2005 Dec 15; 106(13):4050-3. [PMID: 16118317]
- Richardson PG et al. Bortezomib or high-dose dexamethasone for relapsed multiple myeloma. N Engl J Med. 2005 Jun 16;352(24):2487-98. [PMID: 15958804]

Miocardite

CARACTERÍSTICAS PRINCIPAIS

- Inflamação focal ou difusa do miocárdio
- Causas primárias: infecção viral aguda ou resposta imune pós-viral
- Causas secundárias
  - Patógenos não virais, como bactérias, riquétsias, espiroquetas, fungos ou parasitas
  - Toxinas, drogas (especialmente cocaína)
  - Distúrbios imunológicos (p. ex, lúpus eritematoso sistêmico)
- Muitos casos resolvem-se espontaneamente
- Em outros casos, a função cardíaca piora progressivamente, podendo levar à miocardiopatia dilatada

ACHADOS CLÍNICOS

- Início: vários dias a algumas semanas após o início de doença febril ou infecção respiratória aguda
- Insuficiência cardíaca congestiva: gradual ou abrupta e fulminante
- Sintomas: dor torácica (pleurítica ou inespecífica), dispneia
- Exame físico
  - Taquicardia
  - Ritmo de galope
  - Edema
  - Defeito de condução
- Formação de êmbolos causada por efeito pró-coagulante de citocinas, contrati-

lidade diminuída do miocárdio e estase sanguínea

DIAGNÓSTICO

- Elevação no leucograma e na velocidade de sedimentação globular, bem como nos níveis de troponina I (em 33%) e creatinoquinase miocárdica [CK-MB] (em 10%)
- ECG
  - Taquicardia sinusal
  - Ectopia ventricular
  - Alterações inespecíficas de repolarização
  - Atraso de condução intraventricular
  - Ocasionalmente, as alterações do segmento ST e da onda T podem mimetizar infarto agudo do miocárdio
- Radiografias torácicas: achados inespecíficos; é comum a presença de cardiomegalia; além disso, observa-se hipertensão venosa pulmonar e até mesmo edema pulmonar
- Ecocardiografia: cardiomegalia e disfunção contrátil
- Apesar de não ser um exame sensível, a biópsia do miocárdio pode revelar a presença de padrão inflamatório característico

TRATAMENTO

- Terapia antimicrobiana específica para qualquer agente infeccioso identificado
- Agentes imunossupressores para miocardite aguda (< 6 meses) apenas se a biópsia do miocárdio sugerir a existência de inflamação; no entanto, a maioria dos agentes não é eficaz
- É importante o fornecimento dos cuidados de suporte (incluindo o uso de dispositivos de assistência ventricular esquerda)
- Tratar a insuficiência cardíaca e as arritmias
- Proceder à avaliação de transplante cardíaco

Miopatias: Dermatomiosite & Polimiosite

CARACTERÍSTICAS PRINCIPAIS

PRINCÍPIOS BÁSICOS DO DIAGNÓSTICO

- Fraqueza muscular proximal bilateral
- Manifestações cutâneas características na dermatomiosite (pápulas de Gottron, exantema heliotrópico)
- Testes diagnósticos: creatinoquinase elevada, biópsia muscular, eletromiografia
- Aumento do risco de malignidade, particularmente em caso de dermatomiosite

CONSIDERAÇÕES GERAIS

- Doença autoimune de causa desconhecida, que se caracteriza principalmente por inflamação de músculos
- Há 5 subgrupos definidos clinicamente
  - Dermatomiosite juvenil
  - Dermatomiosite
  - Polimiosite
  - Miosite associada a malignidade
  - Miosite associada a alguma outra doença do tecido conjuntivo (especialmente lúpus eritematoso sistêmico [LES])
- Distúrbios dos sistemas nervosos periférico e central (p. ex., polineuropatia inflamatória crônica, esclerose múltipla, miastenia grave, doença de Eaton-Lambert e esclerose lateral amiotrófica)
  - Podem produzir fraqueza
  - Contudo, esses distúrbios são diferenciados das miopatias inflamatórias pelos sintomas característicos e sinais neurológicos, bem como pelas anormalidades eletromiográficas peculiares
- A miosite por corpúsculo de inclusão pode mimetizar polimiosite, porém é menos responsiva ao tratamento e apresenta características epidemiológicas distintas
- Os pacientes com polimialgia reumática têm mais de 50 anos de idade e – ao contrário dos pacientes com polimiosite – exibem dor, mas sem fraqueza objetiva
- Malignidades mais comumente associadas a dermatomiosite em ordem decrescente de frequência
  - Câncer de ovário
  - Câncer de pulmão
  - Câncer pancreático
  - Câncer de estômago
  - Câncer colorretal
  - Linfoma não Hodgkin

ASPECTOS DEMOGRÁFICOS

- Incidência de pico: quinta e sexta décadas de vida
- As mulheres são duas vezes mais comumente afetadas do que os homens
- O paciente típico com miosite por corpúsculo de inclusão é branco, do sexo masculino e tem mais de 50 anos de idade

ACHADOS CLÍNICOS

SINAIS E SINTOMAS

- Fraqueza muscular gradual e progressiva dos grupos musculares proximais das extremidades superiores e inferiores
- A fraqueza nas pernas (p. ex., dificuldade de se levantar da cadeira ou de subir escadas) tipicamente antecede sintomas nos braços
- Ausência de fraqueza muscular facial ou ocular
- Dor e sensibilidade dos músculos afetados (25%)

Em caso de dermatomiosite

- A erupção cutânea característica é de cor vermelho-escura e pode surgir em distribuição malar, mimetizando a erupção clássica do LES
- Também ocorre eritema sobre outras áreas da face, do pescoço e dos ombros, bem como da parte superior do tórax e das costas ("sinal do xale")
- Edema periorbital e sufusão purpúrea (heliotrópica) sobre as pálpebras são sinais típicos
- Eritema periungueal, dilatação de capilares do leito ungueal e placas descamativas sobre o dorso das articulações interfalângicas e metacarpofalângicas proximais (sinal de Gottron) são altamente sugestivos
- Um subgrupo de pacientes com polimiosite e dermatomiosite desenvolve a "síndrome antissintetase" – um grupo de achados que inclui
  - Artrite inflamatória
  - Fenômeno de Raynaud
  - Doença pulmonar intersticial
  - Com frequência, miopatia grave associada a certos autoanticorpos (p. ex., anticorpos anti-Jo-1)

DIAGNÓSTICO DIFERENCIAL

Inflamação muscular

- Polimiosite
- Dermatomiosite
- LES
- Esclerodermia
- Síndrome de Sjögren
- Miosite por corpúsculo de inclusão
- Triquinose

Outras causas de fraqueza muscular proximal

- Polimialgia reumática
- Causas endócrinas
  - Hipotireoidismo
  - Hipertireoidismo
  - Síndrome de Cushing
- Alcoolismo
- Medicamentos

- Corticosteroides
- Estatinas
- Clofibrato
- Colchicina
- Cloroquina
- Emetina
- Ácido aminocaproico
- Bretílio
- Penicilamina
- Agentes indutores de hipocalemia
■ Miopatia por HIV
■ Hiperparatireoidismo
■ Estenose espinal
■ Osteomalacia
■ Miopatia mitocondrial

DIAGNÓSTICO

EXAMES LABORATORIAIS

■ Os níveis séricos de enzimas musculares, sobretudo creatinoquinase e aldolase, encontram-se elevados
■ Em muitos pacientes, há anticorpos antinucleares; no subgrupo de pacientes com doença pulmonar intersticial associada, observam-se anticorpos anti-Jo-1
■ Os níveis de CA-125 (e a ultrassonografia pélvica) podem ser úteis em mulheres, considerando-se a forte associação de carcinoma ovariano e dermatomiosite

PROCEDIMENTOS DIAGNÓSTICOS

■ A realização de biópsia do músculo clinicamente envolvido constitui o único teste diagnóstico específico
■ Os achados patológicos em casos de polimiosite e dermatomiosite são peculiares, embora ambas as miopatias revelem infiltrados inflamatórios linfoides
■ Anormalidades eletromiográficas que consistem em potenciais polifásicos, fibrilações e potenciais de ação de alta frequência são úteis no estabelecimento do diagnóstico. Nenhum dos estudos é específico

TRATAMENTO

MEDICAÇÕES

■ A maioria dos pacientes responde a corticosteroides
- Inicialmente, é necessária a dose diária de 40-60 mg ou mais de prednisona oral
- A dose é ajustada para baixo, de acordo com a resposta de níveis séricos das enzimas musculares observadas sequencialmente
■ Em pacientes resistentes ou intolerantes a corticosteroides, a terapia com metotrexato ou azatioprina pode ser útil

■ A hidroxicloroquina (200-400 mg/dia por via oral, sem exceder 6,5 mg/kg) pode ajudar a melhorar a dermatopatia

PROCEDIMENTOS TERAPÊUTICOS

■ Limitar a exposição ao sol em pacientes com erupção cutânea provocada por dermatomiosite

DESFECHOS

SEGUIMENTO

■ Até 1 dentre 4 pacientes com dermatomiosite apresenta alguma malignidade oculta que pode não ser detectada depois de meses em alguns casos
■ A busca pelo processo maligno oculto deve envolver o uso de testes de triagem de câncer, apropriados ao risco e à idade
■ Se essas avaliações não forem esclarecedoras, uma avaliação laboratorial mais invasiva ou ampla provavelmente não será custo-efetiva

COMPLICAÇÕES

■ Devido à fraqueza dos músculos respiratórios, pode ocorrer o desenvolvimento de hipercapneia e insuficiência respiratória
■ A ocorrência de rabdomiólise com insuficiência renal pode complicar inflamação muscular muito grave

PROGNÓSTICO

■ Pacientes com neoplasia associada apresentam prognóstico ruim
- Contudo, a remissão pode suceder o tratamento do tumor
- Corticosteroides podem ou não ser eficazes nesses pacientes

CASOS DE ENCAMINHAMENTO

■ Encaminhar o paciente a um reumatologista caso se desenvolva fraqueza respiratória ou rabdomiólise

CASOS DE ADMISSÃO HOSPITALAR

■ Internar para proteção das vias aéreas e tratamento de urgência mediante desenvolvimento de fraqueza dos músculos respiratórios
■ Internar na ocorrência de rabdomiólise

EVIDÊNCIAS

ENDEREÇO ELETRÔNICO

■ The Myositis Association

INFORMAÇÕES PARA OS PACIENTES

■ American Academy of Orthopaedic Surgeons

■ Arthritis Foundation

REFERÊNCIAS

■ Callen JP et al. Dermatomyositis. Clin Dermatol. 2006 Sep-Oct;24(5):363-73. [PMID: 16966018]
■ Troyanov Y et al. Novel classification of idiopathic inflammatory myopathies based on overlap syndrome features and autoantibodies: analysis of 100 French Canadian patients. Medicine (Baltimore). 2005 Jul;84(4):231-49. [PMID: 16010208]
■ Ytterberg SR. Treatment of refractory polymyositis and dermatomyositis. Curr Rheumatol Rep. 2006 Jun;8(3):167-73. [PMID: 16901073]

Mola Hidatiforme & Coriocarcinoma

CARACTERÍSTICAS PRINCIPAIS

PRINCÍPIOS BÁSICOS DO DIAGNÓSTICO

■ Sangramento uterino
■ Demonstração patológica de coriocarcinoma em amostras de massa pélvica ou vaginal ou em algum tumor metastático
■ Mola hidatiforme
- Amenorreia
- Sangramento uterino irregular
- Subunidade β da gonadotrofina coriônica humana (hCG) sérica > 40.000 mU/mL
- Passagem de aglomerados de vilosidades edematosas aumentadas semelhantes a cachos de uva pela vagina
- Ultrassom uterino com imagem ecogênica heterogênea característica e ausência de feto ou placenta
- Composição citogenética de 46,XX (85%), completamente de origem paterna

CONSIDERAÇÕES GERAIS

■ Mola hidatiforme, mola invasiva e coriocarcinoma compreendem um espectro de neoplasia trofoblástica gestacional
■ As molas parciais geralmente revelam evidência de embrião ou saco gestacional; são polipoides, menos sintomáticas e de crescimento mais lento; com frequência, apresentam-se como aborto retido ao exame clínico

ASPECTOS DEMOGRÁFICOS

■ Ocorrem taxas mais altas de neoplasia trofoblástica gestacional em alguns países em desenvolvimento: 1/125 gesta-

ções nas regiões da Ásia, 1/1.500 gestações nos Estados Unidos
- São fatores de risco condição socioeconômica, histórico de mola e idade abaixo de 18 ou acima de 40 anos

ACHADOS CLÍNICOS

SINAIS E SINTOMAS

- **Mola hidatiforme**
  - Náuseas e vômitos excessivos em mais de um terço das pacientes
  - É comum a ocorrência de sangramento uterino com início em 6-8 semanas
  - Em 20% dos casos, o útero aparece maior do que seria esperado
  - Podem ser eliminados aglomerados intactos ou colapsados de vilosidades aumentadas (vesículas), semelhantes a cachos de uva
  - Podem ser palpáveis ovários císticos com aumento de volume bilateral
  - Com menor frequência, pode ocorrer o desenvolvimento de pré-eclâmpsia ou eclâmpsia durante o segundo trimestre de gestação
- O **coriocarcinoma** pode se manifestar por sangramento contínuo ou recorrente
  - Após eliminação de alguma mola
  - Subsequente a parto, abortamento ou gravidez ectópica
  - Pode ser observado tumor vaginal ulcerativo, massa pélvica ou evidência de tumor metastático distante

DIAGNÓSTICO DIFERENCIAL

- São observados níveis semelhantemente elevados da subunidade β de hCG sérica em gestação múltipla
  - Abortamento espontâneo
  - Gravidez ectópica
  - Fibroide uterino prolapsado
  - Leiomiomas uterinos (fibroides), pólipo endometrial ou adenomiose (endometriose uterina)
  - Tumor ovariano
  - Neoplasia ou lesão cervical

DIAGNÓSTICO

EXAMES LABORATORIAIS

- Um valor da subunidade β de hCG sérica > 40.000 mU/mL ou hCG urinária > 100.000 mU/mL em 24 horas aumenta a probabilidade de mola hidatiforme, embora tais valores ocasionalmente sejam observados com gravidez normal em gestação múltipla

DIAGNÓSTICO POR IMAGEM

- O ultrassom substituiu todos os outros métodos de diagnóstico pré-operatório de mola
- Os achados ultrassonográficos correspondem a múltiplos ecos indicativos de vilosidades edematosas dentro de um útero aumentado de volume, além da ausência de feto e placenta
- Há necessidade de radiografia torácica pré-operatória para avaliar a presença de metástases pulmonares de trofoblastos

PROCEDIMENTOS DIAGNÓSTICOS

- O diagnóstico de coriocarcinoma é estabelecido por meio de exame patológico de curetagens ou biópsia

TRATAMENTO

MEDICAÇÕES

- A quimioterapia fica indicada para tratamento de mola caso se descubra a existência de tecido maligno na cirurgia ou durante exame de acompanhamento
- Para pacientes de baixo risco com prognóstico bom, administrar
  - Metotrexato, 0,4 mg/kg IM por um período de 5 dias, ou
  - Dactinomicina, 10-12 μg/kg/dia IV por um período de 5 dias (Tabela 6)
  - Os efeitos colaterais costumam ser reversíveis em aproximadamente 3 semanas e podem ser amenizados pela administração de leucovorina (0,1 mg/kg); tais efeitos incluem
    - Anorexia
    - Náuseas e vômitos
    - Estomatite
    - Erupção cutânea
    - Diarreia
    - Depressão da medula óssea
- Em geral, são necessários cursos repetidos de metotrexato com intervalo de 2 semanas para destruir o trofloblasto e manter um título da gonadotrofina coriônica no nível zero, conforme indicado pela determinação de β-hCG
- É recomendável o uso de betabloqueadores no período pré-operatório para estabilizar os pacientes acometidos por tireotoxicose como resultado de suas molas

CIRURGIA

- O útero deve ser esvaziado assim que uma mola for diagnosticada, de preferência por sucção
- Não é aconselhável a ressecção dos cistos ovarianos nem a remoção dos ovários; com a eliminação da mola, ocorrerá a regressão espontânea de cistos tecaluteínicos

DESFECHOS

SEGUIMENTO

- Os níveis de hCG devem permanecer negativos por 6-12 meses antes de se tentar a concepção
- Na gravidez subsequente a um quadro de mola, o nível de hCG deve ser verificado 6 semanas após o parto
- É recomendada a prescrição de método contraceptivo para evitar a confusão entre hCG elevada e uma nova gravidez; preferem-se as pílulas contraceptivas orais
- São mensurados os níveis séricos semanais de hCG
- Após o registro de dois níveis negativos de hCG consecutivos, os níveis podem ser avaliados com menor frequência em intervalos de até 1 ano
- Um platô ou uma elevação nos níveis de hCG torna obrigatória a realização de radiografias torácicas repetidas e procedimentos de dilatação-curetagem antes da quimioterapia

COMPLICAÇÕES

- Aproximadamente 10% das mulheres necessitam de tratamento adicional após eliminação da mola; em 5% delas, ocorre o desenvolvimento de coriocarcinoma
- O hormônio hCG possui mínima atividade semelhante ao TSH; em níveis muito altos, pode ocorrer a liberação de T_3 e T_4, com consequente hipertireoidismo, que desaparece imediatamente após a ressecção

PROGNÓSTICO

- As molas parciais tendem a seguir um curso benigno
- As molas completas têm maior tendência a se transformar em coriocarcinomas
- Em pelo menos 85% dos casos de coriocarcinoma, pode-se esperar uma sobrevida de 5 anos após cursos quimioterápicos, mesmo depois da demonstração de metástases

CASOS DE ENCAMINHAMENTO

- As pacientes com prognóstico ruim devem ser encaminhadas a algum centro médico especializado em câncer, onde provavelmente será administrada quimioterapia com múltiplos agentes

CASOS DE ADMISSÃO HOSPITALAR

- Pacientes com sangramento vaginal excessivo

- Pacientes com eliminação de tecido vesicular
- Pacientes com tireotoxicose
- Pacientes com doença metastática sintomática

EVIDÊNCIAS

DIRETRIZES CLÍNICAS

- Benedet JL et al. FIGO staging classifications and clinical practice guidelines in the management of gynecologic cancers. FIGO Committee on Gynecologic Oncology. Int J Gynaecol Obstet. 2000; 70:209. [PMID: 11041682]
- Soper JT et al; American College of Obstetricians and Gynecologists. Diagnosis and treatment of gestational trophoblastic disease: ACOG Practice Bulletin No. 53. Gynecol Oncol. 2004; 93:575. [PMID: 15196847]

ENDEREÇO ELETRÔNICO

- National Cancer Institute: Gestational Trophoblastic Disease Information for Patients and Health Professionals

INFORMAÇÕES PARA OS PACIENTES

- American Cancer Society: Gestational Trophoblastic Disease
- MedlinePlus: Gestational Trophoblastic Disease

REFERÊNCIAS

- Smith HO et al. Choriocarcinoma and gestational trophoblastic disease. Obstet Gynecol Clin North Am. 2005 Dec; 32(4):661-84. [PMID: 16310678]
- Soper JT. Gestational trophoblastic disease. Obstet Gynecol. 2006 Jul; 108(1):176-87. [PMID: 16816073]

Molusco Contagioso

CARACTERÍSTICAS PRINCIPAIS

- Causado por poxvírus
- As lesões são autoinoculáveis e disseminadas pelo contato entre peles úmidas
- Em indivíduos sexualmente ativos, as lesões podem ficar confinadas ao pênis, ao púbis e à face interna das coxas, sendo consideradas como infecção sexualmente transmitida
- Comum em pacientes com AIDS
  - Geralmente com contagem de células T auxiliares < 100/μL
  - Lesões extensas tendem a se desenvolver sobre a face e o pescoço, bem como na área genital
  - A erradicação das lesões não é uma tarefa fácil a menos que a imunidade se restabeleça; nesse caso, pode ocorrer eliminação espontânea

ACHADOS CLÍNICOS

- Apresenta-se sob a forma de pápulas arredondadas, cupuliformes, céreas e umbilicadas, isoladas ou múltiplas, de 2-5 mm de diâmetro
- Em princípio, as lesões são firmes, sólidas e cor de carne, mas, ao chegar à maturidade, ficam amolecidas, esbranquiçadas ou cinzas peroladas, podendo supurar
- Os principais locais de acometimento são a face, a parte inferior do abdome e os órgãos genitais
- As lesões individuais persistem por ~2 meses

DIAGNÓSTICO

- Diagnóstico clínico, formulado com base na umbilicação central distinta da lesão cupuliforme
- Diagnóstico diferencial
  - Verrugas
  - Varicela (catapora)
  - Carcinoma basocelular
  - Líquen plano
  - Varíola
  - Criptococose cutânea (na AIDS)

TRATAMENTO

- O melhor tratamento consiste na realização de curetagem ou em aplicações mais breves de nitrogênio líquido como se as lesões fossem verrugas
- Quando as lesões são submetidas a congelamento*, a umbilicação central frequentemente se torna mais aparente
- A eletrocirurgia com fonte luminosa e agulha fina também é eficaz

Mononucleose

CARACTERÍSTICAS PRINCIPAIS

- Pode ocorrer infecção aguda em qualquer idade, embora seja mais comum aos 10-35 anos

---
* N. de T. Método conhecido como crioterapia.

- O vírus Epstein-Barr (EBV) é o agente causador
- Síndromes semelhantes são causadas por
  - Citomegalovírus (CMV)
  - Infecção aguda por HIV
  - Toxoplasmose
- O EBV exibe forte associação sorológica com
  - Linfomas relacionados com o HIV
  - Carcinoma nasofaríngeo
  - Linfoma de Burkitt
  - Leucoplasia pilosa oral
  - Distúrbio linfoproliferativo pós-transplante

ACHADOS CLÍNICOS

- São comuns febre e dor orofaríngea
- A presença de linfadenopatia é muito comum
- Esplenomegalia (50%)
- É raro o aparecimento de erupção cutânea maculopapular (15%), exceto em pacientes submetidos à ampicilina (90%)
- Comumente, há faringite exsudativa
- Hepatite, mononeuropatia, meningite asséptica, anemia hemolítica, trombocitopenia são incomuns
- Infecções bacterianas secundárias da orofaringe
- Apesar de rara, a ruptura esplênica é um quadro muito grave
- Alterações eletrocardiográficas inespecíficas (5%)

DIAGNÓSTICO

- A combinação de dor orofaríngea, febre, fadiga, adenopatia e esplenomegalia sugere o diagnóstico
- A cronicidade da faringite torna a mononucleose infecciosa mais provável do que a faringite bacteriana
- Granulocitopenia com linfocitose, especialmente linfócitos grandes e atípicos
- Anemia hemolítica e trombocitopenia
- Testes dos anticorpos heterófilos e de "monospot" geralmente positivos
- A mensuração dos títulos de anticorpos (IgM) direcionados contra antígenos precoces, inclusive o antígeno do capsídeo viral, pode ser útil no início da doença

TRATAMENTO

- 95% dos pacientes recuperam-se sem terapia antiviral
- O aciclovir e outros agentes antivirais não têm benefício clínico comprovado

- Síndromes crônicas causadas por EBV são cada vez mais identificadas, sobretudo em indivíduos imunodeficientes (síndrome de Duncan)

Mordidas por Animais & Humanos

CARACTERÍSTICAS PRINCIPAIS

PRINCÍPIOS BÁSICOS DO DIAGNÓSTICO
- As mordidas de gatos e de humanos têm mais probabilidade de infectar do que as mordidas de cães
- As mordidas na mão são especialmente preocupantes por causa da possibilidade de infecção em espaço fechado
- A profilaxia antibiótica está indicada para as mordidas não infectadas da mão; a hospitalização é necessária para as mordidas infectadas da mão
- É necessário realizar cultura de todas as feridas infectadas para direcionar a terapia

CONSIDERAÇÕES GERAIS
- Os animais implicados nas mordidas são habitualmente conhecidos por suas vítimas, e a maioria dos incidentes é provocada (i. e., as mordidas ocorrem ao brincar com o animal ou ao despertá-lo abruptamente do sono)
- Determinantes importantes para as mordidas se tornarem infectadas
  - O animal causador da mordida
  - A localização da mordida
  - Tipo de lesão infligida
- As mordidas nas extremidades têm mais probabilidade de infectar do que as mordidas na cabeça, na face e no pescoço
- A impossibilidade de obter uma história de provocação é importante, porque um ataque não provocado levanta a possibilidade de raiva
- Mordidas humanas
  - Geralmente infligidas por crianças durante brincadeiras ou lutas
  - Em adultos, as mordidas estão associadas a uso de álcool e lesões de punho fechado que ocorrem durante lutas
- As infecções após as mordidas humanas são variáveis
  - As mordidas infligidas por crianças são superficiais e raramente infectam
  - As mordidas infligidas por adultos infectam em 15-30% dos casos, com uma taxa particularmente alta de infecção nas lesões de punho fechado
  - As mordidas autoinfligidas envolvendo a mucosa e a pele têm uma taxa de infecção semelhante à das lesões de punho fechado
- Mordidas de gato
  - Mais probabilidade de infectar do que as mordidas humanas
  - 30-50% das mordidas de gato tornam-se infectadas
- **Mordidas de cachorro**, por motivos incertos, infectam apenas 5% das vezes
- As **feridas puntiformes** infectam mais frequentemente do que as lacerações, provavelmente porque estas são mais fáceis de irrigar e debridar
- A bacteriologia das mordidas de cachorro e gato é polimicrobiana
  - Mais de 50% das infecções são causadas por aeróbios e anaeróbios
  - 35% são causadas apenas por aeróbios
  - As infecções anaeróbias puras são raras
- As espécies de *Pasteurella* são o patógeno único mais comum – 75% das mordidas de gato e 50% das mordidas de cachorro
- Outros aeróbios comuns incluem
  - Estreptococos
  - Estafilococos
  - *Moraxella*
  - *Neisseria*
- Os anaeróbios comuns compreendem
  - *Fusobacterium*
  - *Bacteroides*
  - *Porphyromonas*
  - *Prevotella*
- As mordidas humanas são uma mistura de aeróbios e anaeróbios em mais de 50% e de aeróbios isolados em 44%
- Estafilococos, estreptococos e *Eikenella corrodens* (isolada em 30% das infecções) são os aeróbios mais comuns
- *Prevotella* e *Fusobacterium* são os anaeróbios mais comuns
- Embora os organismos recém-citados sejam os mais usuais, muitos outros têm sido isolados, como *Capnocytophaga* (cachorros e gatos), *Pseudomonas* e *Haemophilus*, enfatizando a necessidade de realização de cultura de todas as feridas infectadas, para definir a bacteriologia
- A transmissão de HIV após uma mordida tem sido raramente relatada; a saliva não contaminada com sangue tem um risco muito baixo

ASPECTOS DEMOGRÁFICOS
- Cerca de 1.000 mordidas de cães demandam atenção nos setores de emergência todos os dias, mais frequentemente em áreas urbanas
- As mordidas de cachorro ocorrem mais comumente nos meses de verão

ACHADOS CLÍNICOS

SINAIS E SINTOMAS
Mordidas de cães e gatos
- As infecções precoces (dentro de 24 horas depois da mordida) são caracterizadas por
  - Início e progressão rápidos
  - Febre
  - Calafrios
  - Celulite
  - Adenopatia local

Mordidas humanas
- As **infecções precoces** podem causar uma infecção necrosante rapidamente progressiva
- As **infecções tardias** (mais do que 24 horas depois da mordida)
  - Apresentam-se com edema e eritema local
  - A drenagem e os sintomas sistêmicos podem estar presentes ou não

DIAGNÓSTICO

EXAMES LABORATORIAIS
- Pelo fato de a bacteriologia das infecções ser tão variável, deve-se obter sempre a cultura das feridas infectadas e ajustar a terapia, especialmente se o paciente não estiver respondendo ao tratamento empírico inicial

DIAGNÓSTICO POR IMAGEM
- As radiografias devem ser feitas para pesquisar fraturas e presença de corpos estranhos

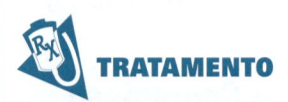

TRATAMENTO

MEDICAÇÕES
Antibióticos profiláticos
- A profilaxia está indicada nas mordidas de alto risco como, por exemplo, quaisquer mordidas de gato e nas mordidas na mão por qualquer animal ou por humanos
- O fármaco de escolha é a amoxicilina-clavulanato (Clavulin) 500 mg VO 3x/dia por 3-5 dias
- No paciente alérgico à penicilina, é dada clindamicina mais ciprofloxacino ou levofloxacino
- O moxifloxacino pode ser uma alternativa apropriada de monoterapia devido à sua atividade mista contra aeróbios e anaeróbios

- Os pacientes imunocomprometidos e asplênicos estão em risco de desenvolver bacteriemia e sepse grave depois de mordidas de animais e também devem receber profilaxia, mesmo em mordidas de baixo risco

Antibióticos

- As feridas infectadas exigem antibióticos, VO ou IV, conforme decisões clínicas individualizadas
- *Pasteurella multocida* é mais adequadamente tratada com penicilina ou uma tetraciclina
  - Outros agentes: cefalosporinas de segunda e terceira geração, fluoroquinolonas, azitromicina ou claritromicina
  - A resposta à terapia é lenta, e o tratamento deve ser continuado por pelo menos 2-3 semanas
- As mordidas humanas frequentemente exigem terapia IV combinada com um betalactâmico mais um inibidor da betalactamase (Unasyn), cefoxitina ou, no paciente alérgico à penicilina, clindamicina mais uma fluoroquinolona

PROCEDIMENTOS TERAPÊUTICOS

- O exame cuidadoso para avaliar a extensão da lesão (laceração de tendão, penetração no espaço articular) é fundamental para os cuidados apropriados
- A limpeza e irrigação vigorosas da ferida, assim como o debridamento do material necrótico, são os fatores mais importantes para diminuir a incidência de infecções
- Se as feridas necessitarem de fechamento por motivos estéticos ou mecânicos, a sutura pode ser feita
- Nunca se deve suturar uma ferida infectada, e as feridas na mão em geral não devem ser suturadas, já que uma infecção no espaço fechado da mão pode resultar em perda de função

DESFECHOS

SEGUIMENTO

- Um acompanhamento cuidadoso é necessário a cada 1-2 dias para avaliar a melhoria

COMPLICAÇÕES

- Osteomielite
- Ruptura do tendão
- Abscesso

PROGNÓSTICO

- Geralmente bom, mas a resolução pode ser lenta, sobretudo nas infecções com *Pasteurella*

CASOS DE ENCAMINHAMENTO

- Mordidas na mão
- Ausência de melhora dentro de 2-3 dias

CASOS DE ADMISSÃO HOSPITALAR

- Casos de mordidas humanas na mão costumam ser admitidos no hospital

PREVENÇÃO

- Todos os pacientes devem ser avaliados quanto à necessidade de profilaxia para tétano (Tabelas 39, 40 e 41) e raiva

EVIDÊNCIAS

DIRETRIZES CLÍNICAS

- Update on emerging infections from the Centers for Disease Control and Prevention. Update rabies postexposure prophylaxis guidelines. Ann Emerg Med. 1999;33:590. [PMID: 10216339]

INFORMAÇÕES PARA OS PACIENTES

- National Institutes of Health
- The Mayo Clinic

REFERÊNCIAS

- Brook I. Microbiology and management of human and animal bite wound infections. Prim Care. 2003 Mar;30(1):2539. [PMID: 12825249]
- Talan DA et al. Clinical presentation and bacteriologic analysis of infected human bites in patients presenting to emergency departments. Clin Infect Dis. 2003 Dec 1;37(11):1481-9. [PMID: 14614671]
- Taplitz RA. Managing bite wounds. Currently recommended antibiotics for treatment and prophylaxis. Postgrad Med. 2004 Aug;116(2):49-52, 55-6, 59. [PMID: 15323154]

Náuseas & Vômitos

CARACTERÍSTICAS PRINCIPAIS

PRINCÍPIOS BÁSICOS DO DIAGNÓSTICO

- A náusea é uma sensação vaga, intensamente desagradável, de mal-estar ou "enjoo"
- É diferente de anorexia
- Frequentemente acompanha ânsia de vômito (movimentos espasmódicos respiratórios e abdominais)
- Essa ânsia pode ou não resultar em vômito
- O vômito deve ser distinguido de regurgitação (ou seja, o refluxo de conteúdo estomacal líquido ou sólido [alimento], sem esforço)

CONSIDERAÇÕES GERAIS

- Podem ser causados por ampla variedade de condições que estimulam os receptores aferentes vagais, o centro do vômito no tronco cerebral ou a zona deflagradora de quimiorreceptores (Tabela 10)
- Podem levar a sérias complicações, como distúrbios eletrolíticos (hipocalemia, alcalose metabólica), desidratação, pneumonia por aspiração, laceração de Mallory-Weiss e ruptura esofágica

ACHADOS CLÍNICOS

SINAIS E SINTOMAS

- Sintomas agudos sem dor abdominal sugerem intoxicação alimentar, gastrenterite infecciosa ou medicamentos
- Dor aguda com vômito sugere irritação peritoneal, obstrução gástrica ou intestinal aguda ou doença pancreaticobiliar
- Vômito persistente é sugestivo de gravidez, obstrução da saída gástrica, gastroparesia, dismotilidade intestinal, distúrbios psicogênicos, além de distúrbios neurológicos (SNC) ou sistêmicos
- Vômito imediatamente após as refeições sugere bulimia ou causas psicogênicas
- Vômito de alimento não digerido sugere gastroparesia ou obstrução da saída gástrica; o exame físico pode revelar o sinal do vascolejo (presença de gás e líquido em um órgão obstruído)
- Questionar o paciente sobre a presença de sintomas neurológicos, como
  - Cefaleias
  - Rigidez de nuca
  - Vertigem
  - Parestesias ou fraqueza focais

DIAGNÓSTICO DIFERENCIAL

- Estimulação aferente visceral (Tabela 10)
  - Infecções
  - Obstrução mecânica
  - Dismotilidade
  - Irritação peritoneal
  - Distúrbios hepatobiliares ou pancreáticos
  - Irritantes GI tópicos
  - Pós-operatória
- Distúrbios do SNC
  - Vestibulopatias
  - Pressão intracraniana elevada
  - Enxaqueca
  - Infecções
  - Psicogênicos
- Irritação da zona deflagradora de quimiorreceptores
  - Quimioterapia anticancerígena
  - Drogas e medicamentos
  - Radioterapia
  - Distúrbios sistêmicos

DIAGNÓSTICO

EXAMES LABORATORIAIS

- Eletrólitos séricos
- Glicose sérica
- Creatinina sérica
- Cálcio sérico
- Amilase sérica
- Enzimas hepáticas
- Hormônio tireoestimulante
- Teste de gravidez na urina ou no soro

DIAGNÓSTICO POR IMAGEM

- Radiografias abdominais nas posições horizontal e vertical
- Ultrassom ou TC do abdome
- Série GI superior com bário
- Cintilografia nuclear em caso de gastroparesia

PROCEDIMENTOS DIAGNÓSTICOS

- Sucção via sonda nasogástrica em pacientes com vômito causado por
  - Obstrução GI
  - Gastroparesia
  - Íleo paralítico
  - Peritonite
- Teste de carga salina (i. e., soro fisiológico)
  - Utilizado antigamente para distinguir entre obstrução da saída gástrica e esvaziamento tardio do estômago
  - Raramente usado na era da endoscopia
- Endoscopia alta

TRATAMENTO

MEDICAÇÕES

- Administração de medicamentos antieméticos (Tabela 11) para controle do vômito
- Combinações de medicamentos pertencentes a classes farmacológicas distintas podem conferir um controle mais satisfatório
- Evitar o uso de agentes antieméticos na gravidez

PROCEDIMENTOS TERAPÊUTICOS

- Para vômito leve, autolimitado e agudo
  - Não há tratamento específico
  - Ingestão de líquidos puros e pequenas quantidades de alimentos secos
- Para vômito moderado a grave
  - Nada por via oral (i. e., jejum)
  - Administrar soro fisiológico a 0,45% por via IV com 20 mEq/L de cloreto de potássio
- Sucção nasogástrica para descompressão gástrica em pacientes com
  - Obstrução GI
  - Íleo paralítico ou gastroparesia
  - Peritonite

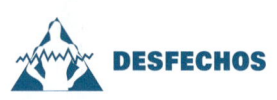

DESFECHOS

COMPLICAÇÕES

- Desidratação
- Hipocalemia
- Alcalose metabólica
- Aspiração
- Ruptura do esôfago (síndrome de Boerhaave)
- Sangramento secundário à laceração de mucosa na junção gastresofágica (síndrome de Mallory-Weiss)

CASOS DE ADMISSÃO HOSPITALAR

- Internar o paciente que exibe vômito agudo intenso para reidratação, avaliação e terapia específica

PREVENÇÃO

- Medicamentos antieméticos (especialmente antagonistas serotoninérgicos [5-HT_3]) podem ser administrados para prevenção de vômito em pacientes submetidos à quimioterapia e cirurgia abdominal

EVIDÊNCIAS

INFORMAÇÕES PARA OS PACIENTES
- American Academy of Family Physicians
- National Digestive Diseases Information Clearinghouse

REFERÊNCIAS
- Carlisle JB et al. Drugs for preventing postoperative nausea and vomiting. Cochrane Database Syst Rev. 2006 Jul 19;3:CDO04125. [PMID: 16856030]
- Kris MG et al. American Society of Clinical Oncology guideline for chemotherapy-induced nausea or vomiting. J Clin Oncol. 2006 Jun 20;24(18):293247. [PMID: 16717289]
- Sharma R et al. Management of chemotherapy-induced nausea, vomiting, oral mucositis, and diarrhoea. Lancet Oncol. 2005 Feb;6(2):93-102. [PMID: 116838181]

Necrose Óssea Avascular

CARACTERÍSTICAS PRINCIPAIS

- Uma complicação de
  - Uso de corticosteroides
  - Trauma
  - Lúpus eritematoso sistêmico (LES)
  - Pancreatite
  - Alcoolismo
  - Gota
  - Doença falciforme
  - Doenças infiltrativas (p. ex., doença de Gaucher)
- Os locais mais comumente afetados são as cabeças femorais proximal e distal
- A história natural costuma ser progressão do infarto ósseo para colapso cortical, resultando em disfunção articular significativa

ACHADOS CLÍNICOS

- Dor no quadril ou no joelho
- Muitos pacientes com doença no quadril primeiramente se apresentam com dor referida no joelho; contudo, a rotação interna do quadril – e não o movimento do joelho – é dolorosa

DIAGNÓSTICO

- Inicialmente, as radiografias costumam ser normais
- RM, TC e cintilografia óssea são técnicas mais sensíveis
- Diagnóstico diferencial
  - Osteoartrite ou artrite reumatoide
  - Fratura
  - Dor articular por outra causa

TRATAMENTO

- Evitar carga na articulação afetada por, pelo menos, várias semanas
- A cirurgia de descompressão do centro da necrose é controversa
- A prótese total de quadril é o desfecho habitual para todos os pacientes que sejam candidatos apropriados

Necrose Tubular Aguda

CARACTERÍSTICAS PRINCIPAIS

PRINCÍPIOS BÁSICOS DO DIAGNÓSTICO
- Lesão renal aguda
- Excreção fracionada de sódio (EF_{Na}) > 1% se houver oligúria
- Cilindros granulares pigmentados e células do epitélio tubular renal no sedimento urinário são patognomônicos, mas não estão sempre presentes

CONSIDERAÇÕES GERAIS
- Insuficiência renal aguda como resultado de dano tubular
- Responde por 85% dos casos de insuficiência renal aguda intrínseca
- As duas causas principais são isquemia e exposição a nefrotoxinas
- A insuficiência renal aguda intrínseca ocorre na hipotensão prolongada ou na hipoxemia, como na desidratação, no choque e na sepse, bem como após procedimentos cirúrgicos maiores
- A exposição a nefrotoxinas inclui as toxinas exógenas e endógenas

Nefrotoxinas exógenas
- Aminoglicosídeos
- Vancomicina, aciclovir IV, diversas cefalosporinas
- Meio de contraste radiográfico
- Antineoplásicos, como cisplatina e solventes orgânicos, e metais pesados (mercúrio, cádmio e arsênico)

Nefrotoxinas endógenas
- Mioglobinúria como consequência de rabdomiólise
- Hemoglobinúria, hemólise intravascular maciça
- Hiperuricemia
- Proteína de Bence Jones, paraproteínas

ACHADOS CLÍNICOS

SINAIS E SINTOMAS
- Ver Insuficiência Renal Aguda

DIAGNÓSTICO DIFERENCIAL
- Azotemia pré-renal (p. ex., desidratação)
- Azotemia pós-renal (hiperplasia prostática benigna)
- Outras causas de insuficiência renal aguda
  - Glomerulonefrite aguda: imunocomplexos (p. ex., nefropatia por IgA), pauci-imune (p. ex., granulomatose de Wegener), doença anti-membrana basal glomerular
  - Nefrite intersticial aguda: fármacos (p. ex., betalactâmicos), infecções (p. ex., *Streptococcus*), imune (p. ex., lúpus eritematoso sistêmico)

DIAGNÓSTICO

EXAMES LABORATORIAIS
- Níveis séricos de creatinina (Cr) e ureia (U) elevados
- Relação U/Cr < 40:1 na necrose tubular aguda
- Hipercalemia
- Acidose metabólica com *anion gap*
- Hiperfosfatemia
- Urinálise: a urina pode ser marrom com cilindros granulares pigmentados ou com cilindros "marrom lamacento"; células do epitélio tubular renal e cilindros de células epiteliais
- EF_{Na} = *clearance* de Na^+/TFG = *clearance* de Na^+/*clearance* de creatinina = (Na^+ urinário/Na^+ plasmático)/(Cr urinária/Cr plasmática) X 100
- EF_{Na} alta (> 1%) na necrose tubular aguda

DIAGNÓSTICO POR IMAGEM
- Ultrassonografia renal

PROCEDIMENTOS DIAGNÓSTICOS
- A biópsia renal raramente está indicada

TRATAMENTO

MEDICAÇÕES

- Parar com o agente causador e corrigir a isquemia
- Diuréticos de alça com moderação, com ou sem tiazídicos, para manutenção do volume
- Agentes ligadores de fosfato
  - Hidróxido de alumínio, 500 mg VO 3x/dia com as refeições
  - Carbonato de cálcio, 500-1.500 mg VO 3x/dia com as refeições
  - Acetato de cálcio, 667 mg 2-4 comprimidos VO 3x/dia com as refeições
  - Sevelamer, 800-1.600 mg VO 3x/dia com as refeições
  - O carbonato de lantânio (1.000 mg VO com as refeições) é uma opção nova, mas não tão bem estudada

PROCEDIMENTOS TERAPÊUTICOS

- Restrição dietética de proteínas para 0,6 g/kg/dia em certas circunstâncias
- Suporte nutricional
- Evitar a sobrecarga de volume
- Evitar alimentos contendo potássio, substitutos do sal e medicações conhecidas por causarem hipocalemia (inibidores da ECA, BRAs, espironolactona, eplerenona, trianterno)
- Evitar antiácidos e laxativos contendo magnésio
- Hemodiálise, diálise peritoneal: as indicações incluem
  - Sintomas urêmicos como pericardite, encefalopatia ou coagulopatia
  - Sobrecarga de volume que não responde aos diuréticos
  - Hipercalemia refratária
  - Acidose metabólica grave (pH < 7,20)
  - Sintomas neurológicos como convulsão ou neuropatia

DESFECHOS

COMPLICAÇÕES

- Os diuréticos de alça em altas doses podem causar surdez

PROGNÓSTICO

- A necrose tubular aguda não oligúrica tem um prognóstico melhor
- A mortalidade por insuficiência renal aguda é de 20-50% em doenças clínicas e de até 70% em casos cirúrgicos
- Mortalidade aumentada com idade avançada, doença subjacente grave e insuficiência de múltiplos órgãos e sistemas

- As principais causas de morte são
  - Infecções
  - Distúrbios de fluidos e eletrólitos
  - Piora da doença subjacente

CASOS DE ENCAMINHAMENTO

- Encaminhar a um nefrologista quando a etiologia não estiver clara ou quando a função renal continuar piorando apesar da intervenção
- O encaminhamento também é apropriado se as anormalidades em fluidos, eletrólitos e de equilíbrio acidobásico forem recalcitrantes

CASOS DE ADMISSÃO HOSPITALAR

- Quando um paciente apresenta sinais ou sintomas de insuficiência renal aguda que exige intervenção imediata, como fluidos e terapia dialítica

PREVENÇÃO

- Monitorar cuidadosamente os pacientes com creatinina sérica em elevação após o uso de meio de contraste radiológico

EVIDÊNCIAS

ENDEREÇO ELETRÔNICO

- National Kidney and Urologic Diseases Information Clearinghouse

INFORMAÇÕES PARA OS PACIENTES

- Mayo Clinic: Kidney Failure
- MedlinePlus: Acute Tubular Necrosis
- MedlinePlus: Kidney Failure Interactive Tutorial

REFERÊNCIAS

- Esson ML et al. Diagnosis and treatment of acute tubular necrosis. Ann Intern Med. 2002 Nov 5;137(9):744-52. [PMID: 12416948]
- Gill N et al. Renal failure secondary to acute tubular necrosis: epidemiology, diagnosis, and management. Chest. 2005 Oct;128(4):2847-63. [PMID: 16236963]
- Musso CG et al. Acute renal failure in the elderly: particular characteristics. Int Urol Nephrol. 2006;38(3-4):787-93. [PMID: 17160631]

Nefrite Lúpica

CARACTERÍSTICAS PRINCIPAIS

- O envolvimento renal é comum em caso de lúpus eritematoso sistêmico (LES), ocorrendo em 35-90% dos pacientes acometidos por esse distúrbio autoimune

ACHADOS CLÍNICOS

- Histórico e exame físico compatíveis com LES
- Urinálise: hematúria e proteinúria

DIAGNÓSTICO

- A biópsia renal revela um dos cinco padrões histológicos a seguir
  - Tipo I: normal
  - Tipo II: proliferativo mesangial
  - Tipo III: proliferativo focal e segmentar
  - Tipo IV: proliferativo difuso
  - Tipo V: nefropatia membranosa
- Esses tipos são classificados ainda como agudos ou crônicos e globais ou segmentares, ambos parecendo ter valor prognóstico

TRATAMENTO

- Não há necessidade de tratamento para os tipos I e II
- Terapia imunossupressora com corticosteroides e agentes citotóxicos para lesões extensas do tipo III e todas as lesões do tipo IV
- As indicações terapêuticas da doença tipo V são incertas
- Corticosteroides: metilprednisolona, 1 g IV 1x/dia por 3 dias, acompanhada por prednisona, 60 mg VO 1x/dia por 4-6 semanas
- Agentes citotóxicos: ciclofosfamida, IV todo mês por 6 doses e depois a cada 3 meses por mais 6 doses
- O uso de ciclosporina é útil
- O micofenolato mofetil também pode ser útil
- Durante a terapia, pode ter utilidade o monitoramento de creatinina sérica; anticorpos anti-DNA de fita dupla; complemento total e frações (C3, C4 e CH50); proteína urinária; e sedimento
- É indicado o transplante renal, embora ocorra doença renal recorrente em 8% dos casos

Nefropatia Diabética

CARACTERÍSTICAS PRINCIPAIS

- A causa mais comum de doença renal em estágio terminal nos Estados Unidos

- O diabetes melito tipo 1 impõe um risco de 30-40% de nefropatia depois de 20 anos de doença
- O tipo 2 representa um risco de 15-20% após 20 anos de doença
- Indivíduos do sexo masculino, afro-americanos e americanos nativos estão sob maior risco

ACHADOS CLÍNICOS

- Com frequência, há retinopatia diabética
- A microalbuminúria desenvolve-se dentro de 10-15 anos após o início do diabetes, evoluindo nos próximos 3-7 anos para proteinúria evidente
- O volume do rim geralmente se encontra normal a aumentado no ultrassom renal

DIAGNÓSTICO

- Aumento na taxa de filtração glomerular (TFG) no início
- Com o desenvolvimento de macroalbuminúria, a TFG retorna ao normal e depois fica abaixo do normal à medida que a nefropatia evolui
- Biópsia renal: embora a lesão mais comum seja glomeruloesclerose difusa, a glomeruloesclerose nodular (nódulos de Kimmelstiel-Wilson) é patognomônica

TRATAMENTO

- O controle estrito da glicemia e o tratamento rigoroso da hipertensão retardam a evolução da nefropatia diabética
- Os inibidores da enzima conversora da angiotensina e os antagonistas dos receptores da angiotensina II diminuem a velocidade de evolução para proteinúria clínica e insuficiência renal evidente

Nefropatia por Imunoglobulina A

CARACTERÍSTICAS PRINCIPAIS

- Doença renal primária causada pelo depósito de IgA no mesângio glomerular
- A causa provocante é desconhecida
- Associada a
  - Cirrose hepática
  - Doença celíaca
  - Infecção por HIV
  - Infecção por citomegalovírus
- Forma mais comum de glomerulonefrite aguda nos Estados Unidos
- Geralmente ocorre em crianças e adultos jovens
- Homens são acometidos em uma frequência 2 a 3 vezes maior do que mulheres

ACHADOS CLÍNICOS

- Hematúria macroscópica, frequentemente associada a infecção do trato respiratório superior (50%), sintomas gastrintestinais (10%) ou doença semelhante à gripe (15%)
- A urina torna-se vermelha ou cor de coca-cola 1-2 dias após o início da doença
- A hematúria microscópica assintomática pode ser um achado incidental
- Hipertensão
- Possível síndrome nefrótica

DIAGNÓSTICO

- Hematúria e proteinúria microscópicas persistentes
- Ocasionalmente, há aumento da creatinina e da uréia séricas
- O nível sérico de IgA encontra-se elevado em < 50% dos pacientes
- Os níveis séricos de complemento costumam permanecer normais
- Biópsia renal
  - A microscopia óptica revela glomerulonefrite focal com proliferação de células mesangiais
  - A imunofluorescência exibe depósitos mesangiais difusos de IgA, IgG e C3
- Biópsia cutânea: depósitos granulares de IgA nos capilares dérmicos

TRATAMENTO

- ~33% dos pacientes sofrem remissão espontânea
- Hematúria microscópica crônica e creatinina sérica estável em 50-60%; insuficiência renal progressiva em 40-50%
- Prognóstico pior em caso de proteinúria > 1 g/dia
- Inibidores da enzima conversora da angiotensina ou bloqueadores dos receptores da angiotensina II para reduzir a pressão arterial e a proteinúria (Tabela 149)
- Metilprednisolona, 1 g/dia IV por 3 dias durante os meses 1, 3 e 5, mais prednisona, 0,5 mg/kg em dias alternados por 6 meses em pacientes nefróticos com taxa de filtração glomerular > 60-70 mL/min
- Óleo de peixe, 2-5 g/dia, é discutível
- Transplante renal

Neoplasia Intraepitelial Cervical

CARACTERÍSTICAS PRINCIPAIS

PRINCÍPIOS BÁSICOS DO DIAGNÓSTICO

- O diagnóstico presuntivo é feito por um esfregaço de Papanicolaou (Pap) anormal em uma mulher assintomática sem alterações cervicais macroscopicamente visíveis
- Diagnóstico por biópsia colposcopicamente dirigida
- Aumentada nas mulheres com HIV

CONSIDERAÇÕES GERAIS

- A infecção cervical com o papilomavírus humano (HPV) está associada a uma porcentagem alta em todas as displasias e cânceres cervicais
  - Existem mais de 70 subtipos reconhecidos de HPV, dos quais os tipos 6 e 11 tendem a causar displasia leve, enquanto os tipos 16, 18, 31 e outros causam alterações celulares de grau mais alto
- Os graus variados de displasia são definidos pelo grau de atipia celular (Tabela 69)
- A classificação da neoplasia intraepitelial cervical (NIC) é usada junto com uma descrição das células anormais, incluindo a evidência de HPV. O termo "lesões intraepiteliais escamosas (LIE)", de baixo grau ou de alto grau, é cada vez mais usado (Tabela 69)
- A testagem do HPV nos espécimes citológicos pode ser útil para a triagem da atipia (células escamosas atípicas de significância desconhecida; ASCUS)*

ASPECTOS DEMOGRÁFICOS

- O câncer cervical quase nunca ocorre em mulheres virgens
  - Está epidemiologicamente relacionado com o número de parceiros sexuais que uma mulher teve e com o número de outras parceiras que o companheiro teve
- Usuárias de anticoncepcional oral por longo prazo, fumantes e fumantes passivas estão em risco aumentado

---

* N.de R.T. *Atypical squamous cells of unknown significance.*

- As mulheres com infecção por HIV parecem estar em risco aumentado para a doença e para recorrência depois do tratamento

ACHADOS CLÍNICOS

SINAIS E SINTOMAS

- Não há sintomas ou sinais específicos de NIC

DIAGNÓSTICO DIFERENCIAL

- Câncer cervical
- Ectrópio cervical
- Ectopia cervical (epitélio colunar no orifício, comum na adolescência)
- Verrugas genitais (condiloma acuminado)
- Pólipo cervical
- Cervicite
- Cisto de Naboth
- Granuloma inguinal

DIAGNÓSTICO

EXAMES LABORATORIAIS

Exame citológico (esfregaço de Papanicolaou)

- Os espécimes devem ser obtidos em uma paciente que não esteja menstruando, espalhados em uma única lâmina, e fixados ou enxaguados diretamente em solução preservante se um sistema de lâmina fina for usado (ThinPrep)
- Um espécime deve ser obtido da junção escamocolunar com uma espátula de madeira ou de plástico e da endocérvice com um cotonete de algodão ou pincel de fibra sintética

PROCEDIMENTOS DIAGNÓSTICOS

Colposcopia

- Visualização da cérvice com magnificação de 10-20x, o que permite a avaliação do tamanho e das margens de uma zona de transformação anormal, e a determinação da extensão no canal endocervical
- A aplicação de ácido acético (vinagre) a 3-5% dissolve o muco, e a ação ressecante do ácido acentua o contraste entre o epitélio escamoso normal e o com proliferação ativa
  - As alterações anormais incluem placas brancas e atipia vascular, que indicam áreas de maior atividade celular
- A aplicação na cérvice com solução de Lugol (solução de iodo forte [teste de Schiller]) também é útil
  - O epitélio escamoso normal absorverá o corante
  - O epitélio escamoso não corado deve ser biopsiado
  - O tecido endocervical de camada única, secretor de muco, não será corado, mas prontamente distinguido por seu aspecto rosa escuro e mais brilhante

Biópsia

- A biópsia colposcopicamente dirigida, em saca-bocado, e a curetagem endocervical são procedimentos de consultório
- Se o exame colposcópico não estiver disponível, a cérvice de aspecto normal que libera células atípicas pode ser avaliada por curetagem endocervical e pelo teste de Schiller com biópsias múltiplas do epitélio escamoso não corado, ou por biópsias de cada quadrante da cérvice
- Todas as lesões cervicais visivelmente anormais devem ser biopsiadas

TRATAMENTO

CIRURGIA

Conização da cérvice

- A conização é a remoção cirúrgica de toda a zona de transformação e do canal endocervical
- Deve ser reservada para os casos de displasia grave ou carcinoma *in situ* (NIC III), particularmente aqueles com extensão endocervical
- O procedimento pode ser realizado com bisturi, *laser* de CO_2, eletrodo-agulha ou procedimento de excisão com alça diatérmica*

PROCEDIMENTOS TERAPÊUTICOS

- O tratamento varia dependendo do grau e da extensão da NIC
- As biópsias devem sempre preceder o tratamento

Cauterização ou criocirurgia

- O uso de cauterização à quente ou por congelamento (criocirurgia) é efetivo para as lesões pequenas e não invasivas visíveis na cérvice, sem extensão endocervical

Laser de CO_2

- Este método bem controlado minimiza a destruição do tecido
- É colposcopicamente dirigido e requer treinamento especial
- Pode ser usado em grandes lesões visíveis

---

* N. de R.T. Procedimento também conhecido como "cirurgia de alta frequência".

- Envolve a vaporização da zona de transformação na cérvice e os 5-7 mm distais do canal endocervical

Excisão com alça

- Quando a NIC for claramente visível em sua totalidade, uma alça de fio pode ser usada para a biópsia excisional
- O corte e a hemostasia são feitos com uma máquina eletrocirúrgica de baixa voltagem
- Esse procedimento de consultório, feito sob anestesia local, é rápido e descomplicado

DESFECHOS

SEGUIMENTO

- Todos os tipos de displasia devem ser observados e tratados se persistirem ou se tornarem mais graves
- Pelo fato de a recidiva ser possível – especialmente nos primeiros dois anos depois do tratamento – e porque a taxa de falso-negativos de um teste citológico cervical único é de 20%, o seguimento atento é imperativo
- Exame citológico
  - Repetir em intervalos de 4 a 6 meses por até dois anos para NIC II ou III
  - Realizar em 6 e 12 meses para NIC I
- O teste de DNA do HPV do espécime citológico pode ser feito em 12 meses para NIC I persistente
- Se o teste repetido for normal, então o exame citológico anual pode ser retomado

PROGNÓSTICO

- Atualmente, o potencial maligno de uma lesão específica não pode ser predito. Algumas lesões permanecem estáveis por longos períodos de tempo, algumas regridem e outras avançam
- A NIC tratada de modo adequado muito raramente progride para doença invasiva

CASOS DE ENCAMINHAMENTO

- Pacientes com NIC II/III devem ser encaminhadas a um colposcopista experiente
- As pacientes que precisam de biópsia por conização devem ser encaminhadas a um ginecologista

PREVENÇÃO

- As medidas preventivas incluem
  - Rastreamento citológico regular para detectar anormalidades
  - Limitação do número de parceiros sexuais
  - Uso de diafragma ou preservativo
  - Cessação do tabagismo

- Evitar exposição ao tabagismo passivo
- As mulheres com infecção por HIV devem ser submetidas a rastreamento citológico regular e monitoradas atentamente depois do tratamento para NIC
- Vacina do HPV (Gardisil)
  - Previne o câncer cervical causado pelos tipos 16 e 18 do HPV
  - Recomendada para meninas e mulheres entre 11-26 anos
  - Pode ser usada em meninas de até 9 anos, se clinicamente indicado
- Uma vacina terapêutica para tratar as infecções existentes de HPV está em estágio inicial de desenvolvimento
- Por causa da taxa muito baixa de esfregaços anormais em mulheres submetidas à histerectomia por doença benigna, o rastreamento de rotina não é justificado nessa população

EVIDÊNCIAS

DIRETRIZES CLÍNICAS
- Wright TC Jr et al. 2001 Consensus guidelines for the management of women with cervical cytological abnormalities. JAMA. 2002;287:2120. [PMID: 11966387]

ENDEREÇO ELETRÔNICO
- Colposcopy Atlas

INFORMAÇÕES PARA OS PACIENTES
- American Academy of Family Physicians: Pap Smears: When Yours is Slightly Abnormal
- American Cancer Society: Pap Test
- American Medical Association: Cervical Dysplasia
- JAMA patient page. Papillomavirus. JAMA. 2002;287:2452. [PMID: 12004891]
- National Cancer Institute
- National Cancer Institute: HPV and Cancer

REFERÊNCIAS
- American College of ObstetriciansGynecologists. ACOG Committee Opinion. Evaluation and management of abnormal cervical cytology and histology in the adolescent. Number 330, April 2006. Obstet Gynecol. 2006 Apr; 107(4):963-8. [PMID: 16582143]
- Spitzer M et al. Management of histologic abnormalities of the cervix. Am Fam Physician. 2006 Jan 1;73(1):105-12. [PMID: 16417073]
- Temte JL. HPV vaccine: a cornerstone of female health. Am Fam Physician. 2007 Jan 1;75(1):28,30. [PMID: 17225700]

Neoplasias Endócrinas Múltiplas Tipos 1 & 2

CARACTERÍSTICAS PRINCIPAIS

PRINCÍPIOS BÁSICOS DO DIAGNÓSTICO
- Síndromes multiglandulares autossômicas dominantes familiares raras

CONSIDERAÇÕES GERAIS

Neoplasia endócrina múltipla (NEM) 1 (síndrome de Wermer)
- Tumores paratireóideos, enteropancreáticos e hipofisários
- Tumores não endócrinos
  - Lipomas subcutâneos
  - Angiofibromas faciais
  - Colagenomas
- Mutações em 1 dos 10 éxons do gene *menin* (11q13) detectável em 60-95%
- Ocorrem variantes da NEM 1, por exemplo, parentes com a variante tipo Burin da NEM 1 têm alta prevalência de prolactinomas, hiperparatireoidismo de início tardio e tumores carcinoides, mas raramente tumores enteropancreáticos
- Em pacientes com gastrinomas em caso de NEM 1, as metástases hepáticas tendem a ser menos agressivas do que nos gastrinomas esporádicos, dependendo do parentesco

NEM 2A (síndrome de Sipple)
- Carcinoma medular de tireoide, hiperparatireoidismo, feocromocitomas
- Distúrbio não endócrino: doença de Hirschsprung
- Causada por mutação do proto-oncogene *ret* (*RET*) no cromossomo 10 (95%)
- Cada parente apresenta certa mutação no códon *ret*, que se correlaciona com a variação específica na síndrome de NEM 2, como idade de início e agressividade do câncer medular de tireoide

NEM 2B
- Feocromocitomas adrenais, carcinoma medular de tireoide, neuromas de mucosa
- Manifestações não endócrinas
  - Ganglioneuromas intestinais
  - Hábito marfanoide*
  - Anormalidades esqueléticas

---
* N. de T. Aparência semelhante à da síndrome de Marfan.

- Puberdade tardia

ASPECTOS DEMOGRÁFICOS
- A NEM 1 tem prevalência de 2-10 casos para cada 100.000 indivíduos

ACHADOS CLÍNICOS

SINAIS E SINTOMAS

NEM 1
- Pode ocorrer o desenvolvimento de tumores na infância ou na fase adulta; a apresentação é variável, até em uma mesma família
- Hiperparatireoidismo em > 90%; apresentação inicial em dois terços dos pacientes
- Tumores enteropancreáticos em ~75%
  - Gastrinomas em 35% (síndrome de Zollinger-Ellison)
  - Os gastrinomas tendem a ser pequenos, múltiplos e ectópicos
    - Frequentemente no duodeno
    - Podem sofrer metástase para o fígado
  - O hiperparatireoidismo concomitante estimula a secreção de gastrina e ácido gástrico
- Os insulinomas em ~15% dos pacientes causam hipoglicemia de jejum
- Os glucagonomas (2%) causam diabetes melito e eritema necrolítico migratório
- Os VIPomas* (1%) provocam diarreia aquosa profusa, hipocalemia e acloridria (síndrome de Verner-Morrison [WDHA])
- Os somatostatinomas (1%) podem causar diabetes melito, esteatorreia e colelitíase
- Adenomas hipofisários em 42%; tumor manifesto em 17%
- Adenomas ou hiperplasias adrenais em ~37%; bilaterais em 50%; geralmente benignos e afuncionais
- Tumores não endócrinos são comuns
  - Pequenos angiofibromas faciais e lipomas subcutâneos
  - Colagenomas (nódulos cutâneos firmes)
  - Podem ocorrer melanomas malignos

NEM 2A
- Feocromocitomas (com frequência, bilaterais)
- Em casos de carcinoma medular de tireoide, os níveis de calcitonina costu-

---
* N. de T. Tumor secretor de peptídeo intestinal vasoativo.

mam estar > 80 ou > 190 pg/mL em mulheres e homens, respectivamente

NEM 2B

- O carcinoma medular de tireoide é agressivo, manifestando-se no início da vida
- Neuromas de mucosa (> 90%) com inchaço e aumento de volume dos lábios e da língua
- Hábito marfanoide (75%)
- Feocromocitomas adrenais (60%), muitas vezes bilaterais e raramente malignos
- Carcinoma medular de tireoide (80%)
- Anormalidades intestinais, como ganglioneuromas, em 75%
- Anormalidades esqueléticas (87%)
- Puberdade tardia (43%)

DIAGNÓSTICO DIFERENCIAL

- Tumores de hipófise, paratireoides ou ilhotas pancreáticas
- Outras causas de hipercalcemia podem aumentar os níveis de gastrina, estimulando o gastrinoma

DIAGNÓSTICO

EXAMES LABORATORIAIS

NEM 1

- A análise de *linkage* genético pode ser feita se houver vários membros afetados na família
- O teste genético de mutação do gene *menin* possibilita a avaliação do restante da família em busca do defeito gênico específico e permite o fornecimento de orientação genética

NEM 2A

- O teste genético de mutação no proto-oncogene *RET* permite a avaliação dos parentes de primeiro grau quanto à presença de defeito gênico específico e também possibilita o fornecimento de orientação genética
- O nível sérico de calcitonina coletado após 3 dias de omeprazol, na dose de 20 mg VO 2x/dia, possibilita a triagem de carcinoma medular de tireoide

NEM 2B

- É possível a realização de teste genético de bebês com pai ou mãe acometidos por NEM 2B

TRATAMENTO

MEDICAÇÕES

NEM 1

- O agente cinacalcete por via oral é eficaz para hiperparatireoidismo
- Tratamento conservador em pacientes com gastrinomas no caso de NEM 1
  - Terapia com inibidor da bomba de prótons em altas doses
  - Controle de hipercalcemia

CIRURGIA

NEM 1

- A paratireoidectomia (ressecção de 3 glândulas e meia, junto com timectomia) em pacientes com hiperparatireoidismo constitui um procedimento eficaz em 62%
- A cirurgia para gastrinomas é paliativa, ficando reservada geralmente para gastrinomas agressivos e aqueles tumores que se originam do duodeno
- A ressecção cirúrgica costuma ser uma tentativa para insulinomas, embora os tumores possam ser pequenos, múltiplos ou difíceis de detectar

NEM 2A

- Tireoidectomia total profilática para crianças com mutação do gene *RET* em caso de NEM 2A, em geral por volta dos 6 anos de idade, embora ~30% nunca manifestem tumores endócrinos
- Triagem de portadores de mutação associada à NEM 2 para feocromocitoma antes de qualquer procedimento cirúrgico

DESFECHOS

COMPLICAÇÕES

NEM 1

- A ressecção radical da paratireoide pode causar hipoparatireoidismo permanente
- O controle da hipercalcemia é capaz de reduzir os níveis de gastrina sérica, a acidez gástrica ou a frequência de ulceração péptica

PROGNÓSTICO

NEM 1

- A taxa de recorrência de hiperparatireoidismo é de 16%, com frequente recorrência de hipercalcemia muitos anos depois de cirurgia cervical

EVIDÊNCIAS

DIRETRIZES CLÍNICAS

- Brandi ML et al. Guidelines for diagnosis and therapy of MEN type 1 and type 2. J Clin Endocrinol Metab. 2001; 86:5658. [PMID: 11739416]
- Lips CJ et al. Counselling in multiple endocrine neoplasia syndromes: from individual experience to general guidelines. J Intern Med. 2005;257:69. [PMID: 15606378]

ENDEREÇOS ELETRÔNICOS

- National Cancer Institute
- National Institute of Diabetes and Digestive and Kidney Diseases

INFORMAÇÕES PARA OS PACIENTES

- MedlinePlus: Multiple Endocrine Neoplasia
- NIDDK MEN 1

REFERÊNCIAS

- Gertner ME et al. Multiple endocrine neoplasia type 2. Curr Treat Options Oncol. 2004 Aug;5(4):315-25. [PMID: 15233908]
- Lambert LA et al. Surgical treatment of hyperparathyroidism in patients with multiple endocrine neoplasia type 1. Arch Surg. 2005 Apr;140(4):374-82. [PMID: 15841561]
- Skinner MA et al. Prophylactic thyroidectomy in multiple endocrine neoplasia type 2A. N Engl J Med. 2005 Sep 15; 353(11):1105-13. [PMID: 16162881]
- Waldmann J et al. Adrenal involvement in multiple endocrine neoplasia type 1: results of 7 years of prospective screening. Langenbecks Arch Surg. 2007 Jul; 392(4):437-43. [PMID: 17235589]

Nevralgia do Trigêmeo

CARACTERÍSTICAS PRINCIPAIS

PRINCÍPIOS BÁSICOS DO DIAGNÓSTICO

- Episódios breves de dor facial lancinante
- A dor ocorre no território da segunda e da terceira divisão do nervo trigêmeo
- A dor é exacerbada pelo toque

CONSIDERAÇÕES GERAIS

- A nevralgia do trigêmeo (*tic douloureux*) é mais comum em pessoas de meia-idade e idosos

- Ela acomete as mulheres mais frequentemente do que os homens

ACHADOS CLÍNICOS

SINAIS E SINTOMAS

- Episódios momentâneos de dor facial lancinante súbita
- Surge comumente perto de um dos lados da boca e se irradia para a orelha, o olho ou a narina daquele lado
- A dor pode ser desencadeada por toque, movimentos, inalação de ar e ingestão de alimentos
- Para evitar novos ataques, muitos pacientes tentam manter a face parada
- Os sintomas permanecem restritos à distribuição do nervo trigêmeo (geralmente a segunda ou terceira divisão) em apenas um dos lados
- O exame neurológico não mostra anormalidades, a menos que a nevralgia do trigêmeo seja o sintoma de alguma lesão subjacente, como esclerose múltipla ou uma neoplasia do tronco cerebral

DIAGNÓSTICO DIFERENCIAL

- Dor facial atípica
  - Especialmente comum em mulheres de meia-idade
  - Em geral uma dor constante em queimação que pode ter uma distribuição restrita inicialmente, mas logo se espalha para o restante da face no lado acometido e algumas vezes envolve o outro lado da face, o pescoço e a parte de trás da cabeça também
- Disfunção da articulação temporomandibular
  - Ocorre com má oclusão, mordida anormal ou dentição defeituosa
  - Pode causar dolorimento dos músculos da mastigação
  - Há uma associação entre o início da dor e os movimentos da mandíbula
  - O diagnóstico exige exame dos dentes e radiografias
- Arterite de células gigantes – pode haver dor à mastigação
- Sinusite e infecções da orelha
- Glaucoma
- Esclerose múltipla
- Tumor do tronco cerebral
- Cáries dentárias ou abscessos
- Otite média
- Nevralgia do glossofaríngeo
- Nevralgia pós-herpética

DIAGNÓSTICO

DIAGNÓSTICO POR IMAGEM

- A TC e a RM de crânio são normais em pacientes com a clássica nevralgia do trigêmeo, mas devem ser realizadas para excluir causas estruturais

PROCEDIMENTOS DIAGNÓSTICOS

- Os achados característicos da dor na nevralgia do trigêmeo geralmente a diferenciam de outras causas de dor facial
- Em pacientes jovens que se apresentam com nevralgia do trigêmeo, deve-se suspeitar de esclerose múltipla mesmo se não houver outros sinais neurológicos
  - Em tais pacientes, os achados no teste de potencial evocado, RM de crânio e exame do líquido cerebrospinal corroboram o diagnóstico

TRATAMENTO

MEDICAÇÕES

- Oxcarbazepina (300-600 mg VO 2x/dia) ou carbamazepina (200-400 mg VO 2x/dia) são a melhor opção de tratamento (monitorar as contagens sanguíneas e os testes de função hepática)
- A fenitoína é a segunda escolha (Tabela 91)
- O baclofeno (10-20 mg VO 3 ou 4x/dia) pode ser útil, sozinho ou em combinação com carbamazepina ou fenitoína
- Gabapentina
  - Até 2.400 mg VO ao dia são administrados em doses divididas
  - Pode aliviar a dor em pacientes refratários à terapia convencional e naqueles com esclerose múltipla

CIRURGIA

- Exploração cirúrgica, rizotomia por radiofrequência e radiocirurgia com gama devem ser reservadas para centros especializados

DESFECHOS

PROGNÓSTICO

- Podem ocorrer remissões espontâneas por vários meses ou mais
- Progressão do distúrbio
  - Os episódios de dor se tornam mais frequentes
  - As remissões se tornam mais curtas e menos comuns
  - Uma dor constante pode persistir entre os episódios de dor lancinante

EVIDÊNCIAS

INFORMAÇÕES PARA OS PACIENTES

- National Institute of Neurological Disorders and Stroke

REFERÊNCIAS

- Liu JK et al. Treatment of trigeminal neuralgia. Neurosurg Clin North Am. 2004 Jul;15(3):319-34. [PMID: 15246340]
- Rozen TD. Trigeminal neuralgia and glossopharyngeal neuralgia. Neurol Clin. 2004 Feb;22(1):185-206. [PMID: 15062534]

Nódulo Pulmonar Solitário

CARACTERÍSTICAS PRINCIPAIS

PRINCÍPIOS BÁSICOS DO DIAGNÓSTICO

- Um nódulo pulmonar solitário consiste em uma opacidade arredondada isolada < 3 cm na radiografia torácica, contornado por tecido pulmonar normal, sem associação com infiltrado, atelectasia ou adenopatia

CONSIDERAÇÕES GERAIS

- A maioria dos casos permanece assintomática e representa um achado radiográfico inesperado
- Associado a um risco de 10-68% de malignidade
- A maior parte dos nódulos benignos é composta por granulomas infecciosos; neoplasias benignas como hamartomas respondem por 5% dos nódulos solitários
- Os sintomas sozinhos raramente estabelecem a etiologia, mas podem ser utilizados em conjunto com os dados radiográficos para avaliar a probabilidade de processo maligno
- O objetivo da avaliação é determinar a presença de provável malignidade em qualquer nódulo a fim de justificar a realização de ressecção ou biópsia *versus* a observação do paciente

ASPECTOS DEMOGRÁFICOS

- Nódulos malignos são raros em pessoas com menos de 30 anos de idade
- Acima de 30 anos, o risco de processo maligno aumenta com a idade

- Fumantes estão sob risco elevado; neles, a probabilidade de câncer aumenta com o número de cigarros fumados por dia
- Um histórico de processo maligno aumenta as chances de que o nódulo represente algum câncer

ACHADOS CLÍNICOS

SINAIS E SINTOMAS
- Nódulos solitários são achados incidentais em estudos radiográficos

DIAGNÓSTICO DIFERENCIAL
- Doença granulomatosa
- Neoplasia benigna
- Carcinoma broncogênico
- Granuloma (tuberculoso, fúngico)
- Abscesso pulmonar
- Hamartoma
- Câncer metastático
- Malformação arteriovenosa
- Pneumonia em processo de resolução
- Nódulo reumatoide
- Infarto pulmonar
- Carcinoide
- Pseudotumor (líquido loculado em alguma fissura)

DIAGNÓSTICO

EXAMES LABORATORIAIS
- A citologia do escarro é altamente específica, mas insensível para detecção de nódulos malignos

DIAGNÓSTICO POR IMAGEM
- A comparação com estudos radiográficos prévios permite a estimativa de tempo de duplicação: tempo de duplicação rápido (< 30 dias) sugere infecção, enquanto tempo de duplicação lento (< 465 dias) indica benignidade
- A TC de alta resolução é indicada para qualquer nódulo
- O tamanho crescente do nódulo à TC correlaciona-se com o risco de malignidade
    - Taxa de malignidade de 1% para nódulo de 2-5 mm
    - 33% para 11-20 mm
    - 80% para 21-45 mm
- Características da TC sugestivas de malignidade
    - Espiculações ou halo periférico
    - Calcificações pontilhadas ou excêntricas esparsas
    - Lesões cavitárias de parede espessa (> 16 mm)
- Características da TC associadas a processos benignos
    - Margens lisas, uniformes e bem definidas
    - Calcificações centrais ou laminares densas
- A tomografia por emissão de pósitrons (PET) é altamente sensível (85-95%) e específica (70-85%) para a detecção de nódulos malignos, sendo incorporada em muitos algoritmos diagnósticos com TC de alta resolução

PROCEDIMENTOS DIAGNÓSTICOS
- Em pacientes com alta probabilidade de processo maligno, as biópsias raramente fornecem um diagnóstico benigno específico
- A broncoscopia estabelece o diagnóstico em 10-80% dos casos, dependendo do tamanho e da localização do nódulo; as complicações são raras
- A aspiração transtorácica com agulha apresenta taxa de recuperação diagnóstica de 50-97%, com risco de 30% de pneumotórax
- A cirurgia toracoscópica videoassistida é utilizada para a avaliação inicial dos nódulos de risco intermediário; cortes congelados podem direcionar o tratamento na sala de cirurgia

TRATAMENTO

CIRURGIA
- A ressecção cirúrgica via toracotomia aberta ou toracoscopia videoassistida é indicada para
    - Malignidades comprovadas
    - Nódulos provavelmente malignos
    - Certos nódulos de risco intermediário

PROCEDIMENTOS TERAPÊUTICOS
- A probabilidade de processo maligno deve ser determinada para cada nódulo com base nas características clínicas e radiográficas
- A espera vigilante é uma abordagem apropriada para os pacientes com baixa probabilidade (< 8%) de processo maligno (2 anos, padrão de calcificação benigna)
- A ressecção fica indicada para os pacientes com alta probabilidade (> 70%) de processo maligno e sem contraindicações à cirurgia
- O tratamento ideal dos pacientes com probabilidade intermediária (8-70%) de processo maligno é controverso; são utilizadas broncoscopia, biópsia transtorácica com agulha, cirurgia toracoscópica videoassistida, tomografia por emissão de pósitrons e TC contrastada de alta resolução

DESFECHOS

SEGUIMENTO
- Para nódulo com baixa probabilidade de processo maligno, é recomendável a obtenção de radiografias torácicas a cada 3 meses por 1 ano, depois a cada 6 meses por mais 1 ano

CASOS DE ENCAMINHAMENTO
- Encaminhar o paciente para a realização de procedimentos diagnósticos especializados, como broncoscopia, aspiração transtorácica com agulha ou cirurgia toracoscópica

EVIDÊNCIAS

DIRETRIZES CLÍNICAS
- MacMahon H et al. Guidelines for management of small pulmonary nodules detected on CT scans: a statement from the Fleischner Society. Radiology. 2005;237:395. [PMID: 16244247]

REFERÊNCIAS
- Gurney JW. Determining the likelihood of malignancy in solitary pulmonary nodules with Bayesian analysis. Part I. Theory. Radiology. 1993 Feb; 186(2): 405-13. [PMID: 8421743]
- MacMahon H et al. Guidelines for management of small pulmonary nodules detected on CT scans: a statement from the Fleischner Society. Radiology. 2005 Nov;237(2):395-400. [PMID: 16244247]
- Winer-Muram HT. The solitary pulmonary nodule. Radiology. 2006 Apr; 239 (1):34-49. [PMID: 16567482]

Nódulos de Tireoide & Bócio Multinodular

CARACTERÍSTICAS PRINCIPAIS

PRINCÍPIOS BÁSICOS DO DIAGNÓSTICO
- São comumente encontrados durante o exame cuidadoso da tireoide
- Os testes de função tireoidiana são mandatórios
- Biópsia de tireoide para nódulos únicos ou dominantes ou se houver história de irradiação de cabeça e pescoço
- É necessário o acompanhamento clínico

CONSIDERAÇÕES GERAIS

- A maioria dos nódulos pequenos de tireoide são assintomáticos e descobertos incidentalmente no exame físico ou radiológico
- A maioria dos pacientes com bócio são eutireóideos, mas muitos têm hipotireoidismo ou hipertireoidismo
- As causas de bócio difuso ou multinodular incluem
  - Bócio multinodular benigno
  - Deficiência de iodo
  - Gestação (em áreas com deficiência de iodo)
  - Doença de Graves
  - Tireoidite de Hashimoto
  - Tireoidite subaguda
  - Infecções
- As causas de nódulos solitários de tireoide incluem
  - Adenoma benigno
  - Nódulos coloides
  - Cistos
  - Câncer primário de tireoide ou (menos frequentemente) neoplasia metastática
- Risco aumentado de malignidade se
  - História de irradiação de cabeça e pescoço na infância
  - História familiar de câncer de tireoide
  - História familiar de outro câncer

ASPECTOS DEMOGRÁFICOS

- A cada ano nos Estados Unidos, 275.000 nódulos de tireoide são detectados pela palpação
- A incidência de bócio é maior em áreas geográficas com deficiência de iodo (ver Bócio Endêmico)

ACHADOS CLÍNICOS

SINAIS E SINTOMAS

- Nódulos pequenos de tireoide costumam ser assintomáticos
- O bócio multinodular tóxico e os nódulos hiperfuncionantes podem causar hipertireoidismo
  - Sudorese
  - Perda ponderal
  - Ansiedade
  - Fezes amolecidas
  - Intolerância ao calor
  - Taquicardia
  - Tremor
- A tireoidite de Hashimoto pode causar bócio e hipotireoidismo
  - Fadiga
  - Intolerância ao frio
  - Constipação
  - Ganho de peso
  - Depressão
  - Pele seca
  - Retardo de reflexo em tendões profundos
- Os nódulos de tireoide ou o bócio multinodular podem crescer e causar problemas cosméticos, desconforto, rouquidão ou disfagia
- Grandes bócios multinodulares retroesternais podem causar dispneia devido à compressão traqueal
- A malignidade é sugerida por
  - Rouquidão ou paralisia de prega vocal
  - Nódulos em homens ou mulheres jovens
  - Nódulo que é solitário, firme, grande ou aderente à traqueia ou músculos
  - Linfonodos aumentados
  - Metástases distantes

DIAGNÓSTICO DIFERENCIAL

- Bócio por deficiência de iodo
- Gestação (em áreas com deficiência de iodo)
- Doença de Graves
- Tireoidite de Hashimoto
- Tireoidite subaguda (de de Quervain)
- Fármacos causando hipotireoidismo
  - Lítio
  - Amiodarona
  - Propiltiouracil
  - Metimazol
  - Fenilbutazona
  - Sulfonamidas
  - Interferon α
  - Iodo
- Doença infiltrativa, como câncer, sarcoidose
- Tireoidite supurativa
- Tireoidite de Riedel
- Massa cervical não tireoidiana, como linfadenopatia, linfoma, cisto de fenda branquial

DIAGNÓSTICO

EXAMES LABORATORIAIS

- O hormônio estimulante da tireoide (TSH) (ensaio sensível) e a tiroxina livre (T_4L) podem excluir hipotireoidismo ou hipertireoidismo
- Tireoidite de Hashimoto
  - Anticorpos antitireoperoxidase ou antitireoglobulina em geral muito elevados

DIAGNÓSTICO POR IMAGEM

- A ultrassonografia cervical está indicada para a maioria dos nódulos palpáveis
  - Para determinar o tamanho e a consistência do nódulo, e se ele faz parte de um bócio multinodular
  - Os nódulos sólidos costumam ser malignos; os nódulos císticos são geralmente benignos
  - Para monitorar os nódulos
  - É preferida em relação à TC e à RM por sua acurácia

PROCEDIMENTOS DIAGNÓSTICOS

- Punção aspirativa com agulha fina (PAAF) de nódulos suspeitos (a tireoidite frequentemente coexiste com câncer)
- O sucesso da PAAF aumentou ao ser guiada por ultrassom
- Entre as PAAF de tireoide
  - Cerca de 70% são benignas
  - 10% são neoplasias foliculares (citologia suspeita)
  - 5% são malignas
  - 15% são inespecíficas para o diagnóstico
- Entre os pacientes com citologia suspeita, cerca de 30% têm cânceres; o risco é maior em pacientes jovens e se o nódulo é fixo ou > 3 cm
- Deve ser realizada a citologia do líquido de cistos por PAAF
  - Os nódulos císticos com fluido seroso costumam ser benignos
  - Os nódulos com fluido hemorrágico têm maior chance de ser câncer
  - Repetir a PAAF se a citologia não for diagnóstica e o nódulo continuar palpável
- Incidentalomas de tireoide: pequenos nódulos tireoidianos não palpáveis que são encontrados incidentalmente em 25-50% dos exames cervicais (RM, TC, ultrassom) realizados por outras razões
  - Exigem PAAF guiada por ultrassom apenas se forem > 1,5 cm ou se houver história de irradiação de cabeça e pescoço na infância
  - Considerar a PAAF guiada por ultrassom para nódulos < 1,5 cm se houver história de irradiação de cabeça e pescoço ou de câncer de tireoide na família, ou se a aparência for suspeita no ultrassom (calcificado, solitário, irregular)
  - Ultrassonografia de tireoide de acompanhamento em 3-4 meses para nódulos de preocupação limítrofe; lesões com crescimento podem ser biopsiadas ou ressecadas

TRATAMENTO

MEDICAÇÕES

- Levotiroxina, 0,05-0,2 mg VO 1x/dia, se o TSH estiver elevado
- Considerar a "supressão" de nódulos > 2 cm com levotiroxina, 0,05-0,1 mg 1x/dia, se o TSH for elevado ou normal

- Evitar se o TSH basal for baixo, sugerindo a secreção autônoma de hormônio tireoidiano, pois a levotiroxina será inefetiva e poderá causar tireotoxicose
- A supressão do TSH a longo prazo tende a evitar que os nódulos aumentem de tamanho e que surjam outros, mas poucos nódulos existentes realmente diminuem de tamanho
- Funciona melhor em pacientes jovens
- Pode aumentar o risco de angina e arritmias em pacientes com doença cardiovascular
- Causa pequena perda de densidade óssea em muitas mulheres na pós-menopausa que não usam estrogênio ou bifosfonados

CIRURGIA

- A ressecção cirúrgica está indicada para os nódulos solitários com história de irradiação de cabeça e pescoço devido ao risco de malignidade
- A ressecção cirúrgica de adenomas tóxicos cura o hipertireoidismo
- Excisão de bócios multinodulares que causam sintomas compressivos

PROCEDIMENTOS TERAPÊUTICOS

- Aspiração de nódulo cístico com o fluido sendo enviado para citologia. Múltiplas aspirações podem ser necessárias porque os cistos tendem a recorrer

DESFECHOS

SEGUIMENTO

- Avaliação clínica regular e palpação da tireoide ou exames de ultrassom em todos os pacientes; mesmo pacientes com uma PAAF "negativa" exigem acompanhamento porque a taxa de falso-negativo para a PAAF é de 4%
- Monitorar os pacientes que recebem supressão com levotiroxina quanto à presença de arritmias atriais e osteoporose
- Densitometria óssea periódica em pacientes que recebem supressão com levotiroxina e têm risco de osteoporose

PROGNÓSTICO

- Os nódulos benignos em geral persistem ou crescem lentamente e podem involuir
- A transformação maligna é rara
- O prognóstico dos nódulos malignos depende da histologia (ver Câncer de Tireoide)
- Os bócios multinodulares tendem a persistir ou crescer lentamente, mesmo em áreas com deficiência de iodo em que a reposição de iodo não costuma fazer bócios estabelecidos diminuírem de tamanho
- Na tireoidite de Hashimoto, um nódulo tireoidiano solitário palpável ≥ 1 cm de diâmetro tem cerca de 8% de chance de ser maligno
- Os pacientes com pequenos nódulos tireoidianos não palpáveis descobertos incidentalmente têm risco muito baixo de malignidade
  - Os nódulos tireoidianos não palpáveis < 1 cm de diâmetro são benignos em 98,4% dos casos
  - Mesmo aqueles com malignidade têm pouca morbidade e mortalidade

EVIDÊNCIAS

DIRETRIZES CLÍNICAS

- AACE Medical Guidelines for Clinical Practice for the Diagnosis and Management of Thyroid Nodules

ENDEREÇO ELETRÔNICO

- The American Thyroid Association

INFORMAÇÕES PARA OS PACIENTES

- American Thyroid Association – Thyroid nodule
- Mayo Clinic – Thyroid nodule

REFERÊNCIAS

- Bui A et al. New paradigms in the diagnosis and management of thyroid nodules. Endocrinologist. 2007;17:35.
- Hegedils L. Clinical practice. The thyroid nodule. N Engl J Med. 2004 act 21;351(17):1764-71. [PMID: 15496625]
- Kang HW et al. Prevalence, clinical and ultrasonographic characteristics of thyroid incidentalomas. Thyroid. 2004 Jan; 14(1):29-33. [PMID: 15009911]
- Kessler A et al. Accuracy and consistency of fine-needle aspiration biopsy in the diagnosis and management of solitary thyroid nodules. Isr Med Assoc J. 2005 Jun;7(6):371-3. [PMID: 15984379]
- Liebeskind A et al. Rates of malignancy in incidentally discovered thyroid nodules evaluated with sonography and fine-needle aspiration. J Ultrasound Med. 2005 May;24(5):629-34. [PMID: 15840794]
- Nam-Goong IS et al. Ultrasonography-guided fine-needle aspiration of thyroid incidentaloma: correlation with pathological findings. Clin Endocrinol (Oxf). 2004 Jan;60(1):21-8. [PMID: 14678283]

Obesidade

CARACTERÍSTICAS PRINCIPAIS

PRINCÍPIOS BÁSICOS DO DIAGNÓSTICO
- Tecido adiposo em excesso, resultando em índice de massa corporal (IMC) > 30
- A obesidade da parte superior do corpo (abdome e flanco) gera maiores consequências à saúde do que aquela da parte inferior (nádegas e coxas)

CONSIDERAÇÕES GERAIS
- A avaliação quantitativa envolve a determinação do IMC
- O IMC reflete com precisão a presença de tecido adiposo em excesso; tal índice é calculado dividindo-se o peso corporal mensurado em quilogramas pela altura em metros quadrados
  - Normal: IMC = 18,5-24,9
  - Sobrepeso (peso acima do ideal): IMC = 25-29,9
  - Obesidade de classe I: IMC = 30-34,9
  - Obesidade de classe II: IMC = 35-39,9
  - Obesidade de classe III (extrema) = IMC > 40
- Uma circunferência abdominal aumentada (> 102 cm em homens e > 88 cm em mulheres) ou uma relação cintura:quadril elevada (> 1,0 em homens e > 0,85 em mulheres) confere maior risco de
  - Diabetes melito
  - Acidente vascular cerebral
  - Doença arterial coronariana
  - Morte prematura
- A obesidade está associada a aumentos significativos nas taxas de morbidade e mortalidade
- Os riscos cirúrgicos e obstétricos também são maiores
- O risco relativo associado à obesidade diminui com a idade, e o excesso de peso não representa mais um fator de risco em indivíduos com > 75 anos

ASPECTOS DEMOGRÁFICOS
- 65% dos norte-americanos estão acima do peso ideal
- 30,4% dos norte-americanos são obesos
- Até 50% dos casos de obesidade podem ser explicados por influências genéticas

ACHADOS CLÍNICOS

SINAIS E SINTOMAS
- Estimar o grau e a distribuição da gordura corporal
- Avaliar o estado nutricional global
- Sinais de causas secundárias de obesidade (hipotireoidismo e síndrome de Cushing) são encontrados em < 1%

DIAGNÓSTICO DIFERENCIAL
- Ingestão calórica elevada
- Retenção de líquido: insuficiência cardíaca congestiva, cirrose, síndrome nefrótica
- Síndrome de Cushing
- Hipotireoidismo
- Diabetes melito (tipo 2)
- Medicamentos, como antipsicóticos, antidepressivos, corticosteroides
- Insulinoma
- Depressão
- Transtorno alimentar compulsivo

DIAGNÓSTICO

EXAMES LABORATORIAIS
- Avaliação endocrinológica, incluindo a mensuração dos níveis séricos do hormônio tireoestimulante e o teste de supressão com dexametasona, em pacientes obesos com ganho de peso recente inexplicável e/ou características clínicas de endocrinopatia
- Avaliação quanto às consequências clínicas e em busca de síndrome metabólica
  - Pressão arterial
  - Glicose de jejum
  - Colesterol de densidades baixa (LDL) e alta (HDL)
  - Níveis dos triglicerídeos

PROCEDIMENTOS DIAGNÓSTICOS
- Cálculo do IMC
- Mensuração da circunferência abdominal

TRATAMENTO

MEDICAÇÕES
- Medicamentos catecolaminérgicos ou serotoninérgicos
  - Utilizados algumas vezes em pacientes com IMC > 30 ou naqueles com IMC > 27 e riscos de saúde relacionados com a obesidade
  - Perda de peso de aproximadamente 3-5 kg, em média, a mais que o placebo
  - Sem evidência de benefício a longo prazo
- Medicamentos catecolaminérgicos
  - Anfetaminas (alto potencial de abuso)
  - Supressores do apetite não anfetamínicos IV (fentermina, dietilpropiona e mazindol) são aprovados apenas para uso a curto prazo e têm utilidade limitada
- Sibutramina (10 mg VO 1x/dia)
  - Bloqueia a captação de serotonina e norepinefrina no SNC
  - São efeitos colaterais boca seca (xerostomia), anorexia, constipação, insônia, tontura e pressão arterial elevada (< 5%)
- Orlistate (120 mg VO 3x/dia junto com as refeições)
  - Diminui a absorção de gordura no trato gastrintestinal por inibir a lipase intestinal
  - São efeitos colaterais diarreia, gases e cólicas abdominais, além de possível declínio na absorção de vitaminas lipossolúveis
- Rimonabanto
  - Novo medicamento sob investigação
  - Os estudos iniciais demonstraram que a dose de 20 mg resultou em perda de peso superior a 5 kg, em comparação ao placebo
  - No entanto, esse medicamento tem mais efeitos adversos do que o placebo, como sintomas neurológicos, psiquiátricos e gastrintestinais
  - Em estudos clínicos, as taxas de abandono do tratamento em 1 ano foram de aproximadamente 40%

CIRURGIA
- Considerar a realização de cirurgia em pacientes com IMC > 40 ou naqueles com IMC > 35 na presença de comorbidades relacionadas com a obesidade
- Procedimentos cirúrgicos eficazes (todos podendo ser realizados por via laparoscópica)
  - Desvio gástrico em Y de Roux
  - Gastroplastia em banda vertical
  - Aplicação da banda gástrica
- As complicações cirúrgicas são comuns e incluem
  - Peritonite por vazamento anastomótico
  - Hérnias da parede abdominal
  - Ruptura de grampo
  - Colelitíase
  - Úlceras marginais
  - Estenose de estoma
  - Infecções de ferida
  - Doença tromboembólica
  - Deficiências nutricionais
  - Sintomas gastrintestinais

- A mortalidade cirúrgica (em 30 dias) varia de 0,1 a 1,1%; a mortalidade em 1 ano é mais alta, sobretudo em pacientes de alto risco e mais idosos

PROCEDIMENTOS TERAPÊUTICOS
- Abordagem multidisciplinar
  - Dietas hipocalóricas
  - Mudança comportamental
  - Exercícios
  - Apoio social
- Restringir os alimentos que possuem grandes quantidades de calorias sem outros nutrientes, ou seja, gordura, sacarose e bebidas alcoólicas
- Não há vantagem especial nas dietas com restrição de carboidratos ou ricas em proteínas, nem no consumo de um alimento por vez
- Planejar e manter os registros de cardápios e as sessões de exercícios
- O exercício aeróbio é útil para a manutenção do peso a longo prazo
- Para IMC > 35
  - Considerar a ingestão de dietas muito hipocalóricas (< 800 kcal/dia) por 4-6 meses
  - São efeitos colaterais fadiga, hipotensão ortostática, intolerância ao frio e distúrbios hidreletrolíticos
  - As complicações menos comuns incluem gota, colecistopatia e arritmias cardíacas

DESFECHOS

COMPLICAÇÕES
- Hipertensão
- Diabetes melito tipo 2
- Hiperlipidemia
- Doença arterial coronariana
- Artropatia degenerativa
- Incapacidade psicossocial
- Cânceres (cólon, reto, próstata, útero, trato biliar, mama, ovário)
- Distúrbios tromboembólicos
- Doenças do trato digestivo (colelitíase, esofagite por refluxo)
- Distúrbios cutâneos

PROGNÓSTICO
- Apenas 20% dos pacientes perderão ~9 kg e manterão a perda por > 2 anos; somente 5% manterão uma perda de ~18 kg
- Com dietas muito pobres em calorias, os pacientes perdem, em média, 900 g por semana; a manutenção do peso a longo prazo é menos previsível, exigindo modificação comportamental e atividade física concomitantes
- A sibutramina, 10 mg VO 1x/dia, por 6-12 meses resulta em perdas de peso de 3-5 kg (em média) a mais do que com placebo
- O orlistate, 120 mg VO 3x/dia junto com as refeições, por até 2 anos culmina em perda de peso de 2-4 kg superior ao placebo
- Os procedimentos cirúrgicos levam à perda substancial de peso – 20-40% do peso corporal inicial

CASOS DE ENCAMINHAMENTO
- Encaminhar o paciente para cirurgia bariátrica em caso de IMC > 40 ou > 35 na existência de comorbidades

CASOS DE ADMISSÃO HOSPITALAR
- Internação para cirurgia bariátrica

EVIDÊNCIAS

DIRETRIZES CLÍNICAS
- Cummings S et al. Position of the American Dietetic Association: weight management. J Am Diet Assoc. 2002; 12:1145. [PMID: 12171464]
- American Medical Association. Assessment and Management of Adult Obesity: A Primer for Physicians, 2003.

ENDEREÇO ELETRÔNICO
- American Obesity Association

INFORMAÇÕES PARA OS PACIENTES
- American Obesity Association
- Cleveland Clinic-Obesity

REFERÊNCIAS
- Dansinger ML et al. Comparison of the Atkins, Ornish, Weight Watchers, and Zone diets for weight loss and heart disease risk reduction: a randomized trial. JAMA. 2005 Jan 5;293(1):43-53. [PMID: 15632335]
- Flum DR et al. Early mortality among Medicare beneficiaries undergoing bariatric surgical procedures. JAMA. 2005 Oct 19;294(15):1903-8. [PMID: 16234496]
- Heilbronn LK et al. Effect of 6-month calorie restriction on biomarkers of longevity, metabolic adaptation, and oxidative stress in overweight individuals: a randomized controlled trial. JAMA. 2006 Apr 5;295(13):1539-48. [PMID: 6595757]
- Howard BV et al. Low-fat dietary pattern and weight change over 7 years: the Women's Health Initiative Dietary Modification Trial. JAMA. 2006 Jan 4; 295(1):39-49. [PMID: 16391215]
- O'Brien PE et al. Treatment of mild to moderate obesity with laparoscopic adjustable gastric banding or an intensive medical program: a randomized trial. Ann Intern Med. 2006 May 2; 144(9):625-33. [PMID: 16670131]
- Shaw K et al. Exercise for overweight or obesity. Cochrane Database Syst Rev. 2006 Oct 18;(4):CD003817. [PMID: 17054187]
- Sjostrom L et al; Swedish Obese Subjects Study Scientific Group. Lifestyle, diabetes, and cardiovascular risk factors 10 years after bariatric surgery. N Engl J Med. 2004 Dec 23;351(26):2683-93. [PMID: 15616203]

Obstrução da Veia Hepática (Síndrome de Budd-Chiari)

CARACTERÍSTICAS PRINCIPAIS

PRINCÍPIOS BÁSICOS DO DIAGNÓSTICO
- Dor e sensibilidade no quadrante superior direito
- Ascite
- Estudos de imagem revelam a presença de oclusão ou a ausência de fluxo na(s) veia(s) hepática(s) ou na veia cava inferior
- Quadro semelhante na síndrome de obstrução sinusoidal (doença veno-oclusiva), mas as principais veias hepáticas permanecem patentes (ou seja, desobstruídas)

CONSIDERAÇÕES GERAIS
- Casos na Índia, China e África do Sul
  - Com frequência, a obstrução da veia hepática é o resultado da oclusão do segmento hepático da veia cava inferior, presumivelmente devido à trombose prévia
  - A apresentação clínica é branda, embora a evolução seja frequentemente complicada por carcinoma hepatocelular
- Síndrome de obstrução sinusoidal
  - Oclusão de vênulas terminais e sinusoides hepáticos que mimetiza a síndrome de Budd-Chiari em termos clínicos
  - É comum em pacientes que passaram por transplante de medula óssea, particularmente aqueles com elevações das aminotransferases antes do transplante ou febre durante terapia citorredutora com ciclofosfamida, azatioprina, carmustina, bussulfano ou etoposídeo
  - Também é comum naqueles pacientes submetidos a altas doses de te-

rapia citorredutora ou de irradiação corporal total
- Pode ser causada por alguns agentes citotóxicos e "chás de arbustos" (alcaloides pirrolizidínicos)

Etiologias
- Estado hipercoagulável
- Teias fibrosas na veia cava
- Doença mieloproliferativa, por exemplo, policitemia vera
- Insuficiência cardíaca congestiva (ICC) direita ou pericardite constritiva
- Neoplasia com compressão da veia hepática
- Hemoglobinúria paroxística noturna
- Síndrome de Behçet
- Anticoncepcionais orais ou gravidez

ACHADOS CLÍNICOS

SINAIS E SINTOMAS
- A apresentação pode ser fulminante, aguda, subaguda ou crônica; é mais comum um início insidioso (subagudo)
- Fígado sensível, doloroso e aumentado de volume
- Icterícia; esplenomegalia; e ascite
- Em casos de doença avançada, varizes hemorrágicas e coma hepático podem ser evidentes
- Pode ocorrer síndrome hepatopulmonar

DIAGNÓSTICO DIFERENCIAL
- Colecistite
- Fígado de choque
- Cirrose
- Congestão hepática causada por ICC direita
- Câncer metastático envolvendo o fígado

DIAGNÓSTICO

EXAMES LABORATORIAIS
- As anormalidades nas provas de função hepática são inespecíficas
- Pode ou não haver icterícia
- Níveis muito altos de alanina aminotransferase/aspartato aminotransferase (ALT/AST) (> 1.000 unidades/L) sugerem oclusão de veias hepáticas e portais
- Sinais de hepatopatia descompensada (albumina baixa, coagulopatia) indicam prognóstico ruim

DIAGNÓSTICO POR IMAGEM
- Os estudos de imagem do fígado podem revelar um lobo caudado proeminente, já que sua drenagem venosa pode não estar ocluída
- Ultrassonografia contrastada com Doppler colorido ou pulsado
  - Teste de triagem de escolha
  - Possui sensibilidade de 85% para detecção de evidências de trombose da veia hepática ou da veia cava inferior
- Os exames de RM e venografia caval são capazes de delinear as redes das veias cavas e a oclusão das veias hepáticas

PROCEDIMENTOS DIAGNÓSTICOS
- Biópsia hepática percutânea
  - Com frequência, revela a presença de congestão centrolobular característica
  - Geralmente contraindicada na síndrome de obstrução sinusoidal, em razão de trombocitopenia. Nesse caso, o diagnóstico baseia-se nos achados clínicos

TRATAMENTO

MEDICAÇÕES
- Muitas vezes, há necessidade de anticoagulação permanente e tratamento da doença mieloproliferativa subjacente
- A terapia antiplaquetária com ácido acetilsalicílico e hidroxiureia pode ser uma alternativa ao uso de varfarina em distúrbios mieloproliferativos

CIRURGIA
- Descompressão cirúrgica (desvio portocaval, mesocaval ou mesoatrial laterolateral) do fígado congesto
  - Pode ser necessário aliviar a congestão hepática persistente
  - A derivação portossistêmica intra-hepática transjugular não é praticável nem possível nesse caso
- Considerar o transplante de fígado em casos de
  - Insuficiência hepática fulminante
  - Cirrose e disfunção hepatocelular
  - Falha de derivação portossistêmica

PROCEDIMENTOS TERAPÊUTICOS
- Tratar a ascite com restrição de líquidos e sal, além de diuréticos (ver Ascite)
- É recomendável a busca de causas tratáveis da síndrome de Budd-Chiari
- A identificação e o tratamento imediatos de algum distúrbio hematológico subjacente podem evitar a necessidade de cirurgia
- Raramente, pode-se tentar a terapia trombolítica em até 2 semanas da trombose aguda da veia hepática
- Em casos de congestão hepática não resolvida, a colocação de uma derivação portossistêmica intra-hepática transjugular pode ser viável, embora seja comum a disfunção tardia dessa derivação
- A angioplastia com balão, em alguns casos com a colocação de suporte intravascular metálico (*stent**), é a técnica preferida na rede da veia cava inferior e está sendo cada vez mais realizada em locais onde há curto segmento de trombose na veia hepática

DESFECHOS

COMPLICAÇÕES
- Insuficiência hepática
- Cirrose
- Peritonite bacteriana espontânea (menos comum do que na cirrose isolada)

EVIDÊNCIAS

ENDEREÇOS ELETRÔNICOS
- Diseases of the Liver
- Pathology Index

INFORMAÇÕES PARA OS PACIENTES
- American Liver Foundation
- National Institutes of Health

REFERÊNCIAS
- Helmy A. Review article: updates in the pathogenesis and therapy of hepatic sinusoidal obstruction syndrome. Aliment Pharmacol Ther. 2006 Jan 1; 23(1):11-25. [PMID: 16393276]
- Patel RK et al. Prevalence of the activating JAK2 tyrosine kinase mutation V617F in the Budd-Chiari syndrome. Gastroenterology. 2006 Jun; 130(7):2031-8. [PMID: 16762626]
- Plessier A et al. Aiming at minimal invasiveness as a therapeutic strategy for Budd-Chiari syndrome. Hepatology. 2006 Nov;44(5):1308-16. [PMID: 17058215]

---

* N. de T. Dispositivo metálico, utilizado com a finalidade de manter o lúmen de um vaso sanguíneo ou de outra estrutura tubular, com seu calibre próximo do normal, formando uma nova "parede" para o vaso (Fonte: Pdamed).

Onicomicose

CARACTERÍSTICAS PRINCIPAIS

PRINCÍPIOS BÁSICOS DO DIAGNÓSTICO
- Infecção por tricófito (organismo fungoide do tipo *Trichophyton*) de uma ou mais unhas das mãos ou dos pés
- Mancha amarelada com acúmulo de queratina
- Separação do leito ungueal

CONSIDERAÇÕES GERAIS
- O *Trichophyton rubrum* é a espécie mais comumente encontrada
- Raramente, os fungos "saprófitas" podem causar onicomicose (< 5%)
- A onicólise (separação distal entre a placa ungueal e o leito ungueal, geralmente dos dedos das mãos) é causada por exposição excessiva a água, sabonetes, detergentes, álcalis e produtos de limpeza
- A infecção por *Candida* das pregas ungueais e da área subungueal, a dureza da unha e a fotossensibilidade induzida por medicamentos podem causar onicólise. Essa alteração da unha também pode ser provocada por hipertireoidismo, hipotireoidismo e psoríase

ACHADOS CLÍNICOS

SINAIS E SINTOMAS
- As unhas apresentam-se opacas, quebradiças e hipertróficas
- A substância da unha encontra-se friável

DIAGNÓSTICO DIFERENCIAL
- Psoríase
- Onicomicose por *Candida*
- Líquen plano
- Alergia a esmalte ou cola de unha

DIAGNÓSTICO

EXAMES LABORATORIAIS
- O diagnóstico laboratorial é obrigatório, já que apenas 50% das unhas distróficas se devem à dermatofitose
- Partes da unha devem ser clareadas com hidróxido de potássio (KOH) a 10% e examinadas sob microscopia para pesquisa de hifas
- Também pode ser feita cultura para fungos

TRATAMENTO

MEDICAÇÕES
- O tratamento é difícil por causa da longa duração necessária da terapia e da frequência de recorrências
- As unhas das mãos respondem mais prontamente do que as dos pés
- Em alguns casos, é melhor não incentivar a terapia das unhas dos pés, mas sim controlar o desconforto, aparando-se a placa ungueal espessada

Tratamento tópico
- Apresenta eficácia relativamente baixa (10% ou menos), mas pode ser útil em pacientes motivados com unhas pouco espessadas
- Raras vezes, o gel de naftifina a 1% ou o verniz ungueal de ciclopirox (Penlac®) a 8% aplicados 2x/dia podem clarear as unhas das mãos em 4-6 meses e as dos pés em 12-18 meses

Terapia sistêmica
- Geralmente necessária para o tratamento de onicomicose ungueal; as unhas das mãos quase sempre podem ser clareadas, enquanto as dos pés podem ser curadas em 35-50% das vezes e melhoradas em cerca de 75% dos casos
- Unhas das mãos
  - A griseofulvina ultramicronizada, 250 mg VO 3x/dia por 6 meses, é frequentemente eficaz
  - São alternativas terapêuticas, em ordem de preferência: terbinafina, 250 mg VO 1x/dia por 6 semanas; itraconazol, 400 mg/dia VO por 7 dias todo mês durante 2 meses; e itraconazol, 200 mg/dia VO por 2 meses
- Unhas dos pés
  - Nem a griseofulvina nem o cetoconazol são recomendados
  - A terbinafina, 250 mg VO 1x/dia por 12 semanas, é o melhor tratamento
  - Caso não se possa fazer uso da terbinafina, o itraconazol a 200 mg VO 2x/dia durante 1 semana ao mês por 3 meses constitui uma alternativa inferior, mas aceitável

DESFECHOS

SEGUIMENTO
- Independentemente da terapia utilizada, o tratamento tópico constante para qualquer *tinea pedis* (ou pé de atleta) coexistente é obrigatório e provavelmente deve ser mantido pelo resto da vida na tentativa de evitar recorrência
- É recomendável monitoramento mensal de enzimas hepáticas e hemograma completo durante o tratamento com a terbinafina

PROGNÓSTICO
- Uma vez clareadas, as unhas das mãos frequentemente permanecem livres da doença por anos
- Cerca de 75% dos pacientes exibirão uma melhora substancial com a terapia sistêmica, e 35-50% ficarão curados do ponto de vista micológico e clínico em 1 ano
- As recidivas são mais comuns com o itraconazol do que com a terbinafina em casos de onicomicose das unhas dos pés

CASOS DE ENCAMINHAMENTO
- O encaminhamento será feito em casos de dúvida em relação ao diagnóstico, ineficácia do tratamento recomendado ou necessidade de terapia especializada

EVIDÊNCIAS

DIRETRIZES CLÍNICAS
- Roberts DT et al; British Association of Dermatologists. Guidelines for treatment of onychomycosis. Br J Dermatol. 2003;148:402. [PMID: 12653730]
- University of Texas at Austin: Recommendations for the management of onychomycosis in adults. 2003

INFORMAÇÕES PARA OS PACIENTES
- American Academy of Family Physicians: Fungal Infections of Fingernails and Toenails
- American Osteopathic College of Dermatology: Fungus Infections: Preventing Recurrence
- Mayo Clinic: Nail Fungal Infection
- MedlinePlus: Fungal Nail Infection

REFERÊNCIAS
- Hay R. Literature: Onychomycosis. J Eur Acad Oermatol Venereol. 2005 Sep; 19 Suppl 1:1-7. [PMID: 16120198]
- Heikkila H et al. Long-term results in patients with onychomycosis treated with terbinafine or itraconazole. Br J Dermatol. 2002 Feb;146(2):250-3. [PMID: 11903235]

Opioides, Dependência de

CARACTERÍSTICAS PRINCIPAIS

PRINCÍPIOS BÁSICOS DO DIAGNÓSTICO

- A dependência é uma preocupação relevante com o uso contínuo de opioides
- A abstinência causa apenas morbidade moderada (semelhante a um ataque de "gripe" em termos de gravidade)
- Algumas vezes, os pacientes com dependência consideram-se mais dependentes do que realmente são e podem não precisar de um programa de abstinência

CONSIDERAÇÕES GERAIS

- Os termos "opioides" e "narcóticos" eram utilizados de forma intercambiável, mas atualmente é preferível o termo "opioides"
  - Os "opioides" englobam um grupo de medicamentos com ações que mimetizam as da morfina
  - Derivados naturais do ópio (opiáceos)
  - Substitutos sintéticos (opioides)
  - Uma série de polipeptídeos, alguns deles considerados hoje neurotransmissores naturais
- O principal opioide de abuso é a heroína (metabolizada em morfina), que não é utilizada como medicação legal
- Outros opioides comuns são medicamentos vendidos sob prescrição médica, que diferem em potência (em miligramas), duração de ação e capacidades agonistas/antagonistas (Tabela 2)
- A incidência do uso de heroína tragada e inalada ("cigarro") está aumentando, particularmente entre os usuários de cocaína

ASPECTOS DEMOGRÁFICOS

- Nos Estados Unidos, a prevalência do abuso de heroína em pessoas com idade igual ou superior a 12 anos está em torno de 1,4%

ACHADOS CLÍNICOS

SINAIS E SINTOMAS

- Intoxicação leve por opioide
  - Mudanças de humor
  - Sensações de euforia
  - Sonolência
  - Náusea com êmese ocasional
  - Rastros de picada de agulha
  - Miose
- Superdosagem
  - Depressão respiratória
  - Vasodilatação periférica
  - Pupilas mióticas em formato de cabeça de alfinete
  - Edema pulmonar
  - Coma
  - Morte
- Graus de abstinência
  - Grau 0 – desejo compulsivo e ansiedade
  - Grau 1 – bocejo, lacrimejamento, rinorreia e transpiração
  - Grau 2 – sintomas prévios somados a midríase, piloereção, anorexia, tremores, bem como sensações de frio e calor ("calorões") com dor generalizada
  - Graus 3 e 4 – aumento na intensidade dos sinais e sintomas prévios, com elevação de temperatura, pressão arterial e pulso, além da frequência e profundidade respiratórias
  - Na abstinência decorrente dos quadros mais graves de dependência, comumente ocorrem vômito, diarreia, perda de peso, hemoconcentração e ejaculação ou orgasmo espontâneo

DIAGNÓSTICO DIFERENCIAL

- Dependência de outras drogas e medicamentos, como álcool, anfetaminas
- Doença psiquiátrica subjacente, como depressão, transtorno de personalidade
- Abstinência de outras drogas e medicamentos, como álcool, benzodiazepínicos, anfetaminas, cocaína
- Náuseas ou vômitos por outra causa
- Influenza ou outra síndrome viral

DIAGNÓSTICO

EXAMES LABORATORIAIS

- Toxicologia sérica ou urinária

TRATAMENTO

MEDICAÇÕES

- O tratamento da abstinência começará caso se desenvolvam sinais de grau 2
- Metadona
  - Se houver necessidade de um programa de abstinência, usar metadona, 10 mg VO (utilizar administração parenteral se o paciente estiver vomitando) e observar
  - Se os sinais de piloereção, midríase e alterações cardiovasculares persistirem por mais de 4-6 horas, administrar mais 10 mg
  - Manter a administração de metadona em intervalos de 4-6 horas até que os sinais não estejam presentes (raramente são administrados mais de 40 mg desse agente em 24 horas)
  - Dividir a quantidade total do medicamento necessário nas primeiras 24 horas por 2 e administrar a quantidade a cada 12 horas
  - A cada dia, reduzir a dose total de 24 horas em 5-10 mg
  - Com isso, um paciente que exibia dependência moderada e necessitava inicialmente de 30-40 mg de metadona pode concluir o processo de retirada/suspensão em 4-8 dias
- Clonidina
  - 0,1 mg VO várias vezes ao dia por 10-14 dias
  - Além de ser uma alternativa, constitui tratamento adjuvante à detoxificação de metadona
  - Não é necessária a redução gradativa da dose
  - Útil para aliviar os sintomas cardiovasculares
  - Não alivia significativamente os sintomas de ansiedade, insônia ou dor generalizada
- Antagonistas opioides (p. ex., naltrexona)
  - Podem ser utilizados para o tratamento do paciente que está livre de opioides por 7-10 dias
  - A naltrexona interrompe o "auge ou pico" (estágio mais alto de dependência) da heroína ao se administrar a dose de 50 mg VO a cada 24 horas inicialmente por alguns dias e depois 100 mg a cada 48-72 horas
  - Os distúrbios hepáticos são as principais contraindicações
  - A adesão ao tratamento tende a ser ruim, em parte por causa da disforia que pode persistir por muito tempo após a interrupção do opioide

PROCEDIMENTOS TERAPÊUTICOS

- O uso de detoxificação rápida e ultrarrápida não é apoiado por evidência atual

DESFECHOS

SEGUIMENTO

- Os programas de manutenção da metadona têm algum valor na recidiva crônica
- Sob supervisão controlada rigorosa, o indivíduo dependente de opioide é mantido sob doses razoavelmente altas de metadona (40-120 mg/dia) que satisfazem o desejo compulsivo e bloqueiam os efeitos da heroína em um grau notável

COMPLICAÇÕES

- O tratamento de superdosagem confirmada ou sob suspeita consiste no uso de naloxona, 2 mg IV
- Complicações da administração de heroína
  - Infecções (p. ex., pneumonia, êmbolos sépticos, hepatite)
  - Infecção por HIV pelo uso de agulhas contaminadas, lesões traumáticas (espasmo arterial por injeção de drogas, gangrena)
  - Edema pulmonar

PROGNÓSTICO

- Existe uma síndrome de abstinência prolongada com alterações metabólicas, respiratórias e pressóricas arteriais por 3-6 meses
- Até o momento, as pesquisas referentes ao impacto exercido pela detoxificação rápida sobre as taxas de recidiva, comparada com os métodos mais tradicionais, são limitadas

CASOS DE ENCAMINHAMENTO

- Todos os pacientes com dependência de opioides devem ser encaminhados a um especialista na área, a menos que o clínico geral tenha experiência suficiente com essa população

CASOS DE ADMISSÃO HOSPITALAR

- Para alguns pacientes, o tratamento domiciliar oferece a melhor chance de recuperação
- Alguns pacientes conseguem se recuperar em um programa ambulatorial estruturado de apoio

EVIDÊNCIAS

DIRETRIZES CLÍNICAS

- American Academy of Family Physicians: Identification and Management of the Drug-Seeking Patient
- National Guideline Clearinghouse: VHA/DOD substance disorder guidelines, 2001
- National Guideline Clearinghouse: Washington State Department of Labor and Industries: opioid prescription guidelines, 2002

ENDEREÇOS ELETRÔNICOS

- American Psychiatric Association
- National Institutes of Health – National Institute of Drug Abuse

INFORMAÇÕES PARA OS PACIENTES

- JAMA patient page. Treating drug dependency. JAMA. 2000;283:1378. [PMID: 10714739]
- JAMA patient page. Opioid abuse. JAMA. 2004;292:1394. [PMID: 15367561]
- National Institute of Drug Abuse

REFERÊNCIAS

- Fudala PJ et al. Office-based treatment of opiate addiction with sublingual-tablet formulation of buprenorphine and naloxone. N Engl J Med. 2003 Sep 4; 349(10):949-58. [PMID: 12954743]
- Hamilton RJ et al. Complications of ultrarapid opioid detoxification with subcutaneous naltrexone pellets. Acad Emerg Med. 2002;9:63. [PMID: 11772672]

Osteoartrite

CARACTERÍSTICAS PRINCIPAIS

PRINCÍPIOS BÁSICOS DO DIAGNÓSTICO

- Distúrbio degenerativo; ausência de sintomas sistêmicos
- Dor aliviada com repouso; rigidez matinal breve; inflamação articular mínima
- Achados radiográficos
  - Estreitamento do espaço articular
  - Formação de osteófitos
  - Aumento na densidade do osso subcondral
  - Cistos ósseos

CONSIDERAÇÕES GERAIS

- Degeneração de cartilagem e hipertrofia de osso nas margens articulares
- A inflamação costuma ser mínima

Primária

- Afeta mais comumente algumas destas estruturas (ou todas elas)
  - Articulações interfalângicas distais (IFD) e, com menor frequência, as proximais (IFP)
  - Articulações carpometacarpais do polegar
  - Quadril
  - Joelho
  - Articulação metatarsofalângica do hálux
  - Coluna cervical e lombar

Secundária

- Pode ocorrer em qualquer articulação como sequela de lesão articular resultante de causas intra ou extra-articulares
- As causas de lesão articular que levam à artrite degenerativa secundária incluem
  - Traumatismo
  - Gota
  - Artrite reumatoide
  - Hiperparatireoidismo
  - Hemocromatose
  - Articulação de Charcot (doença articular neuropática, artropatia neuropática)

ASPECTOS DEMOGRÁFICOS

- A osteoartrite constitui a forma mais comum de artropatia
- 90% de todas as pessoas acometidas apresentam aspectos radiográficos de osteoartrite nas articulações de sustentação do peso por volta dos 40 anos de idade
- A obesidade é um fator de risco de osteoartrite no joelho e provavelmente no quadril

ACHADOS CLÍNICOS

SINAIS E SINTOMAS

- Início insidioso
- A dor piora com atividade física ou sustentação de peso, sendo aliviada com repouso
- Às vezes, é proeminente o aumento de volume ósseo das articulações interfalângicas
  - IFD (nodos de Heberden)
  - IFP (nodos de Bouchard)
- Com frequência, uma crepitação grosseira pode ser palpada na articulação
- O derrame articular e outros sinais articulares de inflamação são leves
- Como a inflamação articular é mínima e por causa da ausência de manifestações sistêmicas, a artropatia degenerativa raramente é confundida com outras artrites
- A distribuição do envolvimento articular nas mãos também ajuda a diferenciar a osteoartrite da artrite reumatoide
  - A osteoartrite afeta principalmente as articulações interfalângicas distais e proximais, mas poupa os punhos e as articulações metacarpofalângicas (exceto a do polegar)
  - A artrite reumatoide envolve os punhos e as articulações metacarpofalângicas, mas poupa as articulações interfalângicas distais
- Sem sinais sistêmicos

DIAGNÓSTICO DIFERENCIAL

- Artrite reumatoide
- Espondiloartropatia soronegativa, como artrite psoriática
- Gota
- Condrocalcinose, como pseudogota, doença de Wilson
- Outra osteopatia, como osteoporose, câncer metastático, mieloma múltiplo

DIAGNÓSTICO

EXAMES LABORATORIAIS
- Não há evidência laboratorial de inflamação, como aumento na velocidade de sedimentação globular

DIAGNÓSTICO POR IMAGEM
- As radiografias podem revelar
  - Estreitamento do espaço articular
  - Margens articulares aguçadas e pontiagudas
  - Formação de osteófitos e "bicos"* da margem óssea
  - Osso subcondral espessado e denso
  - Cistos ósseos
- A correlação entre os achados radiográficos e os sintomas é ruim

PROCEDIMENTOS DIAGNÓSTICOS
- Aspirado de derrames para alívio da dor
- Injeções de corticosteroides para alívio da dor

TRATAMENTO

MEDICAÇÕES
- Os pacientes com doença leve devem iniciar o tratamento com acetaminofen (2,4-4 g/dia)
- Os anti-inflamatórios não esteroides (AINEs) devem ser considerados para os pacientes que não respondem a acetaminofen, sulfato de condroitina e glicosamina
- Altas doses de AINEs, utilizadas em muitas artrites inflamatórias, são desnecessárias

CIRURGIA
- A substituição total do quadril e do joelho confere excelente melhora sintomática e funcional quando o envolvimento dessas articulações restringe gravemente a caminhada ou causa dor em repouso, sobretudo à noite
- Embora a cirurgia artroscópica para osteoartrite do joelho seja comumente realizada, a eficácia desse procedimento a longo prazo ainda não foi estabelecida

PROCEDIMENTOS TERAPÊUTICOS
- Para os pacientes com osteoartrite leve a moderada das articulações de sustentação do peso, a implantação de um programa supervisionado de caminhada pode resultar em melhora clínica do estado funcional, sem agravar a artralgia. A perda de peso também pode melhorar os sintomas
- Para os pacientes com osteoartrite e derrame do joelho, a injeção intra-articular de triancinolona (20-40 mg) pode eliminar a necessidade de analgésicos ou AINEs, mas não deve ser repetida por mais de 2 ou 3 vezes ao ano

DESFECHOS

CASOS DE ENCAMINHAMENTO
- Encaminhar quando não se consegue descartar a presença de outras artrites inflamatórias com segurança
- Encaminhar para substituição da articulação

PROGNÓSTICO
- Os sintomas podem ser muito graves e restringir a atividade física consideravelmente (sobretudo com envolvimento dos quadris, dos joelhos e da coluna cervical)

PREVENÇÃO
- A redução do peso em mulheres diminui o risco de desenvolvimento de osteoartrite sintomática do joelho

EVIDÊNCIAS

ENDEREÇO ELETRÔNICO
- Arthritis Foundation

INFORMAÇÕES PARA OS PACIENTES
- Arthritis Foundation
- National Institute of Arthritis and Musculoskeletal and Skin Diseases

REFERÊNCIAS
- Bjordal JM et al. Non-steroidal antiinflammatory drugs, including cyclo-oxygenase-2 inhibitors in osteoarthritis knee pain: meta-analysis of randomised placebo controlled trials. BMJ. 2004 Dec 4;329(7478):1317. [PMID: 15561731]
- Clegg DO et al. Glucosamine, chondroitin sulfate, and the two in combination for painful knee osteoarthritis. N Engl J Med. 2006 Feb 23;354(8):795-808. [PMID: 16495392]
- Felson DT. Clinical practice. Osteoarthritis of the knee. N Engl J Med. 2006 Feb 23;354(8):841-8. [PMID: 16495396]
- Fransen M. Dietary weight loss and exercise for obese adults with knee osteoarthritis: modest weight loss targets, mild exercise, modest effects. Arthritis Rheum. 2004 May; 50(5):1366-9. [PMID: 15146405]
- Schumacher HR et al. Injectable corticosteroids in treatment of arthritis of the knee. Am J Med. 2005 Nov; 118(11):1208-14. [PMID: 16271901]

Osteomalacia

CARACTERÍSTICAS PRINCIPAIS

PRINCÍPIOS BÁSICOS DO DIAGNÓSTICO
- Ostealgia e sensibilidade óssea
- Densidade óssea diminuída
- Aumento da fosfatase alcalina e redução da 25-hidroxivitamina D [25(OH)D$_3$]

CONSIDERAÇÕES GERAIS
- **Raquitismo:** mineralização defeituosa do esqueleto em crescimento em crianças
- **Osteomalacia:** mineralização esquelética defeituosa em adultos
- Causas de osteomalacia
  - Deficiência de vitamina D
    - Causa mais comum
    - ~25% das mulheres em fase de pós-menopausa apresentam certa deficiência de vitamina D
    - 60% dos idosos institucionalizados não submetidos à suplementação de vitamina D
    - A incidência varia entre as regiões: < 1% no sudeste da Ásia, 29% nos Estados Unidos
    - A incidência de deficiência grave da vitamina D (25[OH]D sérica < 25 nmol/L ou < 10 ng/mL) é de 3,5% nos Estados Unidos
    - Pode originar-se de exposição solar insuficiente, desnutrição, má absorção, síndrome nefrótica
    - A colestiramina, o orlistate e os anticonvulsivantes diminuem os níveis de vitamina D
  - Deficiência de cálcio na dieta, por exemplo, em pacientes desnutridos, idosos
    - Leite, especialmente o desnatado, é uma fonte pobre de vitamina D
  - Deficiência de fosfato, por exemplo, causada por
    - Deficiência nutricional
    - Má absorção
    - Antiácidos quelantes de fosfato
    - Distúrbios genéticos (raquitismo resistente à vitamina D)

---

* N. de T. Crescimento do tecido ósseo além da margem articular em casos de doença articular degenerativa (Fonte: Pdamed).

- Acidose tubular renal
- Síndrome de Fanconi
- Toxicidade do alumínio por hemodiálise crônica com dialisado de água de torneira ou por quelantes de fosfato com alumínio em sua composição
- Osteomalacia oncogênica
  - Causada pela produção excessiva de fosfatonina por tumores de tecidos moles
  - Hipofosfatemia, fosfatúria excessiva, concentrações séricas reduzidas de $1,25(OH)_2D_3$ (1,25 di-hidroxivitamina D3), osteomalacia
- Distúrbios da matriz óssea, como hipofosfatasia (deficiência de fosfatase alcalina)
- Fibrogênese imperfeita

ACHADOS CLÍNICOS

SINAIS E SINTOMAS

- Quadro inicialmente assintomático
- Por fim, exibe ostealgia, simulando fibromialgia
- Fraqueza muscular proximal dolorosa (sobretudo da cintura pélvica) em função da deficiência de cálcio
- Fraturas com pouco ou nenhum traumatismo

DIAGNÓSTICO DIFERENCIAL

- Osteoporose
- Hipofosfatemia causada por hiperparatireoidismo
- Osteodistrofia renal
- Mieloma múltiplo, câncer metastático
- Hipertireoidismo crônico
- Hipofosfatasia
  - Causa genética rara de osteomalacia que costuma ser erroneamente diagnosticada como osteoporose
  - A incidência nos Estados Unidos gira em torno de 1:100.000 nascidos vivos; cerca de 1 em cada 300 adultos é portador
  - A transmissão pode ser autossômica recessiva ou dominante. A apresentação fenotípica da hipofosfatasia é variável
  - Em sua forma mais grave, pode apresentar-se como natimorto sem dentição ou ossos calcificados
  - Em sua forma mais branda, pode apresentar-se na meia-idade com perda prematura de dentes, dor nos pés (atribuída a fraturas por tensão metatarsal), dor nas coxas (gerada por pseudofraturas femorais) ou artrite (causada por condrocalcinose)

DIAGNÓSTICO

EXAMES LABORATORIAIS

- Pode haver elevação da fosfatase alcalina (adaptada à idade)
- $25(OH)D_3$ tipicamente baixa < 20 ng/mL (< 50 nmol/L)
- Os níveis de cálcio ou fosfato (adaptados à idade) podem estar baixos
- Fosfato baixo em 47% dos casos
- O paratormônio pode estar aumentado por hiperparatireoidismo secundário
- O cálcio urinário pode estar baixo
- A $1,25(OH)_2D_3$ pode estar baixa, mesmo quando os níveis de $25(OH)D_2$ (25-hidroxivitamina D2) permanecem normais
- Triagem de hipofosfatasia
  - A fosfatase alcalina sérica encontra-se baixa para a idade
  - Confirmar o diagnóstico por meio de amostra urinária de 24 horas para pesquisa de fosfoetanolamina, um substrato da fosfatase alcalina, cuja excreção está sempre elevada em pacientes com hipofosfatasia

DIAGNÓSTICO POR IMAGEM

- Densitometria óssea
- As radiografias podem revelar características diagnósticas
  - Adelgaçamento do osso cortical
  - Linhas mais vagas e imprecisas
  - Fraturas patológicas ou por estresse
- Talvez haja necessidade de RM de todo o corpo para pesquisa de tumores ocultos em caso de hipofosfatemia esporádica de início no adulto, hiperfosfatúria e baixos níveis séricos de $1,25(OH)_2D$

PROCEDIMENTOS DIAGNÓSTICOS

- A biópsia óssea não costuma ser necessária, embora seja um exame diagnóstico de osteomalacia se demonstrar a presença de osteoide não mineralizado significativo

TRATAMENTO

MEDICAÇÕES

- Deficiência de vitamina D
  - Ergocalciferol (D_2), na dose de 50.000 UI VO 1x/semana durante 6-12 meses, seguida por, no mínimo, 1.000 UI VO 1x/dia
  - Também pode ser administrada a dose de 50.000 UI VO a cada 1-2 meses
  - Em caso de má absorção intestinal
  - Pode haver necessidade de 25.000-100.000 UI de vitamina D_2 diariamente
  - Alguns pacientes com esteatorreia respondem melhor à $25(OH)D$ (calcifediol), 50-100 µg VO 1x/dia ou calcitriol, 0,25-0,5 µg 1x/dia
- Suplementos orais de cálcio juntamente com as refeições: citrato de cálcio (p. ex., Citracal®) para fornecer 0,4-0,6 g de cálcio elementar por dia; ou carbonato de cálcio (p. ex., OsCal®, Tums®), 1,0-1,5 g de cálcio elementar por dia
- Corrigir as deficiências nutricionais na osteomalacia hipofosfatêmica
  - Interromper os antiácidos contendo alumínio
  - Administrar terapia com bicarbonato em pacientes com acidose tubular renal
- Suplementos orais de fosfato administrados a longo prazo para hipofosfatemia e hiperfosfatúria ligadas ao cromossomo X ou idiopáticas, juntamente com calcitriol, 0,25-0,5 µg VO 1x/dia, para melhorar a absorção prejudicada de cálcio causada pelo fosfato oral
  - Considerar a adição do hormônio de crescimento recombinante humano para reduzir a fosfatúria
- Hipofosfatasia
  - Não há terapia comprovada, exceto cuidados de suporte
  - A teriparatida, uma terapia útil para osteoporose, foi experimentada, mas sua eficácia a longo prazo é desconhecida

PROCEDIMENTOS TERAPÊUTICOS

- A exposição ao sol, sem filtro de proteção solar, estimula a produção de vitamina D_3 na pele, exceto em pessoas de pele muito escura

DESFECHOS

COMPLICAÇÕES

- Fraturas

PREVENÇÃO

- Prevenção de deficiência da vitamina D por meio de exposição solar adequada e suplementos dessa vitamina
- A ingestão diária recomendada da vitamina D é de, no mínimo, 10 µg (400 UI) por dia
  - Em indivíduos privados da luz solar (p. ex., mulheres que usam véus, pacientes confinados, ou residentes de latitudes mais altas durante o inverno), a ingestão diária recomendada deve ser de 25 µg (1.000 UI) por dia

- Pacientes sob terapia com fenitoína a longo prazo podem ser submetidos a tratamento profilático com vitamina D, 50.000 UI VO a cada 2-4 semanas

EVIDÊNCIAS

DIRETRIZES CLÍNICAS
- Hanley DA et al. Vitamin D insufficiency in North America. J Nutr. 2005; 135:332. [PMID: 15671237]
- Mawer EB et al. Vitamin D nutrition and bone disease in adults. Rev Endocr Metab Disord. 2001;2:153. [PMID: 11705321]
- National Kidney Foundation

INFORMAÇÕES PARA OS PACIENTES
- The Magic Foundation
- MedlinePlus – Malacia
- MedlinePlus – Rickets
- Tayside University Hospitals – Osteomalacia and rickets

REFERÊNCIAS
- Armas LA et al. Vitamin D2 is much less effective than vitamin D3 in humans. J Clin Endocrinol Metab. 2004 Nov; 89(11):5387-91. [PMID: 15531486]
- Bielesz B et al. Renal phosphate loss in hereditary and acquired disorders of bone mineralization. Bone. 2004 Dec; 35(6):1229-39. [PMID: 15589204]
- Hanley DA et al. Vitamin D insufficiency in North America. J Nutr. 2005 Feb;135(2):332-7. [PMID: 15671237]
- Jan de Beur SM. Tumor-induced osteomalacia. JAMA. 2005 Sep 14; 294(10):1260-7. [PMID: 16160135]
- Lyman D. Undiagnosed vitamin D deficiency in the hospitalized patient. Am Fam Physician. 2005 Jan 15;71(2):299-304. [PMID: 15686300]
- Whyte MP et al. Adult hypophosphatasia treated with teriparatide. J Clin Endocrinol Metab. 2007 Apr; 92(4):1203-8. [PMID: 17213282]

Osteoporose

CARACTERÍSTICAS PRINCIPAIS

PRINCÍPIOS BÁSICOS DO DIAGNÓSTICO
- Desde um quadro assintomático até dor intensa causada por fraturas vertebrais
- Osteoporose: escore T da densitometria óssea (desvio-padrão abaixo da média normal do jovem) ≤ -2,5
- Osteopenia (sob risco de osteoporose): escore T da densitometria óssea de -1,5 a -2,4
- Os níveis séricos de paratormônio (PTH), cálcio, fósforo e fosfatase alcalina costumam permanecer normais
- Com frequência, os níveis séricos da 25-hidroxivitamina D encontram-se baixos

CONSIDERAÇÕES GERAIS
- Provoca em torno de 1 milhão e meio de fraturas por ano nos Estados Unidos, principalmente da coluna vertebral e do quadril
- As taxas de mortalidade indireta e morbidade são muito altas
- A velocidade de formação óssea frequentemente se apresenta normal, embora a de reabsorção óssea se encontre elevada
- As causas de osteoporose incluem
  - Deficiência de estrogênios (mulheres) ou androgênios (homens)
  - Síndrome de Cushing (p. ex., administração de corticosteroide)
  - Hipertireoidismo
  - Hiperparatireoidismo
  - Medicamentos e drogas (p. ex., álcool, tabaco, vitamina D ou A excessiva, heparina)
  - Imobilização
  - Distúrbios genéticos (p. ex., deficiência de aromatase, mutações do colágeno tipo I)
  - Malignidade, especialmente mieloma múltiplo
  - Hepatopatia
  - Osteogênese imperfeita
    - Causada por mutação importante no colágeno tipo I, resultando em osteoporose grave
    - Ocorrem fraturas espontâneas *in utero* ou durante a infância
  - Doença celíaca

ASPECTOS DEMOGRÁFICOS
- Evidente do ponto de vista clínico na meia-idade e a partir de então
- As mulheres são afetadas em uma frequência maior do que os homens

ACHADOS CLÍNICOS

SINAIS E SINTOMAS
- Quadro geralmente assintomático até a ocorrência de fraturas
- Pode apresentar-se como dorsalgia com graus variados de intensidade ou como fratura espontânea ou colapso de alguma vértebra
- É comum a perda de altura
- Fraturas do colo do fêmur e da porção distal do rádio também são comuns
- Uma vez identificada a osteoporose, é necessário obter histórico meticuloso e realizar exame físico para determinar a causa

DIAGNÓSTICO DIFERENCIAL
- Osteomalacia ou raquitismo
- Mineralização inadequada da matriz óssea existente (osteoide)
- Mieloma múltiplo
- Câncer metastático
- Doença óssea de Paget
- Osteodistrofia renal

DIAGNÓSTICO

EXAMES LABORATORIAIS
- Níveis séricos de cálcio, fosfato e PTH: normais
- Fosfatase alcalina: costuma permanecer normal, mas pode estar levemente aumentada, sobretudo após fratura
- Obter níveis séricos de hormônio tireoestimulante, hormônios luteinizante/folículo-estimulante, testosterona (homens) e 25(OH)D$_3$
- Quando apropriado, fazer triagem para hipogonadismo em homens e mulheres
- Triagem para pesquisa de doença celíaca com anticorpos IgA antiendomísio e antitransglutaminase tecidual

DIAGNÓSTICO POR IMAGEM
- Radiografias da coluna vertebral e da pelve podem revelar desmineralização; no crânio e nas extremidades, a desmineralização é menos acentuada
- Radiografias da coluna vertebral podem exibir compressão das vértebras
- A absortometria por raio X de dupla energia (DEXA) é um exame muito preciso que utiliza baixa dose de radiação
- Osteoporose: escore T da densitometria óssea ≤ -2,5; osteopenia: escore T ≤ -1,5 a -2,4
- A triagem com DEXA é recomendada para
  - Todas as mulheres brancas e asiáticas com ≥ 55 anos de idade
  - Todos os pacientes sob terapia com prednisona a longo prazo
  - Todos os pacientes com distúrbio neurológico (p. ex., paraplegia); fraturas patológicas prévias; histórico familiar de osteoporose, alcoolismo, anorexia ou desnutrição
- Densitometria óssea por TC: exame altamente preciso e passível de reprodução

- Mais dispendiosa comparada a DEXA
- Reservada para avaliação da densidade óssea espinal em pacientes com osteoporose grave e fraturas por compressão

TRATAMENTO

MEDICAÇÕES

- Cálcio e vitamina D para prevenir ou tratar osteoporose
  - Citrato de cálcio (0,4-0,7 g de cálcio elementar VO 1x/dia) ou carbonato de cálcio (1,0-1,5 g de cálcio elementar VO 1x/dia); o citrato de cálcio provoca menos intolerância gastrintestinal
  - Vitamina D_2 na dose de 800-1.000 UI VO 1x/dia
- Bifosfonados
  - Aumentam a densidade óssea, diminuem o risco de fratura
  - Evitam a ocorrência de osteoporose induzida por corticosteroide
  - Tomar pela manhã com $\geq$ 250 mL de água, 30-60 minutos antes de qualquer outro alimento ou líquido
  - O paciente deve permanecer ereto por 30 minutos após a ingestão para reduzir o risco de esofagite induzida pelo comprimido
  - Alendronato, 70 mg VO toda semana
  - Risedronato, 35 mg VO toda semana
  - Ibandronato de sódio, 150 mg VO uma vez por mês
  - Pamidronato ou ácido zoledrônico IV se o paciente não tolerar os bifosfonados orais
  - Todos os pacientes submetidos aos bifosfonados devem receber cálcio oral com a refeição no final da tarde/início da noite e vitamina D
- Considerar a administração de estrogênio ou raloxifeno para mulheres com hipogonadismo (ver Síndrome da Menopausa)
  - O raloxifeno, 60 mg VO 1x/dia, diminui o risco de fraturas de vértebras, mas não em outros locais
- Calcitonina de salmão de uso nasal (*spray* nasal Miacalcin®) em caso de intolerância aos bifosfonados
- Considerar o uso de teriparatida (Forteo®, análogo do PTH) 20 μg SC 1x/dia por $\leq$ 2 anos para osteoporose grave

PROCEDIMENTOS TERAPÊUTICOS

- Dieta adequada em termos de proteínas, calorias totais, cálcio e vitamina D
- Interromper ou reduzir as doses de corticosteroides, se possível
- Realizar atividade física de alto impacto (p. ex., corrida), subir escadas e treinar com peso aumentam a densidade óssea
- Medidas para evitar quedas
- Evitar o consumo de bebidas alcoólicas e cigarro
- Vertebroplastia e cifoplastia são procedimentos sob investigação para alívio da dor após fraturas vertebrais por compressão

DESFECHOS

SEGUIMENTO

- Avaliação da densitometria óssea pelo exame DEXA a cada 2-3 anos
- Monitorar os pacientes em uso de corticosteroides ou diuréticos tiazídicos ou com insuficiência renal quanto ao desenvolvimento de hipercalcemia quando submetidos a suplementos de cálcio
- Reduzir a dose do bifosfonado na presença de insuficiência renal e monitorar os níveis séricos de fosfato

COMPLICAÇÕES

- É comum a ocorrência de fraturas, especialmente do fêmur, das vértebras e da porção distal do rádio
- Bifosfonados
  - A administração oral pode causar esofagite, gastrite e dor abdominal
  - Os bifosfonados orais e IV possivelmente provocam fadiga, ostealgia, artralgia ou mialgia
    - As dores podem ser migratórias ou difusas, de leves a incapacitantes
    - O início da dor ocorre de 1 dia a 1 ano após a instituição da terapia, com uma média de 14 dias
    - A dor pode ser transitória, com duração de alguns dias e resolução espontânea, mas tipicamente recorre com doses subsequentes
    - A maioria dos pacientes sente alívio gradativo da dor quando a medicação é interrompida
- Raloxifeno
  - Aumenta o risco de tromboembolismo
  - Agrava os fogachos ("calorões")
  - Náuseas
  - Ganho de peso
  - Depressão
  - Insônia
  - Cãibras nas pernas
  - Erupção cutânea
- Teriparitida
  - Hipotensão ortostática
  - Astenia
  - Náuseas
  - Cãibras nas pernas
  - Não deve ser administrada em pacientes com doença de Paget ou histórico de osteossarcoma ou condrossarcoma
- A calcitonina nasal de salmão pode causar
  - Broncospasmo e reações alérgicas
  - Rinite
  - Epistaxe
  - Dorsalgia
  - Artralgias
- Reposição de estrogênio
  - Aumenta o risco de tromboembolismo e infarto do miocárdio, além de câncer de mama e endométrio
  - Icterícia colestática, hipertrigliceridemia, pancreatite
  - Aumento do volume de fibroides uterinos, enxaquecas, edema

PROGNÓSTICO

- Bifosfonados e raloxifeno
  - Podem reverter osteopenia e osteoporose progressivas
  - São capazes de diminuir o risco de fratura
- Administrar suplementos de cálcio juntamente com as refeições para reduzir o risco de nefrolitíase por oxalato de cálcio
- Pode ser observada redução da ostealgia dentro de 2-4 semanas com o uso de calcitonina nasal

EVIDÊNCIAS

DIRETRIZES CLÍNICAS

- AACE Practice Guidelines for osteoporosis
- NIH Current Bibliographies in Medicine

ENDEREÇO ELETRÔNICO

- National Osteoporosis Foundation

INFORMAÇÕES PARA OS PACIENTES

- JAMA patient page. Osteoporosis. JAMA. 1999;282:1396. [PMID: 10527188]
- NIH Osteoporosis Resource Center

REFERÊNCIAS

- Black DM et al. Effects of continuing or stopping alendronate after 5 years of treatment: The Fracture Intervention Trial Long-term Extension (FLEX): a randomized trial. JAMA. 2006 Dec 27; 296(24):2927-38. [PMID: 17190893]
- Cosman F et al. Daily and cyclic parathyroid hormone in women receiving alendronate. N Engl J Med. 2005 Aug 11;353(6):566-75. [PMID: 16093465]
- Grant AM et al; RECORD Trial Group. Oral vitamin D3 and calcium for secondary prevention of low-trauma fractures in elderly people (Randomised Evaluation of Calcium Or vitamin D, RECORD): a randomised placebo-control-

led trial. Lancet. 2005 May 7-13; 365 (9471): 1.621-8. [PMID: 15885294]
- Jackson RD et al; Women's Health Initiative Investigators. Calcium plus vitamin D supplementation and the risk of fractures. N Engl J Med. 2006 Feb 16; 354(7):669-83. [PMID: 16481635]
- McClung MR et al. Opposite bone remodeling effects of teriparatide and alendronate in increasing bone mass. Arch Intern Med. 2005 Aug 8-22; 165(15):1762-8. [PMID: 16087825]
- Stenson WF et al. Increased prevalence of celiac disease and need for routine screening among patients with osteoporosis. Arch Intern Med. 2005 Feb 28; 165(4):393-9 [PMID: 15738367]

Otite Externa

CARACTERÍSTICAS PRINCIPAIS

PRINCÍPIOS BÁSICOS DO DIAGNÓSTICO

- Eritema e edema da pele do canal auditivo
- Frequentemente se apresenta com exsudato purulento
- Uma otite externa persistente no paciente diabético ou imunocomprometido pode evoluir para osteomielite da base do crânio, muitas vezes chamada de otite externa maligna

CONSIDERAÇÕES GERAIS

Otite externa
- Com frequência, há histórico de exposição recente à água ("ouvido de nadador") ou traumatismo mecânico (p. ex., arranhaduras, cotonetes)
- A otite externa costuma ser causada por bastonetes gram-negativos (p. ex., *Pseudomonas*, *Proteus*) ou fungos (p. ex., *Aspergillus*), que crescem na presença de umidade excessiva

Otite externa maligna
- Causada geralmente por *Pseudomonas aeruginosa*
- A osteomielite começa no assoalho do canal auditivo, podendo se estender para o assoalho da fossa média, o clivo e até mesmo a base contralateral do crânio

ACHADOS CLÍNICOS

SINAIS E SINTOMAS

Otite externa
- Otalgia, frequentemente acompanhada por prurido e secreção purulenta
- Eritema e edema da pele do canal auditivo, muitas vezes com exsudato purulento
- Com frequência, a manipulação da aurícula provoca dor
- Como a superfície lateral da membrana timpânica corresponde à pele do canal auditivo, essa superfície geralmente se encontra eritematosa
- Ao contrário da otite média aguda, a membrana timpânica na otite externa movimenta-se normalmente com o otoscópio pneumático
- Quando a pele do canal auditivo está muito edematosa, pode ser impossível visualizar a membrana timpânica

Otite externa maligna
- Apresenta-se com otalgia persistente e refratária
- Presença de tecido de granulação no canal auditivo
- Neuropatias cranianas (especialmente VII, IX, X pares de nervos cranianos)

DIAGNÓSTICO DIFERENCIAL

- Otite média
- Câncer de pele
- Hematoma auricular traumático
- Celulite
- Condrite ou pericondrite
- Policondrite recidivante
- Condrodermatite nodular da hélice

DIAGNÓSTICO

EXAMES LABORATORIAIS

- Uma secreção persistente que não responde ao tratamento deve ser submetida à cultura

DIAGNÓSTICO POR IMAGEM

- O diagnóstico de otite externa maligna é confirmado pela demonstração de erosão óssea à TC ou em imagem com radioisótopo

TRATAMENTO

MEDICAÇÕES

Otite externa
- Instilações auditivas contendo uma mistura de antibiótico aminoglicosídeo e de anti-inflamatório corticosteroide em meio ácido são geralmente muito eficazes (p. ex., sulfato de neomicina, sulfato de polimixina B e hidrocortisona)
- É recomendável a aplicação de instilações abundantes (5 ou mais gotas, 3 ou 4x/dia) para penetrar na profundidade do canal
- Em casos resistentes, particularmente quando se desenvolve celulite do tecido periauricular, as fluoroquinolonas orais (p. ex., ciprofloxacino, 500 mg VO 2x/dia por 1 semana) são os medicamentos de escolha em função da eficácia desses agentes contra espécies de *Pseudomonas*

Otite externa maligna
- Administração prolongada de antibiótico contra *Pseudomonas*, frequentemente por vários meses

CIRURGIA

- O debridamento cirúrgico de osso infectado fica reservado para os casos de otite externa maligna que pioraram apesar da terapia clínica ou quando há necessidade de material para cultura

PROCEDIMENTOS TERAPÊUTICOS

- A proteção da orelha contra umidade e lesão mecânica adicionais por arranhadura é fundamental para o tratamento de otite externa
- Os debris purulentos que preenchem o canal auditivo devem ser delicadamente removidos para permitir a entrada da medicação tópica
- Quando a formação substancial de edema na parede do canal auditivo impede a entrada das instilações nesse canal, coloca-se um dreno vertical para facilitar a penetração do medicamento

DESFECHOS

SEGUIMENTO

Otite externa maligna
- Para evitar recidiva, a antibioticoterapia deve ser mantida, mesmo no paciente assintomático, até que a varredura por gálio indique uma redução acentuada no processo inflamatório

CASOS DE ENCAMINHAMENTO

- Qualquer caso suspeito de otite externa maligna deve ser encaminhado a um otorrinolaringologista

EVIDÊNCIAS

ENDEREÇO ELETRÔNICO

- Baylor College of Medicine Otolaringology Resources on the Internet

INFORMAÇÕES PARA OS PACIENTES

- American Academy of Family Physicians: Otitis Extema
- Centers for Disease Control and Prevention: Swimmer's Ear

- MedlinePlus: Malignant Otitis Externa

REFERÊNCIAS
- Block SL. Otitis externa: providing relief while avoiding complications. J Fam Pract. 2005 Aug;54(8):669-76. [PMID: 16061052]
- Roland PS et al; Ciprodex Otic AOE Study Group. Efficacy and safety of topical ciprofloxacin/dexamethasone versus neomycin/polymyxin B/hydrocortisone for otitis externa. Curr Med Res Opin 2004 Aug;20(8):1175-83. [PMID 15324520]

Otite Média Aguda

CARACTERÍSTICAS PRINCIPAIS

PRINCÍPIOS BÁSICOS DO DIAGNÓSTICO
- Otalgia, frequentemente com infecção do trato respiratório superior
- Eritema e hipomobilidade da membrana timpânica

CONSIDERAÇÕES GERAIS
- Infecção bacteriana dos espaços do osso temporal repletos de ar e revestidos por mucosa
- Formação de material purulento no interior da fissura do ouvido médio, mas também dentro de células aéreas (espaços no osso que normalmente contêm ar) do processo mastoide e ápice petroso quando pneumatizados
- Precipitada geralmente por infecção viral do trato respiratório superior com formação de edema na tuba auditiva e consequente acúmulo de líquido e muco, podendo vir a sofrer infecção secundária por bactérias
- A entubação nasotraqueal pode causar otite média
- Patógenos mais comuns
  - *Streptococcus pneumoniae*
  - *Haemophilus influenzae*
  - *Streptococcus pyogenes*
- A otite média crônica não costuma ser dolorosa, exceto durante exacerbações agudas

ASPECTOS DEMOGRÁFICOS
- Mais comum em bebês e crianças, embora possa ocorrer em qualquer idade
- A otite externa e a otite média aguda constituem as causas mais comuns de otalgia

ACHADOS CLÍNICOS

SINAIS E SINTOMAS
- Otalgia, pressão auricular, hipoacusia e, com frequência, febre
- Tipicamente, notam-se eritema e mobilidade reduzida da membrana timpânica
- Ocasionalmente, será observada a presença de bolhas na membrana timpânica, mas é raro que tais estruturas indiquem infecção por *Mycoplasma*
- Quando a formação de empiema no ouvido médio for grave, poderá ser visto um abaulamento da membrana timpânica para fora
- Em caso de otite externa, a pele do canal auditivo encontra-se eritematosa, ao passo que, na otite média aguda, isso geralmente ocorre apenas se houver ruptura da membrana timpânica, o que extravasa material purulento para dentro do canal auditivo
- Otorreia persistente, apesar de antibioticoterapia tópica e sistêmica

DIAGNÓSTICO DIFERENCIAL
- Otite externa
- Disfunção da tuba auditiva
- Mastoidite
- Timpanosclerose (formação cicatricial na membrana timpânica)
- Dor referida: faringite, sinusite, odontalgia
- Nevralgia glossofaríngea
- Síndrome da articulação temporomandibular
- Corpo estranho
- Colesteatoma
- Miringite bolhosa*
- Herpes-zóster otológico, especialmente quando aparecem vesículas no canal auditivo ou na concha timpânica

DIAGNÓSTICO

EXAMES LABORATORIAIS
- Cultura bacteriana (aeróbia e anaeróbia) e fúngica de líquido do ouvido médio, obtido por timpanocentese

---

* N. de T. Inflamação da membrana timpânica, com formação de bolhas locais (Fonte: Pdamed).

PROCEDIMENTOS DIAGNÓSTICOS
- Diagnóstico clínico

TRATAMENTO

MEDICAÇÕES
- Antibioticoterapia oral
  - Amoxicilina (20-40 mg/kg/dia) ou eritromicina (50 mg/kg/dia) mais sulfonamida (150 mg/kg/dia) por 10 dias
  - Seguem alternativas úteis em casos resistentes: cefaclor (20-40 mg/kg/dia) ou combinações de amoxicilina-clavulanato (20-40 mg/kg/dia)
- Descongestionantes nasais, particularmente em quadro sintomático
- Otite média aguda recorrente
  - Utilizar profilaxia antibiótica a longo prazo: doses diárias orais únicas de sulfametoxazol (500 mg) ou amoxicilina (250 ou 500 mg) por 1-3 meses

CIRURGIA
- O procedimento de drenagem cirúrgica do ouvido médio (miringotomia) fica reservado aos pacientes com otalgia grave ou na ocorrência de complicações da otite (p. ex., mastoidite, meningite)
- A falha do regime terapêutico para otite média aguda recorrente é uma indicação para inserção de tubos de ventilação

PROCEDIMENTOS TERAPÊUTICOS
- A timpanocentese é útil para otite média em pacientes imunocomprometidos e em caso de infecção persistente ou recorrente apesar de múltiplos cursos de antibioticoterapia

DESFECHOS

COMPLICAÇÕES
- Ruptura da membrana timpânica
- Otite média crônica
  - O tratamento médico envolve remoção regular de debris infectados, uso de tampões auditivos para proteger contra exposição à água e instilações tópicas de antibiótico para exacerbações
  - O ciprofloxacino pode ajudar a esgotar uma secreção auditiva crônica quando administrado em uma dose

de 500 mg VO 2x/dia por 1-6 semanas
- Na maioria dos casos, no entanto, o tratamento definitivo é cirúrgico
- Mastoidite
- Meningite
  - Representa a complicação intracraniana mais comum da infecção auditiva
  - Em caso de otite média aguda, a meningite origina-se da disseminação hematogênica de bactérias, mais comumente *H. influenzae* e *S. pneumoniae*
  - Em caso de otite média crônica, a meningite resulta da passagem de infecções ao longo de vias pré-formadas ou por extensão direta
- Abscesso epidural ou cerebral (lobo temporal ou cerebelo)
- Paralisia facial
- Trombose do seio sigmóideo

CASOS DE ENCAMINHAMENTO
- Uma otalgia persistente exige o encaminhamento a especialistas para descartar a presença de câncer do trato aerodigestivo superior

EVIDÊNCIAS

DIRETRIZES CLÍNICAS
- American Academy of Pediatrics, American Academy of Family Physicians: Diagnosis and Management of Acute Otitis Media, 2004.

ENDEREÇO ELETRÔNICO
- Baylor College of Medicine Otolaryngology Resources on the Internet

INFORMAÇÕES PARA OS PACIENTES
- MedlinePlus: Otitis Media Interactive Tutorial
- National Institute on Deafness and Other Communication Disorders: Otitis Media
- Nemours Foundation: Middle Ear Infections (Otitis Media)
- Parmet S et al. Patient page: acute otitis media. JAMA. 2003;290:1666. [PMID: 14506125]

REFERÊNCIAS
- Agrawal S et al. Complications of otitis media: an evolving state. J Otolaryngol. 2005 Jun;34(Suppl 1):S33-9. [PMID: 16089238]
- Bance M et al. Topical treatment for otorrhea: issues and controversies. J Otolaryngol. 2005 Aug;34(Suppl 2):S52-5. [PMID: 16076416]
- Hafidh MA et al. Otogenic intracranial complications. A 7-year retrospective review. Am J Otolaryngol. 2006 Nov-Dec;27(6):390-5. [PMID: 17084222]
- Leskinen K et al. Acute complications of otitis media in adults. Clin Otolaryngol. 2005 Dec;30(6):511-6. [PMID: 16402975]
- Rovers MM et al. Otitis media. Lancet 2004 Feb 7;363(9407):465-73. [PMID: 14962529]

Paget, Doença Óssea de

CARACTERÍSTICAS PRINCIPAIS

PRINCÍPIOS BÁSICOS DO DIAGNÓSTICO
- Quadro frequentemente assintomático
- A ostealgia pode ser o primeiro sintoma
- Cifose, tíbias arqueadas, cabeça grande, surdez
- Fraturas frequentes
- Níveis séricos normais de cálcio e fosfato; fosfatase alcalina elevada; hidroxiprolina urinária aumentada
- Ossos densos e aumentados nas radiografias

CONSIDERAÇÕES GERAIS
- Distúrbio comum que se manifesta por uma ou mais lesões ósseas com alta taxa de *turnover* ósseo e formação de osteoide desorganizado
- Os ossos envolvidos tornam-se vasculares, fracos e deformados
- Achado geralmente incidental durante obtenção de radiografias ou avaliação da fosfatase alcalina sérica elevada
- A doença de Paget familiar não é habitual, mas costuma ser mais grave

ASPECTOS DEMOGRÁFICOS
- Presente em 1-2% dos adultos norte-americanos, sobretudo naqueles com ascendência norte-europeia
  - Prevalência mais alta no nordeste dos Estados Unidos (1,5%)
  - Mais baixa no sul dos Estados Unidos (0,3%)
- Costuma ser diagnosticada em pacientes com > 40 anos de idade; observa-se prevalência mais alta entre pessoas com 65-75 anos de idade (2,3%). Em pessoas jovens, ocorre uma forma rara
- Mais comum em idosos
- Levemente mais comum em homens, com distribuição racial quase equivalente

ACHADOS CLÍNICOS

SINAIS E SINTOMAS
- Achados clínicos frequentemente leves e assintomáticos; apenas 27% apresentam-se sintomáticos ao diagnóstico
- A doença óssea de Paget pode envolver apenas um osso (monostótica) ou múltiplos ossos (poliostótica), particularmente crânio, fêmur, tíbia, pelve e úmero
- A dor costuma ser o primeiro sintoma
- Os ossos ficam moles, levando ao arqueamento das tíbias, cifose e fraturas frequentes com leve traumatismo
- Se o crânio for envolvido, o paciente pode relatar cefaleias, aumento do formato da cabeça e surdez
- A vascularidade aumentada sobre os ossos envolvidos provoca aquecimento elevado
- Alteração sarcomatosa sugerida pelo aumento acentuado na ostealgia

DIAGNÓSTICO DIFERENCIAL
- Tumor ósseo, por exemplo, osteossarcoma
- Mieloma múltiplo
- Câncer metastático
- Displasia fibrosa
- Osteíte fibrosa cística (hiperparatireoidismo)
- Fibrogênese óssea imperfeita

DIAGNÓSTICO

EXAMES LABORATORIAIS
- Fosfatase alcalina sérica acentuadamente elevada
- Níveis séricos de cálcio e fósforo tipicamente normais
- O cálcio sérico pode estar aumentado, em particular no paciente em repouso ou acamado
- Elevação da hidroxiprolina urinária em caso de doença ativa
- Alteração sarcomatosa sugerida pelo aumento súbito na fosfatase alcalina sérica

DIAGNÓSTICO POR IMAGEM
- Radiografias ósseas revelam envolvimento dos ossos, que se mostram aumentados e mais densos do que o normal
- Múltiplas fraturas em fissuras nos ossos longos
- A lesão inicial pode ser destrutiva e radiotransparente, sobretudo no crânio ("osteoporose circunscrita")
- Alteração sarcomatosa sugerida pelo aparecimento de nova lesão lítica
- As cintilografias ósseas com tecnécio pirofosfato são úteis para delinear a atividade das lesões ósseas mesmo antes da evidência de alterações radiográficas

PROCEDIMENTOS DIAGNÓSTICOS
- Biópsia óssea na suspeita de alteração sarcomatosa

TRATAMENTO

MEDICAÇÕES
- **Bifosfonados orais**
  - Podem ser tomados pela manhã ou ao final do dia
  - Não devem ser tomados dentro de 2 horas após refeições, ácido acetilsalicílico, indometacina, cálcio, magnésio ou antiácidos contendo alumínio
  - É rara a ocorrência de esofagite (não há necessidade de se evitar o decúbito depois de tomá-los)
  - Dor abdominal e náuseas são comuns
  - A resposta terapêutica é evidenciada pela normalização da fosfatase alcalina sérica. A terapia, então, é interrompida por ~3 meses ou até que a fosfatase alcalina se eleve; em seguida, inicia-se outro ciclo
  - Alendronato, 20-40 mg VO toda manhã (ou 70 mg VO toda semana) por ciclos de 3 meses
  - Risedronato, 30 mg VO toda manhã por ciclos de 3 meses
  - O paciente deve permanecer ereto depois de tomar alendronato e risedronato para reduzir o risco de esofagite induzida pelo comprimido. Esses medicamentos devem ser tomados pela manhã com ≥ 250 mL de água, pelo menos 30-60 minutos antes de qualquer outro alimento ou líquido
  - O tiludronato, 400 mg VO 1x/dia por 3 meses, é eficaz na redução da atividade das lesões ósseas
- **Bifosfonados intravenosos**
  - Utilizados em caso de intolerância aos bifosfonados orais
  - Ácido zoledrônico, 4 mg IV por 20-30 minutos a cada 6 meses
  - Pamidronato, 60-120 mg IV por 2-4 horas a cada 6 meses
- Calcitonina de salmão de uso nasal (*spray* nasal Miacalcin®), uma borrifada de 200 UI 1x/dia, alternando as narinas. Utilizada com menor frequência do que os bifosfonados

PROCEDIMENTOS TERAPÊUTICOS
- Os pacientes assintomáticos não necessitam de tratamento a menos que haja envolvimento extenso do crânio; nesse caso, o tratamento profilático pode evitar a ocorrência de surdez e acidente vascular cerebral

DESFECHOS

SEGUIMENTO
- Monitorar a fosfatase alcalina

COMPLICAÇÕES
- Frequentemente ocorrem fraturas com traumatismo mínimo
- Em caso de imobilização do paciente e ingestão excessiva de cálcio, poderá ocorrer o desenvolvimento de hipercalcemia e nefrolitíase
- O colapso vertebral pode levar à compressão da medula espinal
- Em lesões de longa duração, pode ocorrer o desenvolvimento de osteossarcoma (raro)
- O aumento na vascularidade pode causar insuficiência cardíaca congestiva de alto débito
- Com frequência, desenvolve-se artrite nas articulações adjacentes ao osso envolvido
- O envolvimento extenso do crânio pode causar paralisias dos nervos cranianos
  - A surdez pode ser resultante do encarceramento do VIII par de nervos cranianos (e da perda condutiva da audição)
  - Ocasionalmente, ocorrem zumbido e vertigem
- Eventos neurológicos isquêmicos podem originar-se do fenômeno de "roubo" vascular
- Nas formas graves, ocorrem deformidade notável, dor intratável e insuficiência cardíaca congestiva
- Após a terapia com bifosfonados, os pacientes comumente sofrem de fadiga, mialgia e ostealgia
  - O início dos sintomas pode ocorrer em qualquer parte de 1 dia a meses após a instituição da terapia e costuma melhorar com a interrupção do tratamento ou com o tempo após terapia intravenosa intermitente
  - Os sintomas podem variar desde inexistentes até incapacitação
  - Os bifosfonados intravenosos potentes, como o zoledronato, podem causar febre

PROGNÓSTICO
- O prognóstico geralmente é bom, embora seja pior quanto mais cedo for o início da doença
- A maioria dos pacientes tratados com bifosfonados apresenta normalização da fosfatase alcalina sérica dentro de 6 meses, sendo que muitos deles mantêm essa remissão bioquímica por vários anos
- As fraturas costumam apresentar uma consolidação satisfatória

PREVENÇÃO
- O tratamento imediato com bifosfonado reduz acentuadamente a ocorrência de complicações da doença de Paget grave

EVIDÊNCIAS

DIRETRIZES CLÍNICAS
- Lyles KW et al. A clinical approach to diagnosis and management of Paget's disease of bone. J Bone Miner Res. 2001;16:1379. [PMID: 11499860]

ENDEREÇOS ELETRÔNICOS
- National Osteoporosis Foundation
- The Paget Foundation

INFORMAÇÕES PARA OS PACIENTES
- MedlinePlus – Paget's Disease
- The National Institutes of Health Osteoporosis and Related Bone Diseases – National Resource Center – Information for patients about Paget's disease of bone

REFERÊNCIAS
- Langston AL et al. Management of Paget's disease of bone. Rheumatology (Oxford). 2004 Aug;43(8):955-9. [PMID: 15187244]
- Reid IR et al. Comparison of a single infusion of zoledronic acid with risedronate for Paget's disease. N Engl J Med. 2005 Sep 1;353(9):898-908. [PMID: 16135834]
- Walsh JP et al. A randomized clinical trial comparing oral alendronate and intravenous pamidronate for the treatment of Paget's disease of bone. Bone. 2004 Apr;34(4):747-54. [PMID: 15050907]
- Whyte MP. Clinical practice: Paget's disease of bone. N Engl J Med. 2006 Aug 10;355(6):593-600. [PMID: 16899779]

Pancreatite Aguda

CARACTERÍSTICAS PRINCIPAIS

PRINCÍPIOS BÁSICOS DO DIAGNÓSTICO
- Início abrupto de dor epigástrica profunda, frequentemente com irradiação para as costas
- Náuseas, vômitos, sudorese, fraqueza, febre
- Leucocitose, amilase sérica elevada
- Histórico de episódios prévios, relacionados muitas vezes com a ingestão de álcool

CONSIDERAÇÕES GERAIS
- Com maior frequência, a pancreatite aguda deve-se à passagem de cálculo biliar, em geral com < 5 cm de diâmetro, ou ao consumo excessivo de álcool
- Raramente, pode ser a manifestação inicial de neoplasia pancreática
- A patogenia pode envolver edema ou obstrução da ampola de Vater, refluxo de bile para os ductos pancreáticos e lesão direta das células acinares pancreáticas

ACHADOS CLÍNICOS

SINAIS E SINTOMAS
- Pode haver histórico de ingestão de álcool ou refeição volumosa imediatamente antes da crise, ou histórico de episódios semelhantes mais leves ou dor biliar no passado

Dor
- Dor epigástrica grave, constante e incômoda, com início geralmente abrupto. Essa dor costuma se irradiar para as costas, mas pode se irradiar para a direita ou esquerda
- Com frequência, a dor piora durante caminhada e em decúbito, mas melhora na posição sentada e inclinada para frente
- A porção abdominal superior apresenta sensibilidade, muito frequentemente sem defesa, rigidez ou rebote
- Pode haver distensão do abdome e ausência de ruídos intestinais em razão de íleo paralítico
- Náuseas e vômitos
- Fraqueza, sudorese e ansiedade em crises graves
- Frequentemente há febre de 38,4-39,0°C, taquicardia, hipotensão (até choque verdadeiro), palidez e pele pegajosa fria
- É comum a presença de icterícia leve
- Ocasionalmente, pode ser palpada alguma massa no abdome superior
- Pode ocorrer insuficiência renal aguda (geralmente pré-renal) no início do curso da doença

DIAGNÓSTICO DIFERENCIAL
- Colecistite ou colangite aguda
- Úlcera duodenal penetrante
- Pseudocisto pancreático
- Isquemia intestinal

- Obstrução do intestino delgado
- Aneurisma de aorta abdominal
- Nefrolitíase

DIAGNÓSTICO

EXAMES LABORATORIAIS

- Os níveis séricos de amilase e lipase aumentam, em geral > 3 vezes o normal, dentro de 24 horas em 90% dos casos; a lipase permanece elevada por mais tempo do que a amilase, sendo levemente mais precisa para o diagnóstico
- Leucocitose (10.000-30.000/μL), proteinúria, cilindros granulares, glicosúria (10-20% dos casos), hiperglicemia e bilirrubina sérica elevada podem estar presentes
- Ureia e fosfatase alcalina séricas podem estar elevadas, além de testes de coagulação anormais
- Um nível sérico de alanina aminotransferase superior a 150 unidades/L sugere pancreatite biliar
- A hipocalcemia correlaciona-se com a gravidade da doença. Níveis < 7 mg/dL (quando a albumina sérica se encontra normal) estão associados a tetania
- A hemoconcentração precoce, ou seja, um valor de hematócrito acima de 44%, prediz necrose pancreática
- Uma concentração elevada da proteína C reativa (> 150 mg/L) após 48 horas sugere o desenvolvimento de necrose pancreática
- O conteúdo de amilase é alto em derrames pleurais esquerdos ou ascites

DIAGNÓSTICO POR IMAGEM

- Radiografias abdominais simples podem revelar
  - Litíase biliar
  - "Alça-sentinela" (um segmento, preenchido de ar, do intestino delgado no quadrante superior esquerdo)
  - "Sinal de interrupção do cólon" (um segmento, preenchido de ar, do cólon transverso, que termina abruptamente no local da inflamação pancreática)
  - Atelectasia focal linear do lobo inferior dos pulmões com ou sem derrame pleural
- Ultrassom
  - Frequentemente não é um exame útil para o diagnóstico de pancreatite aguda
  - Contudo, pode identificar litíase biliar
- TC
  - Pode demonstrar aumento de volume do pâncreas e pseudocistos
  - É capaz de diferenciar pancreatite de outras possíveis "catástrofes" intra-abdominais
- TC dinâmica com contraste IV
  - De particular valor após os 3 primeiros dias de doença grave para identificação de pancreatite necrosante e avaliação do prognóstico (Tabela 65)
  - Evitar o uso de contraste IV quando o nível sérico de creatinina estiver > 1,5 mg/dL; em vez disso, solicitar RM
- A ultrassonografia endoscópica é de grande valia para doença biliar oculta (p. ex., pequenos cálculos, "barro biliar")

PROCEDIMENTOS DIAGNÓSTICOS

- O aspirado de pancreatite necrosante, com o uso de agulha guiada por TC, pode diagnosticar infecção
- A colangiopancreatografia endoscópica retrógrada (CPER) geralmente não é indicada após uma primeira crise a menos que haja colangite ou icterícia associada
- No entanto, o aspirado de bile para análise de cristais pode demonstrar microlitíase em pancreatite aguda aparentemente idiopática

TRATAMENTO

MEDICAÇÕES

- Tratar a dor com meperidina, até 100-150 mg IM a cada 3-4 horas, conforme a necessidade; reduzir a dose em caso de disfunção hepática ou renal grave
- Manter o jejum, ou seja, "nada por via oral" até que o paciente esteja basicamente livre da dor e apresente ruídos intestinais
- Começar com líquidos puros e avançar gradativamente para uma dieta pobre em gordura, orientada pela tolerância do paciente e pela ausência de dor
- Em caso de **pancreatite grave**, há necessidade de grandes quantidades de fluidos IV para manter o volume intravascular
- Administrar gluconato de cálcio por via intravenosa em caso de hipocalcemia com tetania
- Podem ser necessárias infusões de plasma fresco congelado ou albumina sérica para coagulopatia ou hipoalbuminemia
- Se o choque persistir após reposição volêmica adequada (incluindo o uso de concentrado de hemácias), talvez haja necessidade de agentes pressores
- Considerar o emprego de nutrição parenteral (incluindo lipídeos) para íleo paralítico na falta de alimentação por, no mínimo, 1 semana
- A nutrição enteral via sonda nasogástrica ou nasojejunal é preferível se tolerável pelo paciente
- O imipenem (500 mg IV a cada 8 horas), o ciprofloxacino (750 mg IV 2x/dia) combinado com metronidazol (500 mg VO ou IV 3x/dia) ou, possivelmente, a cefuroxima (1,5 g IV 3x/dia, depois 250 mg VO 2x/dia), administrados por 14 dias para necrose pancreática estéril, podem reduzir o risco de infecção pancreática
- O papel desempenhado pela somatostatina IV não está claro, mas a octreotida não é benéfica

CIRURGIA

- Para pancreatite leve com colelitíase, pode ser justificado o procedimento de colecistectomia ou colecistotomia
- A necrose pancreática infectada é uma indicação absoluta de cirurgia
- A cirurgia pode aumentar a sobrevida de um paciente com pancreatite necrosante e melhorar a deterioração clínica com falência múltipla de órgãos ou ausência de resolução em 4-6 semanas

PROCEDIMENTOS TERAPÊUTICOS

- O programa de "repouso pancreático" inclui
  - Nada por via oral
  - Repouso
  - Sucção nasogástrica para dor moderadamente grave, vômitos ou distensão abdominal
- A CPER com esfincterotomia endoscópica e extração de cálculo é indicada quando a pancreatite grave se origina de coledocolitíase, particularmente na presença de icterícia (bilirrubina total sérica > 5 mg/dL) ou colangite

DESFECHOS

SEGUIMENTO

- Monitorar atentamente os pacientes com doença grave por meio de:
  - Leucograma
  - Hematócrito
  - Eletrólitos séricos
  - Cálcio sérico
  - Creatinina sérica
  - Ureia
  - Níveis séricos de aspartato aminotransferase e lactato desidrogenase (LDH)
  - Gasometria arterial
- É recomendável a obtenção de culturas de sangue, urina, escarro e derrame

pleural (se presente), além de aspirados de necrose pancreática com agulha fina guiada por TC
- Após recuperação de pancreatite biliar aguda, costuma ser realizada a colecistectomia laparoscópica, embora possa ser feita apenas a esfincterotomia endoscópica

COMPLICAÇÕES
- Necrose tubular aguda
- Pancreatite necrosante e necrose pancreática infectada
- Síndrome da angústia respiratória aguda (SARA); pode haver sobreposição de disfunção cardíaca
- Depois de 6 semanas ou mais, pode ocorrer o desenvolvimento de abscesso pancreático, que exige drenagem percutânea ou cirúrgica imediata
- Tratar as infecções pancreáticas com imipenem, 500 mg a cada 8 horas IV
- Pseudocistos com < 6 cm de diâmetro frequentemente apresentam resolução espontânea
  - São múltiplos em 14% dos casos
  - Podem vir a sofrer infecção secundária e necessitar de drenagem
  - A drenagem também pode ser útil em caso de dor persistente ou pancreatite
  - A erosão em algum vaso sanguíneo pode resultar em hemorragia importante no interior do cisto
- Pode haver ascite pancreática após recuperação de pancreatite aguda com ausência de dor abdominal franca. Elevações acentuadas na proteína (> 3 g/dL) e amilase (> 1.000 unidades/L) ascíticas são típicas
- Em cerca de 10% dos casos, desenvolve-se pancreatite crônica
- Raramente, ocorrem diabetes melito permanente e insuficiência pancreática exócrina após um único episódio agudo

PROGNÓSTICO
Critérios de Ranson
- O uso desses critérios ajuda a estimar a gravidade da doença
- Quando três ou mais dos critérios a seguir estão presentes na internação, pode-se prever um curso grave complicado por necrose pancreática com sensibilidade de 60-80%
  - Idade acima de 55 anos
  - Leucograma > 16.000/μL
  - Glicemia > 200 mg/dL
  - LDH sérica > 350 unidades/L
  - AST > 250 unidades/L
- O desenvolvimento dos critérios a seguir nas primeiras 48 horas indica agravamento do prognóstico
  - Queda do hematócrito em mais de 10 pontos percentuais
  - Elevação da ureia > 10 mg/dL
  - PO_2 arterial < 60 mmHg
  - Cálcio sérico < 8 mg/dL
  - Déficit de base > 4 mEq/L
  - Sequestro estimado de líquido > 6 L
- As taxas de mortalidade correlacionam-se com o número de critérios presentes na internação e dentro das primeiras 48 horas
  - 0-2, 1%
  - 3-4, 16%
  - 5-6, 40%
  - 7-8, 100%
- A gravidade também pode ser avaliada utilizando o sistema de escore Acute Physiology and Chronic Health – APACHE (Fisiologia Aguda e Saúde Crônica) II ou III, bem como o índice de varredura por TC (Tabela 65)
- A falência múltipla de órgãos que persiste além das primeiras 48 horas está associada a uma taxa de mortalidade superior a 50%

CASOS DE ENCAMINHAMENTO
- É aconselhável consultoria com cirurgião em todos os casos de pancreatite aguda grave

CASOS DE ADMISSÃO HOSPITALAR
- O paciente com pancreatite grave necessita de tratamento em uma unidade de terapia intensiva

EVIDÊNCIAS

DIRETRIZES CLÍNICAS
- Toouli J et al. Working Party of the Program Committee of the Bangkok World Congress of Gastroenterology 2002. Guidelines for the management of acute pancreatitis. J Gastroenterol Hepatol 2002;17(Suppl):S15. [PMID: 12000591]
- Uhl W et al. International Association of Pancreatology. IAP guidelines for the surgical management of acute pancreatitis. Pancreatology. 2002;2:565. [PMID: 12435871]

INFORMAÇÕES PARA OS PACIENTES
- National Digestive Diseases Information Clearinghouse
- National Pancreas Association

REFERÊNCIAS
- Banks PA et al. Practice guidelines in acute pancreatitis. Am J Gastroenterol. 2006 Oct;101(10):2379-400. [PMID: 17032204]
- Mazaki T et al. Meta-analysis of prophylactic antibiotic use in acute necrotizing pancreatitis. Br J Surg. 2006 Jun;93(6):674-84. [PMID: 16703633]
- Whitcomb DC. Clinical practice. Acute pancreatitis. N Engl J Med. 2006 May 18;354(20):2142-50. [PMID: 16707751]
- Wilcox CM et al. Role of endoscopic evaluation in idiopathic pancreatitis: a systematic review. Gastrointest Endosc. 2006 Jun;63(7): 1037-45. [PMID: 16733122]

Pancreatite Crônica

CARACTERÍSTICAS PRINCIPAIS

PRINCÍPIOS BÁSICOS DO DIAGNÓSTICO
- Dor epigástrica
- Esteatorreia
- Perda de peso
- Imagem pancreática anormal
- São fatores predisponentes
  - Tóxicos/metabólicos
  - Idiopáticos
  - Genéticos
  - Autoimunes
  - Pancreatite aguda grave e recorrente
  - Obstrutivos

CONSIDERAÇÕES GERAIS
- Ocorre com maior frequência no alcoolismo (70-80% de todos os casos)
- O risco de pancreatite crônica aumenta com a duração e a quantidade de álcool consumido, mas esse quadro se desenvolve em apenas 5-10% dos indivíduos com consumo pesado de bebidas alcoólicas
- O tabagismo pode acelerar a evolução da pancreatite crônica alcoólica
- A pancreatite desenvolve-se em cerca de 2% dos pacientes com hiperparatireoidismo
- Nas regiões tropicais da África e Ásia, a pancreatite tropical, relacionada em parte com a desnutrição, é a causa mais comum de pancreatite crônica
- Estenose, cálculo ou tumor que obstruam o pâncreas podem induzir à pancreatite crônica obstrutiva
- A pancreatite autoimune está associada à hipergamaglobulinemia, sendo responsiva a corticosteroides
- Em torno de 10-20% dos casos são idiopáticos
- A patogenia da pancreatite crônica pode ser explicada pela hipótese do evento-sentinela de pancreatite aguda; um primeiro episódio de pancreatite aguda desencadeia o processo inflamatório que resulta em fibrose

ASPECTOS DEMOGRÁFICOS

- Fatores genéticos podem predispor à pancreatite crônica em alguns casos
  - Por exemplo, mutações do gene regulador de condutância transmembrana em fibrose cística (*CFTR*), do gene inibidor da tripsina secretória pancreática (*PSTI*, inibidor de serina protease kazal tipo 1 [*SPINK 1*] e, possivelmente, do gene da uridina 5'-difosfato glucuronosiltransferase

ACHADOS CLÍNICOS

SINAIS E SINTOMAS

- São típicos episódios persistentes ou recorrentes de dor no epigástrio e no quadrante superior esquerdo, com dor referida à região lombar esquerda superior
- Anorexia, náuseas, vômitos, constipação, flatulência e perda de peso são comuns
- Durante as crises, podem ser observados os sinais de sensibilidade pancreática, defesa muscular leve e íleo paralítico
- As crises podem durar apenas algumas horas ou até 2 semanas; por fim, a dor pode ser quase contínua
- No final do curso da doença, pode ocorrer esteatorreia (conforme é indicado por fezes volumosas, fétidas e gordurosas)

DIAGNÓSTICO DIFERENCIAL

- Colelitíase
- Diabetes melito
- Má absorção por outras causas
- Úlcera duodenal intratável
- Câncer pancreático
- Síndrome do intestino irritável

DIAGNÓSTICO

EXAMES LABORATORIAIS

- Os níveis séricos de amilase e lipase podem estar elevados durante as crises agudas; no entanto, níveis normais de amilase não excluem o diagnóstico
- Em função da compressão do ducto biliar comum, pode haver aumento nos níveis séricos de fosfatase alcalina e bilirrubina
- Glicosúria pode estar presente
- Gordura fecal em excesso pode ser demonstrada nas fezes
- Insuficiência pancreática
  - Pode ser confirmada pela resposta à terapia com suplementos de enzimas pancreáticas ou pelo teste de estimulação da secretina, se disponível
  - Pode ser diagnosticada pela detecção de níveis fecais diminuídos de quimotripsina ou elastase (se o teste estiver disponível), embora os testes careçam de sensibilidade e especificidade
- Má absorção de vitamina B_{12} é detectável em cerca de 40% dos pacientes, mas a deficiência clínica dessa vitamina e de vitaminas lipossolúveis é rara
- Testes genéticos precisos estão disponíveis para avaliação de mutações importantes no gene do tripsinogênio
- Em casos de pancreatite autoimune, frequentemente se observam níveis elevados de IgG_4, anticorpo antinuclear, bem como anticorpos antilactoferrina e antianidrase carbônica II

DIAGNÓSTICO POR IMAGEM

- Radiografias simples revelam calcificações atribuídas à pancreaticolitíase em 30% dos pacientes
- A TC pode exibir calcificações não observadas nas radiografias simples, bem como dilatação de ducto e heterogeneidade ou atrofia da glândula
- A colangiopancreatografia por ressonância magnética (CPRM) e a ultrassonografia endoscópica (com amostragem de tecido pancreático) são ferramentas diagnósticas menos invasivas do que a colangiopancreatografia endoscópica retrógrada (CPER)
- Em caso de pancreatite crônica autoimune, a obtenção de imagens mostra aumento de volume difuso do pâncreas, hipoatenuação da margem periférica e estreitamento irregular do ducto pancreático principal

PROCEDIMENTOS DIAGNÓSTICOS

- CPER
  - Estudo mais sensível para pancreatite crônica
  - Pode revelar ductos dilatados, cálculos intraductais, estenoses ou pseudocistos
  - Contudo, os resultados podem permanecer normais em pacientes com a chamada pancreatite por lesão mínima
- A ultrassonografia endoscópica com amostragem de tecido pancreático é capaz de detectar alterações de pancreatite crônica

TRATAMENTO

MEDICAÇÕES

- Esteatorreia
  - Tratar com suplementos pancreáticos, dose total de 30.000 unidades de lipase (Tabela 66)
  - Os comprimidos devem ser tomados antes, durante e depois das refeições
  - Talvez haja necessidade de doses mais altas em alguns casos
  - A administração concomitante de antagonistas dos receptores H_2 (p. ex., ranitidina 150 mg VO 2x/dia), ou algum inibidor da bomba de prótons (p. ex., omeprazol, 20-60 mg VO diariamente), ou bicarbonato de sódio, 650 mg VO antes e depois das refeições, pode diminuir ainda mais a esteatorreia
- Em casos selecionados de pancreatite alcoólica e na fibrose cística, preparações microencapsuladas de revestimento entérico podem ser úteis
- Em casos de fibrose cística, no entanto, a terapia com altas doses de enzimas pancreáticas foi associada a estenoses do cólon ascendente
- A dor secundária à pancreatite crônica idiopática pode ser aliviada pelo uso de enzimas pancreáticas (sem revestimento entérico) ou octreotida, 200 μg SC 3x/dia
- É recomendável o tratamento de diabetes associado
- A pancreatite autoimune é tratada com prednisona 40 mg/dia VO por 1-2 meses, seguida por uma redução gradual de 5 mg a cada 2-4 semanas

CIRURGIA

- Doença coexistente e corrigível do trato biliar deve ser submetida a tratamento cirúrgico
- A cirurgia pode ser indicada para drenar pseudocistos persistentes, tratar outras complicações ou aliviar a dor
- Na dilatação difusa do ducto pancreático, a anastomose entre o ducto após divisão longitudinal e segmento não funcional de alça de jejuno (procedimento modificado de Puestow), em alguns casos combinada com ressecção local da cabeça do pâncreas, está associada a alívio da dor em 80% dos casos
- Em casos avançados, o procedimento de pancreatectomia subtotal ou total pode ser considerado como último recurso, embora tenha eficácia variável e esteja associado a uma alta taxa de insuficiência pancreática e diabetes
- A drenagem endoscópica ou cirúrgica fica indicada para pseudocistos sintomáticos e aqueles com mais de 6 cm de diâmetro

PROCEDIMENTOS TERAPÊUTICOS

- É recomendável a prescrição de dieta com baixo teor de gordura
- O consumo de álcool é proibido, pois frequentemente precipita as crises

- Se possível, deve-se evitar o uso de narcóticos
- Quando a obstrução da extremidade duodenal do ducto puder ser demonstrada por CPER, a dilatação do ducto ou a ressecção cirúrgica da cauda do pâncreas com implantação ductal podem ser bem-sucedidas
- Ascites pancreáticas ou fístulas pancreticopleurais formadas por ruptura de ducto pancreático podem ser tratadas com colocação endoscópica de *stent* através do ducto
- A fragmentação de cálculos no ducto pancreático por litotripsia e remoção endoscópica de cálculos do ducto, a esfincterotomia pancreática ou a drenagem de pseudocisto podem aliviar a dor em pacientes selecionados
- Para pacientes com dor crônica e ductos não dilatados, pode-se considerar o bloqueio percutâneo do plexo nervoso celíaco, guiado por TC ou ultrassonografia endoscópica, com alívio da dor (frequentemente de curta duração) em cerca de 50% dos casos

DESFECHOS

COMPLICAÇÕES

- É comum a dependência de opioides
- Diabetes melito instável, pseudocisto ou abscesso pancreático, enzimas hepáticas colestáticas com ou sem icterícia, estenose do ducto biliar comum, esteatorreia, desnutrição e úlcera péptica
- Câncer pancreático se desenvolve em 4% dos pacientes após 20 anos; o risco pode estar relacionado com consumo de cigarro e bebidas alcoólicas

PROGNÓSTICO

- Em muitos casos, a pancreatite crônica é uma doença autoperpetuante caracterizada por dor crônica ou episódios recorrentes de pancreatite aguda e, finalmente, por insuficiência pancreática exócrina ou endócrina
- Depois de muitos anos, a dor crônica pode desaparecer de forma espontânea ou como resultado da cirurgia ajustada à causa da dor
- Após 25 anos do início clínico da pancreatite crônica, ocorre desenvolvimento de diabetes em mais de 80% dos adultos
- O prognóstico é melhor em caso de pancreatite aguda recorrente causada por condição remediável, como colelitíase, coledocolitíase, estenose do esfincter de Oddi ou hiperparatireoidismo
- Na pancreatite alcoólica, o alívio da dor é mais provável quando há possibilidade de descompressão de ducto pancreático dilatado
- Em pacientes com doença não passível de cirurgia descompressiva, a dependência de narcóticos é um desfecho frequente

PREVENÇÃO

- Abstinência do álcool
- O tratamento clínico da hiperlipidemia frequentemente associada à condição pode prevenir as crises recorrentes de pancreatite

EVIDÊNCIAS

ENDEREÇO ELETRÔNICO

- Collaborative Hypertext of Radiology (CHORUS)

INFORMAÇÕES PARA OS PACIENTES

- National Digestive Diseases Clearinghouse
- National Pancreas Foundation

REFERÊNCIAS

- Adler DG et al. The role of endoscopy in patients with chronic pancreatitis. Gastrointest Endosc. 2006 Jun; 63(7):933-7. [PMID: 16733106]
- Chari ST et al. Diagnosis of autoimmune pancreatitis: the Mayo Clinic experience. Clin Gastroenterol Hepatol. 2006 Aug;4(8):1010-6. [PMID: 16843735]
- Finkleberg DL et al. Autoimmune pancreatitis. N Engl J Med. 2006 Dec 21; 255(25):2670-6. [PMID: 17182992]

Paralisia de Bell

CARACTERÍSTICAS PRINCIPAIS

PRINCÍPIOS BÁSICOS DO DIAGNÓSTICO

- Início súbito de paralisia facial do neurônio motor inferior
- Pode haver hiperacusia ou alteração na gustação
- Sem outras anormalidades neurológicas

CONSIDERAÇÕES GERAIS

- Paresia facial idiopática do neurônio motor inferior
- Atribuída a uma reação inflamatória do nervo facial próximo ao forame estilomastóideo ou no canal facial ósseo
- Foi postulada uma reativação do vírus herpes simples

ACHADOS CLÍNICOS

SINAIS E SINTOMAS

- Aparece em geral abruptamente, mas pode piorar durante 1 ou 2 dias
- A dor na região do ouvido frequentemente precede ou acompanha a fraqueza, mas costuma durar apenas alguns dias
- Pode haver restrição ipsilateral do fechamento ocular e dificuldade para comer e realizar movimentos faciais finos
- Um distúrbio da gustação é comum, devido ao envolvimento das fibras da corda do tímpano, e ocasionalmente ocorre hiperacusia em função do envolvimento das fibras para o estribo

DIAGNÓSTICO DIFERENCIAL

- Neuropatias faciais relacionadas com HIV
- Doença de Lyme
- Sarcoidose
- Síndrome de Ramsay Hunt (herpes-zóster do gânglio geniculado)
- Neuroma acústico
- Otite média aguda ou crônica
- Otite externa maligna
- Síndrome de Guillain-Barré
- Tumor, por exemplo, da parótida, ou tumor ósseo temporal
- Infarto do tronco cerebral

DIAGNÓSTICO

- Os achados clínicos são característicos
- A eletromiografia e os estudos da excitabilidade ou da condução nervosa fornecem um guia para o prognóstico

EXAMES LABORATORIAIS

- Para excluir outras causas de neuropatia facial (ver Diagnóstico Diferencial)

TRATAMENTO

MEDICAÇÕES

- O único tratamento clínico que pode influenciar o resultado é a administração de corticosteroides, mas os estudos que apoiam essa abordagem têm sido criticados
  - Muitos profissionais prescrevem corticosteroides para os pacientes vistos dentro de 5 dias do início
  - Outros os prescrevem somente quando a paralisia for clinicamente completa ou se houver dor intensa
- O tratamento é com prednisona, 60 ou 80 mg VO 1x/dia em doses divididas

por 4 ou 5 dias, seguida pela redução da dose nos próximos 7-10 dias
- É útil proteger o olho com gotas lubrificantes (ou pomada lubrificante à noite) e um curativo oclusivo se não for possível fechar o olho
- O papel do aciclovir ou de outros agentes antivirais é incerto

CIRURGIA

- Não existe evidência de que os procedimentos cirúrgicos para descomprimir o nervo facial ofereçam algum benefício

PROCEDIMENTOS TERAPÊUTICOS

- O manejo é controverso
- Em torno de 60% se recuperam completamente sem tratamento
- Uma melhora considerável ocorre na maioria dos outros casos, e apenas cerca de 10% de todos os pacientes apresentarão desfiguração permanente ou outras sequelas a longo prazo
- O tratamento é desnecessário na maioria dos casos, mas está indicado quando um resultado insatisfatório puder ser previsto
- O melhor guia clínico para o prognóstico é a gravidade da paralisia durante os primeiros dias depois da apresentação

DESFECHOS

PROGNÓSTICO

- Os pacientes com paralisia clinicamente completa na primeira visita têm menos probabilidade de recuperação completa do que aqueles com paralisia incompleta
- Um prognóstico pior para a recuperação também está associado a idade avançada, hiperacusia e dor intensa inicial

EVIDÊNCIAS

DIRETRIZES CLÍNICAS

- Grogan PM et al. Practice parameter: steroids, acyclovir, and surgery for Bell's palsy (an evidenced-based review): report of the Quality Standards Subcommittee of the American Academy of Neurology. Neurology. 2001;56:830. [PMID: 11294918]

INFORMAÇÕES PARA OS PACIENTES

- American Academy of Otolaryngology-Head and Neck Surgery
- National Institute of Neurological Disorders and Stroke

REFERÊNCIAS

- Alberton DL et al. Bell's palsy: a review of treatment using antiviral agents. Ann Pharmacother. 2006 Oct;40(10):183842. [PMID: 16968821]
- Gilden DH. Clinical practice. Bell's palsy. N Engl J Med. 2004 Sep 23; 351(13):1323-31. [PMID: 15385659]
- Hato N et al. Valacyclovir and prednisolone treatment for Bell's palsy: a multicenter, randomized, placebo-controlled study. Otol Neurotol. 2007 Apr; 28(3):408-13. [PMID: 17414047]
- Salinas RA et al. Corticosteroids for Bell's palsy (idiopathic facial paralysis). Cochrane Database Syst Rev. 2004 Oct 18:(4):CDO01942. [PMID: 15495021]

Parkinsonismo

CARACTERÍSTICAS PRINCIPAIS

PRINCÍPIOS BÁSICOS DO DIAGNÓSTICO

- Qualquer combinação de tremor, rigidez, bradicinesia, instabilidade postural progressiva
- Pode ocorrer leve deterioração intelectual

CONSIDERAÇÕES GERAIS

- A depleção de dopamina causada pela degeneração do sistema nigroestriatal dopaminérgico leva a um desequilíbrio de dopamina e acetilcolina
- A exposição a toxinas pode induzir ao parkinsonismo
  - Pó de manganês
  - Dissulfeto de carbono
  - Intoxicação grave por monóxido de carbono
  - 1-metil-4-fenil-1,2,5,6-tetraidropiridina (MPTP) para fins recreativos
  - Agentes neurolépticos
  - Reserpina
  - Metoclopramida
- O parkinsonismo pós-encefalítico está se tornando cada vez mais raro
- Apenas raramente o hemiparkinsonismo é a manifestação inicial de uma lesão expansiva

ASPECTOS DEMOGRÁFICOS

- Distúrbio comum que ocorre em todos os grupos étnicos, com distribuição sexual quase equivalente
- A variedade mais comum, a doença de Parkinson idiopática (também conhecida como paralisia agitante), começa mais frequentemente em pessoas entre 45 e 65 anos de idade
- Raras vezes, pode ocorrer em uma base familiar

ACHADOS CLÍNICOS

SINAIS E SINTOMAS

- Aspectos cardinais
  - Tremor
  - Rigidez
  - Bradicinesia
  - Instabilidade postural
- Declínio leve na função intelectual
- Tremor
  - Quatro a seis ciclos por segundo
  - Mais evidente em repouso
  - Intensificado pelo estresse
  - Com frequência, menos grave durante atividade voluntária
  - Costuma ficar confinado a um único membro ou a um único lado por meses ou anos antes de se tornar mais generalizado
  - Ocasionalmente envolve a mandíbula inferior
- A rigidez resulta na postura flexionada
- A bradicinesia é o sintoma mais incapacitante, isto é, lentidão dos movimentos voluntários e redução dos movimentos automáticos, como oscilação dos braços durante caminhada
- Face
  - Relativamente imóvel com fendas palpebrais alargadas
  - Ato de piscar pouco frequente
  - Imobilidade da expressão facial
- Blefaroclonus (tremor involuntário das pálpebras)* leve
- A percussão repetitiva (cerca de duas vezes por segundo) sobre a ponte nasal produz um piscar contínuo dos olhos (sinal de Myerson)
- Outros achados
  - Sialorreia (escape de saliva pela boca)
  - Voz suave e pouco modulada
  - Micrografia**
- Tipicamente, não há fraqueza muscular nem alteração nos reflexos tendinosos ou nas respostas plantares
- Dificuldade de se levantar de uma posição sentada e começar a andar
- Marcha

---

* N. de T. Forma do blefarospasmo, que se manifesta por fibrilação de fascículos, geralmente inferiores, do músculo orbicular das pálpebras, em função muitas vezes de erros refrativos, tiques nervosos, hábito ou estresse (Fonte: Google).

** N. de T. Mudança da escrita à mão, em que a escrita vai diminuindo de tamanho (Fonte: Google).

- Passos curtos arrastando os pés e perda da oscilação automática normal dos braços
- Pode haver instabilidade para girar/virar, dificuldade de parar e tendência a cair

DIAGNÓSTICO DIFERENCIAL

- Diferentes causas de parkinsonismo
- Tremor essencial
- Depressão
- Doença de Wilson
- Doença de Huntington
- Hidrocefalia de pressão normal
- Síndrome de Shy-Drager ou atrofia de múltiplos sistemas
- Paralisia supranuclear progressiva
- Degeneração ganglionar corticobasal
- Doença de Creutzfeldt-Jakob
- Medicamentos indutores de parkinsonismo
  - Agentes antipsicóticos
  - Reserpina
  - Metoclopramida

DIAGNÓSTICO

PROCEDIMENTOS DIAGNÓSTICOS

- O diagnóstico é primariamente clínico

TRATAMENTO

MEDICAÇÕES

- A **amantadina** (100 mg VO 2x/dia) pode melhorar todos os aspectos clínicos do parkinsonismo
- Os **anticolinérgicos** são mais úteis para tremor e rigidez do que para bradicinesia
  - Iniciar com pequena dose (Tabela 93)
  - Contraindicados em pacientes com hipertrofia prostática, glaucoma de ângulo estreito ou enteropatia obstrutiva
  - Frequentemente pouco tolerados pelos idosos
- **Sinemet®**
  - Combinação de carbidopa e levodopa em uma proporção fixa (1:10 ou 1:4)
  - Iniciar com pequena dose, por exemplo, 1 comprimido de Sinemet 25-100 (contendo 25 mg de carbidopa e 100 mg de levodopa) VO 3x/dia e aumentar gradativamente, dependendo da resposta
- **Sinemet CR®**
  - Formulação de liberação controlada (CR – *controlled release*) contendo 25 ou 50 mg de carbidopa e 100 ou 200 mg de levodopa
  - Ocasionalmente útil na redução das flutuações na resposta clínica e da frequência com que a medicação deve ser tomada
- **Stalevo®** é uma preparação comercial de levodopa combinada com carbidopa e entacapona
  - Stalevo 50® (12,5 mg de carbidopa, 50 mg de levodopa e 200 mg de entacapona)
  - Stalevo 100® (25 mg de carbidopa, 100 mg de levodopa e 200 mg de entacapona)
  - Stalevo 150® (37,5 mg de carbidopa, 150 mg de levodopa e 200 mg de entacapona)
- **Pramipexol**
  - Agonista dopaminérgico mais recente, que não é derivado da ergotamina
  - Começar com 0,125 mg VO 3x/dia, duplicando-se a dose depois de 1 semana e novamente após outra semana
  - A dose diária, então, é aumentada por volta de 0,75 mg em intervalos semanais, dependendo da resposta e da tolerância
  - A maioria dos pacientes necessita entre 0,5 e 1,5 mg VO 3x/dia
- **Ropinirol**
  - Agonista dopaminérgico mais recente, que não é derivado da ergotamina
  - Iniciar com 0,25 mg VO 3x/dia
  - A dose diária total é aumentada em intervalos semanais em cerca de 0,75 mg até a quarta semana e por volta de 1,5 mg depois disso
  - A maioria dos pacientes necessita entre 2 e 8 mg VO 3x/dia
- **Rasagilina** e **selegilina**
  - Inibidores seletivos da monoaminoxidase B
  - A rasagilina (1 mg/dia VO pela manhã) possui claro benefício sintomático
  - A selegilina (5 mg VO com café da manhã e almoço) é utilizada algumas vezes como tratamento adjuvante; melhora as flutuações ou a resposta declinante à levodopa
  - Ao se tomar qualquer um desses agentes, é melhor evitar os alimentos ricos em tiramina por causa da possibilidade teórica de efeito hipertensivo ("queijo")
- A **entacapona** e a **tolcapona**, dois inibidores da catecolamina-*O*-metiltransferase, podem ser usados como adjuvante ao Sinemet® na presença de respostas flutuantes ou inadequadas
  - A entacapona é administrada na dose de 200 mg VO com cada dose de Sinemet®
  - Geralmente, prefere-se a entacapona à tolcapona, em função da insuficiência hepática aguda causada pelo segundo agente
  - A tolcapona é administrada na dose de 100 ou 200 mg VO 3x/dia
  - Com qualquer uma das preparações, a dose de Sinemet® tomado concomitantemente talvez tenha de ser reduzida em até um terço para evitar efeitos colaterais
- Confusão mental e sintomas psicóticos frequentemente respondem a agentes antipsicóticos atípicos
  - Olanzapina
  - Quetiapina
  - Risperidona
  - Clozapina
- A **clozapina** raramente pode causar mielossupressão, havendo necessidade de contagens sanguíneas semanais
  - Dose inicial, 6,25 mg VO na hora de dormir
  - A dose é aumentada para 25-100 mg/dia, conforme a necessidade
  - Em doses baixas, a clozapina também pode melhorar discinesias iatrogênicas
- A **bromocriptina** e a **pergolida** não são amplamente utilizadas nos Estados Unidos em função dos efeitos colaterais

CIRURGIA

- A estimulação bilateral de alta frequência dos núcleos subtalâmicos ou do globo pálido interno pode beneficiar todas as características importantes da doença, além de ter morbidade mais baixa do que a cirurgia da lesão

PROCEDIMENTOS TERAPÊUTICOS

- Talvez não haja necessidade de terapia medicamentosa no início da doença
- Fisioterapia, fonoterapia e assistência simples para a vida diária podem ser úteis
  - Anteparos ou corrimões posicionados em locais estratégicos na casa
  - Talheres especiais com cabos grandes
  - Apoios de mesa não deslizantes feitos de borracha
  - Dispositivos para amplificar a voz

DESFECHOS

COMPLICAÇÕES

- As discinesias induzidas pela levodopa podem assumir qualquer forma
  - Coreia
  - Atetose
  - Distonia
  - Tremor
  - Tiques

- Mioclonia
- As complicações mais tardias da medicação incluem o "fenômeno on-off" (também conhecido como efeito ioiô*)
  - Flutuações abruptas, mas transitórias, na gravidade do parkinsonismo ocorrem de forma imprevisível, mas com frequência, durante o dia
  - Foi demonstrado que o período "off" de bradicinesia acentuada se relaciona, em alguns casos, com a queda nos níveis plasmáticos de levodopa
  - Durante a fase "on", as discinesias são frequentemente notáveis, mas a mobilidade está aumentada
  - Em razão dessa complicação, a terapia com levodopa deve ser postergada, utilizando-se os agonistas dopaminérgicos em seu lugar, exceto em idosos

CASOS DE ENCAMINHAMENTO

- O encaminhamento será feito quando houver necessidade de especialistas para determinar o início da terapia
- A consultoria com um clínico especialista no manejo do distúrbio pode ajudar quando há doença progressiva apesar da terapia apropriada
- Encaminhar o paciente para fisioterapia e fonoterapia

EVIDÊNCIAS

DIRETRIZES CLÍNICAS

- Miyasaki JM et al. Practice parameter: initiation of treatment for Parkinson's disease: an evidence-based review: report of the Quality Standards Subcommittee of the American Academy of Neurology. Neurology. 2002;58(1):11. [PMID: 11781398]

INFORMAÇÕES PARA OS PACIENTES

- Torpy JM et al. JAMA patient page. Parkinson disease. JAMA. 2004;291:390. [PMID: 14734603]
- National Institute of Neurological Disorders and Stroke

REFERÊNCIAS

- Pahwa R et al. Practice Parameter: Treatment of Parkinson disease with motor fluctuations and dyskinesia (an evidence-based review). Report of the Quality Standards Subcommittee of the American Academy of Neurology.

---

* N. de T. Neste fenômeno ocorre uma mudança brusca do estado de mobilidade do paciente sem que haja uma relação com o horário de tomada das doses da levodopa (Fonte: Google).

Neurology. 2006 Apr 11;66(7):983-95. [PMID: 16606909]
- Samii A et al. Parkinson's disease. Lancet. 2004 May 29;363(9423):1783[PMID: 15172778].
- Suchowersky O et al. Practice Parameter: Neuroprotective strategies and alternative therapies for Parkinson disease (an evidence-based review). Report of the Quality Standards Subcommitte of the American Academy of Neurology. Neurology. 2006 Apr 11;66(7):976 [PMID: 16606908]
- Tolosa E et al. The diagnosis of Parkinson's disease. Lancet Neurol. 2006 J:5(1):75-86. [PMID: 16361025]
- Wu SS et al. Treatment of Parkinson disease: what's on the horizon? CNS Drugs. 2005;19(9):723-43. [PMID 16142989]

Penfigoide Bolhoso

CARACTERÍSTICAS PRINCIPAIS

PRINCÍPIOS BÁSICOS DO DIAGNÓSTICO

- Bolhas grandes e tensas que se rompem, deixando áreas desnudadas que curam sem cicatrizes
- Causado por autoanticorpos contra componentes específicos do hemidesmossomo

CONSIDERAÇÕES GERAIS

- Doença pruriginosa relativamente benigna, caracterizada por bolhas tensas nas áreas de flexuras, em geral desaparecendo em 5 ou 6 anos, com um curso marcado por exacerbações e remissões
- As lesões orais estão presentes em aproximadamente um terço das pessoas afetadas
- A doença pode ocorrer sob várias formas, incluindo as localizadas e urticariformes
- Não existe nenhuma associação estatística com doença maligna interna

ASPECTOS DEMOGRÁFICOS

- A maioria dos pacientes tem mais de 60 anos (frequentemente na faixa de 70 e 80)
- Os homens são afetados duas vezes mais frequentemente do que as mulheres

ACHADOS CLÍNICOS

SINAIS E SINTOMAS

- Caracterizado por bolhas tensas nas áreas de flexuras

- Predileção por virilha, axilas, região flexora dos antebraços, coxas e canelas, embora possa ocorrer em qualquer localização; alguns têm envolvimento oral
- O aparecimento das bolhas pode ser precedido por lesões urticariformes ou edematosas ao longo de meses
- Pode ocorrer em várias formas, incluindo
  - Localizado
  - Vesicular
  - Vegetante
  - Eritematoso
  - Eritrodérmico
  - Nodular
- O curso é caracterizado por exacerbações e remissões

DIAGNÓSTICO DIFERENCIAL

- Pênfigo
- Erupções medicamentosas
- Eritema multiforme maior ou necrólise epidérmica tóxica
- Impetigo bolhoso
- Dermatite de contato
- Dermatite herpetiforme
- Penfigoide cicatricial
- Pênfigo paraneoplásico
- Dermatose por IgA linear
- Pênfigo foliáceo
- Porfiria cutânea tardia
- Epidermólise bolhosa
- Síndrome da pele escaldada estafilocócica
- Herpes gestacional
- Doença do enxerto *versus* hospedeiro

DIAGNÓSTICO

EXAMES LABORATORIAIS

- Os anticorpos antimembrana basal circulantes podem ser encontrados no soro dos pacientes em aproximadamente 70% dos casos

PROCEDIMENTOS DIAGNÓSTICOS

- O diagnóstico é feito por biópsia e imunofluorescência direta
- A microscopia óptica mostra uma bolha subepidérmica
- Com a imunofluorescência direta, IgG e C3 são encontrados na junção derme-epiderme

TRATAMENTO

MEDICAÇÕES

- Se o paciente tiver somente algumas bolhas, os corticosteroides tópicos ultrapotentes podem ser adequados (Tabela 103)

- A prednisona em dosagens de 60-80 mg/dia é frequentemente usada para o controle rápido da doença mais difusa
- Embora mais lentas no início de ação, a tetraciclina ou a eritromicina, 1,0-1,5 g/dia, isoladamente ou em combinação com nicotinamida – não com ácido nicotínico ou niacina! – (até 1,5 g/dia), se toleradas, podem controlar a doença em pacientes que não podem usar corticosteroides ou permitir a diminuição ou a eliminação dos corticosteroides depois de o controle ser alcançado
- A dapsona é particularmente efetiva no penfigoide de membrana mucosa
- Se esses fármacos não forem efetivos, o metotrexato, 5-25 mg semanais, ou a azatioprina, 50 mg 1-3x/dia, podem ser usados como agentes poupadores de esteroides
- O micofenolato mofetil (1 g 2x/dia) ou a imunoglobulina IV, tal como usados para o pênfigo vulgar, podem ser utilizados nos casos refratários

DESFECHOS

PROGNÓSTICO

- Habitualmente cede em 5-6 anos

CASOS DE ENCAMINHAMENTO

- Se houver dúvida sobre o diagnóstico, se a terapia recomendada for ineficaz ou se um tratamento especializado for necessário

EVIDÊNCIAS

DIRETRIZES CLÍNICAS

- British Association of Dermatologists. Wojnarowska F et al. Guidelines for the management of bullous pemphigoid. Br J Dermatol 2002;147:214. [PMID: 12174090]

ENDEREÇO ELETRÔNICO

- American Academy of Dermatology

INFORMAÇÕES PARA OS PACIENTES

- American Osteopathic College of Dermatology: Bullous Pemphigoid
- International Pemphigus Foundation: About Pemphigoid
- MedlinePlus: Bullous Pemphigoid

REFERÊNCIAS

- Khumalo N et al. Interventions for bullous pemphigoid. Cochrane Database Syst Rev. 2005 Jul 20;(3):CDO02292. [PMID: 16034874]
- Mockenhaupt M et al. Daclizumab: a novel therapeutic option in severe bullous pemphigoid. Acta Derm Venereol. 2005;85(1):65-6. [PMID: 15848995]
- Walsh SR et al. Bullous pemphigoid: from bench to bedside. Drugs. 2005; 65(7):905-26. [PMID: 15892587]

Perda de Audição

CARACTERÍSTICAS PRINCIPAIS

- Os três principais tipos de perda auditiva são
  - Condutiva
  - Sensorial
  - Neural
- Causada mais comumente por acúmulo de cera ("impactação de cerúmen") ou disfunção transitória do canal auditivo associada a infecção do trato respiratório superior

CONSIDERAÇÕES GERAIS

Perda condutiva

- Essa perda envolve quatro mecanismos, sendo que cada um deles resulta em comprometimento da passagem de vibrações sonoras ao ouvido interno
  - Obstrução (p. ex., impactação de cerúmen)
  - Carga de massa (p. ex., efusão no ouvido médio)
  - Efeito de rigidez (p. ex., otosclerose)
  - Perda de continuidade (p. ex., ruptura da cadeia ossicular)
- Em geral, a perda condutiva é mais passível de correção do que as perdas sensoriais e neurais

Perda sensorial

- As causas comuns incluem
  - Exposição excessiva a ruídos
  - Traumatismo craniano
  - Doenças sistêmicas, como diabetes melito

Perda auditiva neural

- Ocorre com lesões que envolvem estruturas, como VIII nervo craniano, núcleos auditivos, tratos ascendentes ou córtex auditivo
- Constitui a causa menos comum identificada clinicamente de perda auditiva
- As causas são as seguintes
  - Neuroma acústico
  - Esclerose múltipla
  - Doença cerebrovascular

ASPECTOS DEMOGRÁFICOS

- Quase 30 milhões de norte-americanos sofrem de déficit auditivo
- Para os idosos – o maior grupo acometido – ruídos excessivos, medicamentos, toxinas e hereditariedade são os fatores que contribuem com maior frequência para a perda de audição

ACHADOS CLÍNICOS

SINAIS E SINTOMAS

- Declínio no nível de audição
- **Teste de Weber**
  - Um diapasão de 512 Hz é colocado na testa ou nos dentes da frente
  - Nas perdas condutivas, o som parece mais alto no ouvido de audição mais deficiente, ao passo que, nas perdas sensório-neurais, o som se propaga para o lado mais sadio
- **Teste de Rinne**
  - Um diapasão de 512 Hz é aplicado de forma alternada sobre o osso mastóideo e na frente do canal auricular
  - Nas perdas condutivas, a condução do tecido ósseo ultrapassa a condução do ar; nas perdas sensório-neurais, ocorre o oposto

DIAGNÓSTICO DIFERENCIAL

Perda condutiva (ouvido externo ou médio)

- Impactação de cerúmen (cera)
- Disfunção transitória do canal auditivo
- Otite média aguda ou crônica
- Mastoidite
- Otosclerose
- Ruptura da cadeia ossicular
- Traumatismo ou barotrauma
- Tumor de glomo timpânico (tumor do ouvido médio)
- Doença de Paget

Perda sensorial

- Presbiacusia (relacionada com a idade)
- Exposição excessiva a ruídos
- Doença de Ménière (hidropsia endolinfática)
- Labirintite
- Traumatismo craniano
- Ototoxicidade
- Oclusão de artéria auditiva ipsilateral
- Perda auditiva hereditária
- Autoimune
  - Lúpus eritematoso sistêmico
  - Granulomatose de Wegener
  - Síndrome de Cogan
- Outras causas sistêmicas
  - Diabetes
  - Hipotireoidismo
  - Hiperlipidemia
  - Insuficiência renal
  - Infecções

Perda neural

- Neuroma acústico

- Esclerose múltipla
- Doença cerebrovascular

DIAGNÓSTICO

PROCEDIMENTOS DIAGNÓSTICOS

- Estudos audiométricos formais são realizados em uma sala à prova de som
- Limiares de tom puro em decibéis (dB) são obtidos na faixa de 250 a 8.000 Hz (as principais frequências de fala encontram-se entre 500 e 3.000 Hz) para a condução tanto do ar como do osso
- As **perdas condutivas** criam um intervalo entre os limiares do ar e do osso
- Nas **perdas sensório-neurais**, os limiares do ar e do osso estão igualmente reduzidos
- O limiar da audição normal varia de 0 a 20 dB, o que corresponde ao volume de um suave sussurro
- Limiar da perda auditiva
  - Uma perda auditiva leve é indicada por um limiar de 20-40 dB (voz suave)
  - Uma perda auditiva moderada tem um limiar de 40-60 dB (voz normal)
  - Uma perda auditiva grave apresenta um limiar de 60-80 dB (voz alta)
  - Uma perda auditiva profunda exibe um limiar de 80 dB (grito)
- A clareza da audição é frequentemente prejudicada na perda auditiva sensório-neural; isso é avaliado por teste de discriminação da fala, o qual é relatado como porcentagem de correção (90-100% é um valor normal)
- O local da lesão responsável pela perda sensório-neural – seja na cóclea ou no sistema auditivo central – pode ser determinado por meio das respostas evocadas auditivas do tronco encefálico

TRATAMENTO

CIRURGIA

- O implante coclear – um dispositivo eletrônico implantado por meio cirúrgico para estimular o nervo auditivo – proporciona reabilitação auditiva socialmente benéfica à maioria dos adultos com surdez adquirida
- Muitos tipos de perda auditiva condutiva (p. ex., otosclerose, perfuração da membrana timpânica, perda de continuidade da cadeia ossicular) são remediáveis em termos cirúrgicos
- Aparelhos auditivos
  - Há grande interesse pelo desenvolvimento de aparelhos auditivos semi-implantáveis e totalmente implantáveis
  - Estão em desenvolvimento diversos dispositivos que transmitem as vibrações – em geral via ímãs de terra rara ou cristal piezocerâmico – diretamente à cadeia ossicular
  - Uma estratégia alternativa, o aparelho auditivo ancorado ao osso, utiliza um pilar oscilante perfurado no osso mastóideo; essa tecnologia mostra-se promissora em casos de perda auditiva condutiva não passível de correção cirúrgica e na surdez sensório-neural unilateral

PROCEDIMENTOS TERAPÊUTICOS

- Aparelhos auditivos
- Dispositivos de auxílio, como amplificadores de telefone e dispositivos de infravermelho para uso com televisão, teatros e auditórios (p. ex., Senheiser®)

DESFECHOS

CASOS DE ENCAMINHAMENTO

- Todo paciente que se queixa de perda da audição deve ser encaminhado para avaliação audiológica, a menos que a causa seja facilmente remediável (p. ex., impactação de cerúmen, otite média)

EVIDÊNCIAS

DIRETRIZES CLÍNICAS

- ACOEM Noise and Hearing Conservation Committee. ACOEM evidence-based statement: noise-induced hearing loss. J Occup Environ Med. 2003; 45:579. [PMID: 12802210]

ENDEREÇOS ELETRÔNICOS

- American Academy of Otolaryngology Head and Neck Surgery: Sensorineural Hearing Loss Interactive Module
- Baylor College of Medicine Otolaryngology Resources

INFORMAÇÕES PARA OS PACIENTES

- American Speech-Language-Hearing Association: Types of Hearing Loss
- MedlinePlus: Hearing Loss Interactive Tutorial
- NIH Senior Health: Hearing Loss
- Occupation Safety & Health Administration: Noise and Hearing Conservation
- Parmet S et al. JAMA patient page. Adult hearing loss. JAMA. 2003; 289:2020. [PMID: 12697805]

REFERÊNCIAS

- Angeli SI et al. Etiologic diagnosis of sensorineural hearing loss in adults. Otolaryngol Head Neck Surg. 2005 Jun;132(5):890-5. [PMID: 15944560]
- Bagai A et al. Does this patient have hearing impairment? JAMA. 2006 Jan 25;295(4):416-28. [PMID: 16434632]
- Jackler RK. A 73-year-old man with hearing loss. JAMA. 2003 Mar 26; 289(12):1557-65. [PMID: 12672773]

Perda Ponderal & Má Nutrição no Idoso

CARACTERÍSTICAS PRINCIPAIS

PRINCÍPIOS BÁSICOS DO DIAGNÓSTICO

- A definição de perda ponderal não intencional varia conforme o cenário clínico
  - Para idosos em instituições de longa permanência: ela é definida como a perda ponderal de mais de 5% em 1 mês ou 10% em 6 meses (OBRA 1987)
  - Para idosos da comunidade, ela é a perda de mais de 5% do peso em 6 meses ou 10% em 1 ano
- *Failure to thrive*

CONSIDERAÇÕES GERAIS

- A subnutrição acomete um número substancial de idosos e costuma preceder a hospitalização por "*failure to thrive*"
- "*Failure to thrive*"
  - Uma síndrome sem uma definição de consenso, mas que geralmente representa uma constelação de perda de peso, fraqueza e declínio funcional progressivo
  - O rótulo é tipicamente aplicado quando algum evento desencadeante – perda de suporte social, uma crise de depressão ou pneumonia, a adição de uma nova medicação – coloca o idoso abaixo do limiar de uma vida independente bem-sucedida
- Próteses dentárias mal-adaptadas ou problemas de higiene oral podem contribuir para problemas nutricionais, particularmente naqueles com demência
- Algumas medicações podem alterar o paladar ou o apetite
- As necessidades calóricas totais estão reduzidas em cerca de 30% nos idosos, mas as necessidades de proteínas podem estar aumentadas

- Os fatores de risco para a má nutrição incluem
  - Doença crônica
  - Prejuízo funcional e cognitivo
  - Depressão

ACHADOS CLÍNICOS

SINAIS E SINTOMAS

- Uma perda de peso de 10% sugere desnutrição grave
- Uma perda de 5% sugere desnutrição moderada
- É melhor avaliar a perda de tecido subcutâneo nas pregas cutâneas subescapular, suprailíaca e tricipital
- Um índice de massa corporal abaixo de 22 deve trazer preocupação sobre desnutrição significativa

DIAGNÓSTICO DIFERENCIAL

Causas clínicas

- Doença cardíaca e pulmonar crônica
- Demência
- Problemas orais (p. ex., prótese dentária mal-adaptada)
- Disfagia
- Disgeusia
- Isquemia mesentérica
- Câncer
- Diabetes
- Hipertireoidismo
- Má absorção

Causas psicossociais

- Alcoolismo/abuso de substâncias
- Depressão/demência
- Isolamento social
- Limitações financeiras
- Problemas com a compra ou o preparo de alimentos
- Assistência inadequada para alimentação

Causas relacionadas com fármacos

- Anti-inflamatórios não esteroides
- Antiepilépticos
- Digoxina
- Inibidores da recaptação da serotonina
- Anticolinérgicos

DIAGNÓSTICO

EXAMES LABORATORIAIS

- Exames laboratoriais para descobrir uma causa metabólica ou neoplásica oculta
- Exames laboratoriais úteis incluem
  - Hemograma completo
  - Bioquímica sérica (p. ex., glicose, TSH, creatinina, cálcio)
  - Urinálise

DIAGNÓSTICO POR IMAGEM

- Radiografia de tórax
- Exames de imagem adicionais (p. ex., mamografia, colonoscopia) conforme a apresentação clínica

TRATAMENTO

PROCEDIMENTOS TERAPÊUTICOS

- Objetiva uma ingesta calórica de cerca de 25 kcal/kg, baseada no peso corporal ideal
- Suplementos nutricionais podem levar a ganho de peso; o uso de suplementos alimentares em pó adicionado ao leite integral (para aqueles que toleram produtos lácteos) é uma alternativa mais acessível
- Para aqueles que perderam a capacidade de alimentarem-se sozinhos, o auxílio assíduo na alimentação pode contribuir na manutenção do peso
- A nutrição e hidratação artificiais ("alimentação por sonda") é uma alternativa, mas ela priva o paciente do sabor e da textura dos alimentos, bem como da atividade social tipicamente associada às refeições
- Se o paciente fizer tentativas repetidas de retirar a sonda durante uma tentativa de nutrição artificial, a carga do tratamento se torna substancial, e a utilidade da alimentação por sonda deve ser reconsiderada
- Não foi demonstrado que o acetato de megestrol melhore o índice de massa corporal em idosos
- O tratamento da depressão com mirtazapina tem sido associado a um modesto ganho de peso

DESFECHOS

SEGUIMENTO

- Pacientes com má nutrição têm risco aumentado de morte, declínio funcional e transferência para instituições de longa permanência para idosos

COMPLICAÇÕES

- Os pacientes hospitalizados com má nutrição têm mais chance de experimentar múltiplas complicações ameaçadoras à vida

PROGNÓSTICO

- Embora seja comumente utilizada, não há evidência de que a alimentação por sonda prolongue a vida em pacientes com demência em fase terminal
- Os suplementos nutricionais podem aumentar o peso, mas uma metanálise recente sugeriu um benefício na mortalidade apenas para idosos desnutridos hospitalizados

CASOS DE ENCAMINHAMENTO

- O envolvimento precoce de um nutricionista pode ser útil
- Considerar avaliação de dentes ou próteses

CASOS DE ADMISSÃO HOSPITALAR

- A má nutrição raramente é uma indicação por si só para admissão hospitalar
- O limiar para admissão hospitalar deve ser mais baixo quando um paciente desnutrido se apresenta com uma doença aguda como a pneumonia

EVIDÊNCIAS

DIRETRIZES CLÍNICAS

- American Academy of Family Physicians
- National Guidelines Clearinghouse: American Medical Directors Association, 2001

ENDEREÇOS ELETRÔNICOS

- Administration on Aging
- American Geriatrics Society
- Merck Manual of Geriatrics

INFORMAÇÕES PARA OS PACIENTES

- Federal nutrition.gov
- JAMA patient page. Healthy diet. JAMA. 2000;283:2198. [PMID: 10791513]
- National Institute on Aging

REFERÊNCIA

- Milne AC et al. Meta-analysis: Protein and energy supplementation in older people. Ann Intern Med. 2006 Jan 3; 144(1):37-48. [PMID: 16389253]

Perda Ponderal Involuntária

CARACTERÍSTICAS PRINCIPAIS

PRINCÍPIOS BÁSICOS DO DIAGNÓSTICO

- Diminuição da ingesta calórica
- Febre
- Mudança no hábito intestinal
- Confirmação secundária (p. ex., mudança no tamanho das roupas)
- Abuso de substâncias
- História de rastreamento de câncer apropriado para a idade

CONSIDERAÇÕES GERAIS

- O peso corporal é determinado por
  - Ingesta calórica da pessoa
  - Capacidade de absorção
  - Taxa metabólica
  - Perdas energéticas
- A perda ponderal involuntária é clinicamente significativa quando excede a 5% ou mais do peso corporal habitual em um período de 6 a 12 meses
- Em geral indica uma doença física ou psicológica grave
- Causas mais comuns
  - Câncer (cerca de 30% dos casos)
  - Distúrbios gastrintestinais (cerca de 15%)
  - Demência ou depressão (cerca de 15%)
- Em aproximadamente 15-25% dos casos, nenhuma causa para a perda de peso pode ser encontrada

ACHADOS CLÍNICOS

SINAIS E SINTOMAS

- A história deve incluir o uso de medicações e a dieta de 24 horas
- Câncer
  - Sudorese noturna
  - Tosse
  - Massas mamárias
  - Constipação
  - Hematoquezia
  - Dor óssea
- Doença gastrintestinal
  - Náuseas
  - Vômitos
  - Diarreia
  - Dor abdominal
- Depressão
  - Anedonia
  - Distúrbio do sono
  - Ideação suicida
  - Fatores de estresse psicossocial recentes
- Demência
  - Perda de memória
  - Delírios
  - Isolamento
- Exame físico para evidências de câncer

DIAGNÓSTICO DIFERENCIAL

Causas clínicas

- Malignidades
- Distúrbios gastrintestinais, como má absorção, insuficiência pancreática, úlcera péptica
- Hipertireoidismo
- Doença cardíaca, pulmonar ou renal crônica
- Diabetes melito descompensado
- Isquemia mesentérica (intestino isquêmico)
- Disfagia
- Anorexia por azotemia
- Hipercalcemia
- Tuberculose
- Endocardite bacteriana subaguda

Causas psicossociais

- Depressão
- Demência
- Alcoolismo
- Anorexia nervosa
- Perda de dentes, próteses mal-adaptadas
- Isolamento social
- Pobreza
- Incapacidade de comprar ou preparar alimentos

Causas relacionadas com fármacos

- Anti-inflamatórios não esteroides
- Antiepilépticos
- Digoxina
- Inibidores da recaptação seletiva da serotonina

DIAGNÓSTICO

EXAMES LABORATORIAIS

- Hemograma completo
- Testes sorológicos
- Hormônio estimulante da tireoide sérico
- Urinálise
- Teste de sangue oculto nas fezes

DIAGNÓSTICO POR IMAGEM

- Radiografia de tórax
- TC de abdome ou radiografias de trato digestivo superior, ou ambas
- Quando esses testes são normais, investigação gastrintestinal mais definitiva (p. ex., testes para má absorção, endoscopia) e rastreamento para câncer (p. ex., exame de Papanicolaou, mamografia, antígeno prostático específico)

PROCEDIMENTOS DIAGNÓSTICOS

- Se a avaliação diagnóstica inicial não revelar a causa, é preferível o acompanhamento a testes diagnósticos adicionais

TRATAMENTO

MEDICAÇÕES

- Estimulantes do apetite (efetividade leve a moderada)
  - Corticosteroides
  - Agentes progestágenos
  - Dronabinol
  - Antagonistas da serotonina
- Agentes anabólicos
  - Hormônio do crescimento
  - Derivados da testosterona
- Agentes anticatabólicos
  - Ácidos graxos ômega-3
  - Pentoxifilina
  - Sulfato de hidrazina
  - Talidomida

PROCEDIMENTOS TERAPÊUTICOS

- Tratamento do distúrbio subjacente
- Consulta com nutrólogo ou nutricionista
- Suplementação calórica para alcançar uma ingesta de 30-40 kcal/kg/dia
- A alimentação oral é preferível, mas uma sonda nasojejunal temporária, ou uma sonda gástrica ou jejunal percutânea permanente, podem ser necessárias

DESFECHOS

PROGNÓSTICO

- A perda de peso não intencional rápida é preditiva de morbidade e mortalidade
- As taxas de mortalidade com 2 anos de acompanhamento são
  - 8% para perda ponderal involuntária inexplicada
  - 19% para perda ponderal por doença não maligna
  - 79% para perda ponderal por doença maligna

EVIDÊNCIAS

DIRETRIZES CLÍNICAS

- American Academy of Family Physicians, American Dietetic Association, Nutrition Screening Initiative: Nutrition Management for Older Adults (Specific Guidelines for Cancer, COPD, CHF, CHD, Dementia, Diabetes Mellitus, Hypertension, Osteoporosis), 2002.
- American Medical Directors Association: Altered Nutritional Status, 2001.

INFORMAÇÕES PARA OS PACIENTES

- Mayo Clinic: When you have no appetite: Tips to get the nutrition you need
- Mayo Clinic: Illness and appetite: What to do when nothing tastes right
- MedlinePlus: Unintentional Weight Loss
- National Institutes of Health: The Widespread Effects of Depression

REFERÊNCIAS

- Alibhai SM et al. An approach to the management of unintentional weight loss in elderly people. CMAJ.

2005 Mar 15;172(6):773-80. [PMID: 15767612]
- Collins N. Protein-energy malnutrition and involuntary weight loss: nutritional and pharmacological strategies to enhance wound healing. Expert Opin Pharmacother. 2003 Jul;4(7):1121-40. [PMID: 12831338]
- Hernandez JL et al. Clinical evaluation for cancer in patients with involuntary weight loss without specific symptoms. Am J Med. 2003 Jun 1;114(8):631-7. [PMID: 12798450]
- Lankisch P et al. Unintentional weight loss: diagnosis and prognosis. The first prospective follow-up study from a secondary referral centre. J Intern Med. 2001 Jan;249(1):41-6. [PMID: 11168783]
- Sahyoun NR et al. The epidemiology of recent involuntary weight loss in the United States population. J Nutr Health Aging. 2004;8(6):510-7. [PMID: 15543425]

Pericardite Aguda

CARACTERÍSTICAS PRINCIPAIS

- Inflamação aguda do pericárdio
- Causas
  - Infecções
  - Doenças autoimunes
  - Uremia
  - Neoplasias
  - Radiação
  - Toxicidade medicamentosa
  - Hemopericárdio
  - Pós-cirurgia cardíaca
  - Processos inflamatórios contíguos do coração ou pulmão (p. ex., infarto do miocárdio [IM], síndrome de Dressler, processo idiopático)
- Infecções virais constituem a causa mais comum; com frequência, ocorre pericardite aguda após infecção do trato respiratório superior
- Os homens, em geral com menos de 50 anos de idade, são mais comumente afetados

ACHADOS CLÍNICOS

- Frequentemente associada a dor torácica pleurítica, que alivia com a posição sentada e se irradia para o pescoço, os ombros, as costas ou o epigástrio
- Dispneia e febre
- Atrito pericárdico, com ou sem evidência de derrame ou constrição pericárdica
- Envolvimento pericárdico

- Pericardite tuberculosa: subaguda; os sintomas podem estar presentes por dias a meses
- Pericardite bacteriana: rara; os pacientes parecem intoxicados e com frequência criticamente enfermos
- Pericardite urêmica: pode ou não haver sintomas; ausência de febre
- Pericardite neoplásica: muitas vezes indolor, com comprometimento hemodinâmico
- Síndrome de Dressler (pericardite pós-IM)
  - Ocorre dentro de dias a 3 meses pós-IM
  - Geralmente autolimitada

DIAGNÓSTICO

- O diagnóstico costuma ser clínico
- Leucocitose
- ECG
  - Alterações generalizadas do segmento ST e da onda T, progressão característica que se inicia com elevações difusas do segmento ST, acompanhadas pelo retorno à linha basal; em seguida, inversões da onda T
  - A depressão do intervalo PR indica lesão atrial
- Radiografia torácica
  - Frequentemente normal
  - Aumento de volume do coração na presença de derrame pericárdico
  - Sinais de doença pulmonar relacionada
- Ecocardiograma
  - Geralmente normal na pericardite inflamatória
  - Por outro lado, pode demonstrar derrame pericárdico e tamponamento
- Títulos crescentes em soros pareados podem confirmar infecção viral
- Enzimas cardíacas levemente elevadas em caso de componente miocárdico
- A citologia do derrame pericárdico ou a biópsia do pericárdio podem ser úteis
- Em geral, os dados obtidos por punção pericárdica não são proveitosos para o diagnóstico
- A RM e a TC são capazes de visualizar a existência de tumor adjacente quando do presente

TRATAMENTO

- Tratar as causas subjacentes (p. ex., antibióticos para infecção bacteriana, diálise para uremia)
- Tratamento sintomático com ácido acetilsalicílico ou anti-inflamatórios não esteroides (AINEs) para dor

- Corticosteroides para casos irresponsivos e síndrome de Dressler
- Os sintomas costumam diminuir em alguns dias a semanas
- Apesar do raro desenvolvimento, a pericardite constritiva pode exigir ressecção pericárdica
- Pericardiectomia parcial para tamponamento; feita, em geral, via cirurgia torácica videoassistida
- Drenagem de derrame maligno, instilação de agentes quimioterápicos ou tetraciclina para evitar recorrência

Pericardite Constritiva

CARACTERÍSTICAS PRINCIPAIS

- Causada, em geral, por inflamação indutora de espessamento, fibrose e aderência do pericárdio, o que restringe o enchimento diastólico e produz pressões venosas cronicamente elevadas
- Causas mais comuns
  - Radioterapia
  - Cirurgia cardíaca
  - Pericardite viral
- Causas menos comuns
  - Tuberculose (TB)
  - Histoplasmose

ACHADOS CLÍNICOS

- Dispneia, fadiga e fraqueza lentamente progressivas
- Edema crônico, congestão hepática e ascite, desproporcionais ao grau de edema periférico
- Pressão venosa jugular elevada com rápida descida y
- Aumento da pressão venosa jugular durante a inspiração normal (sinal de Kussmaul)
- Choque pericárdico no início da diástole
- É comum a ocorrência de fibrilação atrial
- Pulso paradoxal não é usual

DIAGNÓSTICO

- Radiografia torácica
  - Tamanho normal do coração ou cardiomegalia
  - A calcificação pericárdica é rara, já que a TB constitui uma causa menos frequente; essa calcificação é mais bem observada na projeção lateral
- Ecocardiografia

- Dificuldade de visualização do pericárdio
- Proeminência septal, além de queda respiratória no padrão de enchimento do Doppler mitral
- Tamanho normal do coração
■ A TC e a RM podem ser mais sensíveis do que a ecocardiografia, mas somente são capazes de identificar o espessamento do pericárdio quando essa membrana se encontra > 4 mm
■ Cateterização cardíaca: átrio direito (AD)
- Pressão elevada com descida y > descida x
- Sinal de Kussmaul (ausência de queda da pressão atrial direita à inspiração)
- Pressões diastólicas com morfologia em "raiz quadrada" nos ventrículos direito e esquerdo
- Equalização das pressões diastólicas
- Pressão diastólica final do VD > 1/3 da pressão sistólica do mesmo ventrículo
- Evidência de interação entre os ventrículos direito e esquerdo (discordância nas pressões sistólicas desses ventrículos à inspiração)

TRATAMENTO

■ Agentes diuréticos (Tabela 147)
- A insuficiência cardíaca direita pode responder de forma mais eficiente à torsemida (melhor absorção intestinal)
- Adicionar espironolactona
■ Pericardiectomia cirúrgica completa
- Geralmente necessária em pacientes sintomáticos
- Esse procedimento, no entanto, acarreta uma taxa de mortalidade relativamente alta (até 15%)
■ O pericárdio só pode ser removido de um nervo frênico ao outro

Peritonite Bacteriana Espontânea

CARACTERÍSTICAS PRINCIPAIS

PRINCÍPIOS BÁSICOS DO DIAGNÓSTICO

■ Infecção bacteriana espontânea de líquido ascítico na ausência de fonte infecciosa intra-abdominal aparente
■ Histórico de hepatopatia crônica e ascite
■ Febre e dor abdominal
■ Ascite neutrocítica (> 250 leucócitos/μL) com predomínio de neutrófilos

CONSIDERAÇÕES GERAIS

■ Ocorre com poucas exceções em pacientes com hepatopatia crônica
■ Afeta ~20-30% dos pacientes cirróticos
■ Os patógenos mais comuns são bactérias gram-negativas entéricas (*Escherichia coli*, *Klebsiella pneumoniae*, *Enterococcus*) ou bactérias gram-positivas (*Streptococcus pneumoniae*, estreptococos viridans)

ASPECTOS DEMOGRÁFICOS

■ Ocorre em pacientes com ascite secundária à hipertensão portal, geralmente com hepatopatia crônica
■ Pacientes com relação da proteína total sérica:ascítica < 1 g/dL estão sob alto risco

ACHADOS CLÍNICOS

SINAIS E SINTOMAS

■ Sintomas em 80-90%; assintomática em 10-20% dos casos
■ Presença de febre e dor abdominal em dois terços dos pacientes
■ Alteração no estado mental por exacerbação ou precipitação de encefalopatia hepática
■ Sinais de hepatopatia crônica com ascite
■ Sensibilidade abdominal em < 50% dos casos

DIAGNÓSTICO DIFERENCIAL

■ Peritonite bacteriana secundária, por exemplo, apendicite, diverticulite, úlcera péptica perfurada, perfuração da vesícula biliar
■ Carcinomatose peritoneal
■ Ascite pancreática
■ Ascite tuberculosa

DIAGNÓSTICO

EXAMES LABORATORIAIS

■ Disfunção renal, com piora abrupta da função dos rins
■ Contagem de neutrófilos polimorfonucleares (PMN) no líquido ascítico > 250 células/μL (ascite neutrocítica) ou porcentagem de PMNs > 50-70% do leucograma no líquido ascítico é prova presuntiva de peritonite bacteriana
■ A coloração de Gram para o líquido ascítico é um método insensível
■ É recomendável a obtenção de culturas do líquido ascítico, inoculando-se os frascos de hemocultura ao lado do leito do paciente
■ 10-30% dos pacientes com ascite neutrocítica apresentam culturas bacterianas ascíticas negativas ("ascite neutrocítica negativa à cultura"); apesar disso, presume-se que tenham peritonite bacteriana, tratando-os empiricamente
■ As hemoculturas são ocasionalmente positivas, o que ajuda a identificar o microrganismo em caso de cultura negativa do líquido ascítico

DIAGNÓSTICO POR IMAGEM

■ O ultrassom abdominal é útil na localização do ponto ideal para o procedimento de paracentese

PROCEDIMENTOS DIAGNÓSTICOS

■ Paracentese abdominal

TRATAMENTO

MEDICAÇÕES

■ Os pacientes com ascite neutrocítica têm infecção presumida e devem ser submetidos a antibióticos, independentemente dos sintomas
■ A terapia empírica costuma utilizar alguma cefalosporina de terceira geração, como cefotaxima, 2 g IV a cada 8-12 horas (dependendo da função renal)
■ Na suspeita de infecção por enterococos, adiciona-se ampicilina
■ A duração recomendada do antibiótico é de 5-10 dias ou até que a contagem de PMN no líquido ascítico diminua para < 250 células/μL
■ É recomendável a aplicação IV de albumina, na dose de 1,5 g/kg nos dias 1 e 3, para reduzir o desenvolvimento de insuficiência renal e a mortalidade

CIRURGIA

■ O transplante de fígado constitui o tratamento mais eficaz para os casos de peritonite bacteriana espontânea

DESFECHOS

SEGUIMENTO

■ Repetir a paracentese em 5 dias após o início da antibioticoterapia na presença de febre, dor ou deterioração clínica persistente

COMPLICAÇÕES

■ Em até 40% dos pacientes, ocorre o desenvolvimento de insuficiência renal – uma causa importante de óbito

PROGNÓSTICO

- A mortalidade por peritonite bacteriana espontânea excede 30%, mas cai para < 10% em caso de identificação e tratamento precoces
- São causas de morte insuficiência hepática, síndrome hepatorrenal ou complicações hemorrágicas

CASOS DE ENCAMINHAMENTO

- Encaminhar os pacientes que não melhoram dentro de 3-5 dias da terapia inicial
- Encaminhar os pacientes com possível peritonite secundária, isto é, ascite infectada por infecção intra-abdominal (apendicite, diverticulite)
- Considerar quadro de peritonite secundária em pacientes com
  - Proteína total ascítica < 1 g/dL, glicose < 50 mg/dL ou lactato desidrogenase (LDH) > limite superior de normalidade em relação ao soro
  - Infecções polimicrobianas
  - Contagens elevadas de neutrófilos no líquido ascítico (> 10.000/μL)

CASOS DE ADMISSÃO HOSPITALAR

- Pacientes sintomáticos precisam de internação para antibióticos IV
- Pacientes assintomáticos selecionados podem necessitar de tratamento com antibióticos orais e acompanhamento rigoroso

PREVENÇÃO

- Até 70% dos pacientes que sobrevivem a um episódio de peritonite bacteriana espontânea terão outro episódio dentro de 1 ano
- É recomendada a profilaxia secundária com norfloxacino, 400 mg VO 1x/dia; ciprofloxacino, 750 mg VO 1x/semana; ou sulfametoxazol-trimetoprim, 1 comprimido de potência dupla VO 1x/dia
- A profilaxia secundária reduz a taxa de infecções recorrentes para < 20%
- É aconselhável a profilaxia primária em pacientes sem histórico de peritonite bacteriana espontânea, mas sob alto risco de infecção devido à ascite com baixo teor proteico (proteína ascítica total < 1 g/dL); fornecer antibióticos, conforme descrito anteriormente

EVIDÊNCIAS

DIRETRIZES CLÍNICAS

- American Association for the Study of Liver Diseases (AASLD) Practice Guideline: management of adult patients with ascites due to cirrhosis. Hepatology. 2004;39:841. [PMID: 14999706]
- Mowat C et al. Review article: spontaneous bacterial peritonitis – diagnosis, treatment and prevention. Aliment Pharmacol Ther. 2001;15:1851. [PMID: 11736714]

ENDEREÇO ELETRÔNICO

- American Association for the Study of Liver Diseases (AASLD): Practice Guidelines: portal hypertension

INFORMAÇÕES PARA OS PACIENTES

- MedlinePlus – Peritonitis, spontaneous

REFERÊNCIAS

- Caruntu FA et al. Spontaneous bacterial peritonitis: pathogenesis, diagnosis, treatment. J Gastrointest Liver Dis. 2006 Mar;15(1):51-6. [PMID: 16680233]
- Ghassemi S et al. Prevention and treatment of infections in patients with cirrhosis. Best Pract Res Clin Gastroenterol. 2007;21(1):77-93. [PMID: 17223498]
- Planas R et al. Natural history of patients hospitalized for management of cirrhotic ascites. Clin Gastroenterol Hepatol. 2006 Nov;4(11):1385-94. [PMID: 17081806]
- Sheer TA et al. Spontaneous bacterial peritonitis. Dig Dis. 2005;23(1):39-46. [PMID: 15920324]

Picadas de Insetos

CARACTERÍSTICAS PRINCIPAIS

PRINCÍPIOS BÁSICOS DO DIAGNÓSTICO

- Erupção cutânea localizada com prurido
- Lesões tipo furúnculos, contendo artrópodes vivos
- Placas eritematosas sensíveis que migram (*larva migrans*)
- Urticária generalizada ou eritema multiforme em alguns pacientes

CONSIDERAÇÕES GERAIS

- Piolhos, pulgas, percevejos e mosquitos devem ser considerados
- Artrópodes
  - A maioria das pessoas pode prontamente detectar as picadas (p. ex., mosquitos e moscas)
  - Entretanto, em outras pessoas, a reação pode ser retardada por muitas horas
  - Muitas pessoas são alérgicas
- Aranhas
  - Com frequência, incorretamente tidas como a fonte das picadas
  - Elas raramente atacam humanos
  - Entretanto, a aranha marrom (*Loxosceles laeta*, *Loxosceles reclusa*) pode causar reações necróticas graves e morte devido à hemólise intravascular
  - A aranha viúva-negra (*Latrodectus mactans*) pode causar sintomas sistêmicos graves e morte
- Além das picadas de artrópodes, as lesões mais comuns incluem
  - Ferrões venenosos (vespas, marimbondos, abelhas, formigas, escorpiões)
  - Mordidas (centopeias)
  - Lesões tipo furúnculos causadas por larvas de moscas ou pulgas da areia na pele
  - Erupção linear rastejante devido a uma larva migratória
- Pulgas
  - *Ctenocephalides felis* e *Ctenocephalides canis* são as espécies mais comuns encontradas em gatos e cachorros
  - Ambas as espécies atacam os humanos
  - A pulga humana é a *Pulex irritans*
- Os percevejos são encontrados em frestas de camas ou na mobília
- Os carrapatos costumam ser encontrados na vegetação rasteira, onde geralmente ocorre o contato com eles
- Os micuins são larvas de ácaros trombiculídeos
- Ácaros de pássaros e roedores
  - Maiores do que os micuins
  - As picadas são múltiplas e em qualquer lugar do corpo
- Ácaros em produtos armazenados
  - Brancos e quase invisíveis
  - Infestam produtos como favas de baunilha, açúcar, palha, sementes de algodão, cereais
  - As pessoas que manuseiam esses produtos podem ser picadas nas mãos, nos antebraços e, às vezes, nos pés
- Lagartas de mariposas com pelos urticantes
  - Os pelos são espalhados dos casulos ou transportados por mariposas emergentes, causando erupções graves e muitas vezes sazonalmente recorrentes depois da emergência em massa
  - A mariposa cigana é uma causa no leste dos Estados Unidos
- Tungíase
  - Causada pela pulga *Tunga penetrans* e encontrada na África, nas Índias Ocidentais, na América do Sul e Central
  - A fêmea escava sob a pele, suga sangue, aumenta até 0,5 cm e então lança seus ovos

ACHADOS CLÍNICOS

SINAIS E SINTOMAS

- As picadas individuais costumam estar agrupadas e tendem a ocorrer em partes expostas (p. ex., moscas e mosquitos) ou sob a roupa, especialmente em torno da cintura ou nas flexuras (p. ex., ácaros ou insetos pequenos nas roupas de cama ou nas vestimentas)
- A reação é frequentemente retardada por 1-24 horas ou mais
- O prurido está quase sempre presente e pode ser até intolerável quando o paciente começar a coçar
- Uma infecção secundária pode se seguir à coçadura
- As pústulas urticariformes são comuns; as pápulas podem se tornar vesiculosas
- A saliva da pulga e os percevejos produzem urticária papular em indivíduos sensibilizados
- Micuins ou insetos vermelhos
  - Algumas espécies atacam humanos, frequentemente em torno da cintura, nos tornozelos ou nas flexuras, criando pápulas eritematosas intensamente pruriginosas depois de um intervalo de muitas horas
  - Os micuins vermelhos podem às vezes ser vistos no centro de pápulas que ainda não foram coçadas
- Tungíase: o resultado pode ser ulceração, linfangite, gangrena e septicemia, em alguns casos com efeito letal

DIAGNÓSTICO DIFERENCIAL

- Escabiose
- Piolhos
- Pulgas
- Percevejos
- Carrapatos
- Micuins ou traças vermelhas
- Ácaros de pássaros ou roedores
- Tungíase (pulga escavante)

DIAGNÓSTICO

- O diagnóstico é baseado nas características clínicas, mas pesquisar a exposição a artrópodes e considerar a profissão e as atividades recentes do paciente pode ser útil

TRATAMENTO

MEDICAÇÕES

- As loções ou cremes de corticosteroides são úteis
- A loção de calamina ou uma compressa fria são sempre apropriadas
- Antibióticos tópicos podem ser aplicados se houver suspeita de infecção secundária
- As lesões persistentes localizadas podem ser tratadas com corticosteroides intralesionais
- As picadas produzidas por muitos artrópodes podem ser aliviadas com a aplicação de pó de papaína misturado com água, ou hexaidrato de cloreto de alumínio
- Para quebrar o ciclo vital da pulga, deve-se tratar repetidamente a casa e os animais de estimação, usando inseticidas de ação rápida, inseticidas residuais e um regulador do crescimento
- Tungíase
  - O *spray* de cloreto de etila mata o inseto quando aplicado na lesão
  - A desinfestação pode ser feita com aplicação do inseticida no terreno
  - A excisão cirúrgica simples costuma ser realizada

PROCEDIMENTOS TERAPÊUTICOS

- Os artrópodes vivos devem ser removidos cuidadosamente com pinças depois da aplicação de álcool e preservados em álcool para identificação

DESFECHOS

CASOS DE ENCAMINHAMENTO

- Se houver dúvida quanto ao diagnóstico, se a terapia recomendada for ineficaz, ou se um tratamento especializado for necessário

PREVENÇÃO

- Evitar áreas contaminadas
- Limpeza pessoal
- Desinfecção das vestimentas, roupas de cama e mobília, conforme indicado
- O benzoato de benzila e o dimetilftalato são excelentes acaricidas
  - As vestimentas devem ser impregnadas com *spray* ou mergulhadas em uma emulsão saponácea

EVIDÊNCIAS

DIRETRIZES CLÍNICAS

- Stinging insect hypersensitivity: a practice parameter update. http://www.guideline.gov/summary/summary.aspx?ss=15&doc_id=6888&nbr=4212
- Centers for Disease Control and Prevention

INFORMAÇÕES PARA OS PACIENTES

- American College of Allergy, Asthma & Immunology: Insect Stings
- Centers for Disease Control and Prevention: Protection against Mosquitoes and Other Arthropods
- Mayo Clinic: Insect Bites and Stings
- Nemours Foundation: Bug Bites and Stings (Bedbug, Bee, Black Widow Spider, Brown Recluse Spider, Chigger, Fire Ant, Flea, Gnat, Louse, Mosquito, Scorpion, Tarantula, Tick)

REFERÊNCIAS

- Scarupa MD et al. Bedbug bites masquerading as urticaria. J Allergy Clin Immunol. 2006 Jun;117(6):1508-9. [PMID: 16751024]
- Swanson DL et al. Bites of brown recluse spiders and suspected necrotic arachnidism. N Engl J Med. 2005 Feb 17;352(7):700-7. [PMID: 15716564]

Pielonefrite Aguda

CARACTERÍSTICAS PRINCIPAIS

PRINCÍPIOS BÁSICOS DO DIAGNÓSTICO

- Febre
- Dor no flanco
- Sintomas miccionais irritativos
- Cultura urinária positiva

CONSIDERAÇÕES GERAIS

- A pielonefrite aguda é uma doença inflamatória infecciosa, que envolve o parênquima e a pelve renais
- Microrganismos causais mais comuns
  - *Escherichia coli*
  - *Proteus*
  - *Klebsiella*
  - *Enterobacter*
  - *Pseudomonas*
- Microrganismos causais menos comuns
  - *Enterococcus faecalis*
  - *Staphylococcus aureus*

ACHADOS CLÍNICOS

SINAIS E SINTOMAS

- Febre
- Dor no flanco
- Calafrios e tremores
- Urgência e frequência urinárias, além de disúria
- Náuseas, vômitos, diarreia
- Taquicardia
- Sensibilidade do ângulo costovertebral

DIAGNÓSTICO DIFERENCIAL

- Apendicite
- Colecistite
- Pancreatite
- Diverticulite
- Pneumonia de lobo inferior

DIAGNÓSTICO

EXAMES LABORATORIAIS

- Hemograma completo: leucocitose e desvio à esquerda
- Urinálise: piúria, bacteriúria, hematúria, cilindros leucocitários
- Cultura urinária (e, algumas vezes, hemocultura) positivas

DIAGNÓSTICO POR IMAGEM

- Ultrassom renal ou TC abdominal (em casos complicados) para avaliar a ocorrência de hidronefrose causada por cálculos ou outro tipo de obstrução

TRATAMENTO

MEDICAÇÕES

- Pacientes internados: administração IV de ampicilina e de algum aminoglicosídeo até que o paciente fique afebril por 24 horas, depois antibióticos orais por 3 semanas
- Pacientes ambulatoriais: quinolonas ou nitrofurantoína

Regimes terapêuticos

- Ampicilina, 1 g a cada 6 horas, e gentamicina, 1 mg/kg a cada 8 horas IV por 21 dias
- Ciprofloxacino, 750 mg a cada 12 horas VO por 21 dias
- Ofloxacino, 200-300 mg a cada 12 horas VO por 21 dias
- Sulfametoxazol-trimetoprim, 800/160 mg a cada 12 horas VO por 21 dias (observação de resistência crescente [até 20%])

CIRURGIA

- Em caso de obstrução ureteral, proceder à drenagem via nefrostomia ou à aplicação de *stent* ureteral (duplo J)

PROCEDIMENTOS TERAPÊUTICOS

- A falha de resposta justifica a obtenção de imagens abdominais para descartar obstrução
- Drenagem via sonda

DESFECHOS

SEGUIMENTO

- Acompanhar o paciente com cultura de urina após o término do tratamento

PROGNÓSTICO

- Com diagnóstico e tratamento imediatos, o prognóstico é bom
- Na presença de fatores complicantes, doença renal subjacente e idade avançada do paciente, o prognóstico é menos favorável

CASOS DE ADMISSÃO HOSPITALAR

- Internar em caso de infecções graves ou fatores complicantes; obter culturas urinárias e hemoculturas

EVIDÊNCIAS

DIRETRIZES CLÍNICAS

- Bass PF 3rd et al. Urinary tract infections. Prim Care. 2003;30:41. [PMID: 12838910]

INFORMAÇÕES PARA OS PACIENTES

- Mayo Clinic – Urinary tract infection
- National Kidney and Urologic Diseases Information Clearinghouse

REFERÊNCIA

- Meng MY et al. Infections of the upper urinary tract. In: *Urologic Emergencies*, Humana Press, 2005.

Pitiríase Rósea

CARACTERÍSTICAS PRINCIPAIS

PRINCÍPIOS BÁSICOS DO DIAGNÓSTICO

- Erupção cutânea oval e descamativa de coloração castanho-amarelada, que segue linhas de clivagem do tronco
- O aparecimento de mancha precursora ou anunciadora antecede a erupção em 1-2 semanas
- Prurido ocasional

CONSIDERAÇÕES GERAIS

- Doença inflamatória aguda leve e comum (50% mais frequente em mulheres)
- A erupção geralmente dura 4-8 semanas e melhora sem deixar cicatrizes

ASPECTOS DEMOGRÁFICOS

- Os adultos jovens são mais acometidos, principalmente na primavera ou no outono

ACHADOS CLÍNICOS

SINAIS E SINTOMAS

- O diagnóstico é feito pelo achado de uma ou mais lesões clássicas
- As lesões consistem em placas ovais de coloração castanho-amarelada de até 2 cm de diâmetro
- O centro das lesões tem aparência enrugada ou semelhante a papel de cigarro, além de exibir descamação em colarete (escama muito fina presa na periferia e livre no centro)
- No entanto, apenas algumas lesões na erupção podem ter esse aspecto característico
- As lesões seguem as linhas de clivagem existentes sobre o tronco (o chamado padrão tipo árvore de Natal), mas as porções proximais das extremidades também são frequentemente envolvidas
- O surgimento de mancha precursora ou anunciadora antecede a erupção em 1-2 semanas
- O prurido, se presente, costuma ser leve
- Também ocorrem variantes que afetam as flexuras (axilas e virilha), a chamada pitiríase rósea inversa, e variantes papulares, sobretudo em pacientes negros

DIAGNÓSTICO DIFERENCIAL

- Sífilis secundária
- Tínea do corpo (dermatomicose)
- Dermatite seborreica
- Tínea versicolor (pitiríase versicolor)
- Líquen plano
- Psoríase
- Eczema numular
- Erupção medicamentosa
- Exantema viral

DIAGNÓSTICO

EXAMES LABORATORIAIS

- Diagnóstico clínico

TRATAMENTO

MEDICAÇÕES

- Ver Tabela 103

- Frequentemente, não há necessidade de tratamento
- Em asiáticos, hispânicos ou negros, talvez seja indicado um tratamento mais rigoroso, pois as lesões podem permanecer hiperpigmentadas por algum tempo nesses grupos
- A conduta terapêutica mais eficaz consiste em aplicações diárias de raios ultravioletas B (UVB) por 1 semana ou no uso de prednisona exatamente como é utilizada em casos de dermatite de contato
- Corticosteroides tópicos de potência média (creme ou pomada de triancinolona a 0,1%) também podem ser usados se o prurido for incômodo
- Há relatos de que a eritromicina oral a 250 mg VO 4x/dia por 14 dias leve à melhora de 73% dos pacientes dentro de 2 semanas (em comparação com 0% dos pacientes sob placebo)

DESFECHOS

CASOS DE ENCAMINHAMENTO
- O encaminhamento será feito em caso de dúvida quanto ao diagnóstico, ineficácia da terapia recomendada ou necessidade de tratamento especializado

EVIDÊNCIAS

ENDEREÇO ELETRÔNICO
- Dermatlas, Johns Hopkins University School of Medicine: Pityriasis Rosea Images

INFORMAÇÕES PARA OS PACIENTES
- American Academy of Dermatology: Pityriasis Rosea
- American Academy of Family Physicians: Pityriasis Rosea
- Mayo Clinic: Pityriasis Rosea
- Medline Plus: Pityriasis Rosea

REFERÊNCIA
- Cook B et al. Pityriasis rosea. Dermatol Nurs. 2006 Aug;18(4):370. [PMID: 16948385]

Pleurite

CARACTERÍSTICAS PRINCIPAIS
- A irritação da pleura parietal causa a dor associada à pleurite

ACHADOS CLÍNICOS
- Dor
  - Localizada, aguda e transitória
  - Agravada por tosse, espirro, movimento ou respiração profunda
- A dor pode ser referida ao ombro quando há irritação da porção central da pleura diafragmática ipsilateral

DIAGNÓSTICO
- O quadro com ocorrência de dor pode muitas vezes estreitar a ampla lista de causas potenciais
- Em indivíduos jovens e saudáveis, a pleurite costuma ser atribuída a alguma infecção respiratória viral
- Derrame pleural, espessamento pleural ou pneumotórax exigem medidas diagnósticas e terapêuticas adicionais

TRATAMENTO
- O tratamento é direcionado para a doença subjacente
- AINEs (indometacina, 25 mg VO 2-3x/dia) podem ajudar a aliviar a dor
- A codeína (30-60 mg VO 3x/dia) pode controlar a tosse
- Ocasionalmente, bloqueios dos nervos intercostais são úteis

Pneumonia Adquirida na Comunidade

CARACTERÍSTICAS PRINCIPAIS

PRINCÍPIOS BÁSICOS DO DIAGNÓSTICO
- Sinais e sintomas de infecção pulmonar aguda
  - Febre ou hipotermia
  - Tosse com ou sem escarro
  - Dispneia
  - Desconforto torácico
  - Sudorese ou calafrios
- Ruídos respiratórios brônquicos ou estertores são achados auscultatórios comuns
- Opacidade parenquimatosa na radiografia torácica
- Ocorre fora do hospital ou em menos de 48 horas após a hospitalização

CONSIDERAÇÕES GERAIS
- Esse tipo de pneumonia é definido como um quadro que se inicia fora do ambiente hospitalar ou em até 48 horas da entrada no hospital em paciente que não foi hospitalizado ou estava residindo em estabelecimento de cuidados prolongados por 14 dias ou mais antes do início dos sintomas
- É a doença infecciosa mais fatal nos Estados Unidos e a sexta causa de morte em geral
- A taxa de mortalidade é de 14% entre os pacientes hospitalizados e 1% entre os ambulatoriais
- Estudos prospectivos não conseguem identificar a causa em 40-60% dos casos, embora seja mais comum a identificação de bactérias do que de vírus
- Seguem os patógenos bacterianos mais comuns
  - *Streptococcus pneumoniae* (dois terços dos casos)
  - *Haemophilus influenzae*
  - *Mycoplasma pneumoniae*
  - *Chlamydia pneumoniae*
  - *Staphylococcus aureus*
  - *Neisseria meningitidis*
  - *Moraxella catarrhalis*
  - *Klebsiella pneumoniae*
- Causas virais comuns
  - Influenza
  - Vírus sincicial respiratório
  - Adenovírus
  - Vírus da parainfluenza
- A avaliação dos fatores de risco epidemiológicos pode ajudar no diagnóstico de pneumonia causada por
  - *Chlamydia psittaci* (psitacose)
  - *Coxiella burnetii* (febre Q)
  - *Francisella tularensis* (tularemia)
  - Fungos endêmicos (*Blastomyces*, *Coccidioides*, *Histoplasma*)
  - Vírus Sem Nome (síndrome pulmonar por hantavírus)

ACHADOS CLÍNICOS

SINAIS E SINTOMAS
- Início agudo ou subagudo de febre, tosse com ou sem escarro e dispneia
- Arrepios, sudorese, calafrios, pleurisia e desconforto torácico são comuns
- Pode haver fadiga, anorexia, cefaleia, mialgia e dor abdominal
- Os achados físicos incluem
  - Febre ou hipotermia
  - Taquipneia
  - Taquicardia
  - Leve dessaturação de oxigênio
- Comumente, auscultam-se ruídos respiratórios alterados ou estertores
- Com derrame parapneumônico, pode existir macicez à percussão

DIAGNÓSTICO DIFERENCIAL

- Pneumonia bacteriana
- Pneumonia viral
- Pneumonia por aspiração
- Pneumonia por *Pneumocystis jiroveci*
- Bronquite
- Abscesso pulmonar
- Tuberculose
- Embolia pulmonar
- Infarto do miocárdio
- Sarcoidose
- Neoplasia pulmonar
- Pneumonite por hipersensibilidade
- Bronquiolite, pneumonia organizante criptogênica (bronquiolite obliterante)

DIAGNÓSTICO

EXAMES LABORATORIAIS

- Ver Tabela 119
- A coloração de Gram e a realização de cultura do escarro são exames controversos, mas recomendáveis em pacientes hospitalizados
- Geralmente, é recomendada a obtenção de hemoculturas antes dos antibióticos para os pacientes em hospitalização
- Exames aconselháveis para todos os pacientes hospitalizados
  - Gasometria arterial
  - Hemograma completo
  - Perfil metabólico abrangente
- Sorologia para pesquisa de HIV deve ser considerada nos pacientes hospitalizados

DIAGNÓSTICO POR IMAGEM

- A radiografia torácica pode confirmar o diagnóstico e detectar doenças pulmonares associadas
- Os achados variam desde opacidades irregulares dos espaços aéreos até opacidades alveolares ou intersticiais difusas
- O desaparecimento das opacidades pode levar 6 semanas

PROCEDIMENTOS DIAGNÓSTICOS

- A indução de escarro fica reservada para os pacientes que não conseguem fornecer amostras expectoradas ou que possam ter pneumonia por *Pneumocystis jiroveci* ou *Mycobacterium tuberculosis*
- O procedimento de toracocentese com análise do líquido pleural deve ser realizado em todos os pacientes com derrames

TRATAMENTO

MEDICAÇÕES

- Ver Tabela 119

- Terapia ambulatorial
  - Macrolídeos: claritromicina, 500 mg VO 2x/dia; azitromicina, 500 mg VO inicialmente, depois 250 mg 1x/dia por 4 dias ou 500 mg/dia por 3 dias
  - Doxiciclina, 100 mg VO 2x/dia
  - Fluoroquinolonas com atividade acentuada contra *S. pneumoniae*: levofloxacino, 500 mg VO 1x/dia; ou moxifloxacino, 400 mg VO 1x/dia
  - Seguem alternativas: eritromicina, amoxicilina-clavulanato e algumas cefalosporinas de segunda ou terceira geração
- Pacientes hospitalizados na ala de clínica geral
  - Betalactâmico de amplo espectro (ceftriaxona ou cefotaxima) com algum macrolídeo (claritromicina ou azitromicina)
  - Fluoroquinolonas com atividade acentuada contra *S. pneumoniae* (levofloxacino, moxifloxacino)
  - Inibidor betalactâmico/betalactamase (ampicilina-sulbactam ou piperacilina-tazobactam) com algum macrolídeo
- Pacientes em unidade de terapia intensiva
  - Macrolídeo ou fluoroquinolona somado a alguma cefalosporina ou algum inibidor betalactâmico/betalactamase de amplo espectro
  - Pacientes alérgicos à penicilina podem receber fluoroquinolona com ou sem clindamicina
  - A suspeita de pneumonia por aspiração deve ser tratada com fluoroquinolona com ou sem clindamicina, metronidazol ou inibidor betalactâmico/betalactamase
- Pacientes com fibrose cística ou bronquiectasia devem ser submetidos à terapia empírica contra pseudomonas
- Duração da terapia
  - Influenciada pela gravidade da doença, pelo agente etiológico, pela resposta à terapia e por outros problemas clínicos
  - Para os casos de *S. pneumoniae*, tratar por 72 horas depois que o paciente se torna afebril
  - O período mínimo de tratamento para pneumonia por *S. aureus*, *P. aeruginosa*, *Klebsiella*, anaeróbios, *M. pneumoniae*, *C. pneumoniae* ou *Legionella* é de 2 semanas

DESFECHOS

SEGUIMENTO

- Radiografia torácica 6 semanas após a terapia

COMPLICAÇÕES

- Derrame parapneumônico – simples ou complicado
- Empiema
- Sepse
- Insuficiência respiratória e/ou síndrome da angústia respiratória aguda (SARA)
- Pneumatocele
- Abscesso pulmonar
- Bronquiectasia focal

PROGNÓSTICO

- Excelente com terapia antimicrobiana apropriada, além dos cuidados de suporte

CASOS DE ENCAMINHAMENTO

- Em caso de doença extensa ou grave
- Mediante evolução da doença ou ausência de melhora com uso de antibióticos

CASOS DE ADMISSÃO HOSPITALAR

- O escore PORT estratifica os pacientes pela mortalidade e pode auxiliar nas decisões relacionadas com internação (Tabelas 120 e 121)

PREVENÇÃO

- Vacina pneumocócica polivalente (Tabelas 39 e 40)
  - Pode evitar ou diminuir a gravidade das infecções pneumocócicas
  - Indicações: idade acima de 65 anos ou presença de qualquer doença crônica que aumente o risco de pneumonia adquirida na comunidade
- Vacina contra influenza
  - Eficaz na prevenção de pneumonia viral primária por influenza e pneumonia bacteriana secundária
  - Aplicada anualmente em pacientes com mais de 65 anos de idade, residentes em estabelecimentos de cuidados prolongados, portadores de doença cardiopulmonar ou recém-hospitalizados com distúrbios metabólicos crônicos
- Os pacientes internados que se beneficiarem com a vacina devem recebê-la no hospital
- As vacinas contra pneumococos e influenza podem ser administradas simultaneamente e não são contraindicadas logo após uma pneumonia

EVIDÊNCIAS

DIRETRIZES CLÍNICAS

- American College of Emergency Physicians. Clinical policy for the management and risk stratification of community-acquired pneumonia in adults in the

emeregency department. Ann Emerg Med. 2001;38:107. [PMID: 11859897]
- Mandell LA et al. Infectious Diseases Society of America. Update of practice guidelines for the management of comunity-acquired pneumonia in immunocompetent adults. Clin Infect Dis. 2003;37:1405. [PMID: 14614663]

REFERÊNCIAS

- Bodi M et al; Community-Acquired Pneumonia Intensive Care Units (CAPUCI) Study Investigators. Antibiotic prescription for community-acquired pneumonia in the intensive care unit: impact of adherence to IDSA guidelines on survival. Clin Infect Dis. 2005 Dec 15;41(12):1709-16. [PMID: 16288392]
- File TM Jr et al. Guidelines for empiric antimicrobial prescribing in community-acquired pneumonia. Chest. 2004 May;125(5):1888-901. [PMID: 15136404]
- Lutfiyya MN et al. Diagnosis and treatment of community-acquired pneumonia. Am Fam Physician. 2006 Feb 1; 73(3):442-50. [PMID: 16477891]
- Niederman MS et al. Guidelines for the management of adults with community-acquired pneumonia. Diagnosis, assessment of severity, antimicrobial therapy, and prevention. Am J Respir Crit Care Med. 2001 Jun;163(7):1730-54. [PMID: 11401897]
- Wunderink RG et al. Community-acquired pneumonia: pathophysiolgy and host factors with focus on possible new approaches to management of lower respiratory tract infections. Infect Dis Clin North Am. 2004 Dec; 18(4):743-59. [PMID: 15555822]

Pneumonia Anaeróbia & Abscesso Pulmonar

CARACTERÍSTICAS PRINCIPAIS

PRINCÍPIOS BÁSICOS DO DIAGNÓSTICO

- Histórico de aspiração ou predisposição a esse evento
- Sintomas indolentes, incluindo febre, perda de peso, mal-estar
- Dentição deficiente
- Escarro purulento de odor fétido (em muitos pacientes)
- Opacidade em zona pulmonar dependente, com áreas isoladas ou múltiplas de cavitação ou derrame pleural

CONSIDERAÇÕES GERAIS

- Tipicamente, a aspiração noturna de pequenas quantidades de secreções orofaríngeas não é patológica
- Aspirações maiores podem causar
  - Asma noturna
  - Pneumonite química
  - Bronquiectasia
  - Obstrução mecânica
  - Infecção pleuropulmonar
- São fatores predisponentes
  - Consumo de drogas ou bebidas alcoólicas
  - Convulsões
  - Anestesia
  - Doença do sistema nervoso central
  - Sondas traqueais ou nasogástricas
- Doença periodontal e má higiene oral estão associadas a uma maior probabilidade de infecção pleuropulmonar
- A doença costuma ocorrer em zonas pulmonares dependentes
- A maioria das infecções envolve múltiplas bactérias anaeróbias
  - *Prevotella melaninogenica*
  - *Peptostreptococcus*
  - *Fusobacterium nucleatum*
  - *Bacteroides*

ACHADOS CLÍNICOS

SINAIS E SINTOMAS

- O início é insidioso; pneumonia, abscesso ou empiema necrosante podem estar evidentes à apresentação
- São comuns sintomas constitucionais de febre, mal-estar e perda de peso
- Tosse com material expectorante de odor fétido sugere infecção anaeróbia
- Dentição deficiente é típica; raras vezes, os pacientes são edêntulos (sem dentes)
- A ocorrência em um paciente edêntulo sugere lesão brônquica obstrutiva

DIAGNÓSTICO DIFERENCIAL

- Outras causas de doença pulmonar cavitária
  - Tuberculose
  - Infecção fúngica
  - Câncer broncogênico
  - Infarto pulmonar
  - Granulomatose de Wegener
  - Pneumonia bacteriana cavitária
- Infecção fúngica, como histoplasmose
- Bronquiectasia

DIAGNÓSTICO

EXAMES LABORATORIAIS

- A cultura de escarro expectorado não é útil em função da contaminação pela flora bucal

DIAGNÓSTICO POR IMAGEM

- A radiografia torácica em caso de abscesso pulmonar revela a presença de cavidade de parede espessa, circundada por consolidação, ocasionalmente com interface de nível ar-líquido
- Já a radiografia torácica em caso de pneumonia necrosante demonstra a existência de múltiplas áreas de cavitação dentro de uma área de consolidação
- O empiema caracteriza-se por líquido pleural purulento, podendo acompanhar os achados de pneumonia necrosante ou abscesso
- A ultrassonografia pode identificar as loculações ou ajudar a localizar o líquido para realização de toracocentese segura

PROCEDIMENTOS DIAGNÓSTICOS

- A toracocentese com análise do líquido pleural deve ser realizada em todos os derrames

TRATAMENTO

MEDICAÇÕES

- Clindamicina (600 mg IV a cada 8 horas, depois 300 mg VO a cada 6 horas após melhora inicial)
- Amoxicilina-clavulanato (875 mg VO a cada 12 horas)
- Penicilina (amoxicilina a 500 mg VO 3x/dia ou penicilina G a 1-2 milhões de unidades IV a cada 4-6 horas) mais metronidazol a 500 mg VO ou IV a cada 8-12 horas
- A terapia deve ser mantida até que a radiografia torácica exiba melhora, geralmente por um mês ou mais

CIRURGIA

- Algumas vezes, há necessidade de drenagem pleural aberta por causa das loculações associadas ao derrame parapneumônico

PROCEDIMENTOS TERAPÊUTICOS

- Toracocentese
- Drenagem por dreno inserido via toracostomia para empiema em infecção pleuropulmonar anaeróbia

DESFECHOS

SEGUIMENTO
- Monitorar o paciente com radiografia torácica; se a radiografia não apresentar melhora, considerar outras causas

COMPLICAÇÕES
- Sepse
- Derrame parapneumônico
- O empiema com loculações e/ou formação cicatricial pleural pode exigir decorticação cirúrgica via toracotomia

PROGNÓSTICO
- Prognóstico excelente com terapia antimicrobiana apropriada

CASOS DE ENCAMINHAMENTO
- Encaminhar o paciente a um especialista em doenças infecciosas, pneumologista ou cirurgião torácico na ausência de resposta à antibioticoterapia ou se houver preocupação quanto à presença de algum outro processo (p. ex., câncer)

CASOS DE ADMISSÃO HOSPITALAR
- Hipoxemia
- Desnutrição grave
- Sintomas sistêmicos acentuados

PREVENÇÃO
- Boa higiene oral

EVIDÊNCIAS

DIRETRIZES CLÍNICAS
- Tablan OC et al; Healthcare Infection Control Practices Advisory Committee. Guidelines for preventing health-care-associated pneumonia, 2003: recommendations of CDC and the Healthcare Infection Control Practices Advisory Committee. MMWR Recomm Rep. 2004;53(RR-3): 1. [PMID: 15048056]

REFERÊNCIA
- Schiza S et al. Clinical presentation and management of empyema, lung abscess and pleural effusion. Curr Opin Pulm Med. 2006 May;12(3):205-11. [PMID: 16582676]

Pneumonia Intersticial Fibrosante Idiopática

CARACTERÍSTICAS PRINCIPAIS

PRINCÍPIOS BÁSICOS DO DIAGNÓSTICO
- Dispneia e tosse progressivas
- Estertores secos difusos à ausculta do tórax
- Defeito ventilatório restritivo e troca gasosa anormal
- Fibrose intersticial periférica bibasilar aos exames de radiografia torácica ou TC
- Exclusão de causas conhecidas de doença pulmonar intersticial

CONSIDERAÇÕES GERAIS
- Conhecida antigamente como fibrose pulmonar idiopática e, na Grã-Bretanha, como alveolite fibrosante criptogênica
- Do ponto de vista histórico, o diagnóstico era estabelecido com base em critérios clínicos e radiográficos, sendo incomum a biópsia do pulmão
- Atualmente, admite-se que vários padrões histológicos, outrora agrupados como fibrose pulmonar idiopática, estejam associados a diferentes histórias naturais e respostas terapêuticas
- A avaliação deve, em primeiro lugar, identificar os pacientes cuja doença é verdadeiramente idiopática
- São causas identificáveis de doenças pulmonares intersticiais
  - Infecciosas
  - Relacionadas com medicamentos
  - Exposições
  - Associadas a outros problemas clínicos
- Um diagnóstico específico permite que os profissionais forneçam informações exatas sobre a história natural da doença e diferenciem os pacientes que mais provavelmente se beneficiarão com o tratamento
- Ver Tabela 129

ASPECTOS DEMOGRÁFICOS
- Faixa etária geralmente de 40-70 anos
- Leve predominância do sexo masculino
- Mais comum em fumantes do que em não fumantes

ACHADOS CLÍNICOS

SINAIS E SINTOMAS
- Tosse seca insidiosa e dispneia aos esforços durante meses
- Crepitações inspiratórias tardias finas e difusas à ausculta dos pulmões
- Presença de baqueteamento no momento do diagnóstico em 25-50% dos casos

DIAGNÓSTICO DIFERENCIAL
- Bronquiolite obliterante com pneumonia organizada, atualmente designada como pneumonia organizante criptogênica
- Doença pulmonar intersticial causada por infecção (p. ex., fúngica, viral, *Pneumocystis jiroveci*, tuberculose)
- Fibrose induzida por medicamentos (p. ex., amiodarona, bleomicina)
- Sarcoidose
- Pneumoconiose
- Pneumonite por hipersensibilidade
- Asbestose
- Ver Tabela 128

DIAGNÓSTICO

EXAMES LABORATORIAIS
- Para descartar outras causas
  - Anticorpo antinuclear, fator reumatoide
  - Velocidade de sedimentação eritrocitária
  - Aldolase, anticorpo anti-Jo-1

DIAGNÓSTICO POR IMAGEM
- Radiografias torácicas e TC de alta resolução demonstram
  - Volumes pulmonares baixos
  - Fibrose irregular e difusa com faveolamento de base pleural

PROCEDIMENTOS DIAGNÓSTICOS
- A biópsia transbrônquica não pode ser utilizada para o diagnóstico definitivo de pneumonite intersticial usual, embora possa excluí-la pela confirmação de diagnóstico alternativo
- As provas de função pulmonar revelam fisiologia restritiva com capacidade diminuída de difusão

TRATAMENTO

MEDICAÇÕES
- O tratamento é controverso: nenhum estudo randomizado demonstrou que a terapia aumente a sobrevida

DESFECHOS

SEGUIMENTO
- Provas seriadas da função pulmonar e avaliação da troca gasosa

COMPLICAÇÕES
- Hipoxemia que exige oxigenoterapia
- Insuficiência respiratória

PROGNÓSTICO
- Sobrevida média de aproximadamente 3 anos, dependendo do estágio da doença à apresentação

CASOS DE ENCAMINHAMENTO
- Todos os pacientes devem ser avaliados por um pneumologista no momento do diagnóstico para auxiliar no diagnóstico, considerar as opções terapêuticas e avaliar a necessidade de transplante de pulmão

CASOS DE ADMISSÃO HOSPITALAR
- Insuficiência respiratória progressiva

EVIDÊNCIAS

INFORMAÇÕES PARA OS PACIENTES
- Coalition for Pulmonary Fibrosis

REFERÊNCIAS
- King TE Jr. Clinical advances in the diagnosis and therapy of the interstitial lung diseases. Am J Respir Crit Care Med. 2005 Aug 1;172(3):268-79. [PMID: 15879420]
- Leslie KO. Pathology of interstitial lung disease. Clin Chest Med. 2004 Dec; 25(4):657-703. [PMID: 15564015]
- Lynch DA et al. Idiopathic interstitial pneumonias: CT features. Radiology. 2005 Jul;236(1):10-21. [PMID: 15987960]
- Swigris JJ et al. Idiopathic pulmonary fibrosis: challenges and opportunities for the clinician and investigator. Chest. 2005 Jan;127(1):275-83. [PMID: 653995]

Pneumonia Pneumocócica

CARACTERÍSTICAS PRINCIPAIS

PRINCÍPIOS BÁSICOS DO DIAGNÓSTICO
- Tosse produtiva, febre, calafrios, dispneia, dor torácica pleurítica precoce
- Pneumonia lobar com formação de consolidação ao exame de radiografia torácica
- Diplococos gram-positivos em formato de lanceta na coloração de Gram do escarro

CONSIDERAÇÕES GERAIS
- Constitui a causa mais comum de pneumonia bacteriana piogênica adquirida na comunidade
- Fatores predisponentes
  - Alcoolismo
  - Asma
  - Infecção por HIV
  - Anemia falciforme
  - Esplenectomia
  - Distúrbios hematológicos
- Até 40% das infecções são causadas por pneumococos resistentes a, no mínimo, um único medicamento e 15% são atribuídas à resistência da cepa a três ou mais medicamentos

ASPECTOS DEMOGRÁFICOS
- Até 2000, as infecções por *Streptococcus pneumoniae* causaram 100.000-135.000 internações por pneumonia, 6 milhões de casos de otite média e 60.000 casos de doença invasiva, incluindo 3.300 casos de meningite
- Os números da doença estão mudando atualmente devido à introdução da vacina conjugada

ACHADOS CLÍNICOS

SINAIS E SINTOMAS
- Febre alta, tosse produtiva, ocasionalmente hemoptise, e dor torácica pleurítica
- Podem ocorrer calafrios nas primeiras horas de infecção
- Ruídos respiratórios brônquicos representam um sinal precoce
- A diferenciação clínica ou radiográfica entre pneumonia pneumocócica e outras pneumonias bacterianas não é possível por causa da sobreposição significativa das manifestações

DIAGNÓSTICO DIFERENCIAL
- Pneumonia produzida por outras causas, como *Haemophilus influenzae*, influenza
- Pneumonia por aspiração ou abscesso pulmonar
- Embolia pulmonar
- Infarto do miocárdio
- Exacerbação aguda de bronquite crônica
- Bronquite aguda
- Pneumonite por hipersensibilidade

DIAGNÓSTICO

EXAMES LABORATORIAIS
- A amostra de escarro de boa qualidade (menos de 10 células epiteliais e mais de 25 leucócitos polimorfonucleares por campo de alta potência) revela os diplococos gram-positivos em 80-90% dos casos
- As hemoculturas são positivas em até 25% dos casos selecionados, porém muito mais em pacientes HIV-positivos

DIAGNÓSTICO POR IMAGEM
- A radiografia torácica exibe achados típicos de consolidação, muitas vezes com distribuição lobar, infiltrados, derrame pleural

TRATAMENTO

MEDICAÇÕES
- A terapia antimicrobiana inicial de pneumonia é empírica enquanto se aguardam isolamento e identificação do agente causal (Tabela 119)

Paciente ambulatorial
- Amoxicilina, 750 mg VO 2x/dia por 7-10 dias
- Alternativas são azitromicina, 1 dose de 500 mg VO no primeiro dia e 250 mg VO nos próximos 4 dias; claritromicina, 500 mg VO 2x/dia por 10 dias; ou doxiciclina, 100 mg VO 2x/dia por 10 dias

Paciente internado
- Penicilina G aquosa (cepas suscetíveis), 2 milhões de unidades IV a cada 4 horas
- Ceftriaxona, 1 g IV a cada 24 horas
- Para cepas altamente resistentes à penicilina, usar vancomicina, 1 g IV a cada 12 horas
- Para pneumonia adquirida na comunidade, inclusive aquela causada por cepas de *S. pneumoniae* resistentes à penicilina (com MIC ≥ 2 μg/mL), 1.000 mg de amoxicilina-clavulanato de liberação prolongada (62,5 mg por comprimido) 2 comprimidos VO a cada 12 horas por 7-10 dias
- Fluoroquinolonas com atividade gram-positiva acentuada (p. ex., levofloxacino, 500 mg 1x/dia; moxifloxacino, 400 mg 1x/dia; ou gatifloxacino, 400 mg 1x/dia) são alternativas orais eficazes

PROCEDIMENTOS TERAPÊUTICOS
- Os derrames pleurais que se desenvolvem após o início da terapia antimicrobiana costumam ser estéreis; nesse caso, não haverá necessidade da realização de toracocentese se o paciente estiver melhorando sob outros aspectos
- A toracocentese fica indicada para derrames presentes antes do início da terapia e no paciente que não responde aos antibióticos depois de 3-4 dias

DESFECHOS

SEGUIMENTO
- Repetir a radiografia torácica 6-8 semanas após o tratamento para garantir o desaparecimento do infiltrado

COMPLICAÇÕES
- Derrame parapneumônico é causa comum de febre recorrente ou persistente
- Ocorre empiema em ≤ 5% dos casos
- Pericardite pneumocócica (rara)
- A endocardite pneumocócica geralmente envolve a válvula aórtica e com frequência ocorre em associação com meningite

PROGNÓSTICO
- Alta taxa de mortalidade no idoso, com doença multilobar, hipoxemia grave, complicações extrapulmonares, ou bacteriemia

CASOS DE ENCAMINHAMENTO
- Encaminhamento precoce a um pneumologista para tratamento dos pacientes gravemente enfermos

CASOS DE ADMISSÃO HOSPITALAR
- O modelo Pneumonia Patient Outcomes Research Team – PORT (Equipe de Pesquisa dos Desfechos de Paciente com Pneumonia) e o julgamento clínico orientam a internação ou não do paciente (Tabelas 120 e 121)
- Os pacientes com menos de 50 anos de idade sem condições comórbidas ou anormalidades no exame físico listadas na Tabela 120 possuem risco mais baixo

PREVENÇÃO
Vacina pneumocócica
- Polissacarídeo purificado 23-valente (com 23 sorotipos), obtido dos sorotipos mais comuns de *S. pneumoniae*
- Recomendações atuais
  – Tabelas 39 e 40
  – Pacientes sob risco elevado de desenvolver doença pneumocócica grave (p. ex., pacientes asplênicos, bem como aqueles acometidos por anemia falciforme)
  – Enfermidades crônicas (p. ex., doença cardiopulmonar, alcoolismo, doença renal, câncer)
  – Pessoas com mais de 65 anos de idade
  – Indivíduos idosos com estado de imunização desconhecido devem ser imunizados pelo menos uma vez
- Repetição da vacina
  – Recomendada, independentemente da idade, para aqueles sob maior risco de doença pneumocócica fatal (p. ex., pacientes asplênicos, síndrome nefrótica ou insuficiência renal, HIV, leucemia, linfoma, mieloma, medicamentos imunossupressores, pacientes transplantados)
  – Pacientes com 65 anos de idade se a vacina primária foi aplicada há, no mínimo, 5 anos
  – Indivíduos de alto risco previamente imunizados com vacina 14-valente (14 sorotipos)

EVIDÊNCIAS

ENDEREÇO ELETRÔNICO
- CDC – Division of Bacterial and Mycotic Diseases

INFORMAÇÕES PARA OS PACIENTES
- JAMA patient page. Pneumonia. JAMA. 2000;283: 1922. [PMID: 10683063]
- NIH – National Institute of Allergy and Infectious Disease

REFERÊNCIAS
- Lexau CA et al; Active Bacterial Core Surveillance Team. Changing epidemiology of invasive pneumococcal disease among older adults in the era of pediatric pneumococcal conjugate vaccine. JAMA. 2005 Oct 26;294(16):2043-51. [PMID: 16249418]
- Siquier B et al; 620 Clinical Study Group. Efficacy and safety of twice-daily pharmacokinetically enhanced amoxicillin/clavulanate (2000/125 mg) in the treatment of adults with community-acquired pneumonia in a country with a high prevalence of penicillin-resistant *Streptococcus pneumoniae*. J Antimicrob Chemother. 2006 Mar;57(3):536-45. [PMID: 16446376]
- Talbot TR et al. Asthma as a risk factor for invasive pneumococcal disease. N Engl J Med. 2005 May 19; 352(20): 2082-90. [PMID: 15901861]
- Tleyjeh IM et al. The impact of penicillin resistance on short-term mortality in hospitalized adults with pneumococcal pneumonia: a systematic review and meta-analysis. Clin Infect Dis. 2006 Mar 15;42(6):788-97. [PMID: 16477555]

Pneumonia por *Chlamydophila*

CARACTERÍSTICAS PRINCIPAIS

- O microrganismo *Chlamydophila pneumoniae* (conhecido antigamente como *Chlamydia pneumoniae*) causa pneumonia e bronquite
- A *C. pneumoniae* provoca cerca de 10% das pneumonias adquiridas na comunidade
- A *C. pneumoniae* perde apenas para o *Mycoplasma* como agente de pneumonia atípica

ACHADOS CLÍNICOS
- A apresentação clínica é a mesma da pneumonia atípica

DIAGNÓSTICO
- Microimunofluorescência ou teste de fixação do complemento de soros agudos e convalescentes

TRATAMENTO
- As cepas de *C. pneumoniae* são resistentes às sulfonamidas
- A eritromicina ou tetraciclina, 500 mg VO 4x/dia por 10-14 dias, parece ser eficaz
- As fluoroquinolonas, como levofloxacino a 500 mg ou moxifloxacino a 400 mg 1x/dia por 7-14 dias, são ativas *in vitro* contra *C. pneumoniae* e provavelmente são eficazes; o ciprofloxacino tem atividade anticlamídia inferior em comparação com as fluoroquinolonas mais recentes
- Não está claro se a cobertura empírica para patógenos atípicos em pacientes hospitalizados com pneumonia adquirida na comunidade traz benefícios quanto à sobrevida ou melhora os resultados clínicos

Pneumonia por *Pneumocystis*

CARACTERÍSTICAS PRINCIPAIS

PRINCÍPIOS BÁSICOS DO DIAGNÓSTICO
- *Pneumocystis* é um fungo encontrado nos pulmões de muitos mamíferos domésticos e selvagens, e *Pneumocystis jiroveci* é constatado em seres humanos no mundo todo
- A infecção causa pneumonia, com febre, dispneia, tosse improdutiva
- Crepitações bibasilares à ausculta em muitos casos; outros, no entanto, não apresentam nenhum achado

- Doença intersticial difusa bilateral sem adenopatia hilar na radiografia torácica
- Pressão parcial de oxigênio reduzida
- *P. jiroveci* encontrado no escarro, no líquido do lavado broncoalveolar ou no tecido pulmonar

CONSIDERAÇÕES GERAIS

- Com base na sorologia, ocorrem infecções assintomáticas em uma idade jovem em muitas pessoas
- É discutível se a doença em adultos representa reinfecção ou reativação de infecção existente

ASPECTOS DEMOGRÁFICOS

- Mais comum em pacientes com AIDS, mas também ocorre em pacientes com câncer, desnutrição grave ou naqueles submetidos à terapia imunossupressora ou radioterapia (p. ex., para transplantes de órgão, câncer)
- Modo de transmissão desconhecido, mas provavelmente aerógeno
- A pneumonia por *Pneumocystis* ocorre em até 80% dos pacientes com AIDS não submetidos à profilaxia, geralmente com contagens de células CD4 < 200/μL
- É rara a ocorrência de infecção extrapulmonar
- Em pacientes sem AIDS fazendo uso de imunossupressores, os sintomas frequentemente começam quando os corticosteroides são reduzidos ou interrompidos

ACHADOS CLÍNICOS

SINAIS E SINTOMAS

- Febre; taquipneia; falta de ar; e tosse, geralmente improdutiva
- Exame pulmonar normal ou crepitações bibasilares; os achados podem ser leves em comparação com o grau da doença e a anormalidade da radiografia torácica
- Pode ocorrer pneumotórax espontâneo se o paciente teve episódios prévios ou recebeu profilaxia com pentamidina aerossolizada
- Em casos de AIDS: podem ocorrer febre, fadiga e perda de peso semanas ou meses antes dos sintomas pulmonares

DIAGNÓSTICO DIFERENCIAL

- Pneumonia bacteriana
- Tuberculose
- Coccidioidomicose
- Histoplasmose
- Citomegalovírus
- Sarcoma de Kaposi
- Linfoma (inclusive pneumonite intersticial linfocítica)
- Embolia pulmonar

DIAGNÓSTICO

EXAMES LABORATORIAIS

- A elevação da lactato desidrogenase é sensível, mas inespecífica
- É comum a presença de linfopenia com baixa contagem de células CD4
- A gasometria arterial revela hipoxemia e hipocapnia; a saturação periférica de oxigênio pode permanecer normal em repouso, mas diminui rapidamente com exercício
- Os testes sorológicos não são úteis
- A realização de cultura não é possível
- Amostras de escarro induzido podem ser coradas para demonstração de cistos
- Em caso de escarro induzido negativo e suspeita elevada, poderão ser obtidas amostras diagnósticas por lavado broncoalveolar (sensibilidade de 86-97%) ou, se necessário, por biópsia pulmonar transbrônquica (sensibilidade de 85-97%)
- O exame de reação em cadeia da polimerase para pesquisa de *P. jiroveci* parece sensível, mas não fornece um diagnóstico mais rápido

DIAGNÓSTICO POR IMAGEM

- Radiografia torácica
  - Geralmente revela a presença de infiltrados pulmonares intersticiais difusos; no início da infecção, entretanto, esses infiltrados podem ser heterogêneos, miliares ou irregulares
  - Também pode exibir consolidação pulmonar difusa ou focal, alterações císticas, nódulos ou cavitação no interior dos nódulos
  - Não se observam derrames pleurais
- A radiografia torácica permanece normal em 5-10% dos casos; a TC torácica de alta resolução é melhor para demonstrar doença leve
- São comuns infiltrados no lobo superior se o paciente recebeu profilaxia com pentamidina aerossolizada
- A varredura pulmonar com gálio mostra captação difusa. Embora a sensibilidade seja alta (> 95%), a especificidade é baixa (20-40%); por essa razão, tal teste costuma ser obtido apenas em casos de alta suspeita, mas com resultados normais na radiografia torácica e nas provas de função pulmonar

PROCEDIMENTOS DIAGNÓSTICOS

- Biópsias pulmonares aspirativa com agulha fina e aberta raramente são feitas, mas podem ser necessárias para diagnosticar uma forma granulomatosa de pneumonia por *Pneumocystis*

TRATAMENTO

MEDICAÇÕES

- Na suspeita clínica da doença, iniciar a terapia empírica enquanto a avaliação prossegue
- A combinação de sulfametoxazol-trimetoprim (SMZ-TMP) é a terapia de escolha quando tolerada e na ausência de alergia à sulfa
- A combinação oral de SMZ-TMP produz os mesmos níveis sanguíneos que a formulação IV e, por esse motivo, deve ser utilizada quando o trato gastrintestinal se encontra funcional
- A dose baseia-se no TMP: 15-20 mg/kg diariamente divididos em 3 ou 4x/dia por 14-21 dias; a dose habitual do adulto é 2 comprimidos de potência dupla 3x/dia
- A hipersensibilidade à sulfonamida é particularmente comum em pacientes com AIDS
- Com frequência, os sintomas persistem por 4-6 dias após o início da terapia e podem se agravar nos primeiros 3-5 dias, presumivelmente em função da resposta imunológica aos microrganismos agonizantes
- Se a PaO_2 estiver < 70 mmHg, adicionar prednisona a 40 mg 2x/dia por 5 dias, depois 40 mg 1x/dia por 5 dias e, em seguida, 20 mg 1x/dia até o término da terapia
- Para os casos graves intolerantes à combinação de SMZ-TMP, utilizar pentamidina a 3 mg/kg IV/IM 1x/dia por 14-21 dias
- Para doença leve a moderada em pacientes intolerantes ou irresponsivos ao SMZ-TMP
  - Clindamicina, 600 mg VO 3x/dia, mais primaquina, 15 mg VO 1x/dia
  - Dapsona, 100 mg VO 1x/dia, mais TMP, 15 mg/kg/dia divididos em 3x/dia
  - Atovaquona, 750 mg VO 2x/dia
- Se o paciente com *P. jiroveci* confirmado não estiver respondendo à terapia após 4-6 dias, então
  - Haverá necessidade de avaliação em busca de outros processos pulmonares infecciosos ou não infecciosos concomitantes (citomegalovírus, tuberculose, pneumonia atípica, insuficiência cardíaca congestiva)
  - Adicionar prednisona se esse agente não foi adicionado à terapia basal
  - Considerar a troca para terapia alternativa se estiver tomando SMZ-TMP
  - Considerar o método de dessensibilização e o uso de SMZ-TMP se não

estiver tomando essa combinação por causa de alergia

DESFECHOS

PROGNÓSTICO

- Sem tratamento, a mortalidade por pneumocistose chega a 100%
- Com tratamento, a sobrevida está mais estritamente correlacionada com o gradiente alveoloarterial pré-terapêutico
- O tratamento precoce diminui a mortalidade para 10-20% na AIDS e para 30-50% em outros pacientes imunodeficientes
- É comum a recorrência sem profilaxia
- Em pacientes com pneumonia por *P. jiroveci* associada à AIDS, o início da terapia antirretroviral altamente ativa pode resultar em "deterioração paradoxal", presumivelmente em função da resposta imune elevada contra antígenos microbianos residuais

PREVENÇÃO

- A profilaxia primária fica indicada para todos os pacientes com AIDS e contagem de células CD4 < 200/μL
- A profilaxia secundária é indicada para os pacientes com AIDS até que a resposta duradoura à terapia antirretroviral tenha aumentado a contagem de células CD4 para >200/μL em dois momentos
- A profilaxia primária também é recomendada para pacientes submetidos a transplante de medula óssea e aqueles que passaram por transplante de células-tronco e estão recebendo regimes terapêuticos condicionantes; a terapia costuma ser mantida por 6 meses após o transplante ou por mais tempo para aqueles com doença do enxerto *versus* hospedeiro
- A profilaxia de primeira linha consiste em 1 comprimido de potência dupla de SMZ-TMP 3x/semana ou 1x/dia. É comum a ocorrência de hipersensibilidade, mas se essa reação for leve, será possível a continuidade da terapia até a resolução
- Seguem as alternativas ao uso de SMZ-TMP para prevenção
  - Dapsona, 50-100 mg VO 1x/dia; é necessária a verificação dos níveis da glicose-6-fosfato desidrogenase antes do início
  - A atovaquona oral, 1.500 mg 1x/dia, possui certa eficácia, mas também é muito mais cara do que outros regimes terapêuticos
  - A pentamidina aerossolizada, 300 mg mensalmente, é menos eficaz do que a combinação de SMZ-TMP, predispondo à pneumocistose extrapulmonar e ao pneumotórax

EVIDÊNCIAS

DIRETRIZES CLÍNICAS

- Centers for Disease Control and Prevention – Guidelines for PCP prophylaxis
- Infectious Diseases Society of America – Summary of the guidelines for preventing opportunistic infections among hematopoietic stem cell transplant recipients
- 2002 USPHS/IDSA Guidelines for the Prevention of Opportunistic Infections in Persons Infected with Human Immunnodeficiency Virus. US Department of Health and Human Services, Public Health Service
- 2004 USPHS Guidelines for Treating Opportunistic Infections Among HIV-Infected Adults and Adolescents

ENDEREÇOS ELETRÔNICOS

- AIDS Info by the USDHHS
- Project Inform

INFORMAÇÕES PARA OS PACIENTES

- Centers for Disease Control and Prevention
- JAMA patient page. HIV infection: the basics. JAMA. 2002;288:268. [PMID: 12123237]
- MedlinePlus

REFERÊNCIAS

- Briel M et al. Adjunctive corticosteroids for *Pneumocystis jiroveci* pneumonia in HIV-infection. Cochrane Database Syst. Rev. 2006 Jul 19; 3:CD006150. [PMID: 16856118]
- Festic E et al. Acute respiratory failure due to pneumocystis pneumonia in patients without human immunodeficiency virus infection: outcome and associated features. Chest. 2005 Aug; 128(2):573-9. [PMID: 16100140]

Pneumotórax Espontâneo

CARACTERÍSTICAS PRINCIPAIS

PRINCÍPIOS BÁSICOS DO DIAGNÓSTICO

- Início agudo de dor torácica unilateral e dispneia
- Achados físicos mínimos em casos brandos
  - Expansão torácica unilateral
  - Frêmito tátil diminuído
  - Hiper-ressonância
  - Ruídos respiratórios reduzidos
- Pneumotórax hipertensivo
  - Desvio mediastínico
  - Cianose
  - Hipotensão
- Presença de ar pleural na radiografia torácica

CONSIDERAÇÕES GERAIS

- O pneumotórax espontâneo ocorre sem traumatismo, sendo classificado como
  - Secundário – doença pulmonar preexistente complicada
  - Primário – sem doença pulmonar prévia
- O pneumotórax traumático ocorre como resultado de traumatismo penetrante ou contuso
- O pneumotórax iatrogênico pode suceder certos procedimentos, como colocação de cateter central e biópsia transbrônquica
- São fatores de risco de pneumotórax secundário
  - Doença pulmonar obstrutiva crônica (DPOC)
  - Asma
  - Fibrose cística
  - Tuberculose
  - Pneumonia prévia por *Pneumocystis*
  - Menstruação (pneumotórax catamenial[*])
  - Muitas doenças pulmonares intersticiais
- O pneumotórax hipertensivo costuma ocorrer nos quadros de
  - Traumatismo penetrante
  - Infecção pulmonar
  - Ressuscitação cardiopulmonar
  - Ventilação de pressão positiva

ASPECTOS DEMOGRÁFICOS

- O pneumotórax primário afeta principalmente homens magros e altos entre 10 e 30 anos de idade
- Histórico familiar e tabagismo podem ser fatores que contribuem para o surgimento de pneumotórax espontâneo primário

ACHADOS CLÍNICOS

SINAIS E SINTOMAS

- Dor torácica de intensidade mínima a grave
- Dispneia está quase sempre presente

---

[*] N. de T. Ocorre em conjunto com a menstruação e em geral é recorrente (Fonte: Google).

- Os sintomas geralmente começam em repouso e desaparecem dentro de 24 horas, mesmo se o pneumotórax persistir
- No quadro de DPOC ou asma, os pacientes podem se apresentar com insuficiência respiratória potencialmente letal
- Sinais observados com frequência em casos de pneumotórax extenso
  - Expansão torácica unilateral
  - Hiper-ressonância
  - Ruídos respiratórios diminuídos
  - Frêmito tátil reduzido
  - Diminuição na movimentação do tórax
- Os achados físicos podem estar ausentes em casos de pneumotórax de pequena extensão (< 15%)
- Deve-se suspeitar de pneumotórax hipertensivo na presença de taquicardia acentuada, desvio mediastínico ou traqueal, ou hipotensão
- Pode ser constatada crepitação sobre a parede torácica e estruturas adjacentes

DIAGNÓSTICO DIFERENCIAL

- Bolha enfisematosa, mimetizando pneumotórax loculado
- Infarto do miocárdio
- Pneumonia
- Embolia pulmonar
- Pneumomediastino causado por ruptura do esôfago ou de brônquio
- Infecção do trato respiratório superior
- Fratura de costela
- Pericardite
- Mesotelioma

DIAGNÓSTICO

EXAMES LABORATORIAIS

- A gasometria arterial costuma revelar hipoxemia e alcalose respiratória aguda
- Eletrocardiograma: alterações do eixo QRS e da onda T precordial podem mimetizar infarto agudo do miocárdio em pneumotórax do lado esquerdo

DIAGNÓSTICO POR IMAGEM

- A presença de linha na pleura visceral ao exame de radiografia torácica é diagnóstica; o filme radiográfico expiratório aumentará a sensibilidade de detecção
- Pode ocorrer derrame pleural secundário
- Os pacientes em posição supina podem demonstrar o "sinal de sulco profundo" – um ângulo costofrênico anormalmente radiotransparente
- Grandes quantidades de ar subpleural com desvio mediastínico contralateral estão presentes no pneumotórax hipertensivo

TRATAMENTO

MEDICAÇÕES

- É apropriado o tratamento sintomático para tosse e dor torácica
- A suplementação de oxigênio pode aumentar a taxa de reabsorção do ar pleural
- Os pacientes confiáveis com pequeno pneumotórax primário (< 15%) podem ficar sob observação

CIRURGIA

- Em casos de pneumotórax extenso ou progressivo, pode ser efetuada a simples aspiração de ar pleural através de cateter de pequeno calibre
- A colocação de dreno de tórax de pequeno calibre (7-14 Fr) conectado à válvula de Heimlich de via única protege o paciente contra o desenvolvimento do pneumotórax hipertensivo e pode permitir a observação em casa
- A colocação de dreno de tórax (toracostomia por dreno) pode ser indicada para
  - Pneumotórax secundário, extenso ou hipertensivo
  - Pacientes com sintomas graves ou sob ventilação mecânica
- Os procedimentos de toracotomia aberta ou toracoscopia para remoção de bolhas ou indução de pleurodese podem ser indicados em pneumotórax primário recorrente ou falha de toracostomia

PROCEDIMENTOS TERAPÊUTICOS

- A pleurodese fica indicada em casos recorrentes ou refratários

DESFECHOS

SEGUIMENTO

- É recomendável a obtenção de radiografias torácicas seriadas em intervalos de 24 horas
- Os drenos de tórax poderão ser removidos quando o escape de ar diminuir

COMPLICAÇÕES

- Pneumotórax hipertensivo, que pode ser potencialmente letal
- Pneumomediastino e enfisema subcutâneo

PROGNÓSTICO

- Taxa de recorrência de 50% em fumantes
- Risco de 30% de recorrência em pneumotórax espontâneo tratado com observação do paciente ou colocação de dreno de tórax
- É menos comum a recorrência após terapia cirúrgica

CASOS DE ADMISSÃO HOSPITALAR

- Pneumotórax primário extenso, gravemente sintomático ou progressivo
- Pneumotórax secundário

PREVENÇÃO

- Os fumantes devem ser aconselhados a parar de fumar
- É aconselhável evitar a exposição futura a altas altitudes, voo despressurizado e mergulho

EVIDÊNCIAS

DIRETRIZES CLÍNICAS

- Baumann MH et al. MCP Pneumothorax Consensus Group. Management of spontaneous pneumothorax: an American College of Chest Physicians Delphi consensus statement. Chest. 2001;119: 590. [PMID: 11171742]
- Henry M et al. BTS guidelines for the management of spontaneous pneumothorax. Thorax. 2003;58(Suppl 2):ii39. [PMID: 12728149]

REFERÊNCIAS

- Baumann MH. Management of spontaneous pneumothorax. Clin Chest Med. 2006 Jun;27(2):369-81. [PMID: 16716824]
- Sahn SA et al. Spontaneous pneumothorax. N Engl J Med. 2000 Mar 23; 342(12):868-74. [PMID: 10727592]

Poliarterite Nodosa & Poliangiite Microscópica

CARACTERÍSTICAS PRINCIPAIS

PRINCÍPIOS BÁSICOS DO DIAGNÓSTICO

- A poliarterite nodosa clássica afeta apenas artérias de calibre médio; ocasionalmente, as arteríolas menores são envolvidas
- Os achados clínicos dependem das artérias acometidas
- As características comuns incluem
  - Febre
  - Dor abdominal
  - Livedo reticular
  - Mononeurite múltipla
  - Anemia

- Aumento dos reagentes de fase aguda (velocidade de sedimentação globular e/ou proteína C reativa)
- A poliarterite nodosa clássica poupa o pulmão, mas frequentemente afeta o rim, causando hipertensão mediada por renina
- Associadas a hepatite B (10% dos casos)

CONSIDERAÇÕES GERAIS

- A poliarterite nodosa é uma arterite necrosante de vasos de calibre médio, com um envolvimento preferencial de nervos periféricos, vasos mesentéricos (incluindo as artérias renais), coração e cérebro, mas também com a capacidade de envolver a maior parte dos outros órgãos
- A poliangiite microscópica é uma vasculite não granulomatosa, que envolve pequenos vasos sanguíneos; frequentemente associada a anticorpos citoplasmáticos antineutrofílicos, que produzem padrão perinuclear no teste de imunofluorescência e são direcionados contra a mieloperoxidase, um constituinte dos grânulos de neutrófilos
- Os achados clínicos dependem das artérias envolvidas

ACHADOS CLÍNICOS

SINAIS E SINTOMAS

- Sintomas comuns de ambos os distúrbios
  - Início insidioso
  - Febre e outros sintomas constitucionais
  - Dor abdominal, em particular dor periumbilical difusa precipitada por alimentação
  - Náuseas e vômitos estão frequentemente associados
  - Livedo reticular
- Com frequência, a presença de dor nas extremidades é uma característica precoce proeminente causada por artralgia, mialgia (afetando, sobretudo, a panturrilha) ou neuropatia
- Mononeurite múltipla (mais comum: queda do pé)
- Poliangiite microscópica
  - Hemorragia pulmonar e glomerulonefrite
- Poliarterite nodosa
  - Pele: livedo reticular, nódulos subcutâneos e úlceras cutâneas
  - O envolvimento das artérias renais leva à hipertensão mediada por renina
  - Raramente envolve o pulmão

- A ocorrência de infarto compromete a função de vísceras importantes e pode induzir ao desenvolvimento de colecistite acalculosa ou apendicite
- Alguns pacientes apresentam quadro drástico de abdome agudo causado por vasculite mesentérica e perfuração intestinal ou hipotensão resultante de ruptura de microaneurisma hepático, renal ou intestinal

DIAGNÓSTICO DIFERENCIAL

- Granulomatose de Wegener
- Síndrome de Churg-Strauss
- Endocardite
- Crioglobulinemia
- Doença ateroembólica por colesterol
- Outras causas sistêmicas de neuropatia periférica
  - Artrite reumatoide
  - Diabetes melito
  - Amiloidose
  - Sarcoidose
  - Mieloma múltiplo
- Outras causas de isquemia mesentérica, como embolia, aterosclerose

DIAGNÓSTICO

EXAMES LABORATORIAIS

- Anemia e velocidade de sedimentação globular quase sempre elevada, geralmente de maneira impressionante
- É comum a presença de leucocitose
- 75% dos pacientes com poliangiite microscópica são positivos para o anticorpo citoplasmático antineutrofílico (geralmente com anticorpos direcionados contra a mieloperoxidase, gerando o já referido padrão perinuclear no teste de imunofluorescência)
- Pacientes com poliarterite nodosa clássica são negativos para o anticorpo mencionado anteriormente
- Testes sorológicos para hepatite B ou C são positivos em 10-30% dos pacientes com poliarterite nodosa
- Poliangiite microscópica: hematúria, proteinúria e cilindros eritrocitários na urina

DIAGNÓSTICO POR IMAGEM

- Um angiograma mesentérico revelando a existência de microaneurismas é diagnóstico

PROCEDIMENTOS DIAGNÓSTICOS

- Biópsias dos locais sintomáticos (p. ex., nervos, músculos, pulmões ou rins) apresentam sensibilidades e especificidades elevadas
- O diagnóstico de ambos os distúrbios exige confirmação por biópsia tecidual ou, no caso de poliarterite nodosa, angiograma
- O achado angiográfico de dilatações aneurismáticas nas artérias renais, mesentéricas ou hepáticas pode ser diagnóstico em pacientes com suspeita de poliarterite nodosa – por exemplo, com base na ocorrência de isquemia mesentérica ou hipertensão de início recente no quadro de doença sistêmica

TRATAMENTO

MEDICAÇÕES

- Para poliarterite nodosa, corticosteroides em altas doses (até 60 mg de prednisona diariamente) podem controlar a febre e os sintomas constitucionais, além de cicatrizar as lesões vasculares
- Pode haver necessidade de pulsoterapia com metilprednisolona (p. ex., 1 g IV diariamente por 3 dias) nos pacientes criticamente enfermos à apresentação
- Agentes imunossupressores, sobretudo ciclofosfamida, parecem aumentar a sobrevida de pacientes quando administrados com corticosteroides
- Na poliangiite microscópica, é mais provável que os pacientes necessitem de ciclofosfamida por causa da urgência do tratamento de hemorragia pulmonar e glomerulonefrite

DESFECHOS

COMPLICAÇÕES

- A vasculite mesentérica pode causar isquemia intestinal com sangramento ou perfuração

PROGNÓSTICO

- Sem tratamento, a taxa de sobrevida em um período de 5 anos é baixa nesses distúrbios – da ordem de 10%
- Com terapia apropriada, as remissões são possíveis em muitos casos e a taxa de sobrevida em 5 anos aumenta para 60-90%
- Podem ocorrer recidivas em ambos os distúrbios – cerca de 35% entre os pacientes com poliangiite microscópica e, talvez, menos naqueles com poliarterite nodosa

CASOS DE ENCAMINHAMENTO

- Encaminhar a um reumatologista para ajudar no estabelecimento do diagnóstico e no planejamento da terapia

CASOS DE ADMISSÃO HOSPITALAR

- Internar para terapia sempre que ocorrer o desenvolvimento de novas complicações viscerais, como isquemia intestinal, miocardiopatia ou neuropatia rapidamente progressiva

📠 EVIDÊNCIAS

INFORMAÇÕES PARA OS PACIENTES
- Cleveland Clinic Foundation
- John Hopkins University

REFERÊNCIAS
- Bourgarit A et al; French Vasculitis Study Group. Deaths occurring during the first year after treatment onset for polyarteritis nodosa, microscopic polyangiitis, and Churg-Strauss syndrome: a retrospective analysis of causes and factors predictive of mortality based on 595 patients. Medicine (Baltimore). 2005 Sep;84(5):323-30. [PMID: 16148732]
- Guillevin L et al; French Vasculitis Study Group. Hepatitis B virus-associated polyarteritis nodosa: clinical characteristics, outcome, and impact of 115 patients. Medicine (Baltimore) 2005 Sep; 84(5):313-22. [PMID: 16148731]
- Segelmark M et al. The challenge of managing patients with polyarteritis nodosa. Curr Opin Rheumatol. 2007 Jan;19(1):33-8. [PMID: 17143093]

Polimialgia Reumática & Arterite de Células Gigantes

🗂 CARACTERÍSTICAS PRINCIPAIS

PRINCÍPIOS BÁSICOS DO DIAGNÓSTICO
- A arterite de células gigantes caracteriza-se por cefaleia, claudicação mandibular, polimialgia reumática, anormalidades visuais e velocidade de sedimentação globular acentuadamente elevada
- A marca registrada da polimialgia reumática é a presença de dor e rigidez nos ombros e quadris

CONSIDERAÇÕES GERAIS
- A polimialgia reumática e a arterite de células gigantes provavelmente representam um espectro de uma única doença e muitas vezes coexistem
- A diferença relevante entre as duas condições é que a polimialgia reumática isolada não causa cegueira e responde à terapia com baixas doses de prednisona (10-20 mg/dia), enquanto a arterite de células gigantes é capaz de causar cegueira e complicações de artérias calibrosas, exigindo terapia de altas doses (40-60 mg/dia)

ASPECTOS DEMOGRÁFICOS
- Ambos os distúrbios afetam pacientes com mais de 50 anos de idade
- A arterite de células gigantes é mais comum em indivíduos do norte da Europa e seus descendentes

📋 ACHADOS CLÍNICOS

SINAIS E SINTOMAS
Polimialgia reumática
- Dor e rigidez nas regiões do ombro e da cintura pélvica
- Febre, mal-estar e perda de peso
- Anemia e aumento acentuado na velocidade de sedimentação globular quase sempre estão presentes
- Mialgia muito mais notável do que fraqueza muscular

Arterite de células gigantes
- Cefaleia, sensibilidade do couro cabeludo, sintomas visuais, claudicação mandibular ou dor orofaríngea
- A artéria temporal costuma permanecer normal ao exame físico, mas pode se apresentar nodular, aumentada, sensível ou sem pulso
- Cegueira
  - Resultante de arterite oclusiva do ramo ciliar posterior da artéria oftálmica
  - A neuropatia óptica isquêmica pode não produzir achados fundoscópicos nas primeiras 24-48 horas após o início da cegueira
- Assimetria de pulsos nos braços, sopro de regurgitação aórtica ou ruídos audíveis próximos à clavícula resultantes de estenoses da artéria subclávia identificam o envolvimento da aorta ou de seus ramos principais
- Quarenta por cento dos pacientes com arterite de células gigantes manifestam sintomas não clássicos, principalmente problemas do trato respiratório (tosse seca com maior frequência), mononeurite múltipla (mais comumente com paralisia dolorosa do ombro) ou febre de origem obscura
- A febre pode chegar até 40°C, estando muitas vezes associada a calafrios e sudorese
- Uma dor inexplicável na cabeça ou no pescoço em paciente mais idoso pode sinalizar a presença de arterite de células gigantes

DIAGNÓSTICO DIFERENCIAL
Polimialgia reumática
- Artrite reumatoide
- Polimiosite
- Infecção crônica, como endocardite
- Mieloma múltiplo
- Malignidade
- Fibromialgia
- Poliarterite nodosa

Arterite (temporal) de células gigantes
- Enxaqueca
- Glaucoma
- Arterite de Takayasu
- Uveíte
- Placa carotídea com amaurose fugaz embólica
- Nevralgia do trigêmeo

🔬 DIAGNÓSTICO

EXAMES LABORATORIAIS
- Em mais de 90% dos pacientes com polimialgia reumática ou arterite de células gigantes, ocorre aumento na velocidade de sedimentação globular, com resultado médio em torno de 65 mm/hora
- A maioria dos pacientes também exibe leve anemia normocítica normocrômica, além de trombocitose

DIAGNÓSTICO POR IMAGEM
- O papel desempenhado pela ultrassonografia das artérias temporais é controverso
- O exame de angiografia é útil no subgrupo de pacientes com doença de artérias calibrosas (sobretudo da artéria subclávia)

PROCEDIMENTOS DIAGNÓSTICOS
- Biópsia da artéria temporal
- Os achados diagnósticos da arterite de células gigantes ainda podem estar presentes 2 semanas (ou até mesmo por um período consideravelmente maior) após o início dos corticosteroides
- É essencial a obtenção de amostra adequada para biópsia (2 cm de comprimento), porque a doença pode ser segmentar

💊 TRATAMENTO

MEDICAÇÕES
Polimialgia reumática
- Prednisona, 10-20 mg/dia VO; se não houver melhora drástica dentro de 72 horas, o diagnóstico deverá ser revisto

- O metotrexato semanal pode aumentar a possibilidade de redução gradual bem-sucedida da prednisona em alguns pacientes

Arterite de células gigantes
- A urgência do diagnóstico e tratamento precoces na arterite de células gigantes está relacionada com a prevenção da cegueira
- Quando o paciente apresenta sintomas e achados sugestivos de arterite temporal, inicia-se imediatamente a terapia diária com prednisona, 60 mg VO
- A prednisona deve ser mantida em uma dosagem de 60 mg/dia por 1-2 meses antes da redução gradual
- A metilprednisolona em pulsoterapia IV (p. ex., 1 g/dia por 3 dias) pode ajudar os pacientes com perda visual e aumentar as chances de remissão; contudo, os dados que apoiam essa recomendação são preliminares
- Baixas doses de ácido acetilsalicílico (~81 mg/dia VO) podem diminuir o risco de perda visual ou acidente vascular cerebral, devendo ser adicionadas à prednisona

DESFECHOS

SEGUIMENTO
- A evolução é monitorada pelos sintomas do paciente e marcadores laboratoriais de inflamação (i. e., hematócrito, velocidade de sedimentação globular e proteína C reativa)
- No ajuste da dose do corticosteroide, a velocidade de sedimentação globular constitui uma orientação útil, mas não absoluta, de atividade patológica. Um erro comum é tratar esse marcador e não o paciente
- Dentro de 1-2 meses após o início do tratamento, os sintomas e as anormalidades laboratoriais do paciente desaparecerão
- As crises da doença são comuns (50% ou mais) conforme a prednisona é submetida à redução gradual
- A duração total do tratamento é bastante variável, de 6 meses a mais de 2 anos

COMPLICAÇÕES
- Cegueira; uma vez estabelecida, essa anormalidade visual costuma ser permanente
- Aneurismas de aorta torácica ocorrem em uma frequência 17 vezes maior em pacientes com arterite de células gigantes, comparados a indivíduos normais

PROGNÓSTICO
- O impacto exercido na sobrevida parece pequeno

CASOS DE ENCAMINHAMENTO
- Encaminhar a um reumatologista para estabelecimento do diagnóstico, planejamento da terapia e monitorização do tratamento
- Consultar um oftalmologista em função das alterações visuais

CASOS DE ADMISSÃO HOSPITALAR
- Internar para avaliação do paciente e fornecimento da metilprednisolona intravenosa em altas doses em caso de perda visual aguda

EVIDÊNCIAS

REFERÊNCIAS
- Blockmans D et al. Repetitive 18F-fluorodeoxyglucose positron emission tomography in giant cell arteritis: a prospective study of 35 patients. Arthritis Rheum. 2006 Feb 15;55(1):131-7. [PMID: 16463425]
- Gonzalez-Gay MA et al. Giant cell arteritis: disease patterns of clinical presentation in a series of 240 patients. Medicine (Baltimore). 2005 Sep; 84(5):269-76. [PMID: 16148727]
- Lee MS et al. Antiplatelet and anticoagulant therapy in patients with giant cell arteritis. Arthritis Rheum. 2006 Oct; 54(10):3306-9. [PMID: 17009265]
- Mazlumzadeh M et al. Treatment of giant cell arteritis using induction therapy with high-dose glucocorticoids: a double-blind, placebo-controlled, randomized prospective clinical trial. Arthritis Rheum. 2006 Oct; 54(10):3310-8. [PMID: 17009270]
- Nesher G et al. Low-dose aspirin and prevention of cranial ischemic complications in giant cell arteritis. Arthritis Rheum. 2004 Apr;50(4):1352-7. [PMID: 15077317]
- Parikh M et al. Prevalence of a normal C-reactive protein with an elevated erythrocyte sedimentation rate in biopsy-proven giant cell arteritis. Ophthalmology. 2006 Oct;113(10):1842-5. [PMID: 16884778]

Pólipos de Cólon & Intestino Delgado

CARACTERÍSTICAS PRINCIPAIS

PRINCÍPIOS BÁSICOS DO DIAGNÓSTICO
- Lesões isoladas tipo massa, que se apresentam planas ou se projetam em direção ao lúmen intestinal
- Embora sejam comumente esporádicos, esses pólipos podem ser hereditários como parte da síndrome de polipose familiar
- Existem três grupos patológicos importantes
  - Pólipos (adenomatosos) neoplásicos na mucosa
  - Pólipos não neoplásicos na mucosa (hiperplásicos, juvenis, hamartomas, inflamatórios)
  - Lesões na submucosa (lipomas, agregados linfoides, carcinoides, pneumatose cistoide intestinal)
- Os pólipos não neoplásicos na mucosa não têm potencial maligno; os pólipos adenomatosos, sim
- Dos pólipos removidos à colonoscopia, mais de 70% são adenomatosos; grande parte do restante é hiperplásica. A distinção é feita por histologia

CONSIDERAÇÕES GERAIS
- Os pólipos adenomatosos são adenomas tubulares, vilosos, tubulovilosos ou serrilhados; sésseis ou pedunculados
- > 95% dos adenocarcinomas originam-se de adenomas
- Adenomas pequenos (< 1 cm) têm baixo risco de serem malignos, enquanto adenomas maiores (> 1 cm) possuem risco muito maior (> 10%) de conterem malignidade ou displasia de alto grau

ASPECTOS DEMOGRÁFICOS
- Pólipos adenomatosos estão presentes em 35% dos adultos com mais de 50 anos de idade

ACHADOS CLÍNICOS

SINAIS E SINTOMAS
- Quadro geralmente assintomático
- A perda crônica de sangue oculto pode levar à anemia ferropriva (i. e., por deficiência de ferro)
- Pólipos grandes podem ulcerar, resultando em hematoquezia intermitente

DIAGNÓSTICO DIFERENCIAL

- Câncer colorretal
- Pólipo não neoplásico, por exemplo, hiperplásico, inflamatório
- Pólipo na submucosa, por exemplo, lipoma, agregado linfoide
- Outras causas de sangramento gastrintestinal oculto, por exemplo, malformação arteriovenosa, enteropatia inflamatória

DIAGNÓSTICO

EXAMES LABORATORIAIS

- Os testes para pesquisa de sangue oculto nas fezes detectam < 20% dos adenomas com > 1 cm de diâmetro

DIAGNÓSTICO POR IMAGEM

- O enema baritado, com contraste simples ou duplo, possui sensibilidade (~50%) e especificidade inaceitavelmente baixas para a detecção de pólipos colorretais
- A colonografia por TC helicoidal ("colonoscopia virtual") detecta mais de 80-90%

PROCEDIMENTOS DIAGNÓSTICOS

- Sigmoidoscopia flexível: cerca de metade a dois terços dos adenomas colônicos estão dentro da faixa de alcance do sigmoidoscópio flexível
- A colonoscopia é a melhor modalidade diagnóstica para detectar e remover pólipos adenomatosos

TRATAMENTO

CIRURGIA

- Talvez haja necessidade de ressecção cirúrgica primária para pólipos sésseis grandes (> 2-3 cm)
- Os pólipos malignos são adenomas que parecem macroscopicamente benignos à endoscopia, mas contêm células cancerígenas à avaliação histológica
- Os pólipos malignos (denominados "favoráveis") são tratados de forma adequada por polipectomia isolada, apenas em caso de excisão completa, pólipo bem diferenciado, não envolvimento da margem e ausência de invasão vascular ou linfática
- O risco de câncer residual ou metástase linfonodal é de 0,3 e 1,5% para pólipos malignos pedunculados e sésseis, respectivamente
- Os pólipos malignos "desfavoráveis" são tratados com ressecção cirúrgica

PROCEDIMENTOS TERAPÊUTICOS

- A polipectomia colonoscópica é possível para a maioria dos pólipos, particularmente os pedunculados

DESFECHOS

SEGUIMENTO

- A vigilância colonoscópica periódica é recomendada para detectar adenomas "metacrônicos"
- Obter colonoscopia
  - Em 5-10 anos para pacientes com 1-2 adenomas tubulares pequenos (< 1 cm) (sem características vilosas ou displasia de alto grau)
  - Em 3 anos para pacientes com 3-10 adenomas, 1 adenoma > 1 cm ou 1 adenoma com características vilosas ou displasia de alto grau
  - Em 1-2 anos para pacientes com > 10 adenomas; considerar a avaliação desses pacientes quanto à presença da síndrome de polipose familiar

COMPLICAÇÕES

- As complicações da polipectomia colonoscópica incluem perfuração em 0,2% e sangramento em 1% dos casos

PREVENÇÃO

- Anti-inflamatórios não esteroides, ácido acetilsalicílico e AINEs seletivos inibidores da ciclo-oxigenase (COX)-2 podem diminuir a incidência de adenomas colorretais e a evolução para câncer; em função de seus outros efeitos colaterais, no entanto, a profilaxia de rotina com esses agentes não é recomendada atualmente

EVIDÊNCIAS

DIRETRIZES CLÍNICAS

- Atkin WS et al. Surveillance guidelines after removal of colorectal adenomatous polyps. Gut 2002;51(Suppl 5):V6. [PMID: 12221031]
- Jenkins PJ et al. Screening guidelines for colorectal cancer and polyps in patients with acromegaly. Gut 2002;51 (Suppl 5):V13.

INFORMAÇÕES PARA OS PACIENTES

- National Institute of Diabetes and Digestive and Kidney Diseases – What I need to know about colon polyps
- Torpy JM et al. JAMA patient page. Colon cancer screening. JAMA. 2003; 289:1334. [PMID: 12633198]

REFERÊNCIAS

- Butterly LF et al. Prevalence of clinically important histology on small adenomas. Clin Gastroenterol Hepatol. 2006 Mar; 4(3):343-8. [PMID: 16527698]
- Lauwers GY et al. The serrated polyp comes of age. Gastroenterology. 2006 Nov; 131(5):1631-4. [PMID: 17067594]
- Levine JS et al. Adenomatous polyps of the colon. N Engl J Med. 2006 Dec 14; 355(24):2551-7. [PMID: 17167138]
- Rockey DC et al. Analysis of air contrast barium enema, computed tomographic colonography, and colonoscopy: prospective comparison. Lancet. 2005 Jan 22-28;365(9456):305-11. [PMID: 15664225]
- Schoen RE et al. Yield of advanced adenoma and cancer based on polyp size detected at screening flexible sigmoidoscopy. Gastroenterology. 2006 Dec; 131(6):1683-9. [PMID: 17188959]
- Winawer SJ et al. Guidelines for colonoscopy surveillance after polypectomy: a consensus update by the US Multi-Society Task Force on Colorectal Cancer and the American Cancer Society. Gastroenterology. 2006 May; 130(6):1872-85. [PMID: 16697750]

Polipose Adenomatosa Familiar

CARACTERÍSTICAS PRINCIPAIS

PRINCÍPIOS BÁSICOS DO DIAGNÓSTICO

- Centenas a milhares de pólipos colorretais ficam evidentes na sigmoidoscopia ou na colonoscopia
- Mutação na posição 5q21 do gene da polipose adenomatosa do cólon (APC) em 90% dos pacientes afetados; mutação em MYH presente em alguns pacientes restantes

CONSIDERAÇÕES GERAIS

- A forma clássica da polipose adenomatosa familiar (PAF) é caracterizada pelo desenvolvimento de centenas a milhares de pólipos colorretais
- Outros tumores gastrintestinais incluem
  - Pólipos benignos da glândula fúndica gástrica
  - Adenomas duodenais (especialmente periampulares)
  - Adenocarcinomas
- As manifestações extraintestinais incluem
  - Tumores de tecidos moles cutâneos
  - Tumores desmoides
  - Osteomas

– Hipertrofia congênita de pigmento retiniano
- Mais comumente causada por herança autossômica dominante da mutação no gene *APC*; a localização da mutação afeta o número de pólipos formados e as características extracolônicas
- Uma variante atenuada da PAF foi reconhecida, na qual se desenvolve uma média de apenas 25 pólipos (variação de 0-500)
- A PAF por mutação do *MYH* é herdada em uma forma autossômica recessiva
- As mutações no gene *MYH* têm sido identificadas em pacientes com formas clássicas e atenuadas de PAF que não tenham mutações do gene *APC*

ASPECTOS DEMOGRÁFICOS
- Afeta 1:10.000 pessoas
- Responde por 0,5% dos cânceres colorretais
- Os pólipos colorretais se desenvolvem em uma idade média de 15 anos, e os cânceres, aos 40 anos
- As pessoas com PAF causada por mutação do MYH podem não ter nenhuma história familiar de câncer colorretal
- O câncer colorretal é inevitável aos 50 anos, a menos que a colectomia profilática seja feita

ACHADOS CLÍNICOS

SINAIS E SINTOMAS
- Anemia ferropriva
- Hematoquezia
- Obstipação devida a carcinoma colônico obstrutivo
- Icterícia por neoplasia ampular ou metástases hepáticas
- Perda de peso se houver doença metastática

DIAGNÓSTICO DIFERENCIAL
- Câncer colorretal esporádico
- Doença intestinal inflamatória com pólipos inflamatórios múltiplos
- Outras síndromes de polipose não adenomatosa: síndrome de Peutz-Jeghers, polipose juvenil
- O câncer colorretal hereditário não polipose também é uma condição autossômica dominante associada ao câncer colorretal de aparecimento precoce, mas com poucos pólipos adenomatosos

DIAGNÓSTICO

DIAGNÓSTICO POR IMAGEM
- Nenhum exame de imagem é necessário na maioria dos casos
- TC abdominal para avaliação de câncer colorretal ou neoplasias periampulares
- Ultrassonografia endoscópica e colangiopancreatografia endoscópica retrógrada (CPER) para avaliação de neoplasias periampulares

PROCEDIMENTOS DIAGNÓSTICOS
- Aconselhamento genético seguido por testagem (*APC* e possivelmente *MYH*) de parentes de primeiro grau dos pacientes com PAF, de preferência aos 10-12 anos; um resultado negativo é considerado verdadeiro-negativo somente se um membro afetado tiver um resultado positivo
- Aconselhamento genético seguido por testagem em pacientes com > 20-100 pólipos (sem história familiar) para detectar PAF clássica *de novo* ou atenuada
- Rastreamento endoscópico começando aos 12 anos para os membros da família com mutação *APC* ou para todos os membros da família quando a mutação conhecida não for identificada
- PAF clássica: sigmoidoscopia todos os anos
- PAF atenuada: colonoscopia a cada 2 anos
- Endoscopia alta para buscar tumores periampulares a cada 1-3 anos, começando aos 25 anos

TRATAMENTO

MEDICAÇÕES
- Os anti-inflamatórios não esteroides (AINEs), incluindo o sulindaco 150 mg VO 2x/dia e o celecoxibe 400 mg VO 2x/dia, previnem ou induzem a regressão dos pólipos no duodeno e no reto (depois da colectomia subtotal)

CIRURGIA
- A proctocolectomia completa com anastomose em bolsa ileoanal ou colectomia subtotal com anastomose ileorretal é recomendada depois do desenvolvimento da polipose, habitualmente antes dos 20 anos
- A anastomose ileorretal propicia função intestinal superior, mas tem um risco de câncer retal de 10%
- Ressecção duodenal para pacientes com adenomas múltiplos ou periampulares grandes, especialmente com displasia

PROCEDIMENTOS TERAPÊUTICOS
- Para os pacientes com retenção do reto, a sigmoidoscopia para vigilância e fulguração dos pólipos é recomendada a cada 6 meses
- Biópsia endoscópica, remoção ou fulguração de pólipos duodenais e adenomas ampulares selecionados

DESFECHOS

SEGUIMENTO
- Para os pacientes com colectomia subtotal, sigmoidoscopia de vigilância a cada 6 meses

COMPLICAÇÕES
- Os tumores desmoides (fibrose mesentérica) se desenvolvem em algumas famílias (especialmente depois da cirurgia), causando obstrução e constrição do intestino, da circulação mesentérica e dos ureteres; esses tumores causam a morte em > 10%

PROGNÓSTICO
- Para os pacientes com anastomose ileorretal, a proctectomia completa é necessária em 10-20% devido ao desenvolvimento de câncer retal
- O câncer duodenal ocorre em 5-10%

CASOS DE ENCAMINHAMENTO
- O aconselhamento genético e a testagem devem ser feitos por um conselheiro ou geneticista treinado
- A bolsa ileoanal deve ser feita por um cirurgião colorretal
- A vigilância da bolsa retal e do duodeno deve ser feita por um gastrenterologista clínico
- Pacientes com tumores desmoides

EVIDÊNCIAS

DIRETRIZES CLÍNICAS
- American Gastroenterological Association Technical Review. Hereditary colorectal cancer and genetic testing. Gastroenterology. 2001;121:198. [PMID: 11438509]

ENDEREÇOS ELETRÔNICOS
- Cleveland Clinic Inherited Colorectal Cancer Registries
- Johns Hopkins Medical Institution Gastroenterology & Hepatology Resource Center

INFORMAÇÕES PARA OS PACIENTES
- Johns Hopkins Guide for Patients and Families: Familial Adenomatous Polyposis
- National Library of Medicine Genetics Home Reference: Familial adenomatous polyposis

REFERÊNCIAS

- Burt R et al. Genetic testing for inherited colon cancer. Gastroenterology. 2005 May;128(6):1696-716. [PMID: 15887160]
- Galiatsatos P et al. Familial adenomatous polyposis. Am J Gastroenterol. 2006 Feb;101(2):385-98. [PMID: 16454848]
- Maple JT et al. Genetics of colonic polyposis. Clin Gastroenterol Hepatol. 2006 Jul;4(7):831-5. [PMID: 16797242]

Porfiria Aguda Intermitente

CARACTERÍSTICAS PRINCIPAIS

PRINCÍPIOS BÁSICOS DO DIAGNÓSTICO

- Crise abdominal inexplicável, geralmente em mulheres jovens
- Disfunção aguda do sistema nervoso central ou periférico
- Doenças psiquiátricas recorrentes
- Hiponatremia
- Porfobilinogênio na urina durante crise

CONSIDERAÇÕES GERAIS

- A porfiria aguda intermitente é causada por deficiência na atividade da porfobilinogênio desaminase, levando ao aumento na excreção de ácido aminolevulínico e porfobilinogênio na urina
- Genética: mutação no gene da porfobilinogênio desaminase
- Herança autossômica dominante
- Permanece clinicamente silenciosa na maioria dos pacientes portadores desse traço
- A dor abdominal característica pode ser atribuída a anormalidades na inervação autonômica no intestino
- Ausência de fotossensibilidade cutânea
- Crises precipitadas por diversos fatores, inclusive infecções intercorrentes e medicamentos
- Hiponatremia resultante da liberação inapropriada do hormônio antidiurético e da perda gastrintestinal de sódio

ASPECTOS DEMOGRÁFICOS

- Geralmente se apresenta na fase adulta e tem consequências graves
- A doença clínica costuma se desenvolver em mulheres
- Os sintomas começam na adolescência ou na faixa dos 20 anos, mas em casos raros depois da menopausa

ACHADOS CLÍNICOS

SINAIS E SINTOMAS

- Dor abdominal intermitente de intensidade variável, simulando algumas vezes o quadro de abdome agudo
- Ausência de febre e leucocitose
- Recuperação completa entre as crises
- Neuropatia autonômica
- Neuropatia periférica, simétrica ou assimétrica, leve ou profunda
- São manifestações atribuídas ao SNC
  - Convulsões
  - Psicose
  - Anormalidades dos gânglios basais

DIAGNÓSTICO DIFERENCIAL

- Dor abdominal aguda resultante de outras causas, como
  - Apendicite
  - Úlcera péptica
  - Colecistite
  - Diverticulite
  - Gravidez ectópica rota
  - Febre familiar do Mediterrâneo
- Polineuropatia resultante da outras causas
- Síndrome de Guillain-Barré
- Intoxicação por chumbo ou outro metal pesado
- Psicose por outra etiologia
- Síndrome da secreção inapropriada do hormônio antidiurético, decorrente de outra causa
- Urina escura produzida por outra causa (p. ex., alcaptonúria)

DIAGNÓSTICO

EXAMES LABORATORIAIS

- Hiponatremia, frequentemente intensa
- A urina recém-eliminada tem coloração normal, mas pode ficar escura sob exposição permanente à luz e ao ar
- Aumento do porfobilinogênio na urina durante crise aguda
- Detecção do gene mutante responsável pela codificação da porfobilinogênio desaminase

TRATAMENTO

MEDICAÇÕES

- Analgésicos
- Glicose IV
- Ingesta rica em carboidratos – uma quantidade mínima de 300 g desse nutriente/dia VO ou IV
- Hematina até 4 mg/kg IV 1 ou 2x/dia
- Consequências adversas da terapia com hematina incluem flebite e coagulopatia

PROCEDIMENTOS TERAPÊUTICOS

- Uma dieta rica em carboidratos diminui o número de crises
- Suspensão ou retirada do agente incitante
- Transplante de fígado para casos extremos

DESFECHOS

SEGUIMENTO

- ECG
- Eletrólitos
- Glicose
- Estado mental

PROGNÓSTICO

- As crises agudas podem ser potencialmente letais, exigindo diagnóstico imediato

CASOS DE ENCAMINHAMENTO

- Aconselhamento genético

CASOS DE ADMISSÃO HOSPITALAR

- Crise abdominal
- Hiponatremia acentuada
- Disfunção aguda do SNC

PREVENÇÃO

- Evitar os fatores que sabidamente precipitam as crises, sobretudo medicamentos (Tabela 16)
- Evitar as dietas de inanição

EVIDÊNCIAS

ENDEREÇOS ELETRÔNICOS

- American Porphyria Foundation
- National Center for Biotechnology Information: Online Mendelian Inheritance in Man

INFORMAÇÕES PARA OS PACIENTES

- American Porphyria Foundation: Acute Intermittent Porphyria (AIP)
- National Digestive Diseases Information Clearinghouse: Porphyria
- National Library of Medicine: Acute Intermittent Porphyria

REFERÊNCIAS

- Anderson KE et al. Recommendations for the diagnosis and treatment of the acute porphyrias. Ann Intern Med. 2005 Mar 15;142(6):439-50. [PMID: 15767622]

- Desnick RJ et al. Inherited porphyrias. In: *Emery and Rimoin's Principles and Practice of Medical Genetics,* 5th ed. Rimoin DL et al (editors). Churchill Livingstone, 2007.
- Herrick AL et al. Acute intermittent porphyria. Best Pract Res Clin Gastroenterol. 2005 Apr;19(2):235-49. [PMID: 15833690]
- Kauppinen R. Porphyrias. Lancet. 2005 Jan 15-21;365(9455):241-52. [PMID: 15652607]
- Norman RA. Past and future: porphyria and porphyrins. Skinmed. 2005 SepOct;4(5):287-92. [PMID: 16282750]
- Soonawalla ZF et al. Liver transplantation as a cure for acute intermittent porphyria. Lancet. 2004 Feb 28; 161 (9410):705-6. [PMID: 15001330]

Pré-Eclâmpsia & Eclâmpsia

CARACTERÍSTICAS PRINCIPAIS

PRINCÍPIOS BÁSICOS DO DIAGNÓSTICO

- Pré-eclâmpsia
  - Pressão arterial sistólica ≥ 140 mmHg ou diastólica ≥ 90 mmHg após gestação de 20 semanas
  - Proteinúria ≥ 0,3 g em 24 horas
- Pré-eclâmpsia grave
  - Pressão arterial sistólica ≥ 160 mmHg ou diastólica ≥ 110 mmHg
  - Proteinúria ≥ 5 g em 24 horas ou 4+ na fita reagente de imersão
  - Oligúria < 500 mL em 24 horas
  - Trombocitopenia
  - Hemólise, enzimas hepáticas elevadas e plaquetas reduzidas
  - Edema pulmonar
- Eclâmpsia
  - O mesmo que pré-eclâmpsia grave, associada a convulsões
- Restrição do crescimento fetal

CONSIDERAÇÕES GERAIS

- A causa é desconhecida, mas há suspeita de etiologia imunológica
- A única forma de cura consiste no parto com "expulsão" do feto e da placenta
- A eclâmpsia descontrolada representa uma causa significativa de morte materna
- Em estudos clínicos, não foi confirmado que o uso de diuréticos, a mudança da dieta, bem como a administração de ácido acetilsalicílico e suplementos vitamínicos/minerais (como cálcio, vitamina C ou E), sejam eficazes
- O diagnóstico precoce é a chave do tratamento
- Muitos casos permanecem assintomáticos no início
- 5% das mulheres com pré-eclâmpsia evoluem para eclâmpsia

ASPECTOS DEMOGRÁFICOS

- Ocorre em 7% das mulheres grávidas nos Estados Unidos
- Incidência mais alta em primíparas
- Outros fatores de risco
  - Gestações múltiplas
  - Hipertensão crônica
  - Diabetes melito
  - Doença renal
  - Doença vascular do colágeno e autoimune
  - Doença trofoblástica gestacional

ACHADOS CLÍNICOS

SINAIS E SINTOMAS

- Ver Tabela 97
- Hipertensão, proteinúria e edema são classicamente necessários para o diagnóstico, mas a apresentação é bastante variável
- Podem ocorrer em qualquer momento após gestação de 20 semanas e até 6 semanas pós-parto
- A gravidade pode ser avaliada com referência a seis locais onde a doença exerce seus efeitos
  - SNC
  - Rins
  - Fígado
  - Sistema hematológico
  - Sistema vascular
  - Unidade feto-placentária
- Poucas queixas estão presentes na doença leve; o teste fetal antes do parto é tranquilizador
- Os sintomas são drásticos e persistem em caso de doença grave; a trombocitopenia pode evoluir para coagulação intravascular disseminada

DIAGNÓSTICO DIFERENCIAL

- Hipertensão essencial ou outra causa de hipertensão secundária
- Insuficiência renal crônica ou proteinúria por outra causa
- Distúrbio epiléptico primário
- Púrpura trombocitopênica trombótica
- Outras causas de dor abdominal, como colecistite, apendicite, fígado gorduroso agudo da gestação
- Colecistopatia e doença pancreática
- Síndrome hemolítica-urêmica

DIAGNÓSTICO

EXAMES LABORATORIAIS

- Ver Tabela 97
- Contagem plaquetária acima de 100.000/µL em doença leve a moderada
- Trombocitopenia observada na doença grave
- Achados anormais de hemólise, aumento das enzimas hepáticas e baixa contagem de plaquetas (síndrome HELLP)
- A hiperuricemia é útil no diagnóstico, pois, na gravidez, é observada apenas em casos de gota, insuficiência renal ou pré-eclâmpsia/eclâmpsia

TRATAMENTO

MEDICAÇÕES

- Evitar sedativos e opiáceos, visto que interferem na avaliação fetal
- Administrar duas doses de corticosteroides IM (betametasona, 12 mg ou dexametasona, 16 mg) em intervalo de 12-24 horas na presença de imaturidade pulmonar fetal
- O diazepam (5-10 mg IV por 4 minutos) ou o sulfato de magnésio (4 g por 4 minutos, depois 2-3 g/hora a menos que haja função anormal dos rins) são utilizados para interromper as convulsões
- A hidralazina, 5-10 mg IV a cada 20 minutos, o nifedipino, 10 mg sublingual ou VO, ou o labetalol, 10-20 mg IV a cada 20 minutos, podem ser empregados para o controle da pressão arterial
- Para indução ou aumento do trabalho de parto, pode-se fazer uso da ocitocina
- A infusão de sulfato de magnésio deve ser mantida no pós-parto até que o quadro de pré-eclâmpsia/eclâmpsia comece a exibir melhora (1-7 dias), conforme é indicado pelo início da diurese (100-200 mL/hora)
- A terapia anti-hipertensiva será usada se a pressão arterial diastólica estiver acima de 110 mmHg, com valor-alvo de 90-100 mmHg

CIRURGIA

- O parto por cesariana fica reservado para as indicações fetais habituais ou quando houver necessidade de rápida liberação do feto
- Anestesia regional ou analgesia é aceitável

PROCEDIMENTOS TERAPÊUTICOS

- O teste fetal com e sem estresse, bem como o perfil biofísico fetal, devem ser

obtidos de forma seriada para confirmar o bem-estar do feto
- Contagens diárias dos "chutes" do bebê podem ser registradas pela mãe
- A amniocentese deve ser considerada para avaliar a maturidade pulmonar se a internação ocorrer em 30-37 semanas

Pré-eclâmpsia
- A doença de qualquer gravidade em 36 semanas ou mais tarde é controlada pelo parto
- Antes de 36 semanas, a doença grave exige a realização do parto, exceto em caso de prematuridade fetal extrema
- O repouso corresponde à base da terapia para pré-eclâmpsia leve a moderada; a tentativa de repouso pode ser feita em casa ou no hospital, dependendo do grau de envolvimento dos sistemas orgânicos
- Dor epigástrica, trombocitopenia e distúrbios visuais são fortes indicações para o parto

Eclâmpsia
- As pacientes com convulsões são colocadas em decúbito lateral para aumentar o fluxo sanguíneo placentário e evitar a aspiração
- Os estados materno e fetal determinam o método de parto

DESFECHOS

SEGUIMENTO
- É imprescindível a avaliação regular de pressão arterial, reflexos, proteinúria e monitoramento fetal em pacientes hospitalizadas
- Hemograma, eletrólitos, proteinúria e enzimas hepáticas devem ser avaliadas a cada 1-2 dias nas pacientes hospitalizadas
- Mensuração da proteína urinária de 24 horas e da depuração de creatinina à entrada hospitalar e conforme indicação
- Os níveis de magnésio são verificados a cada 4-6 horas e as infusões tituladas a níveis séricos de 4-6 mEq/L
- O débito urinário é checado de hora em hora em casos de doença grave ou eclâmpsia
- As pacientes submetidas a infusões de magnésio são monitoradas quanto à presença de sinais de toxicidade, como perda dos reflexos tendinosos profundos ou depressão respiratória; o gluconato de cálcio pode ser usado para reversão desses sinais

CASOS DE ADMISSÃO HOSPITALAR
- A pré-eclâmpsia moderada ou grave ou uma situação domiciliar não confiável justificam a internação

EVIDÊNCIAS

DIRETRIZES CLÍNICAS
- ACOG Committee on Obstetrics Practice. ACOG practice bulletin. Diagnosis and management of preeclampsia and eclampsia. Number 33, January 2002. American College of Obstetricians and Gynecologists. Int J Gynaecol Obstet. 2002;77:67. [PMID: 12094777]
- Roberts JM et al; NHLBI. Report of the Working Group on Research on Hypertension During Pregnancy, 2001.

ENDEREÇO ELETRÔNICO
- National Heart, Lung, and Blood Institute: Prevention of Preeclampsia

INFORMAÇÕES PARA OS PACIENTES
- American Academy of Family Physicians: Preeclampsia
- MedlinePlus: Preeclampsia
- MedlinePlus: Eclampsia
- National Heart, Lung, and Blood Institute: High Blood Pressure in Pregnancy

REFERÊNCIAS
- Levine R et al. Soluble endoglin and other circulating antiangiogenic factors in pre-eclampsia. N Engl J Med. 2006 Sep 7; 992-1005. [PMID: 16957146]
- Sibai BM. Diagnosis, prevention, and management of eclampsia. Obstet Gynecol. 2005 Feb;105(2):402-10. [PMID: 15684172]

Prolapso da Válvula Mitral

CARACTERÍSTICAS PRINCIPAIS
- Quadro geralmente assintomático
- Quando presentes, os sintomas incluem
  - Dor torácica inespecífica
  - Dispneia
  - Fadiga
  - Arritmias ventriculares ou supraventriculares
- A maioria dos pacientes pertence ao sexo feminino, muitos são magros e alguns apresentam pequenas deformidades da parede torácica
- O significado do prolapso da válvula mitral é controverso, pois essa anormalidade é diagnosticada com frequência em mulheres jovens saudáveis (até 10%)
- Em pacientes ocasionais, esse tipo de prolapso não é benigno
- Pode ocorrer endocardite infecciosa, sobretudo em pacientes com sopros

ACHADOS CLÍNICOS
- Um ou mais estalidos (clicks) mesossistólicos característicos, frequentemente – mas nem sempre – acompanhados por sopro sistólico tardio
- Os achados são acentuados na posição ereta
- Um estalido mesossistólico isolado costuma ser benigno
- O sopro tardio ou pansistólico pode ser um sinal de regurgitação mitral significativa, resultante muitas vezes de ruptura das cordas tendíneas

DIAGNÓSTICO
- O diagnóstico é principalmente clínico, mas pode ser confirmado por ecocardiografia Doppler
- Ecocardiografia: espessamento acentuado ou excesso da válvula, associado a uma incidência mais alta de complicações

TRATAMENTO
- Geralmente, nenhum tratamento é indicado
- Em pacientes assintomáticos, realizar exames clínicos seriados para descartar evolução para regurgitação mitral
- Em pacientes com sopros, efetuar profilaxia antibiótica antes de procedimentos odontológicos e outros
- Betabloqueadores para arritmias supraventriculares
- Aplicação de cardioversor-desfibrilador para taquicardia ventricular sintomática
- Se a regurgitação evoluir, tratar conforme está indicado na regurgitação mitral (ver Regurgitação Mitral)

Prostatite Bacteriana Aguda

CARACTERÍSTICAS PRINCIPAIS

PRINCÍPIOS BÁSICOS DO DIAGNÓSTICO
- Febre
- Sintomas miccionais irritativos
- Dor perineal ou suprapúbica
- Sensibilidade intensa ao exame retal
- Cultura urinária positiva

CONSIDERAÇÕES GERAIS

- Agentes etiológicos usuais: *Escherichia coli* e *Pseudomonas*
- Agente causal menos comum: *Enterococcus*

ACHADOS CLÍNICOS

SINAIS E SINTOMAS

- Dor perineal, sacral ou suprapúbica
- Febre
- Queixas miccionais irritativas
- Sintomas obstrutivos
- Retenção urinária
- Próstata intensamente sensível

DIAGNÓSTICO DIFERENCIAL

- Epididimite
- Diverticulite
- Retenção urinária por aumento de volume benigno ou maligno da próstata
- Prostatite bacteriana crônica
- Prostatite não bacteriana
- Prostatodinia (síndrome da dor pélvica crônica)

DIAGNÓSTICO

EXAMES LABORATORIAIS

- Hemograma completo: leucocitose e desvio à esquerda
- Urinálise: piúria, bacteriúria, hematúria
- Cultura urinária: positiva

TRATAMENTO

MEDICAÇÕES

- Administração IV de ampicilina e de algum aminoglicosídeo até que o paciente esteja sem febre por 24-48 horas, depois quinolona VO por 4-6 semanas
- Ampicilina, 1 g IV a cada 6 horas, e gentamicina, 1 mg/kg IV a cada 8 horas por 21 dias
- Ciprofloxacino, 750 mg VO a cada 12 horas por 21 dias
- Ofloxacino, 200-300 mg VO a cada 12 horas por 21 dias
- Sulfametoxazol-trimetoprim, 800/160 mg VO a cada 12 horas por 21 dias (observação de resistência crescente [até 20%])

PROCEDIMENTOS TERAPÊUTICOS

- Drenagem suprapúbica em caso de retenção urinária
- Sondagem urinária, instrumentação e massagem prostática são procedimentos contraindicados

DESFECHOS

SEGUIMENTO

- Cultura urinária pós-tratamento
- Exame pós-terapêutico de secreções prostáticas obtidas por compressão manual após o término da terapia

PROGNÓSTICO

- Com tratamento eficaz, é rara a evolução para prostatite bacteriana crônica

EVIDÊNCIAS

DIRETRIZES CLÍNICAS

- Naber KG et al. EAU guidelines for the management of urinary and male genital tract infections. Urinary Tract Infection (UTI) Working Group of the Health Care Office (HCO) of the European Association of Urology (EAU). Eur Urol. 2001;40:576. [PMID: 11752870]

INFORMAÇÕES PARA OS PACIENTES

- Cleveland Clinic – Prostatitis
- Mayo Clinic – Prostatitis

REFERÊNCIA

- Hua VN et al. Acute and chronic prostatitis. Med Clin North Am. 2004 Mar;88(2):483-94. [PMID: 15049589]

Prostatite Bacteriana Crônica

CARACTERÍSTICAS PRINCIPAIS

- Sintomas miccionais irritativos
- Desconforto perineal ou suprapúbico, muitas vezes impreciso e mal-localizado
- Cultura positiva das secreções prostáticas removidas por compressão manual
- Embora a prostatite bacteriana crônica possa surgir a partir da prostatite bacteriana aguda, muitos homens não possuem histórico de infecção aguda
- Agentes mais comuns: bastonetes gram-negativos
- Agentes menos comuns: *Enterococcus*

ACHADOS CLÍNICOS

- Variáveis; alguns pacientes permanecem assintomáticos, mas a maioria exibe sintomas miccionais irritativos, lombalgia e dor perineal
- Muitos relatam histórico de infecções do trato urinário
- Com frequência, o exame físico não é digno de nota; à palpação, a próstata pode estar normal, "pantanosa" (sensível ao tato) ou endurecida

DIAGNÓSTICO

- Cultura das secreções prostáticas ou de amostras urinárias obtidas após massagem prostática
- Urinálise: normal a menos que haja cistite secundária
- Secreções prostáticas removidas por compressão manual: > 10 leucócitos/campo de alta potência, sobretudo macrófagos carregados de lipídeos
- Diagnóstico diferencial
  – Uretrite crônica
  – Cistite
  – Doença perianal

TRATAMENTO

- Anti-inflamatórios (indometacina, ibuprofeno)
- Quinolonas, sulfametoxazol-trimetoprim, carbenicilina, eritromicina ou cefalexina, por 6-12 semanas
- Regimes terapêuticos
  – Ciprofloxacino, 250-500 mg VO a cada 12 horas por 1-3 meses
  – Ofloxacino, 200-400 mg VO a cada 12 horas por 1-3 meses
  – Sulfametoxazol-trimetoprim, 800/160 mg VO a cada 12 horas por 1-3 meses (observação de resistência crescente [até 20%])
- Banhos de assento quentes
- Relaxamento do assoalho pélvico com a micção
- Difícil de curar
- Os sintomas de prostatite bacteriana crônica e as infecções recorrentes do trato urinário podem ser controlados por antibioticoterapia supressiva

Prurido

CARACTERÍSTICAS PRINCIPAIS

- Causas de prurido generalizado
  – Ressecamento da pele
  – Escabiose (sarna sarcóptica)
  – Dermatite herpetiforme
  – Dermatite atópica
  – Prurido vulvar e anal
  – Miliária ou brotoeja
  – Picadas de inseto, pediculose

- Dermatite de contato, dermatite por fibra de vidro
- Reações medicamentosas
- Urticária, erupções urticariformes da gravidez
- Psoríase
- Líquen plano, líquen simples crônico
- Foliculite
- Penfigoide bolhoso
■ Um prurido persistente não explicado por doença cutânea deve motivar uma avaliação diligente em busca de causas sistêmicas
■ Outras causas
- Distúrbios endócrinos, como hipo ou hipertireoidismo
- Doenças psiquiátricas
- Linfoma
- Leucemia
- Anemia por deficiência de ferro
- Certos distúrbios neurológicos

ACHADOS CLÍNICOS

■ Os níveis de bilirrubina podem permanecer normais em pacientes com prurido hepático, e a gravidade da hepatopatia pode não se correlacionar com o grau de coceira
■ Queimação ou prurido envolvendo a face, o couro cabeludo e a genitália podem ser manifestações de depressão primária, sendo passíveis de tratamento com agentes antidepressivos, como
- Antidepressivos tricíclicos (amitriptilina, imipramina, doxepina)
- Inibidores seletivos da recaptação da serotonina (ISRSs)
- Outros

TRATAMENTO

■ A naltrexona e o nalmefeno aliviam o prurido de doença hepática
■ A uremia associada à hemodiálise e o prurido de doença biliar obstrutiva podem ser auxiliados por fototerapia com radiação ultravioleta B ou PUVA (psoraleno e radiação ultravioleta A), ou com gabapentina a 300-400 mg VO após cada diálise
■ O prurido idiopático e aquele que acompanha doença interna grave podem não responder a nenhum tipo de terapia
■ O prurido que acompanha dermatopatia específica desaparecerá quando a doença estiver controlada

Prurido Anogenital

CARACTERÍSTICAS PRINCIPAIS

PRINCÍPIOS BÁSICOS DO DIAGNÓSTICO
■ Coceira, principalmente noturna, da região anogenital
■ O exame é altamente variável, desde ausência de achados cutâneos até escoriações e inflamação de qualquer grau, inclusive liquenificação

CONSIDERAÇÕES GERAIS
■ Esse prurido anogenital pode ser atribuído a
- Intertrigo
- Psoríase
- Líquen simples crônico
- Dermatite seborreica ou de contato (por sabonetes, colônias, duchas, contraceptivos e, talvez, papel higiênico perfumado)
- Secreções irritantes (p. ex., diarreia, leucorreia ou tricomoníase)
- Doença local (candidíase, dermatofitose, eritrasma*)
■ O desasseio (i.e., falta de higiene) também pode ser a causa
■ No prurido anal, frequentemente se encontram hemorroidas; além disso, o vazamento de muco e bactéria a partir da região distal do reto na pele perianal pode ser importante nos casos em que não se constata nenhuma outra anormalidade cutânea
■ **Em mulheres**, o prurido anal por si só é raro; o prurido vulvar não costuma envolver a região do ânus, embora a coceira anal geralmente se dissemine para a vulva
■ **Em homens**, o prurido do escroto é mais comumente observado na ausência de prurido do ânus
■ Ao se descartar todas as causas conhecidas possíveis, a condição será diagnosticada como prurido idiopático ou essencial – de modo algum raro; alguns desses casos devem-se à radiculopatia lombossacral

---

* N. de T. Uma infecção bacteriana crônica das dobras maiores da pele, causada pelo *Corynebacterium minutissimum*; queratofitose caracterizada por placas pardacentas, avermelhadas ou róseo-amareladas, comuns em homens, localizadas, geralmente, nas dobras genitocrurais (Fonte: Pdamed).

ACHADOS CLÍNICOS

SINAIS E SINTOMAS
■ O único sintoma é a coceira, principalmente noturna
■ Em geral, não há achados físicos, mas pode haver
- Eritema
- Formação de fissuras
- Maceração
- Liquenificação
- Escoriações
- Alterações sugestivas de candidíase ou tínea

DIAGNÓSTICO DIFERENCIAL
■ Prurido idiopático
■ Intertrigo
■ Psoríase
■ Hemorroidas
■ Líquen simples crônico
■ Dermatite seborreica
■ Dermatite de contato
■ Candidíase
■ Tínea
■ Eritrasma
■ Irritantes: diarreia, corrimento vaginal
■ Líquen escleroso e atrófico
■ Infestação por oxiúros

DIAGNÓSTICO

EXAMES LABORATORIAIS
■ A urinálise e o teste de glicemia podem levar ao diagnóstico de diabetes melito
■ O exame microscópico ou a cultura de raspados teciduais podem revelar a presença de leveduras ou fungos
■ Oxiúros podem ser demonstrados por exame coprológico
■ A TC ou a RM da coluna vertebral lombossacral podem exibir colisões de raízes nervosas

TRATAMENTO

MEDICAÇÕES
Medidas gerais
■ O tratamento da constipação, de preferência com dieta rica em fibras (psílio), pode ajudar

Medidas locais
■ Creme de pramoxina a 1% ou creme, loção ou pomada de hidrocortisona/pramoxina (Pramosone®) a 1%/1%

ou 2,5%/1% é útil no controle do prurido na região anogenital; a pomada ou o creme devem ser aplicados pós-movimento intestinal (i. e., depois da evacuação)
- O uso de corticosteroides potentes sobre o escroto pode induzir à queimação grave persistente na retirada do medicamento
- O ato de embeber a área com solução de subacetato de alumínio, na diluição de 1:20, é de grande valia na presença de inflamação aguda e exsudação
- As áreas afetadas podem ser "pintadas" com a solução de Castellani
- Loção de Limpeza Perianal Balneol®, bem como compressas pré-umedecidas, pomadas ou cremes da marca Tucks®, podem ser bastante úteis no prurido anal
- Em homens com prurido anogenital, o creme de capsaicina a 0,006% 2x/dia pode ser benéfico

PROCEDIMENTOS TERAPÊUTICOS
- Instruir o paciente a utilizar pano ou algodão umedecido ou bem macio após as evacuações e a limpar completamente a região perianal com água fria se possível
- As mulheres devem tomar precauções semelhantes depois de urinar
- As roupas íntimas devem ser trocadas diariamente

DESFECHOS

PROGNÓSTICO
- Apesar do prognóstico benigno, o prurido anogenital pode ser persistente e recorrente

CASOS DE ENCAMINHAMENTO
- Encaminhar em caso de dúvida quanto ao diagnóstico, ineficácia da terapia recomendada ou necessidade de tratamento especializado

PREVENÇÃO
- Orientar o paciente sobre a higiene apropriada da região anogenital após tratamento dos problemas sistêmicos ou locais

EVIDÊNCIAS

INFORMAÇÕES PARA OS PACIENTES
- American Academy of Family Physicians: Fiber: How to Increase the Amount in Your Diet
- American Society of Colon and Rectal Surgeons: Pruritus Ani
- Mayo Clinic: Anal Itch
- MedlinePlus: Vaginal Itching

REFERÊNCIAS
- Boardman LA et al. Recurrent vulvar itching. Obstet Gynecol. 2005 Jun;105(6):1451-5. [PMID: 15932843]
- Cohen AD et al. Neuropathic scrotal pruritus: anogenital pruritus is a symptom of lumbosacral radiculopathy. J Am Acad Dermatol. 2005 Jan;52(1):61-6. [PMID: 15627082]

Pseudogota & Condrocalcinose

CARACTERÍSTICAS PRINCIPAIS
- Também conhecidas como doença por deposição de pirofosfato de cálcio diidratado
- A condrocalcinose é a presença de sais contendo cálcio na cartilagem articular
- Pode ser familiar e está associada a hemocromatose, hiperparatireoidismo, ocronose* (ou alcaptonúria), diabetes melito, gota verdadeira, hipotireoidismo, doença de Wilson
- Observada geralmente em indivíduos com idade igual ou superior a 60 anos
- Os ataques de pseudogota do joelho são particularmente comuns 1-2 dias após cirurgia geral

ACHADOS CLÍNICOS
- A doença por deposição de pirofosfato de cálcio diidratado pode permanecer assintomática, provocar ataques agudos e recorrentes de monoartrite (pseudogota) ou resultar em artrite crônica semelhante à osteoartrite ou artrite reumatoide
- Semelhantemente à gota, a pseudogota desenvolve-se com frequência 24-48 horas após cirurgia maior
- A doença por deposição de pirofosfato de cálcio diidratado com alterações osteoartríticas das segunda e terceira articulações metacarpofalângicas sugere hemocromatose

---

* N. de T. Doença caracterizada pela coloração marrom-escura de certos tecidos ricos em fibras conjuntivas, mais particularmente das cartilagens e dos tendões (Fonte: Pdamed).

DIAGNÓSTICO
- A identificação dos cristais de pirofosfato de cálcio nos aspirados articulares é diagnóstica
- Os cristais de pseudogota em formato romboide são azuis quando paralelos e amarelos quando perpendiculares ao eixo do compensador com microscopia óptica de luz polarizada. Os cristais de gota em formato de agulha produzem o padrão oposto de cor
- O exame radiográfico revela não apenas a calcificação (geralmente simétrica) de estruturas cartilaginosas, mas também os sinais de osteoartrite
- Níveis séricos normais de urato

TRATAMENTO
- O tratamento é direcionado à doença primária, se presente
- AINEs são usados para episódios agudos
- A colchicina, a 0,6 mg VO 2x/dia, é mais eficaz para profilaxia do que para episódios agudos
- Injeção intra-articular de triancinolona, 10-40 mg

Pseudotumor Cerebral

CARACTERÍSTICAS PRINCIPAIS

PRINCÍPIOS BÁSICOS DO DIAGNÓSTICO
- Cefaleia, pior sob tensão
- Podem ocorrer obscurecimentos da visão ou diplopia
- O nível de consciência pode estar prejudicado
- Outros déficits dependem da causa de hipertensão intracraniana ou da herniação
- O exame revela papiledema

CONSIDERAÇÕES GERAIS
- O pseudotumor cerebral é um diagnóstico de exclusão no quadro de pressão intracraniana elevada e líquido cerebrospinal normal
- A trombose do seio venoso transverso como complicação não infecciosa de otite média ou mastoidite crônica constitui uma causa, e a trombose do seio sagital pode induzir a um quadro clinicamente semelhante
- Outras causas
  – Doença pulmonar crônica

- Distúrbios endócrinos, como hipoparatireoidismo ou doença de Addison
- Toxicidade por vitamina A
- Uso de tetraciclina ou contraceptivos orais
■ Também há casos que ocorrem após a suspensão do uso prolongado de corticosteroides

ASPECTOS DEMOGRÁFICOS

■ Praticamente todos os pacientes são mulheres jovens, com frequência obesas

ACHADOS CLÍNICOS

SINAIS E SINTOMAS

■ Sintomas
- Cefaleia
- Diplopia
- Outros distúrbios visuais atribuídos ao papiledema e à disfunção do nervo abducente
■ O exame revela
- Papiledema
- Certo aumento dos pontos cegos
- É comum paralisia abducente
- De modo geral, os pacientes parecem bem

DIAGNÓSTICO DIFERENCIAL

■ Trombose do seio venoso
■ Malformação arteriovenosa dural
■ Lesão expansiva, como tumor cerebral
■ Meningite
■ Hipertensão sistêmica
■ Enxaqueca
■ Glaucoma
■ Condições associadas
- Hipoparatireoidismo
- Doença de Addison
- Doença pulmonar crônica
■ Medicamentos associados
- Vitamina A
- Tetraciclina
- Minociclina
- Contraceptivos orais
- Suspensão de corticosteroide
- Isotretinoína
- Danazol

DIAGNÓSTICO

EXAMES LABORATORIAIS

■ A punção lombar confirma a presença de hipertensão intracraniana, mas o líquido cerebrospinal permanece normal

DIAGNÓSTICO POR IMAGEM

■ A TC mostra os ventrículos cerebrais pequenos ou normais, sem evidência de lesão expansiva

■ A venografia por RM pode ajudar a detectar trombose do seio venoso transverso e do seio sagital

TRATAMENTO

MEDICAÇÕES

■ A acetazolamida (250 mg VO 3x/dia) reduz a formação de líquido cerebrospinal e pode constituir a terapia inicial
■ Corticosteroides (p. ex., prednisona, 60-80 mg VO 1x/dia) também podem ser necessários
■ Qualquer causa específica de pseudotumor cerebral exige tratamento apropriado
- A terapia hormonal deve ser iniciada se houver distúrbio endócrino subjacente
- Interromper o uso de tetraciclina, contraceptivos orais ou vitamina A
- Se a suspensão de corticosteroide for responsável pelo quadro, o medicamento deverá ser reintroduzido e depois reduzido de forma mais gradativa

CIRURGIA

■ Em caso de falha do tratamento clínico no controle da pressão intracraniana, a colocação cirúrgica de derivação lomboperitoneal ou de outro tipo – ou descompressão subtemporal ou fenestração da bainha do nervo óptico – deverá ser realizada para preservar a visão

PROCEDIMENTOS TERAPÊUTICOS

■ É aconselhável que os pacientes obesos percam peso
■ A punção lombar repetida para reduzir a pressão intracraniana mediante remoção do líquido cerebrospinal é uma técnica eficaz a curto prazo
■ No entanto, também há necessidade de tratamento farmacológico

DESFECHOS

SEGUIMENTO

■ O tratamento é monitorado pela avaliação de acuidade visual e campos visuais, aparência fundoscópica e pressão do líquido cerebrospinal

COMPLICAÇÕES

■ Sem tratamento, o pseudotumor cerebral pode levar à atrofia óptica secundária e perda visual permanente

PROGNÓSTICO

■ A interrupção do uso de tetraciclina, contraceptivos orais ou vitamina A possibilita a resolução do pseudotumor cerebral provocado por esses agentes
■ Em muitos casos, não se encontra nenhuma causa específica, e o distúrbio apresenta remissão espontânea depois de alguns meses

CASOS DE ENCAMINHAMENTO

■ Todos os pacientes são beneficiados pelo encaminhamento a um especialista para descartar as causas específicas e pelo cuidado especializado para monitorar a resposta terapêutica, com avaliações da acuidade visual e dos campos visuais, bem como com exame fundoscópico

CASOS DE ADMISSÃO HOSPITALAR

■ Internar caso haja necessidade da colocação cirúrgica de dispositivo para reduzir a hipertensão intracraniana

EVIDÊNCIAS

INFORMAÇÕES PARA OS PACIENTES

■ National Institute of Neurological Diseases and Stroke

REFERÊNCIA

■ Skau M et al. What is new about idiopathic intracranial hypertension? An updated review of mechanism and treatment. Cephalalgia. 2006 Apr; 26(4):384-99. [PMID: 16556239]

Psoríase

CARACTERÍSTICAS PRINCIPAIS

PRINCÍPIOS BÁSICOS DO DIAGNÓSTICO

■ Escamas argênteas ou prateadas sobre placas bem delimitadas de cor vermelho-vivo, em geral na pele dos joelhos, dos cotovelos e do couro cabeludo
■ Os achados ungueais incluem depressão e onicólise (separação da placa ungueal a partir do seu leito)
■ Prurido leve (geralmente)
■ Pode estar associada a artrite psoriática
■ A histopatologia não é muitas vezes útil e pode ser confusa

CONSIDERAÇÕES GERAIS

■ Dermatopatia inflamatória benigna comum, aguda ou crônica, baseada em predisposição genética
■ A lesão ou irritação da pele normal tende a provocar lesões de psoríase no local (fenômeno de Koebner)

- A psoríase possui diversas variantes – a mais comum é o tipo placa

ACHADOS CLÍNICOS

- Com frequência, não há sintomas, mas pode ocorrer prurido
- Embora a psoríase possa ocorrer em qualquer local, examinar estruturas como couro cabeludo, cotovelos, joelhos, palmas e solas, umbigo e unhas
- As lesões consistem em placas vermelhas nitidamente definidas, cobertas por escamas argênteas ou prateadas; a glande do pênis e a vulva podem ser afetadas; ocasionalmente, apenas as flexuras (axilas, região inguinal) são envolvidas
- Um pontilhado fino ("depressão") nas unhas é altamente sugestivo
- Os psoriáticos geralmente têm a prega interglútea rosa ou vermelha
- Pode haver artrite soronegativa associada, envolvendo muitas vezes as articulações interfalângicas distais
- Ocasionalmente, ocorre psoríase eruptiva (gutata [surgimento eruptivo de pequenas lesões circulares em gotas]) constituída de inumeráveis lesões de 3-10 mm de diâmetro após faringite estreptocócica
- A psoríase tipo placa ou eritrodérmica extensa com início abrupto pode acompanhar infecção por HIV

DIAGNÓSTICO DIFERENCIAL

- Dermatite atópica (eczema)
- Dermatite de contato
- Eczema numular (eczema discoide, dermatite numular)
- Tínea
- Candidíase
- Intertrigo
- Dermatite seborreica
- Pitiríase rósea
- Sífilis secundária
- Pitiríase rubra pilar
- Onicomicose (achados ungueais)
- Características cutâneas de artrite reativa
- Linfoma cutâneo de células T (micose fungoide)

DIAGNÓSTICO

PROCEDIMENTOS DIAGNÓSTICOS

- A combinação de placas vermelhas com escamas argênteas ou prateadas nos cotovelos e joelhos, além de descamação no couro cabeludo ou achados ungueais, é diagnóstica
- As lesões de psoríase são bem delimitadas e afetam as superfícies extensoras – ao contrário da dermatite atópica, com placas maldelimitadas em distribuição flexural
- Nas dobras corporais, o raspado e a cultura para pesquisa de *Candida*, bem como o exame do couro cabeludo e das unhas, distinguem a psoríase de intertrigo e candidíase

TRATAMENTO

MEDICAÇÕES

- Ver Tabela 103

Doença limitada (leve a moderada)

- Pomada ou creme tópico de corticosteroide
  - Restringir os corticosteroides de potência mais elevada para 2-3 semanas com uso de 2x/dia; depois 3 ou 4 vezes nos finais de semana ou trocar para um corticosteroide de potência média
  - Raramente induz à remissão duradoura
- A pomada de calcipotrieno a 0,005%, análogo da vitamina D, é utilizada 2x/dia
  - Constitui o segundo tratamento tópico mais comumente utilizado (depois dos corticosteroides tópicos)
  - Substituir para calcipotrieno assim que os corticosteroides tópicos tiverem controlado as lesões
  - O calcipotrieno 1 ou 2x/dia é, então, mantido a longo prazo
  - Geralmente, não pode ser aplicado sobre a virilha ou a face, por causa da irritação
  - Incompatível com muitos corticosteroides tópicos; deve ser obrigatoriamente aplicado em momento distinto
- A oclusão sozinha remove placas isoladas em 30-40% dos pacientes
  - Duoderm® é aplicado sobre as lesões e deixado no local por 5-7 dias; depois, é reaplicado
  - Podem ser observadas respostas dentro de algumas semanas
- Para o couro cabeludo
  - Iniciar com xampu de alcatrão 1x/dia
  - Para as escamas grossas: gel de ácido salicílico a 6% (p. ex., Keralyt®), solução P&S® (fenol, óleo mineral e glicerina), ou fluocinolona acetonida à base de óleo a 0,01% (Derma-Smoothe/FS®) sob uma touca de banho à noite, seguido por xampu pela manhã
  - Para aumentar a potência, triancinolona a 0,1% ou fluocinolona, dipropionato de betametasona, fluocinonida ou ancinonida, e clobetasol estão disponíveis na forma de solução para uso sobre o couro cabeludo 2x/dia
- Psoríase nas dobras corporais
  - Não podem ser usados corticosteroides potentes
  - A aplicação de pomada de tacrolimus (Protopic® a 0,1% ou 0,03%) ou creme de pimecrolimus (Elidel® a 1%), 2x/dia, pode ser eficaz em caso de psoríase intertriginosa (mas não do tipo placa); como é possível a ocorrência de queimadura, esse efeito pode ser evitado pela aplicação de corticosteroide suave (hidrocortisona a 1,0-2,5%) 2x/dia durante a semana do tratamento

Doença moderada a grave (acometimento de mais de 30% da superfície do corpo)

- Devido à possível indução de lesões pustulares, não é recomendável o uso de corticosteroides parenterais
- O metotrexato é bastante eficaz em doses de até 25 mg VO 1x/semana
- A acitretina, retinoide sintético, é mais eficiente para psoríase pustular a uma dose de 0,5-1,0 mg/kg/dia VO
  - Também produz melhora nos tipos eritrodérmico e placa, bem como na artrite psoriática
  - É imprescindível a mensuração periódica das enzimas hepáticas e dos lipídeos séricos
  - Como a acitretina é teratogênica, as mulheres devem esperar no mínimo 3 anos depois do término do tratamento antes de considerar engravidar
- A ciclosporina melhora drasticamente os casos graves de psoríase
- Imunomoduladores sistêmicos (etanercepte, 50 mg SC 2x/semana por 12 semanas, depois 1x/semana; infliximabe, 5 mg/kg IV semanalmente nas semanas 0, 2 e 6, depois a cada 8 semanas, e adalimumabe, 40 mg SC a cada 2 semanas) podem ser eficazes; todos os três agentes também podem induzir à psoríase
- O alefacepte 7,5 mg IV ou 15 mg IM semanalmente por 12 semanas e o efalizumabe 0,7-1,0 mg/kg SC 1x/semana possuem eficácia moderada

PROCEDIMENTOS TERAPÊUTICOS

- Doença moderada a grave
  - O tratamento de escolha consiste na exposição à luz ultravioleta B (UVB) de banda estreita 3x/semana; a resolução das lesões costuma ocorrer em ~7 semanas; talvez haja necessidade de manutenção, pois as recidivas são frequentes
  - A doença grave irresponsiva à luz ultravioleta pode ser tratada em um

centro de cuidados diários para psoríase com o regime terapêutico de Goeckerman, utilizando alcatrão de hulha bruto por muitas horas e exposição à luz UVB; isso oferece as melhores chances de remissões prolongadas
- PUVA (psoraleno mais radiação ultravioleta A) pode se mostrar eficaz mesmo em caso de falha do tratamento-padrão com UVB; pode ser usado com outra terapia, como acitretina

DESFECHOS

COMPLICAÇÕES

- O tratamento com calcipotrieno pode resultar em hipercalcemia
- O uso a longo prazo de PUVA está associado a alto risco de câncer de pele (especialmente carcinoma de células escamosas e, talvez, melanoma)

PROGNÓSTICO

- A evolução tende a ser crônica e imprevisível, e a doença pode ser refratária ao tratamento

CASOS DE ENCAMINHAMENTO

- Encaminhar em caso de dúvida quanto ao diagnóstico, ineficácia da terapia recomendada ou necessidade de tratamento especializado

EVIDÊNCIAS

INFORMAÇÕES PARA OS PACIENTES

- American Academy of Dermatology: What is Psoriasis?
- MedlinePlus: Psoriasis Interactive Tutorial
- National Institute of Arthritis and Musculoskeletal and Skin Diseases: Psoriasis

REFERÊNCIAS

- Lee HH et al. Cutaneous side-effects in patients with rheumatic diseases during application of tumour necrosis factor-alpha antagonists. Br J Dermatol. 2007 Mar;156(3):486-91. [PMID: 7300238]
- Luba KM et al. Chronic plaque psoriasis. Am Fam Physician. 2006 Feb 15;73(4):636-44. [PMID: 16506705]
- Pitarch G et al. Treatment of psoriasis with adalimumab. Clin Exp Dermatol. 2007 Jan;32(1):18-22. [PMID: 17305904]
- Schon MP et al. Psoriasis. N Engl J Med. 2005 May 5;352(18):1899-912. [PMID: 15872205]
- Smith CH et al. Psoriasis and its management. BMJ. 2006 Aug 19;333(7564):380-4. [PMID: 16916825]

Púrpura de Henoch-Schönlein

CARACTERÍSTICAS PRINCIPAIS

- A vasculite sistêmica mais comum em crianças
- Também ocorre em adultos

ACHADOS CLÍNICOS

SINAIS E SINTOMAS

- Lesões cutâneas purpúricas tipicamente localizadas nas extremidades inferiores; também podem ser observadas nas mãos, nos braços, no tronco e nas nádegas
- Há sintomas articulares em grande parte dos pacientes; os joelhos e tornozelos são as articulações mais comumente envolvidas
- Com frequência, a dor abdominal secundária à vasculite do trato intestinal está associada a sangramento gastrintestinal
- A ocorrência de hematúria sinaliza a presença de lesão glomerular (reversível, em geral), embora ocasionalmente possa evoluir para insuficiência renal

DIAGNÓSTICO

- A biópsia cutânea pode demonstrar a presença de vasculite leucocitoclástica com depósito de IgA
- A biópsia renal revela quadro de glomerulonefrite segmentar com crescentes glomerulares e depósito mesangial de IgA
- Diagnóstico diferencial
  - Púrpura trombocitopênica imune
  - Meningococcemia
  - Febre maculosa das Montanhas Rochosas
  - Artrite reumatoide (incluindo a forma juvenil)
  - Poliarterite nodosa
  - Endocardite
  - Crioglobulinemia

TRATAMENTO

- Quadro geralmente autolimitado, que dura 1-6 semanas e desaparece sem sequelas se o envolvimento renal não for grave
- É mais provável que ocorram cursos crônicos com dermatopatia persistente ou intermitente em adultos do que em crianças
- A eficácia do tratamento não está bem estabelecida

Púrpura Trombocitopênica (Autoimune) Idiopática

CARACTERÍSTICAS PRINCIPAIS

PRINCÍPIOS BÁSICOS DO DIAGNÓSTICO

- Trombocitopenia isolada
- Outras linhagens de células hematopoiéticas permanecem normais
- Não há doença sistêmica
- Baço não palpável
- Medula óssea normal com megacariócitos normais ou aumentados

CONSIDERAÇÕES GERAIS

- Distúrbio autoimune caracterizado pela formação de autoanticorpo de imunoglobulina G (IgG) que se liga às plaquetas; não está claro qual o antígeno presente na superfície plaquetária envolvido
- As plaquetas não são destruídas por lise direta; macrófagos esplênicos ligam-se às plaquetas revestidas de anticorpos
- Como o baço constitui um local importante de produção de anticorpos e sequestro de plaquetas, o procedimento de esplenectomia representa uma terapia altamente eficaz
- Idêntica do ponto de vista hematológico à púrpura trombocitopênica secundária associada ao lúpus eritematoso sistêmico e à leucemia linfocítica crônica
- A púrpura trombocitopênica idiopática na infância é frequentemente precipitada por infecção viral e costuma ser autolimitada
- A forma no adulto é geralmente crônica e, raras vezes, acompanha infecção viral
- Incidência mais alta com infecção por HIV

ASPECTOS DEMOGRÁFICOS

- Doença de pessoas jovens: incidência de pico entre 20 e 50 anos de idade
- Predominância do sexo feminino, na razão de 2:1

ACHADOS CLÍNICOS

SINAIS E SINTOMAS

- Os pacientes permanecem saudáveis em termos sistêmicos e em geral não têm febre
- Sangramento de mucosas ou pele: epistaxe, sangramento ou bolhas hemorrágicas na boca, menorragia, púrpura ou petéquias
- Nenhum outro achado físico anormal
- A presença de esplenomegalia deve induzir à consideração de diagnóstico alternativo

DIAGNÓSTICO DIFERENCIAL

- Púrpura trombocitopênica trombótica
- Leucemia aguda
- Síndrome mielodisplásica
- Coagulação intravascular disseminada
- Anemia aplástica precoce
- Toxicidade medicamentosa (p. ex., heparina, sulfonamidas, tiazídicos, quinina)
- Consumo excessivo de bebidas alcoólicas
- Hiperesplenismo
- Lúpus eritematoso sistêmico

DIAGNÓSTICO

EXAMES LABORATORIAIS

- Trombocitopenia, que pode ser grave (< 10.000/μL)
- Outras contagens costumam permanecer normais, exceto em caso de anemia decorrente de sangramento ou hemólise associada
- O esfregaço de sangue periférico revela morfologia celular normal, com exceção de plaquetas levemente aumentadas (megatrombócitos)
- Anemia hemolítica autoimune coexistente (síndrome de Evans) em ~10% dos casos
  - Associada a anemia; nesse caso, o esfregaço periférico exibe a presença de reticulocitose e esferócitos
  - Não deve ser observada fragmentação eritrocitária
- Estudos de coagulação totalmente normais

PROCEDIMENTOS DIAGNÓSTICOS

- O aspirado e a biópsia de medula óssea apresentam-se normais, com número normal ou elevado de megacariócitos

TRATAMENTO

MEDICAÇÕES

- Tratamento inicial: prednisona, 1-2 mg/kg/dia VO, com redução gradativa após a normalização da contagem plaquetária
- Não há necessidade de contagem normal de plaquetas, pois o risco de sangramento será pequeno se a contagem dessas células estiver acima de 50.000/μL
- Imunoglobulina intravenosa em altas doses, 1 g/kg por 1 ou 2 dias
  - Eleva rapidamente a contagem de plaquetas em 90% dos casos dentro de 1-5 dias
  - Além de ser um produto caro, o efeito dura apenas 1-2 semanas; dessa forma, esse tipo de imunoglobulina fica reservado para emergências hemorrágicas ou no preparo de paciente gravemente trombocitopênico para cirurgia
- O danazol, 600 mg/dia, pode ser utilizado na ausência de resposta à prednisona e esplenectomia
- O rituximabe, 325 mg/m² semanalmente por 4 semanas, pode ser eficaz
- Agentes imunossupressores não citotóxicos (p. ex., ciclosporina) podem ser usados em casos refratários
- Agentes imunossupressores citotóxicos ficam reservados para os casos refratários

CIRURGIA

- Esplenectomia
  - Tratamento definitivo; a maioria dos adultos acaba por ser submetida a esse tipo de intervenção cirúrgica
  - Indicações
    - Ausência de resposta inicial à prednisona ou necessidade de doses inaceitavelmente altas para manter uma contagem plaquetária adequada
    - Preferência da cirurgia pelo paciente
  - Pode ser realizada com segurança, mesmo com contagens plaquetárias < 10.000/μL
  - Benefício de 80% com remissão completa ou parcial
  - A púrpura trombocitopênica idiopática pode recorrer em 10-20% dos casos

PROCEDIMENTOS TERAPÊUTICOS

- Poucos adultos com púrpura trombocitopênica idiopática exibem remissões espontâneas; a maioria deles requer tratamento
- Imunossupressão em altas doses e transplante autólogo de células-tronco em raros pacientes com púrpura trombocitopênica idiopática grave e refratária
- Transfusões de plaquetas ficam reservadas para sangramento com risco de vida, mas raramente são utilizadas, uma vez que as plaquetas exógenas sobrevivem menos do que as próprias plaquetas do paciente (apenas algumas horas)

DESFECHOS

SEGUIMENTO

- Com a prednisona, o sangramento frequentemente diminui em até 1 dia; em geral, a contagem de plaquetas começa a subir dentro de 1 semana, mas quase sempre em 3 semanas
- Cerca de 80% dos casos respondem à prednisona, com normalização da contagem plaquetária; no entanto, pode haver recorrência da trombocitopenia se a prednisona for completamente suspensa. Assim, o objetivo é encontrar uma dose que mantenha uma contagem adequada de plaquetas (> 50.000/μL)
- Aproximadamente 50% dos pacientes respondem ao danazol

COMPLICAÇÕES

- A principal preocupação inicial é a ocorrência de hemorragia cerebral — um risco quando a contagem de plaquetas se encontra abaixo de 5.000/μL
- É raro sangramento fatal, mesmo com contagens plaquetárias muito baixas

PROGNÓSTICO

- O prognóstico quanto à remissão é bom
- Em princípio, a doença costuma ser controlada com prednisona; o procedimento de esplenectomia constitui a terapia definitiva

EVIDÊNCIAS

DIRETRIZES CLÍNICAS

- British Committee for Standards in Haematology General Haematology Task Force. Guidelines for the investigation and management of idiopathic thrombocytopenic purpura in adults, children and in pregnancy. Br J Haematol. 2003; 120:574. [PMID: 12588344]
- George JN et al. Idiopathic Thrombocytopenic Purpura. A Practice Guideline Developed by Explicit Methods for The American Society of Hematology 1996, reviewed 2001.

INFORMAÇÕES PARA OS PACIENTES

- National Heart, Lung, and Blood Institute: What Is Idiopathic Thrombocytopenic Purpura?
- Platelet Disorder Support Association: About ITP
- American Academy of Family Physicians: ITP
- National Institute of Diabetes & Digestive & Kidney Diseases

REFERÊNCIAS

- Beardsley DS. ITP in the 21st century. Hematology Am Soc Hematol Educ Program. 2006:402-7. [PMID: 17124090]
- Cines DB et al. How I treat idiopathic thrombocytopenic purpura (ITP). Blood. 2005 Oct 1;106(7):2244-51. [PMID: 15941913]
- Kojouri K et al. Splenectomy for adult patients with idiopathic thrombocytopenia purpura: a systematic review to assess long-term platelet count responses, prediction of response, and surgical complications. Blood. 2004 Nov 1;104(9):2623-34. [PMID: 1521831]

Púrpura Trombocitopênica Trombótica

CARACTERÍSTICAS PRINCIPAIS

PRINCÍPIOS BÁSICOS DO DIAGNÓSTICO

- Trombocitopenia
- Anemia hemolítica microangiopática
- Testes de coagulação normais
- Desidrogenase láctica (LDH) aumentada

CONSIDERAÇÕES GERAIS

- Síndrome incomum caracterizada por
  - Anemia hemolítica microangiopática
  - Trombocitopenia
  - Febre não infecciosa
  - Distúrbios neurológicos
  - Insuficiência renal
- LDH sérica marcadamente elevada
- A patogênese parece ser a deficiência de uma protease ADAMTS13 que cliva o fator de von Willebrand, resultando em alguns casos de anticorpos contra a protease
- É ocasionalmente precipitada pelo uso de estrogênios, gestação, fármacos ou infecções

ASPECTOS DEMOGRÁFICOS

- Ocorre principalmente em adultos jovens entre 20 e 50 anos
- Discreta predominância em mulheres

ACHADOS CLÍNICOS

SINAIS E SINTOMAS

- Pode haver febre
- Palidez e sintomas de anemia
- Púrpura, petéquias e sangramentos
- Sinais e sintomas neurológicos, incluindo
  - Cefaleia
  - Confusão
  - Afasia
  - Alteração no nível de consciência de letargia a coma, que podem melhorar e piorar em alguns minutos
  - Hemiparesia e convulsões com doença mais avançada
- Dor e sensibilidade abdominal resultando de pancreatite

DIAGNÓSTICO DIFERENCIAL

- Coagulação intravascular disseminada
- Síndrome hemolítico-urêmica
- Eclâmpsia/pré-eclâmpsia
- Meningite
- Síndrome de Evans (púrpura trombocitopênica idiopática com anemia hemolítica autoimune)

DIAGNÓSTICO

EXAMES LABORATORIAIS

- O esfregaço de sangue periférico mostra alterações microangiopáticas com hemácias fragmentadas (esquizócitos, células em elmo)
- A anemia é universal e pode ser marcante
- Geralmente com marcada reticulocitose e hemácias nucleadas circulantes ocasionais
- A trombocitopenia está invariavelmente presente e pode ser severa
- Bilirrubina indireta aumentada e, ocasionalmente, hemoglobinemia e hemoglobinúria por hemólise; a metemalbuminemia pode impor coloração marrom ao plasma
- LDH marcadamente elevada em proporção com a gravidade da hemólise; teste de Coombs negativo
- Testes de coagulação (tempo de protrombina, tempo de tromboplastina parcial, fibrinogênio) normais, a menos que o dano tecidual isquêmico cause coagulação intravascular disseminada secundária
- Uma elevação de produtos de degradação da fibrina pode ser vista, como em outros pacientes agudamente enfermos
- Insuficiência renal com urinálise anormal

PROCEDIMENTOS DIAGNÓSTICOS

- Patologicamente pode haver trombos em capilares e pequenas artérias, sem evidência de inflamação

TRATAMENTO

MEDICAÇÕES

- Prednisona e agentes antiplaquetários (aspirina, 325 mg VO 3x/dia, e dipiridamol, 75 mg VO 3x/dia) têm sido usados em adição à plasmaférese, mas o seu papel não está claro
- O manejo de pacientes refratários que não respondem à plasmaférese ou que têm rápidas recorrências é controverso
- A combinação de esplenectomia, corticosteroides e dextran é usada com sucesso
- A imunossupressão (p. ex., ciclofosfamida, rituximabe) também é efetiva

CIRURGIA

- A esplenectomia pode estar indicada para a doença refratária
- A esplenectomia durante a remissão pode evitar recaídas subsequentes

PROCEDIMENTOS TERAPÊUTICOS

- A emergente plasmaférese de grande volume é o tratamento de escolha para a púrpura trombocitopênica trombótica
  - 60-80 mL/kg de plasma removidos e substituídos por plasma fresco congelado, continuada diariamente até a remissão completa
  - A duração ideal da plasmaférese após a remissão não é conhecida

DESFECHOS

PROGNÓSTICO

- Com a plasmaférese, o prognóstico antes muito ruim mudou de forma considerável; 80-90% dos pacientes agora se recuperam completamente
- As anormalidades neurológicas costumam ser revertidas
- A maior parte das respostas completas são duradouras, mas 20% dos casos são crônicos e recorrentes

EVIDÊNCIAS

DIRETRIZES CLÍNICAS

- Allford SL et al. Guidelines on the diagnosis and management of the thrombotic microangiopathic haemolytic anaemias. Br J Haematol. 2003;120:556. [PMID: 12588343]

INFORMAÇÕES PARA OS PACIENTES

- MedlinePlus: Thrombotic Thrombocytopenic Purpura

REFERÊNCIAS

- Ahmad A et al. Rituximab for treatment of refractory/relapsing thrombotic thrombocytopenic purpura (TTP). Am J Hematol. 2004 Oct;77(2):171-6. [PMID: 15389904]
- Fakhouri F et al. Efficiency of curative and prophylactic treatment with rituximab in ADAMTS 13-deficient thrombotic thrombocytopenic purpura: a study of 11 cases. Blood. 2005 Sep 15;106(6):1932-7. [PMID: 15933059]
- Sadler JE. Thrombotic thrombocytopenic purpura: a moving target. Hematology Am Soc Hematol Educ Program. 2006:415-20. [PMID: 17124092]

Quedas no Idoso

CARACTERÍSTICAS PRINCIPAIS

PRINCÍPIOS BÁSICOS DO DIAGNÓSTICO

- As quedas nas pessoas mais velhas raramente são devidas a uma causa única
- Os medicamentos são uma causa comum e potencialmente reversível de quedas em idosos

CONSIDERAÇÕES GERAIS

Causas das quedas

- Incapacidade visual
- Incapacidade da marcha devido a
  - Distúrbio do pé (onicocriptose,* úlcera)
  - Artrite
  - Fraqueza muscular (miopatia, descondicionamento)
  - Ataxia sensitiva (neuropatia diabética, deficiência de vitamina B_{12})
  - Outros distúrbios neurológicos (parkinsonismo, doença de Alzheimer, estenose vertebral, esclerose múltipla, ataxia cerebelar)
- Riscos ambientais (iluminação ruim, degraus, tapetes, chão com desnivelamento)
- Medicamentos e polifarmácia (benzodiazepínicos, opioides, fenotiazinas, antidepressivos, diuréticos)
- Álcool
- Hipotensão ortostática ou pós-prandial
- Vertigem, pré-síncope, síncope ou desequilíbrio
- Enfermidade clínica aguda (pneumonia, infarto do miocárdio, anemia, hiponatremia)
- Outros fatores contribuintes
  - Urgência urinária
  - Edema periférico
  - Insônia
  - Calçados

ASPECTOS DEMOGRÁFICOS

- 30% dos idosos que vivem na comunidade sofrem quedas todo ano, incluindo 50% das pessoas com mais de 80 anos; daqueles que caem, 25% têm lesões graves
- Mais ou menos 5% das quedas resultam em fraturas

---

*N. de R.T. Também conhecida como unha encravada.

- 50% daqueles que caem são incapazes de levantar sem ajuda
- As quedas são a sexta maior causa de morte em pessoas mais velhas

ACHADOS CLÍNICOS

SINAIS E SINTOMAS

Testes de marcha e equilíbrio

- "Teste do Levanta e Caminha"
  - Solicita-se que o paciente levante da posição sentada sem usar as mãos, caminhe por três metros, faça a volta, retorne e se sente
  - O desempenho do teste é qualitativo: normal *versus* anormal
  - O tempo do paciente deve ser cronometrado durante o teste: 10-15 segundos é considerado normal
  - Tempos mais longos do que 20 segundos são frequentemente associados a outras incapacidades funcionais
- Avaliação de Tinetti de Marcha e Equilíbrio
  - Inclui aspectos tanto do teste "Levanta e Caminha" quanto do de Romberg
  - É mais frequentemente usado para a testagem formal
  - Avalia o comprimento, a altura, a largura, a simetria e a continuidade da passada
  - Avalia a estabilidade com os olhos fechados e com uma leve pressão no esterno
  - Avalia a postura, o balanço e o uso de dispositivos de auxílio à mobilidade
- Teste de Romberg
  - Existe estabilidade quando o paciente fica parado com os olhos fechados?
- Ao se virar, os passos são contínuos ou descontínuos?
- O equilíbrio é mantido quando o paciente é levemente empurrado no esterno?

Visão

- Um exame formal da visão e do olho deve ser considerado parte da avaliação padronizada dos idosos que caem

DIAGNÓSTICO

EXAMES LABORATORIAIS

- Os exames de laboratório e outros devem ser guiados pela história e pelo exame físico
- A maioria dos pacientes que caem deve ser avaliada quanto ao risco de osteoporose

PROCEDIMENTOS DIAGNÓSTICOS

- Toda pessoa mais velha deve ser indagada sobre quedas; muitos não informam, voluntariamente, tal dado
- Revisar as circunstâncias das quedas, incluindo os sintomas associados, a localização e os fatores de exacerbação
- Revisar as medicações, incluindo os remédios para dormir sem prescrição médica
- Revisar história de uso de drogas
- Perguntar sobre sintomas urinários
- Pesquisar hipotensão postural
- Pesquisar edema periférico
- Perguntar sobre a visão

TRATAMENTO

MEDICAÇÕES

- Eliminar todos os medicamentos não essenciais que possam interferir com a marcha, causar sonolência ou urgência urinária

PROCEDIMENTOS TERAPÊUTICOS

- Verificação de segurança doméstica: geralmente reembolsada pelos convênios, incluindo o Medicare
- Para os pacientes com história de quedas repetidas, deixar disponíveis no nível do chão um telefone, um telefone portátil ou um sistema leve de radiochamada
- Programas de exercícios
  - O treinamento de resistência e o retreinamento do equilíbrio reduzem o risco de queda
  - Os programas de Tai Chi também têm mostrado benefícios modestos
  - A fisioterapia pode orientar sobre equilíbrio, força, uso de dispositivos de auxílio e forma de se levantar do chão depois de uma queda
- O uso de um protetor externo anatomicamente projetado para o quadril reduz o risco de fratura do quadril em idosos enfraquecidos, mas não costuma ser bem tolerado
- Avaliar osteoporose e tratá-la quando presente

DESFECHOS

COMPLICAÇÕES

- Fraturas, comumente do punho, do quadril e de vértebras
- Perda de confiança e independência e autorrestrição de atividades por causa do medo de novas quedas
- Institucionalização

- Hematoma subdural crônico
  - Considerar em um paciente idoso que se apresenta com sinais ou sintomas neurológicos recentes, particularmente obnubilação
  - A cefaleia é incomum
- Desidratação, desequilíbrio de eletrólitos, escaras de pressão, hipotermia e rabdomiólise em pacientes que são incapazes de se levantar de uma queda

PROGNÓSTICO

- Os pacientes que caem estão em risco alto de quedas subsequentes
- As quedas estão associadas a um risco mais alto de institucionalização
- Existe uma taxa de mortalidade alta (aproximadamente 20% em 1 ano) em mulheres idosas com fraturas de quadril

CASOS DE ENCAMINHAMENTO

- Encaminhar para um exame de segurança doméstica qualquer indivíduo idoso com história de quedas ou anormalidades do equilíbrio ou da marcha
- Considerar encaminhamento a um fisioterapeuta para avaliação e treinamento da marcha (como levantar de uma queda e treinamento com dispositivos especiais)
- Uma avaliação interdisciplinar de geriatria pode ser útil

PREVENÇÃO

- É provável que a manutenção da atividade física e da força muscular ajude a prevenir as quedas
- Remediar os riscos domésticos
- Avaliar a marcha e fazer intervenções quando anormal
- Realizar avaliação regular da visão
- Avaliar osteoporose e tratá-la quando presente
- Há alguma evidência sugerindo que a vitamina D (700-800 UI ao dia) e possivelmente o cálcio (1.000 mg) ajudem a evitar fraturas

EVIDÊNCIAS

DIRETRIZES CLÍNICAS

- American Geriatrics Society
- National Guideline Clearinghouse – University of Iowa Gerontologic Nursing Research Center, 2004

ENDEREÇOS ELETRÔNICOS

- AARP Guide to Internet Resources on Aging
- Administration on Aging
- ACOVE

INFORMAÇÕES PARA OS PACIENTES

- American Academy of Family Physicians
- JAMA patient page. Fall-induced injuries. JAMA. 1999;281:1962. [PMID: 10349902]
- JAMA patient page. Hip fractures. JAMA. 2001;285:2814. [PMID: 11419423]

REFERÊNCIAS

- Bischoff-Ferrari HA et al. Effect of Vitamin D on falls: a meta-analysis. JAMA. 2004 Apr 28;291(16):1999-2006. [PMID: 15113819]
- Tinetti ME. Clinical practice. Preventing falls in elderly persons. N Engl J Med. 2003 Jan 2;348(1):42-9. [PMID: 12510042]

Queimaduras

CARACTERÍSTICAS PRINCIPAIS

PRINCÍPIOS BÁSICOS DO DIAGNÓSTICO

- Avaliar a área da superfície corporal afetada pela queimadura
- Avaliar a profundidade da queimadura para classificar como queimadura de primeiro ou de segundo grau
- Considerar a idade do paciente e a enfermidade ou lesão associada
- Considerar hospitalização para queimaduras na mão, queimaduras de mais de 10% da área da superfície corporal total (ASCT)

CONSIDERAÇÕES GERAIS

- Somente as queimaduras de segundo e terceiro grau são incluídas no cálculo da ASCT
- A distinção entre queimaduras de segundo e terceiro grau não é necessária, porque ambas são geralmente tratadas como queimaduras de espessura completa (terceiro grau), com excisão e enxertia precoces

ASPECTOS DEMOGRÁFICOS

- Cerca de 1,25 milhões de lesões por queimaduras ocorrem anualmente nos Estados Unidos
- Aproximadamente 51.000 vítimas de queimaduras agudas são hospitalizadas a cada ano nos Estados Unidos
- As lesões graves por queimaduras ocorrem mais frequentemente em crianças com menos de 5 anos de idade

ACHADOS CLÍNICOS

SINAIS E SINTOMAS

- As queimaduras de primeiro grau não formam bolhas inicialmente
- As queimaduras de segundo grau formam bolhas
- Nas queimaduras profundas de segundo grau e nas de terceiro grau, os pelos estão ausentes ou podem ser facilmente extraídos, as glândulas sudoríparas ficam menos visíveis e a pele parece mais lisa

DIAGNÓSTICO

DIAGNÓSTICO POR IMAGEM

- As radiografias de tórax, em geral inicialmente normais, podem mostrar síndrome da angústia respiratória aguda em 24-48 horas, com lesão grave por inalação de fumaça

TRATAMENTO

MEDICAÇÕES

- **Cristaloides**: a ressuscitação com fluidos pode ser simultaneamente instituída com a ressuscitação inicial
  - Fórmula de Parkland para as necessidades de fluidos nas primeiras 24 h: injeção de Ringer lactato (4 mL/kg de peso corporal por percentual de ASCT)
  - As queimaduras elétricas profundas e as lesões por inalação demandam maior necessidade de fluidos
  - A suficiência da ressuscitação é determinada clinicamente: débito urinário e gravidade específica, pressão arterial, cateter venoso central ou leituras do cateter de Swan-Ganz
  - Metade do fluido calculado é dada no período das primeiras 8 h (medidas a partir do momento da lesão); o fluido restante, dividido pela metade, é oferecido ao longo das próximas 16 h
  - Um volume muito grande de fluidos pode ser necessário
- **Coloides**: evitar na ressuscitação de rotina das queimaduras por causa do risco de declínio da filtração glomerular e da associação com edema pulmonar

CIRURGIA

- Considerando que as queimaduras circunferenciais de espessura completa

podem provocar isquemia sob a escara que se retrai, as incisões de escarotomia através do tecido desprovido de sensibilidade podem salvar a vida e o membro
- Excisão e enxertia precoces das áreas queimadas críticas, em até 24 h depois da lesão ou quando o paciente tolerar hemodinamicamente o procedimento
- As feridas que não cicatrizam em 7-10 dias (p. ex., queimaduras profundas de segundo grau ou de terceiro grau) são mais adequadamente tratadas por excisão e autoenxerto

PROCEDIMENTOS TERAPÊUTICOS

- Estabelecer via aérea; avaliar a coluna cervical e as lesões na cabeça; estabilizar as fraturas
- Oxigênio suplementar
- Entubar se houver suspeita de lesão por inalação de fumaça
- **Acesso vascular**
  - Pode ocorrer choque hipovolêmico com queimaduras maiores
  - Remover as roupas
  - Estabelecer acesso venoso
    - De preferência com uma linha IV percutânea de grande calibre (14 ou 16), em pele não queimada (p. ex., via femoral)
    - Evitar acessos subclávios de emergência em um paciente com volume depletado, por causa do risco de laceração da veia subclávia e pneumotórax
    - *Trocar os cateteres de acesso venoso dentro de 24 h por causa do alto risco de colocação não estéril*
- Proteger os ferimentos por queimaduras com um antibiótico tópico (p. ex., sulfadiazina de prata)
- Limpar bem e diariamente as áreas queimadas

DESFECHOS

SEGUIMENTO

- Um cateter de Foley é essencial para monitorar o débito urinário

- Monitorar as lesões por inalação de fumaça com determinação seriada de gasometria e broncoscopia

COMPLICAÇÕES

- Considerar condições comórbidas
- Suspeitar de lesão por inalação de fumaça quando os pelos nasais estiverem chamuscados, se o mecanismo de queimadura envolver espaços fechados, se o escarro estiver escurecido ou se o nível de carboxiemoglobina for > 5% em não fumantes
- A lesão elétrica que causa queimaduras
  - Pode também provocar arritmias cardíacas, que exigem atenção imediata, e necrose muscular
  - Testar para níveis elevados de creatinoquinase quando houver suspeita de rabdomiólise
- A pancreatite ocorre em queimaduras graves junto com a falência de múltiplos órgãos
- Quase todos os pacientes queimados têm um ou mais episódios septicêmicos durante o curso da hospitalização; inicialmente são infecções gram-positivas, e, mais tarde, infecções por *Pseudomonas*

PROGNÓSTICO

- O escore de Baux (idade + percentual queimado) prediz a mortalidade depois de queimaduras maiores
- Sexo feminino, lesão concomitante sem ser queimadura, causa elétrica da queimadura e faixa etária pediátrica preveem um desfecho pior
- A fisioterapia e o suporte psicossocial são essenciais

CASOS DE ENCAMINHAMENTO

- As unidades de queimados oferecem o extenso suporte necessário para os pacientes com queimaduras
- Obter consultoria cirúrgica precoce nos pacientes com queimaduras de segundo ou terceiro grau

PREVENÇÃO

- Manter a temperatura corporal interna normal com as queimaduras > 20% da ASCT; manter a temperatura do quarto em 30°C

- As alimentações com sonda são recomendadas precocemente; iniciar a nutrição parenteral total (NPT) rapidamente se o paciente for incapaz de receber alimentação via sonda
- A maioria dos pacientes pode ser adequadamente alimentada com energia igual a 100-120% do gasto energético basal estimado

EVIDÊNCIAS

DIRETRIZES CLÍNICAS

- American Burn Association. Inhalation injury: diagnosis. J Am Coll Surg. 2003; 196:307. [PMID: 12632576]

INFORMAÇÕES PARA OS PACIENTES

- American Academy of Family Physicians: Taking Care of Burns
- Mayo Clinic: Burns
- MedlinePlus: Burns interactive tutorial
- Shriners Hospital

REFERÊNCIAS

- Bessey PQ et al. The vulnerabilities of age: burns in children and older adults. Surgery. 2006 Oct;140(4):705-15. [PMID: 17011919]
- Ipaktchi K et al. Advances in burn critical care. Crit Care Med. 2006 Sep;34(9 Suppl):S239-44. [PMID: 16917429]
- Miles JM. Energy expenditure in hospitalized patients: implications for nutritional support. Mayo Clin Proc. 2006 Jun;81(6):809-16. [PMID: 16770981]
- Lee JO et al. Nutrition support strategies for severely burned patients. Nutr Clin Pract. 2005 Jun;20(3):325-30. [PMID: 16207671]
- Oda J et al. Effects of escharotomy as abdominal decompression on cardiopulmonary function and visceral perfusion in abdominal compartment syndrome with burn patients. J Trauma. 2005 Aug;59(2):369-74. [PMID: 16294077]
- Trottier V et al. Survival after prolonged length of stay in a trauma intensive care unit. J Trauma. 2007 Jan;62(1):147-50. [PMID: 17215746]

Rabdomiólise

CARACTERÍSTICAS PRINCIPAIS

PRINCÍPIOS BÁSICOS DO DIAGNÓSTICO

- Necrose da musculatura esquelética
- Pode ser encontrada em uma ampla variedade de quadros clínicos, isoladamente ou em combinação com outros distúrbios musculares

CONSIDERAÇÕES GERAIS

- A rabdomiólise geralmente é observada com miopatia concomitante, embora o termo "rabdomiólise" se refira apenas a uma anormalidade laboratorial
- Costuma ser atribuída a uma síndrome de lesão por esmagamento muscular, associada a
  - Mioglobinúria
  - Insuficiência renal
  - Níveis acentuadamente elevados da enzima creatinoquinase
  - Com frequência, há falência múltipla de órgãos como resultado de outras complicações decorrentes do trauma

Causas

- Lesão por esmagamento
- Imobilidade prolongada, como superdosagem de medicamentos, exposição, hipotermia
- Uso de estatinas
- Miosite, por exemplo, polimiosite, dermatomiosite
- Convulsões
- Exercício vigoroso ou intermação/insolação
- Hipocalemia ou hipofosfatemia
- Contração volêmica excessiva
- Intoxicação alcoólica aguda (rara)

ACHADOS CLÍNICOS

SINAIS E SINTOMAS

- Muitas vezes, há pouca evidência de lesão muscular ao exame externo desses pacientes – e, especificamente, não há nem mialgia nem miopatia
- Os sinais e sintomas podem estar associados a miopatia (fraqueza muscular objetiva) ou mialgias (dor nos músculos)

DIAGNÓSTICO DIFERENCIAL

- Miopatia sem necrose muscular ou creatinofosfoquinase elevada, por exemplo, causas endócrinas de hipertireoidismo, síndrome de Cushing
- Outra causa de mialgia, como influenza
- Polimialgia reumática
- Uma simples injeção intramuscular pode provocar certa elevação da creatinoquinase

DIAGNÓSTICO

EXAMES LABORATORIAIS

- O aumento na creatinoquinase sérica é o indicador bioquímico de necrose da musculatura esquelética
- Teste urinário positivo para a presença de sangue (em função da mioglobinúria), feito com fita reagente de imersão, na ausência de hemácias no sedimento
- Pode haver elevações da alanina aminotransferase e lactato desidrogenase – mensurações que podem ser obtidas por outras razões, como suspeita de hepatopatia ou hemólise
- Quando esses exames estiverem desproporcionalmente elevados, confirmar se eles não são de origem muscular com a determinação da creatinoquinase

TRATAMENTO

MEDICAÇÕES

- Ressuscitação hídrica vigorosa
- Manitol, 100 mg IV 1x/dia por 3 dias
- Alcalinização da urina com 2 ampolas de bicarbonato de sódio em 1 litro de soro glicosado a 5% em 0,45% de soro fisiológico

DESFECHOS

COMPLICAÇÕES

- A insuficiência renal atribuída à mioglobinúria é causada por dano tubular resultante da mioglobina filtrada e quase sempre está associada a hipovolemia

PROGNÓSTICO

- A insuficiência renal por rabdomiólise costuma ser reversível com hidratação. O papel desempenhado pela alcalinização urinária não está comprovado

EVIDÊNCIAS

REFERÊNCIAS

- Kashani A et al. Risks associated with statin therapy: a systematic overview of randomized clinical trials. Circulation. 2006 Dec 19;114(25):2788-97. [PMID: 17159064]
- Thompson PD et al. Statin-associated myopathy. JAMA. 2003 Apr 2; 289(13): 1681-90. [PMID: 12672737]

Regurgitação Aórtica

CARACTERÍSTICAS PRINCIPAIS

- Causas reumáticas menos comuns desde o advento dos antibióticos
- Causas não reumáticas predominam
  - Válvula bicúspide congênita
  - Endocardite infecciosa
  - Hipertensão
  - Necrose cística da média
  - Síndrome de Marfan
  - Dissecção aórtica
  - Espondilite anquilosante
  - Síndrome de Reiter
- Raramente de natureza aterosclerótica

ACHADOS CLÍNICOS

- Sopro diastólico de alta frequência, em decrescendo, ao longo da borda esternal esquerda; nenhuma alteração com a respiração
- Ventrículo esquerdo (VE) hiperativo, aumentado
- Pressão de pulso alargada, com sinais periféricos
  - Pulsos de Quincke: leitos ungueais pulsáteis
  - Sinal de Duroziez: sopro bidirecional na artéria femoral quando da produção de um sopro sistólico pela compressão com a borda do estetoscópio
  - Sinal de Hill: pressão sistólica da perna > 40 mmHg mais alta que a do braço
- Em geral lentamente progressiva e assintomática até a meia-idade, embora o início possa às vezes ser rápido, como na endocardite infecciosa ou na dissecção aórtica
- A dispneia aos exercícios e a fadiga são os sintomas mais frequentes, mas

- a dispneia paroxística noturna e o edema pulmonar também podem ocorrer
- Pode se apresentar com insuficiência cardíaca esquerda; a dor torácica é rara
- É necessário operar antes do surgimento dos sintomas

DIAGNÓSTICO

- ECG: hipertrofia do VE
- Radiografia de tórax: dilatação do VE e frequentemente da aorta
- Ecocardiografia com Doppler
  - Confirma o diagnóstico
  - Estima a gravidade
- Avaliações ecocardiográficas seriadas do tamanho e da função do VE são críticas para determinar o momento de substituição da válvula
- TC ou RM
  - Podem estimar o tamanho da raiz aórtica
  - Podem descartar um aneurisma ascendente
- Cateterização cardíaca
  - Pode ajudar a quantificar a gravidade
  - Pode avaliar pré-operatoriamente a anatomia coronariana e da raiz aórtica

TRATAMENTO

- A cirurgia pode ser urgente na regurgitação aórtica aguda (habitualmente devido à endocardite ou dissecção)
- As recomendações atuais preconizam a redução da pós-carga, embora os dados sejam derivados de muito poucos pacientes e o seu uso continue controverso
  - A maioria dos profissionais prescreve inibidores da ECA
  - A terapia com betabloqueador pode diminuir a velocidade da dilatação aórtica na síndrome de Marfan
- A cirurgia está indicada uma vez que a regurgitação aórtica cause sintomas
- A cirurgia também está indicada para aqueles com uma fração de ejeção < 55% ou aumento do volume sistólico final do VE
- A cirurgia para aneurisma ascendente assintomático está indicada para dimensão máxima > 55 mm (> 50 mm em pacientes com síndrome de Marfan)
- A mortalidade operatória costuma ser de 3-5%

Regurgitação Mitral

CARACTERÍSTICAS PRINCIPAIS

- A regurgitação mitral é resultante de
  - Deslocamento dos músculos papilares (miocardiopatia dilatada)
  - Alongamento excessivo das cordas tendíneas ou degeneração mixomatosa dos folhetos valvulares (prolapso mitral)
  - Não contração do anel valvar (calcificação anular)
  - Formação cicatricial (febre reumática, infiltração por cálcio)
  - Infecção (endocardite)
- A regurgitação mitral impõe sobrecarga volêmica ao coração (pré-carga aumentada), mas reduz a pós-carga, resultando em aumento de volume do ventrículo esquerdo (VE) e incremento inicial da fração de ejeção (FE)
- Com o passar do tempo, ocorrem enfraquecimento do VE e queda da FE

ACHADOS CLÍNICOS

- Sopro pansistólico na altura do ápice cardíaco, com propagação para as axilas em grande parte dos pacientes
- Achados frequentemente associados a B_3 (terceira bulha cardíaca)
- Impulso ventricular esquerdo hiperdinâmico
- Movimento ascendente rápido da artéria carótida
- O paciente pode permanecer assintomático por muitos anos (ou durante toda a vida)
- Com o desenvolvimento agudo de regurgitação, a pressão atrial esquerda sobe abruptamente, levando à formação de edema pulmonar em casos graves
- Quando a regurgitação evolui mais lentamente, os sintomas de dispneia aos esforços e fadiga agravam-se de forma mais gradativa ao longo de muitos anos
- O aumento de volume do átrio esquerdo pode induzir à fibrilação atrial e embolização sistêmica
- Predisposição à endocardite infecciosa

DIAGNÓSTICO

- ECG: anormalidade do átrio esquerdo ou fibrilação atrial e hipertrofia ventricular esquerda
- Radiografia torácica: aumento de volume do átrio e ventrículo esquerdos
- Ecocardiografia Doppler
  - Não apenas confirma o diagnóstico e a etiologia, mas também estima a gravidade por uma série de métodos
  - Exame utilizado para mensurar a função do VE, bem como as dimensões sistólica e diastólica finais desse ventrículo
- Ecocardiografia transesofágica
  - Pode revelar a causa e identificar de forma mais eficiente os candidatos à cirurgia de reparo valvular
  - Importante em casos de endocardite
- Com frequência, a angiografia coronariana fica indicada (sobretudo após os 45 anos de idade) para determinar a presença de doença arterial coronariana antes da cirurgia valvular

TRATAMENTO

- Profilaxia antibiótica para procedimentos odontológicos e outros
- A terapia com um inibidor da ECA é utilizada para reduzir a pós-carga, embora existam poucos dados para apoiar tal uso
- A regurgitação mitral aguda resultante de endocardite, infarto do miocárdio e ruptura das cordas tendíneas necessita frequentemente de intervenção cirúrgica de emergência
- Em geral, a regurgitação crônica exige cirurgia mediante desenvolvimento dos sintomas ou em pacientes assintomáticos quando a dimensão sistólica final do VE estiver acima de 4,0 cm ou a FE abaixo de 60%
- Reparo cirúrgico da válvula
  - Método de escolha em prolapso mitral e em alguns casos com endocardite
  - Basicamente todos os pacientes submetidos ao reparo valvular também precisam passar pela colocação de anéis mitrais
  - Procedimento utilizado também em pacientes com miocardiopatia
- A substituição da válvula mitral usa válvulas mecânicas ou bioprotéticas
- As abordagens percutâneas recentes para reparo da válvula mitral envolvem
  - Aplicação de pontos simples nos folhetos via transeptal (procedimento de Evalve)
  - Enrugamento do seio coronário
  - Outras medidas para reduzir a dimensão do anel valvular

Retardo Mental do X Frágil

CARACTERÍSTICAS PRINCIPAIS

- Responde por mais casos de retardo no sexo masculino do que qualquer condição, exceto a síndrome de Down
- Herdado como uma condição ligada ao X
- Cerca de 1 em 4.000-6.000 pessoas do sexo masculino é afetada
- As mulheres heterozigóticas têm fenótipos múltiplos, que variam desde retardo mental e insuficiência ovariana prematura até casos essencialmente normais, em grande parte dependendo do número presente de trinucleotídeos repetidos

ACHADOS CLÍNICOS

- Os indivíduos afetados do sexo masculino têm
  - Macro-orquidia (testículos aumentados) depois da puberdade
  - Orelhas grandes e uma mandíbula proeminente, voz de tonalidade alta e retardo mental
  - Evidência de um defeito leve do tecido conjuntivo, com hipermobilidade articular e prolapso de válvula mitral
- As mulheres afetadas (heterozigóticas) não mostram nenhum sinal físico diferente da insuficiência ovariana prematura (menopausa precoce), mas podem ter dificuldades de aprendizado ou franco retardo
- Os portadores pré-mutação (homens e mulheres com 55-200 repetições CGG) podem desenvolver ataxia e tremor quando adultos mais velhos

DIAGNÓSTICO

- Os estudos citogenéticos demonstram um hiato pequeno, ou local frágil, próximo à ponta do braço longo do cromossomo X
- O local frágil se deve à expansão de uma repetição de trinucleotídeos (CGG) próximo a um gene chamado de *FMR1*
- Um alelo do *FMR1* com ~200 repetições resulta em retardo mental em virtualmente todos os homens e dificuldades de aprendizado em 60% das mulheres
- O diagnóstico clínico do DNA para o número de repetições de CGG pode ser feito em qualquer homem ou mulher que tenha um retardo mental inexplicável
- O diagnóstico pré-natal do DNA pode ser realizado

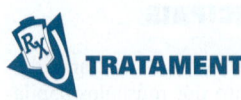

TRATAMENTO

- Nenhum

Rosácea

CARACTERÍSTICAS PRINCIPAIS

PRINCÍPIOS BÁSICOS DO DIAGNÓSTICO

- Distúrbio facial crônico de pessoas de meia-idade e idosas
- Presença de componente vascular (eritema e telangiectasia) e fácil tendência ao rubor
- Também pode haver componente acneiforme (pápulas e pústulas)
- Existência de componente glandular, acompanhado por hiperplasia dos tecidos moles do nariz (rinofima)

CONSIDERAÇÕES GERAIS

- Geralmente, a rosácea é uma condição vitalícia, que exige terapia de manutenção

ACHADOS CLÍNICOS

SINAIS E SINTOMAS

- As bochechas, o nariz e o queixo – às vezes, toda a face – podem exibir um tom rosado
- Ausência de comedões
- Pápulas inflamatórias são proeminentes, mas pode haver pústulas
- Também pode existir seborreia associada
- Muitas vezes, o paciente queixa-se de queimação ou ardência com episódios de rubor
- Não é raro que os pacientes tenham doença oftálmica associada, inclusive blefarite e ceratite

DIAGNÓSTICO DIFERENCIAL

- Acne vulgar
- Dermatite seborreica
- Dermatite perioral
- Lúpus eritematoso sistêmico
- Carcinoide
- Dermatomiosite
- Rosácea
  - Diferenciada da acne pela idade, presença de componente vascular e ausência de comedões
  - O tom rosado da pele deve-se aos processos de inflamação e telangiectasia, e geralmente apontará para o diagnóstico
- Corticosteroides tópicos podem transformar dermatoses triviais da face em dermatite perioral e rosácea esteróidea

DIAGNÓSTICO

EXAMES LABORATORIAIS

- Diagnóstico clínico

TRATAMENTO

MEDICAÇÕES

- Ver Tabela 103
- Os medicamentos são direcionados apenas às pápulas e pústulas inflamatórias, bem como ao eritema que as circunda

Terapia local

- Aplicação de metronidazol sob a forma de gel a 0,75% 2x/dia ou creme a 1% 1x/dia é o tratamento tópico de escolha
- Se o metronidazol não for tolerado, a clindamicina tópica (solução, gel ou loção) 2x/dia é eficaz
- A eritromicina, conforme descrito anteriormente, pode ser útil (ver Acne Vulgar)
- Para obtenção de resposta significativa, talvez haja necessidade de 5-8 semanas de tratamento

Terapia sistêmica

- Em caso de terapia tópica inadequada, é recomendável o uso de tetraciclina ou eritromicina, 250 ou 500 mg VO 2x/dia com o estômago vazio
- A minociclina ou a doxiciclina, 50-100 mg VO 1 ou 2x/dia, podem funcionar em casos refratários
- A isotretinoína pode ser bem-sucedida quando outras medidas falharem; é recomendada uma dose de 0,5-1,0 mg/kg/dia VO por 12-28 semanas
- Metronidazol, 250 mg VO 2x/dia por 3 semanas
  - A tentativa pode ser válida, mas raramente é necessária
  - Embora os efeitos colaterais sejam raros, o metronidazol pode produzir efeito semelhante ao do dissulfiram quando o paciente ingere bebida alcoólica e causar neuropatia com o uso a longo prazo

CIRURGIA

- O único tratamento satisfatório para telangiectasia é a cirurgia a *laser*

- O rinofima (hiperplasia dos tecidos moles e sebáceos do nariz) responde à cirurgia de redução de volume

DESFECHOS

PROGNÓSTICO
- A rosácea tende a ser um processo tenaz e persistente
- Com os regimes terapêuticos descritos previamente, pode haver controle adequado da rosácea

CASOS DE ENCAMINHAMENTO
- Encaminhar em caso de dúvida quanto ao diagnóstico, ineficácia da terapia recomendada ou necessidade de tratamento especializado

EVIDÊNCIAS

DIRETRIZES CLÍNICAS
- Wilkin J et al. Standard classification of rosacea: Report of the National Rosacea Society Expert Committee on the Classification and Staging of Rosacea. J Am Acad Dermatol. 2002;46:584. [PMID: 11907512]

ENDEREÇO ELETRÔNICO
- National Rosacea Society: Physician Information

INFORMAÇÕES PARA OS PACIENTES
- American Academy of Dermatology: What is Rosacea?
- American Academy of Family Physicians: Rosacea and Its Treatment
- National Institute for Arthritis and Musculoskeletal and Skin Diseases: Questions and Answers About Rosacea
- National Rosacea Society: Frequently Asked Questions

REFERÊNCIAS
- Powell FC. Rosacea. N Engl J Med. 2005 Feb 24;352(8):793-803. [PMID: 15728812]
- van Zuuren EJ et al. Interventions for rosacea. Cochrane Database Syst Rev. 2005 Jul 20;(3):CD003262. [PMID: 16034895]

Rouquidão, Disfonia & Estridor

CARACTERÍSTICAS PRINCIPAIS

PRINCÍPIOS BÁSICOS DO DIAGNÓSTICO
- Os principais sintomas de laringopatia são rouquidão e estridor

CONSIDERAÇÕES GERAIS
- A rouquidão é causada por vibração anormal das pregas vocais

Rouquidão aguda
- Acredita-se que a laringite aguda seja de origem viral, embora se observem isolados de *Moraxella catarrhalis* e *Haemophilus influenzae* a partir da nasofaringe em frequências maiores do que as esperadas

Rouquidão persistente
- Nódulos ou pólipos nas pregas vocais (pelo uso excessivo ou inadequado da voz por longos períodos de tempo) produzem rouquidão prolongada
- Alterações polipoides das pregas vocais (por abuso vocal, tabagismo, irritantes [como produtos químicos industriais] ou hipotireoidismo)
- O refluxo gastresofágico é uma causa comum de rouquidão crônica e deve ser considerado se outras causas de fluxo de ar laríngeo anormal (como tumor) forem descartadas por laringoscopia; < 50% dos pacientes apresentam sintomas típicos de azia e regurgitação
- Em pacientes com histórico de tabagismo, os quadros de câncer da laringe ou do pulmão (indutores de paralisia do nervo laríngeo recorrente) devem ser fortemente considerados na presença de rouquidão persistente

ASPECTOS DEMOGRÁFICOS
- A laringite aguda constitui a causa mais comum de rouquidão

ACHADOS CLÍNICOS

SINAIS E SINTOMAS
- A voz apresenta-se "velada" quando grande quantidade de ar passa de forma incompleta junto às pregas vocais, assim como ocorre na paralisia unilateral dessas pregas
- A voz mostra-se áspera quando as pregas vocais estão rígidas e produzem uma vibração irregular, assim como ocorre no caso de laringite ou malignidade
- Estridor, um som de alta intensidade (tom agudo), é o resultado de fluxo de ar turbulento decorrente de estreitamento da glote
  - Estreitamento das vias aéreas ao nível ou acima das pregas vocais produz estridor inspiratório
  - Estreitamento das vias aéreas abaixo das pregas vocais gera estridor expiratório ou bifásico
- Na rouquidão induzida por refluxo gastresofágico, a voz costuma ficar pior pela manhã e melhorar durante o dia; os sintomas associados incluem sensação de um caroço na garganta ou um desejo excessivo de limpar a garganta

DIAGNÓSTICO DIFERENCIAL
- Laringite
- Uso excessivo da voz
- Nódulos, pólipos ou papilomas nas pregas vocais
- Granulomas de entubação
- Câncer de laringe
- Câncer de pulmão
- Paralisia unilateral das pregas vocais
- Hipotireoidismo
- Bócio retroesternal, tireoidite, bócio multinodular ou carcinoma da tireoide
- Refluxo gastresofágico
- Angioedema

DIAGNÓSTICO

DIAGNÓSTICO POR IMAGEM
- Considerar a realização de radiografias torácicas para pesquisa de tumor

PROCEDIMENTOS DIAGNÓSTICOS
- A avaliação de voz anormal começa com a obtenção de histórico das circunstâncias anteriores ao seu início e o exame das vias aéreas
- Laringoscopia indireta ou flexível e, às vezes, videoestrobolaringoscopia
- Em caso de refluxo gastresofágico, os indivíduos que não responderam ao tratamento clínico devem ser submetidos ao exame de pH e à manometria

TRATAMENTO

MEDICAÇÕES

- O antibiótico eritromicina pode diminuir a gravidade da rouquidão e da tosse em caso de laringite aguda

Alterações polipoides das pregas vocais

- Uma atenção dada à causa subjacente pode resolver o problema
- A inalação de *spray* de corticosteroide (p. ex., beclometasona, 42 μg/*spray*, ou dexametasona, 84 μg/*spray*, 2 ou 3x/dia) pode acelerar a resolução

Refluxo gastresofágico

- A tentativa empírica de algum inibidor da bomba de prótons na dosagem de 2x/dia (p. ex., omeprazol, 20 mg VO 2x/dia) por 2-3 meses é uma alternativa prática ao estudo inicial do pH
- Em caso de melhora dos sintomas com subsequente recorrência após interrupção da terapia, será preciso retomar o inibidor da bomba de prótons na dose mais baixa e eficaz para remissão (geralmente em um esquema diário, mas às vezes conforme a demanda)
- Em geral, os antagonistas dos receptores H_2 são menos eficazes do ponto de vista clínico

CIRURGIA

- Nódulos ou pólipos recalcitrantes podem precisar de excisão

DESFECHOS

COMPLICAÇÕES

- Na rouquidão por laringite aguda, os pacientes devem evitar o uso vigoroso da voz (cantar, gritar) enquanto a laringite estiver presente para evitar a formação de nódulos vocais

PROGNÓSTICO

Laringite aguda

- Autolimitada
- Pode persistir por 1-2 semanas após a eliminação de outros sintomas de infecção do trato respiratório superior

Nódulos vocais

- Distúrbio benigno

CASOS DE ENCAMINHAMENTO

- Todos os casos de estridor
- É recomendável a avaliação de emergência dos casos de estridor de início rápido

PREVENÇÃO

- Evitar abuso no uso da voz, particularmente entre os cantores
- Modificação dos hábitos vocais para evitar a formação de nódulos nas pregas vocais

EVIDÊNCIAS

DIRETRIZES CLÍNICAS

- Dejonckere PH et al. A basic protocol for functional assessment of voice pathology, especially for investigating the efficacy of (phonosurgical) treatments and evaluating new assessment techniques. Guideline elaborated by the Committee on Phoniatrics of the European Laryngological Society (ELS). Eur Arch Otorhinolaryngol. 2001;258:77. [PMID: 11307610]

ENDEREÇOS ELETRÔNICOS

- American Academy of Otolaryngology – Head and Neck Surgery: Hoarseness Interactive Module
- Baylor College of Medicine Otolaryngology Resources: Laryngology

INFORMAÇÕES PARA OS PACIENTES

- American Academy of Otolaryngology – Head and Neck Surgery: Doctor, Why Am I Hoarse?
- American Academy of Otolaryngology – Head and Neck Surgery: Most Common Voice Disorders
- American Academy of Otolaryngology – Head and Neck Surgery: Understanding Vocal Cord Lesions: Nodules, Polyps, and Cysts

REFERÊNCIAS

- Grillone GA et al. Laryngeal dystonia. Otolaryngol Clin North Am. 2006 Feb; 39(1):87-100. [PMID: 16469657]
- Merati AL et al. Common movement disorders affecting the larynx: a report from the neurolaryngology committee of the AAO-HNS. Otolaryngol Head Neck Surg. 2005 Nov; 133(5):654-65. [PMID: 16274788]
- Richardson BE et al. Clinical evaluation of vocal fold paralysis. Otolaryngol Clin North Am. 2004 Feb;37(1):45-58. [PMID: 15062686]

Rubéola

CARACTERÍSTICAS PRINCIPAIS

- Disseminada por gotículas respiratórias
- Doença rara nos Estados Unidos
- As características inespecíficas dificultam a distinção de outras infecções virais

ACHADOS CLÍNICOS

- Febre leve, mal-estar e artralgias – mais comuns em mulheres
- Também é usual linfadenopatia cervical e pós-auricular
- Erupção cutânea delicada de cor rosa, com duração de 3 dias em cada área
- Tipicamente, a erupção cutânea inicia-se na face, e dissemina-se para o tronco e as extremidades
- A exposição ao agente causal durante a gravidez pode levar à infecção e morte fetais
- É rara a ocorrência de encefalopatia pós-infecciosa; há poucas sequelas a longo prazo
- A rubéola congênita é associada a doença neurológica (SNC), cutânea, oftálmica (cataratas), auditiva (surdez) e cardíaca

DIAGNÓSTICO

- Exposição 14-21 dias antes do início dos sintomas
- É comum a presença de leucopenia
- O diagnóstico definitivo é formulado com base em
  - Níveis elevados do anticorpo IgM
  - Aumento de 4 vezes ou mais nos títulos humorais de IgG
  - Isolamento do vírus

TRATAMENTO

- Tratamento dos sintomas e medidas de suporte
- Prevenção: a vacina com o vírus vivo atenuado é segura e altamente eficaz (Tabelas 39 e 40)
- As mulheres devem ser imunizadas quando não estiverem grávidas

Sangramento Vaginal Anormal Pré-Menopáusico

CARACTERÍSTICAS PRINCIPAIS

PRINCÍPIOS BÁSICOS DO DIAGNÓSTICO

- Perda de mais do que 80 mL de sangue por ciclo
- Sangramento excessivo, geralmente com a eliminação de coágulos, que pode ocorrer em intervalos menstruais regulares (**menorragia**) ou irregulares (**sangramento uterino disfuncional**)
- A etiologia mais comumente envolve o sangramento uterino disfuncional em uma base hormonal

CONSIDERAÇÕES GERAIS

- A média do sangramento menstrual normal dura 4 dias (variação de 2-7 dias), com uma perda média de sangue de 40 mL
- Os ciclos de sangramento de menos de 21 dias costumam ser anovulares
- A perda de mais do que 80 mL de sangue por ciclo é anormal e frequentemente produz anemia
- O **sangramento da ovulação**, um episódio isolado de sangramento (*spotting*) entre menstruações regulares, é muito comum. O sangramento intermenstrual maior ou irregular necessita de investigação
- O **sangramento anovulatório** (sangramento uterino disfuncional) é geralmente causado por crescimento exagerado do endométrio devido à estimulação por estrogênio sem níveis adequados de progesterona para estabilizar o crescimento

ASPECTOS DEMOGRÁFICOS

- A anovulação associada a altos níveis de estrogênio ocorre comumente em adolescentes, em mulheres entre o final da quarta e da quinta décadas de vida e em mulheres extremamente obesas ou naquelas com síndrome dos ovários policísticos

ACHADOS CLÍNICOS

SINAIS E SINTOMAS

- Obter
  - Uma descrição cuidadosa da duração e da quantidade do fluxo, de dor relacionada e da relação com o último período menstrual (UPM). A presença de coágulos de sangue ou o grau do inconveniente causado pelo sangramento podem ser indicadores mais úteis
  - Uma história de doenças pertinentes ou de variações de peso
  - Uma história de todas as medicações usadas no último mês
  - Uma história de distúrbios da coagulação na paciente e em membros da família
- Realizar um exame pélvico cuidadoso à procura de
  - Lesões vaginais ou cervicais
  - Gestação
  - Miomas uterinos
  - Massas anexiais
  - Infecção

DIAGNÓSTICO DIFERENCIAL

- Sangramento da ovulação (episódio de *spotting* entre as menstruações)
- Ciclo anovulatório (sangramento uterino disfuncional)
- Síndrome dos ovários policísticos (tipo de ciclo anovulatório)
- Gestação
- Gestação ectópica
- Abortamento espontâneo
- Leiomiomas uterinos (fibroides)
- Pólipo endometrial
- Cervicite ou doença inflamatória pélvica
- Adenomiose (endometriose uterina)
- Câncer cervical
- Pólipo cervical
- Hiperplasia endometrial
- Câncer endometrial
- Hipotireoidismo
- Hiperprolactinemia
- Diabetes melito
- Distúrbios hemorrágicos, por exemplo, doença de von Willebrand

DIAGNÓSTICO

EXAMES LABORATORIAIS

- Esfregaços cervicais conforme a necessidade para exames citológicos e de cultura
- Hemograma completo, velocidade de sedimentação globular e glicemia
- Exame de gestação
- Função tireoidiana e coagulação sanguínea devem ser consideradas
- Os testes para a ovulação na menorragia cíclica incluem
  - Registros de temperatura corporal basal
  - Progesterona sérica medida 1 semana antes do início esperado da menstruação
  - Análise de uma amostra de biópsia endometrial para atividade secretora logo antes do início da menstruação

DIAGNÓSTICO POR IMAGEM

- A ultrassonografia pode avaliar a espessura do endométrio ou diagnosticar a gestação intrauterina ou ectópica ou massas anexiais
- A histerossonografia por ultrassonografia endovaginal com infusão de solução salina pode diagnosticar pólipos endometriais ou miomas subserosos
- A RM pode diagnosticar definitivamente os miomas submucosos e a adenomiose

PROCEDIMENTOS DIAGNÓSTICOS

- Em mulheres com mais de 35 anos, realizar coleta de amostra endometrial para descartar hiperplasia ou carcinoma endometrial antes do início da terapia hormonal para sangramento uterino disfuncional
- Se houver suspeita de câncer cervical, estão indicadas biópsias colposcopicamente direcionadas e curetagem endocervical como primeiros passos
- A histeroscopia pode visualizar pólipos endometriais, miomas submucosos e cânceres endometriais exofíticos. Ela é útil imediatamente antes da dilatação e curetagem

TRATAMENTO

MEDICAÇÕES

Sangramento uterino disfuncional

- Administrar acetato de medroxiprogesterona, 10 mg VO 1x/dia, ou acetato de noretindrona, 5 mg 1x/dia, por 10-14 dias iniciando no dia 15 do ciclo, sendo que, após a interrupção do fármaco, ocorre o sangramento (curetagem clínica)
- Repetir o tratamento por vários ciclos e reinstituí-lo se houver recorrência de amenorreia ou sangramento disfuncional
- Em mulheres com sangramento ativo
  - Qualquer contraceptivo oral combinado pode ser administrado 4x/dia por 1-2 dias, seguido por 2 pílulas ao dia até o dia 5 do ciclo, e então 1 pílula ao dia até o dia 20 do ciclo
  - Após a interrupção do tratamento ocorre o sangramento, e as pílulas são tomadas na dosagem habitual por três ciclos

Sangramento maciço

- Para sangramento maciço intratável, o danazol, 200 mg VO 4x/dia, é algumas vezes usado para criar um endométrio atrófico
- Alternativamente, um agonista do hormônio liberador de gonadotrofina pode ser usado por até 6 meses para criar uma cessação temporária da menstruação por supressão ovariana; por exemplo,
  – Leuprolida *depot*, 3,75 mg IM ao mês
  – Nafarelina, 0,2-0,4 mg por via intranasal 2x/dia
- Estrogênios conjugados IV, 25 mg a cada 4 horas por 3 ou 4 doses, podem ser usados e seguidos por estrogênios conjugados orais, 2,5 mg VO 1x/dia, ou etinilestradiol, 20 µg VO 1x/dia, por 3 semanas, com a adição de acetato de medroxiprogesterona, 10 mg VO 1x/dia pelos últimos 10 dias de tratamento, ou por um contraceptivo oral combinado 1x/dia por 3 semanas
  – Isso irá espessar o endométrio e controlará o sangramento

Menorragia

- Anti-inflamatórios não esteroides nas doses anti-inflamatórias habituais geralmente reduzirão a perda sanguínea na menorragia – mesmo aquela associada a um dispositivo intrauterino de cobre
- O uso prolongado de uma progestina, como em uma minipílula, em contraceptivos injetáveis ou na terapia da endometriose, também pode causar sangramento intermitente, algumas vezes grave
  – Nesses casos, o endométrio é atrófico e frágil
  – Se houver sangramento, ele deve ser tratado com estrogênios da seguinte forma: etinilestradiol, 20 µg VO 1x/dia por 7 dias, ou estrogênios conjugados, 1,25 mg VO 1x/dia por 7 dias

PROCEDIMENTOS TERAPÊUTICOS

- Discutir sobre situações estressantes que possam contribuir para a anovulação, como distúrbio emocional prolongado ou uso excessivo de drogas ou álcool
- Se o sangramento anormal não for controlado pelo tratamento hormonal, é necessária uma D&C para a verificação de
  – Abortamento incompleto
  – Pólipos
  – Miomas submucosos
  – Câncer endometrial
- A D&C não costuma ser necessária em mulheres com menos de 40 anos
- Na ausência de patologia específica, o sangramento que não responde à terapia clínica pode ser tratado com ablação endometrial, DIU liberador de levonorgestrel, ou histerectomia
- Ablação endometrial através de histeroscopia com fotocoagulação a *laser* ou eletrocautério
- Novas técnicas não histeroscópicas incluem
  – Ablação térmica com balão
  – Crioablação
  – Ablação térmica com líquido livre
  – Ablação por radiofrequência bipolar de impedância
  – Ablação por micro-ondas

DESFECHOS

SEGUIMENTO

- Monitorar quanto ao desenvolvimento de anemia por deficiência de ferro

PROGNÓSTICO

- Ainda que os resultados a curto prazo com a ablação endometrial e com o DIU liberador de levonorgestrel sejam satisfatórios, até 40% das mulheres realizarão procedimentos de ablação repetidos ou histerectomia em 5 anos

CASOS DE ENCAMINHAMENTO

- Encaminhar se o sangramento não parar com a terapia de primeira linha ou se houver necessidade de experiência com um procedimento

CASOS DE ADMISSÃO HOSPITALAR

- Se o sangramento for incontrolável com a terapia de primeira linha e a paciente não estiver estável hemodinamicamente

EVIDÊNCIAS

DIRETRIZES CLÍNICAS

- American College of Obstetricians and Gynecologists (ACOG). Management of anovulatory bleeding, 2000
- Brigham and Women's Hospital. Common gynecologic problems: a guide to diagnosis and treatment, 2002

INFORMAÇÕES PARA OS PACIENTES

- American Academy of Family Physicians: Abnormal Uterine Bleeding
- Mayo Clinic: Vaginal Bleeding
- MedlinePlus: Vaginal Bleeding Between Periods
- MedlinePlus: Dysfunctional Uterine Bleeding

REFERÊNCIAS

- Lethaby AE et al. Progesterone or progestogen-releasing intrauterine systems for heavy menstrual bleeding. Cochrane Database Syst Rev. 2005; (4) CD002126. [PMID: 16235297]
- Marjoribanks J et al. Surgery versus medical therapy for heavy menstrual bleeding. Cochrane Database Syst Rev. 2006;(2):CD003855. [PMID: 16625593]
- Munro M. Endometrial ablation: Where have we been? Where are we going? Clin Obstet Gynecol. 2006 Dec;49(4):736-66. [PMID: 17082671]

Sangramento Vaginal Na Pós-Menopausa

CARACTERÍSTICAS PRINCIPAIS

PRINCÍPIOS BÁSICOS DO DIAGNÓSTICO

- Sangramento vaginal que ocorre 6 meses ou mais após a cessação da função menstrual
- O sangramento costuma ser indolor
- O sangramento pode ser um episódio isolado (*spotting*) ou um sangramento profuso por dias ou meses

CONSIDERAÇÕES GERAIS

- Causas mais comuns
  – Endométrio atrófico
  – Proliferação ou hiperplasia endometrial
  – Câncer endometrial ou cervical
  – Administração de estrogênios sem a adição de progestágenos
- Fatores de risco
  – Obesidade
  – Nuliparidade
  – Diabetes
  – História de anovulação
  – Terapia com tamoxifeno

ACHADOS CLÍNICOS

SINAIS E SINTOMAS

- O sangramento uterino costuma ser indolor, mas pode haver dor se
  – Houver estenose cervical
  – O sangramento for severo e rápido
  – Houver infecção, torção ou extrusão de um tumor
- A vulva e a vagina devem ser inspecionadas quanto a áreas de sangramento, úlceras ou neoplasias

DIAGNÓSTICO DIFERENCIAL

- Endométrio atrófico
- Hiperplasia ou proliferação endometrial
- Câncer endometrial

- Vaginite atrófica
- Sangramento perimenopausa
- Pólipo endometrial
- Estrogênio exógeno sem progestinas
- Câncer cervical
- Leiomiomas uterinos (fibroides)
- Trauma
- Distúrbios hemorrágicos
- Pólipos cervicais
- Úlcera cervical
- Câncer vaginal
- Câncer vulvar

DIAGNÓSTICO

EXAMES LABORATORIAIS

- Deve ser obtido um exame citológico da cérvice e do lago vaginal

DIAGNÓSTICO POR IMAGEM

- A ultrassonografia transvaginal deve ser usada para medir a espessura do endométrio
- Uma medida de 5 mm ou menos indica uma baixa probabilidade de hiperplasia ou câncer endometrial, embora até 4% dos cânceres de endométrio possam não ser detectados pela ultrassonografia

PROCEDIMENTOS DIAGNÓSTICOS

- Se a espessura endometrial pela ultrassonografia transvaginal for > 5 mm, deve ser realizada curetagem endocervical e aspiração endometrial, preferivelmente em conjunto com a histeroscopia

TRATAMENTO

MEDICAÇÕES

- Tratar a hiperplasia endometrial simples com terapia cíclica com progestinas por 21 dias de cada mês por 3 meses
  – Acetato de medroxiprogesterona, 10 mg VO 1x/dia
  – Acetato de noretindrona, 5 mg VO 1x/dia
- Deve ser realizada uma nova D&C ou biópsia endometrial e, se os tecidos forem normais e a terapia de reposição estrogênica for reinstituída, deve ser prescrita uma progestina de maneira cíclica ou contínua

CIRURGIA

- A curetagem por aspiração (com polipectomia, se indicado) frequentemente será curativa
- Se for encontrada hiperplasia endometrial com células atípicas ou carcinoma de endométrio, é necessária a histerectomia

DESFECHOS

SEGUIMENTO

- Visita anual para exame pélvico e ecografia transvaginal

COMPLICAÇÕES

- Câncer endometrial
- A hiperplasia complexa com atipias tem um alto risco de se tornar adenocarcinoma de endométrio e exige histerectomia

CASOS DE ENCAMINHAMENTO

- Hiperplasia endometrial complexa com atipias
- Indicação de histeroscopia

PREVENÇÃO

- Evitar a terapia de estrogênios sem progestinas
- Redução de peso
- A hiperplasia endometrial simples responde bem à terapia clínica

EVIDÊNCIAS

DIRETRIZES CLÍNICAS

- Scottish Intercollegiate Guidelines Network. Investigation of post-menopausal bleeding. A national clinical guideline. 2002.
- American Cancer Society guidelines on testing for early endometrial cancer detection – update 2001.

INFORMAÇÕES PARA OS PACIENTES

- American Academy of Family Physicians: Abnormal Uterine Bleeding
- American College of Obstetricians and Gynecologists: Endometrial Hyperplasia
- American College of Surgeons: About D&C for Uterine Bleeding Problems
- American College of Surgeons: Hysteroscopy
- Mayo Clinic: Vaginal Bleeding

REFERÊNCIA

- Clark TJ et al. Investigating postmenopausal bleeding for endometrial cancer: cost-effectiveness of initial diagnostic strategies. BJOG. 2006 May;113(5): 502-10. [PMID: 16637894]

Sarampo

CARACTERÍSTICAS PRINCIPAIS

- Transmitido por inalação de gotículas respiratórias infectadas
- Estimativa de 1 milhão de mortes ao ano em todo o mundo, principalmente por gastrenterite
- Declínio na incidência norte-americana em função do uso disseminado de vacina

ACHADOS CLÍNICOS

- Pródromo inicial de mal-estar e febre; aparecimento de erupção cutânea 3-4 dias depois
- A febre persiste no início da erupção cutânea
- As manchas de Koplik, minúsculos "cristais de mesa" nas mucosas, são patognomônicas e aparecem 2 dias antes da erupção cutânea*
- A erupção cutânea começa como pápulas do tamanho de uma cabeça de alfinete na face e atrás das orelhas, disseminando-se para o tronco e depois para as extremidades
- Ocorre envolvimento pulmonar em até 5% dos casos, sendo a causa mais comum de morte
- Encefalite em até 0,1% dos casos
- A pan-encefalite esclerosante subaguda é uma complicação tardia do SNC (porém rara), que basicamente ocorre entre meninos da zona rural

DIAGNÓSTICO

- Muitas vezes, não é uma tarefa fácil diferenciar os sintomas clínicos de outras doenças virais
- As manchas de Koplik definem o diagnóstico com precisão
- O histórico de exposição a pacientes com sarampo é útil, mas nem sempre está presente
- Em geral, há leucopenia

---

* N. de R.T. As manchas de Koplik são pontos brancos localizados na mucosa jugal na região próxima aos molares; são pequenas e rodeadas por um halo vermelho. Fonte: Sociedade Brasileira de Pediatria.

- A contagem de linfócitos < 2.000/μL está associada a prognóstico ruim
- A detecção de anticorpos IgM contra sarampo com o teste ELISA ou elevação de 4 vezes no título do anticorpo para sarampo é diagnóstica

TRATAMENTO

- Medidas de suporte
- É recomendável o uso de altas doses de vitamina A em crianças
- Antibióticos em caso de superinfecção por pneumonia bacteriana
- Prevenção: vacinação de crianças e jovens adultos contra sarampo (Tabelas 39 e 40)
- Profilaxia pós-exposição: a vacina de vírus vivo pode ser eficaz na prevenção até 5 dias pós-exposição em indivíduos suscetíveis
- Gestantes e indivíduos imunocomprometidos devem evitar a vacinação, embora adultos infectados por HIV possam ser vacinados com segurança

Sarcoidose

CARACTERÍSTICAS PRINCIPAIS

PRINCÍPIOS BÁSICOS DO DIAGNÓSTICO

- Sintomas relacionados com
  - Pulmão
  - Pele
  - Olhos
  - Nervos periféricos
  - Fígado
  - Rins
  - Coração
  - Outros tecidos
- Demonstração de granuloma não caseoso na biópsia
- Exclusão de outras doenças granulomatosas

CONSIDERAÇÕES GERAIS

- Doença sistêmica de etiologia desconhecida
- A inflamação granulomatosa dos pulmões está presente em 90% dos casos

ASPECTOS DEMOGRÁFICOS

- Incidência mais alta em negros norte-americanos e em brancos do norte da Europa
- Entre os negros, as mulheres são afetadas mais frequentemente do que os homens
- A doença costuma iniciar na terceira ou quarta década de vida

ACHADOS CLÍNICOS

SINAIS E SINTOMAS

- Mal-estar, febre e dispneia insidiosa
- Sintomas relacionados com pele, olhos, nervos periféricos, fígado, rins ou coração também podem levar à avaliação inicial
- Alguns pacientes são assintomáticos, e o diagnóstico é feito após serem notados achados anormais na radiografia de tórax
- Estertores são incomuns no exame do tórax
- Podem ser notados eritema nodoso, aumento da glândula parótida, hepatoesplenomegalia e linfadenopatia
- A sarcoidose do miocárdio é encontrada em 5% dos pacientes e pode causar
  - Cardiomiopatia restritiva
  - Arritmias
  - Distúrbios da condução

DIAGNÓSTICO DIFERENCIAL

- Outras doenças granulomatosas devem ser excluídas
- Tuberculose
- Linfoma (incluindo pneumonite intersticial linfocítica)
- Histoplasmose
- Coccidioidomicose
- Fibrose pulmonar idiopática
- Pneumoconiose (especialmente beriliose)
- Sífilis

DIAGNÓSTICO

EXAMES LABORATORIAIS

- Leucopenia
- Elevação da velocidade de sedimentação globular
- Hipercalcemia em 5%, hipercalciúria em 20%
- Níveis da enzima conversora da angiotensina (ECA)
  - Comumente elevados na doença ativa
  - Não é suficientemente sensível ou específica para ter valor diagnóstico
- Os testes de função pulmonar podem mostrar obstrução ou restrição, com diminuição da capacidade de difusão

DIAGNÓSTICO POR IMAGEM

- Os achados radiográficos são variáveis
  - Estádio I: adenopatia hilar isoladamente
  - Estádio II: adenopatia hilar com envolvimento do parênquima
  - Estádio III: envolvimento do parênquima isoladamente
- O envolvimento do parênquima em geral se manifesta como infiltrados reticulares difusos, mas infiltrados focais, sombras acinares, nódulos e, raramente, cavitações podem ser vistos
- Derrame pleural ocorre em < 10% dos pacientes

PROCEDIMENTOS DIAGNÓSTICOS

- Uma biópsia demonstrando granulomas não caseosos é necessária para o diagnóstico
- Locais de biópsia facilmente acessíveis incluem linfonodos, lesões cutâneas e glândulas salivares
- A biópsia transbrônquica é positiva em 75-90% dos casos
- O lavado broncoalveolar costuma se caracterizar por um aumento de linfócitos com uma elevada razão CD4/CD8; isso pode ser usado para acompanhar a atividade da doença, mas não para o diagnóstico
- Alguns especialistas acreditam que a biópsia não é necessária na doença em estádio I com uma apresentação altamente sugestiva de sarcoidose

TRATAMENTO

MEDICAÇÕES

- Os corticosteroides (prednisona oral, 0,5-1,0 mg/kg/dia) estão indicados para
  - Sintomas constitucionais
  - Hipercalcemia
  - Irite
  - Artrite
  - Envolvimento do sistema nervoso central
  - Envolvimento cardíaco
  - Hepatite
  - Lesões cutâneas com exceção do eritema nodoso
  - Lesões pulmonares sintomáticas
- A terapia a longo prazo costuma ser necessária por meses ou anos
- Fármacos imunossupressores e ciclosporina têm sido tentados quando os benefícios da terapia com corticosteroides foram esgotados
- A terapia anti-TNF com infliximabe tem se mostrado promissora na sarcoidose extrapulmonar

DESFECHOS

SEGUIMENTO

- No mínimo anualmente com exame físico, estudos da função pulmonar, bioquímica, avaliação oftalmológica, radiografia de tórax e ECG

COMPLICAÇÕES

- Hemoptise
- Pneumotórax
- Formação de micetoma em cavidades pulmonares
- Insuficiência respiratória na doença avançada

PROGNÓSTICO

- 20% dos pacientes com envolvimento pulmonar sofrem dano pulmonar irreversível, com fibrose progressiva, bronquiectasias e cavitação
- A perspectiva é melhor para pacientes com doença em estádio I, e pior com envolvimento radiológico do parênquima
- O eritema nodoso está associado a um bom desfecho
- A morte por insuficiência pulmonar ocorre em cerca de 5% dos pacientes

EVIDÊNCIAS

INFORMAÇÕES PARA OS PACIENTES

- American Lung Association
- National Heart, Lung, and Blood Institute

REFERÊNCIAS

- Baughman RP. Pulmonary sarcoidosis. Clin Chest Med. 2004 Sep;25(3):521-30. [PMID: 15331189]
- Cox CE et al. Sarcoidosis. Med Clin North Am. 2005 Jul;89(4):817-28. [PMID: 15925652]
- Paramothayan NS et al. Corticosteroids for pulmonary sarcoidosis. Cochrane Database Syst Rev. 2005 Apr 18;(2). CD001114. [PMID: 15846612]

Sarcoma de Kaposi

CARACTERÍSTICAS PRINCIPAIS

PRINCÍPIOS BÁSICOS DO DIAGNÓSTICO

- O vírus herpes humano tipo 8 (HHV-8) ou vírus herpes associado ao sarcoma de Kaposi (KSHV) está universalmente presente em todas as formas do sarcoma de Kaposi
- Essa infecção é comum na África central, e é mais comum na Itália do que nos Estados Unidos. Também é comumente encontrada em homens homossexuais infectados por HIV, mas rara em hemofílicos infectados por esse vírus

CONSIDERAÇÕES GERAIS

- Antes de 1980 nos Estados Unidos, essa rara lesão cutânea maligna era observada principalmente em homens brancos idosos, tinha curso clínico crônico e, raras vezes, era fatal
- Embora ocorra como endemia em uma forma frequentemente agressiva em homens negros jovens da África equatorial, o sarcoma de Kaposi é raro em negros norte-americanos
- A epidemiologia da infecção por HHV-8 ou KSHV corre paralelamente à incidência do sarcoma de Kaposi em vários grupos de risco e regiões geográficas

ASPECTOS DEMOGRÁFICOS

- O sarcoma de Kaposi constitui a malignidade mais comum relacionada com o HIV

ACHADOS CLÍNICOS

SINAIS E SINTOMAS

- Placas ou nódulos de coloração vermelha, púrpura ou escura sobre as superfícies cutâneas ou mucosas
- Costumam envolver o trato gastrintestinal, mas essas lesões não são investigadas nem tratadas em pacientes assintomáticos

DIAGNÓSTICO DIFERENCIAL

- Angiomatose bacilar
- Hemangioma
- Vasculite (púrpura palpável)
- Dermatofibroma
- Granuloma piogênico
- Prurigo nodular
- Melanoma

DIAGNÓSTICO

EXAMES LABORATORIAIS

- Os exames são realizados com base no aspecto das lesões cutâneas com biópsia confirmatória

TRATAMENTO

MEDICAÇÕES

- Sarcoma de Kaposi em idosos
  - A terapia local paliativa com quimioterapia intralesional ou radioterapia costuma ser tudo o que é necessário
- No quadro de imunossupressão iatrogênica
  - O tratamento consiste basicamente na redução das doses de medicamentos imunossupressores
- Sarcoma de Kaposi associado à AIDS
  - Em primeiro lugar, o paciente deve ser submetido a agentes antirretrovirais anti-HIV eficazes, porque em grande parte dos casos esse tratamento sozinho está associado à melhora (ver HIV & AIDS, Infecção por)
- Outras opções terapêuticas incluem crioterapia ou vimblastina intralesional (0,1-0,5 mg/mL) para lesões esteticamente desagradáveis ou inaceitáveis
- Quimioterapia sistêmica
  - Indicada para dermatopatia rapidamente progressiva (mais de 10 lesões novas por mês), com edema ou dor, somada à doença pulmonar ou visceral sintomática
  - A doxorrubicina lipossomal é bastante eficaz no controle desses casos e apresenta uma toxicidade consideravelmente menor – além de maior eficácia – em comparação à monoterapia com antraciclina ou regimes quimioterápicos de combinação

CIRURGIA

- Cirurgia a *laser* para certas lesões intra-orais e faríngeas

PROCEDIMENTOS TERAPÊUTICOS

- Radioterapia para lesões acessíveis e expansivas

DESFECHOS

PROGNÓSTICO

- O sarcoma de Kaposi pulmonar pode ser letal, e seu manejo deve ser agressivo

CASOS DE ENCAMINHAMENTO

- O encaminhamento será feito em caso de dúvida quanto ao diagnóstico, ineficácia da terapia recomendada ou necessidade de tratamento especializado

CASOS DE ADMISSÃO HOSPITALAR

- Insuficiência respiratória ou outros sinais de insuficiência sistêmica

EVIDÊNCIAS

DIRETRIZES CLÍNICAS

- Kaplan JE et al. Guidelines for preventing opportunistic infections among HIV-infected persons – 2002. Recommendations of the U.S. Public Health Service and the Infectious Diseases Society of America. MMWR Recomm Rep. 2002:51:1.

ENDEREÇOS ELETRÔNICOS

- American Academy of Dermatology
- National Cancer Institute: Kaposi's Sarcoma Treatment

INFORMAÇÕES PARA OS PACIENTES

- American Cancer Society: Kaposi's Sarcoma
- MedlinePlus: Kaposi's Sarcoma
- National Cancer Institute: Kaposi's Sarcoma

REFERÊNCIAS

- Bursics A et al. HHV-8 positive, HIV negative disseminated Kaposi's sarcoma complicating steroid dependent ulcerative colitis: a successfully treated case. Gut. 2005 Jul;54(7):1049-50. [PMID: 15951561]
- Fardet L et al. Treatment with taxanes of refractory or life-threatening Kaposi sarcoma not associated with human immunodeficiency virus infection. Cancer. 2006 Apr 15;106(8):1785-9. [PMID: 16534786]
- Gutman-Yassky E et al. Classic Kaposi sarcoma. Which KSHV-seropositive individuals are at risk? Cancer. 2006 Jan 15;106(2):413-9. [PMID: 16353205]
- Lim ST et al. Weekly docetaxel is safe and effective in the treatment of advanced-stage acquired immunodeficiency syndrome-related Kaposi sarcoma. Cancer. 2005 Jan 15; 103(2):417-21. [PMID: 15578686]

Secreção Mamilar

CARACTERÍSTICAS PRINCIPAIS

- Causas comuns na mama não lactante
  - Ectasia de ducto
  - Papiloma intraductal
  - Carcinoma
- Fatores a serem avaliados pelo histórico e exame físico
  - Natureza da secreção (serosa, sanguinolenta ou outra)
  - Secreção associada à existência de alguma massa
  - Secreção uni ou bilateral
  - Secreção de um ou vários ductos
  - A secreção flui espontaneamente (de forma persistente ou intermitente) ou precisa ser espremida
  - A secreção é produzida pela compressão localizada em um único ponto ou pela compressão generalizada na mama
  - Relação da secreção com o período menstrual
  - Paciente em fase de pré ou pós-menopausa
  - Paciente submetida a contraceptivos orais ou estrogênios

ACHADOS CLÍNICOS

- A secreção unilateral, espontânea serosa ou serossanguinolenta proveniente de um único ducto é causada por
  - Papiloma intraductal (geralmente)
  - Câncer intraductal (raras vezes)
- A secreção sanguinolenta causa preocupação quanto à possibilidade de malignidade
- A doença fibrocística da mama nas mulheres em fase de pré-menopausa tem como características
  - Secreção espontânea de cor castanha ou verde
  - Proveniência de múltiplos ductos
  - Uni ou bilateralidade
  - Acentuação pouco antes da menstruação
- A secreção láctea originária de múltiplos ductos ocorre por
  - Hiperprolactinemia
  - Certos medicamentos (antipsicóticos)
  - Condição fibrocística
- Secreção clara, serosa ou láctea oriunda de ductos isolados ou múltiplos
  - Pode ocorrer sob uso de contraceptivos orais ou terapia de reposição estrogênica
  - Desaparece quando a paciente interrompe as medicações
  - Pode ser atribuída à condição fibrocística
  - Mais evidente pouco antes da menstruação
- A secreção purulenta pode se originar em algum abscesso subareolar

DIAGNÓSTICO

- Em caso de secreção unilateral proveniente de um único ducto, a identificação do ducto envolvido será possível por pressão exercida em diferentes locais em torno do mamilo na borda da aréola
- Raramente, o exame citológico da secreção em busca de células cancerígenas esfoliadas pode ser útil na determinação do diagnóstico
- Verificar os níveis séricos de prolactina e hormônio tireoestimulante na presença de secreção láctea
- Os exames de mamografia e ultrassom podem ter utilidade se a localização da lesão não for possível
- Diagnóstico diferencial
  - Galactorreia (p. ex., gravidez, pós-parto, hiperprolactinemia)
  - Ectasia de ducto mamário
  - Papiloma intraductal
  - Câncer de mama
  - Contraceptivos orais ou terapia de reposição estrogênica
  - Condição fibrocística
  - Abscesso subareolar

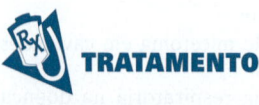

TRATAMENTO

- Qualquer massa ou, no caso de ectasia ductal ou papiloma intraductal, qualquer ducto envolvido deve ser submetido à excisão
- Os abscessos exigem drenagem ou remoção, juntamente com o seio lactífero relacionado
- Em caso de impossibilidade de localização, ausência de massa palpável e natureza não sanguinolenta da secreção, a paciente deverá ser reexaminada a cada 6 meses por 1 ano e submetida à mamografia

Sífilis

CARACTERÍSTICAS PRINCIPAIS

PRINCÍPIOS BÁSICOS DO DIAGNÓSTICO

- As espiroquetas podem infectar praticamente qualquer órgão ou tecido no corpo e causar manifestações clínicas variadas
- A transmissão ocorre com mais frequência durante contato sexual
- Os locais de inoculação costumam ser genitais, mas podem ser extragenitais

CONSIDERAÇÕES GERAIS

- O risco de sífilis após sexo desprotegido com um indivíduo com sífilis contagiosa é de cerca de 30-50%
- Sífilis congênita: transmissão da mãe para o feto após a décima semana de gestação
- Duas fases clínicas principais
  - Sífilis precoce (infecciosa)
  - Sífilis tardia
- As fases são separadas por um período latente livre de sintomas
- Durante o início da fase latente (dentro do primeiro ano após a infecção) o estágio infeccioso pode recorrer
- **Sífilis precoce (infecciosa)**
  - Lesões primárias (cancro e linfadenopatia regional)
  - Lesões secundárias (em geral envolvendo pele e membranas mucosas, ocasionalmente ossos, SNC ou fígado)
  - Lesões congênitas
- A **sífilis tardia** consiste em
  - Lesões benignas (gomas) envolvendo pele, ossos e vísceras
  - Doença cardiovascular (principalmente aortite)

– Síndromes oculares e do SNC

ASPECTOS DEMOGRÁFICOS

- Ocorreu um aumento drástico na sífilis entre 1985 e 1990
- Em 1998, foi iniciado um programa de eliminação da sífilis com ênfase no rastreamento, no tratamento precoce, na busca de contatos e no uso de preservativos, tendo como alvo as populações de alto risco
    - Mulheres em idade reprodutiva, adolescentes sexualmente ativos
    - Usuários de drogas
    - Internos de instituições penais
    - Pessoas com múltiplos parceiros sexuais ou aqueles que praticam sexo com profissionais do sexo
- Inicialmente houve uma redução nos casos primários e secundários
    - Porém, em 2005 o número de casos aumentou para 8.724; mais provavelmente devido à falta do uso de preservativos e à desinibição em homens que praticam sexo com homens em função da disponibilidade da HAART

ACHADOS CLÍNICOS

SINAIS E SINTOMAS

Primária

- Úlcera indolor (cancro) afetando genitália, região perianal, reto, faringe, língua, lábios ou outros locais 2-6 semanas após a exposição
- Aumento de volume indolor de linfonodos regionais

Secundária

- Erupção cutânea maculopapular generalizada
- Lesões em membranas mucosas, incluindo placas e úlceras
- Pápulas exsudativas (condilomas) em áreas úmidas da pele
- Linfadenopatia indolor generalizada
- Febre de baixo grau
- Meningite, hepatite, osteíte, artrite, irite

Recorrente, latente precoce

- Sem sinais clínicos

Latente tardia ("escondida")

- Sem sinais clínicos

Tardia (terciária)

- Tumores infiltrativos de pele, ossos, fígado (gomas)
- Aortite, aneurismas, regurgitação aórtica
- Distúrbios do SNC incluindo
    - Alterações meningovasculares e degenerativas
    - Parestesias
    - Dores lancinantes
    - Reflexos anormais
    - Demência
    - Psicose

DIAGNÓSTICO DIFERENCIAL

- Cancroide (geralmente doloroso)
- Linfogranuloma venéreo (incomum nos Estados Unidos)
- Herpes genital
- Neoplasia
- Qualquer lesão na genitália deve ser considerada uma possível lesão sifilítica primária

DIAGNÓSTICO

EXAMES LABORATORIAIS

- Exame de HIV

Testes para antígenos não treponêmicos

- VDRL e reagina plasmática rápida (RPR)
    - Geralmente se tornam positivos 4-6 semanas após a infecção, ou 1-3 semanas após uma lesão primária
    - Não são altamente específicos
- Reações falso-positivas são frequentes em
    - Doenças febris ou do tecido conjuntivo
    - Mononucleose infecciosa
    - Malária, hanseníase
    - HIV
    - Uso de drogas injetáveis
    - Endocardite infecciosa
    - Idade avançada
    - Hepatite C
    - Gestação
- Resultados negativos quando estão presentes títulos muito altos de anticorpos (fenômeno prozona)
- Os títulos de RPR costumam ser mais altos do que os títulos de VDRL e, dessa forma, não são comparáveis
- Os títulos são usados para avaliar a eficácia da terapia
- O tempo necessário para os títulos diminuírem é variável. Em geral, os pacientes com infecção recorrente, com títulos iniciais altos e em estágios tardios da doença, ou aqueles positivos para HIV, têm uma soroconversão mais lenta e alguns podem continuar positivos em títulos baixos

Testes para anticorpos treponêmicos

- O teste de hemaglutinação para *T. pallidum* (TPHA) e o teste de aglutinação de partículas para *T. pallidum* (TPPA) são comparáveis ao teste de absorção de anticorpo treponêmico fluorescente (FTA-ABS) em especificidade e sensibilidade
- O teste TPPA é o método preferido para confirmar o diagnóstico devido à facilidade de sua realização
- Esses testes ajudam a determinar se um teste positivo para antígeno não treponêmico é um falso-positivo ou indicativo de sífilis
- Os resultados são positivos na maioria dos pacientes com sífilis primária e em quase todos os pacientes com sífilis secundária
- Testes falso-positivos ocorrem raramente no lúpus eritematoso sistêmico e em outros distúrbios associados a níveis aumentados de gamaglobulinas
- A doença de Lyme pode causar um teste treponêmico falso-positivo, mas raramente causa um teste reagínico (RPR) falso-positivo

PROCEDIMENTOS DIAGNÓSTICOS

- Exame microscópico em campo escuro
    - Pode mostrar o *T. pallidum* em exsudato fresco de lesões ou em materiais aspirados de linfonodos regionais na sífilis primária ou secundária
    - Não é recomendado para lesões orais devido à presença de treponemas não patogênicos na boca
- A coloração imunofluorescente para *T. pallidum* de lâminas ressecadas de líquidos retirados de lesões precoces pode ser útil
- Os achados da neurossífilis no líquido cerebrospinal (LC) incluem
    - Proteínas totais elevadas
    - Linfocitose
    - VDRL positivo no LC; porém, pode ser negativo em 30-70% dos casos
- O LC pode, contudo, ser normal
- Não é recomendado o FTA-ABS do LC

TRATAMENTO

MEDICAÇÕES

- Para sífilis primária e secundária: penicilina G benzatina, 2,4 milhões de unidades IM em dose única
- Para sífilis latente tardia ou sífilis latente de duração desconhecida: penicilina G benzatina, 2,4 milhões de unidades IM em 3 doses com intervalos de 7 dias
- Para neurossífilis: penicilina G aquosa, 18-24 milhões de unidades IV ao dia (3-4 milhões de unidades a cada 4 horas ou como infusão contínua) por 10-14 dias
- Para pacientes alérgicos à penicilina

- Doxiciclina, 100 mg VO 2x/dia por 14 dias, ou tetraciclina, 500 mg VO 4x/dia por 14 dias, para sífilis infecciosa
- Na sífilis com mais de 1 ano de duração ou com duração desconhecida, tratar por 28 dias
■ Ceftriaxona
- Os dados disponíveis são limitados
- A duração do tratamento e a dose ideal não estão bem definidas
■ Azitromicina
- Previamente recomendada como possível tratamento alternativo
- A crescente resistência pode limitar sua efetividade
■ Os pacientes com gonorreia e exposição à sífilis devem ser tratados com regimes separados efetivos contra ambas as doenças

DESFECHOS

SEGUIMENTO

■ Os pacientes devem abster-se de atividade sexual até se tornarem não infecciosos pela terapia antibiótica
■ Sífilis primária, secundária e latente precoce
- Reexaminar clinicamente e sorologicamente em intervalos de 3-6 meses
- Se os títulos de VDRL e RPR não diminuírem em quatro vezes com 6 meses de acompanhamento, repetir o exame de HIV
- Considerar a realização de punção lombar
- Se o acompanhamento cuidadoso não puder ser assegurado, repetir o tratamento com penicilina benzatina 2,4 milhões de unidades IM semanalmente por 3 semanas
■ Sífilis latente
- Repetir as sorologias com 6, 12 e 24 meses
- Se os títulos aumentarem em quatro vezes ou se títulos inicialmente altos (> 1:32) não diminuírem em quatro vezes com 12-24 meses, realizar um exame de HIV e uma punção lombar e tratar outra vez
■ Neurossífilis
- Repetir a punção lombar a cada 6 meses
- Se a contagem celular do LC não tiver diminuído em 6 meses ou não estiver normal com 2 anos, administrar um segundo curso de tratamento

COMPLICAÇÕES

■ Reação de Jarisch-Herxheimer
- Manifesta-se como febre e agravamento do quadro clínico
- Geralmente começa dentro das primeiras 24 horas do tratamento e melhora nas próximas 24 horas
- O tratamento não deve ser interrompido a menos que os sintomas se tornem severos ou ameacem ser fatais ou exista laringite, neurite auditiva ou labirintite sifilítica
- Pode ser evitada ou modificada pela administração simultânea de antipiréticos ou corticosteroides

PROGNÓSTICO

■ A sífilis tardia pode ser altamente destrutiva, permanentemente incapacitante e levar à morte
■ Se não for tratada
- A cura espontânea irá ocorrer em cerca de um terço dos pacientes
- A fase latente permanecerá em cerca de um terço dos pacientes por toda a vida
- Lesões tardias graves se desenvolverão em aproximadamente um terço dos pacientes

CASOS DE ENCAMINHAMENTO

■ Se não houver certeza sobre a interpretação dos exames sorológicos; a necessidade de punção lombar; ou a terapia ideal; ou se o paciente tiver alergia grave à penicilina

CASOS DE ADMISSÃO HOSPITALAR

■ Hospitalizar em casos de complicações (p. ex., AVC, meningoencefalite, demência) ou para observação em caso de reação de Jarisch-Herxheimer

PREVENÇÃO

■ Evitar o contato sexual
■ Os preservativos de látex são efetivos, mas protegem apenas as áreas cobertas

EVIDÊNCIAS

DIRETRIZES CLÍNICAS

■ National Guideline Clearinghouse: Screening for syphilis infection. United States Preventive Services Task Force, 2004
■ Sexually transmitted diseases treatment guidelines 2006. MMWR Recomm Rep. 2006 Aug 4;55(RR-11):1-94. [PMID: 16888612]

ENDEREÇO ELETRÔNICO

■ Centers for Disease Control and Prevention – National Center for HIV, STD and TB Prevention – Division of Sexually Transmitted Diseases

INFORMAÇÕES PARA OS PACIENTES

■ American Social Health Organization
■ Centers for Disease Control and Prevention – Division of Sexually Transmitted Diseases
■ JAMA patient page. Syphilis. JAMA. 2000;284:520. [PMID: 10939892]

REFERÊNCIAS

■ Goh BT. Syphilis in adults. Sex Transm Infect. 2005 Dec;81(6):448-52. [PMID: 16326843]
■ Hall CS et al. Managing syphilis in the HIV-infected patient. Curr Infect Dis Rep. 2004 Feb;6(1):72-81. [PMID: 14733852]
■ Marra CM et al. Normalization of cerebrospinal fluid abnormalities after neurosyphilis treatment: does HIV status matter? Clin Infect Dis. 2004 Feb 1; 189(3):369-76. [PMID: 14745693]
■ O'Donnell JA et al. Neurosyphilis: A current review. Curr Infect Dis Rep. 2005 Jul;7(4):277-284. [PMID: 15963329]

Síncope

CARACTERÍSTICAS PRINCIPAIS

■ Perda transitória de consciência e tônus postural por alguns segundos ou minutos
■ Causada por fluxo sanguíneo cerebral inadequado
■ Recuperação imediata sem medidas de ressuscitação
■ As causas incluem processos cardíacos, vasculares e neurológicos
■ É mais provável naqueles com doença cardíaca, homens idosos e mulheres jovens propensas a episódios vasovagais
■ 30% dos adultos terão experimentado ≥ 1 episódio de síncope
■ Responde por cerca de 3% das consultas em emergências

ACHADOS CLÍNICOS

Vasomotora

■ Causada por tônus vagal excessivo ou prejuízo do controle reflexo da circulação periférica
■ O "desmaio comum" é mais frequente
- Geralmente iniciado por situações de estresse
- Sintomas premonitórios comuns
  • Náuseas
  • Diaforese
  • Taquicardia
  • Palidez
■ Outras variedades: por hipersensibilidade do seio carotídeo, pós-micção ou tosse

Ortostática

- Causada por uma resposta vasoconstritora prejudicada ao assumir a postura ereta, causando diminuição abrupta do retorno venoso
- Ocorre em
  - Idade avançada
  - Diabetes ou outra causa de neuropatia autonômica
  - Perda sanguínea ou hipovolemia
  - Terapia com vasodilatador, diurético ou bloqueador adrenérgico

Cardiogênica

- Causada por
  - Distúrbios do ritmo (síndrome do nó sinusal, bloqueio AV, taquiarritmias)
  - Causas mecânicas (estenose aórtica ou pulmonar, cardiomiopatia hipertrófica obstrutiva, hipertensão pulmonar, mixoma atrial)
- Os episódios costumam estar relacionados com exercícios

DIAGNÓSTICO

- Examinar alterações ortostáticas na PA e no pulso, anormalidades cardíacas e a resposta à massagem do seio carotídeo
- A causa específica é encontrada no exame inicial em apenas 50% dos casos
- ECG de repouso
  - Arritmias
  - Vias acessórias
  - Infarto
  - Hipertrofia
- Realizar o teste de inclinação* antes de estudos invasivos, a menos que a avaliação clínica e ambulatorial sugira uma causa cardíaca

Vasomotora

- História característica
- A massagem do seio carotídeo sob condições cuidadosas de monitoramento ou o teste de inclinação podem ser diagnósticos

Ortostática

- \> 20 mmHg de queda na PA imediatamente ao ficar de pé
- O teste de inclinação e a manobra de Valsalva são diagnósticos

Cardiogênica

- Ecocardiografia para descartar causas mecânicas
- Se houver suspeita de distúrbios do ritmo, está indicado o monitoramento ambulatorial do ECG*; pode ser necessário repeti-lo várias vezes, por até 3 dias
- O registro de eventos e o monitoramento de ECG transtelefônico estão indicados para episódios pré-sincopais mais intermitentes
- Os estudos eletrofisiológicos estão indicados para
  - Episódios recorrentes
  - ECGs ambulatoriais não diagnósticos
  - Cardiomiopatia isquêmica

TRATAMENTO

Vasomotora

- Evitar o estímulo desencadeante
- Deitar
- Os betabloqueadores podem ser úteis
- Marca-passos definitivos raramente estão indicados

Ortostática

- Cessar fármacos desencadeantes
- Levantar-se lentamente
- A fludrocortisona raramente é efetiva

Cardiogênica

- Tratar o distúrbio subjacente
- Bradiarritmias: a colocação de marca-passo definitivo pode estar indicada
- Taquiarritmias ventriculares: um cardioversor-desfibrilador implantável pode estar indicado

Síndrome Carcinoide Maligna

CARACTERÍSTICAS PRINCIPAIS

- Incomum
- Ocorre com tumores de células argentafínicas, como os tumores carcinoides do intestino delgado com metástase para o fígado; menos comumente, com tumores carcinoides primários de pulmão ou estômago
- A síndrome é causada pela liberação de substâncias vasoativas
  - Serotonina
  - Histamina
  - Catecolaminas
  - Prostaglandinas
  - Peptídeo intestinal vasoativo (VIP)
- Uma síndrome relacionada ocorre em pacientes com tumores pancreáticos que secretam VIP, causando diarreia aquosa

ACHADOS CLÍNICOS

- Vermelhidão facial, telangiectasias
- Cólicas abdominais e diarreia
- Broncospasmo
- Edema de cabeça e pescoço (especialmente com o carcinoide brônquico)
- Lesões valvulares cardíacas (estenose ou regurgitação tricúspide ou pulmonar)

DIAGNÓSTICO

- O ácido 5-hidróxi-indolacético (5-HIAA) está aumentado para > 25 mg/dia na urina de 24 horas
- Suspender todos os fármacos e alimentos ricos em serotonina, como a banana, por vários dias antes da coleta de urina

TRATAMENTO

- Prednisona, 15-30 mg/dia
- Hidratação e difenoxilato com atropina para diarreia
- O acetato de octreotida, 100-600 µg/dia SC em 2-4 doses divididas, é o agente mais efetivo para reduzir os sintomas e os níveis urinários de 5-HIAA
- Ressecção cirúrgica de tumores carcinoides localizados
- Ciproeptadina, 4 mg VO 3x/dia, ou maleato de metissergida, 2 mg VO 3x/dia (até 16 mg) para diarreia grave
- Cimetidina e fenotiazinas também são úteis
- A quimioterapia é moderadamente efetiva na doença metastática
  - Fluoruracil
  - Estreptozocina
  - Dacarbazina
  - Cisplatina
  - Doxorrubicina
  - Interferon-α

Síndrome da Angústia Respiratória Aguda (SARA)

CARACTERÍSTICAS PRINCIPAIS

PRINCÍPIOS BÁSICOS DO DIAGNÓSTICO

- Opacidades pulmonares radiográficas bilaterais

---

* N. de R.T. Também conhecido como *tilt test* ou *tilt-table-test*.

* N. de R.T. Também conhecido como *holter* de 24 horas.

- Ausência de pressão atrial esquerda elevada; se medida, pressão capilar pulmonar < 18 mmHg
- Relação de PaO_2/FiO_2 < 200, não importando o nível do pico da pressão expiratória final positiva (PEEP)

CONSIDERAÇÕES GERAIS

- Insuficiência respiratória hipoxêmica aguda após um insulto sistêmico ou pulmonar, sem evidência de insuficiência cardíaca esquerda
- Fatores de risco comuns (Tabela 138)
  - Sepse
  - Aspiração de conteúdo gástrico
  - Choque
  - Infecção, pulmonar ou sistêmica
  - Contusão pulmonar
  - Trauma
  - Inalação tóxica
  - Quase afogamento
  - Transfusões múltiplas de produtos sanguíneos
- É encontrado dano às células endoteliais capilares pulmonares e epiteliais alveolares, não importando a causa da SARA

Causas sistêmicas

- Sepse
- Choque
- Pancreatite
- Múltiplas transfusões de produtos sanguíneos
- Trauma
- Queimaduras
- Coagulação intravascular disseminada (CIVD) e púrpura trombocitopênica trombótica (PTT)
- Fármacos
  - Opioides
  - Aspirina
  - Fenotiazinas
  - Antidepressivos tricíclicos
  - Amiodarona
  - Quimioterapia
  - Nitrofurantoína
  - Protamina
- Derivação cardiopulmonar
- Trauma craniano
- Exposição ao herbicida paraquat

Causas pulmonares

- Aspiração de conteúdo gástrico
- Quase afogamento
- Pneumonia, bacteriana, viral ou fúngica
- Tuberculose miliar
- Inalação de gás tóxico
  - Dióxido de nitrogênio
  - Cloro
  - Dióxido de enxofre
  - Amônia
  - Inalação de fumaça
- Fumo de cocaína de base livre (*crack*)
- Embolia de trombo, gordura, ar ou líquido amniótico
- Contusão pulmonar
- Pneumonia eosinofílica aguda
- Bronquiolite obliterante com pneumonia organizante (BOPO) (agora mais comumente chamada de pneumonia organizante criptogênica)
- Obstrução aguda de via aérea superior
- Reexpansão ou reperfusão pulmonar
- Exposição à radiação
- Exposição à alta altitude
- Toxicidade por oxigênio

ACHADOS CLÍNICOS

SINAIS E SINTOMAS

- Início rápido de dispneia profunda, habitualmente 12-48 horas depois do evento desencadeante
- Respiração e taquipneia de esforço, com estertores ao exame
- Hipoxemia marcada, refratária ao oxigênio suplementar
- A falência de múltiplos órgãos é vista em muitos pacientes

DIAGNÓSTICO DIFERENCIAL

- Tendo em vista que a SARA é uma síndrome, o conceito de diagnóstico diferencial se aplica somente ao se considerar a enfermidade ou lesão precipitante
- Edema pulmonar cardiogênico (hidrostático)
- Edema pulmonar neurogênico
- Pneumonia
- Aspiração
- Hemorragia alveolar difusa
- Pneumonite intersticial aguda
- Pneumonia eosinofílica aguda
- Pneumonite por hipersensibilidade aguda
- BOPO
- Contusão pulmonar
- Doença pulmonar induzida por fármaco

DIAGNÓSTICO

EXAMES LABORATORIAIS

- Exames para identificar causas sistêmicas ou pulmonares de SARA estão indicados

DIAGNÓSTICO POR IMAGEM

- A radiografia de tórax mostra opacidades bilaterais pontilhadas ou difusas que rapidamente se tornam confluentes
- Broncogramas aéreos são vistos em 80% dos casos
- As características da insuficiência cardíaca congestiva (derrames pleurais, cardiomegalia, ingurgitamento venoso nas zonas pulmonares superiores, vasos sanguíneos indistintos) estão ausentes

PROCEDIMENTOS DIAGNÓSTICOS

- Quando indicada para excluir edema pulmonar cardiogênico, a cateterização da artéria pulmonar demonstrará pressões capilares pulmonares < 18 mmHg

TRATAMENTO

MEDICAÇÕES

- As medicações são dirigidas à causa subjacente da SARA
- O volume intravascular deve ser mantido no menor nível necessário para um débito cardíaco adequado
- Os diuréticos podem ser necessários para reduzir a pressão capilar pulmonar e melhorar a oxigenação
- Pode ser necessário o uso judicioso de inotrópicos para manter o débito cardíaco em níveis mais altos de PEEP
- A obtenção de aporte supranormal de oxigênio pelo uso de inotrópicos e transfusão sanguínea não é clinicamente útil e pode ser prejudicial
- Sedativos, analgésicos e antipiréticos podem ser usados para diminuir o consumo de oxigênio
- Os corticosteroides sistêmicos não demonstraram melhorar de forma confiável os resultados

PROCEDIMENTOS TERAPÊUTICOS

- A entubação e a ventilação mecânica costumam ser necessárias para tratar a hipoxemia
- Usar os níveis mais baixos de PEEP e FiO_2 necessários para manter a PaO_2 > 60 mmHg
- A ventilação mecânica com pequenos volumes correntes (6 mL/kg de peso corporal ideal) e limites de pressão de platô da via aérea (< 30 cmH_2O) demonstraram reduzir a mortalidade em 10% em um grande ensaio multicêntrico
- A PEEP pode ser aumentada, desde que o débito cardíaco e o aporte de oxigênio não estejam prejudicados e que as pressões pulmonares não sejam excessivas
- O posicionamento em decúbito ventral pode melhorar a oxigenação em alguns pacientes

DESFECHOS

SEGUIMENTO

- Os esforços devem estar concentrados na diminuição da FiO_2 abaixo de 60% assim que possível
- Para os pacientes que se recuperam, nenhum acompanhamento específico é necessário

COMPLICAÇÕES

- As complicações são aquelas associadas aos cuidados de UTI e ventilação mecânica

PROGNÓSTICO

- A mortalidade é de 30-40% na SARA, 90% quando associada a sepse
- A sobrevida mediana é de 2 semanas
- Muitos pacientes com SARA morrem quando o suporte é retirado
- Os sobreviventes da SARA ficam com alguns sintomas pulmonares, que tendem a melhorar com o passar do tempo
- Anormalidades leves da oxigenação, da capacidade de difusão e da mecânica pulmonar podem persistir em alguns sobreviventes

CASOS DE ENCAMINHAMENTO

- O cuidado de pacientes com SARA deve envolver um profissional familiarizado com a síndrome, tipicamente um pneumologista ou intensivista

CASOS DE ADMISSÃO HOSPITALAR

- Por causa da hipoxemia profunda que define a SARA, todos os pacientes precisam de hospitalização e cuidados intensivos

PREVENÇÃO

- Nenhuma medida que previna eficazmente a SARA foi identificada
- A PEEP profilática, a metilprednisolona ou outras intervenções não são úteis nos pacientes em risco

EVIDÊNCIAS

INFORMAÇÕES PARA OS PACIENTES

- National Institutes of Health

REFERÊNCIAS

- Adhikari N et ai. Pharmacologic therapies for adults with acute lung injury and acute respiratory distress syndrome. Cochrane Database Syst Rev. 2004 Oct 18;(4):CD004477. [PMID: 15495113]
- Bernard GR. Acute respiratory distress syndrome: a historical perspective. Am J Respir Crit Care Med. 2005 Oct 1; 172(7):798-806. [PMID: 16020801]
- Hager DN et al. Tidal volume reduction in patients with acute lung injury when plateau pressures are not high. Am J Respir Crit Care Med. 2005 Nov 15; 172(10):1241-5. [PMID: 16081547]
- Matthay MA et al. Acute lung injury and the acute respiratory distress syndrome: four decades of inquiry into pathogenesis and rational management. Am J Respir Cell Mol Biol. 2005 Oct; 33(4):319-27. [PMID: 16172252]
- National Heart, Lung, and Blood Institute Acute Respiratory Distress Syndrome (ARDS) Clinical Trials Network; Wheeler AP et al. Pulmonary-artery versus central venous catheter to guide treatment of acute lung injury. N Engl J Med. 2006 May 25;354(21):2213-24. [PMID: 16714768]
- National Heart, Lung, and Blood Institute Acute Respiratory Distress Syndrome (ARDS) Clinical Trials Network; Wiedemann HP et al. Comparison of two fluid-management strategies in acute lung injury. N Engl J Med. 2006 Jun 15;354(24):2564-75. [PMID: 16714767]
- Rubenfeld GD et al. Incidence and outcomes of acute lung injury. N Engl J Med. 2005 Oct 20;353(16):1685-93. [PMID: 16236739]
- Schwarz MI et al. "Imitators" of the ARDS: implications for diagnosis and treatment. Chest. 2004 Apr; 125(4):1530-5. [PMID: 15078770]
- Steinberg KP et al; National Heart, Lung, and Blood Institute Acute Respiratory Distress Syndrome (ARDS) Clinical Trials Network. Efficacy and safety of corticosteroids for persistent acute respiratory distress syndrome. N Engl J Med. 2006 Apr 20;354(16):1671-84. [PMID: 16625008]
- Ventilation with lower tidal volumes as compared with traditional tidal volumes for acute lung injury and the acute respiratory distress syndrome. The Acute Respiratory Distress Syndrome Network. N Engl J Med. 2000 May 4; 342(18): 1301-8. [PMID: 10793162]

Síndrome da Dor Regional Complexa (Distrofia Simpaticorreflexa)

CARACTERÍSTICAS PRINCIPAIS

PRINCÍPIOS BÁSICOS DO DIAGNÓSTICO

- Distúrbio raro, caracterizado por instabilidade autonômica e vasomotora
- Dor intensa e em queimação; frequentemente piora muito com estímulos mínimos, como um leve toque

CONSIDERAÇÕES GERAIS

- A maioria dos casos é precedida por trauma físico direto, com frequência de natureza relativamente secundária, aos tecidos moles, osso ou nervo
- Pode ocorrer após lesão no joelho ou cirurgia artroscópica de joelho
- Qualquer extremidade pode ser envolvida, mas a mão é mais comumente afetada e está associada a restrição ipsilateral do movimento do ombro (síndrome ombro-mão)
- A variante ombro-mão às vezes complica o infarto do miocárdio ou as lesões do pescoço ou do ombro
- A variante pós-traumática é conhecida como atrofia de Sudeck

ACHADOS CLÍNICOS

SINAIS E SINTOMAS

- Nenhum sintoma sistêmico
- Dor localizada e difusa
- Edema da extremidade envolvida
- Distúrbios de coloração e da temperatura no membro afetado
- Alterações distróficas na pele sobrejacente e nas unhas
- Amplitude de movimentos limitada

DIAGNÓSTICO DIFERENCIAL

- Outras síndromes dolorosas cervicobraquiais
- Artrite reumatoide
- Síndrome do desfiladeiro torácico
- Esclerodermia

DIAGNÓSTICO

DIAGNÓSTICO POR IMAGEM

- Cintilografia óssea
  - Sensível nas fases iniciais
  - Mostra aumento difuso da captação na extremidade afetada
- As radiografias por fim revelam uma osteopenia generalizada grave

TRATAMENTO

MEDICAÇÕES

- Nortriptilina
  - Dose inicial: 10 mg VO ao deitar
  - Aumentar gradualmente para 40-75 mg na hora de dormir
- Prednisona, 30-40 mg/dia VO por 2 semanas e então diminuída durante 2 semanas, para os casos resistentes
- Os pacientes com movimento limitado do ombro podem se beneficiar do tratamento usado para periartrite escapuloumeral

PROCEDIMENTOS TERAPÊUTICOS

- Fisioterapia
- Bloqueios de nervos regionais e estimulação da coluna dorsal

DESFECHOS

PROGNÓSTICO
- Bom com tratamento precoce

PREVENÇÃO
- Mobilização precoce após lesão, cirurgia ou infarto do miocárdio

EVIDÊNCIAS

DIRETRIZES CLÍNICAS
- Greipp ME. Complex regional pain syndrome-type I: research relevance, practice realities. J Neurosci Nurs. 2003 Feb;35(1):16-20. [PMID: 12789717]
- Turner-Stokes L. Reflex sympathetic dystrophy – a complex regional pain syndrome. Disabil Rehabil. 2002 Dec 15; 24(18):939-47. [PMID: 12523947]

INFORMAÇÕES PARA OS PACIENTES
- Mayo Clinic: Complex Regional Pain Syndrome
- MedlinePlus: Complex Regional Pain Syndrome
- National Institute of Neurological Disorders and Stroke: Complex Regional Pain Syndrome Information Page

REFERÊNCIAS
- Birklein F. Complex regional pain syndrome. J Neurol. 2005 Feb; 252(2):131-8. [PMID: 15729516]
- Quisel A et al. Complex regional pain syndrome: which treatments show promise? J Fam Pract. 2005 Jul; 54(7):599-603. [PMID: 16009087]
- Teasdall RD et al. Complex regional pain syndrome (reflex sympathetic dystrophy). Clin Sports Med. 2004 Jan; 23(1):145-55. [PMID: 15062588]

Síndrome da Fadiga Crônica

CARACTERÍSTICAS PRINCIPAIS

PRINCÍPIOS BÁSICOS DO DIAGNÓSTICO
- Perda de peso
- Febre
- Respiração perturbada durante o sono
- Abuso de drogas
- Depressão

CONSIDERAÇÕES GERAIS
- A fadiga clinicamente relevante é composta de três elementos importantes
  - Fraqueza generalizada (dificuldade para iniciar atividades)
  - Fadiga fácil (dificuldade para completar atividades)
  - Fadiga mental (dificuldade com concentração e memória)
- A fadiga é frequentemente atribuível a
  - Exercícios em excesso
  - Condicionamento físico ruim
  - Distúrbios do sono
  - Obesidade
  - Subnutrição
  - Problemas emocionais
- A prevalência de fadiga significativa durante a vida (presente em pelo menos 2 semanas) é de mais ou menos 25%

ACHADOS CLÍNICOS

SINAIS E SINTOMAS
- Rastrear transtornos psiquiátricos
- A avaliação e a classificação da fadiga crônica inexplicável envolvem
  - História e exame físico
  - Exame do estado mental (as anormalidades requerem exame psiquiátrico, psicológico ou neurológico apropriado)
  - Testes laboratoriais de rastreamento
- A fadiga é classificada como síndrome de fadiga crônica se os critérios para a gravidade da fadiga forem preenchidos, e quatro ou mais dos seguintes sintomas estiverem concomitantemente presentes por 6 meses ou mais
  - Memória ou concentração prejudicadas
  - Dor de garganta
  - Linfonodos cervicais ou axilares dolorosos
  - Dor muscular
  - Dor multiarticular
  - Novas cefaleias
  - Sono não reparador
  - Mal-estar após exercícios
- A fadiga é classificada como fadiga crônica idiopática se os critérios para a gravidade da fadiga ou os sintomas não forem preenchidos

DIAGNÓSTICO DIFERENCIAL
- Hipotireoidismo
- Anemia
- Depressão
- Apneia obstrutiva do sono ou sono insuficiente
- Infecção como tuberculose, hepatite, endocardite, HIV, doença de Lyme
- Diabetes melito
- Insuficiência cardíaca congestiva
- Doença pulmonar obstrutiva crônica
- Insuficiência renal crônica
- Câncer
- Alcoolismo
- Hipercalcemia
- Medicações como sedativos, betabloqueadores
- Distúrbio somatoforme (somatização)
- Fibromialgia
- Mononucleose
- Doença autoimune

DIAGNÓSTICO

EXAMES LABORATORIAIS
- Obter
  - Hemograma completo
  - Velocidade de sedimentação globular
  - Eletrólitos séricos
  - Glicose
  - Ureia
  - Creatinina
  - Cálcio
  - Testes da função hepática e da tireoide
  - Anticorpo antinuclear
  - Exame de urina
  - Teste cutâneo da tuberculina
- Considerar, conforme indicado
  - Cortisol sérico
  - Fator reumatoide
  - Níveis de imunoglobulinas
  - Sorologia para Lyme em áreas endêmicas
  - Teste de anticorpos do HIV

TRATAMENTO

MEDICAÇÕES
- Tratar transtorno de afeto ou ansiedade somente se presentes
- Tratar hipotensão postural com fludrocortisona, 0,1 mg/dia, e aumento do sódio dietético
- Os psicoestimulantes, como o metilfenidato, têm mostrado resultados inconsistentes no tratamento da fadiga relacionada com o câncer

PROCEDIMENTOS TERAPÊUTICOS
- O tratamento envolve uma intervenção multidisciplinar abrangente
  - Manejo clínico otimizado dos distúrbios coexistentes como, por exemplo, a depressão
  - Terapia cognitivo-comportamental
  - Programa de exercícios graduais
- O treinamento de resistência e o exercício aeróbico diminuem a fadiga em várias condições crônicas, incluindo
  - Insuficiência cardíaca congestiva
  - Doença pulmonar obstrutiva crônica
  - Artrite
  - Câncer

DESFECHOS

PROGNÓSTICO
- Embora poucos pacientes sejam curados, o efeito do tratamento pode ser substancial
- A recuperação completa é eventualmente possível em muitos casos

EVIDÊNCIAS

DIRETRIZES CLÍNICAS
- Veterans Health Administration, Department of Defense: VHA/DoD clinical practice guideline for the management of medically unexplained symptoms: chronic pain and fatigue. 2001.
- Working Group of the Royal Australasian College of Physicians: Chronic fatigue syndrome. Clinical practice guidelines – 2002. Med J Aust 2002; 176 (Supp 1):S23.

ENDEREÇO ELETRÔNICO
- Agency for Healthcare Research and Quality: Defining and Managing Chronic Fatigue Syndrome

INFORMAÇÕES PARA OS PACIENTES
- American Academy of Family Physicians: Chronic Fatigue Syndrome
- Mayo Clinic: Chronic Fatigue Syndrome
- National Center for Infectious Diseases: Chronic Fatigue Syndrome
- National Institute of Allergy and Infectious Diseases: Chronic Fatigue Syndrome

REFERÊNCIAS
- Chalder T et al. Predictors of outcome in a fatigued population in primary care following a randomized controlled trial. Psychol Med. 2003 Feb;33(2):283-7. [PMID: 12622306]
- Chronic fatigue syndrome. Clinical practice guidelines – 2002. Med J Aust. 2002 May 6;176 Suppl:S23-56. [PMID: 12056987]
- Sood A et al. Cancer-related fatigue: an update. Curr Oncol Rep. 2005 Jul; 7(4):277-82. [PMID: 15946587]
- Viner R et al. Fatigue and somatic symptoms. BMJ. 2005 Apr 30; 330(7498): 1012-5. [PMID: 15860829]
- Whiting P et al. Interventions for the treatment and management of chronic fatigue syndrome: a systematic review. JAMA. 2001 Sep 19;286(11): 1360-8. [PMID: 11560542]

Síndrome da Menopausa

CARACTERÍSTICAS PRINCIPAIS

PRINCÍPIOS BÁSICOS DO DIAGNÓSTICO
- Interrupção da menstruação causada por envelhecimento ou ooforectomia bilateral
- Elevação nos níveis dos hormônios folículo-estimulante (FSH) e luteinizante (LH)
- Fogachos (também conhecidos como "calorões" ou ondas de calor) e sudoreses noturnas (em 80% das mulheres)
- Lubrificação vaginal diminuída; adelgaçamento da mucosa vaginal, com ou sem dispareunia

CONSIDERAÇÕES GERAIS
- A menopausa denota um período de 1 a 3 anos durante o qual a mulher se adapta à diminuição e depois à ausência do fluxo menstrual e às alterações fisiológicas possivelmente associadas – fogachos, sudoreses noturnas e ressecamento vaginal
- A menopausa prematura é definida como insuficiência ovariana e interrupção menstrual antes dos 40 anos de idade; isso frequentemente tem base genética ou autoimune
- A menopausa cirúrgica causada por ooforectomia bilateral é comum, podendo gerar sintomas mais graves em razão da queda rápida e súbita nos níveis dos hormônios sexuais
- A interrupção da função ovariana não está associada a transtorno emocional grave nem a mudanças de personalidade. Com frequência, o período de menopausa coincide com outras modificações importantes, como saída dos filhos da casa, crise de identidade da meia-idade ou divórcio

ASPECTOS DEMOGRÁFICOS
- Hoje, a idade média das mulheres que se encontram na menopausa em sociedades ocidentais é de 51 anos

ACHADOS CLÍNICOS

SINAIS E SINTOMAS
- Os ciclos menstruais geralmente se tornam irregulares à medida que a menopausa se aproxima
- Com maior frequência, ocorrem ciclos anovulatórios, com duração irregular do ciclo menstrual e menorragia ocasional
- A quantidade do fluxo menstrual diminui
- Por fim, os ciclos ficam mais longos, com ausência de períodos menstruais (amenorreia) ou somente episódios de manchas de sangue
- Quando nenhum sangramento ocorre em 1 ano, a transição para a menopausa fica caracterizada
- Fogachos
  - Sensações de calor intenso na parte superior do tronco e face, com rubor da pele e sudorese
  - Podem ter início antes da parada da menstruação e são mais graves após menopausa cirúrgica
  - Mais pronunciados no final do dia, durante clima quente, após consumo de alimentos ou bebidas quentes, ou durante períodos de tensão
  - Quando ocorrem à noite, os fogachos frequentemente causam sudorese e insônia, resultando em fadiga no dia seguinte
- Atrofia vaginal e lubrificação vaginal reduzida
- O diâmetro do introito diminui
- O exame pélvico revela mucosa vaginal pálida e lisa, além de cérvice uterina e útero pequenos
- Os ovários em geral não são palpáveis após a menopausa

DIAGNÓSTICO DIFERENCIAL
- Gravidez
- Insuficiência ovariana prematura
- Hipo ou hipertireoidismo
- Hiperprolactinemia
- Síndrome dos ovários policísticos
- Amenorreia hipotalâmica, por exemplo, estresse, alteração de peso, exercício
- Outras causas endócrinas
  - Síndrome de Cushing
  - Doença de Addison
  - Tumor secretor de androgênios (adrenal, ovariano)
  - Hiperplasia adrenal congênita
  - Acromegalia
- Depressão

DIAGNÓSTICO

EXAMES LABORATORIAIS
- Os níveis séricos de FSH e LH encontram-se elevados
- O exame citológico vaginal revelará baixo efeito estrogênico com células predominantemente parabasais

TRATAMENTO

MEDICAÇÕES

Menopausa natural

- Por via oral, existem as seguintes opções terapêuticas: estrogênios conjugados, 0,3 ou 0,625 mg; estradiol, 0,5 ou 1 mg; ou sulfato de estrona, 0,625 mg. Ou, então, o estradiol pode ser administrado por via transdérmica sob a forma de emplastros cutâneos, que são trocados 1 ou 2x/semana e secretam 0,05-0,1 mg de hormônio por dia
- Quando qualquer uma das formas de estrogênio for utilizada, adicionar alguma progestina (acetato de medroxiprogesterona) para evitar hiperplasia ou câncer endometrial; um emplastro contendo estradiol e levonorgestrel também está disponível
  - Administrar o estrogênio nos dias 1-25 de cada mês do calendário, com a adição de 5-10 mg de acetato de medroxiprogesterona nos dias 14-25. Suspender os hormônios a partir do dia 26 até o final do mês, o que produzirá um leve período menstrual mensal geralmente indolor
  - De forma alternativa, administrar o estrogênio em combinação com 2,5 mg de acetato de medroxiprogesterona diariamente, sem interromper. Esse método provoca sangramento ou manchas de sangue no início, mas dentro de alguns meses produz um endométrio atrófico que não sangrará
- Se a paciente foi submetida à histerectomia, não será preciso utilizar a progestina
- Explicar que os fogachos provavelmente retornarão se o hormônio for interrompido
- Dados obtidos do estudo Women's Health Initiative* (WHI)
  - As mulheres não devem utilizar a terapia combinada de progestina e estrogênio por mais de 3 ou 4 anos
  - Com esse regime terapêutico, o risco elevado de doença cardiovascular, doença cerebrovascular e câncer de mama superou os benefícios
  - As mulheres que não conseguem obter alívio com abordagens alternativas podem desejar a continuação da terapia combinada após discussão detalhada sobre os riscos e benefícios

---

* N. de T. Iniciativa de pesquisa sobre a saúde de mulheres nos Estados Unidos.

- Alternativas à terapia hormonal para sintomas vasomotores incluem
  - Inibidores seletivos de recaptação da serotonina, como paroxetina a 12,5 mg ou 25 mg/dia, ou venlafaxina a 75 mg/dia
  - A gabapentina, medicamento anticonvulsivante, também é eficaz a uma dose de 900 mg/dia
  - A clonidina administrada por via oral ou transdérmica, a 100-150 μg diariamente, também pode reduzir a frequência dos fogachos, mas o uso desse agente é limitado pelos efeitos colaterais, como xerostomia (boca seca), sonolência e hipotensão arterial
- O anel vaginal de estradiol, deixado no local por 3 meses, é conveniente para uso a longo prazo. Não é necessária a terapia com progestina para proteger o endométrio
- O uso a curto prazo de creme vaginal de estrogênio aliviará os sintomas de atrofia, mas, devido à absorção variada, é preferível a terapia com reposição hormonal sistêmica ou anel vaginal
- O propionato de testosterona, a 1-2%, na dose de 0,5-1,0 g, em uma base de creme evanescente utilizado da mesma maneira, também é eficaz se o estrogênio for contraindicado
- Um lubrificante suave, como creme frio ou gel hidrossolúvel (ambos sem perfume), pode ser útil para o momento do coito
- As mulheres devem ingerir, no mínimo, 800 mg de cálcio diariamente e 1 g de cálcio elementar como suplemento diário no período da menopausa e dali em diante
  - Os suplementos de cálcio devem ser tomados junto com as refeições para aumentar a absorção
  - A vitamina D, 400-800 unidades internacionais/dia obtidas do alimento, da luz solar ou de suplementos, estimula a absorção de cálcio e mantém a massa óssea
- Caminhadas vigorosas e exercícios diários também ajudam a preservar a massa óssea
- O emprego da terapia de reposição hormonal a longo prazo para prevenção não é mais indicado. Os clínicos devem rever a necessidade dessa terapia com as mulheres, ponderando cuidadosamente os riscos e benefícios
- As indicações atuais da terapia de reposição hormonal (estrogênio e progestina) são para o tratamento de sintomas vasomotores, que desaparecem dentro de vários meses a alguns anos
- Mulheres em fase de pós-menopausa com desejo sexual diminuído podem ser tratadas de forma bem-sucedida com testosterona em combinação com monoterapia de estrogênio ou terapia combinada de estrogênio e progestina
  - A via transdérmica de distribuição da testosterona deve ser utilizada para evitar o efeito de primeira passagem, em vez das vias IM ou VO
  - Uma preparação composta de gel, creme ou pomada de testosterona a 1%, na dose de 0,5 g/dia, fornecerá a dose desejada de 5 mg diariamente
  - Não é recomendável o uso das preparações de testosterona formuladas para homens, pois as doses são bem mais altas do que as necessárias para mulheres

Menopausa cirúrgica

- Em geral, a reposição estrogênica é iniciada imediatamente após a cirurgia
- Administração de estrogênios conjugados a 1,25 mg, sulfato de estrona a 1,25 mg ou estradiol a 2 mg por 25 dias de cada mês
- Depois dos 45-50 anos de idade, essa dose pode ser gradativamente reduzida para 0,625 mg de estrogênios conjugados ou medicamento equivalente

DESFECHOS

SEGUIMENTO

- Consulta anual para monitorar os sintomas e a necessidade de terapia
- Qualquer sangramento após interrupção da menstruação justifica o exame da mulher via curetagem ou aspirado endometrial para descartar câncer do endométrio
- Em mulheres submetidas à terapia de reposição hormonal para sintomas vasomotores, deve ser feita uma tentativa de redução gradual da dose visando à interrupção da terapia pelo menos a cada 6 meses

COMPLICAÇÕES

- Dispareunia por atrofia vaginal e lubrificação vaginal diminuída
- Os riscos globais à saúde excedem os benefícios obtidos com o uso da terapia combinada com estrogênio e progestina, bem como da monoterapia com estrogênio, por um período médio de 5 anos
  - Para terapia de combinação, esses riscos incluem
    - Eventos de doença arterial coronariana
    - Acidentes vasculares cerebrais
    - Êmbolos pulmonares
    - Câncer de mama invasivo
    - Colecistopatia
    - Déficit cognitivo e demência leves

- Para monoterapia estrogênica, observam-se
  - Risco elevado de acidente vascular cerebral
  - Nenhuma evidência de proteção contra doença arterial coronariana
  - Aumento no risco combinado de déficit cognitivo e demência leves, em comparação ao placebo

PREVENÇÃO

- Uma atividade sexual contínua ajudará a evitar a redução do volume vaginal

EVIDÊNCIAS

DIRETRIZES CLÍNICAS

- Institute for Clinical Systems Improvement. Menopause and Hormone Therapy: Collaborative Decision Making and Management, 2004.

ENDEREÇO ELETRÔNICO

- North American Menopause Society

INFORMAÇÕES PARA OS PACIENTES

- American Academy of Family Physicians: Menopause
- MedlinePlus: Menopause Interactive Tutorial
- National Women's Health Information Center: Menopause

REFERÊNCIAS

- Blake J. Menopause: evidence-based practice. Best Pract Res Clin Obstet Gynaecol. 2006 Dec;20(6):799-839. [PMID: 17084674]
- Ettinger B et al. When is it appropriate to prescribe postmenopausal hormone therapy? Menopause. 2006 May-Jun;13(3):404-10. [PMID: 16735937]
- National Institutes of Health: National Institutes of Health State-of-the-Science Conference statement: management of menopause-related symptoms. Ann Intern Med. 2005 Jun 21;142(12 Pt 1):1003-13. [PMID: 15968015]
- North American Menopause Society. The role of testosterone therapy in postmenopausal women: position statement of the North American Menopause Society. Menopause. 2005 Sep-Oct;12(5):496-511. [PMID: 16145303]

Síndrome da Secreção Inapropriada do Hormônio Antidiurético (SIADH)

CARACTERÍSTICAS PRINCIPAIS

PRINCÍPIOS BÁSICOS DO DIAGNÓSTICO

- Concentração sérica de Na^+ < 130 mEq/L
- Hiponatremia hipotônica euvolêmica

CONSIDERAÇÕES GERAIS

- A hiponatremia ocorre por equilíbrio anormal de água em vez de equilíbrio anormal de sódio
- O excesso de hormônio antidiurético (HAD) e a consequente retenção de água devido à excreção prejudicada resulta em hiponatremia e baixa osmolalidade sérica
- Os pacientes hospitalizados tratados com líquidos hipotônicos estão sob risco aumentado de hiponatremia
- Padrões de secreção anormal de HAD
  - Secreção aleatória (p. ex., carcinoma)
  - Disfunção de osmorreceptores (*reset osmostat*) (p. ex., idosos, doenças pulmonares)
  - Vazamento de HAD (p. ex., fratura de base do crânio)

Etiologia

- **Distúrbios do SNC**
  - Traumatismo craniano
  - AVC
  - Hemorragia subaracnóidea
  - Hidrocefalia
  - Tumor cerebral
  - Encefalite
  - Síndrome de Guillain-Barré
  - Meningite
  - Psicose aguda
  - Porfiria intermitente aguda
- **Lesões pulmonares**
  - Tuberculose
  - Pneumonia bacteriana
  - Aspergilose
  - Bronquiectasias
  - Neoplasias
  - Ventilação com pressão positiva
- **Tumores malignos**
  - Carcinoma broncogênico
  - Carcinoma de pâncreas
  - Carcinoma de próstata
  - Carcinoma de células renais
  - Adenocarcinoma de cólon
  - Timoma
  - Osteossarcoma
  - Linfoma maligno
  - Leucemia
- **Fármacos: produção aumentada de HAD**
  - Amiodarona
  - Antidepressivos: tricíclicos, inibidores da monoaminoxidase, inibidores seletivos da recaptação da serotonina
  - Antineoplásicos: ciclofosfamida, vincristina
  - Carbamazepina
  - Metilenodioximetanfetamina (MDMA; *ecstasy**)
  - Clofibrato
  - Neurolépticos: tiotixeno, tioridazina, flufenazina, haloperidol, trifluoperazina
- **Fármacos: ação potencializada do HAD**
  - Carbamazepina
  - Clorpropamida, tolbutamida
  - Ciclofosfamida
  - Anti-inflamatórios não esteroides
  - Somatostatina e seus análogos
- **Outros**
  - Pós-operatório
  - Dor
  - Estresse
  - AIDS
  - Gestação (fisiológica)
  - Hipocalemia

ASPECTOS DEMOGRÁFICOS

- É a causa mais comum de hiponatremia em pacientes hospitalizados

ACHADOS CLÍNICOS

SINAIS E SINTOMAS

- Frequentemente assintomática
- Os sintomas costumam ser vistos com níveis séricos de sódio < 120 mEq/L
- Se for sintomática, há primariamente sintomas em SNC de letargia, fraqueza, confusão, *delirium* e convulsões
- Os sintomas costumam ser confundidos com distúrbios primários neurológicos ou metabólicos

DIAGNÓSTICO

EXAMES LABORATORIAIS

- Concentração sérica de Na^+ < 130 mEq/L
- Osmolalidade diminuída (< 280 mosm/kg) com osmolalidade urinária inapro-

---

* N. de R.T. O MDMA não pode ser considerado um fármaco.

priadamente aumentada (> 150 mosm/kg)
- Ureia baixa (< 20 mg/dL) e hipouricemia (< 4 mg/dL), que não são apenas diluicionais, mas também o resultado de eliminação aumentada de ureia e ácido úrico em resposta ao estado de volume expandido
- Uma ureia elevada sugere um estado de depleção de volume, o que exclui o diagnóstico de SIADH

TRATAMENTO

MEDICAÇÕES

Hiponatremia sintomática

- Objetivo inicial: alcançar uma concentração sérica de sódio de 125-130 mEq/L, tomando-se cuidado para não corrigir muito rapidamente
- Aumentar a concentração sérica de sódio em ≤ 1-2 mEq/L/h e não > 25-30 mEq/L nos primeiros 2 dias para evitar a mielinólise pontina central
- A velocidade deve ser reduzida para 0,5-1,0 mEq/L/h à medida que os sintomas neurológicos melhoram
- Se houver sintomas neurológicos, a hiponatremia deve ser tratada de imediato, independentemente da concentração sérica de sódio
- A solução salina hipertônica (p. ex., 3%) mais a furosemida (0,5-1,0 mg/kg IV) estão indicadas para a hiponatremia sintomática
  - Para determinar quanto de solução salina a 3% (513 mEq/L) deve ser administrado, obter uma amostra de Na+ urinário após iniciar a diurese com furosemida
  - O Na+ excretado é substituído por solução salina a 3%, iniciada empiricamente em 1-2 mL/kg/h, e então ajustada com base no débito urinário e no sódio urinário
  - Por exemplo, após a furosemida, o volume urinário pode ser de 400 mL/h e a excreção de sódio mais potássio, de 100 mEq/L; o Na+ excretado é de 40 mEq/h, o qual é reposto com 78 mL/h de solução salina a 3% (40 mEq/h divididos por 513 mEq/L)

Hiponatremia assintomática

- Aumentar a concentração sérica de sódio em ≤ 0,5 mEq/L/h
  - Restringir a ingesta hídrica para 0,5-1,0 L/dia
  - Solução salina a 0,9% mais furosemida podem ser usadas quando o sódio sérico for < 120 mEq/L. As perdas urinárias de sódio e potássio são repostas como recém-descrito
- Demeclociclina, 300-600 mg VO 2x/dia
  - Inibe o efeito do HAD no túbulo distal
  - É útil para pacientes que não conseguem aderir à restrição de água ou que necessitam de terapia adicional
  - O início de ação pode demorar 1 semana; a concentração pode ficar permanentemente prejudicada
  - A terapia com demeclociclina na cirrose parece aumentar o risco de insuficiência renal
- Em pacientes hospitalizados com SIADH euvolêmica, o antagonista V2 seletivo conivaptan pode ser administrado com uma dose de ataque de 20 mg IV infundidos continuamente em 30 minutos e, então, com 20 mg IV continuamente por 24 horas. Infusões subsequentes de 20-40 mg/dia podem ser administradas a cada 1-3 dias
- Outros antagonistas V2 seletivos
  - O mozavaptan está disponível no Japão, mas não ainda nos Estados Unidos, para o tratamento de SIADH paraneoplásica
  - O tolvaptan é outro agente promissor, atualmente em testes clínicos

DESFECHOS

SEGUIMENTO

- Se houver sintomas, medir o sódio plasmático ± a cada 4 horas e observar cuidadosamente o paciente

COMPLICAÇÕES

- A mielinólise pontina central pode ocorrer por desmielinização osmoticamente induzida como resultado da correção rápida demais do sódio sérico (um aumento de mais do que 1 mEq/L/h, ou de 25 mEq/L no primeiro dia de terapia)
- Episódios hipóxicos-anóxicos durante a hiponatremia podem contribuir para a desmielinização

PROGNÓSTICO

- Associado à causa subjacente da SIADH
- As mulheres na pré-menopausa nas quais há desenvolvimento de encefalopatia hiponatrêmica por hiponatremia rapidamente adquirida (p. ex., hiponatremia pós-operatória) têm probabilidade cerca de 25 vezes maior de morrer ou de sofrer dano cerebral permanente em relação às mulheres na pós-menopausa

CASOS DE ADMISSÃO HOSPITALAR

- Hiponatremia sintomática
- Sódio sérico < 120 mEq/L

EVIDÊNCIAS

ENDEREÇO ELETRÔNICO

- Fall PJ. Hyponatremia and hypernatremia: A systematic approach to causes and their correction. Postgraduate Medicine Online, 2000

INFORMAÇÕES PARA OS PACIENTES

- American Association for Clinical Chemistry: Lab Tests Online: Sodium
- Mayo Clinic: Low Blood Sodium in Older Adults
- MedlinePlus: ADH
- MedlinePlus: Dilutional Hyponatremia (SIADH)

REFERÊNCIAS

- Castello L et al. Hyponatremia in liver cirrhosis: pathophysiological principles of management. Dig Liver Dis. 2005 Feb;37(2):73-81. [PMID: 15733516]
- Ellison DH et al. Clinical practice. The syndrome of inappropriate antidiuresis. N Engl J Med. 2007 May 17; 356(20):2064-72. [PMID: 17507705]
- Goldsmith SR. Current treatments and novel pharmacologic treatments for hyponatremia in congestive heart failure. Am J Cardiol. 2005 May 2; 95(9A):14B-23B. [PMID: 15847853]
- Hoorn EJ et al. Diagnostic approach to a patient with hyponatremia: traditional versus physiology-based options. QJM. 2005 Jul;98(7):529-40. [PMID: 15955797]
- McDade G. Disorders of sodium balance: hyponatraemia and drug use (and abuse). BMJ. 2006 Apr 8; 332(7545):853. [PMID: 16601056]
- Reynolds RM et al. Disorders of sodium balance. BMJ. 2006 Mar 25; 332(7543):702-5. [PMID: 16565125]
- Riggs JE. Neurologic manifestations of electrolyte disturbances. Neurol Clin. 2002 Feb;20(1):227-39. [PMID: 11754308]
- Schtier RW et al; SALT Investigators. Tolvaptan, a selective oral vasopressin V2-receptor antagonist, for hyponatremia. N Engl J Med. 2006 Nov 16; 355 (20):2099-112. [PMID: 17105757]

Síndrome do Choque Tóxico por *Staphylococcus aureus*

CARACTERÍSTICAS PRINCIPAIS

- Cepas de estafilococos podem produzir toxinas que podem causar quatro entidades importantes
  - Síndrome da pele escaldada, tipicamente em crianças, ou impetigo bolhoso em adultos
  - Pneumonite necrotizante em crianças
  - Síndrome do choque tóxico (SCT)
  - Intoxicação alimentar por enterotoxina
- A maioria dos casos (≥ 90%) de SCT foram relatados no início em mulheres em idade fértil, especialmente comum dentro de 5 dias do início do período menstrual em mulheres que usavam tampões
- Os casos não menstruais de SCT atualmente são tão comuns quanto os casos menstruais
- Os organismos de vários locais, incluindo nasofaringe, ossos, vagina e reto, ou de ferimentos têm sido associados à doença

ACHADOS CLÍNICOS

- O choque tóxico se caracteriza pelo início abrupto de febre, vômitos e diarreia aquosa
- Uma erupção eritematosa e macular difusa e uma conjuntivite não purulenta são comuns, e a descamação, especialmente das palmas e solas, é típica durante a recuperação

DIAGNÓSTICO

- As hemoculturas são classicamente negativas porque os sintomas se devem aos efeitos da toxina e não às propriedades invasivas do organismo

TRATAMENTO

- Reidratação rápida, antibióticos antiestafilocócicos (p. ex., nafcilina ou oxacilina parenterais ou, em pacientes alérgicos à penicilina, clindamicina), manejo da insuficiência cardíaca ou renal e, mais importante, remoção das fontes de toxinas (p. ex., remoção de tampões, drenagem de abscessos)

Síndrome do Desfiladeiro Torácico

CARACTERÍSTICAS PRINCIPAIS

PRINCÍPIOS BÁSICOS DO DIAGNÓSTICO

- Compressão de estruturas neurovasculares que suprem a extremidade superior

CONSIDERAÇÕES GERAIS

- A pressão intermitente ou contínua sobre elementos do plexo braquial e de vasos subclávios ou axilares por estruturas anatômicas da região da cintura escapular resulta nos sinais e sintomas
- O feixe neurovascular pode ser comprimido entre os músculos escalenos anteriores ou médios e uma primeira costela torácica normal ou uma costela cervical
- Fatores predisponentes
  - Arqueamento da cintura escapular, resultado de idade, obesidade ou mamas pendentes
  - Má postura
  - Ocupação
  - Hipertrofia dos músculos torácicos por atividade física (p. ex., levantamento de peso, arremesso de beisebol)
- Os sintomas predominantes dependem de a obstrução afetar estruturas neurais ou vasculares

ACHADOS CLÍNICOS

SINAIS E SINTOMAS

- O começo é geralmente gradual, mas pode ser súbito
- Dor
- Formigamento
- Fraqueza
- Edema
- Os sintomas vasculares consistem em isquemia arterial, caracterizada por
  - Palidez dos dedos ao elevar a extremidade
  - Sensibilidade ao frio
  - Gangrena digital (rara)
  - Obstrução venosa marcada por edema, cianose e ingurgitamento (também rara)

DIAGNÓSTICO DIFERENCIAL

- Osteoartrite da coluna cervical
- Tumores do sulco pulmonar superior, medula espinal cervical ou raízes nervosas
- Periartrite do ombro

DIAGNÓSTICO

DIAGNÓSTICO POR IMAGEM

- A radiografia de tórax identifica a presença de costela cervical
- A RM com os braços mantidos em diferentes posições é útil para identificar locais de fluxo sanguíneo prejudicado
- A angiografia confirma a obstrução intra-arterial ou venosa

PROCEDIMENTOS DIAGNÓSTICOS

- Os reflexos não costumam estar alterados
- A obliteração parcial da pulsação da artéria subclávia pode ser demonstrada pela abdução do braço até um ângulo reto com o cotovelo simultaneamente fletido e rotado externamente no ombro, de modo que a extremidade inteira fique no plano coronal
- O posicionamento do pescoço ou do braço não tem efeito na diminuição do pulso, que permanece constante na síndrome do roubo da subclávia
- Os estudos de condução nervosa do nervo ulnar e de outros nervos periféricos podem ajudar a identificar o local da compressão

TRATAMENTO

CIRURGIA

- Necessária em < 5% dos pacientes
- Tem mais probabilidade de melhorar o componente neurológico do que o componente vascular causador dos sintomas

PROCEDIMENTOS TERAPÊUTICOS

- Medidas conservadoras (p. ex., fisioterapia) para aliviar a compressão do feixe neurovascular
- Algumas mulheres se beneficiarão do uso de sutiãs de sustentação

DESFECHOS

COMPLICAÇÕES

- Gangrena digital ou obstrução venosa se houver obstrução vascular

PROGNÓSTICO

- Mais de 95% dos pacientes podem ser manejados de modo bem-sucedido com tratamento conservador, que consiste em fisioterapia e evitação de posturas ou atividades que comprimam o feixe neurovascular

CASOS DE ENCAMINHAMENTO

- Sintomas persistentes apesar das medidas conservadoras

PREVENÇÃO

- Evitar posturas ou atividades físicas (p. ex., levantamento de peso, arremesso de beisebol) que comprimam o feixe neurovascular

EVIDÊNCIAS

DIRETRIZES CLÍNICAS

- National Guideline Clearinghouse: Surgery for Thoracic Outlet Syndrome (TOS)
- Novak CB. Thoracic Outlet Syndrome. Clin Plast Surg. 2003;30:175. [PMID: 12737351]

INFORMAÇÕES PARA OS PACIENTES

- American Academy of Orthopaedic Surgeons: Thoracic Outlet Syndrome
- Cleveland Clinic: Thoracic Outlet Syndrome
- Mayo Clinic: Thoracic Outlet Syndrome
- MedlinePlus: Thoracic Outlet Syndrome

REFERÊNCIA

- Brantigan CO et al. Diagnosing thoracic outlet syndrome. Hand Clin. 2004 Feb:20(1):27-36.[PMID: 15005381]

Síndrome do Intestino Irritável

CARACTERÍSTICAS PRINCIPAIS

PRINCÍPIOS BÁSICOS DO DIAGNÓSTICO

- Distúrbio funcional crônico comum, caracterizado por dor ou desconforto abdominal com alterações nos hábitos intestinais
- Avaliação limitada para descartar causas orgânicas dos sintomas

CONSIDERAÇÕES GERAIS

- Não há estudo diagnóstico definitivo
- Entidade clínica idiopática caracterizada por alguma combinação de sintomas crônicos (> 3 meses) da região abdominal inferior e queixas intestinais que podem ser contínuas ou intermitentes
- Dor ou desconforto abdominal que possui duas das três características expostas a seguir
  - Sintoma aliviado pela defecação
  - Início associado a alteração na frequência de evacuação
  - Início relacionado com mudança no aspecto das fezes
- Outros sintomas incluem
  - Frequência anormal de evacuação (mais de 3 movimentos intestinais por dia ou menos de 3 por semana)
  - Aparência anormal das fezes (grumosas ou duras; soltas ou aquosas)
  - Passagem anormal das fezes (tenesmo [esforço ao defecar], urgência ou sensação de evacuação incompleta)
  - Eliminação de muco
  - Timpanismo (empanzinamento) ou distensão abdominal
- Outras queixas somáticas ou psicológicas são comuns

ASPECTOS DEMOGRÁFICOS

- Afeta até 20% da população adulta
- Os sintomas costumam ter início no final da adolescência até os 20 anos de idade

ACHADOS CLÍNICOS

SINAIS E SINTOMAS

- Sintomas por > 3 meses
- Distensão abdominal subjetiva; distensão visível não evidente do ponto de vista clínico
- Dor abdominal intermitente, produtora de cólica, na porção inferior do abdome, aliviada por defecação, agravada por estresse e mais grave por 1-2 horas após as refeições
- Defecações mais ou menos frequentes com o início de dor abdominal
- Fezes mais soltas ou mais endurecidas com o começo da dor
- Constipação, diarreia ou alternância entre constipação e diarreia
- É comum a presença de muco
- O exame físico costuma permanecer normal
- Na porção inferior do abdome, comumente há uma sensibilidade, embora não pronunciada; em outros aspectos, o exame físico está normal

DIAGNÓSTICO DIFERENCIAL

- Enteropatia inflamatória
- Neoplasia colônica
- Doença celíaca, proliferação bacteriana, deficiência de lactase e endometriose
- Depressão e ansiedade
- Abuso sexual e físico
- Alguns pesquisadores relatam a ocorrência de proliferação bacteriana no intestino delgado em até 80% dos pacientes com sintomas da síndrome do intestino irritável; dado não confirmado por outros pesquisadores

DIAGNÓSTICO

EXAMES LABORATORIAIS

- Em princípio, a realização de teste diagnóstico não é necessária em pacientes cujos sintomas
  - São compatíveis com síndrome do intestino irritável
  - Não sugerem doença orgânica (diarreia noturna, constipação ou diarreia grave, hematoquezia, perda de peso, febre ou histórico familiar de câncer de cólon ou enteropatia inflamatória)
- Contudo, testes adicionais são justificados em pacientes cujos sintomas não melhoram após 2-4 semanas de terapia empírica
- Hemograma completo, perfil bioquímico, albumina sérica, pesquisa de sangue oculto nas fezes
- Provas de função da tireoide, velocidade de sedimentação globular, proteína C reativa
- Sorologias para doença celíaca (anticorpo IgA antitransglutaminase tecidual ou anticorpo antiendomisial)
- Exame de fezes para ovos e parasitas se houver diarreia
- Testes respiratórios de D-[^{14}C]xilose, glicose ou lactulose para triagem de proliferação bacteriana no intestino delgado

DIAGNÓSTICO POR IMAGEM

- Colonoscopia ou edema contrastado (bário ou ar) em pacientes com > 50 anos de idade para triagem de neoplasias colônicas
- Os exames de sigmoidoscopia/colonoscopia flexíveis, enema baritado e/ou série radiográfica do intestino delgado com bário podem ser justificados em qualquer paciente com sintomas irresponsivos à terapia empírica

PROCEDIMENTOS DIAGNÓSTICOS

- O diagnóstico é estabelecido com sintomas compatíveis e uso criterioso de exames para excluir doença orgânica

TRATAMENTO

MEDICAÇÕES

- Agentes antiespasmódicos (anticolinérgicos)
  - Diciclomina, 10-20 mg VO 3-4x/dia
  - Hiosciamina, 0,125 mg VO (ou sublingual, conforme a necessidade) 4x/dia

- Hiosciamina de liberação prolongada, 0,037 mg ou 0,75 mg VO 2x/dia
- Comumente utilizados apesar da falta de evidências satisfatórias quanto à eficácia
■ Agentes antidiarreicos
  - Loperamida, 2 mg VO 3-4x/dia
  - Difenoxilato com atropina, 2,5 mg VO 4x/dia
■ Suplementação de fibra
  - Farelo, psílio, metilcelulose ou policarbofila
  - Pode causar aumento na distensão abdominal
■ Laxantes osmóticos
  - Leite de magnésia
  - Polietilenoglicol
■ Antidepressivos tricíclicos e antidepressivos relacionados
  - Nortriptilina, desipramina ou imipramina
  - Início com 10 mg VO toda noite na hora de dormir
  - Aumento gradativo para 25-50 mg VO toda noite na hora de dormir, conforme a tolerância
  - A trazodona, na dose inicial de 50 mg VO toda noite na hora de dormir, constitui uma alternativa
  - Não recomendados em pacientes com predomínio de constipação
■ Inibidores de recaptação da serotonina
  - Sertralina, 50-150 mg VO 1x/dia
  - Fluoxetina, 20-40 mg VO 1x/dia
  - Não recomendados em pacientes com diarreia predominante
■ Alosetrana, 0,5-1 mg VO 2x/dia, para diarreia como sintoma predominante que não responde a outras terapias convencionais
  - Acesso restrito nos Estados Unidos
  - Pode causar colite isquêmica em 4:1.000 pacientes
■ *Bifidobacterium infantis*; 10^8 bactérias/cápsula VO diariamente
  - Probiótico com relatos benéficos em um subgrupo de pacientes em pequenos ensaios controlados
  - É justificável a realização de mais estudos
■ Rifaximina, 400 mg 3x/dia por 10 dias
  - Há relatos de efeitos benéficos desse agente em um subgrupo de pacientes com proliferação bacteriana no intestino delgado em pequenos ensaios controlados
  - É justificada a execução de estudos adicionais

PROCEDIMENTOS TERAPÊUTICOS

■ Tranquilizar o paciente
■ Explicar a natureza funcional dos sintomas
■ Promover uma mudança comportamental com técnicas de relaxamento e hipnoterapia

DESFECHOS

SEGUIMENTO

■ Consultas regulares são úteis para diminuir a ansiedade do paciente e o uso dos sistemas de saúde em demasia

PROGNÓSTICO

■ Os sintomas geralmente são crônicos, mas episódicos; a maioria dos pacientes afetados aprende a lidar com os sintomas

CASOS DE ENCAMINHAMENTO

■ Sintomas persistentes ou agravados
■ Sinais de doença orgânica (sangue pelo reto, sangue oculto positivo nas fezes, perda de peso, dor intensa)
■ Sinais de transtorno psiquiátrico grave ou abuso físico/sexual

CASOS DE ADMISSÃO HOSPITALAR

■ Pacientes com síndrome do intestino irritável apresentam alta taxa de internações e sofrem cirurgias inapropriadas do abdome para dor abdominal
■ Evitar internações e cirurgias desnecessárias

EVIDÊNCIAS

DIRETRIZES CLÍNICAS

■ American College of Gastroenterology Functional Gastrointestinal Disorders Task Force. Evidence-based position statement on the management of irritable bowel syndrome in North America. Am J Gastroenterol. 2002;97(11 Suppl):S1. [PMID: 12425585]
■ American Gastroenterological Association medical position statement: irritable bowel syndrome. Gastroenteology. 2002;123:2105. [PMID: 12454865]

ENDEREÇOS ELETRÔNICOS

■ American Academy of Family Physicians – Irritable bowel syndrome: tips on controlling your symptoms
■ Functional Brain-Gut Research Group
■ International Foundation for Functional Gastrointestinal Disorders

INFORMAÇÕES PARA OS PACIENTES

■ American Gastroenterological Association Patient Resource Services: Irritable bowel syndrome
■ International Foundation for Functional Gastrointestinal Disorders (IFFGD): About Irritable Bowel Syndrome
■ National Digestive Diseases Information Clearinghouse – What I Need to Know about Irritable Bowel Syndrome

REFERÊNCIAS

■ Halpert A et al. Clinical response to tricyclic antidepressants in functional bowel disorders is not related to dosage. Am J Gastroenterol. 2005 Mar;100(3):664-71. [PMID: 15743366]
■ Halvorson HA et al. Postinfectious irritable bowel syndrome – a meta-analysis. Am J Gastroenterol. 2006 Aug;101(8):1894-9. [PMID: 16928253]
■ Pimentel M et al. The effect of a nonabsorbed oral antibiotic (rifaximin) on the symptoms of irritable bowel syndrome. Ann Intern Med. 2006 Oct 17;145(8):557-63. [PMID: 17043337]
■ Walters B et al. Detection of bacterial overgrowth in IBS using the lactulose H_2 breath test: comparison with ^{14}CD-xylose and healthy controls. Am J Gastroenterol. 2005 Jul;100(7):156670. [PMID: 15984983]
■ Whorwell PJ et al. Efficacy of encapsulated probiotic *Bifidobacterium infantis* 35624 in women with irritable bowel syndrome. Am J Gastroenterol. 2006 Jul;101(7):1581-90. [PMID: 16863564]

Síndrome do Túnel do Carpo

CARACTERÍSTICAS PRINCIPAIS

■ Uma neuropatia por compressão do nervo mediano no túnel do carpo, particularmente pela sinovite das bainhas dos tendões ou articulações do carpo e por fraturas recentes ou malcuradas
■ Afeta com mais frequência aqueles que realizam movimentos repetitivos da mão
■ Associada a
  - Gravidez
  - Artrite reumatoide
  - Mixedema
  - Amiloidose
  - Sarcoidose
  - Leucemia (infiltração de tecido)
  - Acromegalia
  - Hiperparatireoidismo

ACHADOS CLÍNICOS

■ Dor, queimação ou formigamento na distribuição do nervo mediano

- A dor pode se irradiar proximalmente no antebraço e ocasionalmente para o ombro
- A dor é exacerbada pela atividade manual, em particular pelos extremos da flexão volar ou da dorsiflexão do punho
- A alteração da sensibilidade na distribuição do nervo mediano pode ser demonstrável
- Os sinais de Tinel ou de Phalen podem ser positivos
  - O sinal de Tinel é uma dor tipo choque à percussão volar do punho
  - O sinal de Phalen é a dor na distribuição do nervo mediano quando ambos os punhos são flexionados em 90 graus por 1 minuto
- A fraqueza ou a atrofia muscular, sobretudo da eminência tenar, aparecem posteriormente aos distúrbios sensitivos

DIAGNÓSTICO

- Eletromiografia e determinações do retardo de condução segmentar sensitiva e motora

TRATAMENTO

- Mudança da atividade manual (ou melhorias ergonômicas); imobilização da mão e do antebraço à noite
- AINEs e/ou injeção de corticosteroides no túnel do carpo por um operador experiente
- A divisão operatória do ligamento carpal volar proporciona alívio duradouro da dor

Síndrome dos Ovários Policísticos (Anovulação Persistente)

CARACTERÍSTICAS PRINCIPAIS

PRINCÍPIOS BÁSICOS DO DIAGNÓSTICO

- Evidência clínica ou bioquímica de hiperandrogenismo
- Oligo-ovulação ou anovulação
- Ovários policísticos à ultrassonografia

CONSIDERAÇÕES GERAIS

- A lesão primária é desconhecida
- Há um estado constante de níveis elevados de estrogênios (estrona), androgênios e hormônio luteinizante (LH), em vez de níveis oscilantes, nas mulheres em ovulação
- O aumento nos níveis de estrona origina-se da conversão de androgênios em estrona na gordura corporal ou dos níveis excessivos de androgênios observados em algumas mulheres de peso normal
- Altos níveis de estrona podem causar supressão do hormônio folículo-estimulante hipofisário (FSH) e aumento relativo do LH
- A estimulação constante do ovário pelo LH resulta em anovulação, múltiplos cistos e hiperplasia das células da teca com excesso de produção de androgênios
- O ovário policístico possui cápsula branca espessa e perolada, podendo não estar aumentado de volume

ASPECTOS DEMOGRÁFICOS

- Afeta 4-7% das mulheres em idade reprodutiva

ACHADOS CLÍNICOS

SINAIS E SINTOMAS

- Hirsutismo (50% dos casos)
- Obesidade (40%)
- Virilização (20%)
- Amenorreia (50% dos casos) e sangramento uterino anormal (30%); 20% apresentam menstruação normal
- As mulheres costumam ser inférteis, embora possam ovular ocasionalmente

DIAGNÓSTICO DIFERENCIAL

- Amenorreia hipotalâmica, por exemplo, estresse, alteração do peso, exercício
- Obesidade
- Hipotireoidismo
- Hiperprolactinemia
- Insuficiência ovariana precoce
- Síndrome de Cushing
- Hiperplasia adrenal congênita
- Tumor secretor de androgênios (adrenal, ovariano)
- Gravidez

DIAGNÓSTICO

EXAMES LABORATORIAIS

- Verificar os níveis de FSH, LH, prolactina, hormônio tireoestimulante (TSH) e sulfato de deidroepiandrosterona (DHEA-S) quando a amenorreia persistir por 6 meses
- Teste de tolerância à glicose de 2 horas
- Perfil lipoproteico

DIAGNÓSTICO POR IMAGEM

- O ultrassom pélvico pode fazer a constatação de ovários policísticos (desnecessário para o diagnóstico)

TRATAMENTO

MEDICAÇÕES

- **Na paciente que deseja ficar grávida**
  - Clomifeno ou outros medicamentos podem ser utilizados para estimulação ovulatória
  - A adição de dexametasona, 0,5 mg VO na hora de dormir, ao regime terapêutico com clomifeno pode aumentar a probabilidade de ovulação
  - Se a paciente se mostrar irresponsiva ao clomifeno, cursos terapêuticos de 3 a 6 meses de metformina, 500 mg VO 3x/dia, rosiglitazona, 4 mg diariamente, ou pioglitazona, 30-45 mg diariamente podem promover a retomada dos ciclos regulares e da ovulação
- **Na paciente que não deseja engravidar**
  - Acetato de medroxiprogesterona, 10 mg VO diariamente nos primeiros 10 dias de cada mês
  - Se a contracepção for desejada, pode-se usar anticoncepcional oral combinado em baixas doses. Isso também é útil no controle do hirsutismo; nesse caso, o tratamento deve ser obrigatoriamente mantido por 6-12 meses antes que os resultados sejam vistos
- **Hirsutismo**
  - A dexametasona, 0,5 mg VO toda noite, é de grande valia em mulheres com secreção adrenal excessiva de androgênios
  - A espironolactona, antagonista da aldosterona, também é útil em doses de 25 mg VO 3 ou 4x/dia
  - A flutamida, 250 mg VO 1x/dia, e a finasterida, 5 mg VO 1x/dia, também são eficazes
  - Como a espironolactona, a flutamida e a finasterida são potencialmente teratogênicas, tais agentes devem ser utilizados apenas com métodos contraceptivos seguros

PROCEDIMENTOS TERAPÊUTICOS

- Em pacientes obesas com ovários policísticos, a redução do peso é frequentemente eficaz; a diminuição na gordura corporal reduzirá a conversão de androgênios em estrona e, com isso, ajudará a restabelecer a ovulação
- O hirsutismo pode ser controlado com depilação e eletrólise

DESFECHOS

SEGUIMENTO
- Em pacientes anovulatórias por tempo prolongado com mais de 35 anos de idade, é prudente pesquisar a existência de algum câncer estimulado por estrogênio com exames de mamografia e aspiração endometrial

PROGNÓSTICO
- As mulheres apresentam resistência à insulina e hiperinsulinemia quando infundidas com glicose e estão sob alto risco de diabetes melito tipo 2 de início precoce
- As mulheres também exibem risco elevado de câncer de mama e endométrio a longo prazo em função da secreção não antagonizada de estrogênio

CASOS DE ENCAMINHAMENTO
- Encaminhar se houver necessidade da atuação de especialistas no diagnóstico
- Encaminhar se a paciente estiver com problemas de infertilidade

EVIDÊNCIAS

DIRETRIZES CLÍNICAS
- American College of Obstetricians and Gynecologists. ACOG practice bulletin. Polycycstic ovary syndrome.
- American Association of Clinical Endocrinologists medical guidelines for clinical practice for the diagnosis and treatment of hyperandrogenic disorders.

INFORMAÇÕES PARA OS PACIENTES
- American Association of Family Physicians: Polycystic Ovary Syndrome
- American Society for Reproductive Medicine: Hirsutism and Polycystic Ovarian Syndrome
- International Council on Infertility Information Dissemination: PCOS FAQ
- MedlinePlus: Ovarian Cysts Interactive Tutorial
- National Women's Health Information Center: Polycystic Ovarian Syndrome

REFERÊNCIAS
- Ehrmann DA. Polycystic ovarian syndrome. N Engl J Med. 2005 Mar 24; 352(12):1223-36. [PMID: 15788499]
- Lakhani K et al. Polycystic ovaries. Br J Radiol. 2002;75:9. [PMID: 11806952]
- Lane DE. Polycystic ovary syndrome and its differential diagnosis. Obstet Ginecol Surv. 2006;61:125-35. [PMID: 16433936]

Síndrome Hemolítico-Urêmica

CARACTERÍSTICAS PRINCIPAIS

PRINCÍPIOS BÁSICOS DO DIAGNÓSTICO
- Anemia hemolítica microangiopática
- Trombocitopenia
- Insuficiência renal
- Lactato desidrogenase (LDH) sérica elevada
- Testes de coagulação normais
- Ausência de anormalidades neurológicas

CONSIDERAÇÕES GERAIS
- Distúrbio caracterizado por anemia hemolítica microangiopática, trombocitopenia e insuficiência renal atribuída à microangiopatia
- A causa é desconhecida, mas alguns casos estão relacionados com a deficiência de ADAMTS13, uma proteína responsável pela clivagem do fator de von Willebrand
- Semelhante à púrpura trombocitopênica trombótica (PTT), exceto pelos diferentes leitos vasculares envolvidos
  – Patogenia provavelmente similar
  – Possível envolvimento do fator de aglutinação de plaquetas encontrado no plasma
- Em crianças, a síndrome hemolítico-urêmica (SHU) frequentemente ocorre após doença diarreica causada por *Shigella*, *Salmonella*, *Escherichia coli* cepa O157:H7 ou vírus
- Em adultos, essa síndrome é muitas vezes precipitada pelo uso de estrogênios ou estado pós-parto
- Pode ocorrer como complicação tardia de transplante autólogo de medula óssea ou células-tronco ou do uso de ciclosporina ou tacrolimus como forma de imunossupressão em caso de transplante alogênico
- SHU familiar (hereditária): os membros da família apresentam episódios recorrentes ao longo de vários anos

ACHADOS CLÍNICOS

SINAIS E SINTOMAS
- Sintomas de anemia, sangramento ou insuficiência renal
- A insuficiência renal pode ou não ser oligúrica
- Não há nenhuma outra manifestação neurológica que não seja atribuída à uremia

DIAGNÓSTICO DIFERENCIAL
- Coagulação intravascular disseminada
- PTT
- Pré-eclâmpsia/eclâmpsia
- Vasculite
- Glomerulonefrite aguda

DIAGNÓSTICO

EXAMES LABORATORIAIS
- Anemia hemolítica microangiopática
- Trombocitopenia, mas frequentemente menos grave do que na PTT
- O esfregaço de sangue periférico deve revelar marcada fragmentação das hemácias
- LDH em geral elevada, desproporcionalmente ao grau de hemólise
- Teste de Coombs negativo
- Testes de coagulação normais, exceto pelo aumento dos produtos de degradação da fibrina

DIAGNÓSTICO POR IMAGEM
- A realização de biópsia renal demonstra a presença de trombos hialinos endoteliais nas arteríolas aferentes e nos glomérulos
- Em caso de obstrução causada pela coagulação intravascular, pode ocorrer necrose isquêmica no córtex renal

TRATAMENTO

PROCEDIMENTOS TERAPÊUTICOS
- Tratamento de escolha (como na PTT): plasmaférese com reposição de grande volume de plasma fresco congelado (troca de até 80 mL/kg), com repetição diária até a remissão ser atingida
- Em crianças, a SHU quase sempre é autolimitada, necessitando apenas do tratamento conservador de insuficiência renal aguda
- Em adultos, observa-se alto índice de insuficiência renal permanente e morte sem tratamento

DESFECHOS

COMPLICAÇÕES
- Insuficiência renal crônica

PROGNÓSTICO
- A taxa de mortalidade na forma infantil é baixa (< 5%)
- O prognóstico em adultos permanece incerto; sem terapia eficaz, até 40% vêm a óbito e 80% sofrem de insuficiência renal crônica

- A instituição precoce de terapia agressiva com plasmaférese promete ser benéfica
- A sobrevida e a correção de anormalidades hematológicas constituem a regra, mas o restabelecimento da função renal exige tratamento precoce

EVIDÊNCIAS

DIRETRIZES CLÍNICAS
- Allford SL et al; Haemostasis and Thrombosis Task Force, British Committee for Standards in Haematology. Guidelines on the diagnosis and management of the thrombotic microangiopathic haemolytic anaemias. Br J Haematol. 2003;120:556. [PMID: 12588343]

ENDEREÇO ELETRÔNICO
- National Organization of Rare Disorders: Hemolytic Uremic Syndrome

INFORMAÇÕES PARA OS PACIENTES
- MedlinePlus: Hemolytic Uremic Syndrome
- National Kidney and Urologic Diseases Information Clearinghouse: Hemolytic Uremic Syndrome
- National Kidney Foundation: Hemolytic Uremic Syndrome

REFERÊNCIAS
- Garg AX et al. Long-term renal prognosis of diarrhea-associated hemolytic uremic syndrome: a systematic review, meta-analysis, and meta-regression. JAMA. 2003 Sep 10;290(10):1360-70. [PMID: 12966129]
- Vesely SK et al. ADAMTS13 activity in thrombotic thrombocytopenic purpura-hemolytic uremic syndrome: relation to presenting features and clinical outcomes in a prospective cohort of 142 patients. Blood. 2003 Jul 1;102(1):608. [PMID: 12637323]

Síndrome Hepatopulmonar

CARACTERÍSTICAS PRINCIPAIS

- Tríade característica
  - Hepatopatia crônica
  - Gradiente alveoloarterial elevado ao ar ambiente
  - Dilatações vasculares intrapulmonares ou comunicações arteriovenosas que resultam em *shunt* intrapulmonar da direita para a esquerda

ACHADOS CLÍNICOS

- Dispneia (platipneia) e desoxigenação arterial (ortodeoxia) são mais acentuadas na posição ereta do que em decúbito
- Suspeitar do diagnóstico em paciente cirrótico com nível de oximetria de pulso ≤ 97%

DIAGNÓSTICO

- A ecocardiografia contrastada é um teste de triagem sensível para detectar dilatações vasculares pulmonares, enquanto a varredura de perfusão pulmonar com injeção de albumina macroagregada é um exame mais específico utilizado para confirmar o diagnóstico
- A TC de alta resolução pode ser útil na detecção de vasos pulmonares dilatados que podem ser responsivos à embolização

TRATAMENTO

- A terapia clínica é frustrante
- Contudo, o azul de metileno IV e o pó de alho oral podem melhorar a oxigenação, inibindo a vasodilatação induzida pelo óxido nítrico
- A síndrome pode sofrer reversão com transplante de fígado
- A mortalidade pós-operatória sofre aumento quando a tensão de oxigênio arterial pré-operatório está ≤ 50 mmHg ou na presença de *shunt* intrapulmonar substancial
- Transplante de fígado
  - Contraindicado em hipertensão pulmonar moderada a grave (pressão pulmonar média > 35 mmHg)
  - O tratamento com epoprostenol ou bosentana pode reduzir a hipertensão pulmonar, facilitando assim o transplante
- A derivação portossistêmica intra-hepática transjugular (TIPS) é um tratamento paliativo em pacientes com síndrome hepatopulmonar à espera de transplante

Síndrome Hepatorrenal

CARACTERÍSTICAS PRINCIPAIS

- Diagnosticada quando outras causas de doença renal foram excluídas no quadro de doença hepática terminal

ACHADOS CLÍNICOS

- Frequentemente precipitados por declínio agudo no débito cardíaco
- A patogenia envolve vasoconstrição renal intensa
- Ao exame histológico, os rins apresentam-se normais
- **Tipo I:** a creatinina sérica duplica para um nível > 2,5 mg/dL ou a depuração de creatinina cai para < 20 mL/min em menos de 2 semanas
- **Tipo II:** crônico e lentamente progressivo

DIAGNÓSTICO

- Azotemia, hiponatremia, oligúria, sedimento urinário sem particularidades, sem proteinúria
- Sódio urinário de 24 horas < 10 mEq
- A função renal não melhora após infusão IV de 1,5 L de solução salina isotônica

TRATAMENTO

- A melhora pode vir depois da infusão IV de
  - Albumina associada à ornipressina – vasoconstritor de longa ação (mas com alta taxa de efeitos colaterais isquêmicos)
  - Ornipressina e dopamina
  - Terlipressina (um análogo da vasopressina de longa ação)
  - Norepinefrina
  - Octreotida SC e midodrina VO, um agente α-adrenérgico
- Ocorrência de benefício em termos de sobrevida com o sistema molecular adsorbente recirculante, um método de diálise modificado que remove seletivamente as substâncias ligadas à albumina
- A melhora também pode acompanhar a colocação de uma derivação portossistêmica intra-hepática transjugular (TIPS)
- A mortalidade é alta sem transplante de fígado; a morte decorre de infecção ou hemorragia complicada

Síndrome Miastênica

CARACTERÍSTICAS PRINCIPAIS

- Embora seja semelhante à miastenia grave em termos clínicos, a síndrome mias-

tênica ocorre principalmente como uma síndrome paraneoplásica (Tabela 9)
- Há liberação deficiente de acetilcolina em resposta a algum impulso nervoso, levando à fraqueza, sobretudo dos músculos proximais dos membros
- Pode estar associada a carcinoma pulmonar de pequenas células, desenvolvendo-se algumas vezes antes do diagnóstico do tumor. Ocasionalmente, ocorre com certas doenças autoimunes

ACHADOS CLÍNICOS

- Fraqueza variável, que tipicamente melhora com atividade
- Sintomas disautonômicos também podem estar presentes
- Pode ser obtido histórico de doença maligna
- Ao contrário da miastenia grave, a força aumenta progressivamente com contração prolongada

DIAGNÓSTICO

- Diagnóstico eletrofisiológico: a resposta do músculo à estimulação de seu nervo motor aumenta de forma considerável se o nervo for estimulado por repetidas vezes sob altas velocidades, mesmo em músculos que não são clinicamente fracos

TRATAMENTO

- Plasmaférese e terapia imunossupressora (prednisona e azatioprina), além de terapia direcionada ao tumor
- A prednisona costuma ser iniciada em uma dose diária de 60-80 mg, enquanto a azatioprina, em uma dose diária de 2 mg/kg
- Ocasionalmente, o cloridrato de guanidina (25-50 mg/kg/dia em doses divididas) é útil em pacientes com incapacidade grave, mas os efeitos adversos desse agente envolvem mielossupressão
- Os agentes anticolinesterásicos, como piridostigmina ou neostigmina, isolados ou em combinação com guanidina, produzem respostas terapêuticas variáveis

Síndrome Nefrótica

CARACTERÍSTICAS PRINCIPAIS

- Proteinúria > 3 g/dia
- Albumina < 3 g/dL
- Edema
- Tipicamente hiperlipidemia

ACHADOS CLÍNICOS

- Edema periférico com albumina sérica < 3 g/dL
- O edema pode se generalizar
- Dispneia causada por edema pulmonar, derrames pleurais e comprometimento diafragmático com ascite
- Distensão abdominal por ascite
- Aumento na suscetibilidade à infecção por causa da perda urinária de imunoglobulinas e complemento
- Estado hipercoagulável, com trombose de veia renal e tromboembolismo venoso, particularmente em caso de nefropatia membranosa

DIAGNÓSTICO

- Urinálise: proteinúria; poucos elementos celulares ou cilindros
- Corpúsculos ovais de gordura aparecem como "cachos de uva" sob microscopia óptica e "cruz-de-malta" sob luz polarizada
- Albumina sérica < 3 g/dL, proteína sérica < 6 g/dL
- Hiperlipidemia
- Aumento na velocidade de sedimentação globular
- Solicitar mensuração dos níveis séricos de complemento, eletroforese de proteínas séricas e urinárias, anticorpos antinucleares e testes sorológicos para pesquisa de hepatite, conforme indicação
- A biópsia renal é indicada em adultos com síndrome nefrótica idiopática de início recente na suspeita de doença renal primária
- A biópsia renal é um exame útil para o prognóstico e as decisões terapêuticas
- Há quatro lesões mais comuns (Tabela 141)
  - Doença por lesão mínima
  - Esclerose glomerular focal
  - Nefropatia membranosa
  - Glomerulonefrite membranoproliferativa

TRATAMENTO

- A ingestão de proteína deve repor as perdas proteicas diárias totais pela urina
- Restrição de sal e água em caso de edema
- Diuréticos de alça e tiazídicos em combinação
- Agentes antilipidêmicos
- Corticosteroides e agentes citotóxicos, conforme indicado pela lesão renal primária
- Varfarina em pacientes com trombose por, no mínimo, 3-6 meses

Síndrome Neuroléptica Maligna

CARACTERÍSTICAS PRINCIPAIS

- Estado tipo catatônico que se manifesta por
  - Sinais extrapiramidais
  - Alterações da pressão arterial
  - Alteração da consciência
  - Hiperpirexia
- Complicação rara de tratamento neuroléptico
- Um transtorno afetivo comórbido, bem como o uso concomitante de lítio, podem aumentar o risco
- Na maioria dos casos, ocorre dentro de 2 semanas após o início do agente neuroléptico

ACHADOS CLÍNICOS

- Rigidez muscular, movimentos involuntários, confusão mental, disartria, disfagia
- Palidez, instabilidade cardiovascular, congestão pulmonar, diaforese
- Pode resultar em estupor, coma e morte

DIAGNÓSTICO

- Elevação da creatinoquinase e leucocitose com desvio à esquerda em 50% dos casos

TRATAMENTO

- Controle da febre e fluidoterapia IV
- A bromocriptina, 2,5-10,0 mg 3x/dia, e a amantadina, 100-200 mg 2x/dia, são úteis
- O dantroleno, 50 mg IV, conforme a necessidade, até a dose máxima de 10 mg/kg/dia, pode aliviar a rigidez
- Em casos resistentes, emprega-se a terapia eletroconvulsiva
- A clozapina é usada com segurança em pacientes com histórico de síndrome neuroléptica maligna

Síndromes de Exposição ao Calor

CARACTERÍSTICAS PRINCIPAIS

PRINCÍPIOS BÁSICOS DO DIAGNÓSTICO

- A exposição ao calor pode resultar em quatro distúrbios clínicos
  - Síncope por calor
  - Cãibras por calor
  - Exaustão por calor
  - Intermação/insolação

CONSIDERAÇÕES GERAIS

Síncope por calor

- Perda súbita de consciência por vasodilatação cutânea e depleção volêmica
- Tipicamente ocorre logo após atividade física vigorosa

Cãibras por calor

- Contrações musculares lentas e dolorosas dos músculos esqueléticos mais intensamente utilizados
- Tipicamente ocorre logo após atividade física vigorosa
- A ocorrência de depleção hidreletrolítica constitui a causa

Exaustão por calor

- Origina-se de atividade extenuante prolongada com ingestão inadequada de sal em um ambiente quente
- Caracterizada por desidratação, depleção de sódio ou perda de líquidos isotônicos com alterações cardiovasculares concomitantes
- Pode evoluir para intermação/insolação em caso de interrupção da sudorese

Intermação/insolação

- Uma emergência clínica potencialmente letal, resultante de falha no mecanismo de termorregulação
- Ocorre insolação clássica em pacientes com mecanismo homeostático comprometido
- Ocorre insolação por esforço em pessoas saudáveis submetidas a exercício árduo em um ambiente sob estresse térmico

ASPECTOS DEMOGRÁFICOS

- As pessoas sob maior risco de intermação/insolação são aquelas
  - Muito jovens
  - Idosas (idade > 65 anos)
  - Cronicamente enfermas
  - Fazendo uso de medicamentos (como anticolinérgicos, anti-histamínicos, fenotiazinas) que interferem nos mecanismos de dissipação de calor
- A intermação/insolação ocorre em amadores não condicionados que participam de atividades atléticas extenuantes

ACHADOS CLÍNICOS

SINAIS E SINTOMAS

Síncope por calor

- Pressão arterial sistólica geralmente < 100 mmHg; pulso fraco
- Pele tipicamente fria e úmida

Cãibras por calor

- Espasmos musculares com duração de 1-3 minutos
- Sensibilidade muscular; os músculos podem estar contorcidos
- Pele úmida e fria
- Vítima alerta, com sinais vitais estáveis, mas pode ficar agitada e se queixar de dor
- A temperatura corporal pode permanecer normal ou levemente aumentada

Exaustão por calor

- Sintomas prolongados e temperatura retal > 37,8°C, pulso aumentado (> 150% do normal do paciente) e pele úmida
- Pode haver sintomas associados a síncope e cãibras, ambas por calor
- O paciente pode ter sede e fraqueza, com sintomas atribuídos ao SNC (p. ex., cefaleia, fadiga)
- Ansiedade, parestesias, julgamento prejudicado, histeria, psicose (em casos provocados principalmente por depleção hídrica)
- A hiperventilação secundária à exaustão por calor pode levar ao desenvolvimento de alcalose respiratória

Intermação/insolação

- Temperatura central geralmente > 41°C
- Disfunção cerebral com déficit de consciência, febre e ausência de sudorese
- Pele quente; inicialmente coberta de suor, depois ressecada
- Pulso forte no começo
- No início, a pressão arterial pode sofrer um leve aumento; mais tarde, no entanto, desenvolve-se hipotensão
- A hiperventilação pode induzir à ocorrência de alcalose respiratória
- A insolação por esforço pode se apresentar com colapso súbito e perda da consciência, acompanhados por um comportamento irracional
- 25% das vítimas manifestam sintomas prodrômicos (tontura, fraqueza, náuseas, confusão mental, desorientação, torpor, comportamento irracional)

DIAGNÓSTICO DIFERENCIAL

Intermação/insolação

- Síndrome neuroléptica maligna
- Hipertermia maligna (associada a anestésicos)
- Síndrome serotoninérgica (p. ex., inibidores seletivos da recaptação da serotonina utilizados com inibidor da monoaminoxidase [IMAO])
- Outros medicamentos
  - Anticolinérgicos
  - Anti-histamínicos
  - Antidepressivos tricíclicos
  - IMAOs
  - Salicilatos
  - Anfetaminas
  - Cocaína
- Tireotoxicose
- Crises epilépticas prolongadas

DIAGNÓSTICO

EXAMES LABORATORIAIS

- **Cãibras musculares**
  - Baixo sódio sérico
  - Hemoconcentração
  - Ureia e creatinina elevadas
- **Intermação/insolação**
  - Hemoconcentração
  - Leucocitose
  - Ureia elevada
  - Hiperuricemia
  - Anormalidades acidobásicas (p. ex., acidose láctica)
  - Diminuição nos níveis séricos de potássio, sódio, cálcio e fósforo
  - Urina concentrada, com elevado teor de proteínas, cilindros tubulares e mioglobinúria
  - Também podem estar presentes trombocitopenia, tempos de sangramento e coagulação aumentados, fibrinólise e coagulopatia de consumo
  - Os quadros de rabdomiólise e dano miocárdico, hepático ou renal podem ser identificados por níveis séricos elevados das enzimas creatinoquinase e aminotransferase e da ureia, bem como pela presença de anúria, proteinúria e hematúria

PROCEDIMENTOS DIAGNÓSTICOS

- Na **intermação/insolação**, os achados eletrocardiográficos (ECG) podem incluir alterações do segmento ST e da onda T, compatíveis com isquemia miocárdica

TRATAMENTO

MEDICAÇÕES

Intermação/insolação

- Os antipiréticos (ácido acetilsalicílico, acetaminofen) não exercem efeito sobre a hipertermia induzida pelo ambiente e, portanto, são contraindicados
- Para reposição volêmica, é recomendável a administração de dextrose a 5% em soro fisiológico a 0,45 ou 0,9%
- A fluidoterapia para garantir um alto débito urinário (> 50 mL/hora), a administração de manitol (0,25 mg/kg) e a alcalinização da urina (bicarbonato IV a 250 mL de uma solução a 4%) são medidas recomendadas para reduzir o risco de insuficiência renal por rabdomiólise

PROCEDIMENTOS TERAPÊUTICOS

Síncope por calor

- Posicionar o paciente em decúbito em um local frio, com administração de líquidos por via oral (ou IV, se necessário)

Cãibras por calor

- Colocar o paciente em um ambiente fresco e administrar soro fisiológico, 4 colheres das de chá de sal por galão[*] de água VO, para repor tanto o sódio como a água
- *Em função de sua absorção mais lenta, os comprimidos de sal não são recomendados*
- Talvez seja necessário o repouso da vítima por 1-3 dias, com suplementação contínua de sal na dieta, antes de retornar ao trabalho ou retomar a atividade extenuante no calor

Exaustão por calor

- Colocar o paciente em um ambiente fresco, fornecendo hidratação adequada (1-2 L por 2-4 horas), reposição de sal – por via oral, se possível – e resfriamento ativo (p. ex., uso de ventiladores, bolsas de gelo) se necessário
- Quando a administração oral não for apropriada, será aconselhável o uso de soro fisiológico ou glicose isotônica por via IV
- Se a depleção de sódio for grave, pode ser necessário administrar solução salina hipertônica a 3% por via IV
- Sugere-se um repouso de, no mínimo, 24 horas

---

[*] N. de T. Unidade de medida de capacidade equivalente a 3,78 litros.

Intermação/insolação

- Ver Hipertermia
- O tratamento visa reduzir a temperatura central rapidamente (em até 1 hora) e controlar os efeitos secundários
- Manter o tratamento até que a temperatura retal diminua para 39ºC
- O débito hídrico deve ser monitorado por sonda urinária de demora

DESFECHOS

SEGUIMENTO

- Como a sensibilidade a temperaturas ambientais elevadas pode persistir por períodos prolongados após um episódio de intermação/insolação, é recomendável evitar a reexposição imediata

COMPLICAÇÕES

- Choque hipovolêmico e cardiogênico
- Insuficiência renal por rabdomiólise, hipocalemia, arritmias cardíacas, coagulopatia e insuficiência hepática
- A hipocalemia pode não aparecer até a reidratação

PROGNÓSTICO

- A intermação/insolação está associada a uma alta mortalidade

CASOS DE ADMISSÃO HOSPITALAR

- Todos os pacientes com síncope, exaustão ou intermação por calor
- Pacientes com cãibras por calor se houver necessidade de reposição hidreletrolítica contínua

PREVENÇÃO

- Não é recomendável a prática de competição atlética quando a temperatura do índice de bulbo úmido termômetro de globo (IBUTG) exceder 26-28ºC
- Trabalhadores e atletas necessitam de aclimatização para temperaturas quentes e devem ingerir água ou líquidos eletrolíticos balanceados com frequência
- Vestimentas protetoras de resfriamento são utilizadas com êxito na indústria para a realização de trabalhos prolongados em ambientes com temperaturas de até 60ºC

EVIDÊNCIAS

INFORMAÇÕES PARA OS PACIENTES

- American Red Cross: Heat-Related Illness
- Centers for Disease Control and Prevention
- MedlinePlus: Heat Emergencies
- National Institute for Occupational Safety and Health: Working in Hot Environments

REFERÊNCIAS

- Glazer JL. Management of heatstroke and heat exhaustion. Am Fam Physician. 2005 Jun 1;71 (11):2133-40. [PMID: 15952443]
- Misset B et al. Mortality of patients with heatstroke admitted to intensive care units during the 2003 heat wave in France: a national multiple-center risk-factor study. Crit Care Med. 2006 Apr; 34(4):1087-92. [PMID: 16484920]
- Seto CK et al. Environmental illness in athletes. Clin Sports Med. 2005 Jul; 24 (3):695-718, x. [PMID: 16004926]
- Smith JE. Cooling methods used in the treatment of exertional heat illness. Br J Sports Med. 2005 Aug;39(8):503-7. [PMID: 16046331]
- Sucholeiki R. Heatstroke. Semin Neurol. 2005 Sep;25(3):307-14. [PMID: 16170743]

Síndromes do Superuso da Articulação do Joelho

CARACTERÍSTICAS PRINCIPAIS

- Corredores podem desenvolver uma variedade de síndromes dolorosas do joelho por uso excessivo, particularmente aqueles que
  - Treinam em demasia
  - Não atingem o nível apropriado de condicionamento antes de iniciar um programa de corrida
- A maioria desses problemas consiste em formas de tendinite ou bursite que podem ser diagnosticadas ao exame
- Os problemas mais comuns incluem
  - Bursite anserina
  - Síndrome de banda iliotibial
  - Tendinite poplítea e patelar

ACHADOS CLÍNICOS

- Os sintomas agravam-se com exercícios contínuos de corrida
- A bursite anserina resulta em dor de localização medial e inferior à articulação do joelho sobre a face medial da tíbia
- A síndrome de banda iliotibial culmina em dor na face lateral do joelho
- A tendinite patelar, uma causa de desconforto da face anterior do joelho, tipicamente ocorre na inserção do tendão

na patela, e não em sua inserção mais inferior

DIAGNÓSTICO

- Confirmar os diagnósticos pela palpação de regiões importantes em torno do joelho
- Síndromes não associadas a derrames articulares ou outros sinais de sinovite

TRATAMENTO

- São essenciais repouso e abstinência das atividades físicas associadas por um período de dias a semanas
- Assim que a dor aguda tiver diminuído, um leve programa de alongamento (particularmente antes da retomada do exercício) pode evitar a recorrência
- Corticosteroides com injeções de lidocaína podem ser úteis na presença de desconforto intenso; no entanto, é preciso ter cuidado ao se injetar corticosteroides na área de algum tendão, pois pode ocorrer ruptura

Síndromes Mielodisplásicas

CARACTERÍSTICAS PRINCIPAIS

PRINCÍPIOS BÁSICOS DO DIAGNÓSTICO
- Citopenias
- Anormalidades morfológicas em duas ou mais linhagens de células hematopoiéticas

CONSIDERAÇÕES GERAIS
- Grupo de distúrbios clonais adquiridos da célula-tronco hematopoiética, caracterizados por citopenias, geralmente medula hipercelular, além de anormalidades morfológicas e citogenéticas
- Não é observada nenhuma anormalidade cromossômica específica, mas são comuns anormalidades nos cromossomos 5 e 7
- Causas
  - Idiopática (mais comum)
  - Quimioterapia pós-citotóxica, seja com agentes alquilantes (ciclofosfamida) ou com inibidores da topoisomerase (etoposídeo, doxorrubicina)
- Pode evoluir para leucemia mielógena aguda (LMA); era denominada "pré-leucemia" no passado
- A mielodisplasia engloba várias síndromes heterogêneas
- Anemia refratária (com ou sem sideroblastos em anel); não há excesso de blastos na medula óssea
- Anemia refratária com quantidade excessiva de blastos: 5-19% de blastos
- Leucemia mielomonocítica crônica (LMMC): síndrome proliferativa, incluindo monocitose > 1.000/μL no sangue periférico

ASPECTOS DEMOGRÁFICOS
- Ocorre com maior frequência em pacientes com > 60 anos de idade

ACHADOS CLÍNICOS

SINAIS E SINTOMAS
- Quadro assintomático, com achado incidental de citopenias
- Os sinais de fadiga, infecção ou sangramento estão relacionados com insuficiência da medula óssea
- Caquexia, febre, perda de peso
- Palidez
- Sangramento
- Sinais de infecção

DIAGNÓSTICO DIFERENCIAL
- LMA (≥ 20% de blastos)
- Anemia aplástica
- Anemia de doença crônica
- Deficiência de vitamina B_{12} ou folato

DIAGNÓSTICO

EXAMES LABORATORIAIS
- A anemia pode ser acentuada
- O volume corpuscular médio (VCM) permanece normal ou sofre aumento
- O esfregaço de sangue periférico pode revelar macro-ovalócitos
- O leucograma encontra-se normal ou reduzido; é comum a presença de neutropenia
- Os neutrófilos podem exibir anormalidades morfológicas, como quantidade deficiente de grânulos ou núcleo bilobulado (anomalia de Pelger-Huet)
- A série mieloide pode sofrer desvio à esquerda com pequeno número de promielócitos ou blastos
- A contagem plaquetária apresenta-se normal ou diminuída; pode haver plaquetas hipogranulares

PROCEDIMENTOS DIAGNÓSTICOS
- Quando submetida aos exames de aspirado e biópsia, a medula óssea mostra-se caracteristicamente hipercelular, mas pode estar hipocelular
- São sinais de eritropoiese anormal
  - Características megaloblásticas
  - Brotamento nuclear
  - Precursores eritroides multinucleados
- O corante azul da Prússia pode demonstrar os sideroblastos em anel
- Frequentemente, a série mieloide sofre desvio à esquerda com aumentos variáveis na quantidade de blastos
- Podem ser observados grânulos mieloides deficientes ou anormais
- Uma anormalidade característica é a presença de megacariócitos anões com núcleo unilobulado
- A citogenética pode estar anormal

TRATAMENTO

MEDICAÇÕES
- A eritropoietina, 30.000 U por via SC semanalmente, reduz a necessidade de transfusão sanguínea em 20%
- A combinação de altas doses de eritropoietina e fatores de crescimento mieloides produz taxas mais elevadas de resposta, mas o custo é muito alto
- Lenalidomida
  - A dose inicial recomendada é de 10 mg/dia
  - Aprovada para o tratamento de anemia dependente de transfusão causada por mielodisplasia
  - Eficaz em pacientes com anormalidade citogenética-5q
  - Os efeitos colaterais mais comuns incluem neutropenia e trombocitopenia, mas também pode ser observada trombose venosa
  - Seu custo é extremamente alto, e ela não é eficaz para outras linhagens celulares além das hemácias ou para pacientes com número elevado de blastos
- Os pacientes afetados principalmente com neutropenia grave podem se beneficiar do uso de fatores de crescimento mieloides, como G-CSF
- A azacitidina (5-azacitidina) melhora os sintomas, restabelece as contagens sanguíneas e prolonga o tempo de conversão para leucemia aguda
- A decitabina pode produzir respostas semelhantes

PROCEDIMENTOS TERAPÊUTICOS
- As transfusões sanguíneas são indicadas para anemia grave
- Transplante alogênico de células-tronco
  - Terapia curativa apenas para mielodisplasia
  - Papel limitado pela idade avançada de muitos pacientes e pelo curso indolente da doença

DESFECHOS

COMPLICAÇÕES
- Infecção e sangramento

PROGNÓSTICO
- A mielodisplasia acaba sendo fatal, principalmente por causa das infecções ou do sangramento
- O risco de transformação para LMA depende da porcentagem de blastos na medula óssea
- Os pacientes com anemia refratária sem excesso de blastos podem sobreviver por muitos anos, com baixo risco de leucemia (< 10%)
- Os pacientes com número excessivo de blastos ou LMMC apresentam sobrevidas curtas (geralmente < 2 anos) e risco mais elevado (20-50%) de desenvolver leucemia aguda
- Deleções dos cromossomos 5 e 7 estão associadas a prognóstico ruim
- As taxas de cura do transplante alogênico são de 30-60%, dependendo do nível de risco da doença
- O International Prognostic Scoring System (Sistema Internacional de Escore Prognóstico [IPSS]) classifica os pacientes pelo nível de risco, com base na
  - Porcentagem de blastos na medula óssea
  - Citogenética
  - Gravidade das citopenias

EVIDÊNCIAS

DIRETRIZES CLÍNICAS
- Bowen D et al. Guidelines for the diagnosis and therapy of adult myelodysplastic syndromes. Br J Haematol. 2003;120:187. [PMID: 12542475]
- Greenberg PL et al. NCCN Myelodysplastic Syndromes Practice Guidelines Panel. National Comprehensive Cancer Network: Myelodysplastic Syndromes v.1.2005

ENDEREÇO ELETRÔNICO
- National Cancer Institute: Myelodysplastic Syndromes: Treatment

INFORMAÇÕES PARA OS PACIENTES
- American Cancer Society: Myelodysplastic Syndrome
- Leukemia & Lymphoma Society: Detailed Guide: Myelodysplastic Syndrome
- National Cancer Institute: Myelodysplastic Syndromes: Treatment

REFERÊNCIAS
- Cortes J et al. Phase I study of BMS-214662, a farnesyl transferase inhibitor in patients with acute leukemias and high-risk myelodysplastic syndromes. J Clin Oncol. 2005 Apr 20;23(12):2805-12. [PMID: 15728224]
- Ho AY et al. Reduced-intensity allogeneic hematopoietic stem cell transplantation for myelodysplastic syndrome and acute myeloid leukemia with multilineage dysplasia using fludarabine, busulphan, and alemtuzumab (FBC) conditioning. Blood. 2004 Sep 15; 104(6):1616-23. [PMID: 15059843]
- Jädersten M et al. Long-term outcome of treatment of anemia in MDS with erythropoietin and G-CSF. Blood. 2005 Aug 1;106(3):803-11. [PMID: 15840690]
- List A et al. Efficacy of lenalidomide in myelodysplastic syndromes. N Engl J Med. 2005 Feb 10;352(6):549-57. [PMID: 15703420]
- Schiffer CA. Clinical issues in the management of patients with myelodysplasia. Hematology Am Soc Hematol Educ Program. 2006:205-10. [PMID: 17124062]

Síndromes Paraneoplásicas

CARACTERÍSTICAS PRINCIPAIS
- Ocorrem em ≤ 15% dos pacientes com câncer
- O câncer pulmonar de pequenas células constitui a associação tumoral mais comum
- Essas síndromes podem ocorrer apesar do crescimento neoplásico relativamente limitado
- Podem fornecer um indício precoce da presença de certos tipos de câncer
- O curso dessas síndromes costuma correr paralelamente à evolução do câncer
  - O tratamento eficaz contra o câncer deve ser acompanhado pela resolução da síndrome
  - Por outro lado, a recorrência do câncer é algumas vezes anunciada pelo retorno da síndrome
- Os efeitos metabólicos ou tóxicos da síndrome (p. ex., hipercalcemia, hiponatremia) podem representar um risco mais urgente à vida do que o câncer subjacente
- Causadas por
  - Produtos tumorais, como produção hormonal ectópica
    - Serotonina na síndrome carcinoide
    - Peptídeo relacionado com o PTH na hipercalcemia
    - ACTH na síndrome de Cushing
    - ADH na síndrome de secreção inapropriada do hormônio antidiurético (SIADH)
  - Destruição dos tecidos normais pelos produtos tumorais (secreção local de citocinas indutoras de hipercalcemia)
  - Mecanismos desconhecidos, como imunocomplexos circulantes estimulados pelo tumor ou produtos tumorais não identificados (p. ex., certas síndromes neurológicas ou osteoartropatia resultante de carcinoma broncogênico)

ACHADOS CLÍNICOS
- Hipercalcemia, hiponatremia
- Síndrome de Cushing, SIADH
- Neuropatia, encefalite, degeneração cerebelar
- Dermatomiosite, síndrome de Sweet
- Policitemia, trombocitose
- Doença renal
- Diarreia
- Artropatia

DIAGNÓSTICO
- Ver Tabela 9

TRATAMENTO
- Tratamento da malignidade subjacente
- Bifosfonados, corticosteroides (dependendo do tipo de tumor) para hipercalcemia
- Medidas sintomáticas

Sinusite Aguda

CARACTERÍSTICAS PRINCIPAIS

PRINCÍPIOS BÁSICOS DO DIAGNÓSTICO
- A dor costuma ser unilateral sobre o seio maxilar ou do tipo dor de dente
- Os sintomas geralmente duram mais de 1 semana e menos de 4 semanas
- Alteração do aspecto da secreção de mucoide para purulenta verde ou amarela ou sanguinolenta

- Edema ou eritema ocasionalmente visíveis sobre o seio da face
- Gota pós-nasal, cefaleia e tosse também podem estar presentes

CONSIDERAÇÕES GERAIS

- As doenças que provocam edema na membrana mucosa nasal, como a rinite viral ou alérgica, em geral são a causa subjacente
- Costuma ser o resultado de prejuízo na eliminação mucociliar de secreção e obstrução do complexo osteomeatal, resultando no acúmulo de secreção mucosa na cavidade sinusal que se torna secundariamente infectado por bactérias
- Os termos "rinossinusite" ou "rinossinusite bacteriana aguda" são usados por otorrinolaringologistas para enfatizar a importância da obstrução intranasal na patogênese da sinusite
- Os patógenos típicos são os mesmos que causam otite média aguda
  - *Streptococcus pneumoniae*
  - Outros estreptococos
  - *Haemophilus influenzae*
  - Menos comumente, *Staphylococcus aureus* e *Moraxella catarrhalis*
- Cerca de 25% dos indivíduos assintomáticos podem, se forem cultivados aspirados sinusais, ter a presença dessas bactérias
- Secreção nasal com coloração alterada e resposta ruim aos descongestionantes sugerem presença de sinusite

ASPECTOS DEMOGRÁFICOS

- É incomum em comparação com a rinite viral, mas afeta quase 20 milhões de americanos anualmente
- A prevalência de sinusite nosocomial é de até 40% em pacientes criticamente enfermos entubados

ACHADOS CLÍNICOS

SINAIS E SINTOMAS

- **Sinusite maxilar**
  - Sensibilidade, pressão e sensação de peso facial unilateral sobre a bochecha
  - A dor pode ser referida aos dentes incisivos e caninos superiores
  - Pode ser resultado de infecção dental, e dentes dolorosos devem ser cuidadosamente examinados quanto à presença de abscessos
  - A secreção nasal purulenta ajuda a diferenciar a sinusite da rinite aguda
  - Os sintomas inespecíficos incluem febre, mal-estar, halitose, cefaleia, congestão nasal, hiposmia e tosse
- **Sinusite etmoidal**
  - Costuma ser acompanhada de sinusite maxilar; os sintomas da sinusite maxilar geralmente predominam
  - Dor e pressão sobre a parede lateral alta do nariz entre os olhos que pode se irradiar para a órbita
  - Pode haver celulite periorbital
- **Sinusite esfenoidal**
  - Geralmente vista em casos de pansinusite, ou em infecção de todos os seios paranasais em pelo menos um lado
  - O paciente pode queixar-se de cefaleia "no meio da cabeça" e costuma apontar para o vértice
- **Sinusite frontal**
  - Em geral dor e sensibilidade da fronte
  - Isso é mais facilmente desencadeado pela palpação do teto da órbita logo abaixo da terminação medial da sobrancelha
- **Sinusite adquirida no hospital**
  - Pode apresentar-se sem qualquer sintoma na cabeça e no pescoço
  - Fonte comum de febre em pacientes criticamente enfermos
  - Costuma estar associada à presença prolongada de sonda nasogástrica
  - A pansinusite no lado da sonda é comumente vista nos exames de imagem

DIAGNÓSTICO DIFERENCIAL

- Infecção do trato respiratório superior
- Rinite viral
- Rinite alérgica
- Polipose nasal
- Abscesso dental
- Mucormicose rinocerebral
- Otite média
- Faringite
- Dacriocistite
- Câncer de seio paranasal

DIAGNÓSTICO

EXAMES LABORATORIAIS

- O diagnóstico costuma ser feito apenas clinicamente

DIAGNÓSTICO POR IMAGEM

- Radiografias de rotina
  - Não são custo-efetivas
  - Podem ajudar quando os critérios clínicos são difíceis de avaliar ou quando são notados sintomas de infecção mais grave
- TC coronal sem contraste
  - É mais custo-efetiva e fornece mais informação do que as radiografias convencionais
  - Fornecem um meio rápido e efetivo para avaliar todos os seios paranasais, para identificar áreas de maior preocupação (como deiscência óssea, elevação periosteal ou exposição de raiz dental no seio maxilar) e para direcionar a terapia
- A sinusite é um diagnóstico clínico para o qual a TC pode ser útil na confirmação, exclusão ou monitoramento

TRATAMENTO

MEDICAÇÕES

Critérios para tratamento antibiótico

- Sintomas que duram mais do que 10-14 dias
- Sintomas graves, incluindo febre, dor facial e edema periorbital

Terapia antibiótica de primeira linha

- Amoxicilina, 1.000 mg VO 3x/dia por 7-10 dias
- Sulfametoxazol-trimetoprim (SMZ-TMP)
  - 800/160 mg VO 2x/dia por 7-10 dias
  - Adequado em casos de alergia à penicilina
- Doxiciclina
  - 200 mg VO 1x/dia por 1 dia, e então, 100 mg VO 2x/dia por 7-10 dias
  - Adequado em casos de alergia à penicilina
- Antibióticos de amplo espectro administrados para infecções adquiridas no hospital

Terapia de primeira linha após uso recente de antibióticos

- Levofloxacina, 500 mg VO 1x/dia por 10 dias
- Amoxicilina-clavulanato, 875/125 mg VO 2x/dia por 10 dias

Terapia antibiótica de segunda linha

- Amoxicilina-clavulanato
  - 1.000/62,5 mg, 2 comprimidos de liberação lenta VO 2x/dia por 10 dias
  - Considerado se não houver melhora após 3 dias da terapia de primeira linha
- Moxifloxacina
  - 400 mg VO 1x/dia por 10 dias
  - Considerado se não houver melhora após 3 dias da terapia de primeira linha
- Telitromicina
  - 800 mg VO 1x/dia por 10 dias
  - Considerado se não houver melhora após 3 dias da terapia de primeira linha

– Contraindicada na miastenia grave; relatos recentes de insuficiência hepática

Descongestionantes
- Para melhora sintomática, utilizar descongestionantes orais e/ou nasais
  – Pseudoefedrina oral, 30-120 mg/dose, até 240 mg/dia
  – Oximetazolina nasal a 0,05%, ou xilometazolina a 0,05-0,1%, 1 ou 2 jatos em cada narina a cada 6-8 horas por até 3 dias

PROCEDIMENTOS TERAPÊUTICOS
- Para sinusite adquirida no hospital
  – Remover a sonda nasogástrica
  – Melhorar a higiene nasal (*sprays* de solução salina, umidificação do oxigênio nasal suplementar, descongestionantes nasais)
  – Culturas endoscópicas ou transantrais podem ajudar a guiar a terapia antibiótica em casos complicados

DESFECHOS

COMPLICAÇÕES
- Celulite e abscesso orbital
- Osteomielite
- Extensão intracraniana
- Trombose de seio cavernoso

PROGNÓSTICO
- Dois terços dos pacientes não tratados terão melhora sintomática dentro de 2 semanas

CASOS DE ENCAMINHAMENTO
- A sinusite recorrente ou a sinusite que parece não responder clinicamente exige avaliação por especialista
- Qualquer complicação de sinusite

EVIDÊNCIAS

DIRETRIZES CLÍNICAS
- Institute for Clinical Systems Improvement: Acute Sinusitis in Adults, 2004.

ENDEREÇO ELETRÔNICO
- Baylor College of Medicine Otolaryngology Resources on the Internet

INFORMAÇÕES PARA OS PACIENTES
- American Academy of Allergy, Asthma & Immunology: Sinusitis
- American Academy of Family Physicians: Sinusitis
- American Academy of Otolaryngology – Head and Neck Surgery: Doctor, What Is Sinusitis?
- National Institute of Allergy and Infectious Diseases: Sinusitis

REFERÊNCIAS
- Mafee MF et al. Imaging of rhinosinusitis and its complications: plain film, CT and MRI. Clin Rev Allergy Immunol. 2006 Jun;30(3): 165-86. [PMID: 16785588]
- Marple BF et al. Acute bacterial rhinosinusitis: a review of US treatment guidelines. Otolaryngol Head Neck Surg. 2006 Sep;135(3):341-8. [PMID: 16949962]
- Merenstein D et al. Are antibiotics beneficial for patients with sinusitis complaints? A randomized double-blind clinical trial. J Fam Pract. 2005 Feb; 54(2):144-51. [PMID: 15689289]
- Piccirillo JF. Clinical practice. Acute bacterial sinusitis. N Engl J Med. 2004 Aug 26;351(9):902-10. [PMID: 15329428]

Sjögren, Síndrome de

CARACTERÍSTICAS PRINCIPAIS

PRINCÍPIOS BÁSICOS DO DIAGNÓSTICO
- Ressecamento ocular e boca seca (componentes *sicca*); eles ocorrem isoladamente ou em associação com artrite reumatoide ou outra doença do tecido conjuntivo
- É comum a presença de fator reumatoide e outros anticorpos
- Incidência aumentada de linfoma

CONSIDERAÇÕES GERAIS
- Disfunção autoimune crônica de glândulas exócrinas em muitas áreas do corpo
- Ressecamento de olhos, boca e outras áreas cobertas por membranas mucosas
- A ceratoconjuntivite *sicca* resulta da produção inadequada de lágrimas causada por infiltração de linfócitos e plasmócitos nas glândulas lacrimais
- Muitas vezes associada a uma doença reumática, mais comumente a artrite reumatoide

Condições associadas
- Artrite reumatoide
- Lúpus eritematoso sistêmico (LES)
- Cirrose biliar primária
- Esclerodermia
- Polimiosite
- Tireoidite de Hashimoto
- Poliarterite nodosa
- Fibrose pulmonar idiopática

ASPECTOS DEMOGRÁFICOS
- O distúrbio é predominantemente uma doença de mulheres, em uma proporção de 9:1
- A maior incidência ocorre entre as idades de 40 e 60 anos

ACHADOS CLÍNICOS

SINAIS E SINTOMAS
- Olhos
  – Queimação ocular, prurido, secreção viscosa
  – Sensação de "grão de areia no olho"
- Glândulas parótidas
  – O aumento de volume pode ser crônico ou recorrente
  – Desenvolve-se em um terço dos pacientes
- A secura da boca (xerostomia) causa dificuldade na deglutição de alimentos secos (como biscoitos), necessidade constante de ingerir líquidos e muitas cáries dentárias
- Pode haver perda de paladar e olfato
- Manifestações sistêmicas
  – Disfagia, pancreatite
  – Pleurite, doença pulmonar obstrutiva (na ausência de tabagismo)
  – Disfunção neuropsiquiátrica
  – Vasculite
- Rins
  – A acidose tubular renal (tipo I, distal) ocorre em 20% dos pacientes
  – Pode ser vista a nefrite intersticial crônica, que pode resultar em prejuízo da função renal

DIAGNÓSTICO DIFERENCIAL
- Complexo *sicca* associado a outra doença autoimune, como sarcoidose, artrite reumatoide, LES, esclerodermia
- Outras causas de secura ocular e bucal, por exemplo, anticolinérgicos, caxumba, irradiação, alergias sazonais, irritação por tabagismo

DIAGNÓSTICO

EXAMES LABORATORIAIS
- O fator reumatoide é encontrado em 70% dos pacientes
- Os anticorpos contra os antígenos citoplasmáticos SS-A e SS-B (também chamados de RO e La, respectivamente) costumam estar presentes (Tabela 27)
- Quando os anticorpos SS-A estão presentes, as manifestações extraglandulares são muito mais comuns

PROCEDIMENTOS DIAGNÓSTICOS

- A biópsia do lábio é a única técnica diagnóstica específica e tem risco mínimo; se forem vistos focos linfoides nas glândulas salivares acessórias, o diagnóstico está confirmado
- A biópsia da glândula parótida deve ser reservada para pacientes com apresentações atípicas, como aumento de volume unilateral da glândula
- O teste de Schirmer mede a quantidade de lágrimas secretadas

TRATAMENTO

MEDICAÇÕES

- A pilocarpina (5 mg 4x/dia) e o derivado da acetilcolina cevimelina (30 mg 3x/dia) são úteis para a xerostomia severa
- Os fármacos atropínicos e os descongestionantes diminuem as secreções salivares e devem ser evitados

PROCEDIMENTOS TERAPÊUTICOS

- O tratamento é sintomático e de suporte
- As lágrimas artificiais aplicadas frequentemente aliviarão os sintomas oculares e evitarão um maior ressecamento
- Beber água com frequência ou usar gomas de mascar e doces sem açúcar costuma aliviar os sintomas de boca seca
- Um programa de higiene oral é essencial para preservar a dentição

DESFECHOS

COMPLICAÇÕES

- Podem ser encontrados vários tipos de linfoproliferação, variando desde benigna até maligna
- Os linfomas malignos e a macroglobulinemia de Waldenström ocorrem cerca de 50 vezes mais frequentemente do que seria esperado pelo acaso na síndrome de Sjögren primária

PROGNÓSTICO

- Em geral benigna e consistente com uma expectativa de vida normal
- O prognóstico é influenciado principalmente pela natureza da doença associada
- Os pacientes (3-10% do total da população com Sjögren) com maior risco para desenvolvimento de linfoma têm
  - Ressecamento grave
  - Aumento acentuado da glândula parótida
  - Esplenomegalia
  - Vasculite
  - Neuropatia periférica
  - Anemia
  - Crioglobulinemia mista monoclonal

EVIDÊNCIAS

DIRETRIZES CLÍNICAS

- Johns Hopkins University

ENDEREÇO ELETRÔNICO

- Sjögren's Syndrome Foundation

INFORMAÇÕES PARA OS PACIENTES

- National Institute of Arthritis and Musculoskeletal and Skin Diseases
- National Institute of Neurological Disorders and Stroke

REFERÊNCIAS

- Brito-Zeron P et al. Circulating monoclonal immunoglobulins in Sjogren syndrome: prevalence and clinical significance in 237 patients. Medicine (Baltimore). 2005 Mar;84(2):90-7. [PMID: 15758838]
- Goransson LG et al. Peripheral neuropathy in primary Sjögren syndrome: a population-based study. Arch Neurol. 2006 Nov;63(11): 1612-5. [PMID: 17101831]
- Ono M et al. Therapeutic effect of cevimeline on dry eye in patients with Sjögren's syndrome: a randomized, double-blind clinical study. Am J Ophthalmol. 2004 Jul;138(1):6-17. [PMID: 15234277]
- Ramos-Casals M et al. Cutaneous vasculitis in primary Sjögren syndrome: classification and clinical significance of 52 patients. Medicine (Baltimore). 2004 Mar;83(2):96-106. [PMID: 15028963]

Soluço

CARACTERÍSTICAS PRINCIPAIS

- Geralmente benigno e autolimitado, mas pode ser persistente e um sinal de doença subjacente grave
- Causas de soluço autolimitado
  - Distensão gástrica
  - Alterações súbitas de temperatura
  - Ingestão de bebidas alcoólicas
  - Emoção
- Causas de soluço recorrente ou persistente
  - Neoplasias, infecções, acidente cerebrovascular, traumatismo
  - Uremia, hipocapnia (hiperventilação)
  - Irritação do nervo vago ou frênico
  - Corpo estranho na orelha, bócio, neoplasias
  - Pneumonia, empiema, neoplasias, infarto do miocárdio, pericardite, aneurisma, obstrução esofágica, esofagite de refluxo
  - Abscesso subfrênico, hepatomegalia, hepatite, colecistite, distensão gástrica, neoplasia gástrica, pancreatite, malignidade pancreática
  - Anestesia geral, pós-operatório
  - Causas psicogênicas e idiopáticas

ACHADOS CLÍNICOS

- Exame neurológico detalhado

DIAGNÓSTICO

- Creatinina sérica, enzimas hepáticas
- Radiografia torácica, fluoroscopia torácica
- TC de crânio, tórax e abdome
- Ecocardiografia
- Broncoscopia
- Endoscopia alta

TRATAMENTO

Soluço agudo

- Provocar irritação da nasofaringe por estimulação com cateter ou tração da língua, elevação da úvula com uma colher ou ingestão de 1 colher das de chá de açúcar granulado seco
- Interromper o ciclo respiratório por meio de
  - Esforço para prender a respiração
  - Manobra de Valsalva
  - Espirro
  - Respiração profunda
  - Reinalação em bolsa
- Estimular o nervo vago por massagem carotídea
- Irritar o diafragma por compressão dos joelhos junto ao tórax ou por pressão positiva contínua das vias aéreas durante ventilação mecânica
- Aliviar a distensão gástrica por eructação ou inserção de sonda nasogástrica

Soluço crônico

- Clorpromazina, 25-50 mg VO ou IM 3-4x/dia
- Anticonvulsivantes (fenitoína, carbamazepina)
- Benzodiazepínicos (lorazepam, diazepam)
- Metoclopramida
- Baclofeno
- Ocasionalmente anestesia geral

Still do Adulto, Doença de

CARACTERÍSTICAS PRINCIPAIS

- É uma forma de artrite crônica juvenil
- Altos picos de febre são muito mais proeminentes, especialmente no início, do que na artrite reumatoide

ACHADOS CLÍNICOS

- A febre é dramática, com picos de 40°C, associados a sudorese e calafrios, e então baixando para vários graus abaixo do normal
- Uma erupção evanescente de cor salmão e não pruriginosa, sobretudo no tórax e abdome, é um achado característico, mas é facilmente não notado porque costuma aparecer apenas nos picos febris
- Dor de garganta
- Linfadenopatia
- Os sintomas articulares são leves ou ausentes no início do quadro, mas pode haver o desenvolvimento, alguns meses mais tarde, de uma artrite destrutiva, especialmente nos punhos
- Anemia e leucocitose, com contagens de leucócitos algumas vezes excedendo 40.000/μL, são a regra
- Cerca de um terço dos pacientes têm episódios recorrentes
- Os níveis de ferritina são excepcionalmente altos (> 3.000 mg/mL) em mais de 70% dos casos de doença de Still do adulto

DIAGNÓSTICO

- É um diagnóstico de exclusão (de outras causas de febre e artrite)
- Fortemente sugerido pelo padrão da febre, pela dor de garganta e pela erupção clássica

TRATAMENTO

- Cerca de metade dos pacientes respondem à aspirina em altas doses (p. ex., 1 g 3x/dia) ou a outros anti-inflamatórios não esteroides
- Cerca de metade exige prednisona, algumas vezes em doses > 60 mg/dia
- Respostas dramáticas têm sido alcançadas com o antagonista do receptor de IL-1 anakinra

Talassemia

CARACTERÍSTICAS PRINCIPAIS

PRINCÍPIOS BÁSICOS DO DIAGNÓSTICO

- Microcitose desproporcional ao grau de anemia
- História familiar positiva ou longa história pessoal de anemia microcítica
- Morfologia anormal das hemácias, com micrócitos, acantócitos e células em alvo
- Na β-talassemia, há níveis elevados de hemoglobina A_2 ou F

CONSIDERAÇÕES GERAIS

- Distúrbio hereditário caracterizado por uma redução na síntese das cadeias de globina (α ou β), causando síntese reduzida de hemoglobina e finalmente anemia microcítica hipocrômica
- A hemoglobina normal no adulto é principalmente a hemoglobina A, um tetrâmero de duas cadeias α e duas cadeias β ($\alpha_2\beta_2$)
- As talassemias são descritas como
  - **Traço**, quando há achados laboratoriais sem impacto clínico
  - *Intermedia*, quando há necessidade de transfusão de hemácias ou outro impacto clínico moderado
  - **Maior**, quando a doença ameaça a vida
- As síndromes de α-talassemia são determinadas pelo número de genes funcionais de α-globina
  - Normal (quatro genes de α-globina)
  - Portador silencioso (três genes de α-globina, hematócrito normal)
  - α-Talassemia *minor* ou traço (dois genes de α-globina, hematócrito de 32-40%, volume corpuscular médio [VCM] 60-75)
  - Doença da hemoglobina H (um gene de α-globina, hematócrito de 22-32%, VCM 60-70)
  - Hidropsia fetal (nenhum gene de α-globina)
- β-Talassemia: a síntese reduzida da cadeia de β-globina resulta em aumento relativo na porcentagem das hemoglobinas A_2 e F em comparação com a hemoglobina A, porque as globinas do tipo β (γ e δ) substituem as cadeias β que faltam
- Com cadeias β reduzidas
  - As cadeias α em excesso precipitam, causando hemólise
  - A medula óssea se torna hiperplástica, resultando em deformidades ósseas, osteopenia e fraturas patológicas

ASPECTOS DEMOGRÁFICOS

- A α-talassemia ocorre principalmente em pessoas do sudeste asiático e da China e, com menos frequência, em negros
- A β-talassemia afeta pessoas de origem mediterrânea (italianos, gregos) e, em menor grau, os chineses, outros asiáticos e negros

ACHADOS CLÍNICOS

SINAIS E SINTOMAS

- Portadores silenciosos da α-talassemia: assintomáticos
- Traço de α-talassemia: clinicamente normal com leve anemia microcítica
- Doença da hemoglobina H
  - Anemia hemolítica crônica de gravidade variável
  - Palidez
  - Esplenomegalia
- Hidropsia fetal: morte fetal
- Heterozigoto para β-talassemia (talassemia *minor*): anemia microcítica leve
- Homozigoto para β-talassemia leve (talassemia *intermedia*): anemia hemolítica crônica
- Homozigoto para β-talassemia maior (talassemia maior)
  - Anemia grave que necessita de transfusão
  - Crescimento insuficiente
  - Deformidades ósseas (estrutura facial anormal, fraturas patológicas)
  - Hepatoesplenomegalia e icterícia

DIAGNÓSTICO DIFERENCIAL

- Anemia por deficiência de ferro (a talassemia tem VCM mais baixo, dosagens de ferro normais, contagens de hemácias mais normais, esfregaço de sangue periférico mais anormal com níveis modestos de anemia)
- Outra hemoglobinopatia (p. ex., talassemia falciforme, distúrbios da hemoglobina C)
- Anemia sideroblástica
- Anemia de doença crônica

DIAGNÓSTICO

EXAMES LABORATORIAIS

Traço de α-talassemia

- Anemia leve (hematócrito 28-40%) com VCM muito baixo (60-75 fL)
- Contagem de hemácias normal ou aumentada
- Esfregaço de sangue periférico levemente anormal
  - Micrócitos
  - Hipocromia
  - Células em alvo ocasionais
  - Acantócitos
- Contagem de reticulócitos e dosagens de ferro normais
- Eletroforese de hemoglobina: nenhum aumento na porcentagem das hemoglobinas A_2 ou F e nenhuma hemoglobina H (sendo assim, comumente, um diagnóstico de exclusão)
- Ver Tabela 17
- Doença da hemoglobina H
- Anemia hemolítica com gravidade variável (hematócrito 22-32%) com VCM marcadamente baixo (60-70 fL)
- Esfregaço de sangue periférico marcadamente anormal: hipocromia, microcitose, células em alvo, poiquilocitose
- Contagem elevada de reticulócitos
- Eletroforese de hemoglobina: mostra que a hemoglobina H abrange 10-40% da hemoglobina

β-Talassemia minor

- Anemia leve (hematócrito 28-40%) com VCM 55-75 fL
- Contagem de hemácias normal ou aumentada
- Esfregaço de sangue periférico levemente anormal
  - Hipocromia
  - Microcitose
  - Células em alvo
  - Pontilhado basofílico
- Contagem de reticulócitos normal ou levemente aumentada
- Eletroforese de hemoglobina: hemoglobina A_2 elevada para 4-8% e hemoglobina F ocasionalmente elevada para 1-5%

β-Talassemia maior

- Anemia grave (algumas vezes com hematócrito < 10% sem transfusão)
- Esfregaço de sangue periférico bizarro
  - Poiquilocitose severa
  - Hipocromia
  - Microcitose
  - Células em alvo
  - Pontilhado basofílico
  - Hemácias nucleadas
- Eletroforese de hemoglobina
  - Pouca ou nenhuma hemoglobina A
  - Quantidades variáveis de hemoglobina A_2
  - A principal hemoglobina presente é a hemoglobina F
  - Ver Tabela 18

TRATAMENTO

MEDICAÇÕES

- Talassemias leves (traço de α-talassemia ou β-talassemia *minor*)
  - Geralmente não exigem tratamento
  - Devem ser identificadas para evitar as avaliações repetidas para deficiência de ferro e a administração inapropriada de ferro suplementar
- O traço de α-talassemia e a talassemia *intermedia* podem exigir transfusões durante infecções ou outros estresses
- Doença da hemoglobina H
  - Suplementação de folato
  - Evitar o ferro medicinal e fármacos oxidativos como as sulfonamidas
- Talassemia grave
  - Transfusões regulares
  - Suplementação de folato
- A deferoxamina é rotineiramente administrada como um agente quelante do ferro para evitar ou postergar a hemossiderose
- O deferasirox é um novo quelante oral do ferro aprovado para uso clínico

CIRURGIA

- A esplenectomia está indicada se o hiperesplenismo causar marcado aumento na necessidade de transfusões

PROCEDIMENTOS TERAPÊUTICOS

- Devem ser oferecidos o diagnóstico pré-natal e o aconselhamento genético
- Transfusões de sangue conforme descrito
- Transplante alogênico de medula óssea para β-talassemia *major* em crianças que ainda não sofreram sobrecarga de ferro e toxicidade orgânica crônica

DESFECHOS

COMPLICAÇÕES

- Deformidades ósseas, osteopenia e fraturas patológicas na β-talassemia
- Complicações das transfusões de sangue conforme descrito adiante
- A esplenomegalia pode ser resultado da hemólise crônica

PROGNÓSTICO

- Talassemia leve (traço de α-talassemia ou β-talassemia *minor*): expectativa de vida normal
- Talassemia *intermedia*
  - Pode haver sobrecarga de ferro transfusional
  - Os pacientes sobrevivem até a idade adulta, mas com esplenomegalia e deformidades ósseas
- β-Talassemia maior
  - Curso clínico modificado de maneira significativa pela terapia transfusional, mas a sobrecarga de ferro transfusional causa insuficiência cardíaca, cirrose e endocrinopatias, geralmente após > 100 unidades de transfusão
  - A morte por insuficiência cardíaca costuma ocorrer entre 20 e 30 anos de idade
  - A sobrevida a longo prazo é > 80% em casos submetidos a transplante alogênico de medula óssea

PREVENÇÃO

- A deferoxamina é rotineiramente administrada como agente quelante do ferro para evitar ou postergar a hemossiderose em pacientes dependentes de transfusão
- Uma dieta com baixo teor de ferro também pode ajudar

EVIDÊNCIAS

ENDEREÇOS ELETRÔNICOS

- Children's Hospital Oakland: Thalassemia
- Cooley's Anemia Foundation
- Thalassemia Foundation of Canada

INFORMAÇÕES PARA OS PACIENTES

- MedlinePlus: Thalassemia
- National Heart, Lung, and Blood Institute: Thalassemia
- National Human Genome Research Institute: Learning About Thalassemia

REFERÊNCIAS

- Chaidos A et al. Treatment of beta-thalassemia patients with recombinant human erythropoietin: effect on transfusion requirements and soluble adhesion molecules. Acta Haematol. 2004; 111(4):189-95. [PMID: 15153710]
- Chui D et al. Hemoglobin H disease: not necessarily a benign disorder. Blood. 2003 Feb 1;101(3):791-800. [PMID: 12393486]
- Cohen AR. New advances in iron chelation therapy. Hematology Am Soc Hematol Educ Program. 2006:42-7. [PMID: 17124038]
- Cunningham MJ et al. Thalassemia Clinical Research Network. Complications of beta-thalassemia major in North America. Blood. 2004 Jul 1; 104(1):34-9. [PMID: 14988152]
- Rund D et al. β-Thalassemia. N Engl J Med 2005 Sep 15;353(11):1135-46. [PMID: 16162884]

Tétano

CARACTERÍSTICAS PRINCIPAIS

PRINCÍPIOS BÁSICOS DO DIAGNÓSTICO

- História de ferimento com possível contaminação
- Rigidez da mandíbula seguida por espasmo da musculatura mandibular (trismo)
- Rigidez do pescoço e de outros músculos
- Disfagia
- Irritabilidade
- Hiper-reflexia
- Por fim, convulsões dolorosas precipitadas por mínimos estímulos

CONSIDERAÇÕES GERAIS

- É causado pela neurotoxina tetanospasmina elaborada pelo *Clostridium tetani*
- Os esporos desse organismo são ubíquos no solo. Quando são introduzidos em uma ferida, os esporos podem germinar
- A tetanospasmina pode interferir com a neurotransmissão nas sinapses espinais dos neurônios inibitórios
- Pequenos estímulos resultam em espasmos não controlados, e os reflexos são exagerados
- A maioria dos casos ocorre em indivíduos não vacinados
- Pessoas em risco
  - Idosos
  - Trabalhadores migrantes
  - Recém-nascidos
  - Usuários de drogas injetáveis, que podem adquirir a doença através de injeções subcutâneas

ACHADOS CLÍNICOS

SINAIS E SINTOMAS

- O primeiro sintoma pode ser dor e formigamento no local da inoculação, seguido por espasticidade dos músculos próximos à lesão
- Outros sinais precoces
  - Rigidez da mandíbula
  - Rigidez de nuca
  - Disfagia
  - Irritabilidade
- A hiper-reflexia se desenvolve mais tarde, com espasmos dos músculos man-

dibulares (trismo) ou faciais, e rigidez e espasmo dos músculos do abdome, pescoço e dorso
- São comuns as convulsões tônicas dolorosas precipitadas por estímulos menores
- Os espasmos da glote e da musculatura respiratória podem causar asfixia aguda
- O paciente permanece acordado e alerta ao longo da doença. O exame da sensibilidade é normal. A temperatura é normal ou apenas levemente elevada
- Retenção urinária e constipação podem resultar de espasmos dos esfíncteres
- Parada respiratória e insuficiência cardíaca são eventos tardios que ameaçam a vida

DIAGNÓSTICO DIFERENCIAL

- Meningite
- Raiva
- Tetania por hipocalcemia
- Envenenamento por estricnina
- Síndrome neuroléptica maligna
- Trismo devido a abscesso peritonsilar

DIAGNÓSTICO

EXAMES LABORATORIAIS

- O diagnóstico é feito clinicamente

TRATAMENTO

MEDICAÇÕES

- Sempre que um ferimento estiver contaminado ou for provável que tenha tecido desvitalizado
  - A imunização passiva para tétano deve ser administrada
  - Administrar 250 unidades de imunoglobulina tetânica humana para indivíduos não imunizados e para aqueles cujo estado de imunização seja incerto
- A imunoglobulina tetânica humana, 500 unidades, é administrada por via intramuscular para aqueles com sinais e sintomas clínicos de tétano. A imunização ativa com toxoide tetânico deve ser iniciada concomitantemente
- A Tabela 41 fornece um guia para o manejo preventivo
- A penicilina, 20 milhões de unidades ao dia, é administrada a todos os pacientes com tétano – mesmo aqueles com doença leve – para erradicar os organismos produtores de toxinas

PROCEDIMENTOS TERAPÊUTICOS

- Estímulos mínimos podem provocar espasmos, de maneira que o paciente deve ser colocado em repouso no leito e monitorado nas condições mais calmas possíveis
- Sedação, paralisia com agentes do tipo curare e ventilação mecânica costumam ser necessárias para controlar os espasmos tetânicos

DESFECHOS

COMPLICAÇÕES

- Parada respiratória
- Pneumonia

PROGNÓSTICO

- Altas taxas de mortalidade estão associadas a
  - Um período de incubação curto
  - Início precoce de convulsões
  - Atraso no tratamento
- As lesões contaminadas na região da cabeça e da face são mais perigosas do que ferimentos em outras partes do corpo
- A taxa de mortalidade global é de cerca de 40%, mas pode ser reduzida com o manejo por ventilação mecânica

CASOS DE ENCAMINHAMENTO

- Para ventilação mecânica, encaminhar a um intensivista ou pneumologista

CASOS DE ADMISSÃO HOSPITALAR

- Qualquer paciente que tenha suspeita clínica da doença
- Pode haver necessidade de uma unidade de terapia intensiva

PREVENÇÃO

- O tétano é completamente prevenível pela imunização ativa (Tabelas 39 e 40)
- Para a imunização primária de adultos
  - Os toxoides do tétano e da difteria são administrados em duas doses com intervalo de 4-6 semanas, com uma terceira dose 6-12 meses mais tarde
  - Doses de reforço são administradas a cada 10 anos ou no momento de lesões maiores se ela ocorrer mais de 5 anos após a última dose

EVIDÊNCIAS

DIRETRIZES CLÍNICAS

- Kretsinger K et al; Centers for Disease Control and Prevention; Advisory Committee on Immunization Practices; Healthcare Infection Control Practices Advisory Committee. Preventing tetanus, diphtheria, and pertussis among adults: use of tetanus toxoid, reduced diphtheria toxoid and acellular pertussis vaccine recommendations of the Advisory Committee on Immunization Practices (ACIP) and recommendation of ACIP, supported by the Healthcare Infection Control Practices Advisory Committee (HICPAC), for use of Tdap among health-care personnel. MMWR Recomm Rep. 2006 Dec 15;55(RR-17):1-37. [PMID: 17167397]

ENDEREÇO ELETRÔNICO

- CDC – National Immunization Program

INFORMAÇÕES PARA OS PACIENTES

- National Foundation for Infectious Diseases

REFERÊNCIA

- Thwaites CL et al. Magnesium sulphate for treatment of severe tetanus: a randomised controlled trial. Lancet. 2006 Oct 21;368(9545):1436-43. [PMID: 17055945]

Tifo dos Arbustos

CARACTERÍSTICAS PRINCIPAIS

- Causado pelo *Orientia tsutsugamushi*,[*] um parasita de roedores, e transmitido por ácaros
- Os ácaros vivem em vegetações, mas picam seres humanos que entram em contato com vegetações infestadas
- Ocorre mais frequentemente no sudeste da Ásia, no Pacífico ocidental e na Austrália
- O período de incubação típico é de 7-21 dias

ACHADOS CLÍNICOS

- Mal-estar, calafrios, cefaleia severa, dor nas costas
- O local da picada passa de uma pápula a uma escara negra plana com linfonodos regionais aumentados
- Início gradual de febre acompanhada de erupção macular
- Complicações tardias
  - Pneumonite
  - Miocardite
  - Encefalite
  - Hepatite granulomatosa

---

[*] N. de R.T. Previamente denominado *Rickettsia tsutsugamushi*.

– Hemorragia gastrintestinal

DIAGNÓSTICO

- Testes sorológicos com ensaios de imunofluorescência e imunoperoxidase ou imunoensaios ligados a enzimas (ELISA) estão disponíveis para o diagnóstico
- O teste de reação em cadeia da polimerase (PCR) é um teste cada vez mais usado e muito sensível para confirmar o diagnóstico

TRATAMENTO

- Doxiciclina ou cloranfenicol por 3-7 dias
- A taxa de mortalidade de pacientes não tratados pode ser de até 30%
- Prevenção: acaricidas e inseticidas de longa ação

Tínea da Mão & do Pé

CARACTERÍSTICAS PRINCIPAIS

PRINCÍPIOS BÁSICOS DO DIAGNÓSTICO

- Apresentam-se mais comumente como lesões escamosas assintomáticas
- Podem progredir para a formação de fissuras ou maceração nos espaços interdigitais dos pés
- Prurido, queimação e fisgadas nos espaços interdigitais, nas palmas e nas solas são vistos ocasionalmente; vesículas profundas em casos inflamatórios
- O fungo é demonstrado em raspados de pele examinados ao microscópio ou pela cultura dos raspados

CONSIDERAÇÕES GERAIS

- É uma dermatose aguda ou crônica extremamente comum
- Alguns indivíduos parecem ser mais suscetíveis do que outros
- A maioria das infecções é causada por espécies de *Trichophyton*
- A tínea do pé interdigital é a causa mais comum de celulite da perna em indivíduos saudáveis

ACHADOS CLÍNICOS

SINAIS E SINTOMAS

- Apresenta-se mais comumente com lesões escamosas assintomáticas que podem progredir para a formação de fissuras ou maceração nos espaços interdigitais dos pés
- Prurido, queimação e fisgadas nos espaços interdigitais, nas palmas e nas solas são vistos ocasionalmente; vesículas profundas em casos inflamatórios
- A tínea do pé tem diversas apresentações que variam conforme a localização
- Nas solas e nos calcanhares elas podem aparecer como lesões escamosas não inflamatórias crônicas, ocasionalmente com espessamento e rachaduras na epiderme; isso pode se estender sobre as laterais dos pés em uma distribuição tipo "mocassim"
- Em geral aparecem como formação de escamas ou fissuras nos espaços interdigitais dos pés, algumas vezes com maceração úmida
- Pode haver vesículas agrupadas distribuídas em qualquer lugar das solas ou palmas, esfoliação generalizada da pele das solas, ou envolvimento ungueal na forma de descoloração, espessamento e despedaçamento da placa ungueal

DIAGNÓSTICO DIFERENCIAL

- Eritrasma
- Psoríase
- Dermatite de contato
- Disidrose (*pomphylox*)
- Escabiose
- Ceratólise escavada (*pitted keratolysis*)
- A tínea do pé deve ser diferenciada de outras condições cutâneas envolvendo as mesmas áreas, como
  – Eritrasma interdigital (usar a lâmpada de Wood)
  – Psoríase: culturas repetidas para fungos devem ser negativas
- A dermatite de contato (pelos sapatos) geralmente envolve as superfícies dorsais e responde aos corticosteroides tópicos ou sistêmicos

DIAGNÓSTICO

EXAMES LABORATORIAIS

- A preparação de KOH costuma ser positiva
- À medida que os espaços interdigitais ficam mais macerados, a preparação de KOH e as culturas para fungos são menos comumente positivas porque as espécies bacterianas costumam dominar

TRATAMENTO

MEDICAÇÕES
Medidas locais
- Ver Tabela 103
- Estágio macerado – tratar com banhos de solução de subacetato de alumínio por 20 minutos 2x/dia
- Cremes e soluções antifúngicas de amplo espectro (contendo imidazóis ou ciclopirox em vez de tolnaftato e haloprogina) ajudarão a combater difteroides e outros organismos gram-positivos presentes neste estágio e, isoladamente, podem ser a terapia adequada
- Se os imidazóis tópicos falharem, tentar 1 semana de tratamento 1x/dia com alilaminas (terbinafina ou butenafina)
- Estágio seco e escamoso – usar qualquer dos agentes listados na Tabela 103
- A adição de loção ou creme de ureia a 10% (Carmol) sob um curativo oclusivo pode aumentar a eficácia dos tratamentos tópicos na tínea espessa ("mocassim") das solas

Medidas sistêmicas
- A griseofulvina deve ser usada apenas para casos graves ou aqueles recalcitrantes com a terapia tópica
- O itraconazol, 200 mg VO 1x/dia por 2 semanas ou 400 mg 1x/dia por 1 semana, ou a terbinafina, 250 mg VO 1x/dia por 2-4 semanas, podem ser usados em casos refratários

PROCEDIMENTOS TERAPÊUTICOS

- As meias devem ser trocadas frequentemente, e meias absorventes e não sintéticas são preferidas

DESFECHOS

SEGUIMENTO

- O uso de pós contendo agentes antifúngicos (p. ex., Zeasorb-AF) ou o uso a longo prazo de cremes antifúngicos podem evitar as recorrências, as quais costumam ocorrer

CASOS DE ENCAMINHAMENTO

- Se houver dúvidas quanto ao diagnóstico, se a terapia recomendada for inefetiva, ou se for necessário tratamento especializado

PREVENÇÃO

- O fator essencial na prevenção é a higiene pessoal
- Usar sandálias abertas se possível; o uso de sandálias de borracha ou madeira em chuveiros e banheiros comunitários costuma ser recomendado
- A secagem cuidadosa entre os dedos dos pés após o banho é essencial; um secador de cabelos com ajuste de velocidade baixa pode ser usado

EVIDÊNCIAS

ENDEREÇO ELETRÔNICO
- MedlinePlus: Tinea Manuum Image

INFORMAÇÕES PARA OS PACIENTES
- American Academy of Family Physicians: Tinea Infections: Athlete's Foot, Jock Itch and Ringworm
- Mayo Clinic: Athlete's Foot
- MedlinePlus: Athlete's Foot

REFERÊNCIAS
- Crawford F. Athlete's foot. Clin Evid. 2005 Dec;(14):2000-5. [PMID: 16620478]
- Gupta AK et al: Dermatophytosis: the management of fungal infections. Skinmed. 2005 Sep-Oct;4(5):305-10. [PMID: 16282753]

Tínea do Corpo ou Tinea circinata

CARACTERÍSTICAS PRINCIPAIS

PRINCÍPIOS BÁSICOS DO DIAGNÓSTICO
- Lesões em formato de anel com uma borda escamosa progressiva e resolução central ou placas escamosas com uma borda distinta
- Surgem em superfícies de pele exposta ou no tronco
- O exame microscópico dos raspados ou a cultura confirmam o diagnóstico

CONSIDERAÇÕES GERAIS
- As lesões costumam ocorrer em áreas expostas do corpo, como a face e os braços
- O *Trichophyton rubrum* é o patógeno mais comum, geralmente representando a extensão da *tinea cruris, pedis* ou *manuum* para o tronco ou extremidades
- A tínea do corpo em geral responde prontamente à terapia tópica conservadora ou à griseofulvina via oral dentro de 4 semanas

ACHADOS CLÍNICOS

SINAIS E SINTOMAS
- Lesões anelares com uma borda escamosa progressiva e resolução central ou placas escamosas com uma borda distinta
- Localização: em áreas de pele exposta ou no tronco
- Pode haver prurido
- Ocasionalmente, pode ser obtida uma história de exposição a um gato infectado, em geral indicando infecção por *Microsporum*

DIAGNÓSTICO DIFERENCIAL
- Psoríase
- Impetigo
- Dermatite seborreica
- Sífilis secundária
- Pitiríase rósea
- Eczema numular (eczema discoide, dermatite numular)
- Foliculite bacteriana

DIAGNÓSTICO

PROCEDIMENTOS DIAGNÓSTICOS
- O diagnóstico pode ser confirmado pela preparação de KOH e cultura

TRATAMENTO

MEDICAÇÕES
- Ver Tabela 103

Medidas locais
- A maioria dos antifúngicos tópicos (p. ex., miconazol, clotrimazol, butenafina e terbinafina, que estão disponíveis sem receita médica) é efetiva
- A terbinafina e a butenafina exigem cursos de tratamento mais curtos e levam a uma resposta mais rápida
- Em geral, o uso de betametasona-clotrimazol (Lotrisone) não justifica o custo

Medidas sistêmicas
- É usada a griseofulvina (micropartículas), 250-500 mg VO 2x/dia; tipicamente, são necessárias apenas 2-4 semanas de terapia
- O itraconazol em pulso com duração de 1 semana e dose de 200 mg VO 1x/dia também é efetivo na tínea do corpo
- A terbinafina, 250 mg VO 1x/dia por 1 mês, é uma alternativa

PROCEDIMENTOS TERAPÊUTICOS
- O tratamento deve ser continuado por 1-2 semanas após a melhora clínica

DESFECHOS

COMPLICAÇÕES
- Extensão da doença para os folículos pilosos
- Pioderma

PROGNÓSTICO
- A tínea do corpo em geral responde prontamente à terapia tópica conservadora ou à griseofulvina via oral dentro de 4 semanas

CASOS DE ENCAMINHAMENTO
- Se houver dúvidas sobre o diagnóstico, se a terapia recomendada for inefetiva, ou se for necessário tratamento especializado

PREVENÇÃO
- Tratar os animais de estimação infectados (infecções por *Microsporum*)

EVIDÊNCIAS

INFORMAÇÕES PARA OS PACIENTES
- American Academy of Family Physicians: Tinea Infections: Athlete's Foot, Jock Itch and Ringworm
- American Medical Association: Fungal Skin Infection
- Mayo Clinic: Ringworm of the Body
- MedlinePlus: Tinea Corporis

REFERÊNCIA
- Gupta AK et al. Dermatophytosis: the management of fungal infections. Skinmed. 2005 Sep-Oct;4(5):305-10. [PMID: 16282753]

Tínea Versicolor*

CARACTERÍSTICAS PRINCIPAIS

PRINCÍPIOS BÁSICOS DO DIAGNÓSTICO
- Máculas esbranquiçadas com finas escamas que não bronzearão com sol, ou máculas hiperpigmentadas
- Máculas aveludadas, alaranjadas, rosadas, esbranquiçadas ou amarronzadas que formam escamas ao serem raspadas
- O local mais frequente é a região superior central do tronco
- Leveduras e hifas curtas são observadas ao exame microscópico das escamas

CONSIDERAÇÕES GERAIS
- Infecção leve e superficial da pele (normalmente do tronco superior) por *Malassezia furfur*

---

* N. de R.T. Também conhecida como pitiríase versicolor.

- Em geral, os pacientes notam primeiramente as áreas envolvidas que não se bronzeiam, causando hipopigmentação
- Alta taxa de recorrência após os tratamentos

ACHADOS CLÍNICOS

SINAIS E SINTOMAS

- As lesões são assintomáticas, com prurido ocasional
- As lesões são máculas aveludadas, alaranjadas, rosadas, brancas ou marrons que variam de 4-5 mm de diâmetro a até grandes áreas confluentes
- As lesões não parecem escamosas no início, mas escamas podem ser obtidas prontamente ao se raspar a área
- As lesões podem aparecer no tronco, na região superior dos braços, no pescoço e nas virilhas

DIAGNÓSTICO DIFERENCIAL

- Dermatite seborreica
- Pitiríase rósea
- Alterações pigmentares pós-inflamatórias (p. ex., acne, dermatite atópica)
- Sífilis secundária
- Doença de Hansen (hanseníase)
- Vitiligo
  - Geralmente se apresenta com lesões periorificiais ou lesões nas pontas dos dedos
  - Caracterizado por despigmentação total, e não apenas uma diminuição da pigmentação, como na tínea versicolor

DIAGNÓSTICO

EXAMES LABORATORIAIS

- Na preparação de KOH são vistas hifas grandes rombas e esporos emergentes de parede espessa ("espaguete e bolas de carne")
- A cultura para fungos não é útil

TRATAMENTO

MEDICAÇÕES
- Ver Tabela 103

Tratamentos tópicos
- Loção de sulfeto de selênio a 2,5%
  - Pode ser aplicada do pescoço até a cintura diariamente e pode ser deixada por 5-15 minutos por 7 dias
  - Repetir 1x/semana durante 1 mês e, então, mensalmente para manutenção
- O cetoconazol xampu, esfregado no tórax e dorso e deixado no local por 5 minutos, também pode ser usado semanalmente para tratamento e prevenção de recorrência

Terapia sistêmica
- Cetoconazol
  - 200 mg VO 1x/dia por 1 semana ou 400 mg como dose oral única resultam em cura a curto prazo em 90% dos casos
  - Os pacientes devem ser instruídos a não tomar banho por 8-12 horas após tomar o cetoconazol porque ele é liberado para a pele no suor
  - A dose única pode não funcionar em áreas mais quentes e úmidas

PROCEDIMENTOS TERAPÊUTICOS

- Reforçar para o paciente que os aspectos elevados e escamosos da erupção estão sendo tratados; as alterações na pigmentação podem demorar meses para desaparecer
- A irritação e o odor desses agentes são queixas comuns dos pacientes

DESFECHOS

COMPLICAÇÕES

- A terapia mais prolongada com cetoconazol traz um risco pequeno, mas real, de hepatite induzida pelo fármaco

PROGNÓSTICO

- As recaídas são comuns
- Sem a terapia de manutenção, as recorrências irão ocorrer em mais de 80% dos casos "curados" nos 2 anos subsequentes

CASOS DE ENCAMINHAMENTO

- Se houver dúvidas sobre o diagnóstico, se a terapia recomendada for inefetiva, ou se for necessário tratamento especializado

EVIDÊNCIAS

INFORMAÇÕES PARA OS PACIENTES

- American Academy of Dermatology: Tinea Versicolor
- American Medical Association: Fungal Skin Infection
- Mayo Clinic: Tinea Versicolor
- MedlinePlus: Tinea Versicolor

REFERÊNCIA

- Khachemoune A. Tinea versicolor. Dermatol Nurs. 2006 Apr;18(2):167. [PMID: 16708681]

Tireoidite

CARACTERÍSTICAS PRINCIPAIS

PRINCÍPIOS BÁSICOS DO DIAGNÓSTICO

- **Tireoidite aguda**: aumento de volume da tireoide, algumas vezes causando sintomas compressivos
- **Tireoidite crônica**: aumento de volume indolor da tireoide de consistência elástica
- Os testes de função tireoidiana são variáveis
- Os testes séricos de anticorpos antitireoperoxidase, antimicrossoma e antitireoglobulina costumam ser positivos

CONSIDERAÇÕES GERAIS

- Classificação
  - Tireoidite de **Hashimoto** (linfocítica crônica)
    - É o distúrbio tireoidiano mais comum nos Estados Unidos
    - Deve-se à autoimunidade
    - Frequência aumentada pela suplementação de iodo na dieta; determinados fármacos (p. ex., amiodarona, interferon α)
    - Associada a outras doenças autoimunes, como diabetes melito, anemia perniciosa, insuficiência adrenal (síndrome de Schmidt), outras deficiências endócrinas, doença intestinal inflamatória, doença celíaca; geralmente concomitante com a doença de Graves
  - **Tireoidite subaguda** (tireoidite de de Quervain, tireoidite granulomatosa e tireoidite de células gigantes)
  - **Tireoidite supurativa**: rara, causada por organismos piogênicos, geralmente durante infecções sistêmicas
  - **Tireoidite pós-parto** (autoimune): causa hipertireoidismo transitório seguido de hipotireoidismo
  - **Tireoidite de Riedel**: é a forma mais rara
- A tireoidite costuma ocorrer em pacientes com hepatite C

ASPECTOS DEMOGRÁFICOS

- Tireoidite de Hashimoto
  - Geralmente familiar, variando entre famílias e raças
  - É seis vezes mais comum em mulheres
- Os anticorpos antitireoidianos em adolescentes e adultos dos Estados Unidos são encontrados em
  - 3% dos homens e 13% das mulheres
  - 25% das mulheres acima de 60 anos de idade
  - 14% dos brancos

- 11% dos americanos mexicanos
- 5% dos americanos africanos
- A tireoidite subaguda em geral acomete mulheres jovens e de meia-idade
- A tireoidite de Riedel geralmente acomete mulheres de meia-idade ou idosas
- 40% dos homens e 20% das mulheres exibem tireoidite focal à autópsia

ACHADOS CLÍNICOS

SINAIS E SINTOMAS

Tireoidite de Hashimoto

- A glândula tireoide costuma ser difusamente aumentada, firme e finamente nodular
- Um lobo pode estar aumentado de maneira assimétrica, causando maior preocupação quanto a neoplasias
- Tensão na região cervical; dor e sensibilidade não costumam estar presentes
- A tireoidite em geral progride para hipotireoidismo, o qual costuma ser permanente
- Incomumente, a tireoidite causa tireotoxicose transitória
- Raramente, uma glândula hipofuncionante pode tornar-se hiperfuncionante com o início de doença de Graves coexistente
- Sintomas leves de boca seca (xerostomia) ou olhos secos (xeroftalmia) se relacionam com a síndrome de Sjögren em cerca de 33% dos casos
- Diplopia devido à miastenia grave coexistente
- Manifestações das outras doenças autoimunes recém-listadas

Tireoidite subaguda

- Aumento de volume agudo e geralmente doloroso da tireoide, com disfagia. Pode haver mal-estar ou sinais de tireotoxicose
- Se não houver dor, é chamada de "tireoidite silenciosa"
- Pode persistir por semanas ou meses

Tireoidite supurativa

- Dor intensa, sensibilidade, vermelhidão e flutuação ao redor da glândula tireoide

Tireoidite de Riedel

- Geralmente causa hipotireoidismo
- O aumento de volume costuma ser assimétrico
- A glândula é dura como pedra e aderente às estruturas cervicais, causando disfagia, dispneia, dor e rouquidão

DIAGNÓSTICO DIFERENCIAL

- Bócio multinodular benigno
- Bócio por deficiência de iodo (endêmico)
- Doença de Graves
- Câncer de tireoide
- Outros cânceres (p. ex., linfoma)

DIAGNÓSTICO

EXAMES LABORATORIAIS

- O nível de hormônio estimulante da tireoide (TSH) está elevado se a tireoidite causar hipotireoidismo, e suprimido se ela causar hipertireoidismo
- O nível sérico de tetraiodotironina (T_4) livre está geralmente elevado na tireoidite aguda e subaguda com hipertireoidismo; está normal ou baixo nas formas crônicas
- Tireoidite de Hashimoto
  - Níveis de anticorpos antitireoperoxidase aumentados em 95%
  - Anticorpos antitireoglobulina aumentados em 60% (muito inespecíficos)
- Autoanticorpos tireoidianos são também encontrados em outras formas de tireoidite
  - Títulos discretamente elevados em 13% das mulheres assintomáticas e em 3% dos homens assintomáticos
  - Apenas 1% da população tem títulos de anticorpos > 1:6.400
- Tireoidite subaguda
  - Velocidade de sedimentação globular marcadamente elevada
  - Títulos baixos de anticorpos antitireoidianos

DIAGNÓSTICO POR IMAGEM

- Cintilografia e captação de radioiodina
  - Em geral não são necessárias
  - Caracteristicamente muito baixa na fase inicial de hipertireoidismo da tireoidite subaguda, diferenciando a tireoidite da doença de Graves
- A captação de radioiodina pode estar alta com uma cintilografia irregular na tireoidite crônica, com o aumento de volume da glândula, e baixa na tireoidite de Riedel
- A ultrassonografia da tireoide ajuda a diferenciar a tireoidite do bócio multinodular ou dos nódulos tireoidianos suspeitos de malignidade

PROCEDIMENTOS DIAGNÓSTICOS

- Pode ser necessária a biópsia para diferenciar tireoidite assimétrica de carcinoma

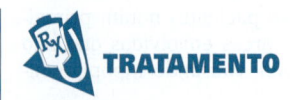

TRATAMENTO

MEDICAÇÕES

Tireoidite de Hashimoto

- Levotiroxina, 50-200 µg VO 1x/dia, se houver hipotireoidismo ou bócio grande
- Se o paciente for eutireóideo (TSH normal) e tiver bócio mínimo, não administrar levotiroxina e apenas realizar acompanhamento até que se desenvolva o hipotireoidismo

Tireoidite subaguda

- A aspirina é o fármaco de escolha; continuar por várias semanas
- Propranolol, 10-40 mg VO a cada 6 horas, para sintomas de tireotoxicose
- Os agentes de contraste iodados normalizam imediatamente os níveis de triiodotironina (T_3) e melhoram de modo considerável os sintomas de tireotoxicose. Ipodato de sódio (Oragrafin, Bilivist) ou ácido iopanoico (Telepaque), 500 mg VO 1x/dia até a normalização do T_4 livre
- Levotiroxina, 50-100 µg VO 1x/dia, se o hipotireoidismo transitório for sintomático

Tireoidite supurativa

- Antibióticos

Tireoidite de Riedel

- O tamoxifeno, 10 mg VO 2x/dia, geralmente induz remissões parciais ou completas dentro de 3-6 meses e deve ser continuado por anos
- Tratamento a curto prazo com corticosteroides para alívio da dor e dos sintomas compressivos

CIRURGIA

- A tireoidite supurativa exige drenagem cirúrgica quando a flutuação é marcante
- Para a tireoidite de Riedel, a cirurgia raramente consegue aliviar os sintomas compressivos de maneira permanente e é difícil devido às aderências fibrosas densas

DESFECHOS

SEGUIMENTO

- Os pacientes eutireóideos com tireoidite de Hashimoto devem ser acompanhados a longo prazo porque o hipotireoidismo pode desenvolver-se depois de vários anos

COMPLICAÇÕES

- Tireoidite de Hashimoto
  - Hipotireoidismo ou tireotoxicose transitória
  - Associada a outras doenças autoimunes
- A tireoidite subaguda e crônica pode ser complicada por dispneia
- Tireoidite de Riedel
  - Paralisia de prega vocal pela compressão de estruturas cervicais
  - Síndrome de fibrose sistêmica multifocal, por exemplo, fibrose retroperitoneal, mediastinite fibrosante
- As mulheres na perimenopausa com altos títulos de anticorpos antitireoperoxidase estão em risco para depressão independentemente dos níveis dos hormônios tireoidianos
- Pode haver desenvolvimento de doença de Graves em pacientes com tireoidite de Hashimoto
- Carcinoma ou linfoma podem estar associados a tireoidite crônica e devem ser considerados se um aumento de volume indolor e irregular persistir apesar do tratamento

PROGNÓSTICO

- A tireoidite de Hashimoto tem um excelente prognóstico, pois permanece estável por anos ou progride de forma lenta para hipotireoidismo, o qual é facilmente tratável
- A tireoidite subaguda pode ficar latente por meses; são comuns as remissões e exacerbações espontâneas
- A tireoidite pós-parto geralmente melhora com o retorno da função tireoidiana ao normal

EVIDÊNCIAS

DIRETRIZES CLÍNICAS

- Pearce EM et al. Thyroiditis. N Engl J Med. 2003;348:2646. [PMID: 12826640]
- Slatosky J et al. Thyroiditis: differential diagnosis and management. Am Fam Physician. 2000;61:1047. Erratum in Am Fam Physician. 2000;62:318. [PMID: 10706157]

ENDEREÇOS ELETRÔNICOS

- American Association of Clinical Endocrinologists
- American Thyroid Association

INFORMAÇÕES PARA OS PACIENTES

- American Thyroid Association
- Mayo Clinic – Subacute thyroiditis
- MedlinePlus – Chronic thyroiditis
- MedlinePlus – Painless thyroiditis
- MedlinePlus – Subacute thyroiditis

REFERÊNCIAS

- Gullu S et al. In vivo and in vitro effects of statins on lymphocytes in patients with Hashimoto's thyroiditis. Eur J Endocrinol. 2005 Jul;153(1):41-8. [PMID: 15994744]
- Jung YJ et al. A case of Riedel's thyroiditis treated with tamoxifen: another successful outcome. Endocr Pract. 2004 Nov-Dec;10(6):483-6. [PMID: 16033720]
- Pearce EN et al. Thyroiditis. N Engl J Med. 2003 Jun 26;348(26):2646-55. [PMID: 12826640]
- Smyth PP et al. Sequential studies on thyroid antibodies during pregnancy. Thyroid. 2005 May;15(5):474-7. [PMID: 15929669]
- Stagnaro-Green A. Postpartum thyroiditis. Best Pract Res Clin Endocrinol Metab.2004 Jun;18(2):303-16. [PMID: 15157842]

Tosse

CARACTERÍSTICAS PRINCIPAIS

PRINCÍPIOS BÁSICOS DO DIAGNÓSTICO

- Idade
- Duração da tosse
- Dispneia (em repouso ou aos esforços)
- Sintomas constitucionais
- História de uso de tabaco
- Sinais vitais (temperatura, frequência respiratória, frequência cardíaca)
- Exame do tórax

CONSIDERAÇÕES GERAIS

- A tosse resulta da estimulação de receptores nervosos aferentes mecânicos ou de substâncias químicas na árvore brônquica
- As síndromes de doença com tosse são definidas como agudas (< 3 semanas) ou persistentes (> 3 semanas)
- A tosse pós-infecciosa que dura 3-8 semanas é chamada de "tosse subaguda" para diferenciar essa entidade clínica distinta da tosse aguda e persistente
- A prevalência de infecção com pertússis em adultos com uma tosse que dura > 3 semanas é de 20%
- Em aproximadamente 25% dos casos, a tosse persistente tem contribuintes múltiplos

ACHADOS CLÍNICOS

SINAIS E SINTOMAS

- O momento e o caráter da tosse em geral não são úteis para estabelecer a causa
- Síndromes agudas de tosse
  - A maioria se deve a infecções virais do trato respiratório
  - As causas menos comuns incluem insuficiência cardíaca congestiva (ICC), febre do feno (rinite alérgica) e fatores ambientais
- Buscar características adicionais de infecção como febre, congestão nasal e dor de garganta
- A dispneia (em repouso ou aos esforços) pode refletir uma condição mais séria
- A tosse persistente é geralmente devida a
  - Terapia com inibidor da enzima conversora da angiotensina (ECA)
  - Gota pós-nasal
  - Asma
  - Doença do refluxo gastresofágico (DRGE)
- Causas menos comuns de tosse persistente
  - Carcinoma broncogênico
  - Bronquite crônica
  - Bronquiectasia
  - Outra doença pulmonar crônica
  - ICC
- Sinais de pneumonia
  - Taquicardia
  - Taquipneia
  - Febre
  - Estertores
  - Ruídos respiratórios diminuídos
  - Frêmito
  - Egofonia
- Sinais de bronquite aguda: sibilos e roncos
- Sinais de sinusite crônica: gota pós-nasal
- Sinais de doença pulmonar obstrutiva crônica (DPOC)
  - Teste do fósforo anormal (incapacidade de soprar um fósforo a 25 cm de distância)
  - Altura laríngea máxima < 4 cm (medida a partir da incisura esternal até a cartilagem cricóidea, no final da expiração)
- Sinais de ICC
  - Estertores basais simétricos
  - Pressão venosa jugular anormal
  - Refluxo hepatojugular positivo

DIAGNÓSTICO DIFERENCIAL

Tosse aguda

- Infecção respiratória superior viral ou tosse pós-viral (mais comum)
- Gota pós-nasal (rinite alérgica)
- Pneumonia
- Edema pulmonar
- Embolia pulmonar
- Pneumonia por aspiração

Tosse persistente

- Três causas principais: gota pós-nasal, asma, DRGE

- Infecção pulmonar
  - Pós-viral
  - Pertússis
  - Bronquite crônica, especialmente em fumantes
  - Bronquiectasia
  - Tuberculose
  - Fibrose cística
  - Complexo do *Mycobacterium avium*
  - *Mycoplasma*, *Chlamydia*, vírus sincicial respiratório (subdiagnosticado em adultos)
- Pulmonar não infecciosa
  - Asma (asma com variante de tosse)
  - DPOC
  - Inibidores da ECA
  - Inalação de irritantes (p. ex., tabagismo)
  - Lesão endobrônquica (p. ex., tumor)
  - Doença pulmonar intersticial
  - Sarcoidose
  - Microaspiração crônica
  - Betabloqueadores causando asma
- Não pulmonar
  - DRGE
  - Gota pós-nasal (rinite alérgica)
  - Sinusite
  - ICC
  - Laringite
  - Irritação do canal auricular ou da membrana timpânica
  - Tosse psicogênica ou por hábito

DIAGNÓSTICO

EXAMES LABORATORIAIS
- Oximetria de pulso ou medida da gasometria arterial
- Taxa do pico do fluxo expiratório ou espirometria

DIAGNÓSTICO POR IMAGEM
- Tosse aguda: obter radiografia de tórax em caso de sinais vitais ou exame de tórax anormais; deve haver maior suspeita em idosos e pessoas imunocomprometidas
- Tosse persistente: obter radiografia de tórax em caso de tosse inexplicável por mais de 3-6 semanas

PROCEDIMENTOS DIAGNÓSTICOS
- Detecção do pertússis por cultura e reação em cadeia da polimerase por esfregaço nasofaríngeo
- Reservar os procedimentos para pacientes com tosse persistente que não respondem aos testes terapêuticos
- TC dos seios da face para tosse com gota pós-nasal
- Espirometria (se normal, possível desafio com metacolina) para tosse com sibilos ou possível asma, embora os testes da função pulmonar sejam frequentemente normais na asma com variante de tosse
- Monitoração do pH esofágico para tosse com sintomas de DRGE

TRATAMENTO

MEDICAÇÕES

Tosse aguda
- O tratamento deve se dirigir
  - À causa subjacente da enfermidade
  - Ao reflexo de tosse em si
  - A quaisquer fatores adicionais que exacerbem a tosse
- Amantadina, rimantadina, oseltamivir e zanamivir são igualmente efetivos (1 dia menos de enfermidade) quando iniciados dentro de 30-48 horas do início da gripe
- Macrolídeos ou doxiciclina são os antibióticos de primeira linha para infecção documentada por *Chlamydia* ou *Mycoplasma*
- Em alguns dos pacientes diagnosticados com bronquite aguda, a terapia inalatória com agonistas β_2 reduz a gravidade e a duração da tosse
- O dextrometorfano tem um benefício modesto na gravidade da tosse por infecções agudas do trato respiratório
- O tratamento da gota pós-nasal (com anti-histamínicos, descongestionantes e/ou esteroides nasais) ou da doença de refluxo gastresofágico (com bloqueadores H_2 ou inibidores da bomba de prótons), quando acompanhando a enfermidade com tosse aguda, também pode ser útil
- A vitamina C e a equinácea não são efetivas para reduzir a gravidade da enfermidade com tosse aguda depois do seu desenvolvimento

Tosse persistente
- Se devida a pertússis, a terapia com antibiótico macrolídeo para reduzir a transmissão
- Quando a infecção por pertússis tiver durado mais de 7-10 dias, o tratamento com antibiótico não afeta a duração da tosse – que pode persistir por até 6 meses
- Terapia com lidocaína nebulizada para tosse persistente idiopática

DESFECHOS

CASOS DE ENCAMINHAMENTO
- Quando houver suspeita de asma, encaminhar a um pneumologista
- Quando causada por sinusite crônica e não responsiva às medicações, encaminhar a um otorrinolaringologista
- Quando causada por DRGE que não responde às medicações, encaminhar a um gastrenterologista ou cirurgião

CASOS DE ADMISSÃO HOSPITALAR
- Pneumonia, se moderada a grave
- Exacerbação de bronquiectasia, se moderada a grave
- Exacerbação de DPOC, se moderada a grave

EVIDÊNCIAS

DIRETRIZES CLÍNICAS
- Gonzales R et al. Principles of appropriate antibiotic use for treatment of uncomplicated acute bronchitis in adults: background. Ann Intern Med. 2001;134:521. [PMID: 11255532]
- Institute for Clinical Systems Improvement (ICSI): Chronic obstructive pulmonary disease, 2004.
- Institute for Clinical Systems Improvement (ICSI): Viral upper respiratory infection (VURI) in adults and children, 2004.

INFORMAÇÕES PARA OS PACIENTES
- American Academy of Family Physicians: Chronic Cough: Causes and Cures
- American College of Chest Physicians: Managing Cough as Defense Mechanism and as a Symptom
- MedlinePlus: Cough

REFERÊNCIAS
- Call SA et al. Does this patient have influenza? JAMA. 2005 Feb 23; 293(8): 987-97. [PMID: 15728170]
- Hewlett EL et al. Clinical practice. Pertussis – not just for kids. N Engl J Med. 2005 Mar 24;352(12):1215-22. [PMID: 15788498]
- Metlay JP et al. Testing strategies in the initial management of patients with community-acquired pneumonia. Ann Intern Med. 2003 Jan 21;138(2):10918. [PMID: 12529093]
- Pratter MR et al. An empiric integrative approach to the management of cough: ACCP evidence-based clinical practice guidelines. Chest. 2006 Jan; 129(1 Suppl):222S-231S. [PMID: 16428715]
- Schroeder K et al. Over-the-counter medications for acute cough in children and adults in ambulatory settings. Cochrane Database Syst Rev 2004; (4): CD001831. [PMID: 15495019]
- Wenzel RP et al. Acute bronchitis. N Engl J Med. 2006 Nov 16; 355(20):2125-30. [PMID: 17108344]

Tourette, Síndrome de

CARACTERÍSTICAS PRINCIPAIS

PRINCÍPIOS BÁSICOS DO DIAGNÓSTICO

- Múltiplos tiques motores e de fonação
- Os sintomas iniciam antes dos 21 anos de idade
- Os tiques ocorrem frequentemente por pelo menos 1 ano
- Os tiques variam em número, frequência e natureza ao longo do tempo

CONSIDERAÇÕES GERAIS

- O diagnóstico do distúrbio costuma ser retardado por anos, os tiques sendo interpretados como doença psiquiátrica ou alguma outra forma de movimento anormal
- Assim, os pacientes costumam ser sujeitados a tratamentos desnecessários antes que o distúrbio seja reconhecido

ASPECTOS DEMOGRÁFICOS

- Os tiques são primeiramente notados na infância, em geral entre 2 e 15 anos de idade
- Uma história familiar ocasionalmente é observada
  - A herança tem sido atribuída a um gene autossômico dominante com penetrância variável
  - Em alguns casos, mutações no gene SLITRK1 no cromossomo 13q têm sido responsabilizadas

ACHADOS CLÍNICOS

SINAIS E SINTOMAS

- Tiques motores
  - Manifestação inicial em 80% dos casos
  - Mais comumente envolvem a face, a cabeça, os ombros, como o ato de fungar, piscar, franzir as sobrancelhas, encolher os ombros e impulsionar a cabeça
- Tiques de fonação
  - Sintoma inicial em 20% dos casos
  - Consistem comumente em grunhidos, latidos, assobios, pigarros, tosses, elocuções verbais incluindo a coprolalia (discurso obsceno)
- Uma combinação de diferentes tiques motores e de fonação acaba se desenvolvendo em todos os pacientes
- Ecolalia (repetição do discurso dos outros)
- Ecopraxia (imitação dos movimentos dos outros)
- Palilalia (repetição de palavras ou frases)
- Alguns tiques podem ter natureza automutilante
  - Morder as unhas
  - Puxar os cabelos
  - Morder os lábios ou a língua
- Comportamentos obsessivo-compulsivos estão comumente associados e podem ser mais incapacitantes do que os próprios tiques
- Além do comportamento obsessivo-compulsivo, podem ocorrer transtornos psiquiátricos devido ao constrangimento cosmético e social associados

DIAGNÓSTICO DIFERENCIAL

- Doença de Wilson

DIAGNÓSTICO

PROCEDIMENTOS DIAGNÓSTICOS

- O exame geralmente não revela anormalidades com exceção dos tiques

TRATAMENTO

MEDICAÇÕES

- Clonazepam oral (em uma dose que depende da resposta e da tolerância) ou clonidina oral (2-5 µg/kg/dia) podem ser úteis e evitar alguns dos efeitos colaterais extrapiramidais a longo prazo do haloperidol
- Haloperidol
  - Iniciado em uma dose diária baixa (0,25 mg VO)
  - Aumentar a dose gradualmente em 0,25 mg a cada 4 ou 5 dias até um benefício máximo com um mínimo de efeitos colaterais ou até que os efeitos colaterais limitem aumentos adicionais
  - Uma dose diária total entre 2 e 8 mg costuma ser a ideal, porém doses maiores são algumas vezes necessárias
- Fenotiazinas, como a flufenazina (2-15 mg VO ao dia), têm sido usadas
  - Pacientes que não respondem ao haloperidol também não costumam responder às fenotiazinas
- A pimozida é um bloqueador da dopamina relacionada com o haloperidol
  - Pode ser útil em pacientes que não toleram ou não respondem ao haloperidol
  - A dose inicial é de 1 mg VO ao dia
  - A dose diária é aumentada em 1-2 mg a cada 10 dias
  - A dose média fica entre 7 e 16 mg VO ao dia
- O tratamento com risperidona, bloqueadores dos canais de cálcio, tetrabenazina, clomipramina ou metoclopramida tem gerado resultados mistos
- A injeção de toxina botulínica tipo A no local dos tiques mais constrangedores algumas vezes é válida
- A estimulação talâmica bilateral de alta frequência pode ajudar em casos intratáveis de outra forma e está sendo estudada

PROCEDIMENTOS TERAPÊUTICOS

- O tratamento é sintomático e pode haver necessidade de continuá-lo por prazo indeterminado

DESFECHOS

PROGNÓSTICO

- O distúrbio é crônico, mas o curso pode ser pontuado pelas recaídas e remissões

CASOS DE ENCAMINHAMENTO

- Quando o diagnóstico é incerto
- Para especialista no manejo, particularmente quando os pacientes não respondem à terapia convencional

EVIDÊNCIAS

DIRETRIZES CLÍNICAS

- Tourette Syndrome Association

INFORMAÇÕES PARA OS PACIENTES

- National Institute of Neurological Disorders and Stroke
- Tourette Syndrome Association

REFERÊNCIA

- Albin RL et al. Recent advances in Tourette syndrome research. Trends Neurosci. 2006 Mar;29(3):175-82. [PMID: 16430974]

Toxicidade Digitálica

CARACTERÍSTICAS PRINCIPAIS

PRINCÍPIOS BÁSICOS DO DIAGNÓSTICO

- A intoxicação pode resultar de
  - Exposição única aguda
  - Acúmulo crônico por supermedicação acidental ou insuficiência renal
- A hipercalemia é comum após superdosagem aguda
- Muitas arritmias diferentes podem ocorrer

CONSIDERAÇÕES GERAIS

- Os glicosídeos cardíacos paralisam a bomba Na^+-K^+-ATPase e têm potentes efeitos vagotônicos
- Efeitos intracelulares
  - Reforço da contratilidade dependente do cálcio
  - Encurtamento da duração do potencial de ação
- A digoxina e a ouabaína ligam-se fortemente aos tecidos, mas a digitoxina tem um volume de distribuição de apenas 0,6 L/kg, tornando-a potencialmente acessível para procedimentos de remoção aumentada como hemoperfusão ou doses repetidas de carvão ativado

ASPECTOS DEMOGRÁFICOS

- A idade mais avançada e a disfunção renal estão associadas a um risco maior de toxicidade crônica por digoxina

ACHADOS CLÍNICOS

SINAIS E SINTOMAS

Superdosagem aguda

- Náuseas e vômitos
- Bradicardia
- Bloqueio atrioventricular (AV)
- O ritmo juncional é comum em pacientes com fibrilação atrial subjacente
- Hipercalemia

Superingestão crônica

- A hipocalemia e a hipomagnesemia são mais prováveis devido a um tratamento concomitante com diurético
- Arritmias ventriculares; por exemplo
  - Ectopia
  - Taquicardia ventricular bidirecional
  - Fibrilação ventricular

DIAGNÓSTICO DIFERENCIAL

- Superdosagem de betabloqueador
- Superdosagem de bloqueador do canal de cálcio
- Ingestão de planta ou animal cardiotóxicos
  - Oleandro
  - Digital (dedaleira)
  - Lírio do campo
  - Rododendro
  - Veneno de sapo

DIAGNÓSTICO

EXAMES LABORATORIAIS

- Nível sérico de digoxina (**Nota**: Os níveis coletados dentro de 6 horas da ingestão podem estar falsamente elevados, antes da distribuição tecidual completa)
- Potássio sérico (medidas frequentes são úteis, porque os níveis se correlacionam com efeitos no tecido)

PROCEDIMENTOS DIAGNÓSTICOS

- Monitoração contínua do ECG
- Marca-passo pode ser necessário

TRATAMENTO

MEDICAÇÕES

Medidas de emergência

- **Arritmias ventriculares**: inicialmente lidocaína, 2-3 mg/kg IV, ou fenitoína, 10-15 mg/kg IV lentamente durante 30 min se os anticorpos específicos da digoxina não estiverem imediatamente disponíveis (ver abaixo)
- **Bradicardia**: inicialmente atropina, 0,5-2,0 mg IV, ou marca-passo cardíaco transcutâneo externo

Descontaminação intestinal

- Após superdosagem aguda, administrar carvão ativado, 60-100 g VO ou via sonda gástrica, misturado em solução aquosa
- A êmese não é recomendada, porque pode reforçar os efeitos vagotônicos (p. ex., bradicardia, bloqueio AV)

Carvão ativado

- Doses repetidas de carvão ativado, 20-30 g a cada 3-4 horas, podem acelerar a eliminação da digitoxina (mas não da digoxina) pela adsorção do fármaco excretado na luz intestinal (diálise intestinal)
- O sorbitol ou outros catárticos *não* devem ser usados com cada dose; os grandes volumes fecais resultantes podem causar desidratação ou hipernatremia

Tratamento específico

- Intoxicação grave: administrar anticorpos específicos da digoxina [digoxin immune Fab (ovine); Digibind]*
- A dose de anticorpos é estimada com base na carga corporal de digoxina calculada a partir da dose ingerida ou da concentração de digoxina sérica em estado de equilíbrio
  - Dose ingerida
    - Número de frascos = ~1,5-2 vezes a dose ingerida (mg)

---

* N. de R.T. Fab é um acrônimo de "fragment antigen binding" – ligador do fragmento do antígeno – e refere-se à capacidade desses anticorpos de se ligarem a porções da digoxina ou da digitoxina. Produto de origem ovina.

  - Concentração sérica
    - Número de frascos = digoxina sérica (ng/mL) x peso corporal (kg) x 10^{-2}
    - **Nota**: Isso se baseia no nível de equilíbrio da digoxina; depois de uma superdosagem aguda, os níveis séricos estão falsamente elevados antes da distribuição tecidual se completar, e é provável que haja superestimativa da dose de anticorpos
- Administração empírica dos anticorpos
  - Podem ser usados se a condição do paciente for relativamente estável e uma condição subjacente (p. ex., fibrilação atrial) sugerir um nível residual de atividade digitálica
  - Começar com um ou dois frascos e reavaliar a condição clínica depois de 20-30 min
- **Nota**: Depois da administração dos anticorpos, os níveis séricos de digoxina podem estar falsamente elevados, dependendo de técnica de ensaio

DESFECHOS

SEGUIMENTO

- Monitorar atentamente os níveis de potássio e o ritmo cardíaco

COMPLICAÇÕES

- Parada cardíaca

CASOS DE ADMISSÃO HOSPITALAR

- Pacientes sintomáticos
- Pacientes assintomáticos após superdosagem aguda, para monitoração por pelo menos algumas horas

PREVENÇÃO

- Monitorar função renal em pacientes idosos e obter níveis séricos de digoxina caso haja sintomas de toxicidade

EVIDÊNCIAS

ENDEREÇO ELETRÔNICO

- eMedicine: Toxicology Articles

INFORMAÇÕES PARA OS PACIENTES

- National Institutes of Health: Digitalis Toxicity
- MedlinePlus: Digitalis Medicines (Systemic)

REFERÊNCIAS

- Bateman DN. Digoxin-specific antibody fragments: how much and when? Toxicol Rev 2004;23(3):135-43. [PMID: 15862081]

- Bauman JL et al. Mechanisms, manifestations, and management of digoxin toxicity in the modern era. Am J Cardiovasc Drugs. 2006;6(2):77-86. [PMID: 16555861]
- Roberts DM et al. Antidotes for acute cardenolide (cardiac glycoside) poisoning. Cochrane Database Syst Rev. 2006 Oct 18;(4):CD005490. [PMID: 17054261]

Toxoplasmose no Paciente Imunocompetente

CARACTERÍSTICAS PRINCIPAIS

PRINCÍPIOS BÁSICOS DO DIAGNÓSTICO

Infecção primária
- Febre, mal-estar, cefaleia e dor de garganta
- Linfadenopatia
- Testes sorológicos IgG e IgM positivos

Infecção congênita
- Ocorre após a infecção aguda de mulheres soronegativas e leva a anormalidades no SNC e à retinocoroidite

CONSIDERAÇÕES GERAIS
- O *Toxoplasma gondii*, um protozoário intracelular obrigatório, é encontrado no mundo todo em humanos e em muitas espécies de animais e pássaros
- Os gatos são os hospedeiros definitivos
- Os humanos são infectados após
  - Ingestão de cistos em carne crua ou malcozida
  - Ingestão de oocistos em alimentos ou água contaminados por gatos
  - Transmissão transplacentária de trofozoítos
  - Inoculação direta de trofozoítos via transfusão sanguínea ou transplante de órgãos (rara)
- A transmissão congênita ocorre como resultado da infecção, que pode ser sintomática ou assintomática, em uma mulher não imunizada durante a gestação

ASPECTOS DEMOGRÁFICOS
- A soroprevalência varia no mundo todo
  - Nos Estados Unidos, ela diminuiu para cerca de 20-30%
  - Em outros países, ela pode passar de 80%
- Infecções congênitas
  - 400 a 4.000 novos casos a cada ano nos Estados Unidos
- A infecção fetal segue a infecção materna em 30-50% dos casos
- O risco de transmissão varia conforme o trimestre: 10-25%, 30-50% e 60% ou mais, durante o primeiro, segundo e terceiro trimestres, respectivamente

ACHADOS CLÍNICOS

SINAIS E SINTOMAS
- A maioria das infecções agudas é assintomática
- Cerca de 10-20% são sintomáticas após um período de incubação de 1-2 semanas

Infecção primária
- Linfadenopatia cervical ou difusa indolor que pode persistir por semanas ou meses
- Achados sistêmicos
  - Febre, mal-estar
  - Cefaleia, dor de garganta
  - Erupção
  - Mialgias
  - Hepatoesplenomegalia
  - Linfocitose atípica
- Manifestações graves raras
  - Pneumonite
  - Meningoencefalite
  - Hepatite
  - Miocardite
  - Polimiosite
  - Retinocoroidite

Infecção congênita ocorrendo precocemente na gestação
- Comumente causa
  - Abortamento espontâneo
  - Natimortos
  - Doença neonatal grave, incluindo manifestações neurológicas
- Os achados neurológicos podem incluir
  - Convulsões
  - Retardo psicomotor
  - Surdez
  - Hidrocefalia
- Pode haver retinocoroidite e outras lesões que ameaçam a visão
- Achados sistêmicos
  - Febre ou hipotermia
  - Icterícia
  - Vômitos, diarreia
  - Hepatoesplenomegalia
  - Pneumonite, miocardite
  - Erupção

Infecção congênita ocorrendo tardiamente na gestação
- Menos comumente causa problemas fetais maiores
- A maioria das crianças parece normal ao nascimento, mas pode haver anormalidades sutis
- Pode haver desenvolvimento de hepatoesplenomegalia e linfadenopatia nos primeiros meses de vida
- Doença ocular e do SNC costumam se apresentar mais tarde

Retinocoroidite
- Apresentação tardia de toxoplasmose congênita
- Uveíte
- Dor
- Fotofobia
- Alterações visuais, em geral sem sintomas sistêmicos
- Os sinais e sintomas acabam por melhorar, mas os defeitos visuais podem persistir
- A progressão pode resultar em glaucoma e cegueira (rara)

DIAGNÓSTICO

EXAMES LABORATORIAIS
- O isolamento do *T. gondii* ou a identificação de taquizoítos em tecidos ou líquidos sanguíneos confirma o diagnóstico
  - A demonstração de taquizoítos indica infecção aguda
  - Os cistos podem representar infecção aguda ou crônica
- A avaliação histológica de linfonodos pode mostrar a morfologia característica, com ou sem os organismos

Reação em cadeia da polimerase
- Pode ser usada para a identificação sensível de organismos em
  - Líquido amniótico
  - Sangue
  - Líquido cerebrospinal
  - Humor aquoso
  - Lavado broncoalveolar
- Oferece uma avaliação sensível para a doença congênita quando se suspeita de infecção aguda durante a gestação; deve ser realizada com 18 semanas de gestação

Exames sorológicos
- Múltiplos métodos são usados, incluindo
  - Teste do corante de Sabin-Feldman
  - Ensaio imunoabsorvente ligado à enzima (ELISA)
  - Teste para anticorpos com imunofluorescência direta
  - Testes de aglutinação
- A soroconversão, uma elevação de 16 vezes no título de anticorpos, ou um título de IgM > 1:64, sugere infecção

aguda, embora possam ocorrer resultados falso-positivos
- Anticorpos IgG
  - São vistos dentro de 1-2 semanas da infecção
  - Geralmente persistem por toda a vida
- Anticorpos IgM
  - Têm um pico mais precoce do que os IgG e diminuem mais rapidamente
  - Podem persistir por anos
- Durante a gestação
  - Os testes não são rotineiramente realizados
  - Quando os testes são realizados, os ensaios IgG e IgM negativos excluem infecção ativa
  - IgG positivo com IgM negativo é altamente sugestivo de infecção crônica, sem risco de doença congênita, a menos que a mãe esteja gravemente imunocomprometida
  - Teste positivo para IgM gera preocupação com infecção recente devido ao risco de doença congênita
  - Devem ser realizados testes confirmatórios antes de se considerar o tratamento ou a possível interrupção da gestação devido a limitações dos testes disponíveis
  - Os testes da avidez dos anticorpos IgG podem ser úteis, mas uma bateria de testes é necessária para a confirmação de infecção aguda durante a gestação
- Em recém-nascidos
  - Testes de anticorpos positivos IgM ou IgA são indicativos de infecção congênita, embora o diagnóstico não seja descartado por um teste negativo
  - Ensaios de IgG positivos podem representar a transferência de anticorpos maternos sem a infecção do bebê

TRATAMENTO

MEDICAÇÕES

- Indicações de tratamento
  - Não é necessário para pessoas saudáveis, já que a infecção primária é autolimitada
  - A doença grave, persistente ou visceral deve ser tratada por 2-4 semanas
  - Diminuição na acuidade visual, lesões grandes ou múltiplas, lesões maculares, inflamação significativa ou persistência por > 1 mês em casos de retinocoroidite
- Os fármacos para a toxoplasmose são ativos apenas contra os taquizoítos, de maneira que não erradicam a infecção
- Pirimetamina mais sulfadiazina
  - Pirimetamina: 200 mg de dose de ataque, e então 50-75 mg (1 mg/kg) VO 1x/dia
  - Sulfadiazina: 1-1,5 g VO 4x/dia
  - Administrar juntamente o ácido folínico (10-20 mg VO 1x/dia) para evitar a supressão da medula óssea
- Pirimetamina
  - Os efeitos colaterais incluem cefaleia e sintomas gastrintestinais
  - Evitar seu uso durante o primeiro trimestre da gestação devido à sua teratogenicidade
- Alternativas à sulfadiazina
  - Clindamicina: 600 mg VO 4x/dia (primeira linha)
  - Sulfametoxazol-trimetoprim
  - Combinação de pirimetamina com atovaquona, claritromicina, azitromicina ou dapsona
- Espiramicina: 1 g VO 3x/dia até o parto
  - Usada apenas para diminuir o risco de infecção fetal
  - Reduz a frequência de transmissão para o feto em cerca de 60%
  - Não atravessa a placenta
  - Quando a infecção fetal está documentada ou para a infecção aguda tardiamente na gestação, está indicado o tratamento com a combinação dos regimes descritos antes

DESFECHOS

SEGUIMENTO

- Contagens de leucócitos e plaquetas devem ser monitoradas pelo menos semanalmente durante o uso de pirimetamina mais sulfadiazina e ácido folínico

COMPLICAÇÕES

- Os pacientes devem ser rastreados quanto à história de sensibilidade a sulfonamidas
  - Erupções cutâneas
  - Sintomas gastrintestinais
  - Hepatotoxicidade
- Para prevenir a nefrotoxicidade induzida por cristais
  - Deve ser mantido um bom débito urinário
  - A alcalinização com bicarbonato de sódio também pode ser útil

PROGNÓSTICO

- Os sintomas da infecção primária podem flutuar, mas a maioria dos pacientes se recupera espontaneamente em alguns meses

PREVENÇÃO

- Evitar carnes malcozidas ou o contato com materiais contaminados por fezes de gatos
- Para o caso de carnes, a irradiação, o cozimento a 66°C ou o congelamento a –20°C matam os cistos teciduais
- Evitar a ingestão de carne seca
- É necessária a limpeza adequada das mãos e superfícies após contato com carne crua ou áreas contaminadas por gatos
- Caixas de areia devem ser trocadas diariamente e lavadas com água fervente por 5 minutos, já que os oocistos frescos não são infecciosos por 48 horas
- Usar luvas ao mexer no jardim
- Frutas e vegetais devem ser lavados adequadamente

EVIDÊNCIAS

INFORMAÇÕES PARA OS PACIENTES

- National Toxicology Program

REFERÊNCIAS

- Miro JM. Discontinuation of primary and secondary *Toxoplasma gondii* prophylaxis is safe in HIV-infected patients after immunological restoration with highly active antiretroviral therapy: results of an open, randomized, multicenter clinical trial. Clin Infect Dis. 2006 Jul 1;43(1):79-89. [PMID: 16758422].
- Montoya JG et al. Diagnosis and management of toxoplasmosis. Clin Perinatol. 2005 Sep;32(3):705-26. [PMID: 16085028]
- Montoya JG et al. Toxoplasmosis. Lancet. 2004 Jun 12;363(9425):1965-76. [PMID: 15194258]
- Remington JS et al. Recent developments for diagnosis of toxoplasmosis. J Clin Microbiol. 2004 Mar;42(3):941-5. [PMID: 15004036]

Toxoplasmose no Paciente Imunocomprometido

CARACTERÍSTICAS PRINCIPAIS

PRINCÍPIOS BÁSICOS DO DIAGNÓSTICO

- A reativação provoca encefalite, retinocoroidite, pneumonite, miocardite
- Testes sorológicos positivos para IgG, mas negativos para IgM

CONSIDERAÇÕES GERAIS

- O *Toxoplasma gondii* é um protozoário intracelular obrigatório

- É encontrado no mundo todo em humanos e em muitas espécies de animais e pássaros
- O gato é o hospedeiro definitivo
■ Os humanos são infectados após
  - Ingestão de cistos em carne crua ou malcozida
  - Ingestão de oocistos em alimentos ou água contaminados por gatos
  - Transmissão transplacentária de trofozoítos
  - Inoculação direta de trofozoítos via transfusão sanguínea ou transplante de órgãos (rara)

ASPECTOS DEMOGRÁFICOS

■ A soroprevalência varia no mundo todo
  - Nos Estados Unidos, ela diminuiu para cerca de 20-30%
  - Em outros países, ela pode passar de 80%

ACHADOS CLÍNICOS

SINAIS E SINTOMAS

■ A toxoplasmose reativada ocorre em pacientes com AIDS ou malignidades hematológicas, ou naqueles que recebem fármacos imunossupressivos
■ AIDS
  - Encefalite com múltiplas lesões cerebrais necrotizantes
    • Febre
    • Cefaleia
    • Estado mental alterado
    • Achados neurológicos focais
    • Outra evidência de lesões cerebrais
  - Coriorretinite
    • Dor ocular
    • Alterações visuais
  - Pneumonite
    • Febre
    • Tosse
    • Dispneia
■ A toxoplasmose pode se desenvolver em receptores soronegativos de transplantes de órgãos sólidos ou de medula óssea devido à reativação ou à transmissão da infecção
■ Imunodeficiência devido à malignidade ou a fármacos imunossupressivos
  - Sintomas semelhantes àqueles vistos em pessoas com AIDS
  - Porém, pneumonite e miocardite são mais comuns
■ Outros sistemas orgânicos são menos comumente acometidos na toxoplasmose generalizada

DIAGNÓSTICO DIFERENCIAL

■ Linfoma do SNC
■ Tuberculoma

■ Abscesso cerebral bacteriano
■ Abscesso fúngico
■ Carcinoma

DIAGNÓSTICO

EXAMES LABORATORIAIS

■ Os testes sorológicos podem ser realizados em sangue, líquido cerebrospinal, humor aquoso e outros líquidos sanguíneos
■ Anticorpos IgM e IgG (ver Toxoplasmose no Paciente Imunocompetente)

DIAGNÓSTICO POR IMAGEM

■ TC e RM
  - Mostram tipicamente múltiplas lesões cerebrais com reforço em anel, envolvendo com mais frequência a junção corticomedular e os gânglios da base
  - A RM é a modalidade de imagem mais sensível

PROCEDIMENTOS DIAGNÓSTICOS

■ O diagnóstico de toxoplasmose cerebral é mais tipicamente feito após um teste terapêutico, com melhora clínica e neurológica esperada dentro de 2-3 semanas
■ A biópsia cerebral e a procura por organismos e pela histologia típica fornecem o diagnóstico definitivo
■ Na retinocoroidite, o exame fundoscópico mostra
  - Reação inflamatória no vítreo
  - Lesões brancas na retina
  - Cicatrizes pigmentadas
■ O diagnóstico de outras entidades clínicas em indivíduos imunocomprometidos geralmente se baseia na histologia

TRATAMENTO

MEDICAÇÕES

■ A infecção ativa deve ser tratada
■ Para pessoas com imunodeficiência transitória, a terapia pode ser continuada por 4-6 semanas após a cessação dos sintomas
■ Para pessoas com imunodeficiência persistente, como os pacientes com AIDS, a terapia completa por 4-6 semanas é seguida pela terapia de manutenção com doses menores dos fármacos
■ Os pacientes imunodeficientes que são assintomáticos, mas têm um teste sorológico de IgG positivo, devem receber quimioprofilaxia a longo prazo
■ Quimioprofilaxia
  - Pirimetamina, 25 mg/dia VO por 6 semanas

  - Sulfametoxazol-trimetoprim (SMZ-TMP), 1 cp de dose dupla 1x/dia ou 2 cps 3x/semana
  - As alternativas ao SMZ-TMP são a pirimetamina mais sulfadoxina ou dapsona (vários regimes)

DESFECHOS

PREVENÇÃO

■ Evitar carnes malcozidas ou o contato com materiais contaminados por fezes de gatos, particularmente para gestantes soronegativas e pessoas imunocomprometidas
■ Para o caso de carnes, a irradiação, o cozimento a 66°C ou o congelamento a –20°C matam os cistos teciduais
■ Evitar a ingestão de carne seca
■ É necessária a limpeza adequada das mãos e superfícies após contato com carne crua ou áreas contaminadas por gatos
■ Caixas de areia devem ser trocadas diariamente e lavadas com água fervente por 5 minutos, já que os oocistos frescos não são infecciosos por 48 horas
■ Usar luvas ao mexer no jardim
■ Frutas e vegetais devem ser lavados adequadamente

EVIDÊNCIAS

ENDEREÇO ELETRÔNICO

■ CDC – Division of Parasitic Diseases

INFORMAÇÕES PARA OS PACIENTES

■ American Academy of Family Physicians

REFERÊNCIAS

■ Miro JM. Discontinuation of primary and secondary *Toxoplasma gondii* prophylaxis is safe in HIV-infected patients after immunological restoration with highly active antiretroviral therapy: results of an open, randomized, multicenter clinical trial. Clin Infect Dis. 2006 Jul 1;43(1):79-89. [PMID: 16758422]
■ Montoya JG et al. Diagnosis and management of toxoplasmosis. Clin Perinatol. 2005 Sep;32(3):705-26. [PMID: 16085028]
■ Montoya JG et al. Toxoplasmosis. Lancet. 2004 Jun 12;363(9425):1965-76. [PMID: 15194258]
■ Remington JS et al. Recent developments for diagnosis of toxoplasmosis. J Clin Microbiol. 2004 Mar;42(3):941-1. [PMID: 15004036]

Transtorno Bipolar

CARACTERÍSTICAS PRINCIPAIS

PRINCÍPIOS BÁSICOS DO DIAGNÓSTICO

- Mudanças episódicas do humor para mania, depressão maior, hipomania e estados mistos

CONSIDERAÇÕES GERAIS

- Episódios maníacos
  - Começam abruptamente e podem ser desencadeados por estresses do cotidiano
  - Duram dias a meses – em geral mais curtos do que os episódios depressivos
  - Mais comuns na primavera e no verão
- Ciclotimia
  - Distúrbios crônicos do humor, com episódios de depressão e hipomania
  - Os sintomas são mais brandos do que aqueles de um episódio maníaco ou depressivo, mas têm uma duração de pelo menos 2 anos
  - Os sintomas às vezes aumentam gradualmente para um episódio maníaco ou depressivo pleno, justificando um diagnóstico de transtorno bipolar I ou bipolar II

ACHADOS CLÍNICOS

SINAIS E SINTOMAS

- Episódios maníacos
  - O humor varia de euforia a irritabilidade
  - Superenvolvimento nas atividades diárias
  - Fuga de ideias com distração
  - Transtorno do sono, pouca necessidade de dormir
  - Pensamentos acelerados
  - Os comportamentos podem inicialmente atrair os outros
  - Irritabilidade, labilidade de humor, agressão e grandiosidade costumam levar a problemas nas relações
  - Podem ocorrer gastos excessivos, demissão do emprego, casamento ou divórcio precipitados, hipersexualidade ou exibicionismo
  - Os episódios atípicos envolvem delírios, ideações paranoicas e alucinações auditivas
  - Os "cicladores rápidos" experimentam quatro ou mais episódios discretos de transtorno do humor por ano
- A maioria das depressões
  - Humor deprimido, variando desde uma tristeza leve até sentimentos intensos de culpa, desvalia e desesperança
  - Dificuldade para pensar, incluindo incapacidade de se concentrar, ruminações e falta de poder de decidir
  - Perda de interesse, com envolvimento diminuído no trabalho e no lazer
  - Queixas somáticas como
    - Cefaleia
    - Sono perturbado, diminuído ou excessivo
    - Falta de energia
    - Mudança no apetite
  - Ansiedade
- Algumas depressões graves
  - Retardo ou agitação psicomotora
  - Delírios de natureza hipocondríaca ou persecutória
  - Isolamento das atividades
  - Sintomas físicos de relevância como, por exemplo,
    - Anorexia
    - Insônia
    - Redução do desejo sexual
    - Perda de peso
    - Várias queixas somáticas
  - Ideação suicida

DIAGNÓSTICO DIFERENCIAL

- Esquizofrenia e outros transtornos psicóticos
- Intoxicação por estimulantes
- Episódio depressivo maior
- Hipotireoidismo
- Distimia

DIAGNÓSTICO

EXAMES LABORATORIAIS

- Considerar hormônio estimulante da tireoide
- Considerar rastreamento toxicológico

TRATAMENTO

MEDICAÇÕES

- Mania
  - Haloperidol (5-10 mg VO ou IM a cada 2-3 h)
  - Como alternativa, neurolépticos atípicos (olanzapina 5-20 mg 1x/dia) podem ser inicialmente usados para tratar a agitação e a psicose
  - Clonazepam (1-2 mg VO a cada 4-6 h) pode ser usado em vez de ou junto com um neuroléptico para controlar os sintomas comportamentais agudos
  - Lítio (1.200-1.800 mg VO 1x/dia ajustados conforme nível sérico terapêutico)
    - Efetivo na mania ou na hipomania aguda, mas leva vários dias para começar a fazer efeito
    - Como profilaxia, pode limitar a frequência e a gravidade das oscilações do humor em 70% dos pacientes
  - Ácido valproico (750 mg/dia divididos e titulados conforme níveis terapêuticos) pode ser iniciado até níveis terapêuticos em 2-3 dias
  - Carbamazepina (800-1.600 mg/dia)
    - Usada em pacientes com intolerância ou que não respondam ao lítio
    - Também mais efetiva do que o lítio em cicladores rápidos
  - Os bloqueadores dos canais de cálcio (verapamil) têm sido usados em pacientes refratários
  - A lamotrigina (25-50 mg/dia aumentada lentamente) tem boa eficácia para depressão bipolar
  - O topiramato tem mostrado ser um tratamento adjunto efetivo
- Depressão
  - Ver Depressão

PROCEDIMENTOS TERAPÊUTICOS

- A eletroconvulsoterapia é efetiva no tratamento dos transtornos maníacos em mulheres grávidas, em quem os medicamentos estão contraindicados

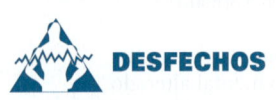

DESFECHOS

SEGUIMENTO

- Os níveis de lítio devem ser medidos de 5-7 dias depois do início e de mudanças na dose, inicialmente a cada 1 ou 2 meses durante o tratamento, e a cada 6-12 meses nos pacientes estáveis
- As funções tireoidea e renal devem ser monitoradas a cada 3-4 meses nos pacientes que usam lítio
- A função hepática e o hemograma devem ser monitorados nos pacientes que usam ácido valproico ou carbamazepina
- O peso, a glicemia de jejum e os lipídeos devem ser monitorados nos pacientes que usam a maioria dos antipsicóticos atípicos

COMPLICAÇÕES

- Suicídio (ver Depressão)
- As interações medicamentosas complicam a terapia com todos os agentes – uma revisão cuidadosa dos medicamentos concomitantes é necessária
- A toxicidade do lítio ocorre com níveis séricos > 2 mEq/L

- O uso de lítio a longo prazo pode causar rigidez tipo roda dentada e outros sinais extrapiramidais

PROGNÓSTICO
- Bom prognóstico com tratamento adequado
- A adesão ao lítio é adversamente afetada pela perda de algumas das experiências hipomaníacas valorizadas pelo paciente

CASOS DE ENCAMINHAMENTO
- Quando houver dúvidas sobre o diagnóstico ou quando as estratégias de manejo padronizadas forem ineficazes
- Em caso de qualquer dúvida acerca de risco de suicídio ou comportamento irracional

CASOS DE ADMISSÃO HOSPITALAR
- Em um episódio depressivo, pacientes em risco de cometer suicídio ou causar dano a si mesmos
- Pacientes maníacos cujo julgamento esteja suficientemente prejudicado a ponto de causar risco a si ou aos outros

EVIDÊNCIAS

DIRETRIZES CLÍNICAS
- National Guideline Clearinghouse: American Psychiatric Association

ENDEREÇOS ELETRÔNICOS
- American Psychiatric Association
- Internet Mental Health
- National Institute of Mental Health

INFORMAÇÕES PARA OS PACIENTES
- American Psychiatric Association
- National Institute of Mental Health

REFERÊNCIAS
- Krishnan KR. Psychiatric and medical comorbidities of bipolar disorder. Psychosom Med. 2005;67:1. [PMID: 15673617]
- Viguera AC et al. Reproductive decisions by women with bipolar disorder after prepregnancy psychiattic consultation. Am J Psychiatry. 2002; 159:2102. [PMID: 12450965]

Transtorno de Estresse Pós-Traumático

CARACTERÍSTICAS PRINCIPAIS

PRINCÍPIOS BÁSICOS DO DIAGNÓSTICO
- Síndrome caracterizada por
  - "Reexperiência" de algum evento traumático (p. ex., rapto/estupro, queimaduras graves, combate militar)
  - Responsividade diminuída e afastamento ou fuga de eventos atuais associados ao trauma
- Álcool e outras drogas são comumente utilizados no autotratamento

CONSIDERAÇÕES GERAIS
- Incluído entre os transtornos de ansiedade no *DSM-IV* (Manual Diagnóstico e Estatístico de Transtornos Mentais)
- Os sintomas podem ser precipitados ou exacerbados por eventos que consistem em uma lembrança do estresse original
- Com frequência, os sintomas surgem após longo período de latência – por exemplo, o abuso de crianças pode resultar no transtorno de estresse pós-traumático de início mais tardio

ACHADOS CLÍNICOS

SINAIS E SINTOMAS
- Hiperativação/hiperexcitação fisiológica
  - Reações de susto
  - Pensamentos intrusivos
  - Delírios
  - Associações supergeneralizadas
  - Problemas de sono
  - Pesadelos
  - Sonhos com o evento precipitante
  - Impulsividade
  - Dificuldades de concentração
  - Estado hipervigil

DIAGNÓSTICO DIFERENCIAL
- Transtornos de ansiedade
- Transtornos afetivos
- Transtornos de personalidade exacerbados pelo estresse
- Distúrbios somáticos com sobreposição de elementos psíquicos

DIAGNÓSTICO

EXAMES LABORATORIAIS
- Hormônio tireoestimulante
- Hemograma completo
- Triagem toxicológica (se houver suspeita de intoxicação)
- Glicose

TRATAMENTO

MEDICAÇÕES
- O tratamento precoce de agitação/excitação ansiosa com betabloqueadores (p. ex., propranolol, 80-160 mg VO diariamente), com base em pesquisas preliminares, pode
  - Diminuir os sintomas periféricos de ansiedade (p. ex., tremores, palpitações)
  - Ajudar a prevenir o desenvolvimento do transtorno
- Agentes antidepressivos – particularmente os inibidores seletivos da recaptação da serotonina (ISRSs) – em dose plena
  - Úteis na melhora de depressão, ataques de pânico, distúrbio do sono e respostas de susto em transtorno crônico de estresse pós-traumático
  - A sertralina e a paroxetina são medicamentos aprovados pelo FDA para essa finalidade
- Medicamentos antiepilépticos, como a carbamazepina (400-800 mg VO diariamente), com frequência amenizam a impulsividade e a dificuldade no controle da raiva
- Benzodiazepínicos (Tabela 107), como o clonazepam (1-4 mg VO diariamente)
  - Reduzem a ansiedade e os ataques de pânico quando utilizados em dosagens adequadas
  - Os problemas de dependência são preocupantes, particularmente quando o indivíduo já teve esse tipo de problema no passado

PROCEDIMENTOS TERAPÊUTICOS
- A abordagem terapêutica é facilitar a recuperação normal que foi interrompida no momento do trauma
  - A terapia logo após o evento deve ser breve e simples (para catarse* e

---

* N. de T. Técnica psicoterápica desenvolvida por Jacob Levy Moreno, psicossociólogo norte-americano, de origem romena (1892), em que os pacientes improvisam no palco cenas das suas vidas, libertando-se por catarse das emoções reprimidas e ganhando *insight* sobre os seus problemas (Fonte: Pdamed). Efeito provocado pela conscientização de uma lembrança fortemente emocional ou traumatizante até então reprimida. Também pode ser definida como a descarga de energias psíquicas e emocionais que nos libera do peso dos traumas e emoções reprimidas (Fonte: Google).

superação da experiência traumática), com expectativa de recuperação rápida e promoção do senso de domínio e aceitação do evento traumático
- Intervenções cognitivo-comportamentais precoces também podem acelerar a recuperação
- A instituição terapêutica mais tardia, ou seja, quando os sintomas já estão cristalizados, envolve
  - Programas para interrupção do consumo de bebidas alcoólicas e de outras drogas de abuso
  - Psicoterapia em grupo e individual
  - Melhoria nos sistemas sociais de apoio
- A aplicação do chamado *debriefing* psicológico (intervenções psicológicas breves) em uma única sessão, outrora considerada a base da prevenção do transtorno de estresse pós-traumático, está sob investigação minuciosa

DESFECHOS

PROGNÓSTICO

- Quanto mais cedo os sintomas surgirem após o trauma inicial e quanto mais cedo a terapia for iniciada, melhor será o prognóstico
- A resolução pode ser adiada se as respostas dos outros às dificuldades do paciente forem impensadamente nocivas e prejudiciais ou se os ganhos secundários superarem as vantagens da recuperação
- Quanto mais tempo os sintomas persistirem, pior será o prognóstico

CASOS DE ENCAMINHAMENTO

- Problemas matrimoniais constituem uma área importante de preocupação; por essa razão, é importante que o clínico tenha à disposição uma fonte segura de encaminhamento quando houver indicação de aconselhamento conjugal

EVIDÊNCIAS

DIRETRIZES CLÍNICAS

- American Academy of Family Physicians
- National Guideline Clearinghouse: VHA/DoD, 2004

ENDEREÇOS ELETRÔNICOS

- American Psychiatric Association
- Internet Mental Health
- National Center for Posttraumatic Stress Disorder
- Posttraumatic stress disorder alliance

INFORMAÇÕES PARA OS PACIENTES

- American Psychiatric Association
- JAMA patient page. Posttraumatic stress disorder. JAMA. 2001;286:630. [PMID: 11508286]
- National Institute of Mental Health

REFERÊNCIAS

- Ehlers A et al. Early psychological interventions for survivors of trauma: a review. Biol Psychiatry. 2003 May 1; 53 (9):817-26. [PMID: 12725974]
- Katon WJ et al. Dissemination of evidence-based mental health interventions: importance to the trauma field. J Trauma Stress. 2006 Oct;19(5):611-23. [PMID: 17075915]
- Vaiva G et al. Immediate treatment with propranolol decreases posttraumatic stress disorder two months after trauma. Biol Psychiatry. 2003 Nov 1;54(9):947-9 [PMID: 14573324]

Traumatismo Craniano

CARACTERÍSTICAS PRINCIPAIS

PRINCÍPIOS BÁSICOS DO DIAGNÓSTICO

- A ausência de fratura do crânio não exclui a possibilidade de traumatismo craniano grave
- Em muitos pacientes idosos, pode não haver um histórico conhecido de traumatismo craniano
- Ocasionalmente, o traumatismo craniano, muitas vezes trivial, precede os sintomas por algumas semanas

CONSIDERAÇÕES GERAIS

- Alguma orientação quanto ao prognóstico é fornecida pelo estado mental
  - A perda da consciência por mais de 1 ou 2 minutos implica um prognóstico pior
- O grau de amnésia retrógrada e pós-traumática fornece uma indicação da gravidade da lesão e, consequentemente, do prognóstico

ASPECTOS DEMOGRÁFICOS

- O traumatismo é a causa mais comum de morte em pessoas jovens, mas a lesão craniana responde por quase metade desses óbitos relacionados com traumatismo

ACHADOS CLÍNICOS

SINAIS E SINTOMAS

- Ver Tabela 94
- Uma atenção especial deve ser dada ao nível de consciência e à extensão de qualquer disfunção do tronco encefálico
- Sinais clínicos de fratura basilar do crânio
  - Equimose periorbitária (sinal do guaxinim)
  - Sangue no meato acústico externo (sinal de Battle)
  - Vazamento de líquido cerebrospinal (que pode ser identificado por seu conteúdo de glicose) proveniente do ouvido ou do nariz
- **Hemorragia subdural crônica**
  - A ocorrência de traumatismo craniano, frequentemente sutil, pode anteceder o início dos sintomas por várias semanas
  - Podem ocorrer alterações mentais, como lentidão, entorpecimento, cefaleia, confusão mental, problemas de memória, mudança de personalidade ou até mesmo demência
  - Déficits neurológicos focais, como hemiparesia ou distúrbio hemissensorial, são menos comuns

DIAGNÓSTICO

DIAGNÓSTICO POR IMAGEM

- Ver Tabela 94
- Sempre devem ser obtidas radiografias da coluna cervical (especialmente na projeção lateral) em
  - Pacientes comatosos
  - Pacientes com cervicalgia intensa ou déficit possivelmente relacionado com compressão medular
- TC
  - Esse exame pode demonstrar a presença de hemorragia intracraniana
  - Também pode fornecer indícios de edema cerebral e deslocamento de estruturas da linha média
- Radiografias ou TC do crânio podem fornecer indícios de fraturas

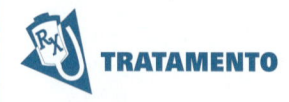

TRATAMENTO

MEDICAÇÕES

- As medidas tomadas para reduzir a pressão intracraniana incluem
  - Hiperventilação induzida
  - Infusão IV de manitol

- Furosemida IV
- Os corticosteroides não proporcionam nenhum benefício nesse contexto
- O tratamento conservador é frequentemente útil na presença de qualquer vazamento do líquido cerebrospinal
  - Elevar a cabeça
  - Restringir os líquidos
  - Administrar acetazolamida (250 mg 4x/dia)
- Caso ocorra infecção, antibióticos devem ser prescritos
- Não há provas claras de que a terapia anticonvulsivante profilática reduza a incidência de crises epilépticas pós-traumáticas

CIRURGIA

- As lacerações do couro cabeludo e as fraturas deprimidas ou deprimidas compostas do crânio devem ser submetidas a tratamento cirúrgico, conforme apropriado
- A remoção cirúrgica de hematomas intracranianos para evitar compressão e herniação cerebral pode ser necessária
- Se o vazamento do líquido cerebrospinal continuar por mais do que alguns dias, pode ser necessário o procedimento de drenagem subaracnoide lombar

PROCEDIMENTOS TERAPÊUTICOS

- Fraturas simples do crânio não necessitam de tratamento específico

DESFECHOS

SEGUIMENTO

- Se a admissão hospitalar for recusada ou negada, os membros da família deverão receber instruções claras sobre a necessidade e o modo de avaliar os pacientes em intervalos regulares (de hora em hora), bem como para obter ajuda médica adicional, se necessário

COMPLICAÇÕES

- Aumento da pressão intracraniana por
  - Crises epilépticas
  - Hiponatremia dilucional
  - Edema cerebral
  - Hematoma intracraniano que exige remoção cirúrgica
- Hemorragia subdural crônica
- Hidrocefalia de pressão normal
- Distúrbio convulsivo pós-traumático
- Cefaleia pós-traumática

PROGNÓSTICO

- Depende do local e da gravidade do dano cerebral

CASOS DE ADMISSÃO HOSPITALAR

- Pacientes que perderam a consciência por 2 minutos ou mais após traumatismo craniano devem ser admitidos em hospital para observação
- Pacientes com déficits neurológicos focais, letargia ou fraturas de crânio

EVIDÊNCIAS

DIRETRIZES CLÍNICAS

- Kamerling SN et al. Mild traumatic brain injury in children: practice guidelines for emergency department and hospitalized patients. The Trauma Program, The Children's Hospital of Philadelphia, University of Pennsylvania School of Medicine. Pediatr Emerg Care. 2003;19:431. [PMID: 14676497]
- National Guideline Clearinghouse

INFORMAÇÕES PARA OS PACIENTES

- National Institute of Neurological Disorders and Stroke
- Parmet S et al. JAMA patient page. Concussion in sports. JAMA. 2003; 290: 2628. [PMID: 14625340]
- Torpy JM et al. Traumatic brain injury. JAMA. 2003;289:3038. [PMID: 12799412]

REFERÊNCIAS

- Vincent JL et al. Primer on medical management of severe brain injury. Crit Care Med. 2005 Jun;33(6):1392-9. [PMID: 15942361]
- Winter CD et al. A review of the current management of severe traumatic brain injury. Surgeon. 2005 Oct;3(5):329-37. [PMID: 16245652]

Tromboangiite Obliterante (Doença de Buerger)

CARACTERÍSTICAS PRINCIPAIS

PRINCÍPIOS BÁSICOS DO DIAGNÓSTICO

- Ocorre tipicamente em homens jovens tabagistas
- Envolvimento das extremidades distais com insuficiência circulatória grave
- Pode ocorrer trombose das veias superficiais
- A amputação será necessária a menos que o paciente pare de fumar

CONSIDERAÇÕES GERAIS

- A doença de Buerger é um processo trombótico, inflamatório e segmentar das artérias mais distais e, ocasionalmente, das veias das extremidades
- A causa é desconhecida, mas a condição raramente é vista em não tabagistas
- O exame patológico revela arterite nos vasos afetados
- As artérias mais comumente afetadas são os vasos plantares e digitais do pé e da porção inferior da perna
- Em estágios avançados, os dedos e as mãos podem ser envolvidos
- A progressão da doença parece ser intermitente com episódios agudos e dramáticos seguidos por alguns períodos de remissão

ASPECTOS DEMOGRÁFICOS

- Pacientes geralmente com menos de 40 anos de idade
- A incidência parece ter diminuído na última década

ACHADOS CLÍNICOS

SINAIS E SINTOMAS

- Lesões dos artelhos
- A tromboflebite superficial pode auxiliar no diagnóstico
- Dor em repouso, particularmente nos artelhos
- A dor costuma progredir para perda tecidual e amputação, a menos que o paciente pare de fumar
- A claudicação intermitente não é comum

DIAGNÓSTICO DIFERENCIAL

- Doença vascular periférica
- Doença de Raynaud
- Ateroembolismos repetidos

DIAGNÓSTICO

DIAGNÓSTICO POR IMAGEM

- A angiografia por RM ou a angiografia invasiva podem demonstrar a obliteração da árvore arterial distal
- Não é mais necessária a biópsia de um cordão sensível por tromboflebite migratória

TRATAMENTO

CIRURGIA

- A simpatectomia raramente é efetiva

PROCEDIMENTOS TERAPÊUTICOS

- A cessação do tabagismo é o ponto principal da terapia e irá deter a doença na maioria dos casos
- A revascularização não é possível, já que a árvore arterial distal está ocluída

DESFECHOS

COMPLICAÇÕES

- Amputação

PROGNÓSTICO

- O prognóstico depende da cessação do tabagismo
  - Para os pacientes que param de fumar, o desfecho parece ser melhor do que para aqueles com doença vascular periférica prematura
  - Para aqueles que não param de fumar, o prognóstico é ruim

EVIDÊNCIAS

ENDEREÇO ELETRÔNICO

- Johns Hopkins Vasculitis Center: Types of Vasculitis: Buerger's disease

INFORMAÇÕES PARA OS PACIENTES

- Mayo Clinic: Buerger's Disease
- MedlinePlus: Thromboangiitis Obliterans
- Merck Manual of Diagnosis and Therapy: Thromboangiitis Obliterans

REFERÊNCIAS

- Olin JW. Thromboangiitis obliterans (Buerger's disease). N Engl. J Med. 2000 Sep 21;343(12):864-9. [PMID: 10995867]
- Olin JW et al. Thromboangiitis obliterans (Buerger's disease). Curr Opin Rheumatol. 2006 Jan;18(1):18-24. [PMID: 16344615]
- Paraskevas KI et al. Thromboangiitis obliterans (Buerger's disease): searching for a therapeutic strategy. Angiology. 2007 Feb-Mar;58(1):75-84. [PMID: 17351161]
- Puechal X et al. Thromboangiitis obliterans or Buerger's disease: challenges for the rheumatologist. Rheumatology (Oxford). 2007 Feb;46(2):192-9. [PMID: 17116654]

Tromboflebite Venosa Superficial

CARACTERÍSTICAS PRINCIPAIS

PRINCÍPIOS BÁSICOS DO DIAGNÓSTICO

- Induração, vermelhidão e sensibilidade ao longo de uma veia superficial, geralmente a veia safena
- História de acesso venoso recente, trauma ou veias varicosas

CONSIDERAÇÕES GERAIS

- Pode ocorrer espontaneamente, como em mulheres gestantes ou no pós-parto, ou em pessoas com veias varicosas ou tromboangiite obliterante
- Pode estar associada a
  - Trauma
  - Trombose venosa profunda (TVP) oculta (em cerca de 20% dos casos)
  - Cateterização venosa por curto prazo de veias superficiais do braço
  - Cateteres centrais de longa permanência inseridos por via periférica
- Pode também ser uma manifestação de hipercoagulabilidade sistêmica secundária a câncer abdominal
- As embolias pulmonares são muito raras e estão sempre associadas a TVP
- Observar diariamente os locais de cateteres IV quanto à presença de sinais de inflamação local

ACHADOS CLÍNICOS

SINAIS E SINTOMAS

- Dor surda na região da veia envolvida
- Induração, vermelhidão e sensibilidade ao longo do curso de uma veia
- O processo pode ser localizado ou pode envolver a maior parte da veia safena magna e suas tributárias
- A reação inflamatória geralmente melhora em 1-2 semanas; um cordão firme pode permanecer por mais tempo
- O edema da extremidade é incomum
- Calafrios e febre alta sugerem flebite séptica

DIAGNÓSTICO DIFERENCIAL

- Celulite
- Eritema nodoso
- Eritema indurado
- Paniculite
- Fibrosite
- Linfangite
- Tromboflebite profunda

DIAGNÓSTICO

EXAMES LABORATORIAIS

- Hemoculturas: na tromboflebite séptica o organismo causador costuma ser o *Staphylococcus*

DIAGNÓSTICO POR IMAGEM

- Ultrassonografia para avaliar a extensão da trombose

TRATAMENTO

MEDICAÇÕES

- Anti-inflamatórios não esteroides
- Para tromboflebite séptica
  - Antibióticos de amplo espectro (vancomicina +/– gentamicina) (Tabela 34); se as culturas forem positivas, continuar por 7-10 dias ou por 4-6 semanas se não puder ser excluída a endocardite associada
  - Anticoagulação sistêmica com heparina*
- Anticoagulação para doença rapidamente progressiva ou para extensão para o sistema profundo

CIRURGIA

- A ligadura e separação da veia na junção dos sistemas profundo e superficial está indicada quando o processo é extenso ou está progredindo para a junção safenofemoral ou cefaloaxilar

PROCEDIMENTOS TERAPÊUTICOS

- Calor local
- Repouso no leito com elevação da perna

DESFECHOS

COMPLICAÇÕES

- Podem ocorrer complicações graves trombóticas ou sépticas se os cateteres IV não forem removidos quando do surgimento de reação local na veia

PROGNÓSTICO

- O curso costuma ser benigno e breve

---

* N. de R.T. A maioria dos casos de tromboflebite superficial é mais bem tratada sem anticoagulação; essa modalidade terapêutica fica restrita a casos selecionados com risco elevado de propagação do trombo para o sistema venoso profundo e de embolização.

- O prognóstico depende do processo patológico subjacente
- Em pacientes com flebite secundária a veias varicosas, é provável a repetição dos episódios, a menos que seja realizada a correção do refluxo venoso subjacente e excisão das varicosidades
- Mortalidade por tromboflebite séptica
  – É baixa e o prognóstico é excelente com o tratamento precoce
  – ≥ 20% sem tratamento agressivo

EVIDÊNCIAS

DIRETRIZES CLÍNICAS

- Institute for Clinical Systems Improvement: Venous Thromboembolism, 2002
- Kalodiki E et al. Superficial thrombophlebitis and low-molecular-weight heparins. Angiology. 2002;53:659. [PMID: 12463618]

INFORMAÇÕES PARA OS PACIENTES

- Mayo Clinic: Thrombophlebitis
- MedlinePlus: Superficial Thrombophlebitis
- Merck Manual of Medical Information: Superficial Thrombophlebitis

REFERÊNCIA

- van Weert H et al. Spontaneous superficial venous thrombophlebitis: does it increase risk for thromboembolism? A historic follow-up study in primary care. J Fam Pract. 2006 Jan;55(1):52-7. [PMID: 16388768]

Trombose Venosa Profunda

CARACTERÍSTICAS PRINCIPAIS

PRINCÍPIOS BÁSICOS DO DIAGNÓSTICO

- Dor na panturrilha ou na coxa, ocasionalmente associada a edema
- Alternativamente, pode não haver nenhum sintoma
- Fatores de risco
  – Viagem recente
  – Lesão ortopédica
  – Cirurgia abdominal, pélvica ou de extremidade inferior recente
  – Neoplasia (sabida ou oculta)
  – Uso de anticoncepcional oral
  – Inatividade prolongada
- Sinais físicos são pouco confiáveis
- O ultrassom dúplex é diagnóstico

CONSIDERAÇÕES GERAIS

- A trombose começa nas veias profundas da panturrilha em aproximadamente 80% dos casos, mas pode surgir nas veias femorais ou ilíacas
- Quando a trombose começa na panturrilha, a propagação para as veias poplíteas e femorais acontece em apenas 10% dos casos
- Manifestações clínicas
  – Ocorre em aproximadamente 3% dos pacientes submetidos a procedimentos cirúrgicos grandes (na ausência de profilaxia efetiva)
  – Pode se desenvolver em até 2 semanas pós-operatoriamente
- Os fatores que aumentam a incidência de complicações tromboembólicas incluem
  – Certas operações, como prótese total de quadril
  – Enfermidades que envolvem períodos de repouso no leito, como insuficiência cardíaca ou AVC
- Medicamentos e condições que contribuem para a hipercoagulabilidade, que podem resultar em trombose venosa profunda (TVP)
  – Contraceptivos orais, especialmente em mulheres acima dos 30 anos e naquelas que fumam
  – Câncer, sobretudo adenocarcinoma e tumores do pâncreas, da próstata, da mama e do ovário
  – Homocistinúria
  – Hemoglobinúria paroxística noturna
- Considerar fatores hereditários, como fator V de Leiden, deficiências das proteínas C e S e deficiência de antitrombina III, em pacientes jovens com histórias familiares positivas e trombose venosa recorrente

ACHADOS CLÍNICOS

SINAIS E SINTOMAS

- Aproximadamente metade dos pacientes não têm nenhum sinal ou sintoma nos estágios iniciais
- O paciente pode sofrer uma embolia pulmonar (EP), presumivelmente das veias da perna, sem sintomas ou anormalidades demonstráveis nas extremidades
- Sensibilidade ou dor na panturrilha ou, em casos mais extensos, na perna inteira, especialmente durante a marcha
- Achados típicos
  – Edema leve na panturrilha envolvida
  – Distensão das veias colaterais superficiais
  – Febre baixa
  – Taquicardia
- Com oclusão das veias femoral e ilíaca
  – Pode haver dolorimento sobre essas veias
  – O inchaço na extremidade pode ser notável
  – A pele pode estar cianótica se a obstrução venosa for grave, ou pálida e fria com edema maciço e restrição do fluxo sanguíneo, ou com um espasmo arterial reflexo sobreposto

DIAGNÓSTICO DIFERENCIAL

- Distensão ou contusão muscular da panturrilha
- Celulite
- Infecção
- Obstrução dos linfáticos ou da veia ilíaca na área retroperitoneal, por tumor ou irradiação
- Oclusão arterial aguda
- Edema bilateral da perna devido à doença cardíaca, renal ou hepática
- Cisto de Baker rompido

DIAGNÓSTICO

EXAMES LABORATORIAIS

- Avaliar estados hipercoaguláveis (trombofilia) hereditários e adquiridos
  – Em pacientes jovens
  – Se a TVP não estiver associada a um evento predisponente (p. ex., gravidez, câncer, trauma de membro, cirurgia, imobilidade)
- Se possível, coletar sangue para dosagem dos níveis de proteína C e proteína S antes de começar a heparina, já que os níveis mudam com a terapia anticoagulante
- Testes genéticos para fator V de Leiden e mutações da protrombina

DIAGNÓSTICO POR IMAGEM

- Ultrassonografia por Doppler
  – Exame de escolha
  – Pode ser particularmente útil para detectar uma extensão dos pequenos trombos nas veias da panturrilha para dentro das veias poplítea e femoral
- A TC helicoidal do tórax deve ser feita em pacientes com sintomas respiratórios ou cardíacos, para excluir EP

TRATAMENTO

TERAPIA ANTICOAGULANTE

- Terapia imediata
  – Obrigatória na maioria dos casos de TVP, com a provável exceção da trombose restrita à região do joelho
  – Reduz a propagação do coágulo e o risco de EP

- A heparina não fracionada, administrada em bolo e titulada para manter o tempo de tromboplastina parcial (KTTP) de 1,5 a 2,0 vezes a linha de base, age rápida e eficazmente, mas exige hospitalização
- Baixo peso molecular (HBPM)
    - Administrada via subcutânea
    - Não exige a monitoração do KTTP
    - Mais cara do que a heparina não fracionada
    - Os estudos mostram eficácia igual com a heparina não fracionada
- Depois da anticoagulação inicial com heparina, deve-se iniciar a varfarina
- Uma vez que os níveis de varfarina estejam adequados, refletidos por uma razão normalizada internacional (RNI) de 2,0-2,5, a heparina ou a HBPM podem ser interrompidas
- Duração da terapia
    - Primeiro episódio: 6 meses
    - Segundo episódio: depende do intervalo do primeiro episódio e da presença de fatores precipitantes
    - Terceiro episódio: toda a vida
- Considerar anticoagulação permanente se o estímulo para trombose for crônico
    - Insuficiência cardíaca congestiva
    - Síndrome pós-flebítica
    - Presença de um estado hipercoagulável hereditário ou adquirido

TERAPIA TROMBOLÍTICA

- A terapia dirigida por cateter com estreptoquinase, uroquinase ou ativador de plasminogênio tecidual (TPA) tem o potencial de
    - Rapidamente destruir trombos venosos profundos
    - Preservar a função das válvulas venosas
    - Prevenir as sequelas da síndrome pós-trombótica
- Indicada em pacientes mais jovens com grandes trombos (iliofemorais) que sejam detectados dentro de 2 semanas do início
- Os riscos incluem sangramento (tanto no local do cateter como em sítios distantes), inclusive hemorragia intracraniana

TROMBECTOMIA MECÂNICA PERCUTÂNEA

- Meio não trombolítico de remoção de coágulo
- Vem ganhando popularidade no tratamento rápido da TVP sintomática aguda
- Associada a risco mais baixo de sangramento

DESFECHOS

COMPLICAÇÕES

- Tromboembolismo pulmonar
- Insuficiência venosa crônica com ou sem varicosidades secundárias

PROGNÓSTICO

- Bom na maioria dos casos, uma vez que o risco de EP tenha passado
- Com tratamento adequado, o paciente habitualmente retorna à saúde e atividade normal em 3-6 semanas
- Ocasionalmente, episódios recorrentes de TVP ocorrerão, apesar do bom manejo local e anticoagulante
- Tais casos podem ter EP recorrente também
- Trombose recorrente
    - Mais comum em pacientes com um fator de risco persistente para trombose (câncer, trombofilia hereditária ou adquirida)
    - Menos comum em pacientes com um fator de risco antecedente identificável (trauma, gravidez, cirurgia) que não mais está presente

PREVENÇÃO

- As medidas profiláticas podem diminuir a incidência de trombose venosa em pacientes hospitalizados (Tabelas 131 e 132)

Medidas não farmacológicas

- Elevação do pé no leito em 15-20 graus
    - Encoraja o fluxo venoso das pernas, particularmente se a cabeceira do leito for mantida baixa ou na horizontal
    - Uma leve flexão dos joelhos é desejável
    - Essa posição também é mantida na mesa operatória e na sala de recuperação
    - Deve-se evitar o ato de sentar em uma cadeira no período pós-operatório imediato
- Compressão pneumática intermitente das pernas
    - Pode ser usada profilaticamente
    - Pode ser a medida preventiva de escolha em pacientes para os quais todos os anticoagulantes sejam contraindicados, como aqueles submetidos à neurocirurgia
    - Os dispositivos de compressão sequencial (DCSs) não são tão efetivos quanto a anticoagulação profilática e não devem ser usados como substituto transoperatório em pacientes com risco moderado ou alto de TVP
- As meias elásticas antiflebíticas podem ser usadas, particularmente em pacientes com veias varicosas ou uma história de flebite que exigirá repouso de leito por vários dias
- Deve ser encorajada a caminhada por períodos breves, mas regulares, no pós-operatório e durante viagens longas de avião e automóvel

Anticoagulação

- Pode ser usada em pacientes considerados de risco alto para trombose venosa
- Heparina em dose baixa
    - 5.000 unidades a cada 8-12 h SC, 2 horas pré-operatoriamente e durante o período pós-operatório de repouso no leito e com deambulação limitada
    - Parece ser efetiva em reduzir a incidência de complicações tromboembólicas nos pacientes com risco moderado
- HBPM
    - Tem um risco mais baixo de complicações de sangramento do que a heparina não fracionada, embora o risco de sangramento maior pela profilaxia com heparina seja geralmente baixo (Tabela 134)
    - Deve ser usada com cautela em pacientes com insuficiência renal, já que é excretada pelos rins

EVIDÊNCIAS

DIRETRIZES CLÍNICAS

- Abdel-Razeq H et al. Guidelines for diagnosis and treatment of deep venous thrombosis and pulmonary embolism. Methods Mol Med. 2004;93:267-92. [PMID: 14733339]
- American College of Emergency Physicians (ACEP) Clinical Policies Committee; ACEP Clinical Policies Subcommittee on Suspected Lower-Extremity Deep Venous Thrombosis. Clinical policy: critical issues in the evaluation and management of adult patients presenting with suspected lower-extremity deep venous thrombosis. Ann Emerg Med. 2003 Jul; 42(1):124-35. [PMID: 12827132]
- Buller HR et al. Antithrombotic therapy for venous thromboembolic disease: the Seventh ACCP Conference on Antithrombotic and Thrombolytic Therapy. Chest. 2004 Sep;126(3 Suppl):401S428S. [PMID: 15383479]

INFORMAÇÕES PARA OS PACIENTES

- American Academy of Orthopaedic Surgeons: Deep Vein Thrombosis
- Mayo Clinic: Thrombophlebitis
- MedlinePlus: Deep Venous Thrombosis

REFERÊNCIAS

- American College of Physicians and the American Academy of Family Physicians. Ann Intern Med. 2007 Feb 6; 146(3):204-10. [PMID: 17261857]
- Canonico M et al; Estrogen and Thromboembolism Risk (ESTHER) Study Group. Hormone therapy and venous thromboembolism among post-menopausal women: impact of the route of estrogen administration and progestogens: the ESTHER study. Circulation. 2007 Feb 20;115(7):840-5. [PMID: 17309934]
- Dentali F et al. Meta-analysis: anticoagulant prophylaxis to prevent symptomatic venous thromboembolism in hospitalized medical patients. Ann Intern Med. 2007 Feb 20;146(4):27888. [PMID: 17310052]
- Snow V et al; American College of Physicians; American Academy of Family Physicians Panel on Deep Venous Thrombosis/Pulmonary Embolism. Management of venous thromboembolism: a clinical practice guideline from the American College of Physicians and the American Academy of Family Physicians. Ann Intern Med. 2007 Feb 6; 146(3):204-10. [PMID: 17261857]

Tuberculose Pulmonar

CARACTERÍSTICAS PRINCIPAIS

PRINCÍPIOS BÁSICOS DO DIAGNÓSTICO

- Tosse e sintomas constitucionais
- Infiltrados pulmonares na radiografia de tórax, geralmente apicais
- Reação positiva ao teste cutâneo com tuberculina (maioria dos casos)
- Esfregaço de escarro demonstrando bacilos álcool-ácido resistentes ou cultura de escarro positiva para *Mycobacterium tuberculosis* (MTB)

CONSIDERAÇÕES GERAIS

- **Infecção primária**
  - Ocorre com a inalação de gotículas respiratórias contendo bacilos viáveis e a subsequente disseminação linfática e hematogênica antes do desenvolvimento de imunidade
  - Até um terço dos novos casos urbanos são de infecção primária adquirida por transmissão entre pessoas
- **Tuberculose primária progressiva**
  - Ocorre em 5% dos casos, com sintomas pulmonares e constitucionais
- **Infecção latente por tuberculose** (ILTB)
  - Ocorre quando os bacilos são contidos dentro de granulomas
  - Não é transmissível, mas pode virar doença ativa se a função imune da pessoa ficar prejudicada
- A resistência a um ou mais fármacos é vista em 15% dos pacientes com tuberculose nos Estados Unidos e está aumentando
- A falta de adesão é uma grande causa de falha do tratamento, transmissão da doença e desenvolvimento de resistência aos fármacos

ASPECTOS DEMOGRÁFICOS

- Infecta 20-40% da população mundial anualmente (3 milhões de mortes)
- Ocorre desproporcionalmente entre pessoas malnutridas, sem-teto e em habitações marginais
- Fatores de risco para a reativação
  - Gastrectomia
  - Silicose
  - Diabetes melito
  - HIV
  - Fármacos imunossupressivos
- Fatores de risco para resistência aos fármacos
  - Imigração de regiões com tuberculose resistente aos fármacos
  - Contato próximo com pacientes infectados com tuberculose resistente aos fármacos
  - Terapia prévia malsucedida
  - Falta de adesão ao tratamento

ACHADOS CLÍNICOS

SINAIS E SINTOMAS

- A tosse é o sintoma mais comum
- É comum o escarro com raias de sangue, mas a hemoptise franca é rara
- Sintomas constitucionais lentamente progressivos incluem mal-estar, anorexia, perda ponderal, febre e sudorese noturna
- Os pacientes parecem cronicamente doentes
- O exame do tórax é inespecífico; são clássicos os estertores apicais após a tosse
- As apresentações atípicas estão se tornando mais comuns, geralmente entre os idosos e pacientes HIV-positivos

DIAGNÓSTICO DIFERENCIAL

- Pneumonia ou abscesso pulmonar
- Câncer de pulmão ou linfoma
- Complexo *Mycobacterium avium* (ou outra micobactéria não tuberculosa)
- Sarcoidose
- Infecção fúngica, como histoplasmose
- Endocardite
- Silicose ou asbestose
- Nocardiose

DIAGNÓSTICO

EXAMES LABORATORIAIS

- Teste cutâneo com tuberculina (Tabela 122)
- O diagnóstico definitivo é a cultura do *M. tuberculosis* ou sua identificação com técnicas de amplificação de DNA ou RNA
- São aconselhadas três amostras em dias consecutivos do primeiro escarro da manhã
- As culturas em meios sólidos podem exigir 12 semanas; os sistemas de cultura em meio líquido podem identificar o crescimento em alguns dias
- As culturas do líquido pleural são positivas em apenas 25% dos derrames tuberculosos

DIAGNÓSTICO POR IMAGEM

Radiografia de tórax

- Doença primária
  - Pode haver infiltrados homogêneos, aumento de linfonodos hilares e paratraqueais e/ou atelectasias segmentares
  - A cavitação pode ser vista com a doença progressiva
- Doença por reativação
  - Pode haver doença apical fibrocavitária, nódulos e infiltrados, geralmente em segmentos apicais ou posteriores dos lobos superiores, mas ocorrem em outras localizações em 30% dos casos
  - Mais comum em pessoas idosas
- O padrão miliar (pequenas densidades nodulares difusas) reflete a disseminação hematológica ou linfática
- Os complexos de Ghon (foco primário calcificado) e de Ranke (foco primário calcificado com linfonodo hilar calcificado) representam a infecção primária curada

PROCEDIMENTOS DIAGNÓSTICOS

- A indução do escarro é necessária para pacientes incapazes de produzir escarro voluntariamente
- A broncoscopia pode ser considerada em pacientes com escarro negativo nos quais exista alta suspeita da doença
- A biópsia pleural com agulha revela inflamação granulomatosa em 60% dos derrames pleurais tuberculosos

- A cultura de três espécimes de biópsia pleural combinada com o exame microscópico aumenta a chance do diagnóstico para 90%

TRATAMENTO

MEDICAÇÕES

- Medicações: ver as dosagens na Tabela 124
- São usados múltiplos fármacos aos quais o organismo é sensível
  - Pelo menos dois novos fármacos são adicionados quando se suspeita de falha do tratamento
  - Quando é usado um regime de 2 ou 3x/semana, as dosagens são aumentadas (Tabelas 123 e 124)
- Coadministrar piridoxina, 10-50 mg/dia, para pacientes com risco de neuropatia relacionada com INH (diabetes melito, uremia, má nutrição, alcoolismo, infecção por HIV, epilepsia) ou durante gestação e lactação

Pacientes infectados com HIV

- Regime de 6 meses em vez de 9 meses
- Uso diário de isoniazida (INH), rifampicina (RIF) e pirazinamida (PZA) por 2 meses
- Etambutol (EMB) ou estreptomicina são adicionados quando a prevalência de resistência à INH é de 4% ou mais
- Se o isolado for sensível a RIF e INH, continuar esses dois fármacos por 4 meses
- A terapia é continuada por pelo menos 3 meses além da documentação de culturas de escarro negativas para MTB
- Regimes de terapia diretamente observada (TDO)
  - INH/RIF/PZA mais EMB ou estreptomicina diariamente por 2 meses, então INH/RIF 2-3x/semana por 4 meses se for demonstrada suscetibilidade
  - INH/RIF/PZA mais EMB ou estreptomicina diariamente por 2 semanas, então 2x/semana por 6 semanas, então INH/RIF 2x/semana por 4 meses se for demonstrada suscetibilidade
  - INH/RIF/PZA mais EMB ou estreptomicina 3x/semana por 6 meses

TB resistente aos fármacos

- O MTB resistente apenas à INH pode ser tratado por 6 meses com RIF/PZA mais EMB ou estreptomicina, ou com 12 meses de RIF/EMB
- O tratamento exige o cuidado individualizado diário com TOD sob supervisão de médico experiente
- A maioria das cepas de MTB resistentes tem resistência pelo menos a INH ou RIF e exige três fármacos para os quais a suscetibilidade seja comprovada
- O regime de três fármacos é continuado até que culturas negativas sejam documentadas; um regime de dois fármacos é continuado por outros 12-24 meses

Mulheres gestantes ou lactantes

- INH, RIF e EMB, com o EMB excluído se a resistência a INH for improvável
- A teratogenicidade da PZA não é conhecida; a estreptomicina está contraindicada devido ao risco de surdez congênita
- A piridoxina deve ser administrada junto com a INH
- A amamentação não está contraindicada

Doença extrapulmonar

- Na maioria dos casos, os regimes efetivos para doença pulmonar são adequados
- O envolvimento miliar, meníngeo, ósseo ou articular exige 9 meses de terapia
- Os corticosteroides reduzem as complicações de pericardite e meningite tuberculosa

CIRURGIA

- O debridamento e a drenagem precoce estão recomendados para o envolvimento esquelético

DESFECHOS

SEGUIMENTO

- Hemograma completo, testes de função pulmonar e função renal devem ser verificados no início do tratamento
- Acuidade visual e teste da visão para as cores vermelho e verde antes do uso de EMB e audiometria antes do uso de estreptomicina
- A monitorização de rotina para evidências de toxicidade pelos fármacos não está recomendada, a menos que os resultados basais sejam anormais ou se suspeite de doença hepática
- Visitas mensais com exame de escarro e culturas mensais até que sejam documentadas como negativas
- Se o escarro for negativo após 2 meses de tratamento, repetir o exame de escarro e a cultura no final do tratamento
- Os pacientes com tuberculose resistente a múltiplos fármacos (TBRMF) devem realizar exame de escarro e cultura mensalmente durante todo o tratamento
- A radiografia de tórax está recomendada na conclusão de um tratamento bem-sucedido
- Os pacientes cujas culturas não ficam negativas ou que têm sintomas persistentes após 3 meses de tratamento devem ser avaliados para TBRMF

COMPLICAÇÕES

- Desenvolvimento de resistência aos fármacos

PROGNÓSTICO

- Quase todos os pacientes adequadamente tratados para tuberculose podem ser curados; as taxas de recaída são de menos de 5% com os regimes atuais
- A principal causa de falha de tratamento é a falta de adesão à medicação

CASOS DE ENCAMINHAMENTO

- Todos os casos de TB resistente aos fármacos
- A TOD está recomendada para a TBRMF e para aqueles que recebem regimes com 2-3x/semana

CASOS DE ADMISSÃO HOSPITALAR

- A hospitalização não é necessária para o início da terapia na maioria dos pacientes
- Hospitalizar os pacientes que não são capazes de realizar os cuidados pessoais ou que têm probabilidade de expor pessoas suscetíveis à tuberculose
- Os pacientes hospitalizados exigem o isolamento em quartos adequadamente ventilados até que três amostras de escarro de diferentes dias consecutivos sejam negativas para organismos de MTB

PREVENÇÃO

- Vacinação com bacilo Calmette-Guérin (BCG)
- A vacinação com BCG não está recomendada nos Estados Unidos porque sua efetividade é variável, a prevalência de infecção por TB é baixa e porque a vacina interfere na determinação de ILTB
- Todos os casos suspeitos e confirmados de MTB devem ser relatados às autoridades de saúde pública

EVIDÊNCIAS

DIRETRIZES CLÍNICAS

- American Thoracic Society; Centers for Disease Control and Prevention; Infectious Diseases Society of America. American Thoracic Society; Centers for Disease Control and Prevention; Infectious Diseases Society of America. Controlling tuberculosis in the United States. Am J Respir Crit Care Med.

2005 Nov 1;172(9):1169-227. [PMID: 16249321]
- Blumberg HM et al; American Thoracic Society/Centers for Disease Control and Prevention/Infectious Diseases Society of America. Treatment of tuberculosis. Am J Respir Crit Care Med. 2003 Feb 15;167(4):603-62. [PMID: 12588714]
- Diagnostic Standards and Classification of Tuberculosis in Adults and Children. American Thoracic Society and Centers for Disease Control and Prevention. Am J Respir Crit Care Med 2000 Apr;16(4 Part 1):1376-95. [PMID: 10764337]

ENDEREÇO ELETRÔNICO

- CDC's Division of Tuberculosis Elimination

INFORMAÇÕES PARA OS PACIENTES

- National Institute of Allergy and Infectious Disease

REFERÊNCIAS

- Blumberg HM et al. Update on the treatment of tuberculosis and latent tuberculosis infection. JAMA. 2005 Jun 8; 293(22):2776-84. [PMID: 15941808]
- Brodie D et al. The diagnosis of tuberculosis. Clin Chest Med. 2005 Jun; 26(2):247-71. [PMID: 15837109]
- Burman WJ. Issues in the management of HIV-related tuberculosis. Clin Chest Med. 2005 Jun;26(2):283-94. [PMID: 15837111]

Tuberculose, Infecção Latente

CARACTERÍSTICAS PRINCIPAIS

PRINCÍPIOS BÁSICOS DO DIAGNÓSTICO

- Teste cutâneo de tuberculina positivo
- Nenhuma evidência de infecção ativa por tuberculose
- História (conhecida ou não) de exposição ao *Mycobacterium tuberculosis* (MTB)

CONSIDERAÇÕES GERAIS

- O teste cutâneo dirigido é usado para identificar
  - Pessoas de alto risco para tuberculose (TB)
  - Pessoas que se beneficiariam do tratamento para infecção latente por tuberculose (ILTB)
- A ILTB descreve pacientes que foram infectados com *M. tuberculosis*, mas não têm doença ativa
- Os indivíduos com ILTB controlaram a infecção, mas não a erradicaram
- Identificar e tratar a ILTB é importante para evitar a reativação da doença
- A ILTB não é transmissível, mas pode virar doença ativa se a função imune da pessoa ficar prejudicada
- Sem a terapia preventiva, 10% dos pacientes com ILTB terão reativação durante a vida, com 50% dos casos dentro de 2 anos da infecção primária
- A reativação ocorre dentro de 2 anos em até 50% dos pacientes HIV-positivos com ILTB
- Os pacientes com infecção primária precisam de 2-10 semanas para manifestar uma resposta imune ao teste cutâneo
- As pessoas que receberam a vacinação com o bacilo Calmette-Guérin (BCG) podem ter um teste positivo para tuberculina com derivado proteico purificado (PPD) pelo resto da vida

ACHADOS CLÍNICOS

SINAIS E SINTOMAS

- Os pacientes são assintomáticos
- A ILTB é descoberta pelo rastreamento com o teste cutâneo com tuberculina
- Qualquer sintoma pulmonar ou constitucional deve levar a uma avaliação para doença ativa antes do tratamento profilático

DIAGNÓSTICO DIFERENCIAL

- Vacinação com BCG

DIAGNÓSTICO

EXAMES LABORATORIAIS

- Todos os pacientes com fatores de risco devem ser testados para HIV

DIAGNÓSTICO POR IMAGEM

- A radiografia de tórax é necessária para descartar tuberculose pulmonar ativa

PROCEDIMENTOS DIAGNÓSTICOS

- O teste de Mantoux é o teste cutâneo preferido (Tabela 122)
  - 0,1 mL de PPD contendo 5 unidades de tuberculina são injetados por via intradérmica no aspecto volar do antebraço
  - A amplitude transversa da induração em milímetros é medida em 48-72 horas
- Ocorrem reações falso-positivas no teste cutâneo com tuberculina em pacientes previamente vacinados contra o MTB com BCG
- A vacinação prévia com BCG não altera a interpretação do teste cutâneo com tuberculina
- Testes falso-negativos podem resultar de
  - Técnica inadequada
  - Infecções concorrentes
  - Má nutrição
  - Idade avançada
  - Imunossupressão de qualquer tipo
  - Infecção fulminante por MTB
- Por causa da diminuição da imunidade, alguns pacientes com ILTB podem ter um teste cutâneo negativo muitos anos após a exposição
- Teste em dois passos ou "reforço"
  - Realizado para reduzir a possibilidade de que uma reação de reforço possa mais tarde ser interpretada de forma errônea como infecção recente em indivíduos que serão repetidamente testados (trabalhadores da área da saúde)
  - Um segundo teste é realizado 1-3 semanas após um teste negativo
  - Se ele for negativo, o paciente não está infectado ou é anérgico; se for positivo, uma reação de "reforço" é provável
- Não é recomendado o teste de anergia para diferenciar um teste verdadeiro-negativo de anergia

TRATAMENTO

MEDICAÇÕES

- O tratamento reduz substancialmente o risco de que a infecção será reativada e irá progredir para doença clínica
- Os pacientes nos quais há suspeita de doença clínica devem ser tratados com regimes de múltiplos fármacos até que o diagnóstico seja confirmado ou excluído
- As pessoas expostas que têm teste cutâneo negativo e são HIV-negativas devem ser observadas sem tratamento ou tratadas com 6 meses de terapia oral
- Isoniazida (INH)
  - Regime oral de 9 meses (= 270 doses dentro de 12 meses)
  - 300 mg 1x/dia ou 15 mg/kg 2x/semana
  - Coadministrar piridoxina, 10-50 mg VO 1x/dia, para pacientes com risco de neuropatia relacionada com INH (diabetes melito, uremia, má nutrição, alcoolismo, infecção por HIV, gestação, epilepsia) e para mulheres gestantes ou lactantes
- Rifampicina/pirazinamida (RIF/PZA)
  - Regime oral de 2 meses (= 60 doses dentro de 3 meses)

- RIF 10 mg/kg VO 1x/dia até o máximo de 600 mg/dia e PZA 15-20 mg/dia até o máximo de 2 g/dia
- Rifampicina (RIF)
  - Regime oral de 4 meses (= 120 doses em 4 meses)
  - RIF 10 mg/kg VO 1x/dia até o máximo de 600 mg/dia
  - Usada para pacientes que não podem receber INH ou PZA
- Os contatos de pessoas com MTB resistentes a INH e sensíveis a RIF devem receber regimes de RIF/PZA ou RIF
- Os contatos de pessoas com TB resistente a múltiplos fármacos (TBRMF) devem receber dois fármacos aos quais o organismo seja sensível
- Os contatos HIV-positivos devem ser tratados por 12 meses

PROCEDIMENTOS TERAPÊUTICOS

- Não é necessário monitorar rotineiramente os testes de função hepática, a menos que haja anormalidades basais ou razões clínicas para obter as medidas

DESFECHOS

SEGUIMENTO

- Todos os contatos de pessoas com TBRMF devem ser monitorados por 2 anos independentemente do tratamento
- Os pacientes sendo tratados para ILTB devem ser vistos todo mês para avaliar evidências de doença ativa por TB, parefeitos (p. ex., hepatite por INH) e adesão ao tratamento

COMPLICAÇÕES

- Desenvolvimento de TB ativa
- Toxicidade pelos fármacos

PROGNÓSTICO

- Quase todos os pacientes adequadamente tratados para TB são curados
- As taxas de recaída são < 5% com os regimes atuais
- A falha do tratamento deve-se mais comumente à falta de adesão à medicação

CASOS DE ENCAMINHAMENTO

- Os pacientes HIV-positivos que recebem terapia antirretroviral devem ser encaminhados para especialistas em TB e HIV se forem receber terapia com rifampicina

PREVENÇÃO

- Os contatos próximos de pacientes com TB ativa devem ser testados novamente 10-12 semanas após um teste negativo com tuberculina
- Apesar de um teste cutâneo negativo, os contatos próximos de pacientes com TB devem ser considerados para tratamento se forem imunossuprimidos

EVIDÊNCIAS

DIRETRIZES CLÍNICAS

- Centers for Disease Control and Prevention; American Thoracic Society. Update: adverse event data and revised American Thoracic Society/CDC recommendations against the use of rifampin and pyrazinamide for treatment of latent tuberculosis infection – United States, 2003. MMWR Morb Mortal Wkly Rep. 2003;52(31):735. [PMID: 12904741]
- Neff M et al. ATS, CDC, and IDSA update recommendations on the treatment of tuberculosis. Am Fam Physician. 2003;68:1854, 1857, 1861. [PMID: 14620606]

INFORMAÇÕES PARA OS PACIENTES

- National Institute of Allergy and Infectious Disease

REFERÊNCIAS

- American Thoracic Society; Centers for Disease Control and Prevention; Infectious Diseases Society of America. American Thoracic Society; Centers for Disease Control and Prevention; Infectious Diseases Society of America. Controlling tuberculosis in the United States. Am J Respir Crit Care Med. 2005 Nov 1;172(9):1169-227. [PMID: 16249321]
- Blumberg HM et al. American Thoracic Society/Centers for Disease Control and Prevention/Infectious Diseases Society of America. Treatment of tuberculosis. Am J Respir Crit Care Med. 2003 Feb 15;167(4):603-'62. [PMID: 12588714]
- Blumberg HM et al. Update on the treatment of tuberculosis and latent tuberculosis infection. JAMA. 2005 Jun 8;293(22):2776-84. [PMID: 15941808]
- Brodie D et al. The diagnosis of tuberculosis. Clin Chest Med. 2005 Jun; 26(2):247-71. [PMID: 15837109]
- Diagnostic Standards and Classification of Tuberculosis in Adults and Children. American Thoracic Society and Centers for Disease Control and Prevention. Am J Respir Crit Care Med 2000 Apr;161(4 Part 1):1376-95. [PMID: 10764337]

Tumor Cerebral Primário

CARACTERÍSTICAS PRINCIPAIS

PRINCÍPIOS BÁSICOS DO DIAGNÓSTICO

- Alterações de personalidade, declínio intelectual, labilidade emocional
- Convulsões, cefaleias, náuseas
- Pressão intracraniana aumentada em alguns pacientes
- Evidência neurorradiológica de lesão expansiva

CONSIDERAÇÕES GERAIS

- A metade de todas as neoplasias intracranianas primárias (Tabela 92) são gliomas
- A outra metade é composta de
  - Meningiomas
  - Adenomas pituitários
  - Neurofibromas
  - Outros tumores
- Certos tumores (p. ex., neurofibromas, hemangioblastomas e retinoblastomas) têm uma base familiar
- Pode levar a um distúrbio generalizado da função cerebral e a sintomas de pressão intracraniana aumentada

ASPECTOS DEMOGRÁFICOS

- Os tumores podem ocorrer em qualquer idade, mas alguns gliomas são idade-específicos (Tabela 92)

ACHADOS CLÍNICOS

SINAIS E SINTOMAS

Sintomas de herniação

- Herniação uncal do lobo temporal, com compressão do terceiro nervo craniano, do mesencéfalo e da artéria cerebral posterior
  - Dilatação pupilar ipsilateral
  - Seguida por estupor, coma, postura descerebrada e parada respiratória
- Deslocamento tonsilar cerebelar causando compressão medular, apneia, colapso circulatório e morte

Déficits focais

- **Lesões do lobo frontal**
  - Declínio intelectual progressivo, lentificação da atividade mental, alterações de personalidade e reflexos de preensão contralaterais
  - Afasia de expressão se a parte posterior do giro frontal inferior esquerdo estiver envolvida

- Anosmia secundária à pressão sobre o nervo olfatório
- As lesões pré-centrais podem causar convulsões motoras focais ou déficits piramidais contralaterais
■ **Lesões do lobo temporal**
  - Convulsões com alucinações olfatórias ou gustativas, automatismos motores e prejuízo da consciência externa sem perda real de consciência
  - Despersonalização, alterações emocionais, distúrbios comportamentais, sensações de *déjà vu* ou *jamais vu*
  - Micropsia ou macropsia (objetos parecem menores ou maiores do que realmente são), defeitos do campo visual (quadrantanopia cruzada superior) e ilusões ou alucinações auditivas
  - As lesões do lado esquerdo podem levar à disnomia e afasia receptiva, enquanto o envolvimento do lado direito pode perturbar a percepção de notas musicais e melodias
■ **Lesões do lobo parietal**
  - Podem causar convulsões sensitivas
  - Distúrbios contralaterais de sensibilidade, perda sensorial ou desatenção (do tipo cortical e envolvendo sensibilidade postural e discriminação tátil, de forma que a apreciação do formato, do tamanho, do peso e da textura esteja prejudicada)
  - Os objetos colocados na mão podem não ser reconhecidos (astereognosia)
  - As lesões extensas podem produzir hiperpatia contralateral e dor espontânea (síndrome talâmica)
  - O envolvimento da radiação óptica leva a um defeito do campo homônimo contralateral que às vezes consiste somente em quadrantanopia inferior
  - As lesões do giro angular esquerdo causam a síndrome de Gerstmann (alexia, agrafia, acalculia, confusão direita-esquerda e agnosia digital), enquanto o envolvimento do giro submarginal esquerdo causa apraxia ideatória
  - A anosognosia (negação, negligência ou rejeição de um membro paralisado) é vista em pacientes com lesões do hemisfério não dominante (direito)
  - A apraxia construtiva e a apraxia de vestir também podem ocorrer com as lesões do lado direito
■ **Lesões do lobo occipital**
  - Hemianopsia homônima cruzada ou um defeito de campo parcial
  - As lesões do lado esquerdo ou bilaterais podem causar agnosia visual; as lesões irritativas em qualquer lado podem causar alucinações visuais amorfas
  - O envolvimento do lobo occipital bilateral causa cegueira cortical com preservação das respostas pupilares à luz e falta de consciência do defeito pelo paciente
  - Perda da percepção da cor, prosopagnosia (incapacidade de identificar rostos familiares), simultaneognosia (incapacidade de integrar e interpretar uma cena composta em vez de seus elementos individuais) e síndrome de Balint (incapacidade de girar os olhos para um ponto particular no espaço, apesar da preservação dos movimentos oculares espontâneos e reflexos), negação de cegueira ou um defeito de campo (síndrome de Anton)
■ **Lesões do tronco cerebral e do cerebelo**
  - As lesões do tronco cerebral levam a paralisias de nervos cranianos, ataxia, descoordenação, nistagmo e déficits piramidais e sensitivos nos membros
  - Os tumores intrínsecos do tronco cerebral, como os gliomas, causam um aumento na pressão intracraniana, geralmente tardio
  - Marcada ataxia do tronco se o verme do cerebelo estiver envolvido
  - Déficits apendiculares ipsilaterais (ataxia, descoordenação e hipotonia dos membros) se os hemisférios do cerebelo estiverem afetados
■ **Falsos sinais de localização**
  - Sinais neurológicos diferentes daqueles da compressão direta ou infiltração, levando a erros de localização clínica
  - Incluem a paralisia do terceiro ou sexto nervo e as respostas plantares extensoras bilaterais produzidas por síndromes de herniação, e uma resposta extensora plantar que ocorre ipsilateralmente a um tumor hemisférico, porque o pedúnculo cerebral oposto está comprimido contra o tentório do cerebelo

DIAGNÓSTICO DIFERENCIAL
■ Tumores intracranianos metastáticos
  - Metástases cerebrais
  - Metástases leptomeníngeas (meningite carcinomatosa)
■ Lesões de massa intracraniana em pacientes com AIDS

DIAGNÓSTICO

DIAGNÓSTICO POR IMAGEM
■ RM com gadolínio
  - Melhor para os tumores na fossa posterior
■ TC
  - O aspecto característico dos meningiomas é virtualmente diagnóstico
  - A TC não contrastada mostra uma lesão nas regiões parassagital e silviana, no sulco olfatório, na crista esfenoidal ou no tubérculo da sela, com uma área homogênea de densidade aumentada, que se realça uniformemente com contraste
■ Arteriografia
  - Pode mostrar o alongamento ou deslocamento dos vasos cerebrais normais pelo tumor e a vascularização do tumor
  - Uma massa avascular pode ser causada por tumor, hematoma, abscesso ou qualquer lesão expansiva
  - Usada para distinguir entre um adenoma pituitário e um aneurisma arterial em pacientes com níveis hormonais normais e massa intrasselar

PROCEDIMENTOS DIAGNÓSTICOS
■ A punção lombar raras vezes é necessária
  - Os achados raramente são diagnósticos
  - A herniação é um risco

TRATAMENTO

MEDICAÇÕES
■ Os corticosteroides ajudam a reduzir o edema cerebral e costumam ser iniciados antes da cirurgia
■ A herniação é tratada com dexametasona IV (10-20 mg em bolo, seguido por 4 mg a cada 6 horas) e manitol IV (solução a 20% administrada em uma dose de 1,5 g/kg durante aproximadamente 30 min)
■ Anticonvulsivantes em doses comuns (Tabela 91): é controverso se devem ser começados profilaticamente ou apenas depois de uma primeira convulsão

CIRURGIA
■ Remoção cirúrgica completa se o tumor for extra-axial (p. ex., meningioma, neuroma acústico) ou se não estiver em uma região crítica ou inacessível

- do cérebro (p. ex., hemangioblastoma cerebelar)
- A cirurgia pode ser diagnóstica e aliviar os sintomas de pressão intracraniana, mesmo que a neoplasia não possa ser completamente removida
- Os procedimentos cirúrgicos de derivação simples ajudam nos casos de hidrocefalia obstrutiva

PROCEDIMENTOS TERAPÊUTICOS

- O tratamento depende do tipo e da localização do tumor (Tabela 92), bem como da condição do paciente
- Cuidados paliativos são importantes para os pacientes que pioram apesar do tratamento
- Com os gliomas malignos, a radioterapia aumenta as taxas médias de sobrevida, não importando a cirurgia precedente; a quimioterapia oferece algum benefício adicional
- As indicações para irradiação de outras neoplasias intracranianas primárias dependem do tipo do tumor e da acessibilidade e viabilidade da remoção cirúrgica completa

DESFECHOS

COMPLICAÇÕES

- Déficits neurocognitivos a longo prazo resultantes da terapia de radiação

CASOS DE ENCAMINHAMENTO

- Todos os pacientes devem ser encaminhados a neuro-oncologistas ou neurocirurgiões

CASOS DE ADMISSÃO HOSPITALAR

- Sensório alterado
- Tratamento ou cirurgia especializados

EVIDÊNCIAS

DIRETRIZES CLÍNICAS

- National Guideline Clearinghouse: Practice parameter: anticonvulsant prophylaxis in patients with newly diagnosed brain tumors. Report of the Quality Standards Subcommittee of the American Academy of Neurology, 2000.

ENDEREÇOS ELETRÔNICOS

- Anaplastic Astrocytoma Demonstration Case
- The Whole Brain Atlas
- University of Utah CNS Pathology Index

INFORMAÇÕES PARA OS PACIENTES

- National Cancer Institute
- Patient Education Institute

REFERÊNCIAS

- Byrne TN. Cognitive sequelae of brain tumor treatment. Curr Opin Neurol. 2005 Dec;18(6):662-6. [PMID: 16280677]
- Gonzalez J et al. Treatment of astrocytomas. Curr Opin Neurol. 2005 Dec; 18(6):632-8. [PMID: 16280673]
- Henson Jw. Treatment of glioblastoma multiforme. Arch Neurol. 2006 Mar; 63(3):337-41. [PMID: 16533960]
- Taillibert S et al. Palliative care in patients with primary brain tumors. Curr Opin Oncol. 2004 Nov; 16(6):587-92. [PMID: 15627022]
- Tam Truong M. Current role of radiation therapy in the management of malignant brain tumors. Hematol Oncol Clin North Am. 2006 Apr; 20(2):431-53. [PMID: 15627022]
- Wen PY et al. Malignant gliomas. Curr Neurol Neurosci Rep. 2004 May; 4(3):218-27. [PMID: 15102348]

Tumores Ósseos & Lesões Semelhantes a Tumores

CARACTERÍSTICAS PRINCIPAIS

- Dor, inchaço ou sensibilidade persistente em uma parte do esqueleto
- Fraturas patológicas ("espontâneas")
- Áreas suspeitas de aumento, deformidade, radiodensidade ou radiotransparência óssea à radiografia
- Evidência histológica de neoplasia óssea no espécime de biópsia
- Os tumores primários dos ossos são relativamente incomuns em comparação com as neoplasias secundárias ou metastáticas
- O osteossarcoma – a malignidade óssea mais comum – ocorre tipicamente em adolescentes

ACHADOS CLÍNICOS

- O osteossarcoma pode se apresentar com dor ou edema em um osso ou articulação (especialmente dentro ou ao redor do joelho)
- Quando os sintomas aparecem após uma lesão relacionada com esportes, o diagnóstico preciso pode vir a ser retardado

DIAGNÓSTICO

- Biópsia (que nem sempre é definitiva)
- Diagnóstico diferencial
  - Anormalidades esqueléticas benignas do desenvolvimento
  - Doença neoplásica metastática
  - Infecções (p. ex., osteomielite)
  - Lesões ósseas pós-traumáticas
  - Doença metabólica do osso
  - Osteomas osteoides
  - Osteossarcoma
  - Fibrossarcomas
  - Encondromas
  - Fibromas condromixoides
  - Condrossarcomas
  - Tumores de células gigantes (osteoclastomas)
  - Condroblastomas
  - Sarcoma de Ewing

TRATAMENTO

- Quimioterapia para alguns
- Osteossarcomas: tratados com ressecção e quimioterapia; a taxa de sobrevida em 5 anos é de 60%
- Os osteomas osteoides (vistos em crianças e adolescentes) devem ser cirurgicamente removidos
- Os tumores derivados da cartilagem, tratados com curetagem ou cirurgia apropriada, têm bom prognóstico
- O sarcoma de Ewing (que afeta crianças, adolescentes e adultos jovens) tem uma taxa de mortalidade de 50%, apesar da quimioterapia, da irradiação e da cirurgia

Tumores Ovarianos

CARACTERÍSTICAS PRINCIPAIS

PRINCÍPIOS BÁSICOS DO DIAGNÓSTICO

- Desconforto gastrintestinal vago
- Compressão e dor pélvicas
- Muitos casos de câncer em estágio precoce permanecem assintomáticos
- Exame pélvico, CA-125 sérico e ultrassom constituem as bases do diagnóstico

CONSIDERAÇÕES GERAIS

- Os tumores ovarianos são comuns
- Embora a maioria deles seja benigna, os tumores ovarianos malignos representam a principal causa de óbito por câncer do trato reprodutivo
- A ampla variedade de tipos e padrões de tumores ovarianos deve-se à comple-

xidade da embriologia ovariana e às diferenças dos tecidos de origem (Tabela 71)

ASPECTOS DEMOGRÁFICOS

- Em mulheres sem histórico familiar de câncer no ovário, o risco é de 1,6% durante a vida, enquanto uma mulher com um único parente de primeiro grau acometido possui risco de 5% no mesmo período. Com dois ou mais parentes de primeiro grau afetados, o risco sobe para 7%
- Aproximadamente 3% das mulheres com dois ou mais parentes de primeiro grau afligidos apresentarão uma síndrome hereditária de câncer ovariano com risco vitalício de 40%
- Mulheres com mutação do gene *BRCA1* exibem risco vitalício de 45% de câncer ovariano, ao passo que aquelas com mutação do gene *BRCA2* têm risco de 25%

ACHADOS CLÍNICOS

SINAIS E SINTOMAS

- As neoplasias ovarianas tanto benignas como malignas são assintomáticas ou exibem sintomas gastrintestinais inespecíficos brandos ou compressão pélvica
- Tipicamente, a doença precoce é detectada ao exame pélvico de rotina
- Em caso de doença maligna avançada, as mulheres podem sofrer dor e distensão abdominais; além disso, frequentemente se observa a presença de massa abdominal palpável com ascite

DIAGNÓSTICO DIFERENCIAL

- Tumor ovariano benigno, por exemplo, cisto folicular, cisto luteínico
- Tumor ovariano maligno
- Teratoma (geralmente benigno)
- Abscesso tubo-ovariano
- Endometriose
- Câncer de cólon
- Gravidez ectópica
- Metástases para o ovário, por exemplo, trato gastrintestinal, mama

DIAGNÓSTICO

EXAMES LABORATORIAIS

- A elevação do CA-125 sérico (> 35 unidades) aumenta as chances de que o tumor ovariano seja maligno
- O CA-125 sérico encontra-se aumentado em 80% das mulheres com câncer epitelial ovariano no total, mas em apenas 50% das mulheres com doença precoce
- O CA-125 sérico pode estar elevado nas mulheres em fase de pré-menopausa com doença benigna, como endometriose

DIAGNÓSTICO POR IMAGEM

- A sonografia transvaginal (STV) é um exame útil para triagem de mulheres de alto risco, mas tem sensibilidade inadequada para triagem daquelas de baixo risco
- O ultrassom é de grande valia para diferenciar massas ovarianas benignas de provável resolução espontânea daquelas com potencial maligno
- A obtenção de imagem com Doppler colorido pode aumentar ainda mais a especificidade do diagnóstico por ultrassom

TRATAMENTO

MEDICAÇÕES

- Exceto para mulheres com câncer ovariano de baixo grau em estágio precoce, fica indicada a quimioterapia pós-operatória
- Diversos regimes quimioterápicos são eficazes, como combinação de cisplatina ou carboplatina com paclitaxel, com taxas de resposta clínica de até 60-70% (Tabela 6)

CIRURGIA

- A maioria das massas ovarianas nas mulheres em fase de pós-menopausa exige avaliação cirúrgica
- No entanto, uma mulher na pós-menopausa com cisto simples unilateral assintomático (< 5 cm de diâmetro) e nível sérico normal do CA-125 pode ser submetida a monitoramento rigoroso com STV. Todas as outras mulheres precisam passar por avaliação cirúrgica
- O procedimento de laparotomia exploratória constitui a abordagem-padrão nas mulheres em fase de pós-menopausa
- Nos casos de câncer ovariano em estágio precoce, a terapia-padrão consiste no estadiamento cirúrgico completo, seguido por histerectomia abdominal e salpingo-ooforectomia bilateral com omentectomia e linfadenectomia seletiva
- Em caso de doença mais avançada, a remoção de todo o tumor visível aumenta a sobrevida
- Para neoplasias benignas, costuma ser realizado o procedimento de remoção tumoral ou ooforectomia unilateral

PROCEDIMENTOS TERAPÊUTICOS

- Na mulher em fase de pré-menopausa, a presença de massa cística assintomática, móvel, unilateral, simples com < 8-10 cm de diâmetro pode ser observada por 4-6 semanas
  - A maioria desses cistos apresenta resolução espontânea
  - Se a massa estiver maior ou permanecer inalterada à repetição do exame pélvico e da STV, haverá necessidade de avaliação cirúrgica
- A laparoscopia pode ser considerada em caso de massa ovariana pequena presente em mulher antes da menopausa
- Na suspeita de malignidade na fase de pré-menopausa, a avaliação pré-operatória deverá incluir radiografias torácicas, função renal e hepática, bem como índices hematológicos

DESFECHOS

PROGNÓSTICO

- Cerca de 75% das mulheres com câncer ovariano são diagnosticadas com doença avançada após o estabelecimento de metástases regionais ou distantes
- A sobrevida global em 5 anos gira em torno de 17% com metástases à distância, 36% com disseminação local e 89% com doença precoce

CASOS DE ENCAMINHAMENTO

- Se houver suspeita de massa ovariana maligna, a avaliação cirúrgica deverá ser realizada por um oncologista ginecológico

PREVENÇÃO

- Mulheres com mutação do gene *BRCA1* devem ser submetidas à triagem anual por meio de STV e CA-125 sérico. O procedimento de ooforectomia profilática também é recomendado por volta dos 35 anos de idade ou sempre que o potencial reprodutivo estiver encerrado, em função do alto risco de doença
- Os benefícios dessa triagem para mulheres com um ou nenhum parente de primeiro grau acometido não são comprovados, e os riscos associados a procedimentos cirúrgicos desnecessários podem superar os benefícios em mulheres de baixo risco

EVIDÊNCIAS

DIRETRIZES CLÍNICAS

- Morgan R et al; NCCN Ovarian Cancer Practice Guidelines Panel. National

Comprehensive Cancer Network: Ovarian Cancer v.1.2005.
- US Preventive Services Task Force. Screening for ovarian cancer: recommendation statement. 2004

ENDEREÇOS ELETRÔNICOS

- Cystic Teratoma Demonstration Case
- Hemorrhagic Corpus Luteum Demonstration Case
- National Cancer Institute: Ovarian Cancer Information for Patients and Health Professionals

INFORMAÇÕES PARA OS PACIENTES

- American Academy of Family Physicians: Ovarian Cyst
- American Cancer Society: Ovarian Cancer
- MedlinePlus: Ovarian Cancer Interacrive Turorial
- MedlinePlus: Ovarian Cancer
- National Women's Health Information Center: Ovarian Cysts

REFERÊNCIAS

- Bhoola S et al. Diagnosis and management of epithelial ovarian cancer. Obstet Gynecol. 2006 Jun; 107(6):1399-410. [PMID: 16738170]
- Guppy AE et al. Epithelial ovarian cancer: a review of current management. Clin Oncol (R Coll Radiol). 2005 Sep; 17(6):399-411. [PMID: 16149282]

Turner, Síndrome de (Disgenesia Gonadal)

CARACTERÍSTICAS PRINCIPAIS

- As pacientes com a síndrome clássica não têm um cromossomo X (cariótipo 45,XO)
- Causa comum de amenorreia primária e insuficiência ovariana precoce
- Associada a hipogonadismo primário, baixa estatura, outras anomalias fenotípicas
- Incidência: 40 casos por milhão de meninas nascidas vivas
- Suspeita diagnóstica: ao nascimento, recém-nascidos pequenos, geralmente com linfedema; na infância, baixa estatura

ACHADOS CLÍNICOS

- Os achados são variáveis e podem ser sutis se houver mosaicismo
- Baixa estatura
- Hipogonadismo
- Pescoço alado
- Palato arqueado alto
- Quartos metacarpos curtos
- Espaço aumentado entre mamilos
- Otite média recorrente
- Hipertensão
- Anormalidades renais
- Coarctação da aorta
- O hipogonadismo se apresenta como adolescência tardia (80%) ou insuficiência ovariana precoce (20%)
- Propensão para
  - Formação de queloide após colocação de brincos na orelha ou cirurgias
  - Hipotireoidismo
  - Diabetes melito
  - Dislipidemia
  - Hipertensão
  - Osteoporose

DIAGNÓSTICO

- Níveis séricos elevados de FSH e LH
- O cariótipo mostra 45,XO (ou anormalidades no cromossomo X, ou mosaicismo)
- Níveis normais de hormônio do crescimento e IGF-I
- Estão recomendados exames físicos anuais e exames periódicos de tireoide, lipídeos e glicose

TRATAMENTO

- O hormônio do crescimento, 0,1 unidade/kg/dia SC por ≥ 4 anos antes da fusão epifisária aumenta a altura final em cerca de 10 cm em relação à altura média prevista de 144,2 cm
- Terapia com estrogênio após a idade de 12 anos (p. ex., estrogênios conjugados, 0,3 mg VO nos dias 1-21/mês)
- Terapia de reposição hormonal com estrogênio mais progesterona após cessação do crescimento
- Redução da expectativa de vida

Úlcera Aftosa

CARACTERÍSTICAS PRINCIPAIS

- Cancro doloroso ou estomatite ulcerativa
- As áreas grandes ou persistentes de estomatite ulcerativa podem ser secundárias a
  - Eritema multiforme ou alergias a fármacos
  - Herpes simples agudo
  - Pênfigo
  - Penfigoide
  - Epidermólise bolhosa adquirida
  - Líquen plano bolhoso
  - Doença de Behçet
  - Doença intestinal inflamatória
- A causa permanece incerta, embora tenha sido sugerida uma associação com o herpesvírus humano 6

ACHADOS CLÍNICOS

- Muito comum e fácil de reconhecer
- Encontrada na mucosa não queratinizada (p. ex., mucosa bucal e labial e gengiva ou palato soltos)
- Podem ser únicas ou múltiplas, costumam ser recorrentes e aparecem como ulcerações pequenas (habitualmente 12 mm, mas às vezes 1-2 cm), dolorosas e redondas com centros fibrinoides cinza-amarelados, cercados por halos vermelhos
- O estágio doloroso dura 7-10 dias; a cicatrização é completada em 1-3 semanas

DIAGNÓSTICO

- Baseado no aspecto clínico
- O carcinoma de células escamosas pode ocasionalmente se apresentar dessa forma. Quando o diagnóstico não estiver claro, a biópsia incisional está indicada

TRATAMENTO

- Os corticosteroides tópicos (acetonido de triancinolona a 0,1%, ou pomada de fluocinonida a 0,05%) em uma base adesiva (Orabase) fornecem alívio sintomático
- Outras terapias tópicas incluem diclofenaco a 3% em hialuronano a 2,5%, doximicina-cianoacrilato, colutórios bucais contendo as enzimas amiloglicosidase e glicose oxidase e pasta bucal com amlexanox a 5%
- Pode ser usado um curso decrescente de 1 semana de prednisona (40-60 mg VO ao dia)
- Para úlceras recorrentes
  - Terapia de manutenção com cimetidina
  - A talidomida tem sido usada seletivamente naqueles que também são HIV-positivos

Úlcera Péptica

CARACTERÍSTICAS PRINCIPAIS

PRINCÍPIOS BÁSICOS DO DIAGNÓSTICO

- Úlcera péptica é uma solução de continuidade na mucosa gástrica ou duodenal. Tal úlcera estende-se através da camada muscular da mucosa e costuma ter > 5 mm de diâmetro
- Dor epigástrica inespecífica em 80-90% dos casos, exibindo relação variável com as refeições
- Os sintomas decorrentes da úlcera são caracterizados por ritmicidade e periodicidade
- Em 10-20% dos casos, ocorrem complicações da úlcera sem sintomas prévios
- A maioria das úlceras induzidas por anti-inflamatórios não esteroides permanece assintomática
- A endoscopia alta com biópsia antral para pesquisa de *Helicobacter pylori* é um exame diagnóstico
- Para descartar processo maligno gástrico, há necessidade de biópsia da úlcera gástrica ou registro da cicatrização completa

CONSIDERAÇÕES GERAIS

- As úlceras são cinco vezes mais comuns no duodeno do que no estômago
- No estômago, as úlceras benignas são mais comuns
  - No antro (60%)
  - Na junção do antro e corpo gástricos na curvatura menor (25%)
- Principais causas de úlcera péptica
  - AINEs
  - Infecção crônica por *H. pylori*
  - Estados hipersecretórios ácidos, como síndrome de Zollinger-Ellison
- Até 10% das úlceras são idiopáticas
- A prevalência de infecção por *H. pylori* em pacientes com úlcera duodenal é de ~75-90%; no entanto, ocorre desenvolvimento de úlcera em apenas 1 de 6 pessoas cronicamente infectadas
- A prevalência de úlceras gástricas e duodenais é, respectivamente, de 10-20% e 2-5% em pessoas que usam AINEs por tempo prolongado
- A infecção por *H. pylori* aumenta o risco de úlceras e complicações induzidas por AINEs

ASPECTOS DEMOGRÁFICOS

- Nos Estados Unidos, há ~500.000 novos casos e 4 milhões de recorrências de úlcera por ano
- A incidência de úlceras duodenais está declinando, enquanto a de úlceras gástricas está aumentando
- A prevalência de úlceras em adultos é de ~10% durante a vida
- As úlceras gástricas são levemente mais comuns em homens do que em mulheres (1,3:1)
- As úlceras duodenais são mais usuais entre 30 e 55 anos de idade
- As úlceras gástricas são mais comuns entre 55 e 70 anos de idade
- As úlceras pépticas são mais frequentes em fumantes

ACHADOS CLÍNICOS

SINAIS E SINTOMAS

- Dor epigástrica (dispepsia)
  - Embora esteja presente em 80-90% das pessoas, essa dor não é sensível nem específica o suficiente para servir como critério diagnóstico confiável
  - Além de não ser grave, a dor tipicamente está bem localizada no epigástrio
  - Descrita como uma dor torturante e persistente, embotada, contínua e localizada (mas não intensa) ou "semelhante à dor de fome"
  - Aliviada por alimentos ou antiácidos em aproximadamente 50% dos casos
- Ocorrem complicações das úlceras, como sangramento, em 20% dos casos sem sintomas prévios ("úlceras silenciosas")
- Dor noturna desperta dois terços dos pacientes com úlceras duodenais e um terço daqueles com úlceras gástricas
- A maioria dos pacientes apresenta períodos sintomáticos que duram algumas semanas com intervalos de meses a anos livres da dor (periodicidade)
- Náuseas e anorexia
- Vômitos e perda de peso significativos sugerem obstrução da saída gástrica ou malignidade gástrica

- O exame físico frequentemente permanece normal
- Leve sensibilidade epigástrica localizada à palpação profunda

DIAGNÓSTICO DIFERENCIAL

- Dispepsia funcional
- Gastrite, por exemplo, AINEs, álcool, estresse, *H. pylori*
- Doença biliar ou pancreatite
- Doença do refluxo gastresofágico
- "Indigestão" por superalimentação, alimentos ricos em gordura, café
- Câncer gástrico ou pancreático
- *Angina pectoris*
- Dor intensa
  - Ruptura esofágica
  - Vólvulo gástrico
  - Ruptura de aneurisma aórtico

DIAGNÓSTICO

EXAMES LABORATORIAIS

- Anemia por perda sanguínea aguda com úlcera hemorrágica
- Leucocitose sugere penetração ou perfuração da úlcera
- Amilase sérica elevada indica penetração da úlcera no pâncreas
- Obter nível sérico de gastrina em jejum para triagem da síndrome de Zollinger-Ellison, quando houver suspeita

Testes não invasivos para pesquisa de H. pylori

- Testes sorológicos, além dos exames de antígeno fecal ou de hálito urêmico
- Testes sorológicos rápidos feitos no consultório
  - Têm sensibilidade mais baixa (75%) do que o teste laboratorial sorológico ELISA (sensibilidade de 90%; acurácia global de 80%)
  - Um resultado positivo do teste não indica necessariamente infecção ativa
  - Após erradicação com antibióticos, os níveis de anticorpos no teste ELISA declinam para valores indetectáveis em 50% dos pacientes em 12-18 meses
- Imunoensaio para detecção de antígeno fecal ou teste respiratório com ureia marcada com C^{13}
  - Sensibilidade e especificidade de 90%
  - Um resultado positivo no teste indica infecção ativa
  - Apesar de serem mais dispendiosos do que os testes sorológicos, esses testes podem ser mais custo-efetivos, pois diminuem o tratamento desnecessário de pacientes sem infecção ativa
  - Os inibidores da bomba de prótons reduzem significativamente a sensibilidade dos testes de antígeno fecal e de hálito urêmico (mas não os testes sorológicos); interromper 14 dias antes da realização desses exames

Exame endoscópico para pesquisa de H. pylori

- Amostras obtidas por biópsia gástrica são capazes de detectar infecção ativa por *H. pylori* por meio de histologia ou produção de urease
- O teste da urease tem sensibilidade e especificidade de 90%

DIAGNÓSTICO POR IMAGEM

- Obter TC abdominal na suspeita de complicações da úlcera péptica (perfuração, penetração ou obstrução)

PROCEDIMENTOS DIAGNÓSTICOS

- A endoscopia alta é o procedimento de escolha
- A biópsia é indicada para pesquisa de infecção por *H. pylori* e malignidade
- Em caso de úlceras gástricas de aspecto benigno, escovados citológicos e biópsias da borda da úlcera revelam que 3-5% são malignas
- As úlceras gástricas não cicatrizantes podem ser malignas
- As úlceras duodenais raramente são malignas e não necessitam de biópsia

TRATAMENTO

MEDICAÇÕES

- Ver Tabela 13

Úlceras pépticas com infecção ativa por H. pylori

- Tratamento inicial por 7-14 dias com um dos esquemas a seguir
  - Regime terapêutico triplo
    - Inibidor da bomba de prótons antes das refeições: omeprazol, 20 mg 2x/dia; rabeprazol, 20 mg 2x/dia; lansoprazol, 30 mg 2x/dia; pantoprazol, 40 mg 2x/dia; ou esomeprazol, 40 mg 1x/dia; **mais** claritromicina, 500 mg 2x/dia; e amoxicilina, 1 g 2x/dia; **ou** metronidazol, 500 mg 2x/dia (em pacientes alérgicos à penicilina) por 7-10 dias – todos VO
  - Regime terapêutico quádruplo
    - Inibidor da bomba de prótons antes das refeições: omeprazol, 20 mg 2x/dia; rabeprazol, 20 mg 2x/dia; lansoprazol, 30 mg 2x/dia; pantoprazol, 40 mg 2x/dia; ou esomeprazol 40 mg 1x/dia; **mais** subsalicilato de bismuto, 2 comprimidos 4x/dia; **mais** tetraciclina, 500 mg 4x/dia; **mais** metronidazol, 250 mg 4x/dia por 14 dias – todos VO
    - Recomendado para os casos de falha na tentativa inicial de erradicação com a terapia tripla
- Manter o tratamento por 4-8 semanas com omeprazol, 20 mg; rabeprazol, 20 mg; lansoprazol, 30 mg; pantoprazol, 40 mg; ou esomeprazol, 40 mg – todos VO 1x/dia

Úlceras pépticas sem infecção por H. pylori

- Inibidores da bomba de prótons
  - Omeprazol ou rabeprazol, 20 mg; lansoprazol, 15-30 mg; pantoprazol, 40 mg; ou esomeprazol, 40 mg, administrados VO 1x/dia, 30 minutos antes do café da manhã promovem a cicatrização de > 90% das úlceras duodenais após 4 semanas e 90% das úlceras gástricas depois de 8 semanas
- Antagonistas dos receptores H_2
  - Podem ser utilizados como uma alternativa mais barata do que os inibidores da bomba de prótons
  - Ranitidina, 300 mg; nizatidina, 300 mg; famotidina, 40 mg; ou cimetidina, 800 mg, todos VO na hora de dormir, promovem a cicatrização de 85-90% das úlceras duodenais e gástricas dentro de 6-8 semanas
- Terapia de manutenção
  - Indicada em pacientes com úlceras recorrentes que são negativas para o *H. pylori*, que fracassaram nas tentativas de erradicação ou que necessitam de terapia a longo prazo com AINEs ou baixas doses de ácido acetilsalicílico
  - Omeprazol, 20 mg; rabeprazol, 20 mg; lansoprazol, 30 mg; esomeprazol, 40 mg; ou pantoprazol, 40 mg – todos VO 1x/dia
  - Cimetidina, 400-800 mg; nizatidina ou ranitidina, 150-300 mg; ou famotidina, 20-40 mg – todos VO na hora de dormir

CIRURGIA

- Proceder à intervenção cirúrgica para complicações da úlcera péptica – incluindo perfuração, penetração, obstrução da saída gástrica e sangramento – que não podem ser controladas com terapia endoscópica

PROCEDIMENTOS TERAPÊUTICOS

- Consumo moderado de álcool
- Interrupção do tabagismo
- Suspensão dos AINEs quando possível

DESFECHOS

SEGUIMENTO

- Para úlceras gástricas, repetir a endoscopia depois de 2-3 meses do tratamento para verificar a cicatrização completa; realizar biópsia em caso de úlcera gástrica não cicatrizada para descartar presença de processo maligno

COMPLICAÇÕES

- Ver Úlcera Péptica, Complicações da

PROGNÓSTICO

- Se o *H. pylori* não for erradicado, 85% dos pacientes terão recorrência da úlcera dentro de 1 ano – metade deles será sintomática; se a erradicação for bem-sucedida, as taxas de recorrência sofrerão uma redução drástica para 5-20% em 1 ano

CASOS DE ENCAMINHAMENTO

- Pacientes com dispepsia persistente após 1-2 semanas de tratamento médico
- Complicações da úlcera péptica

CASOS DE ADMISSÃO HOSPITALAR

- Complicações da úlcera péptica

PREVENÇÃO

- Para evitar as úlceras induzidas por AINEs: considerar as seguintes opções
  - Terapia concomitante com inibidores da bomba de prótons: omeprazol ou rabeprazol 20 mg; lansoprazol, 30 mg; pantoprazol **ou** esomeprazol 20-40 mg – todos VO 1x/dia
  - Terapia concomitante com misoprostol, 100-200 μg VO 4x/dia; o uso é limitado pelo perfil de efeitos colaterais e pela frequência de dosagem
  - Para pacientes com baixo risco de doença cardiovascular, considerar o uso de celecoxibe ou um dos AINEs não seletivos "mais seguros" (etodolaco, meloxicam, ibuprofeno)

EVIDÊNCIAS

DIRETRIZES CLÍNICAS

- Dubois RW et al. Guidelines for the appropriate use of non-steroidal anti-inflammatory drugs, cyclo-oxygenase-2 – specific inhibitors and proton pump inhibitors in patients requiring chronic anti-inflammatory therapy. Aliment Pharmacol Ther. 2004;20:1. [PMID: 14723611]

ENDEREÇOS ELETRÔNICOS

- National Digestive Diseases Information Clearinghouse
- WebPath Gastrointestinal Pathology Index

INFORMAÇÕES PARA OS PACIENTES

- JAMA patient page. Peptic ulcers. JAMA. 2001;286:2052. [PMID: 11693148]
- MedlinePlus Medical Encyclopedia

REFERÊNCIAS

- Papatheodoridis GV et al. Effects of *Helicobacter pylori* and nonsteroidal anti-inflammatory drugs on peptic ulcer disease: a systematic review. Clin Gastroenterol Hepatol. 2006 Feb;4(2):130-42. [PMID: 16469671]
- Saad RJ et al. Levofloxacin-based triple therapy versus bismuth-based quadruple therapy for persistent *Helicobacter pylori* infection: a meta-analysis. Am J Gastroenterol. 2006 Mar;101(3):488-96. [PMID: 16542284]
- Scheiman JM et al. Prevention of ulcers by esomeprazole in at-risk patients using non-selective NSAIDs and COX-2 inhibitors. Am J Gastroenterol. 2006 Apr;101(4):701-10. [PMID: 16494585]
- Vakil N. Primary and secondary treatment for *Helicobacter pylori* in the United States. Rev Gastroenterol Disord. 2005 Spring;5(2):67-72. [PMID: 15976737]
- Vergara M et al. Meta-analysis: role of *Helicobacter pylori* eradication in the prevention of peptic ulcer in NSAID users. Aliment Pharmacol Ther. 2005 Jun 15;21(12):1411-8. [PMID: 15948807]

Úlcera Péptica, Complicações da

CARACTERÍSTICAS PRINCIPAIS

PRINCÍPIOS BÁSICOS DO DIAGNÓSTICO

- Hemorragia digestiva alta, com êmese em "borra de café", hematêmese, melena ou hematoquezia
- Perfuração, com dor intensa e peritonite
- Penetração, com dor intensa e pancreatite
- Obstrução da saída gástrica, com vômitos
- A endoscopia alta de emergência costuma ser diagnóstica e algumas vezes terapêutica

CONSIDERAÇÕES GERAIS

Hemorragia digestiva alta

- ~50% das hemorragias digestivas altas devem-se à úlcera péptica
- Ocorre sangramento em 10% dos pacientes com úlcera
- O sangramento sofre interrupção espontânea em cerca de 80% dos pacientes; o restante exibe hemorragia grave
- A taxa de mortalidade global para sangramento de úlcera é de 6-10%
- A taxa de mortalidade é mais alta em
  - Idosos
  - Pessoas com problemas clínicos co-mórbidos
  - Pacientes com sangramento nosocomial, hipotensão persistente ou choque
  - Indivíduos com sangue vivo no vômito ou no líquido de lavado nasogástrico
  - Pessoas com coagulopatia grave

Perfuração da úlcera

- As perfurações desenvolvem-se em < 5% dos casos
- Pode estar aumentando pelo uso de anti-inflamatórios não esteroides e cocaína
- Considerar a síndrome de Zollinger-Ellison

Penetração da úlcera

- A penetração ocorre em estruturas contíguas, como o pâncreas, o fígado ou a árvore biliar

Obstrução da saída gástrica

- Ocorre em 2% dos pacientes com úlcera indutora de obstrução do piloro ou do duodeno por formação cicatricial e inflamação

ACHADOS CLÍNICOS

SINAIS E SINTOMAS

Hemorragia digestiva alta

- Até 20% não apresentam sintomas prévios de dor
- Êmese em "borra de café", hematêmese, melena ou hematoquezia

Perfuração da úlcera

- Dor abdominal súbita e intensa
- Pacientes idosos ou debilitados e aqueles submetidos à corticoterapia a longo prazo podem exibir sintomas iniciais mínimos; peritonite bacteriana, sepse e choque podem aparecer mais tarde, quando então os pacientes parecem doentes, com abdome rígido e imóvel, sensibilidade à descompressão e hipotensão

Penetração da úlcera
- Além de não responder a antiácidos ou alimentos, a dor é intensa e constante, podendo se irradiar para as costas
- Exame físico inespecífico

Obstrução da saída gástrica
- Saciedade precoce, vômitos e perda de peso
- Sintomas iniciais: plenitude ou sensação de peso epigástrico após as refeições
- Sintomas mais tardios: vômitos após comer, de conteúdo alimentar parcialmente digerido
- A obstrução crônica pode resultar em dilatação gástrica atônica e macroscópica, perda de peso grave, desnutrição e desidratação
- Vascolejo à manobra de sucussão hipocrática no epigástrio

DIAGNÓSTICO DIFERENCIAL
- Hemorragia digestiva alta
  - Varizes esofágicas hemorrágicas
  - Laceração de Mallory-Weiss
  - Ectasias vasculares
  - Lesão de Dieulafoy
  - Malignidade
  - Fístula aortoentérica
  - Lesões hepáticas ou pancreáticas com sangramento no sistema pancreatobiliar
- Dor epigástrica grave
  - Ruptura esofágica
  - Vólvulo gástrico
  - Colecistite
  - Pancreatite aguda
  - Obstrução do intestino delgado
  - Apendicite
  - Cólica ureteral
  - Ruptura esplênica

DIAGNÓSTICO

EXAMES LABORATORIAIS
Hemorragia digestiva alta
- Anemia
- Presença de sangue oculto nas fezes (teste positivo)

Perfuração da úlcera
- Leucocitose
- Leve aumento da amilase sérica

Penetração da úlcera
- Testes laboratoriais inespecíficos
- Elevação da amilase sérica

Obstrução da saída gástrica
- Alcalose metabólica
- Hipocalemia

DIAGNÓSTICO POR IMAGEM
Perfuração da úlcera
- Radiografias abdominais obtidas na posição ereta (vertical) ou em decúbito revelam a presença de ar intraperitoneal livre em 75% dos casos
- É útil a radiografia digestiva alta com meio de contraste hidrossolúvel
- A TC de abdome está sendo cada vez mais utilizada para estabelecer o diagnóstico e descartar outras causas de dor abdominal

Penetração da úlcera
- Estudos radiográficos contrastados com bário e endoscopia confirmam a ulceração, mas não são diagnósticos de penetração real

Obstrução da saída gástrica
- A endoscopia é o estudo diagnóstico de escolha

PROCEDIMENTOS DIAGNÓSTICOS
Hemorragia digestiva alta
- O lavado nasogástrico demonstra sangue vivo ou em "borra de café"; o resultado negativo quanto à presença de sangue no líquido do lavado não exclui hemorragia ativa proveniente de úlcera duodenal
- A endoscopia deve ser realizada dentro de 12-24 horas em grande parte dos casos
- É possível predizer quais pacientes estão sob maior risco de novos sangramentos (ver Casos de Admissão Hospitalar)

Obstrução da saída gástrica
- O esvaziamento de grande quantidade (> 200 mL) de líquido com odor fétido via aspiração nasogástrica estabelece o diagnóstico
- Raramente se emprega o teste de carga de salina

TRATAMENTO

MEDICAÇÕES
Hemorragia digestiva alta
- Agentes antissecretórios: inibidores da bomba de prótons intravenosos ou orais, com ou sem terapia endoscópica, diminuem a ocorrência de novos sangramentos, bem como a necessidade de transfusões e de outra terapia endoscópica
- Para úlceras com registro de hemorragia ativa, coágulo aderido ou vaso visível à endoscopia, tratar com
  - Infusão IV de inibidor da bomba de prótons por 3 dias (esomeprazol ou pantoprazol, 80 mg IV em *bolus*, depois 8 mg/hora IV) **ou**
  - Terapia oral em altas doses (omeprazol, rabeprazol, esomeprazol ou pantoprazol 40 mg VO 2x/dia; ou lansoprazol, 60 mg VO 2x/dia)

Perfuração da úlcera
- A terapia clínica inicial pode ser apropriada em pacientes selecionados, sobretudo naqueles
  - Que são maus candidatos à cirurgia
  - Cujo início dos sintomas ocorreu a < 12 horas
  - Com ausência de vazamento demonstrável na série radiográfica digestiva alta ou na TC abdominal com meio de contraste hidrossolúvel
- O tratamento clínico consiste em
  - Fluidos
  - Sucção nasogástrica
  - Infusão IV de inibidor da bomba de prótons (esomeprazol ou pantoprazol 80 mg em *bolus* IV, depois 8 mg/hora IV)
  - Antibióticos de amplo espectro
- Até 40% das úlceras perfuradas fecham espontaneamente
- Para todos os outros casos, fica indicado o procedimento de laparotomia ou laparoscopia de emergência
- Tratamento pós-operatório de *Helicobacter pylori*

Penetração da úlcera
- Esomeprazol ou pantoprazol (80 mg em *bolus* IV; depois 8 mg/hora também IV) até que o paciente consiga tomar o inibidor da bomba de prótons por via oral

Obstrução da saída gástrica
- Solução salina fisiológica isotônica e cloreto de potássio (KCl) IV
- Infusão contínua de esomeprazol ou pantoprazol (80 mg em *bolus* IV; depois 8 mg/hora IV)
- Descompressão nasogástrica do estômago
- Pacientes gravemente desnutridos devem receber nutrição parenteral total

CIRURGIA
Hemorragia digestiva alta
- Pacientes com lesões endoscópicas de alto risco ou sem possibilidade de controle do sangramento via terapia endoscópica devem ser avaliados por um cirurgião
- < 5% dos pacientes tratados com terapia hemostática necessitam de cirurgia

Perfuração da úlcera
- Fechamento da perfuração com retalho de omento ("Graham"), em laparotomia ou laparoscopia de emergência

Obstrução da saída gástrica
- Vagotomia e piloroplastia ou antrectomia

PROCEDIMENTOS TERAPÊUTICOS

Obstrução da saída gástrica
- A endoscopia alta com dilatação via balões hidrostáticos é bem-sucedida em dois terços dos pacientes
- Para aqueles indivíduos que não respondem, considerar a realização de cirurgia

DESFECHOS

PROGNÓSTICO

Hemorragia digestiva alta
- O risco de novas hemorragias ou sangramento contínuo em úlceras com vaso visível não hemorrágico é de 50%, mas esse risco sobe para 80-90% com sangramento ativo
- A terapia endoscópica com termocoagulação injetável ou aplicação de clipe metálico em tais lesões diminui
  - O risco de novos sangramentos
  - A quantidade de transfusões
  - A necessidade de cirurgia subsequente
- A mortalidade cirúrgica para sangramento de emergência proveniente de úlcera é de < 6%

Perfuração da úlcera
- A mortalidade cirúrgica para úlcera perfurada de emergência é de 5%

CASOS DE ADMISSÃO HOSPITALAR

Hemorragia digestiva alta
- Úlceras não hemorrágicas com dimensão < 2 cm e base limpa têm chance < 5% de novos sangramentos
  - Pacientes jovens (com menos de 60 anos de idade), saudáveis em termos gerais e hemodinamicamente estáveis podem receber alta do hospital ou do setor de emergência após endoscopia
  - Os outros pacientes podem ser observados por 24 horas
- As úlceras dotadas apenas de mancha plana de coloração vermelha ou preta apresentam chance < 10% de ressangramentos significativos; a internação por 24-72 horas costuma ser recomendada
- Pacientes com úlceras de alto risco que necessitam de terapia endoscópica (hemorragia ativa, vaso visível, coágulo aderido) devem ser submetidos a monitoramento em uma unidade de terapia intensiva por, no mínimo, 24 horas e no hospital por 72 horas; ocorrem ressangramentos em 10-20% dos casos

PREVENÇÃO

Hemorragia digestiva alta
- Prevenção de novos sangramentos a longo prazo
  - Erradicação do *H. pylori*
  - Naqueles pacientes com úlceras não associadas ao *H. pylori*, proceder à terapia prolongada com um antagonista dos receptores H_2 na hora de dormir ou com um inibidor da bomba de prótons em dose diária

EVIDÊNCIAS

DIRETRIZES CLÍNICAS
- Adler DG et al; ASGE. ASGE guideline: the role of endoscopy in acute non-variceal upper-GI hemorrhage. Gastrointest Endosc. 2004 Oct;60(4):497-504. [PMID: 15472669]
- Barkun A et al. Consensus guidelines for managing patients with nonvariceal upper gastrointestinal bleeding. Ann Intern Med. 2003 Nov 18; 139(10):843-57. [PMID: 14623622]

INFORMAÇÕES PARA OS PACIENTES
- American Gastroenterological Association Patient Information Resources
- JAMA patient page: Peptic ulcers. JAMA. 2001;286:2052. [PMID: 11693148]
- MedlinePlus Medical Encyclopedia
- National Digestive Diseases Information Clearinghouse

REFERÊNCIAS
- Bardou M et al. Meta-analysis: protonpump inhibition in high-risk patients with acute peptic ulcer bleeding. Aliment Pharmacol Ther. 2005 Mar 15; 21(6):677-86. [PMID: 15771753]
- Calvet X et al. Addition of a second endoscopic treatment following epinephrine injection improves outcome in high-risk bleeding ulcers. Gastroenterology. 2004 Feb;126(2):441-50. [PMID 14762781]
- Hung LC et al. Long-term outcome of *Helicobacter pylori*-negative idiopathic bleeding ulcers: a prospective cohort study. Gastroenterology. 2005 Jun; 128(7):1845-50. [PMID: 15940620]
- Julapalli VR et al. Appropriate use of intravenous proton pump inhibitors in the management of bleeding peptic ulcer. Dig Dis Sci. 2005 Jul; 50(7): 1185-93. [PMID: 16047458]
- Lanas A et al. A nationwide study of mortality associated with hospital admission due to severe gastrointestinal events and those associated with nonsteroidal antiinflammatory drug use. Am J Gastroenterol. 2005 Aug; 100(8):1685-93. [PMID: 16086703]

Úlceras de Decúbito

CARACTERÍSTICAS PRINCIPAIS

PRINCÍPIOS BÁSICOS DO DIAGNÓSTICO
- Um tipo especial de úlcera causada por suprimento sanguíneo e nutrição tecidual prejudicados
- Resulta da pressão prolongada sobre proeminências ósseas ou cartilaginosas

CONSIDERAÇÕES GERAIS
- Ocorre em 3-30% dos pacientes hospitalizados
- Ocorre mais facilmente em pacientes imobilizados (idosos, paralisados, debilitados e inconscientes)
- O estadiamento inclui
  - Grau 1: hiperemia que branqueia ao toque
  - Grau 2: extensão através da epiderme
  - Grau 3: perda cutânea de espessura completa
  - Grau 4: feridas de espessura completa com extensão para músculo, osso ou estruturas de suporte
- Se houver uma escara sobre a ferida, o estadiamento não pode ser feito

ACHADOS CLÍNICOS

SINAIS E SINTOMAS
- A pele sobrejacente ao sacro e aos quadris é mais comumente envolvida, mas as feridas também podem ser vistas sobre o occipital, as orelhas, os cotovelos, os calcanhares e os tornozelos

DIAGNÓSTICO DIFERENCIAL
- Vírus herpes simples
  - Em pacientes imunocomprometidos, particularmente se houver uma borda recortada, representando as erosões das vesículas herpéticas
- Câncer de pele
  - Na área perianal, uma úlcera não cicatrizada pode ser câncer
- Pioderma gangrenoso
  - Úlceras de expansão rápida associadas a doença intestinal inflamatória
- Ectima gangrenoso
  - Lesão ulcerada, comumente devido a *Pseudomonas*, observada em pacientes neutropênicos

DIAGNÓSTICO

EXAMES LABORATORIAIS

- Baseados no aspecto clínico
- Suspeitar de um diagnóstico alternativo se as úlceras não cicatrizarem de maneira adequada

TRATAMENTO

MEDICAÇÕES

Ver Tabela 68.
- **Lesões iniciais**
  - Tratar com antibióticos tópicos em pó e bandagem adesiva absorvente (Gelfoam)
  - Uma vez limpas, elas podem ser tratadas com curativos hidrocoloides como DuoDerm
- **Lesões estabelecidas**
  - Os antissépticos tópicos não são recomendados
  - Os antibióticos sistêmicos podem ser necessários para infecções profundas se o paciente estiver sistemicamente doente, mas devem ser evitados, porque promoverão a resistência ao antibiótico

CIRURGIA

- As lesões estabelecidas exigem cirurgia para debridamento, limpeza e curativos

PROCEDIMENTOS TERAPÊUTICOS

- Para lesões estabelecidas, um acolchoamento esponjoso colocado sob o paciente pode funcionar melhor em alguns casos
- Esforços para promover a mobilidade
- Reposicionamento de pacientes imóveis a cada 2-3 h
- Camas de ar fluido e de baixa perda de ar podem ser úteis

DESFECHOS

COMPLICAÇÕES

- Dor, celulite, osteomielite, sepse sistêmica e hospitalização prolongada

CASOS DE ENCAMINHAMENTO

- Se houver dúvida sobre o diagnóstico, se a terapia recomendada for ineficaz ou se um tratamento especializado for necessário

PREVENÇÃO

- Bons cuidados de enfermagem, boa nutrição e manutenção da higiene da pele são medidas preventivas importantes
- A pele e a roupa de cama devem ser mantidas limpas e secas
- Os pacientes acamados, paralisados, moribundos, apáticos ou incontinentes candidatos ao desenvolvimento das úlceras
  - Devem ser virados frequentemente (pelo menos a cada hora)
  - Devem ser examinados nos pontos de pressão quanto ao aparecimento de áreas pequenas de vermelhidão e dolorimento
- Colchões d'água, travesseiros de borracha, colchões de pressão alternada e blocos de espuma piramidal são úteis para a prevenção e o tratamento das lesões
- As almofadas redondas tipo *Donut* não devem ser usadas

EVIDÊNCIAS

ENDEREÇO ELETRÔNICO

- University of Alabama ar Birmingham: Prevention of Pressure Sores Slideshow

INFORMAÇÕES PARA OS PACIENTES

- American Academy of Family Physicians: Pressure Sores
- MedlinePlus: Pressure Ulcer
- Torpy JM et al. JAMA patient page. Pressure ulcers. JAMA. 2003;289:254. [PMID: 12517212]
- University of Alabama at Birmingham: Prevention of Pressure Sores Through Skin Care

REFERÊNCIAS

- Grey JE et al. Pressure ulcers. BMJ. 2006 Feb 25;332(7539):472-5. [PMID: 16497764]
- Reddy M et al. Preventing pressure ulcers: a systematic review. JAMA. 2006 Aug 23; 296(8):974-84. [PMID: 16926357]
- Zeller JL et al. JAMA patient page. Pressure ulcers. JAMA. 2006 Aug 23; 296(8):1020. [PMID: 16926361]

Úlceras de Estase Venosa

CARACTERÍSTICAS PRINCIPAIS

PRINCÍPIOS BÁSICOS DO DIAGNÓSTICO

- História de varicosidades, tromboflebite ou síndrome pós-flebítica
- Ulceração irregular, geralmente sobre o aspecto medial dos membros inferiores acima do maléolo
- Edema das pernas, hiperpigmentação e áreas vermelhas e escamosas (dermatite de estase) sustentam o diagnóstico

CONSIDERAÇÕES GERAIS

- Os pacientes em risco podem ter uma história de insuficiência venosa, com varicosidades óbvias ou com história prévia de tromboflebite, ou com imobilidade do grupo muscular da panturrilha (paraplégicos, etc.)
- As placas vermelhas e pruriginosas de estase em geral precedem a ulceração
- Como a insuficiência venosa é a causa mais comum de ulceração de membros inferiores, o teste da competência venosa é uma parte necessária da avaliação, mesmo quando não há alterações por insuficiência venosa

ACHADOS CLÍNICOS

SINAIS E SINTOMAS

- Classicamente, o edema crônico é seguido de uma dermatite, a qual costuma ser pruriginosa; essas alterações são seguidas por hiperpigmentação, ruptura da pele e, por fim, esclerose da pele da parte inferior da perna
- A base da úlcera pode estar limpa, mas pode haver uma escara de fibrina amarela que costuma precisar de tratamento cirúrgico
- A ulceração costuma estar no aspecto *medial* da parte inferior da perna acima do maléolo
- Edema das pernas, varicosidades, hiperpigmentação e áreas vermelhas escamosas (dermatite de estase) e cicatrizes de úlceras antigas sustentam o diagnóstico
- Úlceras que aparecem nos pés, artelhos ou acima dos joelhos são atípicas para estase venosa – considerar outros diagnósticos

DIAGNÓSTICO DIFERENCIAL

- Insuficiência arterial (úlcera arterial)
- Pioderma bacteriano (p. ex., picada ou ferimento infectado)
- Trauma
- Úlcera diabética
- Úlcera de pressão
- Vasculite
- Pioderma gangrenoso
- Câncer de pele
- Infecção (p. ex., micobactérias, fungos, sífilis terciária, leishmaniose, amebíase)
- Anemia falciforme
- Doença embólica (incluindo embolia de colesterol)
- Crioglobulinemia
- Calcifilaxia

DIAGNÓSTICO

EXAMES LABORATORIAIS

- É essencial a avaliação extensa do sistema vascular do paciente (incluindo medidas do índice tornozelo-braquial)

DIAGNÓSTICO POR IMAGEM

- A ultrassonografia com Doppler costuma ser suficiente (exceto em diabéticos) para elucidar a causa da maioria dos casos vasculares de ulcerações em membros inferiores

TRATAMENTO

MEDICAÇÕES

Limpeza da úlcera

- O paciente é orientado a limpar diariamente a base com solução salina ou agentes de limpeza como Safclens ou Cara-klenz
- Quando a base estiver limpa
  - A úlcera é tratada com gel de metronidazol a 1% para reduzir o crescimento bacteriano e o odor
  - Qualquer área de inflamação cutânea avermelhada é tratada com pomada de corticosteroide de potência média ou alta
  - A úlcera é então coberta com um curativo oclusivo hidroativo (Duoderm ou Cutinova) ou uma espuma de poliuretano (Allevyn) seguido por uma bota de Unna com pasta de zinco, a qual é trocada semanalmente

Terapia sistêmica

- A pentoxifilina, 400 mg VO 3x/dia, administrada com compressão, acelera a cicatrização
- A suplementação de zinco é ocasionalmente benéfica em pacientes com níveis séricos baixos de zinco
- Se houver celulite junto com a úlcera, estão recomendados antibióticos sistêmicos

CIRURGIA

- Uma cureta ou tesoura pequena pode ser usada para remover a escara de fibrina amarelada, sob anestesia local se a área estiver muito sensível
- Enxertos para úlceras graves ou que não cicatrizam
  - Enxerto de toda a espessura ou de camadas geralmente não funcionam, e enxertos epidérmicos (pequenos raspados de pele colocados sobre o leito da ferida) podem ser mais efetivos
  - Os enxertos de células epidérmicas cultivadas podem acelerar a cicatrização da ferida, mas são muito caros

DESFECHOS

PROGNÓSTICO

- A úlcera deve começar a cicatrizar em algumas semanas, e a cicatrização deve estar completa dentro de 3-4 meses

CASOS DE ENCAMINHAMENTO

- Se houver dúvidas sobre o diagnóstico, se a terapia recomendada não for efetiva ou se for necessário tratamento especializado

PREVENÇÃO

- Elevação da perna edemaciada acima do nível do coração por mais de 2 horas 2x/dia
- Meias de compressão para diminuir o edema
  - A compressão deve alcançar uma pressão de 30 mmHg abaixo do joelho e 40 mmHg ao nível do tornozelo
  - As meias não devem ser usadas em pacientes com insuficiência arterial com um índice de pressão tornozelo-braquial de menos de 0,7
  - Os dispositivos de compressão pneumática sequencial podem ser muito benéficos

EVIDÊNCIAS

DIRETRIZES CLÍNICAS

- Registered Nurses Association of Ontario. Assessment and management of venous leg ulcers, 2004
- Smith & Nephew Ltd. Grace P, editor. Guidelines for the management of leg ulcers in Ireland, 2002

INFORMAÇÕES PARA OS PACIENTES

- MedlinePlus: Stasis Dermatitis
- MedlinePlus: Varicose Veins
- Radiological Society of North America: Venous Ultrasound

REFERÊNCIAS

- Grey JE et al. Venous and arterial leg ulcers. BMJ. 2006 Feb 11;332(7537):347-50. [PMID: 16470058]
- Jones JE et al. Skin grafting for venous leg ulcers. Cochrane Database Syst Rev. 2005 Jan 25;(1):CD001737. [PMID: 15674883]
- LayFlurrie K. Assessment and good technique are key to effective compression therapy. Prof Nurse. 2005 Mar;20(7):31-4. [PMID: 15754720]

Urgências & Emergências Hipertensivas

CARACTERÍSTICAS PRINCIPAIS

PRINCÍPIOS BÁSICOS DO DIAGNÓSTICO

- Uma crise hipertensiva é tipicamente definida como pressão arterial (PA) sistólica > 220 mmHg ou diastólica > 125 mmHg
- Contudo, o desenvolvimento de dano agudo em órgão-alvo depende de
  - Velocidade de elevação na PA
  - Magnitude de aumento na PA
  - Presença de problemas subjacentes

CONSIDERAÇÕES GERAIS

- A urgência hipertensiva costuma exibir PA sistólica > 220 mmHg ou diastólica > 125 mmHg, sem evidência de dano agudo em órgão-alvo
- A emergência hipertensiva é definida como insulto hipertensivo agudo a órgãos, como coração, cérebro, retina, rins, aorta, e/ou eclâmpsia
- Tipicamente, ocorre hipertensão maligna no quadro de doença renal; tal hipertensão é caracterizada por hemólise e consumo plaquetário devido a necrose fibrinoide nas arteríolas

ASPECTOS DEMOGRÁFICOS

- Ocorre em qualquer idade, sexo ou grupo racial/étnico
- Costuma ocorrer em pessoas com hipertensão preexistente
- Frequentemente atribuída à interrupção abrupta de terapia anti-hipertensiva
- Também ocorre no quadro de insuficiência renal aguda ou com o uso de altas doses de agentes simpaticomiméticos

ACHADOS CLÍNICOS

SINAIS E SINTOMAS

- Os sintomas dependem do órgão-alvo envolvido
- Cefaleias, irritabilidade, confusão mental e sonolência são sinais de encefalopatia
- Com envolvimento cardiopulmonar, ocorre dor torácica ou dispneia
- Na dissecção aórtica, observa-se dorsalgia
- No envolvimento retiniano, ocorre turvamento ou diminuição da visão
- O exame cardíaco pode revelar A_2 baixa, a presença de B_4, ou um sopro de regurgitação aórtica

- Papiledema é indicativo de pressão intracraniana elevada
- Na presença de insuficiência cardíaca congestiva, ocorrem crepitações ao exame pulmonar

DIAGNÓSTICO DIFERENCIAL

- Qualquer uma das muitas causas de hipertensão pode levar à hipertensão grave (ver Hipertensão Crônica)
- As causas subjacentes que mais provavelmente se apresentam dessa forma são
  - Hipertensão malcontrolada ou não diagnosticada
  - Suspensão de medicamentos anti-hipertensivos
  - Doença renal crônica
  - Estenose da artéria renal (estenose aterosclerótica ou displasia fibromuscular)
  - Uso de agentes simpaticomiméticos
  - Crise esclerodérmica
  - Feocromocitoma

DIAGNÓSTICO

EXAMES LABORATORIAIS

- Hemograma completo (esfregaço de hemólise microangiopática com trombocitopenia devido ao consumo de plaquetas)
- Urinálise
- Nível sérico de creatinina, ureia, troponina, creatinoquinase
- ECG
- Radiografia torácica
- Considerar rastreamento urinário para cocaína

PROCEDIMENTOS DIAGNÓSTICOS

- Se houver sintomas atribuídos ao SNC, realizar TC de crânio para excluir sangramento/infarto
- Na presença de dor torácica, obter ECG (para descartar síndrome coronariana) e radiografia torácica (dissecção aórtica torácica)
- Caso ocorra disfunção renal, realizar ultrassom dos rins para descartar obstrução ou doença renal crônica

TRATAMENTO

MEDICAÇÕES

Urgência hipertensiva

- A meta é aliviar os sintomas e trazer a PA para um nível razoável em até 24-48 horas, visando à obtenção gradativa de controle ideal ao longo de várias semanas
- Clonidina, captopril, metoprolol e hidralazina são agentes orais eficazes
- Evitar betabloqueadores no caso do uso de cocaína
- Evitar inibidores da enzima conversora da angiotensina (ECA) na suspeita de estenose da artéria renal
- Evitar bloqueadores dos canais de cálcio diidropiridínicos de ação curta, porque a redução da PA com esses agentes é frequentemente abrupta*

Emergência hipertensiva

- O objetivo do tratamento é reduzir a pressão arterial média em torno de 25% em 1-2 horas; depois, baixar a PA para 160/100 mmHg nas próximas 6-12 horas
- Em caso de acidente vascular cerebral isquêmico, tratar apenas se a PA exceder 220/120 mmHg; ter como alvo a redução de apenas 10-15%
- Caso se pretenda fazer uso de agentes trombóticos para tratamento de acidente vascular cerebral isquêmico, a PA-alvo será < 185/110 mmHg
- Evitar redução excessiva na PA, pois isso pode induzir à hipoperfusão coronariana, cerebral ou renal
- O principal aspecto da terapia farmacológica é usar algum agente com efeito previsível, transitório e dependente da dose
- Nitroprusseto, labetalol e nitroglicerina são os agentes intravenosos mais comumente utilizados
- O fenoldopam, um agonista dopaminérgico periférico, também é eficaz
- Os inibidores da ECA são especificamente indicados na crise esclerodérmica

PROCEDIMENTOS TERAPÊUTICOS

- O algoritmo terapêutico difere para os quadros de urgência e emergência hipertensivas
- O objetivo é semelhante: reduzir a PA para uma faixa "segura", sem causar dano em órgão-alvo
- A Tabela 152 lista as opções terapêuticas para emergências e urgências hipertensivas
- Em mulheres grávidas ou naquelas em idade fértil, deve ser feita a exclusão de pré-eclâmpsia ou eclâmpsia; se um desses distúrbios for diagnosticado, as medidas terapêuticas apropriadas devem ser instituídas imediatamente

---

* N. de R.T. Evitar nifedipina de pronta liberação nas crises hipertensivas.

DESFECHOS

SEGUIMENTO

- Os pacientes com urgência hipertensiva e PA mantida sob controle devem ser reavaliados em 48-72 horas para nova aferição da PA e verificação da tolerabilidade do esquema anti-hipertensivo
- Assim que receberem alta hospitalar, os pacientes com emergência hipertensiva deverão ser acompanhados em 48-72 horas para garantir adesão satisfatória à medicação anti-hipertensiva e controle adequado da PA

COMPLICAÇÕES

- Acidente vascular cerebral
- Infarto do miocárdio
- Insuficiência cardíaca congestiva
- Vasculopatia retiniana
- Dissecção aórtica
- Insuficiência renal

CASOS DE ENCAMINHAMENTO

- Encaminhar os pacientes com urgência ou emergência hipertensiva a especialistas em controle de hipertensão grave
- Crises hipertensivas na gravidez devem ser obrigatoriamente controladas por especialistas em obstetrícia de alto risco

CASOS DE ADMISSÃO HOSPITALAR

- Raramente há necessidade de hospitalização para urgência hipertensiva
- Internar todos os pacientes com emergência hipertensiva, particularmente aqueles com
  - Encefalopatia
  - Déficits neurológicos
  - Dor torácica
  - Dispneia
  - Papiledema
  - Hematúria
  - Disfunção renal
  - Alterações ECG
  - Eclâmpsia
- Em geral, tais pacientes precisam ser admitidos na UTI para monitoramento rigoroso da PA, bem como dos sinais e sintomas clínicos

EVIDÊNCIAS

DIRETRIZES CLÍNICAS

- American College of Obstetricians and Gynecologists. ACOG practice bulletin. Diagnosis and management of pre-eclampsia and eclampsia. Number 33, January 2002. Int J Gynaecol Obstet. 2002;77:67. [PMID: 12094777]

- Seventh report of the Joint National Committee on Prevention, Detection, Evaluation, and Treatment of High Blood Pressure. 2003.

ENDEREÇOS ELETRÔNICOS
- American College of Cardiology
- Bales A. Hypertensive Crisis. Postgraduate Medicine Online 1999
- National Heart, Lung, and Blood Institute

INFORMAÇÕES PARA OS PACIENTES
- Mayo Clinic: Hypertensive Crisis
- MedlinePlus: Hypertension Interactive Tutorial

REFERÊNCIAS
- Flanigan JS et al. Hypertensive emergency and severe hypertension: what to treat, who to treat, and how to treat. Med Clin North Am. 2006 May; 90(3):439-51. [PMID: 16473099]
- Khanna A et al. Malignant hypertension presenting as hemolysis, thrombocytopenia, and renal failure. Rev Cardiovasc Med. 2003 Fall;4(4):255-9. [PMID: 14674379]
- Migneco A et al. Hypertensive crises: diagnosis and management in the emergency room. Eur Rev Med Pharmacol Sci. 2004 Jul-Aug;8(4): 143-52. [PMID: 15636400]

Urticária & Angioedema

CARACTERÍSTICAS PRINCIPAIS

PRINCÍPIOS BÁSICOS DO DIAGNÓSTICO
- Erupções evanescentes de vergões ou urticárias
- O prurido costuma ser intenso, mas pode estar ausente em raras ocasiões
- Formas especiais de urticária têm características especiais (dermografismo; urticária colinérgica, solar ou pelo frio)
- A maior parte dos episódios é aguda e autolimitada por um período de 1-2 semanas
- A urticária crônica (episódios com duração > 6 semanas) pode ter uma base autoimune

CONSIDERAÇÕES GERAIS
- As causas mais comuns de urticária aguda são alimentos, infecções virais e medicações
- Causas **não alérgicas** de urticária
  - Fármacos, como atropina, pilocarpina, morfina e codeína
  - Picadas de artrópodes, como picadas de insetos e ferroadas de abelhas
  - Fatores físicos, como calor, frio, luz solar e pressão
  - Fatores neurogênicos, como urticária colinérgica induzida por exercícios, excitação e banhos quentes
- Causas **alérgicas** de urticária
  - Penicilinas, aspirina e outras medicações
  - Inalantes, como penas e pelos de animais
  - Ingestão de frutos do mar, tomates ou morangos
  - Injeções de soros e vacinas; contatos externos, por exemplo, vários agentes químicos e cosméticos
  - Infecções como a hepatite
- A urticária crônica (episódios com duração > 6 semanas) pode ter uma base autoimune; a causa não costuma ser encontrada
- A doença autoimune da tireoide pode coexistir, mas o tratamento da doença da tireoide não melhora a urticária
- As formas físicas de urticária têm características especiais (dermografismo; urticária colinérgica, solar ou pelo frio)

ASPECTOS DEMOGRÁFICOS
- A urticária crônica é mais comum em mulheres jovens

ACHADOS CLÍNICOS

SINAIS E SINTOMAS
- As lesões são inchaços vermelhos pruriginosos com tamanho variando de poucos milímetros a vários centímetros
- A morfologia das lesões pode variar em um período de minutos a horas
- As lesões características na urticária verdadeira duram menos de 24 horas, geralmente menos de 2-4 horas
- O angioedema é o envolvimento de vasos profundos, com edema de lábios, pálpebras, palmas, solas e genitália em associação com lesões mais típicas
- O angioedema não tem mais probabilidade do que a urticária de estar associado a complicações sistêmicas como edema de laringe ou hipotensão
- Na urticária colinérgica, desencadeada por uma elevação na temperatura corporal central (banhos quentes, exercícios), as lesões têm 2-3 mm de diâmetro com uma grande base vermelha subjacente

DIAGNÓSTICO DIFERENCIAL
- Vasculite
- Eritema multiforme
- Dermatite de contato (p. ex., hera venenosa ou carvalho venenoso)
- Celulite

DIAGNÓSTICO

EXAMES LABORATORIAIS
- Os exames laboratoriais não costumam ser úteis na avaliação da urticária aguda ou crônica, a menos que haja achados sugestivos na história e no exame físico
- Imunoglobulinas quantitativas, crioglobulinas, criofibrinogênios e anticorpos antinucleares costumam ser buscados na urticária, mas raramente são encontrados
- Os exames de função hepática podem estar elevados, já que um pródromo do tipo doença do soro, com urticária, pode estar associado a infecção aguda por hepatite B

PROCEDIMENTOS DIAGNÓSTICOS
- Em pacientes com lesões características discretamente purpúricas que persistem além de 24 horas, uma biópsia de pele pode ajudar a excluir vasculite urticariforme

TRATAMENTO

MEDICAÇÕES
- Anti-histamínicos H_1
  - Hidroxizina, 10 mg VO 2x/dia até 25 mg 3x/dia, ou uma dose de 50-75 mg ao deitar para reduzir a sedação, como terapia inicial
  - A ciproeptadina, 4 mg VO 4x/dia, pode ser útil para a urticária pelo frio
- Adicionar anti-histamínicos "não sedativos" ou menos sedativos se os anti-histamínicos sedativos genéricos não forem efetivos
  - A fexofenadina é administrada em uma dose de 60-180 mg VO 2x/dia
  - A loratadina em uma dose de 10 mg VO 1x/dia tem efetividade semelhante a de outros anti-histamínicos H_1
  - A cetirizina, um metabólito da hidroxizina, pode ser sedativa (13% dos pacientes) e é administrada em uma dose de 10 mg VO 1x/dia
- Doxepina (um antidepressivo tricíclico), 25 mg VO 3x/dia ou, mais comumente, 25-75 mg ao deitar
  - Pode ser muito efetiva na urticária crônica
  - Tem parefeitos anticolinérgicos

- Os anti-histamínicos H_2 em combinação com os bloqueadores H_1 podem ser úteis em pacientes com dermografismo sintomático
- Adjuvantes
  - Bloqueadores dos canais de cálcio (usados por pelo menos 4 semanas)
  - Corticosteroides sistêmicos, por exemplo, prednisona em cerca de 40 mg VO 1x/dia, costumam suprimir a urticária aguda e crônica
  - Porém, o uso de corticosteroides raramente está indicado
  - Nos casos mais refratários e perturbadores das atividades diárias, outros imunossupressivos podem ser necessários
  - O tratamento tópico raras vezes é benéfico

PROCEDIMENTOS TERAPÊUTICOS

- A fototerapia com UVB pode suprimir alguns casos de urticária crônica

DESFECHOS

PROGNÓSTICO

- A urticária aguda geralmente dura apenas alguns dias ou até 6 semanas
- 50% dos pacientes cuja urticária persiste por mais de 6 semanas a apresentarão por um período de anos

CASOS DE ENCAMINHAMENTO

- Se houver dúvidas quanto ao diagnóstico, se a terapia recomendada for inefetiva ou se for necessário tratamento especializado

EVIDÊNCIAS

DIRETRIZES CLÍNICAS

- Grattan C et al. British Association of Dermatologists. Management and diagnostic guidelines for urticaria and angioedema. Br J Dermatol. 2001;144: 708. [PMID: 11298527]

INFORMAÇÕES PARA OS PACIENTES

- American Academy of Allergy, Asthma & Immunology: Allergic Skin Conditions
- American Academy of Dermatology: Urticaria – Hives
- Mayo Clinic: Hives and Angioedema

REFERÊNCIAS

- Caproni M et al. Chronic idiopathic and chronic autoimmune urticaria: clinical and immunopathological features of 68 subjects. Acta Derm Venereol. 2004; 84(4):288-90. [PMID: 15339073]
- Dibbern DA Jr. Urticaria: selected highlights and recent advances. Med Clin North Am. 2006 Jan;90(1):187-209. [PMID: 16310530]
- Hennino A et al. Pathophysiology of urticaria. Clin Rev Allergy Immunol. 2006 Feb;30(1):3-11. [PMID: 16461989]
- Kaplan AP et al. Angioedema. J Am Acad Dermatol. 2005 Sep;53(3):373-88. [PMID: 16112343]
- Kostis JB et al. Incidence and characteristics of angioedema associated with enalapril. Arch Intern Med. 2005 Jul 25:165(14):1637-42. [PMID: 16043683]

V

Vaginite

CARACTERÍSTICAS PRINCIPAIS

PRINCÍPIOS BÁSICOS DO DIAGNÓSTICO

- Irritação vaginal, prurido, dor ou corrimento incomum

CONSIDERAÇÕES GERAIS

- Inflamação e infecção da vagina são comuns
- Resulta de vários patógenos, de reações alérgicas a contraceptivos vaginais ou outros produtos, ou da fricção do coito
- O pH vaginal normal é de 4,5 ou menos, e o *Lactobacillus* é o organismo predominante
- Na fase estrogênica da porção intermediária do ciclo, secreções claras, elásticas e mucoides pelo orifício cervical costumam ser profusas
- Na fase lútea e durante a gestação, as secreções vaginais são mais espessas, brancas e, algumas vezes, aderentes às paredes vaginais
- Essas secreções normais podem ser confundidas com vaginite por mulheres preocupadas

Candida albicans

- Gestação, diabetes e uso de antibióticos de amplo espectro ou corticosteroides predispõem à infecção por *Candida*
- Calor, umidade e roupas apertadas também contribuem para o risco

Trichomonas vaginalis

- Este protozoário flagelado infecta a vagina, os ductos de Skene e o trato urinário inferior em mulheres e o trato geniturinário inferior em homens
- É transmitido sexualmente

Vaginose bacteriana

- Esta condição é considerada como polimicrobiana (supercrescimento de *Gardnerella vaginalis* e outros anaeróbios) e não é transmitida sexualmente

Condylomata acuminata (verrugas genitais)

- Causado por vários tipos de papilomavírus humanos
- É sexualmente transmitido
- A gestação e a imunossupressão favorecem o crescimento

ACHADOS CLÍNICOS

SINAIS E SINTOMAS

- História cuidadosa quanto a
  - Início do último período menstrual
  - Atividade sexual recente
  - Uso de contraceptivos, tampões ou duchas
  - Queimação, dor ou prurido vaginal
  - Corrimento profuso ou malcheiroso
- Exame físico: inspeção cuidadosa da vulva e exame com espéculo da vagina e da cérvice

Candida albicans

- Prurido
- Eritema vulvovaginal
- Corrimento branco tipo coalho que não é malcheiroso

Trichomonas vaginalis

- Prurido e um corrimento espumoso, malcheiroso e amarelo-esverdeado
- Eritema vaginal difuso e lesões maculares vermelhas na cérvice em casos graves

Vaginose bacteriana

- Corrimento malcheiroso aumentado sem inflamação óbvia da vulva ou da vagina
- O corrimento é acinzentado e espumoso

Condylomata acuminata

- Crescimentos verrucosos na vulva, área perianal, paredes vaginais ou cérvice
- Lesões vulvares: obviamente do tipo verrugas
- Pode haver fissuras na fúrcula vaginal
- As lesões vaginais podem demonstrar hipertrofia difusa ou um aspecto de pedra de calçamento
- Essas lesões podem estar relacionadas com displasia ou câncer cervical

DIAGNÓSTICO DIFERENCIAL

- Corrimento vaginal normal
- Vaginose bacteriana
- Vaginite por *Trichomonas*
- Vulvovaginite por *Candida*
- Vaginite atrófica
- Verrugas genitais (condiloma acuminado)
- Fricção pelo intercurso sexual
- Reação a duchas, tampões, preservativos, sabão

DIAGNÓSTICO

EXAMES LABORATORIAIS

- Se for necessário, é coletada amostra da cérvice para *Gonococcus* ou *Chlamydia*
- O pH vaginal é frequentemente > 4,5 em infecções por *Trichomonas* (pH de 5,0-5,5) e vaginose bacteriana
- Examinar uma amostra do corrimento vaginal microscopicamente
  - Em uma gota de solução salina a 0,9% (preparação úmida) para procurar organismos móveis com flagelos (*Trichomonas*) e células epiteliais cobertas com bactérias de maneira que as bordas das células são obscurecidas (células indicadoras ou *clue cells*)
  - Em uma gota de hidróxido de potássio a 10% para procurar filamentos e esporos de *Candida* e um odor de "peixe" tipo amina em casos de *Trichomonas*
- As culturas com o meio de Nickerson podem ser úteis na suspeita de *Candida* e quando ela não é observada
- As culturas vaginais não costumam ser úteis para o diagnóstico

PROCEDIMENTOS DIAGNÓSTICOS

- Lesões vulvares ou cervicais de condiloma acuminado podem ser visíveis à colposcopia apenas após o pré-tratamento com ácido acético a 4%, quando elas aparecem esbranquiçadas e com papilas proeminentes

TRATAMENTO

MEDICAÇÕES

Candida albicans

- As mulheres com candidíase vulvovaginal não complicada geralmente responderão a um regime de 1-3 dias de um azol tópico
- As mulheres devem receber 7-14 dias de um regime tópico ou duas doses de fluconazol com intervalo de 3 dias para infecções complicadas, o que inclui
  - Quatro ou mais episódios em 1 ano
  - Sinais e sintomas intensos
  - Espécies que não a *albicans*
  - Diabetes não controlado
  - Infecção por HIV
  - Tratamento com corticosteroides
  - Gestação (mulheres gestantes devem usar apenas azóis tópicos)
- Regimes de dose única
  - Miconazol (supositório vaginal de 200 mg)

- Pomada de tioconazol (6,5%, 5 g)
- Butoconazol de liberação prolongada (creme a 2%, 5 g)
■ Regimes de 3 dias
  - Butoconazol (creme a 2%, 5 g) 1x/dia
  - Clotrimazol (2 cp vaginais de 100 mg) 1x/dia
  - Terconazol (creme a 0,8%, 5 g, ou supositório de 80 mg) 1x/dia
  - Miconazol (supositório vaginal de 200 mg) 1x/dia
■ Regimes de 7 dias
  - Clotrimazol (creme a 1% ou cp vaginal de 100 mg) 1x/dia
  - Miconazol (creme a 2%, 5 g, ou supositório vaginal de 100 mg) 1x/dia
  - Terconazol (creme a 0,4%, 5 g) 1x/dia
■ Regimes de 14 dias
  - Nistatina (cp vaginal de 100.000 unidades) 1x/dia
■ Vulvovaginite recorrente por *Candida* (terapia de manutenção por até 6 meses)
  - Clotrimazol (supositório vaginal de 500 mg) 1x/semana ou clotrimazol (creme 200 mg) 2x/semana
  - Fluconazol (100, 150 ou 200 mg VO) 1x/semana

Trichomonas vaginalis

■ É recomendado o tratamento dos parceiros
  - Metronidazol, 2 g VO, dose única
  - Para falhas de tratamento na ausência de reexposição, retratar com metronidazol, 500 mg 2x/dia por 7 dias
  - Se não for efetivo, pode ser realizado um teste de suscetibilidade ao metronidazol no Centers for Disease Control and Prevention

Vaginose bacteriana

■ Metronidazol, 500 mg VO 2x/dia, por 7 dias
■ Clindamicina creme vaginal (2%, 5 g), 1x/dia, por 7 dias
■ Metronidazol gel (0,75%, 5 g), 2x/dia, por 5 dias
■ Metronidazol, 2 g VO em dose única
■ Clindamicina, 300 mg VO 2x/dia por 7 dias

Condylomata acuminata

■ Para verrugas vulvares
  - Resina de *podophyllum* a 25% em tintura de benjoim (não usar durante a gestação ou em lesões sangrantes). Lavar para retirar a solução após 2-4 horas
  - Ácido tricloroacético ou bicloroacético a 80-90%. Aplicar cuidadosamente para evitar a pele circundante
  - Congelamento com nitrogênio líquido
■ Os regimes aplicados pela paciente incluem solução ou gel *podofilox* a 0,5% e creme de imiquimod a 5%
■ As verrugas vaginais podem ser tratadas com crioterapia com nitrogênio líquido, ácido tricloroacético ou resina de *podophyllum*
■ O interferon não é recomendado para uso rotineiro

PROCEDIMENTOS TERAPÊUTICOS

■ O exame rotineiro do parceiro sexual não é necessário para o manejo das verrugas genitais
■ Porém, os parceiros podem querer ser examinados para detecção e tratamento de verrugas genitais e outras doenças sexualmente transmitidas

Condylomata acuminata

■ Verrugas genitais: congelamento com criossonda e eletrocautério
■ Verrugas vaginais: verrugas extensas podem exigir tratamento com *laser* de CO_2 sob anestesia

DESFECHOS

SEGUIMENTO

■ Exame para infecção pélvica

EVIDÊNCIAS

DIRETRIZES CLÍNICAS

■ ACOG Committee on Practice Bulletins – Gynecology. ACOG Practice Bulletin. Clinical management guidelines for obstetrician-gynecologists, Number 72, May 2006: Vaginitis. Obstet Gynecol. 2006 May;107(5):1195-1206. [PMID: 16648432]
■ Centers for Disease Control and Prevention. Sexually Transmitted Diseases Treatment Guidelines – 2006

INFORMAÇÕES PARA OS PACIENTES

■ American Social Health Association: Vaginitis
■ MedlinePlus: Sexually Transmitted Diseases Interactive Tutorial
■ National Institute of Allergy and Infectious Diseases: Vaginitis Due to Vaginal Infections
■ National Institute of Child Health & Human Development: Vaginitis

REFERÊNCIA

■ Sexually transmitted disease treatment guidelines 2006. Centers for Disease Control and Prevention. MMWR Recomm Rep. 2006 Aug 4;55(RR11):1-94. [PMID: 16888612]

Varicela & Herpes-Zóster

CARACTERÍSTICAS PRINCIPAIS

PRINCÍPIOS BÁSICOS DO DIAGNÓSTICO

■ Febre e mal-estar antes do aparecimento de lesões de pele (varicela)
■ Dor antes do início das lesões de pele em um dermátomo (herpes-zóster)
■ O período de incubação típico é de 2-3 semanas entre a exposição e o início da doença

CONSIDERAÇÕES GERAIS

■ A varicela é disseminada por inalação de gotículas respiratórias infecciosas ou pelo contato com as lesões cutâneas

ASPECTOS DEMOGRÁFICOS

■ As manifestações da doença incluem
  - Varicela (catapora), que ocorre tipicamente em crianças
  - Cobreiro (zóster), que ocorre com mais frequência em idosos e pessoas imunodeprimidas

ACHADOS CLÍNICOS

SINAIS E SINTOMAS

Varicela (catapora)

■ Febre e mal-estar leve em crianças e marcado em adultos
■ As erupções vesiculares costumam envolver primeiramente a orofaringe
■ A erupção envolve a face, o couro cabeludo e o tronco, e então se dissemina para as extremidades
■ As lesões surgem em 1-5 dias, de maneira que todos os estágios de erupção se apresentam simultaneamente
■ As vesículas e pústulas são superficiais, elípticas e com bordos discretamente serrilhados
■ Células gigantes multinucleadas no esfregaço de Tzanck de material da base das vesículas

Herpes-zóster (cobreiro)

■ A dor costuma ser intensa e precede as lesões
■ As lesões seguem qualquer distribuição de nervo (torácico e lombar são mais comuns)
■ As lesões cutâneas vesiculares lembram a varicela
■ Lesões na ponta do nariz, no canto interno do olho e na raiz e na lateral do nariz (sinal de Hutchinson) indicam envolvimento oftálmico potencial

- Paralisia facial, vertigem, zumbido, surdez ou lesões na orelha externa sugerem envolvimento do gânglio geniculado

DIAGNÓSTICO DIFERENCIAL

Varicela (catapora)
- Herpes simples (herpes labial; herpes genital)
- Herpes-zóster (cobreiro)
- Dermatite de contato
- Escabiose
- Dermatite atópica (eczema) (aguda)
- Miliária (erupção pelo calor)
- Fotodermatite
- Varíola
- Erupção por riquétsias
- Doença mão, pé e boca

Herpes-zóster (cobreiro)
- Dermatite de contato (p. ex., hera venenosa ou carvalho venenoso)
- Herpes simples
- Varicela (catapora)
- Erisipelas
- A dor prodrômica imita angina, úlcera péptica, apendicite, cólica biliar ou renal

DIAGNÓSTICO

EXAMES LABORATORIAIS
- Leucopenia geralmente presente na varicela
- Os sinais e sintomas de zóster costumam ser altamente característicos, não exigindo exames diagnósticos adicionais
- Quando houver dúvidas, o teste do anticorpo fluorescente direto (AFD), a cultura viral e a reação em cadeia da polimerase (PCR) podem ser úteis

ACHADOS DIAGNÓSTICOS
- A maioria dos pacientes com uma história de exposição e sinais e sintomas clínicos de varicela não necessita de exames diagnósticos adicionais

TRATAMENTO

MEDICAÇÕES
- Aciclovir ou fármacos relacionados (valaciclovir, fanciclovir)
  - Podem reduzir a duração e a gravidade da varicela ou do zóster, sobretudo se iniciado precocemente
  - Porém, raras vezes são necessários em pacientes imunocompetentes
- O aciclovir pode reduzir a probabilidade e a gravidade da nevralgia pós-herpética
- O aciclovir costuma estar indicado em pacientes imunocomprometidos com infecção sistêmica por varicela
- O foscarnet pode ser útil na varicela resistente ao aciclovir, especialmente em pacientes que recebem terapia a longo prazo com aciclovir
- Prevenção: a imunoglobulina para varicela é efetiva na prevenção em indivíduos expostos
- Vacinação com vírus vivo atenuado
  - 85% de efetividade na prevenção da doença
  - 95% de efetividade na prevenção de complicações graves
- Os adultos devem receber uma segunda dose da vacina 1-2 meses após a primeira dose
- Nevralgia pós-herpética: o tratamento inicial com aciclovir ou fármacos relacionados e corticosteroides pode reduzir a incidência e a gravidade
- Quando estabelecida, a dor pode ser tratada com
  - Antidepressivos tricíclicos
  - Adesivos de lidocaína
  - Antiepilépticos, como gabapentina ou carbamazepina

PROCEDIMENTOS TERAPÊUTICOS
- Isolar os pacientes com vesículas ativas ou pneumonia de pacientes suscetíveis (soronegativos)

PREVENÇÃO
- A vacina para varicela-zóster reduz a incidência de zóster bem como o desenvolvimento de nevralgia pós-herpética (Tabelas 39 e 40)

DESFECHOS

COMPLICAÇÕES

Varicela (catapora)
- A pneumonia intersticial é mais comum em adultos do que em crianças
- AVCs isquêmicos, embora incomuns, podem dever-se a uma vasculite associada
- Hepatite ocorre em 0,1% dos casos
- A encefalite, caracterizada por ataxia, nistagmo e mesmo morte, é rara (0,025%)
- A síndrome de Reye pode ocorrer junto com o uso de aspirina, especialmente em crianças
- Ocorrem malformações congênitas nas infecções durante o primeiro trimestre

Herpes-zóster (cobreiro)
- As lesões cutâneas além do dermátomo, as lesões viscerais e a encefalite ocorrem em indivíduos imunocomprometidos
- Nevralgia pós-herpética
  - Ocorre em 60-70% dos pacientes idosos
  - O tratamento precoce com aciclovir (ou fármacos relacionados) e corticosteroides (reduzidos gradualmente por 21 dias) pode ter algum benefício na prevenção da nevralgia pós-herpética

PROGNÓSTICO
- A duração total da varicela, do início dos sintomas até o desaparecimento das crostas, costuma ser < 2 semanas
- Os sintomas e as lesões do zóster geralmente melhoram dentro de 6 semanas

CASOS DE ENCAMINHAMENTO
- Encaminhar os pacientes com progressão sincrônica das lesões, o que levanta a suspeita de varíola, para o departamento de saúde local e para especialistas em doenças infecciosas para confirmação

CASOS DE ADMISSÃO HOSPITALAR
- Considerar a hospitalização para sinais de envolvimento visceral, especialmente pulmonar. A pneumonia por varicela pode ser letal, sobretudo em adultos e em pacientes imunocomprometidos

EVIDÊNCIAS

DIRETRIZES CLÍNICAS
- General recommendations on immunization: recommendations of the Advisory Committee on Immunization Practices (ACIP) and the American Academy of Family Physicians (AAFP). American Academy of Family Physicians; Centers for Disease Control and Prevention, 2002

ENDEREÇO ELETRÔNICO
- National Institute of Allergy and Infectious Diseases, National Institutes of Health

INFORMAÇÕES PARA OS PACIENTES
- NIAID Facts About Shingles (Varicella-Zoster Virus)
- Web MD Varicella

REFERÊNCIAS
- Boeckh M et al. Long-term acyclovir for prevention of varicella zoster virus disease after allogeneic hematopoietic cell transplantation – a randomized double-blind placebo-controlled study. Blood. 2006 Mar 1;107(5):1800-5. [PMID: 16282339]
- Gilden DH et al. VZV vasculopathy and postherpetic neuralgia: progress and perspective on antiviral therapy. Neu-

rology. 2005 Jan 11;64(1):21-5. [PMID: 15642898]
- Heininger U et al. Varicella. Lancet. 2006 Oct 14;368(9544):1365-76. [PMID: 17046469]
- Opstelten W et al. Managing ophthalmic herpes zoster in primary care. BMJ. 2005 Jul 16;331(7509):147-51. [PMID: 16020856]
- Oxman MN et al; Shingles Prevention Study Group. A vaccine to prevent herpes zoster and postherpetic neuralgia in older adults. N Engl J Med. 2005 Jun 2; 352(22):2271-84. [PMID: 15930418]
- van Wijck AJ et al. The PINE study of epidural steroids and local anaesthetics to prevent postherpetic neuralgia: a randomised controlled trial. Lancet. 2006 Jan 21;367(9506):219-24. [PMID: 16427490]

Varizes Esofágicas

CARACTERÍSTICAS PRINCIPAIS

PRINCÍPIOS BÁSICOS DO DIAGNÓSTICO

- Veias submucosas dilatadas em pacientes com hipertensão porta
- Desenvolvem-se em 50% dos pacientes com cirrose
- Hemorragia digestiva alta se desenvolve em um terço

CONSIDERAÇÕES GERAIS

- O sangramento ocorre mais comumente nos 5 cm distais do esôfago
- Cerca de 50% dos pacientes com cirrose têm varizes esofágicas
- Um sangramento importante ocorre em um terço dos pacientes com varizes

ASPECTOS DEMOGRÁFICOS

- Hipertensão porta de qualquer causa; mais comumente por cirrose

ACHADOS CLÍNICOS

SINAIS E SINTOMAS

- Hemorragia digestiva aguda, habitualmente grave, resultando em hipovolemia, sinais vitais posturais ou choque

DIAGNÓSTICO DIFERENCIAL

- Gastrite alcoólica
- Síndrome de Mallory-Weiss
- Gastropatia por hipertensão porta
- Doença ulcerosa péptica
- Varizes gástricas ou duodenais (raras)
- Ectasias vasculares (angiodisplasias) como, por exemplo, malformação arteriovenosa idiopática, síndrome CREST, telangiectasia hemorrágica hereditária

DIAGNÓSTICO

EXAMES LABORATORIAIS

- Hemograma completo, contagem de plaquetas, tempo de protrombina, RNI, tipagem e prova cruzada
- Enzimas hepáticas séricas
- Creatinina, ureia

PROCEDIMENTOS DIAGNÓSTICOS

- A endoscopia alta de emergência após estabilização da condição hemodinâmica do paciente é diagnóstica

TRATAMENTO

MEDICAÇÕES

- Agentes vasoativos
  - A infusão de octreotida (50 μg IV em bolo, seguidos por 50 μg/h IV) reduz o fluxo sanguíneo esplâncnico e hepático e as pressões porta
  - A terlipressina (não disponível nos Estados Unidos) causa redução significativa nas pressões porta e varicosas e, onde disponível, pode ser preferível à octreotida
- Combinação de agentes vasoativos e terapia endoscópica (ligadura com banda ou escleroterapia)
  - É superior a uma ou outra modalidade isolada para controlar o sangramento agudo e o ressangramento precoce
  - Pode melhorar a sobrevida
- Vitamina K subcutaneamente
- Os antibióticos tipo quinolona (ciprofloxacino, 400 mg 2x/dia; levofloxacino, 500 mg 1x/dia; ou gatifloxacino, 400 mg 1x/dia; IV ou VO) por 7-10 dias reduzem o risco de infecções graves, de 50% para 10-20%
- Lactulose 30-45 mL/h VO até que ocorra a evacuação, então reduzida para 15-45 mL/h a cada 8-12 h conforme necessário para promover 2-3 movimentos intestinais por dia para encefalopatia hepática
- Após cessação do sangramento, administrar betabloqueadores para reduzir a pressão porta
  - Propranolol, 20-60 mg VO 2x/dia; propranolol de longa ação, 60-80 mg VO 1x/dia; ou nadolol, 40 mg VO 1x/dia
  - Aumentar gradualmente a dosagem até que a frequência cardíaca caia em 25% ou alcance 55 batimentos/min

CIRURGIA

- O *shunt* portossistêmico intra-hepático transvenoso (TIPS) está indicado nos 5-10% de pacientes com sangramento varicoso agudo cujo controle não pode ser feito com terapia farmacológica e endoscópica
- O TIPS pode controlar a hemorragia aguda em > 90%; entretanto, a mortalidade aproxima-se de 40%, especialmente em um paciente com sangramento ativo e insuficiência renal, bilirrubina > 3,0 mg/dL ou necessidade de suporte ventilatório ou de pressão arterial
- O TIPS é reservado para pacientes que
  - Tenham episódios recorrentes (≥ 2) de sangramento varicoso que não melhoraram com as terapias endoscópica ou farmacológica, e que tenham varizes gástricas ou gastropatia hipertensiva porta
  - Não têm boa adesão às outras terapias
  - Vivem em locais remotos (sem acesso a cuidados de emergência)
- O *shunt* portossistêmico de emergência como, por exemplo, a cirurgia de derivação esplenorrenal distal seletiva, pode descomprimir a hipertensão porta, mas está associado a uma taxa de mortalidade de 40-60%, sendo raramente realizado
- Transplante de fígado

PROCEDIMENTOS TERAPÊUTICOS

- O manejo inicial envolve avaliação rápida e ressuscitação aguda com líquidos ou produtos sanguíneos
- Transfusão de plasma fresco congelado ou plaquetas para pacientes com RNIs > 1,8-2,0 ou contagem de plaquetas < 50.000/μL na presença de sangramento ativo
- Tamponamento mecânico com sondas nasogástricas contendo grandes balões gástricos e esofágicos (sondas de Minnesota ou Sengstaken-Blakemore)
  - Propicia um controle inicial da hemorragia varicosa ativa em 60-90% dos pacientes
  - Entretanto, o ressangramento ocorre em 50%
- Tratamento endoscópico agudo com banda ou escleroterapia
  - Ambas as modalidades cessam o sangramento ativo em 90% dos pacientes
  - Embora o uso de banda seja mais comum, a escleroterapia é preferida por alguns endoscopistas para os pacientes com sangramento ativo (nos quais a visualização para colocar a banda pode ser difícil)
  - Reduz a chance de sangramento recorrente precoce pela metade (de 70% para 35%)

- Uso repetido de bandas em intervalos de 1-2 semanas até que as varizes sejam obliteradas ou reduzidas a um tamanho pequeno
- O tratamento a longo prazo com as bandas alcança taxas mais baixas de ressangramento, complicações e morte do que a escleroterapia

DESFECHOS

SEGUIMENTO

- A estenose e a trombose do TIPS ocorrem na maioria com o passar do tempo, com um risco consequente de ressangramento; monitorar o *shunt* periodicamente por ultrassonografia com Doppler ou venografia hepática
- Depois da obliteração das varizes com banda ou escleroterapia por endoscopia, repetir a endoscopia a cada 6-12 meses

COMPLICAÇÕES

- A encefalopatia ocorre em 35% depois do TIPS
- A insuficiência hepática pode ocorrer depois do TIPS
- As complicações da escleroterapia ocorrem em 20-30% e incluem
  - Dor torácica
  - Febre
  - Bacteriemia
  - Ulceração, estreitamento e perfuração do esôfago
- As complicações do tamponamento mecânico incluem
  - Ulcerações esofágicas e orais
  - Perfuração
  - Aspiração
  - Obstrução de vias aéreas

PROGNÓSTICO

- A taxa de mortalidade dentro de 2 semanas depois de um episódio de sangramento agudo é de 20%
- A taxa de mortalidade em 2 anos é de 60% devido a sangramento recorrente ou progressão de doença hepática crônica

CASOS DE ADMISSÃO HOSPITALAR

- Todos os pacientes com hemorragia varicosa

PREVENÇÃO

- O risco de ressangramento é de 50-70% sem terapia adicional
- O tratamento a longo prazo com bloqueadores β-adrenérgicos não seletivos e/ou ligadura com banda reduz o ressangramento para 20-50%
- Alguns estudos, mas não todos, sugerem um risco mais baixo de ressangramento pela ligadura com banda do que com os bloqueadores β-adrenérgicos não seletivos (propranolol, nadolol)
- Os pacientes colaborativos com doença hepática bem compensada podem ser bons candidatos para bloqueadores β-adrenérgicos não seletivos isolados

EVIDÊNCIAS

DIRETRIZES CLÍNICAS

- Quershi W et al. ASGE Guideline: the role of endoscopy in the management of variceal hemorrhage; updated July 2005. Gastrointest Endosc. 2005; 62:651. [PMID: 16244673]

ENDEREÇO ELETRÔNICO

- WebPath Gastrointestinal Pathology Index

INFORMAÇÕES PARA OS PACIENTES

- American Academy of Family Physicians
- Cleveland Clinic – Variceal bleeding management procedures

REFERÊNCIAS

- Boyer T et al; American Association for the Study of Liver Diseases. The role of transjugular intrahepatic portosystemic shunt in the management of portal hypertension. Hepatology. 2005 Feb; 41(2):386-400. [PMID: 15660434]
- D'Amico G et al. Hepatic vein pressure gradient reduction and prevention of variceal bleeding in cirrhosis: a systematic review. Gastroenterology. 2006 Nov; 131(5):1611-24. [PMID: 17101332]
- De la Pena J et al. Variceal ligation plus nadolol compared with ligation for prophylaxis of variceal rebleeding: a multicenter trial. Hepatology. 2005 Mar; 41(3):572-8. [PMID: 15726659]
- Gotzsche PC et al. Somatostatin analogues for acute bleeding oesophageal varices. Cochrane Database Syst Rev. 2005 Jan 25;(1):CDOO0193. [PMID: 15674868]
- Jutabha R et al. Randomized study comparing banding and propranolol to prevent initial variceal hemorrhage in cirrhotics with high-risk esophageal varices. Gastroenterology. 2005 Apr; 128(4):870-81. [PMID: 15825071]
- Khuroo MS et al. Meta-analysis: endoscopic variceal ligation for primary prophylaxis of oesophageal variceal bleeding. Aliment Pharmacol Ther. 2005 Feb 15; 21(4):347-61. [PMID: 15709985]
- Qureshi W et al; Standards of Practice Committee. ASGE Guideline: the role of endoscopy in the management of variceal hemorrhage, updated July 2005. Gastrointest Endosc. 2005 Nov; 62(5):651-5. [PMID: 16246673]
- Sarin SK et al. Endoscopic variceal ligation plus propranolol versus endoscopic variceal ligation alone in primary prophylaxis of variceal bleeding. Am J Gastroenterol. 2005 Apr;100(4):797-804. [PMID: 15784021]

Veias Varicosas

CARACTERÍSTICAS PRINCIPAIS

PRINCÍPIOS BÁSICOS DO DIAGNÓSTICO

- Veias superficiais dilatadas e tortuosas nas extremidades inferiores
- Podem ser assintomáticas ou estar associadas a fadiga, desconforto doloroso ou dor
- Pode haver desenvolvimento de edema, pigmentação e úlceras de estase
- São geralmente hereditárias, com a maioria dos pacientes relatando um membro familiar com lesões semelhantes
- Frequência aumentada durante a gestação

CONSIDERAÇÕES GERAIS

- Veias varicosas consistem em alterações como dilatação anormal, alongamento e tortuosidade, geralmente ocorrendo nas veias safenas e suas tributárias
- Varicosidades secundárias podem se desenvolver como resultado de
  - Alterações obstrutivas e dano valvar no sistema venoso profundo após tromboflebite
  - Oclusão venosa proximal por neoplasia (raramente)
- Fístulas arteriovenosas congênitas ou adquiridas ou malformações venosas também estão associadas a varicosidades

ASPECTOS DEMOGRÁFICOS

- Incidência maior em mulheres após a gestação
- Desenvolvem-se em 15% de todos os adultos

ACHADOS CLÍNICOS

SINAIS E SINTOMAS

- Veias varicosas extensas podem não produzir sintomas subjetivos, enquanto varicosidades mínimas podem produzir muitos sintomas

- Dor e sensação de peso ou sensação de fadiga
- Prurido por dermatite de estase venosa
- Veias alongadas, tortuosas e dilatadas sob a pele na coxa e na perna são geralmente visíveis no paciente em pé
- Porém, a palpação pode ser necessária em pacientes muito obesos
- Alterações secundárias nos tecidos podem estar ausentes mesmo com varicosidades extensas
- Contudo, pigmentação de tonalidade marrom e adelgaçamento da pele acima do tornozelo costumam estar presentes se as varicosidades tiverem longa duração
- Pode haver edema, mas sinais de estase venosa crônica grave são incomuns

DIAGNÓSTICO DIFERENCIAL

- Veias varicosas primárias devem ser diferenciadas daquelas secundárias a
  - Insuficiência venosa crônica das veias do sistema profundo
  - Obstrução venosa retroperitoneal por pressão extrínseca ou fibrose
  - Fístula arteriovenosa (congênita ou adquirida)
  - Malformação venosa congênita
- Dor ou desconforto secundário a artrite, radiculopatia ou insuficiência arterial
- Doença vascular periférica arteriosclerótica

DIAGNÓSTICO

DIAGNÓSTICO POR IMAGEM

- A ultrassonografia com dúplex é a modalidade de escolha
- Exames de imagem são importantes em adolescentes com veias varicosas para excluir uma malformação congênita ou atresia de veias profundas

TRATAMENTO

CIRURGIA

- Ablação endovenosa (com radiofrequência ou *laser*)
- Fleboextração (*stripping*) da veia safena magna, menos comumente
- Excisão das veias varicosas sintomáticas; correção do refluxo realizada ao mesmo tempo
- A flebectomia sem correção do refluxo resulta em uma alta taxa de recorrência das varicosidades
- O refluxo concomitante detectado pela ultrassonografia no sistema profundo não é uma contraindicação para o tratamento do refluxo superficial
- A doença arterial oclusiva é geralmente uma contraindicação para o tratamento cirúrgico de varicosidades distais ao joelho
- O tratamento cirúrgico de veias varicosas em adolescentes costuma estar contraindicado porque as varicosidades podem ter um papel significativo na drenagem venosa do membro

PROCEDIMENTOS TERAPÊUTICOS

- Meias elásticas de compressão graduada (média ou alta compressão)
- Elevação do membro quando possível
- Escleroterapia
  - Oblitera e produz fibrose permanente das veias envolvidas
  - Geralmente reservada para veias varicosas < 4 mm de diâmetro
  - O uso de escleroterapia com espuma pode permitir o tratamento de veias maiores, embora a embolização sistêmica da espuma esclerosante seja uma preocupação

DESFECHOS

COMPLICAÇÕES

- Flebite dentro de uma veia varicosa por fluxo sanguíneo lento, que predispõe à trombose local
- Condições predisponentes para flebite
  - Gestação
  - Trauma local
  - Sentar por períodos prolongados
- Pode haver necrose tecidual ou infecção com a escleroterapia

PROGNÓSTICO

- Excelente com a correção da insuficiência venosa e a excisão das veias varicosas
- A taxa de sucesso em 5 anos é de 85-90%
- A excisão simples (flebectomia) ou a escleroterapia por injeção sem a correção do refluxo está associada a taxas de recorrência mais altas
- Mesmo após o tratamento adequado, podem persistir alterações teciduais secundárias, como a lipodermoesclerose

EVIDÊNCIAS

INFORMAÇÕES PARA OS PACIENTES

- Cleveland Clinic: Varicose and Spider Veins
- MedlinePlus: Varicose Veins
- MedlinePlus: Varicose Veins interactive tutorial

REFERÊNCIAS

- Bergan JJ et al. Chronic venous disease. N Engl J Med. 2006 Aug 3;355(5): 488-98. [PMID: 16885552]
- Campbell B. Varicose veins and their management. BMJ. 2006 Aug 5; 333 (7562):287-92. [PMID: 16888305]

Verrugas

CARACTERÍSTICAS PRINCIPAIS

PRINCÍPIOS BÁSICOS DO DIAGNÓSTICO

- Pápulas verrucosas em qualquer lugar da pele ou membranas mucosas, geralmente não sendo maiores do que 1 cm de diâmetro
- Período de incubação prolongado (média de 2-18 meses); "curas" espontâneas são frequentes (50%)
- "Recorrências" são frequentes

CONSIDERAÇÕES GERAIS

- Causadas pelos papilomavírus humanos (HPVs)
- Especialmente nas verrugas genitais, a infecção simultânea com vários tipos de verrugas é comum
- Os HPVs genitais são divididos em tipos de baixo risco e de alto risco, dependendo da probabilidade de sua associação com câncer cervical e anal

ACHADOS CLÍNICOS

SINAIS E SINTOMAS

- Não costuma haver sintomas
- Ocorre dolorimento à pressão nas verrugas plantares; ocorre prurido nas verrugas anogenitais
- Verrugas planas são mais evidentes sob iluminação oblíqua
- Verrugas subungueais podem ser secas, fissuradas e hiperceratóticas, lembrando pele solta acima da cutícula ou outras alterações inespecíficas
- As verrugas plantares lembram calos ou cornos plantares

DIAGNÓSTICO DIFERENCIAL

- Verrugas não genitais
  - Ceratose actínica
  - Carcinoma epidermoide
  - Molusco contagioso
  - Pólipo cutâneo (acrocórdon)
  - Nevos
  - Zóster verrucoso (na AIDS)
- Verrugas genitais (*condyloma acuminata*)
  - Sífilis secundária (*condyloma lata*)
  - Psoríase
  - Ceratose seborreica
  - Molusco contagioso

- Papulose bowenoide e carcinoma epidermoide
- Líquen plano
- Pápulas penianas peroladas
- Pólipo cutâneo (acrocórdon)

DIAGNÓSTICO

EXAMES LABORATORIAIS
- Diagnóstico clínico

PROCEDIMENTOS DIAGNÓSTICOS
- A biópsia pode ser necessária para o diagnóstico definitivo

TRATAMENTO

MEDICAÇÕES

Nitrogênio líquido
- Aplicar para obter um tempo de descongelamento de 20-45 segundos; dois ciclos de congelamento-descongelamento são usados a cada 2-4 semanas por várias visitas
- Ocorrerá a formação de cicatrizes se não for usado corretamente
- Pode causar despigmentação permanente em pessoas de pele escura
- É útil em verrugas penianas secas e em verrugas filiformes na face e no corpo

Agentes ceratolíticos e oclusão
- Qualquer um dos seguintes produtos de ácido salicílico pode ser usado contra verrugas comuns ou verrugas plantares: Occlusal, Trans-Ver-Sal, e Duofilm
- As verrugas plantares podem ser tratadas pela aplicação de emplastro de ácido salicílico a 40% (Mediplast) após aparar a lesão; o emplastro pode ser deixado por 5-6 dias, sendo então removido, a lesão é aparada e outro emplastro é aplicado; podem ser necessários meses para a erradicação da lesão
- A oclusão crônica isoladamente com fita impermeável à água (duct tape, fita adesiva) durante meses pode ser efetiva

Resina de podophyllum
- Pintar cada verruga anogenital cuidadosamente (protegendo a pele normal) a cada 2-3 semanas com resina de podophyllum (podofilina) a 25% em tintura de benjoim composta
- Evitar o uso na gestação
- O componente ativo da resina purificada, podofilox, está disponível para uso domiciliar 2x/dia por 3 dias consecutivos por semana em ciclos de 4-6 semanas; ele é menos irritante do que a resina de podophyllum
- Podem ser necessários múltiplos ciclos de tratamento

Imiquimod
- Um creme a 5% deste indutor de interferon local pode eliminar as verrugas genitais externas, particularmente em mulheres
- O tratamento é feito 1x/dia em 3 dias alternados por semana; pode haver recorrências
- Há menos risco na gestação do que com a resina de podophyllum e parece o tratamento "autoadministrado" de preferência em mulheres
- Em homens, a resposta mais rápida, o custo menor e a eficácia semelhante tornam a podofilotoxina o tratamento inicial de escolha, com o imiquimod sendo usado para recorrências ou casos refratários
- Pode ser usado para tratar verrugas planas superficiais

Outros agentes
- Bleomicina diluída para 1 unidade/mL injetada em verrugas plantares e comuns; não usar em verrugas digitais devido às potenciais complicações, como fenômeno de Raynaud, perda de unhas e necrose digital terminal
- Cimetidina, 35-50 mg/kg 1x/dia, para pacientes mais jovens com verrugas comuns, como adjunto das imunoterapias listadas adiante
- Aplicar dibutil éster de ácido esquárico a 0,2-2,0% diretamente nas verrugas de 1-5x/semana para induzir uma dermatite de contato leve; a maioria das verrugas melhora em 10-20 semanas
- A injeção de antígeno de Candida pode ser usada da mesma maneira

Retinoides
- O creme ou gel de tretinoína (Retin-A) aplicado topicamente 2x/dia pode ser efetivo para verrugas planas faciais ou da barba
- Verrugas extensas podem melhorar após 4-8 semanas de retinoides orais

PROCEDIMENTOS TERAPÊUTICOS
- Lavar as verrugas em água quente (42,2°C) por 10-30 minutos 1x/dia por 6 semanas pode resultar na involução das lesões

Remoção cirúrgica
- Para verrugas genitais, a remoção com biópsia incisional (tesoura) seguida por eletrocautério light é mais efetiva do que a crioterapia

Terapia com laser
- O laser de CO_2
- Pode ser usado para verrugas recorrentes, verrugas periungueais, verrugas plantares e condyloma acuminata
- Deve ser reservado para casos refratários em que falharam os tratamentos mais estabelecidos listados anteriormente
- Deixa um ferimento aberto que deve ser preenchido por tecido de granulação em 4-6 semanas, sendo melhor reservá-lo para verrugas resistentes a outras modalidades

DESFECHOS

PROGNÓSTICO
- É comum o desenvolvimento de novas lesões
- As verrugas podem desaparecer espontaneamente ou podem não responder aos tratamentos

CASOS DE ENCAMINHAMENTO
- Se houver dúvidas quanto ao diagnóstico, se a terapia recomendada for inefetiva, ou se for necessário tratamento especializado

PREVENÇÃO
- O uso de preservativos pode reduzir a transmissão de verrugas genitais

EVIDÊNCIAS

DIRETRIZES CLÍNICAS
- American College of Obstetricians and Gynecologists. ACOG Practice Bulletin. Clinical Management Guidelines for Obstetrician-Gynecologists. Number 61, April 2005. Human papilomavirus. Obstet Gynecol. 2005 Apr;105(4):905-18. [PMID: 15802436]

INFORMAÇÕES PARA OS PACIENTES
- American Academy of Dermatology: Warts
- American Academy of Family Physicians: Warts
- MedlinePlus: Warts

REFERÊNCIAS
- Abernethy H et al. Clinical inquiries. What nonpharmacological treatments are effective against common nongenital warts? J Pam Pract. 2006 Sep;55(9):801-2. [PMID: 16948965]
- Bacelieri R et al. Cutaneous warts: an evidence-based approach to therapy. Am Fam Physician. 2005 Aug 15;72(4):647-52. [PMID: 16127954]
- Warren T et al. Counseling the patient who has genital herpes or genital hu-

man papillomavirus infection. Infect Dis Clin North Am. 2005 Jun; 19(2):459-76. [PMID: 15963883]

Vertigem

CARACTERÍSTICAS PRINCIPAIS

PRINCÍPIOS BÁSICOS DO DIAGNÓSTICO

- Pode ser uma sensação de movimento quando não há movimento ou uma percepção exagerada do movimento quando o corpo se move
- A duração é de eventos vertiginosos breves
- É necessário diferenciar as causas de disfunção vestibular periféricas das centrais

CONSIDERAÇÕES GERAIS

- As causas podem ser determinadas com base na duração dos sintomas (segundos, horas, dias, meses) e na presença de sintomas auditivos (Tabela 102)
- A vertigem pode ocorrer como parefeito de
  - Anticonvulsivantes (p. ex., fenitoína)
  - Antibióticos (p. ex., aminoglicosídeos, doxiciclina, metronidazol)
  - Hipnóticos (p. ex., diazepam)
  - Analgésicos (p. ex., aspirina)
  - Fármacos tranquilizantes e álcool

Vertigem posicional

- Comumente conhecida como vertigem posicional paroxística benigna (VPPB) ou vertigem posicional benigna (VPB)
- Associada a mudanças na posição da cabeça, geralmente ao rolar na cama

Hidropsia endolinfática (doença de Ménière)

- A causa é desconhecida
- Resulta presumivelmente da distensão do compartimento endolinfático da orelha interna
- Duas causas conhecidas são a sífilis e o trauma craniano

ACHADOS CLÍNICOS

SINAIS E SINTOMAS

- Ver Tabela 102
- Uma história completa geralmente estreita as opções ou confirma o diagnóstico
- Os fatores desencadeantes também devem ser procurados
  - Dieta (p. ex., alta ingesta de sal na doença de Ménière)
  - Estresse
  - Fadiga
  - Luzes brilhantes
- Realizar o teste de Romberg; avaliar a marcha; procurar por nistagmo

Vestibulopatia periférica

- Vertigem geralmente súbita; pode ser tão intensa que o paciente é incapaz de andar ou ficar de pé; muitas vezes acompanhada por náuseas e vômitos
- Zumbido e perda auditiva podem acompanhar o quadro, sustentando a origem otológica
- **Nistagmo** em geral horizontal com componente rotatório; fase rápida normalmente em direção contrária ao lado acometido
- A fixação visual tende a inibir o nistagmo, exceto em lesões periféricas muito agudas ou em doença do SNC
- **Teste de Dix-Hallpike**
  - O paciente é rapidamente abaixado para uma posição supina com a cabeça estendida além da cabeceira da cama e colocada 30° abaixo do nível do corpo e é virado para a esquerda ou direita
  - A manobra desencadeia nistagmo fatigável de início retardado (cerca de 15 segundos) em casos de vertigem posicional benigna
  - Um nistagmo não fatigável indica uma etiologia central para a tontura
- Formas sutis de nistagmo podem ser observadas pelo uso dos óculos de Fresnel, que evitam a fixação visual
- **Teste de Fukuda**
  - O paciente caminha no mesmo lugar com os olhos fechados
  - Também pode demonstrar assimetria vestibular
- **Vertigem posicional**
  - Os sintomas típicos ocorrem em episódios repetidos (*clusters*) que persistem por vários dias
  - Um breve período de latência (10-15 segundos) segue-se à movimentação da cabeça antes do desenvolvimento dos sintomas
  - A vertigem aguda melhora em 10-60 segundos, mas o paciente pode permanecer sem equilíbrio por várias horas
  - A repetição constante das mudanças posicionais leva à habituação
  - Nas lesões centrais, não há período de latência, fatigabilidade ou habituação
- **Síndrome de Ménière**
  - A síndrome clássica consiste em vertigem episódica, com discretos períodos de vertigem durando entre 20 minutos e várias horas em associação com
    - Perda auditiva neurossensorial flutuante para baixas frequências
    - Zumbido (geralmente de tonalidade grave e qualidade de "sopro")
    - Sensação de pressão aural
  - Os sintomas pioram e melhoram à medida que a pressão endolinfática aumenta e diminui
  - O teste calórico com frequência revela perda ou diminuição do nistagmo termicamente induzido no lado envolvido
- **Labirintite**
  - Início agudo de vertigem contínua e geralmente grave com duração de vários dias a 1 semana, perda auditiva e zumbido
  - Durante a recuperação (várias semanas) a vertigem melhora de forma gradual
  - A audição pode retornar ao normal ou ficar permanentemente prejudicada no lado acometido

Vestibulopatia central

- A vertigem tende a desenvolver-se aos poucos, ficando progressivamente mais grave e debilitante
- Nistagmo
  - Nem sempre está presente, mas pode ocorrer em qualquer direção e pode estar dissociado em ambos os olhos
  - Costuma não ser fatigável, ser vertical em vez de horizontal, não ter latência e não ser suprimido pela fixação visual

DIAGNÓSTICO DIFERENCIAL

- Falta de equilíbrio
- Sensação de desmaio iminente
- Síncope

DIAGNÓSTICO

DIAGNÓSTICO POR IMAGEM

- RM para avaliar disfunção audiovestibular central

PROCEDIMENTOS DIAGNÓSTICOS

- A eletronistagmografia ou a videonistagmografia são úteis na diferenciação das causas centrais das causas periféricas de vertigem

TRATAMENTO

MEDICAÇÕES

- Diazepam ou meclizina
  - Apenas para as fases agudas da vertigem

- Suspender assim que possível para evitar falta de equilíbrio a longo prazo
- **Doença de Ménière**: dieta com baixo teor de sal e diuréticos (p. ex., acetazolamida)
- **Labirintite**
  - Antibióticos se o paciente estiver febril ou tiver sintomas de infecção bacteriana
  - Supressores vestibulares (p. ex., diazepam ou meclizina)

PROCEDIMENTOS TERAPÊUTICOS

- **Vertigem posicional**: envolve protocolos de fisioterapia (p. ex., manobra de Epley ou exercícios de Brandt-Daroff)
- Para casos refratários de **doença de Ménière**
  - Descompressão do saco endolinfático
  - Ablação vestibular com gentamicina transtimpânica, secção de nervo vestibular ou labirintectomia cirúrgica

DESFECHOS

CASOS DE ENCAMINHAMENTO

- Avaliação audiológica, estimulação calórica, eletronistagmografia, videonistagmografia e RM estão indicadas em pacientes com vertigem persistente ou quando há suspeita de doença do SNC

EVIDÊNCIAS

DIRETRIZES CLÍNICAS

- Cesarani A et al. The treatment of acute vertigo. Neurol Sci. 2004;25(Suppl 1):S26. [PMID: 15045617]

ENDEREÇO ELETRÔNICO

- Baylor College of Medicine Otolaryngology Resources on the Internet

INFORMAÇÕES PARA OS PACIENTES

- American Hearing Research Foundation: Benign Paroxysmal Positional Vertigo (BPPV)
- MedlinePlus: Vertigo-Associated Disorders
- National Institute on Deafness and Other Communication Disorders: Balance Disorders
- National Institute on Deafness and Other Communication Disorders: Ménière's Disease
- Vestibular Disorders Association

REFERÊNCIAS

- Brandt T et al. General vestibular testing. Clin Neurophysiol. 2005 Feb; 116(2):406-26. [PMID: 15661119]
- Guilemany JM et al. Clinical and epidemiological study of vertigo at an outpatient clinic. Acta Otolaryngol. 2004 Jan;124(1):49-52. [PMID: 14977078]
- Lempert T et al. Episodic vertigo. Curr Opin Neurol. 2005 Feb;18(1):5-9. [PMID: 15655395]
- Kim HH et al. Trends in the diagnosis and the management of Meniere's disease: results of a survey. Otolaryngol Head Neck Surg. 2005 May; 132(5): 722-6. [PMID: 15886625]
- Kovar M et al. Diagnosing and treating benign paroxysmal positional vertigo. J Gerontol Nurs. 2006 Dec;32(12):22-9. [PMID: 17190403]
- Seemungal BM. Neuro-otological emergencies. Curr Opin Neurol. 2007 Feb; 20(1):32-9. [PMID: 17215686]

Vírus Herpes Simples, Infecções por

CARACTERÍSTICAS PRINCIPAIS

PRINCÍPIOS BÁSICOS DO DIAGNÓSTICO

- Pequenas vesículas agrupadas recorrentes, sobretudo nas regiões orolabial e genital
- Podem suceder infecções secundárias, traumatismo menor, estresse ou exposição solar
- As culturas virais e os testes de imunofluorescência direta são positivos

CONSIDERAÇÕES GERAIS

- O paciente pode ter ataques autolimitados recorrentes, provocados por exposição solar, cirurgia orofacial, febre ou infecção viral
- O vírus herpes simples tipo 2 (HSV-2) causa lesões cuja morfologia e história natural são semelhantes àquelas causadas pelo vírus herpes simples tipo 1 (HSV-1) na genitália de ambos os sexos; a infecção é adquirida por contato sexual
- O herpes genital também pode ser decorrente de infecção pelo HSV-1

ASPECTOS DEMOGRÁFICOS

- Até 85% dos adultos têm evidência sorológica de infecções por HSV-1, muito frequentemente adquiridas de forma assintomática na infância
- Cerca de 25% da população norte-americana apresenta evidência sorológica de infecção por HSV-2
- Em casais heterossexuais monogâmicos, nos quais um dos parceiros tem infecção por HSV-2, a soroconversão do parceiro não infectado ocorre em 10% dos casos em um período de 1 ano
- Até 70% dessas infecções pareciam ser transmitidas durante períodos de disseminação assintomática; os parceiros não infectados do sexo feminino estão sob maior risco do que os do sexo masculino

ACHADOS CLÍNICOS

SINAIS E SINTOMAS

- Os principais sintomas são queimação e ardência; nevralgia pode preceder ou acompanhar os ataques
- As lesões consistem em pequenas vesículas agrupadas em uma base eritematosa que podem surgir em qualquer lugar, mas que, muito frequentemente, ocorrem na borda vermelha dos lábios, na haste peniana, nos lábios vulvares, na pele perianal e nas nádegas
- Qualquer erosão na região genital pode ser atribuída ao HSV-2 (ou HSV-1)
- Os linfonodos regionais podem estar intumescidos e sensíveis
- As lesões costumam formar crostas e cicatrizar em 1 semana
- Ocasionalmente, as infecções primárias podem se manifestar como gengivoestomatite grave
- As lesões, sobretudo aquelas na genitália, correspondem muitas vezes a fissuras ou erosões inespecíficas do ponto de vista clínico

DIAGNÓSTICO DIFERENCIAL

- Impetigo
- Varicela (catapora)
- Herpes-zóster (cobreiro)
- Escabiose
- Traumatismo
- Lesões genitais
  - Sífilis
  - Cancroide
  - Linfogranuloma venéreo
  - Síndrome de Behçet
  - Erupção medicamentosa fixa
- Lesões orais
  - Úlceras aftosas
  - Herpangina (vírus Coxsackie)
  - Eritema multiforme
  - Pênfigo
  - Infecção primária por HIV
  - Candidíase
  - Artrite reativa
  - Lúpus eritematoso sistêmico
  - Síndrome de Behçet
  - Penfigoide bolhoso

DIAGNÓSTICO

EXAMES LABORATORIAIS

- As culturas virais e os testes de imunofluorescência direta são positivos

- Sorologia de herpes
  - Não utilizada no diagnóstico de úlcera genital aguda
  - Pode determinar quem está infectado por HSV e é potencialmente infeccioso
  - Esse teste é bastante útil para casais em que apenas um parceiro relata histórico de herpes genital
  - Tomar cuidado com as variações laboratoriais no tipo de sorologias de HSV e resultados falso-negativos com o teste ELISA

TRATAMENTO

MEDICAÇÕES

- **Para os primeiros episódios clínicos**
  - Aciclovir: 200 mg VO 5x/dia (ou 800 mg 3x/dia)
  - Valaciclovir: 1.000 mg 2x/dia
  - Fanciclovir: 250 mg 3x/dia
  - O tratamento dura 7-10 dias, dependendo da gravidade do surto
- **Para herpes recorrente**
  - Geralmente apresenta sintomas mais leves do que o primeiro episódio e não necessita de terapia; na tentativa, a terapia é de benefício limitado. Os estudos constataram uma redução no surto médio em apenas 12-24 horas
  - Surtos recorrentes podem ser tratados com 5 dias de aciclovir, 200 mg 5x/dia; 3 dias de valaciclovir, 500 mg 2x/dia; ou 5 dias de fanciclovir, 125 mg 2x/dia
  - Para HSV orolabial, o valaciclovir, 2 g 2x/dia por 1 dia, é tão eficaz quanto os cursos mais longos de terapia
  - Para HSV genital, o fanciclovir na dose de 1,5 g como dose oral única ou 750 mg 2x/dia por 1 dia é tão eficiente quanto os cursos terapêuticos mais prolongados
  - A adição de um corticosteroide tópico potente 3x/dia diminui a duração, o tamanho e a dor do herpes orolabial tratado com um agente antiviral oral
- **Para recorrências frequentes ou graves**
  - O tratamento supressor reduzirá os surtos em 85% e diminui a disseminação viral em mais de 90%
  - As doses supressoras recomendadas, tomadas de forma contínua, são aciclovir, 400 mg 2x/dia; valaciclovir, 500 mg 1x/dia; ou fanciclovir, 125-250 mg 2x/dia
  - A supressão a longo prazo parece muito segura e, depois de 5-7 anos, uma proporção substancial de pacientes pode interromper o tratamento
  - A supressão de surtos e da disseminação assintomática diminui a taxa de transmissão por volta de 50%
- **Medidas locais:** a terapia antiviral tópica não é significativamente eficaz

DESFECHOS

COMPLICAÇÕES

- Pioderma
- Eczema herpético
- Panarício herpético
- Herpes gladiatorum (herpes epidêmico em lutadores/pugilistas transmitido pelo contato)
- Esofagite
- Infecção neonatal
- Ceratite
- Encefalite
- Ataques recorrentes com duração de alguns dias

PROGNÓSTICO

- Os ataques recorrentes duram alguns dias e os pacientes geralmente se recuperam sem sequelas

CASOS DE ENCAMINHAMENTO

- Casos refratários que não respondem à terapia antiviral oral

PREVENÇÃO

- Protetores solares são adjuvantes muito úteis na prevenção de recorrências induzidas pelo sol
- Uso profilático de aciclovir oral
  - Pode evitar recorrência
  - A dosagem é de 200 mg 5x/dia, com início 24 horas antes de exposição à luz ultravioleta, procedimento odontológico ou cirurgia estética orolabial; as doses comparáveis são 500 mg 2x/dia para o valaciclovir e 250 mg 2x/dia para o fanciclovir
- A terapia supressora com valaciclovir na dose de 500 mg 1x/dia reduz expressivamente o risco de transmissão do herpes genital entre os casais heterossexuais discordantes para HSV-2
- A proteção por barreira não é uma medida completamente eficaz, já que a disseminação viral ocorre a partir de áreas extensas do períneo não revestidas por preservativos

EVIDÊNCIAS

DIRETRIZES CLÍNICAS

- Association for Genitourinary Medicine, Medical Society for the Study of Venereal Disease (London). 2002 national guideline for the management of genital herpes
- Centers for Disease Control and Prevention: Diseases characterized by genital ulcers. Sexually transmitted diseases treatment guidelines. 2006

ENDEREÇOS ELETRÔNICOS

- American Social Health Association: National Herpes Resource Center
- Centers for Disease Control and Prevention

INFORMAÇÕES PARA OS PACIENTES

- American Association of Family Physicians: Herpes: What It Is and How to Deal With It
- American Social Health Association: Herpes: Get the Facts
- Mayo Clinic: Cold Sores
- National Institute of Allergy and Infectious Disease: Genital Herpes

REFERÊNCIAS

- Barton SE. Reducing the transmission of genital herpes. BMJ. 2005 Jan 22; 330(7484):157-8. [PMID: 15661761]
- Beauman JG. Genital herpes: a review. Am Fam Physician. 2005 Oct 15; 72(8):1527-34. [PMID: 16273819]
- Geretti AM. Genital herpes. Sex Transm Infect. 2006 Dec;82 Suppl 4:iv31-iv34. [PMID: 17151051]
- Spruance S et al. Short-course therapy for recurrent genital herpes and herpes labialis. J Fam Pract. 2007 Jan; 56(1): 30-6. [PMID: 17217895]

von Willebrand, Doença de

CARACTERÍSTICAS PRINCIPAIS

PRINCÍPIOS BÁSICOS DO DIAGNÓSTICO

- História familiar com padrão de herança autossômico dominante
- Tempo de sangramento aumentado, basal ou após desafio com aspirina
- Os níveis de antígeno de fator VIII ou de cofator ristocetina estão reduzidos
- Os níveis de atividade coagulante do fator VIII estão reduzidos em alguns pacientes

CONSIDERAÇÕES GERAIS

- É o distúrbio congênito da hemostasia mais comum
- Transmissão autossômica dominante
- Caracterizada por deficiência ou defeito no fator de von Willebrand (FvW), uma proteína que atua na adesão plaquetária

- As plaquetas aderem ao subendotélio através do FvW, o qual se liga ao receptor das plaquetas composto de glicoproteína Ib (que está ausente na síndrome de Bernard-Soulier)
- A agregação plaquetária é normal na doença de von Willebrand
- O FvW tem uma função distinta de ligar a proteína coagulante do fator VIII (fator VIII:C) e protegê-la da degradação (o fator VIII:C é deficiente na hemofilia A clássica); assim, ele pode secundariamente causar distúrbios de coagulação por causa da deficiência dos níveis de fator VIII:C, mas a coagulopatia raramente é severa
- Subtipos de doença de von Willebrand (Tabela 19)
  - Tipo I (80% dos casos): diminuição quantitativa do FvW
  - Tipo IIa: a anormalidade qualitativa impede a formação de multímeros; apenas pequenos multímeros presentes, os quais não podem mediar a adesão plaquetária
  - Tipo IIb: a anormalidade qualitativa causa rápida eliminação de grandes formas multiméricas funcionais
  - Tipo III: raro distúrbio autossômico recessivo no qual o FvW é quase ausente
  - Pseudodoença de von Willebrand: raro distúrbio no qual as plaquetas se ligam a grandes multímeros de FvW com excessiva avidez, causando sua eliminação do plasma

ASPECTOS DEMOGRÁFICOS

- Distúrbio comum que acomete homens e mulheres

ACHADOS CLÍNICOS

SINAIS E SINTOMAS

- Sangramento leve ocorre na maioria dos casos, mas raramente tão severo como nos casos de hemofilia; não ocorrem hemartroses espontâneas
- As mucosas são o local habitual de sangramento (epistaxes, sangramento gengival, menorragia), mas pode ocorrer sangramento gastrintestinal
- Sangramento incisional geralmente ocorre após cirurgias ou extrações dentárias
- A tendência ao sangramento é exacerbada pela aspirina
- A tendência ao sangramento diminui durante a gestação ou o uso de estrogênios

DIAGNÓSTICO DIFERENCIAL

- Outros distúrbios qualitativos das plaquetas, como uremia, uso de aspirina, trombastenia de Glanzmann
- Trombocitopenia
- Hemofilia
- Macroglobulinemia de Waldenström

DIAGNÓSTICO

EXAMES LABORATORIAIS

- Ver Tabela 19
- O número e a morfologia das plaquetas são normais
- O tempo de sangramento geralmente (nem sempre) está prolongado; medi-lo sempre que o diagnóstico for considerado porque ele se correlaciona melhor com sangramento clínico
- Quando o tempo de sangramento é normal na doença de von Willebrand, ele será marcadamente prolongado pela aspirina; pessoas normais prolongam um pouco o seu tempo de sangramento com aspirina, mas raras vezes para fora da variação normal
- Na forma mais comum da doença de von Willebrand (tipo I), os níveis plasmáticos do FvW estão reduzidos, conforme medidos pela atividade do cofator ristocetina ou pelo antígeno do fator VIII
- Quando o antígeno do fator VIII está reduzido, pode também haver diminuição nos níveis de fator VIII coagulante (fator VIII:C); quando os níveis de fator VIII:C são < 25%, o tempo de tromboplastina parcial é prolongado
- Os estudos da agregação plaquetária com agonistas usuais (ADP, colágeno, trombina) são normais, mas a agregação plaquetária em resposta à ristocetina pode ser subnormal
- Em casos difíceis, pode ser útil a realização de um ensaio direto da composição multimérica do FvW

TRATAMENTO

MEDICAÇÕES

- A desmopressina, 0,3 µg/kg IV em 1 dose, é útil para a forma leve do tipo I da doença de von Willebrand
  - Os níveis de FvW aumentam 2 a 3 vezes em 30-90 minutos, aparentemente através da liberação de FvW armazenado de células endoteliais
  - Pode ser administrada apenas a cada 24 horas porque os estoques de FvW ficam depletados
- A desmopressina não é efetiva na doença de von Willebrand tipo IIa, na qual não há estoques endoteliais
- A desmopressina pode ser prejudicial no tipo IIb, causando trombocitopenia e aumento do sangramento
- O concentrado de fator VIII, por exemplo, Humate-P (Armour), 20-50 U/kg dependendo da gravidade da doença, é o tratamento de escolha se for necessária a reposição do fator; alguns desses produtos (nem todos) contêm FvW funcional e não transmitem HIV ou hepatite
- O ácido ε-aminocaproico (AEAC; Amicar) é útil como terapia adjunta durante procedimentos dentários; após crioprecipitado ou desmopressina, 4 g VO a cada 4 horas para reduzir a probabilidade de sangramento

PROCEDIMENTOS TERAPÊUTICOS

- No distúrbio hemorrágico leve, nenhum tratamento é rotineiramente administrado, exceto evitar o uso de aspirina
- Na preparação para procedimentos cirúrgicos ou dentários, medir o tempo de sangramento, que é o melhor indicador da probabilidade de sangramento; é razoável não usar a terapia profilática se o procedimento for pequeno e o tempo de sangramento for normal

DESFECHOS

PROGNÓSTICO

- O prognóstico é excelente
- Na maioria dos casos, o distúrbio hemorrágico é leve
- Em casos mais graves, a terapia de reposição é efetiva

EVIDÊNCIAS

DIRETRIZES CLÍNICAS

- Laffan M et al. The diagnosis of von Willebrand disease: a guideline from the UK Haemophilia Centre Doctor's Organization. Haemophilia. 2004 May; 10(3):199-217. [PMID: 15086318]
- Pasi KJ et al. Management of von Willebrand disease: a guideline from the UK Haemophilia Centre Doctor's Organization. Haemophilia. 2004;10:218. [PMID: 15086319]

ENDEREÇO ELETRÔNICO

- National Hemophilia Foundation

INFORMAÇÕES PARA OS PACIENTES

- MedlinePlus: von Willebrand's Disease
- National Heart, Lung, and Blood Institute: von Willebrand Disease
- National Hemophilia Foundation: von Willebrand Disease

REFERÊNCIA

- Federici AB et al. Biologic response to desmopressin in patients with severe type 1 and type 2 von Willebrand disease: results of a multicenter European study. Blood. 2004 Mar 15;103(6): 2032-8. [PMID: 14630825]

Whipple, Doença de

CARACTERÍSTICAS PRINCIPAIS

PRINCÍPIOS BÁSICOS DO DIAGNÓSTICO

- Doença multissistêmica
- Febre, linfadenopatia, artralgias
- Má absorção
- Biópsia duodenal com macrófagos PAS-positivos com bacilos característicos

CONSIDERAÇÕES GERAIS

- Doença multissistêmica rara causada pela infecção com o bacilo *Tropheryma whippelii*
- A fonte da infecção não é conhecida; nenhum caso de transmissão entre humanos foi documentado

ASPECTOS DEMOGRÁFICOS

- Pode ocorrer em qualquer idade, porém é mais comum em homens brancos entre a quarta e a sexta décadas de vida

ACHADOS CLÍNICOS

SINAIS E SINTOMAS

- As manifestações clínicas são variadas
- Artralgia ou artrite migratória não deformante em 80%
- Sintomas gastrintestinais em 75%, incluindo
  - Dor abdominal
  - Diarreia
  - Variável má absorção com distensão, flatulência e esteatorreia
- Perda ponderal em quase todos os pacientes
- Enteropatia perdedora de proteínas com hipoalbuminemia e edema
- Febre baixa intermitente em > 50%
- Tosse crônica
- Linfadenopatia generalizada
- Envolvimento miocárdico: insuficiência cardíaca congestiva ou regurgitação valvular
- Ocular
  - Uveíte
  - Vitreíte
  - Ceratite
  - Retinite
  - Hemorragias retinianas
- Envolvimento do SNC
  - Demência
  - Letargia
  - Coma
  - Convulsões
  - Mioclonia
  - Sinais hipotalâmicos
- Achados em nervos cranianos: oftalmoplegia ou nistagmo
- Exame físico
  - Febre baixa
  - Hipotensão (tardiamente)
  - Linfadenopatia em 50%
  - Sopros cardíacos
  - Inflamação e edema de articulações periféricas
  - Achados neurológicos
  - Hiperpigmentação em áreas expostas ao sol em até 40%

DIAGNÓSTICO DIFERENCIAL

- Má absorção por outras causas, como espru celíaco ou tropical
- Doença intestinal inflamatória
- Sarcoidose
- Artrite reativa (síndrome de Reiter)
- Vasculite sistêmica
- Endocardite infecciosa
- Linfoma intestinal
- Febre familiar do mediterrâneo
- Síndrome de Behçet
- *Mycobacterium avium-intracellulare* intestinal (na AIDS)

DIAGNÓSTICO

EXAMES LABORATORIAIS

- Reação em cadeia da polimerase (PCR)
  - Confirma o diagnóstico pela demonstração da presença de RNA ribossomal 16S do *T. whippelii* no sangue, líquido cerebrospinal, líquido vítreo, líquido sinovial ou válvulas cardíacas
  - Sensibilidade de 97%
  - Especificidade de 100%

PROCEDIMENTOS DIAGNÓSTICOS

- A biópsia endoscópica do duodeno demonstra infiltração da lâmina própria com macrófagos PAS-positivos que contêm bacilos gram-positivos não álcool-ácido resistentes, e dilatação de linfáticos
- Pode ser necessária a biópsia de outros órgãos envolvidos ou de linfonodos para avaliação histológica

TRATAMENTO

MEDICAÇÕES

- O sulfametoxazol-trimetoprim (1 cp duplo VO 2x/dia) é recomendado como terapia de primeira linha
- Em pacientes gravemente enfermos, administrar 2 g/dia de ceftriaxona IV por 2 semanas
- Para pacientes alérgicos a sulfonamidas ou resistentes à terapia, considerar o tratamento a longo prazo com doxiciclina ou hidroxicloroquina
- É necessário tratamento prolongado por pelo menos 1 ano

PROCEDIMENTOS TERAPÊUTICOS

- Após o tratamento antibiótico, repetir biópsia para PCR; resultados negativos predizem uma baixa probabilidade de recaída clínica

DESFECHOS

SEGUIMENTO

- Os pacientes devem ser monitorados cuidadosamente para recaídas após o tratamento

COMPLICAÇÕES

- Alguns sinais neurológicos podem ser permanentes

PROGNÓSTICO

- A terapia antibiótica resulta em melhora clínica considerável dentro de algumas semanas
- Resposta completa dentro de 1-3 meses
- Recaídas podem ocorrer em até um terço dos pacientes após a interrupção do tratamento
- Se não for tratada, a doença é fatal

EVIDÊNCIAS

INFORMAÇÕES PARA OS PACIENTES

- Cleveland Clinic – Whipple's disease
- Medical College of Wisconsin – Whipple's disease
- National Digestive Diseases Information Clearinghouse
- National Institute of Neurological Disorders and Stroke

REFERÊNCIA

- Fenollar F et al. Whipple's disease. N Engl J Med. 2007 Jan 4;356(1):55-66. [PMID: 17202456]

Wilson, Doença de

CARACTERÍSTICAS PRINCIPAIS

PRINCÍPIOS BÁSICOS DO DIAGNÓSTICO

- Deposição excessiva de cobre no fígado e no cérebro

- Distúrbio autossômico recessivo raro que geralmente ocorre em pessoas com menos de 40 anos
- A ceruloplasmina sérica, a proteína plasmática que carrega o cobre, é baixa
- A excreção urinária de cobre é alta

CONSIDERAÇÕES GERAIS
- O defeito genético, localizado no cromossomo 13, afeta a adenosina trifosfato transportadora do cobre (ATP7B) no fígado e causa dano oxidativo nas mitocôndrias hepáticas
- Foram identificadas mais de 200 mutações diferentes na doença de Wilson
  - Assim, o diagnóstico genético não é prático, exceto dentro de famílias nas quais a mutação foi identificada no caso-índice
  - A maioria dos pacientes é de heterozigotos compostos (i. e., carregam duas mutações diferentes)
- A principal aberração fisiológica é a absorção excessiva de cobre a partir do intestino delgado e a diminuição da excreção de cobre pelo fígado, resultando em aumento da deposição tecidual, especialmente no fígado, no cérebro, nas córneas e nos rins

ASPECTOS DEMOGRÁFICOS
- Adolescentes e adultos jovens, mas pode se manifestar em pessoas com mais de 40 anos

ACHADOS CLÍNICOS

SINAIS E SINTOMAS
- Considerar o diagnóstico em qualquer criança ou adulto jovem com o seguinte
  - Hepatite, esplenomegalia com hiperesplenismo, hipertensão portal
  - Anemia hemolítica
  - Anormalidades neurológicas ou psiquiátricas
  - Hepatite crônica ou fulminante
- O envolvimento hepático pode variar de anormalidades nos testes de sangue (embora a fosfatase alcalina possa ser baixa) até cirrose e hipertensão portal
- Manifestações neurológicas
  - Relacionadas com a disfunção dos gânglios da base
  - Tremor de repouso, postural ou cinético
  - Distonia da musculatura bulbar com resultante disartria e disfagia
- Achados psiquiátricos incluem alterações comportamentais e de personalidade, bem como labilidade emocional
- **Anel de Kayser-Fleischer**
  - Sinal patognomônico
  - Depósito granular pigmentado marrom ou cinza-esverdeado na membrana de Descemet na córnea próximo da superfície endotelial
  - Em geral é mais marcado nos polos superior e inferior da córnea
  - É algumas vezes visto a olho nu, sendo prontamente detectado pelo exame com lâmpada de fenda
  - Ele pode estar ausente em pacientes apenas com manifestações hepáticas, mas costuma estar presente naqueles com doença neuropsiquiátrica

DIAGNÓSTICO DIFERENCIAL
- Hepatite aguda
- Colestase
- Insuficiência hepática aguda
- Hepatite crônica
- Cirrose
- Hepatomegalia
- Outras causas de hepatite, insuficiência hepática fulminante ou cirrose, por exemplo, virais, toxinas, hemocromatose
- Tremor por outras causas, por exemplo, doença de Parkinson, tremor essencial
- Demência por outras causas, como doença de Huntington
- Alterações comportamentais por outras doenças clínicas, como neurossífilis, tumor cerebral

DIAGNÓSTICO

EXAMES LABORATORIAIS
- Aumento da excreção urinária de cobre (> 100 μg/24 horas) ou níveis séricos baixos de ceruloplasmina (< 20 μg/dL), e elevação da concentração hepática de cobre (> 250 μg/g de fígado seco)
- Porém, o aumento da excreção urinária de cobre e os níveis séricos baixos de ceruloplasmina não são específicos para doença de Wilson
- Em casos duvidosos (quando o nível sérico de ceruloplasmina é normal), o diagnóstico pode exigir a demonstração de baixa incorporação de cobre radiomarcado à ceruloplasmina ou a determinação do cobre urinário após desafio com penicilamina

PROCEDIMENTO DIAGNÓSTICOS
- A biópsia hepática pode mostrar hepatite aguda ou crônica, ou cirrose, e é usada para quantificar o cobre hepático

TRATAMENTO

MEDICAÇÕES
- A penicilamina oral (0,75-2,0 g/dia em doses divididas) é o fármaco de escolha, aumentando a excreção urinária de cobre quelado. Adicionar piridoxina, 25-50 mg/semana, já que a penicilamina é um antimetabólito dessa vitamina
- Se o tratamento com penicilamina não puder ser tolerado por causa de reações gastrintestinais, autoimunes ou de hipersensibilidade, considerar o uso de trientina, 250-500 mg 3x/dia
- Acetato de zinco, 50 mg 3x/dia
  - Interfere com a absorção intestinal de cobre
  - Promove a excreção fecal de cobre
  - Pode ser usado como terapia de manutenção após a eliminação do cobre com um agente quelante, ou como terapia de primeira linha em pacientes gestantes ou pré-sintomáticos
- O tetratiomolibdato de amônia forma complexos com o cobre no trato intestinal e se mostrou promissor como terapia inicial para a doença de Wilson neurológica
- O tratamento deve ser continuado indefinidamente
- Quando o nível sérico de cobre não ligado à ceruloplasmina estiver na faixa normal, a dose do agente quelante pode ser reduzida para o mínimo necessário para manter aquele nível

CIRURGIA
- Indicações para transplante hepático
  - Hepatite fulminante (geralmente após plasmaférese como medida estabilizadora)
  - Cirrose terminal
  - Doença neurológica intratável (em casos selecionados)
- A sobrevida é menor quando o transplante é realizado para doença neurológica do que para doença hepática

PROCEDIMENTOS TERAPÊUTICOS
- O tratamento precoce para remover o excesso de cobre é essencial antes que ele possa provocar dano hepático ou neurológico
- Precocemente na fase de tratamento, restringir o cobre da dieta (frutos do mar, vísceras e legumes)

DESFECHOS

SEGUIMENTO
- Cobre sérico não ligado à ceruloplasmina
- Cobre urinário

COMPLICAÇÕES
- Hepatite fulminante e cirrose
- Podem ocorrer cálculos renais, defeito de Fanconi, acidose tubular renal, hipoparatireoidismo e anemia hemolítica

PROGNÓSTICO
- O prognóstico é bom se o tratamento efetivo ocorrer antes do dano hepático ou cerebral
- A doença pode estabilizar com o tratamento na cirrose

PREVENÇÃO
- Membros familiares, especialmente irmãos, necessitam de rastreamento com ceruloplasmina sérica, testes de bioquímica hepática e exame com lâmpada de fenda

EVIDÊNCIAS

DIRETRIZES CLÍNICAS
- National Guideline Clearinghouse
- Roberts EA et al. A practice guideline on Wilson Disease. Hepatology. 2003;37:1475. [PMID: 12774027]

INFORMAÇÕES PARA OS PACIENTES
- Mayo Clinic
- National Digestive Diseases Information Clearinghouse
- National Institute of Neurological Disorders and Stroke

REFERÊNCIAS
- Ferenci P. Wilson's disease. Clin Gastroenterol Hepatol. 2005 Aug;3(8):72633. [PMID: 16233999]
- Medici V et al. Diagnosis and management of Wilson's disease: results of a single center experience. J Clin Gastroenterol. 2006 Nov-Dec; 40(10):936-41. [PMID: 17063115]
- Merle U et al. Clinical presentation, diagnosis and long-term outcome of Wilson's disease: a cohort study. Gut. 2007 Jan;56(1):115-20. [PMID: 16709660]

Z

Zollinger-Ellison, Síndrome de

CARACTERÍSTICAS PRINCIPAIS

PRINCÍPIOS BÁSICOS DO DIAGNÓSTICO

- Doença ulcerosa péptica que pode ser grave e atípica
- Hipersecreção de ácido gástrico
- A diarreia é comum, sendo aliviada pela aspiração nasogástrica
- A maioria dos casos é esporádica, 25% com neoplasia endócrina múltipla (NEM) tipo 1

CONSIDERAÇÕES GERAIS

- Causada por tumores neuroendócrinos (gastrinomas) intestinais secretores de gastrina, o que resulta em hipergastrinemia e hipersecreção gástrica
- Os gastrinomas causam < 1% das úlceras pépticas
- Gastrinomas primários podem surgir no pâncreas (25%), na parede duodenal (45%), em linfonodos (5-15%) ou em outras localizações (20%)
- A maioria dos gastrinomas é de tumores solitários ou nódulos multifocais potencialmente ressecáveis; 25% são gastrinomas multicêntricos pequenos associados a NEM 1 que são mais difíceis de ressecar
- Os gastrinomas são malignos em menos de dois terços dos casos; um terço já formou metástases no momento da apresentação inicial
- O rastreamento para síndrome de Zollinger-Ellison com níveis de gastrina em jejum está indicado para pacientes com
  - Úlceras refratárias à terapia-padrão
  - Úlceras gigantes (> 2 cm)
  - Úlceras localizadas distalmente ao bulbo duodenal
  - Úlceras duodenais múltiplas
  - Recorrências frequentes das úlceras
  - Úlceras associadas a diarreia
  - Úlceras que ocorrem após cirurgia para úlcera
  - Úlceras com complicações
  - Úlceras com hipercalcemia
  - História familiar de úlceras
  - Úlceras não relacionadas com *Helicobacter pylori* ou anti-inflamatórios não esteroides (AINEs)

ACHADOS CLÍNICOS

SINAIS E SINTOMAS

- Úlceras pépticas em > 90%, geralmente solitárias e no bulbo duodenal proximal, mas podem ser múltiplas ou ocorrer no duodeno distal
- Não ocorrem úlceras gástricas isoladas
- Sintomas de refluxo gastresofágico
- Diarreia, esteatorreia e perda ponderal (em cerca de 33%) secundariamente à inativação das enzimas pancreáticas

DIAGNÓSTICO DIFERENCIAL

- Doença ulcerosa péptica por outras causas, por exemplo, AINEs, *H. pylori*
- Doença do refluxo gastresofágico, esofagite, gastrite, pancreatite ou colecistite
- Diarreia por outras causas
- Outros tumores neuroendócrinos intestinais
  - Carcinoide
  - Insulinoma
  - VIPoma
  - Glucagonoma
  - Somatostatinoma
- Hipergastrinemia por outras causas
  - Gastrite atrófica
  - Obstrução da via de saída gástrica
  - Anemia perniciosa
  - Insuficiência renal crônica

DIAGNÓSTICO

EXAMES LABORATORIAIS

- Concentração sérica de gastrina em jejum aumentada (> 150 pg/mL) em pacientes que não usaram antagonistas do receptor H_2 por 24 horas ou inibidores da bomba de próton por 6 dias
- Nível sérico de cálcio, hormônio da paratireoide, prolactina, hormônio luteinizante, hormônio folículo-estimulante e hormônio do crescimento em todos os pacientes com síndrome de Zollinger-Ellison para excluir NEM 1
- Um pH gástrico > 3,0 implica hipocloridria e exclui gastrinoma

DIAGNÓSTICO POR IMAGEM

- A TC, a RM e a ultrassonografia transabdominal têm sensibilidade de < 50-70% para metástases hepáticas e de 35% para tumores primários
- A cintilografia para receptor de somatostatina (CRS) com SPECT tem alta sensibilidade (> 80%) para a detecção de metástases hepáticas, bem como de tumores primários
- A ultrassonografia endoscópica (USE)
  - Está indicada em pacientes com CRS negativa
  - Tem sensibilidade de > 90% para tumores da cabeça do pâncreas e de cerca de 50% para tumores na parede abdominal ou linfonodos adjacentes
- A combinação de CRS e USE pode localizar > 90% dos gastrinomas primários no pré-operatório

PROCEDIMENTOS DIAGNÓSTICOS

- O teste de estimulação com secretina diferencia a síndrome de Zollinger-Ellison de outras causas de hipergastrinemia
- A secretina, 2 unidades/kg IV, produz uma elevação na gastrina sérica de > 200 pg/mL dentro de 2-30 minutos em 85% dos pacientes com gastrinoma

TRATAMENTO

MEDICAÇÕES

- Inibidores da bomba de prótons (omeprazol, rabeprazol, pantoprazol, esomeprazol ou lansoprazol), 40-120 mg/dia, ajustados para alcançar um débito basal de ácido de < 10 mEq/h para doença metastática

CIRURGIA

- Ressecção primária do gastrinoma por laparotomia na doença localizada
- Os exames pré-operatórios associados à palpação e ultrassonografia intra-operatórias permitem a localização e ressecção bem-sucedidas na maioria dos casos
- Ressecção cirúrgica de metástases hepáticas isoladas

DESFECHOS

COMPLICAÇÕES

- Em pacientes com doença não ressecável, as complicações da hipersecreção de ácido gástrico podem ser evitadas em quase todos os casos por doses suficientes de inibidores da bomba de prótons
- As opções terapêuticas para doença metastática incluem interferon, octreotida, terapia combinada e quimioembolização

PROGNÓSTICO

- A sobrevida em 15 anos para pacientes sem metástases hepáticas na apresentação inicial é de > 80%
- A sobrevida em 10 anos para pacientes com metástases hepáticas é de 30%

CASOS DE ENCAMINHAMENTO

- Todos os pacientes com a síndrome de Zollinger-Ellison devem ser encaminhados para um cirurgião gastrintestinal com experiência na avaliação e no manejo

EVIDÊNCIAS

DIRETRIZES CLÍNICAS

- Gibril F et al. Zollinger-Ellison syndrome revisited: diagnosis, biologic markers, associated inherited disorders, and acid hypersecretion. Curr Gastroenterol Rep. 2004;6:454. [PMID: 15527675]
- Quan C et al. Management of peptic ulcer disease not related to *Helicobacter pylori* or NSAIDs. Am J Gastroenterol. 2002; 97:2950. [PMID: 12492176]

ENDEREÇOS ELETRÔNICOS

- MedlinePlus – Zollinger-Ellison syndrome
- National Digestive Diseases Information Clearinghouse – Zollinger-Ellison syndrome

INFORMAÇÕES PARA OS PACIENTES

- Cleveland Clinic – Zollinger-Ellison syndrome
- Florida State University College of Medicine – Zollinger-Ellison syndrome
- Mayo Clinic – Zollinger-Ellison syndrome

REFERÊNCIA

- Libutti SK et al. Gastrinoma: sporadic and familial disease. Surg Oncol Clin N Am. 2006 Jul;15(3):479-96. [PMID: 16882493]

Zumbido

CARACTERÍSTICAS PRINCIPAIS

- O zumbido é a percepção de ruídos anormais nas orelhas ou na cabeça
- Períodos intermitentes de zumbido leve e de alta intensidade durando de segundos a minutos são comuns em pessoas com audição normal
- O zumbido persistente frequentemente – mas não sempre – indica a presença de perda auditiva sensorial
- Quando grave e persistente, o zumbido pode interferir com o sono e a capacidade de concentração, resultando em considerável sofrimento psicológico

ACHADOS CLÍNICOS

- Zumbido pulsátil
  - Geralmente descrito como se o paciente escutasse o próprio batimento cardíaco
  - Deve ser diferenciado do zumbido tonal
  - Em geral causado por perda auditiva condutiva
  - Pode indicar uma anormalidade vascular, como tumor do glomo, doença vasoclusiva carotídea, estenose de seio venoso, malformação arteriovenosa ou aneurisma
- Um zumbido em clique *staccato*
  - Pode resultar de espasmo muscular da orelha média, algumas vezes associado a mioclonia do palato
  - O paciente tipicamente percebe uma série rápida de ruídos em estalidos, durando de segundos a minutos, acompanhados de uma sensação de vibração na orelha

DIAGNÓSTICO

- Considerar angiografia e venografia por RM quando houver suspeita de anormalidade vascular

TRATAMENTO

- Evitar a exposição a ruídos excessivos, agentes ototóxicos e outros fatores que possam causar dano coclear
- Mascarar o zumbido com música ou amplificação de sons normais com um aparelho auditivo pode trazer alívio
- Antidepressivos orais (p. ex., nortriptilina com dose inicial de 50 mg ao deitar) geralmente melhoram a depressão e o distúrbio do sono induzido pelo zumbido

Tabelas e Figuras de Referência

SUMÁRIO

TABELAS

Agentes Analgésicos

Tabela 1. Paracetamol, inibidores da COX-2 e anti-inflamatórios não esteroides úteis 594

Tabela 2. Analgésicos agonistas opioides úteis 596

Anormalidades Lipídicas

Tabela 3. Valores-alvo para o colesterol LDL e pontos de corte para tratamento: Recomendações do III Painel de Tratamento de Adultos do National Cholesterol Education Program (NCEP) 599

Tabela 4. Efeitos de medicamentos modificadores de lipídeos 600

Câncer

Tabela 5. Recomendações para triagem de câncer em adultos de risco médio 601

Tabela 6. Opções terapêuticas para cânceres responsivos a agentes sistêmicos...................................602

Tabela 7. Dosagem de agente único e toxicidade de medicamentos anticancerígenos 604

Tabela 8. Esquema comum para modificação da dose de agentes quimioterápicos contra o câncer...........611

Tabela 9. Síndromes paraneoplásicas associadas a cânceres frequentes 612

Distúrbios Gastrintestinais

Tabela 10. Causas de náuseas e vômitos 614

Tabela 11. Regimes comuns de doses de antieméticos 615

Tabela 12. Causas de ascite..615

Tabela 13. Opções terapêuticas para úlcera péptica........616

Tabela 14. Estadiamento de câncer colorretal 617

Tabela 15. Recomendações para triagem de câncer colorretal..617

Distúrbios Genéticos

Tabela 16. Alguns dos agentes "não seguros" e "provavelmente seguros" utilizados no tratamento de porfirias agudas..617

Distúrbios Hematológicos

Tabela 17. Síndromes α-talassemia 618

Tabela 18. Síndromes β-talassemia 618

Tabela 19. Diagnóstico laboratorial da doença de von Willebrand 618

Distúrbios Hidroeletrolíticos

Tabela 20. Água corporal total (sob a forma de porcentagem do peso corporal) em relação à idade e ao sexo 618

Tabela 21. Causas de hipercalemia...................................619

Tabela 22. Distúrbios acidobásicos primários e compensação esperada 619

Tabela 23. Acidoses metabólicas hiperclorêmicas com *anion gap* normal...620

Tabela 24. Alcalose metabólica...620

Tabela 25. Preparados de vitamina D utilizados no tratamento do hipoparatireoidismo 620

Tabela 26. Critérios diagnósticos de diferentes tipos de hipercalciúria...621

Distúrbios Musculoesqueléticos

Tabela 27. Frequência (%) de autoanticorpos em doenças reumáticas 621

Tabela 28. Exame do líquido sinovial 621

Tabela 29. Testes neurológicos para distúrbios nervosos lombossacrais 622

Tabela 30. Critérios AHRQ para solicitação de radiografias lombares em pacientes com lombalgia aguda...622

Tabela 31. Medicamentos associados a lúpus eritematoso...622

Tabela 32. Critérios para a classificação de lúpus eritematoso sistêmico. (Um paciente é diagnosticado com LES se 4 ou mais dos 11 critérios forem atendidos.)...622

Doenças Infecciosas

Tabela 33. Características diagnósticas de alguns exantemas agudos 623

Tabela 34. Medicamentos de escolha para patógenos microbianos suspeitos ou confirmados, 2008..................624

Tabela 35. Exemplos de terapia antimicrobiana inicial para adultos hospitalizados gravemente enfermos na espera da identificação do microrganismo causal 626

Tabela 36. Terapia antimicrobiana inicial para meningite purulenta de causa desconhecida 626

Tabela 37. Achados típicos do líquido cerebrospinal em várias doenças do sistema nervoso central 627

Tabela 38. Diarreias bacterianas agudas e "intoxicação alimentar"..628

Tabela 39. Esquema de imunização recomendado na infância e adolescência – Estados Unidos, 2008 630

Tabela 40. Esquema de imunização recomendado na fase adulta – Estados Unidos, 2008.............................633

Tabela 41. Orientações para a profilaxia contra o tétano no tratamento de ferimentos 636

Tabela 42. Regimes para a prevenção de infecções em pacientes imunocomprometidos 636

Tabela 43. Agentes antimicrobianos para o tratamento de antraz ou profilaxia contra esse patógeno 637

Tabela 44. Recomendações da American Heart Association para profilaxia contra endocardite decorrente de procedimentos odontológicos em pacientes com problemas cardíacos 637

Tabela 45. Problemas cardíacos com alto risco de consequências adversas por endocardite contra a qual se recomenda a profilaxia em procedimentos odontológicos 637

Tabela 46. Recomendações para administração de profilaxia contra endocardite bacteriana aos pacientes, de acordo com o tipo de procedimento 637

Tabela 47. Tratamento da endocardite infecciosa 638

Tabela 48. Tratamento de infecções intra-abdominais anaeróbias 639

Tabela 49. Leucócitos fecais em distúrbios intestinais 639

Tabela 50. Tratamento da doença de Lyme 640

Tabela 51. Tratamento da amebíase 640

Tabela 52. Recomendações da Organização Mundial da Saúde para o tratamento da malária 641

Tabela 53. Medicamentos para a prevenção da malária em turistas/viajantes 641

Tabela 54. Principais agentes antimaláricos 641

Tabela 55. Tratamento da malária 642

Tabela 56. Diretrizes para o tratamento da malária nos Estados Unidos 643

Endocrinologia

Tabela 57. Os critérios do Diabetes Expert Committee (Comitê de Especialistas em Diabetes) para avaliação do teste-padrão de tolerância à glicose oral 646

Tabela 58. Agentes para o tratamento do diabetes melito tipo 2 646

Tabela 59. Preparados de insulina disponíveis nos Estados Unidos 647

Tabela 60. Exemplos de regimes terapêuticos insulínicos intensivos com uso de análogos de insulina de ação rápida (insulina lispro, asparto ou glulisina) e insulina detemir, ou insulina glargina em homem de 70 kg de peso corporal com diabetes tipo 1 647

Fígado, Via Biliar e Pâncreas

Tabela 61. Provas bioquímicas hepáticas: valores normais e alterações em dois tipos de icterícia 647

Tabela 62. Padrões sorológicos comuns em infecção pelo vírus da hepatite B e a interpretação desses padrões 648

Tabela 63. Sistema de escore de Child-Turcotte-Pugh e modelo para doença hepática em fase terminal (MELD) para estadiamento de cirrose 648

Tabela 64. Doenças da via biliar 649

Tabela 65. Critérios de Ranson para avaliação da gravidade da pancreatite aguda 649

Tabela 66. Preparados enzimáticos pancreáticos selecionados 650

Geriatria

Tabela 67. Escala de Depressão Geriátrica de Yesavage (formulário reduzido) 650

Tabela 68. Tratamento de úlceras de decúbito 651

Ginecologia

Tabela 69. Sistemas de classificação para esfregaços de Papanicolaou 651

Tabela 70. Estadiamento FIGO[1] de câncer da cérvice uterina 651

Tabela 71. Tumores ovarianos funcionais e neoplásicos 652

Tabela 72. Estadiamento TNM para câncer de mama 653

Tabela 73. Fatores prognósticos em câncer de mama com linfonodo negativo 655

Tabela 74. Agentes comumente utilizados para o controle hormonal de câncer de mama metastático 655

Tabela 75. Sobrevida aproximada (%) de pacientes com câncer de mama segundo o estadiamento TNM 655

Tabela 76. Contraceptivos orais em baixas doses comumente utilizados 656

Tabela 77. Contraindicações para o uso de contraceptivos orais 657

Tabela 78. Contraindicações para o uso de dispositivo intrauterino (DIU) 657

Infecção por HIV

Tabela 79. Definição de caso de AIDS pelo CDC para a vigilância de adultos e adolescentes 658

Tabela 80. Achados laboratoriais em caso de infecção por HIV 659

Tabela 81. Cuidados de saúde de manutenção para indivíduos infectados pelo HIV 659

Tabela 82. Tratamento de infecções oportunistas e malignidades relacionadas com a AIDS 660

Tabela 83. Terapia antirretroviral 661

Tabela 84. Profilaxia para *Pneumocystis jiroveci* 663

Intoxicação

Tabela 85. *Kits* do antídoto para cianeto atualmente disponíveis 663

Tabela 86. Intoxicações comuns por frutos do mar 663

Neurologia

Tabela 87. Características clínicas associadas à cefaleia aguda que justificam neuroimagem de urgência ou emergência 664

Tabela 88. Tratamento profilático da enxaqueca 664

Tabela 89. Características dos principais subtipos de acidente vascular cerebral 665

Tabela 90. Classificação das crises convulsivas 666

Tabela 91. Tratamento medicamentoso para crises convulsivas em adultos 667

Tabela 92. Tumores intracranianos primários 668

Tabela 93. Alguns agentes antiparkinsonianos anticolinérgicos 669

Tabela 94. Sequelas cerebrais agudas de traumatismo craniano 669

Tabela 95. As distrofias musculares 670

Obstetrícia

Tabela 96. Medicamentos teratogênicos ou fetotóxicos comuns 670

Tabela 97. Indicadores de pré-eclâmpsia/eclâmpsia leve a moderada *versus* grave 671

Tabela 98. Triagem e critérios diagnósticos para diabetes melito gestacional 671

Tabela 99. Medicamentos e substâncias que exigem avaliação criteriosa de risco antes de serem prescritos para mulheres lactantes 671

Olho

Tabela 100. O olho inflamado: diagnóstico diferencial de causas comuns 672

Tabela 101. Agentes oftálmicos tópicos 672

Orelha

Tabela 102. Distúrbios vestibulares comuns: diagnóstico diferencial estabelecido com base nas apresentações clássicas 676

Pele

Tabela 103. Agentes terapêuticos dermatológicos tópicos úteis 677

Tabela 104. Sistema de estadiamento para classificação das úlceras de decúbito 680

Tabela 105. Reações cutâneas decorrentes de agentes sistêmicos 681

Psiquiatria

Tabela 106. Triagem para consumo excessivo de bebidas alcoólicas 683

Tabela 107. Agentes ansiolíticos e hipnóticos comumente utilizados 684

Tabela 108. Antipsicóticos comumente utilizados 685

Tabela 109. Potência relativa e efeitos colaterais dos antipsicóticos 686

Tabela 110. Antidepressivos comumente utilizados 687

Tabela 111. Etiologia do *delirium* e de outros distúrbios cognitivos 688

Pulmões

Tabela 112. Avaliação de gravidade da exacerbação da asma 689

Tabela 113. Classificação de gravidade das exacerbações da asma 690

Tabela 114. Avaliação do controle da asma 691

Tabela 115. Medicamentos de controle a longo prazo para asma 692

Tabela 116. Medicamentos de ação rápida para alívio da asma 694

Tabela 117. Padrões de doença em DPOC avançada 695

Tabela 118. Oxigenoterapia domiciliar: requisitos para cobertura do Medicare 695

Tabela 119. Características e tratamento de pneumonias selecionadas 696

Tabela 120. Sistema de escore para classificação de risco pela regra de predição da Pneumonia Patient Outcomes Research Team (PORT) 698

Tabela 121. Taxas de mortalidade em 30 dias pela classificação de risco da PORT e recomendações quanto ao local de tratamento 699

Tabela 122. Classificação de reações positivas ao teste cutâneo de tuberculina 699

Tabela 123. Características dos medicamentos contra tuberculose 700

Tabela 124. Dosagens recomendadas para o tratamento inicial da tuberculose 700

Tabela 125. Estadiamento TNM para câncer de pulmão 701

Tabela 126. Abordagem para estadiamento de pacientes com câncer de pulmão 702

Tabela 127. Taxas de sobrevida aproximadas após tratamento de câncer de pulmão 702

Tabela 128. Diagnóstico diferencial de doença pulmonar intersticial 702

Tabela 129. Pneumonias intersticiais fibrosantes idiopáticas 703

Tabela 130. Frequência de sinais e sintomas específicos em pacientes sob risco de tromboembolismo pulmonar 704

Tabela 131. Métodos selecionados para a prevenção de tromboembolismo venoso 705

Tabela 132. Regimes terapêuticos selecionados com heparinas de baixo peso molecular e heparinoides para prevenção de tromboembolismo venoso 706

Tabela 133. Dose intravenosa de heparina, com base no peso corporal 707

Tabela 134. Regimes anticoagulantes selecionados com heparina de baixo peso molecular 707

Tabela 135. Causas selecionadas de pneumonite por hipersensibilidade 707

Tabela 136. Causas de transudatos e exsudatos do líquido pleural 707

Tabela 137. Características de derrames pleurais exsudativos importantes......................708

Tabela 138. Distúrbios selecionados associados a síndrome da angústia respiratória aguda (SARA) 708

Rins

Tabela 139. Estágios de doença renal crônica: um plano de ação clínica 709

Tabela 140. Principais causas de doença renal crônica 709

Tabela 141. Classificação e achados em glomerulonefrite: síndromes nefróticas............................710

Sistema Cardiovascular

Tabela 142. Terapia trombolítica para infarto agudo do miocárdio..710

Tabela 143. Medicamentos antiarrítmicos........................711

Tabela 144. Classificação e manejo da pressão arterial para adultos com idade igual ou superior a 18 anos...713

Tabela 145. Causas de hipertensão resistente 713

Tabela 146. Resumo das diretrizes atuais do American College of Cardiology/American Heart Association (ACC/AHA) para o tratamento clínico de síndromes coronarianas agudas e infarto agudo do miocárdio..714

Tabela 147. Medicamentos anti-hipertensivos: diuréticos 715

Tabela 148. Medicamentos anti-hipertensivos: bloqueadores β-adrenérgicos..716

Tabela 149. Medicamentos anti-hipertensivos: inibidores da renina, inibidores da ECA e bloqueadores dos receptores da angiotensina II..718

Tabela 150. Medicamentos anti-hipertensivos: bloqueadores dos canais de cálcio 720

Tabela 151. Bloqueadores dos receptores α-adrenérgicos, simpaticolíticos e vasodilatadores 721

Tabela 152. Medicamentos para emergências e urgências hipertensivas 722

Urologia

Tabela 153. Índice de sintomas da American Urological Association para hiperplasia prostática benigna..723

FIGURAS

Figura 1. Miniexame do estado mental..............................724

Figura 2. Dois algoritmos simples para orientar a avaliação de tromboembolismo venoso sob suspeita.....725

Figura 3. Algoritmo da British Hypertension Society (Sociedade Britânica de Hipertensão) para diagnóstico e tratamento de hipertensão, incorporando o risco cardiovascular total na decisão de quais pacientes "pré-hipertensos" devem ser tratados 726

Figura 4. Recomendações da British Hypertension Society (Sociedade Britânica de Hipertensão) para combinação de agentes anti-hipertensivos 727

Figura 5. Curso típico da hepatite aguda tipo A 727

Figura 6. Curso típico da hepatite aguda tipo B 727

Figura 7. Curso típico da hepatite C aguda e crônica.......727

Figura 8. Avaliação de hiponatremia utilizando a osmolalidade sérica e o estado volêmico do líquido extracelular..728

Figura 9. Inervação cutânea..729

Figura 10. Algoritmo para avaliação do componente psiquiátrico de dor crônica 731

Figura 11. Panorama geral do tratamento da depressão..732

TABELA 1. Paracetamol, inibidores da COX-2 e anti-inflamatórios não esteroides úteis[*]

Medicamento	Dose Usual para Adultos com ≥ 50 kg	Dose Usual para Adultos com < 50 kg[1]	Custo por Unidade	Custo para Tratamento de 30 Dias[2]	Comentários[3]
Paracetamol[4] (Tylenol®, Datril®, etc.)	650 mg a cada 4 horas ou 975 mg a cada 6 horas	10-15 mg/kg a cada 4 horas (oral); 15-20 mg/kg a cada 4 horas (retal)	$0,02/325 mg (oral); $0,52/650 (retal), ambos vendidos sem receita médica	$7,20 (oral); $93,60 (retal)	Não constitui um AINE, porque carece de efeitos anti-inflamatórios periféricos. Equivalente ao ácido acetilsalicílico como analgésico e agente antipirético.
Ácido acetilsalicílico[5] (Aspirina®)	650 mg a cada 4 horas ou 975 mg a cada 6 horas	10-15 mg/kg a cada 4 horas (oral); 15-20 mg/kg a cada 4 horas (retal)	$0,02/325 mg; $0,31/600 mg (retal), ambos vendidos sem receita médica	$7,20 (oral); $55,80 (retal)	Disponível também em formulação entérica revestida, mais lentamente absorvida, porém mais bem tolerada.
Celecoxibe[4] (Celebrex®)	200 mg 1x/dia (osteoartrite); 100-200 mg 2x/dia (artrite reumatoide)	100 mg 1 ou 2x/dia	$2,29/100 mg; $3,76/200 mg	$112,80 para osteoartrite; $225,60 para artrite reumatoide	Inibidor da ciclo-oxigenase 2. Sem efeitos antiplaquetários. Doses mais baixas para idosos que pesam < 50 kg. Incidência mais baixa de ulceração gastrintestinal endoscópica. Não se sabe se é real a incidência mais baixa de hemorragia digestiva. Possível ligação com toxicidade cardiovascular. O celecoxibe é contraindicado em casos de alergia à sulfonamida.
Salicilato de colina e magnésio[6] (Trilasate®, outros)	1.000-1.500 mg 3x/dia	25 mg/kg 3x/dia		$153,90	Os salicilatos causam menos desconforto gastrintestinal e comprometimento renal do que os AINEs, mas provavelmente são menos eficazes no controle da dor do que esses agentes.
Diclofenaco (Voltaren®, Cataflam®, outros)	50-75 mg 2 ou 3x/dia	$0,57/500 mg	$0,86/50 mg; $1,04/75 mg	$77,40; $93,60	Pode impor um risco mais alto de hepatotoxicidade. Baixa incidência de efeitos colaterais gastrintestinais. Produto entérico revestido; início lento.
Diclofenaco de liberação prolongada (Voltaren-XR®, outros)	100-200 mg 1x/dia		$2,81/100 mg	$168,60	
Diflunisal[7] (Dolobid®, outros)	500 mg a cada 12 horas		$1,29/500 mg	$77,40	Derivado fluorado do ácido acetilsalicílico.
Etodolaco (Lodine®, outros)	200-400 mg a cada 6-8 horas		$1,47/400 mg	$176,40	Toxicidade gastrintestinal possivelmente menor.
Fenoprofeno cálcico (Nalfon®, outros)	300-600 mg a cada 6 horas		$0,51/600 mg	$61,20	Possivelmente mais efeitos colaterais de que os outros, inclusive nefrite tubulointersticial.
Flurbiprofeno (Ansaid®)	50-100 mg 3 ou 4x/dia		$0,79/50 mg; $1,19/100 mg	$94,80; $142,80	Os efeitos gastrintestinais adversos podem ser mais comuns entre os idosos.
Ibuprofeno (Motrin®, Advil®, Rufen®, outros)	400-800 mg a cada 6 horas	10 mg/kg a cada 6-8 horas	$0,28/600 mg para medicamento de prescrição; $0,05/200 mg para medicamento vendido sem receita médica	$33,60; $9,00	Relativamente bem tolerado. Menos toxicidade gastrintestinal.
Indometacina (Indocin®, Indometh®, outros)	25-50 mg 2 a 4x/dia		$0,38/25 mg; $0,64/50 mg	$45,60; $76,80	Incidência mais alta de efeitos tóxicos relacionados com a dose, especialmente efeitos sobre o trato gastrintestinal e a medula óssea.
Cetoprofeno (Orudis®, Oruvail®, outros)	25-75 mg a cada 6-8 horas (máximo de 300 mg/dia)		$0,96/50 mg para medicamento de prescrição; $1,07/75 mg para medicamento de prescrição; $0,09/12,5 mg para medicamento vendido sem receita médica	$172,80; $128,40; $16,20	Doses mais baixas para idosos.

(continua)

[*] N. de T. Os valores dos medicamentos apresentados nas tabelas a seguir são dados em dólares americanos, referentes ao ano de 2008, o que possibilitará ao leitor uma estimativa dos valores em reais. Além disso, as denominações comerciais e formas farmacêuticas aparecem conforme disponíveis nos Estados Unidos.

TABELA 1. Paracetamol, inibidores da COX-2 e anti-inflamatórios não esteroides úteis (continuação)

Medicamento	Dose Usual para Adultos com ≥ 50 kg	Dose Usual para Adultos com < 50 kg[1]	Custo por Unidade	Custo para Tratamento de 30 Dias[2]	Comentários[3]
Trometamina de cetorolaco (Toradol®)	10 mg a cada 4-6 horas até, no máximo, 40 mg/dia VO		$1,02/10 mg	Não recomendado	Uso a curto prazo (< 5 dias) apenas; do contrário, há aumento no risco de efeitos colaterais gastrintestinais.
Trometamina de cetorolaco[8] (Toradol®)	60 mg IM ou 30 mg IV inicialmente, depois 30 mg a cada 6 horas IM ou IV		$1,80/30 mg	Não recomendado	AINE intramuscular ou intravenoso como medicamento alternativo ao uso de opioide. Doses mais baixas para idosos. Uso a curto prazo (< 5 dias) apenas.
Salicilato de magnésio (vários)	467 mg a cada 4 horas		$0,08/467 mg para medicamento vendido sem receita médica	$9,60	
Meclofenamato de sódio[9] (Meclomen®)	50-100 mg a cada 6 horas		$3,40/100 mg	$408,00	A ocorrência de diarreia é mais comum.
Ácido mefenâmico (Ponstel®)	250 mg a cada 6 horas		$5,85/250 mg	$702,00	
Nabumetona (Relafen®)	500-1.000 mg 1x/dia (dose máxima de 2.000 mg/dia)		$1,30/500 mg; $1,53/750 mg	$91,80	Pode ser menos ulcerogênica do que o ibuprofeno, mas os efeitos colaterais globais podem não ser menores.
Naproxeno (Naprosyn®, Anaprox®, Aleve® [vendido sem receita médica], outros)	250-500 mg a cada 6-8 horas	5 mg/kg a cada 8 horas	$1,30/500 mg para medicamento de prescrição; $0,08/220 mg para medicamento vendido sem receita médica	$156,00; $7,20 para medicamento vendido sem receita médica	Geralmente bem tolerado. Doses mais baixas para idosos.
Oxaprozina (Daypro, outros)	600-1.200 mg 1x/dia		$1,51/600 mg	$90,60	Semelhante ao ibuprofeno. Pode causar erupção cutânea, prurido, fotossensibilidade.
Piroxicam (Feldene®, outros)	20 mg 1x/dia		$2,64/20 mg	$79,20	Não recomendado no idoso em função da alta taxa de reações medicamentosas adversas. Uma única dose diária é conveniente. Meia-vida longa. Pode provocar uma taxa mais alta de hemorragia digestiva e efeitos colaterais dermatológicos.
Salicilato de sódio	325-650 mg a cada 3-4 horas		$0,08/650 mg para medicamento vendido sem receita médica	$19,20	
Sulindaco (Clinoril®, outros)	150-200 mg 2x/dia		$0,98/150 mg; $1,21/200 mg	$58,80; $72,60	Pode gerar uma taxa mais alta de hemorragia digestiva. Pode ter menos potencial nefrotóxico.
Tolmetina (Tolectin®)	200-600 mg 4x/dia		$0,75/200 mg; $1,80/600 mg	$90,00; $216,00	Possivelmente mais efeitos colaterais do que os outros, inclusive reações anafiláticas.

[1] As dosagens de paracetamol e dos AINEs para adultos com menos de 50 kg de peso corporal devem ser ajustadas de acordo com o peso.
[2] Preço médio de venda no atacado (para genérico classificado como AB quando disponível) para a quantidade listada. Fonte: *Red Book Update*, Vol. 27, No. 2, fevereiro de 2008. O preço médio de venda no atacado pode não representar com precisão o custo farmacêutico real, porque há amplas variações contratuais entre as instituições.
[3] Com qualquer um desses medicamentos, podem ocorrer os efeitos adversos de cefaleia, zumbido, tontura, confusão mental, erupções cutâneas, anorexia, náuseas, vômitos, hemorragia digestiva, diarreia, nefrotoxicidade, distúrbios visuais, etc. A tolerância e a eficácia estão sujeitas a grandes variações individuais entre os pacientes. Nota: Todos os AINEs podem aumentar os níveis séricos de lítio.
[4] O paracetamol e o celecoxibe carecem de efeitos antiplaquetários.
[5] Pode inibir a agregação plaquetária por 1 semana ou mais, podendo causar sangramento.
[6] Pode ter atividade antiplaquetária mínima.
[7] A administração com antiácidos pode reduzir a absorção.
[8] Possui as mesmas toxicidades gastrintestinais que os AINEs orais.
[9] Anemia hemolítica autoimune com resultado positivo no teste de Coombs foi associada ao uso prolongado.
AINEs, anti-inflamatórios não esteroides.
Adaptada de Jacox AK et al: *Management of Cancer Pain: Quick Reference Guide for Clinicians No. 9*. AHCPR Publication No. 94-0593. Rockville, MD: Agency for Health Care Policy and Research, Public Health Service, U.S. Department of Health and Human Services. March 1994.

** N. de R.T. Para verificar os medicamentos utilizados no Brasil, consulte o *site* da Anvisa: www.portal.anvisa.gov.br.
*** N. de R.T. Para calendário oficial de vacinação no Brasil, consulte o *site* do Ministério da Saúde: www.saude.gov.br.

TABELA 2. Analgésicos agonistas opioides úteis

	Dose Equianalgésica Aproximada[1]		Dose Inicial Habitual					
			Adultos com ≥ 50 kg de Peso Corporal		Adultos com < 50 kg de Peso Corporal			
Medicamento	Oral	Parenteral	Oral	Parenteral	Oral	Parenteral	Vantagens Potenciais	Desvantagens Potenciais
Agonistas opioides[2]								
Fentanila	Não disponível	0,1 (100 μg) a cada 1 hora	Não disponível	50-100 μg IV/IM a cada 1 hora ou 0,5-1,5 μg/kg/hora sob infusão IV $0,86/100 μg	Não disponível	0,5-1 μg/kg IV a cada 1-4 horas ou 0,5-1 μg/kg IV × 1, depois 0,5-1 μg/kg/hora sob infusão	Possivelmente menos efeitos neuroexcitatórios, inclusive na presença de insuficiência renal.	
Fentanila oral transmucosa (Actiq®); bucal (Fentora®)		Não disponível	200 μg da formulação transmucosa; 100 μg da formulação bucal; $25,12/200 μg para a formulação transmucosa; $15,90/200 μg para a formulação bucal	Não disponível		Não disponível	Tratamento de episódios de dor irruptiva em pacientes que já estão sob medicação opióide de ação prolongada.	As formulações transmucosas e bucais não são bioequivalentes; há maior biodisponibilidade da formulação bucal.
Fentanila transdérmica	Não disponível por via oral, mas o clínico pode utilizar a regra "2:1"[2] para a formulação transdérmica	Não disponível	Não disponível por via oral Emplastro de 12,5-25 μg/hora a cada 72 horas; $14,42/25 μg/hora	Não disponível	Emplastro de 12,5-25 μg/hora a cada 72 horas	Não disponível	Níveis sanguíneos estáveis do medicamento.	Não indicada para uso em pacientes que nunca foram submetidos a opioides.
Hidromorfona[3] (Dilaudid®)	7,5 mg a cada 3-4 horas	1,5 mg a cada 3-4 horas	1-4 mg a cada 3-4 horas; $0,37/2 mg	1,5 mg a cada 3-4 horas; $1,02/2 mg	0,06 mg/a cada 3-4 horas	0,015 mg/kg a cada 3-4 horas	Semelhante à morfina. Disponível em preparação injetável de alta potência, além de supositório retal.	Curta duração.
Levorfanol (Levo-Dromoran®)	4 mg a cada 6-8 horas	2 mg a cada 6-8 horas	4 mg a cada 6-8 horas; $1,07/2 mg	2 mg a cada 6-8 horas; $3,96/2 mg	0,04 mg/kg a cada 6-8 horas	0,02 mg a cada 6-8 horas	Ação mais prolongada do que o sulfato de morfina.	
Meperidina[4] (Demerol®)	300 mg a cada 2-3 horas; dose normal: 50-150 mg a cada 3-4 horas	100 mg a cada 3 horas; $0,69/50 mg	Não recomendada; $0,69/50 mg	100 mg a cada 3 horas; $0,56/100 mg	Não recomendada	0,75 mg/kg a cada 2-3 horas	Utilizar apenas quando houver necessidade de analgesia de curta duração em dose única, como para procedimentos ambulatoriais, como colonoscopia. Não recomendada para dor crônica ou para dosagem repetida.	Curta duração. O metabólito normeperidina acumula-se em caso de insuficiência renal e outros problemas; em altas concentrações, pode causar irritabilidade e convulsões.

Metadona (Dolophine®, outros)	10-20 mg a cada 6-8 horas (quando se converte a partir de morfina oral diária a longo prazo < 100 mg)	5-10 mg a cada 6-8 horas	5-20 mg a cada 6-8 horas; $0,15/10 mg	2,5-10 mg a cada 6-8 horas; $4,10/10 mg	0,2 mg/kg a cada 6-8 horas	0,1 mg/kg a cada 6-8 horas	Ação um pouco mais prolongada do que a morfina. Útil em casos de intolerância à morfina. Pode ser particularmente útil para dor neuropática. Disponível em formulação líquida.	Duração analgésica mais curta do que a duração plasmática. Pode sofrer acúmulo, exigindo monitoramento rigoroso durante as primeiras semanas de tratamento. As relações equianalgésicas variam com a dose do opioide.
Morfina[3] de liberação imediata (comprimidos de sulfato de morfina, Roxanol® líquido)	30 mg a cada 3-4 horas (repetir a dosagem durante o dia todo); 60 mg a cada 3-4 horas (dosagem única ou intermitente)	10 mg a cada 3-4 horas	4-12 mg a cada 3-4 horas; $0,18/15 mg	10 mg a cada 3-4 horas; $1,20/10 mg	0,3 mg/kg a cada 3-4 horas	0,1 mg/kg a cada 3-4 horas	Padrão de comparação; há múltiplas formas de apresentação disponíveis.	Nenhum problema excepcional quando comparado com outros opioides.
Morfina de liberação controlada[3] (MS Contin®, Oramorph®)	90-120 mg a cada 12 horas	Não disponível	15-60 mg a cada 12 horas; $1,69/30 mg	Não disponível	Não disponível	Não disponível		
Morfina de liberação estendida (Kadian®, Avinza®)	180-240 mg a cada 24 horas	Não disponível	20-30 mg a cada 24 horas; $3,24/30 mg	Não disponível	Não disponível	Não disponível	Dose única diária.	
Oxicodona (Roxicodone®, OxyIR®)	20-30 mg a cada 3-4 horas	Não disponível	5-10 mg a cada 3-4 horas; $0,36/5 mg	Não disponível	0,2 mg/kg a cada 3-4 horas	Não disponível	Semelhante à morfina.	
Oxicodona de liberação controlada (Oxycontin®)	40 mg a cada 12 horas	Não disponível	20-40 mg a cada 12 horas; $3,31/20 mg	Não disponível				
Oximorfona[5] injetável (Numorphan®)	Não disponível	1 mg a cada 3-4 horas	Não disponível	1 mg a cada 3-4 horas; $3,13/1 mg			Metabólito ativo da oxicodona.	
Oximorfona[5] oral, de liberação imediata (Opana®)	10 mg a cada 3-4 horas	Não disponível	5-10 mg a cada 3-4 horas; $2,28/5 mg	Não disponível				Nova formulação com menos conhecimento sobre dosagem equianalgésica.
Oximorfona[5] de liberação estendida (Opana ER®)	30-40 mg a cada 12 horas	Não disponível	15-30 mg a cada 12 horas; $3,18/10 mg	Não disponível				Nova formulação com menos conhecimento sobre dosagem equianalgésica.

(continua)

TABELA 2. Analgésicos agonistas opioides úteis (continuação)

Medicamento	Dose Equianalgésica Aproximada[1]		Dose Inicial Habitual				Vantagens Potenciais	Desvantagens Potenciais
			Adultos com ≥ 50 kg de Peso Corporal		Adultos com < 50 kg de Peso Corporal			
	Oral	Parenteral	Oral	Parenteral	Oral	Parenteral		
Preparações combinadas de opioide-AINE								
Codeína[6,7] (com ácido acetilsalicílico ou paracetamol)[8]	180-200 mg a cada 3-4 horas; dose normal, 15-60 mg a cada 4-6 horas	130 mg a cada 3-4 horas	60 mg a cada 4-6 horas; $0,64/60 mg	60 mg a cada 2 horas (IM/SC); $2,34/60 mg	0,5-1 mg/kg a cada 3-4 horas	Não recomendada	Semelhante à morfina.	Monitorar atentamente quanto à eficácia, já que os pacientes variam em sua capacidade de converter o pró-fármaco codeína em morfina.
Hidrocodona[5] (em Lorcet®, Lortab®, Vicodin®, outros)[8]	30 mg a cada 3-4 horas	Não disponível	10 mg a cada 3-4 horas; $0,32/5 mg	Não disponível	0,2 mg/kg a cada 3-4 horas	Não disponível		A combinação com paracetamol limita a titulação da dosagem.
Oxicodona[6] (em Percocet®, Percodan®, Tylox®, outros)[8]	30 mg a cada 3-4 horas	Não disponível	10 mg a cada 3-4 horas; $0,31/5 mg	Não disponível	0,2 mg/kg a cada 3-4 horas	Não disponível.	Semelhante à morfina.	A combinação com paracetamol e ácido acetilsalicílico limita a titulação da dosagem.

[1] As tabelas publicadas variam nas doses sugeridas, equianalgésicas à morfina. A resposta clínica é o critério que deve ser aplicado a cada paciente; há necessidade de titulação até a eficácia clínica. Pela ausência de tolerância cruzada completa entre esses medicamentos, costuma ser necessário utilizar uma dose inferior à equianalgésica inicialmente ao se trocar os medicamentos e então repetir a titulação de acordo com a resposta.
[2] A dosagem da fentanila transdérmica pode ser calculada com base na regra "2:1" – a dose equianalgésica aproximada da fentanila transdérmica em μg/h é metade da dose em mg de morfina oral em 24 horas.
[3] *Advertência:* Para morfina, hidromorfona e oximorfona, a administração retal é uma via alternativa aos pacientes incapazes de tomar medicamentos por via oral. As doses equianalgésicas podem diferir das doses orais e parenterais. Normalmente, é recomendável o uso de opioide de curta ação para a terapia inicial.
[4] Não recomendada para dor crônica. As doses listadas são apenas para terapia breve de dor aguda. Trocar para algum outro opioide na terapia a longo prazo.
[5] *Advertência:* As doses recomendadas não se aplicam a pacientes adultos com insuficiência renal ou hepática ou outros problemas que afetam o metabolismo farmacológico.
[6] *Advertência:* As doses do ácido acetilsalicílico e do paracetamol em produtos combinados também devem ser ajustadas de acordo com o peso corporal do paciente.
[7] *Advertência:* As doses de codeína acima de 60 mg frequentemente não são apropriadas por causa da diminuição de analgesia extra com doses crescentes, mas aumento contínuo de náusea, constipação e outros efeitos colaterais.
[8] *Advertência:* Monitorar a dose total do paracetamol com rigor, incluindo qualquer uso sem receita médica. A dose máxima total do paracetamol é de 4 g/dia. Na presença de comprometimento hepático ou consumo excessivo de bebidas alcoólicas, a dose máxima é de 2 g/dia.

Nota: Preço médio de venda no atacado (para genérico classificado como AB quando disponível) para a quantidade listada. Fonte: *Red Book Update*, Vol. 27, No. 2, fevereiro de 2008. O preço médio de venda no atacado pode não representar com precisão o custo farmacêutico real, porque há amplas variações contratuais entre as instituições.

Adaptada de Jacox AK et al: *Management of Cancer Pain: Quick Reference Guide for Clinicians No. 9*. AHCPR Publication No. 94-0593. Rockville, MD: Agency for Health Care Policy and Research, Public Health Service, U.S. Department of Health and Human Services. March 1994.

Reproduzida em parte, com permissão, de Hosp Formul 1994;29(8 Part 2):586. (Erstad BL. A rational approach to the management of acute pain states.) Advanstar Communications, Inc.

TABELA 3. Valores-alvo para o colesterol LDL e pontos de corte para tratamento: Recomendações do III Painel de Tratamento de Adultos do National Cholesterol Education Program (NCEP)

Categoria de Risco	Objetivo do LDL (mg/dL)	Nível do LDL para Início das Mudanças no Estilo de Vida (mg/dL)	Nível do LDL para Consideração da Terapia Medicamentosa[1] (mg/dL)
Alto risco: DAC[2] ou equivalentes[3] de risco de DAC (risco > 20% em 10 anos)	< 100 (objetivo opcional: < 70 mg/dL)[4]	≥ 100[5]	≥ 100[6] (< 100: considerar as opções medicamentosas)[1]
Risco moderadamente alto: 2 ou + fatores de risco[7] (risco de 10 a 20% em 10 anos)[8]	< 130[9]	≥ 130[5]	≥ 130 (100-129; considerar as opções medicamentosas)[10]
Risco moderado: 2 ou + fatores de risco[7] (risco < 10% em 10 anos)[8]	< 130	≥ 130	≥ 160
Risco baixo: 0-1 fator de risco[11]	< 160	≥ 160	≥ 190 (160-189: medicamento redutor de LDL é opcional)

[1] Ao se fazer uso da terapia redutora de LDL, é aconselhável que a intensidade da terapia seja suficiente para atingir, pelo menos, uma redução de 30-40% nos níveis do colesterol LDL.
[2] A DAC inclui histórico de infarto do miocárdio, angina instável, procedimentos da artéria coronária (angioplastia ou cirurgia de *bypass*) ou evidência de isquemia miocárdica clinicamente significativa.
[3] Os equivalentes de risco de DAC abrangem manifestações clínicas de formas não coronarianas de doença aterosclerótica (doença arterial periférica, aneurisma de aorta abdominal e doença das artérias carótidas [ataques isquêmicos transitórios ou acidente vascular cerebral de origem carotídea com obstrução > 50% da artéria carótida]), diabetes melito e ≥ 2 fatores de risco com risco de DAC > 20% em 10 anos.
[4] Risco muito alto favorece o objetivo opcional do colesterol LDL < 70 mg/dL ou em pacientes com triglicerídeos elevados, lipoproteína de não alta densidade (HDL) < 100 mg/dL.
[5] Qualquer pessoa sob risco elevado ou moderadamente alto com fatores de risco relacionados com estilo de vida (p. ex., obesidade, inatividade física, triglicerídeos elevados, HDL baixo ou síndrome metabólica) é candidato para mudanças terapêuticas no estilo de vida para modificar esses fatores de risco, independentemente do colesterol LDL.
[6] Se o nível basal do colesterol LDL estiver < 100 mg/dL, a instituição de algum agente redutor desse tipo de colesterol constitui uma opção terapêutica, com base nos resultados dos ensaios clínicos disponíveis. Se uma pessoa de alto risco tiver triglicerídeos elevados ou colesterol HDL baixo, pode ser considerada a combinação de fibrato ou ácido nicotínico com algum redutor do LDL.
[7] Os fatores de risco compreendem tabagismo, hipertensão (pressão arterial ≥ 140/90 mmHg ou sob medicação anti-hipertensiva), baixo colesterol HDL (< 40 mg/dL), histórico familiar de DAC prematura (DAC em parente do sexo masculino de primeiro grau < 55 anos de idade; DAC em parente do sexo feminino de primeiro grau < 65 anos de idade) e idade (homens ≥ 45 anos; mulheres ≥ 55 anos).
[8] Há disponíveis calculadoras eletrônicas do risco em 10 anos no *site* www.nhlbi.nih.gov/guidelines/cholesterol.
[9] Objetivo opcional do colesterol LDL < 100 mg/dL.
[10] Para pessoas de risco moderadamente alto, quando o nível do colesterol LDL estiver 100-129 mg/dL como base de referência ou sob terapia com mudança no estilo de vida, o início de algum agente redutor de LDL para atingir um nível < 100 mg/dL desse tipo de colesterol constitui uma opção terapêutica, com base nos resultados dos ensaios clínicos disponíveis.
[11] Quase todas as pessoas com 1 ou nenhum fator de risco apresenta risco de DAC < 10% em um período de 10 anos; assim, a avaliação de risco de 10 anos não é necessária nessas pessoas.
LDL, lipoproteína de baixa densidade; NCEP, National Cholesterol Education Program; DAC, doença arterial coronariana.
Reproduzida, com permissão, de Grundy SM et al. Implications of recent clinical trials for the National Cholesterol Education Program Adult Treatment Panel III guidelines. Circulation. 2004 Jul 13;110(2):227-39.

TABELA 4. Efeitos de medicamentos modificadores de lipídeos

| Medicamento | Efeitos modificadores de lipídeos | | Triglicerídeo | Dose Diária Inicial | Dose Diária Máxima | Custo por Tratamento de 30 Dias com Dose Listada[1] |
	LDL	HDL				
Atorvastatina (Lipitor®)	−25 a −40%	+5 a 10%	↓↓	10 mg 1x/dia	80 mg 1x/dia	$124,64 (20 mg 1x/dia)
Colestiramina (Questran®, outros)	−15 a −25%	+5%	±	4 g 2x/dia	24 g divididos	$126,65 (8 g divididos)
Colesevelam (WelChol®)	−10 a −20%	+10%	±	625 mg, 6-7 comprimidos 1x/dia	625 mg, 6-7 comprimidos 1x/dia	$205,20 (6 comprimidos 1x/dia)
Colestipol (Colestid®)	−15 a −25%	+5%	±	5 g 2x/dia	30 g divididos	$134,44 (10 g divididos)
Ezetimibe (Zetia®)	−20%	+5%	±	10 mg 1x/dia	10 mg 1x/dia	$96,35 (10 mg 1x/dia)
Fenofibrato (Tricor®, outros)	−10 a −15%	+15 a 25%	↓↓	48 mg 1x/dia	145 mg 1x/dia	$113,76 (145 mg 1x/dia)
Fluvastatina (Lescol®)	−20 a −30%	+5 a 10%	↓	20 mg 1x/dia	40 mg 1x/dia	$74,84 (20 mg 1x/dia)
Genfibrozila (Lopid®)	−10 a −15%	+15 a 20%	↓↓	600 mg 1x/dia	1.200 mg divididos	$74,80 (600 mg 2x/dia)
Lovastatina (Mevacor®)	−25 a −40%	+5 a 10%	↓	10 mg 1x/dia	80 mg divididos	$71,19 (20 mg 1x/dia)
Niacina (vendida sem receita médica, Niaspan®)	−15 a −25%	+25 a 35%	↓↓	100 mg 1x/dia	3-4,5 g divididos	$15,28 (1,5 g 2x/dia, vendido sem receita médica) $230,83 (Niaspan® de 2 g)
Pravastatina (Pravachol®)	−25 a −40%	+5 a 10%	↓	20 mg 1x/dia	40 mg 1x/dia	$98,01 (20 mg 1x/dia)
Rosuvastatina (Crestor®)	−40 a −50%	+10 a 15%	↓↓	10 mg 1x/dia	40 mg 1x/dia	$103,24 (20 mg 1x/dia)
Sinvastatina (Zocor®)	−25 a −40%	+5 a 10%	↓↓	5 mg 1x/dia	80 mg 1x/dia	$84,60 (10 mg 1x/dia)

[1] Preço médio de venda no atacado (para genérico classificado como AB quando disponível) para a quantidade listada. Fonte: *Red Book Update*, Vol. 27, No. 2, fevereiro de 2008. O preço médio de venda no atacado pode não representar com precisão o custo farmacêutico real, porque há amplas variações contratuais entre as instituições. LDL, lipoproteína de baixa densidade; HDL, lipoproteína de alta densidade; ± variável, se alguma.

TABELA 5. Recomendações para triagem de câncer em adultos de risco médio

Teste	American Cancer Society[1]	Canadian Task Force[2]	United States Preventive Services Task Force[3]
Autoexame da mama	Uma opção para mulheres com mais de 20 anos.	Há evidências aceitáveis de que o autoexame da mama *não* deve ser utilizado.	Evidências insuficientes para recomendação contra ou a favor.
Exame clínico da mama	A cada 3 anos entre 20 e 40 anos de idade e depois anualmente.	Evidências satisfatórias para a triagem anual de mulheres entre 50 e 69 anos de idade por exame clínico e mamografia.	Evidências insuficientes para recomendação contra ou a favor.
Mamografia	Anualmente em mulher com idade igual ou superior a 40 anos.	As evidências atuais não apoiam a recomendação de que a mamografia de triagem seja incluída ou excluída do exame periódico de saúde de mulheres entre 40 e 49 anos de idade.	Recomendada a cada 1-2 anos para mulheres com idade igual ou superior a 40 anos (B).
Exame de Papanicolaou	Anualmente, começando dentro de 3 anos após a primeira relação vaginal ou antes de 21 anos. A triagem pode ser feita a cada 2 anos com o exame de Papanicolaou de base líquida (ou em meio líquido). Depois dos 30 anos de idade, as mulheres com 3 exames normais podem ser submetidas à triagem a cada 2-3 anos ou a cada 3 anos pelo exame de Papanicolaou somado ao teste de DNA do HPV. As mulheres podem optar pela interrupção da triagem depois dos 70 anos de idade se elas tiverem apresentado 3 resultados normais (e nenhum anormal) nos últimos 10 anos.	Anualmente na idade da primeira relação sexual ou por volta dos 18 anos de idade; após dois resultados normais, a triagem poderá ser feita a cada 2 anos até os 69 anos de idade.	A cada 3 anos, começando no início da atividade sexual ou aos 21 anos (A). Recomendação contra a triagem rotineira em mulheres com mais de 65 anos de idade se tiverem sido submetidas à triagem recente adequada com exames normais de Papanicolaou e se não estiverem sob alto risco de câncer da cérvice uterina (D).
Exame anual de fezes para pesquisa de sangue oculto[4] ou teste imunoquímico fecal Sigmoidoscopia (a cada 5 anos) Enema baritado com duplo contraste (a cada 5 anos) Colonoscopia (a cada 10 anos)	A triagem é recomendada, com a combinação da pesquisa de sangue oculto nas fezes ou teste imunoquímico fecal e sigmoidoscopia (preferíveis em relação aos exames isolados de fezes ou sigmoidoscopia). O enema baritado com duplo contraste e a colonoscopia também são considerados alternativas razoáveis.	Evidências satisfatórias para triagem a cada 1-2 anos de indivíduos acima de 50 anos de idade. Evidências aceitáveis para triagem acima dos 50 anos de idade (evidências insuficientes quanto à combinação do exame de fezes e da sigmoidoscopia). Não abordado. Evidências insuficientes a favor ou contra o uso em triagem.	A triagem é fortemente recomendada (A), mas as evidências são insuficientes para determinar o exame mais satisfatório.
Exame de sangue para pesquisa do antígeno prostático específico Exame de toque retal	O antígeno prostático específico e o exame de toque retal devem ser oferecidos anualmente a homens com idade igual ou superior a 50 anos que tenham uma expectativa de vida de, pelo menos, 10 anos. Os homens sob alto risco (afro-americanos e aqueles com forte histórico familiar) devem iniciar aos 45 anos de idade. É recomendável o fornecimento de informações aos homens sobre os riscos e benefícios, mas eles devem participar da decisão. Homens sem preferências claras devem ser submetidos à triagem.	Evidências aceitáveis *contra* a inclusão em cuidados de rotina. Evidências insuficientes a favor ou contra a inclusão em cuidados de rotina.	Evidências insuficientes para recomendação contra ou a favor. Evidências insuficientes para recomendação contra ou a favor.
Check-up relacionado com câncer	Para pessoas com idade igual ou superior a 20 anos submetidas a exames periódicos de saúde, um *check-up* relacionado com câncer deve incluir orientação e, talvez, exames da cavidade oral, da tireoide, dos linfonodos ou dos testículos.	Não avaliado.	Não avaliado.

[1] Recomendações da American Cancer Society (Sociedade Norte-americana do Câncer), disponíveis em http://www.cancer.org.
[2] Recomendações da Canadian Task Force on Preventive Health Care (Força-Tarefa Canadense para Cuidados Preventivos em Saúde), disponíveis em http://www.ctfphc.org.
[3] Recomendações da United States Preventive Services Task Force – USPSTF (Força-Tarefa de Serviços Preventivos dos Estados Unidos), disponíveis em http://www.ahrq.gov. Recomendação A: A USPSTF recomenda fortemente que os clínicos forneçam de forma rotineira o serviço a pacientes elegíveis. (A USPSTF encontrou evidências satisfatórias de que o serviço melhora desfechos importantes relacionados com a saúde, concluindo que os benefícios superam substancialmente os danos.) Recomendação B: A USPSTF recomenda que os clínicos forneçam rotineiramente o serviço a pacientes elegíveis. (A USPSTF encontrou, pelo menos, evidências aceitáveis de que o serviço traz melhora em desfechos importantes relacionados com a saúde, concluindo que os benefícios superam substancialmente os danos.) Recomendação D: A USPSTF vai contra o fornecimento rotineiro do serviço a pacientes assintomáticos. (A USPSTF encontrou, pelo menos, evidências aceitáveis de que o serviço é ineficaz ou que os danos superam os benefícios.)
[4] Teste domiciliar com três amostras.

TABELA 6. Opções terapêuticas para cânceres responsivos a agentes sistêmicos

Diagnóstico	Tratamento Atual de Escolha	Outros Agentes e Procedimentos de Valor
Leucemia linfocítica aguda	**Indução:** quimioterapia combinada. *Adultos:* Vincristina, prednisona, daunorrubicina e asparaginase (DVPasp). **Consolidação:** quimioterapia alternada com múltiplos agentes. Tranplante alogênico de medula óssea para jovens adultos ou doença de alto risco ou segunda remissão. Profilaxia do sistema nervoso central com metotrexato intratecal com ou sem radioterapia de todo o cérebro. **Manutenção da remissão:** metotrexato, tioguanina.	Doxorrubicina, citarabina, ciclofosfamida, etoposídeo, teniposídeo, clofarabina, alopurinol,[1] transplante autólogo de medula óssea. Doença de células T: Nelarabina (recidivante ou refratária)
Leucemia mielocítica e mielomonocítica aguda	**Indução:** quimioterapia combinada com citarabina e alguma antraciclina (daunorrubicina, idarrubicina). Tretinoína com idarrubicina para leucemia promielocítica aguda. **Consolidação:** citarabina em altas doses. Transplante autólogo (com ou sem purgação) ou alogênico de medula óssea para doença de alto risco ou segunda remissão.	Gentuzumabe ozogamicina (Mylotarg®), mitoxantrona, idarrubicina, etoposídeo, mercaptopurina, tioguanina, azacitidina,[2] ansacrina,[2] metotrexato, doxorrubicina, tretinoína, alopurinol,[1] leucaférese, prednisona, trióxido de arsênio para leucemia promielocítica aguda
Leucemia mielocítica crônica	Mesilato de imatinibe (Gleevec®), dasatinibe, nilotinibe. Transplante alogênico de medula óssea para doença resistente ao imatinibe ou de alto risco.	Hidroxiureia, bussulfano, citarabina, transplante autólogo de medula óssea,[2] alopurinol[1]
Leucemia linfocítica crônica	Fludarabina, clorambucila e prednisona (se o tratamento for indicado), rituximabe com fludarabina ou ciclofosfamida. Bendamustina. Terapia de segunda linha: alentuzumabe (Campath-1H®).	Rituximabe, vincristina, ciclofosfamida, doxorrubicina, clorambucila, cladribina (2-clorodeoxiadenosina; CdA), transplante alogênico de medula óssea, androgênios,[2] alopurinol[1]
Leucemia de células pilosas	Cladribina (2-clorodeoxiadenosina; CdA).	Pentostatina (desoxicoformicina), interferon α
Doença de Hodgkin (estádios III e IV)	**Quimioterapia combinada:** doxorrubicina (Adriamycin®), bleomicina, vimblastina, dacarbazina (ABVD) ou terapia de combinação alternativa sem mecloretamina. Transplante autólogo de medula óssea em pacientes de alto risco ou doença recidivante.	Mecloretamina, vincristina, prednisona, procarbazina (MOPP); carmustina, lomustina, etoposídeo, tiotepa, transplante alogênico de medula óssea
Linfoma não Hodgkin (grau intermediário a elevado)	**Terapia combinada:** depende da classificação histológica, mas geralmente inclui ciclofosfamida, vincristina, doxorrubicina e prednisona (CHOP) com ou sem rituximabe em pacientes mais idosos. Transplante autólogo de medula óssea em primeira remissão de alto risco ou primeira recidiva.	Bleomicina, metotrexato, etoposídeo, clorambucila, fludarabina, lomustina, carmustina, citarabina, tiotepa, ansacrina, mitoxantrona, transplante alogênico de medula óssea
Linfoma não Hodgkin (grau baixo)	Fludarabina, rituximabe, em caso de CD20 positiva; ibritumomabe tiuxetana ou ^{131}I tositumomabe para doença recidivante ou refratária.	**Quimioterapia combinada:** ciclofosfamida, prednisona, doxorrubicina, vincristina, clorambucila, transplante autólogo ou alogênico
Linfoma de células T cutâneo (micose fungoide)	Carmustina tópica, radioterapia por feixe de elétrons, fotoquimioterapia, targretina, denileucina diftitox (ONTAK) ou vorinostate para doença refratária.	Interferona, denileucina diftitox (ONTAK), vorinostate, quimioterapia combinada, targretina
Mieloma múltiplo	**Quimioterapia combinada:** vincristina, doxorrubicina, dexametasona; melfalana e prednisona; melfalana, ciclofosfamida, carmustina, vincristina, doxorrubicina, prednisona, talidomida. Transplante autólogo na primeira remissão completa ou parcial, minitransplante alogênico para doença de mau prognóstico. Bortezomibe ou lenalidomida ou talidomida com dexametasona para doença recidivante ou refratária.	Talidomida, lenalidomida, bortezomibe, etoposídeo, citarabina, dexametasona, transplante autólogo de medula óssea
Macroglobulinemia de Waldenström	Fludarabina ou clorambucila ou ciclofosfamida, vincristina, prednisona. Transplante alogênico de medula óssea em pacientes jovens de alto risco.	Cladribina, etoposídeo, interferon α, doxorrubicina, dexametasona, plasmaférese, transplante autólogo de medula óssea
Policitemia vera, trombocitose essencial	Hidroxiureia, flebotomia para policitemia. Hidroxiureia ou anagrelida para trombocitose.	Bussulfano, clorambucila, ciclofosfamida, interferon α, radiofósforo [32]P
Carcinoma do pulmão		
Pequenas células	**Quimioterapia combinada:** cisplatina e etoposídeo. Radioterapia paliativa. Topotecana para doença recidivante.	Ciclofosfamida, doxorrubicina, vincristina
Não pequenas células[3]	**Doença localizada:** cisplatina ou carboplatina, docetaxel. **Doença avançada:** cisplatina ou carboplatina, docetaxel, gencitabina, erlotinibe, etoposídeo, vimblastina, vinorelbina.	Doxorrubicina, etoposídeo, pemetrexede, mitomicina, ifosfamida, paclitaxel, capecitabina, radioterapia
Mesotelioma pleural maligno	Pemetrexede com cisplatina.	Doxorrubicina, radiação, pleurectomia

(continua)

TABELA 6. Opções terapêuticas para cânceres responsivos a agentes sistêmicos (continuação)

Diagnóstico	Tratamento Atual de Escolha	Outros Agentes e Procedimentos de Valor
Carcinoma da cabeça e do pescoço[3]	**Quimioterapia combinada:** cisplatina e fluoruracil, paclitaxel, cetuximabe com radiação (localmente avançado) ou isolada (metastático de segunda linha).	Metotrexato, bleomicina, hidroxiureia, doxorrubicina, vimblastina
Carcinoma do esôfago[3]	**Quimioterapia combinada:** fluoruracil, cisplatina, mitomicina.	Metotrexato, bleomicina, doxorrubicina, mitomicina
Carcinoma do estômago e pâncreas[3]	**Estômago:** etoposídeo, leucovorina,[1] fluoruracil (ELF). **Pâncreas:** fluoruracil ou ELF, gencitabina com ou sem erlotinibe.	Carmustina, mitomicina, lomustina, doxorrubicina, gencitabina, metotrexato, cisplatina, combinações para o estômago
Carcinoma do cólon e reto[3]	**Cólon:** oxaliplatina com infusão de 5-fluoruracil (5-FU)/leucovorina (FOLFOX4) (adjuvante); bevacizumabe com irinotecana; 5-FU/leucovorina com irinotecana, cetuximabe, panitumumabe, capecitabina (avançado). **Reto:** fluoruracil com radioterapia (adjuvante), para câncer avançado, semelhante ao câncer de cólon.	Metotrexato, mitomicina, carmustina, cisplatina, floxuridina
Carcinoma do rim[3]	Sunitinibe, sorafenibe, tensirolimus; considerar minitransplante alogênico.[2]	Floxuridina, vimblastina, interleucina-2 (IL-2), interferon α, progestinas, fluorodesoxiuridina infusional, fluoruracil
Carcinoma da bexiga[3]	Bacilo de Calmette-Guérin (BCG) intravesical ou tiotepa. **Quimioterapia combinada:** metotrexato, vimblastina, doxorrubicina (Adriamycin®), cisplatina (M-VAC) ou CMV isolado.	Ciclofosfamida, fluoruracil, valrubicina intravesical, gencitabina, cisplatina
Carcinoma do testículo[3]	**Quimioterapia combinada:** etoposídeo e cisplatina. Transplante autólogo de medula óssea em doença de alto risco ou recidivante.	Bleomicina, vimblastina, ifosfamida, mesna,[1] carmustina, carboplatina
Carcinoma da próstata[3]	Estrogênios ou análogo do hormônio liberador do hormônio luteinizante (leuprolida, goserelina ou triptorelina) em combinação com algum antiandrogênio (flutamida).	Cetoconazol, doxorrubicina, aminoglutetimida, progestinas, ciclofosfamida, cisplatina, vimblastina, etoposídeo, suramina[2]; PC-SPES; fosfato de estramustina
Carcinoma do útero[3]	Progestinas ou tamoxifeno.	Doxorrubicina, cisplatina, fluoruracil, ifosfamida
Carcinoma do ovário[3]	**Quimioterapia combinada:** paclitaxel e cisplatina ou carboplatina. Quimioterapia intraperitoneal com cisplatina e paclitaxel combinados com paclitaxel intravenoso.[1]	Docetaxel, doxorrubicina, topotecana, ciclofosfamida, etoposídeo, doxorrubicina lipossomal
Carcinoma da cérvice[3]	**Quimioterapia combinada:** metotrexato, doxorrubicina, cisplatina e vimblastina; ou mitomicina, bleomicina, vincristina e cisplatina com radioterapia.	Carboplatina, ifosfamida, lomustina
Carcinoma da mama[3]	**Quimioterapia combinada:** uma variedade de regimes terapêuticos é utilizada como terapia adjuvante. Para doença com linfonodo positivo – combinações incluindo doxorrubicina ou epirrubicina e, no mínimo, um dos agentes mencionados a seguir: 5-FU, ciclofosfamida, docetaxel, paclitaxel. Para doença com linfonodo negativo – uma combinação dos agentes listados anteriormente ou ciclofosfamida, metotrexato e 5-FU (CMF), ou docetaxel e ciclofosfamida. Para doença positiva para HER2/neu, quimioterapia à base de antraciclina acompanhada por trastuzumabe com paclitazel ou docetaxel ou combinação de docetaxel, carboplatina e trastuzumabe. Para doença positiva a estrogênio ou progesterona, tamoxifeno com ou sem supressão ovariana da produção estrogênica (mulheres em fase de pré-menopausa) ou anastrozol/letrozol/exemestano após, ou no lugar de, tamoxifeno (mulheres em fase de pós-menopausa) é administrado por 5 anos, independentemente do uso de quimioterapia adjuvante.	Trastuzumabe (Herceptin®) com quimioterapia, lapatinibe em combinação com capecitabina (HER2+), bevacizumabe em combinação com paclitaxel ou docetaxel, paclitaxel, docetaxel, nab-paclitaxel, epirrubicina, mitoxantrona, doxorrubicina peguilada, capecitabina, gencitabina, ixabepilona isolada ou em combinação com capecitabina, vinorelbina, tiotepa, vincristina, vimblastina, carboplatina ou cisplatina, anastrozol, letrozol, exemestano, fulvestranto, toremifeno, progestinas, goserelina, leuprolida, triptorelina
Coriocarcinoma (neoplasias trofoblásticas)[3]	Metotrexato ou dactinomicina (ou ambos) mais clorambucila.	Vimblastina, cisplatina, mercaptopurina, doxorrubicina, bleomicina, etoposídeo
Carcinoma da glândula tireoide[3]	Radioiodo (^{131}I).	Doxorrubicina, cisplatina, bleomicina, melfalana
Carcinoma da glândula adrenal[3]	Mitotano.	Doxorrubicina, suramina[2]
Carcinoide[3]	Fluoruracil mais estreptozocina com ou sem interferon α.	Doxorrubicina, ciclofosfamida, octreotida, ciproeptadina,[1] metisergida[1]

(continua)

TABELA 6. Opções terapêuticas para cânceres responsivos a agentes sistêmicos (continuação)

Diagnóstico	Tratamento Atual de Escolha	Outros Agentes e Procedimentos de Valor
Sarcoma osteogênico[3]	Altas doses de metotrexato, doxorrubicina, vincristina.	Ciclofosfamida, ifosfamida, bleomicina, dacarbazina, cisplatina, dactinomicina
Sarcoma de tecidos moles[3]	Doxorrubicina, dacarbazina.	Ifosfamida, ciclofosfamida, etoposídeo, cisplatina, metotrexato em altas doses, vincristina
Melanoma[3]	Dacarbazina, interferon α, interleucina-2.	Carmustina, lomustina, melfalana, tiotepa, cisplatina, paclitaxel, tamoxifeno, vincristina, terapia vacinal (Melacine®)[2]
Sarcoma de Kaposi	Doxorrubicina, vincristina alternada com vimblastina ou vincristina isolada. Radioterapia paliativa.	Interferon α, bleomicina, etoposídeo, doxorrubicina
Neuroblastoma[3]	**Quimioterapia combinada**: variações de ciclofosfamida, cisplatina, vincristina, doxorrubicina, dacarbazina.	Melfalana, ifosfamida, transplante autólogo ou alogênico de medula óssea
Carcinoma hepatocelular	Sunitinibe, ressecção cirúrgica.	

[1] Agente de suporte; não oncolítico.
[2] Agente ou procedimento investigacional. O tratamento está disponível por meio de pesquisadores e centros qualificados autorizados pelo National Cancer Institute and Cooperative Oncology Groups (Instituto Internacional do Câncer e Grupos Cooperativos em Oncologia).
[3] Em geral, esses tumores são tratados inicialmente com cirurgia com ou sem radioterapia e com ou sem quimioterapia adjuvante. Para doença metastática, o papel desempenhado pela radioterapia paliativa é tão importante quanto aquele da quimioterapia.

TABELA 7. Dosagem de agente único e toxicidade de medicamentos anticancerígenos[1]

Agente	Dosagem	Toxicidade Aguda	Toxicidade Tardia
Agentes alquilantes			
Mecloretamina	6-10 mg/m² IV a cada 3 semanas	Vesicante (indutor da formação de bolhas) intenso; náuseas e vômitos graves	Supressão moderada das contagens sanguíneas. O efeito da melfalana pode demorar 4-6 semanas. Altas doses produzem mielossupressão grave com leucopenia, trombocitopenia e sangramento. Ocorrem alopecia e cistite hemorrágica com ciclofosfamida, enquanto o bussulfano é capaz de causar hiperpigmentação, fibrose pulmonar e fraqueza (ver texto). A ifosfamida sempre é administrada com mesna para evitar cistite. Pode ocorrer o desenvolvimento de leucemia aguda em 5-10% dos pacientes submetidos à terapia prolongada com melfalana, mecloretamina ou clorambucila; todos os alquilantes provavelmente aumentam o risco de malignidades secundárias com o uso prolongado. A maioria causa aspermia ou amenorreia temporária ou permanente.
Clorambucila	0,1-0,2 mg/kg/dia VO (6-12 mg/dia) ou pulso de 0,4 mg/kg a cada 4 semanas	Nenhuma	
Ciclofosfamida	100 mg/m²/dia VO por 14 dias; 400 mg/m² VO por 5 dias; 1-1,5 g/m² IV a cada 3-4 semanas	Náuseas e vômitos com doses mais altas	
Melfalana	0,25 mg/kg/dia VO por 4 dias a cada 6 semanas	Nenhuma	
Bussulfano	2-8 mg/dia VO; 150-250 mg/curso	Nenhuma	
Estramustina	14 mg/kg VO em 3 ou 4 doses divididas	Náuseas, vômitos, diarreia	Trombose, trombocitopenia, hipertensão, ginecomastia, intolerância à glicose, edema.
Carmustina (BCNU)	200 mg/m² IV a cada 6 semanas	Irritante local	Leucopenia e trombocitopenia prolongadas. Raramente hepatite. Foi observada a ocorrência de leucemia aguda em alguns pacientes submetidos a nitrosoureias. As nitrosoureias são capazes de causar fibrose pulmonar tardia com o uso prolongado.
Lomustina (CCNU)	100-130 mg VO a cada 6-8 semanas	Náuseas e vômitos	
Procarbazina	100 mg/m²/dia VO por 14 dias a cada 4 semanas	Náuseas e vômitos	Mielossupressão, supressão mental, inibição da MAO, efeito semelhante ao dissulfiram.
Dacarbazina	250 mg/m²/dia IV por 5 dias a cada 3 semanas; 1.500 mg/m² IV como dose única	Náuseas e vômitos graves; anorexia	Mielossupressão; síndrome semelhante à gripe.
Cisplatina	50-100 mg/m² IV a cada 3 semanas; 20 mg/m² IV por 5 dias a cada 4 semanas	Náuseas e vômitos graves	Nefrotoxicidade, toxicidade ótica e medular leve, neurotoxicidade.
Carboplatina	360 mg/m² IV a cada 4 semanas	Náuseas e vômitos graves	Mielossupressão, anemia prolongada; mesmos efeitos que os da cisplatina, porém mais leves.
Oxaliplatina	85 mg/m² IV em 250-500 mL de soro glicosado a 5% por 2 horas no dia 1, com infusão de 5-FU/leucovorina nos dias 1 e 2 a cada 2 semanas (FOLFOX4)	Náuseas, vômitos, diarreia, fadiga, reações anafiláticas raras	Neuropatia periférica, citopenias, toxicidade pulmonar (rara).

(continua)

TABELA 7. Dosagem de agente único e toxicidade de medicamentos anticancerígenos[1] (continuação)

Agente	Dosagem	Toxicidade Aguda	Toxicidade Tardia
Bendamustina (Treanda®)	100 mg/m² IV nos dias 1 e 2 a cada 28 dias	Febre, náuseas, vômitos, reação de hipersensibilidade	Mielossupressão, infecção.
Análogos estruturais ou antimetabólitos			
Metotrexato	2,5-5 mg/dia VO; 20-25 mg IM 2x/semana; altas doses: 500-1.000 mg/m² a cada 2-3 semanas; 12-15 mg por via intratecal toda semana por 4-6 doses	Nenhuma	Mielossupressão, ulceração oral e gastrintestinal, insuficiência renal aguda; hepatotoxicidade, erupção cutânea, toxicidade elevada na presença de derrames. Nota: Reposição do fator citrovorum (também conhecido como ácido folínico ou leucovorina) para doses acima de 100 mg/m².
Pemetrexede (Alimta®)	500 mg/m² IV a cada 3 semanas; administrado com cisplatina ou isoladamente; exige suplementação de folato e vitamina B$_{12}$	Erupção cutânea, citopenias, depuração reduzida do agente se administrado com AINEs, além de náuseas, diarreia, mucosite, reações de hipersensibilidade	Citopenias, erupção cutânea, neuropatia.
Mercaptopurina	2,5 mg/kg/dia VO; 100 mg/m²/dia VO por 5 dias para indução	Nenhuma	Bem tolerada. Doses maiores causam mielossupressão.
Tioguanina	2 mg/kg/dia VO; 100 mg/m²/dia IV por 7 dias para indução	Náuseas e diarreia leves	Bem tolerada. Doses maiores causam mielossupressão.
Fluoruracil	15 mg/kg/dia IV por 3-5 dias a cada 3 semanas; 15 mg/kg semanalmente conforme a tolerância; 500-1.000 mg/m² IV a cada 4 semanas	Nenhuma	Náuseas, diarreia, ulceração oral e gastrintestinal, mielossupressão, dacrocistite.
Capecitabina	2.500 mg/m² VO 2x/dia nos dias 1-14 a cada 3 semanas	Náuseas, diarreia	Síndrome mão-pé, mucosite.
Citarabina	100-200 mg/m²/dia por 5-10 dias sob infusão intravenosa contínua; 2-3 g/m² IV a cada 12 horas por 3-7 dias; 20 mg/m² SC diariamente em doses divididas	Altas doses: náuseas, vômitos, diarreia, anorexia	Náuseas e vômitos; cistite; mielossupressão grave; megaloblastose; toxicidade do SNC com citarabina em altas doses.
Temozolomida	150 mg/m² VO por 5 dias; repetir a cada 4 semanas	Cefaleia, náuseas, vômitos	Desconhecida.
Clofarabina	52 mg/m² IV diariamente por 5 dias a cada 2-6 semanas	Náuseas, vômitos	Mielossupressão, toxicidade hepatobiliar e renal, síndrome de vazamento capilar.
Androgênios e antagonistas de androgênios			
Propionato de testosterona	100 mg IM 3x/semana	Nenhuma	Retenção de líquido, masculinização, câibras nas pernas. Icterícia colestática em alguns pacientes submetidos à fluoximesterona.
Fluoximesterona	20-40 mg/dia VO	Nenhuma	
Flutamida	250 mg 3x/dia VO	Nenhuma	Ginecomastia, fogachos, libido diminuída, efeitos colaterais gastrintestinais leves, hepatotoxicidade.
Bicalutamida	50 mg/dia VO		
Nilutamida	300 mg/dia VO por 30 dias, depois 150 mg/dia		
Etinilestradiol	3 mg/dia VO	Nenhuma	Retenção de líquido, feminização, sangramento uterino, exacerbação de doença cardiovascular, ginecomastia dolorosa, doença tromboembólica.
Moduladores seletivos dos receptores de estrogênio			
Tamoxifeno	20 mg/dia VO	Fogachos, artralgia, corrimento ou ressecamento vaginal, sangramento vaginal, libido diminuída, acne, náuseas, episódio transitório de ostealgia (doença metastática apenas)	Doença tromboembólica, anovulação, câncer endometrial, pólipos endometriais, cistos ovarianos, cataratas, ganho de peso.
Toremifeno	60 mg/dia VO		

(continua)

TABELA 7. Dosagem de agente único e toxicidade de medicamentos anticancerígenos[1] (continuação)

Agente	Dosagem	Toxicidade Aguda	Toxicidade Tardia
Inibidores da aromatase			
Anastrozol	1 mg/dia VO	Fogachos, artralgia e mialgia, rigidez articular, ressecamento vaginal, libido diminuída	Perda acelerada da densidade mineral óssea, possível exacerbação de hiperlipidemia.
Letrozol	2,5 mg/dia VO		
Exemestano	25 mg/dia VO		
Antagonista puro dos receptores de estrogênio			
Fulvestranto	250 mg IM 1x/mês	Reações transitórias no local de injeção, fogachos	Náuseas, vômitos, constipação, diarreia, dor abdominal, cefaleia, dorsalgia.
Progestinas			
Acetato de megestrol	40 mg VO 4x/dia	Fogachos	Retenção de líquido; trombose rara, ganho de peso.
Medroxiprogesterona	100-200 mg/dia VO; 200-600 mg VO 2x/semana	Nenhuma	
Análogos do GnRH			
Leuprolida	7,5 mg IM (depósito) 1x/mês ou 22,5 mg a cada 3 meses como injeção de depósito	Irritação local, exacerbação transitória dos sintomas	Fogachos, libido diminuída, impotência, ginecomastia, efeitos colaterais gastrintestinais leves, náuseas, diarreia, fadiga.
Acetato de goserelina	3,6 mg SC mensalmente ou 10,8 mg a cada 3 meses como injeção de depósito		
Pamoato de triptorelina	3,75 mg IM 1x/mês (também existe uma formulação de depósito de 3 meses)		
Adrenocorticosteroides			
Prednisona	20-100 mg/dia VO ou 50-100 mg em dias alternados VO com quimioterapia sistêmica	Alteração no humor	Retenção de líquido, hipertensão, diabetes, suscetibilidade aumentada à infecção, face de "lua cheia" (redonda, vermelha e inchada), osteoporose, anormalidades eletrolíticas, gastrite.
Dexametasona	5-10 mg VO diariamente 1 ou 2x/dia		
Cetoconazol	400 mg VO 3x/dia	Náusea aguda	Ginecomastia, hepatotoxicidade.
Modificadores da resposta biológica			
Interferon α-2a Interferon α-2b	3-5 milhões de unidades SC 3x/semana ou diariamente	Febre, calafrios, fadiga, anorexia	Mal-estar geral, perda de peso, confusão mental, hipotireoidismo, retinopatia, doença autoimune.
Aldesleucina (IL-2)	600.000 unidades/kg IV por 15 minutos a cada 8 horas por 14 doses, repetidas após um período de repouso de 9 dias. Algumas doses podem ser suspensas ou interrompidas por causa da toxicidade. **Advertência:** Altas doses devem ser administradas obrigatoriamente em unidades de terapia intensiva por equipe experiente.	Hipotensão, febre, calafrios, arrepios, diarreia, náuseas, vômitos, prurido; toxicidade hepática, renal e neurológica (SNC); vazamento capilar (principalmente com altas doses), erupção cutânea pruriginosa, infecções (podem ser graves)	Hipoglicemia, anemia.
Inibidor do hormônio peptídeo			
Acetato de octreotida	100-600 μg/dia SC em 2 doses divididas	Irritante local; náuseas e vômitos	Diarreia, dor abdominal, hipoglicemia.
Produtos naturais e agentes mistos			
Vimblastina	0,1-0,2 mg/kg ou 6 mg/m² IV semanalmente	Náuseas e vômitos leves; vesicante intenso	Alopecia, neuropatia periférica, mielossupressão, constipação, SIADH, arreflexia.

(continua)

TABELA 7. Dosagem de agente único e toxicidade de medicamentos anticancerígenos[1] (continuação)

Agente	Dosagem	Toxicidade Aguda	Toxicidade Tardia
Vincristina	1,5 mg/m² (máximo: 2 mg semanalmente)	Vesicante intenso	Arreflexia, fraqueza muscular, neuropatia periférica, íleo paralítico, alopecia (ver texto), SIADH.
Vinorelbina	25-30 mg/m² IV semanalmente	Náuseas e vômitos leves, fadiga, vesicante intenso	Granulocitopenia, constipação, neuropatia periférica, alopecia.
Paclitaxel (Taxol®)	175 mg/m² por 3 horas a cada 2 a 3 semanas ou 80 mg/m² por 1 hora toda semana	Reação de hipersensibilidade (pré-medicar com difenidramina e dexametasona), náuseas e vômitos leves	Neuropatia periférica, mielossupressão, neuropatia sensorial, retenção de líquido, mialgia/artralgias, astenia, alopecia.
Nab-paclitaxel (Abraxane®)	260 mg/m² IV a cada 3 semanas		
Docetaxel (Taxotere®)	60-100 mg/m² IV a cada 3 semanas		
Ixabepilona	40 mg/m² IV a cada 3 semanas		
Dactinomicina	0,04 mg/kg IV semanalmente	Náuseas e vômitos; vesicante intenso	Alopecia, estomatite, diarreia, mielossupressão.
Daunorrubicina	30-60 mg/m² diariamente IV por 3 dias, ou 30-60 mg/m² IV semanalmente		Alopecia, estomatite, mielossupressão, cardiotoxicidade tardia. O risco de cardiotoxicidade aumenta com radiação, ciclofosfamida.
Idarrubicina	12 mg/m² diariamente IV por 3 dias		
Doxorrubicina	60 mg/m² IV a cada 3 semanas até uma dose total máxima de 550 mg/m²		
Epirrubicina	60-100 mg/m² IV a cada 3 semanas		
Doxorrubicina lipossomal (Doxil®)	35-40 mg/m² IV a cada 4 semanas	Náuseas leves	Síndrome mão-pé; alopecia, estomatite, e mielossupressão são incomuns.
Daunorrubicina lipossomal (DaunoXome®)	40 mg/m² IV a cada 2 semanas		
Etoposídeo	100 mg/m²/dia IV por 5 dias ou 50-150 mg/dia VO	Náuseas e vômitos; ocasionalmente hipotensão	Alopecia, mielossupressão, leucemia secundária.
Mitomicina	10-20 mg/m² a cada 6-8 semanas	Vesicante intenso; náuseas	Mielossupressão prolongada, síndrome hemolítico-urêmica rara.
Mitoxantrona	12-15 mg/m²/dia IV por 3 dias com citarabina; 8-12 mg/m² IV a cada 3 semanas	Náuseas e vômitos leves	Alopecia, mucosite leve, mielossupressão.
Bleomicina	Até 15 unidades/m² IM, IV ou SC 2x/semana até uma dose total de 200 unidades/m²	Reações alérgicas, febre, hipotensão	Febre, dermatite, fibrose pulmonar.
Hidroxiureia	500-1.500 mg/dia VO	Náuseas e vômitos leves	Hiperpigmentação, mielossupressão.
Mitotano	6-12 g/dia VO	Náuseas e vômitos	Dermatite, diarreia, supressão mental, tremores musculares.
Fludarabina	25 mg/m²/dia IV por 5 dias a cada 4 semanas	Náuseas e vômitos	Mielossupressão, diarreia, hepatotoxicidade leve, imunossupressão.
Cladribina (CdA)	0,09 mg/kg/dia sob infusão intravenosa contínua por 7 dias	Náuseas leves, erupção cutânea, fadiga	Mielossupressão, febre, imunossupressão.
Topotecana	1,5 mg/m² IV diariamente por 5 dias a cada 3 semanas	Náuseas, vômitos, diarreia, cefaleia, dispneia	Alopecia, mielossupressão.
Gencitabina	1.000 mg/m² toda semana por até 7 semanas, depois 1 semana sem a medicação e, em seguida, semanalmente por 3 de 4 semanas	Náuseas, vômitos, diarreia, febre, dispneia	Mielossupressão, erupção cutânea, retenção de líquido, úlceras bucais, sintomas semelhantes à gripe, parestesias.

(continua)

TABELA 7. Dosagem de agente único e toxicidade de medicamentos anticancerígenos[1] (continuação)

Agente	Dosagem	Toxicidade Aguda	Toxicidade Tardia
Irinotecana	125 mg/m² semanalmente por 4 semanas, depois um repouso de 2 semanas e, em seguida, repetir; administrada com bevacizumabe, 5-FU e leucovorina. Dose reduzida em caso de polimorfismo homozigoto na região promotora do gene *UGT1A1*	Rubor, salivação, lacrimejamento, bradicardia, cólicas abdominais, diarreia	Mielossupressão, diarreia.
Azacitidina	75 mg/m² SC diariamente por 7 dias, repetir a cada 4 semanas. Pode aumentar para 100 mg/m² após dois ciclos na ausência de resposta	Náuseas, febre, infecção no local da injeção	Neutropenia, trombocitopenia, fadiga, anorexia, toxicidade hepática e renal (rara).
Agentes terapêuticos recentes			
Mesilato de imatinibe (Gleevec®)	400-600 mg/dia VO	Náuseas leves	Mialgias, edema, mielossupressão, provas anormais de função hepática.
Dasatinibe (Sprycel®)	100 mg/dia VO ou 70 mg 2x/dia	Febre, diarreia, dor musculoesquelética, cefaleia	Mielossupressão, sangramento, retenção de líquido, dispneia.
Nilotinibe (Tasigna®)	400 mg 2x/dia VO	Erupção cutânea, prurido, náuseas, cefaleia, constipação, diarreia, vômitos	Fadiga, trombocitopenia, neutropenia, erupção cutânea.
Erlotinibe (Tarceva®)	150 mg VO diariamente	Náuseas leves	Erupção cutânea, diarreia, anorexia, fadiga, transaminite, doença pulmonar intersticial (rara).
Alentuzumabe (Campath-1H®)	30 mg 3x/semana via injeção subcutânea por até 12 semanas. (Utilizar escalonamento da dose para reduzir os eventos relacionados com a infusão)	Eventos graves relacionados com a infusão, irritação no local da injeção	Infecções, mielossupressão a curto prazo, anemia hemolítica autoimune.
Gentuzumabe ozogamicina (Mylotarg®)	9 mg/m² por 2 doses administradas com 14 dias de intervalo	Eventos relacionados com a infusão	Mielossupressão profunda.
Tretinoína	45 mg/m² VO diariamente até a remissão ou por 90 dias	A síndrome do ácido retinoico (febre, dispneia, derrame pleural ou pericárdico) deve ser tratada obrigatoriamente de forma emergencial com dexametasona	Cefaleia, ressecamento da pele, erupção cutânea, rubor.
Trióxido de arsênio	**Indução:** 0,15 mg/kg IV diariamente até a remissão; máximo de 60 doses	Mesma que a da tretinoína	Náuseas, vômitos, diarreia, edema.
	Consolidação: 0,15 mg/kg IV diariamente por 25 doses	A síndrome do ácido retinoico (febre, dispneia, derrame pleural ou pericárdico) deve ser tratada obrigatoriamente de forma emergencial com dexametasona	Cefaleia, ressecamento da pele, erupção cutânea, rubor.
Trastuzumabe (Herceptin®) Lapatinibe	**Ataque:** 4 mg/kg IV acompanhada por 2 mg/kg semanalmente	Febre de baixo grau, calafrios, fadiga, sintomas constitucionais com a primeira infusão	Cardiotoxicidade, especialmente quando administrado com antraciclinas.
	1.250 mg VO diariamente em combinação com capecitabina, 2.000 mg/m² em 2 doses divididas diariamente. A capecitabina é administrada em um esquema de 2 semanas "sim", 1 semana "não"	Erupção cutânea, diarreia, toxicidade cutânea, mielossupressão leve	Nenhuma conhecida.
Denileucina diftitox (ONTAK)	9-10 µg/kg/dia IV por 5 dias a cada 21 dias	Reações de hipersensibilidade com a primeira infusão	Síndrome de vazamento vascular, albumina baixa, risco elevado de infecções, diarreia, erupção cutânea.
Rituximabe	375 mg/m² IV semanalmente por 4-8 doses	Reações de hipersensibilidade com a primeira infusão; febre, síndrome de lise tumoral (pode ser potencialmente letal)	Citopenias leves, aplasia eritrocitária ou anemia aplástica rara, reações mucocutâneas graves.

(continua)

TABELA 7. Dosagem de agente único e toxicidade de medicamentos anticancerígenos[1] (continuação)

Agente	Dosagem	Toxicidade Aguda	Toxicidade Tardia
Ibritumomabe tiuxetana (Zevalin®)	0,3-0,4 mCi/kg (não exceder 32 mCi); a dose deve suceder o rituximabe	Complexo de sintomas de reação infusional ao rituximabe	Mielossupressão prolongada e grave, náuseas, vômitos, dor abdominal, artralgias.
Bortezomibe (Velcade®)	1,3 mg/m² em bolo IV 2x/semana por 2 semanas, acompanhado por um repouso de 10 dias. Repetir a cada 3 semanas	Náuseas de baixa intensidade, diarreia, febre de baixo grau, fraqueza	Neuropatia periférica, trombocitopenia, edema.
¹³¹I Tositumomabe (Bexxar®)	¹³¹I Tositumumabe deve ser administrado obrigatoriamente com tositumumabe (T). **Etapa dosimétrica**: 450 mg de T por 60 minutos, acompanhados por ¹³¹I T contendo 35 mg de T com 5 mCi de ¹³¹I. **Etapa terapêutica**: Calculada de modo a distribuir 75 cGy de irradiação corporal total com 35 mg de T	Reações de hipersensibilidade	Mielossupressão prolongada e grave, náuseas, vômitos, dores abdominais, artralgias.
Targretina	300 mg/m²/dia VO	Náuseas	Hiperlipidemia, xerostomia, ressecamento da pele, constipação, leucopenia, edema.
Bevacizumabe (Avastin®)	5 mg/kg IV a cada 2 semanas; administrado com irinotecana, 5-FU e leucovorina (IFL), 10 mg/kg a cada 2 semanas administrados com paclitaxel	Astenia, hipertensão, diarreia, reações de hipersensibilidade	Proteinúria, hipertensão, tromboembolismo, perfuração gastrintestinal, deiscência de ferida, hemoptise (câncer de pulmão), síndrome de leucoencefalopatia posterior reversível, fístula traqueoesofágica.
Cetuximabe (Erbitux®)	400 mg/m² como dose de ataque IV, depois 250 mg/m² 1x/semana; administrado isoladamente ou em combinação com irinotecana; exige tubo especial	Reações raras e graves à infusão, diarreia, náuseas, dor abdominal	Doença pulmonar intersticial, erupção cutânea acneiforme, sensibilidade ao sol, fadiga.
Panitumumabe (Vectibix®)	6 mg/kg a cada 14 dias	Náuseas, diarreia, constipação, mucosite, dor abdominal	Sensibilidade ao sol, erupção cutânea acneiforme e outras reações dermatológicas (incluindo abscessos), dor bucal e mucosite, toxicidades oculares, hipomagnesemia, fadiga.
Sunitinibe (Sutent®)	50 mg/dia VO por 4 semanas, depois 2 semanas sem tratamento. Ajustar a dose de acordo com a tolerância do paciente	Fadiga, diarreia, anorexia, náuseas, mucosite, erupção cutânea, mancha na pele	Mielossupressão, queda na fração de ejeção do ventrículo esquerdo.
Sorafenibe (Nexavar®)	400 mg 2x/dia VO, mas reduzir a dose em caso de toxicidade para 400 mg/dia	Diarreia, erupção cutânea, descamação, fadiga, síndrome mão-pé, prurido, eritema e bolhas	Mielossupressão, sangramento, neuropatia sensorial.
Tensirolimus (Torisel®)	25 mg IV semanalmente	Erupção cutânea, náuseas, anorexia	Mucosite, fraqueza, fadiga, edema.
Vorinostate (Zolinza®)	400 mg/dia VO	Diarreia, náuseas, anorexia	Fadiga, embolia pulmonar, hipercolesterolemia, hipertrigliceridemia, hiperglicemia, creatinina elevada, mielossupressão.
Talidomida	200 mg/dia VO	Diarreia, erupção cutânea	Risco teratogênico, tromboembolismo venoso, constipação, erupção cutânea, sonolência, neuropatia.
Lenalidomida (Revlimid®)	10 mg/dia VO	Diarreia, prurido, erupção cutânea, náuseas, constipação, febre	Mielossupressão, risco teratogênico, fadiga, nasofaringite, artralgia, dorsalgia, edema periférico.
Agentes de suporte			
Alopurinol (Prevenção de hiperuricemia decorrente da síndrome de lise tumoral)	300-900 mg/dia VO para prevenção ou alívio de hiperuricemia	Nenhuma	Erupção cutânea, síndrome de Stevens-Johnson; aumenta os efeitos e a toxicidade da mercaptopurina quando utilizada em combinação.

(continua)

TABELA 7. Dosagem de agente único e toxicidade de medicamentos anticancerígenos[1] (continuação)

Agente	Dosagem	Toxicidade Aguda	Toxicidade Tardia
Mesna (Prevenção de toxicidade vesical por ifosfamida)	20% da dosagem da ifosfamida no momento de administração deste agente, depois 4 e 8 horas após cada dose de quimioterapia para evitar cistite hemorrágica	Náuseas, vômitos, diarreia	Nenhuma.
Leucovorina (Proteção contra toxicidade do metotrexato às células normais)	10 mg/m² a cada 6 horas IV ou VO até que os níveis séricos de metotrexato estejam abaixo de 5 × 10⁻⁸ mol/L com hidratação e alcalinização urinária (cerca de 72 horas)	Nenhuma	Aumenta os efeitos tóxicos do fluoruracil.
Amifostina (Prevenção de toxicidade da radiação)	910 mg/m² IV diariamente, 30 minutos antes da quimioterapia com ciclofosfamida ou ifosfamida	Hipotensão, náuseas, vômitos, rubor	Redução do cálcio sérico.
Dexrazoxano (Proteção contra cardiotoxicidade da antraciclina)	Relação de 10:1 de antraciclina IV, antes (dentro de 30 minutos) da infusão de quimioterapia	Dor no local da injeção	Mielossupressão aumentada.
Palifermina (Prevenção de mucosite)	60 µg/kg/dia em bolo IV diariamente por 3 dias antes e 3 dias depois de quimioterapia mielotóxica (total de 6 doses separadas da quimioterapia por, no mínimo, 24 horas)	Nenhuma	Erupção cutânea, eritema cutâneo, edema, prurido, disestesias orais.
Cloridrato de pilocarpina (Melhora a xerostomia decorrente da radiação)	5-10 mg VO 3x/dia	Sudorese, cefaleia, rubor; náuseas, calafrios, rinite, tontura e frequência urinária em dosagem alta	
Pamidronato (Tratamento de hipercalcemia, redução dos efeitos de metástases ósseas)	90 mg IV todo mês	Hipoglicemia sintomática (rara), episódio de ostealgia, irritação local	Osteonecrose, insuficiência renal.
Ácido zoledrônico (Tratamento de hipercalcemia, redução dos efeitos de metástases ósseas)	4 mg IV todo mês		
Alfaepoetina (eritropoietina) (Tratamento de câncer ou anemia relacionada com a quimioterapia)	100-300 unidades/kg IV ou SC 3x/semana	Irritação ou dor cutânea no local de injeção	Hipertensão, cefaleia, convulsões em pacientes sob diálise (raras).
Alfadarbepoetina (Eritropoietina de ação prolongada)	200 µg SC em semana alternada ou 300 µg SC a cada 3 semanas[2]	Dor no local da injeção	Hipertensão, tromboses, cefaleia, diarreia.
Filgrastim (G-CSF) (Redução da gravidade e da duração de neutropenia induzida por quimioterapia)	5 µg/kg/dia SC ou IV diariamente até que os neutrófilos se recuperem	Ostealgia leve a moderada, hipotensão leve (rara), irritação nos locais da injeção (rara)	Ostealgia, hipoxia.
Pegfilgrastim (Neupogen® de ação prolongada)	6 mg SC no dia 2 de cada ciclo quimioterápico de 2 a 3 semanas[2]	Reações no local da injeção	Ostealgia, hipoxia.

(continua)

TABELA 7. Dosagem de agente único e toxicidade de medicamentos anticancerígenos[1] (continuação)

Agente	Dosagem	Toxicidade Aguda	Toxicidade Tardia
Sargramostim (GM-CSF)	250 µg/kg/dia sob a forma de infusão intravenosa de 2 horas (pode ser administrado SC)	Retenção de líquido, dispneia, vazamento capilar (raro), taquicardia supraventricular (rara), ostealgia leve a moderada, irritação nos locais de injeção	
Neumega® (IL-11) (Tratamento de trombocitopenia induzida por quimioterapia)	50 µg/kg/dia SC	Retenção de líquido, arritmias, cefaleia, artralgias, mialgias	Desconhecida.
Nitrato de gálio (Tratamento de hipercalcemia, ostealgia por câncer)	200 mg/m² IV diariamente sob infusão contínua por 5 dias	Hipocalcemia, hipofosfatemia transitória	Insuficiência renal, hipocalcemia.
Samário-153 lexidronam (Sm-153 EDTMP) (Tratamento de metástases ósseas)	1 mCi/kg IV como dose única	Nenhuma	Supressão hematopoiética.
Estrôncio-89 (Tratamento de metástases ósseas)	4 mCi a cada 3 meses IV	Nenhuma	Supressão hematopoiética.

[1] 5-FU, 5-fluoruracil; AINEs, anti-inflamatórios não esteroides; MAO, monoaminoxidase; GnRH, hormônio liberador de gonadotrofina; SNC, sistema nervoso central; IL, interleucina; SIADH, síndrome da secreção inapropriada do hormônio antidiurético; G-CSF, fator estimulante das colônias de granulócitos; GM-CSF, fator estimulante das colônias de granulócitos-macrófagos.
[2] Uso fora da indicação terapêutica.

TABELA 8. Esquema comum para modificação da dose de agentes quimioterápicos contra o câncer[1]

Contagem de Granulócitos	Contagem de Plaquetas	Dosagem Sugerida (% da Dose Completa)
> 2.000/µL	> 100.000/µL	100%
1.000-2.000/µL	75.000-100.000/µL	50%
< 1.000/µL	< 50.000/µL	0%

[1] Em geral, é recomendável evitar a modificação da dose para manter a eficácia terapêutica. O uso de fatores de crescimento mieloides ou um atraso no início do próximo ciclo de quimioterapia costumam ser eficazes.

TABELA 9. Síndromes paraneoplásicas associadas a cânceres frequentes[1]

Síndromes; Excesso de Hormônio	Câncer de Pulmão de Pequenas Células	Câncer de Pulmão de Não Pequenas Células	Câncer de Mama	Mieloma Múltiplo	Cânceres Gastrintestinais	Câncer Hepatocelular	Doença Trofoblástica Gestacional	Linfoma	Câncer de Células Renais	Carcinoide	Timoma	Câncer de Ovário	Câncer de Próstata	Doença Mieloproliferativa	Tumores Adrenocorticais	Hemangioblastomas Cerebelares
Sistema endócrino																
Síndrome de Cushing	XX	x														
SIADH	XX	x														
Hipercalcemia	XX	x	x	x				x				x				
Hipoglicemia					x	x										
Excesso de gonadotrofina	XX		x		x		x		x							
Hipertireoidismo							xx									
Sistema neuromuscular																
Degeneração cerebelar subaguda	XX	x			x			x				x				
Neuropatia periférica sensório-motora	XX															
Síndrome de Lambert-Eaton	XX		x		x							x				
Síndrome do homem rígido			x									x				
Dermatomiosite/polimiosite	XX		x		xx							x				
Pele																
Dermatomiosite	XX	x	x		xx				x			x	x	x		
Acantose nigricans	XX	x	x		x					x		x	x	x		
Síndrome de Sweet	x	x	x		x			xx				x	x	xx		

Sistema hematológico											
Eritrocitose							X		X	X	X
Aplasia pura de hemácias	X			X	X	XX	X		X	X	X
Eosinofilia					XX						
Trombocitose	X	X	X	X	X	X	X	X	X	X	X
Coagulopatia		X			X	X	X	X	X		
Febre	X	X	X	X	X	X	X	X	X	X	X
Amiloidose					X	X					

[1] XX, forte associação; X = associação relatada.
SIADH, síndrome da secreção inapropriada do hormônio antidiurético.

TABELA 10. Causas de náuseas e vômitos

Estimulação aferente visceral	**Infecções**
	Obstrução mecânica
	    Obstrução da saída gástrica: úlcera péptica, malignidade, volvo gástrico
	    Obstrução do intestino delgado: aderências, hérnias, volvo, doença de Crohn, carcinomatose
	Dismotilidade
	    Gastroparesia: diabética, medicamentos (metformina, acarbose, pranlintida, exenatida), pós-viral, pós-vagotomia
	    Intestino delgado: esclerodermia, amiloidose, pseudo-obstrução intestinal crônica, mioneuropatias familiares
	Irritação peritoneal
	    Peritonite: perfuração de víscera, apendicite, peritonite bacteriana espontânea
	    Gastrenterite viral: vírus de Norwalk, rotavírus
	    "Intoxicação alimentar": toxinas de *Bacillus cereus*, *Staphylococcus aureus*, *Clostridium perfringens*
	    Hepatite A ou B
	    Infecções sistêmicas agudas
	Distúrbios hepatobiliares ou pancreáticos
	    Pancreatite aguda
	    Colecistite ou coledocolitíase
	Irritantes gastrintestinais tópicos
	    Álcool, AINEs, antibióticos orais
	Pós-operatório
	Outras causas
	Cardiopatia: infarto agudo do miocárdio, insuficiência cardíaca congestiva
	Doença urológica: cálculos, pielonefrite

Distúrbios do SNC	**Distúrbios vestibulares**
	    Labirintite, síndrome de Ménière, doença do movimento (cinetose), enxaqueca
	Pressão intracraniana aumentada
	    Tumores do SNC, hemorragia subdural ou subaracnóidea
	Enxaqueca
	Infecções
	    Meningite, encefalite
	Psicogênicos
	    Vômito antecipatório, bulimia, transtornos psiquiátricos

Irritação dos quimiorreceptores da zona do gatilho	**Quimioterapia anticancerígena**
	Medicamentos
	    Bloqueadores dos canais de cálcio
	    Opioides
	    Anticonvulsivantes
	    Agentes antiparkinsonianos
	    Betabloqueadores, antiarrítmicos, digoxina
	    Nicotina
	    Contraceptivos orais
	    Inibidores da colinesterase
	Radioterapia
	Distúrbios sistêmicos
	    Cetoacidose diabética
	    Uremia
	    Crise adrenocortical
	    Doença da paratireoide
	    Hipotireoidismo
	    Gravidez
	    Síndrome paraneoplásica

AINEs, anti-inflamatórios não esteroides; SNC, sistema nervoso central.

TABELA 11. Regimes comuns de doses de antieméticos

	Dosagem	Via de Administração
Antagonistas serotoninérgicos (5-HT$_3$)		
Ondansetrona	As doses variam de 8 mg 1 ou 2x/dia até 24-32 mg 1x/dia	IV
	8 mg 2x/dia	VO
Granisetrona	1 mg ou 0,01 mg/kg 1x/dia	IV
	2 mg 1x/dia	VO
Dolasetrona	100 mg ou 1,8 mg/kg 1x/dia	IV
	100 mg 1x/dia	VO
Palonosetrona	0,25 mg como 1 dose única 30 minutos antes do início da quimioterapia	IV
Corticosteroides		
Dexametasona	8-20 mg 1x/dia	IV
	4-20 mg 1 ou 2x/dia	VO
Metilprednisolona	40-100 mg 1x/dia	IV
Antagonistas dos receptores dopaminérgicos		
Metoclopramida	10-20 mg ou 0,5 mg/kg a cada 6-8 horas	IV
	10-20 mg a cada 6-8 horas	VO
Proclorperazina	5-10 mg a cada 4-6 horas	VO, IM, IV
	Supositório de 25 mg a cada 6 horas	PR
Prometazina	25 mg a cada 4-6 horas	VO, PR, IM, IV
Trimetobenzamida	250 mg a cada 6-8 horas	VO
	200 mg a cada 6-8 horas	IM, PR
Sedativos		
Diazepam	2-5 mg a cada 4-6 horas	VO, IV
Lorazepam	1-2 mg a cada 4-6 horas	VO, IV

IV, intravenosa; VO; oral; IM, intramuscular; PR; retal.

TABELA 12. Causas de ascite

Peritônio Normal

Hipertensão portal (GASA ≥ 1,1 g/dL)
1. **Congestão hepática**[1]
   Insuficiência cardíaca congestiva
   Pericardite constritiva
   Insuficiência tricúspide
   Síndrome de Budd-Chiari
   Doença veno-oclusiva

2. **Hepatopatia**[2]
   Cirrose
   Hepatite alcoólica
   Insuficiência hepática fulminante
   Metástases hepáticas maciças
   Fibrose hepática
   Fígado gorduroso agudo da gravidez

3. **Oclusão da veia porta**

Hipoalbuminemia (GASA < 1,1 g/dL)
   Síndrome nefrótica
   Enteropatia perdedora de proteína
   Desnutrição grave com anasarca

Condições mistas (GASA < 1,1 g/dL)
   Ascite quilosa
   Ascite pancreática
   Ascite biliar
   Ascite nefrogênica
   Ascite urinária
   Mixedema (GASA ≥ 1,1 g/dL)[2]
   Doença do ovário

Peritônio Enfermo (GASA < 1,1 g/dL)[2]

Infecções
   Peritonite bacteriana
   Peritonite tuberculosa
   Peritonite fúngica
   Peritonite associada ao HIV

Condições malignas
   Carcinomatose peritoneal
   Mesotelioma primário
   Pseudomixoma peritoneal
   Metástases hepáticas maciças
   Carcinoma hepatocelular

Outras condições
   Febre familiar do Mediterrâneo
   Vasculite
   Peritonite granulomatosa
   Peritonite eosinofílica

[1] A congestão hepática costuma estar associada a GASA ≥ 1,1 g/dL e proteína total do líquido ascítico > 2,5 g/dL.
[2] Pode haver casos de "ascite mista", na qual a ascite por hipertensão portal é complicada por algum processo secundário, como infecção. Nesses casos, o GASA é ≥ 1,1 g/dL.
GASA, gradiente de albumina sérica-ascítica.

TABELA 13. Opções terapêuticas para úlcera péptica

Úlcera ativa associada ao *Helicobacter pylori*

1. Tratar com regime terapêutico anti-*H. pylori* por 10-14 dias. Opções terapêuticas:

    - Inibidor da bomba de prótons VO 2x/dia[1]
        Claritromicina 500 mg VO 2x/dia[2]
        Amoxicilina 1 g VO 2x/dia (OU metronidazol 500 mg VO 2x/dia, se o paciente for alérgico à penicilina[3])

    - Inibidor da bomba de prótons VO 2x/dia[1,4]
        Subsalicilato de bismuto 2 comprimidos VO 4x/dia
        Tetraciclina 500 mg VO 4x/dia
        Metronidazol 250 mg VO 4x/dia
        (OU 140 mg de subcitrato potássico de bismuto/125 mg de metronidazol/125 mg de tetraciclina [Pylera®] 3 cápsulas VO 4x/dia)[5]

    - Inibidor da bomba de prótons VO 2x/dia[1,6]
        Dias 1-5: amoxicilina 1 g VO 2x/dia
        Dias 6-10: claritromicina 500 mg e metronidazol 500 mg, ambos VO 2x/dia

2. Após o término da terapia de erradicação do *H. pylori*, continuar o tratamento com inibidor da bomba de prótons[1] 1x/dia por 4-6 semanas se a úlcera estiver grande (> 1 cm) ou complicada.

3. Confirmar a erradicação bem-sucedida do *H. pylori* com teste respiratório de ureia, teste de antígeno fecal ou endoscopia com biópsia em, pelo menos, 4 semanas após o término da antibioticoterapia e 1-2 semanas depois do tratamento com inibidor da bomba de prótons.

Úlcera ativa não atribuída ao *H. pylori*

1. Considerar outras causas: AINEs, síndrome de Zollinger-Ellison, malignidade gástrica. Opções terapêuticas:

    - Inibidores da bomba de prótons[1]:
        Úlcera duodenal não complicada: tratar por 4 semanas
        Úlcera gástrica não complicada: tratar por 8 semanas

    - Antagonistas dos receptores H_2:
        Úlcera duodenal não complicada: cimetidina 800 mg, ranitidina ou nizatidina 300 mg, famotidina 40 mg, VO 1x/dia na hora de dormir por 6 semanas
        Úlcera gástrica não complicada: cimetidina 400 mg, ranitidina ou nizatidina 150 mg, famotidina 20 mg, VO 2x/dia por 8 semanas
        Úlceras complicadas: os inibidores da bomba de prótons constituem os medicamentos de escolha

Prevenção de recidiva de úlcera

1. Úlcera induzida por AINEs: terapia profilática em pacientes de alto risco (úlcera prévia ou complicações decorrentes de úlcera, uso de corticosteroides ou anticoagulantes, idade > 60 anos, doenças comórbidas graves).

    Opções terapêuticas:
        Inibidor da bomba de prótons 1x/dia[1]
        AINE seletivo para a COX-2 (celecoxibe) (contraindicado em pacientes com alto risco de doença cardiovascular)
        Misoprostol 200 μg VO 4x/dia

2. Terapia de "manutenção" a longo prazo indicada em pacientes com úlceras recorrentes, negativas para o *H. pylori* ou irresponsivas às tentativas de erradicação: inibidor da bomba de prótons[1] oral 1x/dia ou antagonista dos receptores H_2 oral na hora de dormir (cimetidina 400-800 mg, nizatidina ou ranitidina 150-300 mg, famotidina 20-40 mg)

[1] Inibidores da bomba de prótons (orais): omeprazol 20 mg, rabeprazol 20 mg, lansoprazol 30 mg, pantoprazol 40 mg, esomeprazol 40 mg. Os inibidores da bomba de prótons são administrados antes das refeições. O esomeprazol pode ser fornecido na dose de 40 mg VO 1x/dia.
[2] Se o paciente foi previamente tratado com antibiótico macrolídeo, escolher algum outro regime terapêutico.
[3] Evitar em áreas de resistência sabidamente elevada ao metronidazol ou em pacientes irresponsivos a cursos terapêuticos com o metronidazol incluído.
[4] Regime terapêutico preferido em pacientes que previamente receberam algum antibiótico macrolídeo ou são alérgicos à penicilina. Eficaz contra microrganismos resistentes ao metronidazol.
[5] Pylera®, formulação aprovada pelo FDA, contém 140 mg de subcitrato de bismuto/125 mg de tetraciclina/125 mg de metronidazol por cápsula.
[6] Esse regime terapêutico requer a validação em estudos norte-americanos. Parece eficaz contra microrganismos resistentes à claritromicina.
AINEs, anti-inflamatórios não esteroides; COX-2, ciclo-oxigenase 2.

TABELA 14. Estadiamento de câncer colorretal[1]

Classificação do Comitê Conjunto	TNM			Classe de Dukes[1]
Estádio 0				
Carcinoma *in situ*		N0	M0	
Estádio I				
Tumor invade a submucosa	T1	N0	M0	Dukes A
Tumor invade a camada muscular própria	T2	N0	M0	Dukes B_1
Estádio II				
Tumor invade a subserosa ou os tecidos pericólicos ou perirretais não peritonealizados	T3	N0	M0	Dukes B_1 ou B_2
Tumor perfura o peritônio visceral ou invade diretamente outros órgãos ou estruturas	T4	N0	M0	Dukes B_2
Estádio III				
Qualquer grau de perfuração da parede intestinal com metástase em linfonodos				
Envolvimento de um a três linfonodos pericólicos ou perirretais	Qualquer T	N1	M0	Dukes C_1
Envolvimento de quatro ou mais linfonodos pericólicos ou perirretais	Qualquer T	N2	M0	Dukes C_2
Metástase para linfonodos ao longo de tronco vascular	Qualquer T	N3	M0	
Estádio IV				
Presença de metástase à distância	Qualquer T	Qualquer N	M1	Dukes D

[1] Modificação da classificação de Dukes pelo Gastrointestinal Tumor Study Group (Grupo de Estudo de Tumor Gastrintestinal).
TNM = tumor, linfonodo, metástase.

TABELA 15. Recomendações para triagem de câncer colorretal[1]

Indivíduos de risco médio ≥ 50 anos de idade[2]
Teste anual de sangue oculto nas fezes
Sigmoidoscopia flexível a cada 5 anos
Teste anual de sangue oculto nas fezes e sigmoidoscopia flexível a cada 5 anos
Colonoscopia a cada 10 anos
Enema baritado com contraste duplo a cada 5 anos

Indivíduos com histórico familiar de parente de primeiro grau com neoplasia colorretal[3]
Parente único de primeiro grau com câncer colorretal diagnosticado em idade ≥ 60 anos: Iniciar a triagem aos 40 anos. As diretrizes de triagem são semelhantes às do indivíduo de risco médio; no entanto, o método preferido é a realização de colonoscopia a cada 10 anos.
Parente único de primeiro grau com câncer colorretal diagnosticado em idade < 60 anos, ou múltiplos parentes de primeiro grau: Iniciar a triagem aos 40 anos ou 10 anos antes da idade de diagnóstico do parente afetado mais jovem, o que for mais cedo. Triagem recomendada: colonoscopia a cada 5 anos.

[1] Para recomendações a famílias com síndromes de polipose hereditária ou câncer de cólon não polipoide hereditário, ver Câncer Colorretal.
[2] Colorectal cancer screening and surveillance: clinical guidelines and rationale. Gastroenterology. 2003 Feb;124(2):544-60.
[3] Screening Recommendations of American College of Gastroenterology. Am J Gastroenterol. 2000 Apr;95(4):868-77.

TABELA 16. Alguns dos agentes "não seguros" e "provavelmente seguros" utilizados no tratamento de porfirias agudas

Não Seguros	Provavelmente Seguros
Ácido valproico	Ácido acetilsalicílico (aspirina)
Aditivos alimentares	Amitriptilina
Agentes alquilantes	Analgésicos opioides
Álcool	Atropina
Barbitúricos	Bloqueadores β-adrenérgicos
Carbamazepina	Clordiazepóxido
Cetamina	Corticosteroides
Clonidina	Diazepam
Cloroquina	Difenidramina
Clorpropamida	Digoxina
Dapsona	Estreptomicina
Ergotaminas	Fenotiazinas
Eritromicina	Guanetidina
Espironolactona	Hidrato de cloral
Estrogênios sintéticos	Hioscina
Fenitoína	Ibuprofeno
Glutetimida	Imipramina
Griseofulvina	Insulina
Hidralazina	Lítio
Meprobamato	Naproxeno
Metildopa	Nitrofurantoína
Metoclopramida	Paracetamol
Nortriptilina	Penicilamina
Pentazocina	Penicilina e derivados
Pirazinamida	Procaína
Progestinas	Succinilcolina
Rifampicina	Tetraciclina
Succinimidas	Tiouracila
Sulfonamidas	
Teofilina	
Tolazamida	
Tolbutamida	

TABELA 17. Síndromes α-talassemia

Genes α-Globina	Síndrome	Hematócrito	Volume Corpuscular Médio
4	Normal	Normal	
3	Portador silencioso	Normal	
2	Talassemia menor	28-40%	60-75 fL
1	Doença da hemoglobina H	22-32%	60-70 fL
0	Hidropsia fetal		

TABELA 18. Síndromes β-talassemia

	Genes da β-globina	Hb A	Hb A2	Hb F
Normal	Homozigoto β	97-99%	1-3%	< 1%
Talassemia maior	Homozigoto β^0	0%	4-10%	90-96%
Talassemia maior	Homozigoto β^+	0-10%	4-10%	90-96%
Talassemia *intermedia*	Homozigoto β^+ (leve)	0-30%	0-10%	6-100%
Talassemia *minor*	Heterozigoto β^0	80-95%	4-8%	1-5%
	Heterozigoto β^+	80-95%	4-8%	1-5%

Hb, hemoglobina.

TABELA 19. Diagnóstico laboratorial da doença de von Willebrand

Tipo		Atividade do FvW	Antígeno do FvW	Fator VIII	APIR	Análise de Multímeros
1		↓	↓	Normal ou ↓	↓	↓ Uniforme em intensidade
2	A	↓↓	↓	↓	↓	Multímeros grandes e intermediários diminuídos ou ausentes
	B	↓↓	↓	↓	↑	Multímeros grandes diminuídos ou ausentes
	M	↓	↓	↓	↓	Normal
	N	Normal	Normal	↓↓	Normal	Normal
3		↓↓↓	↓↓↓	↓↓↓	↓↓↓	Ausentes

APIR, agregação plaquetária induzida pela ristocetina; FvW, fator de von Willebrand.

TABELA 20. Água corporal total (sob a forma de porcentagem do peso corporal) em relação à idade e ao sexo

Idade	Homens	Mulheres
18-40	60%	50%
41-60	60-50%	50-40%
Acima de 60	50%	40%

TABELA 21. Causas de hipercalemia

Pseudo-hipercalemia
Vazamento de potássio dos eritrócitos quando há demora na separação entre o soro e o coágulo (K^+ plasmático normal)
Trombocitose ou leucocitose acentuada com liberação de K^+ intracelular (K^+ plasmático normal)
Cerrar o punho repetidas vezes durante flebotomia, com liberação de K^+ dos músculos do antebraço
Coleta de amostra do braço com infusão intravenosa de K^+

Excreção reduzida
Doença renal, aguda e crônica
Defeitos secretórios renais (pode ou não haver insuficiência renal franca): transplante de rim, nefrite intersticial, lúpus eritematoso sistêmico, anemia falciforme, amiloidose, nefropatia obstrutiva
Hipoaldosteronismo hiporreninêmico (frequentemente em pacientes diabéticos com nefropatia leve a moderada) ou hipoaldosteronismo seletivo (alguns pacientes com AIDS)
Medicamentos inibidores da excreção de potássio: espironolactona, eplerenona, drospirenona, AINEs, inibidores da ECA, bloqueadores dos receptores de angiotensina II, triantereno, amilorida, trimetoprim, pentamidina, ciclosporina, tacrolimus

Deslocamento do K^+ de dentro da célula
Liberação maciça de K^+ intracelular em queimaduras, rabdomiólise, hemólise, infecção grave, sangramento interno, exercício vigoroso
Acidose metabólica (no caso de acúmulo de ácidos orgânicos – p. ex., acidose láctica – não ocorre desvio de K^+, já que o ácido orgânico pode facilmente se deslocar através da membrana celular)
Hipertonicidade (arrasto do solvente)
Deficiência de insulina (a acidose metabólica pode não ser aparente)
Paralisia periódica hipercalêmica
Medicamentos: succinilcolina, arginina, toxicidade por digitálicos, antagonistas β-adrenérgicos
Estimulação α-adrenérgica?

Ingestão excessiva de K^+
Especialmente em pacientes submetidos a medicamentos que diminuem a secreção de potássio (ver acima)

ECA, enzima conversora da angiotensina; AINEs, anti-inflamatórios não esteroides.

TABELA 22. Distúrbios acidobásicos primários e compensação esperada

Distúrbio	Defeito Primário	Resposta Compensatória	Magnitude da Compensação
Acidose respiratória			
Aguda	↑ PCO_2	↑ HCO_3^-	↑ de 1 mEq/L de HCO_3^- por ↑ de 10 mmHg de PCO_2
Crônica	↑ PCO_2	↑ HCO_3^-	↑ de 3,5 mEq/L de HCO_3^- por ↑ de 10 mmHg de PCO_2
Alcalose respiratória			
Aguda	↓ PCO_2	↓ HCO_3^-	↓ de 2 mEq/L de HCO_3^- por ↓ de 10 mmHg de PCO_2
Crônica	↓ PCO_2	↓ HCO_3^-	↓ de 5 mEq/L de HCO_3^- por ↓ de 10 mmHg de PCO_2
Acidose metabólica	↓ HCO_3^-	↓ PCO_2	↓ de 1,3 mmHg de PCO_2 por ↓ de 1 mEq/L de HCO_3^-
Alcalose metabólica	↑ HCO_3^-	↑ PCO_2	↑ de 0,7 mmHg de PCO_2 por ↑ de 1 mEq/L de HCO_3^-

TABELA 23. Acidoses metabólicas hiperclorêmicas com *anion gap* normal

	Defeito Renal	$[K^+]$ Sérica	Secreção Distal de H^+ NH_4^+ Urinário + pH Urinário Mínimo	Ácido Titulável	Anion Gap Urinário	Tratamento
Perda gastrintestinal de HCO_3^-	Nenhum	↓	< 5,5	↑↑	Negativo	Na^+, K^+ e HCO_3^-, conforme a necessidade
Acidose tubular renal						
I. Distal clássica	Secreção distal de H^+	↓	> 5,5	↓	Positivo	$NaHCO_3$ (1-3 mEq/kg/dia)
II. Secreção proximal	Secreção proximal de H^+	↓	< 5,5	Normal	Positivo	$NaHCO_3$ ou $KHCO_3$ (10-15 mEq/kg/dia), diurético tiazídico
IV. Hipoaldosteronismo hiporreninêmico	Reabsorção distal de Na^+, secreção de K^+ e secreção de H^+	↑	< 5,5	↓	Positivo	Fludrocortisona (0,1-0,5 mg/dia), restrição de K^+ da dieta, furosemida (40-160 mg/dia), $NaHCO_3$ (1-3 mEq/kg/dia)

Modificada e reproduzida, com permissão, de Cogan MG. *Fluid and Electrolytes: Physiology and Pathophysiology*. McGraw-Hill, 1991.

TABELA 24. Alcalose metabólica

Responsiva à Reposição Salina* (U_{Cl} < 10 mEq/dia)	Irresponsiva à Reposição Salina* (U_{Cl} > 10 mEq/dia)

Conteúdo excessivo de bicarbonato no corpo
Alcalose renal
  Tratamento com diuréticos
  Tratamento com ânion pouco reabsorvível: carbenicilina, penicilina, sulfato, fosfato
  Pós-hipercapnia
Alcalose gastrintestinal
  Perda de HCl por vômito ou sucção nasogástrica
  Alcalose intestinal: diarreia do cloreto
Álcalis exógenos
  $NaHCO_3$ (bicarbonato de sódio)
  Citrato, lactato, gliconato, acetato de sódio
  Transfusões
  Antiácidos
Conteúdo normal de bicarbonato no corpo
  "Alcalose de contração"
	Conteúdo excessivo de bicarbonato no corpo
	Alcalose renal
	  Normotensiva
	    Síndrome de Bartter (depleção renal de sal e hiperaldosteronismo secundário)
	    Depleção grave de potássio
	    Alcalose de realimentação
	    Hipercalcemia e hipoparatireoidismo
	  Hipertensiva
	    Mineralocorticoides endógenos
	      Aldosteronismo primário
	      Hiper-reninismo
	      Deficiência enzimática adrenal: 11– e 17-hidroxilase
	      Síndrome de Liddle
	    Mineralocorticoides exógenos
	      Alcaçuz

Modificada e reproduzida, com permissão, de Narins RG et al. Diagnostic strategies in disorders of fluid, electrolyte and acid-base homeostasis. Am J Med. 1982 Mar;72(3):496-520.
U_{Cl} = cloreto urinário.

* N. de R.T. Reposição salina = reposição de NaCl a 0,9%.

TABELA 25. Preparados de vitamina D utilizados no tratamento do hipoparatireoidismo

	Preparados Disponíveis	Dose Diária	Duração de Ação
Ergocalciferol, ergosterol (vitamina D_2, Calciferol)	Cápsulas de 50.000 unidades internacionais; 8.000 unidades internacionais/mL de solução oral	2.000-200.000 unidades	1-2 semanas
Colecalciferol (vitamina D_3)	Cápsulas de 50.000 unidades internacionais não disponíveis no mercado nos Estados Unidos; pode ser aviado	10.000-50.000 unidades	4-8 semanas
Calcitriol (Rocaltrol®)	Cápsulas de 0,25 e 0,5 µg; 1 µg/mL de solução oral; 1 µg/mL para injeção	0,25-4 µg	½-2 semanas

TABELA 26. Critérios diagnósticos de diferentes tipos de hipercalciúria

	Absortiva Tipo I	Absortiva Tipo II	Absortiva Tipo III	Reabsortiva	Renal
Soro					
Cálcio	N	N	N	↑	N
Fósforo	N	N	↓	↓	N
PTH	N	N	N	↑	↑
Vitamina D	N	N	↑	↑	↑
Cálcio urinário					
Em jejum	N	N	↑	↑	↑
Restrito	↑	N	↑	↑	↑
Após carga de cálcio	↑	↑	↑	↑	↑

PTH, paratormônio; ↑, elevado; ↓, baixo; N, normal.

TABELA 27. Frequência (%) de autoanticorpos em doenças reumáticas[1]

	ANA	Anti-DNA Nativo	Fator Reumatoide	Anti-Sm	Anti-SS-A	Anti-SS-B	Anti-SCL-70	Anticentrômero	Anti-Jo-1	ANCA
Artrite reumatoide	30-60	0-5	80	0	0-5	0-2	0	0	0	0
Lúpus eritematoso sistêmico	95-100	60	20	10-25	15-20	5-20	0	0	0	0-1
Síndrome de Sjögren	95	0	75	0	65	65	0	0	0	0
Esclerodermia difusa	80-95	0	30	0	0	0	33	1	0	0
Esclerodermia limitada (síndrome CREST)	80-95	0	30	0	0	0	20	50	0	0
Polimiosite/dermatomiosite	80-95	0	33	0	0	0	0	0	20-30	0
Granulomatose de Wegener	0-15	0	50	0	0	0	0	0	0	93-96[1]

[1] Frequência para doença ativa generalizada.
ANA, anticorpos antinucleares; anti-Sm, anticorpo anti-Smith; anti-SCL-70, anticorpo antiesclerodermia; ANCA, anticorpo citoplasmático antineutrofílico; anti-SS, anticorpo contra síndrome de Sjögren; CREST, acrônimo para **c**alcinose cutânea, fenômeno de **R**aynaud, distúrbio de motilidade **e**sofágica, **e**sclerodactilia e **t**elangiectasia.

TABELA 28. Exame do líquido sinovial

Medida	(Normal)	Grupo I (Não Inflamatório)	Grupo II (Inflamatório)	Grupo III (Purulento)
Volume (mL) (joelho)	< 3,5	Frequentemente > 3,5	Frequentemente > 3,5	Frequentemente > 3,5
Clareza	Transparente	Transparente	Translúcida a opaca	Opaca
Cor	Clara	Amarela	Amarela a opalescente	Amarela a verde
Contagem de leucócitos (células/μL)	< 200	200-300	2.000-75.000[1]	> 100.000[2]
Leucócitos polimorfonucleares	< 25%	< 25%	50% ou mais	75% ou mais
Cultura	Negativa	Negativa	Negativa	Geralmente positiva[2]

[1] Gota, artrite reumatoide e outros problemas inflamatórios ocasionalmente apresentam contagens de leucócitos > 75.000/μL e < 100.000/μL no líquido sinovial.
[1] Grande parte dos derrames purulentos deve-se à artrite séptica. Esse tipo de artrite, no entanto, pode se apresentar com líquido sinovial característico do grupo II, particularmente se a infecção for causada por microrganismos de baixa virulência (p. ex., *Neisseria gonorrhoeae*) ou mediante início da antibioticoterapia.

TABELA 29. Testes neurológicos para distúrbios nervosos lombossacrais

Raiz Nervosa	Motora	Reflexo	Área Sensorial
L4	Dorsiflexão do pé	Movimento abrupto do joelho	Face medial da panturrilha
L5	Dorsiflexão do hálux	Nenhum	Face medial do peito do pé
S1	Eversão do pé	Movimento abrupto do tornozelo	Face lateral do pé

TABELA 30. Critérios AHRQ para solicitação de radiografias lombares em pacientes com lombalgia aguda

Possível fratura
  Trauma maior
  Trauma menor em pacientes com > 50 anos de idade
  Uso prolongado de corticosteroide
  Osteoporose
  > 70 anos

Possível tumor ou infecção
  > 50 anos
  < 20 anos
  Histórico de câncer
  Sintomas constitucionais
  Infecção bacteriana recente
  Uso de drogas injetáveis
  Imunossupressão
  Dor supina
  Dor noturna

AHRQ, Agency for Healthcare Research and Quality (Agência Norte-americana para Pesquisa e Qualidade dos Cuidados de Saúde).
Modificada e reproduzida, com permissão, de Suarez-Almazov ME et al. Use of lumbar radiographs for the ea.rly diagnosis of low back pain. JAMA. 1997 227(22):1782-88. © 1997 American Medical Association. Todos os direitos reservados.

TABELA 31. Medicamentos associados a lúpus eritematoso

Associação definida
  Clorpromazina   Metildopa
  Hidralazina   Procainamida
  Isoniazida
    Quinidina

Possível associação
  Betabloqueadores   Metimazol
  Captopril   Nitrofurantoína
  Carbamazepina   Penicilamina
  Cimetidina   Propiltiouracil
  Etossuximida   Sulfassalazina
  Fenitoína   Sulfonamidas
  Levodopa   Trimetadiona
  Lítio

Associação improvável
  Alopurinol   Metissergida
  Clortalidona   Penicilina
  Contraceptivos orais   Reserpina
  Estreptomicina   Sais de ouro
  Fenilbutazona   Tetraciclinas
  Griseofulvina

Modificada e reproduzida, com permissão, de Hess EV et al. Drug-related lupus. Bull Rheum Dis. 1991;40(4):1-8.

TABELA 32. Critérios para a classificação de lúpus eritematoso sistêmico. (Um paciente é diagnosticado com LES se 4 ou mais dos 11 critérios forem atendidos.)

1. *Rash* malar
2. *Rash* discoide
3. Fotossensibilidade
4. Úlceras orais
5. Artrite
6. Serosite
7. Doença renal
    a) Proteinúria > 0,5 g/d, ou
    b) Proteinúria ≥ 3+ na fita reagente de imersão, ou
    c) Cilindros celulares
8. Doença neurológica
    a) Crises convulsivas, ou
    b) Psicose (sem outra causa)
9. Distúrbios hematológicos
    a) Anemia hemolítica, ou
    b) Leucopenia (< 4.000 células/μL), ou
    c) Linfopenia (< 1.500 células/μL), ou
    d) Trombocitopenia (< 100.000/μL)
10. Anormalidades imunológicas
    a) Preparação positiva para célula de LE, ou
    b) Anticorpo contra DNA nativo, ou
    c) Anticorpo contra Sm, ou
    d) Teste sorológico falso-positivo para sífilis
11. Anticorpo antinuclear positivo

LES, lúpus eritematoso sistêmico.
Modificada e reproduzida, com permissão, de Tan EM et al. The 1982 revised criteria for the classification of systemic lupus erythematosus. Arthritis Rheum. 1982 Nov;25(11):1271-7. Reimpressa com permissão de Wiley-Liss, Inc., um subsidiário de John Wiley & Sons, Inc.

TABELA 33. Características diagnósticas de alguns exantemas agudos

Doença	Sinais e Sintomas Prodrômicos	Natureza da Erupção	Outros Aspectos Diagnósticos	Testes Laboratoriais
Eczema herpético	Nenhum.	Lesões vesiculopustulares em área de eczema.		Vírus herpes simples isolado em cultura celular. Células gigantes multinucleadas em esfregaço de lesão.
Varicela (catapora)	0-1 dia de febre, anorexia, cefaleia.	Evolução rápida de máculas para pápulas, vesículas, crostas; todos os estágios presentes simultaneamente; lesões superficiais, com distribuição centrípeta.	Lesões no couro cabeludo e nas mucosas.	Fixação de complemento especializada e neutralização de vírus em cultura celular. Teste de anticorpo fluorescente de esfregaço de lesões.
Mononucleose infecciosa (vírus Epstein-Barr)	Febre, adenopatia, dor orofaríngea.	Erupção cutânea maculopapular semelhante à rubéola, raramente papulovesicular.	Esplenomegalia, exsudato tonsilar.	Linfócitos atípicos em esfregaços sanguíneos; aglutinação heterófila (teste de *monospot*).
Exantema súbito (herpesvírus humano-6, 7; roséola [sarampo alemão])	3-4 dias de febre alta.	À medida que a febre declina por crise, aparecem erupções maculopapulares rosas no tórax e no tronco; desaparecem em 1-3 dias.		Leucopenia.
Sarampo (rubéola)	3-4 dias de febre, coriza, conjuntivite e tosse.	Erupção maculopapular, vermelho-tijolo; começa na cabeça e no pescoço; dissemina-se para baixo e para fora, em erupção acastanhada e descamativa de 5-6 dias. Ver sarampo atípico, adiante.	Manchas de Koplik na mucosa bucal.	Leucopenia. Isolamento viral em cultura celular. Testes humorais por inibição da hemaglutinação ou neutralização.
Sarampo atípico	Mesmos que os do sarampo.	Erupção centrípeta maculopapular, que se torna confluente.	Histórico de vacinação contra sarampo.	Anticorpo contra sarampo presente no passado, com elevação do título durante a doença.
Rubéola	Pouco ou nenhum pródromo.	Erupção maculopapular rosa; começa na cabeça e no pescoço, dissemina-se para baixo e desaparece em 3 dias. Sem descamação.	Linfadenopatia, pós-auricular ou occipital.	Leucograma normal ou baixo. Testes sorológicos para avaliação da imunidade e obtenção do diagnóstico definitivo (inibição da hemaglutinação).
Eritema infeccioso (parvovírus B19)	Nenhum. Geralmente ocorrem em epidemias.	Bochechas vermelhas e ruborizadas; palidez circum-oral; lesões maculopapulares em extremidades.	Aparência de "rosto esbofeteado".	Leucograma normal.
Infecções por enterovírus	1-2 dias de febre, mal-estar.	Erupção maculopapular semelhante à rubéola, raramente papulovesicular ou petequial.	Meningite asséptica.	Isolamento viral de fezes ou do líquido cerebrospinal; elevação do título de fixação do complemento.
Tifo	3-4 dias de febre, calafrios, cefaleias graves.	Lesões maculopapulares, petéquias, com distribuição inicial centrífuga (do tronco às extremidades).	Área endêmica, piolhos.	Fixação do complemento.
Febre maculosa das Montanhas Rochosas	3-4 dias de febre, vômitos.	Lesões maculopapulares, petéquias, com distribuição inicial centrípeta (das extremidades ao tronco, inclusive palmas).	Histórico de picada por carrapato.	Anticorpo fluorescente indireto; fixação do complemento.
Erliquiose	Cefaleia, mal-estar.	Erupção cutânea em um terço dos pacientes, semelhante à febre maculosa das Montanhas Rochosas.	Pancitopenia, provas elevadas da função hepática.	Reação em cadeia da polimerase; fixação do complemento.
Febre escarlate	Meio a 2 dias de mal-estar, dor orofaríngea, febre, vômitos.	Erupção generalizada, pontilhada, vermelha; proeminente no pescoço, nas axilas, na virilha e nas pregas cutâneas; palidez perioral; descamação fina envolvendo mãos e pés.	"Língua em morango", tonsilite exsudativa.	Estreptococos β-hemolíticos do grupo A em culturas de garganta; elevação de título da antiestreptolisina O.
Meningococemia	Horas de febre, vômitos.	Lesões maculopapulares, petéquias, púrpuras.	Sinais meníngeos, toxicidade, choque.	Culturas de sangue, líquido cerebrospinal. Leucocitose.
Doença de Kawasaki	Febre, adenopatia, conjuntivite.	Lábios rachados, "língua em morango", erupção cutânea polimorfa maculopapular, descamação da pele nos dedos das mãos e dos pés.	Edema de extremidades. Angiíte de artérias coronárias.	Trombocitose, alterações eletrocardiográficas.
Varíola (com base em experiência prévia)	Febre, mal-estar, prostração.	Evolução de lesões maculopapulares para vesículas, pústulas e cicatrizes (as lesões desenvolvem-se no mesmo ritmo).	Erupção cutânea centrífuga; sepse fulminante em pequena porcentagem de pacientes, além de hemorragias digestivas e cutâneas.	Entrar em contato com o CDC[1] dos EUA em caso de erupção cutânea suspeita; microscopia eletrônica e ensaios de difusão em gel[*].

[1] http://www.bt.cdc.gov/agent/smallpox/response-plan/.

[*] N. de R.T. No Brasil, notificar os sistemas de vigilância epidemiológica municipais e estaduais.

TABELA 34. Medicamentos de escolha para patógenos microbianos suspeitos ou confirmados, 2008[1]

Agente Etiológico Suspeito ou Confirmado	Medicamento(s) de Primeira Escolha	Medicamento(s) Alternativo(s)
Cocos gram-negativos		
Moraxella catarrhalis	SMZ-TMP,[2] alguma fluoroquinolona[3]	Cefuroxima, cefotaxima, ceftriaxona, cefuroxima axetil, uma eritromicina,[4] uma tetraciclina,[5] azitromicina, amoxicilina-ácido clavulânico, claritromicina
Neisseria gonorrhoeae (gonococos)	Cefpodoxima proxetila, ceftriaxona	Ciprofloxacino, ofloxacino
Neisseria meningitidis (meningococos)	Penicilina[6]	Cefotaxima, ceftriaxona, ampicilina
Cocos gram-positivos		
Streptococcus pneumoniae[8] (pneumococos)	Penicilina[6]	Uma eritromicina,[4] uma cefalosporina,[7] vancomicina, SMZ-TMP,[2] clindamicina, azitromicina, claritromicina, uma tetraciclina,[5] certas fluoroquinolonas[3]
Streptococcus, hemolítico, grupos A, B, C, G	Penicilina[6]	Uma eritromicina,[4] uma cefalosporina,[7] vancomicina, clindamicina, azitromicina, claritromicina
Streptococcus viridans	Penicilina[6] ± gentamicina	Cefalosporina,[7] vancomicina
Staphylococcus, resistente à meticilina	Vancomicina ± gentamicina	SMZ-TMP,[2] doxiciclina, minociclina, uma fluoroquinolona,[3] linezolida, daptomicina, quinupristina-dalfopristina
Staphylococcus, não produtor de penicilinase	Penicilina[6]	Uma cefalosporina,[8] clindamicina
Staphylococcus, produtor de penicilinase	Penicilina resistente à penicilinase[9]	Vancomicina, uma cefalosporina,[7] clindamicina, amoxicilina-ácido clavulânico, ticarcilina-ácido clavulânico, ampicilina-sulbactam, piperacilina-tazobactam, SMZ-TMP[2]
Enterococcus faecalis	Ampicilina ± gentamicina[10]	Vancomicina ± gentamicina
Enterococcus faecium	Vancomicina ± gentamicina[10]	Linezolida, quinupristina-dalfopristina, daptomicina
Bastonetes gram-negativos		
Acinetobacter	Imipenem, meropenem	Tigeciclina, minociclina, doxiciclina, aminoglicosídeos,[11] colistina
Prevotella, cepas orofaríngeas	Clindamicina	Metronidazol
Bacteroides, cepas gastrintestinais	Metronidazol	Clindamicina, ticarcilina-ácido clavulânico, ampicilina-sulbactam, piperacilina-tazobactam
Brucella	Tetraciclina + rifampicina[5]	SMZ-TMP[2] ± gentamicina; cloranfenicol ± gentamicina; doxiciclina ± gentamicina
Campylobacter jejuni	Eritromicina[4] ou azitromicina	Tetraciclina,[5] uma fluoroquinolona[3]
Enterobacter	SMZ-TMP,[2] imipenem, meropenem	Aminoglicosídeo, uma fluoroquinolona,[3] cefepima
Escherichia coli (sepse)	Cefotaxima, ceftriaxona	Imipenem ou meropenem, aminoglicosídeos,[11] uma fluoroquinolona[3]
Escherichia coli (infecção urinária não complicada)	Fluoroquinolonas,[3] nitrofurantoína	SMZ-TMP,[2] cefalosporina oral
Haemophilus (meningite e outras infecções graves)	Cefotaxima, ceftriaxona	Aztreonam
Haemophilus (infecções respiratórias, otite)	SMZ-TMP[2]	Ampicilina, amoxicilina, doxiciclina, azitromicina, claritromicina, cefotaxima, ceftriaxona, cefuroxima, cefuroxima axetil, ampicilina-clavulanato
Helicobacter pylori	Amoxicilina + claritromicina + inibidor da bomba de prótons	Subsalicilato de bismuto + tetraciclina + metronidazol + inibidor da bomba de prótons
Klebsiella	Uma cefalosporina	SMZ-TMP,[2] aminoglicosídeo,[11] imipenem ou meropenem, uma fluoroquinolona,[3] aztreonam
Espécies de *Legionella* (pneumonia)	Eritromicina[4] ou claritromicina ou azitromicina, ou fluoroquinolonas[3] ± rifampicina	Doxiciclina ± rifampicina
Proteus mirabilis	Ampicilina	Um aminoglicosídeo,[11] SMZ-TMP,[2] uma fluoroquinolona,[3] uma cefalosporina[7]
Proteus vulgaris e outras espécies (*Morganella*, *Providencia*)	Cefotaxima, ceftriaxona	Aminoglicosídeo,[11] imipenem, SMZ-TMP,[2] uma fluoroquinolona[3]
Pseudomonas aeruginosa	Aminoglicosídeo[11] + penicilina antipseudomonas[12]	Ceftazidima ± aminoglicosídeo; imipenem ou meropenem ± aminoglicosídeo; aztreonam ± aminoglicosídeo; ciprofloxacino (ou levofloxacino) ± piperacilina; ciprofloxacino (ou levofloxacino) ± ceftazidima; ciprofloxacino (ou levofloxacino) ± cefepima
Burkholderia pseudomallei (melioidose)	Ceftazidima	Tetraciclina,[5] SMZ-TMP,[2] amoxicilina-ácido clavulânico, imipenem ou meropenem
Burkholderia mallei (mormo [doença infecciosa do gado])	Estreptomicina + tetraciclina[5]	Cloranfenicol + estreptomicina
Salmonella (bacteriemia)	Ceftriaxona	Uma fluoroquinolona[3]

(continua)

TABELA 34. Medicamentos de escolha para patógenos microbianos suspeitos ou confirmados, 2008[1] (continuação)

Agente Etiológico Suspeito ou Confirmado	Medicamento(s) de Primeira Escolha	Medicamento(s) Alternativo(s)
Serratia	Cefotaxima, ceftriaxona	SMZ-TMP,[2] aminoglicosídeos,[11] imipenem ou meropenem, uma fluoroquinolona[3]
Shigella	Uma fluoroquinolona[3]	Ampicilina, SMZ-TMP,[2] ceftriaxona
Vibrio (cólera, sepse)	Uma tetraciclina[5]	SMZ-TMP,[2] uma fluoroquinolona[3]
Yersinia pestis (peste)	Estreptomicina ± uma tetraciclina[5]	Cloranfenicol, SMZ-TMP[2]
Bastonetes gram-positivos		
Actinomyces	Penicilina[6]	Tetraciclina,[5] clindamicina
Bacillus (inclusive antraz)	Penicilina[6] (ciprofloxacino ou doxiciclina para antraz; ver Tabela 71)	Eritromicina,[4] uma fluoroquinolona[3]
Clostridium (p. ex., gangrena gasosa, tétano)	Penicilina[6]	Metronidazol, clindamicina, imipenem ou meropenem
Corynebacterium diphtheriae	Eritromicina[4]	Penicilina[6]
Corynebacterium jeikeium	Vancomicina	Uma fluoroquinolona
Listeria	Ampicilina ± aminoglicosídeo[11]	SMZ-TMP[2]
Bastonetes ácido-resistentes		
Mycobacterium tuberculosis[13]	Isoniazida (INH) + rifampicina + pirazinamida ± etambutol (ou estreptomicina)	Outros agentes contra tuberculose (ver Tabelas 123 e 124)
Mycobacterium leprae	Dapsona + rifampicina ± clofazimina	Minociclina, ofloxacino, claritromicina
Mycobacterium kansasii	INH + rifampicina ± etambutol	Etionamida, cicloserina
Complexo Mycobacterium avium	Claritromicina ou azitromicina + um ou mais dos agentes a seguir: etambutol, rifampicina ou rifabutina, ciprofloxacino	Amicacina
Mycobacterium fortuitum-chelonei	Amicacina + claritromicina	Cefoxitina, sulfonamida, doxiciclina, linezolida
Nocardia	TMP-SMZ[2]	Minociclina, imipenem ou meropenem, linezolida
Espiroquetas		
Borrelia burgdorferi (doença de Lyme)	Doxiciclina, amoxicilina, cefuroxima axetil	Ceftriaxona, cefotaxima, penicilina, azitromicina, claritromicina
Borrelia recurrentis (febre recidivante)	Doxiciclina[5]	Penicilina[6]
Leptospira	Penicilina,[6] ceftriaxona	Doxiciclina[5]
Treponema pallidum (sífilis)	Penicilina[6]	Doxiciclina, ceftriaxona
Treponema pertenue (bouba ou framboesia [doença tropical])	Penicilina[6]	Doxiciclina
Micoplasmas	**Eritromicina[4] ou doxiciclina**	**Claritromicina, azitromicina, uma fluoroquinolona[3]**
Chlamydiae		
C. psittaci	Doxiciclina	Cloranfenicol
C. trachomatis (uretrite ou doença inflamatória pélvica)	Doxiciclina ou azitromicina	Ofloxacino
C. pneumoniae	Doxiciclina[5]	Eritromicina,[4] claritromicina, azitromicina, uma fluoroquinolona[3,14]
Riquétsias	**Doxiciclina[5]**	**Cloranfenicol, uma fluoroquinolona[3]**

[1] Adaptada, com permissão, de Med Lett Drugs Ther. 2004;2:13.
[2] SMZ-TMP é uma mistura de 5 partes de sulfametoxazol e 1 parte de trimetoprim.
[3] As fluoroquinolonas incluem ciprofloxacino, ofloxacino, levofloxacino, moxifloxacino e outros (ver texto). Gemifloxacino, levofloxacino e moxifloxacino apresentam a melhor atividade contra microrganismos gram-positivos, inclusive S. pneumoniae resistente à penicilina e S. aureus sensível à meticilina. A atividade contra enterococos e S. epidermidis é variável.
[4] O estolato de eritromicina é mais bem absorvido por via oral, mas apresenta o risco mais alto de hepatite; o estearato de eritromicina e o etilsuccinato de eritromicina também estão disponíveis.
[5] Todas as tetraciclinas têm atividade semelhante contra a maioria dos microrganismos. Minociclina e doxiciclina têm atividade elevada contra S. aureus.
[6] Penicilina G é o medicamento de escolha para injeção parenteral; penicilina V para administração oral – para ser utilizada apenas no tratamento de infecções causadas por microrganismos altamente sensíveis.
[7] Grande parte das cefalosporinas intravenosas (com a exceção da ceftazidima) apresenta boa atividade contra cocos gram-positivos.
[8] Infecções causadas por isolados com resistência intermediária podem responder a altas doses de penicilina, cefotaxima, ou ceftriaxona. Infecções causadas por cepas altamente resistentes devem ser tratadas com vancomicina. Muitas cepas de pneumococos resistentes à penicilina são resistentes a macrolídeos, cefalosporinas, tetraciclinas e SMZ-TMP.
[9] Nafcilina ou oxacilina parenteral; dicloxacilina, cloxacilina ou oxacilina oral.
[10] A adição de gentamicina fica indicada apenas para infecções enterocócicas graves (p. ex., endocardite, meningite).
[11] Aminoglicosídeos – gentamicina, tobramicina, amicacina, netilmicina – devem ser selecionados com base nos padrões locais de suscetibilidade.
[12] Penicilinas contra pseudomonas: ticarcilina, piperacilina.
[13] Como a resistência é comum, o teste de suscetibilidade deve ser feito.
[14] Ciprofloxacino tem atividade inferior contra clamídia, em comparação a fluoroquinolonas mais recentes.
±, isolado ou em combinação com.

TABELA 35. Exemplos de terapia antimicrobiana inicial para adultos hospitalizados gravemente enfermos na espera da identificação do microrganismo causal

Diagnóstico Clínico Sob Suspeita	Provável Diagnóstico Etiológico	Medicamentos de Escolha
(A) Meningite, bacteriana, adquirida na comunidade	Pneumococos,[1] meningococos	Cefotaxima,[2] 2-3 g IV a cada 6 horas; **ou** ceftriaxona, 2 g IV a cada 12 horas mais vancomicina, 10 mg/kg IV a cada 8 horas.
(B) Meningite, bacteriana, idade > 50 anos, adquirida na comunidade	Pneumococos, meningococos, *Listeria monocytogenes*,[3] bacilos gram-negativos	Ampicilina, 2 g IV a cada 4 horas, mais cefotaxima **ou** ceftriaxona e vancomicina como em (A).
(C) Meningite, pós-operatória (ou pós-traumática)	*S. aureus*, bacilos gram-negativos (pneumococos, em pós-traumática)	Vancomicina, 10 mg/kg IV a cada 8 horas, mais ceftazidima, 3 g IV a cada 8 horas.
(D) Abscesso cerebral	Anaeróbios mistos, pneumococos, estreptococos	Penicilina G, 4 milhões de unidades IV a cada 4 horas, mais metronidazol, 500 mg VO a cada 8 horas; **ou** cefotaxima ou ceftriaxona como em (A) mais metronidazol, 500 mg VO a cada 8 horas.
(E) Pneumonia, aguda, adquirida na comunidade, grave	Pneumococos, *M. pneumoniae*, *Legionalle*, *C. pneumoniae*	Cefotaxima, 2 g IV a cada 8 horas (ou ceftriaxona, 1 g IV a cada 24 horas ou ampicilina 2 g IV a cada 6 horas) mais azitromicina 500 mg IV a cada 24 horas; **ou** alguma fluoroquinolona[5] sozinha.
(F) Pneumonia, pós-operatória ou nosocomial	*S. aureus*, anaeróbios mistos, bacilos gram-negativos	Cefepima, 2 g IV a cada 8 horas; **ou** ceftazidima, 2 g IV a cada 8 horas; **ou** piperacilina-tazobactam, 4,5 g IV a cada 6 horas; **ou** imipenem, 500 mg IV a cada 6 horas; **ou** meropenem, 1 g IV a cada 8 horas mais tobramicina, 5 mg/kg IV a cada 24 horas; **ou** ciprofloxacino, 400 mg IV a cada 12 horas; **ou** levofloxacino, 500 mg IV a cada 24 horas mais vancomicina, 15 mg/kg IV a cada 12 horas.
(G) Endocardite, aguda (incluindo usuário de droga injetável)	*S. aureus*, *E. faecalis*, bactérias aeróbicas gram-negativas, *Streptococcus viridans*	Vancomicina, 15 mg/kg IV a cada 12 horas, mais gentamicina, 1 mg/kg a cada 8 horas.
(H) Tromboflebite séptica (p. ex., acesso IV, *shunts* IV)	*S. aureus*, bactérias aeróbicas gram-negativas	Vancomicina, 15 mg/kg a cada 12 horas mais ceftriaxona, 1 g IV a cada 24 horas.
(I) Osteomielite	*S. aureus*	Nafcilina, 2 g IV a cada 4 horas; **ou** cefazolina, 2 g IV a cada 8 horas.
(J) Artrite séptica	*S. aureus*, *N. gonorrhoeae*	Ceftriaxona, 1-2 g IV a cada 24 horas.
(K) Pielonefrite com dor no flanco e febre (infecção recorrente do trato urinário)	*E. coli*, *Klebsiella*, *Enterobacter*, *Pseudomonas*	Ceftriaxona, 1 g IV a cada 24 horas; **ou** ciprofloxacino, 400 mg IV a cada 12 horas (500 mg VO); **ou** levofloxacino, 500 mg 1x/dia (IV/VO).
(L) Febre em paciente neutropênico submetido à quimioterapia contra o câncer	*S. aureus*, *Pseudomonas*, *Klebsiella*, *E. coli*	Ceftazidima, 2 g IV a cada 8 horas; **ou** cefepima, 2 g IV a cada 8 horas.
(M) Sepse intra-abdominal (p. ex., pós-operatória, peritonite, colecistite)	Bactérias gram-negativas, *Bacteroides*, bactérias anaeróbicas, estreptococos, clostrídios	Piperacilina-tazobactam como em (F) ou ticarcilina-clavulanato, 3,1 g IV a cada 6 horas; **ou** ertapenem, 1 g a cada 24 horas.

[1] Algumas cepas podem ser resistentes à penicilina. A vancomicina pode ser utilizada com ou sem rifampicina.
[2] Pode-se fazer uso de cefotaxima, ceftriaxona, ceftazidima ou ceftizoxima. A maioria dos estudos sobre meningite foi conduzida com cefotaxima ou ceftriaxona (ver texto).
[3] A combinação SMZ-TMP pode ser usada para tratamento de *Listeria monocytogenes* em pacientes alérgicos à penicilina em uma dosagem de 15-20 mg/kg de TMP em 3 ou 4 doses divididas.
[4] Dependendo do padrão local de susceptibilidade à medicação, utilizar tobramicina, 5 mg/kg/dia, ou amicacina, 15 mg/kg/dia, no lugar da gentamicina.
[5] Levofloxacino 750 mg/dia, moxifloxacino 400 mg/dia.

TABELA 36. Terapia antimicrobiana inicial para meningite purulenta de causa desconhecida

População	Microrganismos Comuns	Terapia-Padrão
18-50 anos	*Streptococcus pneumoniae*, *Neisseria meningitidis*	Vancomicina[1] + cefotaxima ou ceftriaxona[2]
Acima de 50 anos	*S. pneumoniae*, *N. meningitidis*, *Listeria monocytogenes*, bacilos gram-negativos	Vancomicina[1] + ampicilina,[3] + cefotaxima ou ceftriaxona[2]
Imunidade celular comprometida	*L. monocytogenes*, bacilos gram-negativos, *S. pneumoniae*	Vancomicina[1] + ampicilina[3] + ceftazidima[4]
Pós-cirúrgica ou pós-traumática	*Staphylococcus aureus*, *S. pneumoniae*, bacilos gram-negativos	Vancomicina[1] + ceftazidima[4]

[1] A dose da vancomicina é de 10-15 mg/kg/dose IV a cada 6 horas.
[2] A dose usual da cefotaxima é de 2 g IV a cada 6 horas, enquanto a da ceftriaxona, 2 g IV a cada 12 horas. Se o microrganismo for sensível à penicilina, será administrada a dose de 3-4 milhões de unidades IV a cada 4 horas.
[3] A dose da ampicilina costuma ser de 2 g IV a cada 4 horas.
[4] A ceftazidima é administrada em uma dose de 50-100 mg/kg IV a cada 8 horas.

TABELA 37. Achados típicos do líquido cerebrospinal em várias doenças do sistema nervoso central

Diagnóstico	Células/μL	Glicose (mg/dL)	Proteína (mg/dL)	Pressão de Abertura
Normal	0-5 linfócitos	45-85[1]	15-45	70-180 mmH$_2$O
Meningite purulenta (bacteriana),[2] adquirida na comunidade	200-20.000 neutrófilos polimorfonucleares	Baixa (< 45)	Alta (> 50)	Acentuadamente elevada
Meningite granulomatosa (micobacteriana, fúngica)[3]	100-1.000, principalmente linfócitos[3]	Baixa (< 45)	Alta (> 50)	Moderadamente elevada
Meningite por espiroqueta	100-1.000, principalmente linfócitos[3]	Normal	Moderadamente alta (> 50)	Normal a levemente elevada
Meningite asséptica, meningite viral ou meningoencefalite[4]	25-2.000, principalmente linfócitos[3]	Normal ou baixa	Alta (> 50)	Levemente elevada
"Reação adjacente"[5]	Variavelmente aumentada	Normal	Normal ou alta	Variável

[1] A glicose do líquido cerebrospinal deve ser obrigatoriamente considerada em relação ao nível glicêmico do sangue. Em geral, a glicose do líquido cerebrospinal é 20-30 mg/dL mais baixa do que a glicose do sangue, ou 50-70% do valor normal da glicemia.
[2] Microrganismos no esfregaço ou na cultura do líquido cerebrospinal; o teste de contraimunoeletroforese ou aglutinação em látex pode ser diagnóstico.
[3] Neutrófilos polimorfonucleares podem predominar no início.
[4] Isolamento viral do líquido cerebrospinal no início; elevação do título humoral em amostras pareadas de soro; reação em cadeia da polimerase para pesquisa de herpesvírus.
[5] Pode ocorrer em mastoidite, abscesso cerebral, abscesso epidural, sinusite, trombo séptico, tumor cerebral. Os resultados da cultura do líquido cerebrospinal são geralmente negativos.

TABELA 38. Diarreias bacterianas agudas e "intoxicação alimentar"

Microrganismo	Período de Incubação	Vômitos	Diarreia	Febre	Alimentos Associados	Diagnóstico	Características Clínicas e Tratamento
Staphylococcus (toxina pré-formada)	1-8 horas	+++	±	±	Os estafilococos crescem em carnes, laticínios e produtos de panificação, além de produzir enterotoxina.	Clínico. Os alimentos e as fezes podem ser submetidos a exame em busca da toxina.	Início abrupto; náuseas e vômitos intensos por até 24 horas, com recuperação em 24-48 horas. Cuidados de suporte.
Bacillus cereus (toxina pré-formada)	1-8 horas	+++	±	–	Arroz frito reaquecido (p. ex., bolinho de arroz) causa vômitos ou diarreia.	Clínico. Os alimentos e as fezes podem ser submetidos a exame em busca da toxina.	Início agudo, além de náuseas e vômitos graves com duração de 24 horas. Cuidados de suporte.
B. cereus (toxina diarreica)	10-16 horas	±	+++	–	Toxina em carnes, guisados/ensopados e caldos de carne.	Clínico. Os alimentos e as fezes podem ser submetidos a exame em busca da toxina.	Cólicas abdominais, diarreia aquosa e náuseas, com duração de 24-48 horas. Cuidados de suporte.
Clostridium perfringens	8-16 horas	±	+++	–	Os clostrídios crescem em pratos reaquecidos de carne bovina e ave, além de produzir enterotoxina.	As fezes podem ser avaliadas quanto à presença de enterotoxina ou submetidas à cultura.	Início abrupto de diarreia profusa, cólicas abdominais, náuseas; ocasionalmente, ocorrem vômitos. A recuperação sem tratamento é habitual em 24-48 horas. Cuidados de suporte; não há necessidade de antibióticos.
Clostridium botulinum	12-72 horas	±	–	–	Os clostrídios crescem em meio ácido anaeróbico, p. ex., alimentos enlatados, peixe fermentado, alimentos mantidos aquecidos por períodos extensos.	Fezes, soros e alimentos podem ser testados para pesquisa da toxina. Também é possível a cultura de fezes e alimentos.	Diplopia, disfagia, disfonia, dificuldade respiratória. O tratamento exige desobstrução das vias aéreas, ventilação e antitoxina polivalente intravenosa (ver texto). Os sintomas podem durar dias a meses.
Clostridium difficile	Geralmente ocorre após 7-10 dias de antibióticos. Pode ocorrer após uma única dose ou algumas semanas após o término de antibióticos.	–	+++	++	Associado a medicamentos antimicrobianos; a clindamicina e as cefalosporinas são os agentes mais comumente implicados.	Exame de fezes em busca da toxina.	Início abrupto de diarreia, que pode ser sanguinolenta; febre. Metronidazol por via oral constitui a primeira linha terapêutica de escolha. Na ausência de resposta, pode ser administrada vancomicina oral.
Escherichia coli entero-hemorrágica, incluindo a cepa O157:H7 da E. coli e outras cepas produtoras da toxina Shiga	1-8 dias	+	+++	–	Carne bovina mal-cozida, especialmente hambúrguer; leite e suco não pasteurizados; frutas e vegetais in natura.	A cepa O157:H7 da E. coli pode ser submetida à cultura em meio especial. Outras toxinas podem ser detectadas nas fezes.	Geralmente início abrupto de diarreia, muitas vezes sanguinolenta; dor abdominal. Em adultos, o quadro costuma ser autolimitado até 5-10 dias. Em crianças, esse tipo de diarreia está associado a síndrome hemolítico-urêmica. A antibioticoterapia pode aumentar o risco dessa síndrome.
E. coli enterotoxigênica	1-3 dias	±	+++	±	Água e alimentos contaminados por fezes.	Coprocultura. Há necessidade de exames especiais para identificação das cepas produtoras de toxina.	Diarreia aquosa e cólicas abdominais, geralmente com duração de 3-7 dias. Em turistas/viajantes, as fluoroquinolonas abreviam a doença.
Vibrio parahaemolyticus	2-48 horas	+	+	±	Frutos do mar mal-cozidos ou crus.	Coprocultura em meio especial.	Início abrupto de diarreia aquosa, cólicas abdominais, náuseas e vômitos. A recuperação costuma ser completa em 2-5 dias.
Vibrio cholerae	24-72 horas	+	+++	–	Contaminação de água, peixe, crustáceos, alimentos de vendedores ambulantes.	Coprocultura em meio especial.	Início abrupto de diarreia líquida em área endêmica. Exige reposição intravenosa ou oral imediata de fluidos e eletrólitos. As tetraciclinas abreviam a excreção de vibriões coléricos.

Campylobacter jejuni	2-5 dias	±	+++	+	Aves cruas ou mal-cozidas, leite não pasteurizado, água.	Coprocultura em meio especial.	Febre, diarreia (que pode ser sanguinolenta), cólicas. Geralmente autolimitada em 2-10 dias. O tratamento precoce (eritromicina) abrevia o curso da doença. Pode ser associada à síndrome de Guillain-Barré.
Espécies de *Shigella* (casos leves)	24-48 horas	±	+	+	Alimento ou água contaminado por fezes humanas. Disseminação de pessoa a pessoa.	Coprocultura de rotina.	Início abrupto de diarreia, frequentemente com sangue e pus nas fezes, cólicas, tenesmo e letargia. As coproculturas são positivas. A terapia depende do teste de sensibilidade (antibiograma), mas as fluoroquinolonas são mais eficazes. Não administrar opioides. Com frequência, o quadro é leve e autolimitado.
Espécies de *Salmonella*	1-3 dias	–	++	+	Ovos, aves, leite não pasteurizado, queijo, sucos, frutas e vegetais *in natura*.	Coprocultura de rotina.	Início gradual ou abrupto de diarreia e febre de baixo grau. Nenhum antimicrobiano a menos que haja alto risco (ver texto) ou suspeita de disseminação sistêmica; nesse caso, administrar alguma fluoroquinolona. Pode ocorrer o estado de portador prolongado.
Yersinia enterocolitica	24-48 horas	±	+	+	Carne de porco mal-cozida, água contaminada, leite não pasteurizado, queijo tofu.	Coprocultura em meio especial.	Dor abdominal intensa, (sintomas semelhantes aos da apendicite), diarreia, febre. Poliartrite, eritema nodoso em crianças. Em casos graves, administrar tetraciclina ou fluoroquinolona. Sem tratamento, é autolimitada em 1-3 semanas.
Rotavírus	1-3 dias	++	+++	+	Alimentos contaminados por fezes e manipulados por indivíduos infectados.	Imunoensaio fecal.	Início agudo, vômitos, diarreia aquosa (que dura 4-8 dias). Cuidados de suporte.
Agentes não virais e outros calicivírus	12-48 horas	++	+++	+	Crustáceos e alimentos contaminados por fezes manipulados por indivíduos infectados.	Diagnóstico clínico com coproculturas negativas. PCR disponível para fezes.	Náuseas, vômitos (mais comuns em crianças), diarreia (mais comum em adultos), febre, mialgias, cólicas abdominais. Duração de 12-60 horas. Cuidados de suporte.

PCR, reação em cadeia da polimerase.

TABELA 39. Esquema de imunização recomendado na infância e adolescência – Estados Unidos, 2008[1]

ESQUEMA DE IMUNIZAÇÃO RECOMENDADO PARA PESSOAS ENTRE 0 E 6 ANOS – ESTADOS UNIDOS – 2008
Para aquelas que ficam para trás ou iniciam a vacinação mais tarde, ver o esquema de atualização

Vacina / Idade	Nascimento	1 mês	2 meses	4 meses	6 meses	12 meses	15 meses	18 meses	19-23 meses	2-3 anos	4-6 anos
Hepatite B[1]	Hep B	Hep B		Ver nota de rodapé 1		Hep B					
Rotavírus[2]			Rota	Rota	Rota						
Difteria, Tétano, Coqueluche[3]			DTaP	DTaP	DTaP	Ver nota de rodapé 3	DTaP				DTaP
Haemophilus influenzae tipo b[4]			Hib	Hib	Hib[4]	Hib					
Pneumocócica[5]			PCV	PCV	PCV	PCV				PPV	
Poliovírus Inativado			IPV	IPV		IPV					IPV
Influenza[6]						Influenza (Anual)					
Sarampo, Caxumba, Rubéola[7]						MMR					MMR
Varicela[8]						Varicela					Varicela
Hepatite A[9]						HepA (2 doses)				Série vacinal contra HepA	
Meningocócica[10]											MCV4

▫ Faixa etária recomendada ▪ Certos grupos de alto risco

Esse esquema indica as idades recomendadas para a administração de rotina das vacinas infantis atualmente licenciadas, a partir de 1 de dezembro de 2007, para crianças entre 7 e 18 anos. Informações adicionais estão disponíveis em www.cdc.gov/vaccines/recs/schedules. Qualquer dose não administrada na idade recomendável deve ser fornecida em qualquer consulta subsequente, quando indicado e praticável. Vacinas extras podem ser licenciadas e recomendadas durante o ano. As combinações vacinais licenciadas podem ser utilizadas sempre que houver indicação de quaisquer componentes da combinação e quando os outros componentes da vacina não forem contraindicados e se forem aprovados pelo FDA para aquela dose da série de vacinação. **Os médicos devem consultar a respectiva declaração do Advisory Committee on Immunization Practices (Comitê Consultivo sobre Práticas de Imunização) em busca das recomendações detalhadas, inclusive para as condições de alto risco em http://www.cdc.gov/vaccines/pubs/ACIP-list.htm.** Os eventos adversos clinicamente significativos subsequentes à imunização devem ser relatados ao Vaccine Event Reporting System (VAERS, Sistema de Relato de Eventos Adversos Causados por Vacinas). A orientação sobre como obter e preencher um formulário do VAERS está disponível em www.vaers.hhs.gov ou pelo telefone, 800-822-7967.

1. **Vacina contra hepatite B (HepB).** *(Idade mínima: nascimento)*
   Ao nascimento:
   - Administrar HepB monovalente a todos os recém-nascidos antes da alta hospitalar.
   - Se a mãe for positiva para o antígeno de superfície da hepatite B (HBsAg), administrar HepB e 0,5 mL de imunoglobulina anti-hepatite B (HBIG) dentro de 12 horas do nascimento.
   - Se o *status* de HBsAg da mãe for desconhecido, administrar HepB dentro de 12 horas do nascimento. Determinar o *status* de HBsAg o mais rápido possível e, se a mãe for positiva para esse antígeno, administrar HBIG (antes de 1 semana de vida do bebê).
   - Se a mãe for negativa para o HBsAg, a dose ao nascimento poderá ser adiada, em casos raros, com uma solicitação do médico e uma cópia do resultado laboratorial de negatividade da mãe para esse antígeno, anexada no prontuário médico do bebê.

   Depois da dose administrada ao nascer:
   - A série vacinal de HepB deve ser concluída com HepB monovalente ou uma combinação vacinal, contendo HepB. A segunda dose deve ser administrada entre 1-2 meses de vida, enquanto a dose final deve ser dada não antes de 24 semanas. Os bebês nascidos de mães positivas ao HBsAg devem ser submetidos a teste para pesquisa para o HBsAg e do anticorpo contra esse antígeno após a conclusão de, no mínimo, 3 doses de série vacinal HepB licenciada, entre 9-18 meses de vida (geralmente na próxima consulta da criança).

   Dose de 4 meses:
   - É admissível administrar 4 doses de HepB quando as combinações vacinais forem administradas após a dose ao nascimento. Se a HepB monovalente for utilizada para doses após a dose ao nascimento, não haverá necessidade de uma dose aos 4 meses de vida.

2. **Vacina contra rotavírus (Rota).** *(Idade mínima: 6 semanas)*
   - Administrar a primeira dose entre 6-12 semanas de vida.
   - Não iniciar a série depois de 12 semanas de vida.
   - Administrar a dose final na série vacinal por volta de 32 semanas de vida. Não administrar qualquer dose depois disso.
   - Os dados sobre a segurança e a eficácia fora dessas faixas etárias são insuficientes.

3. **Vacina acelular contra coqueluche combinada com toxoides tetânico e diftérico (DTaP).** *(Idade mínima: 6 semanas)*
   - A quarta dose de DTaP pode ser administrada em até 12 meses de vida, contanto que tenham transcorrido 6 meses desde a terceira dose.
   - Administrar a dose final na série entre 4-6 anos de idade.

4. **Vacina conjugada contra *Haemophilus influenzae* tipo b (Hib)** *(Idade mínima: 6 semanas)*
   - Se a vacina PRP-OMP (PedvaxHIB® ou ComVax® [Merck]) for administrada entre 2-4 meses de vida, não haverá necessidade de uma dose aos 6 meses.
   - Os produtos de combinação TriHIBit® (DTaP/Hib) não devem ser utilizados para imunização primária, mas podem ser usados como reforços após qualquer vacina Hib em crianças com idade igual ou superior a 12 meses.

5. **Vacina pneumocócica.** *(Idade mínima: 6 semanas para vacina pneumocócica conjugada [PCV]; 2 anos para vacina pneumocócica composta de polissacarídeo [PPV])*
   - Administrar 1 dose de PCV a todas as crianças saudáveis entre 24-59 meses de vida que apresentam qualquer esquema incompleto de vacinação.
   - Administrar PPV a crianças com idade igual e superior a 2 anos com problemas clínicos subjacentes.

6. **Vacina contra influenza.** *(Idade mínima: 6 meses para vacina trivalente inativada contra influenza [TIV]; 2 anos para vacina viva atenuada contra influenza [LAIV])*
   - Administrar anualmente a crianças entre 6-59 meses de vida e a todos os contatos próximos elegíveis de crianças entre 0-59 meses de vida.
   - Administrar anualmente a crianças com idade igual e superior a 5 anos com certos fatores de risco, a outras pessoas (inclusive membros da família) em contato estrito com pessoas em grupos sob risco mais alto, bem como a qualquer criança cujos pais solicitam a vacinação.
   - Para pessoas saudáveis (aquelas sem problemas clínicos subjacentes que as predisponham a complicações da influenza) entre 2-49 anos de idade, a LAIV ou a TIV pode ser utilizada.
   - As crianças submetidas à vacina TIV devem receber 0,25 mL na idade entre 6-35 meses ou 0,5 mL em idade igual ou superior a 3 anos.
   - Administrar 2 doses (separadas por um intervalo de 4 semanas ou maior) a crianças com menos de 9 anos que estão recebendo a vacina contra influenza pela primeira vez ou que foram vacinadas pela primeira vez na última estação, mas receberam apenas uma única dose.

7. **Vacina contra sarampo, caxumba, rubéola (MMR).** *(Idade mínima: 12 meses)*
   - Administrar a segunda dose de MMR entre 4-6 anos de idade. A vacina MMR pode ser administrada antes dos 4-6 anos de idade, contanto que tenham transcorrido 4 semanas ou mais desde a primeira dose.

8. **Vacina contra varicela.** *(Idade mínima: 12 meses)*
   - Administrar a segunda dose entre 4-6 anos de idade; pode ser administrada 3 meses ou mais após a primeira dose.
   - Não repetir a segunda dose se administrada 28 dias ou mais depois da primeira dose.

9. **Vacina contra hepatite A (HepA).** *(Idade mínima: 12 meses)*
   - Administrar a todas as crianças com 1 ano de idade (ou seja, entre 12-23 meses de vida). Administrar as 2 doses na série com, no mínimo, 6 meses de intervalo.
   - Crianças que não se encontram completamente vacinadas por volta dos 2 anos de idade podem ser vacinadas em consultas subsequentes.
   - A HepA é recomendada para certos outros grupos de crianças, inclusive aquelas em áreas onde os programas de vacinação são direcionados a crianças com idade mais avançada.

10. **Vacina meningocócica.** *(Idade mínima: 2 anos para vacina meningocócica conjugada [MCV4] e para vacina meningocócica composta de polissacarídeo [MPSV4])*
    - Administrar MCV4 a crianças entre 2-10 anos de idade com deficiências do componente terminal do complemento ou asplenia anatômica ou funcional e certos outros grupos de alto risco. A MPSV4 também é aceitável. • Administrar MCV4 a pessoas que receberam MPSV4 em 3 ou mais anos anteriores e permanecem sob alto risco de doença meningocócica.

Os Esquemas de Imunizações Recomendados para Pessoas de 0 a 18 Anos de Idade são aprovados pelo Advisory Committee on Immunization Practices [Comitê Consultivo sobre Práticas de Imunização] (www.cdc.gov/vaccines/recs/acip), bem como pela American Academy of Pediatrics [Academia Norte-americana de Pediatria] (http://www.aap.org) e American Academy of Family Physicians [Academia Norte-americana de Médicos da Família] (http://www.aafp.org).

(continua)

TABELA 39. Esquema de imunização recomendado na infância e adolescência – Estados Unidos, 2008[1] (continuação)

ESQUEMA DE IMUNIZAÇÃO RECOMENDADO PARA PESSOAS ENTRE 7 E 18 ANOS – ESTADOS UNIDOS – 2008
Para aquelas que ficam para trás ou iniciam a vacinação mais tarde, ver as barras de cor azul médio e o esquema de atualização

Vacina	Idade 7-10 anos	11-12 anos	13-18 anos
Difteria, Tétano, Coqueluche[1]	Ver nota de rodapé 1	Tdap	Tdap
Papilomavírus Humano[2]	Ver nota de rodapé 2	HPV (3 doses)	Série vacinal contra HPV
Meningogócica[3]	MCV4	MCV4	MCV4
Pneumocócica[4]	P	P	V
Influenza[5]	Influenza		(Anual)
Hepatite A[6]		Série vacinal contra HepA	
Hepatite B[7]		Série vacinal contra HepB	
Poliovírus Inativado[8]		Série vacinal de IPV	
Sarampo, Caxumba, Rubéola[9]		Série vacinal de MMR	
Varicela[10]		Série vacinal contra Varicela	

Legenda: Faixa etária recomendada · Imunização de atualização · Certos grupos de alto risco

Esse esquema indica as idades recomendadas para a administração de rotina das vacinas infantis atualmente licenciadas, a partir de 1 de dezembro de 2007, para crianças entre 7 e 18 anos. Informações adicionais estão disponíveis em www.cdc.gov/vaccines/recs/schedules. Qualquer dose não administrada na idade recomendável deve ser fornecida em qualquer consulta subsequente, quando indicado e praticável. Vacinas extras podem ser licenciadas e recomendadas durante o ano. As combinações vacinais licenciadas podem ser utilizadas sempre que houver indicação de quaisquer componentes da combinação e quando os outros componentes da vacina não forem contraindicados e se forem aprovados pelo FDA para aquela dose da série de vacinação. Os médicos devem consultar a respectiva declaração do Advisory Committee on Immunization Practices (Comitê Consultivo sobre Práticas de Imunização) em busca das recomendações detalhadas, inclusive para as condições de alto risco em http://www.cdc.gov/vaccines/pubs/ACIP-list.htm. Os eventos adversos clinicamente significativos subsequentes à imunização devem ser relatados ao Vaccine Event Reporting System (VAERS, Sistema de Relato de Eventos Adversos Causados por Vacinas). A orientação sobre como obter e preencher um formulário do VAERS está disponível em www.vaers.hhs.gov ou pelo telefone, 800-822-7967.

1. **Vacina acelular contra coqueluche combinada com toxoides tetânico e diftérico (Tdap).** *(Idade mínima: 10 anos para BOOSTRIX® e 11 anos para ADACEL®)*
    - Administrar entre 11-12 anos de idade para aqueles que concluíram a série de vacinação infantil recomendada de DTP/DTaP e não receberam uma dose de reforço de toxoides tetânico e diftérico (Td).
    - As crianças de 13-18 anos de idade que perderam a Tdap com 11-12 anos ou receberam apenas a Td são incentivadas a receber 1 dose de Tdap 5 anos depois da última dose de Td/DTaP.
2. **Vacina contra papilomavírus humano (HPV).** *(Idade mínima: 9 anos)*
    - Administrar a primeira dose da série de vacina contra HPV em mulheres entre 11-12 anos de idade.
    - Administrar a segunda dose 2 meses depois da primeira dose e a terceira dose 6 meses depois da primeira dose.
    - Administrar a série de vacina contra HPV em mulheres entre 13-18 anos de idade se não foram previamente vacinadas.
3. **Vacina meningocócica.**
    - Administrar MCV4 aos 11-12 anos e 13-18 anos de idade na ausência de vacinação prévia. A vacina MPSV4 constitui uma alternativa aceitável.
    - Administrar MCV4 a calouros de faculdade previamente não vacinados que vivem em repúblicas.
    - A MCV4 é recomendada para crianças entre 2-10 anos de idade com deficiências do componente terminal do complemento ou asplenia anatômica ou funcional e certos outros grupos de alto risco.
    - As pessoas que receberam MPSV4 3 ou mais anos antes e permanecem sob risco elevado de doença meningocócica devem ser vacinadas com MCV4.
4. **Vacina pneumocócica composta de polissacarídeo (PPV).**
    - Administrar PPV a certos grupos de alto risco.
5. **Vacina contra influenza.**
    - Administrar anualmente a todos os contatos próximos de crianças entre 0-59 meses de vida.
    - Administrar anualmente a pessoas com certos fatores de risco, profissionais de saúde e outras pessoas (inclusive membros da família) em contato estrito com pessoas em grupos sob risco mais alto.
    - Administrar 2 doses (separadas por um intervalo de 4 semanas ou maior) a crianças com menos de 9 anos de idade que estão recebendo a vacina contra influenza pela primeira vez ou que foram vacinadas pela primeira vez na última estação, mas receberam apenas uma única dose.
    - Para pessoas saudáveis que não estejam grávidas (aquelas sem problemas clínicos subjacentes que as predisponham a complicações da influenza) entre 2-49 anos de idade, a LAIV ou a TIV pode ser utilizada.
6. **Vacina contra hepatite A (HepA).**
    - Administrar as 2 doses na série com, no mínimo, 6 meses de intervalo.
    - A HepA é recomendada para certos outros grupos de crianças, inclusive aquelas em áreas onde os programas de vacinação são direcionados a crianças com idade mais avançada.
7. **Vacina contra hepatite B (HepB).**
    - Administrar a série de 3 doses aos indivíduos que não foram previamente vacinados.
    - Uma série de 2 doses da Recombivax HB® é licenciada para crianças entre 11-15 anos de idade.
8. **Vacina de poliovírus inativado (IPV).**
    - Para crianças que receberam uma série completa com as vacinas de IPV ou de poliovírus oral (OPV), não haverá necessidade de uma quarta dose se a terceira dose foi administrada em uma idade igual ou superior a 4 anos.
    - Se ambas as vacinas (OPV e IPV) forem administradas como parte de uma série vacinal, deverá ser administrado um total de 4 doses, independentemente da idade atual da criança.
9. **Vacina contra sarampo, caxumba e rubéola (MMR).**
    - Se o indivíduo não foi previamente vacinado, administrar 2 doses de MMR durante qualquer consulta, com 4 ou mais semanas entre as doses.
10. **Vacina contra varicela.**
    - Administrar 2 doses de vacina contra varicela a pessoas com menos de 13 anos de idade com, no mínimo, 3 meses de intervalo entre elas. Não repetir a segunda dose se ela for administrada 28 ou mais dias após a primeira dose.
    - Administrar 2 doses de vacina contra varicela a pessoas com idade igual ou superior a 13 anos com, no mínimo, 4 semanas de intervalo entre elas.

Os Esquemas de Imunizações Recomendados para Pessoas de 0 a 18 Anos de Idade são aprovados pelo Advisory Committee on Immunization Practices [Comitê Consultivo sobre Práticas de Imunização] (www.cdc.gov/vaccines/recs/acip), bem como pela American Academy of Pediatrics [Academia Norte-americana de Pediatria] (http://www.aap.org) e American Academy of Family Physicians [Academia Norte-americana de Médicos da Família] (http://www.aafp.org).

(continua)

TABELA 39. Esquema de imunização recomendado na infância e adolescência – Estados Unidos, 2008[1] (continuação)

ESQUEMA DE ATUALIZAÇÃO DA IMUNIZAÇÃO – ESTADOS UNIDOS – 2008
Para pessoas de 4 meses a 18 anos de idade que iniciam o esquema de vacinação mais tarde ou que estão com mais de 1 mês de atraso

A tabela abaixo fornece esquemas de atualização e os intervalos mínimos entre as doses para crianças, cujas vacinações foram adiadas. Uma série vacinal não precisa ser reiniciada, independentemente do momento transcorrido entre as doses. Utilizar a seção apropriada para a idade da criança.

ESQUEMA DE ATUALIZAÇÃO PARA PESSOAS DE 4 MESES A 6 ANOS DE IDADE

Vacina	Idade Mínima para a Dose [1]	Dose 1 a 2	Dose 2 a 3	Dose 3 a 4	Dose 4 a 5
Hepatite B[1]	Nascimento	4 semanas	8 semanas (e 16 semanas após a primeira dose)		
Rotavírus[2]	6 semanas	4 semanas	4 semanas		
Difteria, Tétano, Coqueluche[3]	6 semanas	4 semanas	4 semanas	6 meses	6 meses[3]
Haemophilus influenzae tipo b[4]	6 semanas	4 semanas se a primeira dose for administrada com menos de 12 meses de vida **8 semanas (como dose final)** se a primeira dose for administrada entre 12-14 meses de vida **Sem necessidade de doses adicionais** se a primeira dose for administrada com idade igual ou superior a 15 meses	4 semanas[4] se a idade atual estiver abaixo de 12 meses **8 semanas (como dose final)**[4] se a idade atual for igual ou superior a 12 meses e a segunda dose administrada com menos de 15 meses de vida **Sem necessidade de doses adicionais** se a dose prévia foi administrada com idade igual ou superior a 15 meses	**8 semanas (como dose final)** Essa dose é necessária apenas para crianças entre 12 meses e 5 anos de idade que receberam 3 doses antes dos 12 meses de vida	
Pneumocócica[5]	6 semanas	4 semanas se a primeira dose for administrada com menos de 12 meses de vida **8 semanas (como dose final)** se a primeira dose for administrada com idade igual ou superior a 12 meses ou na idade atual entre 24-59 meses **Sem necessidade de doses adicionais** para crianças saudáveis se a primeira dose for administrada com idade igual ou superior a 24 meses	4 semanas se a idade atual estiver abaixo de 12 meses **8 semanas (como dose final)** se a idade atual for igual ou superior a 12 meses **Sem necessidade de doses adicionais** para crianças saudáveis se a dose prévia foi administrada com idade igual ou superior a 24 meses	**8 semanas (como dose final)** Essa dose é necessária apenas para crianças entre 12 meses e 5 anos de idade que receberam 3 doses antes dos 12 meses de vida	
Poliovírus Inativado[6]	6 semanas	4 semanas	4 semanas	4 semanas[6]	
Sarampo, Caxumba, Rubéola[7] (MMR)	12 meses	4 semanas			
Varicela[8]	12 meses	3 meses			
Hepatite A[9]	12 meses	6 meses			

ESQUEMA DE ATUALIZAÇÃO PARA PESSOAS DE 7 A 18 ANOS DE IDADE

Vacina	Idade Mínima para a Dose [1]	Dose 1 a 2	Dose 2 a 3	Dose 3 a 4	Dose 4 a 5
Tétano, Difteria/ Tétano, Difteria, Coqueluche[10]	7 anos[10]	4 semanas	4 semanas se a primeira dose for administrada com menos de 12 meses de vida 6 meses se a primeira dose for administrada com idade igual ou superior a 12 meses	6 meses Se a primeira dose for administrada com menos de 12 meses de vida	
Papilomavírus Humano[11]	9 anos	4 semanas	12 semanas (e 24 semanas após a primeira dose)		
Hepatite A[9]	12 meses	6 meses			
Hepatite B[1]	Nascimento	4 semanas	8 semanas (e 16 semanas após a primeira dose)		
Poliovírus Inativado[6]	6 semanas	4 semanas	4 semanas	4 semanas[6]	
Sarampo, Caxumba, Rubéola[7] (MMR)	12 meses	4 semanas			
Varicela[8]	12 meses	4 semanas se a primeira dose for administrada com idade igual ou superior a 13 anos 3 meses se a primeira dose for administrada com menos de 13 anos de idade			

1. **Vacina contra hepatite B (HepB).**
   - Administrar a série de 3 doses àqueles que não foram previamente vacinados.
   - Uma série de 2 doses da Recombivax HB® é licenciada para crianças entre 11-15 anos de idade.
2. **Vacina contra rotavírus (Rota).**
   - Não iniciar a série depois de 12 semanas de vida.
   - Administrar a dose final na série por volta de 32 semanas de vida.
   - Não administrar uma dose depois das 32 semanas de vida.
   - Os dados sobre a segurança e a eficácia fora dessas faixas etárias são insuficientes.
3. **Vacina acelular contra coqueluche combinada com toxoides tetânico e diftérico (DTaP).**
   - A quinta dose não é necessária se a quarta dose foi administrada em idade igual ou superior 4 anos.
   - A DTaP não é indicada para pessoas com idade igual ou superior a 7 anos.
4. **Vacina conjugada contra *Haemophilus influenzae* (Hib).**
   - A vacina geralmente não é recomendada para crianças com idade igual ou superior a 5 anos.
   - Se a idade atual estiver abaixo de 12 meses e as 2 primeiras doses forem de PRP-OMP (PedvaxHIB® ou ComVax® [Merck]), a terceira dose (e última) deverá ser administrada entre 12-15 meses de vida e, no mínimo, 8 semanas após a segunda dose.
   - Se a primeira dose foi administrada entre 7-11 meses, administrar 2 doses separadas por 4 semanas mais um reforço entre 12-15 meses.
5. **Vacina pneumocócica conjugada (PCV).**
   - Administrar 1 dose de PCV a todas as crianças saudáveis entre 24-59 meses de vida que apresentam qualquer esquema incompleto de vacinação.

(continua)

TABELA 39. Esquema de imunização recomendado na infância e adolescência – Estados Unidos, 2008[1] (continuação)

- Para crianças com problemas clínicos subjacentes, administrar 2 doses de PCV com, no mínimo, 8 semanas de intervalo se receberam previamente menos de 3 doses, ou 1 dose de PCV se receberam 3 doses.
6. **Vacina de poliovírus inativado (IPV)**
   - Para crianças que receberam uma série completa com as vacinas de IPV ou de poliovírus oral (OPV), não haverá necessidade de uma quarta dose se a terceira dose foi administrada em uma idade igual ou superior a 4 anos.
   - Se ambas as vacinas (OPV e IPV) forem administradas como parte de uma série vacinal, deverá ser administrado um total de 4 doses, independentemente da idade atual da criança.
   - A IPV não é rotineiramente recomendada para pessoas com idade igual e superior a 18 anos.
7. **Vacina contra sarampo, caxumba e rubéola (MMR).**
   - A segunda dose de MMR é recomendada rotineiramente entre 4-6 anos de idade, mas pode ser administrada mais cedo se desejável.
   - Se o indivíduo não foi previamente vacinado, administrar 2 doses de MMR durante qualquer consulta com 4 ou mais semanas de intervalo entre elas.
8. **Vacina contra varicela.**
   - A segunda dose de vacina contra varicela é recomendada rotineiramente entre 4-6 anos de idade, mas pode ser administrada mais cedo se desejável.
   - Não repetir a segunda dose em pessoas com menos de 13 anos de idade se administrada 28 ou mais dias após a primeira dose.
9. **Vacina contra hepatite A (HepA).**
   - A HepA é recomendada para certos grupos de crianças, inclusive aquelas em áreas onde os programas de vacinação são direcionados a crianças com idade mais avançada. Ver *MMWR* 2006;55(N. RR-7):1-23.
10. **Vacina de toxoide tetânico e diftérico (Td) e vacina acelular contra coqueluche combinada com toxoides tetânico e diftérico (Tdap).**
    - A Tdap deve ser substituída por uma única dose de Td na série de atualização primária ou como reforço se a idade for apropriada; utilizar a vacina Td para outras doses.
    - Um intervalo de 5 anos desde a última dose de Td é incentivado ao se utilizar a Tdap como dose de reforço. Haverá necessidade de uma dose de reforço (a quarta dose) se qualquer uma das doses prévias for administrada com menos de 12 meses de vida. Consultar as recomendações da ACIP para mais informações. Ver *MMWR* 2006;55(No. RR-3).
11. **Vacina contra papilomavírus humano (HPV).**
    - Administrar a série de vacina contra HPV em mulheres entre 13-18 anos de idade se não foram previamente vacinadas.

Informações sobre o relato de reações após as imunizações estão disponíveis online em **http://www.vaers.hhs.gov** ou pelo telefone **800-822-7967** (ligação gratuita-24 horas). Os casos sob suspeita de doenças passíveis de prevenção por vacina devem ser relatados ao estado ou ao departamento de saúde local. Informações adicionais, incluindo precauções e contraindicações para imunização, estão disponíveis no National Center for Immunization and Respiratory Diseases [Centro Internacional para Imunização e Doenças Respiratórias] em **http://www.cdc.gov/vaccines** ou pelo telefone **800-CDC-INFO (800-232-4636)**.*

* N. de R.T. No Brasil, notificar o serviço de vigilância epidemiológica.

TABELA 40. Esquema de imunização recomendado na fase adulta – Estados Unidos, 2008

ESQUEMA DE IMUNIZAÇÃO RECOMENDADO PARA ADULTOS

Nota: Essas recomendações devem ser lidas juntamente com as notas de rodapé expostas a seguir.
Esquema de imunização recomendado para adultos, por vacina e faixa etária
Estados Unidos, Outubro de 2007 a Setembro de 2008

Vacina ↓ Faixa etária →	19-49 anos	50-64 anos	≥ 65 anos
Tétano, difteria, coqueluche (Td/Tdap)[1,*]	Substituir 1 dose de Tdap por Td	1 dose de reforço de Td a cada 10 anos	
Papilomavírus humano (HPV)[2,*]	3 doses para o sexo feminino (0, 2, 6 meses)		
Sarampo, caxumba, rubéola (MMR)[3,*]	1 ou 2 doses		
Varicela[4,*]	2 doses (0, 4-8 semanas)		
Influenza[5,*]		1 dose anual	
Pneumocócica (polissacarídeo)[6,7]			1 dose
Hepatite A[8,*]			
Hepatite B[9,*]			
Meningocócica[10,*]			
Zóster[11]			1 dose

* Cobertas pelo Vaccine Injury Compensation Program (Programa de Compensação de Lesão por Vacina).

Para todas as pessoas desta categoria que atendem às exigências de idade e carecem de provas de imunidade (p. ex., falta de carteira de vacinação ou sem evidência de infecção prévia).

Recomendável na presença de algum outro fator de risco (p. ex., com base em indicações médicas, ocupacionais, relacionadas com o estilo de vida ou outras).

Relatar todas as reações pós-vacinais clinicamente significativas ao Vaccine Adverse Event Reporting System – VAERS (Sistema de Relato de Eventos Adversos Causados por Vacinas). Os formulários de relato e as instruções de preenchimento de um relato para o VAERS estão disponíveis em **www.vaers.hhs.gov** ou pelo telefone, 800-822-7967. As informações sobre como registrar uma queixa do Vaccine Injury Compensation Program estão disponíveis em **www.hrsa.gov/vaccinecompensation** ou pelo telefone, 800-338-2382. Para registrar uma queixa de lesão vacinal, entrar em contato com o U.S. Court of Federal Claims (Corte Norte-americana de Queixas Federais), 717 Madison Place, N. W., Washington, D.C. 20005; telefone, 202-357-6400*.
Informações adicionais sobre as vacinas desse esquema de vacinação, a extensão dos dados disponíveis e as contraindicações à vacinação também estão disponíveis em **www.cdc.gov/vaccines** ou a partir do centro de contato do CDC-INFO no telefone 800-CDC-INFO (800-232-4636) em inglês e espanhol, 24 horas por dia, 7 dias da semana.
O uso de nomes e origens comerciais serve apenas para identificação e não implica o endosso pelo U.S. Department of Health and Human Services (Departamento Norte-americano de Saúde e Serviços Humanos).

(continua)

* N. de R.T. No Brasil, notificar o serviço de vigilância epidemiológica local.

TABELA 40. Esquema de imunização recomendado na fase adulta – Estados Unidos, 2008 (continuação)

VACINAS QUE PODEM SER INDICADAS PARA ADULTOS, COM BASE EM INDICAÇÕES MÉDICAS E OUTROS TIPOS DE INDICAÇÃO
ESTADOS UNIDOS, OUTUBRO DE 2007 A SETEMBRO DE 2008

Vacina ↓ Indicação →	Gravidez	Imunocompro-metimento (excluindo vírus da imunodeficiência humana [HIV]), medicamentos, radiação[13]	Infecção por HIV[3,12,13] Contagem de linfócitos CD4+		Diabetes, cardiopatia, doença pulmonar crônica, alcoolismo crônico	Asplenia[12] (inclusive esplenectomia eletiva e deficiências de componente terminal do complemento)	Hepatopatia crônica	Insuficiência renal, doença renal em fase terminal, receptor de hemodiálise	Pessoal da área de saúde
			< 200 células/μL	≥ 200 células/μL					
Tétano, difteria, coqueluche (Td/Tdap)[1,*]	1 dose de reforço de Td a cada 10 anos								
	///////	Substituir 1 dose de Tdap por Td						///////	
Papilomavírus humano (HPV)[2,*]	3 doses para mulheres até os 26 anos de idade (0, 2, 6 meses)								
Sarampo, caxumba, rubéola (MMR)[3,*]	Contraindicada			1 ou 2 doses					
Varicela[4,*]	Contraindicada			2 doses (0, 4-8 semanas)					
Influenza[5,*]	1 dose de TIV anual								1 dose de TIV ou LAIV anual
Pneumocócica (polissacarídeo)[6,7]		1-2 doses							
Hepatite A[8,*]	2 doses (0, 6-12 meses ou 0, 6-18 meses)								
Hepatite B[9,*]	3 doses (0, 1-2, 4-6 meses)								
Meningocócica[10,*]	1 ou mais doses								
Zóster[11]	Contraindicada			1 doses					

* Cobertas pelo Vaccine Injury Compensation Program (Programa de Compensação de Lesão por Vacina).

Para todas as pessoas desta categoria que atendem às exigências de idade e carecem de provas de imunidade (p. ex., falta de carteira de vacinação ou sem evidência de infecção prévia).

Recomendável na presença de algum outro fator de risco (p. ex., com base em indicações médicas, ocupacionais, relacionadas com o estilo de vida ou outras).

Esses esquemas indicam as faixas etárias recomendadas e as indicações médicas para as quais a administração de vacinas atualmente licenciadas costuma ser indicada em adultos com idade igual ou superior a 19 anos, a partir de 1 de outubro de 2007. As combinações vacinais licenciadas podem ser utilizadas sempre que houver indicação de quaisquer componentes da combinação e quando os outros componentes da vacina não forem contraindicados. Para obtenção das recomendações detalhadas sobre todas as vacinas, inclusive aquelas utilizadas principalmente por turistas ou lançadas durante o ano, consultar as bulas dos fabricantes e as declarações completas do Advisory Committee on Immunization Practices (Comitê Consultivo sobre Práticas de Imunização).

As recomendações desse esquema foram aprovadas pelos Centers for Disease Control and Prevention's (CDC), Advisory Committee on Immunization Practices (ACIP) (Comitê Consultivo sobre Práticas de Imunização do Centro Norte-americano para Controle e Prevenção de Doenças), bem como pela American Academy of Family Physicians (AAFP) (Academia Norte-americana de Médicos da Família), pelo American College of Obstetricians and Gynecologists (ACOG) (Faculdade Norte-americana de Obstetrícia e Ginecologia) e American College of Physicians (ACP) (Faculdade Norte-americana de Médicos).

NOTAS DE RODAPÉ
Esquema de Imunização Recomendada de Adultos – Estados Unidos, Outubro de 2007 a Setembro de 2008
Para declarações completas feitas pelo Advisory Committee on Immunization Practices (ACIP, Comitê Consultivo sobre Práticas de Imunização), acessar
www.cdc.gov/vaccines/pubs/ACIP-list.htm.

1. **Vacinação acelular contra coqueluche combinada com toxoides tetânico e diftérico (Td/Tdap, do inglês *tetanus, diphtheria and acellular pertussis*)**
A Tdap deve substituir uma dose única de Td para adultos com < 65 anos de idade que não receberam previamente uma dose de Tdap. Apenas 1 de 2 produtos de Tdap (Adacel® [Sanofi Pasteur]) é licenciado para uso em adultos.
Adultos com históricos incertos de uma série de vacinação primária completa com vacinas contendo toxoides tetânico e diftérico devem iniciar ou concluir uma série de vacinação primária. Uma série primária para adultos é composta por 3 doses de vacina contendo toxoides tetânico e diftérico; administrar as 2 primeiras doses com, no mínimo, 4 semanas de intervalo e a terceira dose 6-12 meses após a segunda. Contudo, a Tdap pode substituir qualquer uma das doses de Td na série primária de 3 doses. A dose de reforço da vacina contendo toxoides tetânico e diftérico deve ser administrada a adultos que concluíram uma série primária e se a última vacinação foi recebida em > 10 anos. A vacina Tdap ou Td pode ser utilizada, conforme indicação.
Se a pessoa estiver grávida e recebeu a última vacinação de Td há > 10 anos, administrar Td durante o segundo ou terceiro trimestre da gestação; se a pessoa recebeu a última vacinação de Td em < 10 anos, administrar Tdap durante o período pós-parto imediato. A administração uma única vez de 1 dose de Tdap com intervalo de até 2 anos a partir da vacinação prévia de Td é recomendável para mulheres pós-parto, contatos próximos de bebês com < 12 meses e todos os profissionais da área de saúde em contato direto com o paciente. Em certas situações, a Td pode ser adiada durante a gravidez e a Tdap substituída no período pós-parto imediato ou, então, a Tdap pode ser administrada no lugar da Td à gestante após discussão informada com a mulher.
Consultar as declarações da ACIP para as recomendações para administrar a Td como profilaxia no tratamento de ferimentos.

2. **Vacinação contra papilomavírus humano (HPV)**
A vacinação contra HPV é recomendada para todas as mulheres com < 26 anos que não concluíram a série de vacinas. Histórico de verrugas genitais, teste de Papanicolaou anormal ou teste positivo de DNA do HPV não é evidência de infecção prévia por todos os tipos vacinais desse vírus; a vacinação contra HPV ainda é recomendada para essas pessoas. De modo ideal, a vacina deve ser administrada antes da exposição potencial ao HPV por meio de atividade sexual; contudo, as mulheres sexualmente ativas ainda devem ser vacinadas. As mulheres sexualmente ativas que não foram infectadas por qualquer um dos tipos vacinais de HPV obtêm benefício completo com a vacinação. A vacinação é menos benéfica para mulheres que já foram infectadas por um ou mais dos tipos vacinais de HPV.
Uma série vacinal completa consiste em 3 doses. A segunda e a terceira doses devem ser administradas, respectivamente, 2 e 6 meses depois da primeira dose.
Embora a vacinação contra HPV não seja especificamente recomendada para mulheres com as indicações médicas descritas na Tabela 40 ("Vacinas que podem ser indicadas para adultos, com base em indicações médicas e outros tipos de indicação"), ela não é uma vacina de vírus vivo e pode ser administrada. No entanto, a resposta imune e a eficácia vacinal podem ser menores do que em pessoas que não apresentam as indicações médicas descritas ou que se encontram imunocompetentes.

3. **Vacinação contra sarampo, caxumba e rubéola (MMR, do inglês *measles, mumps, rubella*)**

Componente do sarampo: Adultos nascidos antes de 1957 podem ser considerados imunes contra o sarampo. Adultos nascidos durante ou após 1957 devem receber > 1 dose de MMR a menos que haja contraindicação médica, documentação de > 1dose, histórico de sarampo com base no diagnóstico do profissional de saúde ou evidência laboratorial de imunidade. Uma segunda dose de MMR é recomendada paa adultos que 1) foram recentemente expostos ao sarampo ou estão em uma área de surto; 2) foram previamente vacinados com vacina de vírus morto contra sarampo; 3) foram vacinados com um tipo desconhecido de vacina contra sarampo durante 1963-1967; 4) são estudantes em instituições de educação pós-secundária; 5) trabalham em algum estabelecimento de cuidados de saúde; ou 6) planejam viajar para o exterior.

Componente da caxumba: Adultos nascidos antes de 1957 geralmente podem ser considerados imunes contra a caxumba. Adultos nascidos durante ou após 1957 devem receber 1 dose de MMR a menos que haja contraindicação médica, histórico de caxumba com base no diagnóstico do profissional de saúde ou evidência laboratorial de imunidade. Uma segunda dose de MMR é recomendada para adultos que 1) estão em um grupo etário afetado durante um surto de caxumba; 2) são estudantes em instituições de educação pós--secundária; 3) trabalham em algum estabelemento de cuidados de saúde; ou 4) planejam viajar para o exterior. Para profissionais de saúde não vacinados nascidos antes de 1957 que não possuem outra evidência de imunidade contra caxumba, considerar não só a administração de 1 dose em um esquema de rotina, mas também uma segunda dose durante algum surto.

Componente da rubéola: Administrar 1 dose de MMR a mulheres cujo histórico de vacinação contra rubéola não é confiável ou sem evidência laboratorial de imunidade. Para mulheres em idade reprodutiva, independentemente do ano de nascimento, determinar a imunidade de rotina contra rubéola e orientar as mulheres a respeito da síndrome da rubéola congênita. As mulheres sem evidência de imunidade devem receber a vacina contra MMR à conclusão ou ao término da gravidez e antes da alta hospitalar.

4. **Vacinação contra varicela**

Todos os adultos sem evidência de imunidade contra varicela devem receber 2 doses de vacina contra varicela composta por um único antígeno, a menos que haja contraindicação médica. Considerações especiais devem ser dadas àqueles que 1) têm contato próximo com pessoas sob alto risco de doença grave (p. ex., profissionais de saúde e contatos familiares de pessoas imunocomprometidas) ou 2) estão sob alto risco de exposição ou transmissão (p. ex., professores; funcionários de creches; residentes e membros de equipe de ambientes institucionais, inclusive casas de correção; estudantes de faculdade; militares; adolescentes e adultos que vivem em casas com crianças; mulheres não grávidas em idade reprodutiva; e viajantes internacionais).

A evidência de imunidade contra varicela em adultos envolve qualquer um dos itens a seguir: 1) documentação de 2 doses de vacina contra varicela com, no mínimo, 4 semanas de intervalo. 2) Norte-americanos nascidos antes de 1980 (embora, para profissionais de saúde e gestantes nascidos antes de 1980, isso não deva ser considerado como evidência de imunidade); 3) histórico de varicela com base no diagnóstico ou na verificação dessa doença por algum profissional de saúde (para paciente que relata histórico de, ou se apresenta com, caso atípico e/ou leve, os profissionais de saúde devem pesquisar ligação epidermiológica com caso típico de varicela ou com caso confirmado por testes laboratoriais ou evidência de confirmação laboratorial, se realizado no momento da doença aguda); 4) histórico de herpes--zóster com base no diagnóstico do profissional de saúde; ou 5) evidência laboratorial de imunidade ou confirmação laboratorial da doença.

Avaliar as gestantes em busca de evidência de imunidade contra varicela. As mulheres sem evidência de imunidade devem receber a primeira dose de vacina contra varicela à conclusão ou ao término da gravidez e antes da alta hospitalar. A segunda dose deve ser administrada 4-8 semanas depois da primeira dose.

5. **Vacinação contra influenza**

Indicações médicas: Distúrbios crônicos dos sistemas cardiovascular ou pulmonar, inclusive asma; doenças metabólicas crônicas, inclusive diabetes melito, disfunção renal ou hepática, hemoglobinopatias, ou imunossupressão (inclusive aquela causada por medicamentos ou pelo vírus da imunodeficiência humana [HIV]); qualquer problema que comprometa a função respiratória ou a manipulação das secreções respiratórias ou que possa aumentar o risco de aspiração (p. ex., disfunção cognitiva, lesão de medula espinal, ou distúrbio epiléptico ou outro distúrbio neuromuscular); e gravidez durante a época de influenza. Não há dados sobre o risco de influenza grave ou complicada entre as pessoas com asplenia; no entanto, a influenza é um fator de risco de infecções bacterianas secundárias capazes de causar doença grave entre pessoas asplênicas.

Indicações ocupacionais: Profissionais de saúde, além de funcionários de estabelecimentos de cuidados prolongados e de instituições de vida assistida*.

Outras indicações: Residentes de asilos e outros estabelecimentos de cuidados prolongados e instituições de vida assistida*; pessoas prováveis a transmitir influenza a outras pessoas sob alto risco (p. ex., contatos de familiares e responsáveis de crianças entre 0-59 anos de idade, ou pessoas de todas as idades com problemas de alto risco); e qualquer indivíduo que gostaria de ser vacinado. Mulheres adultas saudáveis que não estejam grávidas, com < 49 anos de idade, não têm problemas médicos de alto risco e não constituem contatos de pessoas gravemente imunocomprometidas em unidades de cuidados especiais podem receber vacina viva atenuada (FluMist®) ou vacina inativada contra influenza, ambas administradas por via intranasal. Outras pessoas devem receber a vacina inativada.

6. **Vacinação pneumocócica composta de polissacarídeo**

Indicações médicas: Doença pulmonar crônica (excluindo asma); doenças cardiovasculares crônicas; diabetes melito; hepatopatias crônicas, inclusive hepatopatia como resultado do abuso de álcool (p. ex., cirrose); alcoolismo crônico, insuficiência renal crônica ou síndrome nefrótica; asplenia funcional ou anatômica (p. ex., anemia falciforme ou esplenectomia [se a esplenectomia eletiva for planejada, vacinar pelo menos 2 semanas antes da cirurgia]); problemas imunossupressores; e implantes cocleares e vazamentos de líquido cerebrospinal. Vacinar o mais próximo possível do diagnóstico de HIV.

Outras indicações: nativos do Alasca e certas populações indianas americanas e residentes de asilos e outros estabelecimentos de cuidados prolongados.

* N. de R.T. Também conhecidas como casas de repouso ou geriatrias.

7. **Revacinação com vacina pneumocócica composta de polissacarídeo**

Revacinação uma única vez após 5 anos para pessoas com insuficiência renal crônica ou síndrome nefrótica; asplenia funcional ou anatômica (p. ex., anemia falciforme ou esplenectomia); ou problemas imunossupressores. Para pessoas com > 65 anos de idade, a revacinação uma única vez será feita se elas foram vacinadas há menos de 5 anos e tiverem < 65 anos de idade no momento da vacinação primária.

8. **Vacinação contra hepatite A**

Indicações médicas: Pessoas com hepatopatia crônica e aquelas que recebem concentrados de fatores de coagulação.

Indicações comportamentais: Homens homossexuais e usuários de drogas ilícitas.

Indicações ocupacionais: Pessoas que trabalham com primatas infectados pelo vírus da hepatite A (HAV) ou lidam com esse vírus em laboratórios de pesquisa.

Outras indicações: Pessoas que viajam para, ou trabalham em, países com endemicidade alta ou intermediária de hepatite A (uma lista de países está disponível em wwwnc.cdc.gov/travel/contentdiseases.aspx) e qualquer pessoa que busca proteção contra infecção por HAV.

As formulações de vacina composta por um único antígeno devem ser administradas em esquema de 2 doses em 0 e 6-12 meses (Havrix®) ou 0 e 6-18 meses (Vaqta®). Se a vacina combinada contra hepatites A e B (Twinrix®) for utilizada, administrar 3 doses em 0, 1 e 6 meses.

9. **Vacinação contra hepatite B**

Indicações médicas: Pessoas com doença renal em fase terminal, inclusive pacientes sob hemodiálise; outras que procuram por avaliação ou tratamento de doença sexualmente transmissível (DST); indivíduos com infecção por HIV; e hepatopatas crônicos.

Indicações ocupacionais: Profissionais de saúde e funcionários de segurança pública que são expostos a sangue ou a outros líquidos corporais potencialmente infecciosos.

Indicações comportamentais: Pessoas sexualmente ativas que não estão em uma relação mutuamente monogâmica prolongada (p. ex., pessoas com mais de 1 parceiro sexual nos últimos 6 meses); usuários atuais ou recentes de drogas injetáveis; e homens homossexuais.

Outras indicações: Contatos domésticos e parceiros sexuais de pessoas com infecção crônica pelo vírus da hepatite B (HBV); clientes e membros da equipe de instituições para pessoas com deficiências de desenvolvimento; turistas internacionais que viajam para países com prevalência alta ou intermediária de infecção crônica por HBV (uma lista de países está disponível em wwwnc.cdc.gov/travel/contentdiseases.aspx); e qualquer adulto que busca proteção contra infecção por esse vírus.

Estabelecimentos onde a vacinação contra hepatite B é recomendada para todos os adultos: Centros de tratamento de DST; estabelecimentos de teste e tratamento do HIV; estabelecimentos provedores dos serviços de tratamento e prevenção do abuso de drogas; ambientes fornecedores de cuidados de saúde direcionados a prestar serviços a usuários de drogas injetáveis ou homens homossexuais; centros ou casas de correção; programas e estabelecimentos especializados em doença renal em fase terminal para pacientes submetidos à hemodiálise crônica; e instituições e estabelecimentos de cuidados diários não residenciais para pessoas com deficiências de desenvolvimento.

Indicações de formulação especial: Para os pacientes adultos sob hemodiálise e outros adultos imunocomprometidos, administra-se simultaneamente 1 dose de 40 μg/mL (Recombivax HB®) ou 2 doses de 20 μg/mL (Engerix-B®).

10. **Vacinação meningocócica**

Indicações médicas: Adultos com asplenia anatômica ou funcional ou, ainda, deficiências do componente terminal do complemento.

Outras indicações: Estudantes de faculdade do primeiro ano que vivem em repúblicas; microbiologistas que são rotineiramente expostos a microrganismos isolados de meningites causadas por *Neisseria*; recrutas militares; e pessoas que viajam para, ou vivem em, países onde a doença meningocócica é hiperendêmica ou epidêmica (p. ex., o "cinturão da meningite" da região da África subsaariana durante a estação seca [dezembro-junho], particularmente se o contato com as populações locais for prolongado. A vacinação é exigida pelo governo da Arábia Saudita para todos aqueles que viajam para Meca durante o Haj anual (no islamismo, haj consiste na peregrinação à cidade de Meca).

A vacina meningocócica conjugada é preferida para adultos com qualquer uma das indicações anteriores e < 55 anos de idade, embora a vacina meningocócica constituída de polissacarídeo (MPSV4) seja uma alternativa aceitável. A revacinação após 3-5 anos pode ser indicada para adultos previamente vacinados com MPSV4 que permanecem sob risco elevado de infecção (ou seja, pessoas que residem em áreas onde a doença é epidêmica).

11. **Vacinação contra herpes-zóster**

Uma única dose de vacina contra herpes-zóster é recomendada para adultos com > 60 anos de idade, independentemente de haver ou não relato de episódio prévio dessa doença viral. Pessoas com problemas clínicos crônicos podem ser vacinadas, a menos que haja contraindicação ou precaução em função desses problemas.

12. **Condições selecionadas para as quais a vacina contra *Haemophilus influenzae* tipo b (Hib) pode ser utilizada**

As vacinas conjugadas contra Hib são licenciadas para crianças entre 6 semanas e 71 meses de vida. Não há dados disponíveis sobre a eficácia para apoiar uma recomendação a respeito do uso da vacina Hib a crianças com idade mais avançada e adultos com os problemas crônicos associados ao aumento no risco de doença por Hib. Contudo, estudos sugerem boa imunogenicidade em pacientes que sofrem de anemia falciforme, leucemia ou infecção por HIV ou foram submetidos a esplenectomias; a administração da vacina a esses pacientes não é contraindicada.

13. **Condições imunocomprometedoras**

As vacinas inativadas são geralmente aceitáveis (p. ex., pneumocócica, meningocócica e influenza [vacina trivalente inativada contra influenza]), enquanto vacinas vivas costumam ser evitadas em pessoas com deficiências imunológicas ou problemas imunossupressores. Informações sobre condições específicas estão disponíveis em www.cdc.gov/vaccines/pubs/acip-list.htm.

Centers for Disease Control and Prevention (Centros para Controle e Prevenção de Doenças, CDC). Esquema de imunização rec omendado de adultos – Estados Unidos, Outubro de 2007 a Setembro de 2008. MMWR Morb Mortal Wkly Rep. 2007 Oct 19;56(41).

TABELA 41. Orientações para a profilaxia contra o tétano no tratamento de ferimentos

Histórico de Toxoide Tetânico Absorvido	Ferimentos Limpos e Pequenos		Todos os Outros Ferimentos[1]	
	Tdap ou Td[2]	TIG[3]	Tdap ou Td[2]	TIG[3]
Desconhecido ou < 3 doses	Sim	Não	Sim	Sim
3 doses ou mais	Não[4]	Não	Não[5]	Não

[1] Tais como, mas não limitadas a, ferimentos contaminados com poeira, fezes, solo, saliva, etc., ferimentos perfurantes; avulsões; e ferimentos resultantes de mísseis, esmagamento, queimaduras e criolesão (ulceração pelo frio).
[2] Td indica toxoide tetânico e toxoide diftérico, forma adulta. Tdap corresponde a toxoide tetânico, toxoide diftérico reduzido e vacina acelular contra coqueluche, o que pode ser substituído como dose única pela Td. Indivíduos não vacinados devem receber uma série completa de 3 doses, uma das quais é representada pela Tdap.
[3] Imunoglobulina humana antitetânica, 250 unidades IM.
[4] Sim se tiverem transcorrido mais de 10 anos desde a última dose.
[5] Sim se tiverem transcorrido mais de 5 anos desde a última dose. (Reforços mais frequentes não são necessários e podem intensificar os efeitos colaterais). Tdap é administrada com segurança em até 2 anos da vacinação com Td, embora as reações locais à vacina possam sofrer aumento.

TABELA 42. Regimes para a prevenção de infecções em pacientes imunocomprometidos

Etiologia	Microrganismo	Terapia	Dose/Duração
Transplante	*Pneumocystis jiroveci*	Sulfametoxazol-trimetoprim (SMZ-TMP)	1 comprimido de potência dupla 3x/semana ou 1 comprimido de potência dupla 2x/dia nos finais de semana ou 1 comprimido de potência única 1x/dia por 3-6 meses
		Em caso de alergia a SMZ-TMP:	
		Pentamidina aerossolizada	300 mg 1x/mês
		Dapsona (verificar os níveis da glicose-6-fosfato desidrogenase)	50 mg 1x/dia ou 100 mg 3x/semana
Transplante de órgão sólido ou medula óssea em pacientes soropositivos para herpes simples	Herpes simples	Aciclovir ou ganciclovir	200 mg VO 3x/dia por 4 semanas (transplantes de medula óssea) ou por 12 semanas (transplantes de outro órgão sólido)
Transplante de órgão sólido em pacientes soronegativos para citomegalovírus (CMV), mas receptores de doadores soropositivos	CMV	Ganciclovir	2,5-5 mg/kg IV 2x/dia durante hospitalização (geralmente cerca de 10 dias) depois ganciclovir oral, 1 g 3x/dia, por 3 meses
Transplante de órgão sólido em pacientes soropositivos para CMV	CMV; herpesvírus	Ganciclovir	2,5-5 mg/kg IV 2x/dia durante hospitalização (geralmente cerca de 10 dias) depois aciclovir oral, 800 mg 4x/dia ou ganciclovir oral, 1 g 3x/dia por 3 meses
Períodos de rejeição	CMV	Ganciclovir	2,5-5 mg/kg IV 2x/dia durante a terapia de rejeição
Transplante de medula óssea[1]			
Profilaxia universal para todos os pacientes soropositivos que recebem transplantes alogênicos	CMV	Ganciclovir	5 mg/kg IV a cada 12 horas por semana, depois ganciclovir oral, 1 g 3x/dia até o dia 100; de forma alternativa, os pacientes podem ser acompanhados sem terapia específica e podem ser submetidos à amostragem sanguínea semanalmente para avaliação da presença de CMV; se o CMV for detectado por meio de ensaio de antigenemia, realizar terapia preventiva
Terapia preventiva; menos tóxica do que a profilaxia universal	CMV	Ganciclovir	5 mg/kg IV 2x/dia por 7-14 dias, depois ganciclovir oral, 1 g 3x/dia até o dia 100
Receptores soronegativos para CMV			Uso de produtos sanguíneos negativos para CMV ou com depleção de leucócitos
Hipogamaglobulinemia grave após transplante de medula óssea		Imunoglobulina intravenosa	
Neutropenia[2-4]	Fungos	Anfotericina B	
		Preparações lipossomais de anfotericina B, anfotericina B aerossolizada, itraconazol (cápsulas e solução), voriconazol	Dose moderada (0,5 mg/kg/dia) e baixa (0,1-0,25 mg/kg/dia)

[1] Não foi determinado se a profilaxia universal ou a observação com terapia preventiva é a melhor abordagem.
[2] Não é recomendada a descontaminação de rotina do trato gastrintestinal para evitar bacteriemia no paciente neutropênico.
[3] A administração profilática de antibióticos no paciente neutropênico assintomático afebril é controversa, embora muitos centros tenham adotado essa estratégia.
[4] Como o voriconazol parece ser mais eficaz do que a anfotericina para infecções registradas por *Aspergillus*, uma abordagem profilática consiste no uso de fluconazol para pacientes sob baixo risco de desenvolvimento de infecções fúngicas (aqueles que recebem transplantes autólogos de medula óssea) e voriconazol para aqueles sob alto risco (transplantes alogênicos).

TABELA 43. Agentes antimicrobianos para o tratamento de antraz ou profilaxia contra esse patógeno

Agentes de primeira linha e doses recomendadas
Ciprofloxacino, 500 mg 2x/dia VO ou 400 mg a cada 12 horas IV
Doxiciclina, 100 mg a cada 12 horas VO ou IV

Agentes de segunda linha e doses recomendadas
Amoxicilina, 500 mg 3x/dia VO
Penicilina G, 2 mU a cada 4 horas IV

Agentes alternativos com atividade *in vitro* e doses sugeridas
Rifampicina, 10 mg/kg/dia VO ou IV
Clindamicina, 450-600 mg a cada 8 horas VO ou IV
Claritromicina, 500 mg VO 2x/dia
Eritromicina, 500 mg a cada 6 horas IV
Vancomicina, 1 g a cada 12 horas IV
Imipenem, 500 mg a cada 6 horas IV

TABELA 44. Recomendações da American Heart Association para profilaxia contra endocardite decorrente de procedimentos odontológicos em pacientes com problemas cardíacos[1-3]

Oral	Amoxicilina	2 g 1 hora antes do procedimento
Alergia à penicilina	Clindamicina ou Cefalexina ou	600 mg 1 hora antes do procedimento
		2 g 1 hora antes do procedimento (contraindicada se houver histórico de reação de hipersensibilidade imediata a betalactâmicos)
	Azitromicina ou claritromicina	500 mg 1 hora antes do procedimento
Parenteral	Ampicilina	2 g IM ou IV 30 minutos antes do procedimento
Alergia à penicilina	Clindamicina ou Cefazolina	600 mg IV 1 hora antes do procedimento
		1 g IM ou IV 30 minutos antes do procedimento (contraindicada se houver histórico de reação de hipersensibilidade imediata a betalactâmicos)

[1] Modificada e reproduzida, com permissão, da American Heart Association. Circulation. 2007 Oct 9;116(15):1736-54.
[2] Para pacientes submetidos a procedimentos do trato respiratório, envolvendo incisão da mucosa desse trato para tratamento de infecção estabelecida, ou procedimento em pele, estrutura cutânea ou tecido musculoesquelético com infecção confirmada ou sob suspeita por *S. aureus*, o regime terapêutico deve conter alguma penicilina ou cefalosporina com atividade contra *Staphylococcus*. A vancomicina pode ser utilizada para tratar pacientes intolerantes a betalactâmicos ou mediante confirmação ou suspeita de infecção causada por cepa de *S. aureus* resistente à meticilina.
[3] Ver Tabela 45 para lista de problemas cardíacos.

TABELA 45. Problemas cardíacos com alto risco de consequências adversas por endocardite contra a qual se recomenda a profilaxia em procedimentos odontológicos[1,2]

Válvula cardíaca protética
Endocardite infecciosa prévia
Cardiopatia congênita[3]
    Cardiopatia congênita cianótica sem reparo, inclusive desvios e condutos paliativos
    Defeito cardíaco congênito completamente reparado com material ou dispositivo protético, colocado por meio de cirurgia ou cateterismo, durante os 6 primeiros meses depois do procedimento[4]
    Cardiopatia congênita submetida a reparo, com defeitos residuais no local ou adjacente ao local da placa ou dispositivo protético
Receptores de transplante cardíaco com desenvolvimento de valvulopatia cardíaca

[1] Com base nas recomendações feitas pela American Heart Association. Circulation. 2007 Oct 9;116(15):1736-54.
[2] Ver Tabela 44 quanto aos regimes profiláticos.
[3] Exceto para os problemas listados acima, a profilaxia antibiótica não é mais recomendada para outras formas de cardiopatia congênita.
[4] A profilaxia é recomendada, pois ocorre endotelialização do material protético dentro de 6 meses após o procedimento.

TABELA 46. Recomendações para administração de profilaxia contra endocardite bacteriana aos pacientes, de acordo com o tipo de procedimento[1]

Profilaxia Recomendada	Profilaxia Não Recomendada
Procedimentos odontológicos Todos os procedimentos odontológicos que envolvem a manipulação de tecido gengival ou da região periapical dos dentes ou perfuração da mucosa oral	**Procedimentos odontológicos** Injeções anestésicas de rotina através de tecido não infectado, obtenção de radiografias odontológicas, colocação de aplicações prostodônticas ou ortodônticas removíveis, ajuste de aparelhos ortodônticos, colocação de bráquetes ortodônticos, queda de dentes decíduos e sangramento por traumatismo nos lábios ou na mucosa oral
Procedimentos do trato respiratório Apenas os procedimentos do trato respiratório que envolvem incisão da mucosa respiratória	
Procedimentos em pele, estrutura cutânea ou tecido musculoesquelético infectado	**Procedimentos do trato gastrintestinal**
	Procedimentos do trato geniturinário

[1] Com base nas recomendações feitas pela American Heart Association. Circulation. 2007 Oct 9;116(15):1736-54.

TABELA 47. Tratamento da endocardite infecciosa

Condição	Terapia-Padrão	Comentários
Regimes terapêuticos empíricos na espera dos resultados de cultura	Nafcilina ou oxacilina, 1,5 g IV a cada 4 horas, mais penicilina, 2-3 milhões de unidades a cada 4 horas (ou ampicilina, 1,5 g a cada 4 horas), mais gentamicina, 1 mg/kg a cada 8 horas	Devem incluir agentes ativos contra estafilococos, estreptococos e enterococos.
Para os casos de alergia à penicilina ou na suspeita de infecção por estafilococos resistentes à meticilina	Vancomicina, 15 mg/kg IV a cada 12 horas	
Estreptococos viridans		
Estreptococos viridans suscetíveis à penicilina (i. e., concentração inibitória mínima [MIC] ≤ 0,1 μg/mL)	Penicilina G, 2-3 milhões de unidades IV a cada 4 horas por 4 semanas; a duração da terapia pode ser abreviada para 2 semanas caso se faça uso da gentamicina, 1 mg/kg a cada 8 horas, com penicilina ou Ceftriaxona, 2 g 1x/dia IV ou IM por 4 semanas	Um regime terapêutico conveniente para terapia domiciliar.
No paciente alérgico à penicilina	Vancomicina, 15 mg/kg IV a cada 12 horas por 4 semanas	O regime terapêutico de 2 semanas não é recomendado em pacientes com sintomas persistentes por mais de 3 meses ou pacientes com complicações, como abscesso miocárdico ou infecção extracardíaca; é recomendável o tratamento de endocardite de prótese valvular com curso terapêutico de 6 semanas de penicilina e, pelo menos, 2 semanas de gentamicina.
Estreptococos viridans relativamente resistentes à penicilina (i. e., MIC > 0,1 μg/mL, mas ≤ 0,5 μg/mL)	Penicilina G, 3 milhões de unidades IV a cada 4 horas por 4 semanas; combinar com gentamicina, 1 mg/kg a cada 8 horas nas primeiras 2 semanas	
Estreptococos viridans resistentes à penicilina (MIC > 0,5 μg/mL)	Tratar como se fosse enterococos	
No paciente alérgico à penicilina	Vancomicina, 15 mg/kg IV a cada 12 horas por 4 semanas	
Enterococos	Ampicilina, 2 g IV a cada 4 horas, ou penicilina G, 3-4 milhões de unidades a cada 4 horas mais gentamicina, 1 mg/kg a cada 8 horas por 4-6 semanas	A taxa de recidiva é inaceitavelmente alta quando se usa a penicilina sozinha; como ocorre resistência a aminoglicosídeos em enterococos, deve ser feito o registro da suscetibilidade; é recomendável uma duração terapêutica mais prolongada em pacientes com sintomas persistentes por mais de 3 meses, recidiva ou endocardite de prótese valvular, embora um estudo retrospectivo recente de endocardite enterocócica de válvula nativa sugira que menos de 4 semanas de aminoglicosídeo possa ser suficiente.
No paciente alérgico à penicilina	Vancomicina, 15 mg/kg IV a cada 12 horas, mais gentamicina, 1 mg/kg a cada 8 horas	
Enterococos que demonstram alto nível de resistência a aminoglicosídeos (i. e., não inibidos por 500 μg/mL de gentamicina)	Ampicilina, altas doses (16 g/dia sob infusão contínua por 8-12 semanas)	A adição de um aminoglicosídeo não será benéfica. Taxa de recidiva de até 50%. A realização de cirurgia pode ser a única opção.
Estafilococos		
Para *Staphylococcus aureus* suscetível à meticilina	Nafcilina ou oxacilina, 1,5 g IV a cada 4 horas por 4-6 semanas	
Para cepa resistente à meticilina	Vancomicina, 15 mg/kg IV a cada 12 horas por 4 semanas	Os regimes combinados de aminoglicosídeos podem ser úteis na abreviação do tempo da bacteriemia; o benefício máximo desses regimes terapêuticos é atingido com doses baixas (1 mg/kg a cada 8 horas) e nos primeiros 3-5 dias de terapia, sendo que eles não devem ser mantidos além da fase inicial da terapia; para tratamento de endocardite da válvula tricúspide (com ou sem envolvimento pulmonar) no usuário de drogas injetáveis sem locais extrapulmonares graves de infecção, a duração total da terapia pode ser abreviada de 4 para 2 semanas se um aminoglicosídeo for adicionado a um agente antiestafilocócico por 2 semanas de terapia.

(continua)

TABELA 47. Tratamento da endocardite infecciosa (continuação)

Condição	Terapia-Padrão	Comentários
Estafilococos coagulase-negativos	Vancomicina, 15 mg/kg IV por 6 semanas, mais rifampicina, 300 mg VO a cada 8 horas por 6 semanas, mais gentamicina, 1 mg/kg IV a cada 8 horas nas 2 primeiras semanas	Habitualmente resistente à meticilina; antibióticos betalactâmicos não devem ser utilizados até que o isolado seja sabidamente suscetível; se o microrganismo for sensível à meticilina, pode ser utilizada nafcilina ou oxacilina ou cefazolina em combinação com rifampicina e gentamicina.
Endocardite de prótese valvular	Terapia de combinação com nafcilina ou oxacilina (vancomicina para cepas resistentes à meticilina ou pacientes alérgicos a betalactâmicos), rifampicina e gentamicina	
Microrganismos HACEK (*Haemophilus aphrophilus*, *Haemophilus parainfluenzae*, *Actinobacillus actinomycetemcomitans*, *Cardiobacterium hominis*, *Eikenella corrodens* e *Kingella kingae*)	Ceftriaxona (ou alguma outra cefalosporina de terceira geração), 2 g IV ou IM 1x/dia por 4 semanas	Esses microrganismos são capazes de produzir betalactamase; endocardite de prótese valvular deve ser tratada por 6 semanas.
No paciente alérgico à penicilina	Sulfametoxazol-trimetoprim, quinolonas e aztreonam apresentam atividade *in vivo*, devendo ser opções consideradas.	

TABELA 48. Tratamento de infecções intra-abdominais anaeróbicas

Terapia oral
Moxifloxacino 400 mg a cada 24 horas

Terapia intravenosa
Infecções moderadas a moderadamente graves:
Ertapenem 1 g a cada 24 horas

ou

Ceftriaxona 1 g a cada 24 horas (ou ciprofloxacino 400 mg a cada 12 horas em caso de alergia à penicilina) + metronidazol 500 mg a cada 8 horas

ou

Tigeciclina 100 mg uma única vez acompanhada por 50 mg a cada 12 horas

ou

Moxifloxacino 400 mg a cada 24 horas

Infecções graves:
Imipenem, 0,5 g a cada 6-8 horas; meropenem 1 g a cada 8 horas; doripenem 0,5 g a cada 8 horas; piperacilina/tazobactam 4,5 g a cada 8 horas

TABELA 49. Leucócitos fecais em distúrbios intestinais

Infecciosos			Não Infecciosos
Presentes	Variáveis	Ausentes	Presentes
Shigella *Campylobacter* *Escherichia coli* enteroinvasiva	*Salmonella* *Yersinia* *Vibrio parahaemolytica* *Clostridium difficile* *Aeromonas*	Norovírus Rotavírus *Giardia lamblia* *Entamoeba histolytica* *Cryptosporidium* "Intoxicação alimentar" *Staphylococcus aureus* *Bacillus cereus* *Clostridium perfringens* *E. coli* enterotoxigênica entero- -hemorrágica	Colite ulcerativa Doença de Crohn Colite por radiação Colite isquêmica

TABELA 50. Tratamento da doença de Lyme

Manifestações	Medicamento e Dosagem
Picada de carrapato	Não há tratamento em grande parte dos casos (ver texto); observar
Eritema migratório	Doxiciclina, 100 mg VO 2x/dia, ou amoxicilina, 500 mg VO 3x/dia, ou cefuroxima axetil, 500 mg VO 2x/dia – todos por 2-3 semanas
Doença neurológica	
Paralisia de Bell (sem meningite)	Doxiciclina, amoxicilina ou cefuroxima axetil, conforme descrição prévia, por 2-3 semanas
Outra doença do sistema nervoso central	Ceftriaxona, 2 g IV 1x/dia, ou penicilina G, 18-24 milhões de unidades 1x/dia IV em seis doses divididas, ou cefotaxima, 2 g IV a cada 8 horas – todos por 2-4 semanas
Cardiopatia	
Bloqueio atrioventricular e miopericardite[1]	Pode ser utilizado esquema oral ou parenteral, conforme descrição prévia
	Ceftriaxona ou penicilina G, conforme descrição prévia, por 30-60 dias (ver texto)
Artrite	
Dosagem oral	Doxiciclina, amoxicilina ou cefuroxima axetil, conforme descrição prévia, por 28 dias (ver texto)
Dosagem parenteral	Ceftriaxona, cefotaxima ou penicilina G, conforme descrição prévia, por 2-4 semanas
Acrodermatite crônica atrófica	Doxiciclina, amoxicilina ou cefuroxima axetil, conforme descrição prévia, por 3 semanas
"Doença de Lyme crônica" ou "síndrome pós-doença de Lyme"	Terapia sintomática

[1] Pacientes sintomáticos, aqueles com bloqueio de segundo ou terceiro grau e aqueles acometidos por bloqueio de primeiro grau com intervalo PR ≥ 30 milissegundos devem ser hospitalizados para observação.

TABELA 51. Tratamento da amebíase[1]

Quadro Clínico	Medicamentos de Escolha e Doses para o Adulto	Medicamentos Alternativos e Doses para o Adulto
Infecção intestinal assintomática	Agente luminal: furoato de diloxanida,[2] 500 mg VO 3x/dia por 10 dias ou Iodoquinol, 650 mg VO 3x/dia por 21 dias ou Paromicina, 10 mg/kg VO 3x/dia por 7 dias	
Infecção intestinal leve a moderada	Metronidazol, 750 mg VO 3x/dia (ou 500 mg IV a cada 6 horas) por 10 dias ou Tinidazol, 2 g VO 1x/dia por 3 dias mais Agente luminal (ver anteriormente)	Agente luminal (ver anteriormente) mais Tetraciclina, 250 mg VO 3x/dia por 10 dias ou Eritromicina, 500 mg VO 4x/dia por 10 dias
Infecção intestinal grave	Metronidazol, 750 mg VO 3x/dia (ou 500 mg IV a cada 6 horas) por 10 dias ou Tinidazol, 2 g VO 1x/dia por 3 dias mais Agente luminal (ver anteriormente)	Agente luminal (ver anteriormente) mais Tetraciclina, 250 mg VO 3x/dia por 10 dias ou Desidroemetina[3] ou emetina,[2] 1 mg/kg SC ou IM por 3-5 dias
Abscesso hepático, ameboma e outra doença extraintestinal	Metronidazol, 750 mg VO 3x/dia (ou 500 mg IV a cada 6 horas) por 10 dias ou Tinidazol, 2 g VO 1x/dia por 3 dias mais Agente luminal (ver anteriormente)	Desidroemetina[3] ou emetina,[2] 1 mg/kg SC ou IM por 8-10 dias, acompanhado por (abscesso hepático apenas) cloroquina, 500 mg VO 2x/dia por 2 dias, depois 500 mg 1x/dia por 21 dias mais Agente luminal (ver anteriormente)

[1] Ver texto para mais detalhes e advertências.
[2] Não disponível nos Estados Unidos.
[3] Disponível nos Estados Unidos apenas pelo CDC Drug Service, Centers for Disease Control and Prevention, Atlanta (404-639-3670).

TABELA 52. Recomendações da Organização Mundial da Saúde para o tratamento da malária

Regime Terapêutico	Observações
Arteméter-lumefantrina (Coartem®, Riamet®)[1]	Terapia de primeira linha coformulada em muitos países africanos.
Artesunato-amodiaquina (ASAQ)[1]	Terapia de primeira linha coformulada em muitos países africanos.
Artesunato-mefloquina	Terapia-padrão em partes do sudeste da Ásia.
Artesunato-sulfadoxina-pirimetamina	Eficácia baixa, em comparação com outros regimes, em algumas áreas.
Amodiaquina-sulfadoxina-pirimetamina	Mais barato; a eficácia varia, mas permanece boa em algumas áreas; recomendado como opção provisória quando a eficácia estabelecida e outros regimes não estão disponíveis.

[1] Não disponível nos Estados Unidos.
World Health Organization: Guidelines for the Treatment of Malaria. World Health Organization. Geneva 2006. *ISBM* 924 1546948.

TABELA 53. Medicamentos para a prevenção da malária em turistas/viajantes[1]

Medicamento	Indicação[2]	Dosagem para o Adulto (todas via oral)[3]
Cloroquina	Áreas sem *Plasmodium falciparum* resistente	500 mg semanalmente
Malarone®	Áreas com *P. falciparum* resistente a múltiplos agentes	1 comprimido (250 mg de atovaquona/100 mg de proguanil) diariamente
Mefloquina	Áreas com *P. falciparum* resistente à cloroquina	250 mg semanalmente
Doxiciclina	Áreas com *P. falciparum* resistente a múltiplos agentes	100 mg diariamente
Primaquina[4]	Profilaxia terminal de infecções por *Plasmodium vivax* e *Plasmodium ovale*	30 mg como base diária por 14 dias após viagem

[1] As recomendações podem sofrer mudanças, já que a resistência a todos os medicamentos disponíveis está aumentando. Ver texto para informações adicionais sobre toxicidades e alertas. Para obtenção de detalhes extras e da dosagem pediátrica, ver as diretrizes dos Centers for Disease Control and Prevention [Centros Norte-americanos de Controle e Prevenção de Doenças] (fone: 877-FYI-TRIP; http://www.cdc.gov). Os indivíduos que viajam para áreas remotas/distantes devem considerar o transporte de terapia eficaz (ver texto) para uso caso ocorra o desenvolvimento de doença febril, e eles podem não conseguir atenção médica com rapidez.
[2] Áreas sem resistência conhecida do *P. falciparum* à cloroquina: oeste do canal do Panamá (América Central), Haiti, República Dominicana, Egito e grande parte dos países maláricos do Oriente Médio. Atualmente, a Malarone® ou a mefloquina é recomendada para as outras regiões maláricas, exceto para as áreas de fronteira da Tailândia, onde a doxiciclina é recomendada.
[3] Para outros agentes (exceto a primaquina), iniciar a terapia 1-2 semanas antes da partida (exceto 2 dias antes para doxiciclina e Malarone®) e continuar por 4 semanas após deixar a área endêmica (exceto 1 semana para Malarone®). Todas as dosagens referem-se aos sais, salvo indicações.
[4] É preciso fazer a triagem para deficiência da glicose-6-fosfato desidrogenase antes de usar a primaquina.
Reproduzida, com permissão, de Katzung BG. *Basic & Clinical Pharmacology*. 10ª edição. McGraw-Hill, 2007.

TABELA 54. Principais agentes antimaláricos

Medicamento	Classe Terapêutica	Indicação
Cloroquina	4-Aminoquinolina	Tratamento e quimioprofilaxia de infecção por parasitas sensíveis
Amodiaquina[1]	4-Aminoquinolina	Tratamento de infecção por certas cepas de *Plasmodium falciparum* resistentes à cloroquina
Piperaquina[1]	4-Aminoquinolina	Tratamento de *P. falciparum* em combinação fixa com diidroartemisinina
Quinina	Quinolina-metanol	Tratamento oral de infecções por *P. falciparum* resistente à cloroquina
Quinidina	Quinolina-metanol	Terapia intravenosa de infecções graves por *P. falciparum*
Mefloquina	Quinolina-metanol	Quimioprofilaxia e tratamento de infecções por *P. falciparum*
Primaquina	8-Aminoquinolina	Cura radical e profilaxia terminal de infecções por *Plasmodium vivax* e *Plasmodium ovale*
Sulfadoxina-pirimetamina (Fansidar®)	Combinação de antagonista de folato	Tratamento de infecções por alguns *P. falciparum* resistentes à cloroquina
Atovaquona-proguanil (Malarone®)	Combinação de quinona e antagonista de folato	Tratamento e quimioprofilaxia de infecção por *P. falciparum*
Clorproguanil-dapsona (Lapdap®)[1]	Combinação de antagonista de folato	Tratamento de *P. falciparum* resistente a múltiplos agentes na África
Doxiciclina	Tetraciclina	Tratamento (com quinina) de infecções por *P. falciparum*; quimioprofilaxia
Halofantrina[1]	Penantreno-metanol	Tratamento de infecções por alguns *P. falciparum* resistentes à cloroquina
Lumefantrina[1]	Álcool amílico	Tratamento de malária causada por *P. falciparum* em combinação fixa com arteméter (Coartem®)
Artemisininas[1] (artesunato, arteméter, diidroartemisinina)	Endoperóxidos de sesquiterpeno-lactona	Tratamento de infecção por *P. falciparum* resistente a múltiplos agentes, geralmente em regimes de combinação

[1] Não disponível nos Estados Unidos.
Modificada, com permissão, de Katzung BG. *Basic & Clinical Pharmacology*. 10ª edição. McGraw-Hill, 2007.

TABELA 55. Tratamento da malária

Quadro Clínico	Terapia Medicamentosa[1]	Agentes Alternativos
Infecções por *Plasmodium falciparum* e *Plasmodium malariae* sensíveis à cloroquina	Fosfato de cloroquina, 1 g, seguido por 500 mg em 6, 24 e 48 horas ou Fosfato de cloroquina, 1 g em 0 e 24 horas, depois 0,5 g em 48 horas	
Infecções por *Plasmodium vivax* e *Plasmodium ovale*	Cloroquina (conforme descrição prévia), depois (se a G6PD estiver normal) primaquina, 30 mg como base diária por 14 dias	
Infecções não complicadas por *P. falciparum* resistente à cloroquina	Sulfato de quinina, 650 mg 3x/dia por 3-7 dias mais um dos medicamentos a seguir (quando a quinina é administrada por < 7 dias) Doxiciclina, 100 mg 2x/dia por 7 dias ou Clindamicina, 600 mg 2x/dia por 7 dias	Malarone®, 4 comprimidos (total de 1 g de atovaquona, 400 mg de proguanil) diariamente por 3 dias ou Mefloquina, 15 mg/kg 1x/dia ou 750 mg, depois 500 mg em 6-8 horas ou Coartem®[2] (20 mg de arteméter, 120 mg de lumefantrina), 4 comprimidos 2x/dia por 3 dias ou ASAQ[2] (100 mg de artesunato, 270 mg de amodiaquina), 2 comprimidos diariamente por 3 dias
Infecções graves ou complicadas por *P. falciparum*[3]	Artesunato 2,4 mg/kg IV a cada 12 horas por 1 dia, depois diariamente[3,6]	Gluconato de quinidina,[4-6] 10 mg/kg IV por 1-2 horas, depois 0,02 mg/kg/IV/min ou Gluconato de quinidina,[4-6] 15 mg/kg IV por 4 horas, depois 7,5 mg/kg IV por 4 horas a cada 8 horas ou Diidrocloridrato de quinina,[2,4-6] 20 mg/kg IV por 4 horas, depois 10 mg/kg IV a cada 8 horas ou Arteméter,[2,6] 3,2 mg/kg IM, depois 1,6 mg/kg/dia IM

[1] Todas as dosagens são orais e referem-se aos sais, salvo indicações. Ver texto para informações adicionais sobre todos os agentes, incluindo toxicidades e alertas. Para obtenção de informações extras e da dosagem pediátrica, ver as diretrizes dos Centers for Disease Control and Prevention [Centros Norte-americanos de Controle e Prevenção de Doenças] (fone: 877-FYI-TRIP; http://www.cdc.gov).
[2] Não disponível nos Estados Unidos.
[3] Disponível nos Estados Unidos apenas em um esquema investigacional através do CDC (fone: 770-488-7788).
[4] Deve haver monitoramento cardíaco contínuo durante a administração intravenosa de quinidina ou quinina.
[5] Evitar doses de ataque em pessoas que receberam quinina, quinidina ou mefloquina nas 24 horas prévias.
[6] Com todos os regimes terapêuticos parenterais, trocar para algum regime terapêutico oral (mais comumente doxiciclina em adultos ou clindamicina em crianças) assim que o paciente consiga tolerá-lo.
G6PD, glicose-6-fosfato desidrogenase.
Modificada, com permissão, de Katzung BG. *Basic & Clinical Pharmacology*. 10ª edição. McGraw-Hill, 2007.

TABELA 56. Diretrizes para o tratamento da malária nos Estados Unidos

(Com base nos medicamentos atualmente disponíveis para uso nos Estados Unidos)

Linha direta norte-americana para obtenção de informações sobre malária no CDC: (770) 488-7788 de segunda à sexta das 8:00 às 16:30 (segundo o horário da costa leste dos EUA e Canadá)

(770) 488-7100 fora do horário comercial, finais de semana e feriados (solicitar para entrar em contato com a pessoa de sobreaviso para casos de malária)

Diagnóstico Clínico/ Espécies de *Plasmodium*	Região da Infecção Adquirida	Medicamento Recomendado e Dose do Adulto[1,8]	Medicamento Recomendado e Dose Pediátrica[1,8] *A dose pediátrica JAMAIS deve exceder a de adultos*
Malária não complicada/*P. falciparum* ou espécies não identificadas Se as "espécies não identificadas" forem subsequentemente diagnosticadas como *P. vivax* ou *P. ovale* (adiante) a respeito do tratamento com primaquina	Sensível à cloroquina (Oeste do Canal do Panamá na América Central; Haiti; República Dominicana; e grande parte do Oriente Médio)	**Fosfato de cloroquina (Aralen® e genéricos)** 600 mg de base (= 1.000 mg de sal) VO imediatamente, seguidos por 300 mg de base (= 500 mg de sal) VO em 6, 24 e 48 horas Dose total: 1.500 mg de base (= 2.500 mg de sal) *Segunda linha terapêutica alternativa:* **Hidroxicloroquina (Plaquenil® e genéricos)** 620 mg de base (= 800 mg de sal) VO imediatamente, seguidos por 310 mg de base (= 400 mg de sal) VO em 6, 24 e 48 horas Dose total: 1.550 mg de base (= 2.000 mg de sal)	**Fosfato de cloroquina (Aralen® e genéricos)** 10 mg de base/kg VO imediatamente, seguidos por 5 mg de base/kg VO em 6, 24 e 48 horas Dose total: 25 mg de base/kg *Segunda linha terapêutica alternativa:* **Hidroxicloroquina (Plaquenil® e genéricos)** 10 mg de base/kg VO imediatamente, seguidos por 5 mg de base/kg VO em 6, 24 e 48 horas Dose total: 25 mg de base/kg
	Resistente à cloroquina ou resistência desconhecida[1] (todas as regiões maláricas, exceto aquelas especificadas como sensíveis à cloroquina listadas acima. Os países médio-orientais com *P. falciparum* resistente à cloroquina são Irã, Omã, Arábia Saudita e Iêmen. Vale notar que as infecções adquiridas nos Estados Recém-Independentes da antiga União Soviética e na Coréia, até o momento, foram uniformemente causadas por *P. vivax* e, portanto, devem ser tratadas como infecções sensíveis à cloroquina.)	A. **Sulfato de quinina**[2] **mais 1 dos agentes a seguir: Doxiciclina, Tetraciclina ou Clindamicina** **Sulfato de quinina:** 542 mg de base (= 650 mg de sal)[3] VO 3x/dia por 3 a 7 dias **Doxiciclina:** 100 mg VO 2x/dia por 7 dias **Tetraciclina:** 250 mg VO 4x/dia por 7 dias **Clindamicina:** 20 mg de base/kg/dia VO divididos 3x/dia por 7 dias B. **Atovaquona-proguanil (Malarone®)**[5] **Comprimido de adulto** = 250 mg de atovaquona/100 mg de proguanil 4 comprimidos de adulto VO 1x/dia por 3 dias C. **Mefloquina (Lariam® e genéricos)**[6] 684 mg de base (= 750 mg de sal) VO como dose inicial, seguidos por 456 mg de base (= 500 mg de sal) VO administrados 6-12 horas após a dose inicial Dose total = 1.250 mg de sal	A. **Sulfato de quinina**[2,3] **mais 1 dos agentes a seguir: Doxiciclina**[4]**, Tetraciclina**[4] **ou Clindamicina** **Sulfato de quinina:** 8,3 mg de base/kg (= 10 mg de sal/kg)[3] VO 3x/dia por 3 a 7 dias **Doxiciclina:** 2,2 mg/kg VO a cada 12 horas por 7 dias **Tetraciclina:** 25 mg/kg/dia VO divididos 4x/dia por 7 dias **Clindamicina:** 20 mg de base/kg/dia VO divididos 3x/dia por 7 dias B. **Atovaquona-proguanil (Malarone®)**[5] **Comprimido de adulto** = 250 mg de atovaquona/100 mg de proguanil **Comprimido pediátrico** = 62,5 mg de atovaquona/25 mg de proguanil 5-8 kg: 2 comprimidos pediátricos VO 1x/dia por 3 dias 9-10 kg: 3 comprimidos pediátricos VO 1x/dia por 3 dias 11-20 kg: 1 comprimido de adulto VO 1x/dia por 3 dias 21-30 kg: 2 comprimidos de adulto VO 1x/dia por 3 dias 31-40 kg: 3 comprimidos de adulto VO 1x/dia por 3 dias > 40 kg: 4 comprimidos de adulto VO 1x/dia por 3 dias C. **Mefloquina (Lariam® e genéricos)**[6] 13,7 mg de base/kg (= 15 mg de sal/kg) VO como dose inicial, seguidos por 9,1 mg de base/kg (= 10 mg de sal/kg) VO administrados 6-12 horas após a dose inicial Dose total = 25 mg de sal/kg
Malária não complicada/*P. malariae*	Todas as regiões	**Fosfato de cloroquina:** Tratamento conforme descrição prévia *Segunda linha terapêutica alternativa:* **Hidroxicloroquina:** Tratamento conforme descrição prévia	**Fosfato de cloroquina:** Tratamento conforme descrição prévia *Segunda linha terapêutica alternativa:* **Hidroxicloroquina:** Tratamento conforme descrição prévia

(continua)

TABELA 56. Diretrizes para o tratamento da malária nos Estados Unidos (continuação)

Diagnóstico Clínico/ Espécies de *Plasmodium*	Região da Infecção Adquirida	Medicamento Recomendado e Dose do Adulto[1,8]	Medicamento Recomendado e Dose Pediátrica[1,8] A dose pediátrica JAMAIS deve exceder a de adultos
Malária não complicada/ *P. vivax* ou *P. ovale*	**Todas as regiões**[8] Nota: para suspeita de *P. vivax* resistente à cloroquina, ver linha adiante	**Fosfato de cloroquina mais Fosfato de primaquina**[7] **Fosfato de cloroquina:** Tratamento conforme descrição prévia **Fosfato de primaquina:** 30 mg de base VO 1x/dia por 14 dias *Segunda linha terapêutica alternativa:* **Hidroxicloroquina mais Fosfato de primaquina**[7] **Hidroxicloroquina:** Tratamento conforme descrição prévia **Fosfato de primaquina:** 30 mg de base VO 1x/dia por 14 dias	**Fosfato de cloroquina mais Fosfato de primaquina**[7] **Fosfato de cloroquina:** Tratamento conforme descrição prévia **Fosfato de primaquina:** 0,5 mg de base VO 1x/dia por 14 dias *Segunda linha terapêutica alternativa:* **Hidroxicloroquina mais Fosfato de primaquina**[7] **Hidroxicloroquina:** Tratamento conforme descrição prévia **Fosfato de primaquina:** 30 mg de base VO 1x/dia por 14 dias
Malária não complicada/*P. vivax*	**Resistente à cloroquina**[8] (Papua-Nova Guiné e Indonésia)	A. **Sulfato de quinina**[2,3] **mais Doxiciclina**[4] **ou Tetraciclina mais Fosfato de primaquina**[7] **Sulfato de quinina:** Tratamento conforme descrição prévia **Doxiciclina ou Tetraciclina:** Tratamento conforme descrição prévia **Fosfato de primaquina:** Tratamento conforme descrição prévia B. **Mefloquina mais Fosfato de primaquina**[7] **Mefloquina:** Tratamento conforme descrição prévia **Fosfato de primaquina:** Tratamento conforme descrição prévia	A. **Sulfato de quinina**[2,3] **mais Doxiciclina**[4] **ou Tetraciclina**[4] **mais Fosfato de primaquina**[7] **Sulfato de quinina:** Tratamento conforme descrição prévia **Doxiciclina ou Tetraciclina:** Tratamento conforme descrição prévia **Fosfato de primaquina:** Tratamento conforme descrição prévia B. **Mefloquina mais Fosfato de primaquina**[7] **Mefloquina:** Tratamento conforme descrição prévia **Fosfato de primaquina:** Tratamento conforme descrição prévia
Malária não complicada: alternativas para estantes[9,10,11,12]	**Sensível à cloroquina**[12] (ver seções sobre malária não complicada descrita anteriormente para informações sobre espécies de *Plasmodium* sensíveis à cloroquina por região)	**Fosfato de cloroquina:** Tratamento conforme descrição prévia *Segunda linha terapêutica alternativa:* **Hidroxicloroquina:** Tratamento conforme descrição prévia	Não aplicável
	***P. falciparum* resistente à cloroquina**[9,10,11] (ver seções sobre malária não complicada descrita anteriormente para regiões com *P. falciparum* sabidamente resistente à cloroquina)	**Sulfato de quinina**[2] **mais Clindamicina** **Sulfato de quinina:** Tratamento conforme descrição prévia **Clindamicina:** Tratamento conforme descrição prévia	Não aplicável
	***P. vivax* resistente à cloroquina**[9,10,11,12] (ver seções sobre malária não complicada descrita anteriormente para regiões com *P. vivax* resistente à cloroquina)	**Sulfato de quinina** **Sulfato de quinina:** 650 mg de sal VO 3x/dia por 7 dias	Não aplicável
Malária grave[13,14,15,16]	Todas as regiões	**Gluconato de quinidina**[14] **mais 1 dos agentes a seguir: Doxiciclina, Tetraciclina ou Clindamicina** **Gluconato de quinidina:** 6,25 mg de base/kg (= 10 mg de sal/kg) como dose de ataque IV por 1-2 horas, depois 0,0125 mg de base/kg/minuto (= 0,02 mg de sal/kg/minuto) sob infusão contínua por, no mínimo, 24 horas. Um regime terapêutico alternativo é de 15 mg de base/kg (= 24 mg de sal/kg) como dose de ataque IV infundida em 4 horas, seguida de 7,5 mg de base/kg (= 12 mg de sal/kg) infundida por 4 horas a cada 8 horas, começando 8 horas após a dose de ataque (ver bula). Assim que a densidade de parasitas estiver < 1% e o paciente conseguir tomar medicação por via oral, concluir o tratamento com quinina oral, na dose exposta anteriormente. Curso terapêutico de quinidina/quinina = 7 dias na sudeste da Ásia; = 3 dias na África ou América do Sul. **Doxiciclina:** Tratamento conforme descrição prévia. Se o paciente não for capaz de tomar medicação oral, administrar 100 mg IV a cada	**Gluconato de quinidina**[14] **mais 1 dos agentes a seguir: Doxiciclina**[4]**, Tetraciclina**[4] **ou Clindamicina** **Gluconato de quinidina:** Mesma dosagem em mg/kg e mesmas recomendações dos adultos. **Doxiciclina:** Tratamento conforme descrição prévia. Se o paciente não for capaz de tolerar medicação oral, a doxiciclina pode ser administrada por via IV. Para crianças com < 45 kg, administrar 2,2 mg/kg IV a cada 12 horas e depois trocar para doxiciclina oral (dose conforme descrição anterior) assim que o paciente conseguir tomar a medicação oral. Para crianças com ≥ 45 kg, utilizar a mesma dosagem que dos adultos. Para uso IV, evitar a administração rápida. Curso terapêutico = 7 dias. **Tetraciclina:** Tratamento conforme descrição prévia **Clindamicina:** Tratamento conforme descrição prévia. Se o paciente não conseguir tomar medicação oral, administrar 10 mg de base/kg como dose de ataque IV, seguida de 5 mg de base/kg IV

12 horas e depois trocar para doxiciclina oral (conforme descrição anterior) assim que o paciente tolerar medicação oral. Para uso IV, evitar a administração rápida. Curso terapêutico = 7 dias. **Tetraciclina:** Tratamento conforme descrição prévia **Clindamicina:** Tratamento conforme descrição prévia. Se o paciente não conseguir tomar medicação oral, administrar 10 mg de base/kg como dose de ataque IV seguidos de 5 mg de base/kg IV a cada 8 horas. Trocar para clindamicina oral (dose oral conforme descrição anterior) assim que o paciente tolerar medicação oral. Para uso IV, evitar a administração rápida. Curso terapêutico = 7 dias. ***Novos medicamentos em caráter investigativo (entrar em contato com o CDC norte-americano para informações):*** Atovaquona-proguanil (Malarone®),[5] Doxiciclina (Clindamicina em gestantes) ou Mefloquina	a cada 8 horas. Trocar para clindamicina oral (dose oral conforme descrição anterior) assim que o paciente tolerar medicação oral. Para uso IV, evitar a administração rápida. Curso terapêutico = 7 dias. ***Novos medicamentos em caráter investigativo (entrar em contato com o CDC norte-americano para informações):*** Artesunato seguido por 1 dos agentes a seguir: Atovaquona-proguanil (Malarone®),[5] Clindamicina ou Mefloquina

[1] NOTA: Há três opções (A, B ou C) disponíveis para o tratamento de malária não complicada causada por *P. falciparum* resistente à cloroquina. As opções A e B são igualmente recomendadas. Em função da taxa mais alta de reações neuropsiquiátricas graves observadas em doses terapêuticas, não recomendamos a opção C (mefloquina), a menos que as opções A e B não possam ser utilizadas. Em relação à opção A, como há mais dados sobre a eficácia da quinina em combinação com doxiciclina ou tetraciclina, essas combinações terapêuticas são geralmente preferidas à quinina em combinação com clindamicina.

[2] Para infecções adquiridas no sudeste da Ásia, o tratamento com quinina deve continuar por 7 dias. Para infecções adquiridas na África e América do Sul, o tratamento com quinina deve continuar por 3 dias.

[3] A cápsula de sulfato de quinina produzida nos Estados Unidos vem em uma dose de 324 mg; portanto, 2 cápsulas devem ser o suficiente para a dosagem do adulto. O cálculo da dosagem pediátrica pode não ser uma tarefa fácil em função da não disponibilidade de outras formulações de quinina, além da cápsula. Caso não seja possível o fornecimento de doses pediátricas de quinina, considerar o uso de Malarone® ou mefloquina (recomendação C).

[4] Doxiciclina e tetraciclina não são indicados para uso em crianças com menos de 8 anos com *P. falciparum* resistente à cloroquina, os agentes quinina (administrada isoladamente por 7 dias ou em combinação com clindamicina) e atovaquona-proguanil constituem as opções terapêuticas recomendadas; a mefloquina pode ser considerada se não houver nenhuma outra opção disponível. Para crianças com menos de 8 anos de idade acometidas por *P. vivax* resistente à cloroquina, a quinina (administrada isoladamente por 7 dias) ou a mefloquina corresponde à opção terapêutica recomendada. Se nenhuma dessas opções terapêuticas estiverem disponíveis ou se esses agentes não forem tolerados pelo paciente e ainda se os benefícios terapêuticos superarem os riscos, poderá ser administrada a doxiciclina ou a tetraciclina em crianças com menos de 8 anos de idade.

[5] Administrar atovaquona-proguanil com alimento. Se o paciente vomitar dentro de 30 minutos após a ingestão do medicamento, a dose deverá ser repetida.

[6] O tratamento com mefloquina não é recomendado em pessoas com infecções adquiridas da região sudeste asiática de Burma, Tailândia e Cambódia em função das cepas resistentes.

[7] A primaquina é utilizada para erradicar qualquer forma hipnozoíta que possa permanecer dormente (latente) no fígado e, com isso, evita recidivas, em infecções por *P. vivax* e *P. ovale*. Como a primaquina é capaz de causar anemia hemolítica em pessoas com deficiência de G6PD, os pacientes devem ser submetidos à triagem quanto à presença dessa deficiência antes de iniciar o tratamento com tal agente. Para pessoas com deficiência de G6PD limítrofe ou como alternativa ao regime terapêutico anterior, a primaquina pode ser administrada na dose de 45 mg por via oral 1x/semana por 8 semanas; é aconselhável a consulta com algum especialista em doenças infecciosas e/ou medicina tropical se esse regime terapêutico alternativo for considerado em pessoas com deficiência de G6PD. É proibido o uso de primaquina durante a gravidez.

[8] NOTA: Há duas opções (A ou B) disponíveis para o tratamento de malária não complicada causada por *P. vivax* resistente à cloroquina. Altas taxas de falha terapêutica decorrente de *P. vivax* resistente à cloroquina foram bem registradas em Papua-Nova Guiné e na Indonésia. Raros relatos de casos de *P. vivax* resistente à cloroquina também foram registradas em Burma (Mianmar), na Índia, na América Central e na América do Sul. Pessoas que adquirem infecções por *P. vivax* fora de Papua-Nova Guiné ou Indonésia devem iniciar tratamento com cloroquina. Se o paciente se mostrar irresponsivo, o tratamento deverá ser trocado para *P. vivax* resistente à cloroquina, notificando-se o CDC (por meio da linha direta norte-americana para obtenção de informações sobre malária, com o número mencionado no início desta tabela). Para tratamento de infecções por *P. vivax* resistente à cloroquina, as opções A e B são igualmente recomendadas.

[9] Para gestantes diagnosticadas com malária não complicada causada por *P. falciparum* ou *P. vivax*, ambos resistentes à cloroquina, o tratamento com doxiciclina ou tetraciclina geralmente não é indicado. Contudo, a doxiciclina ou a tetraciclina pode ser utilizada em combinação com quinina (conforme é recomendado para adultas não gestantes) se outras opções terapêuticas não estiverem disponíveis ou em caso de intolerância e se o benefício for considerado superior aos riscos.

[10] Por não haver estudos adequados e bem controlados de atovaquona e/ou cloridrato de proguanil em gestantes, a combinação de atovaquona-proguanil geralmente não é recomendada para uso em grávidas. Para gestantes diagnosticadas com malária não complicada causada por infecção por *P. falciparum* resistente à cloroquina, a combinação de atovaquona-proguanil pode ser utilizada se outras opções terapêuticas não estiverem disponíveis ou em caso de intolerância e se o benefício potencial for considerado superior aos riscos potenciais. Não há dados sobre a eficácia de atovaquona-proguanil no tratamento de infecções por *P. vivax* resistente à cloroquina.

[11] Em função da possível associação do tratamento com mefloquina durante a gravidez e o aumento dos natimortos, esse agente não costuma ser recomendado para o tratamento em gestantes. Contudo, a mefloquina pode ser utilizada se for a única opção terapêutica disponível e o benefício potencial for considerado superior aos riscos potenciais.

[12] Para infecções por *P. vivax* e *P. ovale*, o fosfato de primaquina para tratamento radical de hipnozoítas não deve ser administrado durante a gravidez. As pacientes grávidas com infecções por *P. vivax* e *P. ovale* devem ser mantidas sob profilaxia com cloroquina durante o período gestacional. A dose quimioprofilática do fosfato de cloroquina é de 300 mg de base (= 500 mg de sal) por via oral 1x/semana. Após o parto, as pacientes grávidas que não apresentam deficiência da G6PD devem ser tratadas com primaquina.

[13] Pessoas com esfregaço sanguíneo positivo OU histórico de possível exposição recente e nenhuma outra patologia identificada com um ou mais dos critérios clínicos a seguir (diminuição da consciência/coma, anemia normocítica grave, insuficiência renal, edema pulmonar, síndrome da angústia respiratória aguda, choque circulatório, coagulação intravascular disseminada, sangramento espontâneo, acidose, hemoglobinúria, icterícia, convulsões generalizadas repetidas, e/ou parasitemia > 5%) são considerados como tendo manifestações de doença mais grave. O quadro de malária grave quase sempre é causado por *P. falciparum*.

[14] Os pacientes diagnosticados com malária grave devem ser tratados de forma rigorosa com terapia antimalárica parenteral. O tratamento com quinidina IV deve ser iniciado o mais rápido possível após o estabelecimento do diagnóstico. Aos pacientes com malária grave, é recomendável a administração da dose de ataque IV de quinidina, a menos que esses pacientes tenham recebido mais de 40 mg/kg de quinina nas últimas 48 horas ou se tiverem recebido mefloquina nas últimas 12 horas. É recomendável a consulta com algum cardiologista e médico especialista no tratamento de malária ao se tratar pacientes maláricos com quinidina. Durante a administração da quinidina, o monitoramento da pressão arterial (quanto à ocorrência de hipotensão) e da função cardíaca (em busca de alargamento do complexo QRS e/ou prolongamento do intervalo QTc) deve ser feito continuamente, aliado à monitorização periódica da glicemia (para pesquisa de hipoglicemia). Se graves, as complicações cardíacas podem justificar a interrupção temporária do agente ou a lentificação da infusão intravenosa.

[15] Considerar a exsanguíneo transfusão se a densidade de parasitas (ou seja, parasitemia) estiver > 10% OU se o paciente exibir estado mental alterado, edema pulmonar sem sobrecarga volêmica ou complicações renais. A densidade de parasitas pode ser estimada, examinando-se uma monocamada de hemácias, em esfregaço fino sob aumento com óleo de imersão. A lâmina deve ser examinada nos locais onde as hemácias estiverem mais ou menos se tocando (aproximadamente 400 hemácias por campo). A densidade de parasitas pode, então, ser estimada pela porcentagem de hemácias infectadas, devendo ser monitorizada a cada 12 horas. A exsanguíneo transfusão deve ser mantida até que a densidade de parasitas esteja < 1% (isso geralmente exige 8-10 unidades). A administração IV de quinidina não deve ser adiada para uma exsanguíneo transfusão, podendo ser fornecida concomitantemente ao longo desse tipo de transfusão.

[16] Gestantes diagnosticadas com malária grave devem ser submetidas a tratamento rigoroso com terapia antimalárica parenteral.

Cortesia dos *Centers for Disease Control and Prevention* (Centros Norte-Americanos para Controle e Prevenção de Doenças).

TABELA 57. Os critérios do Diabetes Expert Committee (Comitê de Especialistas em Diabetes) para avaliação do teste-padrão de tolerância à glicose oral

	Tolerância Normal à Glicose	Tolerância Prejudicada à Glicose	Diabetes Melito[2]
Glicose plasmática em jejum (mg/dL)	< 100	100-125	≥ 126
Duas horas depois da carga de glicose (mg/dL)	< 140	≥ 140-199	≥ 200

[1] Administrar 75 g de glicose, dissolvidos em 300 mL de água após jejum noturno, em pessoas submetidas a, no mínimo, 150-200 g de carboidrato por dia por 3 dias antes do teste.
[2] Uma glicose plasmática em jejum ≥ 126 mg/dL é diagnóstica de diabetes se confirmada no dia subsequente.

TABELA 58. Agentes para o tratamento do diabetes melito tipo 2

Agente	Tamanho do Comprimido	Dose Diária	Duração de Ação
Sulfonilureias			
Tolbutamida (Orinase®)	500 mg	0,5-2 g em 2 ou 3 doses divididas	6-12 horas
Tolazamida (Tolinase®)	100, 250 e 500 mg	0,1-1 g como dose única ou em 2 doses divididas	Até 24 horas
Acetoexamida (Dymelor®)	250 e 500 mg	0,25-1,5 g como dose única ou em 2 doses divididas	8-24 horas
Clorpropamida (Diabinese®)	100 e 250 mg	0,1-0,5 g como dose única	24-72 horas
Gliburida			
(Diaβeta®, Micronase®)	1,25, 2,5 e 5 mg	1,25-20 mg como dose única ou em 2 doses divididas	Até 24 horas
(Glynase®)	1,5, 3 e 6 mg	1,5-12 mg como dose única ou em 2 doses divididas	Até 24 horas
Glipizida			
(Glucotrol®)	5 e 10 mg	2,5-20 mg 2x/dia 30 minutos antes das refeições	6-12 horas
(Glucotrol XL®)	2,5, 5 e 10 mg	2,5 a 10 mg 1x/dia é a dose usual; 20 mg 1x/dia é a dose máxima	Até 24 horas
Gliclazida (não disponível nos Estados Unidos)	80 mg	40-80 mg como dose única; 160-320 mg como dose dividida	12 horas
Glimepirida (Amaryl®)	1, 2 e 4 mg	1-4 mg 1x/dia é a dose usual; 8 mg 1x/dia é a dose máxima	Até 24 horas
Análogos de meglitinida			
Repaglinida (Prandin®)	0,5, 1 e 2 mg	0,5 a 4 mg 3x/dia antes das refeições	3 horas
Derivado da D-Fenilalanina			
Nateglinida (Starlix®)	60 e 120 mg	60 ou 120 mg 3x/dia antes das refeições	1 hora e meia
Biguanidas			
Metformina (Glucophage®)	500, 850 e 1.000 mg	1-2,5 g; 1 comprimido junto com as refeições 2 ou 3x/dia	7-12 horas
Metformina de liberação estendida (Glucophage XR®)	500 mg	500-2.000 mg 1x/dia	Até 24 horas
Tiazolidinedionas			
Rosiglitazona (Avandia®)	2, 4 e 8 mg	4-8 mg 1x/dia (pode ser dividida)	Até 24 horas
Pioglitazona (Actos®)	15, 30 e 45 mg	15-45 mg 1x/dia	Até 24 horas
Inibidores da α-Glicosidase			
Acarbose (Precose®)	50 e 100 mg	25 a 100 mg 3x/dia exatamente antes das refeições	4 horas
Miglitol (Glyset®)	25, 50 e 100 mg	25-100 mg 3x/dia exatamente antes das refeições	4 horas
Incretinas			
Exenatida (Byetta®)	Cartuchos de 1,2 mL e 2,4 mL, contendo 5 µg e 10 µg (injeção subcutânea)	5 µg aplicados por via subcutânea 2x/dia dentro de 1 hora do café da manhã ou do jantar. Aumentar para 10 µg aplicados por via subcutânea 2x/dia depois de aproximadamente 1 mês. Não utilizar se a depuração de creatinina calculada estiver abaixo de 30 mL/minuto.	6 horas
Sitagliptina (Januvia®)	25, 50 e 100 mg	100 mg 1x/dia é a dose usual; a dose será de 50 mg 1x/dia se a depuração de creatinina calculada estiver entre 30 e 50 mL/minuto e 25 mg 1x/dia em caso de depuração abaixo de 30 mL/minuto.	24 horas

(continua)

TABELA 58. Agentes para o tratamento do diabetes melito tipo 2 (continuação)

Agente	Tamanho do Comprimido	Dose Diária	Duração de Ação
Outros			
Pranlintida (Symlin®)	Frasco de 5 mL, contendo 0,6 mg/mL (injeção subcutânea)	Para pacientes com diabetes melito tipo 2 tratados com insulina, iniciar com uma dose de 60 μg 3x/dia (10 unidades em seringa de insulina de 100 unidades). Aumentar para 120 μg 3x/dia (20 unidades em seringa de insulina de 100 unidades) se não houver náuseas por 3-7 dias. Administrar imediatamente antes das refeições. Para pacientes com diabetes melito tipo 1, iniciar com a dose de 15 μg 3x/dia (2,5 unidades em seringa de insulina de 100 unidades) e aumentar em incrementos de 15 μg até, no máximo, 60 μg 3x/dia, conforme a tolerância do paciente. Para evitar hipoglicemia, reduzir a dose da insulina pela metade no início da terapia.	

TABELA 59. Preparados de insulina disponíveis nos Estados Unidos[1]

Análogos de insulina humana de ação rápida
  Insulina lispro (Humalog®, Lilly)
  Insulina asparto (Novolog®, Novo Nordisk)
  Insulina glulisina (Apidra®, Sanofi Aventis)

Insulina regular de ação curta
  Insulina regular (Lilly, Novo Nordisk)

Insulina de ação intermediária
  Insulina NPH (Lilly, Novo Nordisk)

Insulinas pré-misturadas
  70% de insulina NPH/30% de insulina regular (70/30 insulin® – Lilly, Novo Nordisk)
  50% de insulina NPH/50% de insulina regular (50/50 insulin® – Lilly)
  70% de insulina NPL/25% de insulina lispro (Humalog Mix 75/25® – Lilly)
  50% de insulina NPL/50% de insulina lispro (Humalog Mix 50/50 – Lilly)
  70% de insulina asparte protamina/30% de insulina asparte (Novolog Mix 70/30® – Novo Nordisk)

Análogos de insulina humana de ação prolongada
  Insulina glargina (Lantus®, Sanofi Aventis)
  Insulina detemir (Levemir®, Novo Nordisk)

[1] Todas as insulinas disponíveis nos Estados Unidos são de origem humana recombinante ou análogo de insulina humana. Todas as insulinas são dispensadas em uma concentração de 100 U. Existe uma preparação extra de insulina regular de 500 U.
NPH, protamina neutra Hagedorn.

TABELA 60. Exemplos de regimes terapêuticos insulínicos intensivos com uso de análogos de insulina de ação rápida (insulina lispro, asparto ou glulisina) e insulina detemir, ou insulina glargina em homem de 70 kg de peso corporal com diabetes tipo 1[1-3]

	Antes do Café da Manhã	Antes do Almoço	Antes do Jantar	Na Hora de Dormir
Análogo de insulina de ação rápida	5 unidades	4 unidades	6 unidades	—
Insulina detemir	6-7 unidades			8-9 unidades
OU				
Análogo de insulina de ação rápida	5 unidades	4 unidades	6 unidades	—
Insulina glargina	–	–	–	15-16 unidades

[1] Supondo-se que o paciente está consumindo aproximadamente 75 g de carboidrato no café da manhã, 60 g no almoço e 90 g no jantar.
[2] A dose da insulina de ação rápida pode ser aumentada em 1 ou 2 unidades mediante consumo de quantidade extra de carboidrato (15-30 g) ou em caso de glicemia > 170 mg/dL antes de alguma refeição.
[3] É obrigatória a aplicação da insulina glargina ou da insulina detemir em injeções separadas.

TABELA 61. Provas bioquímicas hepáticas: valores normais e alterações em dois tipos de icterícia

Testes	Valores Normais	Icterícia Hepatocelular	Icterícia Obstrutiva Não Complicada

Bilirrubina
  Direta
  Indireta
	0,1-0,3 mg/dL
	0,2-0,7 mg/dL
		Aumentada
		Aumentada
			Aumentada
			Aumentada

Bilirrubina urinária	Nenhum	Aumentada	Aumentada
Albumina sérica/proteína total	Albumina, 3,5-5,5 g/dL	Albumina reduzida Proteína total, 6,5-8,4 g/dL	Inalterada
Fosfatase alcalina	30-115 unidades/L	Aumentada (+)	Aumentada (++++)
Tempo de protrombina	RNI de 1,0-1,4. Após a administração da vitamina K, aumento de 10% em 24 horas	Prolongado em caso de dano grave e irresponsivo à vitamina K parenteral	Prolongado em caso de obstrução acentuada, mas responsivo à vitamina K parenteral
ALT, AST	ALT, 5-35 unidades/L; AST, 5-40 unidades/L	Aumentadas em dano hepatocelular, hepatite viral	Minimamente aumentadas

RNI, razão normalizada internacional; ALT, alanina aminotransferase; AST, aspartato aminotransferase.

TABELA 62. Padrões sorológicos comuns em infecção pelo vírus da hepatite B e a interpretação desses padrões

HBsAg	Anti-HBs	Anti-HBc	HBeAg	Anti-HBe	Interpretação
+	–	IgM	+	–	Hepatite B aguda
+	–	IgG[1]	+	–	Hepatite B crônica com replicação viral ativa
+	–	IgG	–	+	Hepatite B crônica com replicação viral baixa
+	+	IgG	+ ou –	+ ou –	Hepatite B crônica com anti-HBs heterotípicos (cerca de 10% dos casos)
–	–	IgM	+ ou –	–	Hepatite B aguda
–	+	IgG	–	+ ou –	Recuperação de hepatite B (imunidade)
–	+	–	–	–	Vacinação (imunidade)
–	–	IgG	–	–	Falso-positivo; menos comumente, infecção em um passado remoto

[1] Baixos níveis de IgM e anti-HBc também podem ser detectados.

TABELA 63. Sistema de escore de Child-Turcotte-Pugh e modelo para doença hepática em fase terminal (MELD) para estadiamento de cirrose

Sistema de Escore de Child-Turcotte-Pugh			
	Escore Numérico		
Parâmetro	1	2	3
Ascite	Nenhum	Leve	Moderado a grave
Encefalopatia	Nenhum	Leve a moderado	Moderado a grave
Bilirrubina (mg/dL)	< 2,0	2-3	> 3,0
Albumina (g/dL)	> 3,5	2,8-3,5	< 2,8
Tempo de protrombina (aumentado, em segundos)	1-3	4-6	> 6,0

Escore Numérico Total e Classe de Child-Turcotte-Pugh Correspondente	
Escore	Classe
5-6	A
7-9	B
10-15	C

Sistema de Escore de Doença Hepática em Fase Terminal (MELD)

DHET = 11,2 $\log_e$ (RNI) + 3,78 $\log_e$ (bilirrubina [mg/dL]) + 9,57 $\log_e$ (creatinina [mg/dL]) + 6,43 (Variação 6-40).

RNI, razão normalizada internacional.

TABELA 64. Doenças da via biliar

	Características Clínicas	Características Laboratoriais	Diagnóstico	Tratamento
Litíase biliar	Assintomática	Normal	Ultrassom	Nenhum
Litíase biliar	Dor biliar	Normal	Ultrassom	Colecistectomia laparoscópica
Colesterolose da vesícula biliar	Geralmente assintomática	Normal	Colecistografia oral	Nenhum
Adenomiomatose	Pode causar dor biliar	Normal	Colecistografia oral	Colecistectomia laparoscópica se sintomática
Vesícula biliar de porcelana (calcificada)	Geralmente assintomática, alto risco de câncer da vesícula biliar	Normal	Radiografia ou TC	Colecistectomia laparoscópica
Colecistite aguda	Dor epigástrica ou no quadrante superior direito, náuseas, vômitos, febre, sinal de Murphy	Leucocitose	Ultrassom, cintilografia com AIDH (HIDA)	Antibióticos, colecistectomia laparoscópica
Colecistite crônica	Dor biliar, dor epigástrica constante ou no quadrante superior direito, náuseas	Normal	Ultrassom (cálculos), colecistografia oral (vesícula biliar afuncional)	Colecistectomia laparoscópica
Coledocolitíase	Assintomática ou dor biliar, icterícia, febre; pancreatite por litíase biliar	Provas hepáticas com padrão colestático; leucocitose e hemoculturas positivas em colangite; amilase e lipase elevadas em pancreatite	Ultrassom (ductos biliares dilatados), ultrassom endoscópico, CPRM, CPER	Esfincterotomia endoscópica e extração de cálculos; antibióticos para colangite

AIDH, ácido iminodiacético hepático; CPRM, colangiopancreatografia por ressonância magnética; CPER, colangiopancreatografia endoscópica retrógrada.

TABELA 65. Critérios de Ranson para avaliação da gravidade da pancreatite aguda

Três ou mais dos seguintes critérios predizem uma evolução grave complicada por necrose pancreática com sensibilidade de 60-80%
Idade acima de 55 anos
Leucograma > 16.000/µL
Glicemia > 200 mg/dL
Desidrogenase láctica sérica > 350 unidades/L
Aspartato aminotransferase > 250 unidades/L

O desenvolvimento dos seguintes critérios nas primeiras 48 horas indica prognóstico grave
Queda do hematócrito em mais de 10 pontos percentuais
Elevação da ureia > 10 mg/dL
PO_2 arterial < 60 mmHg
Cálcio sérico < 8 mg/dL
Déficit de base acima de 4 mEq/L
Sequestro líquido estimado > 6 L

As taxas de mortalidade correlacionam-se com o número de critérios presentes[1]

Número de Critérios	Taxa de Mortalidade
0-2	1%
3-4	16%
5-6	40%
7-8	100%

[1] Um escore do APACHE II (*Acute Physiology And Chronic Health Evaluation* [Avaliação da Fisiologia Aguda e da Saúde Crônica]) ≥ 8 também se correlaciona com mortalidade.

TABELA 66. Preparados enzimáticos pancreáticos selecionados

Produto	Conteúdo Enzimático por Dose Unitária		
	Lipase	Amilase	Protease
Preparados convencionais			
Viokase 8®	8.000	30.000	30.000
Pancrelipase	8.000	30.000	30.000
Preparados microencapsulados entéricos revestidos			
Creon 10®	10.000	33.200	37.500
Creon 20®	20.000	66.400	75.000
Lipram CR10®	10.000	33.200	37.500
Lipram UL12®	12.000	39.000	39.000
Lipram PN16®	16.000	48.000	48.000
Lipram UL18®	18.000	58.500	58.500
Lipram CR20®	20.000	66.400	75.000
Pancrease®	4.500	20.000	25.000
Pancrease MT10®	10.000	30.000	30.000
Pancrease MT16®	16.000	48.000	48.000
Pancrease MT20®	20.000	56.000	44.000
Ultrase MT12®	12.000	39.000	39.000
Ultrase MT20®	20.000	65.000	65.000

Fonte: *Martinale, The Complete Drug Reference, Pharmaceutic Press, 2006.*

TABELA 67. Escala de Depressão Geriátrica de Yesavage (formulário reduzido)

1. Você está basicamente satisfeito com sua vida? (não)
2. Você abandonou muitos de seus interesses e atividades? (sim)
3. Você sente que sua vida é vazia? (sim)
4. Você se aborrece com frequência? (sim)
5. Você está de bom humor na maior parte do tempo? (não)
6. Você tem medo de que algum mal vá lhe acontecer? (sim)
7. Você se sente feliz na maior parte do tempo? (não)
8. Você sente que sua situação não tem saída? (sim)
9. Você prefere ficar em casa a sair e fazer coisas novas? (sim)
10. Você se sente com mais problemas de memória do que a maioria? (sim)
11. Você acha maravilhoso estar vivo? (não)
12. Você se sente inútil nas atuais circunstâncias? (sim)
13. Você se sente cheio de energia? (não)
14. Você acha que sua situação não tem jeito? (sim)
15. Você sente que a maioria das pessoas está melhor do que você? (sim)

Marcar 1 ponto para cada resposta "sim" ou "não" após a pergunta.
Escores: 3 ± 2 = normal; 7 ± 3 = levemente deprimido; 12 ± 2 = muito deprimido.

TABELA 68. Tratamento de úlceras de decúbito

Tipo de Úlcera	Tipo de Curativo e Considerações
Estádio I	Película de poliuretano Curativo hidrocoloide Curativo de espuma semipermeável
Estádio II	Curativos hidrocoloides Curativo de espuma semipermeável Película de poliuretano
Estádio III/IV	Para feridas altamente exsudativas, utilizar compressa ou curativo altamente absortivo, como alginato de cálcio As feridas com debris necróticos devem ser obrigatoriamente submetidas à técnica de debridamento Feridas superficiais e limpas podem ser cobertas por curativos hidrocoloides, espuma semipermeável ou poliuretano Feridas profundas podem ser envolvidas com gazes; se a ferida for profunda e altamente exsudativa, é recomendável o uso de compressa absortiva
Úlcera do calcanhar	Não remover a crosta sobre as úlceras do calcanhar, pois ela pode ajudar a promover a cicatrização (a crosta de outros locais deve ser debridada)

TABELA 69. Sistemas de classificação para esfregaços de Papanicolaou

Numérico	Displasia	NIC	Sistema de Bethesda
1	Benigna	Benigna	Normal
2	Benigna com inflamação	Benigna com inflamação	Normal, CEA-SI
3	Displasia leve	NIC I	LIE de baixo grau
3	Displasia moderada	NIC II	LIE de alto grau
3	Displasia grave	NIC III	
4	Carcinoma *in situ*		
5	Câncer invasivo	Câncer invasivo	Carcinoma invasivo

NIC, neoplasia intraepitelial cervical; CEA-SI, células escamosas atípicas de significado indeterminado; LIE, lesão intraepitelial escamosa.

TABELA 70. Estadiamento FIGO[1] de câncer da cérvice uterina

Carcinoma pré-invasivo	
Estádio 0	Carcinoma *in situ*.
Carcinoma invasivo	
Estádio I	Carcinoma estritamente confinado à cérvice uterina.
IA	Câncer invasivo diagnosticado apenas por microscopia.
	IA1 Invasão mensurada do estroma, de profundidade não superior a 3 mm e largura menor do que 7 mm.
	IA2 Invasão mensurada do estroma, de profundidade superior a 3 mm e inferior a 5 mm, porém de largura menor do que 7 mm.
IB	Lesões clínicas confinadas à cérvice uterina ou lesões pré-clínicas maiores do que 1A.
	Todas as lesões macroscópicas, mesmo com invasão superficial, estão em estágio IB.
IB1	Lesões clínicas não superiores a 4 cm.
IB2	Lesões clínicas superiores a 4 cm.
Estádio II	O carcinoma estende-se além da cérvice uterina, mas não se estende à parede pélvica. O carcinoma envolve a vagina, mas não além do terço inferior.
IIA	Sem envolvimento parametrial evidente.
IIB	Com envolvimento parametrial óbvio.
Estádio III	O carcinoma estende-se ao terço inferior da vagina ou à parede lateral da pelve. Todos os casos de hidronefrose.
IIIA	Envolvimento do terço inferior da vagina. Sem extensão à parede pélvica lateral.
IIIB	Extensão à parede pélvica e/ou hidronefrose ou rim afuncional.
Estádio IV	O carcinoma estende-se além da pelve menor (verdadeira) ou envolve clinicamente a mucosa da bexiga ou do reto.
IVA	Disseminação do crescimento para órgãos adjacentes.
IVB	Disseminação do crescimento para órgãos distantes.

[1] International Federation of Gynecology and Obstetrics (Federação Internacional de Ginecologia e Obstetrícia).

TABELA 71. Tumores ovarianos funcionais e neoplásicos

Tumor	Incidência	Tamanho	Consistência	Irregularidades Menstruais	Efeitos Endócrinos	Potencial de Malignidade	Comentários Especiais
Cistos foliculares	Raros na infância; frequentes nos anos menstruais; ausentes na fase de pós-menopausa.	< 6 cm, frequentemente bilaterais.	Moderada	Ocasionais	Anovulação ocasional com endométrio persistentemente proliferativo	Nenhum	Geralmente desaparecem de forma espontânea em 2-3 meses.
Cistos do corpo lúteo	Ocasionais, nos anos menstruais.	4-6 cm, unilaterais.	Moderada	Períodos ocasionais de atraso	Fase secretória prolongada	Nenhum	Cistos funcionais. Ocasionalmente há sangramento intraperitoneal.
Cistos teca-luteínicos	Ocorrem em casos de mola hidatidiforme, coriocarcinoma; também em casos de terapia com gonadotrofina ou clomifeno.	Até 4-5 cm, múltiplos, bilaterais (os ovários podem ter ≥ 20 cm de diâmetro.)	Tensa	Amenorreia	hCG elevada como resultado de proliferação trofoblástica	Nenhum	Cistos funcionais. Pode ocorrer hematoperitônio ou torção do ovário. Deve-se evitar a cirurgia.
Inflamatório (abscesso tubo-ovariano)	Concomitante com salpingite aguda.	Até 15-20 cm, frequentemente bilateral.	Variável, dolorosa	Menometrorragia*	Anovulação habitual	Nenhum	Se possível, fica indicada a remoção unilateral.
Cistos endometrióticos	Ausentes nos anos de pré-adolescência ou pós-menopausa. Mais comuns em mulheres entre 20-40 anos de idade.	Até 10-12 cm, ocasionalmente bilaterais.	Moderada a amolecida	Raras	Nenhum	Muito raro	Endometriose pélvica associada. É recomendado o tratamento clínico ou a cirurgia conservativa.
Tumores teratoides:							
Teratomas benignos (cistos dermoides)	Infância até a pós-menopausa.	< 15 cm; 15% são bilaterais.	Moderada a amolecida	Nenhuma	Nenhum	Raro	Pode ocorrer torção. É recomendável o procedimento de ooforectomia parcial.
Teratomas malignos	< 1% dos tumores ovarianos. Geralmente acometem bebês e jovens adultos.	> 20 cm, unilaterais.	Irregularmente firme	Nenhuma	Ocasionalmente, hCG elevada	Total	A cirurgia isolada pode ser curativa.
Cistadenoma, cistadenocarcinoma	Comuns nos anos reprodutivos.	Seroso: < 25 cm, 33% bilateral; mucinoso: até 1 cm, 10% bilateral.	Moderada a amolecida	Nenhuma	Nenhum	> 50% para tumor seroso, mas cerca de 5% para mucinoso	Implantes peritoneais frequentemente ocorrem com o tipo seroso, mas raras vezes com o tipo mucinoso. Se o tumor mucinoso sofrer ruptura, pode ocorrer pseudomixoma peritoneal.
Carcinoma endometrioide	15% dos carcinomas ovarianos.	Moderado, 13% bilateral.	Firme	Nenhuma	Nenhum	Total	Adenocarcinoma do endométrio coexiste em 15-30% dos casos.
Fibroma	< 5% dos tumores ovarianos.	Geralmente <15 cm.	Muito firme	Nenhuma	Nenhum	Raro	Ascite em 20% (raramente, líquido pleural).

(continua)

*N. de T. Menometrorragia consiste no sangramento irregular ou excessivo durante a menstruação.

TABELA 71. Tumores ovarianos funcionais e neoplásicos (continuação)

Tumor	Incidência	Tamanho	Consistência	Irregularidades Menstruais	Efeitos Endócrinos	Potencial de Malignidade	Comentários Especiais
Arrenoblastoma*	Raro. Idade média de 30 anos ou mais.	Frequentemente pequeno (< 10 cm), unilateral.	Firme a amolecida	Amenorreia	Andrógenios aumentados	< 20%	As recorrências são moderadamente sensíveis à irradiação.
Tumor das células da teca (tecoma)	Incomum.	< 10 cm, unilateral.	Firme	Irregularidade ocasional	Estrogênios ou androgênios elevados	< 1%	
Tumor das células da granulosa	Incomum. Geralmente em meninas antes da puberdade ou mulheres depois dos 50 anos de idade.	Pode ser muito pequeno.	Firme a amolecida	Menometrorragia	Estrogênios elevados	15-20%	As recorrências são moderadamente sensíveis à irradiação.
Disgerminoma	Cerca de 1-2% dos tumores ovarianos.	< 30 cm, bilateral em 33%.	Moderada a amolecida	Nenhuma	–	Total	Muito radiossensível.
Tumor de Brenner	Cerca de 1% dos tumores ovarianos.	< 30 cm, unilateral.	Firme	Nenhuma	–	Muito raro	> 50% ocorrem nos anos subsequentes à menopausa.
Tumores ovarianos secundários	10% das doenças malignas fatais em mulheres.	Varia; frequentemente bilateral.	Firme a amolecida	Ocasionais	Muito raros (origem tireóidea, adrenocortical)	Total	É comum a ocorrência de metástase do intestino ou da mama para o ovário.

* N. de T. Arrenoblastoma é um tumor ovariano que secreta testosterona e provoca alterações sexuais secundárias nas mulheres, como voz mais grave; aumento da pilosidade facial e corporal; calvície em padrão masculino; aumento do clitóris.

TABELA 72. Estadiamento TNM para câncer de mama

Tumor Primário (T)

As definições para classificação do tumor primário (T) são as mesmas que as utilizadas para classificação clinicopatológica. Se a mensuração for feita por exame físico, o examinador usará os principais títulos (T1, T2 ou T3). Caso se faça uso de outras mensurações (como mensurações mamográficas ou patológicas), poderão ser utilizados os subgrupos de T1. Os tumores devem ser mensurados com incremento mais próximo de 0,1 cm.

TX	Impossibilidade de avaliação do tumor primário
T0	Sem evidência de tumor primário
Tis	Carcinoma *in situ*
Tis (CDIS)	Carcinoma ductal *in situ*
Tis (CLIS)	Carcinoma lobular *in situ*
Tis (Paget)	Doença de Paget do mamilo sem tumor

Nota: A doença de Paget associada a tumor é classificada de acordo com o tamanho do tumor.

T1	Tumor igual ou inferior a 2 cm em sua dimensão máxima
T1mic	Microinvasão de 0,1 cm ou menor em sua dimensão máxima
T1a	Tumor superior a 0,1 cm, mas não maior do que 0,5 cm, em sua dimensão máxima
T1b	Tumor superior a 0,5 cm, mas não maior do que 1 cm, em sua dimensão máxima
T1c	Tumor superior a 1 cm, mas não maior do que 2 cm, em sua dimensão máxima
T2	Tumor superior a 2 cm, mas não maior do que 5 cm em sua dimensão máxima
T3	Tumor superior a 5 cm em sua dimensão máxima
T4	Tumor de qualquer tamanho com extensão direta à (a) parede torácica ou (b) pele, apenas conforme descrição adiante
T4a	Extensão à parede torácica, sem inclusão do músculo peitoral
T4b	Edema (inclusive "pele em casca de laranja") ou ulceração da pele da mama, ou nódulos cutâneos satélites confinados à mesma mama
T4c	Tanto T4a como T4b
T4d	Carcinoma inflamatório

Linfonodos Regionais (N)

Classificação clínica

NX	Impossibilidade de avaliação dos linfonodos regionais (p. ex., previamente removidos)
N0	Sem metástase em linfonodos regionais
N1	Metástase para linfonodo(s) axilar(es) ipsilateral(is) móvel(is)
N2	Metástases em linfonodos axilares ipsilaterais fixos ou emaranhados, ou em linfonodos mamários internos ipsilaterais clinicamente aparentes na *ausência* de metástase em linfonodo axilar clinicamente evidente
N2a	Metástase em linfonodos axilares ipsilaterais fixados em algum outro linfonodo (emaranhado) ou em outras estruturas
N2b	Metástase apenas em linfonodos mamários internos ipsilaterais clinicamente aparentes[1] e na *ausência* de metástase em linfonodos axilares clinicamentes evidentes

(continua)

TABELA 72. Estadiamento TNM para câncer de mama (continuação)

N3	Metástase em linfonodo(s) infraclavicular(es) ipsilateral(is) com ou sem envolvimento de linfonodo axilar, ou em linfonodo(s) mamário(s) interno(s) ipsilateral(is) clinicamente aparente(s)[1] e na *presença* de metástase em linfonodo axilar clinicamente evidente; ou metástase em linfonodo(s) supraclavicular(es) ipsilateral(is) com ou sem envolvimento de linfonodo axilar ou mamário interno
N3a	Metástase em linfonodo(s) infraclavicular(es) ipsilateral(is)
N3b	Metástase em linfonodo(s) mamário(s) interno(s) ipsilateral(is) e linfonodo(s) axilar(es)
N3c	Metástase em linfonodo(s) supraclavicular(es) ipsilateral(is)

Classificação patológica (pN)[2]

pNX	Impossibilidade de avaliação dos linfonodos regionais (p. ex., previamente removidos ou não removidos para estudo patológico)
pN0	Nenhuma metástase em linfonodo regional em termos histológicos, sem exame extra para células tumorais isoladas

Nota: As células tumorais isoladas (CTIs) são definidas como células tumorais únicas/separadas ou aglomerados celulares pequenos não superiores a 0,2 mm, geralmente detectados apenas por métodos imunoistoquímicos ou moleculares, mas que podem ser verificados nas colorações de hematoxilina e eosina. As CTIs não costumam revelar evidência de atividade maligna, p. ex., proliferação ou reação estromal.

PN0(i–)	Sem metástase em linfonodo regional em termos histológicos, com exame imunoistoquímico negativo.
pN0(i+)	Sem metástase em linfonodo regional em termos histológicos, exame imunoistoquímico positivo ou sem aglomerado superior a 0,2 mm
pN0(mol–)	Sem metástase em linfonodo regional em termos histológicos, com achados moleculares negativos (PCR-TR)
pN0(mol+)	Sem metástase em linfonodo regional em termos histológicos, com achados moleculares positivos (PCR-TR)
pN1	Metástase em um a três linfonodos axilares, e/ou em linfonodos mamários internos com doença microscópica detectada por dissecção de linfonodo sentinela, mas não clinicamente aparente[1]
pN1mi	Micrometástase (superior a 0,2 mm, nenhuma maior do que 2,0 mm)
pN1a	Metástase em um a três linfonodos axilares
pN1b	Metástase em linfonodos mamários internos com doença microscópica detectada por dissecção de linfonodo sentinela, mas não clinicamente aparente[1]
pN1c	Metástase em um a três linfonodos axilares e nos linfonodos mamários internos com doença microscópica detectada por dissecção de linfonodo sentinela, mas não clinicamente aparente.[1] (Se associada a mais de três linfonodos axilares positivos, os linfonodos mamários internos serão classificados como pN3b para refletir a carga tumoral elevada)
pN2	Metástase em quatro a nove linfonodos axilares, ou em linfonodos mamários internos clinicamente aparentes[1] na *ausência* de metástase em linfonodo axilar
pN2a	Metástase em quatro a nove linfonodos axilares (pelo menos, um depósito tumoral superior a 2,0 mm)
pN2b	Metástase em linfonodos mamários internos clinicamente aparentes[1] na *ausência* de metástase em linfonodo axilar
pN3	Metástase em 10 ou mais linfonodos axilares, ou em linfonodos infraclaviculares, ou em linfonodos mamários internos ipsilaterais clinicamente aparentes[1] na *presença* de um ou mais linfonodos axilares positivos; ou em mais de três linfonodos axilares com metástase microscópica clinicamente negativa nos linfonodos mamários internos; ou em linfonodos supraclaviculares ipsilaterais.
pN3a	Metástase em 10 ou mais linfonodos axilares (no mínimo, um depósito tumoral superior a 2,0 mm), ou metástase em linfonodos infraclaviculares
pN3b	Metástase em linfonodos mamários internos ipsilaterais clinicamente aparentes[1] na *presença* de um ou mais linfonodos axilares positivos; ou em mais de três linfonodos axilares e nos linfonodos mamários internos com doença microscópica detectada por dissecção de linfonodo sentinela, mas não clinicamente aparente[1]
pN3c	Metástase em linfonodos supraclaviculares ipsilaterais

Metástase à Distância (M)

MX	Impossibilidade de avaliação de metástase à distância
M0	Sem metástase à distância
M1	Com metástase à distância

Agrupamento em Estádios

Estádio 0	Tis	N0	M0
Estádio 1	T1[3]	N0	M0
Estádio IIA	T0	N1	M0
	T1[3]	N1	M0
	T2	N0	M0
Estádio IIB	T2	N1	M0
	T3	N0	M0
Estádio IIIA	T0	N2	M0
	T1[3]	N2	M0
	T2	N2	M0
	T3	N1	M0
	T3	N2	M0
Estádio IIIB	T4	N0	M0
	T4	N1	M0
	T4	N2	M0
Estádio IIIC	Qualquer T	N3	M0
Estádio IV	Qualquer T	Qualquer N	M1

Nota: A designação em estádios pode ser modificada se os estudos pós--cirúrgicos por imagem revelarem a presença de metástases à distância, desde que os estudos sejam realizados dentro de 4 meses do diagnóstico na ausência de evolução da doença e contanto que a paciente não tenha recebido terapia neoadjuvante.

---

[1] A expressão *clinicamente aparente* é definida como tumor detectado em estudos por imagem (excluindo linfocintilografia) ou por exame clínico ou macroscopicamente visível ao exame patológico. Já a expressão *não clinicamente aparente* é definida como a não detecção tumoral em estudos por imagem (excluindo linfocintilografia) ou por exame clínico.
[2] A classificação baseia-se na dissecção de linfonodo axilar com ou sem dissecção de linfonodo sentinela. A classificação fundamentada exclusivamente com base na dissecção de linfonodo sentinela sem dissecção subsequente de linfonodo axilar é designada (ns) para "nodo sentinela", p. ex., pN0(i+)(ns).
[3] T1 inclui T1mic.
PCR-TR, reação em cadeia da polimerase via transcriptase reversa.
Reproduzida, com permissão, da *American Joint Committee on Cancer* – AJCC (Comitê Conjunto Norte-americano sobre Câncer), Chicago, Illinois. *AJCC Cancer Staging Manual*, 6ª ed., Springer-Verlag, 2002. WWW.springeronline.com.

TABELA 73. Fatores prognósticos em câncer de mama com linfonodo negativo

Fatores Prognósticos	Recorrência Elevada	Recorrência Diminuída
Tamanho	T3, T2	T1, T0
Receptores hormonais	Negativos	Positivos
Citometria de fluxo do DNA	Aneuploide	Diploide
Grau histológico	Alto	Baixo
Índice de marcação tumoral	< 3%	> 3%
Fração de fase S	> 5%	< 5%
Invasão linfática ou vascular	Presente	Ausente
Catepsina D	Alta	Baixa
Oncogene HER-2/neu	Alto	Baixo
Receptor do fator de crescimento epidérmico	Alto	Baixo

TABELA 75. Sobrevida aproximada (%) de pacientes com câncer de mama segundo o estadiamento TNM

Estágio TNM	Cinco Anos	Dez Anos
0	95	90
I	85	70
IIA	70	50
IIB	60	40
IIIA	55	30
IIIB	30	20
IV	5-10	2
All	65	30

TABELA 74. Agentes comumente utilizados para o controle hormonal de câncer de mama metastático

Medicamento	Ação	Dose, Via, Frequência	Efeitos Colaterais Importantes
Citrato de tamoxifeno (Nolvadex®)	MSRE	20 mg VO 1x/dia	Fogachos ("calorões"), sangramento uterino, tromboflebite, erupção cutânea
Fulvestranto (Faslodex®)	Antagonista dos receptores de estrogênio esteroide	250 mg IM 1x/mês	Irritação gastrintestinal, cefaleia, dorsalgia, fogachos, faringite
Citrato de toremifeno (Fareston®)	MSRE	40 mg VO 1x/dia	Fogachos, sudorese, náuseas, corrimento vaginal, ressecamento dos olhos, tontura
Dietilestilbestrol (DES)	Estrogênio	5 mg VO 3x/dia	Retenção de líquido, sangramento uterino, tromboflebite, náuseas
Goserelina (Zoladex®)	Análogo sintético do hormônio liberador do hormônio luteinizante	3,6 mg SC 1x/mês	Artralgias, alterações da pressão arterial, fogachos, cefaleias, ressecamento vaginal
Acetato de megestrol (Megace®)	Progestina	40 mg VO 4x/dia	Retenção de líquido
Letrozol (Femara®)	IA	2,5 mg VO 1x/dia	Fogachos, artralgia/artrite, mialgia
Anastrozol (Arimidex®)	IA	1 mg VO 1x/dia	Fogachos, erupções cutâneas, náuseas e vômitos
Exemestano (Aromasin®)	IA	25 mg VO 1x/dia	Fogachos, artralgia/artrite elevada, mialgia e alopecia

MSRE, modulador seletivo dos receptores de estrogênio; IA, inibidor da aromatase.

TABELA 76. Contraceptivos orais em baixas doses comumente utilizados

Nome	Progestina	Estrogênios (Etinilestradiol)	Custo por Mês[1]
COMBINAÇÃO			
Alesse[2,3]	0,1 mg de levonorgestrel	20 µg	$34,96
Loestrin 1/20[2]	1 mg de acetato de noretindrona	20 µg	$28,60
Mircette[2]	0,15 mg de desogestrel	20 µg	$54,78
Yaz	3 mg de drospirenona	20 µg	$52,06
Loestrin 1.5/30[2]	1,5 mg de acetato de noretindrona	30 µg	$28,94
Lo-Ovral[2]	0,3 mg de norgestrel	30 µg	$30,52
Levlen[2]	0,15 mg de levonorgestrel	30 µg	$30,93
Ortho-Cept[2] Desogren[2]	0,15 mg de desogestrel	30 µg	$30,52 $30,52
Yasmin	3 mg de drospirenona	30 µg	$52,06
Brevicon[2] Modicon[2]	0,5 mg de noretindrona	35 µg	$32,14 $32,14
Demulen 1/35[2]	1 mg de diacetato de etinodiol	35 µg	$29,88
Ortho-Novum 1/35[2]	1 mg de noretindrona	35 µg	$29,47
Ortho-Cyclen[2]	0,25 mg de norgestimato	35 µg	$34,10
Ovcon 35[2]	0,4 mg de noretindrona	35 µg	$44,84
COMBINAÇÃO: CICLO ESTENDIDO			
Seasonale	0,15 mg de levonorgestrel	30 µg	$66,30
Seasonique	0,15 mg de levonorgestrel (dias 1-84)/ 0 mg de levonorgestrel (dias 85-91)	30 µg (84 dias)/10 µg (7 dias)	$56,54
Lybrel	90 µg de levonorgestrel	20 µg	$52,80
TRIFÁSICO			
Estrostep	1,0 mg de acetato de noretindrona (dias 1-5) 1,0 mg de acetato de noretindrona (dias 6-12) 1,0 mg de acetato de noretindrona (dias 13-21)	20 µg 30 µg 35 µg	$59,06
Cyclessa[2]	0,1 mg de desogestrel (dias 1-7) 0,125 mg de desogestrel (dias 8-14) 0,15 mg de desogestrel (dias 15-21)	25 µg	$57,67
Ortho-Tri-Cyclen Lo	0,18 mg de norgestimato (dias 1-7) 0,21 mg de norgestimato (dias 8-14) 0,25 mg de norgestimato (dias 15-21)	25 µg	$53,29
Triphasil[2,3]	0,05 mg de levonorgestrel (dias 1-6) 0,075 mg de levonorgestrel (dias 7-11) 0,125 mg de levonorgestrel (dias 12-21)	30 µg 40 µg 30 µg	$27,49
Ortho-Novum 7/7/7[2,3]	0,5 mg de noretindrona (dias 1-7) 0,75 mg de noretindrona (dias 8-14) 1 mg de noretindrona (dias 15-21)	35 µg	$50,70
Ortho-Tri-Cyclen[2,3]	0,18 mg de norgestimato (dias 1-7) 0,215 mg de norgestimato (dias 8-14) 0,25 mg de norgestimato (dias 15-21)	35 µg	$39,32
Tri-Norinyl[2,3]	0,5 mg de noretindrona (dias 1-7) 1 mg de noretindrona (dias 8-16) 0,5 mg de noretindrona (dias 17-21)	35 µg	$48,34
MINIPÍLULA APENAS DE PROGESTINA			
Ortho Micronor[2,3]	0,35 mg de noretindrona para ser tomada de forma contínua	Nenhum	$36,92
Ovrette	0,075 mg de norgestrel para ser tomado de forma contínua	Nenhum	$37,54

[1] Preço médio de venda no atacado (para genérico classificado como AB quando disponível) para a quantidade listada. Fonte: *Red Book Update*, Vol. 27, No. 2, fevereiro de 2008. O preço médio de venda no atacado pode não representar com precisão o custo farmacêutico real, porque há amplas variações contratuais entre as instituições.
[2] Equivalente genérico disponível.
[3] Múltiplas outras marcas disponíveis.

TABELA 77. Contraindicações para o uso de contraceptivos orais

Contraindicações absolutas
- Gravidez
- Tromboflebite ou distúrbios tromboembólicos (prévios ou atuais)
- Acidente vascular cerebral ou doença das artérias coronárias (prévios ou atuais)
- Câncer de mama (conhecido ou sob suspeita)
- Sangramento vaginal anormal sem diagnóstico
- Câncer dependente de estrogênio (conhecido ou sob suspeita)
- Tumor benigno ou maligno do fígado (prévio ou atual)
- Hipertensão não controlada
- Diabetes melito com doença vascular
- Idade acima de 35 e tabagismo (> 15 cigarros por dia)
- Trombofilia conhecida
- Enxaqueca com aura
- Hepatite ativa
- Cirurgia ou lesão ortopédica que exige imobilização prolongada

Contraindicações relativas
- Enxaqueca sem aura
- Hipertensão
- Doença cardíaca ou renal
- Diabetes melito
- Colecistopatia
- Colestase durante a gravidez
- Anemia falciforme (hemoglobina tipo S/S ou S/C)
- Lactação

TABELA 78. Contraindicações para o uso de dispositivo intrauterino (DIU)

Contraindicações absolutas
- Gravidez
- Doença inflamatória pélvica aguda ou subaguda ou cervicite purulenta
- Anormalidade anatômica significativa do útero
- Sangramento uterino inexplicável
- Hepatopatia ativa (apenas o DIU Mirena®)

Contraindicações relativas
- Histórico de doença inflamatória pélvica desde a última gravidez
- Falta de acompanhamento disponível
- Menorragia ou dismenorreia grave (DIU de cobre)
- Neoplasia cervical ou uterina

DIU, dispositivo intrauterino.

TABELA 79. Definição de caso de AIDS pelo CDC para a vigilância de adultos e adolescentes

Diagnósticos Definitivos de AIDS (com ou sem evidência laboratorial de infecção por HIV)

1. Candidíase do esôfago, da traqueia, dos brônquios ou dos pulmões.
2. Criptococose extrapulmonar.
3. Criptosporidiose com diarreia persistente por > 1 mês.
4. Doença por citomegalovírus de outros órgãos, exceto fígado, baço ou linfonodos.
5. Infecção por herpesvírus simples com formação de úlcera mucocutânea, que persiste por mais de 1 mês; ou bronquite, pneumonite ou esofagite de qualquer duração.
6. Sarcoma de Kaposi em paciente com < 60 anos de idade.
7. Linfoma (primário) do cérebro em paciente com < 60 anos de idade.
8. Doença pelo complexo *Mycobacterium avium* ou pelo *Mycobacterium kansasii*, disseminada (em outro local, exceto ou além de pulmões, pele ou linfonodos cervicais ou hilares).
9. Pneumonia por *Pneumocystis jiroveci*.
10. Leucoencefalopatia multifocal progressiva.
11. Toxoplasmose do cérebro.

Diagnósticos Definitivos de AIDS (com evidência laboratorial de infecção por HIV)

1. Coccidioidomicose disseminada (em outro local, exceto ou além de, pulmões ou linfonodos cervicais ou hilares).
2. Encefalopatia por HIV.
3. Histoplasmose disseminada (em outro local, exceto ou além de pulmões ou linfonodos cervicais ou hilares).
4. Isosporíase com diarreia persistente por > 1 mês.
5. Sarcoma de Kaposi em qualquer idade.
6. Linfoma (primário) do cérebro em qualquer idade.
7. Outro linfoma não Hodgkin de células B ou de fenótipo imunológico desconhecido.
8. Qualquer doença micobacteriana disseminada causada por outras micobactérias, exceto *Mycobacterium tuberculosis* (em outro local, exceto ou além de pulmões, pele ou linfonodos cervicais ou hilares).
9. Doença causada por *M. tuberculosis* extrapulmonar.
10. Septicemia por *Salmonella* (não tifoide), recorrente.
11. Síndrome do consumo por HIV.
12. Contagem de linfócitos CD4 abaixo de 200 células/µL ou porcentagem de linfócitos CD4 abaixo de 14%.
13. Tuberculose pulmonar.
14. Pneumonia recorrente.
15. Câncer cervical invasivo.

Diagnósticos Presuntivos de AIDS (com evidência laboratorial de infecção por HIV)

1. Candidíase do esôfago: (a) início recente de dor retroesternal à deglutição; e (b) candidíase oral.
2. Retinite por citomegalovírus. Um aspecto característico em exames oftalmoscópicos seriados.
3. Micobacteriose. Amostra obtida de fezes ou líquidos/tecidos corporais normalmente estéreis de outro lugar, exceto pulmões, pele ou linfonodos cervicais ou hilares, revelando a presença de bacilos ácido-resistentes de espécies não identificadas por cultura.
4. Sarcoma de Kaposi. Lesão semelhante à placa eritematosa ou violácea na pele ou nas mucosas.
5. Pneumonia por *Pneumocystis jiroveci*: (a) histórico de dispneia por esforço ou tosse improdutiva de início recente (nos últimos 3 meses); e (b) evidência de infiltrados intersticiais bilaterais difusos em radiografias torácicas ou evidência de doença pulmonar bilateral difusa em cintilografia por gálio; e (c) gasometria arterial, exibindo pressão parcial de oxigênio arterial < 70 mmHg ou baixa capacidade de difusão respiratória < 80% dos valores preditos ou aumento no gradiente de tensão do oxigênio alveolar-arterial; e (d) sem evidência de pneumonia bacteriana.
6. Toxoplasmose do cérebro: (a) início recente de anormalidade neurológica focal, compatível com doença intracraniana, ou nível reduzido de consciência; e (b) evidência de lesão cerebral com efeito expansivo tipo massa em neuroimagem ou aspecto radiográfico do que está realçado por injeção de meio de contraste; e (c) anticorpo sérico contra toxoplasmose ou resposta bem-sucedida à terapia para essa doença.
7. Pneumonia recorrente: (a) mais de um episódio em um período de 1 ano; e (b) pneumonia aguda (sinais e sintomas recentes ou evidência radiológica ausente anteriormente) diagnosticada em exames clínicos ou radiológicos pelo médico do paciente.
8. Tuberculose pulmonar: (a) infiltrados apicais ou miliares e (b) resposta radiográfica e clínica à terapia contra tuberculose.

TABELA 80. Achados laboratoriais em caso de infecção por HIV

Teste	Significado
Ensaio imunoabsorvente ligado à enzima (ELISA) para HIV	Teste de triagem para infecção por HIV. Dos testes realizados por ELISA, 50% são positivos em até 22 dias após a transmissão do HIV; 95% são positivos dentro de 6 semanas após a transmissão. Sensibilidade > 99,9%; para evitar resultados falso-positivos, é imprescindível que os resultados repetidamente reativos sejam confirmados com o teste de *western-blot*.
Western-blot	Teste confirmatório para HIV. Quando combinado com ELISA, a especificidade é > 99,99%. Resultados indeterminados em casos de infecção precoce por HIV, infecção por HIV-2, doença autoimune, gravidez e administração recente de toxoide tetânico.
Teste rápido de anticorpo contra HIV	Teste de triagem para HIV. Gera resultados em 10-20 minutos. Pode ser realizado por pessoal com treinamento limitado. Os resultados positivos devem ser obrigatoriamente confirmados com teste-padrão de HIV (ELISA e *western-blot*).
Hemograma completo	Anemia, neutropenia e trombocitopenia são comuns em infecção avançada por HIV.
Contagem absoluta de linfócitos CD4	Indicador mais amplamente utilizado de evolução do HIV. O risco de evolução para infecção oportunista ou malignidade por AIDS é alto em contagens CD4 < 200 células/µL na ausência de tratamento.
Porcentagem de linfócitos CD4	A porcentagem pode ser mais confiável do que a contagem de células CD4. O risco de evolução para infecção oportunista ou malignidade por AIDS é alto quando a porcentagem se encontra < 14% na ausência de tratamento.
Testes de carga viral do HIV	Tais testes mensuram a quantidade de vírus HIV em processo de replicação ativa. Correlacionam-se com a evolução da doença e a resposta aos agentes antirretrovirais. Constituem os melhores testes disponíveis para o diagnóstico de infecção aguda por HIV (antes da soroconversão); no entanto, é preciso ter cautela quando o resultado do teste revela viremia de baixo nível (i. e., < 500 cópias virais), pois isso pode representar um teste falso-positivo.

TABELA 81. Cuidados de saúde de manutenção para indivíduos infectados pelo HIV

Para todos os indivíduos infectados pelo HIV:

Contagens de células CD4 a cada 3-6 meses
Testes de carga viral a cada 3-6 meses e 1 mês após mudança na terapia
PPD
INH para aqueles com PPD positivo e radiografia torácica normal
Testes de RPR ou VDRL
Sorologia da IgG para pesquisa de toxoplasma
Sorologias de hepatite: anticorpo contra hepatite A, antígeno de superfície da hepatite B, anticorpo de superfície da hepatite B, anticorpo nuclear da hepatite B, anticorpo contra hepatite C
Vacina pneumocócica
Vacina inativada contra influenza na época de gripe
Vacina contra hepatite A para aqueles sem imunidade contra esse tipo de hepatite
Vacina contra hepatite B para aqueles negativos em relação ao antígeno e anticorpo de superfície da hepatite B (Utilizar formulação de 40 µg em 0, 1 e 6 meses; repetir na ausência de imunidade 1 mês após série de 3 doses)
Vacina contra tétano/difteria
Vacina contra papilomavírus humano para mulheres infectadas por HIV com 26 anos de idade ou menos
Vacinação tipo b contra *Haemophilus influenzae*
Esfregaços de Papanicolaou a cada 6 meses para mulheres
Considerar *swabs* anais para avaliação citológica

Para indivíduos infectados pelo HIV com contagens de células CD4 < 200 células/µL:

Profilaxia contra *Pneumocystis jiroveci* (ver o item Tratamento na seção sobre Profilaxia de Infecções Oportunistas e Tabela 84)

Para indivíduos infectados pelo HIV com contagens de células CD4 < 75 células/µL:

Profilaxia contra o complexo *Mycobacterium avium* (ver o item Tratamento na seção sobre Profilaxia de Infecções Oportunistas)

Para indivíduos infectados pelo HIV com contagens de células CD4 < 50 células/µL:

Considerar profilaxia contra CMV

PPD, derivado proteico purificado; INH, isoniazida; RPR, regaina plasmática rápida; VDRL, Venereal Diseases Research Laboratory (Laboratório de Pesquisas de Doenças Venéreas); IgG, imunoglobulina G; CMV, citomegalovírus.

TABELA 82. Tratamento de infecções oportunistas e malignidades relacionadas com a AIDS

Infecção ou Malignidade	Tratamento	Complicações
Infecção por *Pneumocystis jiroveci*[1]	Sulfametoxazol-trimetoprim, 15 mg/kg/dia (com base no componente trimetoprim) VO ou IV por 14-21 dias.	Náuseas, neutropenia, anemia, hepatite, erupção medicamentosa, síndrome de Stevens-Johnson.
	Pentamidina, 3-4 mg/kg/dia IV por 14-21 dias.	Hipotensão, hipoglicemia, anemia, neutropenia, pancreatite, hepatite.
	Trimetoprim, 15 mg/kg/dia VO, com dapsona, 100 mg/dia VO, por 14-21 dias.[2]	Náuseas, erupção cutânea, anemia hemolítica em pacientes com deficiência de G6PD[2]. Metemoglobinemia (os níveis semanais devem estar < 10% da hemoglobina total).
	Primaquina, 15-30 mg/dia VO, e clindamicina, 600 mg a cada 8 horas VO, por 14-21 dias.	Anemia hemolítica em pacientes com deficiência de G6PD. Metemoglobinemia, neutropenia, colite.
	Atovaquona, 750 mg VO 3x/dia por 14-21 dias.	Erupção cutânea, aminotransferases elevadas, anemia, neutropenia.
	Trimetrexato, 45 mg/m² IV por 21 dias (administrado com leucovorina cálcica) se o paciente for intolerante a outros regimes terapêuticos.	Leucopenia, erupção cutânea, mucosite.
Infecção pelo complexo *Mycobacterium avium*	Claritromicina, 500 mg VO 2x/dia com etambutol, 15 mg/kg/dia VO (máximo, 1 g). Também pode ser adicionada: Rifabutina, 300 mg VO 1x/dia.	Claritromicina: hepatite, náuseas, diarreia; etambutol: hepatite, neurite óptica. Erupção cutânea, hepatite, uveíte.
Toxoplasmose	Pirimetamina, 100-200 mg VO como dose de ataque, acompanhada por 50-75 mg/dia, em combinação com sulfadiazina, 4-6 g VO 1x/dia em 4 doses divididas, e ácido folínico, 10 mg 1x/dia por 4-8 semanas; depois pirimetamina, 25-50 mg/dia, com clindamicina, 2-2,7 g/dia em 3 ou 4 doses divididas, e ácido folínico, 5 mg/dia, até que a resolução clínica e radiográfica seja alcançada.	Leucopenia, erupção cutânea.
Linfoma	Quimioterapia combinada (p. ex., CHOP modificado, M-BACOD, com ou sem G-CSF ou GM-CSF). Doença do sistema nervoso central: radioterapia com dexametasona para edema.	Náuseas, vômitos, anemia, leucopenia, cardiotoxicidade (com doxorrubicina).
Meningite criptocócica	Anfotericina B, 0,6 mg/kg/dia IV, com ou sem flucitosina, 100 mg/kg/dia VO em 4 doses divididas por 2 semanas, seguida de:	Febre, anemia, hipocalemia, azotemia.
	Fluconazol, 400 mg VO 1x/dia por 6 semanas, depois 200 mg VO 1x/dia.	Hepatite.
Infecção por citomegalovírus	Valganciclovir, 900 mg VO 2x/dia por 21 dias com alimento (indução), acompanhada por 900 mg 1x/dia com alimento (manutenção).	Neutropenia, anemia, trombocitopenia.
	Ganciclovir, 10 mg/kg/dia IV em 2 doses divididas por 10 dias, acompanhada por 6 mg/kg 5 dias por semana por tempo indefinido. (Reduzir a dose em caso de comprometimento renal). O ganciclovir pode ser utilizado como terapia de manutenção (1 g VO com alimentos gordurosos 3x/dia).	Neutropenia (sobretudo quando utilizado concomitantemente com zidovudina), anemia, trombocitopenia.
	Foscarnet, 60 mg/kg IV a cada 8 horas por 10-14 dias (indução), acompanhada por 90 mg/kg 1x/dia. (Ajustar de acordo com alterações na função renal.)	Náuseas, hipocalemia, hipocalcemia, hiperfosfatemia, azotemia.
Candidíase esofágica ou candidíase vaginal recorrente	Fluconazol, 100-200 mg VO 1x/dia por 10-14 dias.	Hepatite, desenvolvimento de resistência ao imidazol.
Infecção por herpesvírus simples	Aciclovir, 400 mg VO 3x/dia até a cura; ou aciclovir, 5 mg/kg IV a cada 8 horas para casos graves.	Herpesvírus simples resistente com terapia crônica.
	Fanciclovir, 500 mg VO 2x/dia até a cura.	Náuseas.
	Valaciclovir, 500 mg VO 2x/dia até a cura.	Náuseas.
	Foscarnet, 40 mg/kg IV a cada 8 horas, para casos resistentes ao aciclovir. (Ajustar de acordo com alterações na função renal.)	Ver anteriormente.
Herpes-zóster	Aciclovir, 800 mg VO 4 ou 5x/dia por 7 dias. Terapia intravenosa com dose de 10 mg/kg a cada 8 horas para envolvimento ocular, doença disseminada.	Ver anteriormente.
	Fanciclovir, 500 mg VO 3x/dia por 7 dias.	Náuseas.
	Valaciclovir, 500 mg VO 3x/dia por 7 dias.	Náuseas.
	Foscarnet, 40 mg/kg IV a cada 8 horas para casos resistentes ao aciclovir. (Ajustar de acordo com alterações na função renal.)	Ver anteriormente.

(continua)

TABELA 82. Tratamento de infecções oportunistas e malignidades relacionadas com a AIDS (continuação)

Infecção ou Malignidade	Tratamento	Complicações
Sarcoma de Kaposi		
Doença cutânea limitada	Observação, vimblastina intralesional.	Inflamação, dor no local da injeção.
Doença cutânea extensiva ou agressiva	Quimioterapia sistêmica (p. ex., doxorrubicina lipossomal). Interferon α (em pacientes com CD4 > 200 células/μL e sem sintomas constitucionais). Radiação (melhora do edema).	Mielossupressão, neurite periférica, síndrome semelhante à gripe.
Doença visceral (p. ex., pulmonar)	Quimioterapia combinada (p. ex., daunorrubicina, bleomicina, vimblastina).	Mielossupressão, cardiotoxicidade, febre.

[1] Para infecção moderada a grave por *P. jiroveci* (saturação de oxigênio < 90%), é recomendável a administração de corticosteroides com tratamento específico. A dose da prednisona é de 40 mg por via oral (VO) 2x/dia por 5 dias, depois 40 mg 1x/dia por 5 dias e, por fim, 20 mg 1x/dia até que a terapia seja concluída.
[2] Ao se considerar o uso de dapsona, verificar o nível da glicose-6-fosfato desidrogenase (G6PD) em pacientes negros e naqueles de origem mediterrânea.
CHOP, ciclofosfamida, doxorrubicina (hidroxidaunomicina), vincristina (Oncovin®) e prednisona; M-BACOD modificado, metotrexato, bleomicina, doxorrubicina (Adriamycin®), ciclofosfamida, vincristina (Oncovin®) e dexametasona; G-CSF, fator estimulante de colônia de granulócitos (filgrastim); GM-CSF, fator estimulante de colônia de granulócitos-macrófagos (sargramostim).

TABELA 83. Terapia antirretroviral

Agente	Dose	Efeitos Colaterais Comuns	Monitoramento Especial[1]	Custo[2]	Custo/Mês
Inibidores nucleosídeos da transcriptase reversa					
Zidovudina (AZT) (Retrovir®)	600 mg VO 1x/dia em 2 doses divididas	Anemia, neutropenia, náuseas, mal-estar, cefaleia, insônia, miopatia	Sem monitoramento especial	$6,08/300 mg	$365,09
Didanosina (ddI) (Videx®)	400 mg VO 1x/dia (cápsula entérica revestida) para pessoas com ≥ 60 kg	Neuropatia periférica, pancreatite, boca seca (xerostomia), hepatite	Questionário neurológico bimestral para pesquisa de neuropatia, K+, amilase, bilirrubina, triglicerídeos	$11,50/400 mg	$344,92
Zalcitabina (ddC) (Hivid®)	0,375-0,75 mg VO 3x/dia	Neuropatia periférica, úlceras aftosas, hepatite	Questionário neurológico mensal para neuropatia	$2,73/0,75 mg	$245,70
Estavudina (d4T) (Zerit®)	40 mg VO 2x/dia para pessoas com ≥ 60 kg	Neuropatia periférica, hepatite, pancreatite	Questionário neurológico mensal para neuropatia, além de mensuração da amilase	$7,31/40 mg	$438,61
Lamivudina (3TC) (Epivir®)	150 mg VO 2x/dia	Erupção cutânea, neuropatia periférica	Sem monitoramento especial	$6,45/150 mg	$386,93
Entricitabina (Emtriva®)	200 mg VO 1x/dia	Manchas (leves) de pele nas palmas e solas	Sem monitoramento especial	$12,30/200 mg	$368,93
Abacavir (Ziagen®)	300 mg VO 2x/dia	Erupção cutânea, febre – se ocorrer, um novo desafio pode ser fatal	Sem monitoramento especial	$8,67/300 mg	$519,92
Inibidores nucleotídeos da transcriptase reversa					
Tenofovir (Viread®)	300 mg VO 1x/dia	Desconforto gastrintestinal	Função renal	$20,47/300 mg	$614,18
Inibidores da protease (IPs)					
Indinavir (Crixivan®)	800 mg VO 3x/dia	Nefrolitíase	Nível de colesterol, triglicerídeos, bilirrubina	$3,05/400 mg	$548,12
Saquinavir – cápsula gelatinosa dura (Invirase®)	1.000 mg VO 2x/dia com 100 mg de ritonavir VO 2x/dia	Desconforto gastrintestinal	Colesterol, triglicerídeos	$6,58/500 mg	$789,70 (mais custo) do ritonavir
Ritonavir (Norvir®)	600 mg VO 2x/dia ou em doses mais baixas (p. ex., 100 mg VO 1 ou 2x/dia) para reforçar outros inibidores da protease	Desconforto gastrintestinal, parestesias periféricas	Colesterol, triglicerídeos	$10,29/100 mg	$3.703,20 ($617,20 em doses mais baixas)
Nelfinavir (Viracept®)	750 mg VO 3x/dia ou 1.250 mg 2x/dia	Diarreia	Colesterol, triglicerídeos	$2,42/250 mg $6,05/625 mg	$680,99 $726,40
Amprenavir (Agenerase®)	1.200 mg VO 2x/dia	Efeitos gastrintestinais, erupção cutânea	Colesterol, triglicerídeos	$0,60/50 mg	$862,20

(continua)

TABELA 83. Terapia antirretroviral (continuação)

Agente	Dose	Efeitos Colaterais Comuns	Monitoramento Especial[1]	Custo[2]	Custo/Mês
Fosamprenavir (Lexiva®)	Para pacientes submetidos a inibidor da protease: 700 mg VO 2x/dia e 100 mg de ritonavir VO 2x/dia. Para pacientes nunca submetidos a inibidor da protease: dose pré-mencionada ou 1.400 mg VO 2x/dia ou 1.400 mg VO 1x/dia e 200 mg de ritonavir VO 1x/dia	Mesmos que os do amprenavir	Mesmo que o do amprenavir	$12,24/700 mg	$734,56-$1.469,12 (mais custo do ritonavir para dose mais baixa)
Lopinavir/ritonavir (Kaletra®)	400 mg/100 mg VO 2x/dia	Diarreia	Colesterol, triglicerídeos	$7,02/200 mg (lopinavir)	$841,90
Atazanavir (Reyataz®)	400 mg VO 1x/dia	Hiperbilirrubinemia	Nível de bilirrubina; quando utilizada com ritonavir: colesterol e triglicerídeos	$16,46/200 mg	$987,41
Tipranavir/ritonavir (Aptivus®/Norvir®)	500 mg de tipranavir e 200 mg de ritonavir VO 2x/dia	Efeitos gastrintestinais, erupção cutânea	Colesterol, triglicerídeos	$8,94/250 mg (tipranavir) $10,29/100 mg (ritonavir)	$2.307,20 (para combinação)
Darunavir/ritonavir (Prezista/Norvir®)	600 mg de darunavir e 100 mg de ritonavir VO 2x/dia	Erupção cutânea	Colesterol, triglicerídeos	$7,50/300 mg (darunavir) $10,29/100 mg (ritonavir)	$1.517,20 (para) combinação)
Inibidores não nucleosídeos da transcriptase reversa					
Nevirapina (Viramune®)	200 mg VO 1x/dia por 2 semanas, depois 200 mg VO 2x/dia	Erupção cutânea	Sem monitoramento especial	$7,73/200 mg	$463,85
Delavirdina (Rescriptor®)	400 mg VO 3x/dia	Erupção cutânea	Sem monitoramento especial	$1,69/200 mg	$303,70
Efavirenz (Sustiva®)	600 mg VO 1x/dia	Distúrbios neurológicos	Sem monitoramento especial	$17,70/600 mg	$531,04
Inibidores da entrada					
Enfuvirtida (Fuzeon®)	90 mg SC 2x/dia	Dor no local de injeção e reação alérgica	Sem monitoramento especial	$38,90/90 mg	$2.333,93
Maraviroque (Selzentry®)	150-300 mg VO 1x/dia	Tosse, febre, erupção cutânea	Sem monitoramento especial	$17,40/150 mg ou 300 mg	$1.044,00
Inibidor da integrase					
Raltegravir (Isentress®)	400 mg VO 2x/dia	Diarreia, náuseas, cefaleia	Sem monitoramento especial	$16,20/400 mg	$972,00

[1] O monitoramento-padrão consiste na obtenção de hemograma completo e leucograma diferencial, além da mensuração das aminotransferases séricas.
[2] Preço médio de venda no atacado (para genérico classificado como AB quando disponível) para a quantidade listada. Fonte: *Red Book Update*, Vol. 27, No. 2, fevereiro de 2008. O preço médio pode não representar com precisão o custo farmacêutico real, porque há amplas variações contratuais entre as instituições.

TABELA 84. Profilaxia para *Pneumocystis jiroveci*

Medicamento	Dose	Efeitos Colaterais	Limitações
Sulfametoxazol-trimetoprim	1 comprimido de potência dupla 3x/semana até 1 comprimido 1x/dia	Erupção cutânea, neutropenia, hepatite, síndrome de Stevens-Johnson	É comum a ocorrência de reação de hipersensibilidade; no entanto, o tratamento será possível se essa reação for leve.
Dapsona	50-100 mg 1x/dia ou 100 mg 2 ou 3x/semana	Anemia, náuseas, metemoglobinemia, anemia hemolítica	Menos eficaz do que o medicamento anterior. O nível da glicose-6-fosfato desidrogenase (G6PD) deve ser verificado antes da terapia. Checar o nível da metemoglobina em 1 mês.
Atovaquona	1.500 mg 1x/dia com alguma refeição	Erupção cutânea, diarreia, náuseas	Menos eficaz do que a suspensão de sulfametoxazol-trimetoprim; eficácia equivalente à da dapsona, porém mais cara.
Pentamidina aerossolizada	300 mg 1x/mês	Broncoespasmo (pré-tratar com broncodilatadores); raros relatos de pancreatite	Pneumonia apical por *Pneumocystis jiroveci*, infecções extrapulmonares por *P. jiroveci*, pneumotórax.

TABELA 85. *Kits* do antídoto para cianeto atualmente disponíveis

Antídoto	Conteúdo	Ação
Kit convencional do antídoto para cianeto[1]	Nitrito de amila, 0,3 mL de aspirol para inalação; nitrito de sódio, 300 mg em um frasco de 10 mL; tiossulfato de sódio, 12,5 g em um frasco de 50 mL.	Os nitritos induzem a metemoglobinemia, que se liga ao cianeto; o tiossulfato acelera a conversão do cianeto em tiocianato menos tóxico.
Cyanokit[2]	Hidroxocobalamina 5 g em 2 frascos de 2,5 g.	Converte o cianeto em cianocobalamina (vitamina B_{12}).

[1] Nos Estados Unidos, fabricado por Taylor Pharmaceuticals.
[2] Fabricado por EMD Pharmaceuticals.

TABELA 86. Intoxicações comuns por frutos do mar

Tipo de Intoxicação	Mecanismo	Apresentação Clínica
Ciguatera	O peixe de recife ingere dinoflagelados tóxicos*, cujas toxinas se acumulam na carne do peixe. Os peixes comumente implicados nos Estados Unidos são barracuda (tipo de peixe carnívoro), jaque, caranha/cubera e garoupa/badejo.	1-6 horas após a ingestão, as vítimas desenvolvem dor abdominal, vômitos e diarreia, acompanhados por uma variedade de sintomas neurológicos, inclusive parestesias, inversão da sensação de frio e calor, vertigem, cefaleia e prurido intenso. Podem ocorrer distúrbios autonômicos, inclusive hipotensão arterial e bradicardia.
Escombroide	A conservação inadequada de peixe grande resulta em degradação bacteriana de histidina em histamina. Os peixes comumente implicados são atum, dourado, bonito, cavala e peixe-rei.	Os sintomas tipo alérgicos (anafilactoides) são atribuídos à histamina, costumam ser benignos dentro de 15-90 minutos e envolvem rubor cutâneo, prurido, urticária, angioedema, broncospasmo e hipotensão arterial, bem como dor abdominal, vômitos e diarreia.
Intoxicação paralítica por mariscos	Os dinoflagelados produzem saxitocina, que é concentrada por mariscos e moluscos de hábito alimentar filtrador. A saxitoxina bloqueia a condutância de sódio e a transmissão neuronal nos músculos esqueléticos.	O início costuma ocorrer dentro de 30-60 minutos. Os sintomas iniciais incluem parestesias periorais e intraorais. Outros sintomas englobam náuseas e vômitos, cefaleia, tontura, disfagia, disartria, ataxia e fraqueza muscular rapidamente progressiva (que pode resultar em parada respiratória).
Intoxicação por baiacu	A tetrodotoxina fica concentrada no fígado, nas gônadas, no intestino e na pele. Os efeitos tóxicos são semelhantes àqueles produzidos pela saxitoxina. A tetrodotoxina também é encontrada em salamandras aquáticas da América do Norte e rãs da América Central.	O início costuma ocorrer dentro de 30-40 minutos, mas pode ocorrer em até 10 minutos. As parestesias periorais iniciais são acompanhadas por cefaleia, diaforese, náuseas, vômitos, ataxia e fraqueza muscular rapidamente progressiva (que pode resultar em parada respiratória).

* N. de T. Algas marinhas planctônicas microscópicas.

TABELA 87. Características clínicas associadas à cefaleia aguda que justificam neuroimagem de urgência ou emergência

Antes de punção lombar
Exame neurológico anormal
Estado mental anormal
Exame fundoscópico anormal (papiledema; perda de pulsações venosas)
Sinais meníngeos

Emergência (realizada antes de deixar o consultório ou o setor de emergência)
Exame neurológico anormal
Estado mental anormal
Cefaleia em trovoada

Urgência (programada antes de deixar o consultório ou o setor de emergência)
Paciente HIV-positivo[1]
Idade > 50 anos (exame neurológico normal)

[1] Utilizar TC com ou sem contraste ou RM se o paciente for HIV-positivo.
Fonte: American College of Emergency Physicians. Clinical Policy: critical issues in the evaluation and management of patients presenting to the emergency department with acute headache. Ann Emerg Med. 2002 Jan;39(1):108-22.

TABELA 88. Tratamento profilático da enxaqueca

Medicamento	Dose Diária Usual do Adulto	Efeitos Colaterais Comuns
Propranolol[1]	80-240 mg	Fadiga, lassidão, depressão, insônia, náuseas, vômitos, constipação.
Amitriptilina	10-150 mg	Sedação, xerostomia, constipação, ganho de peso, turvamento da visão, edema, hipotensão arterial, retenção urinária.
Imipramina	10-150 mg	Semelhantes àqueles produzidos pela amitriptilina (acima).
Sertralina	50-200 mg	Ansiedade, insônia, sudorese, tremor, distúrbios gastrintestinais.
Fluoxetina	20-60 mg	Semelhantes àqueles produzidos pela sertralina (acima).
Ciproeptadina	12-20 mg	Sedação, xerostomia, desconforto epigástrico, distúrbios gastrintestinais.
Clonidina	0,2-0,6 mg	Xerostomia, sonolência, sedação, cefaleia, constipação.
Verapamil	80-160 mg	Cefaleia, hipotensão arterial, rubor, edema, constipação. Pode agravar bloqueio cardíaco do nodo atrioventricular e insuficiência cardíaca congestiva.

[1] Outros betabloqueadores (p. ex., timolol e metoprolol) também são usados.
[2] Também se faz uso de outros antagonistas dos canais de cálcio (p. ex., nimodipino, nicardipino e diltiazem).
A toxina botulínica tipo A aplicada por injeção local no couro cabeludo é eficaz para profilaxia em alguns pacientes. Os agentes anticonvulsivantes ácido valproico (500-1.500 mg), gabapentina (900-2.400 mg) e topiramato (50-200 mg) também são eficientes e estão descritos em detalhes na Tabela 91. É recomendável evitar o uso do ácido valproico durante a gravidez.

TABELA 89. Características dos principais subtipos de acidente vascular cerebral

Tipo e Subtipo de Acidente Vascular Cerebral	Características Clínicas	Diagnóstico	Tratamento
Acidente vascular cerebral isquêmico			
Infarto lacunar	Lesões pequenas (< 5 mm) nos gânglios basais, na ponte, no cerebelo ou na cápsula interna; menos frequentemente na substância branca cerebral profunda; prognóstico geralmente bom; as características clínicas dependem da localização, mas podem se agravar nas primeiras 24-36 horas.	A TC pode revelar pequena hipodensidade, mas frequentemente permanece normal.	Ácido acetilsalicílico; o tratamento a longo prazo visa controlar os fatores de risco (hipertensão e diabetes melito).
Obstrução da circulação carótida	Ver texto – os sinais variam, dependendo do vaso ocluído.	TC não contrastada para excluir hemorragia, embora os achados possam permanecer normais durante as primeiras 6-24 horas de um acidente vascular cerebral isquêmico; quando disponíveis, os exames de RM ponderada em difusão, em combinação com sequências eco-gradiente e FLAIR (do inglês *free liquid atenuated inversion recovery*, que significa recuperação de inversão atenuada por líquido), também podem ser utilizados; eletrocardiografia, glicemia, hemograma completo e testes para avaliação de estados hipercoaguláveis e hiperlipidemia são indicados; ecocardiografia ou monitoramento com Holter em casos selecionados; estudos da carótida com ultrassom duplex, angiografia por RM e angiografia convencional em casos selecionados.	Selecionar os pacientes para administração de trombolíticos intravenosos ou trombólise mecânica intra-arterial; ácido acetilsalicílico (325 mg/dia VO) combinado com dipiridamol de liberação prolongada (200 mg 2x/dia) é a terapia de primeira linha; anticoagulação com heparina para acidentes vasculares cerebrais cardioembólicos quando não houver contraindicações.
Oclusão vertebrobasilar	Ver texto – os sinais variam, com base na localização do vaso ocluído.	Igual ao diagnóstico de obstrução da circulação carótida.	Igual ao tratamento de obstrução da circulação carótida.
Acidente vascular cerebral hemorrágico			
Hemorragia intracerebral espontânea	Comumente associada a hipertensão; também a distúrbios hemorrágicos, angiopatia amiloide. A hemorragia hipertensiva está localizada muitas vezes nos gânglios basais, porém com menor frequência na ponte, no tálamo, no cerebelo ou na substância branca cerebral.	A TC não contrastada é superior à RM para detecção de sangramentos com duração < 48 horas; testes laboratoriais para identificar distúrbio hemorrágico: a angiografia pode ser indicada para excluir aneurisma ou malformação arteriovenosa. Não realizar punção lombar.	A maioria é controlada com tratamento de suporte, embora os sangramentos ou hematomas cerebelares com efeito expansivo macroscópico (tipo massa) possam exigir evacuação cirúrgica de urgência.
Hemorragia subaracnóidea	Apresenta-se com início súbito, como a pior cefaleia da vida, podendo levar rapidamente à perda de consciência; muitas vezes, há sinais de irritação meníngea; a etiologia costuma envolver aneurisma ou malformação arteriovenosa, mas 20% não apresentam nenhuma etiologia identificada.	TC para confirmar o diagnóstico, mas pode permanecer normal em casos raros; se a TC for negativa e se houver alto índice de suspeita, efetuar punção lombar para pesquisa de hemácias ou xantocromia; angiografia para determinar a origem do sangramento em candidatos à terapia.	Ver seções sobre malformação arteriovenosa e aneurisma.
Aneurisma intracraniano	A maioria está localizada no círculo anterior de Willis e permanece tipicamente assintomática até que ocorra sangramento subaracnoide; 20% voltam a sangrar nas 2 primeiras semanas.	O exame de TC indica a hemorragia subaracnóidea, e a angiografia demonstra os aneurismas; a angiografia pode não revelar o aneurisma na presença de vasoespasmo.	Evitar sangramentos futuros pela clipagem de aneurisma ou embolização com espirais; nimodipino ajuda a evitar a ocorrência de vasoespasmo; reverter o vasoespasmo por meio de fluidos intravenosos e hipertensão induzida após obliteração do aneurisma, se não houver nenhum outro aneurisma; a angioplastia também pode reverter o vasoespasmo sintomático.
Malformações arteriovenosas	Déficit focal decorrente de hematoma ou da própria malformação.	A TC revela o sangramento, e pode detectar a malformação arteriovenosa; essas malformações podem ser observadas via RM. A angiografia demonstra os vasos supridores e a anatomia vascular.	A cirurgia fica indicada se a malformação arteriovenosa tiver sangrado ou para evitar uma evolução maior do déficit neurológico; outras modalidades para tratar malformações arteriovenosas não operáveis estão disponíveis em centros especializados.

TABELA 90. Classificação das crises convulsivas

Tipo de Crise Convulsiva	Características Principais	Outras Características Associadas
Crises parciais	Envolvimento de apenas uma parte restrita do cérebro; pode vir a ser secundariamente generalizada.	
Parcial simples	Consciência preservada.	Pode se manifestar por sintomas motores, sensoriais ou autonômicos focais.
Parcial complexa	Consciência prejudicada.	Os sintomas descritos anteriormente podem anteceder, acompanhar ou suceder a crise.
Crises generalizadas	Envolvimento difuso do cérebro no início.	
Crise de ausência (pequeno mal)	Comprometimento breve da consciência; com frequência, o paciente não tem ciência dos ataques.	Pode ter componentes clônico, tônico ou atônico (i. e., perda do tônus postural); componentes autonômicos (p. ex., enurese); ou automatismos concomitantes. Quase sempre começa na infância e frequentemente cessa por volta dos 20 anos de idade.
Ausências atípicas	Podem ser de início e término mais gradativos do que a ausência típica.	Podem ocorrer alterações mais acentuadas no tônus.
Crises mioclônicas	Abalos mioclônicos isolados ou múltiplos.	
Crises tônico-clônicas (grande mal)	Fase tônica: Perda súbita da consciência, com rigidez e parada respiratória, com duração < 1 minuto. Fase clônica: Ocorrem movimentos ou abalos espasmódicos repentinos, geralmente por < 2-3 minutos. Coma flácido: Duração variável.	Podem ser acompanhadas por mordedura da língua, incontinência ou aspiração; comumente seguidas por confusão pós-ictal de duração variável.
Estado epiléptico	Crises convulsivas repetidas sem recuperação entre elas; distúrbios epilépticos fixos e persistentes, com duração de 30 minutos.	

TABELA 91. Tratamento medicamentoso para crises convulsivas em adultos

Medicamento	Dose Diária Usual do Adulto	Número Mínimo de Doses Diárias	Período de Tempo até Níveis Medicamentosos Estacionários	Nível Medicamentoso Ideal	Efeitos Colaterais Selecionados e Reações Idiossincráticas
Crises tônico-clônicas generalizadas (grande mal) ou parciais (focais)					
Fenitoína	200-400 mg	1	5-10 dias	10-20 µg/mL	Nistagmo, ataxia, disartria, sedação, confusão mental, hiperplasia gengival, hirsutismo, anemia megaloblástica, discrasias sanguíneas, erupções cutâneas, febre, lúpus eritematoso sistêmico, linfadenopatia, neuropatia periférica, discinesias.
Carbamazepina (formulação de liberação estendida)	600-1.200 mg	2-3 (2)	3-4 dias	4-8 µg/mL	Nistagmo, disartria, diplopia, ataxia, entorpecimento, náuseas, discrasias sanguíneas, hepatotoxicidade, hiponatremia. Pode exacerbar as crises mioclônicas.
Ácido valproico	1.500-2.000 mg	2-3	2-4 dias	50-100 µg/mL	Náuseas, vômitos, diarreia, entorpecimento, alopecia, ganho de peso, hepatotoxicidade, trombocitopenia, tremor, pancreatite.
Fenobarbital	100-200 mg	1	14-21 dias	10-40 µg/mL	Entorpecimento, nistagmo, ataxia, erupções cutâneas, dificuldades de aprendizado, hiperatividade.
Primidona	750-1.500 mg	3	4-7 dias	5-15 µg/mL	Sedação, nistagmo, ataxia, vertigem, náuseas, erupções cutâneas, anemia megaloblástica, irritabilidade.
Lamotrigina[1,2,5]	100-500 mg	2	4-5 dias	?	Sedação, erupção cutânea, distúrbios visuais, dispepsia, ataxia.
Topiramato[1-4]	200-400 mg	2	4 dias	?	Sonolência, náuseas, dispepsia, irritabilidade, tontura, ataxia, nistagmo, diplopia, glaucoma, cálculos renais, perda de peso, hipoidrose, hipertermia.
Oxcarbazepina[1,3]	900-1.800 mg	2	2-3 dias	?	Iguais aos da carbamazepina.
Levetiracetam[1,2]	1.000-3.000 mg	2	2 dias	?	Sonolência, ataxia, cefaleia, mudanças comportamentais.
Zonisamida[1]	200-600 mg	1	10 dias	?	Sonolência, ataxia, anorexia, náuseas, vômitos, erupção cutânea, confusão mental, cálculos renais. Não usar em pacientes com alergia à sulfonamida.
Tiagabina[1]	32-56 mg	2	2 dias	?	Sonolência, ansiedade, tontura, concentração prejudicada, tremor, diarreia.
Pregabalina[1]	150-300 mg	2	2-4 dias	?	Sonolência, tontura, concentração prejudicada, ganho de peso, trombocitopenia, erupções cutâneas, reações anafilactoides.
Gabapentina[1]	900-3.600 mg	3	1 dia	?	Sedação, fadiga, ataxia, nistagmo, perda de peso.
Felbamato[1,3,6]	1.200-3.600 mg	3	4-5 dias	?	Anorexia, náuseas, vômitos, cefaleia, insônia, perda de peso, tontura, hepatotoxicidade, anemia aplástica.
Crises de ausência (pequeno mal)					
Etossuximida	100-1.500 mg	2	5-10 dias	40-100 µg/mL	Náuseas, vômitos, anorexia, cefaleia, letargia, instabilidade, discrasias sanguíneas, lúpus eritematoso sistêmico, urticária, prurido.
Ácido valproico	1.500-2.000 mg	3	2-4 dias	50-100 µg/mL	Ver anteriormente.
Clonazepam	0,04-0,2 mg/kg	2	?	20-80 ng/mL	Entorpecimento, ataxia, irritabilidade, mudanças comportamentais, exacerbação de crises tônico-clônicas.
Crises mioclônicas					
Ácido valproico	1.500-2.000 mg	3	2-4 dias	50-100 µg/mL	Ver anteriormente.
Clonazepam	0,04-0,2 mg/kg	2	?	20-80 ng/mL	Ver anteriormente.

[1] Aprovados como terapia adjuvante para crises de início parcial.
[2] Aprovados como terapia adjuvante para crises tônico-clônicas generalizadas primárias.
[3] Aprovados como monoterapia inicial para crises de início parcial.
[4] Aprovado como monoterapia inicial para crises tônico-clônicas generalizadas primárias.
[5] Aprovada como monoterapia (após conversão a partir de algum outro medicamento) em crises de início parcial.
[6] Não deve ser usado como medicamento de primeira linha; quando utilizado, é aconselhável a realização regular de hemogramas (a cada 2-4 semanas). O uso é recomendado apenas em pacientes selecionados, em função do risco de anemia aplástica e insuficiência hepática. É aconselhável a obtenção de consentimento informado por escrito antes do uso.

TABELA 92. Tumores intracranianos primários

Tumor	Características Clínicas	Tratamento e Prognóstico
Glioblastoma multiforme	Manifesta-se comumente com queixas inespecíficas e pressão intracraniana elevada. À medida que esse tumor cresce, ocorre o desenvolvimento de déficits focais.	A evolução é rapidamente progressiva, com prognóstico ruim. A remoção cirúrgica total não costuma ser possível. Radio e quimioterapia podem prolongar a sobrevida.
Astrocitoma	Manifestação semelhante à do glioblastoma multiforme, mas com evolução mais prolongada, muitas vezes por vários anos. O astrocitoma cerebelar pode ter uma evolução mais benigna.	O prognóstico é variável. No momento do diagnóstico, a excisão total é geralmente impossível; o tumor pode ser radiossensível, e a quimioterapia também pode ser útil. No astrocitoma cerebelar, a remoção cirúrgica total é frequentemente possível.
Meduloblastoma	Observado com maior frequência em crianças. Em geral, origina-se do assoalho do quarto ventrículo, levando ao aumento da pressão intracraniana acompanhado por sinais tronco-encefálicos e cerebelares. Pode sofrer disseminação para o espaço subaracnoide.	O tratamento consiste em cirurgia combinada com radio e quimioterapia.
Ependimoma	Glioma que se origina do epêndima de algum ventrículo cerebral, especialmente o quarto ventrículo; induz a sinais precoces de pressão intracraniana elevada. Origina-se também do canal central da medula espinal.	O tumor é mais bem tratado por cirurgia, se possível. A radioterapia pode ser utilizada para tumor residual.
Oligodendroglioma	Crescimento lento. Geralmente tem origem no hemisfério cerebral em adultos. A calcificação pode ser visível em radiografias do crânio.	O tratamento é cirúrgico e normalmente bem-sucedido. Se o tumor tiver características malignas, poderão ser utilizadas a radio e a quimioterapia.
Glioma do tronco cerebral	Manifesta-se durante a infância com paralisias de nervos cranianos e, depois, com sinais atribuídos a tratos nervosos longos nos membros. Os sinais de aumento da pressão intracraniana ocorrem tardiamente.	O tumor é inoperável; o tratamento é feito com radiação e desvio (*shunt*) da pressão intracraniana elevada.
Hemangioblastoma cerebelar	Manifesta-se com desequilíbrio, ataxia de tronco ou membros, e sinais de pressão intracraniana elevada. Algumas vezes, é familiar. Pode estar associado a lesões vasculares retinianas e espinais, além de policitemia e carcinoma de células renais.	O tratamento é cirúrgico. A radiação é utilizada para tumor residual.
Tumor pineal	Manifesta-se com aumento da pressão intracraniana, associado algumas vezes a déficit do olhar ascendente/vertical (síndrome de Parinaud) e outros déficits indicativos de lesão mesencefálica.	O procedimento de descompressão ventricular por meio de desvio é acompanhado por abordagem cirúrgica ao tumor; a radiação fica indicada em caso de tumor maligno. O prognóstico depende dos achados histopatológicos e da extensão tumoral.
Craniofaringioma	Origina-se de resquícios da bolsa de Rathke acima da sela túrcica, deprimindo o quiasma óptico. Pode se apresentar em qualquer idade, mas geralmente ocorre na infância, com disfunção endócrina e defeitos do campo bitemporal.	O tratamento é cirúrgico, mas a remoção total pode não ser possível. A radiação pode ser utilizada para tumor residual.
Neurinoma acústico	Perda auditiva ipsilateral é o sintoma inicial mais comum. Os sintomas subsequentes podem incluir zumbido, cefaleia, vertigem, fraqueza ou entorpecimento facial, bem como sinais atribuídos ao comprometimento de tratos nervosos longos. (Pode ser familiar e bilateral quando relacionado com neurofibromatose). Os testes mais sensíveis de triagem são a ressonância magnética e o potencial evocado auditivo do tronco cerebral.	O tratamento consiste na excisão por cirurgia translabiríntica, craniectomia ou alguma abordagem combinada. O resultado costuma ser bom.
Meningioma	Origina-se da dura-máter ou aracnoide; comprime, em vez de invadir, estruturas neurais adjacentes. Incidência progressivamente comum com o avanço da idade. O tamanho do tumor é bastante variável. Os sintomas variam com o local do tumor – p. ex., proptose unilateral (crista esfenoidal); anosmia e compressão do nervo óptico (sulco olfatório). O tumor costuma ser benigno e facilmente detectado em TC; pode levar à calcificação e erosão óssea visíveis em radiografias simples do crânio.	O tratamento é cirúrgico. O tumor pode recorrer se a remoção for incompleta.
Linfoma cerebral primário	Associado a AIDS e outros estados imunodeficientes. Pode se manifestar com déficits focais ou cognitivos e distúrbios de consciência. Pode ser indistinguível de toxoplasmose cerebral.	O tratamento consiste no uso de altas doses de metotrexato, acompanhadas por radioterapia. O prognóstico depende da contagem de células CD4 ao diagnóstico.

TABELA 93. Alguns agentes antiparkinsonianos anticolinérgicos

Agente	Dose Diária Usual
Mesilato de benzatropina (Cogentin®)	1-6 mg
Biperideno (Akineton®)	2-12 mg
Orfenadrina (Disipal®, Norflex®)	150-400 mg
Prociclidina (Kemadrin®)	7,5-30 mg
Triexifenidil (Artane®)	6-20 mg

Modificada, com permissão, de Aminoff MJ: Pharmacologic management of parkinsonism and other movement disorders. In: *Basic & Clinical Pharmacology*, 10ª ed. Ktazung BG (editor). McGraw-Hill, 2007.

TABELA 94. Sequelas cerebrais agudas de traumatismo craniano

Sequelas	Características Clínicas	Patologia
Concussão	Perda transitória da consciência com bradicardia, hipotensão arterial e parada respiratória por alguns segundos, seguidos por amnésia retrógrada e pós-traumática. Ocasionalmente, acompanhados por déficit neurológico transitório.	Contusão no lado do impacto (lesão por golpe) ou contralateral (lesão por contragolpe).
Contusão ou laceração cerebral	Perda da consciência por tempo mais prolongado do que na concussão. Pode levar a óbito ou déficit neurológico residual grave.	Contusão, edema, hemorragia e necrose cerebrais. Pode ter sangramento subaracnoide.
Hemorragia epidural aguda	Várias horas após a lesão, ocorrem cefaleia, confusão mental, sonolência, crises convulsivas e déficits focais, levando a coma, depressão respiratória e morte, a menos que tratada por evacuação cirúrgica.	Laceração em artéria/veia meníngea ou seio dural, levando à formação de hematoma visível na TC.
Hemorragia subdural aguda	Semelhante à hemorragia epidural, embora o intervalo antes do início dos sintomas seja mais longo. O tratamento é feito por evacuação cirúrgica.	Hematoma proveniente de laceração em veias desde o córtex até o seio sagital superior ou de laceração cerebral, visível na TC.
Hemorragia cerebral	Em geral, desenvolve-se imediatamente após a lesão. Do ponto de vista clínico, assemelha-se à hemorragia hipertensiva. A evacuação cirúrgica é algumas vezes útil.	Hematoma, visível na TC.

TABELA 95. As distrofias musculares[1]

Distúrbio	Herança	Idade de Início (Anos)	Distribuição	Prognóstico	Lócus Genético
Tipo Duchenne	Recessiva ligada ao cromossomo X	1-5	Cintura pélvica, depois cintura escapular (peitoral); mais tarde, músculos dos membros e da respiração.	Evolução rápida. Morte dentro de aproximadamente 15 anos após o início.	Xp21
Becker	Recessiva ligada ao cromossomo X	5-25	Cintura pélvica, depois cintura escapular.	Evolução lenta. Pode exibir um período de vida normal.	Xp21
Cintura-membros (também conhecida como doença de Erb)	Autossômica recessiva, dominante ou esporádica	10-30	Cintura pélvica ou escapular inicialmente, com disseminação mais tardia para a outra.	Gravidade e velocidade de evolução variáveis. Possível incapacidade grave na metade da vida.	Múltiplos
Fáscio-escapulo-umeral	Autossômica dominante	Qualquer idade	Face e cintura escapular inicialmente; mais tarde, cintura pélvica e pernas.	Evolução lenta. Incapacidade leve. Geralmente, exibe período de vida normal.	4q35
Emery-Dreifuss	Recessiva ligada ao cromossomo X ou autossômica dominante	5-10	Úmero-peroneal ou escápulo-peroneal.	Variável.	Xq28, 1q21.2
Distal	Autossômica dominante ou recessiva	40-60	Início nas extremidades distais; o envolvimento proximal é mais tardio.	Evolução lenta.	2p13, 14q12
Ocular	Autossômica dominante (pode ser recessiva)	Qualquer idade (geralmente 5-30)	Músculos oculares externos; também pode haver leve fraqueza de face, pescoço e braços.		
Oculofaríngea	Autossômica dominante	Qualquer idade	Igual à forma ocular, mas com disfagia.		14q11.2-q13
Distrofia miotônica	Autossômica dominante	Qualquer idade (geralmente 20-40)	Face, pescoço, membros distais.	Evolução lenta.	19q13.2-q13.3; 3q13.3-q24

[1] Nem todos os lócus genéticos possíveis são exibidos.

TABELA 96. Medicamentos teratogênicos ou fetotóxicos comuns[1]

Ácido acetilsalicílico e outros salicilatos (terceiro trimestre)	Hipoglicemiantes orais (medicamentos mais antigos)
AINEs (terceiro trimestre)	Inibidores da ECA
Álcool	Isotretinoína
Amantadina	ISRSs
Androgênios	Lítio
Anticonvulsivantes	Metotrexato
Ácido valproico	Misoprostol
Aminoglutetimida	Opioides (uso prolongado)
Carbamazepina	Progestinas
Fenitoína	Radioiodo (antitireoide)
Benzodiazepínicos	Reserpina
Carbasona (amebicida)	Ribavirina
Ciclofosfamida	Sulfonamidas (terceiro trimestre)
Cloranfenicol (terceiro trimestre)	Tabagismo
Diazóxido	Talidomida
Dietilestilbestrol	Tetraciclina (terceiro trimestre)
Dissulfiram	Trimetoprim (terceiro trimestre)
Ergotamina	Varfarina e outros anticoagulantes cumarínicos
Estrogênios	
Griseofulvina	

[1] Muitos outros medicamentos também são contraindicados durante a gravidez. Avaliar qualquer medicamento quanto à sua necessidade *versus* quanto a seus efeitos adversos potenciais. Mais informações podem ser obtidas do fabricante ou de qualquer um dos vários registros teratogênicos existentes no país (Estados Unidos, no caso).
ECA, enzima conversora da angiotensina; AINEs, anti-inflamatórios não esteroides; ISRSs, inibidores seletivos da recaptação da serotonina.

TABELA 97. Indicadores de pré-eclâmpsia/eclâmpsia leve a moderada *versus* grave

Local	Indicador	Leve a Moderada	Grave
Sistema nervoso central	Sinais e sintomas	Hiper-reflexia Cefaleia	Convulsões Turvamento da visão Escotomas Cefaleia Clono Irritabilidade
Rim	Proteinúria Ácido úrico Débito urinário	0,3-5 g/24 horas ↑ > 4,5 mg/dL > 20-30 mL/hora	> 5 g/24 horas ou urina cateterizada com proteína 4+ ↑↑ > 4,5 mg/dL < 20-30 mL/hora
Fígado	AST, ALT, LDH	Normal	Provas elevadas de função hepática Dor epigástrica Ruptura do fígado
Sistema hematológico	Plaquetas Hemoglobina	> 100.000/µL Faixa normal	< 100.000/µL Elevada
Vascular	Pressão arterial Retina	< 160/110 mmHg Espasmo arteriolar	> 160/110 mmHg Hemorragias retinianas
Unidade fetoplacentária	Restrição de crescimento Oligoidrâmnios Sofrimento fetal	Ausente Podem estar presentes Ausente	Presente Presentes Presente

AST, aspartato aminotransferase; ALT, alanina aminotransferase; LDH, lactato desidrogenase.

TABELA 98. Triagem e critérios diagnósticos para diabetes melito gestacional

Triagem de diabetes melito gestacional
1. Carga oral de glicose de 50 g, administrada entre as semanas 24-28, sem levar em consideração o período do dia ou o horário da última refeição. A triagem universal de glicemia fica indicada em pacientes de descendência hispânica, africana, nativa americana ou australiana indígena, bem como do sul ou leste asiático e das ilhas do Pacífico. Outras pacientes que não apresentam diabetes conhecido em parentes de primeiro grau, têm menos de 25 anos de idade e exibem peso normal antes da gravidez, mas sem histórico de metabolismo glicêmico anormal ou resultados obstétricos insatisfatórios, não necessitam de triagem de rotina.
2. Mensuração da glicose plasmática venosa 1 hora depois.
3. O valor de 130 mg/dL (7,2 mmol/L) ou acima disso no plasma venoso indica a necessidade do teste diagnóstico completo de tolerância à glicose.

Diagnóstico de diabetes melito gestacional
1. Carga oral de glicose de 100 mg, administrada pela manhã após jejum noturno com duração de, no mínimo, 8 horas, mas não mais do que 14 horas, e depois de, pelo menos, 3 dias de dieta sem restrição (> 150 g de carboidrato) e atividade física.
2. A glicose plasmática venosa é mensurada não só em jejum, mas também em 1, 2 e 3 horas. O indivíduo deve permanecer sentado e não deve fumar durante o teste.
3. Duas ou mais das concentrações plasmáticas venosas a seguir devem ser igualadas ou superadas para diagnóstico de diabetes gestacional: jejum, 95 mg/dL (5,3 mmol/L); 1 hora, 180 mg/dL (10 mmol/L); 2 horas, 155 mg/dL (8,6 mmol/L); 3 horas, 140 mg/dL (7,8 mmol/L).

TABELA 99. Medicamentos e substâncias que exigem avaliação criteriosa de risco antes de serem prescritos para mulheres lactantes[1]

Categoria	Medicamentos ou Compostos Específicos
Analgésicos	Meperidina, oxicodona
Agentes contra artrite	Sais de ouro, metotrexato, ácido acetilsalicílico (altas doses)
Anticoagulantes	Fenindiona[2]
Antidepressivos e lítio	Fluoxetina, doxepina, lítio[2]
Antiepilépticos	Fenobarbital, etossuximida, primidona
Antimicrobianos	Cloranfenicol, tetraciclina
Antineoplásicos	Todos (p. ex., ciclofosfamida,[2] metotrexato,[2] doxorrubicina[2])
Ansiolíticos	Diazepam, alprazolam
Agentes cardiovasculares e anti-hipertensivos	Acebutolol, amiodarona, atenolol, nadolol, sotalol
Medicamentos endócrinos e hormônios	Estrogênios, bromocriptina[2]
Imunossupressores	Ciclosporina,[2] azatioprina
Agentes respiratórios	Teofilina
Compostos radioativos	Todos
Drogas de abuso	Todas
Substâncias não medicinais	Etanol, cafeína, nicotina
Compostos mistos	Iodetos e iodo, ergotamina,[2] ergonovina

[1] Reproduzida, com permissão, de Dershewitz RA, ed. *Ambulatory Pediatric Care*, LWW, 1999. Medicamentos para os quais não há informações não estão incluídos nesta tabela, embora haja necessidade da avaliação criteriosa de risco antes de tais agentes serem prescritos.
[2] O uso desse(s) medicamento(s) por mulheres que estão amamentando é contraindicado, de acordo com a American Academy of Pediatrics (Associação Norte-americana de Pediatria).

TABELA 100. O olho inflamado: diagnóstico diferencial de causas comuns

	Conjuntive Aguda	Uveíte Anterior Aguda	Glaucoma Agudo de Ângulo Fechado	Traumatismo ou Infecção da Córnea
Incidência	Extremamente comum	Comum	Incomum	Comum
Secreção	Moderada a abundante	Nenhuma	Nenhuma	Aquosa ou purulenta
Visão	Sem efeito sobre a visão	Com frequência, turva	Turvamento acentuado	Geralmente, turva
Dor	Leve	Moderada	Intensa	Moderada a intensa
Injeção conjuntival	Difusa; mais em direção aos fórnices	Principalmente circuncorneal	Principalmente circuncorneal	Principalmente circuncorneal
Córnea	Clara	Em geral, clara	Vaporosa	Alteração de clareza relacionada com a causa
Tamanho da pupila	Normal	Pupila pequena	Pupila moderadamente dilatada e fixa	Normal
Resposta pupilar à luz	Normal	Deficiente	Nenhuma	Normal
Pressão intraocular	Normal	Geralmente normal, mas pode estar baixa ou elevada	Acentuadamente elevada	Normal
Esfregaço	Microrganismos causais	Sem microrganismos	Sem microrganismos	Microrganismos encontrados apenas em infecção corneana

TABELA 101. Agentes oftálmicos tópicos

Agente	Custo/Tamanho[1]	Regime Terapêutico Recomendado	Indicações
Agentes Antibacterianos[2]			
Pomada de bacitricina 500 unidades/g (várias)[3]	$4,75/3,5 mg	Consultar a bula (as instruções variam)	Infecção da superfície ocular, envolvendo pálpebra, conjuntiva ou córnea.
Pomada de cloranfenicol a 1% (10 mg/g) (remédio manipulado)[4]	Sem preço norte-americano		
Cloridrato de ciprofloxacino (Ciloxan®)	Solução a 0,3%: $45,89/5 mL Pomada a 0,3%: $68,64/3,5 g		
Pomada de eritromicina a 0,5% (várias)[5]	$5,73/3,5 g		
Ácido fusídico a 1% em gel (Fucithalmic®)	Não disponível nos Estados Unidos		
Solução de gatifloxacino a 0,3% (Zymar®)	$62,02/5 mL		
Solução de sulfato de gentamicina a 0,3% (várias)	$9,50/5 mL		

(continua)

TABELA 101. Agentes oftálmicos tópicos (continuação)

Agente	Custo/Tamanho[1]	Regime Terapêutico Recomendado	Indicações
Pomada de sulfato de gentamicina a 0,3% (várias)	$17,70/3,5 g		
Solução de levofloxacino a 0,5% (Iquix 1.5%®)	$67,20/5 mL		
Solução de sulfato de moxifloxacino a 0,5% (Vigamox®)	$61,74/3 mL		
Solução de norfloxacino a 0,3% (Chibroxin®)	Não disponível nos Estados Unidos		
Solução de ofloxacino a 0,3% (Ocuflox®)	$42,17/5 mL		
Sulfato de polimixina B 500.000 unidades, pó para solução (Sulfato de Polimixina B Estéril)[6]	$15,24/500.000 unidades		
Solução de tobramicina a 0,3% (várias)	$15,00/5 mL		
Pomada de tobramicina a 0,3% (Tobrex®)	$62,64/3,5 g		
Solução de sulfacetamida sódica a 10% (várias)	$5,08/15 mL	1 ou 2 gotas a cada 1-3 horas	
Pomada de sulfacetamida sódica a 10% (várias)	$8,10/3,5 g	Aplicar pequena quantidade (~1,25 cm) no saco conjuntival inferior 1 a 4x/dia e na hora de dormir	
Agentes Antifúngicos			
Suspensão de natamicina a 5% (Natacyn®)	$180,00/15 mL	1 gota a cada 1-2 horas	Infecções oculares fúngicas.
Agentes Antivirais			
Pomada de aciclovir a 3% (Zovirax®)	Não disponível nos Estados Unidos	5x/dia	Ceratite por herpesvírus simples.
Solução de trifluridina a 1% (Viroptic®)	$121,07/7,5 mL	1 gota na córnea a cada 2 horas enquanto estiver acordado por uma dose máxima diária de 9 gotas até que ocorra a resolução; depois 1 gota a cada 4 horas por mais 7 dias enquanto estiver acordado (mínimo de 5x/dia)	
Anti-Inflamatórios			
Anti-histamínicos[7]			
Solução oftálmica de cloridrato de levocabastina a 0,05% (Livostin®)	$94,59/10 mL	1 gota 4x/dia (até 2 semanas)	Doença ocular alérgica.
Solução de difumarato de emedastina a 0,05% (Emadine®)	$67,26/5 mL	1 gota 4x/dia	
Estabilizadores de mastócitos			
Solução de cromolina sódica a 4% (Crolom®)	$44,56/10 mL	1 gota 4 a 6x/dia	Doença ocular alérgica.
Solução de fumarato de cetotifeno a 0,025% (Zaditor®)	$47,85/5 mL	1 gota 2 a 4x/dia	
Solução de trometamina de lodoxamida a 0,1% (Alomide®)	$85,20/10 mL	1 ou 2 gotas 4x/dia (até 3 meses)	
Solução de nedocromila sódica a 2% (Alocril®)	$89,40/5 mL	1 gota 2x/dia	
Solução de cloridrato de olopatadina a 0,1% (Patanol®)	$87,12/5 mL	1 gota 2x/dia	

(continua)

TABELA 101. Agentes oftálmicos tópicos (continuação)

Agente	Custo/Tamanho[1]	Regime Terapêutico Recomendado	Indicações
Anti-inflamatórios não esteroides[8]			
Solução de bronfecano a 0,09% (Xibrom®)	$99,06/2,5 mL	1 gota no olho operado 2x/dia, começando 24 horas após cirurgia de catarata e continuando nas 2 primeiras semanas do pós-operatório	Tratamento de inflamação pós-operatória após extração de catarata.
Solução de diclofenaco sódico a 0,1% (Voltaren®)	$78,78/5 mL	1 gota no olho operado 4x/dia, começando 24 horas após cirurgia de catarata e continuando nas 2 primeiras semanas do pós-operatório	Tratamento de inflamação pós-operatória após extração de catarata e cirurgia de córnea a *laser*.
Solução de flurbiprofeno sódico a 0,03% (várias)	$8,73/2,5 mL	1 gota a cada meia hora, começando 2 horas antes da cirurgia; 1 gota no olho operado 4x/dia, começando 24 horas após cirurgia de catarata	Inibição de miose intraoperatória. Tratamento de edema macular cistoide e inflamação após cirurgia de catarata.
Solução de trometamina de cetorolaco a 0,5% (Acular®)	$81,58/5 mL	1 gota 4x/dia	Tratamento de doença ocular alérgica, além de inflamação pós-operatória após extração de catarata e cirurgia de córnea a *laser*.
Suspensão de nepafenaco a 0,1% (Nevanac®)	$81,30/3 mL	1 gota no olho operado 3x/dia, começando 24 horas após cirurgia de catarata e continuando nas 2 primeiras semanas do pós-operatório	Tratamento de inflamação pós-operatória após extração de catarata.
Corticosteroides[9]			
Solução de fosfato sódico de dexametasona a 0,1% (várias)	$17,31/5 mL	1 ou 2 gotas conforme for ditado pela gravidade; utilizar a cada 1 hora durante o dia e a cada 2 horas durante a noite em caso de inflamação grave; reduzir gradativamente a dose à medida que a inflamação diminui	Tratamento de problemas inflamatórios do segmento anterior, responsivos a esteroides.
Pomada de fosfato sódico de dexametasona a 0,05% (várias)	$6,34/3,5 g	Aplicar fina camada sobre o saco conjuntival inferior 3 ou 4x/dia	
Suspensão de fluormetolona a 0,1% (várias)[10]	$16,01/10 mL	1 ou 2 gotas conforme for ditado pela gravidade; utilizar a cada 1 hora durante o dia e a cada 2 horas durante a noite em caso de inflamação grave; reduzir gradativamente a dose à medida que a inflamação diminui	
Suspensão de fluormetolona a 0,25% (FML Forte®)[10]	$38,63/10 mL		
Pomada de fluormetolona a 0,1% (FML S.O.P®)	$34,92/3,5 g	Aplicar fina camada sobre o saco conjuntival inferior 3 ou 4x/dia	
Suspensão de acetato de prednisolona a 0,12% (Pred Mild®)	$36,14/10 mL	1 ou 2 gotas conforme for ditado pela gravidade da inflamação; utilizar a cada 1 hora durante o dia e a cada 2 horas durante a noite em caso de inflamação grave; reduzir gradativamente a dose à medida que a inflamação diminui	Tratamento de problemas inflamatórios do segmento anterior, responsivos a esteroides.
Solução de fosfato sódico de prednisolona a 0,125% (remédio manipulado)	Sem preço norte-americano		
Suspensão de acetato de prednisolona a 1% (várias)	$23,10/10 mL		
Solução de fosfato sódico de prednisolona a 1% (várias)	$24,06/10 mL		
Suspensão de rimexolona a 1% (Vexol®)	$61,68/10 mL		
Imunomodulador			
Emulsão de ciclosporina a 0,05% (Restasis®)	$3,50/dose unitária	1 gota 2x/dia	Olhos secos e doença ocular alérgica grave.

(continua)

TABELA 101. Agentes oftálmicos tópicos (continuação)

Agente	Custo/Tamanho[1]	Regime Terapêutico Recomendado	Indicações
Agentes para Glaucoma e Hipertensão Ocular			
Simpaticomiméticos			
Solução de cloridrato de apraclonidina a 0,5% (Iopidine®)	$82,20/5 mL	1 gota 3x/dia	Redução da pressão intraocular. Caro. Reservado para tratamento de casos resistentes.
Solução de cloridrato de apraclonidina a 1% (Iopidine®)	$13,65/dose unitária	1 gota 1 hora antes e imediatamente depois de cirurgia do segmento anterior a *laser*	Para controle ou prevenção de aumentos da pressão intraocular após trabeculoplastia ou iridotomia a *laser*.
Solução de tartarato de brimonidina a 0,2% (Alphagan®)	$32,65/5 mL	1 gota 2 ou 3x/dia	Redução da pressão intraocular.
Solução de cloridrato de dipivefrina a 0,1% (Propine®)[11]	$14,07/5 mL	1 gota a cada 12 horas	Glaucoma de ângulo aberto.
Agentes betabloqueadores adrenérgicos			
Cloridrato de betaxolol em solução a 0,5% e suspensão a 0,25% (Betoptic S®)[12]	0,5%: $39,10/10 mL 0,25%: $97,92/10 mL	1 gota 2x/dia	Redução da pressão intraocular.
Solução de cloridrato de levobunolol a 0,25 e 0,5% (Betagan®)[13]	0,5%: $32,25/10 mL	1 gota 1 ou 2x/dia	
Solução de cloridrato de metipranolol a 0,3% (OptiPranolol®)[13]	$26,85/10 mL	1 gota 2x/dia	
Solução de timolol a 0,25 e 0,5% (Betimol®)[13]	0,5%: $52,20/10 mL	1 gota 1 ou 2x/dia	
Maleato de timolol em solução a 0,25 e 0,5% (Timoptic®) e gel a 0,25 e 0,5% (Timoptic-XE®)[13]	Solução a 0,5%: $32,35/10 mL Gel a 0,5%: $26,40/5 mL	1 gota 1 ou 2x/dia	
Mióticos			
Cloridrato de pilocarpina (vários)[14] a 1-4%, 6%, 8% e 10%	2%: $11,80/15 mL	1 gota 3 ou 4x/dia	Redução da pressão intraocular, tratamento de glaucoma agudo ou crônico de ângulo fechado e constrição pupilar.
Cloridrato de pilocarpina a 4% em gel (Pilopine HS®)	$51,66/4 g	Aplicar faixa de ~1,25 cm no saco conjuntival inferior na hora de dormir	
Inibidores da anidrase carbônica			
Solução de cloridrato de dorzolamida a 2% (Trusopt®)	$65,96/10 mL	1 gota 3x/dia	Redução da pressão intraocular.
Suspensão de brinzolamida a 1% (Azopt®)	$80,52/10 mL	1 gota 3x/dia	
Análogos da prostaglandina			
Solução de bimatoprosta a 0,03% (Lumigan®)	$71,68/2,5 mL	1 gota 1x/dia à noite	Redução da pressão intraocular.
Solução de latanoprosta a 0,005% (Xalatan®)	$68,11/2,5 mL	1 gota 1 ou 2x/dia à noite	
Solução de travoprosta a 0,004% (Travatan®)	$71,28/2,5 mL	1 gota 1x/dia à noite	
Preparações combinadas			
Xalacom® (latanoprosta a 0,005% e timolol a 0,5%)	Não disponível nos Estados Unidos	1 gota 1x/dia pela manhã	Redução da pressão intraocular.
Ganfort® (bimatoprosta a 0,03% e timolol a 0,5%)	Não disponível nos Estados Unidos	1 gota 1x/dia pela manhã	
DuoTrav® (travoprosta a 0,004% e timolol a 0,5%)	Não disponível nos Estados Unidos	1 gota 1x/dia	

(continua)

TABELA 101. Agentes oftálmicos tópicos (continuação)

Agente	Custo/Tamanho[1]	Regime Terapêutico Recomendado	Indicações
Cosopt® (dorzolamida a 2% e timolol a 0,5%)	$123,52/10 mL	1 gota 2x/dia	
Combigan® (brimonidina a 0,2% e timolol a 0,5%)	Não disponível nos Estados Unidos	1 gota 2x/dia	

[1] Preço médio de venda no atacado (para genérico classificado como AB quando disponível) para a quantidade listada. Fonte: *Red Book Update*, Vol. 27, No. 2, fevereiro de 2008. O preço médio de venda no atacado pode não representar com precisão o custo farmacêutico real, porque há amplas variações contratuais entre as instituições.
[2] Há muitos produtos combinados disponíveis contendo antibacterianos ou antibacterianos e corticosteroides.
[3] Pouca eficácia contra microrganismos gram-negativos (exceto *Neisseria*).
[4] Há relatos de anemia aplástica com uso oftálmico prolongado.
[5] Indicada também para profilaxia de conjuntivite neonatal causada por *Neisseria gonorrhoeae* ou *Chlamydia trachomatis*.
[6] Sem cobertura contra gram-positivos.
[7] Pode produzir hiperemia de rebote e reações locais.
[8] Sensibilidade cruzada ao ácido acetilsalicílico e a outros anti-inflamatórios não esteroides.
[9] O uso a longo prazo aumenta a pressão intraocular, causa catarata e predispõe à ceratite bacteriana, viral (por hespesvírus simples) e fúngica.
[10] A elevação da pressão intraocular é menos provável.
[11] Ocorre edema macular em 30% dos pacientes.
[12] Betabloqueador cardiosseletivo (β1).
[13] Betabloqueadores não seletivos (β1 e β2). Monitorar todos os pacientes quanto à ocorrência de efeitos colaterais sistêmicos, particularmente exacerbação de asma.
[14] Visão noturna diminuída, além de possíveis cefaleias.

TABELA 102. Distúrbios vestibulares comuns: diagnóstico diferencial estabelecido com base nas apresentações clássicas

Duração de Episódios Vertiginosos Típicos	Presença de Sintomas Auditivos	Ausência de Sintomas Auditivos
Segundos	Fístula perilinfática	Vertigem de posicionamento (cupulolitíase), insuficiência vertebrobasilar, vertigem cervical
Horas	Hidropsia endolinfática (síndrome de Ménière, sífilis)	Vestibulopatia recorrente, enxaqueca vestibular
Dias	Labirintite, concussão labiríntica	Neurite vestibular
Meses	Neuroma acústico, ototoxicidade	Esclerose múltipla, degeneração cerebelar

TABELA 103. Agentes terapêuticos dermatológicos tópicos úteis

Agente	Formulações, Potências e Preços[1]	Aplicação	Classe de Potência	Indicações Comuns	Comentários
Corticosteroides					
Acetato de hidrocortisona	Creme a 1%: $3,00/30 g Pomada a 1%: $3,00/30 g Loção a 1%: $6,29/120 mL	2x/dia	Baixa	Dermatite seborreica Prurido anal Intertrigo	Não é o mesmo que butirato ou valerato de hidrocortisona Não é indicado para carvalho vermelho/venenoso* (forma de dermatite de contato ocupacional) Loção adquirida sem receita médica (Aquinil HC®) Solução adquirida sem receita médica (Scalpicin®, T Scalp®)
	Creme a 2,5%: $8,95/30 g	2x/dia	Baixa	Iguais às da hidrocortisona a 1%	Possivelmente mais eficaz para prurido anal Não claramente melhor do que 1% Mais dispendioso Não adquirido sem receita médica
Dipropionato de alclometasona (Aclovate®)	Creme a 0,05%: $28,31/15 g Pomada a 0,05%: $59,06/45 g	2x/dia	Baixa	Iguais às da hidrocortisona	Mais eficaz do que a hidrocortisona Talvez cause menos atrofia
Clocortolona (Cloderm®)	Creme a 0,1%: $75,00/30 g	3x/dia	Média	Dermatite de contato Dermatite atópica	Não reage de forma cruzada com outros corticosteroides do ponto de vista químico e pode ser utilizada em pacientes alérgicos a outros corticosteroides
Desonida	Creme a 0,05%: $15,47/15 g Pomada a 0,05%: $39,88/60 g Loção a 0,05%: $32,83/60 mL	2x/dia	Baixa	Iguais às da hidrocortisona Para lesões na face ou nas pregas corporais resistentes à hidrocortisona	Mais eficaz do que a hidrocortisona Pode causar rosácea ou atrofia Não fluorado
Prednicarbato (Dermatop®)	Creme emoliente a 0,1%: $26,38/15 g Pomada a 0,1%: $25,13/15 g	2x/dia	Média	Iguais às da triancinolona	Pode causar menos atrofia Sem formulações genéricas Livre de conservantes
Acetonida de triancinolona	Creme a 0,1%: $3,60/15 g Pomada a 0,1%: $3,60/15 g Loção a 0,1%: $42,44/60 mL	2x/dia	Média	Eczema nas áreas extensoras Utilizada em psoríase com alcatrão Dermatite seborreica e psoríase no couro cabeludo	Cuidado em regiões das pregas corporais e face Econômico em tamanhos de ~225-450 g para tratamento de amplas superfícies corporais Econômico sob a forma de solução para o couro cabeludo
	Creme a 0,025%: $3,00/15 g Pomada a 0,025%: $5,25/80 g	2x/dia	Média	Iguais às da potência de 0,1%	Possivelmente menos eficaz e poucas vantagens sobre a formulação a 0,1%
Acetonida de fluocinolona	Creme a 0,025%: $3,05/15 g Pomada a 0,025%: $4,20/15 g	2x/dia	Média	Iguais às da triancinolona	
	Solução a 0,01%: $11,00/60 mL	2x/dia	Média	Iguais às da solução de triancinolona	
Furoato de mometasona (Elocon®)	Creme a 0,1%: $27,00/15 g Pomada a 0,1%: $24,00/15 g Loção a 0,1%: $55,71/60 mL	1x/dia	Média	Iguais às da triancinolona	Frequentemente utilizado de forma inapropriada na face ou em crianças Não fluorinado
Diacetato de diflorasona	Creme a 0,05%: $36,78/15 g Pomada a 0,05%: $51,86/30 g	2x/dia	Alta	Dermatite numular Dermatite alérgica de contato Líquen simples crônico	
Ancinonida (Cyclocort®)	Creme a 0,1%: $18,42/15 g Pomada a 0,1%: $27,46/30 g	2x/dia	Alta	Iguais às da betametasona	
Fluocinonida (Lidex®)	Creme a 0,05%: $9,00/15 g Gel a 0,05%: $21,01/15 g Pomada a 0,05%: $21,25/15 g Solução a 0,05%: $27,27/60 mL	2x/dia	Alta	Iguais às da betametasona Gel útil para reações cutâneas ao carvalho venenoso (toxicodendro)	Há genéricos econômicos Creme Lidex® pode causar sensação de ardência no eczema Creme emoliente Lidex® é o agente de escolha

(continua)

TABELA 103. Agentes terapêuticos dermatológicos tópicos úteis (continuação)

Agente	Formulações, Potências e Preços[1]	Aplicação	Classe de Potência	Indicações Comuns	Comentários
Dipropionato de betametasona (Diprolene®)	Creme a 0,05%: $7,80/15 g Pomada a 0,05%: $9,40/15 g Loção a 0,05%: $30,49/60 mL	2x/dia	Ultra-alta	Para lesões resistentes a corticosteroides de alta potência Líquen plano Picadas de inseto	Há genéricos econômicos disponíveis
Propionato de clobetasol (Temovate®)	Creme a 0,05%: $24,71/15 g Pomada a 0,05%: $24,71/15 g Loção a 0,05%: $51,26/50 mL	2x/dia	Ultra-alta	Iguais às do dipropionato de betametasona	Um pouco mais potente do que a diflorasona Limitado a 2 semanas contínuas de uso Limitado a 50 g ou menos por semana O creme pode causar sensação de ardência; utilizar a formulação de "creme emoliente" Há genérico disponível
Propionato de halobetasol (Ultravate®)	Creme a 0,05%: $31,49/15 g Pomada a 0,05%: $31,49/15 g	2x/dia	Ultra-alta	Iguais às do clobetasol	Mesmas restrições que as do clobetasol O creme não causa sensação de ardência Compatível com calcipotrieno (Dovonex®)
Flurandrenolida (Cordran®)	Fita: $68,17/rolo de 200 X 7,5 cm Loção a 0,05%: $117,60/60 mL	A cada 12 horas	Ultra-alta	Líquen simples crônico	Protege a pele e evita a arranhadura
Anti-inflamatórios não esteroides					
Tacrolimus[2] (Protopic®)	Pomada a 0,1%: $94,68/30 g Pomada a 0,03%: $94,68/30 g	2x/dia	N/A	Dermatite atópica	Substituto de esteroide que não causa atrofia ou estrias Queimaduras em ≥ 40% dos pacientes com eczema
Pimecrolimo (Elidel®)	Creme a 1%: $74,08/30 g	2x/dia	N/A	Dermatite atópica	Substituto de esteroide que não causa atrofia ou estrias
Antibióticos (para acne)					
Fosfato de clindamicina	Solução a 1%: $12,09/30 mL Gel a 1%: $38,13/30 mL Loção a 1%: $53,06/60 mL Atadura/bandagem a 1%: $46,40/60	2x/dia	N/A	Acne papular leve	A loção resseca menos em pacientes com pele sensível
Eritromicina	Solução a 2%: $7,53/60 mL Gel a 2%: $25,19/30 g Atadura/bandagem a 2%: $44,34/60	2x/dia	N/A	Iguais às da clindamicina	Muitos fabricantes diferentes Econômico
Eritromicina/ peróxido de benzoíla (Benzamycin®)	Gel: $30,57/23,3 g Gel: $161,18/46,6 g	2x/dia	N/A	Iguais às da clindamicina Pode ajudar a tratar acne comedônica	Sem genéricos Mais dispendioso Mais eficaz do que outros antibióticos tópicos O frasco/pote principal necessita de refrigeração
Clindamicina/ peróxido de benzoíla (BenzaClin®)	Gel: $86,60/25 g Gel: $147,84/50 g	2x/dia	N/A	Iguais às da benzamicina	Sem genéricos Mais eficaz do que qualquer um dos agentes isolados
Antibióticos (para impetigo)					
Mupirocina (Bactroban®)	Pomada a 2%: $44,65/22 g Creme a 2%: $44,84/15 g	3x/dia	N/A	Impetigo, foliculite	Em função do custo, o uso fica limitado a áreas diminutas de impetigo Utilizada no nariz 2x/dia por 5 dias para reduzir o transporte de estafilococos
Antifúngicos: *Imidazóis*					
Clotrimazol	Creme a 1%: $4,25/15 g adquirido sem receita médica Solução a 1%: $7,40/10 mL	2x/dia	N/A	Infecções por dermatófito e *Candida*	Há formulação disponível adquirida sem receita médica Creme genérico barato disponível
Econazol (Spectazole®)	Creme a 1%: $17,60/15 g	1x/dia	N/A	Iguais às do clotrimazol	Sem genérico Um pouco mais eficaz do que o clotrimazol e o miconazol

(continua)

---

* N. de R.T. Tipo de arbusto encontrado no Hemisfério Norte.

TABELA 103. Agentes terapêuticos dermatológicos tópicos úteis (continuação)

Agente	Formulações, Potências e Preços[1]	Aplicação	Classe de Potência	Indicações Comuns	Comentários
Cetoconazol	Creme a 2%: $16,46/15 g	1x/dia	N/A	Iguais às do clotrimazol	Sem genérico Um pouco mais eficaz do que o clotrimazol e o miconazol
Miconazol	Creme a 2%: $3,20/30 g adquirido sem receita médica	2x/dia	N/A	Iguais às do clotrimazol	Iguais aos do clotrimazol
Oxiconazol (Oxistat®)	Creme a 1%: $34,77/15 g Loção a 1%: $64,25/30 mL	2x/dia	N/A		
Sertaconazol (Ertaczo®)	Creme a 2%: $61,68/30 g	2x/dia	N/A	Tinha do pé refratária	Por prescrição Mais dispendioso
Sulconazol (Exelderm®)	Creme a 1%: $13,92/15 g Solução a 1%: $29,95/30 mL	2x/dia	N/A	Iguais às do clotrimazol	Sem genérico Um pouco mais eficaz do que o clotrimazol e o miconazol
Outros antifúngicos					
Butenafina (Mentax®)	Creme a 1%: $45,03/15 g	1x/dia	N/A	Dermatófitos	Resposta rápida; alta taxa de cura; dispendioso Formulação adquirida sem receita médica
Ciclopirox (Loprox®, Penlac®)	Creme a 0,77%: $51,10/30 g Loção a 0,77%: $96,15/60 mL Solução a 8%: $181,81/6,6 mL	2x/dia	N/A	Iguais às do clotrimazol	Sem genérico Um pouco mais eficaz do que o clotrimazol e o miconazol
Naftifina (Naftin®)	Creme a 1%: $52,07/30 g Gel a 1%: $91,68/60 mL	1x/dia	N/A	Dermatófitos	Sem genérico Um pouco mais eficaz do que o clotrimazol e o miconazol
Terbinafrina (Lamisil®)	Creme a 1%: $8,15/12 g adquirido sem receita médica	1x/dia	N/A	Dermatófitos	Resposta clínica rápida Formulação adquirida sem receita médica
Antipruriginosos					
Cânfora/mentol	Loção manipulada (0,5% de cada)	2 a 3x/dia	N/A	Eczema leve, xerose, dermatite de contato leve	
Cloridrato de pramoxina (Prax®)	Loção a 1%: $14,78/120 mL adquirido sem receita médica	4x/dia	N/A	Ressecamento da pele, varicela (catapora), eczema leve, prurido anal	Formulações adquiridas sem receita médica (Prax®, Aveeno Anti-Itch® Creme ou Loção; Itch-X® Gel) Por prescrição misturado com hidrocortisona a 1 ou 2%
Doxepina (Zonalon®)	Creme a 5%: $91,70/30 g	4x/dia	N/A	Antipruriginoso tópico, mais bem utilizado em combinação com corticosteroide tópico apropriado para aumentar a eficácia	Pode causar sedação
Emolientes					
Aveeno®	Creme, loção, outras	1 a 3x/dia	N/A	Xerose, eczema	A escolha é mais frequentemente feita com base na preferência pessoal do paciente
Aqua glycolic®	Creme, loção, xampu, outras	1 a 3x/dia	N/A	Xerose, ictiose, ceratose pilar	Rugas faciais leves Acne ou dermatite seborreica brandaContém ácido glicólico a 8% Disponível a partir de outras marcas, p. ex., Alpha Hydrox®, ou loção genérica de ácido glicólico a 8% Pode causar sensação de ardência em pele eczematosa
Aquaphor®	Pomada: $7,50/50 g	1 a 3x/dia	N/A	Xerose, eczema Para proteção da área em prurido anal	Não é tão gorduroso quanto a vaselina

(continua)

TABELA 103. Agentes terapêuticos dermatológicos tópicos úteis (continuação)

Agente	Formulações, Potências e Preços[1]	Aplicação	Classe de Potência	Indicações Comuns	Comentários
Carmol®	Loção a 10%: $11,03/180 mL Creme a 20%: $11,08/90 g	2x/dia	N/A	Xerose	Contém ureia como umectante Agente hidratante não gorduroso (a 10%); remove a queratina (20%)
Complex 15®	Loção: $6,48/240 mL Creme: $4,82/75 g	1 a 3x/dia	N/A	Xerose Loção ou creme recomendado para unhas quebradiças ou secas	Um fosfolipídeo é o ingrediente ativo
DML®	Creme, loção, hidratante facial: $5,32/240 mL	1 a 3x/dia	N/A	Iguais às do Complex 15®	O creme facial tem filtro solar
Eucerin®	Creme: $5,10/120 g Loção: $5,10/240 mL	1 a 3x/dia	N/A	Xerose, eczema	Muitas formulações são produzidas Eucerin Plus® contém ácido alfa-hidróxi e pode causar sensação de ardência em pele eczematosa O hidratante facial tem filtro solar com fator de proteção 25
Lac-Hydrin-Five®	Loção: $10,12/240 mL adquirido sem receita médica	2x/dia	N/A	Xerose, ictiose, ceratose pilar	O produto prescrito tem 12%
Lubriderm®	Loção: $5,03/300 mL	1 a 3x/dia	N/A	Xerose, eczema	Geralmente, prefere-se o produto não perfumado
Neutrogena®	Creme, loção, hidratante facial: $7,39/240 mL	1 a 3x/dia	N/A	Xerose, eczema	O creme facial tem filtro solar à base de titânio
Ceratopic cream®	Creme: $39,50/110 g	2x/dia	N/A	Xerose, eczema	Contém ceramida; hidratante anti-inflamatório e não gorduroso
U-Lactin®	Loção: $7,31/240 mL adquirido sem receita médica	1x/dia	N/A	Calcanhar hiperceratótico	Umedece e remove a queratina

[1] Preço médio de venda no atacado (para genérico classificado como AB quando disponível) para a quantidade listada. O preço médio de venda no atacado pode não representar com precisão o custo farmacêutico real, porque há amplas variações contratuais entre as instituições. Fonte: *Red Book Update*®, Vol. 27, No. 2, fevereiro de 2008.
[2] Tacrolimus e pimecrolimus tópicos devem ser utilizados apenas quando outros tratamentos tópicos forem ineficazes. O tratamento deve ficar limitado a alguma área, com duração o mais breve possível. É recomendável evitar o tratamento com esses agentes em pessoas com imunossupressão, infecção por HIV, transplante de medula óssea e de órgão, linfoma, alto risco de linfoma e naquelas com histórico prévio de linfoma.
N/A, não aplicável.

TABELA 104. Sistema de estadiamento para classificação das úlceras de decúbito

Grau	Descrição
1	Pele intacta. Eritema fixo (rosa, vermelho ou mosqueado) após alívio da compressão.
2	Perda de epiderme ou derme. Assemelha-se à bolha, abrasão ou cratera rasa. Pode haver tecido necrosado sobrejacente à úlcera.
3	Ulceração através da epiderme e derme, com dano à gordura subcutânea subjacente. A úlcera pode se estender até a fáscia.
4	Perda cutânea de espessura total, com extensão da úlcera para osso, músculo, tendão ou articulação.
5	Cavidade fechada que se comunica por pequeno trajeto sinuoso.

TABELA 105. Reações cutâneas decorrentes de agentes sistêmicos

Reação	Aspecto	Distribuição e Comentários	Ofensores Comuns
Eritema tóxico	Reações morbiliformes, maculopapulares, exantematosas.	A reação cutânea mais comum a medicamentos. Frequentemente mais pronunciada no tronco do que nas extremidades. Em pacientes previamente expostos, a erupção cutânea pode começar em 2-3 dias. No primeiro curso terapêutico, a erupção muitas vezes aparece em torno do 7º a 9º dias. Pode haver febre.	Antibióticos (especialmente ampicilina e sulfametoxazol-trimetoprim), sulfonamidas e compostos relacionados (incluindo diuréticos tiazídicos, furosemida e agentes hipoglicemiantes como sulfonilureias) e barbitúricos.
Eritema multiforme maior	Lesões tipo alvo. Podem ocorrer bolhas. Envolvimento da mucosa.	Geralmente afeta o tronco e as extremidades proximais.	Sulfonamidas, anticonvulsivantes e AINEs.
Eritema nodoso	Nódulos cutâneos inflamatórios.	Limitado, em geral, às faces extensoras das pernas. Pode ser ser acompanhado por febre, artralgias e dor.	Contraceptivos orais.
Vasculite alérgica	Alterações inflamatórias podem se apresentar sob a forma de urticária que dura mais de 24 horas, pápulas hemorrágicas ("púrpura palpável"), vesículas, bolhas ou úlceras necróticas.	Mais grave nas pernas.	Sulfonamidas, fenitoína, propiltiouracil.
Dermatite e eritroderma esfoliativos	Lesão vermelha e descamativa.	Envolve toda a superfície da pele.	Alopurinol, sulfonamidas, isoniazida, anticonvulsivantes, ouro ou carbamazepina.
Fotossensibilidade: aumento da sensibilidade à luz, muitas vezes aos comprimentos de onda da radiação ultravioleta A, mas também pode ser decorrente da radiação ultravioleta B ou luz visível	Queimadura solar, vesículas, pápulas em padrão fotodistribuído.	Pele exposta da face, do pescoço e do dorso das mãos e, em mulheres, da parte inferior das pernas. Resposta exagerada à luz ultravioleta.	Sulfonamidas e compostos relacionados (diuréticos tiazídicos, furosemida, sulfonilureias), tetraciclinas, fenotiazinas, sulindaco, amiodarona, voriconazol e AINEs.
Lúpus eritematoso relacionado com medicamentos	Pode se apresentar com erupção fotossensível, lesões anulares ou psoríase na parte superior do tronco.	Lúpus eritematoso menos grave do que o sistêmico, poupando os rins e o sistema nervoso central. Com frequência, a recuperação segue-se à retirada do medicamento.	Diltiazem, etanercepte, hidroclorotiazida, infliximabe, lisinopril.
Erupções cutâneas liquenoides e semelhantes ao líquen plano	Pápulas poligonais pruriginosas, eritematosas a violáceas, que coalescem ou se expandem até formar placas.	Podem ter padrão foto ou não fotodistribuído.	Carbamazepina, furosemida, sais de ouro, hidroxicloroquina, metildopa, fenotiazinas, propranolol, quinidina, quinina, sulfonilureias, tetraciclinas, tiazidas e triprolidina.
Erupções medicamentosas fixas	Placas eritematosas, redondas, delimitadas isoladas ou múltiplas, que frequentemente se tornam hiperpigmentadas.	Recorrem no mesmo local quando o medicamento é repetido. A hiperpigmentação, se presente, permanece após a cicatrização.	Diversos medicamentos, incluindo antimicrobianos, analgésicos, barbitúricos, agentes cardiovasculares, metais pesados, agentes antiparasitários, anti-histamínicos, fenolftaleína, ibuprofeno e naproxeno.
Necrólise epidérmica tóxica	Amplas lâminas de eritema, acompanhado por separação entre epiderme e derme, semelhante à pele escaldada.	Rara.	Em adultos, a erupção ocorreu após a administração de muitas classes de medicamentos, particularmente anticonvulsivantes (lamotrigina e outros), antibióticos, sulfonamidas e AINEs.
Urticária	Pápulas urticariformes vermelhas e pruriginosas, que variam de tamanho (desde < 1 cm até muitos centímetros). Pode ser acompanhada por angioedema.	Urticária crônica raramente é causada por medicamentos.	Urticária aguda: penicilinas, AINEs, sulfonamidas, opiáceos e salicilatos. O angioedema é comum em pacientes submetidos a inibidores da ECA.

(continua)

TABELA 105. Reações cutâneas decorrentes de agentes sistêmicos (continuação)

Reação	Aspecto	Distribuição e Comentários	Ofensores Comuns
Alterações pigmentares	Áreas hiperpigmentadas achatadas.	Testa e bochechas (cloasma, melasma). O distúrbio pigmentar mais comum associado a ingestão de medicamentos. A melhora é lenta, a despeito da interrupção do medicamento.	Contraceptivos orais constituem a causa habitual.
	Mancha azul-acinzentada.	Áreas expostas à luz.	Clorpromazina e fenotiazinas relacionadas.
	Pigmentação castanha ou azul-acinzentada.	Generalizada.	Metais pesados (prata, ouro, bismuto e arsênio). Arsênio, prata e bismuto não são utilizados terapeuticamente, mas os pacientes submetidos a ouro para artrite reumatoide podem exibir essa reação.
	Coloração amarela.	Generalizada.	Em geral quinacrina.
	Placas de coloração azul-enegrecida na tíbia.		Minociclina, cloroquina.
	Pigmentação de cor azul-enegrecida das unhas e do palato, mas despigmentação do cabelo.		Cloroquina.
	Coloração cinza-ardósia	Principalmente em áreas fotoexpostas.	Amiodarona.
	Mancha castanha das unhas.	Especialmente em pacientes de pigmentação mais escura.	Zidovudina (azitomidina; AZT), hidroxiureia.
Erupções psoriasiformes	Placas vermelhas escamosas.	Podem ser localizadas no tronco e nas extremidades. Pode haver hiperqueratose de palmas e solas. Podem causar erupção psoriasiforme ou agravar a psoríase.	Cloroquina, lítio, betabloqueadores, inibidores do fator de necrose tumoral e quinacrina.
Erupções semelhantes à pitiríase rósea	Placas ovais, vermelhas e levemente elevadas com escama central.	Principalmente no tronco.	Barbitúricos, bismuto, captopril, clonidina, sais de ouro, metopromazina, metoprolol, metronidazol e tripelenamina.

AINEs, anti-inflamatórios não esteroides; ECA, enzima conversora da angiotensina.

TABELA 106. Triagem para consumo excessivo de bebidas alcoólicas

Teste de Triagem CAGE[1]*

Você já sentiu a necessidade de reduzir ou suspender o consumo de álcool (**C**ut-down)?

Você fica aborrecido quando alguém critica seu modo de beber (**A**nnoyed)?

Você se sente culpado por beber (**G**uilty)?

Você costuma beber logo pela manhã? (**E**ye-opener)?

INTERPRETAÇÃO: Duas respostas afirmativas ("sim") são consideradas uma triagem positiva. Uma única resposta afirmativa ("sim") deve levantar a suspeita de consumo excessivo de bebidas alcoólicas.

Teste de Identificação de Distúrbio de Uso do Álcool (AUDIT)[2]. (Os escores para as categorias de resposta estão fornecidos entre parênteses. Os escores variam de 0 a 40, com escore de corte ≥ 5, indicando consumo perigoso, consumo nocivo ou dependência de álcool.)

1. Com que frequência você toma um *drink* contendo álcool?

(0) Nunca	(1) Mensalmente ou menos	(2) Duas a quatro vezes por mês	(3) Duas ou três vezes por semana	(4) Quatro ou mais vezes por semana

2. Quantas bebidas alcoólicas você toma em dias típicos de consumo?

(0) 1 ou 2	(1) 3 ou 4	(2) 5 ou 6	(3) 7 a 9	(4) 10 ou mais

3. Com que frequência você bebe seis ou mais *drinks* em uma única ocasião?

(0) Nunca	(1) Menos que mensalmente	(2) Mensalmente	(3) Semanalmente	(4) Diariamente ou quase diariamente

4. Com que frequência no último ano você descobriu que não era capaz de parar de beber assim que iniciou o consumo?

(0) Nunca	(1) Menos que mensalmente	(2) Mensalmente	(3) Semanalmente	(4) Diariamente ou quase diariamente

5. Com que frequência no último ano você não conseguiu fazer o que era normalmente esperado por causa da bebida?

(0) Nunca	(1) Menos que mensalmente	(2) Mensalmente	(3) Semanalmente	(4) Diariamente ou quase diariamente

6. Com que frequência no último ano você precisou de um primeiro *drink* pela manhã para se levantar e se recuperar depois de consumo maciço de bebidas alcoólicas ("bebedeira")?

(0) Nunca	(1) Menos que mensalmente	(2) Mensalmente	(3) Semanalmente	(4) Diariamente ou quase diariamente

7. Com que frequência no último ano você ficou com sensação de culpa ou remorso depois de beber?

(0) Nunca	(1) Menos que mensalmente	(2) Mensalmente	(3) Semanalmente	(4) Diariamente ou quase diariamente

8. Com que frequência no último ano você foi incapaz de se lembrar do que aconteceu na noite anterior porque havia bebido?

(0) Nunca	(1) Menos que mensalmente	(2) Mensalmente	(3) Semanalmente	(4) Diariamente ou quase diariamente

9. Você já se machucou ou machucou alguém em consequência da bebida?

(0) Não	(2) Sim, mas não no último ano	(4) Sim, no último ano

10. Você tem algum parente, amigo, médico ou outro profissional de saúde que está preocupado com seu consumo de álcool ou sugeriu a redução do consumo?

(0) Não	(2) Sim, mas não no último ano	(4) Sim, no último ano

[1] Fonte: Mayfield D et al. The CAGE questionnaire: validation of a new alcoholism screening instrument. Am J Psychiatry. 1974;131:1121. Com permissão de BMJ Publishing Group, Ltd.
[2] Adaptada, com permissão, de Piccinelli M et al. Efficacy of the alcohol use disorders identification test as a screening tool for hazardous alcohol intake and related disorders in primary care: a validity study. BMJ. 1997 Feb 8;314(7078):420-4.

---

* N. de T. Questionário de rastreamento de dependência de álcool, bastante disseminado, cuja sigla é o acrônimo das palavras inglesas *Cut down, Annoyed, Guilty* e *Eye-opener*.

TABELA 107. Agentes ansiolíticos e hipnóticos comumente utilizados

Medicamento	Doses Orais Diárias Usuais	Doses Máximas Diárias Usuais	Custo para Tratamento de 30 Dias, com Base na Dosagem Máxima[1]
Benzodiazepínicos (utilizados para ansiedade)			
Alprazolam (Xanax®)[2]	0,5 mg	4 mg	$117,87
Clordiazepóxido (Librium®)[3]	10-20 mg	100 mg	$40,82
Clonazepam (Klonopin®)[3]	1-2 mg	10 mg	$177,68
Clorazepato (Tranxene®)[3]	15-30 mg	60 mg	$260,94
Diazepam (Valium®)[3]	5-15 mg	30 mg	$28,13
Lorazepam (Ativan®)[2]	2-4 mg	4 mg	$73,27
Oxazepam (Serax®)[2]	10-30 mg	60 mg	$95,41
Benzodiazepínicos (utilizados para sono)			
Estazolam (Prosom®)[2]	1 mg	2 mg	$29,70
Flurazepam (Dalmane®)[3]	15 mg	30 mg	$10,40
Midazolam (Versed IV®)[4]	5 mg IV		$1,66/dose
Quazepam (Doral®)[3]	7,5 mg	15 mg	$138,11
Temazepam (Restoril®)[2]	15 mg	30 mg	$26,54
Triazolam (Halcion®)[5]	0,125 mg	0,25 mg	$20,25
Miscelânea (utilizada para ansiedade)			
Buspirona (Buspar®)[2]	10-30 mg	60 mg	$218,10
Fenobarbital[3]	15-30 mg	90 mg	$3,15
Miscelânea (utilizada para sono)			
Hidrato de cloral (Noctec®)[2]	500 mg	1.000 mg	$9,41
Eszopiclona (Lunesta®)[5]	2-3 mg	3 mg	$138,24
Hidroxizina (Vistaril®)[2]	50 mg	100 mg	$18,81
Zolpidem (Ambien®)[5]	5-10 mg	10 mg	$138,59
Zaleplon® (Sonata®)[6]	5-10 mg	10 mg	$111,20
Ramelteon (Rozerem®)	8 mg	8 mg	$106,25

[1] Preço médio de venda no atacado (para genérico classificado como AB quando disponível) para a quantidade listada. Fonte: *Red Book Update*, Vol. 27, No. 2, fevereiro de 2008. O preço médio de venda no atacado pode não representar com precisão o custo farmacêutico real, porque há amplas variações contratuais entre as instituições.
[2] Meia-vida física intermediária (10-20 horas).
[3] Meia-vida física longa (> 20 horas).
[4] IV para procedimentos.
[5] Meia-vida física curta (1-6 horas).
[6] Meia-vida física curta (cerca de 1 hora).

TABELA 108. Antipsicóticos comumente utilizados

Medicamento	Dose Oral Diária Usual	Dose Máxima Diária Usual[1]	Custo por Unidade	Custo para Tratamento de 30 Dias, com Base na Dosagem Máxima[2]
Fenotiazinas				
Clorpromazina (Thorazine®; outros)	100-400 mg	1 g	$1,05/200 mg	$157,50
Tioridazina (Mellaril®)	100-400 mg	600 mg	$0,67/100 mg	$120,60
Mesoridazina (Serentil®)	50-200 mg	400 mg		Não disponível nos Estados Unidos
Perfenazina (Trilafon®)[3]	16-32 mg	64 mg	$1,54/16 mg	$184,80
Trifluoperazina (Stelazine®)	5-15 mg	60 mg	$1,63/10 mg	$293,60
Flufenazina (Permitil®, Prolixin®)[3]	2-10 mg	60 mg	$1,25/10 mg	$225,00
Tioxantenos				
Tiotixeno (Navane®)[3]	5-10 mg	80 mg	$0,65/10 mg	$156,00
Diidroindolona				
Molindona (Moban®)	30-100 mg	225 mg	$4,03/50 mg	$544,05
Dibenzoxazepínicos				
Loxapina (Loxitane®)	20-60 mg	200 mg	$2,57/50 mg	$308,40
Dibenzodiazepínico				
Clozapina (Clozaril®)	300-450 mg	900 mg	$3,42/100 mg	$923,40
Butirofenona				
Haloperidol (Haldol®)	2-5 mg	60 mg	$2,76/20 mg	$248,40
Benzisoxazol				
Risperidona[4] (Risperdal®)	2-6 mg	10 mg	$7,59/2 mg	$946,16
Tienobenzodiazepínico				
Olanzapina (Zyprexa®)	5-10 mg	10 mg	$13,09/10 mg	$392,69
Dibenzotiazepínico				
Quetiapina (Seroquel®)	200-400 mg	800 mg	$7,37/200 mg	$681,16
Benzisotiazolil piperazina				
Ziprasidona (Geodon®)	40-160 mg	160 mg	$7,02/80 mg	$421,44
Dipiperazina				
Aripiprazol (Abilify®)	10-15 mg	30 mg	$19,80/30 mg	$594,10

[1] Pode ser mais alta em alguns casos.
[2] Preço médio de venda no atacado (para genérico classificado como AB quando disponível) para a quantidade listada. Fonte: *Red Book Update*, Vol. 27, No. 2, fevereiro de 2008. O preço médio de venda no atacado pode não representar com precisão o custo farmacêutico real, porque há amplas variações contratuais entre as instituições.
[3] Indica a estrutura da piperazina.
[4] Para risperidona, as doses diárias acima de 6 mg aumentam o risco de síndrome extrapiramidal. A dose de 6 mg da risperidona é quase equivalente a 20 mg de haloperidol.

TABELA 109. Potência relativa e efeitos colaterais dos antipsicóticos

Medicamento	Clorpromazina: Razão de Potência do Medicamento	Efeitos Anticolinérgicos[1]	Efeito Extrapiramidal[1]
Fenotiazinas			
Clorpromazina	1:1	4	1
Tioridazina	1:1	4	1
Mesoridazina	1:2	3	2
Perfenazina	1:10	2	3
Trifluoperazina	1:20	1	4
Flufenazina	1:50	1	4
Tioxanteno			
Tiotixeno	1:20	1	4
Diidroindolona			
Molindona	1:10	2	3
Dibenzoxazepínico			
Loxapina	1:10	2	3
Butirofenona			
Haloperidol	1:50	1	4
Dibenzodiazepínico			
Clozapina	1:1	4	—
Benzisoxazol			
Risperidona	1:50	1	1
Tienobenzodiazepínico			
Olanzapina	1:20	1	1
Dibenzotiazepínico			
Quetiapina	1:1	1	—
Benzisotiazolil piperazina			
Ziprasidona	1:1	1	1
Dipiperazina			
Aripiprazol	1:20	1	0

[1] 4, efeito forte; 1, efeito fraco.

TABELA 110. Antidepressivos comumente utilizados

Medicamento	Dose Oral Diária Usual (mg)	Dose Máxima Diária Usual (mg)	Efeitos Sedativos[1]	Efeitos Anticolinérgicos[1]	Custo por Unidade	Custo para Tratamento de 30 Dias, com Base na Dosagem Máxima[2]
ISRSs						
Fluoxetina (Prozac®, Sarafem®)	5-40	80	< 1	< 1	$2,67/20 mg	$320,40
Fluvoxamina (Luvox®)	100-300	300	1	< 1	$2,64/100 mg	$237,60
Nefazodona (Serzone®)	300-600	600	2	< 1	$1,60/200 mg	$144,00
Paroxetina (Paxil®)	20-30	50	1	1	$2,73/20 mg	$163,80
Sertralina (Zoloft®)	50-150	200	< 1	< 1	$2,72/100 mg	$163,20
Citalopram (Celexa®)	20	40	< 1	1	$2,53/40 mg	$75,78
Escitalopram (Lexapro®)	10	20	< 1	1	$2,98/20 mg	$89,39
Antidepressivos tricíclicos e compostos clinicamente semelhantes						
Amitriptilina (Elavil®)	150-250	300	4	4	$1,16/150 mg	$69,60
Amoxapina (Asendin®)	150-200	400	2	2	$1,67/100 mg	$200,40
Clomipramina (Anafranil®)	100	250	3	3	$1,48/75 mg	$158,92
Desipramina (Norpramin®)	100-250	300	1	1	$1,50/100 mg	$135,00
Doxepina (Sinequan®)	150-200	300	4	3	$1,00/100 mg	$90,00
Imipramina (Tofranil®)	150-200	300	3	3	$1,22/50 mg	$219,60
Maprotilina (Ludiomil®)	100-200	300	4	2	$1,14/75 mg	$136,50
Nortriptilina (Aventyl®, Pamelor®)	100-150	150	2	2	$1,52/50 mg	$136,62
Protriptilina (Vivactil®)	15-40	60	1	3	$2,95/10 mg	$531,00
Inibidores da monoaminoxidase						
Fenelzina (Nardil®)	45-60	90	...	...	$0,66/15 mg	$119,55
Tranilcipromina (Parnate®)	20-30	50	...	...	$0,97/10 mg	$145,53
Selegilina transdérmica (Emsam®)	6 (emplastro cutâneo)	12			$16,42/emplastro de 6 mg	$985,34
Outros compostos						
Venlafaxina XR (Effexor®)	150-225	225	1	< 1	$4,09/75 mg	$367,73
Duloxetina (Cymbalta®)	40	60	2	3	$4,24/60 mg	$127,20
Mirtazapina (Remeron®)	15-45	45	4	2	$2,80/30 mg	$85,50
Bupropiona XL (Wellbutrin XL®)	300[3]	450[3]		< 1	$5,87/300 mg	$309,75
Bupropiona SR (Wellbutrin SR)	300	400[4]		< 1	$3,83/200 mg	$229,98
Trazodona (Desyrel®)	100-300	400	4	< 1	$0,73/100 mg	$87,60
Trimipramina (Surmontil®)	75-200	200	4	4	$4,40/100 mg	$264,00

[1] 4, efeito forte; 1, efeito fraco.
[2] Preço médio de venda no atacado (para genérico classificado como AB quando disponível) para a quantidade listada. Fonte: *Red Book Update*, Vol. 27, No. 2, fevereiro de 2008. O preço médio de venda no atacado pode não representar com precisão o custo farmacêutico real, porque há amplas variações contratuais entre as instituições.
[3] Wellbutrin XL® é uma formulação diária de bupropiona. A bupropiona ainda está disponível sob a forma de liberação imediata e, se utilizada, nenhuma dose única deve ultrapassar 150 mg.
[4] 200 mg 2x/dia.
XL, extended release – liberação estendida.
SR, sustained release – liberação prolongada.

TABELA 111. Etiologia do *delirium* e de outros distúrbios cognitivos

Distúrbio	Possíveis Causas
Intoxicação	Álcool, sedativos, brometos, analgésicos (p. ex., pentazocina), drogas psicodélicas, estimulantes e solventes domésticos.
Retirada ou abstinência de medicamentos ou drogas	Retirada ou abstinência de álcool, sedativos/hipnóticos, corticosteroides.
Efeitos do álcool a longo prazo	Síndrome de Wernicke-Korsakoff.
Infecções	Septicemia; meningite e encefalite causadas por microrganismos bacterianos, virais, fúngicos, parasitários ou tuberculosos ou por sífilis do sistema nervoso central; infecções agudas e crônicas atribuídas a todo espectro de patógenos microbiológicos.
Distúrbios endócrinos	Tireotoxicose, hipotireoidismo, disfunção adrenocortical (inclusive doença de Addison e síndrome de Cushing), feocromocitoma, insulinoma, hipoglicemia, hiperparatireoidismo, hipoparatireoidismo, pan-hipopituitarismo, cetoacidose diabética.
Distúrbios respiratórios	Hipoxia, hipercapnia.
Distúrbios metabólicos	Distúrbios hidreletrolíticos (especialmente hiponatremia, hipomagnesemia e hipercalcemia), distúrbios acidobásicos, hepatopatia (encefalopatia hepática), insuficiência renal, porfiria.
Deficiências nutricionais	Deficiência de vitamina B_1 (beribéri), vitamina B_{12} (anemia perniciosa), ácido fólico, ácido nicotínico (pelagra); desnutrição proteico-calórica.
Trauma	Hematoma subdural, hemorragia subaracnóidea, sangramento intracerebral, síndrome pós-concussão.
Distúrbios cardiovasculares	Infartos do miocárdio, arritmias cardíacas, espasmos cerebrovasculares, encefalopatia hipertensiva, hemorragias, embolias e oclusões indiretamente causam declínio da função cognitiva.
Neoplasias	Lesões primárias ou metastáticas do sistema nervoso central, hipercalcemia induzida por câncer.
Distúrbios epilépticos	Disfunção ictal, interictal e pós-ictal.
Doença vascular do colágeno e distúrbios imunológicos	Distúrbios autoimunes, inclusive lúpus eritematoso sistêmico, síndrome de Sjögren e AIDS.
Doenças degenerativas	Doença de Alzheimer, doença de Pick, esclerose múltipla, parkinsonismo, coreia de Huntington, hidrocefalia de pressão normal.
Medicamentos	Agentes anticolinérgicos, antidepressivos, bloqueadores do receptor H_2, digoxina, salicilatos (uso a longo prazo) e ampla variedade de outros medicamentos vendidos sem receita médica e prescritos.

TABELA 112. Avaliação de gravidade da exacerbação da asma

	Leve	Moderada	Grave	Subgrupo: Parada Respiratória Iminente
Sintomas				
Dispneia	Enquanto caminha	Enquanto está em repouso (bebê – choro mais curto e suave, dificuldade de alimentação)	Enquanto está em repouso (bebê – para de se alimentar)	
Fala em	Pode repousar	Prefere se sentar	Senta-se ereto	
	Sentenças	Frases	Palavras	
Estado de alerta	Pode estar agitado	Geralmente agitado	Geralmente agitado	Sonolento ou confuso
Sinais				
Frequência respiratória	Aumentada	Aumentada Orientação para as frequências respiratórias em crianças alertas e acordadas: Idade < 2 meses 2-12 meses 1-5 anos 6-8 anos	Frequentemente > 30/minuto *Frequência normal* < 60/minuto < 50/minuto < 40/minuto < 30/minuto	
Uso de músculos acessórios; retrações supraesternais	Geralmente não	Comumente	Geralmente	Movimento toracoabdominal paradoxal
Sibilos	Moderados, muitas vezes apenas no final da expiração	Altos; durante toda a expiração	Geralmente altos; durante toda a inspiração e expiração	Ausência de sibilos
Pulso/minuto	< 100	100-200	> 120	Bradicardia
Pulso paradoxal		Orientação para as frequências de pulso normais em crianças: Idade 2-12 meses 1-2 anos 2-8 anos	*Frequência normal* < 160/minuto < 120/minuto < 110/minuto	
	Ausente < 10 mmHg	Pode estar presente 10-25 mmHg	Frequentemente presente > 25 mmHg (adulto) 20-40 mmHg (criança)	Ausência sugere fadiga dos músculos respiratórios
Avaliação funcional				
PFE (% melhor ou previsto)	≥ 70%	Aproximadamente 40-69% ou resposta com duração < 2 horas	< 40%	< 25% Nota: Talvez não haja necessidade de teste do pico de fluxo expiratório em crises muito graves
PaO₂ (em ar ambiente)	Normal (o teste não costuma ser necessário)	≥ 60 mmHg (o teste não costuma ser necessário)	< 60 mmHg: possível cianose	
e/ou PCO₂	< 42 mmHg (o teste não costuma ser necessário)	< 42 mmHg (o teste não costuma ser necessário)	≥ 42 mmHg: possível insuficiência respiratória	
Porcentagem de SaO₂ (em ar ambiente) ao nível do mar	> 95% (o teste não costuma ser necessário) Hipercapnia (hipoventilação) desenvolve-se mais prontamente em crianças pequenas do que em adultos e adolescentes.	90-95% (o teste não costuma ser necessário)	< 90%	

PFE, pico de fluxo expiratório; SaO₂, saturação de oxigênio.

Notas:
- A presença de vários parâmetros, mas não necessariamente de todos, indica a classificação geral da exacerbação.
- Muitos desses parâmetros não foram sistematicamente estudados, sobretudo pelo fato de se correlacionarem entre si. Dessa forma, tais parâmetros servem apenas como guias gerais.
- O impacto emocional dos sintomas de asma sobre o paciente e a família é variável, mas é imprescindível a identificação e o enfrentamento, uma vez que esse impacto pode influenciar as abordagens de terapia e acompanhamento.

Adaptada de National Asthma Education and Prevention Program. Expert Panel Report 3: Guidelines for the Diagnosis and Management of Asthma. National Institutes of Health Pub. No. 08-4051. Bethesda, MD, 2007. www.nhlbi.nih.gov/guidelines/asthma/asthgdln.htm.

TABELA 113. Classificação de gravidade das exacerbações da asma

Nota: Os pacientes são instruídos a utilizar medicamentos de alívio rápido mediante a ocorrência de sintomas ou em caso de queda do pico de fluxo expiratório abaixo de 80% do melhor ou previsto. Se o pico de fluxo expiratório estiver abaixo de 50%, costuma haver necessidade de cuidado médico imediato. Nos ambientes de cuidados de urgência ou emergência, os parâmetros expostos a seguir descrevem a gravidade e a provável evolução clínica de alguma exacerbação.

	Sinais e Sintomas	PFE Inicial (ou VEF_1)	Evolução Clínica
Leve	Dispneia apenas com atividade (avaliar taquipneia em crianças jovens)	PFE ≥ 70% do melhor ou previsto	• Costuma ser tratada em casa • Alívio imediato com β_2-agonista de curta ação inalado por via oral • Possível curso terapêutico curto de corticosteroides sistêmicos orais
Moderada	Dispneia interfere nos limites de atividade habitual	PFE 40-69% do melhor ou previsto	• Geralmente exige consulta em ambulatório ou setor de emergência • Alívio com inalação frequente de β_2-agonista de curta ação • Corticosteroides sistêmicos orais; alguns sintomas duram por 1-2 dias após o início do tratamento
Grave	Dispneia em repouso; interfere na conversa	PFE < 40% do melhor ou previsto	• Em geral requer consulta em emergência e provável internação • Alívio parcial com inalação frequente de β_2-agonista de curta ação por via oral • Corticosteroides sistêmicos orais; alguns sintomas duram por > 3 dias após o início do tratamento • Terapias adjuvantes são úteis
Subgrupo: Potencialmente letal	Muito dispneico para falar; sudorese	PFE < 25% do melhor ou previsto	• Exige consulta em setor de emergência/hospitalização; possível internação em UTI • Alívio mínimo ou nulo com inalação frequente de β_2-agonista de curta ação por via oral • Corticosteroides intravenosos • Terapias adjuvantes são úteis

PFE, pico de fluxo expiratório; VEF_1, volume expiratório forçado em 1 segundo; UTI, unidade de terapia intensiva.
Adaptada de National Asthma Education and Prevention Program. Expert Panel Report 3: Guidelines for the Diagnosis and Management of Asthma. National Institutes of Health Pub. No. 08-4051. Bethesda, MD, 2007. www.nhlbi.nih.gov/guidelines/asthma/asthgdln.htm.

TABELA 114. Avaliação do controle da asma

Componentes de Controle		Classificação do Controle de Asma (≥ 12 anos de idade)		
		Bem Controlada	Pouco Controlada	Muito Mal Controlada
Comprometimento	Sintomas	≤ 2 dias/semana	> 2 dias/semana	Ao longo do dia
	Despertar noturno	≤ 2 vezes/mês	1-3 vezes/semana	≥ 4 vezes/semana
	Interferência na atividade normal	Nenhuma	Certa limitação	Extremamente restrita
	Uso de β_2-agonista de curta ação para controle dos sintomas (sem prevenção de broncospasmo induzido por exercício)	≤ 2 dias/semana	> 2 dias/semana	Várias vezes ao dia
	VEF_1 ou fluxo de pico	> 80% do melhor/previsto	60-80% do melhor/previsto	< 60% do melhor/previsto
	Questionários validados ATAQ ACQ ACT	0 ≤ 0,75[1] ≥ 20	1-2 ≥ 1,5 16-19	3-4 N/A ≤ 15
Risco	Exacerbações que exigem corticosteroides sistêmicos orais	0-1/ano	≥ 2/ano (ver nota)	
		Considerar a gravidade e o intervalo desde a última exacerbação		
	Perda progressiva da função pulmonar	A avaliação requer acompanhamento a longo prazo		
	Efeitos adversos relacionados com o tratamento	Os efeitos colaterais da medicação podem variar em intensidade, desde a ausência até efeitos muito problemáticos e preocupantes. O nível de intensidade não se correlaciona com níveis específicos de controle, mas deve ser considerado na avaliação global de risco.		
Ação recomendada para tratamento		• Manter a etapa atual. • Acompanhamentos regulares a cada 1-6 meses para manter o controle. • Considerar o método sequencial descendente *step-down* (redução de 25-50% da dose) se bem controlada por, no mínimo, 3 meses.	• Avançar 1 etapa e reavaliar em 2-6 semanas. • Na ocorrência de efeitos colaterais, considerar opções terapêuticas alternativas.	• Considerar cursos terapêuticos curtos de corticosteroides sistêmicos orais. • Avançar 1-2 etapas e reavaliar em 2 semanas. • Na ocorrência de efeitos colaterais, considerar opções terapêuticas alternativas.

[1] Os valores de ACQ de 0,76-1,4 são indeterminados em relação à asma bem controlada.

Notas:
- A abordagem passo a passo visa auxiliar, mas não substituir, a tomada de decisão clínica necessária para atender às necessidades individuais de cada paciente.
- O nível de controle baseia-se no comprometimento mais grave ou na categoria de risco. Avaliar o domínio de comprometimento por meio de recordatório de 2-4 semanas prévias pelo paciente e por espirometria ou mensuração do fluxo de pico. A avaliação dos sintomas por períodos mais prolongados deve refletir uma avaliação global, como o questionamento de melhora ou agravamento da asma desde a última consulta.
- No momento, não há dados adequados para correlacionar as frequências de exacerbações com diferentes níveis de controle da asma. Em geral, as exacerbações mais frequentes e intensas (p. ex., que necessitam de cuidado não programado de urgência, hospitalização ou internação em UTI) indicam um controle insatisfatório da doença. Para fins terapêuticos, os pacientes que tiveram ≥ 2 exacerbações e exigiram corticosteroides sistêmicos orais no ano anterior podem ser considerados da mesma forma que pacientes que sofrem de asma pouco controlada, mesmo na ausência de níveis de comprometimento compatíveis com asma pouco controlada.
- Questionários validados para o domínio de comprometimento (o questionário não estimou a função pulmonar ou o domínio de risco).
  ATAQ = Asthma Therapy Assessment Questionnaire©
  ACQ = Asthma Control Questionnaire© (o manual do usuário pode ser obtido em www.qoltech.co.uk ou juniper@goltech.co.uk)
  ACT = Asthma Control Test™
  Diferença de importância mínima: 1,0 para o ATAQ; 0,5 para o ACQ; não determinada para o ACT.
- Antes de avançar na terapia:
  – Rever a adesão ao medicamento, inalador.
  – Se alguma opção terapêutica alternativa foi usada em alguma etapa, interromper e utilizar o tratamento preferido para aquela etapa.

Adaptada de National Asthma Education and Prevention Program. Expert Panel Report 3: Guidelines for the Diagnosis and Management of Asthma. National Institutes of Health Pub. No. 08-4051. Bethesda, MD, 2007. www.nhlbi.nih.gov/guidelines/asthma/asthgdln.htm.

TABELA 115. Medicamentos de controle a longo prazo para asma

Medicamento	Posologia	Dose em Adultos	Comentários
Corticosteroides Inalados (Ver Tabela 116)			
Corticosteroides Sistêmicos			**(Aplica-se a todos os três corticosteroides)**
Metilprednisolona	Comprimidos de 2, 4, 6, 8, 16, 32 mg	7,5-60 mg diariamente em dose única pela manhã ou em dias alternados, conforme a necessidade, para controle	• Para tratamento de asma persistente grave a longo prazo, administrar dose única pela manhã diariamente ou em dias alternados (a terapia em dias alternados pode produzir menos supressão adrenal). Os cursos terapêuticos curtos ou "explosivos" são eficazes para estabelecer o controle ao iniciar a terapia ou durante um período de deterioração gradual.
Prednisolona	Comprimidos de 5 mg, 5 mg/5 mL, 15 mg/5 mL	Curso terapêutico curto "explosivo": para atingir o controle, 40-60 mg por dia como dose única ou 2 doses divididas por 3-10 dias	
Prednisona	Comprimidos de 1, 2,5, 5, 10, 20, 50 mg; 5 mg/mL, 5 mg/mL		• Não há evidências de que a redução gradativa da dose após melhora no controle dos sintomas e na função dos pulmões evite a ocorrência de recidiva.
β₂-Agonistas de Longa Ação Inalados			**Não devem ser utilizados para alívio dos sintomas ou exacerbações. Uso com corticosteroides inalados.**
Salmeterol	Inalador de pó seco 50 μg/blister	1 blister a cada 12 horas	• Com o uso regular, pode ocorrer duração diminuída de proteção contra broncospasmo induzido por exercício.
Formoterol	Inalador de pó seco 12 μg/cápsula de uso único	1 cápsula a cada 12 horas	• Cada cápsula é de uso único apenas; doses adicionais não devem ser administradas por, no mínimo, 12 horas. • As cápsulas devem ser utilizadas apenas com o inalador Aerolizor®, não devendo ser tomadas por via oral.
Medicamentos Combinados			
Fluticasona/ Salmeterol	Inalador de pó seco 100 μg/50 μg, 250 μg/50 μg, ou 500 μg/50 μg Hidrofluoroalcano 45 μg/21 μg 115 μg/21 μg 230 μg/21 μg	1 inalação 2x/dia; a dose depende da gravidade da asma	• Inalador de pó seco 100/50 ou hidrofluoroalcano 45/21 aos pacientes não controlados sob corticosteroides inalados em doses baixas a médias. • Inalador de pó seco 250/50 ou hidrofluoroalcano 115/21 aos pacientes não controlados sob corticosteroides inalados em doses médias a altas.
Budesonida/ Formoterol	Inalador dosimetrado de hidrofluoroalcano 80 μg/4,5 μg 160 μg/4,5 μg	2 inalações 2x/dia; a dose depende da gravidade da asma	• 80/4,5 para os pacientes que sofrem de asma não controlada sob corticosteroides inalados em doses baixas a médias. • 160/4,5 para os pacientes que sofrem de asma não controlada sob corticosteroides inalados em doses médias a altas.
Cromolina e Nedocromila			
Cromolina	Inalador dosimetrado 0,8 mg/borrifada Nebulizador 20 mg/ampola	2 borrifadas 4x/dia 1 ampola 4x/dia	• Talvez haja necessidade de uma tentativa de 4-6 semanas para determinar o benefício máximo. • A dose por inalador dosimetrado pode ser inadequada até afetar a hiper-responsividade.
Nedocromila	Inalador dosimetrado 1,75 mg/borrifada	2 borrifadas 4x/dia	• Uma única dose antes de exercício ou exposição a alérgeno confere profilaxia eficaz por 1-2 horas. Não são tão eficazes para broncospasmo induzido por exercício quanto os β₂-agonistas de curta ação. • Assim que o controle for atingido, a frequência da dosagem pode ser reduzida.
Modificadores do Leucotrieno			
Antagonistas dos Receptores de Leucotrieno			
Montelucaste	Comprimido mastigável de 4 ou 5 mg Comprimido de 10 mg	10 mg toda noite na hora de dormir	• O montelucaste exibe uma curva plana de dose-resposta. Doses > 10 mg não produzirão uma resposta superior em adultos.
Zafirlucaste	Comprimido de 10 ou 20 mg	40 mg diariamente (comprimido de 20 mg 2x/dia)	• Para o zafirlucaste, a administração com refeições reduz a biodisponibilidade; tomar, pelo menos, 1 hora antes ou 2 horas depois das refeições. • Monitorar o paciente quanto a sinais e sintomas de disfunção hepática.

(continua)

TABELA 115. Medicamentos de controle a longo prazo para asma (continuação)

Medicamento	Posologia	Dose em Adultos	Comentários
Inibidor da 5-Lipoxigenase			
Zileutona	Comprimido de 600 mg	2.400 mg diariamente (600 mg 4x/dia)	• Para a zileutona, monitorar as enzimas hepáticas (ALT).
Metilxantinas			
Teofilina	Líquidos, comprimidos de liberação prolongada e cápsulas	Dose inicial: 10 mg/kg/dia até 300 mg no máximo; dose máxima usual de 800 mg/dia	• Ajustar a dose até atingir a concentração sérica de 5-15 µg/mL estabilizada (pelo menos, 48 horas na mesma dosagem). • Em função da ampla variabilidade entre os pacientes na depuração metabólica de teofilina, é importante o monitoramento sérico de rotina do nível dessa substância. • Ver adiante os fatores capazes de afetar os níveis da teofilina.
Imunomoduladores			
Omalizumabe	Injeção subcutânea, 150 mg/1,2 mL após reconstituição com 1,4 mL de água estéril para injeção	150-375 mg SC a cada 2-4 semanas, dependendo do peso corporal e do nível sérico pré-terapêutico da IgE	• Não administrar mais de 150 mg por local de injeção. • Monitorar o paciente quanto à ocorrência de anafilaxia por 2 horas após, no mínimo, as 3 primeiras injeções.

Fator[1,2]	Reduz as Concentrações de Teofilina	Aumenta as Concentrações de Teofilina	Ação Recomendada
Alimento	↓ ou atrasa a absorção de alguns produtos de teofilina de liberação prolongada	↑ velocidade de absorção (alimentos gordurosos)	Selecionar a preparação de teofilina que não é influenciada por alimento.
Dieta	↑ metabolismo (dieta rica em proteína)	↓ metabolismo (dieta rica em carboidrato)	Informar os pacientes que alterações importantes na dieta não são recomendadas enquanto se toma a teofilina.
Doença viral febril sistêmica (p. ex., influenza)		↓ metabolismo	Reduzir a dose da teofilina, de acordo com a concentração sérica. Reduzir a dose pela metade se a mensuração da concentração sérica não estiver disponível.
Hipoxia, *cor pulmonale*, e insuficiência cardíaca congestiva descompensada, cirrose		↓ metabolismo	Reduzir a dose, de acordo com a concentração sérica.
Idade	↑ metabolismo (1-9 anos)	↓ metabolismo (< 6 meses, idosos)	Ajustar a dose, de acordo com a concentração sérica.
Fenobarbital, fenitoína, carbamazepina	↑ metabolismo		Aumentar a dose, de acordo com a concentração sérica.
Cimetidina		↓ metabolismo	Utilizar bloqueador alternativo dos receptores H_2 (p. ex., famotidina ou ranitidina).
Macrolídeos: eritromicina, claritromicina, troleandomicina		↓ metabolismo	Utilizar antibiótico macrolídeo alternativo, azitromicina ou outro antibiótico ou ajustar a dose da teofilina.
Quinolonas: ciprofloxacino, enoxacino, pefloxacino		↓ metabolismo	Utilizar antibiótico alternativo ou ajustar a dose da teofilina. Contornar o problema com ofloxacino se houver necessidade de terapia com quinolona.
Rifampicina	↑ metabolismo		Aumentar a dose, de acordo com a concentração sérica.
Ticlopidina		↓ metabolismo	Reduzir a dose, de acordo com a concentração sérica.
Tabagismo	↑ metabolismo		Aconselhar o paciente a parar de fumar; aumentar a dose, de acordo com a concentração sérica.

[1] Fatores que afetam a concentração sérica de teofilina.
[2] Essa lista não inclui todos os fatores; para discussão de outros fatores, ver as bulas.
IgE, imunoglobulina E.
Adaptada de National Asthma Education and Prevention Program. Expert Panel Report 3: Guidelines for the Diagnosis and Management of Asthma. National Institutes of Health Pub. No. 08-4051. Bethesda, MD, 2007. www.nhlbi.nih.gov/guidelines/asthma/asthgdln.htm.

TABELA 116. Medicamentos de ação rápida para alívio da asma

Medicamento	Posologia	Dose em Adultos	Comentários
β_2-Agonistas de Ação Curta Inalados			
	Inalador dosimetrado		
Clorofluorocarbono de albuterol	90 µg/borrifada, 200 borrifadas/bomba	2 borrifadas 5 minutos antes do exercício	• Uso crescente ou falta do efeito esperado indica diminuição no controle da asma.
Hidrofluoroalcano de albuterol	90 µg/borrifada, 200 borrifadas/bomba	2 borrifadas a cada 4-6 horas, conforme a necessidade	• Não recomendados para tratamento diário a longo prazo. O uso regular que ultrapassa 2 dias/semana para controle dos sintomas (não para prevenção de broncospasmo induzido por exercício) indica necessidade de avançar a terapia.
Clorofluorocarbono de pirbuterol	200 µg/borrifada, 400 borrifadas/bomba		• Existem diferenças em termos de potência, mas todos os produtos são basicamente comparáveis em um esquema por borrifada.
Hidrofluoroalcano de levalbuterol	45 µg/borrifada, 200 borrifadas/bomba		• A dose habitual pode ser dobrada para exacerbações leves. • O inalador deve ser preparado, liberando 4 acionamentos antes do uso. • Periodicamente, é recomendável a limpeza do ativador de hidrofluoroalcano, pois o medicamento pode obstruir/tampar o orifício. • Agentes não seletivos (i. e., epinefrina, isoproterenol, metaproterenol) não são recomendados pelo potencial de estimulação cardíaca excessiva, especialmente em altas doses.
	Solução nebulizadora		
Albuterol	0,63 mg/3 mL 1,25 mg/3 mL 2,5 mg/3 mL 5 mg/mL (0,5%)	1,25-5 mg em 3 mL de solução fisiológica a cada 4-8 horas, conforme a necessidade	• Pode ser misturado com suspensão de budesonida para inalação, soluções de cromolina ou ipratrópio para nebulização. A dose pode ser dobrada para exacerbações graves.
Levalbuterol (dextroalbuterol)	0,31 mg/3 mL 0,63 mg/3 mL 1,25 mg/0,5 mL 1,25 mg/3 mL	0,63-1,25 mg a cada 8 horas, conforme a necessidade	• Compatível com suspensão de budesonida para inalação. O produto consiste em um frasco de dose única, estéril, livre de conservantes.
Anticolinérgicos			
	Inalador dosimetrado		
Hidrofluoroalcano de ipratrópio	17 µg/borrifada, 200 borrifadas/bomba	2-3 borrifadas a cada 6 horas	• Não há evidências de que os anticolinérgicos produzam benefício extra com os β_2-agonistas na terapia de controle de asma a longo prazo.
	Solução nebulizadora		
	0,25 mg/mL (0,025%)	0,25 mg a cada 6 horas	
	Inalador dosimetrado		
Ipratrópio com albuterol	18 µg/borrifada de brometo de ipratrópio e 90 µg/borrifada de albuterol	2-3 borrifadas a cada 6 horas	
	Solução nebulizadora		
	0,5 mg/3 mL de brometo de ipratrópio e 2,5 mg/3 mL de albuterol	3 mL a cada 4-6 horas	• Contém EDTA para evitar descolorações da solução. Esse aditivo não provoca broncospasmo.
Corticosteroides sistêmicos			
Metilprednisolona	Comprimidos de 2, 4, 6, 8, 16, 32 mg	Curso terapêutico curto "explosivo": 40-60 mg/dia como dose única ou 2 doses divididas por 3-10 dias	• Cursos terapêuticos curtos ou "explosivos" são eficazes para estabelecer o controle ao iniciar a terapia ou durante um período de deterioração gradual.
Prednisolona	Comprimidos de 5 mg, 5 mg/5 mL, 15 mg/5 mL		• Esse curso terapêutico explosivo deve ser mantido até que os sintomas desapareçam e o pico de fluxo expiratório esteja, no mínimo, 80% do melhor. Isso geralmente requer 3-10 dias, mas pode necessitar de mais tempo. Não há evidências de que a redução gradativa da dose após as melhoras evite a ocorrência de recidiva.
Prednisona	Comprimidos de 1, 2,5, 5, 10, 20, 50 mg; 5 mg/mL, 5 mg/5 mL		• Podem ser utilizados no lugar de um curso terapêutico curto "explosivo" de corticosteroides orais em pacientes que estejam vomitando ou se a adesão ao tratamento constituir um problema.
	Injeção de depósito		
(Acetato de metilprednisolona)	40 mg/mL 80 mg/mL	240 mg IM 1x/dia	

IM, intramuscular.

Adaptada de National Asthma Education and Prevention Program. Expert Panel Report 3: Guidelines for the Diagnosis and Management of Asthma. National Institutes of Health Pub. No. 08-4051. Bethesda, MD, 2007. www.nhlbi.gov/guidelines/asthma/asthgdln.htm.

TABELA 117. Padrões de doença em DPOC avançada

	Tipo A: "Pink Puffer" – Soprador Rosado (estereótipo do enfisematoso) (Enfisema Predominante)	Tipo B: "Blue Bloater" – Pletórico Cianótico (Bronquite Predominante)
Histórico e exame físico	A principal queixa consiste em dispneia, muitas vezes grave, que geralmente se manifesta após os 50 anos de idade. A tosse é rara, com escarro mucoide claro escasso. Os pacientes são magros, sendo comum a perda recente de peso. Tais pacientes parecem desconfortáveis, com uso evidente de músculos acessórios da respiração. O tórax permanece muito quieto, sem ruídos adventícios. Ausência de edema periférico.	A principal queixa consiste em tosse crônica, produtiva de escarro mucopurulento, com exacerbações frequentes em função de infecções torácicas. Frequentemente se manifesta no final dos 30 e 40 anos de idade. A dispneia costuma ser leve, embora os pacientes possam notar limitações à prática de exercícios. Muitas vezes, os pacientes apresentam-se acima do peso ideal (ou seja, sobrepeso) e cianóticos, mas parecem confortáveis em repouso. É comum a formação de edema periférico. O tórax encontra-se ruidoso, com roncos invariavelmente presentes; sibilos são comuns.
Estudos laboratoriais	Hemoglobina geralmente normal (12-15 g/dL). PaO_2 normal a levemente reduzida (65-75 mmHg), mas SaO_2 normal em repouso. $PaCO_2$ normal a levemente reduzida (35-40 mmHg). A radiografia torácica exibe hiperinsuflação com diafragmas achatados. As marcações vasculares encontram-se diminuídas, particularmente nos ápices.	Hemoglobina geralmente elevada (15-18 g/dL). PaO_2 reduzida (45-60 mmHg) e $PaCO_2$ leve a acentuadamente elevada (50-60 mmHg). A radiografia torácica revela aumento das marcações intersticiais ("pulmões sujos"), sobretudo nas bases. Os diafragmas não estão achatados.
Provas de função pulmonar	A obstrução ao fluxo aéreo é ubíqua. Capacidade pulmonar total aumentada, algumas vezes muito acentuada. DL_{CO} reduzida. Complacência pulmonar estática aumentada.	A obstrução ao fluxo aéreo é ubíqua. Capacidade pulmonar total em geral permanece normal, mas pode estar levemente aumentada. DL_{CO} normal. Complacência pulmonar estática normal.
Avaliações especiais		
Equilíbrio entre V/Q	Aumento da ventilação em áreas com V/Q elevadas, ou seja, alta ventilação de espaço morto.	Aumento da perfusão em áreas com V/Q baixas.
Hemodinâmica	Débito cardíaco normal a levemente baixo. Pressões arteriais pulmonares levemente elevadas, aumentando com o exercício.	Débito cardíaco normal. Pressões arteriais pulmonares elevadas, algumas vezes tão acentuadas que se agravam com o exercício.
Ventilação noturna	Grau leve a moderado de dessaturação de oxigênio, geralmente não associada a apneia obstrutiva do sono.	Grave dessaturação de oxigênio, frequentemente associada a apneia obstrutiva do sono.
Ventilação sob exercício	Ventilação-minuto aumentada em relação ao nível de consumo de oxigênio. A PaO_2 tende a cair, mas a $PaCO_2$ sobe levemente.	Ventilação-minuto diminuída em relação ao nível de consumo de oxigênio. A PaO_2 pode subir, mas a $PaCO_2$ pode sofrer elevação significativa.

DL_{CO}, capacidade de difusão do monóxido de carbono mensurada por respiração única; V/Q, ventilação-perfusão.

TABELA 118. Oxigenoterapia domiciliar: requisitos para cobertura do Medicare[1]

Grupo I (qualquer um dos seguintes):
1. $PaO_2 \leq 55$ mmHg ou $SaO_2 \leq 88\%$, obtidos em repouso sob respiração em ar ambiente, enquanto estiver acordado.
2. Durante o sono (prescrição apenas para uso de oxigênio noturno):
    a) $PaO_2 \leq 55$ mmHg ou $SaO_2 \leq 88\%$ para um paciente cuja PaO_2 em estado de vigília (alerta), em repouso, ao ar ambiente está ≥ 56 mmHg ou $SaO_2 \geq 89\%$,
    ou
    b) Redução na $PaO_2 > 10$ mmHg ou declínio na $SaO_2 > 5\%$ associado a sinais ou sintomas razoavelmente atribuídos à hipoxemia (p. ex., déficit dos processos cognitivos, inquietação noturna, insônia).
3. Durante exercício (prescrição para uso de oxigênio apenas durante exercício):
    a) $PaO_2 \leq 55$ mmHg ou $SaO_2 \leq 88\%$ obtidos durante exercício para paciente cuja PaO_2 acordado, em repouso e sob ar ambiente está ≥ 56 mmHg ou $SaO_2 \geq 89\%$,
    e
    b) Há evidência de que o uso da suplementação de oxigênio durante exercício melhore a hipoxemia que foi demonstrada durante essa atividade enquanto estiver respirando sob ar ambiente.

Grupo II[2]:
$PaO_2 = 56\text{-}59$ mmHg ou $SaO_2 = 89\%$ se houver evidência de qualquer um dos seguintes critérios:
1. Edema dos membros inferiores sugestivo de insuficiência cardíaca congestiva.
2. P *pulmonale* no ECG (onda P > 3 mm em derivações-padrão II, III ou aVF).
3. Hematócrito > 56%.

[1] Health Care Financing Administration, 1989.
[2] Os pacientes incluídos nesse grupo devem ser submetidos a um segundo teste de oxigênio 3 meses depois da oxigenoterapia inicial.

TABELA 119. Características e tratamento de pneumonias selecionadas

Microrganismo; Aspecto ao Esfregaço do Escarro	Quadro Clínico	Complicações	Estudos Laboratoriais	Terapia Antimicrobiana[1,2]
Streptococcus pneumoniae (pnemococos). Diplococos gram-positivos.	Doença cardiopulmonar crônica; sucede infecção do trato respiratório superior.	Bacteriemia, meningite, endocardite, pericardite, empiema.	Coloração de Gram e cultura de escarro, sangue, líquido pleural.	De escolha: Penicilina G, amoxicilina. Alternativa: Macrolídeos, cefalosporinas, doxiciclina, fluoroquinolonas, clindamicina, vancomicina, SMZ-TMP, linezolida.
Haemophilus influenzae. Cocobacilos gram-negativos pleomórficos.	Doença cardiopulmonar crônica; sucede infecção do trato respiratório superior.	Empiema, endocardite.	Coloração de Gram e cultura de escarro, sangue, líquido pleural.	De escolha:[3] Cefotaxima, ceftriaxona, cefuroxima, doxiciclina, azitromicina, SMZ-TMP. Alternativa: Fluoroquinolonas, claritromicina.
Staphylococcus aureus. Cocos gram-positivos amplos em aglomerados.	Residência em estabelecimento de cuidados crônicos, adquirida em hospital*, epidemia de influenza; fibrose cística; bronquiectasia, uso de drogas injetáveis.	Empiema, cavitação.	Coloração de Gram e cultura de escarro, sangue, líquido pleural.	Para cepas suscetíveis à meticilina: De escolha: Alguma penicilina resistente à penicilinase com ou sem rifampicina, ou gentamicina. Alternativa: uma cefalosporina; clindamicina, SMZ-TMP, vancomicina, uma fluoroquinolona. Para cepas resistentes à meticilina: Vancomicina com ou sem gentamicina ou rifampicina, linezolida.
Klebsiella pneumoniae. Bastonetes encapsulados gram-negativos amplos.	Consumo excessivo de bebidas alcoólicas, diabetes melito; adquirida em hospital.	Cavitação, empiema.	Coloração de Gram e cultura de escarro, sangue, líquido pleural.	De escolha: Cefalosporina de terceira geração. Para infecções graves, adicionar algum aminoglicosídeo. Alternativa: Aztreonam, imipenem, meropenem, inibidor betalactâmico/betalactamase, algum aminoglicosídeo, ou uma fluoroquinolona.
Escherichia coli. Bastonetes gram-negativos.	Adquirida em hospital; raras vezes, adquirida na comunidade.	Empiema.	Coloração de Gram e cultura de escarro, sangue, líquido pleural.	Mesma que para *Klebsiella pneumoniae*.
Pseudomonas aeruginosa. Bastonetes gram-negativos.	Adquirida em hospital; fibrose cística, bronquiectasia.	Cavitação.	Coloração de Gram e cultura de escarro, sangue.	De escolha: Um betalactâmico antipseudomonas, mais um aminoglicosídeo. Alternativa: Ciprofloxacino combinado com um aminoglicosídeo ou um betalactâmico antipseudomonas.
Anaeróbios. Flora mista.	Aspiração, má higiene bucal.	Pneumonia necrotizante, abscesso, empiema.	Cultura de líquido pleural ou de material obtido por aspiração transtraqueal ou transtorácica.	De escolha: Clindamicina, inibidor betalactâmico/betalactamase, imipenem.
Mycoplasma pneumoniae. Polimorfonucleares e monócitos; sem bactérias.	Jovens adultos; verão e outono.	Erupções cutâneas, miringite bolhosa; anemia hemolítica.	PCR. Cultura.[4] Título de fixação do complemento.[5] Títulos séricos de crioaglutinina não são úteis, pois carecem de sensibilidade e especificidade.	De escolha: Doxiciclina ou eritromicina. Alternativa: Claritromicina; azitromicina ou uma fluoroquinolona.
Espécies de *Legionella*. Poucos polimorfonucleares; sem bactérias.	Verão e outono; exposição a locais de construção, fontes de água e aparelhos de ar-condicionado contaminados; adquirida na comunidade ou em hospital.	Empiema, cavitação, endocardite, pericardite.	Exame imunofluorescente direto ou PCR de escarro ou tecido; cultura de escarro ou tecido.[4] Ensaio antigênico urinário para pesquisa de sorogrupo 1 da *L. pneumophila*.	De escolha: Um macrolídeo com ou sem rifampicina; uma fluoroquinolona. Alternativa: Doxiciclina com ou sem rifampicina, SMZ-TMP.
Chlamydophila pneumoniae. Inespecífica.	Clinicamente semelhante ao *M. pneumoniae*, mas os sintomas prodrômicos duram mais (até 2 semanas). É comum dor orofaríngea com rouquidão. Pneumonia leve em adolescentes e jovens adultos.	A reinfecção em adultos com idade mais avançada e DPOC ou insuficiência cardíaca subjacente pode ser grave ou até mesmo fatal.	O isolamento do microrganismo é muito difícil. Estudos sorológicos incluem microimunofluorescência com antígeno TWAR. PCR em laboratórios selecionados.	De escolha: Doxiciclina. Alternativa: Eritromicina, claritromicina, azitromicina ou uma fluoroquinolona.

*N. de T. Infecção conhecida como nosocomial.

(continua)

TABELA 119. Características e tratamento de pneumonias selecionadas (continuação)

Microrganismo; Aspecto ao Esfregaço do Escarro	Quadro Clínico	Complicações	Estudos Laboratoriais	Terapia Antimicrobiana[1,2]
Moraxella catarrhalis. Diplococos gram-negativos.	Doença pulmonar preexistente; idosos; corticosteroideterapia ou terapia imunossupressora.	Raramente, ocorrem derrames pleurais e bacteriemia.	Coloração de Gram e cultura de escarro, sangue, líquido pleural.	De escolha: Uma cefalosporina de segunda ou terceira geração; uma fluoroquinolona. Alternativa: SMZ-TMP, amoxicilina-ácido clavulânico ou um macrolídeo.
Pneumocystis jiroveci. Inespecífico.	AIDS, terapia imunossupressora ou citotóxica, câncer.	Pneumotórax, insuficiência respiratória, SARA, morte.	Coloração de escarro ou líquido de lavado broncoalveolar com os corantes prata-metenamina, Giemsa ou imunofluorescência direta.	De escolha: SMZ-TMP ou isetionato de pentamidina mais prednisona. Alternativa: Dapsona mais trimetoprim; clindamicina mais primaquina; trimetrexato mais ácido folínico.

[1] As sensibilidades antimicrobianas devem orientar a terapia quando disponíveis. (Modificada de: The choice of antibacterial drugs. Med Lett Drugs Ther 2004;43:69, e de Bartlett JG et al: Practice guidelines for the management of community-acquired pneumonia in adults. Clin Infect Dis 2000;31:347.)
[2] Para obtenção de informações extras sobre terapia antimicrobiana, ver Doenças Infecciosas: Terapia Antimicrobiana: Tabela 34 (medicamentos de escolha).
[3] Considerar a resistência à penicilina na escolha da terapia. Ver texto.
[4] Há necessidade de meios de cultura seletivos.
[5] A elevação de quatro vezes no título é diagnóstica.
SMZ-TMP, sulfametoxazol-trimetoprim; PCR, reação em cadeia da polimerase; DPOC, doença pulmonar obstrutiva crônica; SARA, síndrome da angústia respiratória aguda.

TABELA 120. Sistema de escore para classificação de risco pela regra de predição da Pneumonia Patient Outcomes Research Team (PORT)

Característica do Paciente	Pontos Atribuídos[1]
Fator demográfico	
Idade: homens	Número de anos
Idade: mulheres	Número de anos menos 10
Residente de asilo/clínica de repouso	10
Doenças comórbidas	
Doença neoplásica[2]	30
Hepatopatia[3]	20
Insuficiência cardíaca congestiva[4]	10
Doença cerebrovascular[5]	10
Doença renal[6]	10
Achados do exame físico	
Estado mental alterado[7]	20
Frequência respiratória ≥ 30 respirações/min	20
Pressão arterial sistólica < 90 mmHg	20
Temperatura ≤ 35°C ou ≥ 40°C	15
Pulso ≥ 125 batimentos/min	10
Achados laboratoriais ou radiográficos	
pH arterial < 7,35	30
Ureia ≥ 60 mg/dL	20
Sódio < 130 mEq/L	20
Glicose > 250 mg/dL	10
Hematócrito < 30%	10
PO_2 arterial < 60 mmHg	10
Derrame pleural	10

[1] Um escore total de pontos para certo paciente é obtido somando-se a idade em anos do paciente (idade menos 10 para mulheres) e os pontos para cada característica aplicável.
[2] Qualquer câncer, exceto o de células basais ou escamosas da pele, que estava ativo no momento da apresentação ou foi diagnosticado em até 1 ano antes da apresentação.
[3] Diagnóstico clínico ou histológico de cirrose ou qualquer outra forma de hepatopatia crônica.
[4] Disfunção sistólica ou diastólica registrada por histórico, exame físico, radiografia torácica, ecocardiograma, varredura de MUGA (angiografia por radionuclídeos), ou ventriculograma esquerdo.
[5] Diagnóstico clínico de acidente vascular cerebral ou ataque isquêmico transitório, registrado em RM ou TC.
[6] Histórico de doença renal crônica ou concentração anormal de ureia e creatinina, registrado no prontuário médico.
[7] Desorientação (em relação a pessoa, lugar ou hora, não sabidamente crônica), estupor ou coma.
Modificada e reproduzida, com permissão, de Fine MJ et al. A prediction rule to identify low-risk patients with community-acquired pneumonia. N Engl J Med. 1997;336:243. Copyright © 1997 Massachusetts Medical Society. Todos os direitos reservados.

TABELA 121. Taxas de mortalidade em 30 dias pela classificação de risco da PORT e recomendações quanto ao local de tratamento

Número de Pontos	Classe de Risco	Mortalidade em 30 Dias (%)	Local Recomendado de Tratamento
Ausência de indicadores	I	0,1-0,4	Ambulatório
≤ 70	II	0,6-0,7	Ambulatório
71-90	III	0,9-2,8	Ambulatório ou breve internação
91-130	IV	8,2-9,3	Internação
≥ 130	V	27,0-31,1	Internação

Dados de Fine MJ et al. A prediction rule to identify low-risk patients with community-adquired pneumonia. N Engl J Med. 1997;336:243. Copyright© 1997 Massachusetts Medical Society. Todos os direitos reservados.

TABELA 122. Classificação de reações positivas ao teste cutâneo de tuberculina[1]

Tamanho da Reação	Grupo
≥ 5 mm	1. Pessoas HIV-positivas. 2. Contatos recentes de indivíduos com tuberculose ativa. 3. Pessoas com alterações fibróticas em radiografias torácicas sugestivas de tuberculose prévia. 4. Pacientes submetidos a transplantes de órgão e outros pacientes imunossuprimidos (recebendo o equivalente a > 15 mg/dia de prednisona por 1 mês ou mais).
≥ 10 mm	1. Imigrantes recentes (< 5 anos) de países com alta prevalência de tuberculose (p. ex., Ásia, África, América Latina). 2. Usuários de drogas injetáveis HIV-negativos. 3. Pessoal de laboratório de micobacteriologia. 4. Residentes e empregados[2] congregados nos seguintes ambientes de alto risco: instituições de reeducação; asilos/casas de repouso e outros estabelecimentos de cuidado prolongado para idosos; hospitais e outros estabelecimentos de cuidado da saúde; estabelecimentos residenciais para pacientes com AIDS; e abrigos para as pessoas sem-teto. 5. Pessoas com os problemas médicos, expostos a seguir, responsáveis pelo aumento no risco de tuberculose: gastrectomia, ≤ 10% abaixo do peso corporal ideal; desvio jejunileal, diabetes melito, silicose, insuficiência renal crônica, alguns distúrbios hematológicos (p. ex., leucemias, linfomas) e outras malignidades específicas (p. ex., carcinoma da cabeça ou do pescoço e do pulmão). 6. Crianças com < 4 anos de idade ou bebês, crianças e adolescentes expostos a adultos sob alto risco.
≥ 15 mm	1. Pessoas sem fatores de risco para tuberculose.

[1] Uma reação ao teste cutâneo de tuberculina é considerada positiva se o diâmetro transverso da área *endurecida* atingir o tamanho exigido pelo grupo específico. Todas as outras reações são consideradas negativas.
[2] Para pessoas que normalmente estão sob baixo risco e são avaliadas em contratação empregatícia, uma reação com induração > 15 mm é considerada positiva.
Fonte: Screening for tuberculosis and tuberculosis infection in high-risk populations: recommendations of the Advisory Council for the Elimination of Tuberculosis. MMWR Morb Mortal Wkly Rep 1995;44(RR-11):19.

TABELA 123. Características dos medicamentos contra tuberculose

Medicamento	Efeitos Colaterais mais Comuns	Testes para Avaliação dos Efeitos Colaterais	Interações Medicamentosas	Comentários
Isoniazida	Neuropatia periférica, hepatite, erupção cutânea, efeitos leves atribuídos ao SNC.	AST e ALT; exame neurológico.	Fenitoína (sinérgica); dissulfiram.	Bactericida contra microrganismos extra e intracelulares. Piridoxina, 10 mg VO 1x/dia como profilaxia para neurite; 50--100 mg VO 1x/dia como tratamento.
Rifampicina	Hepatite, febre, erupção cutânea, doença semelhante à gripe, irritação gastrintestinal, problemas de sangramento, insuficiência renal.	Hemograma completo, plaquetas, AST e ALT.	A rifampicina inibe o efeito de contraceptivos orais, quinidina, corticosteroides, varfarina, metadona, digoxina, hipoglicemiantes orais; o ácido aminossalicílico pode interferir na absorção da rifampicina. Interações significativas com inibidores da protease e inibidores não nucleosídeos da transcriptase reversa.	Bactericida contra todas as populações de microrganismos. Confere a cor laranja à urina e outras secreções corporais. Produz descoloração de lentes de contato.
Pirazinamida	Hiperuricemia, hepatotoxicidade, erupção cutânea, irritação gastrintestinal, artralgias.	Ácido úrico, AST, ALT.	Raras.	Bactericida contra microrganismos intracelulares.
Etambutol	Neurite óptica (reversível com interrupção do medicamento; rara a 15 mg/kg); erupção cutânea.	Diferenciação das cores vermelha e verde e acuidade visual (dificuldade de avaliação em crianças com menos de 3 anos de idade).	Raras.	Bacteriostático contra microrganismos intra e extracelulares. Utilizado principalmente para inibir o desenvolvimento de mutantes resistentes. Utilizar com cuidado em casos de doença renal ou quando o teste oftalmológico não for possível.
Estreptomicina	Dano ao VIII par de nervos cranianos; nefrotoxicidade.	Função vestibular (audiogramas); ureia e creatinina.	Bloqueadores neuromusculares podem ser potencializados e causar paralisia prolongada.	Bactericida contra microrganismos extracelulares. Utilizar com cuidado em pacientes mais idosos ou naqueles com doença renal.

AST, aspartato aminotransferase; ALT, alanina aminotransferase.

TABELA 124. Dosagens recomendadas para o tratamento inicial da tuberculose

Medicamentos	Uma vez por dia	Custo[1]	Duas vezes por semana[2]	Custo[1]/ semana	Três vezes por semana	Custo[1]/ semana
Isoniazida	5 mg/kg Máximo: 300 mg/dose	$0,13/300 mg	15 mg/kg Máximo: 900 mg/dose	$0,78	15 mg/kg Máximo: 900 mg/dose	$1,17
Rifampicina	10 mg/kg Máximo: 600 mg/dose	$3,80/600 mg	10 mg/kg Máximo: 600 mg/dose	$7,60	10 mg/kg Máximo: 600 mg/dose	$11,40
Pirazinamida	15-30 mg/kg Máximo: 2 g/dose	$4,64/2 g	50-70 mg/kg Máximo: 4 g/dose	$18,56	50-70 mg/kg Máximo: 3 g/dose	$20,88
Etambutol	5-25 mg/kg Máximo: 2,5 g/dose	$11,27/2,5 g	50 mg/kg Máximo: 2,5 g/dose	$22,54	25-30 mg/kg Máximo: 2,5 g/dose	$33,81
Estreptomicina	15 mg/kg Máximo: 1 g/dose	$9,10/1 g	25-30 mg/kg Máximo: 1,5 g/dose	$36,40	25-30 mg/kg Máximo: 1,5 g/dose	$54,60

[1] Preço médio de venda no atacado (para genérico classificado como AB quando disponível) para a quantidade listada. Fonte: *Red Book Update*, Vol. 27, No. 2, fevereiro de 2008. O preço médio de venda no atacado pode não representar com precisão o custo farmacêutico real, porque há amplas variações contratuais entre as instituições.
[2] Todos os esquemas posológicos intermitentes devem ser ser utilizados com terapia diretamente observada.

TABELA 125. Estadiamento TNM para câncer de pulmão

Estádio	T	N	M	Descrição
0	Tis			Carcinoma *in situ*
IA	T1	N0	M0	Doença local limitada sem metástases linfonodais ou à distância
IB	T2	N0	M0	
IIA	T1	N1	M0	Doença local limitada com envolvimento linfonodal hilar ou peribrônquico ipsilateral, mas sem metástases à distância ou
IIB	T2	N1	M0	
	T3	N0	M0	Doença localmente invasiva sem metástases linfonodais ou à distância
IIIA	T3	N1	M0	Doença localmente invasiva com envolvimento linfonodal ipsilateral ou peribrônquico, mas sem metástases à distância ou
	T1-3	N2	M0	Doença limitada ou localmente invasiva com envolvimento linfonodal mediastínico ou subcarinal ipsilateral, mas sem metástases à distância
IIIB	Qualquer T	N3	M0	Qualquer tumor primário com linfonodos mediastínicos ou hilares contralaterais, ou linfonodos escalenos ou supraclaviculares ipsilaterais ou
	T4	Qualquer N	M0	Invasão local não passível de ressecção com qualquer grau de adenopatia, mas sem metástases à distância; derrame pleural maligno
IV	Qualquer T	Qualquer N	M1	Metástases à distância
Tumor primário (T)				
TX				Impossibilidade de avaliação do tumor primário; ou tumor confirmado pela presença de células malignas no escarro ou nos lavados brônquicos, mas não visualizado por técnicas de diagnóstico por imagem ou broncoscopia.
T0				Sem evidência de tumor primário.
Tis				Carcinoma *in situ*.
T1				Tumor com ≤ 3 cm em sua dimensão máxima, circundado pelo pulmão ou pela pleura visceral, mas sem evidência de invasão proximal a algum brônquio lobar à broncoscopia.
T2				Tumor com > 3 cm em sua dimensão máxima, ou tumor de qualquer tamanho que envolve algum brônquio principal (mas está ≥ 2 cm distais à carena traqueal), invade a pleura visceral ou apresenta atelectasia ou pneumonite obstrutiva associada que se estende para a região hilar. Qualquer atelectasia ou pneumonite obstrutiva associada não deve envolver o pulmão inteiro.
T3				Tumor de qualquer tamanho com extensão direta à parede torácica (inclusive tumores do sulco superior), ao diafragma, à pleura mediastínica ou ao pericárdio parietal; ou tumor no brônquio principal a < 2 cm distais à carena traqueal sem envolver essa estrutura; ou atelectasia ou pneumonite obstrutiva associada de todo o pulmão.
T4				Tumor de qualquer tamanho com invasão de mediastino, coração, grandes vasos, traqueia, esôfago, corpo vertebral, ou carena traqueal; com derrame pleural ou pericárdico maligno; ou com nódulos tumorais satélites dentro do lobo ipsilateral do pulmão, contendo o tumor primário.
Linfonodos regionais (N)				
NX				Impossibilidade de avaliação dos linfonodos regionais.
N0				Nenhuma metástase demonstrável para linfonodos regionais.
N1				Metástase para linfonodos na região peribrônquica ou na hilar ipsilateral, ou ambas, inclusive extensão direta.
N2				Metástase para linfonodos mediastínicos ipsilaterais e/ou linfonodos subcarinais.
N3				Metástase para linfonodos mediastínicos contralaterais, linfonodos hilares contralaterais, linfonodos escalenos ou supraclaviculares ipsilaterais ou contralaterais.
Metástases à distância (M)				
MX				Impossibilidade de avaliação da presença de metástase à distância.
M0				Nenhuma metástase à distância (conhecida).
M1				Presença de metástase à distância.

Adaptada, com permissão, de Mountain CF. Revisions in the international system for staging lung cancer. Chest 1997;111:1710.

TABELA 126. Abordagem para estadiamento de pacientes com câncer de pulmão

Parte A: Exames recomendados para todos os pacientes

Hemograma completo

Mensuração de eletrólitos, cálcio, fosfatase alcalina, albumina, AST, ALT, bilirrubina total, creatinina

Radiografia torácica

TC do tórax que inclua as glândulas adrenais[1,2]

Confirmação patológica da malignidade[3]

Parte B: Exames recomendados em pacientes selecionados, mas nem todos

Exame	Indicação
TC contrastada ou ultrassom do fígado	Provas elevadas de função hepática; TC não contrastada anormal do fígado ou avaliação clínica anormal
TC contrastada ou RM do cérebro	Sintomas atribuídos ao SNC ou avaliação clínica anormal
Tomografia por emissão de pósitrons do corpo inteiro como uso de ^{18}F-fluoro-desoxi-D-glicose	Para avaliar o mediastino em pacientes candidatos à cirurgia
Cintilografia óssea com radionuclídeos	Fosfatase alcalina elevada (fração óssea), cálcio aumentado, ostealgia ou avaliação clínica anormal
Provas de função pulmonar	Se houver planejamento de ressecção pulmonar ou radioterapia torácica
Cintilografia pulmonar da perfusão quantitativa com radionuclídeos ou teste ergométrico para avaliação do consumo máximo de oxigênio	Pacientes com ressectabilidade limítrofe em função do estado cardiovascular limitado

[1] Pode ser dispensável se o paciente tiver doença M1 evidente na radiografia torácica ou ao exame físico.
[2] O realce com contraste intravenoso de iodo não é essencial, mas recomendado em casos de provável invasão mediastínica.
[3] Apesar de ser ideal na maioria dos casos, o diagnóstico tecidual pode não ser necessário antes da cirurgia em alguns casos com aumento de volume da lesão ou caso se planeje a ressecção cirúrgica independentemente do resultado da biópsia. Modificada e reproduzida, com permissão, de Pretreatment evaluation of non-small cell lung cancer. Consensus Statement of the American Thoracic Society and the European Respiratory Society. Am J Respir Crit Care Med. 1997;156:320.

TABELA 127. Taxas de sobrevida aproximadas após tratamento de câncer de pulmão

Câncer de Pulmão de Não Pequenas Células: Sobrevida Média de 5 Anos Após Ressecção		
Estádio	Estadiamento Clínico	Estadiamento Cirúrgico
IA (T1N0M0)	60%	74%
IB (T2N0M0)	38%	61%
IIA (T1N1M0)	34%	55%
IIB (T2N1M0, T3N0M0)	23%	39%
IIIA	9-13%	22%
IIIB[1]	3-12%	
IV[1]	4%	

Câncer de Pulmão de Pequenas Células: Sobrevida Após Quimioterapia		
Estádio	Sobrevida Média de 2 Anos	Sobrevida Mediana
Limitado	15-20%	14-20 meses
Extenso	< 3%	8-13 meses

[1] Independentemente da terapia, em geral pacientes não cirúrgicos.
Dados obtidos de múltiplas fontes. Modificada e reproduzida, com permissão, de Reif MS et al. Evidence-based medicine in the treatment of non-small cell cancer. Clin Chest Med. 2000;21:107.

TABELA 128. Diagnóstico diferencial de doença pulmonar intersticial

Relacionado com medicamento
Agentes antiarrítmicos (amiodarona)
Agentes antibacterianos (nitrofurantoína, sulfonamidas)
Agentes antineoplásicos (bleomicina, ciclofosfamida, metotrexato, nitrosureias)
Agentes antirreumáticos (sais de ouro, penicilamina)
Fenitoína

Ambiental e ocupacional (exposições à inalação)
Poeira inorgânica (amianto, sílica, metais duros, berílio)
Poeira orgânica (actinomicetos termofílicos, antígenos aviários, espécies de *Aspergillus*)
Gases, fumaças e vapores (cloro, isocianatos, paraquat, dióxido de enxofre)
Radiação ionizante
Talco (usuários de drogas injetáveis)

Infecções
Fúngicas disseminadas (*Coccidioides immitis*, *Blastomyces dermatitidis*, *Histoplasma capsulatum*)
Micobacterianas disseminadas
Pneumocystis jiroveci
Virais

Distúrbios pulmonares primários
Pneumonia organizante criptogênica
Pneumonia intersticial fibrosante idiopática: Pneumonite intersticial aguda, pneumonite intersticial descamativa, pneumonite intersticial inespecífica, pneumonite intersticial usual, doença pulmonar intersticial associada à bronquiolite respiratória
Proteinose alveolar pulmonar

Distúrbios sistêmicos
Síndrome da angústia respiratória aguda
Amiloidose
Espondilite anquilosante
Doença autoimune: Dermatomiosite, polimiosite, artrite reumatoide, esclerose sistêmica (esclerodermia), lúpus eritematoso sistêmico
Pneumonia eosinofílica crônica
Síndrome de Goodpasture
Hemossiderose pulmonar idiopática
Enteropatia inflamatória
Histiocitose das células de Langerhans (granuloma eosinofílico)
Disseminação linfática de câncer (carcinomatose linfangítica)
Linfangioleiomiomatose
Edema pulmonar
Hipotensão venosa pulmonar, crônica
Sarcoidose
Granulomatose de Wegener

TABELA 129. Pneumonias intersticiais fibrosantes idiopáticas

Nome e Apresentação Clínica	Histopatologia	Padrão Radiográfico	Resposta à Terapia e Prognóstico
Pneumonia intersticial usual (PIU) Idade 55-60 anos, com leve predominância do sexo masculino. Tosse seca insidiosa e dispneia que duram meses a anos. Presença de baqueteamento digital ao diagnóstico em 25-50% dos casos. Crepitações inspiratórias tardias finas e difusas à ausculta pulmonar. Defeito ventilatório restritivo e capacidade difusora reduzida nas provas de função pulmonar. ANA e FR positivos em ~25% dos casos na ausência de doença vascular do colágeno registrada.	Distribuição irregular, temporal e geograficamente não uniforme, de fibrose, alteração alveoliforme e pulmão normal. Observa-se perda de pneumócitos tipo I, embora haja proliferação de células alveolares tipo II. "Focos fibroblásticos" de fibroblastos e miofibroblastos em proliferação ativa. A inflamação geralmente é leve, consistindo em linfócitos pequenos. O acúmulo de macrófagos intra-alveolares está presente, mas não é uma característica proeminente.	Volume pulmonar diminuído. Aumento das opacidades bibasilares e subpleurais lineares ou reticulares. A doença unilateral é rara. A TC de alta resolução revela alteração opaciforme ("em vidro fosco") mínima e alveoliforme variável. Áreas de pulmão normal podem estar adjacentes a áreas de fibrose avançada. Entre 2 e 10% dos casos exibem normalidade nas radiografias torácicas e nas tomografias de alta resolução ao diagnóstico.	Nenhum estudo randomizado demonstrou melhora na sobrevida, em comparação com pacientes não submetidos a tratamento. Inexoravelmente progressiva. A resposta a corticosteroides e agentes citotóxicos é de 15% na melhor das hipóteses, mas provavelmente essa porcentagem representa uma classificação errônea da histopatologia. Sobrevida média de aproximadamente 3 anos, dependendo do estágio de apresentação. Há interesse atual em agentes antifibróticos.
Doença pulmonar intersticial associada à bronquiolite respiratória (DPI-BR)[1] Idade 40-45 anos. Apresentação semelhante àquela da PIU, embora acometa pacientes mais jovens. Resultados similares nas provas de função pulmonar, porém com anormalidades menos graves. Pacientes com bronquiolite respiratória invariavelmente são fumantes inveterados.	Quantidade elevada de macrófagos uniformemente dispersos no interior dos espaços alveolares. Raros focos fibroblásticos, pouca fibrose, mínima alteração alveoliforme. Na DPI-BR, o acúmulo de macrófagos fica localizado dentro dos espaços aéreos peribronquiolares; na PID[1], esse acúmulo é difuso. A arquitetura alveolar é preservada.	Pode ser indistinguível de PIU. Mais frequentemente se apresenta com padrão nodular ou reticulonodular. É rara alteração alveoliforme. É mais provável que a TC de alta resolução revele opacidades difusas em vidro fosco e enfisema de lobo pulmonar superior.	Ocorre remissão espontânea em até 20% dos pacientes; por essa razão, a história natural é incerta. É essencial a interrupção do tabagismo. O prognóstico é claramente melhor que o da PIU: sobrevida média superior a 10 anos. Acredita-se que os corticosteroides sejam eficazes, mas não há ensaios clínicos randomizados que apoiem essa visão.
Pneumonite intersticial aguda (PIA) Clinicamente conhecida como síndrome de Hamman-Rich. Ampla faixa etária, mas afeta muitos pacientes jovens. Início agudo de dispneia, seguida pelo rápido desenvolvimento de insuficiência respiratória. Metade dos pacientes relata uma síndrome viral antes da doença pulmonar. Evolução clínica indistinguível daquela da SARA idiopática.	As alterações patológicas refletem a resposta aguda à lesão em dias a semanas. Assemelha-se à fase de organização de dano alveolar difuso. Fibrose e mínimo depósito de colágeno. Pode parecer semelhante à PIU, porém é mais homogênea e não há alteração alveoliforme – embora isso possa aparecer se o processo persistir por mais de 1 mês em paciente submetido à ventilação mecânica.	Consolidação bilateral difusa dos espaços aéreos com áreas de atenuação em vidro fosco na TC de alta resolução.	Os cuidados de suporte (ventilação mecânica) são críticos, mas o efeito de terapias específicas é incerto. Mortalidade inicial alta: 50-90% dos casos vêm a óbito em até 2 meses após o diagnóstico. Não tem caráter progressivo se o paciente sobreviver. A função pulmonar pode retornar ao normal ou ficar permanentemente prejudicada.
Pneumonite intersticial inespecífica (PIIN) Idade 45-55 anos. Leve predominância do sexo feminino. Semelhante à PIU, mas início de tosse e dispneia em alguns meses, e não anos.	Inespecífica, pois a histopatologia não se enquadra nas categorias mais bem estabelecidas. Graus variados de inflamação e fibrose – irregulares em termos de distribuição, mas uniformes em tempo, sugerindo resposta à lesão isolada. A maioria apresenta inflamação linfocítica e plasmocitária sem fibrose. Presença de alteração alveoliforme, porém escassa. Alguns defendem a divisão em subtipos celulares e fibróticos.	Pode ser indistinguível de PIU. O quadro mais típico consiste em áreas bilaterais de atenuação em vidro fosco e fibrose na TC de alta resolução. É rara alteração alveoliforme.	Acredita-se que o tratamento seja eficaz, mas não há estudos clínicos prospectivos publicados. O prognóstico global é bom, mas depende do grau de fibrose ao diagnóstico. Sobrevida média superior a 10 anos.
Pneumonite organizante criptogênica (POC, conhecida antigamente como pneumonia organizante criptogênica com bronquiolite obliterante) Tipicamente acomete indivíduos de 50-60 anos de idade, embora haja ampla variação. Início abrupto, ocorrendo com frequência semanas a alguns meses após doença semelhante à gripe. Dispneia e tosse seca são proeminentes, embora sintomas constitucionais sejam comuns: fadiga, febre e perda de peso. As provas de função pulmonar costumam revelar restrição, mas até 25% demonstram obstrução concomitante.	Incluída nas pneumonias intersticiais idiopáticas em termos clínicos. Botões de tecido conjuntivo frouxo (corpúsculos de Masson) e células inflamatórias preenchem os alvéolos e os bronquíolos distais.	Volumes pulmonares normais. A radiografia torácica tipicamente revela doença intersticial e parenquimatosa com infiltrados alveolares periféricos isolados em vidro fosco. São comuns opacidades nodulares. A TC de alta resolução exibe consolidação subpleural, bem como espessamento e dilatação da parede brônquica.	Resposta rápida a corticosteroides em dois terços dos pacientes. O prognóstico a longo prazo geralmente é bom para os indivíduos responsivos. As recidivas são comuns.

[1] Inclui pneumonia intersticial descamativa (PID).
ANA, anticorpo antinuclear; FR, fator reumatoide; PIU, pneumonia intersticial usual; SARA, síndrome da angústia respiratória aguda.

TABELA 130. Frequência de sinais e sintomas específicos em pacientes sob risco de tromboembolismo pulmonar

	UPET[1] EP+ (n = 327)	PIOPED[2] EP+ (n = 117)	PIOPED[2] EP− (n = 248)
Sintomas			
Dispneia	84%	73%	72%
Dor torácica ventilatório-dependente	74%	66%	59%
Tosse	53%	37%	36%
Dor em membros inferiores	Não há relatos	26%	24%
Hemoptise	30%	13%	8%
Palpitações	Não há relatos	10%	18%
Sibilo	Não há relatos	9%	11%
Dor anginosa	14%	4%	6%
Sinais			
Frequência respiratória ≥ 16 no UPET, ≥ 20 PIOPED I	92%	70%	68%
Crepitações (estertores)	58%	51%	40%[3]
Frequência cardíaca ≥ 100/minuto	44%	30%	24%
Quarta bulha cardíaca (B_4)	Não há relatos	24%	13%[3]
Componente pulmonar acentuado da segunda bulha cardíaca (B_2P)	53%	23%	13%[3]
Temperatura ≥ 37,5 no UPET, ≥ 38,5°C no PIOPED	43%	7%	12%
Sinal de Homans	Não há relatos	4%	2%
Atrito de fricção pleural	Não há relatos	3%	2%
Terceira bulha cardíaca (B_3)	Não há relatos	3%	4%
Cianose	19%	1%	2%

[1] Dados obtidos do UPET (Urokinase-Streptokinase Pulmonary Embolism Trial – ensaio sobre o uso de uroquinase-estreptoquinase no tratamento de embolia pulmonar), conforme relatado em Bell WR, Simon TL, DeMets DL. The clinical features of submassive and massive pulmonary emboli. Am J Med. 1977;62:355.
[2] Dados obtidos de pacientes inscritos no estudo PIOPED I (Prospective Investigation of Pulmonary Embolism Diagnosis – investigação prospectiva do diagnóstico de embolia pulmonar), conforme relatado em Stein PD et al. Clinical, laboratory, roentgenographic, and electrocardiographic findings in patients with acute pulmonary embolism and no preexisting cardiac ou pulmonary disease. Chest. 1991;100:598.
[3] $P < 0,05$ comparando os pacientes no estudo PIOPED I.
EP+, diagnóstico confirmado de embolia pulmonar; EP−, diagnóstico descartado de embolia pulmonar.

TABELA 131. Métodos selecionados para a prevenção de tromboembolismo venoso

Grupo de Risco	Recomendações para Profilaxia
Pacientes cirúrgicos	
Cirurgia geral	
Baixo risco: Procedimentos menores, idade abaixo dos 40 anos e sem fatores de risco clínicos	Deambulação precoce
Risco moderado: Procedimentos menores com fatores de risco de trombose adicionais; idade entre 40-60 anos, mas nenhum outro fator de risco clínico; ou cirurgias maiores com idade abaixo de 40 anos, sem fatores de risco clínicos adicionais	Meias elásticas ou heparina não fracionada em baixas doses ou heparina de baixo peso molecular ou compressão pneumática intermitente; mais deambulação precoce se possível
Risco mais alto: Cirurgia maior, idade acima de 40 anos ou com fatores de risco adicionais	Heparina não fracionada em baixas doses ou heparina de baixo peso molecular ou compressão pneumática intermitente
Risco mais alto somado a risco elevado de sangramento	Meias elásticas ou compressão pneumática intermitente
Risco muito alto: Múltiplos fatores de risco	Heparina não fracionada em baixas doses ou heparina de baixo peso molecular em doses mais altas, associada a meias elásticas ou compressão pneumática intermitente
Risco muito alto selecionado	Considerar o uso perioperatório de varfarina em dose ajustada, RNI 2,0-3,0 ou heparina de baixo peso molecular depois da alta hospitalar
Cirurgia ortopédica	
Cirurgia eletiva de substituição total do quadril	Administração subcutânea de heparina de baixo peso molecular ou varfarina perioperatória em dose adjustada ou heparina em dose ajustada iniciada no pré-operatório; aliada ao uso de compressão pneumática intermitente ou meias elásticas
Cirurgia eletiva de substituição total do joelho	Heparina de baixo peso molecular ou varfarina perioperatória em dose ajustada ou compressão pneumática intermitente
Cirurgia de fratura do quadril	Heparina de baixo peso molecular ou varfarina perioperatória em dose ajustada
Neurocirurgia	
Neurocirurgia intracraniana	Compressão pneumática intermitente com ou sem meias elásticas; heparina não fracionada em baixas doses e heparina pós-operatória de baixo peso molecular são alternativas aceitáveis; compressão pneumática intermitente ou meias elásticas associadas à administração de heparina não fracionada em baixas doses ou heparina de baixo peso molecular podem ser mais eficazes do que cada modalidade isolada em pacientes de alto risco.
Lesão aguda da medula espinal	Heparina de baixo peso molecular; compressão pneumática intermitente e meias elásticas podem proporcionar benefício extra quando utilizadas com heparina de baixo peso molecular. Na fase de reabilitação, a conversão para varfarina em dose total pode conferir proteção contínua.
Trauma	
Com fator de risco identificável para tromboembolismo	Heparina de baixo peso molecular; compressão pneumática intermitente ou meias elásticas se houver contraindicação ao uso da heparina de baixo peso molecular; considerar a triagem com ultrassom duplex em pacientes de risco muito alto; inserção de filtro de veia cava inferior mediante identificação de trombose venosa profunda proximal e contraindicação de terapia anticoagulante.
Pacientes clínicos	
Infarto agudo do miocárdio	Administração subcutânea de heparina não fracionada em baixas doses ou heparina em dose completa; se a heparina for contraindicada, a aplicação de compressão pneumática intermitente e o uso de meias elásticas podem conferir certa proteção.
Acidente vascular cerebral isquêmico com mobilidade prejudicada	Heparina de baixo peso molecular ou heparina não fracionada em baixas doses ou danaparoide; compressão pneumática intermitente ou meias elásticas se os anticoagulantes forem contraindicados.
Pacientes de clínica geral com fatores de risco clínicos; sobretudo pacientes com câncer, insuficiência cardíaca congestiva ou doença pulmonar grave	Heparina de baixo peso molecular ou heparina não fracionada, ambas em baixas doses
Pacientes com câncer e cateteres venosos centrais de demora	Varfarina, 1 mg/d, ou heparina de baixo peso molecular

Recomendações reunidas de Geerts WH et al. Prevention of venous thromboembolism. Chest. 2001 Jan;119(1 Suppl):132S-175S.
Varfarina perioperatória em dose ajustada: começar com 5-10 mg no dia da cirurgia ou no dia seguinte; ajustar a dose para razão normalizada internacional (RNI) de 2,0-3,0;
Heparina não fracionada em baixas doses: 5.000 unidades SC a cada 8-12 horas, começando 1-2 horas antes da cirurgia. Ver Tabela 132 para esquemas posológicos.

TABELA 132. Regimes terapêuticos selecionados com heparinas de baixo peso molecular e heparinoides para prevenção de tromboembolismo venoso

Grupo de Risco	Medicamento	Dose Subcutânea[1]	Esquema de Administração	Custo[2]
Cirurgia geral, risco moderado	Dalteparina (Fragmin®)	2.500 unidades	1-2 horas do pré-operatório e 1x/dia do pós-operatório	$18,08/dose
	Enoxaparina (Lovenox®)	20 mg	1-2 horas do pré-operatório e 1x/dia do pós-operatório	$23,38/dose
	Nadroparina (Fraxiparina®)	2.850 unidades	2-4 horas do pré-operatório e 1x/dia do pós-operatório	Nenhum preço disponível: não disponível nos EUA
	Tinzaparina (Innohep®)	3.500 unidades	2 horas do pré-operatório e 1x/dia do pós-operatório	$14,11/dose
Cirurgia geral, risco elevado	Dalteparina (Fragmin®)	5.000 unidades	8-12 horas do pré-operatório e 1x/dia do pós-operatório	$29,34/dose
	Danaparoide (Orgaran®)	750 unidades	1-4 horas do pré-operatório e a cada 12 horas do pós-operatório	Nenhum preço disponível: não disponível nos EUA
	Enoxaparina (Lovenox®)	40 mg	1-2 horas do pré-operatório e 1x/dia do pós-operatório	$31,17/dose
	Enoxaparina (Lovenox®)	30 mg	A cada 12 horas, iniciando 8-12 horas do pós-operatório	$23.38/dose
Cirurgia ortopédica	Dalteparina (Fragmin®)	5.000 unidades	8-12 horas do pré-operatório e 1x/dia, iniciando 12-24 horas do pós-operatório	$29,34/dose
	Dalteparina (Fragmin®)	2.500 unidades	6-8 horas do pós-operatório, depois 5.000 unidades 1x/dia	$18,08/dose
	Danaparoide (Orgaran®)	750 unidades	1-4 horas do pré-operatório e a cada 12 horas do pós-operatório	Nenhum preço disponível: não disponível nos EUA
	Enoxaparina (Lovenox®)	30 mg	A cada 12 horas, iniciando 12-24 horas do pós-operatório	$23,38/dose
	Enoxaparina (Lovenox®)	40 mg	1x/dia, iniciando 10-12 horas do pré-operatório	$31,17/dose
	Nadroparina (Fraxiparin®)	38 unidades/kg	12 horas do pré-operatório, 12 horas do pós-operatório e 1x/dia nos dias 1, 2, 3 do pós-operatório; depois aumentar para 57 unidades/kg 1x/dia	Nenhum preço disponível: não disponível nos EUA
	Tinzaparina (Innohep®)	75 unidades/kg	1x/dia, iniciando 12-24 horas do pós-operatório	$18,14/dose (paciente de 60 kg)
	Tinzaparina (Innohep®)	4.500 unidades	12 horas do pré-operatório e 1x/dia do pós-operatório	$18,14/dose
Trauma maior	Enoxaparina (Lovenox®)	30 mg	A cada 12 horas, iniciando 12-36 horas pós-lesão se hemostaticamente estável	$23,38/dose
Lesão aguda da medula espinal	Enoxaparina (Lovenox®)	30 mg	A cada 12 horas	$23,38/dose
Doenças clínicas	Dalteparina (Fragmin®)	2.500 unidades	1x/dia	$18,08/dose
	Danaparoide (Orgaran®)	750 unidades	A cada 12 horas	Nenhum preço disponível: não disponível nos EUA
	Enoxaparina (Lovenox®)	40 mg	1x/dia	$31,17/dose
	Nadroparina (Fraxiparina®)	2.850 unidades	1x/dia	Nenhum preço disponível: não disponível nos EUA

[1] Dose expressa em unidades anti-Xa; para enoxaparina, 1 mg = 100 unidades anti-Xa.
[2] Preço médio de venda no atacado (para genérico classificado como AB quando disponível) para a quantidade listada. Fonte: *Red Book Update*, Vol. 26, No. 3, março de 2007. O preço médio de venda no atacado pode não representar com precisão o custo farmacêutico real, porque há amplas variações contratuais entre as instituições.
Modificada e reproduzida, com permissão, de Geerts WH et al. Prevention of venous thromboembolism. Chest. 2001 Jan; 119(1 Suppl):132S-175S.

TABELA 133. Dose intravenosa de heparina, com base no peso corporal

Dosagem inicial

1. Dose de ataque de 80 unidades/kg IV, depois
2. Iniciar infusão de manutenção a 18 unidades/kg/hora
3. Verificar o tempo de tromboplastina parcial ativada (TPPa) em 6 horas

Esquema de ajuste da dose, com base nos resultados do TPPa

< 35 segundos (< 1,2 × o controle)	Repetir a infusão em bolo com 80 unidades/kg; aumentar a infusão em 4 unidades/kg/hora
35-45 segundos (1,2-1,5 × o controle)	Repetir a infusão em bolo com 40 unidades/kg; aumentar a infusão em 2 unidades/kg/hora
46-70 segundos (1,5-2,3 × o controle)	Sem alteração
71-90 segundos (2,3-3 × o controle)	Diminuir a velocidade de infusão em 2 unidades/kg/hora
> 90 segundos (> 3 × o controle)	Interromper a infusão por 1 hora, depois diminuir a infusão em 3 unidades/kg/hora

Repetir a mensuração do TTPa a cada 6 horas nas primeiras 24 horas. Se o TPPa estiver 46-70 segundos após 24 horas, reavaliar 1x/dia toda manhã. Se o TPPa estiver fora dessa faixa terapêutica em 24 horas, continuar a avaliação a cada 6 horas até que esse tempo fique em 46-70 segundos. Assim que o TPPa estiver na faixa terapêutica em duas mensurações consecutivas após 24 horas, verificar 1x/dia toda manhã.

Adaptada, com permissão, de Raschke RA et al. The weight-based heparin dosing nomogram compared with a "standard care" normogram. Ann Intern Med. 1993 Nov 1;119(9):874-81.

TABELA 134. Regimes anticoagulantes selecionados com heparina de baixo peso molecular

Medicamento	Dose Terapêutica Sugerida[1] (Subcutânea)
Dalteparina	200 unidades/kg 1x/dia (sem exceder 18.000 unidades/dose)
Enoxaparina	1,5 mg/kg 1x/dia (dose única sem exceder 180 mg)
Nadroparina	86 unidades/kg 2x/dia por 10 dias, ou 171 unidades/kg 1x/dia (dose única sem exceder 17.000 unidades)
Tinzaparina	175 unidades/kg 1x/dia

[1] Dose expressa em unidades anti-Xa; para enoxaparina, 1 mg = 100 unidades anti-Xa.
Modificada e reproduzida, com permissão, de Hyers TM et al. Antithrombotic therapy for venous thromboembolic disease. Chest. 2001 Jan;119(1 Suppl):176S-193S

TABELA 135. Causas selecionadas de pneumonite por hipersensibilidade

Doença	Antígeno	Fonte
Pulmão de fazendeiro	*Micropolyspora faeni, Thermoactinomyces vulgaris*	Inalação de feno mofado
Pulmão de "umidificador"	Actinomicetos termofílicos	Inalação de partículas de umidificadores, sistemas de aquecimento e condicionadores de ar contaminados
Pulmão dos criadores de aves ("doença dos criadores de pombos")	Proteínas aviárias	Inalação de soro e excreta de pássaros
Bagaçose	*Thermoactinomyces sacchari* e *T. vulgaris*	Inalação de fibra de cana-de-açúcar mofada (bagaço)
Sequoiose	*Graphium, Aureobasidium* e outros fungos	Inalação de serragem mofada de sequoia
Doença dos cortadores da casca do bordo	*Cryptostroma (Coniosporium) corticale*	Inalação de tronco ou casca da árvore de bordo em decomposição
Doença do colhedor de cogumelos (pulmão de apanhador de cogumelos)	Mesmo que o do pulmão de fazendeiro	Inalação de adubo composto* mofado
Suberose	*Penicillium frequentans*	Inalação de poeiras de cortiça embolorada
Pulmão dos trabalhadores da indústria de detergentes	Enzima do *Bacillus subtilis*	Aditivos enzimáticos

*N. de T. Adubo formado pela mistura de vários fertilizantes.

TABELA 136. Causas de transudatos e exsudatos do líquido pleural

Transudatos	Exsudatos
Insuficiência cardíaca congestiva (> 90% dos casos)	Pneumonia (derrame parapneumônico)
Cirrose com ascite	Câncer
Síndrome nefrótica	Embolia pulmonar
Diálise peritoneal	Infecção bacteriana
Mixedema	Tuberculose
Atelectasia aguda	Doença do tecido conjuntivo
Pericardite constritiva	Infecção viral
Obstrução da veia cava superior	Infecção fúngica
Embolia pulmonar	Infecção riquetsiana
	Infecção parasitária
	Asbesto (amianto)
	Síndrome de Meigs
	Doença pancreática
	Uremia
	Atelectasia crônica
	Pulmão encarcerado (encarceramento pulmonar)
	Quilotórax
	Sarcoidose
	Reação medicamentosa
	Síndrome pós-infarto do miocárdio

TABELA 137. Características de derrames pleurais exsudativos importantes

Etiologia ou Tipo de Derrame	Aspecto Macroscópico	Contagem de Leucócitos (Células/µL)	Contagem de Eritrócitos (Células/µL)	Glicose	Comentários
Derrame maligno	Turvo a sanguinolento; ocasionalmente seroso	1.000 a < 100.000 M	100 a algumas centenas de milhares	Igual aos níveis séricos; < 60 mg/dL em 15% dos casos	É incomum eosinofilia; resultados positivos ao exame citológico
Derrame parapneumônico não complicado	Límpido/claro a turvo	5.000-25.000 P	< 5.000	Igual aos níveis séricos	Não há necessidade de toracostomia por tubo
Empiema	Turvo a purulento	25.000-100.000 P	< 5.000	Inferior aos níveis séricos; frequentemente muito baixa	Há necessidade de drenagem; odor pútrido sugere infecção anaeróbica
Tuberculose	Seroso a serossanguinolento	5.000-10.000 M	< 10.000	Igual aos níveis séricos; ocasionalmente < 60 mg/dL	Proteína > 4,0 g/dL, mas pode exceder 5 g/dL; eosinófilos (> 10%) ou células mesoteliais (> 5%) tornam o diagnóstico improvável
Derrame reumatoide	Turvo; amarelo-esverdeado	1.000-20.000 M ou P	< 1.000	< 40 mg/dL	É comum empiema secundário; LDH elevada, complemento baixo, fator reumatoide alto e cristais de colesterol são característicos
Infarto pulmonar	Seroso a macroscopicamente sanguinolento	1.000-50.000 M ou P	100 a > 100.000	Igual aos níveis séricos	Achados variáveis; sem características patognomônicas
Ruptura esofágica	Turvo a purulento; vermelho-acastanhado	< 5.000 a > 50.000 P	1.000-10.000	Geralmente baixa	Altos níveis de amilase (origem salivar); pneumotórax em 25% dos casos; o derrame costuma ocorrer do lado esquerdo; pH < 6,0 sugere fortemente o diagnóstico
Pancreatite	Turvo a serossanguinolento	1.000-50.000 P	1.000-10.000	Igual aos níveis séricos	Geralmente do lado esquerdo; altos níveis de amilase

M, predomínio de mononucleares; P, predomínio de polimorfonucleares; LDH, lactato desidrogenase.

TABELA 138. Distúrbios selecionados associados a síndrome da angústia respiratória aguda (SARA)

Insultos Sistêmicos	Insultos Pulmonares
Trauma	Aspiração de conteúdo gástrico
Sepse	Embolia por trombo, gordura, ar ou líquido amniótico
Pancreatite	
Choque	Tuberculose miliar
Múltiplas transfusões	Pneumonia difusa (p. ex., síndrome respiratória aguda grave)
Coagulação intravascular disseminada	
Queimaduras	Pneumonia eosinofílica aguda
Medicamentos e *overdose* (i. e., dose excessiva)	Pneumonite organizante criptogênica
	Obstrução das vias aéreas superiores
Opioides	Pasta básica de cocaína para fumo (*Crack*)
Ácido acetilsalicílico	Quase-afogamento
Fenotiazinas	Inalação de gases tóxicos
Antidepressivos tricíclicos	Dióxido de nitrogênio
Amiodarona	Cloro
Agentes quimioterápicos	Dióxido de enxofre
Nitrofurantoína	Amônia
Protamina	Fumaça
Púrpura trombocitopênica trombótica	Toxicidade do oxigênio
	Contusão pulmonar
Bypass cardiopulmonar	Exposição à radiação
Traumatismo craniano	Exposição a altas altitudes
Paraquat (herbicida – composto quaternário de amônio)	Reexpansão ou reperfusão pulmonar

TABELA 139. Estágios de doença renal crônica: um plano de ação clínica[1,2]

Estágio	Descrição	TFG (mL/min/1,73 m^2)	Medidas [3]
1	Dano renal com TFG normal ou ↑	≥ 90	Diagnóstico e tratamento. Tratamento de problemas comórbidos. Retardo da evolução. Redução do risco de doença cardiovascular.
2	Dano renal com TFG levemente ↓	60-89	Estimar a progressão.
3	TFG moderadamente ↓	30-59	Avaliar e tratar as complicações.
4	TFG gravemente ↓	15-29	Preparar o paciente para terapia de substituição renal.
5	Insuficiência renal	< 15 (ou diálise)	Substituição (na presença de uremia).

[1] De National Kidney Foundation, KDOQI, chronic kidney disease guidelines.
[2] Doença renal crônica é definida como dano renal ou TFG < 60 mL/min/1,73 m^2 por 3 meses ou mais. Dano renal é definido como anormalidades ou marcadores patológicos de dano, incluindo anormalidades nos exames de sangue ou urina ou nas técnicas de diagnóstico por imagem.
[3] Inclui as medidas de estágios prévios.
TFG, taxa de filtração glomerular.

TABELA 140. Principais causas de doença renal crônica

Glomerulopatias

Doenças glomerulares primárias
Glomeruloesclerose focal e segmentar
Glomerulonefrite membranoproliferativa
Nefropatia por IgA
Nefropatia membranosa

Doenças glomerulares secundárias
Nefropatia diabética
Amiloidose
Glomerulonefrite pós-infecciosa
Nefropatia associada ao HIV
Doenças vasculares do colágeno
Nefropatia falciforme
Glomerulonefrite membranoproliferativa associada ao HIV

Nefrite Tubulointersticial

Hipersensibilidade medicamentosa
Metais pesados
Nefropatia por analgésicos
Pielonefrite crônica/por refluxo
Idiopática

Doenças Hereditárias

Doença renal policística
Doença cística medular
Síndrome de Alport

Nefropatias Obstrutivas

Doença prostática
Nefrolitíase
Fibrose/tumor retroperitoneal
Congênitas

Doenças Vasculares

Nefroesclerose hipertensiva
Estenose da artéria renal

TABELA 141. Classificação e achados em glomerulonefrite: síndromes nefróticas

	Etiologia	Histopatologia	Patogenia
Doença de lesões mínimas ("doença nula"; nefrose lipoide)	Associada a alergia, doença de Hodgkin, AINEs	**Óptica:** Normal (com ou sem proliferação mesangial) **Imunofluorescência:** Sem imunoglobulinas **Microscopia eletrônica:** Processos podais de fusão	Desconhecida
Glomeruloesclerose focal e segmentar	Associada a abuso de heroína, infecção por HIV, nefropatia por refluxo, obesidade	**Óptica:** Esclerose segmentar focal **Imunofluorescência:** IgM e C3 em segmentos escleróticos **Microscopia eletrônica:** Processos podais de fusão	Desconhecida
Nefropatia membranosa	Associada a linfoma não Hodgkin, carcinoma (gastrintestinal, renal, broncogênico, tireoide), terapia com ouro, penicilamina, lúpus eritematoso	**Óptica:** Espessamento da membrana basal glomerular e espículas **Imunofluorescência:** depósitos granulares de IgG e C3 ao longo das alças capilares **Microscopia eletrônica:** Depósitos densos em área subepitelial	Formação de imunocomplexos *in situ*
Glomerulonefropatia membranoproliferativa	Tipo I associada a infecção do trato respiratório superior	**Óptica:** Aumento das células mesangiais e da matriz com fissão da membrana basal glomerular **Imunofluorescência:** Depósitos granulares de C3, C1q, C4 com IgG e IgM **Microscopia eletrônica:** Depósitos densos no subendotélio	Desconhecida
	Tipo II	**Óptica:** Mesmas alterações que as do tipo I **Imunofluorescência:** apenas C3 **Microscopia eletrônica:** Material denso na membrana basal glomerular	Desconhecida

AINEs, anti-inflamatórios não esteroides.

TABELA 142. Terapia trombolítica para infarto agudo do miocárdio

	Estreptoquinase	Altepase; Ativador do Plasminogênio Tecidual (t-PA)	Reteplase	Tenecteplase (TNK-t-PA)
Fonte	Estreptococos do grupo C	DNA recombinante	DNA recombinante	DNA recombinante
Meia-vida	20 minutos	5 minutos	15 minutos	20 minutos
Dose usual	1,5 milhões de unidades	100 mg	20 unidades	40 mg
Administração	750.000 unidades em 20 minutos, seguidas de 750.000 unidades em 40 minutos	Bolo inicial de 15 mg, seguido por infusão de 50 mg nos próximos 30 minutos e 35 mg nos 60 minutos seguintes	10 unidades sob a forma de bolo em 2 minutos, repetido depois de 30 minutos	Bolo único ajustado ao peso, 0,5 mg/kg
Anticoagulação após infusão	Ácido acetilsalicílico, 325 mg 1x/dia; não há evidência de que a heparina adjuvante melhore os desfechos após a administração de estreptoquinase	Ácido acetilsalicílico, 325 mg 1x/dia; heparina, 5.000 unidades sob a forma de bolo, seguido por infusão de 1.000 unidades por hora, ajustada subsequentemente para manter o TTPA 1,5-2 vezes o controle	Ácido acetilsalicílico, 325 mg; heparina como no caso de t-PA	Ácido acetilsalicílico, 325 mg 1x/dia
Seletividade para o coágulo	Baixa	Alta	Alta	Alta
Fibrinogenólise	+++	+	+	+
Sangramento	+	+	+	+
Hipotensão arterial	+++	+	+	+
Reações alérgicas	++	0	0	+
Reoclusão	5-20%	10-30%	–	5-20%
Custo aproximado[1]	$563,00	$3.940,00	$2.895,00	$2.917,00

[1] Preço médio de venda no atacado (para genérico classificado como AB quando disponível) para a quantidade listada. Fonte: *Red Book Update*, Vol. 27, No. 2, fevereiro de 2008. O preço médio de venda no atacado pode não representar com precisão o custo farmacêutico real, porque há amplas variações contratuais entre as instituições. TTPA, tempo de tromboplastina parcial.

TABELA 143. Medicamentos antiarrítmicos

Agente	Dosagem Intravenosa	Dosagem Oral	Nível Plasmático Terapêutico	Via de Eliminação	Efeitos Colaterais
Classe Ia: Ação: Bloqueadores dos canais de sódio: Deprimem a fase 0 da despolarização; retardam a condução cardíaca; prolongam a repolarização.					
Indicações: Taquicardia supraventricular, taquicardia ventricular, prevenção de fibrilação ventricular, batimentos ventriculares prematuros sintomáticos.					
Quinidina	6-10 mg/kg (intramuscular ou intravenosamente) por 20 minutos (raras vezes, utilizado por via parenteral)	200-400 mg a cada 4-6 horas ou a cada 8 horas (ação prolongada)	2-5 mg/mL	Hepática	GI, ↓FVE, ↑Dig
Procainamida	100 mg/1-3 minutos até 500-1.000 mg; manter a 2-6 mg/min	50 mg/kg/dia em doses divididas a cada 3-4 horas ou a cada 6 horas (ação prolongada)	4-10 mg/mL; NAPA (metabólito ativo), 10-20 μg/mL	Renal	LES, hipersensibilidade, ↓FVE
Disopiramida		100-200 mg a cada 6-8 horas	2-8 mg/mL	Renal	Retenção urinária, xerostomia, ↓FVE acentuada
Moricizina		200-300 mg a cada 8 horas	Nota: Metabólitos ativos	Hepática	Tontura, náuseas, cefaleia, nível ↓ de teofilina, ↓FVE
Classe Ib: Ação: Abreviam a repolarização.					
Indicações: Taquicardia ventricular, prevenção de fibrilação ventricular, batimentos ventriculares sintomáticos.					
Lidocaína	1-2 mg/kg a 50 mg/minuto; manter a 1-4 mg/minuto		1-5 mg/mL	Hepática	SNC, GI
Mexiletina		100-300 mg a cada 6-12 horas; máximo: 1.200 mg/dia	0,5-2 mg/mL	Hepática	SNC, GI, leucopenia
Classe Ic: Ação: Deprimem a fase 0 da repolarização; retardam a condução cardíaca. A *propafenona*, bloqueador fraco dos canais de cálcio e betabloqueador, prolonga o potencial de ação e a refratariedade.					
Indicações: Taquicardia ou fibrilação ventricular potencialmente letal, além de taquicardia supraventricular refratária.					
Flecainida		100-200 mg 2x/dia	0,2-1 mg/mL	Hepática	SNC, GI, ↓↓FVE, TV incessante, morte súbita
Propafenona		150-300 mg a cada 8-12 horas	Nota: Metabólitos ativos	Hepática	SNC, GI, ↓↓FVE, ↑Dig
Classe II: Ação: Betabloqueador, além de retardar a condução AV. *Nota*: Outros betabloqueadores também podem ter efeitos antiarrítmicos, mas ainda não são aprovados para essa indicação nos Estados Unidos.					
Indicações: Taquicardia supraventricular; pode evitar fibrilação ventricular.					
Esmolol	500 μg/kg por 1-2 minutos; manter a 25-200 μg/kg/min	Outros betabloqueadores podem ser utilizados concomitantemente	Não estabelecido	Hepática	↓FVE, broncospasmo
Propranolol	1-5 mg a 1 mg/minuto	40-320 mg em 1-4 doses ao dia (dependendo da preparação)	Não estabelecido	Hepática	↓FVE, bradicardia, bloqueio AV, broncospasmo
Metoprolol	2,5-5 mg	50-200 mg 1x/dia	Não estabelecido	Hepática	↓FVE, bradicardia, bloqueio AV

(continua)

TABELA 143. Medicamentos antiarrítmicos (continuação)

Agente	Dosagem Intravenosa	Dosagem Oral	Nível Plasmático Terapêutico	Via de Eliminação	Efeitos Colaterais
Classe III: Ação: Prolongam o potencial de ação.					
Indicações: *Amiodarona*: taquicardia ventricular refratária, taquicardia supraventricular, prevenção de taquicardia ventricular, fibrilação atrial, fibrilação ventricular; *dofetilida*: fibrilação e *flutter* atriais; *sotalol*: taquicardia ventricular, fibrilação atrial; *ibutilida*: conversão de fibrilação e *flutter* atriais.					
Amiodarona	150-300 mg infundindos rapidamente, seguidos por infusão de 1 mg/minuto por 6 horas (360 mg) e depois 0,5 mg/minuto	800-1.600 mg/dia por 7-21 dias; manter a 100-400 mg/dia (talvez haja necessidade de doses mais altas)	1-5 mg/mL	Hepática	Fibrose pulmonar, hipotireoidismo, hipertireoidismo, fotossensibilidade, depósitos corneanos e cutâneos, hepatite, ↑Dig, neurotoxicidade, GI
Sotalol		80-160 mg a cada 12 horas (doses mais altas podem ser utilizadas para arritmias potencialmente letais)		Renal (o intervalo da dose deve ser estendido se a depuração de creatinina estiver < 60 mL/minuto)	Incidência precoce de *torsades de pointes*, ↓FVE, bradicardia, fadiga (e outros efeitos colaterais associados com betaqueadores)
Dofetilida		500 µg a cada 12 horas		Renal (a dose deve ser obrigatoriamente reduzida com disfunção renal)	*Torsades de pointes* em 3%; interação com inibidores do citocromo P-450
Ibutilida	1 mg em 10 min, seguidos por uma segunda infusão de 0,5-1 mg em 10 min			Hepática e renal	*Torsades de pointes* em até 5% dos pacientes dentro de 3 horas após a administração; é imprescindível o monitoramento dos pacientes com desfibrilador ao lado
Classe IV: Ação: Bloqueadores lentos dos canais de cálcio.					
Indicações: Taquicardia supraventricular.					
Verapamil	10-20 mg por 2-20 minutos; manter a 5 mg/kg/minuto	80-120 mg a cada 6-8 horas; 240-360 mg 1x/dia com preparação de liberação prolongada	0,1-0,15 mg/mL	Hepática	↓FVE, constipação, ↑Dig, hipotensão arterial
Diltiazem	0,25 mg/kg por 2 minutos; segundo bolo de 0,35 mg/kg após 15 minutos em caso de resposta inadequada; taxa de infusão, 5-15 mg/hora	180-360 mg ao dia em 1-3 doses, dependendo da preparação (formulações orais não são aprovadas para arritmias)		Metabolismo hepático, excreção renal	Hipotensão arterial, ↓FVE
Miscelânea: Indicações: Taquicardia supraventricular.					
Adenosina	6 mg rapidamente acompanhados por 12 mg após 1-2 minutos, se necessário; utilizar metade dessas doses se administrada via cateter central			Estimulação dos receptores de adenosina, metabolizada no sangue	Rubor transitório, dispneia, dor torácica, bloqueio AV, bradicardia sinusal; efeito ↓ por teofilina, ↑ por dipiridamol
Digoxina	0,5 mg por 20 minutos, seguido por incremento de 0,25 ou 0,125 mg até 1-1,5 mg por 24 horas	1-1,5 mg por 24-36 horas em 3 ou 4 doses; manutenção, 0,125-0,5 mg/dia	0,7-2 mg/mL	Renal	Bloqueio AV, arritmias, GI, alterações visuais

AV, atrioventricular; SNC, sistema nervoso central; ↑Dig, elevação do nível sérico da digoxina; GI, gastrintestinal (náuseas, vômitos, diarreia); ↓FVE, função ventricular esquerda reduzida; NAPA, N-acetilprocainamida; LES, lúpus eritematoso sistêmico; TV, taquicardia ventricular.

TABELA 144. Classificação e manejo da pressão arterial para adultos com idade igual ou superior a 18 anos

Classificação da Pressão Arterial	Pressão Arterial Sistólica em mmHg[1]		Pressão Arterial Diastólica em mmHg[1]	Modificação do Estilo de Vida	Manejo	
					Terapia Medicamentosa Inicial	
					Sem Indicações Compulsórias	Com Indicações Compulsórias
Normal	< 120	e	< 80	Incentivar		
Pré-hipertensão	120-139	ou	80-89	Sim	Nenhum agente anti-hipertensivo é indicado	Medicamento(s) para as indicações compulsórias[2]
Hipertensão em estádio 1	140-159	ou	90-99	Sim	Diuréticos tipo tiazídicos para grande parte dos casos; pode ser considerado o uso de inibidor da ECA, BRA, betabloqueador, BCC, ou uma combinação desses agentes	Medicamento(s) para as indicações compulsórias Outros agentes anti-hipertensivos (diuréticos, inibidor da ECA, BRA, betabloqueador, BCC), conforme a necessidade
Hipertensão em estádio 2	≥ 160	ou	≥ 100	Sim	Combinação de dois medicamentos para a maioria dos casos (geralmente diurético tipo tiazídico e inibidor da ECA ou BRA ou betabloqueador ou BCC)[3]	Medicamento(s) para as indicações compulsórias Outros agentes anti-hipertensivos (diuréticos, inibidor da ECA, BRA, betabloqueador, BCC), conforme a necessidade

[1] Tratamento determinado pela categoria mais alta de pressão arterial.
[2] Tratar os pacientes com doença renal crônica ou diabetes para um valor-alvo da pressão arterial de < 130/80 mmHg.
[3] É recomendável o uso de terapia combinada inicial com cuidado naqueles pacientes sob risco de hipotensão ortostática.
ECA, enzima conversora da angiotensina; BRA, bloqueador dos receptores da angiotensina; BCC; bloqueador dos canais de cálcio.
Fonte: Chobanian AV et al. The Seventh Report of the Joint National Committee on Prevention, Detection, Evaluation, and Treatment of High Blood Pressure: the JNC 7 report. JAMA. 2003 May 21;289(19):2560-72.

TABELA 145. Causas de hipertensão resistente

Mensuração inapropriada da pressão arterial

Sobrecarga volêmica e pseudotolerância
Ingestão excessiva de sódio
Retenção de volume por doença renal
Tratamento com diuréticos inadequado

Induzida por medicamento ou outras causas
Não adesão ao tratamento
Doses inadequadas
Combinações inapropriadas
Anti-inflamatórios não esteroides; inibidores da ciclo-oxigenase 2
Cocaína, anfetaminas, outras drogas ilícitas

Simpaticomiméticos (descongestionantes, anoréxicos)
Contraceptivos orais
Esteroides adrenais
Ciclosporina e tacrolimus
Eritropoietina
Alcaçuz (inclusive alguns tabacos de mastigação)
Suplementos alimentares e remédios selecionados vendidos sem receita médica (p. ex., efedra, ma huang, limeira)

Problemas associados
Obesidade
Consumo excessivo de álcool

Causas identificáveis de hipertensão arterial

Fonte: Chobanian AV et al. The Seventh Report of the Joint National Committee on Prevention, Detection, Evaluation, and Treatment of High Blood Pressure: the JNC 7 report. JAMA. 2003 May 21;289(19):2560-72.

TABELA 146. Resumo das diretrizes atuais do American College of Cardiology/American Heart Association (ACC/AHA) para o tratamento clínico de síndromes coronarianas agudas e infarto agudo do miocárdio[1]

Medicamento	Terapias Agudas para Síndromes Coronarianas Agudas	Terapias Agudas para Infarto Agudo do Miocárdio	Terapias de Alta
Ácido acetilsalicílico (ASA)	IA	IA	IA
Clopidogrel em pacientes alérgicos ao ácido acetilsalicílico	IA	IC	IA
Clopidogrel, tratamento clínico planejado	IA	–	IA
Clopidogrel ou inibidor IIb/IIIa, antecipadamente (antes da cateterização)	IA		
Clopidogrel, cateterização/intervenção coronariana percutânea precoces	IA (antes ou no momento da intervenção coronariana percutânea)	IB	IA
Heparina (não fracionada ou de baixo peso molecular)	IA	IA[2]	–
Betabloqueadores	IB	IA	IB
Inibidores da enzima conversora da angiotensina (ECA)	IB[3]	IA/IIaB[4]	IA
Inibidores da GP IIb/IIIa para cateterismo/intervenção coronariana percutânea precoces			
Eptifibatida/tirofibana	IA	–	–
Abciximabe	IA	IIaB[5]	–
Inibidores da GP IIb/IIIa em pacientes de alto risco sem cateterismo/intervenção coronariana percutânea precoces planejadas			
Eptifibatida/tirofibana	IIaA	–	–
Abciximabe	IIIA	–	–
Agente redutor de lipídeo[6]	–	–	IA
Aconselhamento para interrupção do tabagismo	–	–	IB

[1] Classe I indica que o tratamento é útil e eficaz; classe IIa indica que o peso das evidências é favorável à utilidade/eficácia; classe IIb indica que o peso das evidências é bem menos estabelecido; e classe III indica que a intervenção não é útil/eficaz e pode ser nociva. As recomendações do tipo A são obtidas de ensaios randomizados de grande escala, enquanto as recomendações do tipo B são provenientes de ensaios randomizados menores ou análises observacionais cuidadosamente conduzidas.
[2] Considerada como classe IIb, a heparina de baixo peso molecular (a enoxaparina com tenecteplase é a heparina mais bem estudada) pode ser considerada como uma alternativa aceitável à heparina não fracionada em pacientes com menos de 75 anos de idade submetidos à terapia fibrinolítica desde que não haja disfunção renal significativa.
[3] Em pacientes com hipertensão arterial persistente apesar do tratamento, diabetes melito, insuficiência cardíaca congestiva ou qualquer disfunção ventricular esquerda.
[4] IA em pacientes com insuficiência cardíaca congestiva ou fração de ejeção < 0,40; IIa para outros, na ausência de hipotensão arterial (pressão arterial sistólica <100 mmHg); bloqueador dos receptores da angiotensina (valsartana ou candesartana) em pacientes com intolerância a inibidor da ECA.
[5] O mais cedo possível antes da intervenção coronariana percutânea primária.
[6] Em pacientes com nível da lipoproteína de baixa densidade > 100 mg/dL.

TABELA 147. Medicamentos anti-hipertensivos: diuréticos

Medicamentos	Nomes Comerciais	Doses Orais Iniciais	Faixa de Dosagem	Custo por Unidade	Custo do Tratamento de 30 Dias[1] (Dosagem Média)	Efeitos Adversos	Comentários
Tiazídicos e diuréticos relacionados							
Hidroclorotiazida	Esidrix®, Hydro-Diuril®	12,5 ou 25 mg 1x/dia	12,5-50 mg 1x/dia	$0,08/25 mg	$2,40	↓K⁺, ↓Mg2⁺, ↑Ca2⁺, ↓Na⁺, ↑ácido úrico, ↑glicose, ↑colesterol LDL, ↑triglicerídeos; erupção cutânea, disfunção erétil.	Dosagens baixas são eficazes em muitos pacientes sem anormalidades metabólicas associadas; a metolazona é mais eficaz com insuficiência renal concomitante; a indapamida não altera os níveis séricos de lipídeos.
Clortalidona	Hygroton®, Thaliton®	12,5 ou 25 mg 1x/dia	12,5-50 mg 1x/dia	$0,23/25 mg	$6,90		
Metolazona	Zaroxolyn®	1,25 ou 2,5 mg 1x/dia	1,25-5 mg 1x/dia	$1,48/5 mg	$44,40		
Indapamida	Lozol®	2,5 mg 1x/dia	2,5-5 mg 1x/dia	$0,83/2,5 mg	$24,90		
Diuréticos de alça							
Furosemida	Lasix®	20 mg 2x/dia	40-320 mg em 2 ou 3 doses	$0,16/40 mg	$9,60	Mesmos que os produzidos pelos tiazídicos, mas com risco mais alto de diurese excessiva e desequilíbrio eletrolítico. Aumentam a excreção de cálcio.	Furosemida: A curta duração de ação constitui uma desvantagem; deve ficar reservada para os pacientes com insuficiência renal ou retenção líquida. Anti-hipertensivo insatisfatório. Torsemida: Medicamento eficaz para pressão arterial com baixas doses.
Ácido etacrínico	Edecrin®	50 mg 1x/dia	50-100 mg 1 ou 2x/dia	$0,90/25 mg	$108,00		
Bumetanida	Bumex®	0,25 mg 2x/dia	0,5-10 mg em 2 ou 3 doses	$0,45/1 mg	$27,00		
Torsemida	Demadex®	2,5 mg 1x/dia	5-10 mg 1x/dia	$0,70/10 mg	$21,00		
Bloqueadores dos receptores de aldosterona							
Espironolactona	Aldactone®	12,5 ou 25 mg 1x/dia	12,5-100 mg 1x/dia	$0,46/25 mg	$13,80	Hipercalemia, acidose metabólica, ginecomastia.	Podem constituir uma terapia suplementar útil em pacientes com hipertensão refratária.
Amilorida	Midamor®	5 mg 1x/dia	5-10 mg 1x/dia	$0,69/5 mg	$20,70		
Eplerenona	Inspra®	25 mg 1x/dia	25-100 mg 1x/dia	$4,17/25 mg	$125,03		
Produtos combinados							
Hidroclorotiazida e triantereno	Dyazide® (25/50 mg); Maxzide® (25/37,5 mg)	1 comprimido 1x/dia	1 ou 2 comprimidos 1x/dia	$0,36	$10,80	Mesmos que os produzidos pelos tiazídicos, além de distúrbios GI, hipercalemia (em vez de hipocalemia), cefaleia; o triantereno pode causar nefrolitíase e disfunção renal; a espironolactona causa ginecomastia. Pode ocorrer hipercalemia se essa combinação for utilizada em pacientes com insuficiência renal ou naqueles submetidos a inibidores da ECA.	O uso deve ser limitado a pacientes com necessidade demonstrável por algum agente poupador de potássio.
Hidroclorotiazida e amilorida	Moduretic® (50/5 mg)	½ comprimido 1x/dia	1 ou 2 comprimidos 1x/dia	$0,42	$12,60		
Hidroclorotiazida e espironolactona	Aldactazide (25/25 mg)	1 comprimido 1x/dia	1 ou 2 comprimidos 1x/dia	$0,50	$15,00		

[1] Preço médio de venda no atacado (para genérico classificado como AB quando disponível) para a quantidade listada. Fonte: *Red Book Update*, Vol. 27, No. 2, fevereiro de 2008. O preço médio de venda no atacado pode não representar com precisão o custo farmacêutico real, porque há amplas variações contratuais entre as instituições.
LDL, lipoproteína de baixa densidade; GI, gastrintestinal; ECA, enzima conversora da angiotensina.

TABELA 148. Medicamentos anti-hipertensivos: bloqueadores β-adrenérgicos

Medicamento	Nome Comercial	Dosagem Oral Inicial	Faixa de Dosagem	Custo por Unidade	Custo do Tratamento de 30 Dias (Com Base na Dosagem Média)[1]	Propriedades Especiais					Comentários[5]
						Seletividade β[1,2]	Atividade Simpaticomimética Intrínseca[3]	Atividade Estabilizadora de Membrana[4]	Lipossolubilidade	Eliminação Renal vs. Hepática	
Acebutolol	Sectral	200 mg 1x/dia	200-1.200 mg em 1 ou 2 doses	$1,34/ 400 mg	$40,20	+	+	+	+	H > R	ANA positivo; rara síndrome de lúpus eritematoso; indicado também para arritmias. Doses > 800 mg têm efeitos β1 e β2.
Atenolol	Tenormin	25 mg 1x/dia	25-200 mg 1x/dia	$0,83/ 50 mg	$24,90	+	0	0	0	R	Indicado também para *angina pectoris* e pós-infarto do miocárdio. Doses > 100 mg têm efeitos β1 e β2.
Betaxolol	Kerlone	10 mg 1x/dia	10-40 mg 1x/dia	$1,32/ 10 mg	$39,60	+	0	0	+	H > R	
Bisoprolol e hidroclorotiazida	Ziac	5 mg/6,25 mg 1x/dia	2,5-10 mg mais 6,25 mg	$1,14/2,5/ 6,25 mg	$34,20	+	0	0	0	R = H	Combinação em baixas doses aprovada para terapia inicial. O bisoprolol também é eficaz para insuficiência cardíaca.
Carvedilol	Coreg	6,25 mg 2x/dia	12,5-100 mg em 2 doses	$2,13/ 25 mg	$127,80 (25 mg 2x/dia)	0	0	0	+++	H > R	Atividade α e β bloqueadora na proporção de 1:9; pode causar sintomas ortostáticos; eficaz para insuficiência cardíaca congestiva.
Labetalol	Normodyne, Trandate	100 mg 2x/dia	200-1.200 mg em 2 doses	$0,71/ 200 mg	$42,60	0	0/+	0	++	H	Atividade α e β bloqueadora na proporção de 1:3; maior hipotensão ortostática, febre, hepatotoxicidade.
Metoprolol	Lopressor	50 mg em 1 ou 2 doses	50-200 mg em 1 ou 2 doses	$0,55/ 50 mg	$33,00	+	0	+	+++	H	Indicado também para *angina pectoris* e pós-infarto do miocárdio. Aprovado para insuficiência cardíaca. Doses > 100 mg têm efeitos β1 e β2.
	Toprol XL (preparação de liberação prolongada)	50 mg 1x/dia	50-200 mg 1x/dia	$0,90/ 100 mg	$27,00						
Nadolol	Corgard	20 mg 1x/dia	20-160 mg 1x/dia	$1,05/ 40 mg	$31,50	0	0	0	0	R	
Penbutolol	Levatol	20 mg 1x/dia	20-80 mg 1x/dia	$2,11/ 20 mg	$63,30	0	+	0	++	R > H	
Pindolol	Visken	5 mg 2x/dia	10-60 mg em 2 doses	$0,73/ 5 mg	$43,80	0	++	+	+	H > R	Em adultos, depuração renal de 35%.

Propranolol	Inderal	20 mg 2x/dia	40-320 mg em 2 doses	$0,51/ 40 mg	$30,60	0	0	++	+++	H	Preparação de liberação prolongada de uso diário (1x/dia) também está disponível. Indicada também para *angina pectoris* e pós-infarto do miocárdio.
Timolol	Blocadren	5 mg 2x/dia	10-40 mg em 2 doses	$0,50/ 10 mg	$30,00	0	0	0	++	H > R	Indicada também para pós-infarto do miocárdio. Depuração hepática de 80%.

[1] Preço médio de venda no atacado (para genérico classificado como AB quando disponível) para a quantidade listada. Fonte: *Red Book Update*, Vol. 27, No. 2, fevereiro de 2008. O preço médio de venda no atacado pode não representar com precisão o custo farmacêutico real, porque há amplas variações contratuais entre as instituições.
[2] É menos provável que agentes com seletividade β1 precipitem broncospasmo e fluxo sanguíneo periférico reduzido em *baixas doses*, mas a seletividade é apenas relativa.
[3] Agentes com atividade simpaticomimética intrínseca causam menos bradicardia de repouso e alterações lipídicas.
[4] A atividade estabilizadora de membrana geralmente ocorre em concentrações superiores às necessárias para bloqueio β-adrenérgico. A importância clínica dessa atividade estabilizadora de membrana pelos betabloqueadores não foi definida.
[5] Efeitos adversos de todos os betabloqueadores: broncospasmo, fadiga, distúrbio do sono e pesadelos, bradicardia e bloqueio atrioventricular, agravamento de insuficiência cardíaca congestiva, extremidades frias, distúrbios gastrintestinais, impotência, ↑triglicerídeos, ↓colesterol HDL, raras discrasias sanguíneas.

ANA, anticorpo antinuclear; 0, nenhum efeito; +, pouco efeito; ++, efeito moderado; +++, efeito máximo.

TABELA 149. Medicamentos anti-hipertensivos: inibidores da renina, inibidores da ECA e bloqueadores dos receptores da angiotensina II

Medicamento	Nome Comercial	Dosagem Oral Inicial	Faixa de Dosagem	Custo por Unidade	Custo do Tratamento de 30 Dias (Dosagem Média)[1]	Efeitos Adversos	Comentários
Inibidores da renina							
Aliskiren	Tekturna	150 mg 1x/dia	150-300 mg/dia	$2,34/150 mg	$70,20	Angioedema, hipotensão, hipercalemia. Contraindicado na gravidez.	Provavelmente metabolizado pela CYP3A4. A absorção é inibida por refeição rica em gordura.
Inibidores da ECA							
Benazepril	Lotensin	10 mg 1x/dia	5-40 mg em 1 ou 2 doses	$1,05/20 mg	$31,50	Tosse, hipotensão, tontura, disfunção renal, hipercalemia, angioedema; alteração do paladar e erupção cutânea (podem ser mais frequentes com captopril); raramente, proteinúria, discrasia sanguínea. Contraindicados na gravidez.	Maior quantidade de fosinopril é excretada pelo fígado em pacientes com disfunção renal (a redução da dose pode ou não ser necessária). Captopril e lisinopril são ativos sem metabolismo. Os agentes captopril, enalapril, lisinopril e quinapril são aprovados para insuficiência cardíaca congestiva.
Captopril	Capoten	25 mg 2x/dia	50-300 mg em 2 ou 3 doses	$0,76/25 mg	$45,60		
Enalapril	Vasotec	5 mg 1x/dia	5-40 mg em 1 ou 2 doses	$1,52/20 mg	$45,60		
Fosinopril	Monopril	10 mg 1x/dia	10-80 mg em 1 ou 2 doses	$1,19/20 mg	$35,70		
Lisinopril	Prinivil, Zestril	5-10 mg 1x/dia	5-40 mg 1x/dia	$1,06/20 mg	$31,80		
Moexipril	Univasc	7,5 mg 1x/dia	7,5-30 mg em 1 ou 2 doses	$1,39/7,5 mg	$41,70		
Perindopril	Aceon	4 mg 1x/dia	4-16 mg em 1 ou 2 doses	$2,48/8 mg	$74,40		
Quinapril	Accupril	10 mg 1x/dia	10-80 mg em 1 ou 2 doses	$1,68/20 mg	$50,40		
Ramipril	Altace	2,5 mg 1x/dia	2,5-20 mg em 1 ou 2 doses	$2,02/5 mg	$60,60		
Trandolapril	Mavik	1 mg 1x/dia	1-8 mg 1x/dia	$1,32/4 mg	$39,60		
Bloqueadores dos receptores da angiotensina II							
Candesartana cilexetila	Atacand	16 mg 1x/dia	8-32 mg 1x/dia	$1,83/16 mg	$54,90	Hipercalemia, disfunção renal, raro angioedema. As combinações têm efeitos colaterais extras. Contraindicados na gravidez.	A losartana apresenta uma curva dose-resposta muito plana. Valsartana e irbesartana possuem faixas mais amplas de dose-resposta e durações mais prolongadas de ação. A adição de diurético em baixas doses (isoladamente ou em combinação) aumenta a resposta.
Candesartana cilexetila/hidroclorotiazida	Atacand HCT	16 mg/12,5 mg 1x/dia	8-32 mg de candesartana 1x/dia	$2,48/16 mg/12,5 mg	$74,40		
Eprosartana	Teveten	600 mg 1x/dia	400-800 mg em 1-2 doses	$2,52/600 mg	$75,60		
Eprosartana/hidroclorotiazida	Teveten HCT	600 mg/12,5 mg 1x/dia	600 mg/12,5 mg ou 600 mg/25 mg 1x/dia	$2,87/600 mg/12,5 mg	$86,10		
Irbesartana	Avapro	150 mg 1x/dia	150-300 mg 1x/dia	$1,99/150 mg	$59,70		
Irbesartana e hidroclorotiazida	Avalide	150 mg/12,5 mg 1x/dia	150-300 mg de irbesartana 1x/dia	$2,41/150 mg	$72,30		
Losartana	Cozaar	50 mg 1x/dia	25-100 mg em 1 ou 2 doses	$1,98/50 mg	$59,40		
Losartana e hidroclorotiazida	Hyzaar	50 mg/12,5 mg 1x/dia	1 ou 2 comprimidos 1x/dia	$2,06/50 mg/12,5 mg/comprimido	$61,80		
Olmesartana	Benicar	20 mg 1x/dia	20-40 mg 1x/dia	$1,86/20 mg	$55,80		
Olmesartana e hidroclorotiazida	Benicar HCT	20 mg/12,5 mg 1x/dia	20-40 mg de olmesartana 1x/dia	$2,27/20 mg/12,5 mg	$68,10		

Telmisartana	Micardis	40 mg 1x/dia	20-80 mg 1x/dia	$2,11/40 mg	$63,30
Telmisartana e hidroclorotiazida	Micardis HCT	40 mg/12,5 mg 1x/dia	20-80 mg de telmisartana 1x/dia	$2,26/40 mg/12,5 mg	$67,80
Valsartana	Diovan	80 mg 1x/dia	80-320 mg 1x/dia	$2,26/160 mg	$67,80
Valsartana e hidroclorotiazida	Diovan HCT	80 mg/12,5 mg 1x/dia	80-320 mg de valsartana 1x/dia	$2,46/160 mg/12,5 mg	$73,80

[1] Preço médio de venda no atacado (para genérico classificado como AB quando disponível) para a quantidade listada. Fonte: *Red Book Update*, Vol. 27, No. 2, fevereiro de 2008. O preço médio de venda no atacado pode não representar com precisão o custo farmacêutico real, porque há amplas variações contratuais entre as instituições.
ECA, enzima conversora da angiontesina.

TABELA 150. Medicamentos anti-hipertensivos: bloqueadores dos canais de cálcio

Medicamento	Nome Comercial	Dosagem Oral Inicial	Faixa da Dosagem	Custo do Tratamento de 30 Dias (Dosagem Média)[1]	Vasodilatação Periférica	Automaticidade e Condução Cardíacas	Contratilidade	Efeitos Adversos	Comentários
Agentes não diidropiridínicos									
Diltiazem	Cardizem SR	90 mg 2x/dia	180-360 mg em 2 doses	$74,25 (120 mg 2x/dia)	++	↓↓	↓↓	Edema, cefaleia, bradicardia, distúrbios GI, tontura, bloqueio AV, insuficiência cardíaca congestiva, frequência urinária.	Também aprovado para angina.
	Cardizem CD; Cartia XT	180 mg 1x/dia	180-360 mg 1x/dia	$61,50 (240 mg 1x/dia)					
	Dilacor XR	180 ou 240 mg 1x/dia	180-480 mg 1x/dia	$34,50 (240 mg 1x/dia)					
	Tiazac SA	240 mg 1x/dia	180-540 mg 1x/dia	$73,40 (240 mg 1x/dia)					
Verapamil	Calan SR Isoptina SR Verelan Covera HS	180 mg 1x/dia	180-480 mg em 1 ou 2 doses	$46,80 (240 mg 1x/dia) $73,20 (240 mg 1x/dia)	++	↓↓↓	↓↓↓	Mesmos que os do diltiazem, porém mais provavelmente causa constipação e insuficiência cardíaca congestiva.	Também aprovado para angina e arritmias.
Agentes diidropiridínicos									
Anlodipino	Norvasc	5 mg 1x/dia	5-10 mg 1x/dia	$71,20 (10 mg 1x/dia)	+++	↓/0	↓/0	Edema, tontura, palpitações, rubor, cefaleia, hipotensão arterial, taquicardia, distúrbios GI, frequência urinária, agravamento de insuficiência cardíaca congestiva (pode ser menos comum com felodipino, anlodipino).	Anlodipino, nicardipino e nifedipino também são aprovados para angina.
Felodipino	Plendil	5 mg 1x/dia	5-20 mg 1x/dia	$42,00 (10 mg 1x/dia)	+++	↓/0	↓/0		
Isradipino	DynaCirc DynaCirc CR	2,5 mg 2x/dia 5 mg 1x/dia	2,5-5 mg 2x/dia 5-10 mg 1x/dia	$120,00 (5 mg 2x/dia) $115,24 (10 mg 1x/dia)	+++	↓/0	→		
Nicardipino	Cardene Cardene SR	20 mg 3x/dia 30 mg 2x/dia	20-40 mg 3x/dia 30-60 mg 2x/dia	$41,20 (20 mg 3x/dia) $72,31 (30 mg 2x/dia)	+++	↓/0	↓↓		
Nifedipino	Adalat CC Procardia XL	30 mg 1x/dia 30 mg 1x/dia	30-120 mg 1x/dia 30-120 mg 1x/dia	$65,10 (60 mg 1x/dia) $70,86 (60 mg 1x/dia)	+++	→	↓↓		
Nisoldipino	Sular	20 mg/dia	20-60 mg/dia	$83,10 (40 mg 1x/dia)	+++	↓/0	→		

[1] Preço médio de venda no atacado (para genérico classificado como AB quando disponível) para a quantidade listada. Fonte: Red Book Update, Vol. 27, No. 2, fevereiro de 2008. O preço médio de venda no atacado pode não representar com precisão o custo farmacêutico real, porque há amplas variações contratuais entre as instituições.

GI, gastrintestinal; AV, atrioventricular.
SR, *sustained release* – liberação prolongada.
CD, *continuous delivery* – distribuição contínua.
XT, *extended release* – liberação estendida.
SA, *sustained action* – ação contínua.
HS, *hora somni* – na hora de dormir.
CR, *controlled release* – liberação controlada.
CC, *calcium channel blocker* – bloqueador dos canais de cálcio.
XL, *extended release* – liberação estendida.

TABELA 151. Bloqueadores dos receptores α-adrenérgicos, simpaticolíticos e vasodilatadores

Medicamentos	Nomes Comerciais	Dosagem Inicial	Faixa da Dosagem	Custo por Unidade	Custo do Tratamento de 30 Dias (Dosagem Média)[1]	Efeitos Adversos	Comentários
Bloqueadores dos receptores α-adrenérgicos							
Prazosina	Minipress	1 mg na hora de dormir	2-20 mg em 2 ou 3 doses	$0,78/5 mg	$46,80 (5 mg 2x/dia)	Síncope com a primeira dose; hipotensão postural, tontura, palpitações, cefaleia, fraqueza, sonolência, disfunção sexual, efeitos anticolinérgicos, incontinência urinária; os efeitos de primeira passagem podem ser menores com a doxazosina.	Podem ↑ o colesterol HDL e ↓ o LDL. Podem conferir alívio a curto prazo de sintomas prostáticos obstrutivos. Menos eficazes na prevenção de eventos cardiovasculares do que os diuréticos.
Terazosina	Hytrin	1 mg na hora de dormir	1-20 mg em 1 ou 2 doses	$1,60/1, 2, 5, 10 mg	$48,00 (5 mg 1x/dia)		
Doxazosina	Cardura	1 mg na hora de dormir	1-16 mg 1x/dia	$0,97/4 mg	$29,10 (4 mg 1x/dia)		
Simpaticolíticos centrais							
Clonidina	Catapres	0,1 mg 2x/dia	0,2-0,6 mg em 2 doses	$0,22/0,1 mg	$13,20 (0,1 mg 2x/dia)	Sedação, xerostomia, disfunção sexual, cefaleia, bradiarritmias; os efeitos colaterais podem ser menores com guanfacina. Dermatite de contato com emplastro de clonidina. A metildopa também causa hepatite, anemia hemolítica, febre.	Pode ocorrer hipertensão de "rebote" mesmo após retirada gradativa. É recomendável evitar o uso da metildopa em favor de agentes mais seguros.
	Catapress TTS	Emplastro de 0,1 mg/dia semanal- mente	Emplastro de 0,1-0,3 mg/dia sema- nalmente	$32,42/0,2 mg	$129,68 (0,2 mg semanal- mente)		
Guanabenz	Wytensin	4 mg 2x/dia	8-64 mg em 2 doses	$0,98/4 mg	$58,80 (4 mg 2x/dia)		
Guanfacina	Tenex	1 mg 1x/dia	1-3 mg 1x/dia	$0,87/1 mg	$26,10 (1 mg 1x/dia)		
Metildopa	Aldomet	250 mg 2x/dia	500-2.000 mg em 2 doses	$0,63/500 mg	$37,80 (500 mg 2x/dia)		
Antagonistas neuronais periféricos							
Reserpina	Serpasil	0,05 mg 1x/dia	0,05-0,25 mg 1x/dia	$0,48/0,1 mg	$14,40 (0,1 mg 1x/dia)	Depressão (menos provável com dosagens baixas, ou seja, < 0,25 mg), terrores noturnos, congestão nasal, sonolência, doença péptica, distúrbios gastrintestinais, bradicardia.	
Vasodilatadores diretos							
Hidralazina	Apresoline	25 mg 2x/dia	50-300 mg em 2-4 doses	$0,51/25 mg	$30,60 (25 mg 2x/dia)	Distúrbios GI, taquicardia, cefaleia, congestão nasal, erupção cutânea, síndrome semelhante ao LE.	Pode agravar ou precipitar angina.
Minoxidil	Loniten	5 mg 1x/dia	5-40 mg 1x/dia	$1,29/10 mg	$38,70 (10 mg 1x/dia)	Taquicardia, retenção de líquidos, cefaleia, hirsutismo, derrame pericárdico, trombocitopenia.	Deve ser utilizado em combinação com betabloqueador e diurético.

[1] Preço médio de venda no atacado (para genérico classificado como AB quando disponível) para a quantidade listada. Fonte: *Red Book Update*, Vol. 27, No. 2, fevereiro de 2008. O preço médio de venda no atacado pode não representar com precisão o custo farmacêutico real, porque há amplas variações contratuais entre as instituições. GI, gastrintestinal; LE, lúpus eritematoso.

TABELA 152. Medicamentos para emergências e urgências hipertensivas

Agente	Ação	Dosagem	Início	Duração	Efeitos Adversos	Comentários
Agentes parenterais (intravenosos a menos que assinalado)						
Nitroprusseto (Nipride®)	Vasodilatador	0,25-10 µg/kg/minuto	Segundos	3-5 minutos	GI, SNC; toxicidade por tiocianato e cianeto, especialmente com insuficiência renal e hepática; hipotensão arterial.	Tratamento mais eficaz e facilmente titulável. Utilizar com betabloqueador em dissecção aórtica.
Nitroglicerina	Vasodilatador	0,25-5 µg/kg/minuto	2-5 minutos	3-5 minutos	Cefaleia, náuseas, hipotensão arterial, bradicardia.	Pode ocorrer o desenvolvimento de tolerância. Útil principalmente com isquemia do miocárdio.
Labetalol (Normodyne®, Trandate®)	β e α-bloqueador	20-40 mg a cada 10 minutos até 300 mg; infusão de 2 mg/minuto	5-10 minutos	3-6 horas	GI, hipotensão arterial, broncospasmo, bradicardia, bloqueio cardíaco.	Evitar em insuficiência cardíaca congestiva, asma. Pode ser mantido por via oral.
Esmolol (Brevibloc®)	Betabloqueador	Dose de ataque: 500 µg/kg por 1 minuto; manutenção, 25-200 µg/kg/minuto	1-2 minutos	10-30 minutos	Bradicardia, náuseas.	Evitar em insuficiência cardíaca congestiva, asma. Anti-hipertensivo fraco.
Fenoldopam (Corlopam®)	Agonista dos receptores dopaminérgicos	0,1-1,6 µg/kg/minuto	4-5 minutos	< 10 minutos	Taquicardia reflexa, hipotensão arterial, ↑ pressão intraocular.	Pode proteger a função renal.
Nicardipino (Cardene®)	Bloqueador dos canais de cálcio	5 mg/hora; pode aumentar em 1-2,5 mg/hora a cada 15 minutos até 15 mg/hora	1-5 minutos	3-6 horas	Hipotensão arterial, taquicardia, cefaleia.	Pode precipitar isquemia do miocárdio.
Enalaprilato (Vasotec®)	Inibidor da ECA	1,25 mg a cada 6 horas	15 minutos	6 horas ou mais	Hipotensão excessiva.	Aditivo com diuréticos; pode ser mantido por via oral.
Furosemida (Lasix®)	Diurético	10-80 mg	15 minutos	4 horas	Hipocalemia, hipotensão arterial.	Adjuvante a vasodilatador.
Hidralazina (Apresoline®)	Vasodilatador	5-20 mg intravenoso ou intramuscular (menos desejável); pode-se repetir após 20 minutos	10-30 minutos	2-6 horas	Taquicardia, cefaleia, GI.	Evitar em doença das artérias coronárias e em dissecção. Raramente utilizado, exceto na gravidez.
Diazóxido (Hyperstat®)	Vasodilatador	50-150 mg repetidos em intervalos de 5-15 minutos, ou 15-30 mg/minuto por infusão intravenosa até, no máximo, 600 mg	1-2 minutos	4-24 horas	Hipotensão excessiva, taquicardia, isquemia do miocárdio, cefaleia, náuseas, vômito, hiperglicemia. Necrose com extravasamento.	Evitar em doença das artérias coronárias e em dissecção. Utilizar com betabloqueador e diurético. Na maioria das vezes, obsoleto.
Trimetafana (Arfonad®)	Bloqueador ganglionar	0,5-5 mg/minuto	1-3 minutos	10 minutos	Hipotensão arterial, íleo paralítico, retenção urinária, parada respiratória. Libera histamina; ter cuidado em indivíduos alérgicos.	Útil em dissecção aórtica. Do contrário, raramente utilizado.
Agentes orais						
Nifedipino (Adalat®, Procardia®)	Bloqueador dos canais de cálcio	10 mg inicialmente; pode ser repetido após 30 minutos	15 minutos	2-6 horas	Hipotensão excessiva, taquicardia, cefaleia, angina, infarto do miocárdio, acidente vascular cerebral.	Resposta imprevisível.
Clonidina (Catapress®)	Simpaticolítico central	0,1-0,2 mg inicialmente; depois, 0,1 mg toda hora até 0,8 mg	30-60 minutos	6-8 horas	Sedação.	Pode ocorrer rebote.
Captopril (Capoten®)	Inibidor da ECA	12,5-25 mg	15-30 minutos	4-6 horas	Hipotensão excessiva.	

GI, gastrintestinal; SNC, sistema nervoso central; ECA, enzima conversora da angiotensina.

TABELA 153. Índice de sintomas da American Urological Association para hiperplasia prostática benigna[1]

Questões a Serem Feitas	Nunca	Menos de 1 Vez em 5	Menos da Metade do Tempo	Metade do Tempo	Mais da Metade do Tempo	Quase Sempre
1. No mês passado, com que frequência você ficou com a sensação de não esvaziar sua bexiga completamente após terminar de urinar?	0	1	2	3	4	5
2. No mês passado, com que frequência você teve de urinar novamente em menos de 2 horas após terminar de urinar?	0	1	2	3	4	5
3. No mês passado, com que frequência você parou e recomeçou várias vezes quando urinava?	0	1	2	3	4	5
4. No mês passado, com que frequência você encontrou dificuldade para adiar a micção?	0	1	2	3	4	5
5. No mês passado, com que frequência você apresentou jato urinário fraco?	0	1	2	3	4	5
6. No mês passado, com que frequência você se esforçou para começar a micção?	0	1	2	3	4	5
7. No mês passado, quantas vezes você saiu da cama para urinar desde o momento em que você se deitou à noite até a hora de levantar de manhã?	0	1	2	3	4	5

[1] A soma de sete números circulados equivale ao escore de sintoma. Ver texto para explicações.
Reproduzida, com permissão, de Barry MJ et al. The American Urological Association symptom index for benign prostatic hyperplasia. J Urol. 1992. Nov;148(5):1549-57.

EXAME COMPLETO SE HOUVER INDICAÇÃO CLÍNICA
(Fazer as perguntas gerais e depois as específicas à direita.)

Orientação *(1 ponto para cada resposta correta; máximo = 10)*

Onde você está?
    Nomeie esse lugar (edifício ou hospital)
    Em que andar você se encontra agora?
    Em que estado você está?
    Em que país você está?
    (Se não estiver em outro país, pontuar como correto se a cidade estiver correta.)
    Em que cidade você está agora (ou perto de que cidade)?

Que dia é hoje?
    Qual o ano?
    Qual a estação do ano?
    Qual o mês?
    Qual o dia da semana?
    Qual o dia do mês?

Registro *(1 ponto para cada objeto repetido corretamente; máximo = 3)*
    Nomeie três objetos (bola, bandeira e árvore) e faça o paciente repeti-los.
(Diga palavra por palavra, devagar). Se o paciente omitir o nome de algum objeto, peça que ele os repita depois de você até que ele os aprenda. Pare em 6 repetições.)

Atenção e cálculo *(1 ponto para cada resposta correta até 65; máximo = 5)*
    Subtraia 7 de 100 e siga subtraindo 7 dos resultados, sucessivamente, até chegar em 65.
(Alternativamente, subtraia 3 de 20 e siga subtraindo 3 dos resultados, sucessivamente, ou soletre a palavra MUNDO de trás para frente.)

Evocação *(1 ponto para cada objeto evocado; máximo = 3)*
    Você se recorda dos nomes dos três objetos?

Linguagem *(máximo = 8)*
    Solicite que o paciente forneça os nomes de dois objetos comuns (relógio e caneta, por exemplo) à medida que você os mostra a ele
        (1 ponto para cada objeto correto; máximo = 2)
    Repita "Nem sim, nem não, nem porque"
        (Apenas 1 tentativa. 1 ponto se correto; máximo = 1)
    Dê ao paciente uma folha de papel em branco e diga: "Pegue esta folha de papel com a mão direita (1), dobre-a ao meio (2) e coloque-a no chão (3)."
        (1 ponto para cada parte feita corretamente; máximo = 3)
    Peça que o paciente leia e efetue a seguinte tarefa escrita no papel: Feche seus olhos.
        (1 ponto se o paciente fechar os olhos; máximo = 1)
    Peça que o paciente escreva uma frase em um pedaço de papel.
        (Escore total de 1 se a frase tiver sujeito, verbo e objeto; máximo = 1)

Construção
    Peça que o paciente copie os dois pentágonos entrelaçados.
        (Escore total de 1, se todos os 10 ângulos estiverem presentes e os dois ângulos se cruzarem. Ignorar tremor e rotação; máximo = 1)

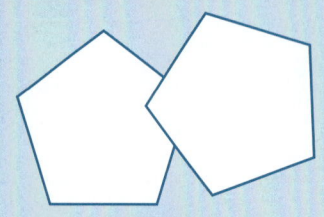

Escore Total *(Máximo = 30, provavelmente orgânico < 27)*

FIGURA 1. Miniexame do estado mental. (Adaptada de Folstein MF et al: Mini-mental state: a practical method for grading the cognitive state of patients for the clinician. J Psychiatr Res 1975;12:189.)

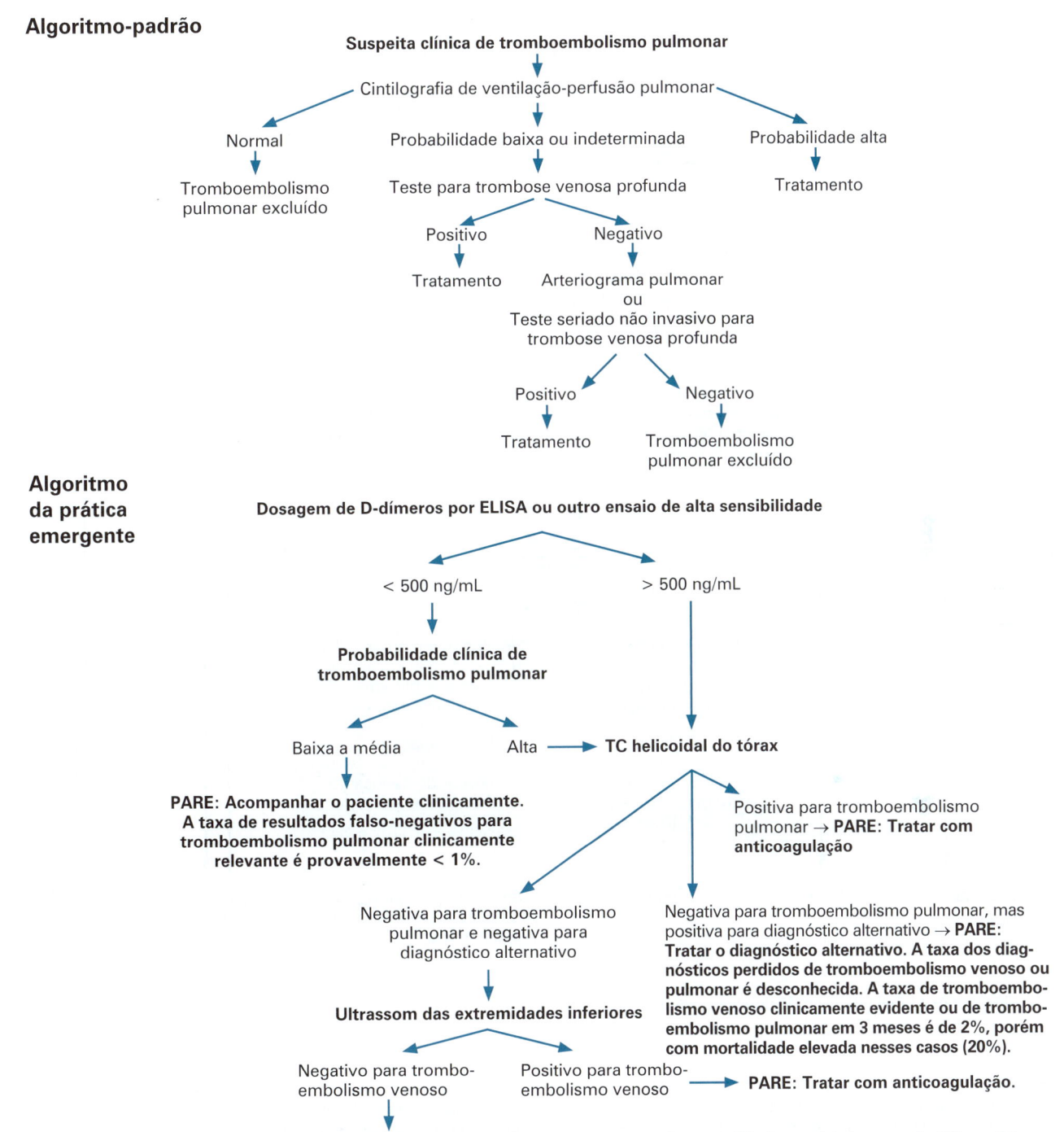

Algoritmo-padrão

Suspeita clínica de tromboembolismo pulmonar
↓
Cintilografia de ventilação-perfusão pulmonar

- **Normal** → Tromboembolismo pulmonar excluído
- **Probabilidade baixa ou indeterminada** → Teste para trombose venosa profunda
  - Positivo → Tratamento
  - Negativo → Arteriograma pulmonar ou Teste seriado não invasivo para trombose venosa profunda
    - Positivo → Tratamento
    - Negativo → Tromboembolismo pulmonar excluído
- **Probabilidade alta** → Tratamento

Algoritmo da prática emergente

Dosagem de D-dímeros por ELISA ou outro ensaio de alta sensibilidade

- **< 500 ng/mL** → Probabilidade clínica de tromboembolismo pulmonar
  - **Baixa a média** → PARE: Acompanhar o paciente clinicamente. A taxa de resultados falso-negativos para tromboembolismo pulmonar clinicamente relevante é provavelmente < 1%.
  - **Alta** → TC helicoidal do tórax
- **> 500 ng/mL** → TC helicoidal do tórax

TC helicoidal do tórax:
- Positiva para tromboembolismo pulmonar → PARE: Tratar com anticoagulação
- Negativa para tromboembolismo pulmonar e negativa para diagnóstico alternativo → Ultrassom das extremidades inferiores
  - Negativo para tromboembolismo venoso → PARE: Acompanhar o paciente clinicamente. A taxa de mortalidade geral é de cerca de 4% em 12 semanas, mas o risco de morte por tromboembolismo pulmonar não diagnosticado parece ser muito baixo. Se a probabilidade prévia de tromboembolismo pulmonar for alta, se não houver diagnóstico alternativo ou se houver um alto risco de evento mórbido por tromboembolismo pulmonar não diagnosticado, repetir o ultrassom das extremidades inferiores no dia 4. Em raras circunstâncias, com pacientes de alto risco, considerar o exame de arteriograma pulmonar.
  - Positivo para tromboembolismo venoso → PARE: Tratar com anticoagulação.
- Negativa para tromboembolismo pulmonar, mas positiva para diagnóstico alternativo → PARE: Tratar o diagnóstico alternativo. A taxa dos diagnósticos perdidos de tromboembolismo venoso ou pulmonar é desconhecida. A taxa de tromboembolismo venoso clinicamente evidente ou de tromboembolismo pulmonar em 3 meses é de 2%, porém com mortalidade elevada nesses casos (20%).

FIGURA 2. Dois algoritmos simples para orientar a avaliação de tromboembolismo venoso sob suspeita. O algoritmo-padrão baseia-se nos resultados da cintilografia de ventilação-perfusão pulmonar utilizando os dados do estudo Prospective Investigation of Pulmonary Embolism Diagnosis (Investigação Prospectiva do Diagnóstico de Embolia Pulmonar, PIOPED). O tratamento de pacientes com cintilografias de ventilação-perfusão pulmonar de probabilidade baixa e indeterminada sempre deve ser orientado pelo bom senso clínico, com base nas informações clínicas cumulativas e no grau de suspeita de tromboembolismo pulmonar. O segundo algoritmo utiliza D-dímeros, TC helicoidal e ultrassonografia venosa para descrever uma avaliação eficiente (baseada em evidências) que reflete a prática emergente. Esse segundo algoritmo não é formulado com base na experiência da abordagem-padrão de ventilação-perfusão, mas prevê uma mudança em direção ao uso de TC helicoidal como o teste diagnóstico primário em casos de tromboembolismo pulmonar.

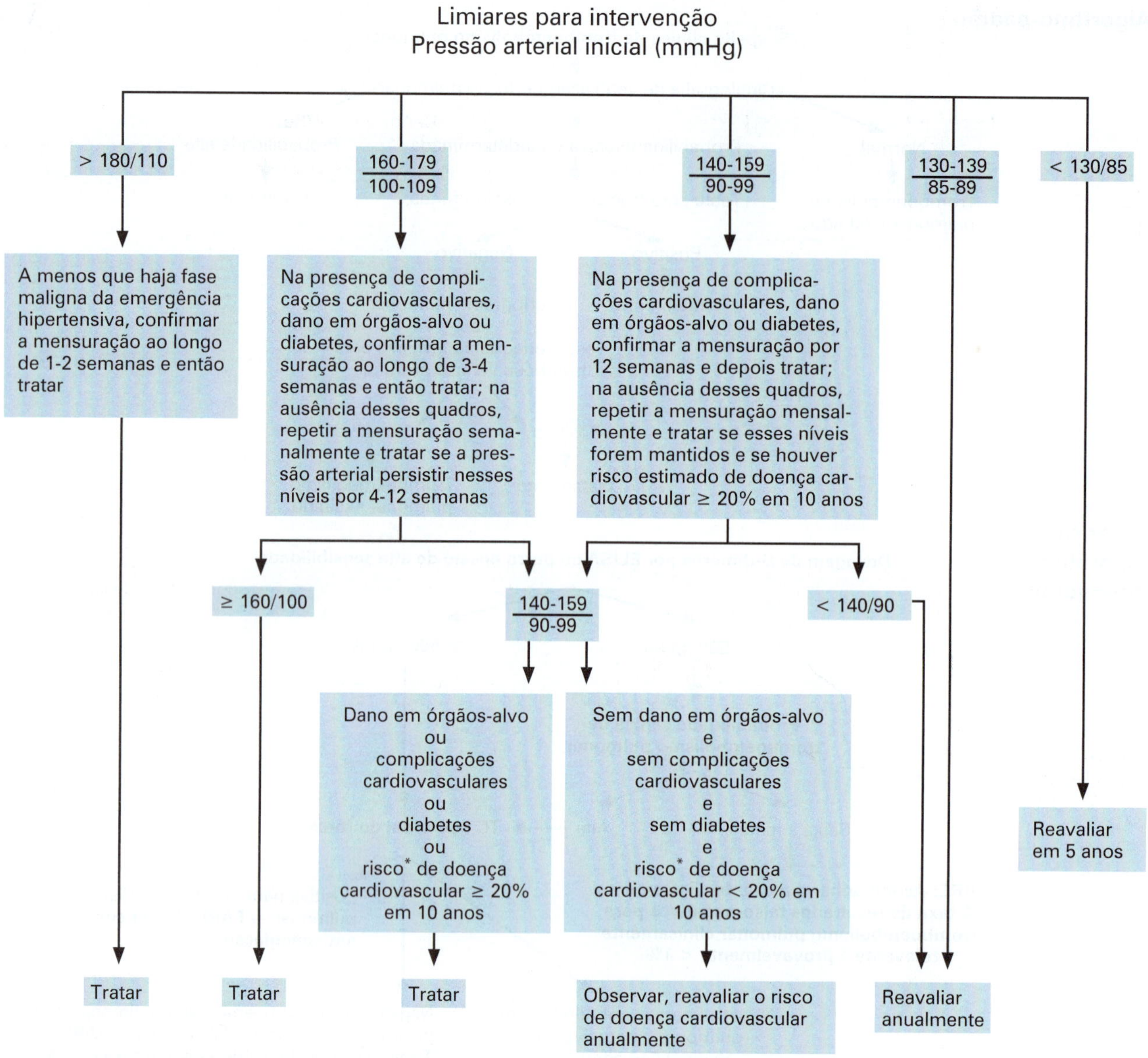

```
                        Limiares para intervenção
                        Pressão arterial inicial (mmHg)
```

> 180/110	160-179 / 100-109	140-159 / 90-99	130-139 / 85-89	< 130/85
A menos que haja fase maligna da emergência hipertensiva, confirmar a mensuração ao longo de 1-2 semanas e então tratar	Na presença de complicações cardiovasculares, dano em órgãos-alvo ou diabetes, confirmar a mensuração ao longo de 3-4 semanas e então tratar; na ausência desses quadros, repetir a mensuração semanalmente e tratar se a pressão arterial persistir nesses níveis por 4-12 semanas	Na presença de complicações cardiovasculares, dano em órgãos-alvo ou diabetes, confirmar a mensuração por 12 semanas e depois tratar; na ausência desses quadros, repetir a mensuração mensalmente e tratar se esses níveis forem mantidos e se houver risco estimado de doença cardiovascular ≥ 20% em 10 anos		

Do segundo ramo: ≥ 160/100 → Tratar

Do terceiro ramo: 140-159 / 90-99 ou < 140/90

- **Dano em órgãos-alvo ou complicações cardiovasculares ou diabetes ou risco* de doença cardiovascular ≥ 20% em 10 anos** → Tratar
- **Sem dano em órgãos-alvo e sem complicações cardiovasculares e sem diabetes e risco* de doença cardiovascular < 20% em 10 anos** → Observar, reavaliar o risco de doença cardiovascular anualmente
- < 140/90 → Reavaliar anualmente

130-139 / 85-89 → Reavaliar anualmente

< 130/85 → Reavaliar em 5 anos

* Avaliado com a tabela de risco de doença cardiovascular

FIGURA 3. Algoritmo da British Hypertension Society (Sociedade Britânica de Hipertensão) para diagnóstico e tratamento de hipertensão, incorporando o risco cardiovascular total na decisão de quais pacientes "pré-hipertensos" devem ser tratados. (Reproduzida com permissão de Guidelines for management of hypertension: report of the fourth working party of the British Hypertension Society, 2004-BHS IV. J Hum Hypertens 2004 Mar; 18(3):139-85 [PMID: 14973512]. Reimpressa com a permissão de Macmillan Publishers, Ltd.)

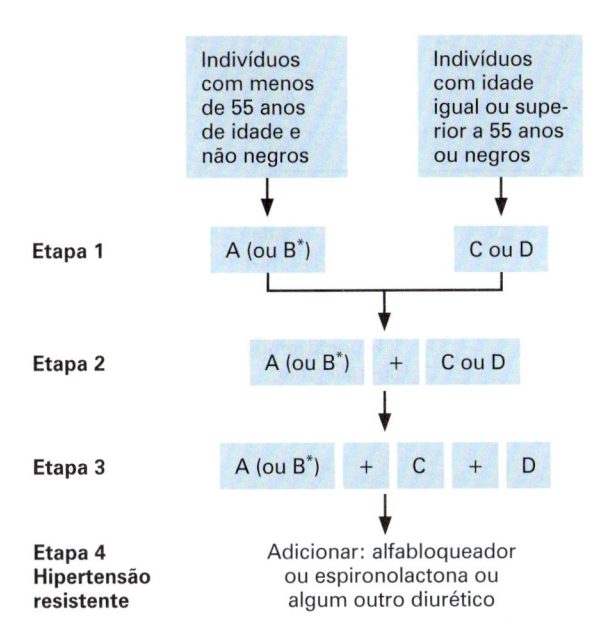

Etapa 1: A (ou B*) ← Indivíduos com menos de 55 anos de idade e não negros
Etapa 1: C ou D ← Indivíduos com idade igual ou superior a 55 anos ou negros

Etapa 2: A (ou B*) + C ou D

Etapa 3: A (ou B*) + C + D

Etapa 4 Hipertensão resistente: Adicionar: alfabloqueador ou espironolactona ou algum outro diurético

* A terapia de combinação envolvendo B e D pode induzir à maior ocorrência de novos casos de diabetes em comparação com outras terapias combinadas.

FIGURA 4. Recomendações da British Hypertension Society (Sociedade Britânica de Hipertensão) para combinação de agentes anti-hipertensivos. A regra do "ABCD". A = inibidor da enzima conversora da angiotensina ou bloqueador dos receptores da angiotensina; B = betabloqueador (os parênteses indicam que os betabloqueadores não devem mais ser considerados como os agentes ideais de primeira linha); C = bloqueadores dos canais de cálcio; D = diuréticos (tiazídicos). (J Hum Hypertens 2004; 18:139-185. Reimpressa com a permissão de Macmillan Publishers, Ltd.)

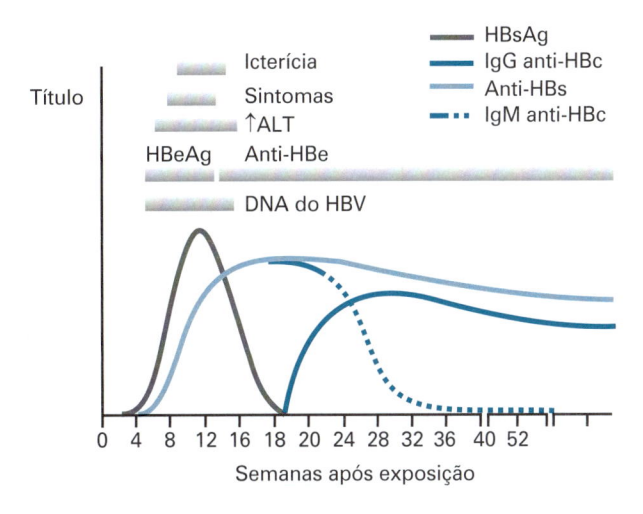

FIGURA 6. Curso típico da hepatite aguda tipo B. HBsAg = antígeno de superfície da hepatite B; anti-HBs = anticorpo contra HBsAg; HBeAg = antígeno do envelope viral da hepatite B; anti-HBe = anticorpo contra HBeAg; anti-HBc = anticorpo contra o antígeno central da hepatite B; ALT = alanina aminotransferase. (Reimpressa de Koff RS: Acute viral hepatitis. In: *Handbook of Liver Disease*. Friedman LS, Keeffe EB [editores], 2ª ed. © 2004, com permissão da Elsevier.)

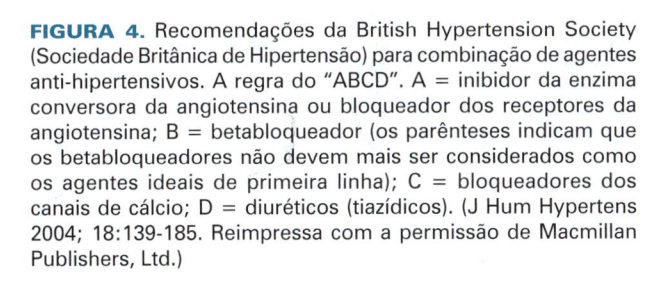

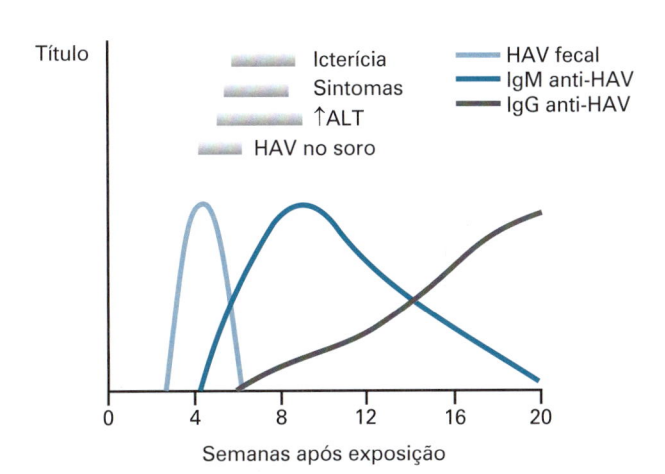

FIGURA 5. Curso típico da hepatite aguda tipo A. HAV = vírus da hepatite A; anti-HAV = anticorpo contra o vírus da hepatite A; ALT = alanina aminotransferase. (Reimpressa de Koff RS: Acute viral hepatitis. In: *Handbook of Liver Disease*. Friedman LS, Keeffe EB [editores], 2ª ed. © 2004, com permissão da Elsevier.)

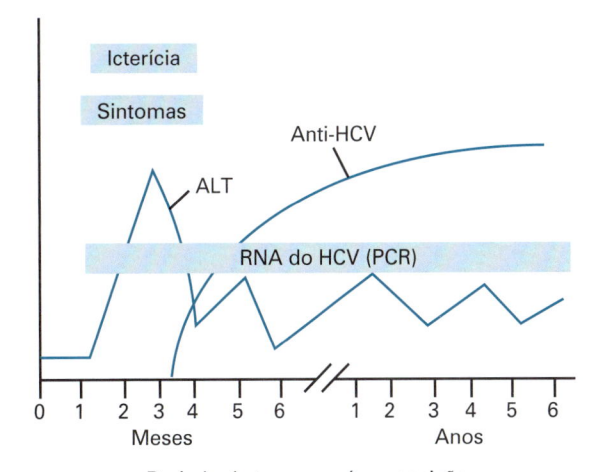

FIGURA 7. Curso típico da hepatite C aguda e crônica. ALT = alanina aminotransferase; anti-HCV = anticorpo contra o vírus da hepatite C detectado por imunoensaio enzimático; RNA do HCV [PCR] = RNA viral da hepatite C detectado pela reação em cadeia da polimerase.

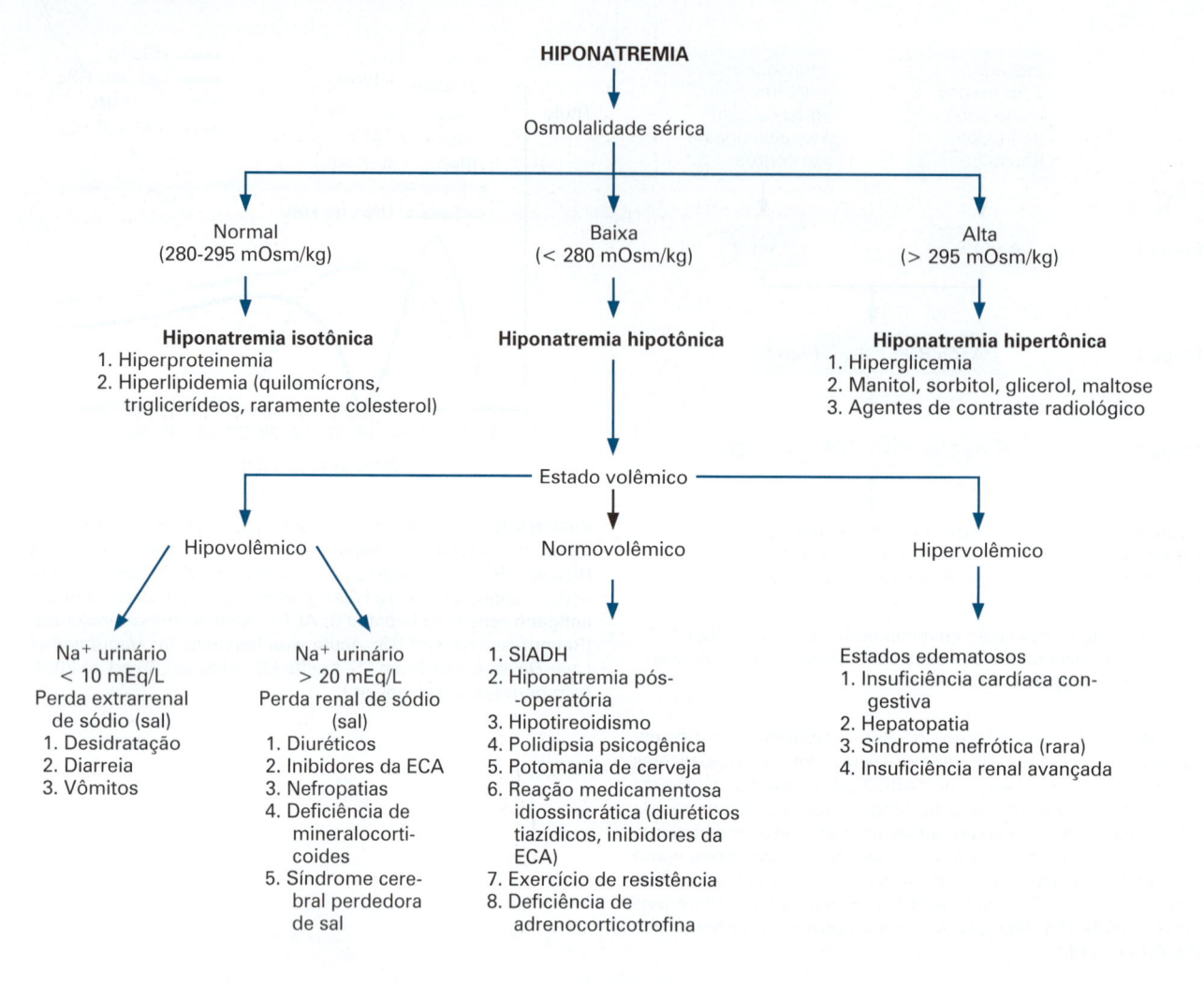

```
                          HIPONATREMIA
                                │
                      Osmolalidade sérica
          ┌─────────────────────┼─────────────────────┐
          ▼                     ▼                     ▼
        Normal                Baixa                  Alta
    (280-295 mOsm/kg)     (< 280 mOsm/kg)      (> 295 mOsm/kg)
          │                     │                     │
          ▼                     ▼                     ▼
  Hiponatremia isotônica  Hiponatremia hipotônica  Hiponatremia hipertônica
  1. Hiperproteinemia                              1. Hiperglicemia
  2. Hiperlipidemia (quilomícrons,                 2. Manitol, sorbitol, glicerol, maltose
     triglicerídeos, raramente colesterol)         3. Agentes de contraste radiológico
                                │
                         Estado volêmico
          ┌─────────────────────┼─────────────────────┐
          ▼                     ▼                     ▼
      Hipovolêmico         Normovolêmico          Hipervolêmico
      ┌──────┴──────┐
      ▼             ▼
```

Hipovolêmico:

Na⁺ urinário < 10 mEq/L — Perda extrarrenal de sódio (sal)
1. Desidratação
2. Diarreia
3. Vômitos

Na⁺ urinário > 20 mEq/L — Perda renal de sódio (sal)
1. Diuréticos
2. Inibidores da ECA
3. Nefropatias
4. Deficiência de mineralocorticoides
5. Síndrome cerebral perdedora de sal

Normovolêmico:
1. SIADH
2. Hiponatremia pós-operatória
3. Hipotireoidismo
4. Polidipsia psicogênica
5. Potomania de cerveja
6. Reação medicamentosa idiossincrática (diuréticos tiazídicos, inibidores da ECA)
7. Exercício de resistência
8. Deficiência de adrenocorticotrofina

Hipervolêmico:

Estados edematosos
1. Insuficiência cardíaca congestiva
2. Hepatopatia
3. Síndrome nefrótica (rara)
4. Insuficiência renal avançada

FIGURA 8. Avaliação de hiponatremia utilizando a osmolalidade sérica e o estado volêmico do líquido extracelular. ECA = enzima conversora da angiotensina; SIADH = síndrome da secreção inapropriada do hormônio antidiurético. (Adaptada, com permissão, de Narins RG et al: Diagnostic strategies in disorders of fluid, electrolyte and acid-base homeostasis. Am J Med 1982;72:496.)

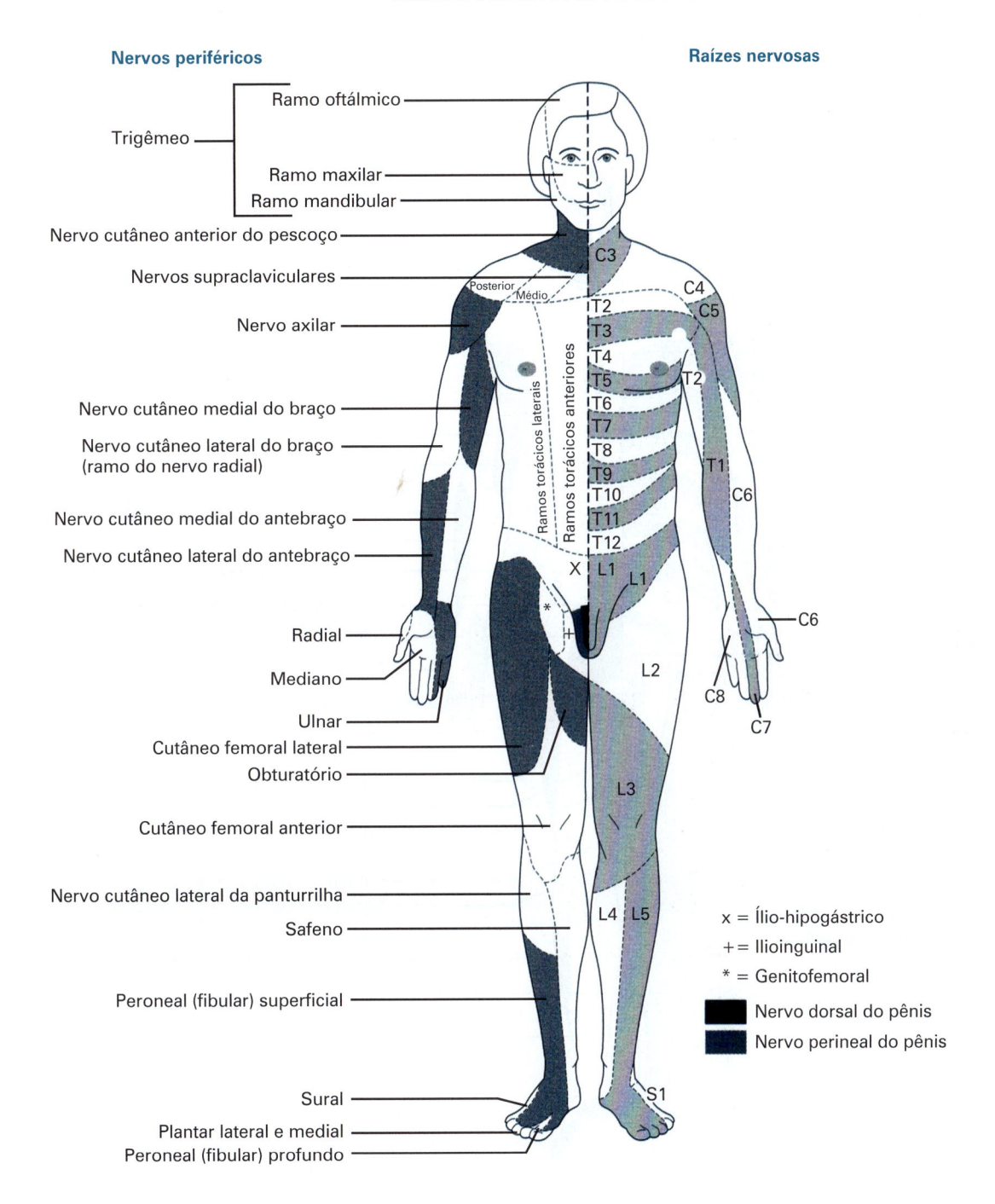

FIGURA 9. Inervação cutânea. A distribuição segmentar ou radicular (raiz nervosa) está ilustrada à esquerda do corpo, enquanto a distribuição de nervos periféricos, à direita. **Acima:** vista anterior; **página ao lado:** vista posterior. (Reproduzida, com permissão, de Simon RP, Aminoff MJ, Greenberg DA: Clinical Neurology, 4ª Ed. McGraw-Hill, 1999.)

Raízes nervosas   **Nervos periféricos**

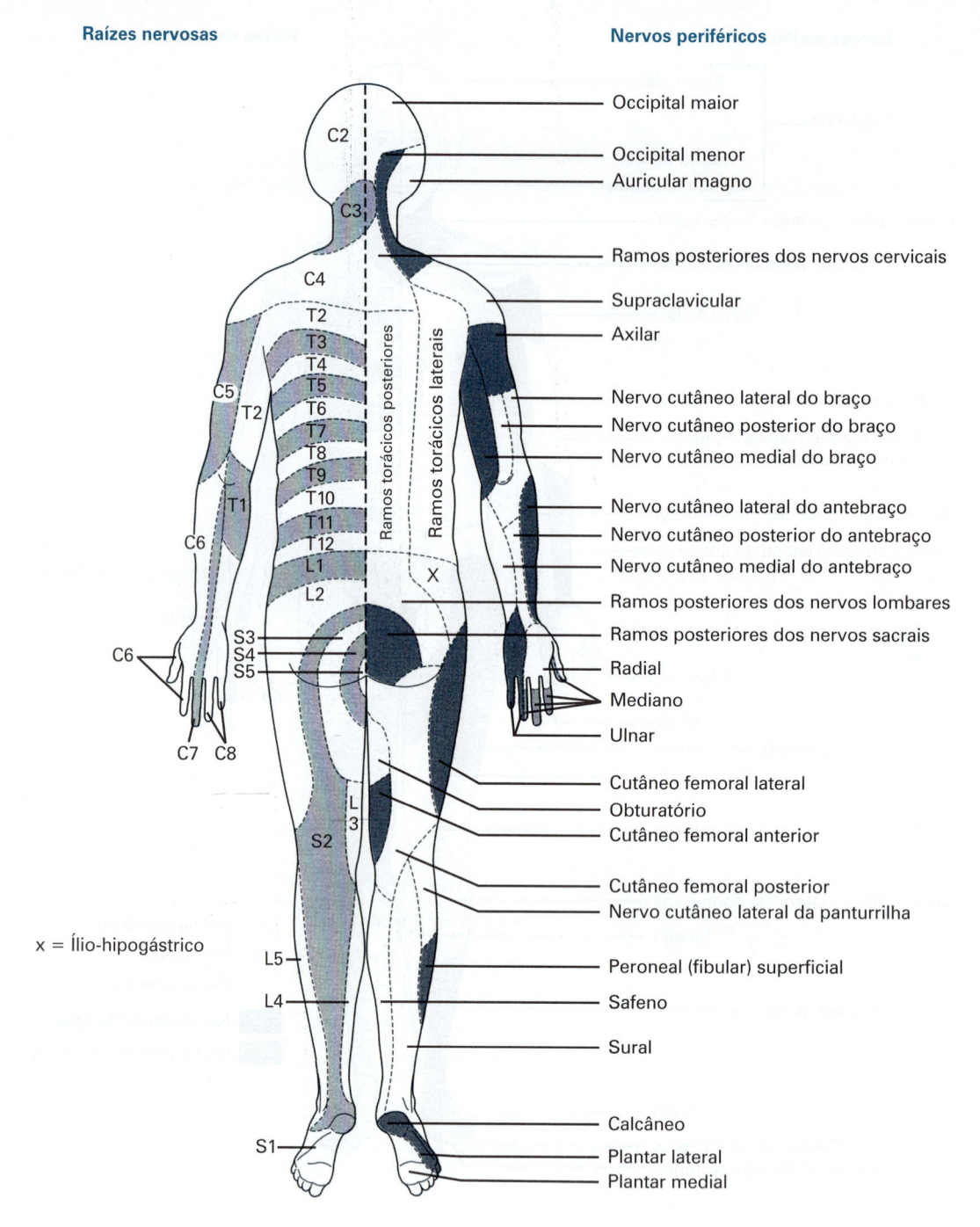

- Occipital maior
- Occipital menor
- Auricular magno
- Ramos posteriores dos nervos cervicais
- Supraclavicular
- Axilar
- Nervo cutâneo lateral do braço
- Nervo cutâneo posterior do braço
- Nervo cutâneo medial do braço
- Nervo cutâneo lateral do antebraço
- Nervo cutâneo posterior do antebraço
- Nervo cutâneo medial do antebraço
- Ramos posteriores dos nervos lombares
- Ramos posteriores dos nervos sacrais
- Radial
- Mediano
- Ulnar
- Cutâneo femoral lateral
- Obturatório
- Cutâneo femoral anterior
- Cutâneo femoral posterior
- Nervo cutâneo lateral da panturrilha
- Peroneal (fibular) superficial
- Safeno
- Sural
- Calcâneo
- Plantar lateral
- Plantar medial

x = Ílio-hipogástrico

FIGURA 9. Continuação

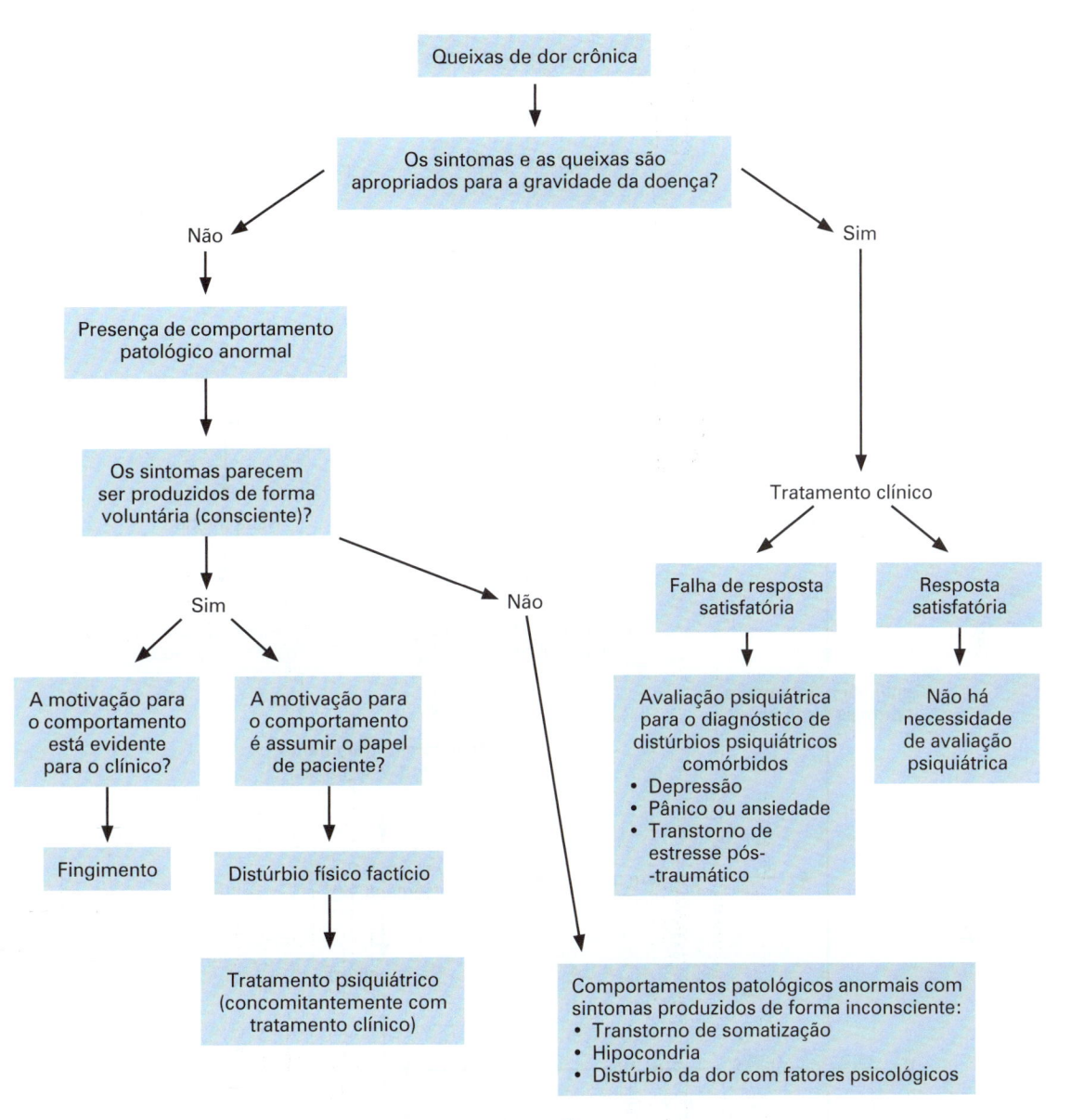

MEDICINA: DIAGNÓSTICO E TRATAMENTO – REFERÊNCIA RÁPIDA

```
                    Queixas de dor crônica
                              │
                              ▼
                ┌─────────────────────────────┐
                │ Os sintomas e as queixas são │
                │ apropriados para a gravidade │
                │       da doença?             │
                └─────────────────────────────┘
            Não  ◄──────────────────►  Sim
             │                           │
             ▼                           ▼
   ┌──────────────────┐          Tratamento clínico
   │  Presença de      │                 │
   │  comportamento    │         ┌───────┴───────┐
   │  patológico       │         ▼               ▼
   │  anormal          │   Falha de         Resposta
   └──────────────────┘   resposta         satisfatória
             │            satisfatória          │
             ▼                 │                ▼
   ┌──────────────────┐        ▼         Não há necessidade
   │ Os sintomas       │   Avaliação      de avaliação
   │ parecem ser       │   psiquiátrica   psiquiátrica
   │ produzidos de     │   para o
   │ forma voluntária  │   diagnóstico
   │ (consciente)?     │   de distúrbios
   └──────────────────┘   psiquiátricos
       Sim      Não        comórbidos
        │        │         • Depressão
        ▼        ▼         • Pânico ou ansiedade
                           • Transtorno de
                             estresse pós-
                             traumático
```

Sim:
- A motivação para o comportamento está evidente para o clínico? → **Fingimento**
- A motivação para o comportamento é assumir o papel de paciente? → **Distúrbio físico factício** → Tratamento psiquiátrico (concomitantemente com tratamento clínico)

Não:
Comportamentos patológicos anormais com sintomas produzidos de forma inconsciente:
- Transtorno de somatização
- Hipocondria
- Distúrbio da dor com fatores psicológicos

FIGURA 10. Algoritmo para avaliação do componente psiquiátrico de dor crônica. (Modificada e reproduzida, com permissão, de Eisendrath SJ: Psychiatric aspects of chronic pain. Neurology 1995;45[Suppl 9]:S26.)

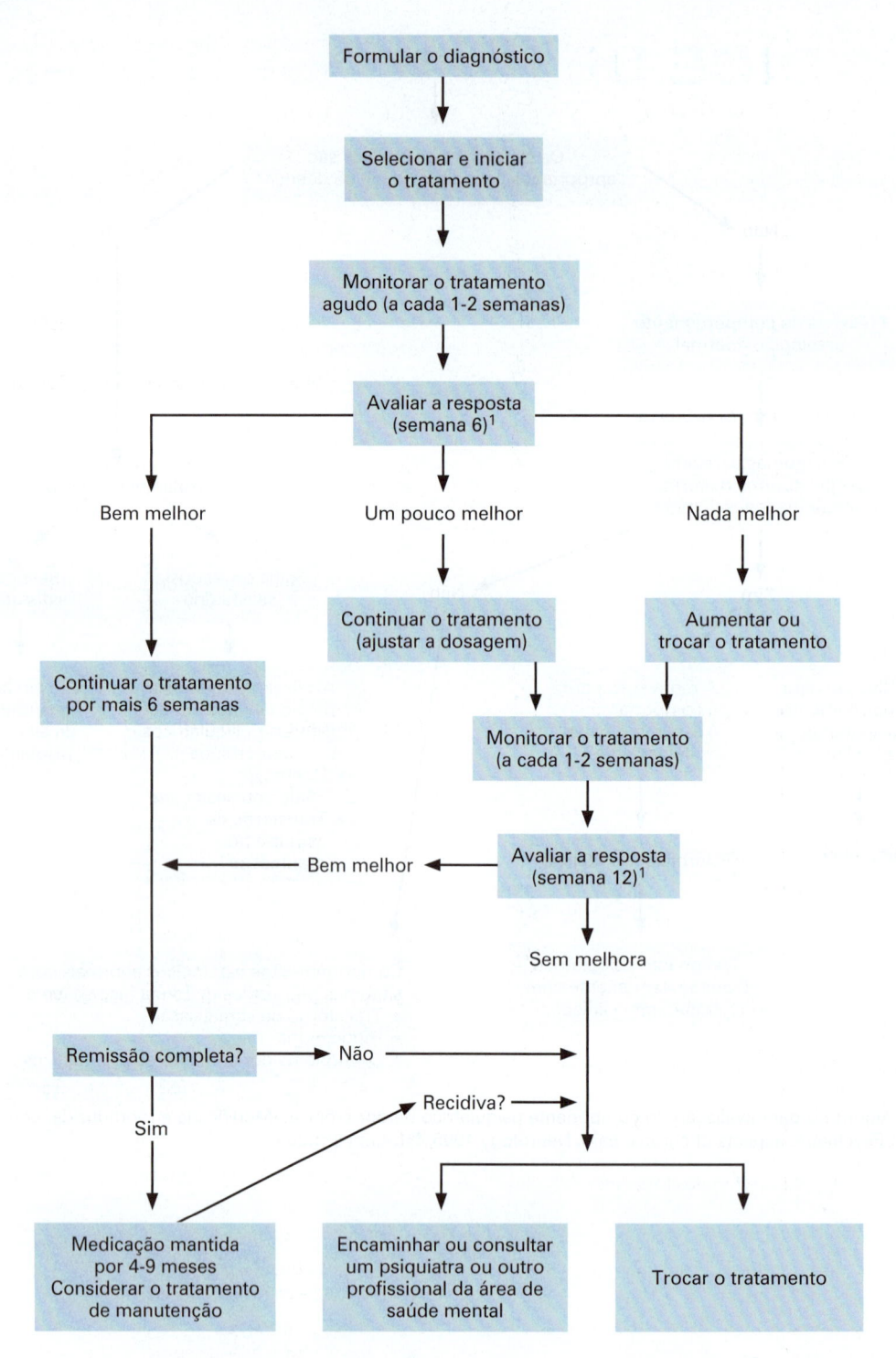

[1] Os períodos de avaliação (semanas 6 e 12) fundamentam-se em dados muito modestos. Talvez haja necessidade de revisar o plano terapêutico mais cedo nos pacientes que não respondem ao tratamento.

FIGURA 11. Panorama geral do tratamento da depressão. (Reproduzida, com permissão, da Agency for Health Care Policy and Research: Depression in Primary Care. Vol. 2: Treatment of Major Depression. United States Department of Health and Human Services, 1993.)

APÊNDICE DE RECURSOS ON-LINE

CENTROS GOVERNAMENTAIS NORTE-AMERICANOS

Agency for Healthcare Research and Quality
http://www.ahrq.gov/

California Poison Control System
http://www.calpoison.org/

Centers for Disease Control and Prevention
http://www.cdc.gov/

MedlinePlus
http://medlineplus.gov/

National Cancer Institute
http://www.cancer.gov/

National Center for Biotechnology Information
http://www.ncbi.nlm.nih.gov/

National Center for Infectious Diseases
http://www.cdc.gov/ncidod/

National Cholesterol Education Program
http://www.nhlbi.nih.gov/about/ncep/index.htm

National Diabetes Information Clearinghouse
http://diabetes.niddk.nih.gov/

National Digestive Diseases Clearinghouse
http://digestive.niddk.nih.gov/

National Heart Lung and Blood Institute
http://www.nhlbi.nih.gov/

National Institute for Occupational Safety and Health
http://www.cdc.gov/NIOSH/

National Institute of Allergy and Infectious Diseases
http://www3.niaid.nih.gov/

National Institute of Arthritis and Musculoskeletal and Skin Diseases
http://www.niams.nih.gov/

National Institute of Child Health & Human Development
http://www.nichd.nih.gov/

National Institute of Diabetes and Digestive & Kidney Disease
http://www2.niddk.nih.gov/

National Institute of Environmental Health Sciences
http://www.niehs.nih.gov/

National Institute of Mental Health
http://www.nimh.nih.gov/

National Institute of Neurological Disorders and Stroke
htto://www.ninds.nih.gov/

National Institute on Aging
http://www.nia.nih.gov/

National Institute on Alcohol Abuse and Alcoholism
http://www.niaaa.nih.gov/

National Institute on Deafness and Other Communication Disorders
http://www.nidcd.nih.gov/

National Kidney and Urologic Diseases
http://kidney.niddk.nih.gov/

National Library of Medicine
http://www.nlm.nih.gov/

National Women's Health Information Center
http://www.4woman.gov/

NIH
http://www.nih.gov/

NIH AIDS Information
http://www.aidsinfo.nih.gov/

OSHA
http://www.osha.gov/

US Department of Health and Human Services
http://www.hhs.gov/

US Food and Drug Administration
http://www.fda.gov/

World Federation of Hemophilia
http://www.wfh.org/index.asp?lang=EN

Worldwide Education and Awareness for Movement Disorders
http://www.wemove.org/

ASSOCIAÇÕES NORTE-AMERICANAS

AARP Guide to Internet Resources on Aging
http://www.aarp.org/internetresources/

Acromegaly.org
hrtp://www.acromegaly.org/

Alcoholics Anonymous
http://www.aa.org/?Media=PlayFlash

Alzheimer's Association
http://www.alz.org/index.asp

Alzheimer's Disease Education and Referral Center
http://www.nia.nih.gov/Alzheimers/

Alzheimer's Family Relief Program
http://www.ahaf.org/AFRP_March31_2007.html

American Association for Study of Liver Diseases
http://www.aasld.org/Pages/Default.aspx

American Association of Clinical Chemistry Lab Tests On Line
http://www.labtestsonline.org/

American Cancer Society
http://www.cancer.org/docroot/home/index.asp

American Diabetes Association
http://www.diabetes.org/home.jsp

American Geriatrics Association
http://www.americangeriatrics.org/

American Liver Foundation
http://www.liverfoundation.org/

American Lung Association
http://www.lungusa.org/

American Lyme Disease Foundation
http://www.aldf.com/

American Obesity Association
http://www.obesity.org/

American Pancreatic Association
http://www.american-pancreatic-association.org/

American Red Cross
http://www.redcross.org/

American Social Health Association
http://www.ashastd.org/

American Speech- Language- Hearing Association
http://www.asha.org/default.htm

Amyloidosis Support Network
http://www.amyloidosis.org/

Ankylosing Spondylitis International Federation
http://www.asif.rheumanet.org/

Aplastic Anemia & MDS International Foundation
http://www.aamds.org/aplastic/

Arthritis Foundation
http://www.arthritis.org/

Cystic Fibrosis Foundation
http://www.cff.org/

Depression and Bipolar Support Alliance
http://www.dbsalliance.org/site/PageServer?pagename=home

Diabetes Insipidus Foundation
http://www.diabetesinsipidus.org/

Divers Alert Network
http://www.diversalertnetwork.org/

Epilepsy Foundation
http://www.epilepsyfoundation.org/

Huntington's Disease Society of America
http://www.hdsa.org/

International Foundation for Functional Gastrointestinal Disorders
http://www.iffgd.org/

International Myeloma Foundation
http://myeloma.org/

International Pemphigus Foundation
http://www.pemphigus.org/

Leukemia & Lymphoma Society
http://www.leukemia-lymphoma.org/hm_lls

Lupus Foundation of America
http://www.lupus.org/newsite/index.html

March of Dimes
http://www.marchofdimes.com/

Myositis Association
http://www.myositis.org/template/index.cfm

National Abortion Federation
http://www.prochoice.org/

National Adrenal Disease Foundation
http://www.nadf.us/

National Association of Anorexia Nervosa & Associated Disorders
http://www.anad.org/

National Eating Disorders Association
http://www.nationaleatingdisorders.org/

National Eczema Association for Science & Education
http://www.nationaleczema.org/home.html

National Hemophilia Foundation
http://www.hemophilia.org/

National Infertility Association
http://www.resolve.org/site/PageServer

National Kidney Foundation
http://www.kidney.org/

National Lymphedema Network
http://www.lymphnet.org/

National Multiple Sclerosis Society
http://www.nationalmssociety.org/index.aspx

National Organization of Rare Disorders
http://www.rarediseases.org/

National Osteoporosis Foundation
http://www.noforg/

National Primary Immunodeficiency Resource Center
http://www.jmfworld.com/

National Uterine Fibroids Foundation
http://www.nufforg/

Nemours Foundation
http://www.nemours.org/index.html

North American Menopause Society
http://www.menopause.org/

Pituitary Foundation
http://www.pituitary.org.uk/

Pituitary Network Association
http://www.pituitary.org/

Platelet Disorder Support Association
http://www.pdsa.org/

Regional Cancer Center
http://www.trcc.org/

Skin Cancer Foundation
http://www.skincancer.org/

Vestibular Disorders Association
http://www.vestibular.org/

ASSOCIAÇÕES MÉDICAS NORTE-AMERICANAS

American Academy of Allergy Asthma and Immunology
http://www.aaaai.org/

American Academy of Dermatology
http://www.aad.org/

American Academy of Family Physicians
http://www.aafp.org/online/en/home.html

American Academy of Neurology
http://www.aan.com/

American Academy of Ophthalmology
http://www.aao.org/

American Academy of Orthopaedic Surgeons
http://www.aaos.org/

American Academy of Otolaryngology
http://www.entnet.org/

American Association of Clinical Endocrinologists
http://www.aace.com/

American Association of Diabetes Educators
http://www.diabeteseducator.org/

American College of Allergy, Asthma and Immunology
http://www.acaai.org/

American College of Cardiology
http://www.acc.org/

American College of Chest Physicians
http://www.chestnet.org/

American College of Emergency Physicians
http://www.acep.org/

American College of Gastroenterology
http://www.acg.gi.org/

American College of Obstetricians & Gynecologists (ACOG)
http://www.acog.org/

American College of Physicians
http://www.acponline.org/

American College of Rheumatology
http://www.rheumatology.org/

American Heart Association
http://www.americanheart.org

American Medical Association
http://www.ama-assn.org/

American Osteopathic College of Dermatology
http://www.aocd.org/

American Physical Therapy Association
http://www.apta.org//AM/Template.cfm?Section=Home

American Psychiatric Association
http://www.psych.org/

American Society for Reproductive Medicine
http://www.asrm.org/

American Thyroid Association
http://www.thyroid.org/

American Urological Association
http://www.auanet.org/

Society of Thoracic Surgeons
http://www.sts.org/

IMPRESSÃO:

Pallotti
GRÁFICA EDITORA
IMAGEM DE QUALIDADE

Santa Maria - RS - Fone/Fax: (55) 3220.4500
www.pallotti.com.br